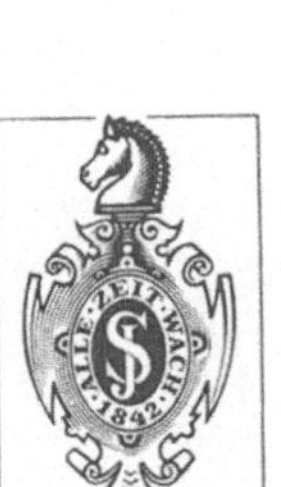

Krebsbehandlung als interdisziplinäre Aufgabe

Beiträge des Wiener Arbeitskreises
für Geschwulstbehandlung

Herausgegeben von K. H. Kärcher

Unter Mitarbeit von
G. Alth · L. Bablik · G. Bardach · W. Binder · B. Boller · K. Brezina
W. Czech · D. Depisch · J. Dimopoulos · K. Dinstl · P. Drings
H. Ebner · R. Fries · H. Garbsch · G. Grabner · W. Heckenthaler
J. H. Holzner · N. Honetz · H. Jenny · K. Jentzsch · K. H. Kärcher
K. Karrer · K. Keminger · W. Th. Koos · H. Kraus · J. Kühböck
H. Kuttig · W. Ludvik · G. Lunglmayr · E. Mannheimer · H. Millesi
F. Morawetz · K. C. Ossoinig · G. H. Ott · G. Pendl · H. Pietschmann
A. Priesching · B. Pulitzer · P. Riedl · E. Ringel · M. Salzer
M. Salzer-Kuntschik · R. Santler · G. Schamp · W. Seitz · R. Stiebitz
P. Till · O. Voelkel · K. Weghaupt · G. Weißenbacher · A. Zängl

Springer-Verlag Berlin Heidelberg New York 1975

Prof. Dr. Karl Heinz Kärcher
Allgemeines Krankenhaus der Stadt Wien
Strahlentherapeutische Klinik
und Institut für klinische
Strahlenbiologie der Universität
A-1097 Wien

Mit 306 Abbildungen

Library of Congress Cataloging in Publication Data
Krebsbehandlung als interdisziplinäre Aufgabe.
Wiener Arbeitskreis für Geschwulstbehandlung.
Bibliography: p.
1. Cancer--Chemotherapy. 2. Cancer--Radiotherapy.
3. Cancer--Surgery. I. Kärcher, Karl Heinz, 1923–
ed. II. Title.
RC271.C5W53 1974   616.9'94   74-13827

ISBN-13: 978-3-642-65937-9   e-ISBN-13: 978-3-642-65936-2
DOI: 10.1007/978-3-642-65936-2

Vorwort

In der zweiten Hälfte dieses Jahrhunderts hat die experimentelle und
theoretische Medizin eine Fülle neuer Erkenntnisse geliefert, die den
Fortschritt in der klinischen Medizin immer mehr beschleunigte und in
zahlreichen Fächern eine immer weitergehende Spezialisierung verur-
sachte. So entstand in der Medizin eine kritische Situation, die als
Auseinanderfallen der großen klinischen Fächer bezeichnet wird. Durch
das Entstehen von Spezialkliniken auf dem Gebiet der Chirurgie und
inneren Medizin, aber auch von kleinen Institutionen auf dem Gebiet
der übrigen Fächer wuchs die Gefahr für den Patienten, primär lange
Zeit einseitig behandelt zu werden. Es ist daher verständlich, daß
sehr bald das Bedürfnis der Spezialkliniker zur interdisziplinären
Zusammenarbeit neu erwachte, da nur auf dieser Basis eine wirksame,
den ganzen Menschen betrachtende und behandelnde Medizin erhalten
werden konnte. Diese Tendenz zur interdisziplinären Zusammenarbeit
ist auch auf dem Sektor der Behandlung maligner Geschwülste nicht nur
in verstärktem Maße zu beobachten, sondern als geradezu zwingende Notwendigkeit von allen Fachkollegen erkannt worden. Es muß hier jedoch
herausgestellt werden, daß dies keine Neuentdeckung ist, sondern daß
es bereits zu Beginn dieses Jahrhunderts das große und unbestreitbare
Verdienst des Wiener Chirurgen und Schüler BILLROTHs VINZENZ CZERNY
war, experimentelle Krebsforschung und klinische Tumorbehandlung miteinander verbunden zu haben. Er war es, der erkannt hatte, daß die
Operation allein nicht in der Lage war, Geschwulstkrankheit zu beherrschen. Es war bereits damals seine geniale Konzeption, Operation,
Strahlentherapie, Chemotherapie und zusätzliche Allgemeinbehandlung
harmonisch miteinander zu verbinden. Es war auch sein Verdienst, den
1. Internationalen Krebskongreß 1906 organisiert zu haben, um alle
Kräfte theoretischer und klinischer Wissenschaftler für diese große
Aufgabe der Krebsbehandlung zu mobilisieren.

Die beiden großen Weltkriege haben der Medizin andere Aufgaben gestellt,
und das große Werk CZERNYs verblaßte so stark und geriet in Vergessen-
heit, so daß erst die starke Zunahme maligner Geschwülste nach dem
2. Weltkrieg die zwingende Notwendigkeit nach Einrichtung solcher Institutionen und zur Neubelebung der interdisziplinären Zusammenarbeit
auf diesem Gebiet mit sich brachte. Die unaufhörliche Zunahme der Welt-
bevölkerung, die Vergrößerung der Städte mit den negativen Auswirkungen
der Zivilisation und Industrialisierung machen verständlich, daß das
Krebsproblem im gleichen Maße gewachsen ist. Die Anstrengungen für
Investitionen auf dem Gebiet der experimentellen Krebsforschung waren
daher groß, vor allem in den reichen Industrienationen. Der Fortschritt
auf therapeutischem Gebiet hingegen ist gemessen an diesen Anstrengungen noch als gering zu bezeichnen. Zahlreiche neue Erkenntnisse wurden
gewonnen, jedoch fehlt bis heute der entscheidende Durchbruch bei der
Behandlung dieser Menschheitsgeißel.

Die praktischen Erfahrungen der letzten Jahre haben uns aber auch
gezeigt, daß man den Volkskrankheiten unserer Zeit nur durch eine
entsprechend ausgebaute Organisation mit einer klaren einheitlichen
Planung sowie einer exakten Auswertung der Untersuchungsergebnisse
begegnen kann. Angesichts dieser Entwicklung sollten wir uns - mehr
als bisher - mit den Methoden der Vorsorgemedizin, der ärztlichen
Präventonotion, vertraut machen und haben dabei zu bedenken, daß
nicht nur die Behandlung von Erkrankungen und Heilung der Kranken,
sondern insbesondere die Gesundheitssicherung der Bevölkerung eines
Landes die wichtigste Aufgabe einer Gesundheitspolitik und eine besondere Verpflichtung für den Arzt sein müsse. Die Diskussionen um
die ärztliche Präventonotion als besondere Aufgabe der Gesundheitspolitik hat dabei in den USA, in Schweden, in der deutschen Bundesrepublik und in Österreich zunehmend an Bedeutung gewonnen.

Der statistisch belegbare Nachweis, daß die Frühdiagnose und die gute
interdisziplinäre Zusammenarbeit zu Beginn der Behandlung die Heilungschancen des Krebskranken beträchtlich steigert, hat nach einer langen
Phase der isolierten Einzelaktionen medizinischer Disziplinen auf diesem Gebiet endlich wieder dazu geführt, gemeinsam das Ziel der besseren Heilungschancen für den Patienten anzusteuern. Dies führte an
zahlreichen Stellen, sowohl an Universitätskliniken als auch an großen
Krankenhäusern, zu sogenannten onkologischen Arbeitskreisen. Wenn auch
der statistische Niederschlag einer positiven Zusammenarbeit erst nach
Jahren sichtbar wird, so ist doch schon heute aus den einzelnen Erfolgen sichtbar, daß ein positiver Anfang auf dem Gebiet der Krebsbehandlung, vielleicht verursacht durch die Strukturkrise der Medizin, in
Gang gekommen ist.

Dieses Buch soll die derzeitige Auffassung und Tätigkeit des Arbeitskreises für Geschwulstgehandlung an den Wiener Universitätskliniken
und Spitälern widerspiegeln. 1969 hat die Strahlentherapie, die in
alle klinischen Fächer integriert ist, den Anstoß gegeben. Da ihre
Arbeit nicht auf sich gestellt erfolgen kann, sondern dringend mit
den anderen klinischen Maßnahmen koordiniert werden muß, hängen die
Erfolge der radiotherapeutischen Behandlung ganz entscheidend von der
interdisziplinären Zusammenarbeit ab.

Wenn auch diese Initiative zunächst skeptisch betrachtet wurde, so
kann man doch heute feststellen, daß es gelungen ist, die medizinischen Einzeldisziplinen davon zu überzeugen, daß eine moderne Medizin,
insbesondere eine fortschrittliche Behandlung maligner Geschwülste,
nur auf der Basis einer gemeinschaftlichen Planung und Zusammenarbeit
erfolgreich stattfinden kann. Es ist daher dieses Buch dem Leser nicht
als die letzte kompetente Stellung der Medizin zum Geschwulstproblem
zu offerieren, sondern mehr als Ausdruck der gegenwärtigen Auffassung
über die optimale Behandlungsmöglichkeit verschiedener Geschwulstformen. Es wird dem Leser nicht in Form eines Handbuches oder Lehrbuches
eine Übersicht über die Weltliteratur oder die vielseitigen, derzeit
gültigen Meinungen geboten, sondern die Behandlung der verschiedenen
Geschwulstformen, wie sie an den Wiener Krankenhäusern durchgeführt
wird, und die an vielen Stellen durchaus im Widerspruch zu anderen
Auffassungen stehen können. Wir sind jedoch der Meinung, daß dieses
Buch beweist, daß es keine gültige Formel für die Behandlung von Tumoren derzeit gibt, sondern daß ein Arbeitskreis bzw. die interdisziplinäre Zusammenarbeit ein ständiges Ringen um Verbesserung und neue
Formen sein muß, so daß dieses Buch als ein momentaner Bezugspunkt
gelten kann, der in wenigen Jahren als überholt bezeichnet werden
dürfte. Andererseits soll es eine Hilfe für Studenten, Ärzte in Fort-
bildung oder Ausbildung und Ärzte in der Praxis sein, die sich über
den derzeitigen Stand und die Meinungen auf dem Gebiet der operativen

und konservativen Behandlung der verschiedenen Geschwulstformen orientieren wollen.

Der Herausgeber betrachtet es als eine besondere Auszeichnung, daß sich eine so große Zahl namhafter Experten und Kliniker zur Mitarbeit an diesem Buch bereitgefunden hat, wodurch es geradezu als Beweis für die jetzt immer mehr zustandekommende, unvoreingenommene und gleichberechtigte interdisziplinäre Zusammenarbeit bei der Behandlung des Krebses dienen kann.

Unser Buch erhebt keinen Anspruch auf Vollständigkeit hinsichtlich der diagnostischen Maßnahmen bei Geschwulstkrankheiten. Es sei an dieser Stelle auf das hervorragende Werk von BARTELHEIMER und MAURER "Diagnostik der Geschwulstkrankheiten" hingewiesen. Diagnostische Verfahren sind nur ausführlicher dargestellt, wenn sie neuartig sind und eine wesentliche Bereicherung bei der Frühdiagnose und Behandlung der Geschwulstkrankheiten darstellen. Hinsichtlich der Diagnostik und Therapie möchten wir an dieser Stelle einen Satz der Herausgeber dieses Buches zitieren, der auch als Domäne für unsere Zielsetzung gelten dürfte: *"Aufgeschlossenheit zum Konsilium läßt manche Fehldiagnose vermeiden, ebenso wie sie am ehesten Grundlage zum erfolgreichen therapeutischen Vorgehen wird."* In dieser Hinsicht können wir in unserem Raum vieles vom Ausland, beispielsweise von den Kollegen im angelsächsischen oder skandinavischen Raum, lernen. Heute sind uns in dieser Hinsicht alle östlichen Nachbarstaaten und Japan ebenfalls weit voraus.

Es sei an dieser Stelle Herrn Dr. GÖTZE vom Springer-Verlag Heidelberg besonders für seine Aufgeschlossenheit und Bereitschaft zur Publikation dieser komplizierten Materie herzlich gedankt. Vor allem möchte ich aber besonders Herrn Oberarzt Dozent Dr. J. KÜHBÖCK für die nimmermüde Unterstützung bei der Koordination einer solch großen Zahl von Mitarbeitern im Rahmen des Wiener Arbeitskreises für Geschwulstbehandlung besonders danken. Selbstverständlich gilt dieser Dank auch all den Mitarbeitern an diesem Buch, die die Beiträge aus den zahlreichen Diskussionen und Erfahrungen, aber auch aus dem großen Erfahrungsschatz ihrer Tätigkeit an den Kliniken, beigetragen haben.

Gewöhnlich beginnt oder schließt ein Vorwort zu einem Buch mit dem Zitat eines berühmten Arztes oder Schriftstellers. Ich möchte am Ende meines Vorwortes ganz schlicht als der Herausgeber die Hoffnung aussprechen, daß dieses Gemeinschaftswerk der jungen Wiener klinischen Medizin vielen Kollegen in der Ausbildung und in der Praxis Orientierung und Hilfe sein möge zu einem zeitgerechten Denken und Handeln bei der Betreuung ihrer geschwulstkranken Patienten.

Wien, Herbst 1974   K.H. KÄRCHER

Inhaltsverzeichnis

Mitarbeiterverzeichnis

ALTH, GERHART, Prim. Dr. med., Vorstand der Abteilung für Strahlentherapie am Krankenhaus der Stadt Wien-Lainz, 1130 Wien, Wolkersbergenstraße 1

BABLIK, LUDWIG, Doz. Dr. med., II. Hals-, Nasen-Ohrenklinik der Universität Wien, 1097 Wien, Alserstraße 4

BARDACH, GERHARD, Dr. med., II. Chirurgische Universitätsklinik Wien, Röntgenstation, 1097 Wien, Spitalgasse 23

BINDER, WOLFGANG, Dipl.-Ing., Strahlentherapeutische Klinik der Universität Wien, 1097 Wien, Alserstraße 4

BOLLER, BRIGITTA, Dr. med., Strahlentherapeutische Klinik der Universität Wien, 1097 Wien, Alserstraße 4

BREZINA, KONRAD, Doz. Dr. med., Primarius: Röntgeninstitut des Kaiser Franz Josef-Spitals der Stadt Wien, 1100 Wien, Kundratstraße 3

CZECH, WILFRIED, Dr. med., Röntgendiagnostisches Institut der Universität Wien, 1097 Wien, Alserstraße 4

DEPISCH, DIETER, Dr. med., I. Chirurgische Universitätsklinik Wien, 1097 Wien, Alserstraße 4

DIMOPOULOS, JOHANN, Dr. med., Strahlentherapeutische Klinik der Universität Wien, 1097 Wien, Alserstraße 4

DINSTL, KARL, Doz. Dr. med., I. Chirurgische Universitätsklinik Wien, 1097 Wien, Alserstraße 4

DRINGS, P., Priv. Doz. Dr. med., Medizinische Universitätsklinik, D-6900 Heidelberg

EBNER, HERWIG, Doz. Dr. med., II. Universitäts-Hautklinik Wien, 1097 Wien, Alserstraße 4

FRIES, RUDOLF, Prim. Doz. Dr. med., Vorstand der Abteilung für Kiefer- und Gesichtschirurgie am A.ö. Krankenhaus der Stadt Linz, 4020 Linz a.d. Donau, Krankenhausstraße 9

GARBSCH, HERIBERT, Prof. Dr. med., Vorstand des Röntgeninstitutes im Wilhelminenspital der Stadt Wien, 1171 Wien, Montleartstraße 37

GRABNER, Georg, Prof. Dr. med., Vorstand des Ordinariates für medizinische Computerwissenschaften und für Gastroenterologie an der II. Medizinischen Universitätsklinik Wien, 1097 Wien, Garnisongasse 13

HECKENTHALER, WALTER, Dr. med., Strahlentherapeutische Klinik der
  Universität Wien, 1097 Wien, Alserstraße 4

HOLZNER, JOHANN HEINRICH, Prof. Dr. med., Vorstand des Pathologisch-
  Anatomischen Institutes der Universität Wien, 1097 Wien, Spitalgasse 4

HONETZ, NORBERT, Doz. Dr. med., I. Medizinische Universitätsklinik
  Wien, 1097 Wien, Spitalgasse 23

JENNY, HELMUT, Prof. Dr. med., II. Chirurgische Universitätsklinik
  Wien, 1097 Wien, Spitalgasse 23

JENTZSCH, KÄTHE, Dr. med., Strahlentherapeutische Klinik der Universität Wien, 1097 Wien, Alserstraße 4

KÄRCHER, KARL HEINZ, Prof. Dr. med., Vorstand der Strahlentherapeutischen Klinik und des Institutes für klinische Strahlenbiologie der
  Universität Wien, 1097 Wien, Alserstraße 4

KARRER, KARL, Prof. Dr. med., Krebsforschungsinstitut der Universität
  Wien, 1090 Wien, Borschkegasse 8a

KEMINGER, KURT, Prof. Dr. med., I. Chirurgische Universitätsklinik
  Wien, 1097 Wien, Alserstraße 4

KOOS, WOLFGANG TH., Doz. Dr. med., Neurochirurgische Universitätsklinik Wien, 1097 Wien, Alserstraße 4

KRAUS, HERBERT, Prof. Dr. med., Vorstand der Neurochirurgischen Universitätsklinik Wien, 1097 Wien, Garnisongasse 13

KÜHBÖCK, JOSEF, Doz. Dr. med., II. Medizinische Universitätsklinik
  Wien, 1097 Wien, Garnisongasse 13

KUTTIG, HELMUT, Prof. Dr. med., Universitäts-Strahlenklinik (Czerny-
  Krankenhaus), D-6900 Heidelberg, Voßstraße 3

LUDVIK, WALTER, Doz. Dr. med., Urologische Universitätsklinik Wien,
  1097 Wien, Alserstraße 4

LUNGLMAYR, GERHARD, Dr. med., Urologische Universitätsklinik Wien,
  1097 Wien, Alserstraße 4

MANNHEIMER, EVA, Doz. Dr. med., Kardiologische Universitätsklinik
  Wien, 1097 Wien, Alserstraße 4

MILLESI, HANNO, Prof. Dr. med., I. Chirurgische Universitätsklinik
  Wien, 1097 Wien, Alserstraße 4

MORAWETZ, FERDINAND, Doz. Dr. med., 2. Medizinische Abteilung im
  Wilhelminenspital der Stadt Wien, 1171 Wien, Montleartstraße 37

OSSOINIG, KARL C., Prof. Dr. med., University of Iowa Hospitals and
  Clinics, Department of Ophthalmology, Iowa City, Iowa 52242

OTT, G.H., Prof. Dr. med., Chefarzt: Chirurgische Abteilung des
  Evangelischen Krankenhauses, D-5300 Bonn - Bad Godesberg 1

PENDL, GERHARD, Dr. med., Neurochirurgische Klinik, D-2300 Kiel

PIETSCHMANN, HELMUT, Prof. Dr. med., II. Medizinische Universitätsklinik Wien, 1097 Wien, Garnisongasse 13

PRIESCHING, ALFRED, Prof. Dr. med., I. Chirurgische Universitätsklinik
Wien, 1097 Wien, Alserstraße 4

PULITZER, BRIGITTE, Dr. med., Röntgendiagnostisches Institut der Universität Wien, 1097 Wien, Alserstraße 4

RIEDL, PETER, Dr. med., I. Chirurgische Universitätsklinik Wien,
Röntgenstation, 1097 Wien, Alserstraße 4

RINGEL, ERWIN, Prof. Dr. med., Psychiatrische Universitätsklinik Wien,
1097 Wien, Lazarettgasse 14

SALZER, MARTIN, Doz. Dr. med., Orthopädische Universitätsklinik Wien,
1097 Wien, Garnisongasse 13

SALZER-KUNTSCHIK, MECHTHILD, Dr. med., Pathologisch-anatomisches Institut der Universität Wien, 1097 Wien, Spitalgasse 4

SANTLER, RUDOLF, Prof. Dr. med., Suppl. Leiter der II. Universitäts-
Hautklinik Wien, 1097 Wien, Alserstraße 4

SCHAMP, GÜNTHER, Dr. med., Röntgendiagnostisches Institut der Universität Wien, 1097 Wien, Alserstraße 4

SEITZ, WOLFGANG, Dr. med., Strahlentherapeutische Klinik der Universität Wien, 1097 Wien, Alserstraße 4

STIEBITZ, ROBERT, Doz. Dr. med., Universitätsklinik für Kieferchirurgie Wien, 1097 Wien, Alserstraße 4

TILL, PETER, Dr. med., II. Universitäts-Augenklinik Wien, 1097 Wien,
Alserstraße 4

VOELKEL, OTTO, Med.-Rat, Dr. med., Vorsitzender der Bundesfachgruppe
für Röntgenologie in der Österr. Ärztekammer, 1010 Wien, Weihburg-
gasse 10-12

WEGHAUPT, KARL, Prof. Dr. med., Leiter der Strahlenabteilung der
Universitäts-Frauenkliniken Wien, 1097 Wien, Spitalgasse 23

WEISSENBACHER, GUNTER, Dr. med., Universitäts-Kinderklinik Wien,
1097 Wien, Lazarettgasse 14

ZÄNGL, ALFRED, Prof. Dr. med., Primarius: II. Chirurgische Abteilung
an den A.ö. Landeskrankenanstalten, 5020 Salzburg, Müllner Haupt-
straße 48

Zentralisierte interdisziplinäre Krebsbehandlung

G. H. Ott, H. Kuttig und P. Drings

für den Onkologischen Arbeitskreis der Universitätskliniken Heidelberg

Die schicksalentscheidende Erstbehandlung der Krebskranken wird zu
oft nach den begrenzten Erfahrungen einzelner Ärzte oder nach umstrittenen Lehrmeinungen einzelner Fachdisziplinen festgelegt. Wir sind
der Überzeugung, daß die klinische Onkologie keine Aufgabe vorrangig
für den Internisten ist, daß sie genauso wenig dem Führungsanspruch
der Chirurgen oder der Strahlentherapeuten folgen darf. - Ein "Allround-Onkologe" unserer Tage müßte alle Möglichkeiten und Anforderungen der Krebsbekämpfung beherrschen. Er sollte die Vielzahl der Chemo-
und Immunotherapien gleichermaßen überblicken wie deren Pharmakologie,
er sollte die Tumorbiologie und -pathologie übersehen, sollte kompe-
tenter Hämatologe sein und fundierte Kenntnisse in der Krebschirurgie
und der -strahlentherapie haben. All dies müßte er in ausreichendem
Maße für die verschiedensten organspezifischen Fachgebiete in sich
vereinen. Ein solcher Allround-Onkologe ist nicht mehr vorstellbar.
Diese Aufgaben können nur noch in der Zusammenarbeit der verschiedenen
Experten, zentralisiert in interdisziplinären Arbeitskreisen, bewältigt werden. Kooperation kann und muß die Zäune fachdisziplinärer
Hochburgen abbauen. Erst solche Arbeitskreise ohne Bevormundung durch
eine Fachdisziplin können die heute möglichen optimalen Heilchancen
gewährleisten. Wir benötigen die gleichberechtigte Zusammenarbeit
von chirurgischen, strahlentherapeutischen, pädiatrischen und internistischen Onkologen. Was die zentralisierte interdisziplinäre Krebsbehandlung leisten kann, zeigen die Fortschritte in der Behandlung
bei Wilms-Tumoren, beim Morbus Hodgkin, beim Retinoblastom u.a. Die
hierdurch verbesserten Heilerfolge zeigen, daß die Heilchancen sicher
auch bei vielen anderen Organkrebsen durch die Intensivierung der
interdisziplinären Krebsbehandlung wesentlich verbessert werden können.

Alle Maßnahmen zur Krebsverhütung werden sich allenfalls einmal in
späteren Generationen auswirken. Die Krebsforschung läßt uns in nächster Zeit keine grundsätzlich verbesserten Heilmethoden erwarten. So
haben wir keine Wahl, wollten wir nicht resignieren, wir müssen die
vier verbleibenden Ansatzpunkte der Krebsbekämpfung verbessern:

Die Frühdiagnostik gilt es voranzutreiben. Je früher ein Malignom
erkannt wird, desto besser sind seine Heilchancen. Neben den ärztlichen Vorsorgeuntersuchungen sind hier die Bevölkerungsaufklärung
und Gesundheitserziehung auszubauen.

Eine standardisierte interdispziplinäre Krebsbehandlung mit verbind-
lichen Therapieempfehlungen verspricht in der Summe der Fälle wesentlich verbesserte Heil- und Dauerheilerfolge beim Krebs. Die gemeinsamen Erfahrungsanalysen bei einer Großzahl von weitgehend gleichartig erkrankten Krebspatienten erlaubt uns heute, optimale Behandlungsfolgen bei klinisch bestimmbaren Ausgangssituationen festzulegen,
welche die besten Heilchancen gewährleisten.

Eine nachgehende Krebsfürsorge verspricht ebenfalls verbesserte Heilerfolge. Regelmäßige Kontrolluntersuchungen nach der Operation bzw.
Behandlung gewährleisten, daß die therapeutischen Stunden bei kurablen
Rezidivpatienten nicht versäumt werden. Zudem lassen sich mit ihrer
Hilfe behandlungsbedürftige Therapiefolgen frühzeitig erkennen, besser
beherrschen und verhindern. Auch hier ist eine interdisziplinäre Zusammenarbeit, eine Zentralisation der Nachsorge erforderlich.

Es bedarf zudem bei vielen Krebspatienten der Rehabilitation. Wir
stehen noch weitgehend am Anfang unserer Kenntnisse über die berufliche und familiäre Rehabilitation unserer geheilten Krebspatienten.

Hier wird ein ungelöstes Problem in der Medizin unserer Tage in der
ärztlichen Betreuung angesprochen: die notwendige Integration der
Spezialisten. Uns fehlt für den Einzelfall die Synopsis der fachspe-
zialisierten Erfahrungen. Nicht zuletzt sind es die daraus resultierenden vermeidbaren Patientenschicksale, welche die Angst der Menschen
vor dem Krebs begründen. In einer großen Umfrage erklärten 62% aller
Befragten, daß sie Krebs mehr fürchten als jede andere Krankheit.

Die Probleme der Krebsbekämpfung erfordern sowohl im gesundheitspoli-
tischen Programm als auch in der Organisation der Behandlung und Nachsorge der vielen Krebspatienten dringend eine Zentralisation der Krebsbekämpfung. Dabei müssen wir beachten, daß unsere Krebspatienten noch
ganz überwiegend in kleineren Krankenhäusern behandelt werden. Nur ein
geringer Prozentsatz solcher Patienten kommt in Großkrankenhäuser, in
denen eine interdisziplinäre Krebsbehandlung überhaupt organisierbar
ist.

Wie sollten zentralisierte interdisziplinäre Krebsbehandlungszentren
aussehen? Höchst unterschiedliche Unternehmen werden dafür angeboten
und miteinander verwechselt.

Hierunter lassen sich experimentelle Krebsforschungszentren verstehen.
Solche Forschungszentren bedürfen der Koordination mit der klinischen
Onkologie. Ein enger Informationsaustausch in beiden Richtungen muß
zwischen Laborforschung und klinischer Erfahrung gewährleistet sein,
wenn eine solche Forschung nicht nur für Labormodelle nutzbringende
Erkenntnisse bringen soll.

Zum zweiten versteht man unter Krebszentren überregionale Zentren
für koordinierte klinische oder epidemiologische Krebsstudien. Für
die Probleme einzelner Organkrebse wurden sie inzwischen vielfältig
durchgeführt. Sie haben nur indirekt mit der Krebsbehandlung etwas
zu tun.

Zum dritten verstehen wir hierunter Krebsbehandlungszentren von recht
unterschiedlicher Prägung:

Es gibt Krebsgroßkliniken mit zahlreichen Fachdisziplinen für die
Krebskranken. Solche Krebsgroßkliniken bestehen in vielen Ländern.
Sie haben wertvolle Beiträge zur Krebsdiagnostik, -behandlung und
-verhütung geleistet. Es sind bewährte Ausbildungszentren für Ärzte,
Wissenschaftler, Pflegepersonal und anderes Hilfspersonal.

Es werden hierunter auch *fachgebundene* strahlentherapeutische, pädia-
trische oder zytostatisch-internistische Zentren verstanden. Sie haben
ausnahmslos die Nachteile fachorientierter, nicht interdisziplinär
koordinierter Spezialabteilungen.

In einigen Ländern wurden *organbezogene Krebsbehandlungszentren* geschaffen. In diesen wird die interdisziplinäre Zusammenarbeit mit spezialisierten Krebschirurgen der Urologie, der Hals-Nasen-Ohrenheilkunde, der Neurochirurgie, der Gynäkologie, der Thoraxchirurgie usw. gemeinsam mit den Strahlentherapeuten verwirklicht.

Als besonders effektives und zudem wirtschaftliches Modell für die interdisziplinäre Zusammenarbeit bei der Geschwulstbehandlung empfehlen sich *interdisziplinäre Arbeitskreise in Großkrankenhäusern,* wie sie in den letzten Jahren an den Universitätskliniken Heidelberg und Wien verwirklicht wurden. In diesen Arbeitskreisen treffen sich Chirurgen, Internisten und Radiotherapeuten gemeinsam mit Ärzten der verschiedenen Spezialgebiete zu gemeinsamen Besprechungen. Kollegen der Pädiatrie, Pathologie, Neurochirurgie, Dermatologie, Gynäkologie, der HNO, der Orthopädie, Pharmakologie sowie Mitarbeiter der Statistik und Dokumentation und der Rehabilitation wirken in einem solchen Arbeitskreis zusammen. Auch niedergelassene Ärzte mit ihren Problemen in der nachgehenden Krebsbehandlung und der Rehabilitation sind in solchen Arbeitskreisen vertreten.

Die Erfahrung zeigte, daß vor allem bei Problemfällen die Therapiefolge in einem solchen Department sinnvoll koordiniert werden kann. Diese Arbeitskreise konnten inzwischen vielfältige Mißstände der interdisziplinären Zusammenarbeit bereinigen. Sie haben bereits zahlreiche klinische Untersuchungen, gemeinsame retro- und prospektive statistische Analysen in Angriff genommen und durchgeführt. Wichtige Aufgaben liegen in der wissenschaftlichen Bearbeitung der Palliativmaßnahmen für inkurable Krebspatienten. Hier wurde es möglich, im Laufe der Jahre gemeinsam erste interdisziplinäre Therapieabsprachen auszuhandeln, welche für die verschiedenen Geschwulstformen unterschiedlicher Lokalisation mit verschiedenen Ausbreitungsgraden solche Therapieempfehlungen festlegen.

Solche onkologische Zentren in Großkliniken sind nicht in Konfrontation zum niedergelassenen Arzt zu sehen. Damit soll ihm nicht ein Feld ärztlicher Aufgaben genommen werden. Der *praktische Arzt* ist der vorgeschobene Posten in der Früherkennung, ist der ärztliche Helfer bei den notwendigen Langzeitprogrammen der Therapiefolge, ist Arzt und Berater in der Rekonvaleszenz und Rehabilitation des Geheilten. Beim praktischen Arzt findet der Krebskranke immer wieder Rat und Hilfe. Er ist vor allen anderen der ärztliche Ratgeber, der dem inkurablen Krebskranken immer wieder Hoffnung spendet. Die Krebsbekämpfung ist hierzulande auf die Teilnahme des praktischen Arztes angewiesen.

Es erscheint unwirtschaftlich, zur Behandlung der Krebspatienten nur Krebsgroßkliniken anzustreben. Es dürfte am sinnvollsten und zur Zeit am ehesten zu realisieren sein, für die Betreuung der Großzahl von Krebspatienten interdisziplinäre Arbeitskreise zur Geschwulstbehandlung im Bereich von Großkliniken und in größeren Krankenhäusern zu schaffen.

Einleitende biologische und physikalische Bemerkungen zur Bedeutung der Strahlentherapie im Behandlungsplan

K. H. KÄRCHER und W. BINDER

Die Therapie mit ionisierenden Strahlen, vor 75 Jahren einer der größten Fortschritte bei der Behandlung maligner Neoplasien, hat im Verlaufe dieser Zeit durch die neuen Erkenntnisse der Physik, die rasche technische Entwicklung und vor allem durch zahlreiche neue Erkenntnisse auf dem Gebiet der Biochemie, Zellforschung und Biophysik eine beträchtliche Wandlung erfahren. Kliniker der verschiedenen Fachrichtungen erkannten die Bedeutung der ionisierenden Strahlen als Heilmittel im Rahmen des klinischen Behandlungskonzeptes gegen den Krebs. So konnten schon zu Beginn dieses Jahrhunderts mit den herkömmlichen Röntgenstrahlen bzw. Radium die Erfolgsziffern der chiurgischen Krebsbehandlung wesentlich gebessert werden. Mißt man die Behandlungserfolge der damaligen Zeit mit den heutigen und setzt sie in Beziehung zu der technisch primitiven Ausrüstung und den apparativen Voraussetzungen, die heute zur Verfügung stehen, bzw. den damaligen finanziellen Aufwand und den heutigen, so muß man zugeben, daß die Resultate in der Vergangenheit bereits als gut bezeichnet werden müssen. Sie beruhten hauptsächlich auf der großen klinischen Erfahrung und Einsatzbereitschaft der Ärzte, die große Opfer für ihre Patienten und den Fortschritt brachten und unter Umständen ihr Leben hierfür hingaben. Dieser Einsatz der klinischen Strahlentherapeuten geschah ohne großes Aufsehen und meist im Stillen, da auch das Fach, seine Leistungen und Fortschritte nicht dem Studenten, sondern nur einem kleinen Teil interessierter Ärzte im Rahmen der Klinik vermittelt wurde. Nur so ist es zu verstehen, daß auch heute noch ein Großteil der Studenten und jungen Ärzte kein genaues Wissen über die Leistungsfähigkeit und Grenzen der Strahlentherapie im Rahmen der modernen Geschwulstbehandlung hat.

Gerade aber von der Zusammenarbeit der verschiedenen Disziplinen und dem zeitgerechten Einsatz der Strahlentherapie hängt häufig der Behandlungserfolg ab. Welche Möglichkeiten bietet nun die moderne Strahlentherapie bei der Behandlung maligner Neoplasien, wenn sie als integrierter und gleichberechtigter Bestandteil dieser Aufgabe angesehen und akzeptiert wird?

Die große Wandlung und eine stürmische Entwicklung brachten die Jahre nach dem 2. Weltkrieg. Die Möglichkeit der Erzeugung künstlicher radioaktiver Isotope in Atomreaktoren gestattete die Herstellung energiereicher Gammastrahler zur Telecurietherapie. So werden vor allem Kobalt 60 oder Caesium 137 heute hierzu gebraucht. Damit wurden die Radiumkanonen abgelöst durch wesentlich ökonomischere und leistungsfähigere Bestrahlungsgeräte. Etwa zur gleichen Zeit war es durch die Entwicklung von Bandgeneratoren (VAN DE GRAAF), Kreisbeschleunigern (Betatron) oder Linearbeschleunigern (KERST, WIDERRÖ, GUND u.a.) gelungen, ultraharte Röntgenstrahlen von 2 - 45 MeV bzw. Elektronenstrahlen in diesem Bereich zu erzeugen.

Die Einführung dieser härteren Strahlen führte zu einer Belebung strahlenbiologisch-experimenteller Untersuchungen, die in der klinischen Karzinomtherapie einen beträchtlichen Fortschritt mit sich brachten. Der Strahlentherapeut, der früher zumeist aus chirurgischen, internistischen, gynäkologischen oder dermatologischen Kliniken hervorging, wurde zum eigenständigen Kliniker und zahlreiche Strahlenkliniken damit zum Zentrum einer umfassenden Karzinomtherapie (Czerny-Krankenhaus).

Auch heute noch ist die klinische Strahlentherapie in weiterer stürmischer Entwicklung begriffen, da die klinische Erprobung von Neutronen, Protonen und Mesonen gerade erst begonnen wurde oder noch bevorsteht, vor allem aber die Kombinationstherapie mit Strahlensensibilisatoren in Form von Sauerstoff, Chemosensibilisatoren oder anderen Kombinationsbehandlungsverfahren zum Teil neue Erkenntnisse und erstaunliche Ergebnisse gebracht haben. Es zeichnet sich daher nicht nur eine Verbesserung der Heilungsziffern verschiedener Neoplasien durch die kombinierte chirurgisch-radiotherapeutisch-chemotherapeutische Behandlung ab, sondern vielmehr kommt die Leistungsfähigkeit der Radiotherapie bei bestimmten Tumorformen heute fast denen der Chirurgie nahe oder ist ihnen sogar gleichzusetzen (Tabelle).

Verbesserte Überlebensdauer verschiedener Arten von Krebs bei Behandlung mit Megavolt-Radiotherapie. (Aus: Conquest of Cancer. Report of the National Panel of Consultants of the Committee on Labor and Public Welfare of the U.S. Senate, p. 51, 197o)

Art des Krebses	Repräsentative 5-Jahres-Überlebensdauer (in Prozent) bei Bestrahlung mit Kilovolt-Röntgenstrahlen (1955)	Repräsentative 5-Jahres-Überlebensdauer (in Prozent) bei Bestrahlung mit Megavolt-Röntgenstrahlen (197o)
Morbus Hodgkin	3o - 35	7o - 75
Zervix-Karzinom	35 - 45	55 - 65
Prostata-Karzinom	5 - 15	55 - 6o
Nasopharynx-Karzinom	2o - 25	45 - 5o
Blasen-Karzinom	o - 5	25 - 35
Ovarial-Karzinom	15 - 2o	5o - 6o
Retinoblastom	3o - 4o	8o - 85
Seminom des Hodens	65 - 7o	9o - 95
Embryonalkarzinom des Hodens	2o - 25	55 - 7o
Tonsillen-Karzinom	25 - 3o	4o - 5o

Die Nebenwirkungen sind so gering geworden, daß der Einsatz großer finanzieller Mittel, der bei der modernen Strahlentherapie unumgänglich ist, absolut gerechtfertigt erscheint.

Magavolttherapiegeräte bedürfen nicht nur eines physikalisch-biologisch-methodisch erfahrenen Strahlentherapeuten zu ihrer Handhabung, vielmehr müssen heute Klinikphysiker, technische Werkstätten, ausreichende diagnostische Ausrüstung und möglichst Computeranschluß für eine leistungsfähige Strahlentherapie zur Verfügung stehen.

Die folgenden Beiträge sind ein Versuch in der Richtung einer optimalen Geschwulstbehandlung. Zweifellos hat auch hier die Strahlentherapie in der Hauptsache ergänzenden Charakter. Gleichgültig, welche Rolle jedes einzelne Behandlungsverfahren im Rahmen der Geschwulstkrankheit spielt, sollte es unser gemeinsames Ziel sein, die zahlreichen Behandlungsmöglichkeiten hinsichtlich ihrer Wertigkeit aufeinander abzustimmen und einen Behandlungsplan vor Beginn der ersten Maßnahme aufzustellen. Sicher sind wir von diesem Optimum noch weit entfernt, es zeichnet sich jedoch deutlich ab, daß dem klinischen Radiologen, dessen Tätigkeit in alle Fachdisziplinen integriert ist, hier eine wichtige Aufgabe zufällt.

Bemerkungen zum unterschiedlichen biologischen Verhalten herkömmlicher, sogenannter konventioneller Röntgenstrahlen gegenüber hochenergetischen Strahlenarten (Megavoltstrahlen)

Es sei an den Anfang dieser Bemerkungen gestellt, daß bei einer kanzeriziden Wirkung der ionisierenden Strahlung auch bei Anwendung von hochenergetischen Strahlenarten am gesunden Gewebe Reaktionen nicht vermeidbar sind. Lediglich die Wirkungsorte sind verschoben und die geringere differentiale Ionisation sowie die Verkleinerung der Integraldosis führen zu einer deutlichen Verminderung von Allgemeinerscheinungen, die früher als "Strahlenkater" bezeichnet wurden, die man heute jedoch besser auf Grund ihrer vielseitigen Ursache als strahlenbedingte Allgemeinreaktion bezeichnet.

Obwohl die Strahlentherapie heute ein nicht mehr wegzudenkender Pfeiler der Karzinomtherapie ist, wird auf Grund des mangelhaften Wissens die Furcht vor der Strahlentherapie noch verstärkt. Es wird daher nicht nur vom Patienten, sondern auch meist von den zahlreichen Fachkollegen eine normale Strahlenreaktion der Haut oder Schleimhaut sowie strahlenbedingte Residuen an Haut und Nachbargewebe fälschlicherweise als Strahlenschädigung bezeichnet. Trotz weitgehender Reduktion der lokalen Strahlenreaktion durch die Megavolttherapie und der Aufklärung des Patienten hinsichtlich eines kalkulierten Risikos bei der Behandlung einer malignen Erkrankung, ringt die Strahlentherapie gegen diese teils bis zur Diffamierung gehende negative Einstellung um die Anerkennung ihrer Heilungserfolge.

Das andersartige physikalische Verhalten der Megavoltstrahlen führt zu einer beträchtlichen Entlastung der Haut und des Knochens, besonders bei Photonen, oder zu einer ausgezeichneten Anpassung der Dosisverteilung an den Herd bei Verwendung hochenergetischer Elektronen. Eine höhere Dosiskonzentrationsmöglichkeit im Tumor machte neue Einzeldosierungen, Behandlungsrhythmen und Gesamtdosisapplikationen möglich, so daß lange Jahre gültige Behandlungsschemata wieder durch zahlreiche neue strahlenbiologische Untersuchungen abgelöst wurden.

Experimentelle Untersuchungen von HUG et al. sowie experimentelle und klinische Beobachtungen von KÄRCHER et al. konnten nachweisen, daß die bereits als wirkungslos verlassene Vorbestrahlung wieder mehr Interesse erfuhr. Mit der sogenannten Kompensationsdosis von 2 x 1.000 rd gelingt es, Tumoren, die operabel sind und rasche Zellteilung bzw. histologische Unreife vermuten lassen, mit einem hohen Grade an Wahrscheinlichkeit zu devitalisieren, so daß eine implantations-

fähige Streuung bei der Operation vermieden wird. Als Indikation zu
dieser Devitalisierungsvorbestrahlung seien das Melanom, das Mammakarzinom, der Wilmstumor genannt. Es wird hierauf in einzelnen Bei-
trägen noch näher eingegangen. Eine zweite Form der Vorbestrahlung
wird aus anderen Gründen durchgeführt. Sie dient bei inoperablen Geschwülsten zur Verkleinerung, Mobilisation und Erreichung einer Operabilität. Hierdurch wird die Wirkung des Palliativeingriffes in Form
einer kombinierten radiochirurgischen Maßnahme wirkungsvoller und
aussichtsreicher gestaltet. Eine Verbesserung der Heilungsraten ist
durch dieses Vorgehen nicht nachweisbar. Trotzdem hat es aus den genannten Gründen bei vielen chirurgisch-radiologisch gut zusammenarbei-
tenden Kliniken als bewährtes Verfahren seinen sicheren Platz eingenommen.

Die intensivsten Bemühungen der Strahlenbiologie, die Aussichten der
klinischen Strahlentherapie weiter zu steigern, gehen vor allem in
Richtung der Sensibilisierung strahlenresistenter Geschwülste. Hierbei
ist einmal die Resistenz auf Grund der Anoxämie des Tumorgewebes oder
die primäre Resistenz differenzierter und reifer Geschwülste in Betracht zu ziehen. Die Geschwulstmasse, insbesondere bei Lymphknotenmetastasen, kann auch bei primär strahlensensiblen Tumoren zu einer
relativen Resistenz durch schlechte Sauerstoffversorgung führen. Hier
hat sich die Sauerstoffüberdrucktherapie, kombiniert mit ^{60}Co-Gamma-
strahlung oder ultraharten Photonen, besonders bei Tumoren im Hals-
Kopfbereich bzw. großen Lymphknotenmetastasen bewährt. Es seien hier
nur die strahlenbiologischen Untersuchungen von GRAY-TOMMLINSON, HOWARD-
FLANDERS, KÄRCHER und MORITA sowie die klinischen Erfolgsberichte von
CHURCHILL-DAVIDSON, VAN DEN BRENCK, KÄRCHER et al. genannt. Zahlreiche
Chemosensibilisatoren waren oder sind in der Erprobung. Hierüber hat
MITCHELL berichtet, der vor allem das Vitamin K (Synkavit) in der
Klinik erprobte. Von den anderen Chemosensibilisatoren, die im Expe-
riment positiv bewertet wurden, hat sich in der Klinik in den letzten
Jahren nur das 5-Fluoruracil halten können. Andere Zytostatika bzw.
Chemotherapeutika zeigten keinen synergistischen oder additiven Effekt,
so daß man die Wirkung des 5-Fluoruracils als eine Teilsynchronisation
der unregelmäßig wachsenden Tumorzellpopulationen auffaßte. Vor allem
NIETZE et al. sowie FRANKE, CHILDS Jr., LAGUNOVA und zahlreiche andere haben in letzter Zeit hierüber berichtet. Während die deutschen
Autoren hauptsächlich das 5-Fluoruracil bei der Behandlung im Hals-
Nasen-Ohrenbereich angewendet haben, fand es in den amerikanischen,
japanischen und russischen Arbeiten bei Gastrointestinaltumoren Verwendung. Hierdurch kam es bei niedereren Gesamtherddosen zu einer
besseren Rückbildung des Primärtumors und zu längeren Remissionszei-
ten bzw. Überlebenszeiten der Patienten mit einer sonst schlechten
Prognose. Während die Strahlenwirkung von hochenergetischen Elektronen, Kobalt-Gammastrahlung oder ultraharten Photonen stark abhängig
ist vom Sauerstoffpartialdruck des Gewebes, ist bei schnellen Neutronen diese Abhängigkeit um den Faktor 2 geringer.

Nachdem in letzter Zeit leistungsfähige Neutronengeneratoren für die
therapeutische Nutzung hergestellt werden konnten, sind die ersten
klinischen Untersuchungen und biologischen Ergebnisse über die Neu-
tronenwirkung bekannt geworden. Auf Grund der zellkinetischen Untersuchungen ist die Neutronentherapie als aussichtsreich zu betrachten.
Auch die klinischen Untersuchungen brachten teils beachtliche Rückbildung großer, als strahlenresistent zu betrachtender Tumoren, so
vor allem von Magenkarzinomen. Auch Melanome und Fibrosarkome, die
gegen die herkömmliche Megavoltstrahlung als absolut resistent anzusehen sind, reagieren auf Neutronen teils dramatisch. Es bleibt der
weiteren strahlenbiologischen Untersuchung und klinischen Erprobung
überlassen, ob Neutronen vor allem bei der Behandlung sonst strahlen-

resistenter Geschwülste einen beträchtlichen Fortschritt in der Strahlentherapie darstellen (CATTERALL).

Faßt man die Fortschritte, die die Strahlenbiologie der klinischen Strahlentherapie gebracht hat, kurz zusammen, so ist es in erster Linie die Möglichkeit der Variation des Fraktionierungsschemas, der Einzeldosis sowie die Anwendung der höheren Einzeldosis in einzelnen Fällen, vor allem zur Devitalisierungsvorbestrahlung und damit Neubelebung des Themas Vorbestrahlung bei strahlensensiblen Geschwülsten. Die Einführung von Sauerstoffüberdruck und Chemosensibilisatoren ist ein weiterer aussichtsreich erscheinender Weg, die Ergebnisse der Strahlentherapie bei bisher strahlenresistenten Geschwülsten oder ihren Metastasen zu verbessern. Besonders hoffnungsvoll erscheinen die Forschungsergebnisse und ersten klinischen Resultate bei der Anwendung schneller Elektronen, insbesondere bei als strahlenresistent bekannten Geschwülsten für die herkömmliche Megavoltbestrahlung.

So ist durch den physikalisch-technischen und methodischen Fortschritt wie durch die strahlenbiologische Forschung die Strahlentherapie als Behandlungsverfahren maligner Geschwülste in einer ständigen Evolution. Die Strahlentherapie ist heute nicht mehr ein zweifelhaftes zusätzliches Behandlungsverfahren zur Chirurgie mit beträchtlichen Nebenwirkungen oder Spätveränderungen, sondern durchaus ein potentes und tolerierbares Mittel, bösartige Geschwülste auch ohne andere zusätzliche Maßnahmen kurativ anzugehen. In bestimmten Fällen könnten hierdurch heute verstümmelnde Operationen vermieden werden oder Patienten noch einer Tumorheilung zugeführt werden, die aus anderen klinischen Gründen nicht operabel sind. Es wäre wirklich an der Zeit, daß alle Ärzte Tumorpatienten nicht nur die Furcht vor ihrer Erkrankung, sondern auch die Furcht vor einem Behandlungsverfahren nehmen, da man mit Sicherheit behaupten kann, daß die Strahlentherapie heute in der Hand des Erfahrenen bei Anwendung von Megavoltstrahlung nicht nur in zahlreichen Fällen kurativ wirksam ist, sondern hinsichtlich der Nebenwirkungen und Spätveränderungen keinen Vergleich mehr mit der konventionellen Röntgenstrahlung zuläßt.

Was in diesem Raum und an dieser Stelle überspitzt klingen mag, ist längst an anderen Stellen Wirklichkeit geworden. Der radiologische Kliniker ist onkologischer Kliniker. Sein Heilmittel, ionisierende Strahlung, hat einen bedeutenden und festen Platz im Behandlungsplan der malignen Neoplasien. Bei der Anwendung aller zusätzlichen Behandlungsmöglichkeiten hat die Strahlentherapie zum größten Teil ihre Nebenwirkungen verloren, was durch ein wesentlich größeres Behandlungsspektrum und den Erfolg der Strahlentherapie bewiesen werden kann.

Das Anliegen dieses Buches ist es außerdem zu beweisen, daß auf unserem Raum die dringende Notwendigkeit zur besseren interdisziplinären Zusammenarbeit besteht, wie sie in anderen Ländern bereits Routine ist. Die Grundvoraussetzung für einen Erfolg in der Tumorbehandlung ist, ebenso wie die Frühdiagnose, die bestmögliche Perfektion der chirurgischen und radiotherapeutischen Einrichtungen. Wie die chirurgischen Erfolge müssen auch die radiotherapeutischen durch eine zusätzliche Allgemeinbehandlung des Karzinomerkrankten, eine psychische Betreuung und Nachbehandlung gefestigt werden. Das Buch vertritt somit das Anliegen der Wiener Medizinischen Schule bei den verantwortlichen Stellen für eine aufgeschlossene künftige Zentralisation diagnostischer und therapeutischer Einrichtungen aller Fachdisziplinen zur wirkungsvollen Frühdiagnose und Frühbehandlung des Krebses.

Einführung physikalischer Teil - Einleitung

In der Medizin, insbesondere in der strahlentherapeutischen Geschwulstbehandlung, sind sowohl neueste physikalische als auch biologische Erkenntnisse zu integrierenden Bestandteilen geworden. Mehr denn je erfordern die modernen Bestrahlungsgeräte und die durch sie möglichen,
zum Teil komplizierten Bestrahlungstechniken eine gute Ausbildung des
Therapeuten in den Grundlagen der Strahlenphysik, der klinischen Dosimetrie, der Bestrahlungsplanung, des Strahlenschutzes und der Strahlenbiologie. Der große Fortschritt der Technik hat dem Arzt von der
apparativen Seite viele neue Möglichkeiten gegeben, die es gilt, optimal zu nutzen. Es ist heute nicht mehr sinnvoll, eine Bestrahlung nur
auf Grund von biologischen Merkmalen oder auf Grund der bekannten
Oberflächendosis durchzuführen. Speziell die Anwendung von ultraharten
Röntgenstrahlen und der Korpuskularstrahlung ist bei Ausnutzung aller
Gegebenheiten nur dann erfolgversprechend, wenn eine exakte Bestrahlungsplanung, die auf objektive physikalische Daten aufbaut, durchgeführt wird. Durch die modernen Geräte ist z.B. die Schonung der Haut
nicht mehr das vordringlichste Problem, vielmehr ist die Beurteilung
der optimalen Dosisverteilung im Krankheitsherd in den Vordergrund
getreten. Erfreulicherweise sind gerade in den vergangenen Jahren
zahlreiche Fach- und Lehrbücher erschienen, die in ausgezeichneter
und ausführlicher Weise die physikalischen Probleme der Strahlentherapie zum Inhalt haben. Daß trotzdem einem onkologischen Buch ein
Kapitel über Physik beigefügt ist, soll die Bedeutung dieser Kenntnisse für den Strahlentherapeuten hervorheben. Das Ziel des nachfolgenden Abschnittes ist daher, das Interesse des Therapeuten an den
physikalischen Grundlagen, die für die Bestrahlungsplanung und damit
für den Bestrahlungserfolg wichtig sind, zu wecken.

Bestrahlungsplanung (MATSCHKE et al., 1968; JOHNS u. CUNNINGHAM, 1969; ATTIX u. TOCHILIN, 1969; DIN 6827/1; POPP et al., 1971; RASSOW, 1970; KÄRCHER u. DIMOPOULOS, 1973; HENDEE, 1970; MURPHY, 1967; BECKER, 1961; KÄRCHER u. BAUER, 1964)

Die besondere Aufgabe der Bestrahlungsplanung ist, aus der Anzahl der
Möglichkeiten die günstigste Bestrahlungstechnik für den individuellen
Fall auszuwählen, und daher muß sie sich auf objektive und reproduzier-
bare Angaben stützen. Um das Ergebnis der Planung leicht beurteilen
zu können, ist bei jedem einzelnen Fall die Kenntnis des Dosisverlau-
fes, unter Umständen auch seine räumliche Verteilung, erwünscht. Um
vermeidbare Fehler nach Möglichkeit zu verhindern und die modernen
Geräte optimal zu nutzen, ist es notwendig, eine größere Anzahl von
physikalischen Daten schon vor der ersten Bestrahlung zu kennen. Eine
Änderung der Bestrahlungstechnik auf Grund angefertigter Pläne ist
genauer als eine Umstellung erst nach subjektiven Beobachtungen.
Jahrelange klinische Erfahrung allein reicht nicht aus, die Leistungsfähigkeit einer Bestrahlungstechnik zu beurteilen, sie den durch die
Geräte gegebenen Möglichkeiten anzupassen und sie sinnvoll zu variieren. Um eine optimale Bestrahlung durchzuführen, ist die physikalisch-
technische Bestrahlungsplanung jedoch nicht ausreichend, wenn damit
nicht auch eine biologisch-medizinische Bestrahlungsplanung Hand in
Hand geht. Probleme wie die der Fraktionierung, der Protrahierung,
der Sauerstoffkonzentration usw. beeinflussen den therapeutischen
Erfolg in hohem Maße. Die folgenden Kapitel sollen die Grundlagen der
physikalisch-technischen Bestrahlungsplanung aufzeigen und dazu beitragen, das Verständnis dafür zu vertiefen, und damit die Ergebnisse
der strahlentherapeutischen Behandlung zu verbessern. Die Voraussetzungen für eine gute Planung sind Angaben über die Abgrenzung des

Herdes, dessen Lokalisation nach medizinischen Gesichtspunkten und die Angabe der Dosis, die das Herdgebiet erhalten soll bzw. welche der anschließenden Organe nach Möglichkeit zu schonen sind. Die Hauptaufgabe der physikalisch-technischen Bestrahlungsplanung besteht nun darin, die günstigste Bestrahlungstechnik und die dabei entstehende Dosisverteilung vor Beginn der Bestrahlung zu ermitteln. Die Dosisverteilung in einem Körper resultiert aus der Energieabsorption der verwendeten Strahlung, für die wiederum die Wechselwirkungen zwischen der ionisierenden Strahlung und der Materie des Körpers ausschlaggebend sind. Im Rahmen dieses Kapitels sollen nur die Probleme bei Photonen- und Elektronenstrahlung aufgezeigt werden. Zum besseren Verständnis von Dosiskonfigurationen sollen hier die wichtigsten Wechselwirkungsprozesse von Photonen- und Elektronenstrahlung kurz besprochen werden.

Wechselwirkung ionisierender Strahlung mit Materie (JAEGER u. HÜBNER, 1974; ATTIX u. ROESCH, 1968; DIN 681412, 1970; WHYTE, 1959; JOHNS u. CUNNINGHAM, 1969)

Allgemeines

Unter Photonen- oder Quantenstrahlung versteht man elektromagnetische Strahlung, die je nach Art der Entstehung als Röntgenstrahlung (Bremsstrahlung und charakteristische Strahlung) oder Gammastrahlung (elektromagnetische Strahlung von angeregten Atomkernen) bezeichnet wird. Treffen Photonen auf Materie, so können sie mit den Atomen in Wechselwirkung treten. Diese Wechselwirkungen treten mit Hüllenelektronen und Atomkernen auf, und zwar in Form von totaler Absorption, elastischer (kohärenter) und unelastischer (inkohärenter) Streuung.

Bei der totalen Absorption wird die gesamte Energie des Photons - dabei "verschwindet" es - in eine andere Energieform, z.B. in kinetische Energie von Sekundärelektronen umgewandelt, die dadurch aus dem Atomverband losgelöst werden. Werden Hüllenelektronen durch das Photon zu kohärenten Schwingungen angeregt, so wirkt sich dies so aus, als ob das Photon ohne Energieverlust gestreut würde.

Wird nur ein Teil der Energie des Photons in eine andere Energieform umgewandelt und der verbleibende Rest geht als energieärmeres Photon unter Richtungsänderung weiter, so entspricht dies einer unelastischen Streuung. Man unterscheidet daher zwischen Schwächung, Energieumwandlung und Energieabsorption. Unter Schwächung versteht man die Abnahme der Anzahl der Photonen durch Absorption und Streuung. Die Energieumwandlung bezieht sich auf die Umwandlung der Photonenenergie in kinetische Energie von Elektronen, wobei die Photonenenergie teilweise oder vollständig absorbiert wird. Da ein Bruchteil der kinetischen Energie der Elektronen durch Abbremsung wieder in Photonenenergie umgesetzt wird, versteht man unter der Energieabsorption den Vorgang der Energieumwandlung, abzüglich der allenfalls entstehenden Bremsstrahlung.

Entsprechend den oben beschriebenen und den verschiedenen sie verursachenden Mechanismen definiert man verschiedene Koeffizienten.

Schwächung (JOHNS u. CUNNINGHAM, 1969; JAEGER u. HÜBNER, 1974; DIN 681412; International Comission on Radiological Units and Measurements, 1964; EVANS, 1958)

Schwächungskoeffizient μ
Massenschwächungskoeffizient μ/ρ

Wird eine Materieschicht von der Dicke ℓ durch ein schmales, paralleles Strahlenbündel aus monoenergetischen Photonen senkrecht durchsetzt, so berechnet sich die Abnahme der Photonenzahl N durch Wechselwirkung mit den Atomen nach der Formel

$$N = N_0 \exp(-\mu\ell), \tag{1}$$

wobei N_0 die ursprünglich vorhandene, N die durchgelassene Photonenzahl und μ den Schwächungskoeffizienten mit der Dimension cm^{-1} bedeuten. Der Schwächungskoeffizient ist abhängig von der Kernladungszahl, der Dichte des durchstrahlten Materials und der Energie der Photonen.. Um den Koeffizienten bei der Berechnung unabhängig von der Dichte des Materials zu machen, definiert man μ/ρ als sogenannten Massenschwächungskoeffizienten, wobei ρ die Dichte bedeutet und ersetzt gleichzeitig in der Formel (1) ℓ durch die Massenbelegung $\rho\cdot\ell$ mit der Dimension gcm^{-2}. Für den in der Radiologie interessierenden Energiebereich besteht die Schwächung der Photonenbestrahlung aus den Anteilen der elastischen (Rayleigh)-Streuung und den Anteilen, die durch Photo-, Compton- und Paarbildungseffekt verursacht werden.

Der erst bei hohen Energien einsetzende Kernphotoeffekt ist im allgemeinen vernachlässigbar klein. Demgemäß bildet sich der Massenschwächungskoeffizient μ/ρ aus der Summe des Rayleigh-Streukoeffizienten σ_R/ρ , des Massen-Photoabsorptionskoeffizienten τ/ρ, des Massencompton-Koeffizienten σ_C/ρ und des Massen-Paarbildungskoeffizienten x/ρ. Da die Rayleigh-Streuung mit zunehmender Energie sehr stark abnimmt und an der gesamten Schwächung nur einen geringen Anteil einnimmt, wird σ_R MIT σ_C zum Streukoeffizienten σ zusammengefaßt. Damit wird

$$\mu/\rho = \frac{\tau}{\rho} + \frac{\sigma}{\rho} + \frac{x}{\rho} . \tag{2}$$

Für die lokal im Medium absorbierte Energie ist jedoch der Energieumwandlungskoeffizient η bzw. der Energieabsorptionskoeffizient η' maßgebend, wobei $\eta' = \eta(1 - G)$ ist und G den relativen Anteil der geladenen Teilchen bedeutet, der in Bremsstrahlung umgesetzt wird. Es gilt:

$$\eta = \eta_\tau + \eta_\sigma + \eta_x . \tag{3}$$

Photoabsorptionskoeffizient

Photoabsorptionskoeffizient τ
Photoumwandlungskoeffizient η_τ

Beim Photoeffekt wird ein Elektron aus einer der inneren Schalen des Atoms herausgeschlagen, wobei das Photon zur Gänze absorbiert wird. Die Energie des Photons muß dabei größer als die Bindungsenergie des Elektrons sein. Diese überschüssige Energie wird in kinetische Energie des Elektrons umgewandelt, das nun, direkt ionisierend, zum **strahlenbiologischen** Nutzeffekt beitragen kann. Die freigewordenen Stellen in den inneren Schalen werden durch Elektronen aus den äußeren Elektronenschalen aufgefüllt, wobei der dabei freiwerdende Energiebetrag in Form von charakteristischer Photonenstrahlung ausgesandt wird. Da diese charakteristische Strahlung meist in unmittelbarer Nähe der Atome, an denen der Photoeffekt stattgefunden hat, wieder absorbiert wird, kann im allgemeinen, insbesondere aber bei Stoffen mit kleiner Ordnungszahl Z, der Photoabsorptionskoeffizient gleich dem Photoumwandlungskoeffizienten gesetzt werden. Die Wahrscheinlichkeit für das

Auftreten des Photoeffektes nimmt mit steigender Photonenenergie E rasch ab, hingegen steigt sie stark mit wachsender Ordnungszahl Z des betrachteten Materials an. Für die Elektronen der K-Schale gilt in erster Näherung τ/ρ = const. Z^3/E^3 ; es nimmt also der Massenphotoabsorptionskoeffizient mit der dritten Potenz der Photonenenergie ab. Die Photoelektronen zeigen, abhängig von der primären Photonenenergie, eine räumliche Richtungsverteilung. Bei kleinen Photonenenergien gehen die Photoelektronen vorzugsweise in Richtungen senkrecht zur Richtung der Photonen; mit steigender Energie aber mehr in Richtung der Photonen (s. Abb. 1).

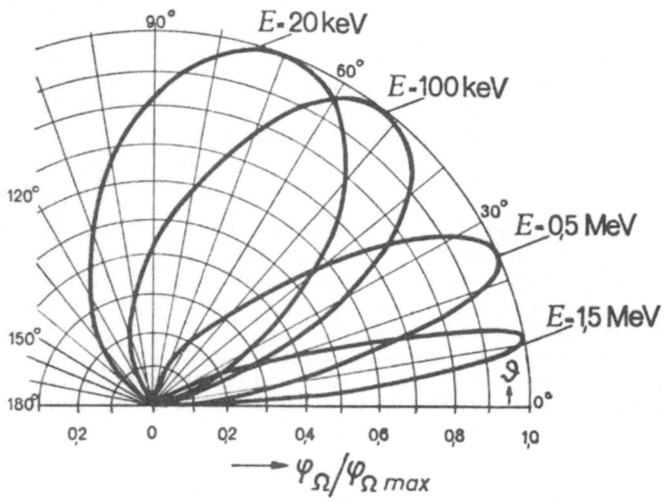

Abb. 1. Relative Flußdichte-Richtungsverteilung der Photoelektronen $\phi\Omega/\phi\Omega_{max}$ in Abhängigkeit vom Winkel δ zwischen der Richtung der Photonen und der Photoelektronen für verschiedene Photonenenergien E (nach JAEGER u. HÜBNER, 1974; aus WHYTE, 1959)

Comptonkoeffizient

Comptonkoeffizient σ_c
Comptonumwandlungskoeffizient η_σ

Beim Comptoneffekt wird einem freien oder lose gebundenen Elektron der äußeren Schale vom primären Photon Bewegungsenergie übertragen, wobei aber die restliche Photonenenergie erhalten bleibt, so daß ein Photon, allerdings mit geringerer Energie (größerer Wellenlänge) und unter Richtungsänderung, gebildet wird. Die Comptonelektronen können auf Grund ihrer kinetischen Energie längs ihrer Bahn weitere Ionen bilden und tragen damit wieder zum gewünschten biologischen Effekt bei. Der Comptonkoeffizient σ_c setzt sich somit aus dem Comptonumwandlungskoeffizienten η_σ und dem sogenannten Comptonstreukoeffizienten σ_s zusammen. Die Wahrscheinlichkeit für das Auftreten des Comptoneffektes ist von der Energie der Photonenstrahlung nur in geringem Maß abhängig, sie nimmt erst mit steigender Energie ab. Da beim Comptoneffekt nur die freien und nahezu freien Elektronen beteiligt sind und die Zahl der Elektronen, bezogen auf ein Gramm, für die meisten

Materialien gleich ist, folgt, daß der Comptonprozeß von der Ordnungszahl Z größtenteils unabhängig und für alle Materialien fast gleich
ist.

Der Comptonumwandlungskoeffizient ist durch die Beziehung

$$\eta_\sigma = \frac{\overline{Ee\sigma}}{E} \cdot \sigma_C \tag{4}$$

gegeben, wobei $\overline{Ee\sigma}$ die mittlere kinetische Energie der Comptonelektronen und E die Photoenergie bedeuten. η_σ, der therapeutisch interessante Teil von σ_C, hat bei ca. o,5 MeV ein Maximum und sinkt mit

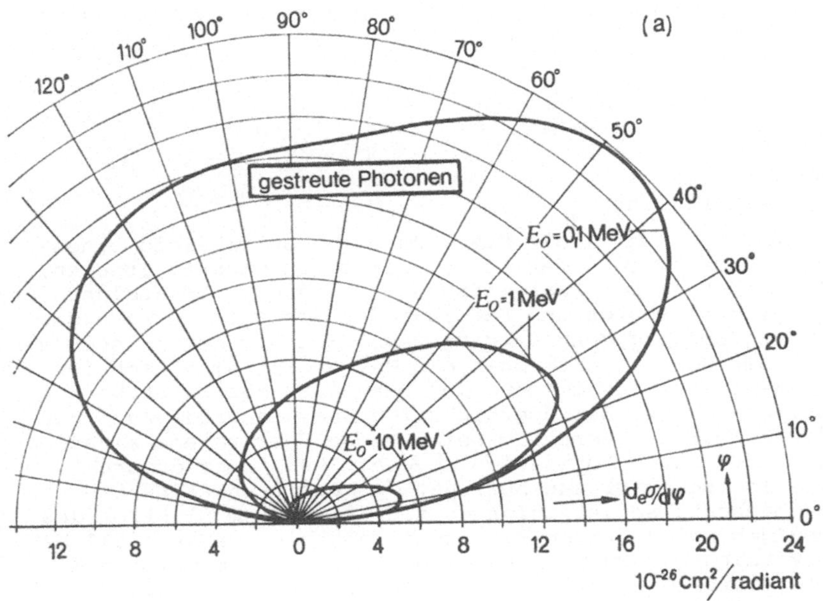

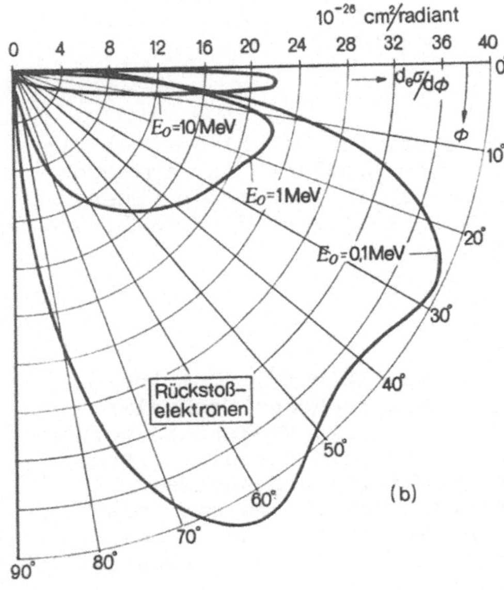

Abb. 2. a) Richtungsverteilung
der gestreuten Photonen in Abhängigkeit vom Winkel ϕ zwischen
den primären und gestreuten
Photonen. b) Richtungsverteilung der Rückstoßelektronen in
Abhängigkeit vom Winkel ϕ zwischen primären Photonen und
Rückstoßelektronen für verschiedene Photonenenergien E_{ox} (nach
JAEGER u. HÜBNER, 1974; aus
EVANS, 1958)

steigender Photonenenergie wieder ab. Die entstehenden Rückstoßelektronen wie auch die gestreuten langwelligeren Photonen haben eine räumliche Richtungsverteilung, die von der Energie der primären Photonen abhängig ist. Bei steigender Energie werden immer weniger Photonen gegen die Einfallsrichtung gestreut, bzw. es gehen die gestreuten Photonen immer mehr in Richtung der primären Photonen. Comptonelektronen können maximal bis zu 9o Grad gegen die Richtung der primären Photonen gestreut werden, werden jedoch mit steigender Photonenenergie in zunehmendem Maße in Richtung der Primärstrahlung gelenkt.

Die Kurven in Abb. 2a u. b geben die Wahrscheinlichkeit dafür an, daß das gestreute Photon je einfallendes Photon und je Elektron pro Flächenelement des streuenden Materials in die Richtung zwischen ϕ und $\phi + d\phi$ bzw. das Rückstoßelektron in Richtung zwischen Φ und $\Phi + d\Phi$ geht.

Paarbildungskoeffizient

Paarbildungskoeffizient x
Paarumwandlungskoeffizient η_x

Photonen mit Energien über 1,o22 MeV können im Coulomb-Feld eines Atomkerns, aber auch im Feld der Hüllenelektronen materialisieren, indem ein Elektron-Positron-Paar entsteht. Bei dieser Umwandlung verschwindet das primäre Photon und der über der Schwellenwertenergie befindliche Energiebetrag geht in kinetische Energie der entstehenden Teilchen über. Der Schwellwert von 1,o22 MeV ergibt sich nach der Einsteinschen Beziehung $E = mc^2$ aus der Ruhemasse des entstehenden Elektron-Positron-Paares. Der überschüssige Energiebetrag kann verschieden auf die Teilchen verteilt sein. Diese übertragene kinetische Energie wird wieder durch Ionisation abgebaut und trägt dadurch zum gewünschten biologischen Effekt bei. Hat das Positron seine kinetische Energie abgebaut, so vereinigt es sich mit einem Elektron des umgebenden Mediums und zerstrahlt in zwei Photonen von je o,511 MeV, die auch als Vernichtungsquanten bezeichnet werden. Im Normalfall entstehen beim Paarbildungseffekt letztlich immer zwei Photonen mit o,511 MeV, die sich in entgegengesetzter Richtung bewegen. Für Photonenenergien unterhalb 1,o22 MeV ist, für alle Stoffe, x = O und η_x = O. Der Paarumwandlungskoeffizient ergibt sich zu

$$\eta_x = \frac{E - 1,o22}{E} \cdot x \,, \tag{5}$$

wobei E die Photonenenergie in MeV bedeutet. Der Paarbildungseffekt steigt mit zunehmender Photonenenergie über 1,o22 MeV an, im Gegensatz zum Photoeffekt und Comptoneffekt, die mit zunehmender Energie abnehmen. Bezogen auf ein Gramm eines Materials, ist der Paarbildungseffekt etwa proportional der Ordnungszahl Z.

Zusammenfassung

Die bei den in Kapitel "Photoabsorptionskoeffizient", "Comptonkoeffizient" und "Paarbildungskoeffizient" besprochenen Wechselwirkungen zwischen Photonen und Materie entstehenden Elektronen werden als Sekundärelektronen bezeichnet und verursachen die biologische Wirkung der Strahlung. Der Verlauf der verschiedenen Wechselwirkungskoeffizienten als Funktion der Energie ist für Wasser in Abb. 3 dargestellt, wobei sich durch Summierung der Koeffizienten der Massen-Schwächungskoeffizient μ/ρ bzw. nach Abzug der Streuanteile der Massen-Energieumwandlungskoeffizient η/ρ ergibt.

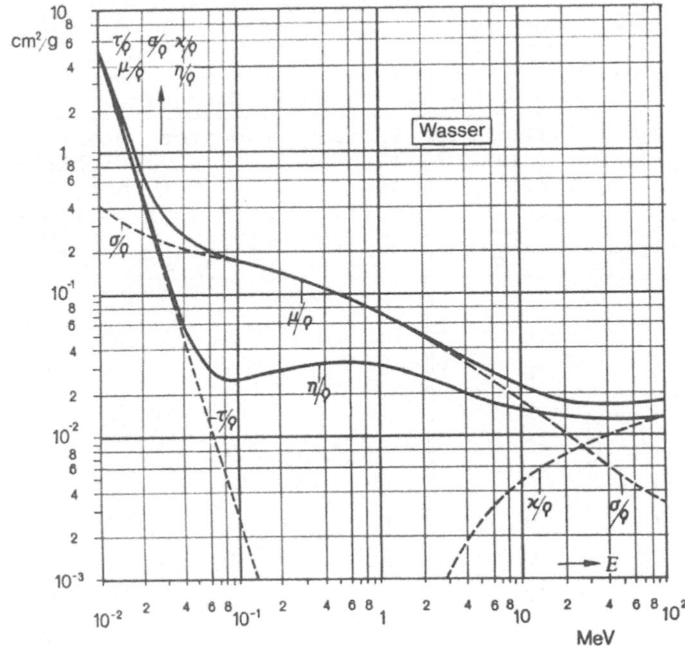

Abb. 3. Massen-Schwächungskoeffizienten und Massen-Energieumwandlungskoeffizient für Wasser in Abhängigkeit von der Energie (nach JAEGER
u. HÜBNER, 1974)

Tabelle 1 gibt eine Übersicht über die durch die einzelnen Effekte
entstehenden Sekundärelektronen und ihres Energieanteils für primäre
Photonenenergien von 1o keV - 1oo MeV.

Wechselwirkung: Elektronen-Strahlung mit Materie (JOHNS u. CUNNINGHAM,
1969; JAEGER u. HÜBNER, 1974; ATTIX u. ROESCH, 1968; DIN 681412, 197o)

Allgemeines

Dringen Elektronen in eine Materieschicht ein, so treten sie mit den
vorhandenen Atomkernen und Elektronen in Wechselwirkung. Für die
Strahlentherapie sind im wesentlichen nur zwei Prozesse von Bedeutung.
Zunächst sind Ionisationen und Anregungen durch unelastische Stöße
mit den Hüllenelektronen am wichtigsten; weiter ist die Abbremsung
von Elektronen im Coulombfeld der Atome, bei gleichzeitiger Erzeugung
von Photonen, die als Bremsstrahlung bekannt ist, wichtig. Es gibt
noch eine Reihe anderer Wechselwirkungen, die aber für die Strahlentherapie von untergeordneter Bedeutung sind. Die Energieabgabe in
Form von Ionisation und Anregung wird auch als Ionisationsverlust und
die durch Abbremsung als Strahlenverlust bezeichnet. Durch diese Wechselwirkungen verlieren die Elektronen schrittweise Energie bis zum
vollständigen Abbau ihrer kinetischen Energie, wobei die Richtung
ihrer Bahn immer wieder Änderungen erfährt. Weiter finden Richtungs-
änderungen auch ohne Energieübertragung durch elastische Streuung an
den Atomen statt. Mit wachsender Energie der Elektronen nehmen die

Tabelle 1. Relative Wichtigkeit der einzelnen Absorptionseffekte in Wasser (nach JOHNS u. CUNNINGHAM, 1969)

Photonen-energie	Relative Elektronenzahl (%)			Energieumwandlung (%)		
	Photo-elektro-nen $\dfrac{\tau\ (100)}{\tau+\sigma_c+x}$	Compton $\dfrac{\sigma_c\ (100)}{\tau+\sigma_c+x}$	Paar-elektro-nen $\dfrac{x\ (100)}{\tau+\sigma_c+x}$	Photo-elektro-nen $\dfrac{\tau\ (100)}{\tau+\eta_\sigma+\eta_x}$	Compton $\dfrac{\eta_\sigma\ (100)}{\tau+\eta_\sigma+\eta_x}$	Paar-elektro-nen $\dfrac{\eta\ (100)}{\tau+\eta_\sigma+\eta_x}$
1o KeV	95	5	0	1oo	0	0
2o	7o	3o	0	99	1	0
26	5o	5o	0	96	4	0
3o	39	61	0	93	7	0
4o	2o	8o	0	8o	2o	0
5o	11	89	0	61	39	0
57	8	92	0	5o	5o	0
6o	7	93	0	43	57	0
8o	3	96	0	2o	8o	0
1oo	1	99	0	9	91	0
15o	0	1oo	0	2	98	0
2oo	0	1oo	0	1	99	0
4oo	0	1oo	0	0	1oo	0
1 MeV	0	1oo	0	0	1oo	0
2	0	99	1	0	99	1
4	0	94	6	0	93	7
6	0	88	12	0	86	14
8	0	83	17	0	79	21
1o	0	77	23	0	72	28
15	0	65	35	0	59	41
2o	0	56	44	0	5o	5o
24	0	5o	5o	0	43	57
5o	0	29	71	0	24	76
1oo	0	16	84	0	13	87

Energieverluste durch Bremsstrahlung zu, während die Wahrscheinlich-keit für Ionisationsverluste leicht abnimmt, um bei sehr hohen Ener-gien wieder geringfügig zuzunehmen.

Energieverluste durch Ionisation und Anregung. Lineares Stoß-Bremsvermögen S_{col}

Die von den Primärelektronen durch Stoß auf die Elektronen des Mate-rials übertragene Energie ist relativ klein, daher bedarf es einer großen Zahl von Wechselwirkungen, um die Energie abzubauen, wobei die

Aufteilung in Ionisation und Anregung nur sehr wenig von der Energie des Primärteilchens abhängt, solange diese genügend oberhalb der Ionisationsgrenze liegt. Die Sekundärelektronen besitzen meist ausreichend Energie, um selbst zu ionisieren und damit eine Tertiärstrahlung (δ-Teilchen) hervorzurufen. Es ist üblich, den Energieverlust, bezogen auf die Bahnlänge, als lineares Bremsvermögen S des jeweiligen Stoffes zu bezeichnen, wobei zu beachten ist, daß sich S aus dem Anteil S_{col} für Stoß und S_{rad} für den Anteil für Bremsstrahlung zusammensetzt:

$$S = S_{col} + S_{rad}.$$

Bei Division durch die Dichte bekommt man das Massenbremsvermögen S/ρ, das damit unabhängig von der Dichte des Stoffes wird. Bei höheren Elektronenenergien kommt es zu einer sogenannten Polarisation der Atome im Medium. Diese Polarisation vermindert etwas das Bremsvermögen und kann durch einen Korrekturfaktor berücksichtigt werden, der sich allerdings in festen und flüssigen Medien erst ab ca. 1o MeV geringfügig auswirkt.

Energieverlust durch Erzeugung von Bremsstrahlung

Wird ein Elektron im Coulombfeld eines Atoms abgebremst, so geht Energie verloren, die in Form von Photonen-Strahlung (Bremsstrahlung) abgegeben wird. Die Richtungsverteilung dieser Bremsstrahlung wird von der Energie des gebremsten Elektrons bestimmt. Bei hoher Elektronenenergie geht der größte Teil der Bremsstrahlung in Richtung des Primärelektrons. Die Bremsstrahlungsverluste, bezogen auf ein Gramm eines Stoffes, sind etwa proportional seiner Ordnungszahl Z.

Beim Bremsstrahlungsprozeß können auch große diskrete, das heißt bestimmten Energiebeträgen entsprechende Energieverluste des Primärelektrons auftreten bzw. sogar die gesamte kinetische Energie des Elektrons in ein Photon umgewandelt werden -, zum Unterschied von Ionisations- und Anregungsprozessen, wo nur schrittweise kleine Energiebeträge abgegeben werden. Bei einem gegebenen Material übersteigen die Bremsstrahlungsverluste jeweils ab einer bestimmten Elektronenenergie jene Verluste, die durch Ionisation und Anregung hervorgerufen werden (z.B. etwa 1oo MeV bei Wasser).

Zusammenfassung

Elektronen haben auf Grund ihrer Energie eine gewisse Eindringtiefe, die von ihrer Anfangsenergie, vom betrachteten Material und von dessen Dichte abhängig ist. Ihre Bahn verläuft durch die Wechselwirkungen, im besonderen durch die elastischen Streuungen, nicht geradlinig, und man unterscheidet daher zwischen Bahnlänge und Reichweite eines Elektrons. Die Bahnlänge kann ein Vielfaches der Reichweite betragen. Unter der mittleren Reichweite in einem Material versteht man jene Tiefe, in der die Zahl der eindringenden Elektronen auf die Hälfte reduziert wird. Man definiert auch noch eine maximale Reichweite bzw. eine praktische Reichweite sowie eine therapeutisch nutzbare Reichweite, die ca. 2/3 der vorgenannten ist.

<u>Dosis und Dosiseinheiten</u> (JOHNS u. CUNNINGHAM, 1969; JAEGER u. HÜBNER, 1974; ATTIX u. ROESCH, 1968; DIN 681413, 1972; HOLM u. BERRY, 197o; International Comission on Radiological Units and Measurements, 1963, 1969, 197o, 1972; NACHTIGAL, 1971)

Allgemeines

Die biologische Wirkung ionisierender Strahlung wird im wesentlichen durch Energieabsorption im betrachteten Bereich verursacht. Da es kaum möglich ist, eine einheitliche quantitative biologische Einheit zu definieren, ist es naheliegend, stattdessen eine brauchbare physikalische Einheit zu verwenden. Man muß sich jedoch dabei darüber klar sein, daß die therapeutische Wirkung auch noch von anderen biologischen Faktoren abhängig ist. Der Begriff der Dosis wurde aus der Pharmakologie entliehen und soll hier die pro Masse von einer ionisierenden Strahlung übertragene Energie bedeuten. So einfach die Definition dieser sogenannten Energiedosis ist, so macht doch die direkte Messung noch große Schwierigkeiten. Man bestimmt sie daher über Größen, die meßtechnisch leichter zu erfassen sind. Die Dosis pro Zeiteinheit wird allgemein als Dosisleistung bezeichnet.

Energiedosis

Die in einem Material erzeugte Energiedosis D ist definiert durch die pro Massenelement von einer ionisierenden Strahlung übertragene Energie. Es ist

$$D = \frac{dW_D}{dm} , \tag{6}$$

wobei dm das Massenelement und dW_D die auf das Massenelement übertragene Energie bedeuten. Die für die Energiedosis gebräuchliche Einheit ist das "Rad" (Kurzzeichen rd) und "per Definition" ist 1 rd = 1oo erg/g, 1 rd = o,o1 J/kg.

Die Angabe der Energiedosis ist universell, d.h. sie gilt für alle ionisierenden Strahlungen, bezieht sich jedoch jeweils auf das betrachtete Material mit seiner Dichte und atomaren Zusammensetzung. Praktisch macht die direkte Messung der Energiedosis erhebliche Schwierigkeiten, so daß nur wenige Laboratorien in der Lage sind, sie direkt zu bestimmen. Man benutzt daher einen Umweg und berechnet aus der Messung der Luftionisation in einem definierten Volumen die absorbierte Energiedosis. Die in einer bestimmten Luftmasse durch ionisierende Teilchen erzeugten Ionen sind proportional zur absorbierten Energie. Über den zur Bildung eines Ionenpaares notwendigen mittleren Energieaufwand kann die Energiedosis ermittelt werden. Zwei Fälle sind bei der Bestimmung der Energiedosis von besonderer Bedeutung: Die "Gleichgewicht-Ionendosis" und die "Hohlraum-Ionendosis".

Ionendosis

Die von einer ionisierenden Strahlung erzeugte Ionendosis J ist die pro Massenelement dm_L eines Luftvolumens erzeugte Ionenladung dQ gleichen Vorzeichens. Es gilt:

$$J = \frac{dQ}{dm_L} . \tag{7}$$

Gebräuchliche Einheit der Ionendosis ist das "Röntgen" (Kurzzeichen R), und ein Röntgen entspricht $1,61o \times 1o^{12}$ Ionenpaaren pro Gramm Luft oder $2,082 \times 1o^9$ Ionenpaaren pro cm^3 Luft mit einer Dichte von $1,293$ mg/cm^3 ; $1\ R = 2,58 \cdot 1o^{-4}$ C/kg.

Die Ionendosis ist für alle ionisierenden Strahlen mit Ausnahme der Neutronen definiert und ist für die praktische Berechnung der Energiedosis speziell in zwei Sonderfällen wichtig.

Standard-Gleichgewicht-Ionendosis

Unter der Gleichgewicht-Ionendosis J_S versteht man die Ionendosis, die von einer Photonenstrahlung an einen Punkt bei Sekundärelektronengleichgewicht frei in Luft erzeugt wird. Sekundärelektronengleichgewicht an einem Punkt innerhalb eines Materials besteht, wenn die Summe der kinetischen Energien der von einer Photonenstrahlung erzeugten Sekundärelektronen, die in ein Volumenelement eintreten, das diesen Punkt enthält, gleich der Summe der kinetischen Energien der Sekundärelektronen ist, die aus diesem Volumenelement austreten.

Aus dem Postulat des Sekundärelektronengleichgewichts leiten sich bestimmte konstruktive Merkmale der zu verwendenden Meßsonde ab; so muß deren Wand luftäquivalent sein und eine der Photonenenergie entsprechende bestimmte Wandstärke haben. Die bei Messung der Gleichgewichtsionendosis zu fordernden Bedingungen lassen sich bis ca. 3 MeV erfüllen.

Die Energiedosis D in einem Material ergibt sich aus der in dem Material gemessenen Gleichgewichtsionendosis, multipliziert mit dem Dosisumrechnungsfaktor f:

$$D = f \cdot J_S, \text{ wobei } f = 0,869\ \frac{(\overline{\eta'}/\rho)_M}{(\overline{\eta'}/\rho)_L} \text{ ist} \tag{8}$$

und $\overline{\eta'}/\rho$ die über das Photonenspektrum gemittelten Massen-Energieabsorptionskoeffizienten für das Material M und für Luft L bedeuten. Der Faktor f ist für verschiedene Materialien tabelliert.

Hohlraum-Ionendosis

Die Hohlraumionendosis J_C ist die Ionendosis, die von einer Photonenoder Elektronenstrahlung in einem luftgefüllten, von beliebigem Material umgebenen Hohlraum erzeugt wird, wenn die Bragg-Gray-Bedingungen erfüllt sind. Nach dem von BRAGG-GRAY angegebenen Prinzip sollen im Meßvolumen nur solche Sekundärelektronen ionisieren, die aus dem Umgebungsmaterial stammen, d.h. die Sondenwand soll möglichst aus umgebungsäquivalentem Material bestehen; weiter müssen die Abmessungen der Sonde klein gegen die mittlere Reichweite der Sekundärelektronen sein, die Absorption der primären Photonen im Sondenvolumen soll vernachlässigbar klein sein; die Energie und Richtungsverteilung der Sekundärelektronen darf durch die Sonde nicht verändert werden, und schließlich muß die Energieabgabe der Photonen im umgebenden Medium gleichmäßig sein. Diese Bedingungen lassen sich im allgemeinen für hinreichend kleine Hohlräume und bei höheren Energien annähernd erfüllen. Die Energiedosis D in einem Material ergibt sich aus der am Ort gemessenen Hohlraum-Ionendosis, multipliziert mit dem Dosisumrechnungsfaktor g. Es gilt:

$$D = g \cdot J_C, \quad \text{wobei} \quad g = 0,869 \, \frac{(\overline{S}/\rho)_M}{(\overline{S}/\rho)_L} \quad \text{ist} \tag{9}$$

und $\overline{S}/\rho$ die über das Sekundärlektronenspektrum gemittelte Massen-Elektronenbremsvermögen für das Material (M) und für Luft (L) bedeuten.

Spezielle Dosisbegriffe für die medizinische Anwendung

Für die Charakterisierung von örtlichen Dosisverteilungen im bestrahlten Körper (oder im Phantom) werden in der Medizin besondere Dosisbegriffe verwendet wie z.B. Einfallsdosis, Gewebe-Oberflächendosis, Tiefendosis, Herddosis etc. Da aber unter diesen Begriffen sowohl Energiedosis, Gleichgewichts-Ionendosis oder Hohlraum-Ionendosis gemeint werden kann, ist dies immer zusätzlich anzugeben.

Einfallsdosis

Unter Einfallsdosis J_{SE} versteht man die in der Achse des Nutzstrahlenbündels im betrachteten Fokushautabstand gemessene Gleichgewichts-Ionendosis. Damit ist die Einfallsdosis auf Photonenstrahlen bis 3 MeV beschränkt. Sie ist identisch mit der Dosis, die ohne Patient oder Phantom in dem Abstand vom Fokus gemessen wird, wo sich nachher die Oberfläche der Strahleneintrittsseite des Objekts befindet.

Gewebeoberflächendosis

Die Gewebeoberflächendosis D_O ist die Energiedosis im Gewebe an einem Punkt der Körperoberfläche - im speziellen Fall an der Strahleneintrittsseite oder Austrittsseite in der Achse des Nutzstrahlenbündels.

Tiefendosis, relative Tiefendosis, prozentuale Tiefendosis

Die Tiefendosis ist die Energiedosis D_T (oder auch die Standard-Ionendosis J_{ST} oder die Hohlraum-Ionendosis J_{CT}) in der Achse des Nutzstrahlenbündels in einer anzugebenden Tiefe im bestrahlten Objekt.
Die relative Tiefendosis t_S bezieht sich entweder auf die Gewebe-Oberflächendosis D_{OE} in der Achse des Nutzstrahlenbündels oder auf die Energiedosis $D_{T,max}$ im Maximum der Dosisaufbaukurve bei energiereicher Strahlung. Das Maximum der Tiefendosis bzw. der Dosisaufbaukurve kommt dadurch zustande, daß der dosisbestimmende Sekundärelektronenfluß ein der mittleren Reichweite der gebildeten Elektronen entsprechendes Maximum besitzt, das mit zunehmender primärer Strahlenenergie nach größeren Tiefen verschoben wird:

$$t_S = D_T/D_{T,max} \quad \text{oder} \quad t_S = D_T/D_{OE} \, . \tag{10}$$

Es muß stets angegeben werden, worauf sich t_S bezieht. Es ist üblich, die relative Tiefendosis in Prozent anzugeben; man spricht dann von der prozentualen Tiefendosis (PTD).

Herddosis

Die Herddosis ist die Energiedosis D_H an einer anzugebenden Stelle im Gewebe des Herdgebietes. Unter Herdgebiet versteht man den zu bestrahlenden Körperbereich.

Energiedosis bei Elektronen

Die Bestimmung der Energiedosis von Elektronenstrahlung gestattet die Anwendung der gleichen Meßeffekte wie bei der Photonendosimetrie. Da jedoch die Elektronenenergie mit zunehmender Tiefe im Medium stark abnimmt, das Massenbremsvermögen S/ρ aber energieabhängig ist, läßt sich kein konstanter Proportionalitätsfaktor angeben, mit dem sich z.B. die gemessene Hohlraum-Ionendosis in Energiedosis umrechnen läßt. Der Meßwert der Ionisationskammer ist der Dosis zwar proportional, der Proportionalitätsfaktor ist jedoch vom Elektronenspektrum am Meßort im Medium abhängig. Eine Meßkammer nach dem Bragg-Gray-Prinzip kann daher nicht tiefenunabhängig messen. Bei einem Energiebereich bis ca. 4o MeV bewirkt diese Tiefenabhängigkeit eine Änderung des Proportionalitätsfaktors um etwa 15 - 2o%.

RBW und LET

Bei strahlenbiologischen Untersuchungen mit verschiedenen Arten von ionisierenden Strahlen hat sich gezeigt, daß bei gleicher Energiedosis und denselben Bestrahlungsbedingungen verschieden starke biologische Wirkungen auftreten. Daraus folgt, daß die Beurteilung des therapeutischen Effektes nicht allein mit Hilfe der Energiedosis erfolgen kann. Um diese unterschiedlichen Strahlenwirkungen der verschiedenen Strahlenarten bei gleicher Energiedosis quantitativ beschreiben zu können, wurde der Begriff der "relativen biologischen Wirksamkeit" (RBW) eingeführt. Dabei vergleicht man die Energiedosis einer definierten Strahlung (z.B. gefilterte Röntgenstrahlung bei 25o KV Röhrenspannung), deren biologische Wirkung bekannt ist, mit der Energiedosis der interessierenden Strahlenart, die, unter sonst gleichen Bedingungen, dieselbe Wirkung hervorruft. Die RBW einer Strahlung hängt vom untersuchten biologischen System, von den Beobachtungskriterien für die Strahlenreaktion, vom biologischen Entwicklungszustand des Systems, von der zeitlichen und räumlichen Verteilung der Energiedosis und einer Reihe von weiteren, biologisch wirksamen Faktoren ab. Um den beobachteten biologischen Effekt physikalisch besser deuten zu können, versucht man, weitere physikalische Größen zur Aussage heranzuziehen wie z.B. die Ionendichte entlang der Bahn eines ionisierenden Teilchens bzw. das lineare Energieübertragunsvermögen L (englisch: linear energy transfer, LET). Unter dem Linearen Energieübertragungsvermögen L von in einem Material befindlichen geladenen Teilchen mit der Energie E versteht man den Quotienten aus der in einem örtlichen Bereich längs eines Wegstückes ds im Mittel auf das Material übertragenen Energie dE_L. Es gilt:

$$L = \frac{dE_L}{ds} \ .$$
(11)

Das Lineare Energieübertragungsvermögen unterscheidet sich vom Linearen Bremsvermögen S, das den gesamten mittleren Energieverlust eines geladenen Teilchens längs eines Wegstückes ds angibt, dadurch, daß L nur auf die Energie bezogen ist, die in einem örtlich anzugebenden Bereich auf das Material übertragen wird (englisch: energy locally imparted). L ist somit vom betrachteten Bereich abhängig, daher gilt $L \leq S$. L kann z.B. in keV/µm angegeben werden und zeigt entlang der Bahn des betrachteten Teilchens meist stark unterschiedliche Werte. Zur Beurteilung der biologischen Effekte wäre es daher günstiger, statt eines L-Wertes die gesamte Verteilung von L im bestrahlten Objekt anzugeben.

Materialäquivalenz

Bei experimentellen Messungen der Tiefendosis oder von Dosisverteilungen ist es nur selten möglich, direkt im Gewebe zu messen. Daher muß man ein dem Körper äquivalentes Medium, das die gleichen Wechselwirkungseigenschaften in Bezug auf ionisierende Strahlung besitzt, verwenden. Daraus folgt, daß die Materialäquivalenz in der Dosimetrie von großer Bedeutung ist, wobei z.B. bei Messungen von Photonenstrahlen in Medien das gleiche Verhalten bezüglich Schwächung, Energieumwandlung sowie des Bremsvermögens der ausgelösten Sekundärelektronen zu fordern ist. Da die genannten Koeffizienten energieabhängig sind, kann eine diesbezügliche Übereinstimmung zweier Substanzen meist nur für einen bestimmten Energiebereich erzielt werden. Will man die Dosisverteilung bei einer Geschwulstbestrahlung mittels einer Messung in einem Phantom bestimmen, so muß dieses gewebeäquivalent (Muskel-, Fettgewebe oder Knochen) sein. Von der Wand der verwendeten Dosimetersonde muß ebenfalls, je nach der Meßmethode (z.B. Standard-Gleichgewichtsionendosis, Hohlraumionendosis), luftäquivalentes oder umgebungsäquivalentes Verhalten gefordert werden. Im allgemeinen kann man zwei Materialien dann als äquivalent betrachten, wenn ihre Massen-Schwächungskoeffizienten μ/ρ bzw. ihre Massen-Energieumwandlungskoeffizienten η/ρ sowie ihr Massenbremsvermögen und ihre Elektronenstreuung im betrachteten Energiebereich übereinstimmen.

Um den Vergleich zweier Materialien einfacher zu gestalten, können auch ihre effektiven Ordnungszahlen dazu verwendet werden. Dabei muß jedoch beachtet werden, daß die einzelnen Koeffizienten verschiedene Abhängigkeit von der Ordnungszahl zeigen, so daß auch bei nahe benachbarten Elementen in manchen Energiebereichen erhebliche Unterschiede auftreten. So ist z.B. Paraffin in dem Bereich, wo der Photoeffekt dominierend ist, kein geeignetes Phantommaterial. Wasser ist das nach wie vor am häufigsten verwendete Phantommaterial, doch gibt es daneben, um die verschiedenen Gewebearten äquivalent zu ersetzen, noch eine Vielzahl von festen und flüssigen Substanzen.

Dosisverteilung (MATSCHKE et al., 1968; JOHNS u. CUNNINGHAM, 1969; ATTIX u. TOCHILIN, 1969; HENDEE, 197o; JAEGER u. HÜBNER, 1974; International Comission on Radiological Units and Measurements, 1963; MASSEY, 197o; Sub-Committee on Radiation Dosimetry of Amer. Ass. Physicists in Medicine, 1966; WEBSTER u. TSIEN, 1965; LOEVINGER et al., 1961)

Die räumliche Verteilung der Energiedosis in einem bestrahlten Körper wird schlechthin als Dosisverteilung bezeichnet. Sie zu kennen, ist zur Beurteilung der Bestrahlungsmethode durch den Strahlentherapeuten unerläßlich. Da, wie bereits erwähnt wurde, eine direkte Messung im Gewebe meist nicht möglich ist, muß die Dosisverteilung mit Hilfe von Tabellen, Kurven, mittels Phantommessung oder durch Rechnung ermittelt werden. Die Abhängigkeit der Energiedosis, Standard-Ionendosis oder

Hohlraum-Ionendosis in der Achse des Nutzstrahlenbündels von der Tiefe
des bestrahlten Objektes kann durch die sogenannte Tiefendosiskurve
dargestellt werden. Für eine allgemeinere Darstellung verwendet man
die relative Tiefendosis, die, je nach der Bezugsdosis, unterschiedlich definiert ist. Sie bezieht sich entweder auf die jeweilige Dosis
an der Oberfläche oder, meist bei höheren Strahlenenergien, auf das
Maximum der Dosisaufbaukurve. Der Verlauf der Tiefendosis hängt im
allgemeinen von der Strahlenart und Strahlenqualität, vom Quellen-
Oberflächenabstand, von Feldgröße und Feldform, den verwendeten Fil-
tern und der Art des Absorbermaterials ab (s. Abb. 4).

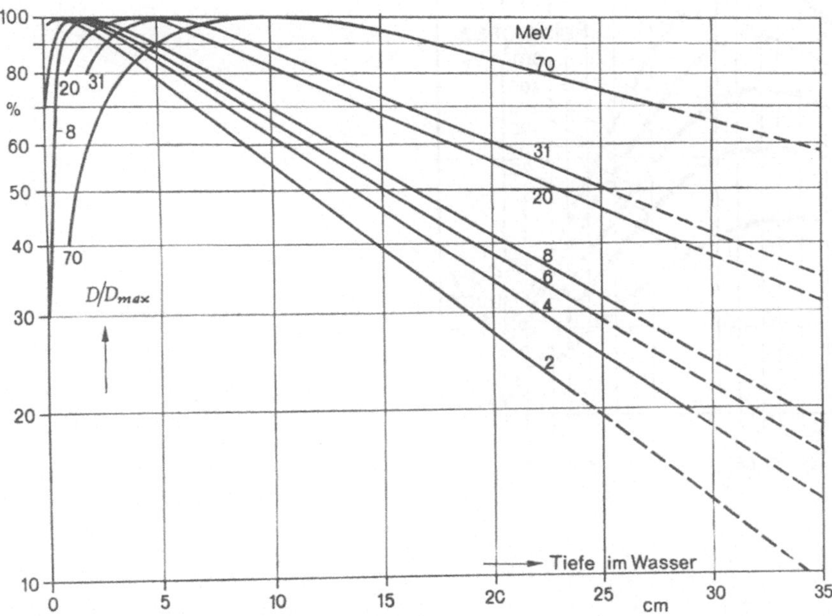

Abb. 4. Tiefendosisverteilung D/D_{max} längs des Zentralstrahls in
Wasser für Röntgenstrahlen von 2 - 7o MeV bei einer Feldgröße von
1o x 1o cm^2 und einem Abstand von 1oo cm (bei 7o MeV: 19o cm) zwischen
Quelle und Phantomoberfläche (nach WEBSTER u. TSIEN, 1965)

Die Qualität von Röntgenstrahlen mit Erzeugungsspannungen von etwa
1o kV - 3 MeV ist durch Röhrenspannung und Halbwertschicht charakterisiert. Die relative Tiefendosis längs der Achse des Nutzstrahlenbündels ist in zahlreichen Veröffentlichungen und Tabellen für die
verschiedenen Parameter angegeben. Ein diesbezügliches, von der ICRU
empfohlenes Quellenverzeichnis existiert im NBS Handbook, Band 87.
Die Dosis an einem beliebigen Punkt innerhalb des bestrahlten Mediums
setzt sich aus dem Dosisanteil der Primärstrahlung und dem der Streustrahlung zusammen. Die Streustrahlung hängt von der Energie der Primärstrahlung und deren Wechselwirkungen mit dem Medium ab. Die Standard-Ionendosis an der Strahleneintrittsseite eines Objektes kann mit
Hilfe des sogenannten Rückstreufaktors aus dem am gleichen Ort "frei
in Luft" gemessenen Wert errechnet werden. Der Rückstreufaktor ist in

Abhängigkeit von Feldgröße und Photonenenergie sowohl tabelliert als auch graphisch angegeben, wobei leicht ersichtlich ist, daß er bei ca. 7o keV ein Maximum durchläuft und gegen höhere Energien rasch abnimmt, da die Streustrahlung in zunehmendem Maß in Richtung der Primärstrahlung geht (s. Abb. 5). Die Abhängigkeit der Tiefendosis von der Feldgröße resultiert im wesentlichen aus der Feldgrößenabhängigkeit des Streuanteils: Sie ist daher in dem Energiebereich am größten, wo auch die Streustrahlung ihr Maximum hat.

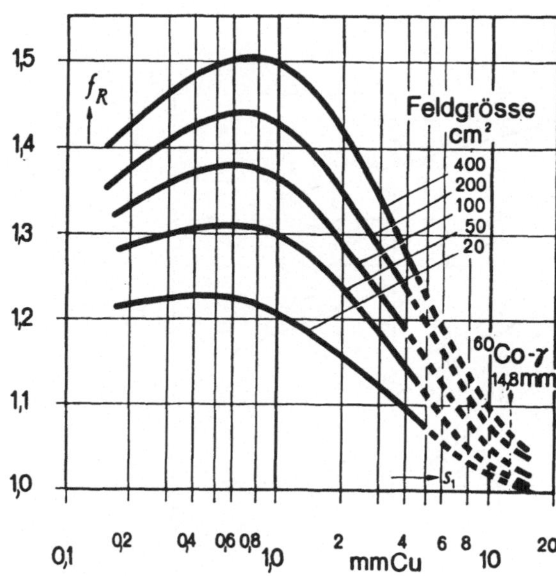

Abb. 5. Der Rückstreufaktor f_R für Photonenstrahlung als Funktion der Halbwertsdicke S_1 bei verschiedenen Feldgrößen (nach JAEGER u. HÜBNER, 1974; aus JOHNS u. CUNNINGHAM, 1969)

Die prozentuelle Tiefendosis schneller Elektronen hängt, ebenso wie die der Photonenstrahlung, stark vom Absorber, von der Primärenergie, von Feldgröße und Feldform sowie der Tiefe im absorbierenden Material ab. Die Abhängigkeit vom Quellen-Oberflächenabstand ist bei Elektronen nicht sehr ausgeprägt, da der prozentuelle Tiefendosisabfall schon in geringen Materialtiefen erfolgt und die aufgestreuten Elektronen meist eine geringere Divergenz haben als eine punktförmige Strahlenquelle. Während die Tiefendosiskurven von Photonenstrahlen relativ flach auslaufen, zeigt sich bei Elektronenstrahlen ab einer bestimmten Tiefe ein steiler Abfall. Die Kurven zeigen aber auch bei Elektronen die Ausbildung eines Maximums, das im wesentlichen durch die Streuung der Elektronen und die Erzeugung energiereicher Sekundärelektronen hervorgerufen wird. Da mit steigender Energie die Wahrscheinlichkeit für Streuung abnimmt, die Entstehung von energiereichen Sekundärelektronen mit großer Reichweite aber zunimmt, wird das Dosismaximum bei höheren Energien flacher und langgestreckter. Die relative Tiefendosiskurve fällt bei Tiefen, die größer als die Reichweite der Elektronen sind, nicht auf Null ab, sondern zeigt, auf Grund des erzeugten Bremsstrahlenanteils, einen flachen Verlauf in der Höhe von einigen Prozenten (s. Abb. 6).

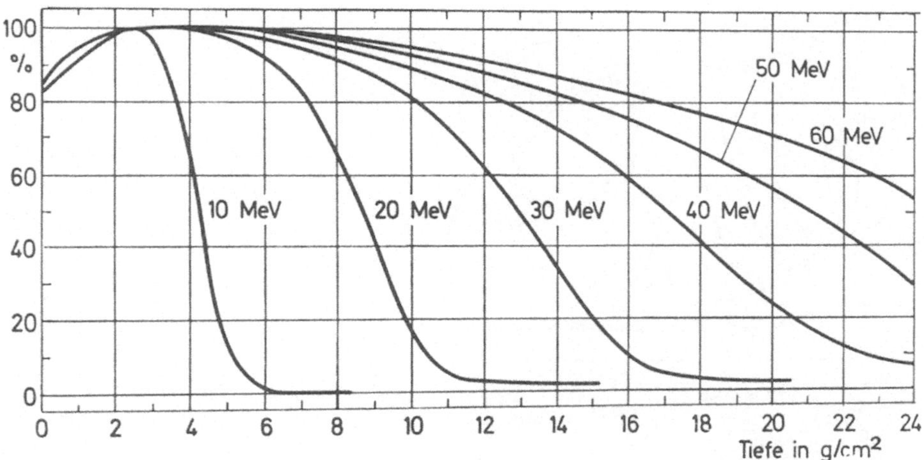

Abb. 6. Zentralstrahl-Tiefendosiskurven (Hohlraum-Ionendosis J_c, bezogen auf das Dosismaximum) für breite Eintrittsfelder bei 1o - 6o MeV Elektronenenergie in Wasser (nach LOEVINGER et al., 1961)

Der Einfluß der Feldgröße auf die Tiefendosis ist energieabhängig, bleibt aber bei konstanter Energie ab einer bestimmten Größe ohne wesentlichen Einfluß. Der Einfluß der Feldgröße wird auch mit zunehmender Tiefe geringer.

Von besonderem Einfluß auf die Tiefendosisverteilung sind Inhomogenitäten im bestrahlten Bereich. Alle Kurven und Tabellen gelten nur für homogene Medien, daher müssen die in der Praxis meist eingelagerten Inhomogenitäten besonders berücksichtigt werden. In der Strahlentherapie sind es insbesondere das Knochen-, Lungen- und Fettgewebe sowie die Luftvolumina, die auf Grund ihrer vom Muskelgewebe abweichenden Absorptions- und Streuverhältnisse zu beachten sind. Die daraus resultierenden Einflüsse können zu sehr weittragenden therapeutischen Kosequenzen führen, wie z.B. die Absorption durch Knochen in einem Photonenenergiebereich, bei dem der Photoabsorptionseffekt vorherrschend ist, oder die höhere Reichweite von Elektronen im Lungengewebe (s. Abb. 7).

Obwohl die Berücksichtigung der individuellen Gegebenheiten von Patienten näherungsweise zum größten Teil durch Faktoren erfolgen kann, bleibt es doch der Erfahrung des Therapeuten vorbehalten, die beste Bestrahlungsmethode anzuwenden. Besonders bei der Therapie mit schnellen Elektronen kommt es häufig zu Verzerrungen der für homogene Körper geltenden Tiefendosisverteilung, die nur mehr angenähert berücksichtigt werden können. Den Grenzschichten verschiedener Medien (wie z.B.: Luft-Gewebe oder Knochen-Gewebe) ist ganz besonders Aufmerksamkeit zu schenken, da abweichende Dichten und Streuverhältnisse leicht zu Über- oder Unterdosierungen führen können. In einer Reihe von physikalischen Fachbüchern sind diesen Problemen ausführliche Kapitel gewidmet.

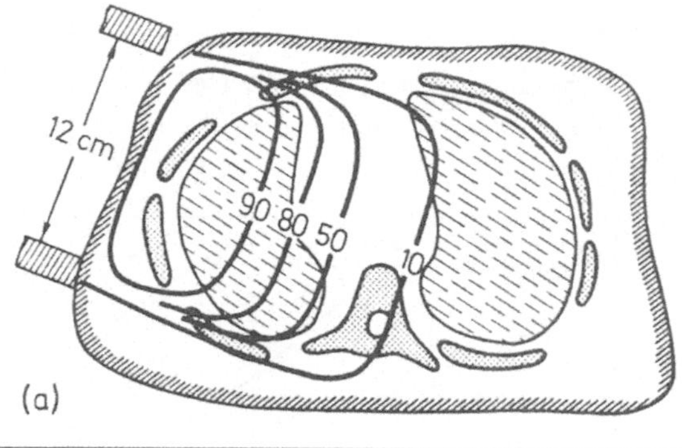

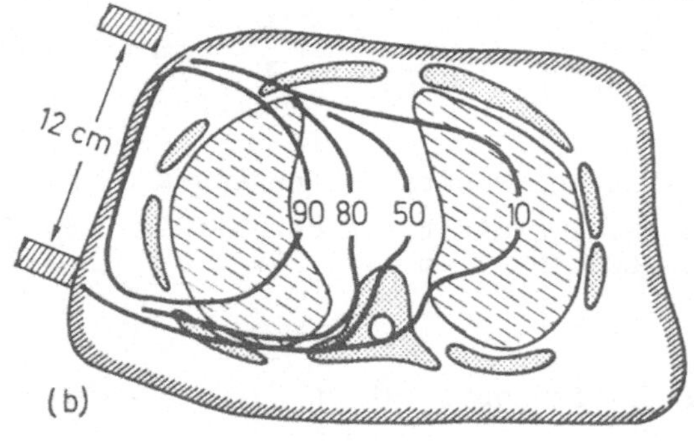

Abb. 7 a u. b. Dosisverteilung bei einer Lungenbe-
strahlung mit 3o MeV-Elektronen. a) Unkorrigierte
Isodosen. b) Unter Berücksichtigung der Inhomogenitäten korrigierte Isodosen
(nach POHLIT, 1965)

Bestrahlungstechniken (MATSCHKE et al., 1968; JOHNS u. CUNNINGHAM, 1969; ATTIX u. TOCHILIN, 1969; HENDEE, 197o; MURPHY, 1967; BECKER u. SCHUBERT, 1961)

Dem Strahlentherapeuten steht meist eine Vielzahl von verschiedenen Bestrahlungsanlagen zur Verfügung, die es erlauben, Photonen- bzw. Elektronenstrahlung in dem weiten Energiebereich von einigen KeV bis zu vielen MeV in Form von Stehfeld- oder Bewegungsbestrahlung anzuwenden. Durch geeignete Änderung der Bestrahlungsparameter wie Strahlenenergie, Quellenoberflächenabstand, Feldgröße, Filter etc. ist es möglich, jede gewünschte Dosisverteilung im Herdgebiet zu erzielen. Die zur Anwendung kommenden Bestrahlungstechniken haben spezielle Voraussetzungen sowohl bezüglich der Geräte als auch der physikalischen Merkmale der angewandten Strahlung. Die Kenntnis dieser Merkmale bildet eine der Voraussetzungen für die erfolgreiche therapeutische Anwendung von ionisierender Strahlung (s. Abb. 8).

Die Herdlage und die der angrenzenden Organe sowie die sehr komplexen biologischen Gegebenheiten sind mitbestimmend bei der Wahl der Behandlungstechnik. Entsprechend der Herdtiefe unterscheidet man Oberflächentherapie, Halbtiefentherapie und Tiefentherapie. Für jede Gruppe gibt es eine Vielzahl von Bestrahlungstechniken, die von der Einzel-Stehfeldbestrahlung über die Mehrfeldbestrahlung bis zur Bewegungsbestrahlung reichen. Oft führt erst eine Kombination von Stehfeld- und Bewegungsbestrahlung zum gewünschten Ziel. Dem Therapeuten stehen an der Klinik oft mehrere Möglichkeiten zur Durchführung einer Bestrahlung zur Verfügung, so daß die Entscheidung, welche Methode den besseren Erfolg verspricht, bei ihm liegt. Er kann z.B. eine relativ einfache Oberflächenbestrahlung, bei der ein rascher Dosisabfall gegen

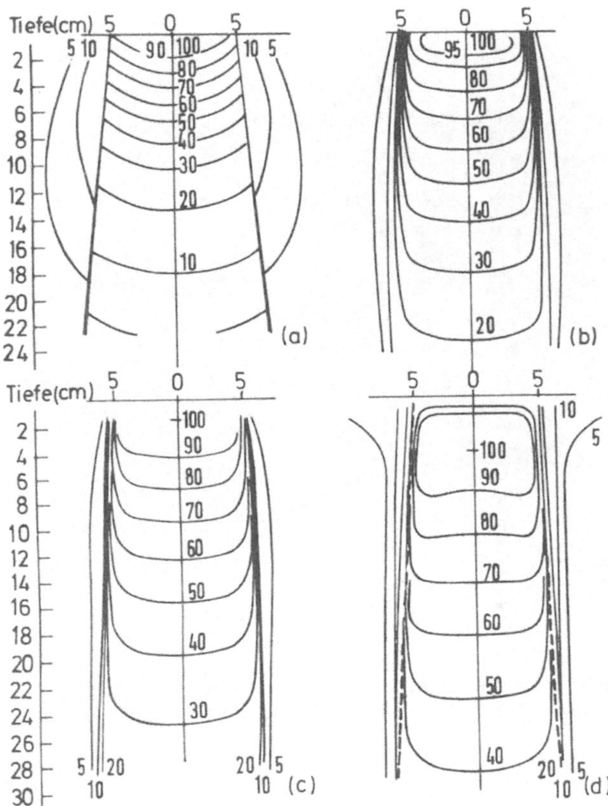

Abb. 8 a–d. Isodosen von Stehfeldern 1o x 1o cm für vier verschiedene Strahlenenergien. a) 2oo kV_p, 5o cm FAH, 2 mm Cu HWS. b) ^{60}Co, 8o cm QHA. c) 6 MV-Linearbeschleuniger, 1oo cm FHA. d) 2o MV-Betatron, 1oo cm FAH (nach HENDEE, 197o)

die Tiefe erwünscht ist, mittels sehr weicher Röntgenstrahlung (Grenzstrahlen) oder mit Elektronenstrahlung (einige MeV), mit Brachycurie-Therapie oder mittels Röntgennahbestrahlung durchführen. Viele der Methoden sind nahezu gleichwertig, doch kann der Therapeut auf Grund seiner Erfahrung die ihm zur Verfügung stehenden Möglichkeiten optimal anwenden. Die am Beispiel der Oberflächentherapie gezeigte Mannigfaltigkeit erhöht sich bei tieferliegenden Herden um ein Vielfaches. Es würde über den Rahmen dieses Kapitels hinausgehen, alle Möglichkeiten und Methoden zu beschreiben, die zur Erzielung von gewünschten Dosisverteilungen in der Tiefentherapie angewandt werden. Viele der Bestrahlungsmethoden wurden in strahlentherapeutischen Zentren entwickelt und werden bereits langjährig mit Erfolg angewandt, so daß man hier bereits von Standardmethoden spricht, die in ihrer ausgereiften Technik mit gutem Erfolg übernommen werden können. Aber der Erfolg einer Methode hängt auch immer von der Ausbildung und der gewissenhaften Arbeit des klinischen Personals ab, und daher müssen besonders bei der Übernahme von komplizierten Techniken die vorhandenen Voraussetzungen selbstkritisch geprüft werden (s. Abb. 9).

Um eine eigene Überprüfung durchführen zu können, muß geeignetes Personal und müssen die entsprechenden Einrichtungen zur Verfügung stehen. Eine gute Bestrahlungsplanung mit genauer Protokollierung erleichtert, gestützt auf objektive Daten, dem Therapeuten, den individuellen Erfolg der Behandlung kritisch zu beurteilen.

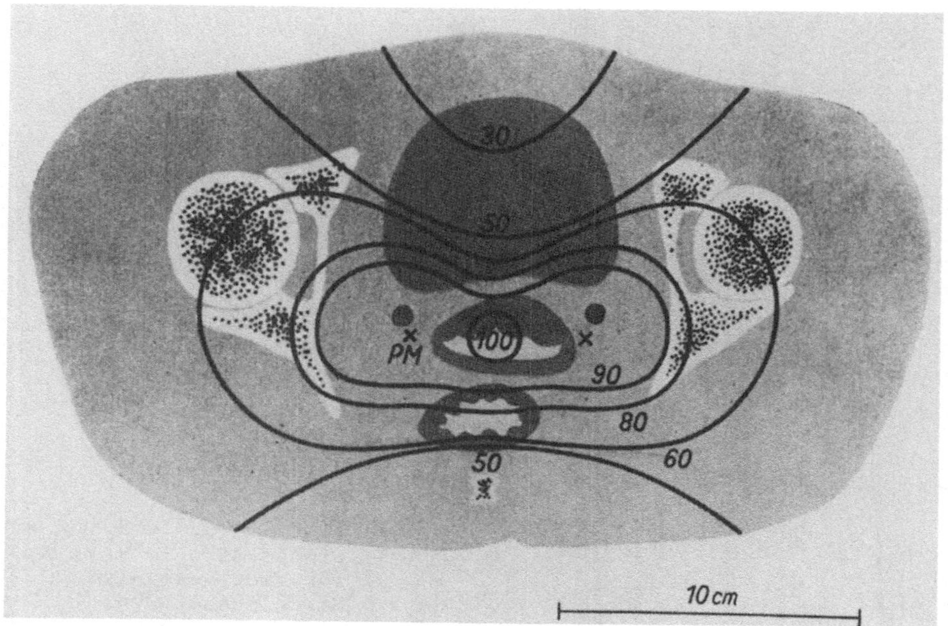

Abb. 9. Dosisverteilung einer biachsialen ^{60}Co-Pendelbestrahlung, wobei die Feldbreite gleich dem Pendelachsenabstand ist (nach MATSCHKE et al., 1968)

Abschließend sei gesagt, daß zur Beurteilung eines strahlentherapeutischen Erfolges oder auch Mißerfolges ein solides Wissen über die physikalischen Grundlagen notwendig ist. Es soll daher die Aufgabe der klinischen Physiker sein, hier objektive Maßstäbe zu schaffen, um damit wenigstens in Teilbereichen der Strahlentherapie ein tieferes Verstehen zu ermöglichen.

Literatur

ATTIX, F.H., ROESCH, W.C.: Radiation dosimetry, Vol. I. New York-London: Academic Press 1968.
ATTIX, F.H., TOCHILIN, E.: Radiation dosimetry, 2. Ed., Vol. III. New York: Academic Press 1969.
BECKER., J., SCHUBERT, G.: Die Supervolttherapie. Stuttgart: Thieme 1961.
DIN 6827/1: Protokollierung bei Therapie mit ionisierenden Strahlen; Anwendung von Röntgen-, Gamma- und Elektronenbestrahlungseinrichtungen (1969).
DIN 6814/2: Begriffe und Benennungen in der radiologischen Technik. Strahlenphysik (197o).
DIN 6814/3: Begriffe und Benennungen in der radiologischen Technik. Dosisgrößen und Dosiseinheiten (1972).
EVANS, R.D.: Compton effect. In: Handbuch der Physik (Hrsg. FLÜGGE, S.), Bd. 34. Berlin-Göttingen-Heidelberg: Springer 1958.

HENDEE, W.R.: Medical radiation pyhsics. Chicago: Year Book Medical
    Publ. 1970.
HOLM, N.W., BERRY, R.J.: Manual on radiation dosimetry. New York:
    Marcel Dekker 1970.
International Commission on Radiological Protection: The RBE for High-
    LET Radiations with Respect to Mutagenesis. ICRP Publ. 18, 1972.
International Commission on Radiological Units and Measurements (ICRU):
    Clinical Dosimetry. NBS-Handbook 87, 1963.
International Commission on Radiological Units and Measurements (ICRU):
    Physical Aspects of Irradiation. NBS-Handbook 85, 1964.
International Commission on Radiological Units and Measurements (ICRU):
    Radiation Dosimetry: X Rays and Gamma Rays with Maximum Photon
    Energies between 0,6 and 50 MeV. Report 14 (1969).
International Commission on Radiological Units and Measurements (ICRU):
    Radiation Dosimetry: X Rays Generated at Potentials of 5 to 150 kV.
    Report 17 (1970).
JAEGER, R.G., HÜBNER, W.: Dosimetrie und Strahlenschutz, 2. Aufl.,
    Stuttgart: Thieme 1974.
JOHNS, H.J., CUNNINGHAM, J.R.: The physics of radiology, 3. Ed. Spring-
    field/Ill.: Ch.C. Thomas 1969.
KÄRCHER, K.H., BAUER, H.: Einführung in die klinisch-experimentelle
    Radiologie. München-Berlin: Urban und Schwarzenberg 1964.
KÄRCHER, K.H., DIMOPOULOS, J.: Strahlentherapie mit schnellen Elektro-
    nen; Indikation und Methoden. Elektromedica Siemens 4-5 (1973).
LOEVINGER, R., KARZMARK, J., MEISSBLUTH, M.: Radiation therapy with
    high energy electrons. Radiology 77, 906 (1961).
MASSEY, J.B.: Manual of dosimetry in radiotherapy. Wien: IAEO, STI/
    DOC/;0/Technical Reports Series No. 110 (1970).
MATSCHKE, S., RICHTER, J., WELKER, K.: Physikalische und technische
    Grundlagen der Bestrahlungsplanung. Leipzig: VEB G. Thieme 1968.
MURPHY, W.T.: Radiation therapy. Philadelphia-London: Saunders 1967.
NACHTIGALL, D.: Physikalische Grundlagen für Dosimetrie und Strahlen-
    schutz. Thiemig-Taschenbücher, Bd. 24. München: Karl Thiemig KG
    1971.
POHLIT, W.: Dosimetrie zur Betatrontherapie. Stuttgart: Thieme 1965.
POPP, F.A., PEMSEL, H.K., TOLL, M.: Zur Optimierung der Bestrahlungs-
    planung in der Co-60 Tiefentherapie. Strahlentherapie 142, 6, 665
    (1971).
RASSOW, J.: Grundlagen und Planung der Elektronentiefentherapie mittels
    Pendelbestrahlung. Habilitationsschrift, Strahlenklinik des Klini-
    kums Essen der Ruhr-Universität Bochum, Essen 1970.
The Sub-Commitee on Radiation Dosimetry of the American Association
    of Physicists in Medicine. Protocol for the Dosimetry of High
    Energy Electrons. Phys. Med. Biol. 11, No. 4, 505 (1966).
WEBSTER, E.W., TSIEN, K.C.: Atlas of radiation dose distribution,
    Bd. 1: Singlefield isodose charts. Wien: IAEO, STI/PUB/96 (1965).
WHYTE, G.N.: Principles of radiation dosimetry. London: Wiley 1959.

Programmierte Krebsvorsorge (Krebspräventonotion)

O. VOELKEL

Einführung

In der praktischen Medizin zeichnet sich in zunehmendem Maß ein Wandel
ab: die Tätigkeit des Arztes befaßt sich mehr und mehr mit der Vorsorgemedizin, mit der ärztlichen Präventonotion. Das bedeutet, daß
sich der Arzt zukünftig mehr als bisher dem Gesunden oder vermeintlich
Gesunden zuwenden muß, also Personen, die von einer möglichen Gesund-
heitsgefährdung oder gar einer Krankheit noch nichts wissen. Suchte
bisher der Patient die ärztliche Ordination auf, wenn er sich krank
fühlte, so wird zukünftig immer häufiger der Arzt von Menschen kon-
sultiert werden, die sich gesund fühlen und sich *vorsorglich* das Frei-
sein von bestimmten Erkrankungen bestätigen lassen möchten. Die Vorsorgemedizin, zu der die Erkennung der Ursachen, die Vorbeugung von
Krankheiten und die Früherfassung beginnender Erkrankungen gehören,
ist damit zu einer der bedeutungsvollsten Aufgaben des Arztes geworden
und gibt im übrigen allen Ärzten große Möglichkeiten, aber auch
Pflichten. In allen Teilen der Welt setzt sich dieser Gedanke in
zunehmendem Maße durch; überall beginnt man zu erkennen, daß *vorbeugen
besser ist als heilen*, und das umso mehr, als die moderne Medizin immer
bessere und wirksamere Voraussetzungen entwickelt hat, um Krankheiten
zu verhüten und zu bekämpfen. Denn von der Verhütung (Prävention),
aber auch vom frühzeitigen Erkennen der Krankheiten (Pränotion) und
der frühzeitigen Behandlung der Kranken hängen nicht nur die Wiederherstellung und Erhaltung der Arbeitskraft jedes einzelnen ab, sondern
sie bestimmen ganz entscheidend die Gesundheit eines Volkes.

Die große Wende der Medizin von der individuellen Krankenbehandlung
zur Beratung und Betreuung gesunder Menschen begann schon um die
Jahrhundertwende. Erinnert sei nur an die Institutionen der Schwan-
geren- und Mutterberatung in Form einer reinen Gesundenberatung.

Seitdem hat sich aber der Aufgabenbereich der Medizin durch den weiteren Ausbau der Hygiene, durch die enormen Fortschritte der klinischen und praktischen Medizin, der Diagnostik und Therapie, aber auch
durch die fortschreitende Zivilisation und Technisierung unserer Umwelt weiter geändert. Diese geänderte Umweltsituation und die geänderte Lebensweise führen aber zu einer Reihe von Erkrankungen, die
vermeidbar wären. Der gesundheitspolitische Aufgabenbereich muß daher
durch neue Gesichtspunkte erweitert bzw. ergänzt werden und neue
Akzente erhalten. Die Vorsorgemedizin ist zwar immer eine Aufgabe
des Arztes gewesen, sie muß aber in Zukunft seine wichtigste Aufgabe
werden.

Definition der Vorsorgemedizin

Die *Vorsorgemedizin* (= ärztliche Präventonotion = Präventonotivmedizin) umfaßt

a) die Präventivmedizin (= ärztliche Prävention = prophylaktische Medizin) und

b) die Pränotivmedizin (= ärztliche Pränotion).

Die *Präventivmedizin*, deren Aufgabe die Vorbeugung von Krankheiten ist, konzentriert ihre Bemühungen auf zwei Zielpunkte, nämlich auf

1. das Einzelindividuum und
2. die Gemeinschaft.

Mit dieser Hinwendung auf die Allgemeinheit steht die Präventivmedizin im Gegensatz zur gesamten klinischen Medizin, deren Bemühungen jeweils einem einzelnen Kranken zugewandt werden. Die wissenschaftlichen und praktischen Grundlagen für die Präventivmedizin liefert die Hygiene (Tabelle 1).

Tabelle 1. Begriffe der Vorsorgemedizin (Präventonotion)

Vorsorgemedizin
oder
Präventonotion
oder
Präventonotivmedizin

Krankheitsverhütung	*Krankheitsfrüherkennung*
(Krankheitsvorbeugung) (Prophylaktische Medizin) oder Prävention oder Präventivmedizin	oder Pränotion oder Pränotivmedizin
Hygiene (Grundlage)	*Klinische Medizin* (Grundlage)

Die *Pränotivmedizin* bemüht sich, beim einzelnen Menschen allfällige Krankheiten möglichst frühzeitig nach ihrer Entstehung festzustellen und die erfaßten Kranken einer frühzeitigen Behandlung zuzuführen. Sie basiert auf den Erkenntnissen der klinischen Medizin (Tabelle 1).

Die Vorsorgemedizin schlägt demnach eine Brücke zwischen Hygiene und klinischer Medizin (VOELKEL 1968, 1969, 1972a). Ihr Ziel ist

1. die Erhaltung der Gesundheit, und zwar

    a) durch ärztliche Vorsorgeberatung des einzelnen Probanden und
    b) durch Erreichung hygienischer Vorkehrungen für die Allgemein-
       heit sowie

2. die Früherkennung von Krankheiten durch die ärztliche Vorsorgeuntersuchung und die gezielte Massendurchsiebung zur Erreichung einer
frühzeitigen Behandlung.

Vorbeugen und Heilen liegen also in der Hand des Arztes, der sich dabei der neuen Perspektiven bewußt sein muß: sein Blick geht stärker vom Einzelindividuum auf die Gemeinschaft bzw. von der Behandlung der Kranken zur Erhaltung der Gesundheit (FLAMM, 1969).

Definition der Gesundheit

Die Weltgesundheitsorganisation (WHO, 1946) definiert die Gesundheit als "ein Zustand vollkommenen körperlichen, geistigen und *sozialen* Wohlbefindens, nicht nur das Fehlen von Krankheiten und Gebrechen". Wir können daher erst dann einen Menschen als "gesund" bezeichnen, wenn er nicht nur körperlich und geistig gesund ist, sondern wenn ihm auch alle *sozialen* Entfaltungsmöglichkeiten uneingeschränkt gegeben sind.

Ärztliche Probandenexamination

Definition des Begriffes

Die Begriffe ärztliche Vorsorgeberatung und ärztliche Vorsorgeuntersuchung werden zusammen als ärztliche Probandenexamination bezeichnet. Dabei wird bei der ärztlichen *Vorsorgeberatung* ein besonders sorgfältig ausgearbeiteter programmierter *analytischer* Erhebungsbogen vorgelegt, der vom Probanden selbst ausgefüllt werden soll, allenfalls vom Arzt nochmals durchbesprochen und nötigenfalls ergänzt wird. Der Ansatzpunkt für die ärztliche Vorsorgeberatung liegt in einer sorgfältigen Anamnese, die dadurch wieder zu ihrem Recht kommt; eine gute Anamnese ist die halbe Diagnose. Ihr müssen wir auch die *soziale* Situation erheben, und sei es auch nur deshalb, um festzustellen, ob von dieser irgendwelche krankmachenden Einflüsse ausgehen können. Sie umfaßt daher, neben der herkömmlichen medizinischen Anamnese, auch eine *biographische* Anamnese, so insbesondere

1. die Analyse der Lebensweise,
2. die Analyse der beruflichen Tätigkeit,
3. die Analyse der Freizeitgestaltung,
4. die Feststellung der Konsum- und Genußgewohnheiten (v.MANGER-KOENIG, 1967).

Der Proband ist dabei durch Ausschaltung der Schädigungsmöglichkeiten, der Risikofaktoren, wie falsche Lebensweise (Partnerbeziehung, Sexualität, soziale Kontakte u.a.), Beruf, Freizeitgestaltung, Ernährung, Tabakkonsum, Alkoholmißbrauch, Übergewicht usw., vor Krankheit zu bewahren. Der Erhebungsbogen wird dann mittels elektronischer Datenverarbeitung (EDV) ausgewertet.

Bei der Analyse der *Lebensweise* muß darauf geachtet werden, inwieweit wir es mit seelisch-geistig leidenden Menschen zu tun haben, die im klinischen Sinn eigentlich nicht krank sind oder wenigstens im Augenblick keine oder nur unwesentliche Symptome aufweisen, wobei aber aus einer psychischen Fehlsituation heraus jederzeit organisch-pathologische Veränderungen entstehen können. Denn Krankheiten entstehen oft auf dem Boden multipler ätiologischer Faktoren, wobei auch emotionale Traumen eine nicht unwesentliche Rolle spielen können. Dem Auftreten einer Krebserkrankung können beispielsweise psychische Störungen, Depressionszustände, Vereinsamung, Sorge, Traurigkeit, das "Gefühl der Hoffnungslosigkeit" vorausgehen.

Bei der Analyse der *beruflichen Tätigkeit* und der *Freizeitgestaltung* ist
die Bindung des Menschen an die Arbeit von ganz besonderer Bedeutung:
der Mensch soll stolz auf seine eigene Leistung sein und die Arbeit
in den Vordergrund der Lebensaufgabe stellen. Nicht immer kann jedoch
die Arbeit als echte Berufung angesehen werden, so z.B. wenn in unserem technisierten Zeitalter Menschen in achtstündiger Arbeitszeit eine
monotone, für sie unbefriedigende Fließbandarbeit verrichten müssen.
Diese Menschen sind dann etwa in dem Sinne zu beraten, ihre berufliche
Tätigkeit nur als bloßes Mittel zum Zweck anzusehen, nämlich zum Zweck
des Gelderwerbes, also des Erwerbes der notwendigen Mittel zum eigentlichen Leben. Der Inhalt des Lebens sei die Freizeit, sein Sinn liege
in ihrer freien persönlichen Gestaltung etwa durch Betätigung in der
Caritas, Theater- und Konzertbesuche, Wanderungen, sportliche Betätigung, Hobbies usw.

Weiter müssen wir den *Kosum- und Genußgewohnheiten* des Probanden unsere
besondere Aufmerksamkeit widmen. Bei der Ernährungsberatung ist auf
richtige Ernährung Wert zu legen, evtl. mit Ernährungsvorschlägen,
Kalorienberechnung usw., um Ernährungsfehler und -schäden rechtzeitig
zu verhindern. Auf die Schädlichkeit von Tabak und Alkohol sowie den
steigenden Medikamentenkonsum und -mißbrauch, mit dem sich die ärztliche Vorsorgeberatung eingehend zu beschäftigen hat, soll hier nicht
näher eingegangen werden; sie sind uns nur allzu gut bekannt.

Die ärztliche *Vorsorgeberatung* ist also im wesentlichen eine *Gesundheitserziehung* und verfolgt das grundsätzliche Ziel, die allgemeine Wertschätzung der Gesundheit zu fördern und die Bereitschaft zum aktiven
Einsatz für die Gesundheit zu wecken. Sehr notwendig ist die richtige
Erziehung der Probanden zur (weiteren) Gesundheit, die angemessene
Einstellung des Patienten zur Krankheit, insbesondere müssen unbegrün-
dete Überängstlichkeit und Phobien (Krebsangst) unterdrückt werden.
Der Arzt muß sich dabei auch, wenn notwendig, an dritte Personen wenden, die ihn gar nicht gerufen haben, beispielsweise den Mann, der
den Rahmen der Ehe sprengt oder sich tyrannisch gebärdet und so zur
Krankheitsursache bei der Frau werden kann. Die ärztliche Vorsorgeberatung des Probanden stützt sich demnach auch auf die Psychohygiene.
Darunter versteht man (GÄRTNER, 1969) die Abwehr von ungünstigen Ein-
wirkungen, die über die Psyche oder über seelisch-geistige Vorgänge
psychische oder körperliche Funktionen ungünstig beeinflussen oder
die soziale Einordnung stören und auf diese Weise zur Krankheit führen. Die gezielte ärztliche Vorsorgeberatung darf also nicht nur den
Körper des Probanden betreffen, den Patienten nicht bloß als Träger
eines erkrankten Organs ansehen, sondern sie muß diesen auch vom
Seelischen her durch die Psychotherapie (FREUD, 1933) und vom Geistigen her durch die Logotherapie (FRANKL, 1966) erfassen.

Die ärztliche Vorsorgeberatung findet ihre Ergänzung in der Krankheitsfrüherkennung durch die ärztliche *Vorsorgeuntersuchung* und durch
die gezielte *Massendurchsiebung*, wobei bei der ärztlichen Vorsorgeuntersuchung der Proband an Hand eines genormten Erhebungsbogens durchuntersucht wird; der Erhebungsbogen wird wiederum mittels EDV ausgewertet. Bei diesen Vorsorgeuntersuchungen wird im Rahmen der gestellten, in ihrer systematischen Durchführung genau umrissenen Aufgabe
primär nicht nach Krankheiten gesucht, sondern der jeweilige Befund
erhoben und registriert. Gleichgültig ob und in wieviel Fällen viele,
wenige oder auch keine pathologischen Befunde bei solchen Untersuchungen herauskommen, gleichgültig ob anamnestische Angaben die Möglichkeit pathologischer Ergebnisse bei einzelnen oder allen der genau
vorgeschriebenen Vorsorgebefunderhebungen wahrscheinlich machen oder
nicht: sie sind - im Gegensatz zu den Gepflogenheiten in der kurativen Medizin - dennoch durchzuführen. Diese Vorsorgeuntersuchungen

verlaufen nach einem genormten Befund-Erhebungsprogramm, wie es bereits
beim technischen "check-up", also bei den in bestimmten Abständen vorgeschriebenen technischen Inspektionen und Wartungen von Maschinen,
Autos, Flugzeugen und Raumschiffen aus Sicherheitsgründen geschieht
(STOCKHAUSEN, 1969, 1971).

Gezielte Massendurchsiebung

Unter gezielter Massendurchsiebung (selective screening, Filterunter-
suchung, Fährtensuche) versteht man Aktionen zur Verbesserung von
Behandlungsaussichten bei einer Reihe von Erkrankungen, bei denen
nach frühzeitiger Erkennung eine frühzeitige Behandlung unverzüglich
einsetzen und die Krankheitsprognose damit entscheidend verbessern
kann (Diabetes- und Nierenkrankheiten, Schwerhörigen-Aktionen usw.).

Bei der gezielten Massendurchsiebung müssen, um sie vielen Menschen
zugänglich zu machen, folgende Punkte beachtet werden:

1. Zumutbarkeit für den zu Untersuchenden,
2. Einfachheit und Schnelligkeit der Durchführung,
3. geringer apparativer Aufwand,
4. Höhe des finanziellen Aufwandes,
5. Objektivität, Zuverlässigkeit und Gültigkeit der Untersuchungen.

Solche gezielte Untersuchungsaktionen bei zur Früherfassung geeigneten
chronischen Erkrankungen mit entsprechender Prävalenz unter Sicherung
einer unmittelbar anschließenden Behandlung (wissenschaftlicher Beirat,
Kontaktaufnahme mit Spitälern usw.) sind eine zweckmäßige Ergänzung
der ärztlichen Probandenexamination, zumal es sicherlich möglich ist,
bei sorgfältiger Kombination verschiedener physikalischer und chemischer Untersuchungsmethoden ein breiteres Spektrum chronischer Krankheiten diagnostisch zu erfassen(vgl. auch STEUER, 1971).

Arbeitsgebiete der Präventonotion

Arbeitsgebiet 1 besteht aus der *allgemeinen* Präventonotion, das ist ein
genormter Untersuchungsgang - ärztliche Probandenexamination - mittels
programmierter *analytischer* Erhebungsbogen, wobei die Betreuung des
ganzen Menschen nach den Grundsätzen einer modernen Ganzheitsmedizin
zu erfolgen hat. Hierher gehört auch die Schuluntersuchung (Tabelle 2).

Arbeitsgebiet 2 besteht aus der *gezielten* Präventonotion, das ist eine
gezielte Massendurchsiebung auf Vorhandensein bestimmter Krankheiten,
die sich außerdem frühzeitig erkennen lassen (Diabetes mellitus, Nierenerkrankungen, Schwerhörigkeit, Tuberkulose usw.), weiter Vorsorgeuntersuchungen und Beratungen von Schwangeren und Wöchnerinnen, Vorsorgeuntersuchungen bei Neugeborenen und Kleinkindern, Impfprophylaxe,
Kropfprophylaxe, Kariesprophylaxe und ähnliches, also Maßnahmen, die
einzelne Organe, Organsysteme, Krankheiten, Krankheitsgruppen oder
Personenkreise betreffen (s. Tabelle 2).

Vorsorgemedizin ist programmierte Massenmedizin

Vorsorgemedizin ist letzten Endes programmierte Massenmedizin. Sie
wendet sich nicht, wie etwa die kurative Medizin, an ein krankes
Individuum, sondern an Menschen bestimmter Alters- oder Bevölkerungs-

Tabelle 2. Dieses Schema zeigt den gesundheitssichernden "Kreislauf" der Bevölkerung nach Einführung der ärztlichen Präventonotion

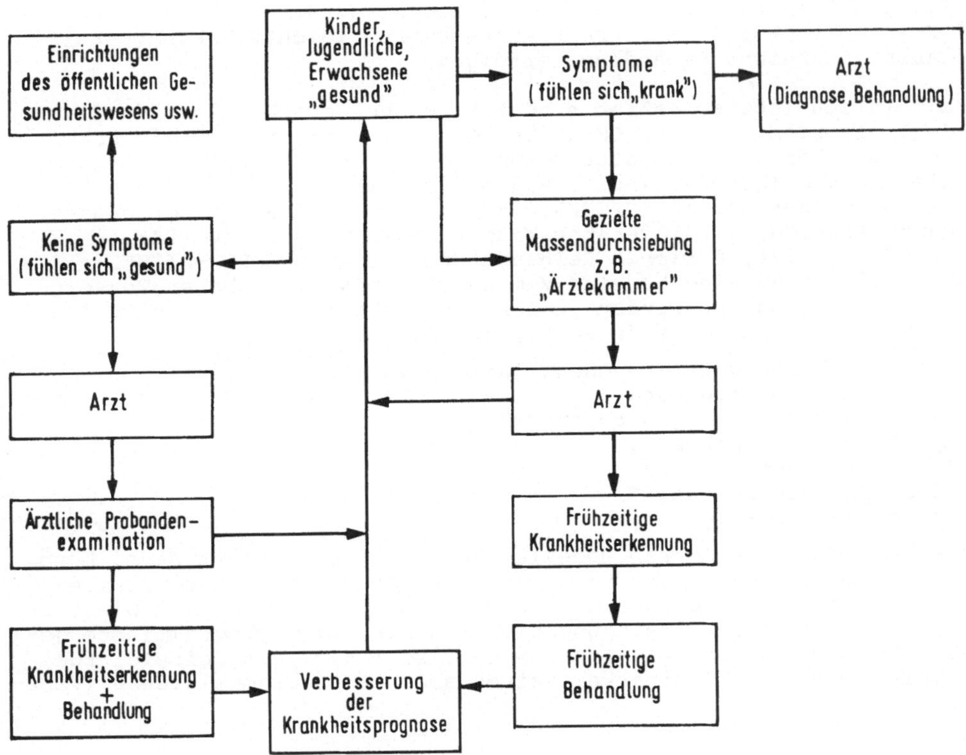

gruppen, ohne Rücksicht darauf, ob sich diese krank fühlen oder nicht. Daraus lassen sich einige Folgerungen ableiten:

1. Ärztliche Probandenexamination sowie gezielte Massendurchsiebung müssen nach einem Schema, nach einem bestimmten Vorsorgeprogramm erfolgen. Art, Zeitpunkt und Umfang des Untersuchungsprogramms, ja selbst ihre Methodik sind genau vorgeschrieben, genauso wie beispielsweise das Kundendienstheft vorschreibt, wann ein Autoservice gemacht werden soll und welche Kontrollen zu diesem Zeitpunkt notwendig sind.

2. Ärztliche Vorsorgeberatung wird an Hand eines *analytischen* Vorsorgeprogramms durchgeführt. Das analytische Programm geht dabei tiefer, nämlich in die Analyse der mitbeteiligten ungelösten Persönlichkeitskonflikte und Schwierigkeiten in der sozialen Anpassung. Ihr Ziel ist es, dabei Hinweise auf ursächliche Verknüpfungen zu finden, die zur psychosomatischen Krankheit führen.

3. Vorsorgeprogramme müssen auf gezielte Untersuchungen bei bestimmten Altersgruppen, Gefahren- oder Krankheitsbereiche zugeschnitten sein, um ein Maximum an Erfolg aufzuweisen. Dabei sind nicht nur beginnende Erkrankungen frühzeitig zu erkennen, sondern auch *Krankheitsdispositionen* resp. *disponierte Personenkreise* (sogenannte *Risikogruppen*) rechtzeitig zu erfassen.

4. Vorsorgeprogramme sind so zu planen, daß man mit einfachen Methoden auskommt, da die Kosten sonst derart ansteigen, daß sie nicht mehr zu bewältigen sind.

5. Vorsorgeprogramme müssen auswertbar sein, um entsprechende gesundheitspolitische oder medizinisch-organisatorische Konsequenzen auszu-
lösen. Daher ist eine sorgfältige Dokumentation unerläßlich.

6. Die inhaltliche Gestaltung der Vorsorgeprogramme soll im Hinblick
auf Krankheitshäufigkeit, Krankheitsschwere, leichte Erkennbarkeit
und aussichtsreiche Behandlung erfolgen.

Gerade in den letzten Jahren sind zahlreiche Berichte veröffentlicht
worden, die nicht nur die Durchführbarkeit, sondern auch die Notwendigkeit solcher Vorsorgeuntersuchungen beim Erwachsenen bestätigen.
Baseler Studie (WIDMER, 1967), Baden-Württemberger Modell (ÜBERLA,
1972), Mössinger Modell (STEUER, 1971), Vorarlberger Vorsorgeuntersuchung (ALBRICH, 1969), erster Wiener Modellversuch (VOELKEL u.
NEUGEBAUER, 1972), Züricher Reihenuntersuchung (MUGGLER-BICKEL u.
SCHÄR, 197o) u.a. sind bereits zum Begriff praktizierbarer Vorsorge-
aktionen geworden. Es werden jedoch noch mehrere Studien notwendig
sein, um vor allem folgende Punkte zu klären:

1. Form der Vorsorgeuntersuchung (allgemein oder gezielt),
2. Ausmaß der Untersuchung,
3. Methodik der Vorsorgeuntersuchung,
4. erfaßter Personenkreis,
5. Träger der Untersuchung,
6. durchführende Organe,
7. Kosten der Untersuchung.

Diese Fragen sollten durch Modelle oder Analysen geklärt sein, bevor
mit der Programmierung von Vorsorgeuntersuchungen für die gesamte
erwachsene Bevölkerung begonnen werden kann (STEUER, 1971). Die Projektstudie Vorsorgeuntersuchung Wien/Kärnten, eine programmierte gezielte Präventonotion beim Erwachsenen, soll hier als Beispiel für
die praktische Durchführbarkeit eines solchen Programms dienen (VOEL-
KEL, 1972b).

Projektstudie Vorsorgeuntersuchung Wien/Kärnten

Im Jahre 197o starben in Wien insgesamt 2.829 Männer sowie 3.122
Frauen an Krebs (Tabelle 3). Von den verschiedenen Krebsformen sind
Brust-, Prostata- und Rektumkrebs der direkten palpatorischen Diagnose
zugänglich. Wir wissen, daß heute tatsächlich etwa ein Drittel aller
Krebskranken geheilt werden kann. Statt einem Drittel geheilter Krebspatienten könnten wir etwa zwei Drittel haben, wenn es gelänge, die
hierzu notwendigen Voraussetzungen für eine gezielte und optimale
Krebsfrüherkennung - anfangs etwa durch eine Vorsorgestudie - zu
schaffen (WRBA, 1971). Um nun eine solche Projektstudie durchzuführen,
wurde eine "Arbeitsgemeinschaft für Vorsorgemedizin" gebildet, der
u.a. das Bundesministerium für Gesundheit und Umweltschutz und die
Ärztekammern für Wien und Kärnten angehörten. Die genannten Institutionen kamen überein, in der Zeit vom 2. November 1972 bis 31. Oktober
1973 eine Projektstudie Vorsorgeuntersuchung bei Erwachsenen in den
Bundesländern Wien und Kärnten durchzuführen. Diese Untersuchungen
insbesondere auf Krebs, aber auch auf Herz-Kreislauf- und Stoffwech-
selerkrankungen erfolgten auf freiwilliger Basis, sind für den Probanden kostenlos, und ihre Ergebnisse fallen unter das ärztliche Be-
rufsgeheimnis.

Tabelle 3. Prozentuale Häufigkeit der Krebssterbefälle (1.1.197o)
bei Männern und Frauen in Wien (Österr. statistisches Zentralamt)

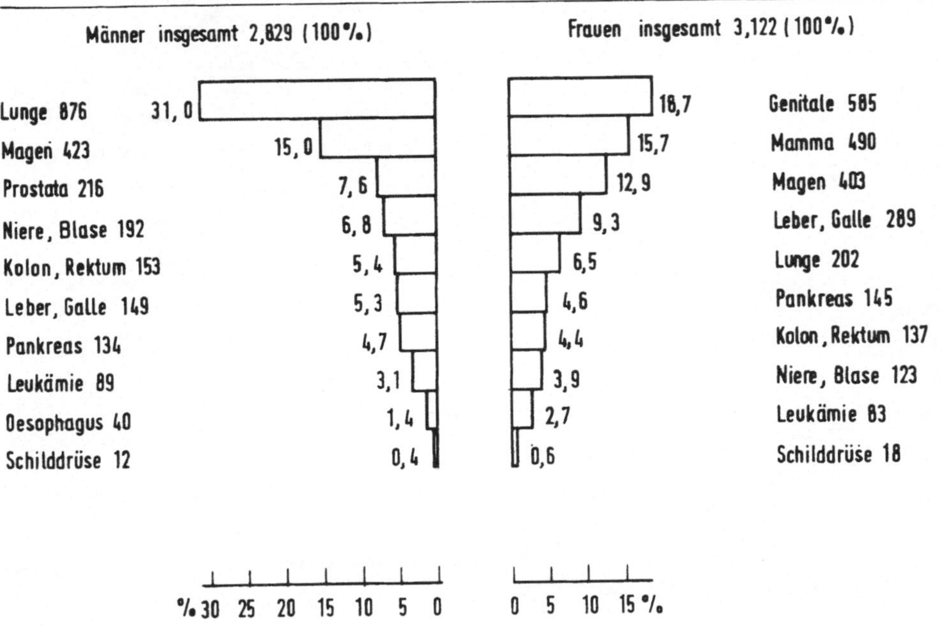

Organisation und Durchführung

Männer ab dem 45. und Frauen ab dem 35. Lebensjahr in Privathaushalten
der Bundesländer Wien und Kärnten werden nach einem Stichproben-Aus-
wahlverfahren ausgewählt, angeschrieben und zu dieser Vorsorgeuntersuchung im monatlichen Rhythmus eingeladen. Insgesamt sollen dabei,
über das ganze Jahr verteilt, in Wien rund 7o.ooo, in Kärnten etwa
2o.ooo Probanden durchuntersucht und ärztlich beraten werden. Damit
scheint die Gewähr einer repräsentativen Studie gegeben.

Zur Erfassung der Probanden wurde ein sorgfältig ausgearbeitetes,
gezieltes Vorsorgeprogramm aufgelegt (s. Markierungsbogen). Bei dem
sogenannten A-B-Markierungsbeleg-System sind dabei die Erhebungsbogen A (vom Probanden auszufüllen) und B (für den Arzt) computergerecht
als optische Markierungsbelege ausgearbeitet worden, um eine besonders
schnelle Erfassung der Probanden mit entsprechender Dokumentation der
Daten zu gewährleisten. Der Gesamtbeleg gliedert sich in zwei Abschnitte:

1. Markierungsbogen A

   (vom Probanden
   auszufüllen)

umfaßt neben persönlichen *Daten* eine ausführliche *Sozialanamnese* mit Fragen über
Lebensweise, berufliche Tätigkeit, Freizeitgestaltung, Genußgewohnheiten usw.
Weiter sind Fragen über die *Vorkrankheiten*
zu beantworten.

2. Markierungsbogen B

   (für den Arzt)

beinhaltet die herkömmliche *medizinische
Anamnese*, dient zur *Befunderhebung* - eine
gezielte und zugleich programmierte ärztliche Untersuchung nach frühen Krankheitszeichen - und umfaßt auch den *Abschlußbericht*.
Zuletzt erfolgt eine *Abschlußberatung* mit Besprechung der Risikofaktoren.

Arbeitsgemeinschaft für Vorsorgemedizin
Projektstudie Vorsorgeuntersuchung
Wien / Kärnten

A

Lfd. Nr.

`004908`

1 Name, Vorname — Geschlecht

männl. weibl.

2 Geburtsjahr 1 2 3 4 5 6 7 8 9 0

3 Anschrift

Ort

Str.G. Platz. Nr.

Postleitzahl 1 2 3 4 5 6 7 8 9 0

4 Stand ledig verheiratet verwitwet geschieden

5 Anzahl der lebenden Kinder keine ein Kind mehr als eines

6 Schulbildung Berufsschule (Lehre) Handelsschule Matura
nur Pflichtschule Fachschule Mittelschule ohne Matura abgeschl. Hochschule

7 Derzeitiger Beruf Hilfsarbeiter qualifizierter und leitender Angestellter Landwirt mit Nebenerwerb
(wenn Hausfrau, zu Frage 11 übergehen, wenn Pensions- oder Unterstützungsempfänger, zu Frage 15 übergehen) Anlernarbeiter freier Beruf Landwirt, Vollerwerbsbetrieb
Facharbeiter Selbständiger Hausfrau
Angestellter Unternehmer (ab Mittelbetrieb) Pensionist

8 Würden Sie heute einen anderen Beruf wählen, wenn Sie noch einmal die Chance hätten? ja nein

9 Ist Ihr Arbeitsweg länger als ½ Stunde? ja nein

10 Nachtdienst stets zeitweise keinen

11 Arbeitsplatz (vorwiegend) im Freien stehend
in geschl. Räumen sitzend anderes (Chauffeur)

12 Art der Arbeit (Schwerpunkt) körperlich geistig (Denken und Verantwort.) kein Schwerpunkt
nervlich (Konzentrat.)

13 Arbeiten Sie regelmäßig über eine normale Arbeitszeit hinaus? ja nein

14 Fühlen Sie sich durch Ihre Arbeit angestrengt? eher ja eher nein

IBM 618-70 231

15 Hat Ihre Wohnung folgende Vorteile bzw. Mängel?

Vorteile	ja	nein	Mängel	ja	nein
mit Bad (Dusche)			Feuchtigkeit		
mit Wasser (innerhalb Wohnung)			wenig Belichtung		
mit Garten			zu klein		
			Lärm		

16 Besitzen Sie PKW ja nein
Telefon ja nein
Waschmaschine (auch in Gemeinschaftswaschküche) ja nein

17 Welchen Sport betreiben Sie? Wandern Schwimmen anderes
Skifahren keinen

18 Fahren Sie Auto? mehr als 15.000 km im Jahr weniger gar nicht

19 Betreiben Sie regelmäßig ein Hobby? ja nein

20 Rauchen Sie? Zigarren oder Pfeife bis 10 Zigaretten im Tag mehr als 20 Zigaretten
bis 20 Zigaretten im Tag Nichtraucher

21 Trinken Sie Alkohol? (pro Tag) mehr als zwei Flaschen Bier mehr als zwei Gläschen Schnaps
mehr als zwei Viertel Wein

22 Schlafen Sie weniger als 6 Stunden normal
unruhig

23 Haben Sie Sorgen mit Ihrer Familie? ja nein

24 Vorkrankheiten (Trifft folgendes bei Ihnen zu?)

	ja	nein		ja	nein
Krankenhausaufenthalte			Asthma		
Operationen			Allergie		
In den letzten beiden Jahren in ärztlicher Behandlung gewesen			Diabetes		
			Schilddrüsenerkrankungen, Kropf		
Infektions- und sonstige schwere Erkrankungen, Unfälle			Leber-, Gallen-, Magen- und Darmkrankheiten		
			Nieren- und Blasenleiden		
Herz-Kreislauferkrankung.			Geschlechtskrankheiten		
Tuberkulose			Neurologisch-psychiatrische Erkrankungen		
Blutkrankheiten			Haben Sie ein angeborenes Leiden		

Datum / Unterschrift

**Arbeitsgemeinschaft für Vorsorgemedizin
Projektstudie Vorsorgeuntersuchung
Wien / Kärnten**

B

Durch den Arzt auszufüllen!
– *Zutreffendes bitte mit Bleistift so ankreuzen:*
– *Beim Ankreuzen harte Unterlage verwenden.*
– *Belege nicht trennen.*

Lfd. Nr. 　004908　 2

Anamnese

Fühlen Sie sich gesund	☒ –	Husten mit Auswurf (Schleim, Blut)	☒ –
Leistungsabbruch	☒ –	Schluckbeschwerden	☒ –
Gewichtsabnahme	☒ –	Appetitlosigkeit	☒ –
Gewichtszunahme	☒ –	Ekel vor Fleisch	☒ –
Diabetes in der Familie	☒ –	Verstopfung oder zeitweise Durchfall	☒ –
Zuckerkrank	☒ –	Änderung d. Stuhlgewohnheiten	☒ –
Übermäßiger Durst	☒ –	Stuhl mit Schleim/oder Blutabgang	☒ –
Heißhunger	☒ –	Tenesmen	☒ –
Herztodesfälle oder Schlaganfälle in der Verwandtschaft unter 60 Jahren	☒ –	Magen- und Zwölffingerdarmgeschwüre	☒ –
Kurzatmigkeit in Ruhe	☒ –	Gelbsucht oder Gallenbeschwerden	☒ –
Kurzatmigkeit bei körperlicher Belastung	☒ –	Beschwerden beim Urinieren (häufig, Brennen, erschwert)	☒ –
Nächtliches Aufwachen mit Atemnot	☒ –	Urin normal	☒ –
Nächtlicher Harndrang	☒ –	trüb	☒ –
Abendliche Schwellung der Beine	☒ –	blutig	☒ –
Druckgefühl oder Schmerzen in der Herzgegend in Ruhe	☒ –	Muttermal unauffällig	☒ –
Druckgefühl oder Schmerzen in der Herzgegend bei körperlicher Belastung	☒ –	wachsend	☒ –
		blutend	☒ –
Heiserkeit	☒ –	schmerzend	☒ –
Husten	☒ –	wegen Blutarmut behandelt	☒ –

Untersuchung

Gewicht kg

	1	2	3	4	5	6	7	8	9	0	
100	☒	☒									–
10	☒	☒	☒	☒	☒	☒	☒	☒	☒	☒	–
1	☒	☒	☒	☒	☒	☒	☒	☒	☒	☒	–

Größe cm

	1	2	3	4	5	6	7	8	9	0	
100	☒	☒									–
10	☒	☒	☒	☒	☒	☒	☒	☒	☒	☒	–
1	☒	☒	☒	☒	☒	☒	☒	☒	☒	☒	–

Blutdruck

syst.	1	2	3	4	5	6	7	8	9	0	
100	☒	☒	☒								–
10	☒	☒	☒	☒	☒	☒	☒	☒	☒	☒	–
1					☒					☒	–

diast.	1	2	3	4	5	6	7	8	9	0	
100	☒	☒									–
10	☒	☒	☒	☒	☒	☒	☒	☒	☒	☒	–
1					☒					☒	–

Puls

	1	2	3	4	5	6	7	8	9	0	
100	☒	☒									–
10	☒	☒	☒	☒	☒	☒	☒	☒	☒	☒	–
1	☒	☒	☒	☒	☒	☒	☒	☒	☒	☒	–

Temperatur　　normal ☒　erhöht ☒ –

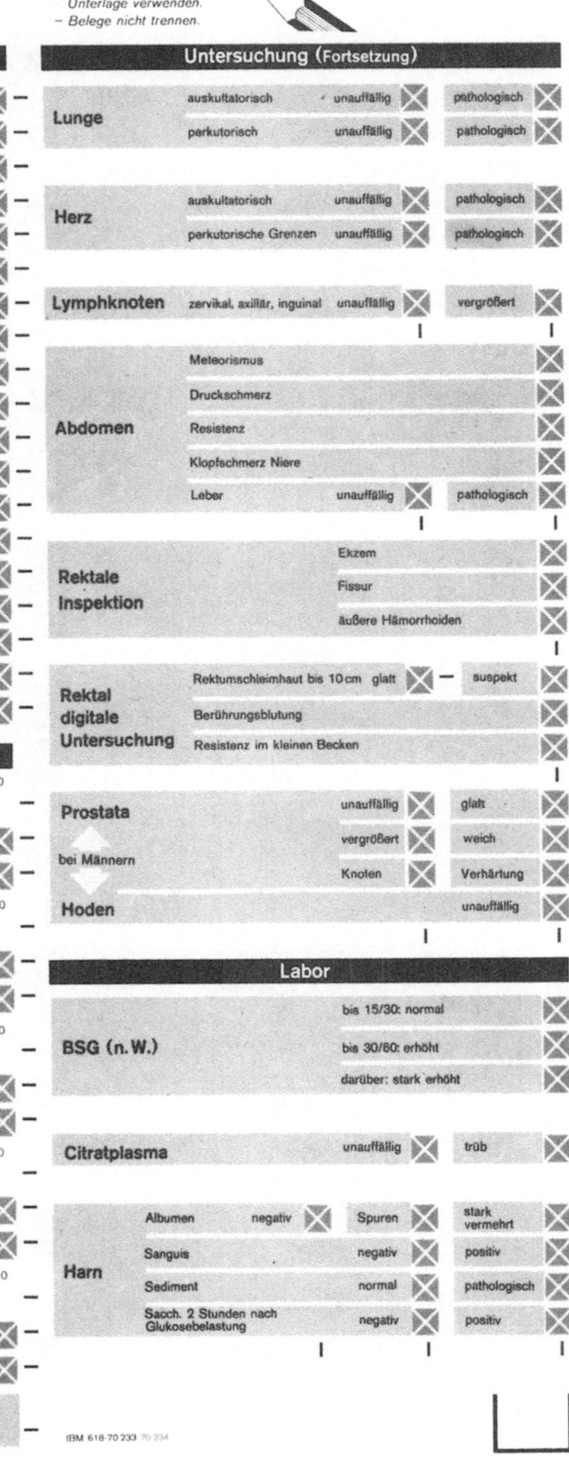

Untersuchung (Fortsetzung)

Lunge
| auskultatorisch | unauffällig ☒ | pathologisch ☒ |
| perkutorisch | unauffällig ☒ | pathologisch ☒ |

Herz
| auskultatorisch | unauffällig ☒ | pathologisch ☒ |
| perkutorische Grenzen | unauffällig ☒ | pathologisch ☒ |

Lymphknoten zervikal, axillär, inguinal　unauffällig ☒　vergrößert ☒

Abdomen
Meteorismus	☒
Druckschmerz	☒
Resistenz	☒
Klopfschmerz Niere	☒
Leber	unauffällig ☒	pathologisch ☒

Rektale Inspektion
Ekzem	☒
Fissur	☒
äußere Hämorrhoiden	☒

Rektal digitale Untersuchung
| Rektumschleimhaut bis 10 cm glatt ☒ – suspekt ☒ |
| Berührungsblutung | ☒ |
| Resistenz im kleinen Becken | ☒ |

Prostata bei Männern
unauffällig ☒	glatt ☒
vergrößert ☒	weich ☒
Knoten ☒	Verhärtung ☒

Hoden　unauffällig ☒

Labor

BSG (n.W.)
| bis 15/30: normal ☒ |
| bis 30/60: erhöht ☒ |
| darüber: stark erhöht ☒ |

Citratplasma　unauffällig ☒　trüb ☒

Harn
Albumen	negativ ☒	Spuren ☒	stark vermehrt ☒
Sanguis		negativ ☒	positiv ☒
Sediment		normal ☒	pathologisch ☒
Sacch. 2 Stunden nach Glukosebelastung		negativ ☒	positiv ☒

IBM 618-70 233 70 234

Arbeitsgemeinschaft für Vorsorgemedizin
Projektstudie Vorsorgeuntersuchung
Wien / Kärnten

B

Durch den Arzt auszufüllen!
- *Zutreffendes mit Bleistift so ankreuzen:*
- *Beim Ankreuzen harte Unterlagen verwenden.*
- *Belege nicht trennen.*

Lfd. Nr. 004908 3

Spezielle Anamnese (Frau)

Geburten	eine ⊠	mehrere ⊠	—	keine ⊠
Fehl-, Tot-, Mißgeburten eine ⊠	mehrere ⊠	—	keine ⊠
Regelstörungen (Hyper-Hypomen., Zwischenblutungen) ⊠	Hormonbehandlung, Kontrazeptiva ⊠
Klimakterium ⊠	Beschwerden durch Kontrazeptiva ⊠
Blutungen im Klimakterium ⊠	Gestillt ⊠
Vag. Blutungen bei Stuhlgang ⊠	Schmerzen in der Brust ⊠
Kontaktblutungen bei Kohab. ⊠	Schwellung oder Knoten der Brust ⊠
Op. an Geschlechtsorganen, Ra. oder Rö.-Therapie ⊠	Sekretion der Brustwarzen ⊠

Gynäkologische Untersuchung

Mammae

Inspektion:
- Größendifferenz ⊠
- Asymmetrie beim Armhochheben ⊠
- Apfelsinenhaut ⊠
- Einziehung der Mamilla ⊠
- Perimamilläre Hautveränderungen ⊠
- Ulzeration ⊠

Tastbefund:
- Verschieblich gegen Unterlage ⊠
- Verschieblichkeit der Haut ⊠
- Knotenbildung ⊠
- Mamilläre Sekretion oder Blutung ⊠
- Achsellymphknoten, Infra-, supraclaviculäre Lymphknoten ⊠

Genitale

Vulva Inspektion:
- unauffällig ⊠
- Kraurosis, Leukoplakie ⊠
- Ulcus ⊠

Vag. digitale Untersuchung:
- Descensus uteri aut vaginae ⊠
- Beweglichkeit des Uterus gut ⊠
- Uterus vergrößert ⊠
- Collumauftreibung ⊠
- Parametrien normal ⊠ pathologisch ⊠
- Adnexe normal ⊠ pathologisch ⊠
- Douglas frei ⊠

Spekulum
- Vagina, Portio unauffällig ⊠ | Fluor ⊠
- Exophyt ⊠ | Blutung aus CK ⊠
- Leukoplakie, Umwandlungszone ⊠ | Ulzeration ⊠
- Erythroplakie, Erosion ⊠

Zytologischer Befund

- Negativ (kein Malignitätsverdacht/Pap I, II) ⊠
- Positiv (Malignitätsverdacht/Pap. IV, V) ⊠
- Atypisch (ohne Malignitätsverdacht/Pap. III) ⊠
- Unverwertbar (Pap. III) ⊠
- Weitere diagnostische Maßnahmen

Abschlußbericht

	Risiko	Verdacht	Kontrolle nach 1 J.	Überweisung Facharzt	Krankenhaus
Bronchus Ca	⊠	⊠	⊠	⊠	⊠
Magen Ca	⊠	⊠	⊠	⊠	⊠
Dickdarm Ca (inkl. Rectum Ca)	⊠	⊠	⊠	⊠	⊠
Prostata Ca	⊠	⊠	⊠	⊠	⊠
Genital Ca	⊠	⊠	⊠	⊠	⊠
Mamma Ca	⊠	⊠	⊠	⊠	⊠
Herz-Kreislauferkrankg.	⊠	⊠	⊠	⊠	⊠
Diabetes	⊠	⊠	⊠	⊠	⊠
chron. Harnwegsinfektion	⊠	⊠	⊠	⊠	⊠
Verdacht auf andere Erkrankungen	⊠	⊠	⊠	⊠	⊠

Bemerkungen

Ärztliche Vorsorgeberatung durchgeführt (Besprechung der Risikofaktoren) ⊠

1) Datum

Stampiglie und Unterschrift des Arztes (Erstuntersucher)

2) Datum

Stampiglie und Unterschrift des Arztes (Gynäkologe)

IBM 618-70235

A-B-Gesamtbeleg. Markierungsbogen (s. Text)

Besonderer Wert wurde darauf gelegt, gezielt nach wenigen, aber ernsten Krankheiten zu fahnden, um diese möglichst frühzeitig zu erkennen. Dieses Programm schließt dabei auch den bewußten Verzicht auf Röntgenuntersuchungen (Strahlenbelastungen bei wiederholten Vorsorgeuntersuchungen!) und auf eingehendere Laboratoriumsdiagnose ein, die vielmehr erst dann angewendet werden sollen, wenn ein entsprechender klinischer oder anamnestischer Verdacht es erfordert (THEOPOLD, 1969).

Durchführung der Projektstudie

Aufgabentrennung des praktizierenden Arztes

Bei der Durchführung dieser Projektstudie erschien es uns unerläßlich, daß eine Trennung zwischen der Durchführung kurativ-ärztlicher Tätigkeit sowie vorsorgemedizinischer Untersuchung und Beratung erfolgte. Bekanntlich hat der Vorsorgearzt die Aufgabe, Krankheiten möglichst frühzeitig zu erkennen und die erfaßten Kranken einer entsprechenden Behandlung zuzuführen. Das am besten zur Frühdiagnose führende Verfahren stellt dabei eine geschickt erhobene Anamnese dar. Die meisten aus der Anamnese gestellten Frühdiagnosen sind Vermutungs- oder Wahrscheinlichkeitsannahmen, die der Sicherung durch naturwissenschaftliche Methoden bedürfen. Nach LAUDA (FRANKE, 197o) führt die Anamnese sogar in etwa 7o% aller Krankheiten zu Frühdiagnosen. In zweiter Linie sind es zielgerichtete Belastungsprüfungen, die bei latenten Gesundheitsstörungen die klinische Symptomatik offenbaren (z.B. Glukosebelastungstest bei Diabetes mellitus). Obgleich unser ärztliches Interesse völlig von den objektiven Befunden und den Laborwerten beherrscht wird, rangiert die Anamnese in ihrer differentialdiagnostischen Leistungsfähigkeit weit vor den Befunden der unmittelbaren Krankenuntersuchung und noch weiter vor den harten Labordaten (FRANKE, 197o).

Da die Wahrscheinlichkeit einer Erkrankung mit der Zahl der nachgewiesenen Risikofaktoren rapide ansteigt, hatte der Vorsorgearzt weiter die Aufgabe, die für einzelne Krebsformen besonders disponierten Personengruppen (Risikogruppen) zu erfassen. Kennt man nämlich von einer Krankheit die Risikofaktoren, so lassen sich wahrscheinlichkeitstheoretische Betrachtungen über die Gefährdung aller derjenigen Menschen anstellen, welche im gleichen Risiko stehen (SCHÄFER u. BLOHMKE, 1972). Risikogruppen (Risikopatienten) waren daher jene Personen, die bereits meist unerkannte und unbeachtete Frühsymptome aufwiesen oder infolge anderer durchgemachter oder bestehender Krankheiten als karzinomgefährdet anzusehen waren. Denn das "Gespräch" mit dem Probanden, die Analyse bestimmter Lebensgewohnheiten und Untersuchungsbefunde, führte zur Erkennung von "Risikofaktoren" und ermöglichte die Erkennung eines gefährdeten Personenkreises mit dem Ziel einer rechtzeitigen Prophylaxe. Voraussetzung dafür ist allerdings die Beherrschung der Frühsymptome der verschiedenen Krebserkrankungen und die genaue Kenntnis der einzelnen Risikogruppen, wie sie Tabelle 4 zeigt (SCHNACK u. SCHEDY, 1972).

Wenn dann durch dieses Vorsorgeprogramm *irgendein* pathologischer Befund ermittelt wird oder auch nur vermutet werden muß, ist eine sofortige weitere Untersuchung zur Krankheitserkennung und Behandlung indiziert und zu veranlassen. Dieses liegt dann aber nicht mehr im Bereich dieses Vorsorgeprgramms, sondern ist bereits Bestandteil der kurativen Medizin und damit Aufgabe des kurativ tätigen Arztes. Diese Patienten sind dabei nach Feststellung eines der im Erhebungsbogen niedergelegten

Tabelle 4. Zur Früherkennung maligner Tumoren: Symptome und Risikogruppen (nach H. SCHNACK u. E. SCHEDY)

Larynxkarzinome

Frühsymptome: keine

Allgemeine Symptome:

Reizhusten, Heiserkeit, Fremdkörpergefühl, Schluckbeschwerden, Atemnot (je nach Lokalisation des Tumors; einzelne Symptome können auch fehlen)

RISIKOGRUPPEN:

Männer zwischen 50 und 70 Jahren, chronische Laryngitis, Papillome, Leukoplakien, Pachydermien, Polypen, starke Raucher, ungepflegtes Gebiß, einseitige Ernährung (Vitamin-A-Mangel), Trinker, Arbeiter, die chemischen und mechanischen Reizen ausgesetzt sind, z. B. Eisen- und Metallarbeiter, Chemiearbeiter, Berg- und Bauarbeiter, Hochofen- und Glasarbeiter, Sprechberufe

Bronchuskarzinome

A. Peripheres Bronchuskarzinom

Frühsymptome: keine

Diagnostik: Röntgen-Reihenuntersuchung: Rundherd

B. Zentrales Bronchuskarzinom

Frühsymptome: Änderung des „Raucherkatarrhs", eher trockener Reizhusten, schleimig-eitriges Sputum, vielleicht mit feinsten Blutbeimengungen, „Grippeerkrankungen"

Diagnostik: Röntgen-Reihenuntersuchung: Immer negativ, gezielte Röntgenuntersuchung (pa. und seitlich): positiv, diagnostische Klärung in einer Fachabteilung erforderlich

RISIKOGRUPPEN:
Zigarettenrauchende Männer über 50 Jahre; unter diesen sind besonders gefährdet:

1. Personen, die beruflich erhöhter Staub- oder Abgaseexposition ausgesetzt sind, z. B. Petrochemiearbeiter, Kohlenarbeiter, Garagenarbeiter, Verkehrspolizisten usw.,
2. Personen mit chronischen Lungenaffektionen, z. B. chronische Bronchitis, rezidivierende Pneumonien, Tuberkulose usw.
3. Ulcuskranke und wegen Ulcus ventriculi oder Ulcus duodeni operierte Personen (B II)

Karzinome der Speiseröhre

Frühsymptome: keine

Allgemeine Symptome: Schluckstörungen („Bissen bleibt stecken"), Krampfgefühl hinter dem Brustbein

RISIKOGRUPPEN:
Männer über 50 Jahre, Raucher, chronische Alkoholiker (Spirituosen)

Magenkarzinome

Frühsymptome: keine

Allgemeine Symptome: Druck- und Völlegefühl nach dem Essen, Übelkeit, Widerwille gegen Fleisch, starker Gewichtsverlust

RISIKOGRUPPEN:
Alter über 50 Jahre, Familienanamnese, häufig bei bisher Magengesunden, atrophische Gastritis, Anacidität, perniziöse Anämie, rezidivierende adenomatöse Polypen (Polypose der Magenschleimhaut), peptisches Magengeschwür, welches bei Versagen einer einmaligen stationär durchgeführten konservativen Behandlung zu operieren ist, vorangegangene Magenresektionen wegen Ulcus (weniger nach B I als nach B II)

Dickdarmkarzinome

Frühsymptome: Wechsel von Obstipation und Durchfall, okkulte Blutungen

Allgemeine Symptome: Schleim und Blut im Stuhl, Anämie, Gewichtsverlust

RISIKOGRUPPEN:
Alter zwischen 60 und 80 Jahren, familiäre Polyposis, adenomatöse Polypen, frühere maligne Tumoren des Darmtraktes und familiäre Belastung, Colitis ulcerosa

Mastdarmkarzinome

Frühsymptome: Sphinkterkrampf, Blut- und Schleimabgang, schmerzhafte Defäkation

Allgemeine Symptome: Änderung der Stuhlgewohnheiten, Gewichtsverlust

Diagnostik: Digitale rektale Untersuchung (möglichst jährlich)

RISIKOGRUPPE:
Männer über 50 Jahre

Karzinome der Harnorgane und des männlichen Genitales

Frühsymptome: Hämaturie: Patient so lange untersuchen, bis ein Tumor ausgeschlossen werden kann, Miktionsbeschwerden

Niere

RISIKOGRUPPEN:
Alter zwischen 60 und 70 Jahren, Überwiegen der Männer, Polycythämie

Tabelle 4 (Fortsetzung)

Harnblase

RISIKOGRUPPEN:

Papillome, chronische Entzündungen, Arbeiter, die beruflich Anilin, Fuchsin, β-Naphthylamin, Toluidin, Teerprodukten und anderen Aminofarbstoffen ausgesetzt sind, Nickelarbeiter (Latenzzeit 2 bis 36 Jahre), starke Raucher

Männliches Genitale

Prostata

RISIKOGRUPPE: Prostatahypertrophie

Hoden

RISIKOGRUPPEN:

Intersex, Retentio testis, Petroleum- bzw. Mineralölarbeiter

Penis

RISIKOGRUPPEN:

Phimose, Balanitis

Karzinome der weiblichen Genitalorgane

Collum uteri

Frühsymptome: Kontaktblutung, Fluor

Diagnostik: Jährliche gynäkologische Untersuchung einschließlich Zytologie

RISIKOGRUPPEN:

Alter ab 30 Jahre, frühe Eheschließung, Multiparae, mangelnde Sexualhygiene, meist verbunden mit niederem sozioökonomischen Status, Promiskuität, diagnostische Klärung erforderlich bei: Erosion, jeglicher Anomalie an der Portio, pathologischem Zelltest (Gr. III)

Corpus uteri

Frühsymptome: Jede Blutungsstörung im Klimakterium oder post menopausem

Diagnostik: Jährliche gynäkologische Untersuchung einschließlich Zytologie

RISIKOGRUPPEN:

Alter ab 40 Jahre, Nulliparae, Adipositas, Diabetes mellitus, Hypertension

Ovarien

Diagnostik: Klärung bei chronischem Adnextumor und Ovarialzyste erforderlich

RISIKOGRUPPEN:
Keine individuelle Gefährdung

Vulva und Vagina

Frühsymptome: Pruritus, Fluor, Blutungen

RISIKOGRUPPEN:
Kraurosis, mangelhafte Hygiene, niederer sozioökonomischer Status

Karzinome der weiblichen Brustdrüse

Frühsymptome: Vorhandensein eines härteren Knotens in der Brust bei monatlicher Selbstuntersuchung der Brust, mißfarbiges oder blutiges Sekret aus der Mamilla, ekzemartige Veränderungen am Warzenhof

Allgemeine Symptome: Verminderte Beweglichkeit des Tumors gegenüber der Haut und der Unterlage, bereits sichtbare Veränderungen der Haut im Sinne einer sogenannten „Apfelsinenhaut", eingezogene Brustwarze, Vorbuckelungen oder Einziehungen des Drüsenkörpers, tastbare Lymphknoten in der Achselhöhle

RISIKOGRUPPEN:

Familienanamnese von Krebserkrankungen, besonders Brustkrebs, Mastopathiefälle, unter diesen ganz besonders diejenigen Frauen, die eine juvenile Mastopathie durchgemacht haben, meist in der Zeit der Menarche, durchgemachte andere Brustdrüsenerkrankungen, z. B. Entzündungen, operierte Tumoren der anderen Seite, frühere Traumen der Brust, Frauen, die nicht gestillt haben oder bei denen das Stillen früh und plötzlich abgebrochen wurde

Hautkarzinome

RISIKOGRUPPEN:

Chronische Reizzustände: chronische Entzündungen, z. B. Balanitis, Vulvitis, Narben, z. B. nach Lupus vulgaris, Erythematodes, Verbrennungen, nicht heilende Epitheldefekte

Strahleneinwirkungen: Ultraviolett (Landarbeiter, Matrosen, Angehörige weißer Rassen in den Tropen, Personen mit mangelhafter Lichtschutzfunktion: Xeroderma pigmentosum), ionisierende Strahlen (maligne Degeneration von Strahlenschäden, häufig wiederholte kleine Dosen bei Röntgenärzten, Röntgenassistentinnen und Röntgentechnikern)

Chemische Noxen: Tabak, Arsen

Örtliche Krebsgefährdung: Ort der Läsion bzw. der Einwirkung obiger Noxen, aktinische Keratosen, Junktions-Naevi, Naevi pigmentosi (fachärztliche Abklärung wegen Gefahr eines Melanosarkoms notwendig)

Warnzeichen – wenn der Arzt nicht selbst Spezialist ist – zur weiteren Diagnose und gegebenenfalls Therapie an die dafür in Betracht kommenden Kollegen in der freien Praxis oder in ein Krankenhaus zu überweisen. Diese Aufgabentrennung gilt auch für die Festlegung bestimmter Ordinationszeiten für die zur Vorsorgeuntersuchung angemeldeten Probanden, da berücksichtigt werden muß, daß Gesunde oder vermeintlich Gesunde, die eine ärztliche Praxis aufsuchen, kaum die innere Bereitschaft aufbringen, ausgedehnte Wartezeiten in Kauf zu nehmen. Darüberhinaus sind auch organisatorisch-finanzielle Gründe maßgebend.

Programmierte Krankheitsfrüherkennung in der Deutschen Bundesrepublik

Die Bundesärztekammer der Deutschen Bundesrepublik hat ähnliche Programme für einzelne Lebensabschnitte, Alters-, Gefahren- und Krankheitsbereiche entwickelt. Ab 1. Juli 1971 hat in der Deutschen Bundesrepublik jede Frau ab dem 3o. Lebensjahr und jeder Mann ab dem 45. Lebensjahr einen gesetzlichen Anspruch bei den Sozialversicherungsträgern auf eine einmalige gezielte Krebsvorsorgeuntersuchung pro Jahr. Entsprechende Richtlinien des Bundesausschusses der Ärzte und Krankenkassen über die Früherkennung von Krebserkrankungen (Krebsfrüherkennungs-Richtlinien) sind ab 28. April 1971 in Kraft getreten (Dtsch. Ärztebl. <u>25</u>, 1914 (1971)).

Gesundenuntersuchungen in Österreich

Ab 1. Januar 1974 sind die Krankenkassen gemäß § 132 b ASVG (29. Novelle) gesetzlich zur Durchführung von Vorsorgeuntersuchungen verpflichtet. Dabei haben die Gesundenuntersuchungen insbesondere der Früherkennung von Volkskrankheiten wie Krebs, Herz-Kreislauf-Störungen, Diabetes mellitus zu dienen. Zur Erfassung der Probanden wurde ein entsprechendes Vorsorgeprogramm ausgearbeitet, das eine Weiterentwicklung des A-B-C-Vorsorge- und Dokumentationssystems (VOELKEL, 1972b) darstellt. Dieses sog. A-B-Markierungsbelegsystem besteht insgesamt aus sieben Markierungsbogen, die computergerecht als optische Markierungsbelege ausgearbeitet wurden. Alle Österreicherinnen über 3o und alle Österreicher über 45 Lebensjahre haben einen gesetzlichen Anspruch bei den Sozialversicherungsträgern auf eine einmalige Gesundenuntersuchung pro Jahr. Für die Durchführung der Untersuchung kommen Vertragsärzte und sonstige Vertragspartner sowie Einrichtungen der Sozialversicherungsträger in Betracht. Mit der Einführung der gesetzlichen Vorsorgemedizin in Österreich nach den Studien "Erster Wiener Modellversuch 1971/72" (VOELKEL u. NEUGEBAUER, 1972) und "Projektstudie Vorsorgeuntersuchung Wien/Kärnten" (VOELKEL, 1972b) wird zweifellos ein Markstein auf medizinischem Gebiet gesetzt.

Schlußfolgerungen

Entwicklung der Gesamtmedizin

Die Entwicklung der Gesamtmedizin wird in den nächsten Jahren durch die steigende Bedeutung und beträchtliche *Zunahme der Vorsorgemedizin* gekennzeichnet sein. Hauptaufgabe neben der Verhütung von Krankheiten wird es sein, den Zeitpunkt der Erkennung einer Erkrankung in das Frühstadium zu verlegen. Nach GALL (1969) wird die Gesundheit des Menschen von morgen auch von der Perfektion der Technik mitbestimmt werden. Ein futurologischer Ausblick: Auf dem Schreibtisch des Arztes steht ein Bildschirm. Bevor der zu Untersuchende das Sprechzimmer des Arztes betritt, werden seine persönlichen Angaben auf einer Schreibmaschinentastatur eingetippt. Der behandelnde Arzt erhält dann sofort vom zentralen Computer via Telefonnetz auf dem Bildschirm alle Patientendaten, soweit sie bis dahin gespeichert worden sind. Der Arzt gibt dann seine Beobachtungen und Verordnungen mittels der Schreibmaschinentastatur dem Computer ein. Das System leistet Hilfestellung bei der Diagnose und ermittelt den entsprechenden Therapierahmen; beides auf den letzten Erkenntnisses von Wissenschaft und Forschung basierend. Dann erst kann sich der Arzt auf seine ureigenste Aufgabe konzentrieren: das unmittelbare, eingehende *"Gespräch"* , die *gezielte Beratung* des gesunden oder kranken Menschen.

Literatur

ALBRICH, W.: Vorsorgeuntersuchungen zur Früherkennung des weiblichen Genitalcarcinoms in Vorarlberg. Öst. Ärzteztg. <u>24</u>, 714 (1969).

FLAMM, H.: Präventivmedizin in Österreich. Öst. Ärzteztg. <u>24</u>, 641 (1969).

FRANKE, H.: Zur Problematik der Frühdiagnose innerer Krankheiten. Münch. med. Wschr. <u>112</u>, 1126 (197o).

FRANKL, E.V.: Ärztliche Seelsorge. Wien: Deuticke 1966.

FREUD, S.: Vorlesungen zur Einführung in die Psychoanalyse. Berlin: Kiepenheur 1933.

GALL, M.W.: Computer verändern die Medizin. Stuttgart: Gentner 1969.

GÄRTNER, H.: Psychohygiene. In: Lehrbuch der Hygiene (Hrsg.GÄRTNER, H., REPLOH, H.). Stuttgart: Fischer 1969.

v. MANGER-KOENIG, L.: Referat, zit. in Ärztl. Prax. <u>19</u>, 3529 (1967).

MUGGLER-BICKEL, J., SCHÄR, M.: Die Früherfassung des Krebses; eine Reihenuntersuchung bei Züricher Frauen. Ztschr. für Präv. Med. <u>15</u>, 53 (197o).

SCHAEFER, H., BLOHMKE, M.: Sozialmedizin. Stuttgart: Thieme 1972.

SCHNACK, H., SCHEDY, E.: Zur Früherkennung maligner Tumoren. Symptome und Risikogruppen (Merkblatt). Öst. Ärzteztg. <u>27</u>, 111 (1972).

STEUER, W.: Vorsorgestudie für die erwachsene Bevölkerung (Mössinger Modell). In: Gesundheitsvorsorge (Hrsg. STEUER, W.). Stuttgart: Thieme 1971.

STOCKHAUSEN, J.: Vorsorge-Medizin. Dtsch. Ärztebl. <u>19</u>, 13o9 (1969).

STOCKHAUSEN, J. (Hrsg.): Programmierte Krankheitsfrüherkennung. Vorsorgeuntersuchung in der Krankenversicherung. Köln: Dtsch. Ärzteverlag 1971.

THEOPOLD, W.: Früherkennung von Krebserkrankungen bei der Frau. Dtsch. Ärztebl. <u>26</u>, 1919 (1969).

ÜBERLA, K.: Modell einer allgemeinen Vorsorgeuntersuchung (Baden-Württemberg). Dtsch. Ärztebl. <u>26</u>, 1362 (1972).

VOELKEL, O.: Vorsorgemedizin - die Medizin von heute. Öst. Ärzteztg. <u>23</u>, 1278 (1968).

VOELKEL, O.: Angewandte Kybernetik in der Vorsorgemedizin. Das Modell der Präventonotion. Öst. Ärzteztg. <u>24</u>, 647 (1969).

VOELKEL, O.: Moderne Vorsorgemedizin in der freien Praxis. Das A-B-C-Vorsorge- und Dokumentationssystem. Öst. Ärzteztg. <u>27</u>, 595 (1972a).

VOELKEL, O.: Projektstudie Vorsorgeuntersuchung Wien-Kärnten. Öst. Ärzteztg. <u>27</u>, 1119 (1972b).

VOELKEL, O., NEUGEBAUER, H.: Ergebnisse des ersten Wiener Modellversuchs (1971/72). Öst. Ärzteztg. <u>27</u>, 1131 (1972).

WIDMER, L.K.: Baseler Studie. Schweiz. med. Wschr. <u>97</u>, 99 (1967).

WRBA, H.: Krebsfrüherkennung - eine entscheidende Aufgabe der modernen Medizin. Öst. Ärzteztg. <u>26</u>, 17 (1971).

Richtlinien des Bundesausschusses der Ärzte und Krankenkassen, Richtlinien über die Früherkennung von Krebserkrankungen (Krebsfrüherkennungs-Richtlinien vom 28. April 1971). Dtsch. Ärztebl. <u>25</u>, 1914 (1971).

Psychosomatische Aspekte der Krebserkrankung

E. RINGEL

Obwohl die Psychosomatik in zunehmendem Maße Beachtung, ja Anerkennung im Rahmen der Medizin findet (Errichtung von psychosomatischen Instituten und Lehrstühlen, psychosomatischen Spitälern, Abteilungen und Ambulanzen, Herausgabe von vielen Zeitschriften für psychosomatische Medizin), wird doch vielfach der Begriff "Psychosomatik" verschieden interpretiert, woraus begreiflicherweise Mißverständnisse und im Gefolge davon Widerstände resultieren. Es erscheint daher angezeigt, hier zu unterscheiden zwischen

a) Psychosomatik im engeren Sinn, als jener Forschungsrichtung, die sich bemüht, den Einfluß der Psyche auf die *Entstehung*, also die Pathogenese bestimmter Erkrankungen zu klären und

b) Psychosomatik im weiteren Sinn, welch letztere im Geiste der Ganzheitsmedizin vor allem den Einfluß psychischer Faktoren auf den *Verlauf* der Erkrankung zu erforschen und zu berücksichtigen trachtet. Diese Einteilung scheint eine gute Grundlage auch für die Beschreibung psychosomatischer Aspekte des Karzinoms zu sein.

Psychosomatik im engeren Sinn

Hier ist also von jener Forschungsrichtung die Rede, die sich, um es mit MITSCHERLICH zu sagen, darum bemüht klarzustellen, "wie psychische Vorgänge körperliches Geschehen krankmachend beeinflussen". Psychosomatische Erkrankungen sind demgemäß solche, bei deren Entstehung nachgewiesenermaßen seelische Faktoren eine beträchtliche oder entscheidende Rolle spielen. Schon aus dieser Definition geht eigentlich hervor, daß der psychogenetische Faktor beim Zustandekommen einer solchen Erkrankung nicht isoliert, sondern nur im Zusammenspiel mit anderen hinzukommenden Faktoren Berücksichtigung finden darf: Sein Stellenwert wird in einem Fall höher, im anderen Fall geringer sein. Krankheiten aber, die *ausschließlich* seelisch verursacht sind, wird es eher *selten* geben.

Um das Vorliegen einer pyschosomatischen Krankheit zu diagnostizieren, wird man daher zwei Voraussetzungen erfüllt finden müssen:

a) Es muß (etwa im Gegensatz zu einer konversionshysterischen Pseudolähmung) eine nachweisbare körperliche Veränderung vorliegen;

b) es muß eine seelische Konfliktsituation bestehen, die in einen ursächlichen Zusammenhang mit der somatischen Störung gebracht werden kann.

Wenn auch heute noch keineswegs alle Fragen der psychogenen Pathogenese geklärt erscheinen, so können einige Punkte dennoch bereits als durch zahlreiche experimentelle Untersuchungen sowie durch sorgfältige

Analyse vieler psychosomatischer Krankheitsfälle gesichertes medizinisches Wissen gelten. (Mit Nachdruck müßte auch heute noch der immer wieder zu hörenden Meinung widersprochen werden, daß es sich gerade bei den Thesen der psychosomatischen Medizin um unbewiesene Behauptungen handle.) Im Tierversuch war und ist es möglich, eine Reihe von psychosomatischen Störungen zu erzeugen; beim Menschen gelang es wiederholt, eine Reihe von wichtigen Organfunktionen durch psychischen Einfluß (besonders unter Hypnose - s. später) entscheidend zu verändern. (Es wird die Aufgabe dieser psychobiologischen Forschungsrichtung sein, einen Beitrag zu leisten zum besseren Verständnis der Pathogenese gerade von Erkrankungen, bei deren Entstehung die Rolle des psychischen Faktors noch umstritten ist.)

Aus den gewonnenen Erfahrungen können die folgenden Erkenntnisse abgeleitet werden:

a) Die krankmachende Beeinflussung des Körpers vom Psychischen her erfolgt durch Emotionen. Der bekannte Satz des Wiener Internisten MAX HERZ: "Was kränkt, macht krank" ist mehr als ein "Slogan", er wird stets aufs Neue in seiner Richtigkeit durch die medizinische Praxis bestätigt.

b) Die entscheidende Schaltstelle zwischen Seele und Körper ist das vegetative, sich unserer Willkür entziehende Nervensystem. Jedes menschliche Gefühl ist mit typischen vegetativen Reaktionen gekoppelt, d.h. zwischen Emotionen und Vegetativum besteht eine besonders enge Schaltung, wobei SCHNEIDER und GENEFART gezeigt haben, daß sich die Konsequenzen an den Erfolgsorganen in die folgenden 3 Gegensatzpaare zusammenfassen lassen: Überfunktion und Unterfunktion, vermehrte und verminderte Sekretion, Gefäßerweiterung oder -verengung. Bei längerem Anhalten eines bestimmten Gefühls kann durch Störung der Balance zwischen den Gegenspielern Sympathikus und Parasympathikus, welche die beschriebenen Gegensatzpaare repräsentieren, eine körperliche Störung zustandekommen, wobei wir ein erstes Stadium, in dem nur Organfunktionsstörungen (z.B. Magenkrampf) auftreten, von einem späteren zweiten zu unterscheiden haben, in dem bereits Erkrankungen mit pathologisch-anatomisch faßbaren Veränderungen (z.B. Ulcus ventriculi) bestehen.

c) Aus den beiden ersten Punkten folgert logisch, daß sich psychosomatische Erkrankungen vor allem in jenen Organen manifestieren werden, die dem vegetativen Nervensystem unterstehen, also im Herz-Kreislaufsystem, im Atmungs-, Magen-, Darm-, Uro-Genitaltrakt, im Endokrinium und im Bereich der Haut.

Zurück zu den Emotionen. Man hat fürs erste zwischen akuten und chronischen zu unterscheiden, und in diesem Zusammenhang interessiert natürlich die Frage, ob sie hinsichtlich ihrer krankmachenden Wirkung gleichwertig sind.

Wir haben bereits daran erinnert, daß jede akute Emotion mit vegetativen Veränderungen gekoppelt ist; ebenso klar aber dürfte sein, daß solche Veränderungen im selben Moment abklingen, in dem auch die Emotionen zu einem Ende kommen; daraus folgert, daß plötzliche kurzdauernde Gefühle im allgemeinen den Körper nicht krankmachend beeinflussen werden - , nur unter zwei Bedingungen kann dies der Fall sein:

a) wenn sie einen bereits vorgeschädigten Organismus treffen (z.B. ein Mensch mit Hochdruck wird mit einer plötzlichen psychischen Aufregung konfrontiert, die zu einer weiteren Erhöhung des Blutdruckes führt, welche in einen Schlaganfall mündet);

b) wenn es sich um besonders schwerwiegende akute seelische Traumatisierungen handelt (z.B. Schreckbasedow nach panikartigem Erlebnis).

Eine völlig andere Situation aber wird gegeben sein, wenn eine chronische emotionale Erregung besteht, die das Vegetativum gleichsam ständig in einseitiger Richtung beeinflußt: Hier ist, wenn sich erst einmal die Gegenregulationsmechanismen, nach intensiven Versuchen, die vegetative Balance wieder herzustellen, erschöpft haben, die Gefahr der Entstehung einer psychosomatischen Erkrankung sehr groß.

Hinsichtlich der chronischen Emotionen muß noch eine weitere Unterteilung getroffen werden, deren Entdeckung wir der Tiefenpsychologie zu verdanken haben. Sie hat gezeigt, daß der Mensch nicht nur unter dem Druck von bewußten, sondern auch von unbewußten Gefühlen stehen kann, die ihrer Peinlichkeit oder Unerlaubtheit wegen unter dem Einfluß des Gewissens in das Unbewußte verdrängt worden sind. Es erscheint nun nötig, die pathogenetische Wirksamkeit von bewußten und unbewußten Emotionen miteinander zu vergleichen.

Langdauernde bewußte negative Gefühle sind wohl in unserer Zeit bis zu einem hohen Grad mit anhaltenden beruflichen und sonstigen zeitbedingten Anforderungen (Tempo. Lärm usw., Überforderung) gleichzusetzen, die allgemein unter dem Schlagwort Stress zusammengefaßt werden. Daß Stress körperlich krankmachend wirken kann, ist bewiesen, ebenso steht aber fest, daß dem Menschen im Kampfe mit den Stressbedingungen, da sie ihm ja bekannt sind, viele Änderungs- und Gestaltungsmöglichkeiten offenbleiben. Ferner reagiert das gesunde vegetative Nervensystem auf Stressüberforderung lange Zeit hindurch mit jenen Gegenregulationsmechanismen, die SELYE als Adaptationssyndrom bezeichnet hat, und die eine psychosomatische Erkrankung verhindern können. Außerdem bieten sich für die Abreaktion von bewußten Gefühlen Möglichkeiten an, die eine Entlastung des Vegetativums mit sich bringen. Solche Emotionen können nach den neurophysiologischen Gegebenheiten unseres Gehirns entladen werden: in Worten, in der Motorik und in vegetativen Reaktionen. Sprache und Bewegung werden also in allen diesen Fällen das Vegetativum entlasten, und selbst die fortschreitende Zivilisation kann eine sprachliche und motorische Aggressionskanalisation nicht völlig verhindern.

Daß bewußte langdauernde Gefühle dennoch einen körperlich krankmachenden Einfluß ausüben können, darf nicht bestritten werden, ihre diesbezügliche Wirkung wird aber mit der von unbewußten Emotionen nicht zu vergleichen sein. Folgende Faktoren scheinen dafür maßgebend zu sein:

a) Die Modifizierung von unbewußten Gefühlen ist unmöglich, weil sich ja der Betreffende ihrer gar nicht bewußt ist.

b) Für die Kanalisation von chronischen unbewußten Emotionen, welche aus einem chronischen, innerseelischen neurotischen Konflikt stammen, steht die Abreaktion durch Sprache und Motorik, welche ein vorheriges Bewußtwerden zur Voraussetzung hat, nicht zur Verfügung. Eine einzige Kanalisation bleibt offen, die Abfuhr über das vegetative Nervensystem; dessen Überforderung wird zu einer einseitigen Ausrichtung und damit infolge des baldigen Verlustes der Balance zu psychosomatischen Störungen führen.

c) Die unbewußten Gefühle haben offensichtlich eine besondere Affinität zum vegetativen Nervensystem. Wenn es in der Hypnose, wie bereits erwähnt, gelingt, einen außergewöhnlich intensiven Einfluß auf alle vegetativen Funktionen zu erreichen, so vor allem deswegen, weil im hypnotischen Dämmerzustand bzw. Schlaf, wie KAUDERS und SCHILDER betonen, die bewußte 'Repräsentanz der Persönlichkeit (die Gehirnrinde) weitgehend ausgeschaltet ist und statt dessen die "vegetative Tiefenperson" (das Zwischenhirn als Zentrale des vegetativen Nervensystems) dominiert. Der ungleich intensivere Einfluß der Hypnose auf das Vegetativum bedeutet also mit anderen Worten, daß unbewußte Emotionen eine direktere Beziehung zum neurovegetativen System besitzen als bewußte. Diese Feststellung, die durchaus den neurophysiologischen und anatomischen Gegebenheiten unseres Gehirns entspricht, wird noch durch einen anderen Umstand unterstrichen: Wenn ein Mensch sich offensichtlich in einem Konflikt zwischen bewußten und unbewußten Tendenzen befindet, dann wird das Vegetativum niemals dem Bewußten, sondern immer dem Unbewußten gehorchen. Es hat gleichsam das Unbewußte den "ersten Ruf" bezüglich der vegetativen Reaktionslage, und mit allen bewußten Bemühungen ist man nicht imstande, diese fast reflexhaft fuktionierende Verbindung zu beeinflussen; es entstehen die vielen Fälle von paradoxer Innervation, wobei die vegetative Reaktion die wahre Einstellung des betreffenden Menschen, genauer gesagt, seine unbewußte Haltung, entgegen seinen bewußten Wünschen verrät (z.B. die vegetativen Angstzeichen in einer Situation, in der man bewußt tapfer sein will).

Zusammenfassend darf also gesagt werden, daß man in der Pathogenese der psychosomatischen Erkrankungen zu einem gewissen Teil nach psychischen Belastungen zu forschen hat, die von einem äußeren "Feind" kommen (vor allem Stress), zu einem viel größeren jedoch nach chronischen unbewußten (daß gerade diese beiden Qualitäten miteinander untrennbar verbunden sind, wurde zu zeigen versucht) Emotionen, die Ausdruck eines intrapsychischen neurotischen Konfliktes sind.

In der psychosomatischen Medizin muß man heute immer mehr zwei "Parteien" unterscheiden, die man als "stressorientiert" bzw. "neuroseorientiert" bezeichnen könnte. Der Verfasser ist der Überzeugung, daß es nicht sinnvoll scheint, diese beiden Begriffe gegeneinander auszuspielen, sondern daß man unvoreingenommen beiden Möglichkeiten sowie noch weiteren zu entdeckenden, in Forschung und Therapie psychosomatischer Abläufe gegenüberstehen sollte.

Nach diesen unbedingt nötigen theoretischen Vorbemerkungen wollen wir uns der Frage zuwenden, welche Hinweise bisher dafür gefunden worden sind, daß das Karzinom zu jenen Erkrankungen gehört, die unter psychischem Einfluß entstehen. Es muß gleich vorwegnehmend zugegeben werden, daß die diesbezüglichen Anhaltspunkte im gegenwärtigen Augenblick nur sehr dürftig sind. Freilich hat man dabei zu berücksichtigen, daß die Pathogenese des Karzinoms als solche heute trotz mehrerer erfolgversprechender Ansatzpunkte noch keineswegs geklärt ist -, es versteht sich von selbst, daß der Anteil des psychischen Faktors erst dann besser erforschbar sein wird, wenn man den Entstehungsmodus der Erkrankung kennt. Geht man von der experimentell erwiesenen Tatsache aus, daß es durch Strahlungen, karzinogene chemische Substanzen und Viren möglich ist, Krebs zu erzeugen, so bleibt auffällig, daß es sich gerade bei solchen Versuchen gezeigt hat, wie sehr die Entwicklung der faktischen Erkrankung von den ersten Krebszellen über Tumorzellnester bis zum eigentlichen Krebs von vielen endogenen Faktoren abhängig ist. Offenbar kämpft das körpereigene Immunsystem gegen die Tumorzellen, und das Karzinom wird daher zum immunbiologischen Problem. Gerade diese Beobachtung gibt Grund zur Annahme, daß es sich bei der Krebsentstehung um ein kompliziertes Zusammenspiel vieler Faktoren und multipler Wechselbeziehungen handelt, in dessen Rahmen natürlich auch die Psyche eine bedeutende Rolle spielen könnte. Die immunbiologische Reaktionslage eines Organismus ist ja zweifelsfrei - wie etwa bei der psychosomatisch orientierten Allergieforschung

immer wieder bewiesen werden konnte - auch vom psychischen Befinden
abhängig, nachdem jeder psychische Zustand, jede "Gestimmtheit" mit
einer bestimmten vegetativen Reaktionslage gekoppelt erscheint. Auf
Grund von Tierversuchen sind in der Sowjetunion KAVETCZKY u. Mitarb.
(1966) zu dem Schluß gekommen, daß psychische Traumatisierungen im
Sinne von Stress über Hypothalamus, Hypophyse und Nebenniere das
Endokrinium aus der Balance bringen und damit zur Beschleunigung des
Tumorwachstums beitragen, während ein hormonelles Gleichgewicht "basis-
krebsverhindernd" sei, um diese Autoren wörtlich zu zitieren. (Aus den
Vereinigten Staaten werden ähnliche Resultate gemeldet.)

Beim Menschen sind wir in der psychosomatischen Krebsforschung auf
die Erfassung der Lebenssituation von Karzinomkranken, auf die Rekonstruktion ihrer Lebensgeschichte seit der Kindheit (anamnestisches
Interview), auf Versuche, die Persönlichkeitsstruktur des Kranken
(auch mit Hilfe von Testuntersuchungen) zu erfassen, auf psychosoziale
und epidemiologische sowie auf voraussagende Studien angewiesen. Es
erübrigt sich, darauf aufmerksam zu machen, daß alle diese Untersuchungen viele mögliche Fehlerquellen enthalten.

Psychosomatische Forschung schließt, auch wenn sie um größtmögliche
Objektivierung bemüht ist und sich oberflächlicher Deutungsversuche
enthält, dennoch mehr Variable ein als etwa physikalische oder chemische Forschung; nicht zuletzt spielt hier der Einfluß der Persönlichkeit des Untersuchers eine nur sehr schwer auszuschaltende Rolle.
Dies alles mag sich als Hemmfaktor für psychosomatische Krebsforschung
erweisen, dennoch kann es aber nur zu einem Teil das krasse Mißverhält-
nis erklären, welches zwischen der vitalen Dringlichkeit, die der Forschung nach der psychischen Komponente der Krebserkrankung in unserer
Zeit zukommt, und der relativ bescheidenen Zahl der auf diesem Gebiet
bisher durchgeführten Untersuchungen besteht.

Ein Überblick der diesbezüglichen Literatur ergibt einige wenige Hinweise, die es verdienen, festgehalten zu werden.

1. Dem Ausbruch der Krebserkrankung geht oft (freilich keineswegs
immer) ein negatives unglückliches Erleben, eine unglückliche Lebenssituation, vor allem im Bereich der interpersonalen Beziehungen, voraus. Der Formulierung eines der prominentesten psychosomatischen
Krebsforscher LESHAN: "Der Verlust einer wesentlichen persönlichen
Bezieung findet sich häufig in der unmittelbaren Vorgeschichte der
Krebsdiagnose, jedenfalls öfter, als es bloß zufällig möglich wäre",
kommt umso größere Bedeutung zu, als sie einerseits durch zahlreiche
komplementäre Untersuchungsergebnisse anderer Forscher, die mit vari-
ierten Untersuchungstechniken arbeiteten, bestätigt wurde, und andererseits bis jetzt keine Publikation bekannt geworden ist, die dieser
Korrelation widersprechen würde. Eine besondere Rolle scheint dabei
der Verlust des Partners durch Tod, Scheidung oder dauernde Trennung
zu spielen. Die weibliche Krebstodesrate ist z.B. in den Vereinigten
Staaten am höchsten bei Verwitweten, an zweiter Stelle folgen die
Geschiedenen; auch schottische Krebsstatistiken bei Männern zwischen
55 - 64 Jahren zeigen folgenden Anstieg der Mortalität: alleinstehend,
verheiratet, verwitwet, geschieden (ganz im Gegensatz zu allen anderen
Todesursachen, bei denen die Alleinstehenden dominieren). KISSEN ver-
glich die Lebenssituation einer Gruppe von lungenkrebskranken Männern
im Alter von 55 - 64 Jahren mit gleichaltrigen Patienten, die keinen
Krebs hatten. Er fand, daß eine Übereinstimmung hinsichtlich einer
vorangehenden unglücklichen Lebenssituation zwischen den Krebskranken
und jenen nicht krebskranken Patienten bestand, die in ihrer Vorgeschichte eine psychosomatische Erkrankung aufwiesen.

Diese eher allgemein und wenig spezifisch anmutenden Feststellungen
reichen natürlich, so bedeutungsvoll sie an und für sich sein mögen,
keineswegs aus, um das Karzinom als psychosomatische Erkrankung zu
reklamieren, wie es gelegentlich völlig voreilig geschehen ist. Andererseits bedürfen sie einer näheren Interpretation: Sind solche Ver-
lusttraumen nur als auslösende Faktoren aufzufassen, spielen sie die
Rolle eines bloßen Außenfaktors (lassen sich also unter dem Stress-
begriff subsummieren), oder markieren sie einen intrapsychischen Konflikt, auf ein neurotisches Geschehen hinweisend? Einige Beobachtungen,
die Persönlichkeitsstruktur von Krebskranken betrffend, könnten hier
vielleicht eine Differenzierung ermöglichen: sie sollen daher im
nächsten Punkt zusammengefaßt werden.

2. Bei Krebskranken mit verschiedener Lokalisation des Karzinoms
wurde eine auffällige Tendenz zur Verdrängung und Verleugnung unangenehmer Fakten sowie eine mangelnde Fähigkeit, sich emotional abzureagieren, festgestellt. Einige Formulierungen verschiedener Autoren
mögen dies illustrieren: BAHNSON (1964): "Verleugnung (bewußt), Verdrängung (unbewußt) und Regression sind typisch für Krebskranke";
BUTLER (1959): "Der Krebskranke ist ein gehemmter Mensch mit zurück-
gedrängtem Ärger, Haß und mit unterdrückter Eifersucht"; CUTLER (1954):
"Der Krebskranke ist ein gehemmter Mensch, unfähig, Aggressionen und
feindselige Gefühle loszuwerden bzw. sie in einer entsprechenden Weise
zu handhaben. Von der Hemmung ist auch die Sexualität betroffen";
EVANS (1969): "Der Krebskranke ist unfähig, sich eine wirksame Abreaktion für seine psychische Energie zu verschaffen"; BACON:" Die
krebskranke Frau hat keine Techniken, ihren Ärger unmittelbar oder
in einer sublimierten Form abzureagieren und bemüht sich, ihre Schwierigkeiten zu verbergen"; COBB (1959): "Die Krebskranken zeigen unter
Stress die Tendenz, sich zurückzuziehen"; BOOTH (1964, auf Grund einer
eingehenden Rorschachstudie an Krebskranken): "Diese Patienten sind
außerstande, ihre inneren Probleme zu lösen oder nach Verlust des
geliebten Objektes eine Anpassung im Sinne einer substituierenden
anderen menschlichen Beziehung zu finden". - Die Autoren geben keinen
näheren Aufschluß darüber, ob sie die beschriebenen Verhaltensweisen
für endogen und angeboren oder psychodynamisch erworben, also für neu-
rotisch halten (an und für sich könnte es sich dabei um klassische
neurotische Symptome handeln) bzw. ob nicht möglicherweise, zumindest
teilweise, damit bereits Reaktionen auf die schwere körperliche Krankheit vorliegen.

Mehrere zusätzliche Befunde könnten als Bestätigung der Neurosetheorie
aufgefaßt werden: so das Vorhandensein einer chronischen, 1o oder mehr
Jahre anhaltenden psychischen Traumatisierung, das gehäufte Auftreten
von Traumen in den ersten 6 Lebensjahren, besonders eine schwere Störung der Beziehungen zu den Eltern betreffend (LESHAN u. WORTHINGTON,
1955). Wir wissen heute, daß die echten Neurosen (im Gegensatz zu den
Aktualneurosen und neurotischen Reaktionen) in der Kindheit entstehen;
dementsprechend findet man auch bei den psychosomatischen Erkrankungen, sofern sie somatisierte Neurosen sind (und nicht bloß auf Stress
zurückgehen) schwere pyschische Traumen in der Kindheit. LESHAN (1966)
versucht dabei als Einziger, einen Zusammenhang zwischen der kindlichen Traumatisierung und der späteren Auslösung der Krankheit durch
Verlust eines nahestehenden Objektes (s. Punkt 1) herzustellen. Die
Kindheit dieser Patienten sei spezifisch dadurch gekennzeichnet, daß
"alle engen persönlichen Kontakte verbunden sind mit der ständigen
Sorge, sie könnten im nächsten Moment verloren gehen", mit anderen
Worten also durch die chronische Angst vor Isolation. Später gelingt
dann die Beziehung zu einer Person, die als verläßlich angesehen wird,
und dementsprechend nimmt die Angst ab; deren Verlust aber könne eben
deswegen nicht ertragen werden, weil damit der Konflikt der Kindheit

wieder heraufbeschworen wird. Dieser Ablauf wäre typisch für ein
klassisches neurotisches Geschehen: Wir wissen, daß nur solche Faktoren auslösend für die neurotische Symptomatik des Erwachsenen wirksam
werden können, welche den wunden Punkt der Persönlichkeit treffen,
der sich durch die kindliche Neurotisierung gebildet hat; im übrigen
versucht man, von psychoanalytischer Seite diese vermuteten Zusammenhänge dahingehend zu interpretieren, daß der bösartige Tumor als re-
gressiver Ersatz für das verlorene Liebesobjekt "erzeugt" und benützt
werde. (Eine Vermutung, die zu jenen unbewiesenen und somit mehr als
fraglichen "Deutungen" gehört, die nach Meinungs des Verfassers viel
Schuld am weitverbreiteten Widerstand gegen die Psychosomatik beitragen.) Damit nimmt LESHAN offenbar vor allem eine Störung der Mutter-
Kind-Beziehung an und würde damit eine Parallele setzen zu anderen
psychosomatischen Erkrankungen: je frühzeitiger die Neurotisierung
erfolgt, desto wahrscheinlicher ist es, daß ihre Symptome somatisch
sind, weil ja das Kind in dieser Zeit nur die Möglichkeit hat, die
entstandenen Konflikte mit der Organsprache auszudrücken (die Sprache
steht noch nicht zur Verfügung), wodurch als Vorstufe der späteren
psychosomatischen Erkrankung des Erwachsenen ein erstes "psychosoma-
tisches Reaktionsmuster" (HOFF u. RINGEL, 1964) entsteht. Wenn wir
auch heute annehmen dürfen, daß dem Ausbruch der eigentlichen Krebserkrankung ein dramatisches, vielleicht jahrelanges Ringen im Stoffwechsel der Zelle vorausgeht, so scheint es dennoch unwahrscheinlich,
daß diesbezüglich schon in der Kindheit ein erstes Reaktionsmuster
gebildet werden sollte. Die bisher vorliegenden Befunde über die
psychische Vorgeschichte Krebskranker erlauben jedenfalls noch keineswegs, Ähnlichkeiten zwischen Karzinom und gesicherten psychosomatischen Erkrankungen anzunehmen: Wir bewegen uns hier vorläufig auf
"Terra incognita", um ein Wort von VIITAMÄKI zu zitieren. Ebenso
ungeklärt ist die Frage, ob ein pathologischer Lebensstil einen die
Krebserkrankung bahnenden Effekt ausüben könnte, wie man es gerade
bei psychosomatischen Erkrankungen, die im fortgeschrittenen Alter
auftreten (Hypertonie, Managerkrankheit) oft findet; immerhin ist die
Tatsache interessant, daß man besonders am Bronchialkarzinom exzessive
Raucher beteiligt findet, die in ihrer Vorgeschichte trotz wiederholter Warnungen den Nikotinabusus nicht aufgeben wollten oder konnten: dies könnte darauf hindeuten, daß zumindest in bestimmten Fällen
ein selbstschädigender (neurotischer) Lebensstil sehr wohl eine krebs-
bahnende Rolle zu spielen vermag.

3. Der Krebserkrankung geht nach übereinstimmender Ansicht von Autoren
aus verschiedenen Ländern und Kulturkreisen mitunter ein Stadium voraus, das psychisch durch Depression, Verzweiflung und Hoffnungslosigkeit gekennzeichnet ist; diese Tatsache ist seit langem bekannt (vergleiche die Ansichten von WISEMANN, GENDRON und BURROWS), die bereits
im 17. und 18. Jahrhundert Krebs mit "gewaltigem Kummer und beängsti-
genden Gefühlen" in Zusammenhang brachten). Berücksichtigt man die
unter Punkt 1 festgehaltene häufige unglückliche Lebenssituation im
gleichen Zeitabschnitt, so könnte man eine solche Reaktion als durchaus adäquat bezeichnen. Andererseits ist es klar, daß zur Entwicklung
eines malignen Neoplasmas mehr nötig ist als Depression und Hoffnungslosigkeit und daß diese Feststellung mehr deskriptiv als dynamisch ist.
Freilich würde ein mögliches Zusammenspiel aller drei bisher genannten Faktoren (Situation, Lebensgeschichte, Persönlichkeitsstruktur)
dynamische Aspekte offerieren: Der Verlust von entscheidenden Kontaktpersonen erschwert zweifelsfrei die Abreaktion von Aggressionen nach
außen und führt damit zu einer Wendung nach innen, ein Vorgang, der
in vielen Fällen eine der entscheidenden Ursachen für das Auftreten
von Depressionen darstellt. Jedenfalls gelang es LESHAN, SCHMALE u.
IKER bei 51 Frauen, die wegen eines verdächtigen Zervikalabstriches
zur Spitalaufnahme gekommen waren, mit hoher Präzision vorauszusagen,

welche von ihnen wirklich an Krebs erkrankt war. Sie stützten sich
dabei auf die vorhandene Hoffnungslosigkeit gegenüber einer unglücklichen Lebenssituation in den letzten 6 Monaten sowie auf die in der
Testuntersuchung zutagetretende Unfähigkeit zu emotionaler Abreaktion
(interessanterweise zeigte sich dabei der erste Punkt als verläßlicher
Indikator). - Wie immer man auch diese Befunde bewerten man, sie scheinen doch darauf hinzuweisen, wie wichtig es für den weiteren Verlauf
der Erkrankung sein mag, eine aus Depression, Verzweiflung und Hoffnungslosigkeit bestehende psychische Reaktion zu beseitigen, worauf
im zweiten Teil dieser Arbeit noch näher eingegangen werden wird.

Der erste Teil darf aber zusammenfassend wohl dahingehend abgeschlossen werden, daß sich die Erforschung der Frage, ob es sich beim Karzinom um eine wesentlich unter psychischem Einfluß zustandegekommene
Erkrankung handelt, noch in den Anfangsstadien befindet. Wohl existieren interessante erste Ansätze, die eine Fortsetzung, ja Intensivierung
dieser Forschungsrichtung nicht nur rechtfertigen, sondern sogar verlangen. - Von entscheidenden oder gar beweisenden Befunden dafür, daß
Krebs den typischen psychosomatischen Erkrankungen zugerechnet werden
dürfte, kann aber keine Rede sein. Die Untersuchungen beziehen sich
oft auf eine zu geringe Anzahl von Personen und auf ein inhomogenes
Material, Kontrollgruppen fehlen weitgehend; die Resultate sind oft
sehr allgemein und wenig spezifisch gehalten, um nur die wichtigsten
Mängel, neben vielen anderen vorhandenen, zu erwähnen. Vielleicht wird
es zu einer Verbesserung der Situation kommen, wenn sich die allgemeine Pathogenese des Karzinoms Schritt für Schritt als enträtselbar
erweist und man daher die Rolle des Seelischen bei seiner Entstehung
besser wird erfassen können. Daß psychische Faktoren auch beim Krebs
eine gewisse Rolle spielen, darf schon heute als sehr wahrscheinlich
angesehen werden. Um den Krebs aber als klassische psychosomatische
Erkrankung reklamieren zu können, müßte sich dabei der psychische
Faktor als im Mittelpunkt der Pathogense stehend erweisen: Eine solche Annahme erscheint im Moment und auch für die Zukunft eher als
unwahrscheinlich.

Psychosomatik im weiteren Sinne

Diese Begriffsbestimmung fällt wesentlich leichter: Im Geiste der Ganzheitsmedizin kann nicht übersehen werden, daß von jeder Krankheit die
gesamte Persönlichkeit, also nicht nur der Körper, sondern auch die
Seele betroffen ist. Selbstverständlich ergeben sich dabei gegenseitige Beeinflussungen, insbesondere wird jeder Mensch auf seine körperliche Krankheit psychisch reagieren, und von dieser Reaktion wird
dann wiederum über die positive oder negative Beeinflussung der Widerstandskraft der Verlauf der Erkrankung nicht unwesentlich abhängig
sein; dies gilt für jede Erkrankung, und es besteht kein Grund zu der
Annahme, das Karzinom sei von dieser Regel ausgenommen. Mit Recht hat
CUTLER (1954) darauf hingewiesen, daß die Unfähigkeit, mit der infolge
Krebserkrankung eingetretenen Situation (durch Anpassung oder Kompensation) fertig zu werden, einen entscheidenden Einfluß auf die Beschleunigung der Krebserkrankung bis hin zu einem rasch eintretenden
Tode hat. Auf der anderen Seite bezeichnet BODAMER (1966) die Besserung (bis eventuell zur Heilung) als einen kreativen Prozeß, der nur
gelingen kann, wenn das betroffene Individuum die durch die Krankheit
eingetretenen Konflikte verarbeitet und dadurch zu einer Bejahung von
Lebenssinn und bestimmten spezifischen Lebenszielen kommt.

HOFF und CERMAK haben zusammen mit dem Verfasser folgende Formen der
psychischen Verarbeitung von chronischen Krankheiten differenziert:

1. Die hypochondrische Verarbeitung. Hier handelt es sich um die weithin bekannte hypochondrische Haltung, die die Krankheit ängstlich in all ihren Einzelheiten beobachtet und registriert, oft in einem solchen Maße, daß diese Beobachtungen alle anderen Lebensfunktionen an die Wand drücken. Es fällt nicht schwer, in diesem Verhalten eine latent oder sogar manifest vorhandene Todesangst zu erkennen.

2. Das Zerbrechen an der Krankheit. Es gibt Menschen, die zwar Ansätze zum inneren Kampf mit der Krankheit zeigen, diesen dann aber frühzeitig aufgeben. Es handelt sich fast immer um Persönlichkeiten, die schon vor Beginn der Erkrankung in einer Atmosphäre seelischer Hoffnungslosigkeit gelebt haben. Aus dem Fehlen oder raschen Versiegen der psychischen Abwehrkräfte werden vor allem zwei Fakten (s. später) resultieren: Entweder es kommt zum Selbstmord in Verzweiflung, oder aber der Tod tritt infolge eines Erlahmens der körperlichen Abwehrmaßnahmen (anergische Reaktion als Folge der psychischen Lethargie) bedeutend früher ein, als es dem Leiden eigentlich entsprechen würde.

3. Die Flucht in die Krankheit. Bei bestimmten Menschen gewinnt man den Eindruck, daß sie die Krankheit herbeisehnen und in gewissem Sinne sogar "magnetisch anziehen". Die Krankheit ermöglicht bei ihnen offenbar die Befriedigung einer masochistischen (neurotischen) Selbstbestrafungstendenz bzw. liefert das Alibi, die Entschuldigung für ein (gewöhnlich neurotisches) allgemeines Versagen. Begreiflicherweise wird diese Haltung zur Fixierung, ja Verschlechterung der Krankheit wesentlich beitragen.

4. Die Verleugnung, die sogenannte "Ausgliederung" der Erkrankung. Sie beinhaltet den Versuch, eine Krankheit nicht zur Kenntnis zu nehmen und so zu leben, als wäre man nicht krank. Schon bei oberflächlicher Beobachtung ist zu erkennen, daß es sich dabei um einen Verdrängungsversuch handelt, weil man - aus den verschiedensten Gründen - den tatsächlichen Charakter der Krankheit nicht aushalten würde. In der Vorstellungwelt der Betreffenden wird oft "Kranksein" als eine Art "Gezeichnet- oder Bemakeltsein" erlebt, woraus sich die Tendenz entwickelt, die Erkrankung vor sich selbst und, soweit als möglich, auch vor der Umwelt zu verheimlichen. Die Verhaltensweisen, die bei einer solchen Ausgliederung imponieren, lassen sich in der tiefenpsychologischen Terminologie eindeutig als Überkompensation eines Defektes, den man nicht wahrhaben oder zugeben will, bezeichnen.

5. Die "Eingliederung" der Krankheit. Darunter haben wir ein Verhalten zu verstehen, welches die Krankheit in ihrem gesamten Umfange und mit allen ihren gegebenen und möglichen Konsequenzen realistisch-wissend zur Kenntnis nimmt und bemüht ist, aus den unabänderlichen Gegebenheiten das Bestmögliche zu machen. Diese Eingliederung erinnert unwillkürlich an den alten Spruch fernöstlicher Weisheit: "Kein Weiser trauert um Verlust; er macht aus den verbleibenden Möglichkeiten das Beste". Überflüssig zu betonen, daß es sich dabei sicherlich um die reifste Form der Auseinandersetzung mit der Krankheit handelt, die daher auch - dem Ausspruch FEUCHTERSLEBENs folgend, wonach das Reife selten ist - nicht oft anzutreffen sein wird.

Setzt man nun diese Verarbeitungsform in Beziehung zum Verlauf der Krebserkrankung, so ergibt sich auf den ersten Blick, daß die Tendenz zur Flucht in die Krankheit und zum Zerbrechen an ihr hier negative Folgen wird haben müssen. *Ähnliches gilt aber auch für die Verleugnung, die "Ausgliederung" der Erkrankung.* Dieser Mechanismus ist verhängnisvollerweise oft bereits "verleugnend" wirksam, er be- resp. verhindert die rechtzeitige Aufdeckung der wahren Diagnose: Der Weg zum Arzt wird immer wieder aufgeschoben, bis es zu spät ist. Sicherlich gibt es

tückische Karzinomentwicklungen, die eine rechtzeitige Entdeckung
sehr erschweren. In der überwiegenden Mehrzahl jener Fälle, wo diese
tragische Situation eintritt, sind aber Verdrängungsmechanismen wirksam, die die ersten und eigentlich nicht zu übersehenden Symptome
durch lange Zeit hindurch einfach wegschieben und unterdrücken. Viele
Autoren (z.B. CURRIER, 1966; MAGRAW, 1961; EBAUGH, 1955) haben darauf
hingewiesen, daß der Begriff "Krebs" heute vom Betroffenen vielfach
mit dem Gefühl des Bemakelt- und Ausgestoßenseins, mit Minderwertig-
keits- und Schuldgefühlen gekoppelt, ja als eine Beleidigung des Images der gesamten Persönlichkeit erlebt wird. Zweifellos spielen diese
Reaktionen - für deren Zustandekommen die Gesellschaft und die Einstellung der Umgebung ein gewisses Maß an Verantwortung trägt - eine
bedeutsame Rolle bei der Verdrängung von ersten aufkommenden Ahnungen,
an Krebs erkrankt zu sein (genaue Beobachtungen zeigen immer wieder,
daß solche Ahnungen ursprünglich vorhanden sind, dann aber unterdrückt
werden; ein typischer Ausdruck dieses inneren Kampfes ist oft die Formulierung der schicksalhaften Frage an den Arzt: "Nicht wahr, Herr
Doktor, ich habe doch keinen Krebs?"), und lassen diese Verdrängung
also in mehrfacher Hinsicht verständlich erscheinen.

Die Ausgliederung hat nicht nur zu spätes Aufsuchen des Arztes zur
Folge, sie kann sich auch in der Ablehnung hilfreicher Maßnahmen
(z.B. der vorgeschlagenen Operation, wenn die Erkrankung noch operabel ist) äußern. Solche Verweigerungen können oft nicht einmal durch
den Hinweis, daß Krebs vorliegt und ohne Operation der tödliche Ausgang der Erkrankung zu befürchten ist, beseitigt werden. Hier ist
dann allerdings die Ablehnung nicht nur Ausdruck der Ausgliederung,
sondern Symptom einer zusätzlichen psychischen Erkrankung (z.B. einer
neurotischen unbewußten Selbstzerstörungstendenz oder einer melan-
cholischen pessimistischen Überzeugung, daß es ohnehin keine Hilfe
mehr gebe). Dementsprechend muß zuerst die betreffende seelische
Erkrankung behandelt werden, um nach ihrer Beseitigung oder Besserung
doch noch die Zustimmung zur Operation zu erwirken, wie der Verfasser
in einer eigenen Arbeit zeigen konnte (RINGEL u. SCHINKO, 1959).

Die hypochondrische Verarbeitung gibt überraschenderweise bereits
wesentlich mehr Hoffnung auf einen günstigen Verlauf der Krebserkrankung (s. später). Daß ihre "Eingliederung", also die sachliche Auseinandersetzung, die beste Prognose offeriert, entspricht in gewissem
Sinne dem Gesetz der Logik: auch darauf wird noch näher einzugehen
sein.

Wenn es nun für den Verlauf auch der Krebserkrankung so wesentlich
zu sein scheint, was für eine Verarbeitungsform gewählt wird, erhebt
sich zuerst die Frage, von welchen Faktoren dies denn abhängig ist.
Hier sind anzuführen:

a) Die Art der Persönlichkeit mit allen ihren Erbanlagen, psychischen
Erlebnissen in der Vorgeschichte und ihrer daraus resultierenden
Charakterstruktur.

b) Die Lebenssituation des Patienten hinsichtlich Alter, Beruf, Familie usw.

Es wurde immer wieder bestätigt (HERBERGER, 1959, u. andere), daß
"katastrophaler psychischer Stress" durch belastende Familien- und
Berufssituationen einen den Krankheitsverlauf sehr beschleunigenden
Einfluß hat. In diesem Sinn kommt der Einstellung der Umgebung, insbesondere der Haltung der nächsten Angehörigen, eine entscheidende
krankheits- und gesundheitsfördernde Bedeutung zu - *auch das Karzinom
ist in gewissem Ausmaß somit eine psychosoziale Erkrankung*. Ob man eingebettet
in echte zwischenmenschliche Beziehungen oder aber vereinsamt sich

der Krankheit gegenübersieht (vergleiche auch die im ersten Teil der
Arbeit festgehaltene Beobachtung, daß das Karzinom oft nach Verlust
entscheidender Kontaktpersonen, die nicht substituiert werden können,
auftritt), macht einen großen Unterschied aus. Hier können mit Recht
zwei sprichwörtliche Redensarten zitiert werden: "Geteiltes Leid ist
halbes Leid" und "Einer trage des Anderen Last".

c) Die Art der Erkrankung (Stadium, betroffenes Organ) und das Wissen
um diese Erkrankung.

Damit sind wir bei einem entscheidenden Punkt angelangt. Es gibt immer
wieder Ärzte, die überzeugt davon sind, daß man dem Patienten die
Diagnose Krebs verheimlichen müsse. Sie verweisen auf die "Kummer-
skala" HERBERGERs (1959), wonach die Eröffnung, an einem Krebs zu
leiden, zu den größten Schockern gehört, denen ein Mensch ausgesetzt
sein kann (im ähnlichen Sinne auch CURRIER, 1966). Sie meinen, daß
durch eine solche Diagnose eine dauernde Angst im Patienten entstehen
müsse und daß durch diese Angst die Prognose automatisch wesentlich
verschlechtert werde (HERBERGER: "Das Wissen um die Krankheit führt
zum Tode"). Mit dieser Auffassung muß man sich nun kritisch ausein-
andersetzen. Dabei zeigt sich:

1. Angst muß keineswegs krankheitsverschlechternd wirken, es kommt
dabei nämlich sehr stark auf die Entwicklung dieser Angst an. (Vergleiche dazu die Rolle der Angst im "Vorfeld" der Krebserkrankung:
Es gibt Fälle, wo man das Gefühl hat, der Patient "erkaufe" sich mit
ständiger Karzinomphobie die Befreiung von dieser Erkrankung, während
wieder bei anderen die Krebsfurcht das Auftreten eben dieses Leidens
herbeizuführen scheint.) Ferner haben vergleichende Studien gezeigt,
daß eine bestimmte ängstlich-hypochondrische Einstellung zur Krebserkrankung die Prognose eindeutig verbessert (BALTRUSCH, 1969) stellt
an die Spitze jener Punkte, die mit einer günstigen Prognose des Karzinoms korreliert sind, eine "beim Patienten vorhandene Unruhe und
die Tendenz, den Arzt auch wegen Kleinigkeiten zu konsultieren sowie
die Krankheit nicht zu bagatellisieren". Schließlich ist die Tatsache
festzustellen, daß die Prognose der Krebserkrankung nach wiederholter
Erfahrung umso günstiger wird, je mehr es von Anfang an (ja oft vor
ihrem Ausbruch) zu psychischen Reaktionen kommt. Am gefährlichsten
ist von diesem Standpunkt die emotionale Reaktionslosigkeit, also
genau jener Zustand, den man durch Verheimlichung der Diagnose als
einer vermeintlichen Wohltat dem Patienten vermitteln will. Freilich
kommt es (s. später) sehr wesentlich darauf an, welche Richtung die
psychische Begleitsymptomatik nimmt, ob sié, grob gesprochen, zur
Aktivität (positiv) oder Passivität (negativ) tendiert: Der Arzt wird
aber diese Entwicklung nur beeinflussen können, wenn er von Anfang an
an ihr beteiligt war und das Vertrauen zu ihm nicht durch Unaufrich-
rigkeit und Sich-Verwickeln in Widersprüche zerstört oder in Frage
gestellt hat.

2. ACHTÉ u. VAUKHONEN (ACHTÉ et al., 197o) kamen jüngst in einer vergleichenden Studie (neben anderen interessanten Resultaten) zu dem
Schluß, daß eine Korrelation besteht zwischen dem Wissen des Patienten um die wahre Natur seiner Erkrankung und einer verlängerten Lebensdauer. Diejenigen, die um die Diagnose nicht Bescheid wußten
beziehungsweise einer wahrheitsgetreuen Information keinen Glauben
schenkten und sie mit Verdrängung beantworteten, zeigten einen bedeutend rascher zum Tode führenden Krankheitsverlauf. Solche Feststellungen würden in letzter Konsequenz bedeuten, *daß die Frage, ob die Diagnose mitzuteilen ist, nicht mehr nur unter dem Aspekt der Menschlichkeit, sondern
auch der Nützlichkeit zu betrachten ist.*

Natürlich, eine solche Schwalbe macht noch keinen Sommer, man weiß
außerdem nie, ob nicht die schlecht verlaufenden Fälle sich genauso
maligne entwickelt hätten, wenn sie die Diagnose erfahren hätten,
kurzum, Vorsicht scheint ebenso angezeigt wie die Durchführung weiterer Untersuchungen (wie schwer fällt es z.B. allein vom somatischen
Standpunkt, Vergleichsgruppen mit annähernd derselben Prognose zusam-
menzustellen). Dennoch steht schon heute die Mehrzahl verantwortungs-
bewußter Autoren auf dem Standpunkt, man solle die Diagnose, vorausgesetzt, daß bestimmte Bedingungen erfüllt sind, auf die im folgenden
näher eingegangen wird, *nicht* verheimlichen. Hier seien nur die Namen
HOERR (1965), DESJARDINS (1960), VERWOERDT (1964), WYRSCH (1962),
OKEN (1961), ERKKILÄ (1966), SUTHERLAND (1957), LITIN (1960) und
EBAUGH (1955) erwähnt, deren übereinstimmende Ansicht über die Berechtigung, ja vielfache Notwendigkeit der Konfrontation des Patienten
mit der wirklichen Diagnose durch zahlreiche Erfahrungen aus der all-
gemein-ärztlichen Praxis bestätigt bzw. unterstrichen wird. Freilich
zählt die diesbezügliche Information zu den schwierigsten ärztlichen
Aufgaben, sie erfordert enormes Einfühlungsvermögen und besondere De-
likatesse und muß in jedem einzelnen Falle nach den spezifischen individuellen Gegebenheiten modifiziert werden, (Völlig falsch wäre es,
hier schablonenhaft vorzugehen; *selbstverständlich wird es auch Fälle geben,
in denen die Information zu einem bestimmten Zeitpunkt oder für immer kontraindiziert erscheint.*) Folgende Gesichtspunkte werden dabei, um nur die
wichtigsten zu nennen, Berücksichtigung finden müssen:

1. Das Stadium der Erkrankung. Die Mitteilung hat natürlich, sofern
sie der Verbesserung der Prognose dient, nur solange einen Sinn, als
der Fall nicht als infaust anzusehen ist. Die meisten Autoren stimmen
dahingehend überein, daß zu einem solchen Zeitpunkt Verheimlichung
erlaubt und wünschenswert ist, es sei denn, der Patient äußere von
sich aus den ausdrücklichen Wunsch, die Wahrheit zu erfahren, oder
er befinde sich in einer solchen verantwortungsvollen öffentlichen
Position, daß er über sein rasches Ende informiert werden müsse, um
entsprechende Dispositionen treffen zu können, bzw. es sei eine wenigstens vorübergehende Entlastung durch eine Operation zu erzielen,
zu deren Zustimmung nur durch einen Hinweis auf die vitale Notwendigkeit, somit auf die Schwere der Diagnose, erreichbar wäre. *Die Fortschritte der modernen Krebstherapie haben hier die Grenzen zwischen "hoffnungsvoll"
und "hoffnungslos" fließender gemacht, und es muß auch immer die Möglichkeit in
Rechnung gestellt werden, daß schon in allernächster Zeit neue Mittel zur Verfügung
stehen könnten: für die Praxis wird dies eine zunehmende Einengung jener Fälle, die
als hoffnungslos anzusehen sind und in denen man daher auf die Aktivierung der
Widerstandskraft des Patienten keinen Wert mehr zu legen braucht, mit sich bringen.*

2. Die psychische Belastbarkeit des Patienten. Hier sind sehr sorgfältige Erwägungen und Beurteilungen nötig. Die Angehörigen neigen
im allgemeinen dazu, die Toleranzfähigkeit des Patienten zu unter-
schätzen (HOERR, 1965), Ärzte hingegen sind gelegentlich dazu bereit,
eine diesbezügliche Überschätzung vorzunehmen. Eine Rolle mag dabei
ein nichtgenügendes Sich-Identifizieren mit dem Patienten spielen.
Zu welchen Kurzschlüssen ärztliches Denken führen kann, beweist z.B.
der folgende Fall, der sich jüngst in einem Nachbarland Österreichs
ereignete: Ein Vertreter eines chirurgischen Faches informierte nach
der Probelaparatomie, bei der sich infolge multipler Metastasierung
ein infauster Befund ergeben hatte, den Patienten aus heiterem Himmel
abrupt über den wahren Tatbestand. Als der Betroffene zusammenbrach
und man dem Arzt Vorwürfe machte, rechtfertigte er sich damit, daß
seine Frau vor kurzem an einem Krebs gestorben und dies für ihn vollkommen überraschend gekommen wäre, weil man ihm nicht rechtzeitig die
Wahrheit gesagt habe! Als ob es keinen Unterschied ausmachte, ob man
den Patienten selbst oder seine Angehörigen informiert! Daher muß

nochmals daran erinnert werden, daß die Karzinomdiagnose in jedem
Falle unerhört schockierend wirkt. Schon der Name hat etwas Erschrek-
kendes an sich, er verbindet sich vielfach mit der Vorstellung eines
bösen Tieres, welches den Menschen auffrißt. Gerade von dieser Erkrankung geht durch eine kollektive Vorstellung ein Vernichtungsgefühl
aus, der Eindruck eines wehrlos einem übermächtigen Schicksal Ausge-
liefertseins, welches jede persönliche Hoffnung auszulöschen droht.
Es wäre aber falsch, das Karzinom nur mit Todesangst in Beziehung zu
setzen, es wird auch mit einem Verlust des Selbstwertgefühls, mit
einer ständigen Bedrohung der eigenen körperlichen Fähigkeiten, mit
Verletzung der somatischen Intaktheit, drohender Verstümmelung (durch
Operation) und Unterbrechung der Funktionsfähigkeit der gesamten Persönlichkeit in Verbindung gebracht. Mit Recht schreibt CURRIER (1966):
"Krebs haben heißt Angst haben, daß man nie mehr zum Leben wird seinen
Beitrag leisten bzw. daß man nie mehr etwas vom Leben wird haben können." Dies alles und mehr müßte dem Arzt gegenwärtig sein, wenn er
darangeht, seine schicksalhafte Mitteilung zu machen. In der Mehrzahl
aller Fälle werden diese Minuspunkte durch die richtige Art der Eröffnung (s. unter Punkt 4) ausgeglichen werden können. Dennoch bleiben
einige psychiatrische Diagnosen, welche eine Kontraindikation gegen
die Eröffnung der Diagnose Krebs darstellen, nämlich:

a) Schwachsinn höheren Grades: Solche Menschen bringen nicht die Voraussetzungen für eine erfolgreiche Auseinandersetzung mit der Erkrankung mit; wenn sie gelegentlich andererseits auch die volle Bedeutung
der mitgeteilten Diagnose nicht ganz zu erfassen vermögen, so besteht
hier doch die Gefahr der panikartigen Kurzschlußreaktion mit Selbstmordtendenz. - Auf der anderen Seite bleibt es fraglich, eine hohe
Intelligenz automatisch mit einer wahrscheinlichen positiven Krankheitsverarbeitung zu koppeln, wie es etwa WYRSCH (1962) tut. Gerade
bei besonders intelligenten Menschen ist die Eröffnung der Diagnose
oft mit einem hohen Risiko verbunden, wie auch besondere geistige
Fähigkeiten mitunter mit einer augesprochen negativen Krankheitsverarbeitung kombiniert zu sein scheinen (VIITAMÄKI).

b) Höhergradige Demenz: Auch hier lassen die zerebralen Gegebenheiten
eine Bewältigung der Diagnose nicht erwarten. Glücklicherweise akzeptieren gerade alte Menschen selbst in ihrer Demenz den Arzt noch als
Vaterfigur und sind daher bereit, sich auch ohne Einsicht seinen Vorschlägen und Anordnungen zu fügen.

c) Manifestationen des schizophrenen Formenkreises: Hierbei kann eine
solche Desintegration der Persönlichkeit vorliegen, daß sie schwerere
psychischen Belastungen mit einem totalen Zusammenbruch beantwortet.
Zwar kommt es manchmal vor, daß reale Tumoren von Schizophrenen, die
von ihrer Innen- und Phantasiewelt völlig okkupiert sind, kaum zur
Kenntnis genommen werden, dennoch ist hier große Vorsicht geboten,
worauf auch in der Literatur immer wieder hingewiesen wird.

d) Manifestationen des manisch-depressiven Krankheitsgeschehens in
der Vorgeschichte: Es muß bei einer solchen Anamnese mit dem Auftreten
einer neuen Phase, vor allem depressiver Art, gerechnet werden. Nach
Ansicht des Verfassers liegt hierdurch keineswegs eine absolute Kontraindikation gegen die Eröffnung der Diagnose vor: man muß nur besonders
behutsam zu Werke gehen und möglichst schon vor der Mitteilung prophylaktisch mit einer spezifischen antidepressiven Medikation beginnen.

Es mag überraschen, daß die neurotische Persönlichkeit in dieser Aufzählung fehlt, obwohl diese Erkrankung die psychische Belastbarkeit
zweifelsfrei beträchtlich herabsetzt. Einerseits wurde aber bereits
gezeigt, daß die Prognose der Krebserkrankung umso günstiger ist,

je mehr neurotische Abwehrmechanismen entwickelt werden (s. auch noch später), andererseits macht man bei Neurosen gar nicht so selten die Erfahrung, daß eine Bedrohung von außen die innere Konfliktsituation zumindest vorübergehend in den Hintergrund treten läßt. Auch hier wird es sehr auf den *Grad der Neurotisierung* ankommen: denn daß die Neurose sich der Krebserkrankung auch zur völligen Selbstzerstörung, zu einem indirekten Selbstmord durch Torpedierung der therapeutischen Hilfe bedienen kann, wurde bereits erwähnt.

Vor der Konfrontierung mit der Diagnose gilt es, die Persönlichkeit des Betroffenen nicht nur vom psychodiagnostischen Standpunkt zu beurteilen, ebenso wichtig ist es, seine allgemeine Einstellung zu Krankheiten in der Vergangenheit zu prüfen. Jeder Mensch entwickelt ja auf diesem Gebiete spezifische Verhaltensmuster, die durch Erziehung und Vorbild der Eltern geprägt werden: ihre Kenntnis und Berücksichtigung wird wesentlich zur richtigen Beurteilung der Belastbarkeit des Patienten beitragen. (Oft freilich bietet gerade die Vorgeschichte von Krebskranken diesbezüglich wenig Anhaltspunkte, weil es sich vielfach um bis dahin geradezu auffällig gesunde Menschen handelt: auch dies ist eine Beobachtung, die noch der Erklärung, nicht zuletzt unter psychosomatischem Aspekt, bedarf.)

3. <u>Eine gute und somit belastbare Arzt-Patientenbeziehung.</u> Je größer das Vertrauen des Patienten, desto günstiger die Voraussetzung für die Übermittlung der Diagnose. Schon von der Kindheit an kann ja immer wieder die Beobachtung gemacht werden, daß wir Belastendes, Unangenehmes, Schwieriges umso eher akzeptieren, je positiver die Einstellung zu dem Menschen ist, der uns damit konfrontiert. Eine solche Beziehung ergibt sich in der Regel nicht über Nacht, sie ist das Resultat einer längeren persönlichen Begegnung; daher bleibt die sofortige Eröffnung der Krebsdiagnose durch einen (zufällig) einmal konsultierten Arzt sehr problematisch.

4. <u>Die Art der Mitteilung.</u> Genauso wichtig wie das Wann ist das Wie. Hier ist die Zitierung HUGO VON HOFMANNSTHALs berechtigt: "Und in dem Wie da liegt der ganze Unterschied". Befragungen von Patienten haben ergeben, daß sie ihrem Arzt über die Eröffnung der Krebsdiagnose nicht böse, ja daß sie sogar rückblickend dankbar dafür sind, vorausgesetzt, es geschieht in der richtigen Weise. Zu vermeiden ist jede überfallsartige Eröffnung; im Patienten kämpft eine Ahnung um die Wahrheit mit einer Verdrängungstendenz: der ersteren muß langsam zum Durchbruch verholfen werden, dieser Prozeß verträgt keine gewaltsame Beschleunigung (VERWOERDT, 1964). Durch den Dialog des Arztes mit dem Patienten, durch Zuhören und Eingehen auf seine Äußerungen ist das Bewußtwerden der Wahrheit zu fördern, welches dann in jene Art von Fragestellung mündet, die die bejahende Antwort bereits erwartet und daher nicht mehr so schockiert wird. Dazu gehört fürs erste einmal Zeit, und gerade sie steht dem Arzte im modernen Massenbetrieb immer weniger zur Verfügung: *Für einen so entscheidenden Vorgang wie die Eröffnung der Krebsdiagnose muß sie aber zur Verfügung sein.* Zum zweiten ist hier die richtige Wortwahl nötig: "Die Wahrheit ist nicht mit Kälte und Brutalität identisch" (HOERR, 1965). Der Arzt muß sich darüber im klaren sein, daß er vom Patienten in diesen schicksalhaften Momenten genau beobachtet wird und dabei jedes gesprochene Wort ebensolche Bedeutung bekommt wie jedes nicht gesprochene. Der Patient versteht es ausgezeichnet, "zwischen den Zeilen zu lesen". Ein Beispiel aus der praktischen Erfahrung möge dies illustrieren: Ein Patient, dem von seinem Arzt mitgeteilt wurde, daß er an einem nicht bösartigen Tumor leide, aber ahnt, daß es sich um ein Karzinom handelt, fragt in seiner Unsicherheit in einer Gesellschaft einen dort anwesenden Doktor, ob er der Mitteilung Vertrauen schenken solle,

und erhält folgende Antwort: "Wenn ich einen Tumor hätte und man mir sagen würde, er ist gutartig, würde ich es glauben, denn es ist die bei weitem bessere Möglichkeit". Diese Äußerung ist rein verbal weit entfernt von jeder Brutalität und dennoch ausgesprochen zynisch. Sie läßt den Patienten in verstärkter Unsicherheit zurück und leistet keinen Beitrag zu einer echten Klärung, welche die Voraussetzung für eine erfolgreiche Auseinandersetzung wäre. - Die Mitteilung der Diagnose hat im übrigen immer so zu erfolgen, daß sie mit einer Ermutigung verbunden und Raum für Hoffnung bleibt. Der Begriff der "unheilbaren Krankheit" muß aufgeschlüsselt und es muß gezeigt werden, daß es in Wirklichkeit gerade bei dieser Krankheitsgruppe sehr verschiedene Verläufe gibt und die individuelle Verlaufsform nicht zuletzt vom Verhalten des Patienten abhängig ist, er nicht bloß wehrloses Opfer der Erkrankung ist, sondern sie von sich aus, natürlich mit ärztlicher Hilfe, beeinflussen und zum günstigeren wenden kann. Statt "für Sie kann man nichts mehr tun", muß es heißen: "Wir werden alles, was möglich ist, tun, und Sie können dabei wesentlich mithelfen." Sehr wichtig ist es, daß dann auch tatsächlich *möglichst rasch* eine aktive Krebstherapie eingeleitet wird, die Erfahrung zeigt eine Milderung der psychischen Reaktionen ab dem Moment, in dem die Behandlung wirklich beginnt: Verzögerungen können sich hier sehr negativ auswirken (s. später).

Voraussetzung für das richtige ärztliche Verhalten in dieser Situation ist nicht zuletzt auch eine entsprechende Selbsterkenntnis. Manche Ärzte verkünden die Diagnose, um ihre Überlegenheit zu beweisen, und die Mitteilung fällt dementsprechend grob-autoritär aus. Mit Recht weist DESJARDINS (1960) darauf hin, daß auch das Bedürfnis des Arztes, vor seinem Patienten als tüchtiger Arzt dazustehen, der die richtige Diagnose weiß, die Art der Konfrontierung negativ beeinflussen kann; schließlich mag auch bedeutungsvoll sein, daß, wie MAGRAW (1961) betont, manche Ärzte sich dem Karzinom gegenüber "ohnmächtig" fühlen und die daraus resultierende Aggressitvität am Patienten abreagieren. Jedenfalls ist dies ein Gebiet, wo die echte humanistische Gesinnung des Arztes, auch seine Einstellung zum eigenen Tode und zum Tode des anderen (Every man's dead diminishes me, because I am involved in mankind - JOHN DORN), ähnlich wie bei der Selbstmordverhütung, am kritischsten geprüft wird. Überflüssig zu betonen, daß auch hier jeder Fehler, wie schon vorher bei der falschen Einschätzung der psychischen Tragfähigkeit, katastrophale Folgen haben kann.

<u>5. Die Einstellung der nächsten Umgebung, besonders der Familienangehörigen.</u> Teilnahmslose Gleichgültigkeit ist dabei ebenso gefährlich wie übertriebene Besorgnis. Letztere erzeugt eine dauernde ängstliche Zuwendung zum Patienten (z.B. ständiges Fragen nach seinem Befinden), die diesen sehr wohl in zusätzliche Angst zu setzen vermag. Der Verfasser hat schon mehrmals Angehörige von Krebskranken behandelt, die die Nachricht von dem Karzinom in ihrer Familie (z.B. bei der Gattin) in solche Angst und Depression versetzte, daß die Kranken ihrerseits aus deren Depression den Schluß zogen, ihre Krankheit sei unheilbar und hoffnungslos. Es erübrigt sich, darauf hinzuweisen, daß ein solches Gefühl der Schwächung der Widerstandskraft die Wege ebnet. Daher gelten dieselben Gesetze, die bei der Informierung des Kranken selbst befolgt werden müssen, bis zu einem gewissen Grade auch für die Aufklärung der Angehörigen.

6. Es hat eine intensive ärztliche psychische Betreuung stattzufinden, die den Patienten bei seiner schweren Arbeit zur Bewältigung der mitgeteilten lebensbedrohlichen Diagnose unterstützt. Wenn auch die traumatisierende Eröffnung noch so rücksichtsvoll und psychohygienisch

orientiert durchgeführt worden ist, *das allein kann nicht ausreichen, man muß den Patienten vielmehr konsequent weiterbetreuen.* Die Auseinandersetzung mit der Erkrankung findet ja in drei Stadien statt:

a) Das erste könnte man als den Einbruch der Erkrankung in das gesunde Leben bezeichnen. Diese Periode erreicht in der Konfrontation mit der Diagnose ihren Höhepunkt.

b) Das Ringen um die psychische Stabilisierung. Daß die Diagnose zuerst Angst und Depression hervorruft, ist natürlich und muß (sofern es nicht zur Panik kommt), wie schon erwähnt, nicht negativ gedeutet werden. Psychische Reaktionen auf die Erkrankung, welcher Art auch immer, sind jedenfalls, wie ebenfalls schon erwähnt, besser als psychische Reaktionslosigkeit. Entscheidend ist nur, welchen *Ausgang* diese Auseinandersetzung nimmt.

c) Die schließliche (mehr oder minder) fixierte Dauereinstellung zur Erkrankung. Hier gibt es zwei extrem einander entgegengesetzte Resultate (und dazwischen natürlich viele Übergänge), die BALTRUSCH (1963) treffend wie folgt charakterisiert:

Im günstigen Falle	Im ungünstigen Falle
Eingliederung und Ernstnehmen der Krankheit	Verdrängung und Verleugnung der Krankheit
Bereitschaft zu emotionellen und affektiven Reaktionen (vegetative Instabilität, neurotische Symptome)	Emotionelle Verkümmerung, keine neurotischen Symptome
Richtung der Aggressivität nach außen	Gehemmte Aggressivität
Fähigkeit Angst und Spannung abzureagieren	Wendung der Aggression gegen die eigene Person
Hypomanische Einstellung, Optimismus	Depression, Pessimismus
Bereitschaft zu kämpfen, Aufbau neuer Ziele	Passives, nicht zielbezogenes Verhalten
Fähigkeit zur Kommunikation	Tendenz zur Isolation

Daß die ungünstige psychische Entwicklung gewöhnlich mit dem letalen Ausgang der Erkrankung korreliert ist, wird immer wieder bestätigt, zuletzt durch ACHTÉ et al. (1970). Es wäre natürlich auch möglich, daß die depressive Verarbeitung nicht Ursache, sondern Folge des negativen Verlaufes ist. Mitunter erfolgt der Tod dann auch durch Selbstmord, und an dieser Stelle erscheint es angezeigt, endlich die Beziehung zwischen Suizid und Krebs zusammenfassend zu behandeln.

Fürs Erste ist es überraschend, daß der Selbstmord bei Krebskranken seltener vorkommt, als es etwa der Laie annehmen würde, für den der Suizid des an einem Karzinom Leidenden ja der einfühlbare und somit verständliche Suizid schlechthin ist. So waren z.B. nur 0,8% aller Selbstmörder Finnlands in den Jahren 1954 - 1958 krebskrank (ACHTÉ et al., 1970). LITIN fand 1966, daß die Suizidrate von Krebskranken nicht höher war als die anderer Gruppen, BALTRUSCH ermittelte sie

1964 sogar niedriger. Einiges spricht dafür, daß bei aus psychopathologischen Gründen (endogene Depression, Neurose) *eingebildetem* Krebs (Karzonophobie) mehr Selbstmorde stattfinden als bei der tatsächlichen Erkrankung. Dies darf aber nicht zu der Fehlinterpretation verführen, als gebe es beim Karzinom keine Selbstmordgefahr, im Gegenteil: *Diese Diagnose muß immer alle suizidprophylaktischen Impulse zu höchster Wachsamkeit mobilisieren.*

Dabei zeichnen sich zwei Prädilektionsstellen der Selbstmordgefahr ab:

a) Die erste ist gegeben unmittelbar nach der Konfrontation mit der Diagnose: Es wurde schon gezeigt, daß es durch richtige Vermittlung der bitteren Wahrheit und fortgesetzte Betreuung, basierend auf einer guten Arzt-Patientenbeziehung, durchaus möglich ist, Panikreaktionen zu verhindern. Besonders gefährlich ist die Verheimlichung der Diagnose, wenn der Patient dann von anderer Seite (etwa von Mitpatienten) doch die Wahrheit erfährt (vor kurzem erhängte sich eine 5ojährige Frau, der die Krankenkassenrechnung zugesandt wurde: versehentlich war auch die Diagnose Krebs auf dem Papier festgehalten - der jähe Vertrauensverlust gegenüber dem Arzt, der ihr den Krebs immer "ausgeredet" hatte, spielte dabei sicherlich eine große Rolle), oder wenn der Patient aus den angeordneten Maßnahmen (Operation, Bestrahlung) den Schluß ziehen kann, daß doch Krebs vorliegt. (Vor einiger Zeit verlangte ein Patient nach einer Operation von seinem Arzt die Bestätigung dafür, daß es sich bei ihm um ein malignes Neoplasma gehandelt habe. Er erhielt zur Antwort: "Aber ich kann Sie doch gar nicht anlügen; wenn es bösartig gewesen wäre, müßten Sie ja nachbestrahlt werden, und dann wüßten Sie doch gleich, woran Sie sind." Wenige Tage später erschien die Krankenschwester in seinem Zimmer und drückte ihm wortlos eine Zuweisung zu einer Bestrahlungsserie in die Hand... Wenn in dieser Situation bei einem so mißglückten Management ein Selbstmord passiert wäre, hätte man sich nicht wundern dürfen.) Einen anderen typischen Fall hat der Verfasser in seiner 1961 erschienenen Monographie "Neue Untersuchungen zum Selbstmordproblem", die auf der Rekonstruktion der Geschichte von 5o vollendeten Selbstmorden, also auf einer sogenannten "psychiatrischen Autopsie" beruht, einen Fall (Nr. 35) beschrieben, der hier wegen seiner Instruktivität in den entscheidenden letzten Punkten wiedergegeben sei:

... 1929 hat sie im Alter von 26 Jahren eine Tochter geboren, die sich anfänglich sehr günstig entwickelte, aber dann aus Gründen, die nicht ganz geklärt werden können, von Jahr zu Jahr mehr sich der Patientin entfremdete. Die älteste Schwester meint dazu, die Patientin habe offenbar in der Tochter zu sehr das Bild des abgelehnten Gatten gesehen und sich dadurch "unbewußt" gegenüber derselben so lange verschlossen, bis sie sie verloren habe. 1949 wanderte die Tochter nach Kanada aus. Die Patientin konnte diesen Verlust nicht verwinden, um diese Zeit verstärkten sich ihre depressiven und mutlosen Äußerungen und Reaktionen, so daß mehrere Bekannte der Tochter nach Kanada schrieben,sie möge doch zurückkommen und ihre Mutter nicht für immer allein lassen. Auf diese Briefe soll keine Antwort erfolgt sein. Im Jahre 1959 erkrankte die Patientin mit Müdigkeitsgefühl, Appetitlosigkeit und Abmagerung, jedoch bestanden keine Schmerzen. Bei einer eingehenden Durchuntersuchung wurde ein Mammakarzinom festgestellt, der Patientin wurde, ohne ihr die Diagnose genau mitzuteilen, die Operation vorgeschlagen. Es wurde ihr lediglich gesagt, es könne sich möglicherweise um Krebs handeln, und man müsse sicherheitshalber die Brust entfernen. In den Tagen vor der Operation sagte sie zu allen ihren Angestellten, daß sie das Leben nicht mehr freue, die älteste Schwester gibt folgende Äußerung als wörtliche Wiedergabe: "Was ist denn das schon für ein Leben, wenn man sich die Brust abschneiden lassen muß". Sie weist auch immer wieder darauf hin, daß eine Schwester an Krebs schrecklich zugrunde gegangen war (diese starb 1955 an einem Uteruskarzinom) und daß sie deren Schicksal nicht mitmachen wolle. Am Tag vor der Operation schreibt sie an ihre Tochter nach Kanada einen Brief, daß sie ins Spital gehen und sich einer Operation unterziehen müsse. In dem Brief sind aber keine Aufforderungen an die Tochter enthalten, aus diesem Anlaß nach Wien zu kommen, ebenso keine Vorwürfe. Am Abend vor der Operation erscheint der Hausarzt in ihrer Wohnung, um ihr eine Beruhigungsinjektion zu verabreichen. Bei dieser Gelegenheit sagt die Patientin zu ihm, daß die Operation viel Geld kosten werde und daß sie lieber ihm, dem Hausarzt, das ganze Geld geben wolle, wenn er ihr eine "richtige Injektion" verabreiche, eine durch die sie nicht mehr aufwachen müsse. Der Arzt hält dies für eine nicht ernst zu nehmende Äußerung und beruhigt sie mit dem Hinweis, daß es ihr nach der Operation viel besser gehen werde. Unmittelbar nach seinem Weggehen dreht die Patientin den Gashahn auf. Sie hat keinen Abschiedsbrief hinterlassen. Die Obduktion hat ergeben, daß eine Metastasierung des Karzinoms noch nicht erfolgt war.

Der Fall zeigt gleich zwei entscheidende Fehler gekoppelt: Einmal die mangelhafte Krankheitsinformation und damit das gestörte Arzt-Patientenverhältnis, dann aber auch die Ignorierung der mit aller Deutlichkeit geäußerten Selbstmordabsicht. - Sehr gefährlich ist auch die oft unvermeidliche längere Wartezeit auf ein Spitalbett, die Patienten bleiben in dieser Zeit oft in zwiespältige seelische Auseinandersetzungen gestürzt, aus denen gelegentlich der Selbstmord resultiert. Im Spital selbst kann das Gefühl, daß nicht genug geschehen ist und auch diese Hoffnung sich als trügerisch erwiesen hat, gerade im Moment der Spitalentlassung eine ernste Selbstmordgefahr heraufbeschwören, worauf FARBEROW (1969) auf Grund eines umfangreichen Patientenmaterials eindringlich hinweist.

b) Die zweite Prädilektionsstelle ist gegeben, wenn die Auseinandersetzung mit der Erkrankung in die ungünstige Richtung, also auf Depression, Pessimismus, Passivität und Isolation hinausläuft. Hier (wie auch sonst bei Krebskranken) wird das Suizidrisiko wesentlich erhöht, wenn schon vor der Karzinomerkrankung in einem anderen Zusammenhang Selbstmordtendenzen auftraten, somit also eine Neigung zu suizidalem Verhalten besteht. Interessant bleibt, daß in den Endstadien der Erkrankung die Selbstmordtendenz deutlich abnimmt, vielleicht deswegen, weil hier die für den Selbstmordakt nötige Dynamik infolge der allgemeinen Erschöpfung nicht mehr aufgebracht wird, vielleicht auch, weil in dieser Periode, wohl als letzte Abwehrmaßnahme, eine wiederholt beobachtete "terminale Euphorie" vorherrscht.

Bleibt es auf der einen Seite Aufgabe des Arztes, durch richtiges Verhalten bei der Vermittlung der Diagnose Panikreaktionen und durch fortgesetzte psychische Betreuung die Fixierung einer Depression zu verhindern, so kann er im Positiven einen entscheidenden Beitrag leisten zur erfolgreichen Krankheitsverarbeitung, wie sie vorhin in der Tabelle festgehalten worden ist. Hinter vielen Fällen, die günstig verlaufen, steht, wenn man nachforscht, die intensive somatische und psychische Betreuung durch einen Arzt; gestützt auf ein gutes Vertrauensverhältnis zwischen ihm und dem Patienten (der Patient muß an den Arzt und seine Therapie glauben), kann er wesentlich ermutigend wirken, eine Tätigkeit, die keineswegs für Psychiater oder Psychotherapeuten reserviert ist (handelt es sich doch nicht um eine Neurosentherapie), *sondern dem Arzt jeder Fachrichtung und dem praktischen Arzt offen steht*, ja jeden einzelnen Mediziner benötigt. (Natürlich kann die Krebserkrankung auch spezifische psychotherapeutische Pro-

bleme aufwerfen, wie z.B. die Schmerzbekämpfung durch Hypnose, über
deren erfolgreiche Anwendung FRIEDMAN (196o) und andere berichten.)
Immer wieder findet man dementsprechend in der Literatur die Wichtigkeit dieser "Psychotherapie" bestätigt und dem Appell, ein solches
Vorgehen zu intensivieren, kann man sich nur neuerlich anschließen,
auch auf die Gefahr hin, als Utopist bezeichnet zu werden, der die
Ärzte mit unzumutbaren Ansinnen überfordere; es erscheint ein beun-
ruhigendes Symptom, daß man zunehmend als weltfremder Illusionist
angesehen wird, wenn man nichts als die Realisierung dessen verlangt,
was eigentlich selbstverständliche Pflicht des Arztes ist.

In einer früheren Arbeit hat der Verfasser zusammen mit PIETSCHMANN
daran erinnert, daß die Zukunft der psychosomatischen Medizin von der
interdisziplinären Zusammenarbeit abhängig bleibt und die Psychosomatik in diesem Sinne im Dienste einer zentripetalen Kraft steht, die
die weitere Zersplitterung der Medizin zu verhindern bemüht ist. Dies
gilt auch für die psychosomatischen Probleme, welche das Karzinom auf-
wirft. Sie sind nur lösbar durch Kooperation der verschiedenen ärztlichen Fächer, und auch die Krankenschwestern dürfen aus dieser Familie nicht ausgeschlossen werden, da der Krebskranke ja besonders häufig mit der Spitalwelt konfrontiert wird.

Ein Zitat des österreichischen Dichters HERBERT ZAND, der, eingekreist
von schwerer Krankheit (freilich nicht Krebs), mit Unterstützung seiner Ärzte dem Leiden jahrelang tapferen Widerstand leistete, stehe am
Schluß: "Medizin ist das Wort Hoffnung in seinem reinsten Zustand, es
ist Hoffnung oder es ist nicht. Mysterium und Charisma des Arztes".

Literatur

ACHTÉ, K., VAUHKONEN, M., VIITAMÄKI, R.: Cancer and psyche. Monographs
   from the Psychiatric Clinic of the Helsinki University, No. 1, 197o.
BAHNSON, C.G., BAHNSON, M.B.: Denial and repression of primitive
   impulses and of disturbing emotions in patients with malignant
   neoplasma. In: Psychosomatic aspects of neoplastic disease (Ed.
   KISSEN, D.M.), p. 42-62. London: Pitman 1964.
BAHNSON, C.B., BAHNSON, M.B.: Cancer as an alternative to psychosis:
   a theoretical model of somatic and psychologic regression. In:
   Psychosomatic aspects of neoplastic disease (Ed. KISSEN, D.M.),
   p. 184-2o3. London: Pitman (1964).
BAHNSON, C.B., BAHNSON, M.B.: Role of the ego defenses: denial and
   repression in the etiology of malignant neoplasm. Ann. N.Y. Acad.
   Sci. 125 (1966).
BALTRUSCH, H.J., et al.: Psyche-nervous system-neoplastic process.
   An old problem having a new present significance. Z. psycho-som.
   Med. 9, 229 (1963).
BALTRUSCH, H.J.: Psychosomatische Beziehungen bei Krebskranken.
   Psychosom. Med. 3, 196 (1969).
BODAMER, J.: Der Mensch ohne Ich. (Suom. Ihminen vailla minuutta).
   Porvoo-Helsinki: Werner Söderström Osakeyhtiö 1966.
BOOTH, G.: Irrational complications of the cancer problem. Amer. J.
   Psychoanal. 25, 41 (1964).
BUTLER, B.: Quoted by LeShan, L., in: Psychological states as factors
   in the development of malignant disease: a critical review. J. nat.
   Cancer Inst. 22, 1 (1959).
CERMAK, I.: Ich klage nicht. Wien: Amalthea 1973.
COBB, B.: Emotional problems of adult cancer patients. J. Amer. Geriat.
   Soc. 7, 274 (1959).
CURRIER, L.M.: The psychological impact of cancer on the cancer patient
   and his family. Rocky Mtn. med. J. 63, 43 (1966).

CUTLER, M.: The nature of the cancer process in relation to a possible psychosomatic influence. In: The psychological variables in human cancer (Eds. GENGERELLI, J.A., KIRKNER, F.J.), p. 1-13, 1954.

DESJARDINS, A.U.: What a physician should tell a patient who is afflicted with a malignant lesion. J. Maine med. Ass. 51, 2oo (196o).

EBAUGH, F.G.: Emotional factors involved in serious illness. Texas St. J. Med. 55, 152 (1955).

ERICKSON, M.: Hypnosis in painful terminal illness. Amer. J. clin. Hypnos. (1959).

ERKKILÄ, S.: Kuinka totuus kerrotaan. Medisiinari 3o, 16 (1966).

EVANS, R.B., STERN, E., MARMORSTEN, J.: Some psychological characteristics of men with cancer. 17, 3o7 (1964).

EYSENCK, H.J.: Smoking, personality and psychosomatic disorders. J. psychosom. Res. 7, 1o7 (1963).

FARBEROW, L.: Grundlagen der Theorie und Praxis von Selbstmordverhütungsstellen. In: Selbstmordverhütung. Bern-Stuttgart-Wien: Huber 1969.

FRIEDMAN, M.: Hypnotherapy in advanced cancer. Rocky Mtn. Med. J. (196o).

GREEN, W.A.: Ann N.Y. Acad. Sci. 125, (1966).

HERBERGER, W.: Das Problem der unheilbar Kranken als menschliche und therapeutische Aufgabe für den Arzt. Z. ärztl. Fortbild. 53, 1458 (1959).

HOERR, S.O.: What should the physician tell the patient with cancer? Geriatrics 2o, 961 (1965).

HOFF, H., RINGEL, E.: Aktuelle Probleme der psychosomatischen Medizin. München: Jobis 1964.

KAVETSKY, R.E., TURKEVICH, N.M., BALITSKY, K.P.: On the psychophysiological mechanism of the organism's resistance to tumor growth. Ann. N.Y. Acad. Sci. 125, 933 (1966).

KISSEN, D.: The present status of psychosomatic cancer research. Geriatrics 24, (1969).

KRATCMAR, F.: Die Psyche des Karzinomkranken. Krebsgeschehen 6, 1973.

LESHAN, L.L.: Psychological states as factors in the development of malignant disease: A critical review. J. nat. Cancer Inst. 22, 1 (1959).

LESHAN, L.L.: A basic psychological orientation apparently associated with malignant disease. Psychiat. Quart. 33, 314 (1961).

LESHAN, L.L.: An emotional life-history pattern associated with neoplastic disease. Ann. N.Y. Acad. Sci. 125, 78o (1966).

LESHAN, L.L., GASSMAN, M.L.: Some observations on psychotherapy with patients suffering from neoplastic disease. Amer. J. Psychother. 12 (4), 723 (1958).

LESHAN, L.L., LESHAN, E.: Psychotherapy and the patient with a limited life span. Psychiatry 24, 318 (1961).

LESHAN, L.L., WORTHINGTON, R.E.: Some psychologic correlates of neoplastic disease. A prelininary report. J. clin. exp. Psychopath. 16, 281 (1955).

LINDEGARD, B., NYMAN, G.E.: Quoted by HAGNELL, O., in: The premorbid personality of persons who develop cancer in an total population investigated in 1947 and 1957. Ann. N.Y. Acad. Sci. 125, 846 (1962).

LITIN, E.M.: Symposium: What shall we tell the cancer patient? A psychiatrist's view. Proc. Mayo Clin. 35, 247 (196o).

MAGRAW, R.M.: The doctor, the relatives and the cancer patient. J.-Lancet 81, 381 (1961).

OKEN, D.: The physician, the patient and cancer - an abstract. Illinois med. J. 12o, 333 (1961).

RINGEL, E.: Neue Untersuchungen zum Selbstmordproblem. Wien: Hollinek 1961.

RINGEL, E.: Selbstmordverhütung. Bern-Stuttgart-Wien: Huber 1969.

RINGEL, E., SCHINKO, H.: Psychische Erkrankungen als Hindernis vital indizierter ärztlicher Eingriffe. Wien. klin. Wschr. 71, 14 (1959).

SELYE, H.: Hormons and resistance. Berlin-Heidelberg-New York: Springer 1971.

SIMMONS, H.: The psychogenic theory of disease. Sacramento/Calif.: Harold E. Simmons 1966.

SUTHERLAND, A.M.: Psychiatric problems in the management of cancer. Acta Un. int. Cancer 56, 387 (1957).

VERWOERDT, A.: Communication with the fatally ill. Sth. med. J. (Bgham, Ala.) 57, 787 (1964).

VESTER, F.: Hormone und die Umwelt des Menschen. Ztschr. d. Scherer GmbH., Okt. 1973.

WYRSCH, J.: Should we inform the patient about the cancer diagnosis? Schweiz. med. Wschr. 92, 1577 (1962).

ZAND, H.: Kerne des paradiesischen Apfels. Wien: Europa Verlag 1971.

Beurteilungs- und Klassifizierungsmöglichkeiten maligner Neoplasmen unter Berücksichtigung von Prognose und Therapie

J. H. HOLZNER

Für die Verifizierung eines klinischen Tumorverdachtes bzw. für die morphologische Diagnostik vor allem maligner, neoplastischer Erkrankungen stehen zwei mikro-morphologische Methoden zur Verfügung:

1. Die histologische Untersuchung von Gewebsbiopsien und Operationspräparaten,

2. die zytologische Untersuchung von Punktaten, Abstrichen oder Imprints.

Ist die Hauptaufgabe der morphologischen Diagnostik die Feststellung eines neoplastischen Prozesses und die grobe Klassifizierung des Tumorgewebes, so wird vom Histologen und Zytologen oft darüber hinaus noch die Beantwortung weiterer Fragen erwartet. Dazu gehören in erster Linie die Feststellung des Stadiums der Erkrankung, die prognostische Beurteilung des neoplastischen Gewebes und Empfehlungen oder Hinweise bezüglich der einzuschlagenden Therapie.

Das *Stadium* einer malignen neoplastischen Erkrankung wird im wesentlichen bestimmt durch die Ausdehnung der malignen Infiltration und ihre Grenzen. Es genügt daher eine einfache Probeexzision und ein zytologischer Abstrich bzw. ein Punktat im allgemeinen nicht für die Bestimmung des Stadiums. Nur mehrfache Biopsien oder Punktionen von den vermeintlichen Randpartien eines neoplastischen Prozesses können unter Umständen Aufschluß über die Ausdehnung eines Tumorinfiltrates geben. Die Beurteilung des Stadiums der malignen Erkrankung ist daher im wesentlichen der histologischen Untersuchung des Operationspräparates vorbehalten, wobei eine sichere Aussage nur dann möglich ist, wenn die Entfernung des Tumors "im Gesunden" erfolgte.

Die *prognostische Beurteilung* einer neoplastischen Erkrankung beruht in erster Linie auf der Feststellung des histologischen Typs des Tumors und seines Differenzierungsgrades. Auf der Basis jahrzehntelanger Erfahrungen und großer statistischer Untersuchungen über die 5-Jahres-Heilungsraten und die Mortalität der verschiedenen Neoplasmen sind gewisse prognostische Aussagen möglich, allerdings nur im Kollektiv. Im Einzelfall können außerordentlich starke Variationen im Krankheitsverlauf und in der Heilungserwartung vorkommen. Aus diesen Gründen war es naheliegend, daß immer wieder versucht wurde, auch über eine allgemeine prognostische Klassifizierung der verschiedenen Tumortypen hinaus Kriterien zu erarbeiten, die auch eine dedizierte Aussage im Einzelfalle ermöglichen. Im wesentlichen basieren diese Klassifizierungen auf dem Differenzierungsgrad des Tumorgewebes, wobei zwischen dem geweblichen und dem zellulären Differenzierungsgrad zu unterscheiden ist.

Der *gewebliche Differenzierungsgrad* wird an Hand der Ähnlichkeit oder Unähnlichkeit der geweblichen Architektur des Tumorgewebes mit dem des

Muttergewebes festgestellt. Ein drüsenbildendes Karzinom mit Drüsen-
formationen, die in ihrer Form dem Muttergewebe ähnlich sind, wird
als geweblich hochdifferenziert bezeichnet, während ein drüsenbildendes Karzinom mit nur rudimentären Drüsen und überwiegend soliden Tumorzellverbänden geweblich undifferenziert ist.

Die *zelluläre Differenzierung* ergibt sich u.a. meist aus der Kern-Plasma-
Relation, die sich mit zunehmender Differenzierung zugunsten des Zytoplasmas ändert, sowie aus der feineren Morphologie und Funktion des
Zytoplasmas der betreffenden Zellen. Wenn auch im allgemeinen gewebliche und zelluläre Differenzierung parallel gehen, so gibt es doch
Ausnahmen. Im allgemeinen dürfte der Bestimmung des zellulären Differenzierungsgrades in der prognostischen Beurteilung etwas mehr Gewicht
zukommen, da die Vitalität und Aggressivität einer Tumorzellpopulation
mehr auf dem Zellcharakter als auf der geweblichen Architektur beruhen.
Von den meisten Histo-Pathologen werden bei der Beurteilung des Differenzierungsgrades zelluläre und gewebliche Charakteristika gleichzeitig verwertet.

Es ist eine alte Regel, daß mit zunehmendem Differenzierungsgrad die
reproduktiven Tendenzen eines Gewebes meist abnehmen, die Wachstumstendenz geringer und damit die Prognose besser wird. Allerdings folgen z.B. Tumoren im Kindesalter und Neoplasmen der endokrinen Organe
oft nicht dieser Regel und erlauben keine Schlußfolgerungen aus ihrem
Differenzierungscharakter.

In der Praxis beurteilt der Histo-Pathologe die Malignität nach drei
Gesichtspunkten:

1. Dem Grad der Anaplasie des Geschwulstgewebes, der im wesentlichen
dem Grad der Undifferenziertheit gleichzusetzen ist. Er ergibt sich
aus der Variation von Zellform und Zellgröße, Kernform und Kerngröße,
Chromatingehalt und Chromatinstruktur der Kerne, Vorkommen von Riesenkernbildungen und mehrkernigen Tumorzellen etc.

2. Der Wachstumstendenz des Geschwulstgewebes. Diese kann am besten
durch die Feststellung der Zahl der in Mitose befindlichen Zellen
beurteilt werden. Dazu ist es notwendig, unmittelbar nach der Entnahme
fixiertes Gewebe zu untersuchen. Wird die Fixation erst Stunden später
vorgenommen, so können *in vivo* begonnene Mitosen noch zu Ende ablaufen,
während neue Zellteilungen nicht mehr in Gang kommen. Auf diese Weise
kann die tatsächliche Mitoserate nicht mehr festgestellt werden. Ein
überstürzt und rasch wachsendes Gewebe hat auch eine größere Chance
für das Auftreten atypischer - sogenannter pathologischer - Mitosen,
deren Nachweis ein wichtiges Kriterium der Malignität darstellt.

3. Dem Verhalten der Geschwulstzellen gegen das umgebende Gewebe: Ein
sicheres Kennzeichen der Malignität ist die destruktive Invasion des
Nachbargewebes, obwohl auch sichere neoplastische Prozesse in einem
präinvasiven Stadium erfaßt werden können (Carcinoma in situ), was
für die Frühdiagnose eine besondere Bedeutung gewinnt. Insbesondere
ist der Einbruch von Tumorzellen in das Lymph- oder Blutgefäßsystem
als prognostisch besonders ungünstig zu werten.

Im Lichte der neuen Erkenntnisse der Immunpathologie gewinnt auch die
zelluläre Stromareaktion bei invasiven Tumoren eine besondere Bedeutung. Da diese "chronisch-entzündlichen" Reaktionen im wesentlichen
aus lymphoidzelligen und mononukleären Infiltraten bestehen, war der
Gedanke naheliegend, daß es sich um eine zelluläre immunologische
Abwehrreaktion handeln könne. Untersuchungen von GRUNDMANN haben auch
tatsächlich gezeigt, daß bei invasiven Neoplasmen mit starker Stromareaktion an der Invasionsfront des Geschwulstparenchyms oft regressive

Veränderungen an den Tumorzellen festzustellen sind und die Mitosezahl eher niedrig ist, im Gegensatz dazu aber bei geringer oder fehlender Stromareaktion meist reichlich Mitosen - aber keine regressiven
Veränderungen an den Geschwulstzellen vorliegen.

Wie erwähnt, werden vom Histo-Pathologen oft auch Empfehlungen hinsichtlich der erfolgversprechendsten Therapie bzw. Auskunft über die
Wirksamkeit einer bereits begonnenen Behandlung erwartet. Die Beurteilung einer Therapieresistenz oder -sensibilität eines Geschwulstgewebes ist auf zweierlei Weise möglich:

1. Die kollektive Beurteilung der Therapieresistenz eines Neoplasmas
auf Grund seines histologischen Typs und seines Differenzierungsgrades, auf Grund der Erfahrungen früherer Fälle und deren statistischer
Auswertung.

2. Die individuelle Feststellung eines Therapieeffektes an einem Geschwulstgewebe während der Durchführung der Behandlung.

Es ist lange bekannt, daß sich eine Reihe von Neoplasmen durch eine
besondere Strahlensensibilität auszeichnet, wie die Neubildungen der
an und für sich strahlenempfindlichen Gewebsarten (lymphatisches Gewebe, blutbildendes Knochenmark, Keimzellen), während andere Tumortypen wie das Chorionepitheliom besonders durch Zytostatika beeinflußt
werden. Eine weitere Beurteilungsmöglichkeit ergibt sich aus dem Differenzierungsgrad eines Geschwulstgewebes. Im allgemeinen zeichnen
sich wenig differenzierte "embryonale" und daher auch meist mitosereiche Neubildungen durch höhere Strahlensensibilität aus als ausgereifte Tumorarten. Jedoch gelten auch diese Richtlinien nur im Kollektiv, während im Einzelfall recht erhebliche Variationen bestehen können.

Wesentlich mehr Aussagekraft hat die laufende Beurteilung eines Therapieeffektes während der Durchführung der Behandlung. Voraussetzung
dafür ist natürlich die leichte Zugänglichkeit des Neoplasmas für
histologische oder zytologische Gewebsentnahmen. Da die Beurteilung
der Vitalität von Tumorzellen und insbesondere die Anwendung zytochemischer Methoden auch am Ausstrichpräparat möglich ist und durch
eine Punktion mit einer dünnen Nadel oder einfache Abstrichsentnahme
mechanische Schädigungen des Gewebes, die eine spätere Beurteilung
erschweren würden, weitgehend vermieden werden können, ist der zytologischen Technik im allgemeinen der Vorzug zu geben, ganz abgesehen
davon, daß auch die Gewebsentnahme für den Patient und den Arzt
weniger belastend ist.

Schon durch die einfachen Routinefärbemethoden können zytomorphologische und histomorphologische Regressionsveränderungen an den Tumorzellen festgestellt werden. Die Signifikanz solcher Veränderungen ist
aber relativ gering, da sie nicht für bestimmte Behandlungsmethoden
spezifisch sind und auch spontan in jedem Geschwulstgewebe vorkommen
können. Mehr Aussagekraft gewinnen diese Untersuchungen, wenn das Ausmaß der Zellschädigung quantitativ festgestellt wird, wie z.B. durch
das Auszählen der geschädigten Zellen in Relation zur Gesamtzellzahl.

Da die morphologischen Kennzeichen einer Zellschädigung oder eines
Zelltodes erst verhältnismäßig spät in Erscheinung treten, es auf der
anderen Seite aber wichtig erscheint, einen schädigenden Effekt irgendeiner Maßnahme so früh als möglich festzustellen, wurde versucht,
spezielle, vor allem zytochemische und histochemische Methoden in die
Beurteilung der Gewebsschädigung miteinzubeziehen. Jede Zellschädigung,
besonders wenn sie irreversibel wird, geht mit einer zunehmenden Azidose des Zytoplasmas einher. Diese Azidose kann mittels einfacher

Färbemethoden (Alcianblau, metachromatische Farbstoffe wie Toluidin-
blau u.a.) nachgewiesen werden.

Schwerere Zellschädigungen sind immer mit dem Sistieren oxydativer
Stoffwechselvorgänge und mit der Inaktivierung oxydativer intrazellu-
lärer Enzyme verbunden. Daher wurde auch die Anwendung enzymhistoche-
mischer Methoden zum Nachweis der Zellschädigung versucht. Da diese
Methoden verhältnismäßig wenig empfindlich sind, eignen sie sich aber
nur für die Anwendung bei solchen Gewebsarten, die normalerweise eine
hohe Aktivität der entsprechenden Enzyme aufweisen. Damit ist ihre
Anwendbarkeit gerade bei den ja oft undifferenzierten Tumorzellen
nur sehr beschränkt.

Eine große Zahl von malignen menschlichen Neoplasmen zeichnet sich
durch eine Abnormität des Nukleinsäuregehaltes der Tumorzellkerne aus:
Einerseits durch eine starke Variation ihres Deoxyribonukleinsäure-
(DNS)-Gehaltes, andererseits durch einen individuellen aneuploiden
Stammzelltyp, der innerhalb der Tumorzellpopulation am häufigsten
vertreten ist. Quantitative Untersuchungen über den DNS-Gehalt der
einzelnen Individuen einer Tumorzellpopulation vor, während und nach
therapeutischen Maßnahmen, insbesondere bei Anwendung ionisierender
Strahlen, haben gezeigt, daß je nach dem Effekt der durchgeführten
Behandlung Veränderungen im DNS-Histogramm des Tumorgewebes (= Ver-
teilungsdiagramm der DNS-Gehalte der einzelnen Tumorzellen einer
Population) entstehen. Während bei geringer oder fehlender Strahlenempfindlichkeit die Verteilung der DNS-Werte in der Tumorzellpopulation mehr oder weniger unverändert bleibt, treten bei strahlenempfindlichen Neoplasmen charakteristische Verschiebungen auf. Diese bestehen
einerseits in einer Depression des Häufigkeitsgipfels im Stammlinien-
bereich, andererseits im Auftreten von vermehrten Elementen und höherem atypischem DNS-Gehalt. Dies entspricht wahrscheinlich einer Verminderung der den vitalsten Zelltyp repräsentierenden Stammlinien-
zellen, während die Zellen mit höheren DNS-Werten offensichtlich Elemente darstellen, die zwar noch in der Lage waren, DNS zu syntheti-
sieren, jedoch nicht mehr in eine Zellteilung einzutreten. Diese Ergebnisse stehen auch mit der alten morphologischen Erfahrung in Einklang, daß ionisierende Strahlen zum vermehrten Auftreten von hyperchromatischen Riesenkernbildungen führen.

Die praktische Anwendung dieser erfolgversprechenden Methoden stößt
derzeit noch auf technische Schwierigkeiten, da die DNS-Messung an
einer relativ großen Zahl von Einzelelementen einer Tumorzellpopulation mit den derzeit zur Verfügung stehenden Möglichkeiten zeitlich
aufwendig und kostspielig ist. Die für diesen Zweck konstruierten
Zytophotometer haben sich in der wissenschaftlichen Forschung bereits
einen festen Platz erobert, jedoch hat sich ihre praktische Anwendung
im Routinebetrieb bis heute noch nicht durchgesetzt.

Die Möglichkeit der Vitalitätsprüfung an kultivierten Tumorzellen
unter Verwendung biochemischer und zytochemischer Methoden soll hier
nur noch am Rande angeführt werden.

Wir verfügen somit heute über eine Reihe von einsatzbereiten und
potentiellen Möglichkeiten, durch mikromorphologische und zytochemische, qualitative und quantitative Untersuchungen die Malignität und
Vitalität eines neoplastischen Gewebes indirekt zu beurteilen. Über
die Zweckmäßigkeit ihrer Verwendung und ihre Aussagekraft sollte
jedoch in der direkten Diskussion zwischen Kliniker, Therapeut und
Pathologen entschieden werden.

Literatur

ANDERSON, W.A.D.: Saint Louis: Mosby Co. 1966.
FRIEDELL, G.H.: Pathologic features of prognostic import in human
    cancer.
GRAHAM, J.R., GRAHAM: Cellular prognosis in cancer of the cervix.
    Nat. Cancer Inst. Monographie $\underline{34}$, 221 (1971).
GRUNDMANN, E.: Referat, gehalten am Symposium über Tumorimmunologie.
    Berlin 1972.
HOLZNER, J.H., GOLOB, E.: Morphologische und histochemische Verände-
    rungen am Karzinom des Collum uteri unter dem Einfluß zytostati-
    scher und radiologischer Therapie. Verh. dtsch. Ges. Path. $\underline{48}$, 111
    (1964).
HOLZNER, J.H., GOLOB, E.: Changes of the DNA content in cells from
    cervical cancer under cytostatic and radiation therapy. Acta cytol.
    (Philad.) $\underline{12}$, 473 (1968).
KÄRCHER, K.H.: Strahlenklinische Histologie. In: KÄRCHER-BAUER-CHONE-
    KLEIBEL: Einführung in die klinisch-experimentelle Radiologie.
    München-Berlin: Urban und Schwarzenberg 1964.
KOSS, L.G.: Diagnostic cytology and its histopathologic bases. Phila-
    delphia: Lippincott 1968.
MAJNO, G., LA GATTUTA, M., THOMPSON, T.E.: Cellular death and necrosis:
    Chemical, physical and morphological changes in rat liver. Virchows
    Arch. path. Anat. $\underline{333}$, 421 (196o).
SCHERER, E., STENDER, H.St.: Strahlenpathologie der Zelle. Stuttgart:
    Thieme 1963.
SYLVEN, B., NIEMI, M.: Histochemical evidence of cell death. Virchows
    Arch. Abt. B Zellpath. $\underline{1o}$, 127 (1972).
WILLIS, R.A.: Pathology of tumours. London: Butterworths 1967.

Zytologische Diagnose bösartiger Tumoren[*]

F. MORAWETZ

Die zytologische Diagnose bösartiger Tumoren beruht auf der mikroskopischen Untersuchung von Zellen oder Zellverbänden, die entweder von der Geschwulst spontan exfoliiert ("Exfoliationszytologie") oder durch Abstrich oder Punktion ("Punktionszytologie") gewonnen wurden.

Die Zytodiagnostik ist nicht neu, sie ist sogar älter als die meisten in der heutigen Tumordiagnose gebräuchlichen Verfahren. So berichtete bereits 1845 DONNÉ über den Nachweis von Tumorzellen im Sputum, 1867 wurden von LÜCKE u. KLEBS Karzinomzellen in einem Aszitespunktat beschrieben. 19o9 führte MARINI zytologische Untersuchungen des Magensekretes zur Diagnose von Magenkarzinomen durch und äußerte sich dazu wie folgt:

"An dem Tage, an dem sich die Ärzte von dem Nutzen der zytologischen Untersuchung des Magenspülwassers überzeugen, so wie sie heute vom Nutzen der Harnsediment-Untersuchung durchdrungen sind, werden sie mit der Diagnose 'Magenkarzinom' nicht warten, bis es palpabel und der chirurgische Eingriff, wenn nicht schädlich, so doch mindestens zwecklos ist."

Das Neue ist die zunehmende Anwendung auf breiter Basis und die wachsende Bedeutung für die Tumordiagnose. Dies ist vor allem den Arbeiten PAPANICOLAOUs gemeinsam mit TRAUT und CROMWELL (1943, 1949) zu danken. Diese Autoren haben dem zytodiagnostischen Prinzip durch systematische Untersuchungen solide Grundlagen gegeben, von welchen zunächst die Diagnose des weiblichen Genitalkarzinoms profitierte. Allmählich wurde aber der Weg für die zytologische Erkennung anderer Tumoren wie des Bronchuskarzinoms, der Geschwülste des Magen-Darm-Traktes, der Niere und ableitenden Harnwege gebahnt. Zu dieser Entwicklung haben die Monographien von GRUNZE (1955), HENNING u. WITTE (1957, 1968), KOSS (1961), LOPES CARDOZO (1955) u.a.m. Wesentliches beigetragen.

Zytologische Kriterien der malignen Zelle

Dazu folgender Lehrsatz: "Es gibt bis auf Ausnahmefälle kein sicheres *Einzelkriterium* von Zellen, das mit entscheidender Verläßlichkeit auf Malignität hinweist, dafür aber eine *Summe* vom Merkmalen oder "Abweichungen von der Norm", aus denen auf das Vorhandensein von Tumorzellen geschlossen werden kann. Die Verläßlichkeit einer zytologischen Diagnose wird daher umso größer sein, je ausgeprägter sich derartige

---

[*]Mit Unterstützung des Fonds zur Förderung der wissenschaftlichen Forschung in Österreich.

graduelle Veränderungen der Zelleigenschaften *Maximalwerten* nähern, die
für Geschwülste charakteristisch sind (GRUNZE, 1955). FISCHNALLER,
WRBKA u. SCHWARZENBERG (1964) geben eine andere klare Formulierung:
"Die maligne Zelle baut das Parenchym der bösartigen Geschwulst auf,
daher ist sie Träger der malignen Eigenschaften der Geschwulst, auf
dieser Grundlage beruhen die *zytologischen Malignitätskriterien.*"

Die wichtigsten Malignitätskriterien sind (nach Formulierung von
FISCHNALLER u. Mitarb., 1964; GRUNZE, 1955; LOPES CARDOZO, 1954;
DALLENBACH-HELLWEG, 1972):

1. <u>Allgemeine Zellveränderungen</u>: *Zellhypertrophie* - Zunahme der Zellgröße,
Anisozytose - Variationen der Zellgröße, *Zellpolymorphie*.

2. <u>Veränderungen des Kernes</u>: *Hypertrophie* durch Zunahme der Kernmasse,
abnorm *kleine Kerne* durch extrem rasches Zellwachstum; *Kernentrundung* durch
Ausstülpung und Einkerbung; *Hyper-, Hypo-* und *Polychromasie*: diese sind
durch Aneuploidie mit Anomalien der Chromosomenzahlen und -beschaf-
fenheit bedingt; *Kernhyperchromasie* durch Vermehrung der DNS; "unge-
setzmäßige" *Anisonukleose* im Gegensatz zur "harmonischen" *Anisonukleose,*
z.B. bei entzündlichen Leberprozessen.

3. <u>Veränderungen des Kernkörperchens</u>: *Vergrößerung und Vermehrung, Größen-
unterschiede,* irreguläre *Deformierung* und bizarre Formen.

4. <u>Veränderungen des Zytoplasmas</u>: Geänderte Anfärbbarkeit. So z.B.
verursacht eine Vermehrung der Keratinsubstanz bei Plattenepithelkarzinomen eine orange-lachsrote Verfärbung des Zytoplasmas (Papanicolaou-Färbung). *Polychromasie* als Zeichen unregelmäßiger Ausreifung.
Abnorme *Transparenz*, "unterentwickeltes Zytoplasma".

5. <u>Verschiebung der Kern-Plasma-Relation</u> zugunsten eines stark vergrößerten Kernes kann als eines der zuverlässigsten Zeichen der Malignität angesehen werden.

6. <u>Mitosen</u>: Diese spielen bei der zytologischen Untersuchung eine
wesentlich geringere Rolle als in der histologischen Diagnose. Pathologische Mitosen verstärken jedoch den Malignitätsverdacht.

Zusammenfassend läßt sich sagen, daß *keines* der angeführten Malignitätskriterien für sich allein einen Beweis für Malignität zu geben imstande
ist. Stets wird es die *Summe* der einzelnen Merkmale sein, die den Verdacht verstärken und in besonders ausgeprägtem Maße (extreme Verschiebung der Kern-Plasma-Relation zugunsten der Kerne, extreme Vergrößerung der Kernkörperchen, ungewöhnliche Kernstrukturierung) schließlich
zur Diagnoseformulierung "Nachweis von Tumorzellen" führen.

<u>Färbemethoden</u>

Für die Färbung zytologischer Ausstrich-Präparate kommen zahlreiche
Methoden in Betracht, die wichtigsten sollen hier erwähnt werden:

<u>Papanicolaou-Färbung</u>: Ihr Hauptvorteil liegt in der Transparenz der
Präparate. Sie ist in der gynäkologischen Zytologie die Färbemethode
der Wahl und unentbehrlich für Sputum-Reihenuntersuchungen.

<u>May-Grünwald-Giemsa-Färbung</u>: Diese gewährleistet eine sehr gute Dar-
stellung der Kernstrukturen und Kernkörperchen; so läßt der hohe
Gehalt an DNS die Nukleolen mit Farbwerten im Blaubereich erscheinen.
Die MGG-Färbung ermöglichst außerdem eine bessere Differenzierung von

Zellen des erythropoetischen Systems als die Methode von Papanicolaou.
Auch ist die Präparationsdauer kürzer und eine Einbettung nicht erforderlich. Diese Färbung ist in jedem Laboratorium möglich.

Zytodiagnostik broncho-pulmonaler Tumoren

Materialauswahl und Gewinnung

Für die zytologische Untersuchung dieser Tumoren kommt folgendes
Material in Betracht:

a) Material, das abgeschilferte Zellen und Zellverbände des Tumors
enthält: *Sputum, Bronchialsekret,* Bronchialspülflüssigkeit, *Bronchial-
schleimhaut-Abstrich, Abklatsch-Präparate* ("Imprints") *von Probeexzisionen der
Bronchialschleimhaut,* bronchiale *Bürstensondierung* mit Hilfe von flexiblen
Fiberbrochoskopen, *Pleurapunktate.*

b) Material, das durch *Punktion* mit dünner Nadel gewonnen wird: *Perbronchiale* und *pertracheale Punktion, perchronchiale Lymphknotenpunktion, transthorakale Lungenpunktion.*

c) Saugbiopsie nach FRIEDEL (1961) (Katheter-Biopsie).

Sputum

Es soll ausschließlich Morgensputum untersucht werden. Dem Kranken
wird aufgetragen, nach Mundtoilette kräftig zu expektorieren, denn
nur ein Sputum, welches Epithelzellen der tiefen Bronchialwege enthält, ist verwertbar. Das so gewonnene Material wird in einer Petri-
schale, am besten auf dunklem Hintergrund, nach Schleimhautzusammen-
ballungen durchmustert und die mehr schleimig-wässrigen Anteile entfernt. Mit einer Öse oder mit Hilfe von Zupfnadeln werden die festeren
Bestandteile ("Ballungen") auf Objektträger gebracht und vorsichtig
ausgestrichen. Diese werden zur Hälfte nach der Farbmethode Papanicolaou, zur anderen Hälfte nach der Methode May-Gründwald-Giemsa (MGG)
gefärbt. Insgesamt werden in unserem Laboratorium bis zu einer endgültigen Stellungnahme oft 3o Ausstriche gefärbt und durchgemustert.

Sputumuntersuchungen sollen *vor* und *nach* einer Bronchoskopie durchgeführt werden. Häufig führt nämlich der Reiz der Bronchoskopie zu einer
verstärkten Zellexfoliation und damit zu einer qualitativen Verbesserung des Auswurfes.

Nicht immer kommt ein qualitativ verwertbares Sputum ins Laboratorium.
Dem sollen sog. *Provokationsmethoden* Abhilfe leisten, die eine größere
Ausbeute von Bronchussekret bewirken:

a) Inhalation von 1o-15%iger erhitzter Kochsalzlösung mit einem Zusatz
von 15%igem Propylenglykol. Die hypertone Kochsalzlösung fördert die
Sekretion, während das Propylenglykol eine gleichmäßige Verteilung
des Inhalats gewährleistet (BICKERMAN, SPROUL u. BARACH, 1958).

b) Verwendung von hochaufheizbaren Inhalationsapparaten (SPROUL, HUVOS
u. BRITSCH, 1962; BAUCHHENSS).

c) Sekretolytische Mittel, die per os genommen oder - wie z.B. das
Bisolvon - in Form einer o,2%igen Aerosollösung inhaliert werden.

Bronchialsekret, -spülflüssigkeit, -schleimhautabstrich und Abklatschpräparate von Probeexzisionen

Das Bronchialsekret wird in physiologischer Kochsalzlösung aufgefangen und muß möglichst rasch nach der Bronchoskopie verarbeitet werden. Ist das nicht möglich, sofortige Fixierung mit 7o%igem Alkohol. Das Bronchialsekret wird zentrifugiert, vom Zentrifugat werden Ausstriche hergestellt. Der Bronchialschleimhautabstrich wird durch direktes Abtupfen mittels Nylongaze-Tupfers hergestellt, da so das Zellmaterial nicht so stark resorbiert wird wie bei Verwendung eines üblichen Wattetupfers. Zweckmäßig ist es, 3 bis 4 Abstriche herzustellen (GRUNZE, 1955).

Von den durch Probeexzision gewonnenen Gewebsstückchen werden Tupf- oder Abstrichpräparate hergestellt. Diese ermöglichen gute Vergleiche mit der Histologie.

Pleurapunktat

Das durch Punktion gewonnene Pleuratranssudat oder -exsudat soll möglichst rasch zentrifugiert werden (etwa 1o min bei 1.5oo r.P./min. Bei zellarmem Material empfiehlt es sich, die Milliporfiltertechnik oder die Zytozentrifuge zu verwenden. Nach erfolgtem Zentrifugieren wird die überstehende Flüssigkeit abpipettiert, das Zentrifugat mittels Platinöse auf Objektträger aufgetragen und ausgestrichen. Falls eine sofortige Verarbeitung des Pleurapunktates nicht möglich ist, kommen folgende Konservierungsverfahren in Betracht: a) zu 1oo ml Flüssigkeit etwa o,5 ml einer 5%igen Heparinlösung, b) 2 ml 3,8%ige Natriumcitratlösung, c) 2o mg EDTA. (Äthylendiamintetraacetat).

Bronchiale Bürstensondierung (nach HATTORI et al., 1964)

Mit Hilfe des flexiblen Fiberbronchoskops wird unter Sicht des Auges in den verdächtigen Bronchusabschnitt eine Sonde eingeführt, an deren Spitze eine etwa 2 cm lange Nylonbürste angebracht ist. Das durch Bürstensondierung gewonnene Zellmaterial wird sofort auf Objektträger ausgestrichen, fixiert und verarbeitet. Mit Hilfe dieses Verfahrens kann vor allem die Diagnose von peripheren Lungentumoren wesentlich verbessert werden.

Perbronchiale Nadelpunktion

Damit können verdächtige extrabronchiale Veränderungen, durch die Karinapunktion Bifurkationslymphknoten untersucht werden.

Transthorakale Lungenpunktion

Dazu verwenden wir eine 1o ml-Rekord- oder Einmalspritze, eine feingeschliffene Hohlnadel von 1 mm Außendurchmesser und 9 bis 12 cm Länge. Diese Nadelpunktion führen wir in Atemstillstand bei maximaler Inspiration nach Art einer "Sekundenbiopsie" durch. Das so gewonnene Mikromaterial wird auf Objektträger ausgespritzt und mit einem geschliffenen anderen Objektträger ausgestrichen. *Indikation:* Fälle, bei denen

alle anderen Untersuchungemethoden zu keinem Resultat geführt haben.
Kontraindikation: schweres Lungenemphysem, hämorrhagische Diathese,
obere Einflußstauung.

Katheterbiopsie peripherer Lungenherde (nach FRIEDEL, 1961)

Sie wird in Verbindung mit der Narkosebronchoskopie durchgeführt.
Verwendet wird ein Herzkatheter, der bis in die subsegmentären Bron-
chialverzweigungen vorgeschoben werden kann. Das Aspirat wird in
einem Gefäß aufgefangen, das sich zwischen Katheter und Absaugpumpe
befindet. *Vorteile:* relativ hohe diagnostische Aussage bei peripheren
Lungenherden. *Nachteile:* Umständlichkeit des Verfahrens und hoher Per-
sonalaufwand (RINK, 1965).

Zur Zytomorphologie des Bronchialkarzinoms

Internisten, Chirurgen und Strahlentherapeuten sind an der Typendiagnose von Lungentumoren interessiert, da sich die einzelnen histologischen Typen hinsichtlich Operabilität, Überlebenszeit nach chirurgischen Eingriffen sowie Strahlenempfindlichkeit durchaus unterschiedlich verhalten. Für die praktische Zytodiagnostik der epithelialen
Neubildungen hat sich folgende Klassifizierung (in Anlehnung an das
Schema von OBIDITSCH-MAYR, 1962) bewährt:

> *Plattenepithelkarzinom,*
> *undifferenziertes kleinzelliges Karzinom,*
> *undifferenziertes großzelliges Karzinom,*
> *Adenokarzinom.*

Etwa 95% der Lungenkrebse entfallen auf diese traditionellen 4 Haupt-
typen. - Seltener sind

> *Alveolarzellkarzinom* und *maligne Lungenadenomatose.*

Plattenepithelkarzinom: Das Plattenepithelkarzinom ist der am häufigsten durch die Zytologie diagnostizierte Tumortyp der Lunge. Das liegt
vor allem in der guten Identifizierbarkeit der exfoliierten Tumorzellen begründet (ZIMMER, 1972). Tumorzellen aus den verhornenden
Schichten sind durch ihren bizarren Typus gekennzeichnet. - So findet
man sog. Kaulquappen-, Schlangen-, Schnecken-, Zigarrenzellen, lange,
spiralenförmige Zellbildungen mit meist pyknotisch veränderten Kernen.
Im Papanicolaou-Ausstrich heben sich diese Geschwulstzellen durch die
orangerote oder ziegelrote Färbung des Zytoplasmas von ihrer Umgebung
ab. Charakteristisch sind außerdem die sog. Vogelaugenzellen: große
isolierte Tumorzellen, die einen zweiten Kern enthalten, der sich
sichelförmig oder kappenartig um den größeren Stammkern legt (Abb. 1).

Undifferenziertes kleinzelliges Karzinom (sog. Oatzellkarzinom):
Dieser Typus wird in seinem Zellbild nicht von Differenzierungen,
sondern von allen Zeichen der *Unreife* geprägt (FISCHNALLER u. Mitarb.,
1964). Die Zellen sind oft nacktkernig und zeigen somit eine extreme
Verschiebung der Kern-Plasma-Relation zugunsten der Kerne; letztere
sind rundlich, oval oder seitlich zugespitzt und intensiv hyperchro-
matisch. Im Sputum sind die Tumorzellen des kleinzelligen Karzinoms
häufig in streifenförmigen, länglichen Formationen zu sehen. ZIMMER
(1972) vergleicht diese Form von Tumorzellansammlung mit Straßen, die
das Präparat durchziehen und gewissermaßen mit den malignen Zellen
gepflastert sind.

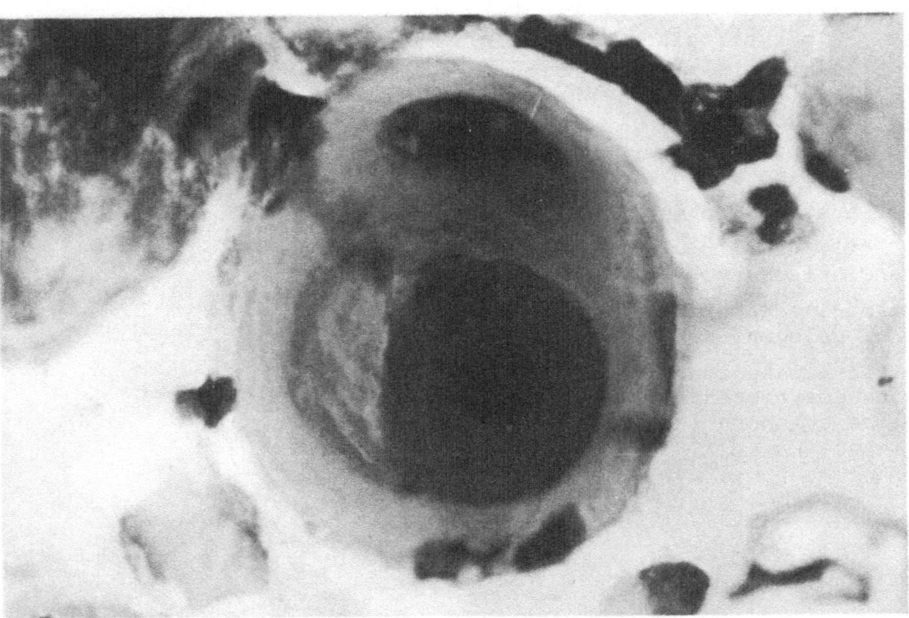

Abb. 1. Einzelne große Tumorzelle eines verhornenden Plattenepithelkarzinoms der Lunge. Zellkannibalismus. Sputum, Papanicolaou-Färbung,
Immersionsvergrößerung

Undifferenziertes großzelliges Karzinom: Die einzelnen Tumorzellen
sind größer als die des kleinzelligen Karzinoms; die Kerne sind stark
vergrößert, das Zytoplasma schmal, oft nur saumartig. Auch sind sie
oft irregulär konturiert, mit Ausbuchtungen, Elongationen und Deformierungen. Erhebliche Ansiozytose und Anisokaryose. Auffallend ist
ferner eine signifikante Chromatinverklumpung. Die Kerne sind hyper-
chromatisch, allerdings weniger dunkel als die des undifferenzierten
kleinzelligen Karzinoms.

Adenokarzinom: Charakteristisch ist die Bildung von Tumorzellen und
Azini, von schlauchförmigen und rosettenähnlichen Formationen; besonders typisch ist die träubchenartige Anordnung der Tumorzellen, als
ob diese von einem zentralen Punkt aus entspringen würden (PHILPS,
1964). Die Kerne befinden sich extrem peripher, die Kernkörperchen
sind oft stark vergrößert, vermehrt und basophil. Durch eine fehl-
geleitete "Sekretion der Tumorzellen", die ohne Ausführungsgang se-
zernieren, können Riesenvakuolen entstehen (FISCHNALLER u. Mitarb.,
1964).

Alveolarzellkarzinom und maligne Lungenadenomatose: Diese nehmen eine
Sonderstellung unter den epithelialen Malignomen der Lunge ein. Es
handelt sich um Tumoren der Lungenperipherie, die eine charakteristische und unverkennbare histologische Architektonik besitzen. Die Alveolen sind nämlich zur Gänze von einem hochzylindrischen ein- oder
mehrschichtigen Tumorepithel ausgekleidet, welches in die Lichtung
der Alveolen gerichtete zapfenartige Fortsätze bildet. Das Lungen-
grundgerüst wird vom Tumorwachstum nicht angegriffen, es bleibt unversehrt, ja es hat den Anschein, als würde es von der Geschwulst

als eine Art "Leitschiene" für das schrankenlose Fortwuchern benützt
werden. - Im zytologischen Ausstrich ergeben sich graduelle Unterschiede zwischen Alveolarzellkarzinom und maligner Lungenadenomatose:

<u>Alveolarzellkarzinom</u>

Irreguläre, polypöse oder
schlauchförmige Zellhaufen,

stärker ausgeprägte Kernüber-
lagerung,

stärkere Anisokaryose,

unregelmäßige Kernkonturen,
peripher gelegene Kerne,

feine Plasmavakuolen, die an
nicht phagozytierende Alveo-
larzellen erinnern (Abb. 2).

<u>Maligne Lungenadenomatose</u>

Mosaikartig gelagerte Zellen,

relativ kleine Kerne, deutliche
Kernvakuolenbildungen,

geringe Anisokaryose,

homogenes Zytoplasma,

gelegentlich Kerneinkerbung.

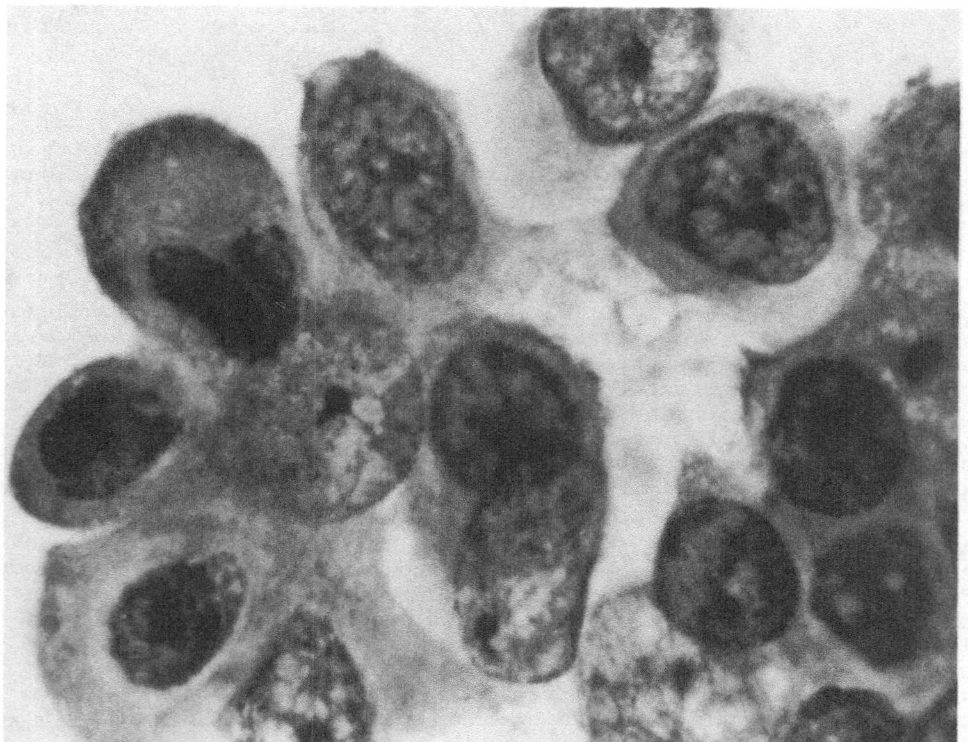

Abb. 2. Tumorzellverband eines Alveolarzellkarzinoms der Lunge. Vergrößerte und leicht entrundete Kerne, unregelmäßige Chromatinzeich-
nung, Kernrandverdichtung, inhomogenes Zytoplasma. Sputum, Papanicolaou-Färbung, Immersionsvergrößerung

Zur Zytomorphologie des Pleuramesothelioms

Das Pleuramesotheliom ist eine vom Deckepithel der Pleura ausgehende
Geschwulst mit ausgeprägter Tendenz zu flächenhaftem Wachstum. Es
umwächst die Lungenlappen in Form einer geschwulstigen Pleuraschwarte,
wuchert zentripetal entlang der Interlobärspalten bis zum Hilus, über-
zieht das Zwerchfell und greift auf die Brustwandmuskulatur über.
Schließlich werden die Lungen von einer panzerähnlichen Schale um-
geben. - Publikationen, die sich mit der Zytodiagnostik und Zytopa-
thologie der Mesotheliome befassen, sind selten. Einer der ersten
Berichte stammt von WARTHIN (1897) sowie von ERBEN (1908), spätere
Publikationen von SPRIGGS u. BODDINGTON (1968), LOPES CARDOZO (1954),
NAYLOR (1968), KLEPMAN (1962) und MORAWETZ (1970). Auf Grund eigener
Beobachtungen können nun in Einklang mit den Erfahrungen von LOPES
CARDOZO (1954) und KLEPMAN (1962) die Pleuramesotheliome in zwei
Grundtypen eingeteilt werden, wobei wir uns der sehr umstrittenen
und schwierigen histologischen Typisierung durchaus bewußt sind. Es
sind dies:

a) Das differenzierte Pleuramesotheliom

Die einzelne Tumorzelle erinnert an die ortsübliche normale Pleura-
mesothelzelle. Im Gegensatz zu dieser ist aber der Kern signifikant
vergrößert, oft unregelmäßig begrenzt und vom Zytoplasma gut abgrenzbar. Die Kernstrukturierung ist unregelmäßig, mit Kernrandverdichtung.
Das Zyotoplasma ist schmal, im MGG-Präparat intensiv basophil, wodurch eine Verschiebung der Kern-Plasma-Relation zugunsten der Kerne
zustandekommt. Die einzelne Tumorzelle ist zumeist rundlich, charak-

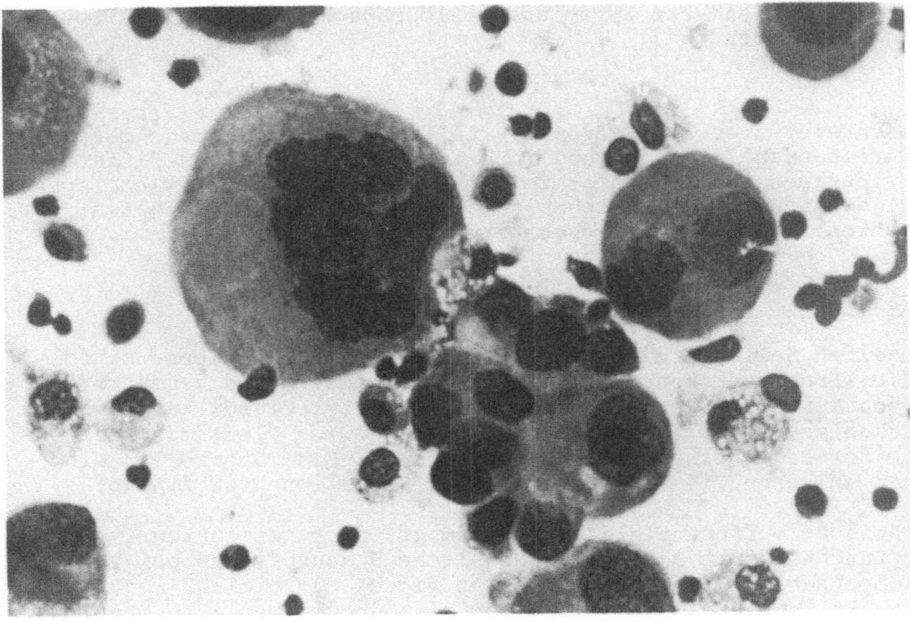

Abb. 3. Tumorzellen eines in die Pleura metastasierenden Adenokarzinoms der Lunge. Rechts große Tumorzelle mit multiplen Nukleolen.
Pleurapunktat, Giemsa-Färbung, Immersionsvergrößerung

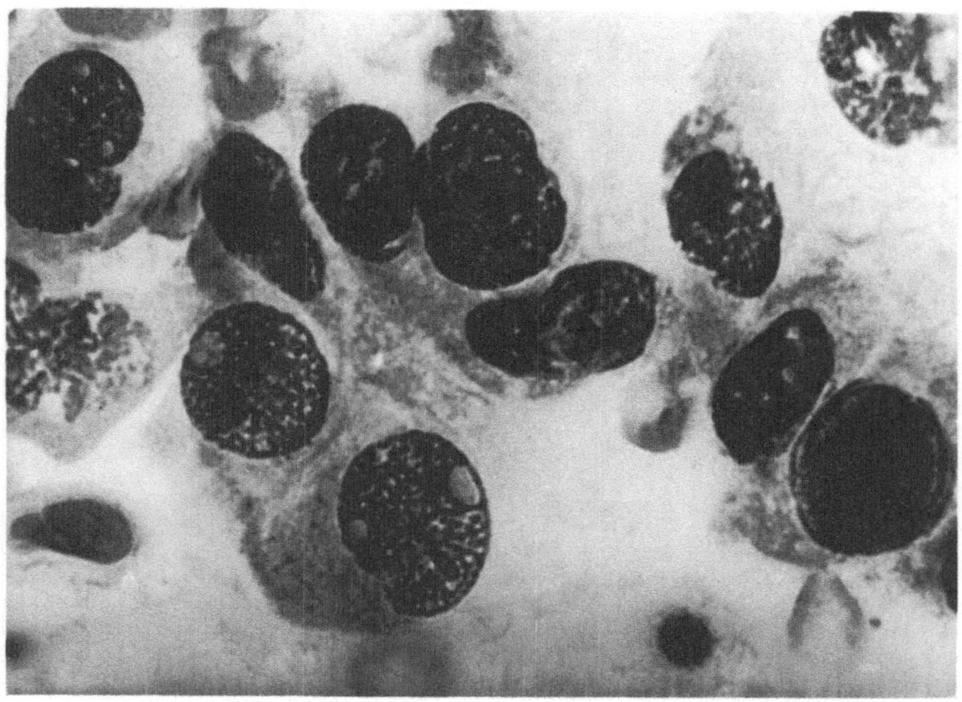

Abb. 4. Kleinerer Tumorzellverband eines Pleuramesothelioms. Mäßig-
gradige Anisokaryose, Kernhyperchromasie, vergröberte Chromatinstrukturierung. Schmales Zytoplasma. Pleurapunktat, Giemsa-Färbung,
Immersionsvergrößerung

teristisch sind aber spindelförmige Zellbildungen, die regelmäßig
zwei übereinander lagernde rundliche Kerne aufweisen. Das differenzierte Pleuramesotheliom zeigt ferner Zellballungen von zwiebelscha-
lenförmigem Aufbau, die peripher gelegenen Zellen sind länglich, mit
abgeflachten, hyperchromatischen Kernen (Abb. 4).

b) Das entdifferenzierte Pleuramesotheliom

Die einzelnen Zellen sind durch eine stärkere Anisonukleose auffallend, die Kernkörperchen meist deutlich vergrößert und vermehrt; auch
zeigen die Kerne stärkere Deformierungen. Im Zytoplasma kann man
Sekretvakuolen finden (Zellen des differenzierten Pleuramesothelioms
haben in der Regel ein homogenes Zytoplasma). Die Tumorzellen sind
ferner in azinösen wie schlauchähnlichen Formationen zu finden.

Die wichtigste Differentialdiagnose zum gut differenzierten Typus
ist der Lungeninfarkt sowie der chronische Stauungserguß bei kardialer Dekompensation. In diesen Ergüssen findet man nämlich sog. basophile, reaktive Pleuramesothelzellen, die für den wenig Geübten kaum
Unterscheidungsmerkmale zu Tumorzellen aufweisen. Die wichtigste
Differentialdiagnose zum entdifferenzierten Typus sind das periphere
Bronchialadenokarzinom mit pleuraler Ausbreitung (Ausbrecherform)
sowie in die Pleura metastasierende extrapulmonale Adenokarzinome
(Abb. 3).

Zytodiagnostik maligner Tumoren des Verdauungstraktes

Mundhöhle

Materialgewinnung

HENNING u. WITTE (1957, 1968) empfehlen, das zytologische Material aus der leicht zugänglichen Mundhöhle durch Abstrich der suspekten Läsion mit Hilfe eines festen Wattetupfers, einer glatten Holzspatel oder einer Drahtöse zu entnehmen und auf Objektträger auszustreichen. Zweckmäßig ist es, beim Auftragen des Materials auf den Objektträger sowohl tupfende als auch ausstreichende Bewegungen zu machen.

Die häufigste Tumorbildung der Mundhöhle ist das *Plattenepithelkarzinom* (ca. 9o%). Die exfoliierten Tumorzellen dieses Karzinoms finden sich im Ausstrich einzeln oder in kleinerem Verband, sind rundlich, polygonal oder spindelförmig, die Kerne pyknotisch oder bläschenförmig, gelegentlich sieht man zwei- oder vielkernige Tumorzellen. Das Zytoplasma färbt sich im Papanicolaou-Abstrich azidophil, im MGG-Präparat basophil an, oft - als Zeichen der Verhornung - in einen der rötlichen Farbtöne übergehend. Die Plattenepithelkarzinome der Mundhöhle kommen zumeist an den Lippen oder an der Zunge vor, seltener sind Zungensarkome und die verschiedenen malignen Lymphome.

Oesophagus

Materialgewinnung

a) Mittels *Zelltupfsonde* nach HENNING u. WITTE (1957, 1968).

b) Lokalisation der verdächtigen Stelle mit flexiblem *Oesophagoskop* und Materialgewinnung mittels Stieltupfers.

c) *Oesophagusspülung* mit speziellen Sonden (z.B. Levin-Tubus), zytologische Untersuchung des Sediments (NAIB, 197o).

Der häufigste Tumortyp ist das *Plattenepithelkarzinom* . Auch hier findet man längliche, polygonale, rundliche Tumorzellen, ferner sog. "Tadepol cells" sowie großkernige Tumorzellen mit starker Anisozytose und großen Nukleolen. Da die Oesophaguskarzinome oft exulzerieren, besteht der zelluläre Hintergrund der Ausstriche aus neutrophilen Granulozyten, Zelldetritus und Proteinniederschlägen. Seltener sind *Adenokarzinome* und sekundäre Tumoren, wie z.B. Bronchuskarzinom mit oesophagealer Fistel, ferner Sarkome und maligne Lymphome.

Magen

Materialgewinnung

a) *Magenspülung* mit physiologischen Kochsalzlösungen als Spülflüssigkeit oder mit Pufferlösungen. - Zweckmäßig sind ferner Zusätze von *Papain* oder *Chymotrypsin*, die den an der Magenwand anhaftenden Schleim entfernen und die Abschilferung von Zellen aus der Schleimhautoberfläche begünstigen (ROSENTHAL u. TRAUT, 1951).

b) Verwendung der *Zelltupfsonde* nach HENNING u. WITTE (1957, 1968). Bei dieser handelt es sich um einen Schaumgummitupfer, der direkt in den Magen ein- und einige Male an der Mageninnenwand entlanggeführt wird. So wird durch das Abstreifen zellhaltiges Material von der

Schleimhaut gewonnen und dieses bleibt an der Tupferoberfläche haften.
Nach dem Herausziehen des Instrumentes Ausspülen des Tupfers in
physiologischer Kochsalzlösung (HENNING u. WITTE, 1957, 1968).

c) Die Methode der Wahl ist heute die *gezielte* Materialentnahme mittels *faseroptischer Endoskope* mit Dirigiermöglichkeit und Instrumen-
tierkanal. Durch diesen werden Sonden mit Bürstenknöpfen zum Abstreifen der Schleimhaut oder auch Schläuche zum gezielten Absaugen
oder Spülen eingeführt (WITTE, 1972). Mit diesen Zellbürsten in Verbindung mit Endoskopen läßt sich aus allen Teilen des einblickbaren
Magen-Darm-Traktes quantitativ ausreichendes Material gewinnen.

Zur Zytomorphologie des Magenkarzinoms

Der häufigste epitheliale Tumortypus ist das *Adenokarzinom*. NAIB (197o)
unterscheidet dabei: das weniger gut differenzierte Adenokarzinom von
dem selteneren, gut differenzierten Adenokarzinom. Das Zytoplasma des
ersteren ist transparent, basophil, mit unscharfter Zellbegrenzung,
das des letzteren verhältnismäßig breit, scharf abgrenzbar, vakuoli-
siert, wodurch pathologische Siegelringzellen entstehen können. Der
zelluläre Hintergrund besteht zumeist aus Bakterien, neutrophilen
Leukozyten und Detritus.

Seltene Magentumoren: Maligne Lymphome. Diese gehen vom lymphoretikulären Gewebe aus. Dazu gehören lymphatische, leukämische Magen-
schleimhauttumoren sowie Lymphosarkome und Rethotelsarkome. Tumoren
vom lymphatischen Typus zeigen verschiedene pathologische lymphatische Zellelemente und Lymphoblasten. Oft sind diese Zellen nur schwer
von denen eines schlecht differenzierten Adenokarzinoms oder auch von
reifen Lymphozyten zu unterscheiden, wie man diese in flächenförmiger
Lagerung bei chronischen entzündlichen Magenerkrankungen, so bei der
chronischen atrophischen Gastritis, findet.

Duodenum

Materialgewinnung

Mit Hilfe vollflexiblen *Duodenoskops* kann Material für die Diagnose
von Tumoren der Gallengänge, der Gallenblase und des Pankreas entnommen werden.

Kolon

Materialgewinnung

a) *Kolonspülung* mit Ringerlösung (diese Methode konnte sich aber nicht
recht durchsetzen).

b) Gezielte Materialentnahme mittels *Koloskop*.

Karzinome des Dickdarms sind gewöhnlich *Adenokarzinome* mit den entsprechenden zytomorphologischen Kriterien.

Rektum

Materialgewinnung

a) Bei der digitalen Untersuchung kann man evtl. einen Ulkuskrater
tasten. Mit dem behandschuhten Finger streift man kräftig entlang
des Walles und breitet das so gewonnene Material auf einem Objektträger aus.

b) *Gezielte Materialentnahme* mit Hilfe der konventionellen *Rektosigmoido-
skopie*. Von verdächtigen Schleimhautveränderungen wird das Material
durch Abstreifen mittels Wattetupfers oder Probeexzision (Abklatsch-
präparate, Vergleichsmöglichkeiten Zytologie - Histologie) gewonnen. -
Epitheliale Tumoren des Sigma und Rektum sind ebenfalls Adenokarzinome, vom Anus gehen Plattenepithelkarzinome hervor.

Zytodiagnostik von Tumoren der Niere, Harnblase und Prostata

Niere

Materialauswahl und Verarbeitung

a) *Spontanharn* (bei Frauen besser Katheterharn): etwa 25o ml werden
zentrifugiert, die überstehende Flüssigkeit entfernt und das Zentrifugat mittels Öse oder Glasstab auf gut gereinigte Objektträger gebracht und ausgestrichen. Es ist empfehlenswert, die Objektträger
mit einer dünnen Albuminschicht zu überziehen, damit die Zellen besser haften bleiben. Eine bessere Zellausbeute als durch das gewöhnliche Zentrifugieren erfolgt durch die *Millipor-Filter-Methode* oder durch
Zentrifugieren mittels der *Zytozentrifuge*. Falls der Harn nicht sofort
verarbeitet werden kann, soll eine gleiche Menge 5o%iger Alkohol zugesetzt werden.

b) Günstiger ist die gezielte Entnahme über Ureterkatheter.

c) Punktion der Niere oder eines palpablen Nierentumors mit dünner
Nadel.

Das *hypernephroide Nierenkarzinom* wird in Sedimentausstrichen von Spontanharn nur dann erkannt werden, falls der Tumor in das Nierenbecken eingebrochen ist. Radiologisch lokalisierte Tumoren können jedoch mittels
langer dünner Nadel punktiert werden.

Die Zytomorphologie des hypernephroiden Nierenkarzinoms bietet oft
ein "buntes" Bild. Charakteristisch sind einzelne Tumorzellen oder
kleinere Zellhaufen mit stark vergrößerten Kernen, multinukleäre
Tumorzellen, wobei die Kerne relativ klein und gut abgrenzbar erscheinen. Das Zytoplasma ist von kleinsten Vakuolen durchsetzt. Vereinzelt finden sich auch Tumorzellen mit multiplen kleinen Kernen
und sehr breitem, verwaschenem, inhomogenem, basophilem Zytoplasma.

Harnblase

Materialauswahl und Verarbeitung

a) *Spontanharn* (bei Frauen besser Katheterharn); Verarbeitung s. oben.

b) *Blasenspülung* mit physiologischer Kochsalzlösung; weitere Verarbeitung: s. oben.

c) *Probeexzision* von verdächtigen Schleimhautläsionen bei Zystoskopie.

Das Material kann sowohl für zytologische (Abklatschpräparate) wie für histologische Untersuchung weiterverarbeitet werden.

Zur Zytomorphologie der Blasentumoren

Die häufigsten Harnblasentumoren sind die epithelialen *Papillome*, die einzeln oder als Papillomatose vorkommen. In den Ausstrichen findet man kleinere Gruppen von Übergangsepithelien oder umfangreichere papilläre Formationen. Die Zellen zeigen nur geringe Anisozytose und -karyose, die Kerne sind scharf begrenzt, die Chromatinstruktur regelmäßig, das Zytoplasma relativ breit, schwach basophil, gelegentlich treten kleine Vakuolen im Zytoplasma auf. Die Beurteilung solcher Zellen bzw. Zellgruppen verursacht in der Regel kaum Schwierigkeiten. Ganz anders ist es aber, wenn man größere Zellen mit stark vergrößertem und unregelmäßig konturiertem Kern sowie unregelmäßiger Chromatinstrukturierung findet. Für den Zytologen wird es dann schwer sein, sich für Zellatypie oder maligne Entartung zu entscheiden.

Im allgemeinen wird jedoch das fibroepitheliale Harnblasenpapillom als potentiell *maligne* und das Leiden als Systemerkrankung angesehen, da sich nicht selten auch in den oberen Harnwegen ein papillomatöser Tumor befindet (VALENSIECK, 1968).

Das *papilläre invasive Karzinom* (Papillary invasiv transitional Cell Carcinoma). *Zytomorphologie*: Dichte Zellhaufen mit deutlicher Anisozytose und Anisokaryose. Unregelmäßig konturierte Kerne, Kernelongation, grobe unregelmäßige Chromatinstrukturierung, oft extreme Verschiebung der Kern-Plasma-Relation zugunsten der Kerne. Das Zytoplasma ist schmal, saumartig, größtenteils homogen.

Prostata

Materialgewinnung

a) *Transrektale Feinnadel-Punktion:* Verwendet wird dabei das Franzen-Instrumentarium. Dieses besteht aus einer dünnen, flexiblen Nadel (Luer-Lock-Nadel), einem Nadelführer und einer Punktionsspritze mit Haltegriff.

b) *Perineale Punktion* mit der Vim-Silverman-Nadel oder Travenol-Einmalnadel.

Das durch Feinnadelpunktion mit der Franzen-Nadel gewonnene Material (es ist darauf zu achten, daß das Gewebe nur in die Nadel, nicht aber an die Spritze gezogen wird) wird auf Objektträger ausgebreitet und ausgestrichen. Prostatagewebe, das durch Punktion mit der Vim-Silverman- oder Travenol-Einmalnadel gewonnen wurde, kann sowohl zytologisch (Abklatsch-Präparate) als auch histologisch verarbeitet und untersucht werden. Durch letzteres ergibt sich eine gute Vergleichsmöglichkeit zwischen den beiden mirkroskopischen Methoden.

Das zytomorphologische Bild des Prostatakarzinoms

Etwa 98% der Prostatakarzinome sind Adenokarzinome und ihre Varianten.
Selten sind es Plattenepithelkarzinome oder Sarkome.

1. Zytomorphologie des gut differenzierten Adenokarzinoms: Zellen
dieses Karzinoms zeigen deutlich vergrößerte, entrundete Kerne, Kernhyperchromasie, eine vergröberte, unregelmäßige Kernchromatinstruktu-
rierung sowie stark vergrößerte basophile Kernkörperchen und schmales,
basophiles Zytoplasma.

2. Das weniger gut differenzierte Adenokarzinom: Die Tumorzellen sind
in dichten Haufen oder auch in lockeren Verbänden zu finden, die
Kerne kleiner, unregelmäßiger, bizarr und deformiert; das Zytoplasma
schmal, basophil. Stärkere Verschiebung der Kern-Plasma-Relation zugunsten der Kerne als beim gut differenzierten Adenokarzinom. Eine
Vergrößerung der Kernkörperchen wird vermißt (Abb. 5).

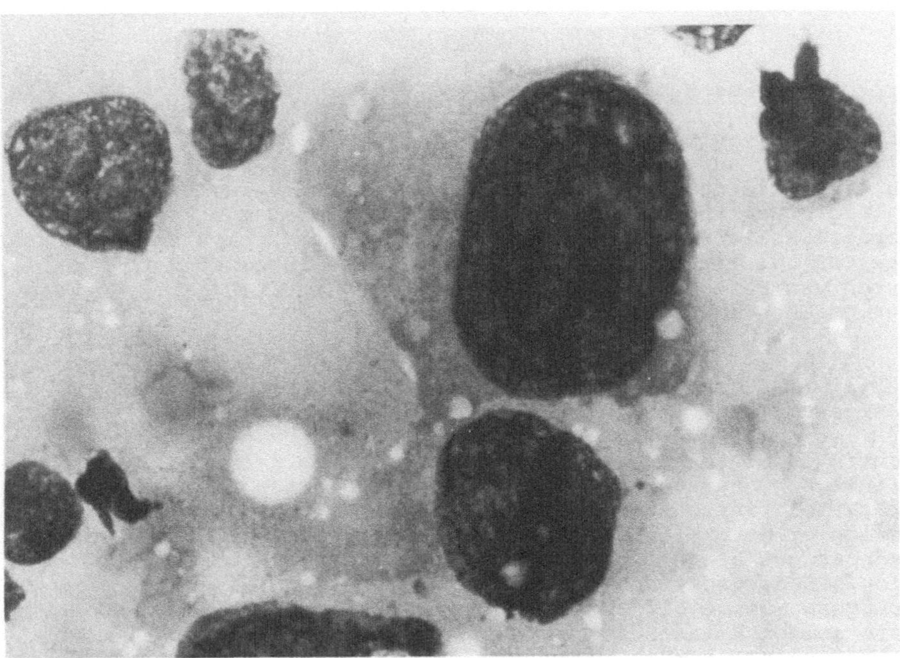

Abb. 5. Kleiner Tumorzellverband eines entdifferenzierten Prostata-
adenokarzinoms. Prostatapunktat, Giemsa-Färbung, Immersionsvergrößerung

Zytodiagnostik von Tumoren der weiblichen Brustdrüsen

Materialentnahme und Verarbeitung

a) *Sekretion* aus der Mamilla durch *Massage*; der erste Tropfen soll entfernt werden, da er hauptsächlich detritisch veränderte Zellen enthält.

b) *Feinnadelpunktion* eines verdächtigen Mammaknotens (am besten mit dem
Franzen-Instrumentarium).

c) *Abstrichpräparate* mit Wattetupfer oder Holzspatel, falls ulzeröse
Veränderungen vorhanden sind.

d) *Abklatschpräparate* von chirurgisch abgetragenen, verdächtigen Drüsen-
knoten. Der Tumor wird mit einem Skalpell in Scheiben geschnitten,
vom Untersucher je ein Objektträger auf die frische Schnittfläche
leicht angedrückt, ohne zu verschieben. Sofortige Fixierung.

Von diesen Formen der Materialentnahme aus verdächtigen Mammaknoten
ist die *Feinnadelpunktion* die wohl aussichtsreichste für die Diagnose.
Im derzeit gebräuchlichen Stufenprogramm zur Erkennung von Mammatumoren wie Palpation, Mammographie und Thermographie nimmt sie mehr
und mehr einen ersten Platz ein. Die Vorteile liegen auf der Hand:
die Nadelbiopsie kann auch bei ambulanten Patientinnen und in der
Sprechstunde durchgeführt werden, der Eingriff ist schmerzlos, er
kann im Bedarfsfalle wiederholt werden, es bleibt keine Narbe zurück.
Nachteil: ein negatives Ergebnis schließt keinesfalls ein Karzinom
aus!

Zytomorphologie des Mamma-Karzinoms

Diese ist relativ einförmig: azinöse bzw. papilläre Zellformationen
mit Anisokaryose und Anisonukleose mäßigen Grades. Das Zytoplasma
kann multiple kleine oder einzelne größere Sekretvakuolen enthalten
(NAIB, 197o). Bei fortgeschrittenen Krebsen findet man zahlreiche
nacktkernige Zellen mit entrundeten, stark hyperchromatischen Kernen.
Charakteristisch ist der enge Kontakt zwischen Tumorzellverbänden
und Resten von Fettgewebe. Tumorzellen sind von einem Halo von Fett-
vakuolen umgeben (SÖDERSTRÖM, 1966).

Zusammenfassung

Die Suche nach einem bösartigen Tumor erfolgt in der Regel durch
eine klinische Untersuchung mit hochspezialisierten radiologischen
und nuklearmedizinischen Verfahren, Endoskopie, Ultraschall und
Thermographie. Morphologisch-mikroskopische Untersuchungen sichern
die Diagnose und beeinflussen die therapeutische Entscheidung. Von
morphologisch-diagnostischen Methoden stehen *Histologie* und *Zytologie*
zur Verfügung. Beide bilden eine Art Partnerschaft, sie ergänzen
sich, sie sollen keine Konkurrenzmethoden sein, es sei denn im Wett-
eifern, so rasch als möglich zu einer verläßlichen Tumordiagnose zu
kommen.

Ist die Indikation für eine zytologische Untersuchung gegeben, so
muß man sich im klaren sein, welche Form der Materialentnahme bzw.
-gewinnung am zweckmäßigsten ist. *Denn nur ein gezieltes Vorgehen garantiert den Erfolg.* Dazu einige grundsätzliche Bemerkungen, die vor allem
zytologische Untersuchungsmöglichkeiten beim hospitalisierten Kranken
betreffen.

Pulmonalzytologie: Bei tumorverdächtigen Verschattungen im Röntgenbild sollte in allererster Linie bronchoskopisch gewonnenes Material
(Bronchialsekret, -spülflüssigkeit, -schleimhautabstrich, Probeexzision, Bürstensondierung, perbronchiale Punktion) zur Untersuchung
kommen. Bei negativem Ergebnis transthorakale Lungenpunktion.

<u>Sputum:</u> Am besten 2 Einsendungen *vor* und 2 Einsendungen *nach* Broncho-
skopie. Sicher wird man von dieser Regel Ausnahmen machen müssen. So
werden langwierige Sputumuntersuchungen bei Verdacht auf diffus aus-
breitende Lungenkarzinome (Alveolarzellkarzinom, Lungenadenomatose)
notwendig sein, da sich diese Tumoren infolge ihrer peripheren Ausbreitung der Bronchoskopie und oft auch der bronchoskopisch kontrollierten Materialentnahme entziehen. Hier gilt die alte Regel der
Sputum-Zytologie: je mehr Ausstriche untersucht werden, desto größer
ist die Chance, zu einem positiven Befund zu gelangen.

Für die *Zytologie* des *Magen-Darmtraktes,* der *Nieren,* der *ableitenden Harnwege* gilt das gleiche: Stets sollte der endoskopisch kontrollierten
Form der Materialentnahme der Vorzug gegeben werden.

In den letzten Jahren gewinnt die *Punktionszytologie* immer mehr an Bedeutung. Sie ist die Methode der Wahl für *schnelle Information* und *rasche
Diagnose.* Ihre Vorteile sind beträchtlich: Punktionen (Nadelbiopsien)
können ohne wesentliche Vorbereitungen sowohl beim hospitalisierten
als auch beim ambulanten Kranken durchgeführt werden. Das Instrumen-
tarium - 1o ml-Spritze und Hohlnadel - ist denkbar einfach, der personelle Aufwand äußerst gering (höchstens eine Hilfskraft), ebenso
gering sind die Komplikationsmöglichkeiten. Für die Nadelpunktion
geeignet sind praktisch alle durch Palpation und Röntgenbild erfaßten
und zugänglichen Organveränderungen wie der Lunge, Leber, Milz sowie
andere palpable intraabdominelle Resistenzen der Niere, Prostata,
Mamma, Schilddrüse, Lymphknoten, Skelett sowie Haut- und Weichteil-
schwellungen.

Die Möglichkeiten der Zytodiagnostik sind noch lange nicht erschöpft,
ihre Entwicklung keinesfalls abgeschlossen. Immer mehr Spezialfächer
der klinischen Medizin machen von ihr Gebrauch, mehr und mehr macht
sich aber auch der Einfluß der technisierten Welt in Form von auto-
matischen Zellanalysensystemen bemerkbar. Es ist denkbar, daß in absehbarer Zeit Mikroskopiermaschinen das Vormustern zytologischer Abstriche mir nur geringer Fehlermöglichkeit bewältigen und so die Früherkennung von Karzinomen in weit größerem Rahmen als bisher erlauben.

<u>Literatur</u>

BAUCHENSSE, G.: Die Sputumdiagnostik beim Magenkarzinom. Dtsch. med.
    Wschr. <u>89</u>, 1 (1964).
BICKERMAN, H.A., SPROUL, E.E., BARACH, A.L.: Dis. Chest <u>33</u>, 347 (1958).
DALLENBACH-HELLWEG, G.: Differenzierung der normalen und der karzino-
    matösen Vaginalepithelzelle, abnormale und atypische Differenzie-
    rungsvorgänge. Zytologische Kriterien der malignen Zelle. Beitr.
    path. Anat. <u>147</u>, 71 (1972).
DONNÉ, A.: Cours microscopie complémentaire des études médicales.
    Paris 1845.
ERBEN, F.: Die zytologische und hämatologische Untersuchung eines
    Falles von primärem Endothelkrebs der Pleura. Prag. Z. Heilk. <u>27</u>,
    3 (1906).
FISCHNALLER, M., WRBKA, E., SCHWARZENBERG, E.: Über die Aussagemög-
    lichkeit der malignen Zelle. Praxis Pneumol. <u>18</u>, 681 (1964).
FRIEDEL, H.: Die Katheterbiopsie des peripheren Lungenherdes. Beihefte
    z.Z. Tuberk. Leipzig: J.A. Barth 1961.
GRUNZE, H.: Klinische Zytologie der Thoraxkrankheiten. Stuttgart:
    Enke 1955.

HATTORI, S., MATSUDA, M., SUGIYAMA, T., MATSUDA, M.: Cytologic dia-
gnosis of early lung cancer: brushing method under X-ray tele-
vision fluoroscopy. Dis. Chest 45, 129 (1964).
HENNING, N., WITTE, S.: Atlas der gastroenterologischen Zytodiagnostik.
Stuttgart: Thieme 1957 u. 1968.
KLEPMAN, S.: The exfoliativ cytology of diffuse pleural mesotheliomas.
Cancer (Philad.) 15, 691 (1962).
KOSS, L.G.: Diagnostic cytology and its histopathologic bases. Phila-
delphia - Montreal: Lippincott 1961.
LOPES CARDOZO, P.: Clinical cytology. Leyden: L. Stefleu 1954.
LÜCKE, A., KLEBS, E.: Beitrag zur Ovariotomie und zur Kenntnis der
Abdominalgeschwülste. Arch. path. Anat. 41, 1 (1967).
MARINI, G.: Über die Diagnose des Magenkarzinoms auf Grund der cyto-
logischen Untersuchung des Spülwassers. Arch. Verdau.-Kr. 15, 251
(19o9).
MORAWETZ, F.: Die zytologische Diagnose des Pleuramesothelioms. Intern.
Prax. 1o, 4o3 (197o).
NAIB, Z.M.: Exfoliative Cytopathology. Boston: Little, Brown 197o.
NAYLOR, B.: The exfoliativ cytology of diffuse malignant mesothelioma.
J. Path. Bact. 86, 293 (1963).
OBIDITSCH-MAYER, I.: Zur histologischen Klassifizierung des Bronchus-
karzinoms. Thoraxchirurgie 1o, 125 (1962).
PAPANICOLAOU, G.N., CROMWELL, H.A.: Diagnosis of cancer of the lung
by cytologic method. Dis. Chest 15, 412 (1949).
PAPANICOLAOU, G.N., TRAUT, H.F.: Diagnosis of uterine cancer by the
vaginal smear. New York: Cambridge university Press 1943.
PHILPS, F.R.: a short manual of respiratory cytology. London: Pitman
Medical Publishing 1964.
RINK, H.: Der Lungenkrebs. Klinik- Praxis- Problematik. Stuttgart:
Schattauer 1965.
ROSENTHAL, M., TRAUT, H.F.: Cancer (Philad.) 4, 1947 (1951).
SÖDERSTRÖM, N.: Fine-needle-aspiration biopsy. Stockholm - Göteborg -
Uppsala: Almqvist & Wiksell 1966.
SPRIGGS, A.I., BODDINGTON, M.M.: The cytology of effusions in the
pleural, pericardial and peritoneal cavities and of cerebrospinal
fluid, sec. Ed. London: Heinemann 1968.
SPROUL, E.E., HUVOS, A., BRITSCH, Ch.: A two-year-follow up study of
261 patients examined by use of superheated aerosol induced sputum.
Acta cytol. (Philad.) 6, 4o9 (1962).
VALENSIEK, W.: Harnblasentumoren. Dtsch. med. J. 19, 7o2 (1968).
WARTHIN, A.S.: Med. News (Lond.) 71, 489 (1897).
ZIMMER, S., KÜHNERT, M.: Sputumzytologie des Lungenkrebses. Dresden:
Steinkopf 1972.

Maligne Tumoren im Kindesalter

G. WEISSENBACHER und K. JENTZSCH

Krebs kommt beim Kind wesentlich seltener vor als beim Erwachsenen.
Trotzdem nehmen die Tumoren in den zivilisierten Ländern seit Beherrschung der Infektionskrankheiten hinter den Unfällen die zweite Stelle
in den Todesursachenstatistiken ein (SCHMID u. v. RAUCHHAUPT, 1972).
Grundsätzlich können fast alle beim Erwachsenen vorkommenden Tumoren
auch im Kindesalter beobachtet werden. Den ganz überwiegenden Teil
machen jedoch die Hämoblastosen und die vom Erwachsenen kaum bekannten embryonalen Tumoren aus. Auf Grund einer Zusammenstellung von
2.ooo kindlichen Tumoren (BURCHENAL et al., 1962) ergibt sich der
Häufigkeit nach folgende Reihe: Leukämie 34,1%, Neuroblastome 11,1%,
Knochentumoren 1o,8%, ZNS-Tumoren und Retinoblastome 1o,6%, Weichteilsarkome 9,1%, Wilmstumoren 6,8%, Lymphome 6,o%, andere 11,5%.

Aus dem umfangreichen Gebiet der kindlichen Onkologie soll nur auf
einige Fragen näher eingegangen werden, die für das Kindesalter spezifisch und für die Behandlung kindlicher Tumorpatienten praktisch
wichtig sind.

Beurteilung des Tumors

Prognose der Tumorkrankheit und Erfolgsaussichten einer Therapie sind
von vielen Faktoren abhängig, und Vergleiche sind nur unter Berücksichtigung von Histologie und Tumorstadium möglich. Die Zuordnung zu
einem Stadium und die Auswahl einer angepaßten Behandlung erfordert
eine besonders genaue Diagnose. Neben Klinik, Vorgeschichte und gezielter Röntgenuntersuchung ist meist eine Knochenmarkspunktion und
eine Skelettröntgenuntersuchung erforderlich, um die Generalisation
zu erfassen. Hinzu kommen fallweise Lymphographie, Ultraschalltomographie, szintigraphische Untersuchungen und biochemische Methoden
(Katecholamine). Natürlich müssen auch serumchemische Funktionsunter-
suchungen (Leber, Niere) mit einbezogen werden. Wichtig erscheint
auch der enge Kontakt mit den Eltern, mit denen immer wieder die Prognose und Möglichkeiten sowie Gefahren der Therapie besprochen werden
müssen.

Strahlentherapie

Die Strahlentherapie des Kindes unterscheidet sich in einzelnen Punkten ganz wesentlich von der des Erwachsenen.

1. Die Strahlensensibilität des normalen kindlichen Gewebes ist erhöht
auf Grund seiner gesteigerten Proliferationsrate. Dabei bestehen Unterschiede zwischen den einzelnen Geweben, und die Empfindlichkeit

ist altersabhängig. So ist die Strahlensensibilität des ZNS bis zum Alter von 3 Jahren gesteigert (BLOOM et al., 1969), bis zum Alter von 12 Monaten kann es bei Bestrahlung der Linse bereits nach 5oo - 9oo rd zur Kataraktbildung kommen (MERRIMAN u. FOCHT, 1957). Die Bestrahlung des Thymus mit 15o - 4oo rd bei Kindern unter 1 1/2 Jahren führte zum gehäuften Auftreten von Strahlenkarzinomen, besonders der Schilddrüse (LAMPERT, 1972). Folgenschwer ist die oft unvermeidbare Bestrahlung des wachsenden Knochens. Eine Dosis von 2.ooo rd ruft irreversible Wachstumsstörungen der Wirbelsäule hervor (NEUHAUSER et al., 1952). Dieser Faktor ist besonders bei der Bestrahlung im Kilovoltbereich zu beachten, bei der der Knochen in verstärktem Maße die Strahlung absorbiert (bei 2oo kV absorbiert der Knochen das Doppelte der Dosis des in gleicher Tiefe liegenden Tumors). Durch die Megavolttherapie ist diese Gefahr ganz wesentlich gemindert.

2. <u>Strahlensensibilität des Tumors:</u> Eine erfolgreiche Strahlentherapie ist aber trotz der gesteigerten Sensibilität des normalen Gewebes möglich, weil die aus embryonalem Gewebe bestehenden kindlichen Tumoren auch besonders strahlensensibel sind. In den meisten Fällen genügen 3.ooo - 4.ooo rd zur Abtötung der Tumorzellen (WILLIAMS, 1972). Dagegen müssen die sehr selten beim Kinde vorkommenden Karzinome auch mit der für den Erwachsenen erforderlichen Dosis bestrahlt werden. Die Bestrahlung wird im allgemeinen täglich mit maximalen Einzeldosen von 2oo - 25o rd durchgeführt. Die hohe Einzeldosis von 5oo rd zweimal pro Woche oder 1.ooo rd einmal pro Woche, die beim Erwachsenen Anwendung findet, ist beim Kind nur in Ausnahmefällen gerechtfertigt, da sie zur Schädigung des normalen Gewebes führen kann. Eine palliative Bestrahlung erfolgt mit möglichst niedrigen Dosen, gerade bis zum Verschwinden der Symptome, um dem Kind unnötige Belastungen zu ersparen.

3. <u>Bestrahlungsplan:</u> Die Felder müssen oft sehr groß sein und beinhalten dann einen wesentlich größeren Anteil normaler Organe als bei der Behandlung eines entsprechenden Tumors beim Erwachsenen. Wenn die Bestrahlung der Wirbelsäule nicht umgangen werden kann, sollten die Felder die Mittellinie überschreiten. Die Wachstumsstörung ist dann symmetrisch, und die Entwicklung einer Skoliose kann vermieden werden. Bei Bestrahlungen im Abdomen muß die zweite Niere nach Verabreichung der Dosis von 2.ooo rd total abgeschirmt werden, das Rückenmark muß nach 3.ooo rd abgedeckt werden. Die Gonaden können beim Knaben geschützt werden, beim Mädchen ist das oft unmöglich. Ein Ausweg ist es, die Ovarien aus dem Bestrahlungsfeld vorübergehend zu transplantieren. Wenn eine Schädigung nicht zu vermeiden ist, ist es besser, ein oder beide Ovarien mit der Sterilisationsdosis ganz auszuschalten (WILLIAMS, 1972).

4. <u>Allgemeine Maßnahmen:</u> Sehr kleine Kinder müssen meist sediert werden. Bei uns hat sich dabei die Kurznarkose mit Ketalar sehr bewährt. Die Strahlentherapie wird von Kindern meist überraschend gut vertragen. Auch das hämopoetische System des Kindes ist nicht strahlensensibler als das des Erwachsenen. Während der Behandlungszeit ist auf eine reichliche Flüssigkeitsaufnahme zu achten.

Chemotherapie

Da Zytostatika immer ihre Wirkung auf alle Zellen des Körpers ausüben, ist ihr Einsatz bei lokalisierten Tumoren erst gerechtfertigt, wenn die Möglichkeiten der Chirurgie und Strahlentherapie erschöpft sind. Besonders beim jungen Menschen müssen neben den direkten zytostati-

schen Effekten auch die Möglichkeiten somatischer und teratogener
Schädigungen beachtet werden, wenn man beabsichtigt, die Chemotherapeutika für Prophylaxe und Dauertherapie (auch Immunosuppression) einzusetzen.

Da das Kind meist bei gutem Allgemeinzustand von bösartigen Tumoren
befallen wird, ist die Toleranz besser als die des Erwachsenen. Trotzdem muß die geringe therapeutische Breite all dieser Mittel stets im
Auge behalten werden.

Pharmakologische Grundlagen, Wirkung und Nebenwirkungen der Zytostatika werden von KARRER bearbeitet. Sie unterscheiden sich beim Kind
nicht wesentlich von den Verhältnissen beim Erwachsenen. Durch Berechnung auf die Körperoberfläche ergibt sich ein für alle Altersgruppen
einheitliches Schema (1 m^2: 25 - 3o kg, 125 - 135 cm, 7 - 1o Jahre,
Dosen nach LAMPERT, 1972; LANDBÄCK et al., 1969; PRATT, 1972; WILLIAMS,
1972).

Prednisolon	4o mg/m^2	2-3 mg/kg	tägl.	p.o.
Cyclophosphamid (Endoxan)	2oo-4oo mg/m^2	1o-15 mg/kg (3-5 mg/kg	1 x wöch.i.v., p.o. tägl.	p.o.)
Amethopterin (Methotrexat)	8o mg/m^2	2-5 mg/kg	14täg.	i.v.
bei Kombinations- therapie	2o mg/m^2		1 x wöch.p.o.	
6-Mercaptopurin (Puri-Nethol)	5o-8o mg/m^2	2-3 mg/kg	tägl.	p.o.
Aktinomycin D (Cosmegen)		o,o15 mg/kg als Kur 5 Tage, Wiederholung nach 6, 8 oder 12 Wochen.		i.v.
oder	o,4 mg/m^2 1 x wöchentlich durch 6 Wochen, nach 6 Wochen Wiederholung			i.v.
Daunorubicin (Daunoblastin)	25 mg/m^2 wöchentlich insgesamt 4mal i.v.			
	oder 1 mg/kg durch 4 Tage, dann wöchentlich			i.v.
Adriamycin (14-Hydroxydaunorubicin, Adriablastina)	15-2o mg/m^2		wöch.	i.v.
	oder o,6-o,8 mg/kg durch 3 Tage, dann 1 x wöchentlich			i.v.
Vincristinsulfat (Oncovin)	1,5-2 mg/m^2	o,o5-o,1 mg /kg	1 x wöch.i.v.	
Vinblastinsulfat (Velbe)	4 mg/m^2	o,2 mg/kg	1 x wöch.i.v.	
Procarbazin (Methylhydrazin, Natulan)	125 mg/m^2	4 mg/kg	tägl.	p.o.
Cytosin-Arabinosid (Alexan)	initial 8o mg/m^2 durch 5-6 Tage	1,5 mg	2 x tägl.i.v.	
	dann alle 4 Wochen durch 3 Tage	1,5 mg	2 x tägl.i.v.	
		6 mg/kg	tägl.	p.o.

Bei Kombination verschiedener Medikamente (zum Beispiel MOPP-Schema von DE VITA et al., 1969) muß eine besonders häufige Kontrolle der Knochenmarksfunktion durchgeführt werden, um bei Abfall der Leukozyten oder Thrombozyten die Dosis rechtzeitig zu reduzieren.

Bei Langzeittherapie sollten die Patienten im Kindesalter zwischen 2.ooo und 5.ooo Leukozyten eingestellt werden. Bei Werten unter 1.ooo wird jede Therapie unterbrochen. Zytostatische Therapie wird nicht automatisch mit einer antibiotischen Prophylaxe kombiniert, sondern Infektionsherde müssen bei ihrer Manifestation gezielt und hochdosiert behandelt werden.

Intensive Chemotherapie beeinträchtigt das Wachstum (PINKL, 1972). Nach Absetzen der Behandlung kann aber mit einem Aufholen des Defizits gerechnet werden. Besorgnis der Eltern, ängstliche Spannung der Kinder und Appetitbeeinträchtigung durch die Medikamente führen oft zu einer insuffizienten, einseitigen Ernährung. Eine spezielle Diät ist sicher nicht erforderlich, und es muß für kalorisch ausreichende, ausgewogene Kost gesorgt werden.

<u>Leukämie</u>

Zum Unterschied gegenüber dem Erwachsenen findet man beim Kind in gut 8o% der Fälle die akute, unreifzellige Parablastenleukämie - akute lymphatische Leukämie. Die unreifen Stammzellen sind gegen Chemotherapeutika und Strahlentherapie sehr gut empfindlich, und es ergibt sich daraus ein klares Behandlungskonzept (PINKL, 1971, 1972): Versuch der Zerstörung aller Leukämiezellnester durch kombinierte Chemotherapie. Da Zytostatika aber die Blut-Liquorschranke nur ungenügend passieren, folgt möglichst binnen 24 - 48 Std nach Einsetzen der Knochenmarksremission die prophylaktische Bestrahlung des ZNS. Sodann wird eine Dauertherapie zur Verhütung von Rezidiven angeschlossen.

In Anlehnung an PINKL (1971, 1972) ergibt sich dafür folgendes Schema:

<u>Initialtherapie</u>: Prednisolon und Vincristin bis zur Erreichung der Vollremission.

<u>Bestrahlung des ZNS</u>: Bestrahlung sämtlicher Liquorräume, insbesondere ist auf den Einschluß der Orbita ins Feld und die exakte Feldanpassung zwischen Schädel und Rückenmark zu achten.

Im Alter von O - 12 Monaten 1.5oo rd,
im Alter von 12 - 24 Monaten 2.ooo rd,
über 24 Monate   2.4oo rd in 3 - 4 Wochen.

Die Bestrahlungen des Rückenmarkes können durch intrathekale Verabreichung von Amethopterin (12 mg/m^2 2mal wöchentlich, insgesamt 5mal) ersetzt werden, da damit hinsichtlich des Befalls der Meningen des Rückenmarkskanales die gleichen Resultate erzielt werden, ohne daß es zu Wirbelschäden durch Strahleneinwirkung kommt. Während der Zeit der Bestrahlung wird als Erhaltungstherapie die Hälfte der Dosis der Dauertherapie verabreicht.

<u>Dauertherapie</u>: 6-Mercaptopurin, Amethopterin und Cyclophosphamid.

<u>Zusatztherapie</u> mit Prednisolon und Vincristin alle 3 Monate soll das Auftreten von Rezidiven hinausschieben.

Während alle bisherigen therapeutischen Versuche bei der kindlichen Leukämie lediglich die Dauer der Remissionen etwas verlängern konnten,

hat sich unter diesem Behandlungsschema die 6-Jahresüberlebensrate
von 4 auf 17% anheben lassen. Seit 1968 hat PINKL (1972) eine leukä-
miefreie 3-Jahresüberlebensrate von 62% erzielt. Wird die Remission
nicht erreicht und bei hartnäckigen Rezidiven können noch Cytosin-
Arabinosid, Asparaginase und Adriamycin eingesetzt werden. Bei Menin-
gosis leucaemica ist neben der intrathekalen Verabreichung von Amethopterin (12 mg/m^2) eine zusätzliche Bestrahlung der Leptomeningen mit
2.ooo - 2.5oo rd möglich.

Retikulosen

Die häufigste Manifestationsform im Kindesalter sind die essentiellen
Retikulosen, die auch als Histiozytosis X zusammengefaßt werden (OBER-
MANN, 1961). Es liegt ihnen eine lokale oder diffuse Proliferation
von Histiozyten zugrunde. Am einfachsten ist die Identifizierung charakteristischer Strukturen - Langerhansscher Granula - im Elektronenmikroskop (BASSET u. NEZELOT, 1969). Eosinophiles Granulom, Hand-
Schüller-Christiansche Krankheit und Abt-Letterer-Siwe-Syndrom stellen sicher eine nosologische Einheit dar, sind jedoch nach Histologie,
Lokalisation, Verlauf und Prognose unterscheidbar (ALTHOFF, 1967;
DARGEON, 1966). Dem elektronenoptischen Bild nach gehört auch die
maligne Retikulose in diese Gruppe (IMAMURA et al., 1971).

Das *eosinophile Granulom* ist gekennzeichnet durch Proliferation histio-
zytärer Zellen mit perifokaler Eosinophilie, weist jedoch keine xan-
thomatöse Phase auf. Hauptmanifestationszeit: Vor- und Volksschulal-
ter. Die Granulome können solitär oder polytop, vorwiegend am Schädel,
aber auch an Rippen, Becken und Oberschenkelknochen auftreten. Selten
können aber auch Weichteile befallen sein. Die Neigung zu Spontanheilung ist groß, der Verlauf in Schüben häufig. Übergang in andere Formen der Histiozytosis X ist möglich.

Bei der *Hand-Schüller-Christianschen Krankheit* (Lipoidgranulomatose) findet
man typische Schaum- und Wabenzellen, die aber durch primäre Granulombildung mit Gewebseosinophilie eindeutige Unterschiede zu Speicher-
krankheiten erkennen lassen. Die Knochenherde finden sich auch hier
vorwiegend am Schädel (Abb. 1). Die typische Symptomentrias: Land-
kartenschädel - Exophthalmus - Diabetes insipidus wird aber nur selten
beobachtet. Weichteilbefall von Haut, Lungen, Lymphknoten und Leber
ist häufiger als beim eosinophilen Granulom. Spontane Remissionen sind
seltener, und besonders bei viszeralem Befall ist die Prognose durch
pulmonale Komplikationen ungünstig.

Die *Abt-Letterer-Siwesche Krankheit* wird auch als maligne Retikuloendothe-
liose, nicht lipoide Histiozytose oder akute disseminierte Retikulo-
endotheliose bezeichnet. Die Proliferation des retikulohistiozytären
Gewebes ist mehr oder weniger generalisiert, und es kommt zu keiner
Granulombildung. Es werden praktisch nur Kinder bis zum 2. Lebensjahr
befallen. Die Krankheit beginnt mit hohem Fieber und Hauterscheinun-
gen. Hepatosplenomegalie, Lymphknoten- und Knochenmarksbefall sowie
Veränderungen an Lunge und Magen-Darm-Trakt prägen je nach Intensität
das klinische Bild. Die vorwiegend pulmonale Form wurde als eigenes
Krankheitsbild: bullöse Pneumoretikulose Julien Marie herausgegriffen.
Die Krankheit führt meist in wenigen Monaten zum Tode.

Die bioptische Sicherung der Diagnose ist für die Auswahl der Therapie
in allen Fällen erforderlich.

Therapie: Beim *eosinophilen Granulom*, falls es nicht zur Spontanheilung
kommt, sind chirurgische Ausräumung oder Röntgenbestrahlung indiziert.

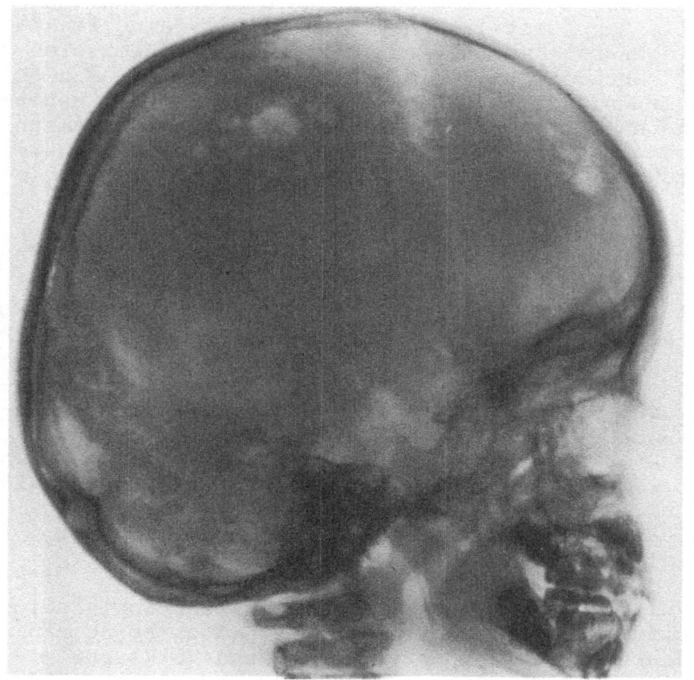

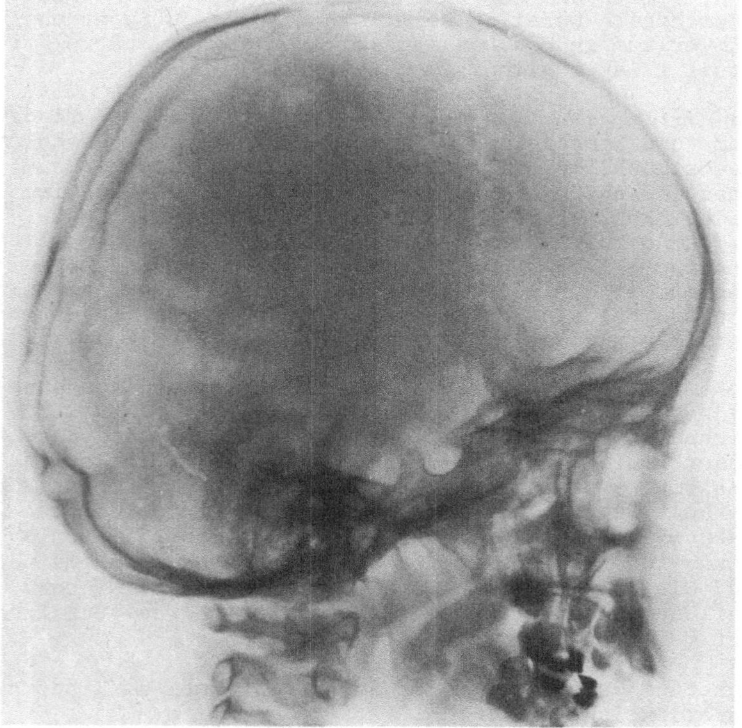

Abb. 1 a u. b. Durchweg scharf begrenzte multiple Skelettherde in der Schädelkalotte und rechts temporal bei M. Hand-Schüller-Christian. Sprengung der Koronarnaht. 5 Jahre später sind nur noch im Bereich des temporalen Herdes zarte Aufhellungen zu erkennen. Klinisch: Diabetes insipidus

Dosen von 3oo - 6oo rd (ALTHOFF, 1967) bzw. 2.ooo rd (WILLIAMS, 1972)
sind dabei erforderlich. Nur bei polytopem Befall sind Corticosteroide
indiziert. Ähnlich ist das Vorgehen bei der *Hand-Schüller-Christianschen
Krankheit.* Nur soll hier die Therapie unverzüglich einsetzen. Bei Generalisation und Versagen der Steroide sind Zytostatika indiziert.
Bei der *Abt-Letterer-Siweschen Erkrankung* muß wegen der schlechten Prognose
rasch mit einer Behandlung begonnen werden. Neben den Corticosteroiden
kann durch Vinca-Alkaloide und Cyclophosphamid versucht werden, die
rasche Progredienz zu bremsen bzw. den Übergang in eine weniger maligne
Form der Retikulose zu erzwingen. Der letzte derartige Patient unserer
Klinik wurde mit der Kombinationstherapie für Morbus Hodgkin (DE VITA
et al., 1969): Cyclophosphamid, Vincristin, Procarbazin und Prednisolon behandelt. Seit 8 Monaten sind bei diesem Kind keine Hauterschei-
nungen mehr aufgetreten, und eine Progredienz der Erkrankung ist nicht
festzustellen.

Solide Tumoren

Häufig befallenes Organsystem im Kindesalter ist das Zentralnervensystem. Die Tumoren des ZNS, die ebenfalls häufigen Knochentumoren
und die Retinoblastome werden in den entsprechenden Kapiteln behandelt. Von besonderem Interesse für das Kindesalter sind die embryonalen Tumoren, die sich aus unreifem, undifferenziertem Gewebe verschi-
dener Organsysteme in der Fetalzeit oder unmittelbar nach der Geburt
entwickeln können. Sie sind simultan Tumoren und Mißbildungen (MÜNTENER
u. TÖNDURY, 1969): Nephroblastom, Neuroblastom, Medulloblastom, Hepa-
toblastom, Retinoblastom und Teratome.

Neuroblastome

Aus den Sympathogonien, den Stammzellen des Sympathikus, entstehen
zwei Zellreihen: einerseits die Sympathoblasten, die zu reifen Sym-
pathikuszellen werden, andererseits die Phäochromoblasten, aus denen
Phäochromozyten entstehen. In jedem Entwicklungsstadium ist die tumoröse Entartung möglich. Da histologisch meist keine reine Zellpopulation angetroffen wird, werden Sympathogoniom und Sympathoblastom als
Neuroblastoma sympathicum zusammengefaßt. Treten neben undifferenzierten auch reife Zellen auf, spricht man von Ganglioneuroblastom,
bei ausschließlich ausgereiften Zellen mit Nervenfasern vom Ganglio-
neurom.

8o% der Neuroblastome entstehen im Abdomen, wobei 6o% von der Nebenniere ausgehen. Die übrigen verteilen sich entlang des Grenzstranges
von Hals und Thorax (BACHMANN, 1972). Die Hälfte der Fälle betrifft
Kinder unter 2 Jahren, vereinzelt sind auch angeborene Neuroblastome
beobachtet worden.

Der Primärtumor wird nicht bei allen Patienten gefunden. Er kann sich
infiltrativ ausbreiten (unreifere Formen) oder bei fortgeschrittener
Differenzierung eine deutliche Kapsel aufweisen. Über die Hälfte der
Fälle wird erst nach erfolgter Metastasierung diagnostiziert. Eine
bisher ungeklärte Affinität der Metastasierung zu bestimmten Organ-
systemen hat zur Beschreibung verschiedener Verlaufsformen geführt
(KINTZEL u. KITLAK, 1964).

Vorwiegend im frühen Kindesalter tritt der Typ Pepper auf, der auf
lymphogenem Weg rasch zu Leberbefall führt. Bei diesen Patienten ist
die Hepatomegalie das führende Symptom.

Im Kleinkindesalter überwiegt der Typ Hutchinson, der hämatogen in
das Skelettsystem metastasiert.

Die seltenste Form ist der auch eher an das Kleinkindesalter gebundene
Typ Smith, der vorwiegend in die Haut metastasiert und nur bioptisch
von der Neurofibromatose abgegrenzt werden kann.

Während diese Unterteilung in Typen den Eindruck verschiedener, nebeneinander herlaufender Verlaufsformen vermittelt, entsteht bei der
Stadieneinteilung nach JAMES (1967, Tabelle 1) der Eindruck des Über-
ganges von einer Form in die andere. Typ Pepper müßte etwa dem Stadium
III, Typ Hutchinson dem Stadium IV entsprechen.

Tabelle 1. Neuroblastoma sympathicum, Stadien und Therapie

Stadien	nach JAMES	
I	lokalisiert, extirpierbar	Operation, Bestrahlung nur bei Patienten über 1 Jahr
II	regional, nicht radikal operabel	Vorbestrahlung, möglichst radikale Opera-tion, Nachbestrahlung Chemotherapie: CYC + VCR wöchentlich durch 6 Wochen, dann 14tägig bis zu einem Jahr; oder: CYC 1 x wöchentl. für 3 Monate, VCR 1 x wöchentl. für 3 Monate, abwechselnd für 1 Jahr. Second-look-Operation!
III	generalisiert, ohne Knochen- und Knochen-marksbefall	CYC, VCR wie oben und Daunomycin, Adria-mycin; bei Ansprechen: Operation, gezielte lokale Bestrahlung von Tumor oder Meta-stasen.
IV (od. IIIB)	generalisiert, mit Knochen-marksbefall	Wie III.

Darüberhinaus ist eine Unterscheidung in undifferenzierte (Neuroblastome) und reifere (Ganglioneuroblastome) Formen für die Prognose von
Bedeutung. Das Alter des Patienten hat einen sicheren Einfluß auf die
Lebensaussichten (HEIKINNEN u. SULAMAA, 197o). Die Zweijahresüberle-
benszeit für Kinder unter einem Jahr beträgt 84%, über einem Jahr 9,5%
(STELLA et al., 197o). Dabei spielt sicher die Tendenz zur Ausreifung
undifferenzierter Neuroblastome bei Säuglingen eine Rolle. In 1 - 2%
der Fälle kommt es zur Spontanheilung (BACHMANN, 1972). GREENFIELD
u. SHELLAY (1963) sind der Meinung, daß alle Ganglioneurome einmal
undifferenzierte Neuroblastome waren. Bei Metastasierung in die Leber
ist die Prognose günstig, während Kinder mit Knochenmarksmanifestation
praktisch nie überleben. 9o% der Patienten mit letalem Ausgang sterben
im ersten Jahr nach der Diagnosestellung, 99% binnen 2 Jahren. Es kann
also bei einer Überlebenszeit von mehr als 2 Jahren von klinischer
Heilung gesprochen werden.

Entsprechend den verschiedenen Manifestationsformen variiert das klinische Bild sehr stark. Unter der schweren Beeinträchtigung des All-

gemeinzustandes kommt der nicht selten beobachteten Diarrhoe differentialdiagnostische Bedeutung zu. Sie kann durch die hormonale Aktivität der Sympathikustumoren erklärt werden (IRLE, 1969; HAMILTON et
al., 1968). Etwa 9o% der Neuroblastome haben eine erhöhte Katechol-
aminausscheidung im Harn (BACHMANN, 1972). Es ist daher die routinemäßige Anwendung eines Schnelltestes bei allen Tumoren (Vanillin-
mandelsäuretest) nach LaBROSSE (EVANS et al., 1971) sehr zu empfehlen.
Die röntgenologische Abgrenzung der häufigsten abdominellen Form ist
meist durch die Pyelographie möglich. Zum Unterschied vom Nephroblastom verlagert und komprimiert das Neuroblastom die Niere, ohne das
Nierenbecken zu zerdehnen oder zu verformen (Abb. 2). Jeder spindelige
Schatten neben der Wirbelsäule muß, besonders im Thoraxbereich, an
ein Neuroblastom denken lassen (Abb. 3a). Da Neuroblastome im dorsalen
Abschnitt des Mediastinums liegen (WILLIAMS, 1972), ist meist auch
eine Spreizung der hinteren Rippenenden der befallenen Seite zu erkennen (Abb. 3a). Im Tumorschatten sieht man häufig zarte Kalkeinla-
gerungen. Zur Erfassung von Knochenmetastasen ist zumindest eine

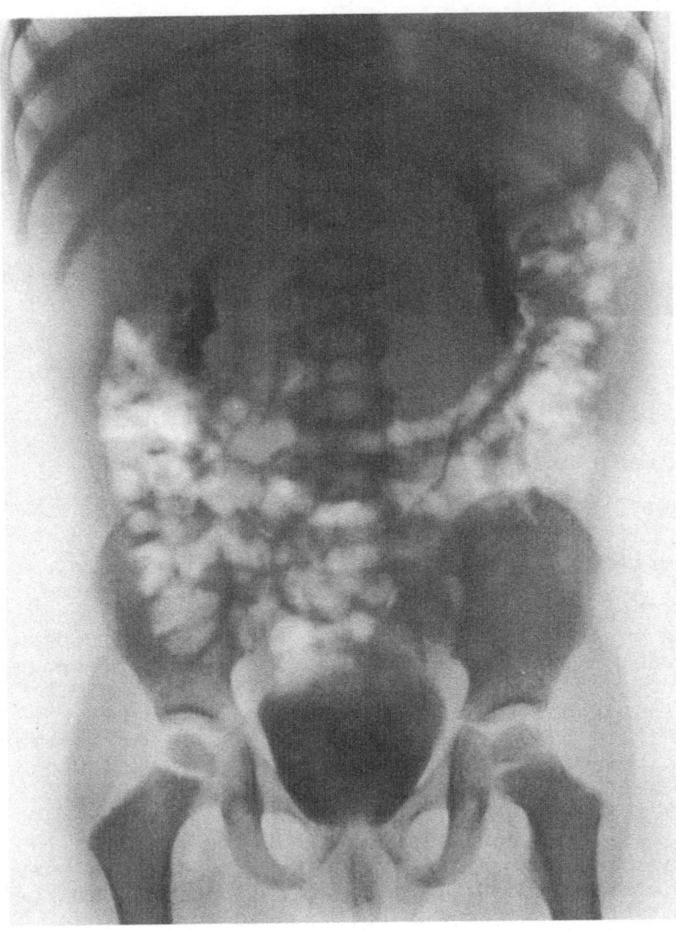

Abb. 2. 2jährige Patientin mit Neuroblastoma sympathicum der linken
Nebenniere. Stadium IV. Das linke Nierenbecken ist verplumpt und
verlagert, aber nicht wesentlich deformiert

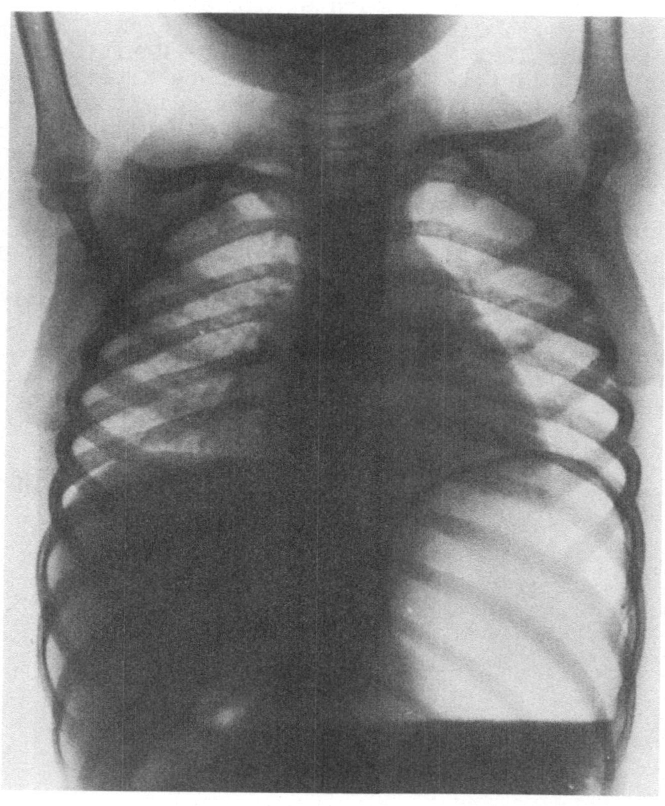

a

Abb. 3. a) Spindelförmiger Tumorschatten rechts und links der Wirbelsäule. Rechts sind die dorsalen Rippenenden deutlich auseinander gedrängt. b) Bestrahlungsplan mit Isodosen: Von 2 paravertebralen und
einem dorsalen Feld aus wurden 6.ooo rd Herddosis eingestrahlt. Das
Rückenmark war durch einen Bleisatelliten abgedeckt

Schädelaufnahme erforderlich. In Ergänzung zur Therapieangabe in
Tabelle 1 ist zu sagen: nach Operationen im Stadium I kann nachbestrahlt werden. Bei Kindern unter einem Jahr 2.5oo rd, sonst 3.ooo
- 4.5oo rd. Nach STELLA et al. (197o) gibt bei vollständiger Tumorresektion die Nachbestrahlung jedoch keine Besserung der Überlebens-
quote. Im Stadium II sollte die Operation möglichst radikal sein.
Wir sind jedoch der Meinung, daß allzu heroische, verstümmelnde Eingriffe im Kindesalter nicht indiziert sind. Es wird immer nachbestrahlt.
Bei der Chemotherapie haben wir bisher die alternierende zyklische
Verabreichung (ÖHME u. GUTZEIT, 1972; WILLIAMS, 1972) der gleichzei-
tigen Gabe (LAMPERT, 1972; PRATT, 1972) vorgezogen. Wie beim Wilms-
Tumor wurde in letzter Zeit eine devitalisierende Vorbestrahlung in
den Behandlungsplan eingebaut. Dafür ist eine Sicherung der Diagnose
durch Angiographie, Nadelbiopsie oder Katecholaminbestimmung unmittelbar vor der Bestrahlung erforderlich. Zum Unterschied von anderen
Tumoren mit sehr variablem histologischem Bild ist beim Neuroblastom
die Diagnose aus sehr wenig Biopsiematerial auf Grund der Ganglienzellen oder der typischen Rosetten meist möglich.

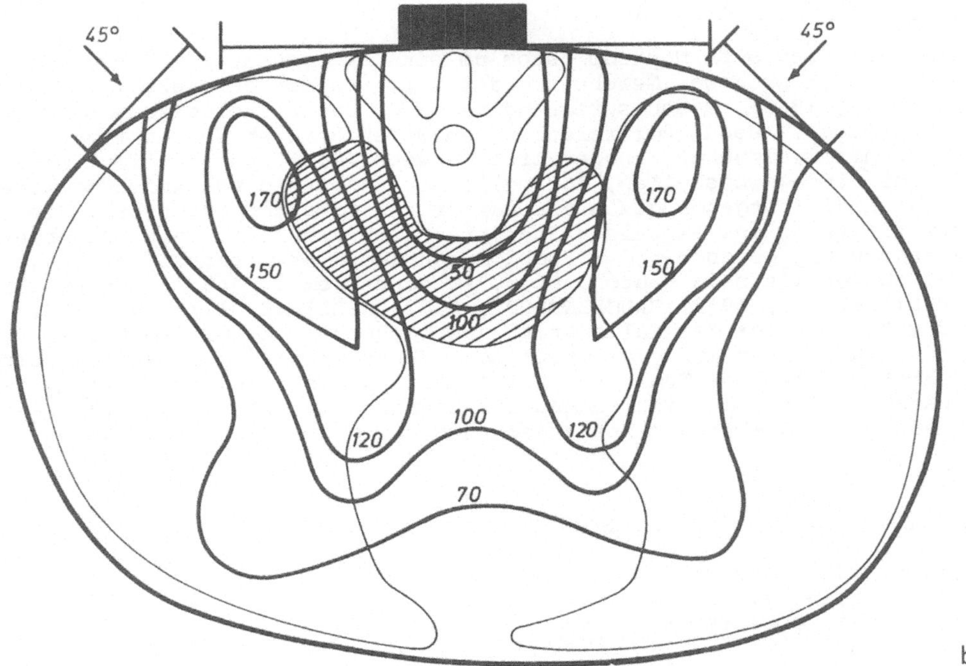

Die Therapie muß immer individuell geführt werden, und man soll bei
unvollständiger Resektion nach Bestrahlung und Chemotherapie immer
eine Second-look-Operation im Auge behalten (PRATT, 1972).

Bei W., Regine (Arch. Nr. 923/7o), einem zweijährigen Mädchen, reichte
ein rechtsthorakales Ganglioneuroblastom (Abb. 3a) über die Mittellinie nach links zwischen die großen Gefäße und konnte in einer Sitzung
nur teilweise entfernt werden. Nach Bestrahlung war der links gelegene
Teil als hühnereigroße Verschattung in der Tomographie gut abgrenzbar
und konnte bei der zweiten Thorakotomie entfernt werden. Strahlenplan
nach Abb. 3b. Chemotherapie für ein Jahr. 2 1/2 Jahre nach der Operation ist das Kind beschwerdefrei. Eine leichte Skoliose wird orthopä-
disch behandelt.

Je nach Manifestationsform muß auch erwogen werden, ob der Einsatz
der nicht ungefährlichen Chemotherapie gerechtfertigt ist. Ausreifung
des Tumors kann durch Strahlentherapie allein gefördert werden.

K., Christian, 6 Mo. (Arch. Nr. 41o/71), faustgroßes, undifferenziertes Neuroblastom vor der lumbalen Wirbelsäule (Stadium II). Infiltration beider Ureteren, Urämie. Nach Probeexzision wurde eine beidseitige Nephrostomie angelegt und bestrahlt. Nach insgesamt 4.8oo rd ver-
wandelte sich der Tumor in eine taschenuhrgroße narbige Platte. Bei
später erforderlichen Korrekturen am Harntrakt* wurden Probeexzisionen
entnommen. Nach 18 Monaten waren im Narbengewebe nur sympathische
Ganglienzellen mit Nervenfasern nachweisbar. Nach Beherrschung der
urologischen Komplikationen ist der Knabe 6 Jahre erscheinungsfrei.

-----

*Prof. Dr. ÜBELHÖR und Dr. WILTSCHKE, Urolog. Klinik Wien.

Nephroblastom - Wilmstumor

Es handelt sich beim Nephroblastom um eine embryonale Mischgeschwulst,
die aus metaneprogenem Gewebe und der Ureterknospe entsteht (MÜNTENER
u. TÖNDURY, 1969). Dementsprechend ist auch das histologische Bild
sehr variabel. Neben undifferenzierten mesenchymalen Zellen findet
man manchmal weitgehend ausgereiftes Gewebe (Plattenepithelien, Mus-
kel- und Bindegewebszellen, Knorpel). Vorhandensein von Knochengewebe
ist manchmal röntgenologisch als zarter Kalkschatten erkennbar. Die
Identifizierung aus einzelnen Schnitten kann schwierig sein, besonders
die Abgrenzung gegenüber dem Rhabdomyosarkom. Der Altersgipfel liegt
etwas später als beim Neuroblastom, zwischen dem 3. und 5. Lebensjahr
(REHBEIN et al., 1969; TRUCKENBRODT, 1972; WILLIAMS, 1972; WILLICH,
1972). Bei 1 - 1o% der Fälle tritt das Nephroblastom beidseitig auf.
Es muß daher immer auf pyelographische Veränderungen der zweiten Seite
geachtet werden. Der Tumor hat keine echte Kapsel, und durch invasives
Wachstum ergibt sich die Tendenz zum Einbruch in die Venen. Die erste
und häufigste Stelle der Metastasierung ist daher die Lunge. Die kli-

Tabelle 2. Nephroblastom, Stadien und Therapie

Stadium	zit. nach Med. Res. Coun.: Trial in the treatment of Nephroblastoma	
I	scharf begrenzt, radikal extirpierbar	Operation, unter 1 Jahr keine Bestrahlung, keine Chemotherapie, sonst Vorbestrahlung, Operation, Nachbestrahlung des Tumorbettes, AMD in 5 Tage-Serien alle 2 Monate für 1 Jahr (oder AMD + VCR wöchentlich durch 6 Wochen).
II	Überschreiten der Nierenkapsel: a) lokal infiltrativ, b) entlang der Nierenvene, c) in paraortale Lymph-knoten	Vorbestrahlung, Operation, Nach-bestrahlung unter Einschluß des Tumorbettes und der regionalen Lymphknoten, AMD in 5-Tage-Serien alle 2 Monate im ersten Jahr, alle 3 Monate im 2. Jahr (oder AMD + VCR wöchentlich für 1 Jahr).
III	Überschreiten der Nierenkapsel *und*: a) Ruptur des Tumors bei Operation, b) nicht radikale Opera-tion, c) peritoneale Metastasen	Wie II.
IV	Fernmetastasen	Wie II und Operation oder Bestrah-lung der Metastasen bzw. Lungen-felder. Im Intervall zwischen AMD kann VCR als Mittel zweiter Wahl verab-reicht werden.
(V)	bilateraler Tumor	Teilnephrektomie und/oder 1.5oo rd auf den Nierenrest und Chemothe-rapie.

nische Symptomatik ist sehr uncharakteristisch, und es kommt erst zu
Beschwerden, wenn der Tumor groß geworden ist. Zum Unterschied vom
Neuroblastom weisen jedoch nur 17% der Patienten bei Klinikeinweisung
Metastasen auf (TRUCKENBRODT, 1972). Die Zuweisung erfolgt wegen Zunahme des Bauchumfanges mit Tumor und seltener wegen Hämaturie. Bei
der Hälfte der Fälle kann eine Hypertonie nachgewiesen werden. Immer
wieder wird betont, daß wegen der Gefäßarosion mit Gefahr von Tumor-
zelleinschwemmung die Palpation des Abdomens besonders gefährlich sei.
Die zahlreichen Traumen des täglichen Lebens werden dabei jedoch nicht
berücksichtigt. Obwohl die Einstufung als Notfall bei länger bestehendem Tumor nicht erforderlich erscheint, sind wir auch der Meinung,
daß zwischen Diagnose und Operation möglichst wenig Zeit vergehen
sollte und keine Insulte gesetzt werden dürfen. Für die Diagnose genügt meist die Pyelographie, falls die befallene Niere noch eine Aus-
scheidungsfunktion aufweist. In typischer Weise ist das Nierenbecken
zerdehnt und deformiert (Abb. 4a). Zur Erfassung von Metastasen wird
ein Lungenröntgenbild angefertigt. Um andere Nierenerkrankungen (Hydronephrose, Zystenniere, Nierenvenentrhombose) auszuschließen und
die Malignität des Tumors zu bestätigen, soll bei allen Fällen eine
Angiographie durchgeführt werden (KUFFER et al., 1969; Abb. 4b).
Eventuell kann man durch eine Kavographie den Einbruch ins Venensystem
beweisen. Die *Therapie* ergibt sich aus Tabelle 2. Die Stadieneinteilung
kann bei lokalisierten Formen vor der Operation nicht sicher gestellt
werden, so daß sich weitgehende Überschneidungen ergeben. Im ersten
Lebensjahr kann eine Nachbestrahlung in Stadium I wegfallen. SCHNEIDER
(197o) fand in einer vergleichenden Studie jedoch auch bei älteren
Kindern durch zusätzliche Strahlentherapie im Stadium I keine Verbesserung der Heilungsraten. Die Gesamtdosis beträgt im allgemeinen
3.ooo - 4.ooo rd (Abb. 4c).

Die Chemotherapie erfolgt mit Actinomycin D in den bekannten 5-Tages-
Kuren. Es wird jedoch auch die wöchentliche Verabreichung von Actinomycin D mit Vincristin kombiniert empfohlen (LAMPERT, 1972). Unserer
Erfahrung nach kommt es dabei rasch zu Knochenmarksdepression und
neurologischen Symptomen, so daß wir, wie auch WILLIAMS (1972), Vincristin nur bei Nichtansprechen einsetzen. Die Frage der *Behandlung von
Metastasen* ist individuell zu lösen. Bei solitärem Lungenbefall ist die
Prognose nicht immer infaust, am besten werden die Lungenmetastasen
in einer Sitzung mit dem Tumor operativ entfernt. Sie sprechen jedoch
auch auf Chemotherapie und Bestrahlung gut an. Beim Vorhandensein multipler Lungenmetastasen kann die Kombination von Actinomycin D und
Bestrahlung der ganzen Lunge mit 1.5oo rd Dauerremissionen erzielen.
Da beide Behandlungen die Gefahr der Lungenfibrosierung in sich tragen, ist eine Erhöhung der Dosis nicht vertretbar.

<u>Vorbestrahlung</u>

Um die intraoperative Ausschwemmung vitaler Tumorzellen zu vermeiden,
wird von uns unmittelbar nach der Diagnose eine devitalisierende Vorbestrahlung mit 2 x 5oo rd am Vortag und am Operationstag durchgeführt.
Es ergibt sich dadurch kein Zeitverlust, und Sekundärreaktionen, die
den Operateur stören, sind noch nicht vorhanden. Es besteht somit ein
grundlegender Unterschied zu der langfristigen Vorbestrahlung, deren
Ziel die Tumorverkleinerung ist (KAFKA et al., 1969). Postoperativ
wird die Gesamtdosis auf 3.ooo - 4.ooo rd aufgesättigt. Einen genauen
Zeitplan dieser Behandlung gibt Abb. 5. Um die Wirksamkeit der devi-
talisierenden Vorbestrahlung zu objektivieren, wird derzeit eine gemeinsame Studie der SIOP* durchgeführt.

---

*Societé Internationale d'Oncologie Pédiatrique (Amsterdam).

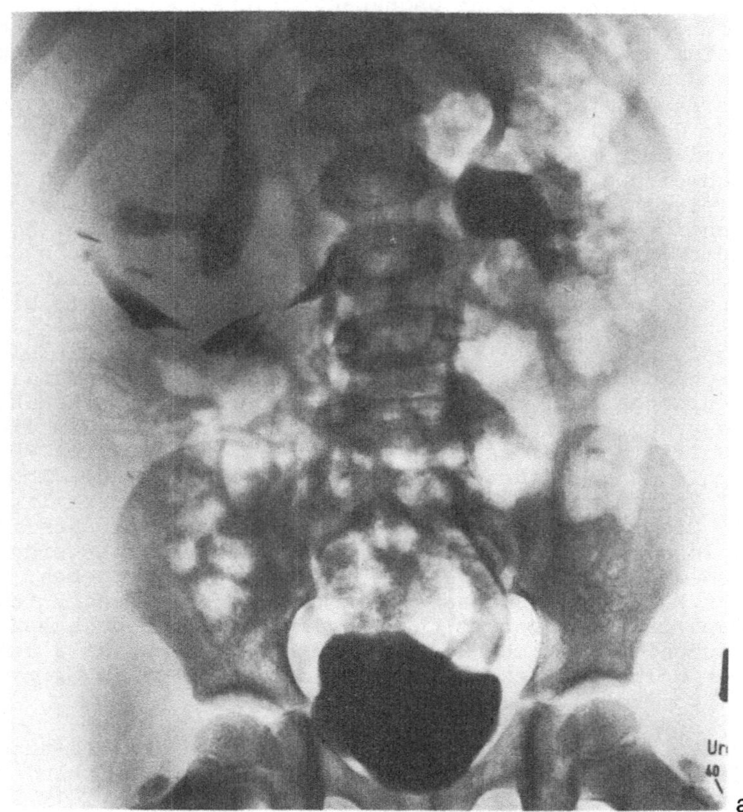

a

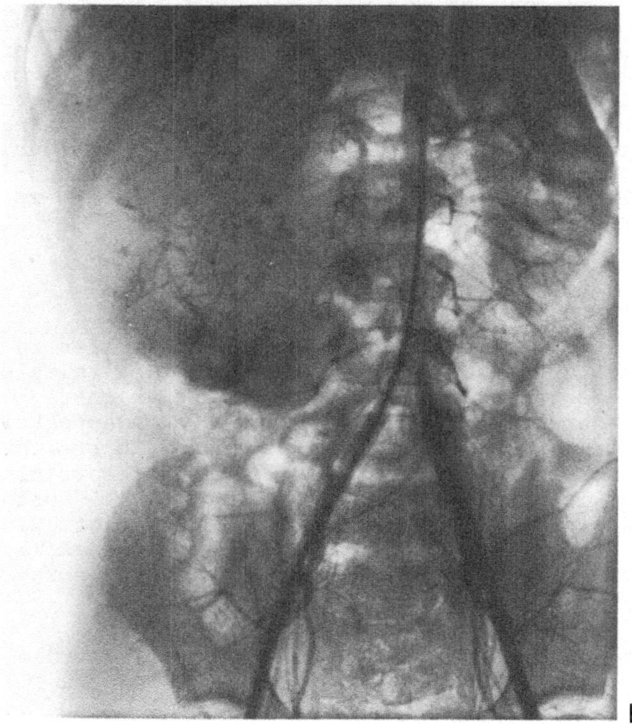
b

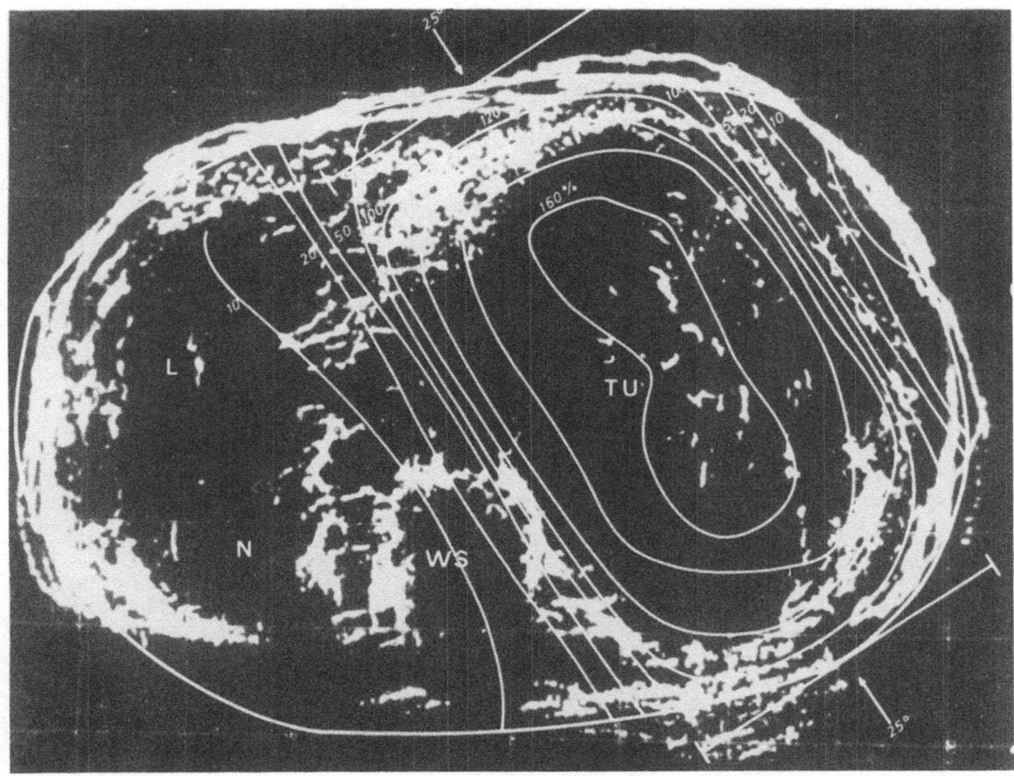

Abb. 4 c. Ultraschalltomogramm eines Wilms-Tumors mit Bestrahlungsplan und Isodosenverlauf. Der Tumor wird von einem dorsalen und einem
ventralen Feld mit Elektronen, 42 MeV, bestrahlt

Die Prognose der Erkrankung hängt vom Stadium und Alter des Patienten
ab (WILLICH, 1972). In den ersten drei Lebensjahren beträgt die Überlebenschance ca. 5o%, in späteren Lebensabschnitten nur 25% (BURGERT
u. GLIDEWELL, 1967). Die Chemotherapie hat zur Verbesserung der Prognose, insbesondere metastatischer Erkrankungen, beigetragen. In dieser Gruppe gab es 1956 keine Langzeitüberlebenden, 1967 4o% (SUTOW
et al., 197o). Der Einfluß von Actinomycin D wird jedoch nicht immer
derart günstig beurteilt (Diskussion bei SIGEL, 1971).

Sarkome - Rhabdomyosarkom

Mesenchymale Tumoren können, entsprechend der Beteiligung des Mesen-
chyms an fast allen Gewebssystemen des Körpers, in allen Organen ge-

---

◀ Abb. 4 a u. b. Pyelographie und Arteriographie bei Nephroblastom.
Das rechte Nierenbecken ist stark auseinandergezogen. Die Ausschei-
dungsfunktion noch recht gut. In der Arteriographie sind zahlreiche
Gefäßneubildungen und kleine KM-Depots erkennbar. Gut funktionieren-
des Parenchym am kranialen und kaudalen Pol

Therapie bei Wilmstumor

	Chemotherapie	Chirurgie	Bestrahlung
1. Tag			Vorbestrahlung
2. Tag	Actinomycin-D	OP	
3. Tag	"		
4. Tag	"		
5. Tag	"		
6. Tag	"		Nachbestrahlung
			bis 3500 rd
Alle 2 Monate im 1. Jahr	5 Tage 0,015 mg/kg Actinomycin-D	} stationär	
Alle 3 Monate im 2. Jahr	"		

Abb. 5. Zeitplan einer vollständigen Therapie bei Nephroblastom

funden werden. Die häufigen Sarkome der harten Gewebe – Knochen und Knorpel – werden in den entsprechenden Kapiteln besprochen. Sarkome, abgesehen von embryonalen Sarkomen, sind im Kindesalter besser differenziert als beim Erwachsenen, wachsen langsamer und metastasieren weniger. Liposarkome und Fibrosarkome z.B. werden allein durch Exzision behandelt. Nachbestrahlung ist nicht erforderlich.

7o% der Weichteilsarkome beim Kind (WILLIAMS, 1972) sind *Rhabdomyosarkome* (embryonale Sarkome). Diese aus undifferenziertem embryonalem Bindegewebe entstehenden malignen Tumoren sind spezifisch für das Kindesalter und ahmen histologisch die embryonale Entwicklung der quergestreiften Muskulatur nach (OEHME u. GUTZEIT, 1972). Zumindest im Elektronenmikroskop sind praktisch immer Myosin-Fibrillen nachweisbar. Zur Sicherung der Diagnose kann auch eine Immunfluoreszenztechnik mit Antikörpern gegen Myosin angewandt werden (PRATT, 1972). Am häufigsten sind diese Tumoren im Bereich des Gesichtsschädels anzutreffen, vor allem in Orbita und Nasopharynx (6o%; MASSON u. SOULE, 1965). Formen, die sich weintraubenartig in schleimhautausgekleidete Hohlräume vorwölben, werden als Sarcoma botryoides bezeichnet. Ansonsten überwiegt flächenhaft infiltratives Wachstum. Die zweithäufigste Stelle des Auftretens ist der Urogenitaltrakt (Abb. 6).

Die klinische Symptomatik ergibt sich aus dem Tumorwachstum. Der Tumor ist entweder sicht- oder tastbar oder manifestiert sich durch sekundäre Auswirkungen wie Harnwegsobstruktion. Auch der weitere Verlauf ist durch die lokale Ausbreitung des Tumors bestimmt, und relativ spät erst kommt es zu Metastasierung, zuerst in die regionären Lymphknoten, dann auf hämatogenem oder lymphogenem Wege in Lunge und andere Organe.

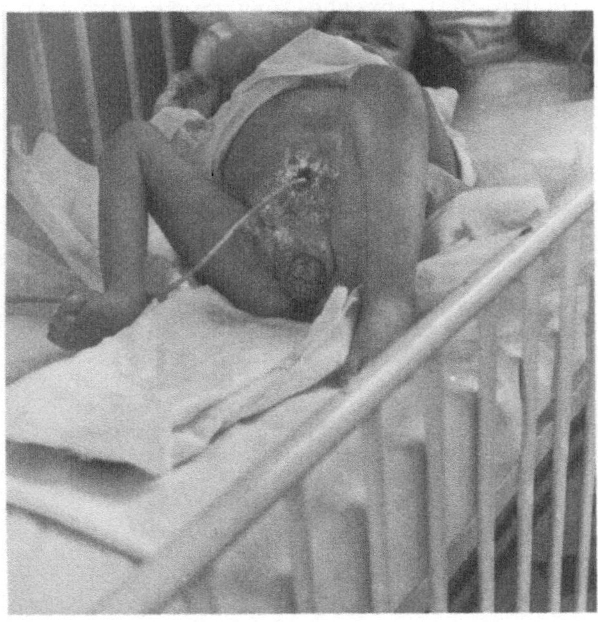

Abb. 6. Aus der Vulva prolabierendes Sarcoma botryoides bei einem
3jährigen Mädchen. Harnableitung durch Blasenfistel. Stadium III a

Tabelle 3. Rhabdomyosarkom, Stadien und Therapie

Stadien	aus PRATT	
I	lokalisiert, komplett extirpierbar	Operation, AMD, CYC und VCR wöchentlich für 6 Wochen, dann CYC + VCR alle 2 Wochen nach 6 Wochen wieder beginnend, insgesamt 6 Monate; oder: AMD 5 Tage, dann CYC, VCR jeweils wöchentlich für 3 Monate, alle 3 Monate AMD für 5 Tage, insgesamt 1 Jahr.
II	regional, mit Infiltration benachbarten Gewebes und/oder Befall regionaler Lymphknoten: a) Tumor radikal operierbar, b) nur teilweise resezierbar	Operation, Bestrahlung, Chemotherapie wie I.
III	generalisiert: a) ohne Knochen- u. Knochenmarksbefall b) mit Knochenmarksbefall	Wie II, zusätzlich Bestrahlung einzelner Metastasen.

Die Prognose ist schlecht, und die Fünfjahresheilungsquote wird mit
1o% (MASSON u. SOULE, 1965; OEHME u. GUTZEIT, 1972) bzw. 28% (SUTOW
et al., 197o) angegeben. Unter den verschiedenen histologischen Formen hat das Sarcoma botryoides im Vergleich zum embryonalen Sarkom
oder der alveolären Form die besten Chancen; unter den verschiedenen
Lokalisationen das Rhabdomyosarkom der Orbita.

<u>Therapie</u> (Tabelle 3): Die besten Erfolge werden nach radikaler Ope-
ration erzielt, besonders im Urogenitalbereich. Ausgedehnte, verstümmelnde Operationen im Schädelbereich scheinen im Kindesalter nicht
gerechtfertigt zu sein (WILLIAMS, 1972), und es kommt oft zu Rezidiven.
Die Eventeration der Orbita ist jedoch oft zielführend. Rhabdomyosarkome sind, wie alle Tumoren aus embryonalem Gewebe, strahlenempfindlich. Wegen der Lokalisation und Ausbreitung ist eine effektvolle
Radiotherapie aber nicht immer möglich. Auch die Chemotherapie ist
meist nur palliativ wirksam. Die Kombination von Vincristin, Actinomycin D, Cyclophosphamid wöchentlich für 6 Wochen wird empfohlen
(LAMPERT, 1972). Nach unseren Erfahrungen beim Nephroblastom wird
diese Kombination aber sehr schlecht vertragen, und wir sind deshalb
Anhänger der zyklischen Verabreichung (OEHME, 197o).

Teratome

Teratome entstehen aus pluripotenten embryonalen Zellen und können
daher erstens aus undifferenzierten, maligne entarteten Zellen bestehen (embryonales Karzinom), zweitens gemischt aus unreifen und differenzierten Geweben (Teratokarzinom), drittens aus verschiedenen reifen
Geweben (benigne Teratome) und viertens aus Trophoblasten (Chorion-
karzinom). Mit den Theorien der Teratomentstehung beschäftigen sich
MÜNTENER u. TÖNDURY (1969). Reife Teratome mit vorwiegend epidermalem,
zystischem Aufbau werden auch als Dermoidzysten bezeichnet.

Teratome sind bei Mädchen häufiger als bei Knaben. Die überwiegende
Mehrzahl tritt in den Gonaden auf, der Rest verteilt sich entlang
der Mittellinie. Eine bekannte Lokalisation ist das Steißteratom.

Abgesehen von den Dermoidzysten, besteht bei allen soliden Teratomen
die Möglichkeit maligner Entartung. Im Kindesalter überwiegen freilich
die gutartigen Formen. Trotzdem ist eine möglichst frühzeitige und
möglichst radikale Operation zu empfehlen. Gerade Tumorreste neigen
oft nach Jahren zu maligner Umwandlung und sind dann mit Strahlentherapie und Chemotherapie kaum zu beherrschen.

Literatur

ALTHOFF, H.: Reticulose im Kindesalter. In: Handbuch der Kinderheil-
    kunde (Hrsg. OPITZ, H., SCHMID, F.) Bd. VI, S. 1o96. Berlin-Heidel-
    berg-New York: Springer 1967.
BACHMANN, K.D.: Tumoren des sympathischen Nervensystems. In: Handbuch
    der Kinderheilkunde (Hrsg. OPITZ, H., SCHMID, F.) Bd. VIII, S. 328.-
    Berlin-Heidelberg-New York: Springer 1972.
BASSET, F., NEZELOF, C.: L'histiocytose X. Microscopie électronique.
    Culture in vitro et histo-enzymologie. Discussion à propos de 21
    cas. Rev. franç. Étude clin. biol. <u>14</u>, 31 (1969).
BLOOM, H.J.G., WALLACE, E.N.K., HENK, J.M.: The treatment and progno-
    sis of medulloblastoma in children. Amer. J. Roentgenol. <u>1o5</u>, 43
    (1969).

BURCHENAL, J.H., MURPHY, M.L., TAN, Ch.T.C., DARGEON. H.D.: Chemotherapy of neoplastic diseases in children. Advanc. Pediat. 12, 189 (1962).
BURGERT, E.O., GLIDEWELL, O.: Dactinomycin in Wilms tumor. J. Amer. med. Ass. 199, 464 (1967).
DARGEON, W.K.: Reticuloendothelioses in childhood. A clinical survey. Springfield/Ill.: Ch.C. Thomas 1966.
DE VITA, V.T., SERPICK, A.A., CARBONE, P.P.: Combination chemotherapy of advanced Hodgkin's disease: The NCI programm, a prgress report. Proc. Amer. Ass. Cancer Res. 1o, 19 (1969).
EVANS, A.E., BLORE, J., HADLEY, R., TANINDI, S.: The La Brosse spot test: A practical aid in the diagnosis and management of children with neuroblastoma. Pediatrics 47, 913 (1971).
GREENFIELD, L.J., SHELLAY, W.M.: Spectrum of neurogenic tumors of sympathetic nervous system: Maturation an adrenergic function. J. nat. Cancer Inst. 35, 215 (1963).
HAMILTON, J.R., RADDE, I.C., JOHNSON, G.: Diarrhea associated with adrenal ganglioneuroma: New findings related to pathogenesis of diarrhea. Amer. J. Med. 44, 453 (1968).
HEIKKINEN, E.S., SULAMAA, M.: Neuroblastoma and ganglioneuroblastoma. Z. Kinderchir. 8, 341 (197o).
IMAMURA, M., SAKAMOTO, S., HANAZONO, H.: Malignant histiocytosis: Case of generalized histiocytosis with infiltration of Langerhans granula containing histiocytes. Cancer (Philad.) 28, 467 (1971).
IRLE, U.: Diarrhoe als Symptom bei neurogenen Tumoren. Z. Kinderchir. Suppl. 6, 126 (1969).
JAMES, H.D.: Proposed classification of neuroblastoma J. Pediat. 71, 764 (1967).
KAFKA, V., KOUTECKY, J., KOLIHOVA, E., PALECEK, L.: Beitrag zur Therapie der Wilmstumoren auf Grund eigener Erfahrungen. Z. Kinderchir. Suppl. 6, 177 (1969).
KINTZEL, H.W., KITLAK, W.: Die Sympathikustumoren im Kindesalter. Pädiat. Fortbild. Prax. 3, 593 (1964).
KUFFER, K.F., WAGNER, H.P., FUCHS, W.A., BETTEX, M.: Die Bedeutung der Angiographie in der Diagnose ausgewählter kindlicher Tumoren. Z. Kinderchir. Suppl. 6, 132 (1969).
LAMPERT, F.: Krebs im Kindesalter. München-Berlin-Wien: Urban und Schwarzenberg 1972.
LANDBÄCK, G., BLÄKER, F.B., BOCK, P., KURME, A., WRIEDT, K.: Die zytostatische Behandlung maligner Tumoren im Kindesalter. Z. Kinderchir. Suppl. 6, 3o (1969).
MASSON, J.K., SOULE, E.H.: Embryonal rhabdomyosarcoma of head and neck: Report on 88 cases. Amer. J. Surg. 11o, 585 (1965).
MERRIMAN, G.R., FOCHT, E.F.: A clinical study of radiation cataracts and the relationship to dose. Amer. J. Roentgenol. 77, 759 (1957).
MÜNTENER, M., TÖNDURY, G.: Zur Genese embryonaler Tumoren. Z. Kinderchir. Suppl. 6, 11 (1969).
NEUHAUSER, E.B.D., WITTENBERG, M.H., BERMAN, D.Z., COHEN, J.: Irradiation effects of roentgentherapy on the growing spine. Radiology 59, 637 (1952).
OBERMANN, H.A.: Idiopathic histiocytosis. A clinicopathologic study of 4o cases and review of the literature on eosinophilic granuloma of bone, Hand-Schüller-Christian disease and Letterer-Siwe disease. Pediatrics 28, 3o7 (1961).
OEHME, J.: Cytostatische Tumorbehandlung von Kindern und Jugendlichen. Dtsch. med. Wschr. 95, 118o (197o).
OEHME, J., GUTZEIT, D.: Neubildungen des Bindegewebes. In: Handbuch der Kinderheilkunde (Hrsg. OPITZ, H., SCHMID, F.), Bd. VIII, S. 136. Berlin-Heidelberg-New York: Springer 1972.
PINKL, D.P.: Five-year follow-up of "total therapy" of childhood lymphocytic leukemia. J. Amer. med. Ass. 216, 648 (1971).

PINKL, D.P.: Treatment of acute leukemia in children. Pediat. Clin. N. Amer. 19, 1141 (1972).
PRATT, C.B.: Management of solid tumors in children. Pediat. Clin. N. Amer. 19, 1141 (1972).
REHBEIN, F., WILLICH, E., ECKLER, E., BUSCHMANN, O., NAHNSEN, N., WILKENING, K.: Wilms-Tumoren, Neuroblastome und andere maligne Bauchtumoren des Kindesalters. Z. Kinderchir. Suppl. 6, 2o7 (1969).
SCHMID, F., v. RAUCHHAUPT, D.: Tumoren im Kindesalter. Allgemeine Grundlagen. In: Handbuch der Kinderheilkunde (Hrsg. OPITZ, H., SCHMID, F.), Bd. VIII, S. 1. Berlin-Heidelberg-New York: Springer 1972.
SCHNEIDER, B., SAGERMAN, R.H., WOLFF, J.A., SANTULLI, T.W.: Wilms-tumor: The evolution of a treatment program: Amer. J. Roentgenol. 1o8, 92 (197o).
SIGEL, A.: Lehrbuch der Kinderurologie, S. 116. Stuttgart: Thieme 1971.
STELLA, J.G., SCHWEISGUTH, O., SCHLIENGER, M.: Neuroblastoma: A study of 144 cases treated in the Institut Gustave-Roussy over a period of 7 years. Amer. J. Roentgenol. 1o8, 324 (197o).
SUTOW, W.W., CHAIRMAN, E.A., GEHAN, Ph.D., HEYN, R.M., KUNG, F.H., WILLER, R.W., MURPHY, M.L., TRAGGIS, D.G.: Comparison of survival curves, 1956 versus 1962 in children with Wilms-tumor and neuro-blastoma. Pediatrics 45, 8oo (197o).
SUTOW, W.W., SULLIVAN, M.P., RIED, H.L., TAYLOR, H.G., GRIFFITH, K.M.: Prognosis in childhood rhabdomyosarcoma. Cancer (Philad.) 25, 1384 (197o).
TRUCKENBRODT, H.: Tumoren der Nieren. In: Handbuch der Kinderheilkunde (Hrsg. OPITZ. H., SCHMID, F.), Bd. VIII, S. 593. Berlin-Heidelberg-New York: Springer 1972.
WILLIAMS, I.: Tumors of childhood. London: William Heinemann Medical Books 1972.
WILLICH, E.: Röntgendiagnostik der Mediastinaltrakttumoren im Kindes-alter. Pädiat. Fortbild. Prax. 9, 79 (197o).
WILLICH, E.: Wilms-Tumoren. Chir. Praxis 16, 461 (1972).

Klinik und Therapie maligner, ektodermaler Hauttumoren

H. EBNER und R. SANTLER

Epithelioma basocellulare

Definition, Häufigkeit

Basaliome sind nach LEVER (1967) naevoide Tumoren (Hamartome), die
ihren Ausgang von undifferenzierten, unreifen epidermalen Zellen
nehmen. Sie stehen in puncto Häufigkeit unter den epidermalen Geschwülsten an erster Stelle (NIEBAUER u. ZENKER, 1966). In unseren
Breiten treten basozelluläre Epitheliome, provoziert durch aktinische
Einflüsse, zumeist erst nach dem 5o. Lebensjahr auf. Bei zwei seltenen Krankheitsbildern, dem Basalzellnaevus-Syndrom und dem lineären
Basalzellnaevus, treten multiple Basaliome bereits in der Kindheit
auf.

Klinik, Lokalisation

Das Basaliom ist aus etwa stecknadelkopfgroßen, transparenten, derben
Knötchen aufgebaut, die besonders in der Randzone des Tumors deutlich
erkennbar sind. Die darüberziehende Haut ist verdünnt und läßt Teleangiektasien erkennen, im weiteren Verlauf kommt es häufig zu Ulzeration. Neben diesen nodulären bzw. nodulär-ulzerierenden Basaliomen
gibt es pigmentierte (DD. Melanom), sklerodermiforme und fribromähn-
liche Tumoren ("Fibroepithelioma Pinkus"). Ein charakteristisches
Aussehen besitzen die häufig multipel auftretenden Rumpfhautbasaliome;
es handelt sich hier um erythematöse, leicht schuppende Läsionen, die
bei genauer Inspektion von einem deutlich erhöhten Randsaum begrenzt
werden.

Basaliome sind häufig an den oberen Gesichtspartien lokalisiert (Abb. 1a).
Obwohl sie vorwiegend an lichtexponierten Stellen auftreten, bleiben
die Handrücken praktisch immer frei. Basaliome treten beinahe ausschließlich an behaarten Hautpartien auf. Auf das Vorkommen der am
Stamm gelegenen, sogenannten Rumpfhautbasaliome wurde bereits hingewiesen. Das Fibroepitheliom Pinkus (1953) ist typischerweise in
der Sakralregion lokalisiert.

Verlauf, Prognose

Basaliome zeigen in der Regel eine langsame, flächenhafte Größenzunahme. Bei stärkerem Tiefenwachstum kann es zu ausgedehnten Ulzerationen mit Destruktion benachbarter Strukturen kommen ("Ulcus terebrans"), (Abb. 1b). Basaliome metastasieren in der Regel nicht, doch wurden Ausnahmen beobachtet. So konnten BINKLEY u. RAUSCHKOLB (1962) in

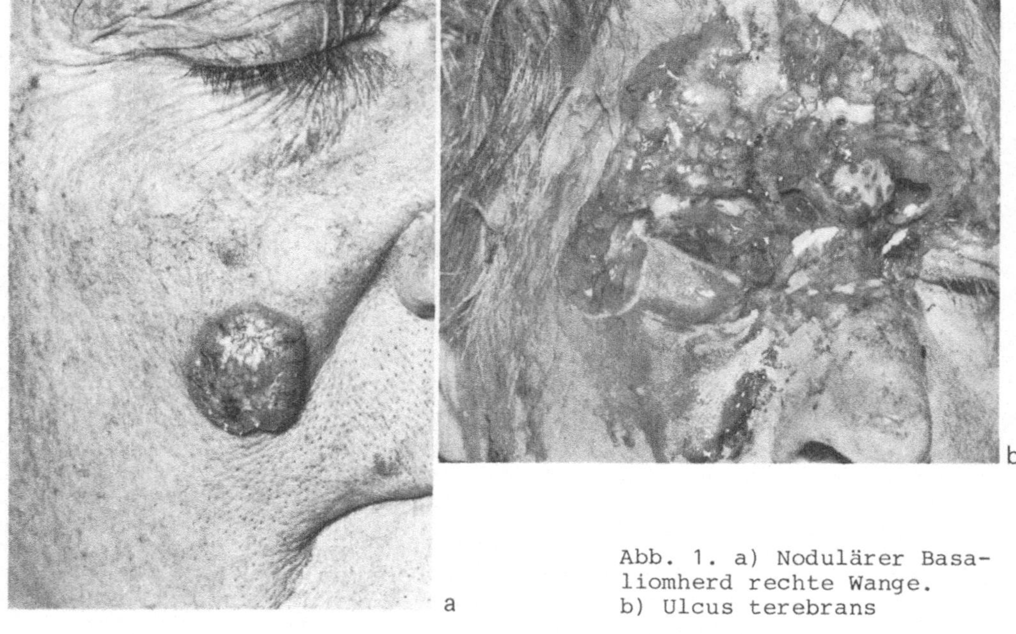

Abb. 1. a) Nodulärer Basa-
liomherd rechte Wange.
b) Ulcus terebrans

der Literatur insgesamt 42 Fälle sammeln, bei denen es, ausgehend von
einem Basaliom, zur Metastasierung gekommen war. Interessanterweise
lassen sich diese bösartigen Basaliome feingeweblich nicht von den
normalen basozellulären Epitheliomen differenzieren.

Histologie

Das Basaliom ist aus Zellen mit großen, ovalen bis länglichen Kernen
und schmalem Zytoplasmasaum aufgebaut. Sie entsprechen morphologisch
weitgehend den in der Basalzellschicht der normalen Epidermis gelegenen Elementen. Gelegentlich zeigen die Basaliomzellen eine gewisse
Tendenz zur Differenzierung in Richtung Anhangsgebilde der Haut, z.B.
Talgdrüse, Haar etc. Dieses Phänomen kann innerhalb eines Tumors auch
nur in umschriebenen Arealen auftreten.

Das Tumorparenchym wird vom Stroma umgeben, das zumeist zahlreiche
Fibroblasten enthält. Häufig ist auch eine muzinöse Auflockerung des
Tumorstromas erkennbar. Im Rahmen der Fixation kommt es beim Basaliom
häufig zu einer artefiziellen Spaltbildung zwischen Parenchym und
Stroma, die differentialdiagnostisch verwertet werden kann. Insbeson-
dere bei ulzerierten Basaliomen findet sich noch eine entzündliche
Stromareaktion (Abb. 2a u. b).

Behandlung

Die chirurgische Entfernung des Basalioms im Gesunden stellt ohne
Zweifel die Behandlung der Wahl dar. Bei kleineren flachen Geschwülsten genügt die kaustische Abtragung oder Curretage (REYMANN, 1971).

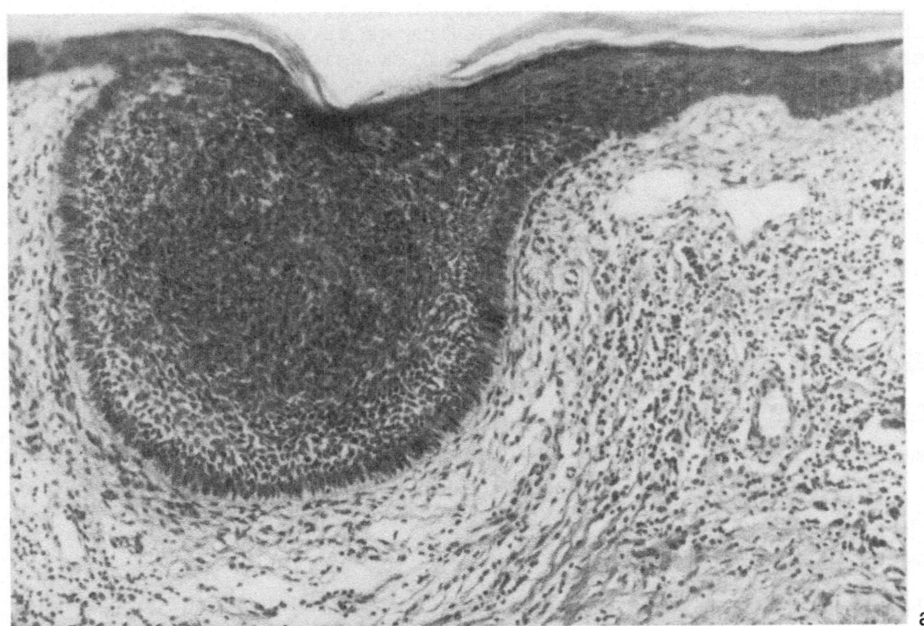

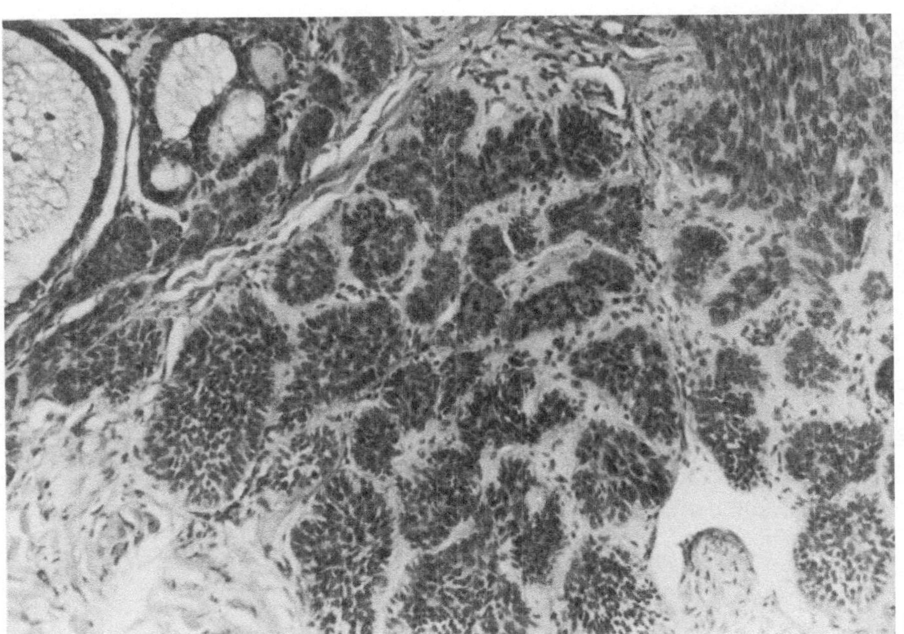

Abb. 2. a) Von der Epidermis ausgehende Basaliomknospe. Vergr. 4ofach.
b) Basaliomstränge im mittleren Korium. Vergr. 4ofach

Nur in Fällen, bei denen der operative Eingriff, bedingt durch die
Ausdehnung oder die Lokalisation des Tumors zu aufwendig erscheint,
stehen andere Behandlungsmethoden zur Diskussion. An erster Stelle
ist hier die Strahlentherapie zu erwähnen.

Bei oberflächlichen Rumpfhautbasaliomen hat sich in den letzten Jahren die Verwendung lokal wirksamer, in Salben inkorporierter zytostatischer Substanzen, z.B. 5-Fluoruracil, bewährt (EBNER, 1969).
In Einzelfällen kann noch die Kryotherapie oder die von MOHS (1947)
angegebene Ätztechnik verwendet werden.

Morbus Bowen - Erythroplasie Queyrat

Definition, Häufigkeit

Der Morbus Bowen ist ein intraepidermales Stachelzellkarzinom, das
heißt ein echtes Carcinoma in situ und nicht, wie anfänglich von
BOWEN (1912) angenommen, eine präkanzeröse Läsion. Bei Lokalisation
im Schleimhautbereich (Vulva, Glans penis, Mundschleimhaut) wird die
Bezeichnung Erythroplasie verwendet.

Der Morbus Bowen ist eine relativ seltene Erkrankung; auf ein gehäuftes Auftreten nach Arseneinnahme wurde von MONTGOMERY u. WAISMAN
(1941) hingewiesen.

Klinik, Lokalisation

Der Morbus Bowen manifestiert sich zumeist in Form eines düsterroten,
unregelmäßig begrenzten, verkrusteten oder nässenden Herdes, der sich
durch peripheres Wachstum ausbreitet, ohne Abheilungstendenz zu zeigen. Die Erythroplasie Queyrat besteht in einer umschriebenen rötlichen Verfärbung und samtigen Beschaffenheit der Schleimhaut. Eine
eindeutige klinische Abgrenzung von einer gutartigen Entzündung
("Balanitis plasmacellularis Zoon") ist nicht möglich.

Der Morbus Bowen tritt zumeist solitär auf und besitzt keine besonderen Prädilektionsstellen. Diagnostische Schwierigkeiten bietet
diese Dermatose besonders bei Lokalisation im Finger- und Handflächen-
bereich (MICHAELIDES u. HYMAN, 1964; MARCH, 1965). Abzugrenzen vom
Morbus Bowen ist die sogenannte "bowenoide" Degeneration einer aktinischen Keratose (Abb. 3a).

Die Erythroplasie ist am häufigsten an der Glans penis, seltener an
Vulva und Mundschleimhaut lokalisiert.

Verlauf, Prognose

Normalerweise bleibt der M. Bowen auf die Epidermis begrenzt. In einem
kleinen Prozentsatz kommt es aber zu einer Durchwanderung der intakten
Basalzellschicht und zur Invasion des Bindegewebes. Auf diese Weise
geht der M. Bowen in ein undifferenziertes Stachelzellkarzinom über,
das sehr zur Metastasierung neigt (GRAHAM u. HELWIG, 1959; KUZNITZKY
u. JACOBY, 1938). Bei der Erythroplasie Queyrat ist dieser Übergang
in Stachelzellkarzinom häufiger als beim M. Bowen zu beobachten
(PAUTRIER, 1943; BLAU u. HYMAN, 1955; ABELL u. GOSLING, 1961).

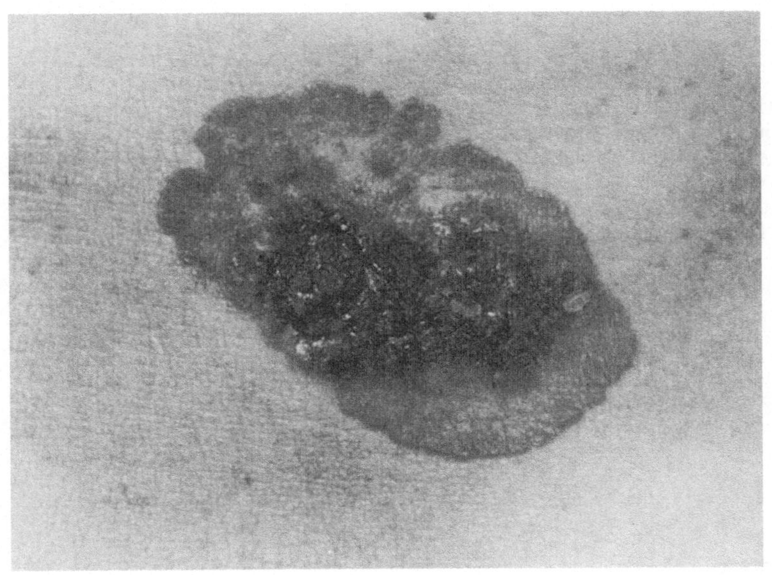

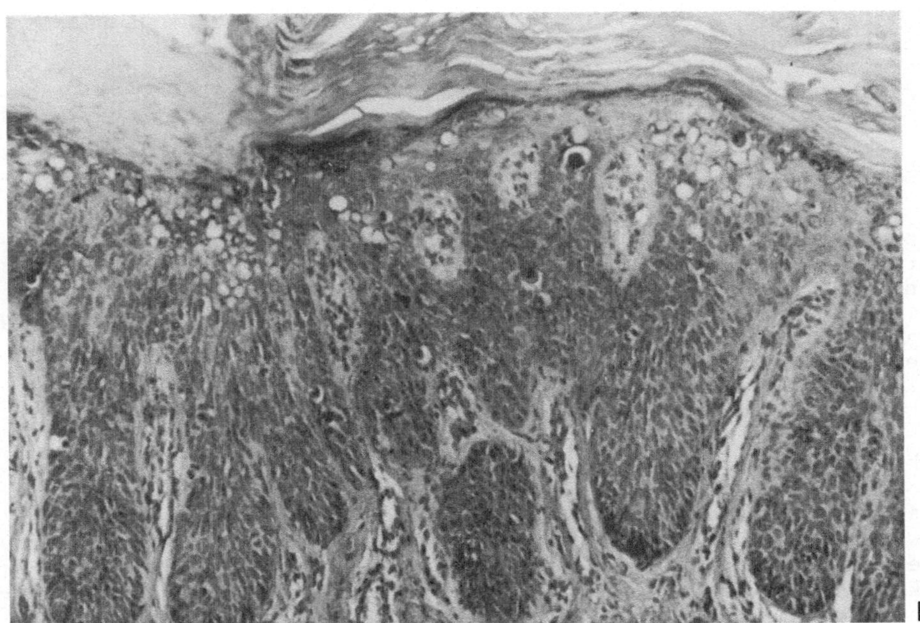

Abb. 3 a u. b. M. Bowen. a) Klinik. b) Histologie

Histologie

Die Epidermis ist akanthotisch verbreitert, die Basalzellschicht
intakt. Es besteht Hyperkeratose und stellenweise Parakeratose. Im
Stratum Malpighi ist eine beträchtliche Zellunruhe festzustellen,
es finden sich mehrkernige Zellen sowie große, rundliche Elemente
mit einem homogenen, eosinophilen Zytoplasma und pyknotischen Kernen
("maligne Dyskeratose"). Gelegentlich lassen sich auch Hornperlen
nachweisen. Im oberen Korium besteht ein mäßiges, unspezifisch-ent-
zündliches Infiltrat (Abb. 3b).

Therapie

Zur Behandlung kommen in Frage: Operation, Bestrahlung, Okklusion
mit einer 5%igen 5-Fluoruracilsalbe. Je nach Größe und Lokalisation
des Herdes wird man einer dieser Methoden den Vorzug zu geben haben.

Epithelioma spinocellulare

Definition, Häufigkeit

Das Epithelioma spinocellulare ist ein echtes, invasiv wachsendes,
von der Epidermis oder dem Epithel der Anhangsgebilde ausgehendes
Karzinom. Nach der Meinung von PINKUS u. MEHREGAN (1969) ist eine
Differenzierung zwischen Adnexkarzinomen und Spinaliomen nicht sinnvoll.

Das Epithelioma spinocellulare ist wesentlich seltener als das Basaliom, tritt aber häufiger auf als das Keratoakanthom und der Morbus
Bowen (NIEBAUER u. ZENKER, 1966). Nach ANDRADE (1964) entsteht aus
ungefähr einem Viertel aller aktinischen Keratosen früher oder später
ein Stachelzellkarzinom. Daneben kommt es gelegentlich in Narbenbe-
zirken (z.B. nach Verbrennung), Lupus vulgaris-Herden (Carcinoma in
lupo) und im Bereich von Osteomyelitisfisteln zur Karzinomentwicklung.
Die maligne Degeneration eines venösen Ulcus cruris stellt dagegen
ein seltenes Ereignis dar.

Klinik, Lokalisation

Klinisch bietet sich das Spinaliom zumeist als flaches, verkrustetes
Geschwür mit breitem, eleviertem und induriertem Randsaum dar. Daneben
gibt es aber auch pilzförmig über das Hautniveau vorragende oder mehr
verruköse Stachelzellkarzinomherde. Spinaliome können praktisch überall an Haut und Schleimhäuten auftreten. Die Mehrzahl dieser Tumoren
ist an lichtexponierten Körperstellen gelegen (Gesicht, Handrücken),
da, wie bereits erwähnt, aktinische Keratosen häufig in Spinaliome
übergehen. Bei Männern sind auch relativ oft Stachelzellkarzinome an
den Unterlippen zu beobachten (EBERHARTINGER u. SANTLER, 1969),
(Abb. 4a u. b).

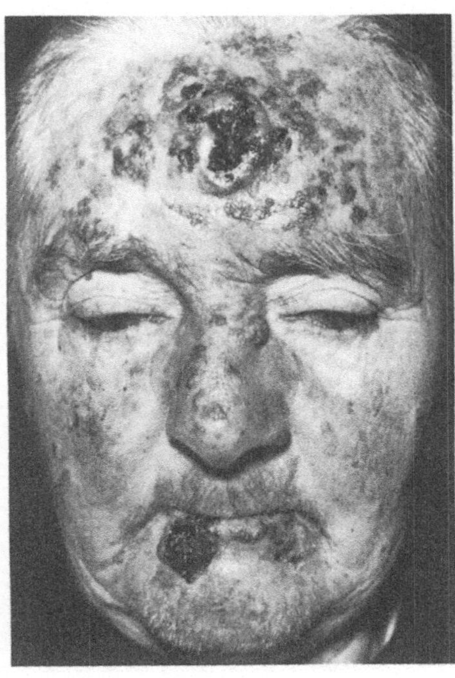
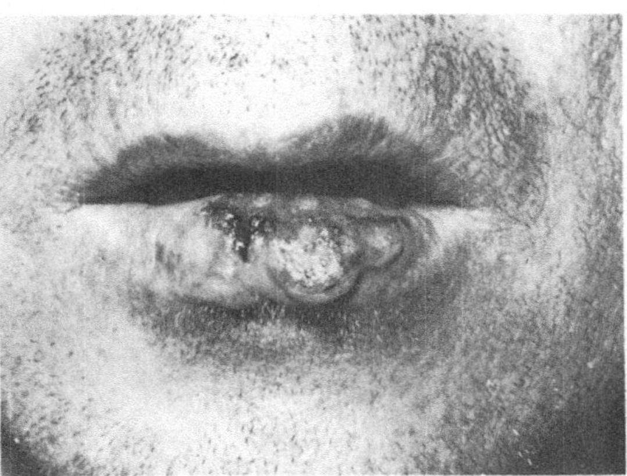

Abb. 4. a) Multiple, aus
aktinischen Keratosen her-
vorgegangene Stachelzell-
karzinome, Gesicht.
b) Stachelzellkarzinom
der Unterlippe

a

Verlauf, Prognose

Im Gegensatz zum Basaliom ist das Spinalom ein relativ rasch wachsender Tumor. Die Metastasierungstendenz hängt dabei weitgehend davon
ab, auf welcher Basis das Spinaliom entsteht. So konnte LUND (1965)
zeigen, daß Stachelzellkarzinome, die sich aus aktinischen Keratosen
entwickeln, wesentlich seltener metastasieren als Spinaliome, die in
Narbenbereichen entstehen (SEDLIN u. FLEMING, 1963). Ganz allgemein
ist die Prognose der an den unteren Extremitäten gelegenen Stachelzellkarzinome schlechter als die gleich dimensionierter, an anderen
Körperstellen lolalisierter Tumoren (GLASS u. Mitarb., 1964; EBNER
u. SEIDL, 1971). Daneben sind die Heilungsaussichten natürlich von
der frühzeitigen Diagnose und Einleitung der Behandlung abhängig.

Histologie

Das Spinaliom baut sich aus atypischen Stachelzellen auf, die in
unregelmäßigen Verbänden angeordnet, das Korium invasiv wachsend
durchsetzen. Es finden sich wechselnd häufig atypische Mitosen,
weiter fällt eine Polymorphie und Polychromasie der Zellkerne auf.
Als Zeichen einer gewissen Differenzierung kann es streckenweise
auch zur Verhornung kommen, daher lassen sich konzentrisch angeord-
nete Tumorzellen mit Hornperlen nachweisen. Der Tumor ist von einem
aus unspezifisch-entzündlichen Elementen aufgebauten Infiltrat umgeben. Von BRODERS (1932) wurde das Ausmaß der Verhornung als Basis
für eine histologische Beurteilung der Malignität eines Stachelzell-
karzinoms eingeführt. Tumoren, bei denen mehr als 75% der Zellen verhornen, werden dem Grad I zugeordnet. Zeigen mehr als 5o% der Tumor-

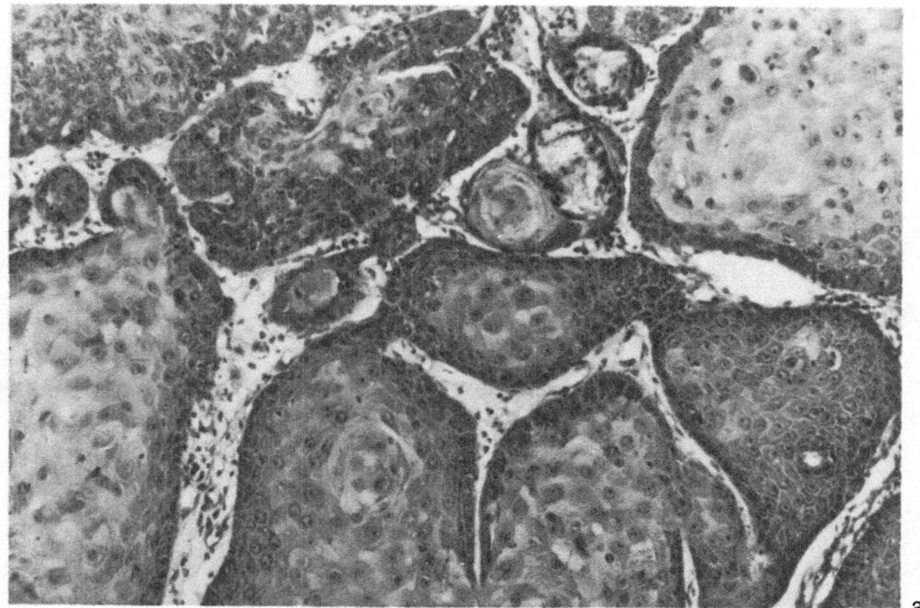

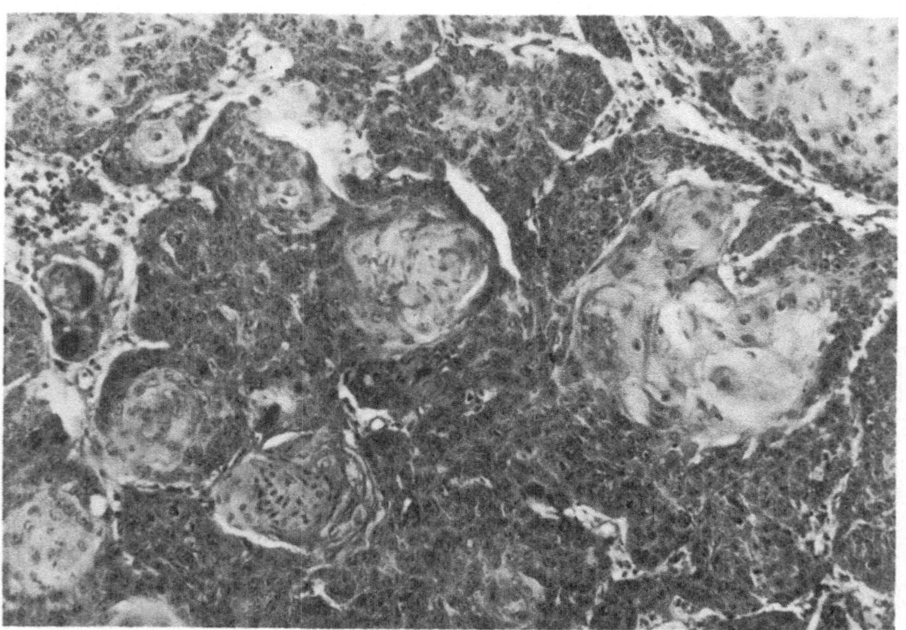

Abb. 5a u. b. Histologie eines differenzierten, verhornenden Stachelzell-
karzinoms

elemente Zeichen der Differenzierung, handelt es sich um ein Grad II-
Stachelzellkarzinom, verhornen mehr als 25% um einen Grad III-, weniger als 25% um einen Grad IV-Tumor. Wichtig ist dabei, daß die Klassifizierung einer Geschwulst immer an Hand des am geringsten differenzierten Anteiles erfolgt (Abb. 5a u. b).

Therapie

Die frühzeitige, radikale Operation stellt die Behandlung der Wahl
für die Mehrzahl der Spinalome dar. In Fällen, in denen die histologische Kontrolle ergibt, daß die Exzision nur knapp im Gesunden erfolgte, ist eine Nachbestrahlung angezeigt.

Bei Vorliegen von Lmyphknotenmetastasen müssen diese, auch zur diagnostischen Sicherung, extirpiert und nachbestrahlt werden. Ist die
Radikaloperation aus Gründen, die vorwiegend beim Patienten liegen
(schlechter Allgemeinzustand, Ablehnung eines chirurgischen Eingriffes), nicht möglich, kommt die Strahlentherapie zum Einsatz. Eine
zytostatische Lokal- oder Allgemeinbehandlung besitzt keine Aussicht
auf Erfolg, lediglich Bleomycin könnten in Einzelfällen, evtl. kombiniert mit radiologischen Methoden, versucht werden.

Keratoakanthom

Definition, Häufigkeit

Keratokanthome sind solitär oder multipel auftretende, epitheliale
Tumoren, die durch ihre spontane Rückbildungstendenz charakterisiert
sind. Alle sonstigen klinischen und histologischen Kriterien erlauben
keine eindeutige Abgrenzung vom Stachelzellkarzinom.

Die Häufigkeit der Keratoakanthome wechselt regional stark, solitäre
Herde treten zumeist erst nach dem 45. Lebensjahr auf. Die Ausbildung
multipler Keratokanthome ist selten und kann auch bei jüngeren Personen beobachtet werden (SOMMERVILLE u. MILNE, 195o; ROSSMANN u. Mitarb., 1964).

Klinik, Lokalisation

Primär tritt ein roter Fleck auf, der innerhalb kurzer Zeit in ein
schuppendes Knötchen und schließlich in einen rundlichen bis ovalen,
halbkugelig über das Hautniveau vorragenden, hautfarbenen Tumor übergeht. Die Konsistenz des Herdes ist derb, zentral findet sich ein
Hornpfropf. Die Größe übersteigt selten 2 cm (BAER u. KOPF, 1963).
Daneben gibt es aber noch seltenere, klinische Varianten des Keratoakanthoms, die wesentlich größere Dimensionen errreichen können. Die
solitär auftretenden Keratoakanthome sind vorwiegend an den frei
getragenen Körperstellen, besonders im Gesicht, lokalisiert. In Einzelfällen können auch die Schleimhäute ergriffen sein (SILBERBERG
u. Mitarb., 1962; STEVANOVIC, 196o; HELSHAM u. BUCHANAN, 196o). Bei
multiplen Herden besteht eine Tendenz, auch nicht exponierte Körperstellen wie z.B. den Stamm, die proximalen Extremitätenabschnitte
und die Genitalregion mitzubefallen (Abb. 6a u. b).

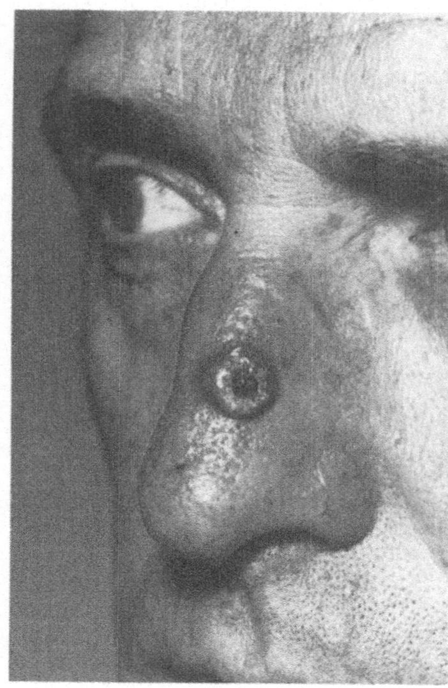
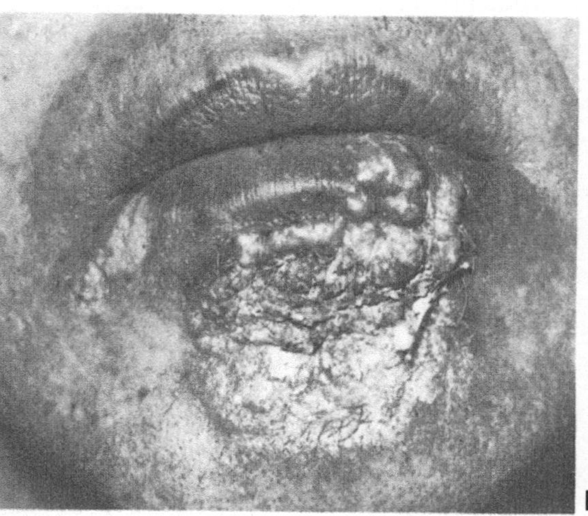

Abb. 6. a) Typisches Keratoakanthom mit zentralem Hornpfropf. b) Flächenhaftes,
auf das Lippenrot übergreifendes Keratoakanthom

Verlauf, Prognose

Ein typisches, zum Teil auch differentialdiagnostisch verwertbares
Merkmal des Keratoakanthoms ist die rasche Größenzunahme. Normaler-
weise kommt es nach einer Wachstumsphase von 2 - 8 Wochen zu einer
Periode, in der der Tumor stationär bleibt, dann setzt die spontane
Rückbildung des Keratoakanthoms ein. Die Abheilung erfolgt narbig.

Histologie

Man nimmt allgemein an, daß das Keratoakanthom seinen Ausgang vom
supraseboglandulären Anteil der äußeren Haarwurzelscheide nimmt
(KALKOFF u. Mitarb., 1961, 1968; NIKOLOWSKI, 197o). Die Architektur
des Keratoakanthoms ist gekennzeichnet durch das Vorliegen eines
großen, zentralen, mit Keratinmassen erfüllten Kraters, der von lip-
penartig vorragenden Epidermisanteilen begrenzt wird. An der Basis
dieses Kraters erstrecken sich zahlreiche, massive Epidermisstränge
in das Korium, die an der Peripherie nur 1 - 2 Lagen nicht keratini-
sierter, basophiler Zellen besitzen, während im Zentrum weitgehend
verhornte Elemente mit einem eosinophilen, "glasigen" Aussehen vorhanden sind. Vereinzelte Mitosen und atypisch aussehende Zellen sind
nachzuweisen. Im umgebenden Bindegewebe findet sich ein dichtes,
entzündliches Infiltrat (LEVER, 1967).

Therapie

Obwohl es sich beim Keratoakanthom um eine gutartige, selbstheilende
Geschwulst handelt, wird man sich zumeist doch zu einem aktiven,
therapeutischen Vorgehen entschließen, da es nicht möglich ist, die
Größe, die der Tumor erreichen wird, und den Zeitpunkt der Rückbildung vorauszusagen. Von Bedeutung ist schließlich die Tatsache, daß
die spontane Abheilung narbig erfolgt. Kleine Herde werden am günstigsten in toto exzidiert. Ist das technisch nicht mehr möglich,
kann der Tumor kaustisch abgetragen und dann bestrahlt werden. Auch
eine Lokalbehandlung mit einer 5%-5-FU-Salbe ist möglich.

Sekundäres Karzinom der Haut

Definition, Häufigkeit

Durch eine Metastasierung von Karzinomen innerer Organe kann es im
Hautbereich zur Ausbildung von Sekundärblastomen kommen. Die Entwicklung von Hautmetastasen kann 1. per continuitatem, 2. lymphogen
und 3. hämatogen erfolgen. Bei hämatogener Streuung kann, je nach
Größe der ausgeschwemmten Tumorzellverbände, eine Absiedelung in
verschiedenen Etagen der Haut erfolgen.

Die Angaben über die Häufigkeit von Hautmetastasen schwanken zwischen
o,29% und 3,3% der erfaßten Tumorträger (Lit. s. EHLERS u. KRAUSE,
197o). Nach der Meinung von POPCHRISTOV u. Mitarb. (1966) finden die
Tumorzellen in der Haut keine günstigen Entwicklungsmöglichkeiten und
implantieren daher nur ausnahmsweise. In Einzelfällen können allerdings kutane Metastasen den ersten klinisch faßbaren Hinweis für das
Vorliegen eines okkulten Neoplasmas darstellen. Das Mammakarzinom
besitzt nach übereinstimmender Ansicht sämtlicher Autoren eine besondere Tendenz zur Metastasierung in das Hautorgan (Abb. 7a).

Klinik, Lokalisation

Das morphologische Bild sekundärer Hautkarzinome wechselt. Am häufigsten erfolgt die Metastasierung in die Haut in Form solitärer oder
multipler, nodulärer Herde. Seltenere klinische Erscheinungsformen
stellen das Carcinoma erysipelatodes (INGRAM, 1958; RASCH, 1931) bzw.
Erysipelas carcinomatosum (KUETTNER, 1924), das Carcinoma teleangiectaticum (INGRAM, 1958; VAN VONNO, 1933; WEBER, 1933; EBNER u. EL-MANSY,
1971), die Lymphangiosis cutis carcinomatosa (HAENSCH, 1964), der
Cancer en cuirasse sowie basaliomartige (FRIEDRICH u. LÜDERS, 1968)
oder exanthematische Hautmetastasen (EHLERS u. KRAUSE, 197o) dar.
Das Auftreten der kutanen Metastasen ist an keine bestimmte Körperregion gebunden. Gewisse Prädilektionsstellen sind der behaarte Kopf,
die Axillarregion, die vorderen Stammpartien sowie der Abdominal-
und Perigenitalbereich (KAUFMANN-WOLF, 1913; GOTTRON u. NIKOLOWSKI,
196o). Eine deutliche Relation zwischen Lokalisation der Hautmetastase
und Sitz des Primärtumors konnte bisher nicht festgestellt werden,
doch weisen nach KNOTH (1965) Sekundärblastome in der Inguinal-,
Genital- und Oberschenkelregion auf das Vorliegen eines Rektum- oder
weiblichen Genitalkarzinoms hin (Abb. 7b, 8a u. b).

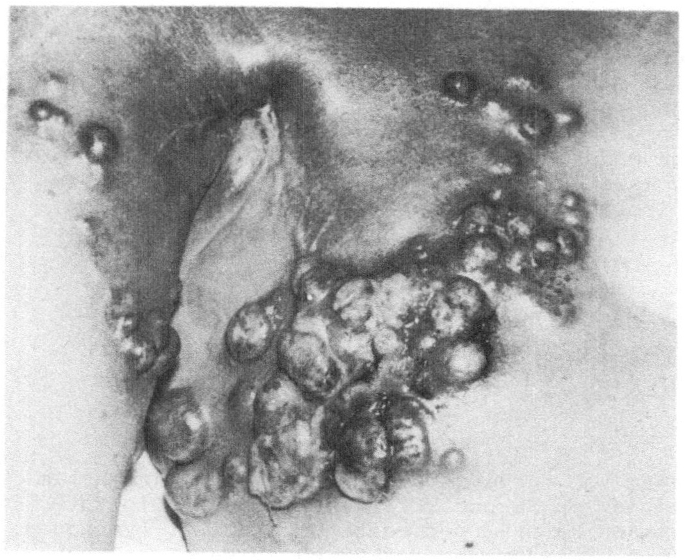

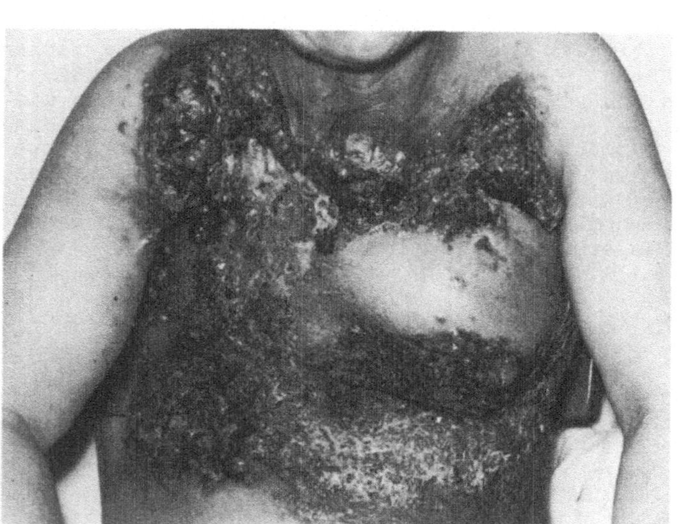

Abb. 7. a) Multiple, noduläre Hautmetastasen eines Mammakarzinoms.
b) Cancer en cuirasse

Verlauf, Prognose

Das Auftreten lymphogener oder hämatogener Hautmetastasen weist zumeist auf eine massive Streuung des Primärtumors hin, so daß die
Prognose quoad vitam schlecht ist. Besser sind die Aussichten, wenn
das sekundäre Hautkarzinom per continuitatem entstanden ist.

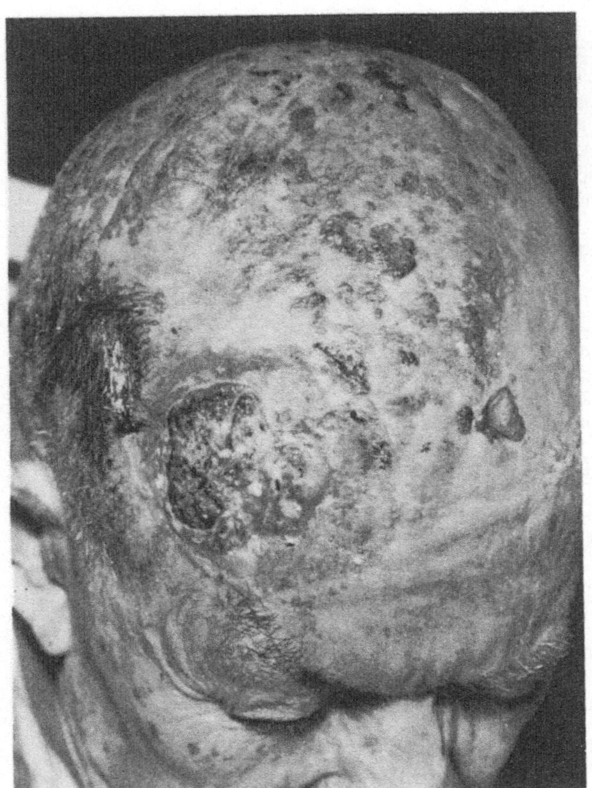

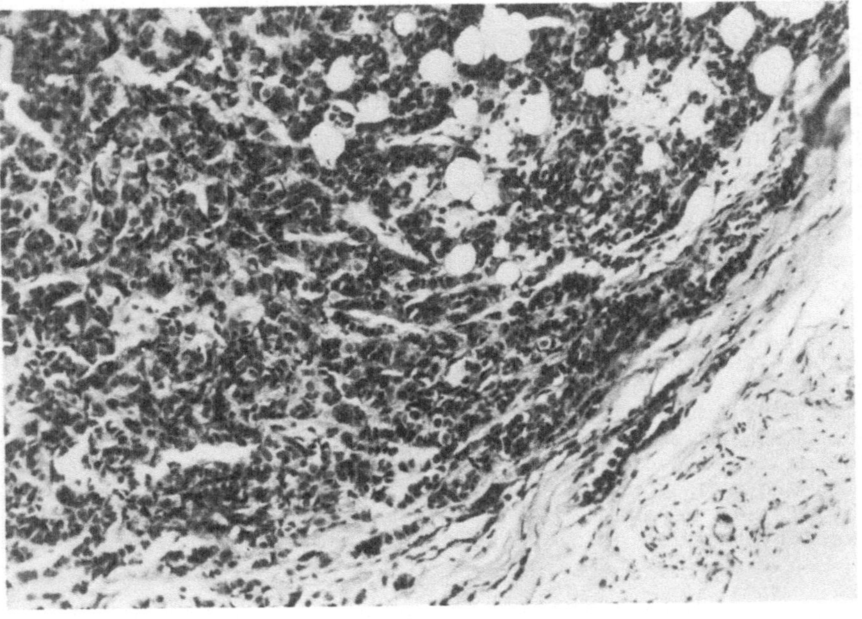

Abb. 8. a) Hautmetastase eines Bronchialkarzinoms, Stirn rechts.
b) Histologie der Hautmetastase eines adenoiden Karzinoms

Histologie

In Kutis und/oder Subkutis finden sich Tumorzellverbände wechselnder
Größe, die zumeist schon bei oberflächlicher Betrachtung als Fremdkörper auffallen. Gelegentlich, insbesondere beim sogenannten Cancer
en cuirasse, ist allerdings nur eine geringe Zahl reihenförmig ange-
ordneter Tumorelemente nachzuweisen. Die Tumorzellen sind in den
Lymphwegen und Blutgefäßen sowie im Bindegewebe gelegen. Zumeist ist
eine ödematöse Auflockerung des gesamten Koriums festzustellen, peri-
vaskulär finden sich lockere Ansammlungen von Rundzellen. In nodulären
Herden ist meistens eine ausgeprägte Fibrose vorhanden.

Zumeist ist es histologisch nur möglich, zwischen Metastasen von
Adeno-, Stachelzell- und undifferenzierten Karzinomen zu unterscheiden. Nur bei Hypernephrommetastasen und Sekundärabsiedlungen von
Karzinomen des Gastrointestinaltraktes ist es möglich, vom feingeweblichen Bild her auf den Primärtumor zu schließen (MONTGOMERY u. KIER-
AND, 1940; MEHREGAN, 1961; LEVER, 1967). Genauere Hinweise sind nach
den Untersuchungen von WLK u. Mitarb. (1970) aus dem enzymhistoche-
mischen Verhalten der Metastasen zu erhalten.

Therapie

Beim sekundären Karzinom der Haut ist therapeutisch ein individuelles
Vorgehen erforderlich. Die Behandlung wird in den meisten Fällen in
einer sinnvollen Kombination radiologischer, zytostatischer und evtl.
auch operativer Maßnahmen bestehen.

Das maligne Melanom

Definition, Häufigkeit

Das maligne Melanom (m.M.) nimmt auf Grund seiner Bösartigkeit und
der weitgehenden Unberechenbarkeit seines Verlaufes unter den Hautgeschwülsten eine Sonderstellung ein. Es entwickelt sich zumeist
auf der Basis einer Melanosis circumscripta Dubreuilh oder eines
Junktionsnaevus, kann aber auch spontan in klinisch unveränderter
Haut entstehen (KORTING, 1964; KRESBACH, 1965; THIES, 1969). MISHIMA
(1968) hat auf Grund elektronenmikroskopischer Befunde ein *Melanozyten-
Melanom*, dessen Matrixzelle der reife Melanozyt darstellt, von einem
aus melanozytären Naevuszellen hervorgegangenen *Naevozyten-Melanom* abgegrenzt.

Das m.M. gehört zu den relativ seltenen Hautgeschwülsten. McDONALD
(1948) konnte in Texas eine Quote von durchschnittlich 1,8 neuer
Melanome pro Jahr auf 100.000 Einwohner feststellen. KÄSTNER u. Mitarb. (1968) gaben einen Wert von 1,4 an. Nach THIES (1969) entfallen
etwa 3% der malignen Neoplasien der Haut auf das Melanom. Äußerst
selten tritt das m.M. vor der Pubertät auf, hier muß vor allem das
sogenannte juvenile Melanom Spitz differentialdiagnostisch berücksichtigt werden, mit dem es nicht selten verwechselt wurde und wird.

Klinik, Lokalisation

Eine allgemein gültige Beschreibung der Morphologie des malignen
Melanoms zu geben, ist unmöglich, da das klinische Bild dieses Tumors
entsprechend der Ausgangsbasis sehr variiert. Größenzunahme, Ulzeration oder Blutungstendenz eines pigmentierten Herdes, sowie Auftreten
einer mit Juckreiz einhergehenden entzündlichen Reaktion werden als
Anzeichen einer malignen Umwandlung gewertet. Besondere diagnostische
Schwierigkeiten bereiten pigmentarme Melanomgeschwülste.

Prädilektionsstellen des malignen Melanoms sind die unteren Extremitäten, das Gesicht und der Stamm (SANTLER, 1963; STEIGLEDER, 1972).
Gelegentlich kann der Primärtumor auch im Bereiche der sichtbaren
Schleimhäute lokalisiert sein (LEVER, 1967), relativ häufig kommt
das m.M. im Bereiche des Auges vor (Abb. 9a).

Verlauf, Prognose

Verlauf und Prognose des malignen Melanoms sind im wesentlichen davon
abhängig, ob zum Zeitpunkt der ersten Behandlung bereits eine Metastasierung erfolgt ist oder nicht. Von SYLVÉN (1949) wurde eine häufig
verwendete Stadieneinteilung des malignen Melanoms angegeben: Stadium I
- Primärtumor, Stadium II - Primärtumor mit faßbaren regionären Lymphknotenmetastasen, Stadium III - Primärtumor mit lymphogenen und/oder
hämatogenen Fernmetastasen. Trotz des Einsatzes aller verfügbaren
diagnostischen Mittel gelingt es aber manchmal nicht, die für die
Beurteilung der Heilungsaussichten essentielle Frage, ob bereits eine
Metastasierung eingetreten ist, zu klären. So haben mehrere Untersu-
chungsgruppen zeigen können, daß in vielen Fällen bei klinisch normalem Befund bereits histologisch faßbare, lymphonodale Mikrometastasen
vorliegen, von denen dann die weitere Aussaat im Körper erfolgen kann
(Lit. s. WEIDNER u. HORNSTEIN, 1972). Nur das maligne Melanom, welches
sich aus einer Melanosis circumscripta Dubreuilh (Lentigo maligna)
entwickelt, hat, speziell wenn es im Gesichtsbereich lokalisiert ist,
eine bessere Prognose (PINKUS u. MISHIMA, 1963). Außer in den Lymphknoten finden sich Melanommetastasen häufig in Haut, Lunge, Leber und
Gehirn.

Histologie

Die histologische Diagnostizierung eines ausgeprägten malignen Melanoms ist ohne Schwierigkeiten möglich. Es soll aber nicht verschwiegen
werden, daß die feingewebliche Beurteilung, ob eine Melanosis circumscripta Dubreuilh oder ein Junctionsnaevus bereits in ein m.M. übergegangen ist, gelegentlich äußerst schwierig, ja sogar unmöglich sein
kann.

Das maligne Melanom der Haut baut sich aus herdförmig aggregierten
globoidzelligen, sowie in unregelmäßigen Strängen angeordneten, fusi-
formen, atypischen Naevuszellen auf. Mitosefiguren, Kernpolymorphie
und -polychromasie und Riesenzellen lassen sich häufig nachweisen.
Während im Zentrum der Geschwulst diese Zellmassen von der Epidermis
bis tief in das Korium reichen können, ist in den Randgebieten zumeist
noch eine deutlich ausgeprägte, junctionale Aktivität zu beobachten.
So finden sich in den basalen Epidermisschichten zahlreiche, unregelmäßig gestaltete Naevuszellkolonien, die eine Tendenz zur Invasion
der Dermis erkennen lassen. Der Melaningehalt der Melanomzellen wech-

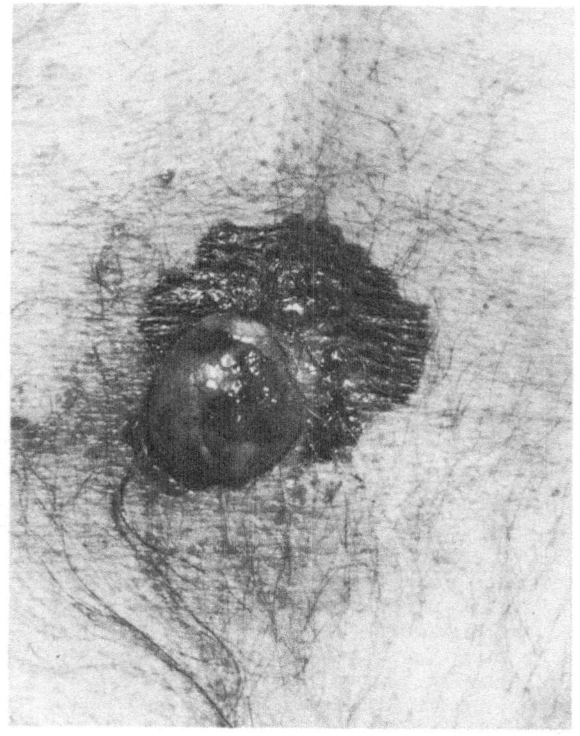

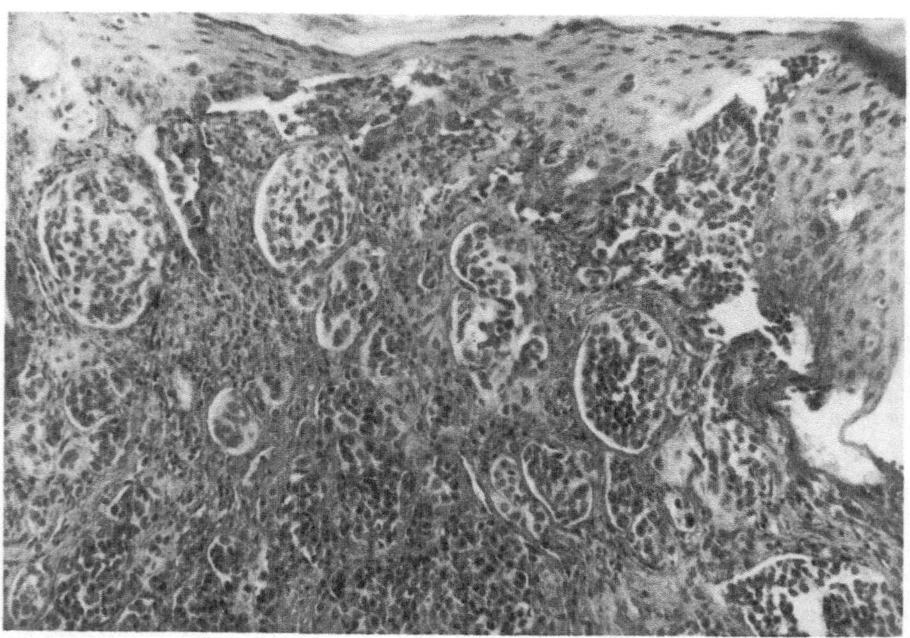

Abb. 9. a) Malignes Melanom auf Basis einer Melanosis circumscripta Dubreuilh. b) Junktionale Aktivität in der Randzone eines malignen Melanoms. Vergr. 4ofach

selt, doch lassen sich mit Spezialfärbungen auch in klinisch amelano-
tisch erscheinenden Tumoren Pigmentablagerungen feststellen. Das m.M.
ist an der Basis zumeist von einem bandartigen, dichten, entzündlichen
Infiltratsaum begrenzt, der nur bei tief infiltrierenden Tumoren fehlen kann. Diese Tatsache wird als Signum mali ominis betrachtet (Abb. 9b).

Behandlung

Die Diskussion über die optimale Behandlung des malignen Melanoms ist
noch im Gange (MIESCHER, 1955), doch kann man feststellen, daß derzeit
von den meisten Autoren einer kombinierten, radiologisch-chirurgischen
Therapie der Vorzug gegeben wird (STORCK, 1968). Die damit erzielten
Heilungsziffern liegen bei Frühdiagnose zwischen 6o und 7o% (Lit. s.
KÄRCHER u. Mitarb., 1965).

Der Arbeitskreis für Geschwulstbehandlung in Wien hat in den letzten
Jahren folgende, der Klinik und Lokalisation des Tumors angepaßte
Therapie des m.M. durchgeführt:

1. Lokalisation des m.M. an einer Extremität ohne klinisch nachweisbare Metastasierung:

Vorbestrahlung des Tumors mit Betatron, unmittelbar darauf Exzision
weit im Gesunden. Nach Erlangen des positiven histologischen Befundes
radioaktive Lymphographie. In der Folge klinische und röntgenologische
Kontrollen.

2. Lokalisation des m.M. an einer Extremität mit Lymphknotenmetastasen:

En bloc-Resektion bzw. Tumorexzision mit Ausräumung der Lymphknoten.
Nachbestrahlung im Lymphknotenbereich. In der Folge klinische Kontrollen, evtl. auch Lymphographie.

3. Lokalisation des m.M. am Rumpf oder im Gesicht:

Im Prinzip gleiche Vorgangsweise wie unter Punkt 1 angeführt. Statt
radioaktiver Lymphographie wird bei Lokalisation des m.M. im Gesicht
eine prophylaktische Bestrahlung des regionären Lymphabflußgebietes
vorgenommen. Liegen bereits Lymphknoten-Metastasen vor, so erfolgt die
chirurgische Ausräumung und Nachbestrahlung.

Literatur

Epithelioma basocellulare

BINKLEY, G.W., RAUSCHKOLB, R.R.: Basal-cell ·epithelioma metastasizing
    to lymph nodes. Arch. Derm. **86**, 332 (1962).
EBNER, H.: Neue Möglichkeiten der Epitheliombehandlung. Wien. klin.
    Wschr. **81**, 838 (1969).
LEVER, W.F.: Histopathology of the skin. Philadelphia: Lippincott 1967.
MOHS, F.E.: Chemosurgical treatment of cancer of the face. A micro-
    scopically controlled method of excision. Arch. Derm. Syph. (Chic.)
    56, 143 (1947).
NIEBAUER, G., ZENKER, F.: Über Lichtschädigung und Karzinom der Haut.
    Przegl. Derm. Wener. **53**, 687 (1966)
PINKUS, H.: Premalignant fibroepithelial tumors of the skin. Arch.
    Derm. Syph. (Chic.) **67**, 598 (1953).
REYMANN, F.: Treatment of basal cell carcinoma of the skin with
    curretage. Arch. Derm. **1o3**, 623 (1971).

M. Bowen - Erythroplasie Queyrat

ABELL, M.R., GOSLING, J.R.G.: Intraepithelial and infiltrative carci-
    noma of the vulva: Bowen's type. Cancer (Philad.) 14, 318 (1961).
BLAU, S., HYMAN, A.B.: Erythroplasia of Queyrat. Acta derm.-venereol.
    (Stockh.) 35, 341 (1955).
BOWEN, J.T.: Precancerous dermatoses. J. cutan. Dis. 3o, 241 (1912).
GRAHAM, J.H., HELWIG, E.B.: Bowen's disease and its relationship to
    systemic cancer. Arch. Derm. 8o, 133 (1959).
KUZNITZKY, E., JACOBY, H.: Bowen's disease with metastases. Arch. Derm.
    Syph. (Chic.) 38, 191 (1938).
MARCH, C.H.: Bowen's disease located on fingers. Arch. Derm. 92, 75o
    (1965).
MICHAELIDES, P., HYMAN, A.B.: Bowen's disease of the palm. Dermatolo-
    gica (Basel) 128, 239 (1964).
MONTGOMERY, H., WAISMAN, M.: Epithelioma attributable to arsenic. J.
    invest. Derm. 4, 365 (1941).
PAUTRIER, L.M.: Erythroplasie du gland (maladie de Bowen des muqueuses).
    Dermatologica (Basel) 87, 169 (1943).

Epithelioma spinocellulare

ANRADE, R.: Die praecanceröse und canceröse Wucherung von Epidermis
    und Anhangsgebilden. In: Handbuch der Haut- und Geschlechtskrank-
    heiten (JADASSOHN, J., Hrsg.), Ergänzungswerk I/2. Berlin-Göttingen-
    Heidelberg-New York: Springer 1964.
BRODERS, A.C.: Practical points on the microscopic grading of carci-
    noma. N.Y. J. Med. 32, 667 (1932).
EBERHARTINGER, Ch., SANTLER, R.: Prognose und Therapie der Lippen-
    carcinome. Z. Haut- u. Geschl.-Kr. 44, 585 (1969).
EBNER, H., SEIDL, K.: Hautkarzinome im Bereiche der unteren Extremi-
    täten. Wien. klin. Wschr. 83, 459 (1971).
GLASS, R.L., SPRATT, J.S. jr., PEREZ-MESA, C.: Epidermoid carcinomas
    of lower extremities. Arch. Surg. 89, 955 (1964).
LUND, H.Z.: How often does squamous cell carcinoma of the skin meta-
    stasize? Arch. Derm. 92, 635 (1965).
NIEBAUER, G., ZENKER, F.: Über Lichtschädigung und Karzinom der Haut.
    Przegl. Derm. Wener. 53, 688 (1966).
PINKUS, H., MEHREGAN, A.H.: A guide to dermatohistopathology. London:
    Butterworth 1969.
SEDLIN, E.D., FLEMING, J.L.: Epidermoid carcinoma arising in osteo-
    myelitic foci. J. Bone Jt. Surg. 45, 827 (1963).

Keratoakanthom

BAER, R., KOPF, A.: Keratoacanthoma. In: Year book of dermatology,
    1962-1963. Year book medical publ.
HELSHAM, R.W., BUCHANAN, G.: Keratoacanthoma of the oral cavity.
    Oral Surg. 13, 844 (196o).
KALKOFF, K.W., BERGER, H., HUNDEIKER, H.: Zur Histogenese des Kerato-
    akanthoms. XIII. Kongr. int. Derm., München 1967, Bd. I, S. 53.
    Berlin-Heidelberg-New York: Springer 1968.
NIKOLOWSKI, W.: Zur Problematik des Keratoakanthoms. Derm. Wschr. 156,
    148 (197o).
ROSSMANN, R.E., FREEMAN, R.G., KNOX, J.M.: Multiple keratoacanthomas.
    A case study of the eruptive type with observations on pathogenesis.
    Arch. Derm. 89, 374 (1964).

SILBERBERG,I., KOPF, A.W., BAER, R.L.: Recurrent keratoacanthoma of
the lip. Arch. Derm. **86**, 44 (1962).
SOMMERVILLE, J., MILNE, J.A.: Familial primary self-healing squamous
epithelioma of the skin (Ferguson Smith type). Brit. J. Derm. **62**,
485 (1950).
STEVANOVIC, D.V.: Keratoacanthoma: Mucous membranes as the site of its
localization. Dermatologica (Basel) **121**, 278 (1960).

Sekundäres Karzinom der Haut

EBNER, H., EL-MANSY, E.: Carcinoma teleangiectaticum und Carcinoma
erysipelatodes. Derm.Wschr. **157**, 188 (1971).
EHLERS, G., KRAUSE, W.: Über kutane Metastasen maligner Tumoren inne-
rer Organe. Hautarzt **21**, 66 (1970).
FRIEDRICH, H.C., LÜDERS, G.: Basaliomartige hämatogene Fernmetastase
der Nasenspitze als Frühzeichen allgemeiner Metastasierung beim
Mammakarzinom. Z. Haut- u. Geschl.-Kr. **43**, 1 (1968).
GANS, O., STEIGLEDER, G.K.: Metastatische Hautkarzinome. In: Histolo-
gie der Hautkrankheiten, Band II., S. 321. Berlin-Göttingen-Heidel-
berg: Springer 1957.
GOTTRON, H.A., NOKOLOWSKI, W.: Karzinomartige Hautmetastasen. In:
Dermatologie und Venerologie (GOTTRON, H.A., SCHÖNFELD, W., Hrsg.)
Bd. IV. Stuttgart: Thieme 1960.
HAENSCH, R.: Lymphangiosis cutis carcinomatosa abdominis. Ungewöhnli-
ches klinisches Erscheinungsbild einer Hautmetastasierung. Z. Haut-
u. Geschl.-Kr. **37**, 153 (1964).
HUTCHINSON, J.: Zit. nach INGRAM.
INGRAM, J.T.: Carcinoma erysipelatodes and Carcinoma teleangiectaticum.
Arch. Derm. **77**, 227 (1958).
KAUFMANN-WOLF, M.: Klinische und histologische Beobachtungen bei Haut-
metastasen im Anschluß an Karzinom innerer Organe. Arch. Derm. Syph.
(Chic.) **114**, 709 (1913).
KNOTH, W.: Med. Welt **1965**, 1669. Zit. nach EHLERS u. KRAUSE.
KORTING, G.W.: Mammakarzinom-Metastasen der Kopfhaut mit pigmentierten
Dendritenzellen. Arch. klin. exp. Derm. **214**, 504 (1962).
KUETTNER, H.: Beiträge zur Pathologie des Mammakarzinoms. a) Eine bis-
her unbekannte Form des kombinierten Mamma- und Mamillakarzinoms,
b) Erysipelas carcinomatosum. Beitr. klin. Chir. **131**, 1 (1924).
LEVER, W.F.: Histopathology of the skin, 4. Ed. Philadelphia: Lippin-
cott 1967.
MEHREGAN, A.H.: Metastatic carcinoma to the skin. Dermatologica (Basel)
123, 311 (1961).
MONTGOMERY, H., KIERLAND, R.R.: Metastases of carcinoma to the scalp.
Distinction from carcinoma of the dermal appendages. Arch. Surg.
40, 672 (1940).
POPCHRISTOV, P., ANDREEV, V.C., JOSEV, S.: Über Hautmetastasen beim
Krebs innerer Organe. Derm. Wschr. **152**, 33 (1966).
RASCH, C.: Carcinoma erysipelatodes. Brit. J. Derm. **43**, 351 (1931).
ROSENTHAL, A.L., LEVER, W.F.: Involvement of the skin in renal carci-
noma. Report of two cases with review of the literature. Arch.
Derm. **76**, 96 (1957).
VONNO, N.V. van: A case of carcinoma teleangiectaticum. Brit. J. Derm.
45, 423 (1933).
WEBER, F.P.: Bilateral thoracic zosteroid spreading marginate tele-
angiectasia - probably a variety of "carcinoma erysipelatodes
(C. Rasch)" - associated with unilateral mammary carcinoma, and
better termed "carcinoma teleangiectaticum". Brit. J. Derm. **45**,
418 (1933).

WLK, W., WOLFF, K., HOLUBAR, K.: Die Bedeutung der Enzymhistochemie
  in der Diagnostik sekundärer Hautkarzinome. Arch. klin. exp. Derm.
  236, 315 (197o).

Das maligne Melanom

HERZBERG, J.J.: Neuere morphologische Aspekte des malignen Melanoms.
  Arch. klin. exp. Derm. 215, 287 (1962).
KÄRCHER, K.H., MÜLLER, H., KEISER, D.v.: Die Bedeutung der Lymphangio-
  graphie bei der Behandlung des Melanocytoblastoms. Arch. klin. exp.
  Derm. 223, 27 (1965).
KÄSTNER, H., JORDAN, P., FORCK, G.: Zur Häufigkeit des malignen Mela-
  noms. Ergebnis einer Umfrage. XIII. Congr. Int. Derm. 1967, Vol. 2,
  S. 948. Berlin-Heidelberg-New York: Springer 1968.
KORTING, G.W.: Dtsch. Ärztebl. - Arztl. Mitt. 61, 367, 455 (1964).
  Zit. nach THIES.
KRESBACH, H.: Untersuchungs- und Behandlungsergebnisse beim Melano-
  malignom. Z. Haut- u. Geschl.-Kr. 38, 388 (1965).
LEVER, W.F.: Histopathology of the skin, 4th Edition. Philadelphia:
  Lippincott 1967.
McDONALD, E.J.: Ann. N.Y. Acad. Sci. 4, 71 (1948). Zit. nach THIES.
MIESCHER, G.: Über Klinik und Therapie der Melanome. Arch. Derm.
  Syph. (Chic.) 2oo, 215 (1955).
MISHIMA, Y.: Macromolecular differentiation of melanocytic and nevo-
  cytic malignant melanomas. XIII. Congr. Int. Derm. 1967, Vol. 2,
  S. 961. Berlin-Heidelberg-New York: Springer 1968.
PINKUS, H., MISHIMA, Y.: Benign and precancerous nonnevoid melano-
  cytic tumors. Ann. N.Y. Acad. Sci. 1oo, 256 (1963).
SANTLER, R.: Zur Klinik, Therapie und Prognose des Melanomalignoms.
  Hautarzt 14, 265 (1963).
STEIGLEDER, G.K.: Dermatologie und Venerologie. Stuttgart: Thieme
  1972.
STORCK, H.: Zur Therapie des Melanomalignoms. Studie an Hand von 141
  nachkontrollierten, determinierten Melanomen des Stadiums I.
  Schweiz. med. Wschr. 98, 1552 (1968).
SYLVEN, B.: Acta radiol. (Stockh.) 32, 33 (1949). Zit. nach STORCK.
THIES, W.: Aktuelle Fragen zur Klinik und Pathogenese des malignen
  Melanoms. Z. Haut- u. Geschl.-Kr. 44, 221 (1969).
WEIDNER, F., HORNSTEIN, O.P.: Das Problem der regionalen Lymphknoten-
  Metastasierung beim malignen Melanom. Arch. Derm. Forsch. 245, 5o
  (1972).

Die Strahlentherapie der Hauttumoren

K. H. KÄRCHER

Die Strahlentherapie der Hauttumoren kann hier nicht bei jeder einzelnen Geschwulstart besprochen werden, da dies weit über den Rahmen
dieses Buches hinausginge, und es wird auch in diesem Falle auf die
umfassende Darstellung von C.G. SCHIRREN im Handbuch der Haut- und
Geschlechtskrankheiten von JADASSOHN bzw. von STORK, SCHWARZ und OTT
im Handbuch der medizinischen Radiologie von ZUPPINGER u. KROKOWSKI
verwiesen. An dieser Stelle wird vielmehr nur die Indikation zur
Strahlentherapie gegenüber einer chirurgischen oder Chemotherapie
abgewogen und klargestellt, die neueste Entwicklung aufgezeigt, und
sie sollen dem Studierenden und allgemein praktizierenden Arzt als
Schnellinformation dienen.

Zahlreiche Präcancerosen und maligne Tumoren der Haut gehören auf
Grund ihrer Oberflächen- und Tiefenausdehnung durchaus in den Bereich
der Dermato-Röntgentherapie. Vor allem MIESCHER, SCHREUSS, PROPPE,
SCHIRREN haben die ausgezeichneten Heilungsmöglichkeiten von *Haut-
malignomen* mit Grenz- bzw. Buckystrahlen oder sogenannter Weichstrah-
lung im Bereich bis 1oo KV beschrieben. Die Betastrahlung radioaktiver
Isotope kann ebenfalls gut ausgenützt werden. Voraussetzung für die
optimale Anwendung ionisierender Strahlen bei Hauttumoren ist die
Kenntnis der Histologie und der Tiefenreichweite des malignen Prozesses. Danach richtet sich die Wahl der zu verwendenden Strahlenart
und Bestrahlungsdosis, sei es als Einzel- und auch Gesamtdosis, sowie
die Fraktionierung zur Erzielung der bestmöglichen Heilungsresultate
und geringstmöglichen Nebenwirkung am Hautorgan. Aus Gründen der einfacheren Handhabung des Strahlenschutzes sind heute Kontaktstrahler
natürlicher und künstlicher Radioisotope wie Radium, Kobalt 6o als
Gammastrahler oder Thorium X in Form von Lack als Alphastrahler bzw.
Strontium 9o und Yttrium 9o als Betastrahler eher Verlegenheitslösun-
gen und Ausweichmöglichkeiten bei Fehlen von Röntgenweichstrahlge-
räten bzw. von Beschleunigern. Es sei hier auch noch erwähnt, daß
die Frage, ob chirurgische oder radiotherapeutische Maßnahmen bei
der Behandlung dermatologischer Geschwulstformen dominieren, offensichtlich von der Ausbildung des Therapeuten anhängen, oder wie STEN-
GER sagt, Glaubens- bzw. Nationalitätenfragen sein können. Diese
ironische Bemerkung, zitiert bei STORK, SCHWARZ u. OTT, illustriert
die Situation, die sich für den Patienten bietet. Je nachdem, in
welches therapeutische Zentrum oder zu welchem Arzt der Patient kommt,
kann eine chirurgische oder radiotherapeutische Behandlung im Vordergrund stehen. Angloamerikanische Länder neigen mehr zur operativen
Behandlung, europäische mehr zur radiotherapeutischen. Man kann jedoch
diese Problematik in vieler Hinsicht dahingehend vereinfachen, daß
chirurgisches Vorgehen im Vordergrund stehen sollte, wo auch nur die
geringste Möglichkeit der radiotherapeutischen Folgereaktion an vitalen Organen schwer vermeidbar oder unvermeidlich erscheint. Dies
ist z.B. der Fall bei Belastung der Augenlinse trotz entsprechender
Schutzmaßnahmen über eine vertretbare Dosis oder bei Belastung kind-

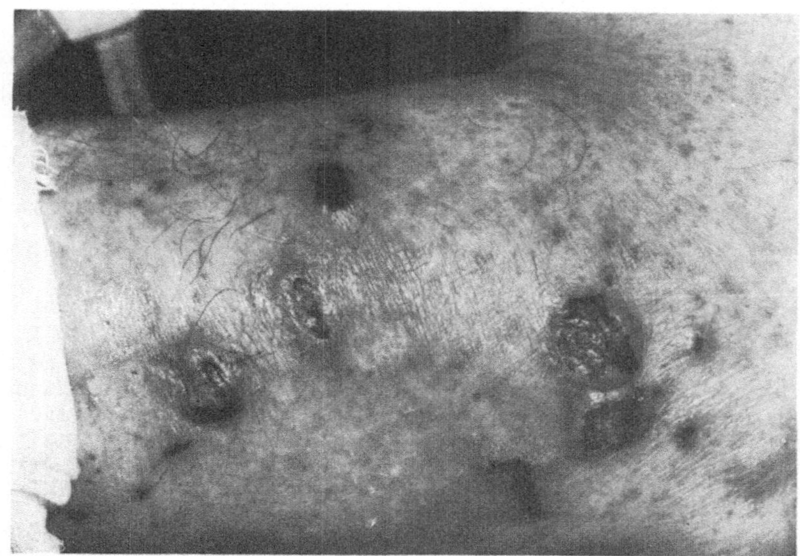

Abb. 1. Multiple Basaliome am Unterarm

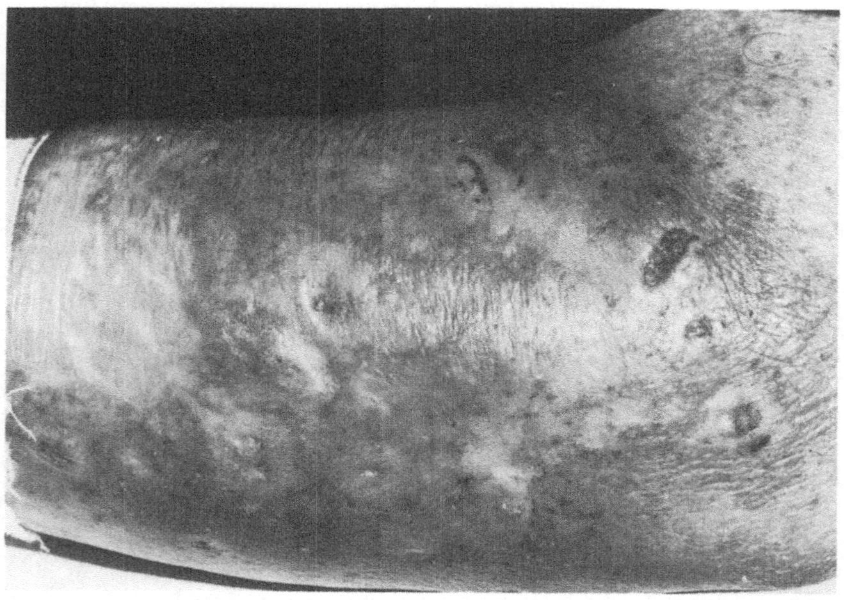

Abb. 2. Komplette Abheilung nach Bestrahlung mit schnellen Elektronen,
5 MeV, mit 6.000 rd

licher Wachstumsfugen oder Generationsorgane bei einfacher operativer
Entfernungsmöglichkeit des *Blastomes* ohne kosmetische Entstellung.
Weiterhin ist dies der Fall bei primär als strahlenresistent bekannten Tumoren. Da bei *Basaliomen* oder *Melanomen* vor allem bei schlechter
Blutversorgung unmittelbar über einer Knochenunterlage selbst bei
bester Anpassung der Tiefenreichweite der Strahlung an den Tumor durch
die hohen Gesamtdosen von 6 - 8.ooo rd eine schlechte Heilungstendenz
zu erwarten ist, können Spätveränderungen im Sinne von Ulzerationen
oder freiliegenden Knochenanteilen nicht vermieden werden, so daß in
diesen Fällen eine primäre Operation und Nachbestrahlung vorzuziehen
ist. *Präcancerosen* wie *Morbus Bowen, Erythroplasie Queyrat, Morbus Paget* der
Mamille oder des Genitales und *Epitheliome* der Haut (*Basaliome*) sollten
möglichst mit Röntgenweichstrahlung bzw. schnellen Elektronen niederer Energien mit Absorbervorschaltung, z.B. 5 MeV bei Verwendung von
unterschiedlichen Plexiglasplatten, mit Einzeldosen von 2oo rd und
Gesamtdosen von 5 - 6.ooo rd bestrahlt werden (Abb. 1 und 2). Es
kommt hierbei zu erosiven Reaktionen, aber doch zu guter Abheilung
und Reepithelisierung mit nahezu 1oo%iger Heilungschance. Ausnahmen
hiervon sind das *Carcinoma terebrans* und *multiple Basaliome* (Abb. 3 und 4),
die sehr häufig primär auf Strahlentherapie ansprechen, jedoch rasch
rezidivieren und unter Defektbildung zu großen tiefreichenden Ulzerationen führen mit Zerstörung von Knochen, bei welcher in erster
Linie große chirurgisch-plastische Eingriffe anderen Maßnahmen, auch
radiotherapeutischen, vorzuziehen sind. Die *spinozellulären Karzinome* der
Haut und Schleimhäute, vor allem im Gesicht (Abb. 5 und 6, 7 und 8),
meist an den Akren, durch chronische Ultravioletteinwirkung entstehende Geschwülste, bei Männern vor allem an der *Lippe*, jedoch auch an
Schleimhäuten der Genitalien, am *Penis* und an *Vulva*, als *Plattenepithel-*
karzinome mit mehr oder weniger starker Differenzierung und Hornper-
lenbildung, sind als wesentlich bösartigere, regionär metastasierende
und daher aggressiv zu behandelnde Geschwülste aufzufassen. Auch hier
konkurrieren die Chirurgie und Radiotherapie je nach Auffassung, und
wir möchten hier einen vermittelnden Standpunkt einnehmen, da wir
glauben, daß beide Verfahren, zum richtigen Zeitpunkt eingesetzt, an
erster oder zweiter Stelle stehen können. Kleine Primärtumoren ohne
nachweisbare regionäre Metastasierung oder mit kleinen Lymphknotenmetastasen können heute mit Erfolg einer alleinigen Radiotherapie
zugeführt werden. Ist jedoch die Tumorgröße und vor allem die Lymphknotenmetastasen über eine kritische Grenze angewachsen, sollte die
Chirurgie an erster Stelle stehen. Erfahrungsgemäß gelingt es zwar,
den Primärtumor durch eine ausreichend hochdosierte Behandlung mit
hochenergetischen Elektronen zur Gänze zur Abheilung zu bringen; bei
Lymphknotenmetastasen, die ein Volumen von 3 cm^3 übersteigen, wird
jedoch die Sterilisationsdosis auf Grund des großen Anteils anoxischer
Tumorzellen so hoch zu wählen sein, daß die Abheilung mit unverhältnismäßig schweren Bestrahlungsfolgen einhergehen würde. Es ist daher
auch in diesen Fällen sinnvoller, eine chirurgisch-radiotherapeutische
Planung vor dem ersten Behandlungsschritt durchzuführen und zu entscheiden, ob die Strahlentherapie postoperativ erfolgen soll bei der
Beseitigung vom Primärherd und Ausräumung der Lymphknoten, oder ob
eine Bestrahlung allein oder, nach einer Vorbestrahlung und Verkleinerung, ein radikaler chirurgischer Eingriff folgen sollte. Dies gilt
vor allem für das *Lippenkarzinom,* das *Penis-* und das *Vulvakarzinom.* Bei
Indikation zur Strahlentherapie wegen Kontraindikation zur Operation,
sei es durch das Alter des Patienten oder internistische Gründe, ist
die Elektronentherapie heute die Methode der Wahl. Die Energie der
Elektronen kann im Bereich von 4 - 4o MeV an die Tumortiefenreich-
weite und Ausdehnung angepaßt werden. Die Behandlung der regionären
Lymphabflußgebiete kann ebenfalls mit hochenergetischen Elektronen,
Kobalt 6o-Gammastrahlung oder ultraharten Photonen durchgeführt werden. Gammastrahlung von Kobalt 60 bzw. ultraharte Photonen haben

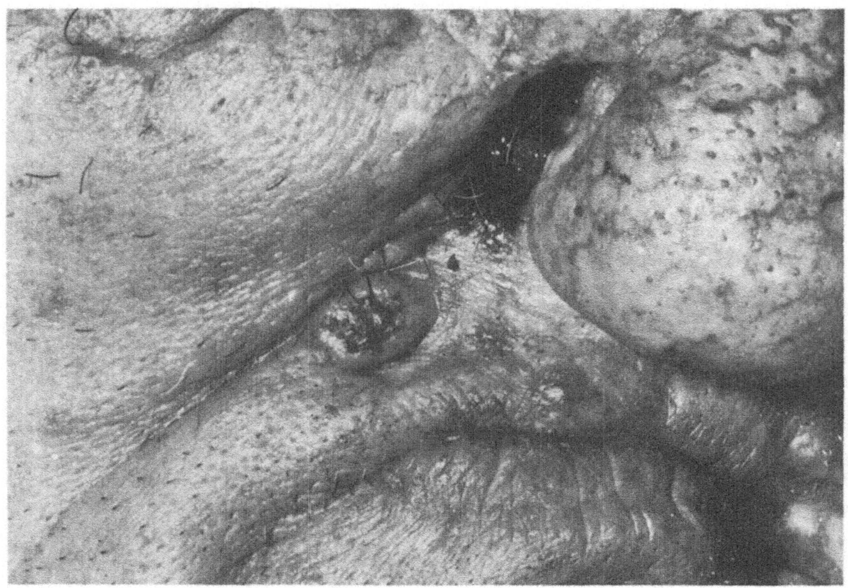

Abb. 3. Beim gleichen Patienten rezidivierendes Basaliom in der Nasolabialfalte rechts

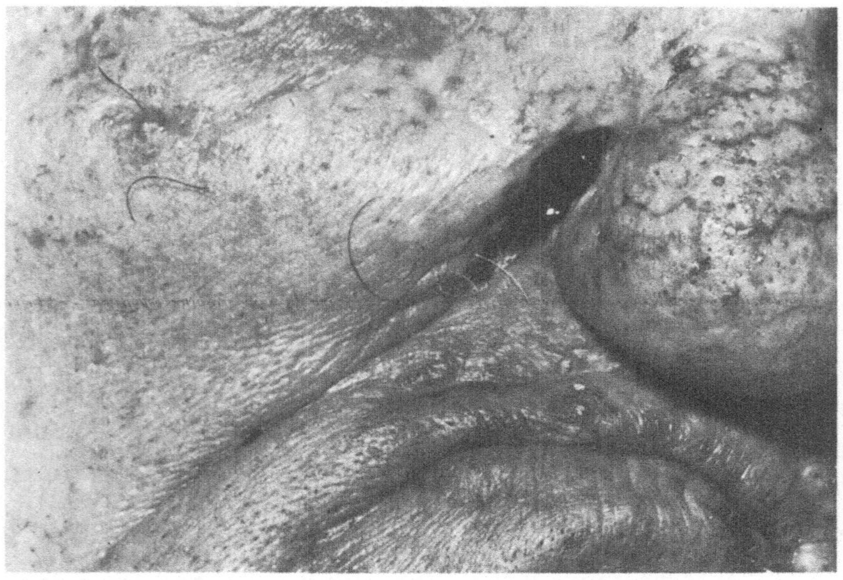

Abb. 4. Komplette Abheilung nach einer Dosis von 5.ooo rd mit schnellen Elektronen

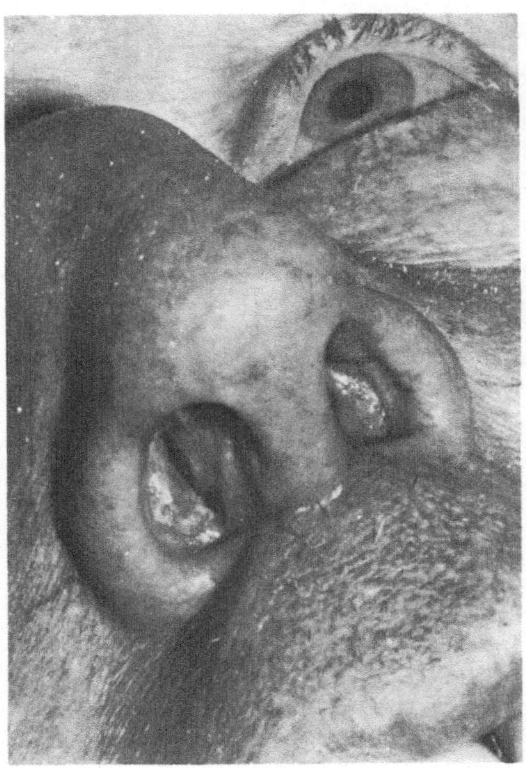

Abb. 5. Spinaliome beider Nasenhöhlen mit Einwachsen in Nasenscheide-
wand und Oberlippe

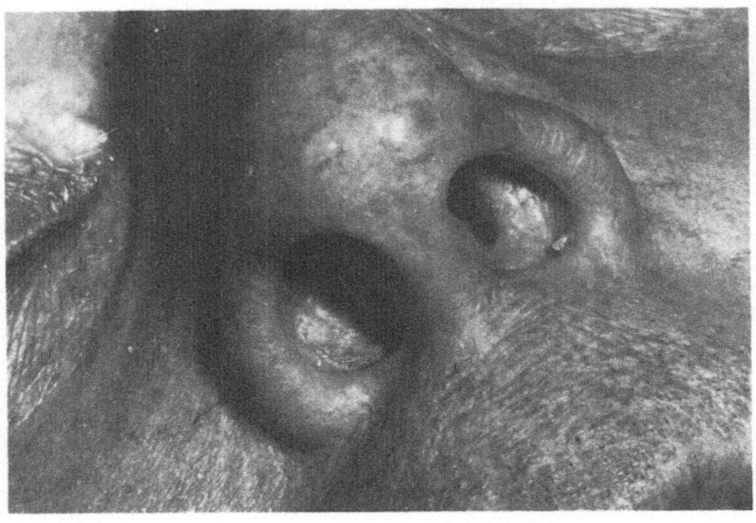

Abb. 6. Komplette Abheilung und Erscheinungsfreiheit nach 6.ooo rd,
1o MeV Elektronen zwei Jahre nach der Abheilung

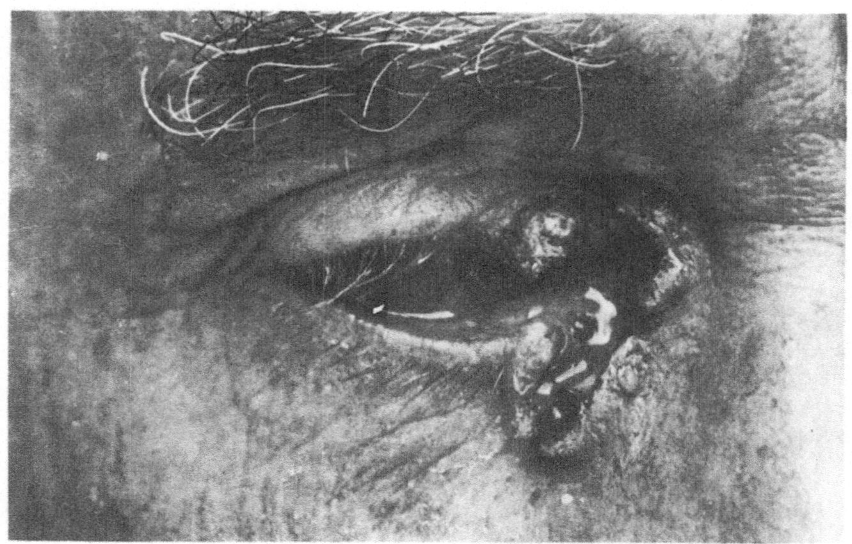

Abb. 7. Ausgedehntes Spinaliom im Augenwinkel

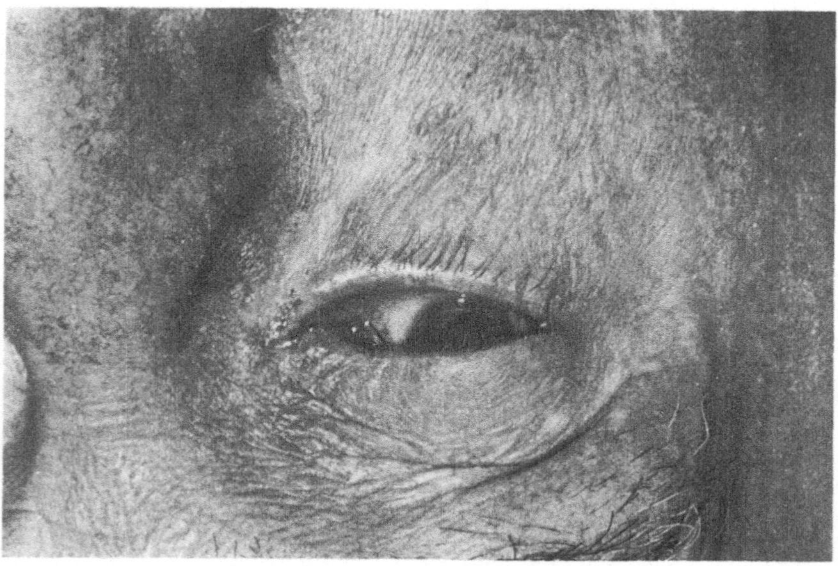

Abb. 8. Komplette Abheilung und Regeneration nach Bestrahlung mit
5 MeV Elektronen und 5.ooo rd

den Vorteil der maximalen Hautschonung bei ausreichend hoher Herdbelastung. Lymphszintigraphie und Lymphographie sollten bei Verdacht
auf Lymphknotenbefall einer Strahlentherapie vorausgehen, eventuell
ergänzt durch Ultraschalldarstellung zur Vervollkommnung der Bestrahlungsplanung.

Die *mesenchymalen Tumoren* der Haut, insbesondere die *Weichteilsarkome, Lipo-*
und *Myosarkome* sind als strahlenresistent zu betrachtende Geschwülste
in erster Linie einer operativen Behandlung zuzuführen. Lediglich bei
nicht radikaler Entfernungsmöglichkeit und Verdacht auf Lymphknotenmetastasen kann hier eine Radiotherapie mit Hochvoltstrahlung bei
einer Herddosis von 6.ooo rd als Palliativmaßnahme in Frage kommen.

Einen großen Raum nehmen die *sekundären Geschwülste* der Haut im Rahmen
der Strahlentherapie ein. Sie lassen sich jedoch hier nur in Kürze
abhandeln. Am häufigsten werden lentikuläre *Hautmetastasen beim Mamma-*
karzinom bzw. lokale Rezidive der Brustwand beobachtet (Abb. 9 und 1o),
aber auch andere Tumoren können in die Haut metastasieren, so undifferenzierte *Bronchialkarzinome, gastrointestinale* und *gynäkologische* Tumoren.
Handelt es sich um einen diffusen Befall des Integuments, ist eine
Radiotherapie in der Regel kontraindiziert wegen der großen Raumdosis
selbst bei Verwendung weicher Röntgenstrahlen oder schneller Elektronen mit niederer Energie. Es könnte hier lediglich ein Versuch gemacht
werden mit der Ganzkörperbestrahlung in Kleinstdosen, wie sie von
HEILIG u. PAPE angegeben wurde. Auch die sogenannte Abschnittsbestrahlung nach TESCHENDORF kann hier unter Umständen in einzelnen Fällen
palliative Rückbildungen erreichen. Es werden hierbei 5 - 1o rd in
1o - 15 Sitzungen verabreicht und diese Dosis nach vierwöchigen Intervallen 2 - 3mal wiederholt. Der Wirkungsmechanismus ist nicht als
kanzerizide Wirkung der Röntgenstrahlen auf die Tumorzellen anzusehen,
sondern eher ein Eingriff in immunologische Vorgänge zwischen Tumor
und Wirt. In der Regel wird jedoch eine chemotherapeutische Behandlung
solcher Zustände heute einer radiotherapeutischen Behandlung vorgezogen.

Einige spezielle Bemerkungen seien hier der Strahlenbehandlung des
malignen *Melanoms* gewidmet.

Eine ausgezeichnete Darstellung des *Melanomproblems* findet sich in dem
Handbuchartikel von STORK, SCHWARZ u. OTT im Handbuch der medizinischen Radiologie von ZUPPINGER u. KROKOWSKI, wo ausführlich zur Nomenklatur, Biologie, Differentialdiagnose und Histologie sowie den verschiedenen therapeutischen Verfahren Stellung genommen wird. Des weiteren sei RODÉ hier erwähnt, der das Problem des *Melanoblastoms* in seinem
Buch ausführlich behandelt. Auch hier ist die Therapie meist von der
Einstellung des jeweiligen Therapeuten abhängig. Eigene histochemische, biochemische und kulturelle Untersuchungen sowie ausgedehnte
klinische Beobachtungen konnten zeigen, daß die Strahlensensibilität
der *Melanome* ganz eindeutig unterschiedlich ist, so wie die ganze
Gruppe der pigmentierten Tumoren histologisch und klinisch große
Variationen aufweist. Es ist daher unsere Auffassung, daß Statistiken, die alle pigmentierten Tumoren zusammenfassen und Überlegenhei-
ten bestimmter therapeutischer Verfahren aufzeigen wollen, unverwertbar sind, und es wird erst die Zukunft nach einer langjährigen Sammlung und Auswertung verschiedener therapeutischer Verfahren bei den
einzelnen *Melanomtypen* zeigen, ob es eine Überlegenheit eines bestimmten therapeutischen Vorgehens überhaupt gibt. In der Regel entscheidet
mehr das Krankheitsstadium bei Beginn der Behandlung über den Ausgang
bzw. die Prognose als der eingeschlagene therapeutische Weg. Es kann
hier nur festgestellt werden, daß bei zahlreichen pigmentierten Tumoren eine Frühdiagnose mit alleiniger Radiotherapie ebenso gute Resultate zeitigt wie eine radikale chirurgische Behandlung. Dies trifft
vor allem für Geschwülste zu, die auf dem Boden einer *Melanosis circum-*

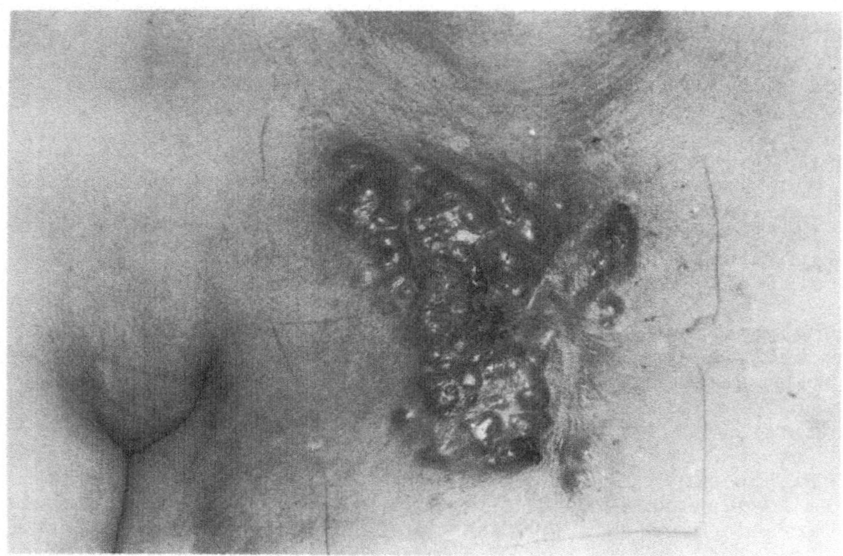

Abb. 9. Kutane Metastasierung beim Mammakarzinom

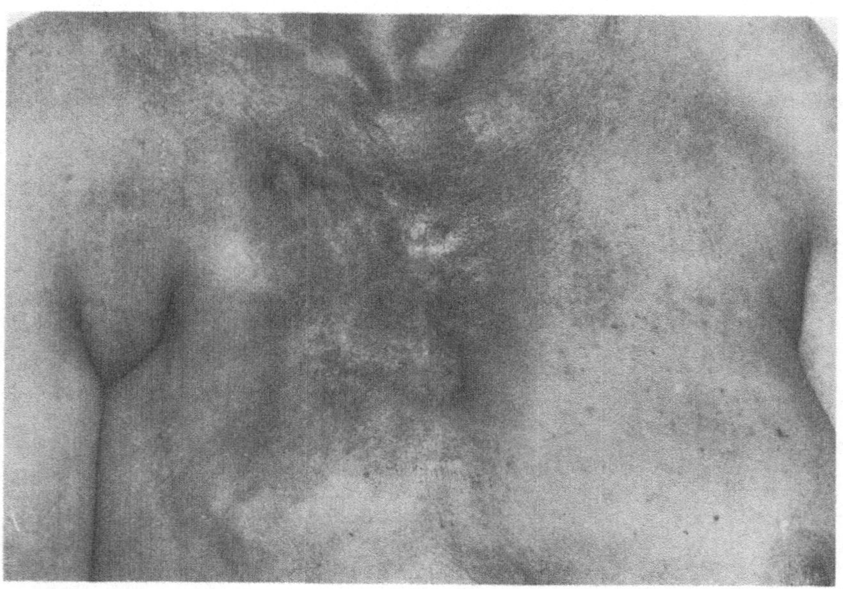

Abb. 1o. Komplette Abheilung nach Bestrahlung mit 1o MeV Elektronen
5.ooo rd

scripta praeblastomatosa entstehen. Auf Grund der strahlenbiologischen
Untersuchungen von HUG u. Mitarb., daß eine Vorbestrahlung von 2.000 rd
unmittelbar vor der Operation gegeben, doch zu einer starken Schädigung
bzw. Inaktivierung vitaler, in Teilung befindlicher Tumorzellen führt,
wird von unserer Klinik in Zusammenarbeit mit der II. Dermatologischen
Universitätsklinik Wien bei Pigmenttumoren folgendermaßen vorgegangen:
Bei Sitz eines Pigmenttumors an den Extremitäten wird eine Vorbestrahlung mit hochenergetischen Elektronen von 5 MeV und einer Einzeldosis
von 5.000 rd verabreicht. Die operative Entfernung des Tumors erfolgt
unmittelbar im Anschluß an die Bestrahlung. Es wird nach 14 Tagen dann
eine endolymphatische Therapie der Abflußgebiete mit ^{32}P-Lipiodol
durchgeführt. Hierbei wird pro Extremität eine Dosis von 2 mCi Radiophosphor appliziert. Bei *Melanomen* am Stamm und im Gesicht erfolgt die
chirurgische Behandlung nach der genannten Vorbestrahlung mit anschließender Nachbestrahlung mittels hochenergetischer Elektronen, wobei die
regionären Lymphabflußgebiete mit Kobalt 6o-Gammastrahlung oder Photonen bis zu einer Gesamtdosis von 6.000 rd belastet werden. Komplikationen wurden nur in zwei Fällen gesehen, im Bereich des Operationsfeldes, wo es durch die Vorbestrahlung zur sekundären Wundheilung bzw.
zur Notwendigkeit der sekundären plastischen Deckung kam, und wo durch
die Tiefenreichweite der Elektronen ein Knochendefekt entstand. Bei
optimaler Anpassung von Tiefenreichweite bzw. methodischer Absicherung
durch tangentiale Bestrahlung oder Folienvorschaltung können solche
zahlenmäßig geringen Komplikationen wohl völlig vermieden werden. Die
Frühresultate sind bisher so ermutigend, daß wir mit ARIEL glauben,
daß diese kombinierte radio-chirurgische Behandlung der *Melanome* an
Extremitäten eine deutliche Bereicherung gegenüber dem früher geübten
Verfahren darstellt.

Reine strahlentherapeutische Indikationen sind *Hauttumoren* des *lymphozytären* und *retikulären Systems*, die sowohl primär als auch sekundär an
der Haut auftreten können. Es seien hier das *Retikulosarkom, Lymphosarkom,*
die Mycosis fungoides und die *Lymphogranulomatose* genannt. Der Vollständigkeit halber müssen auch noch das *eosinophile Granulom* und die *Phako-
matosen, Histiozytosis vom Typ Hand-Schüller-Christian* oder die *Abt-Letterer-
Siwesche Krankheit* erwähnt werden. Besonders C.G. SCHIRREN u. A. PROPPE
haben sich um die Großflächen-Strahlentherapie der oft über das gesamte
Integument ausgedehnten malignen Zustände der Haut verdient gemacht.

Die meist unter starkem Juckreiz einhergehenden Veränderungen, teils
auch mit derben Infiltraten durchsetzten malignen Granulomatosen
sprechen auf ionisierende Strahlen gut an. An Stelle von Röntgenweichstrahlung mit Fernbestrahlungsdistanz wurden auch von TRUMP u. HARE
sowie von KÄRCHER eine Großflächentherapie mit schnellen Elektronen
angegeben, wobei einmal der Patient mit Elektronenenergien von 2 - 5
MeV in 1 - 2 Meter Distanz auf Körperabschnitte bestrahlt wird, oder
auf einem Bestrahlungsbett unter dem Strahler hin und her bewegt und
so das gesamte Integument bestrahlt werden kann. Vor allem schnelle
Elektronen sollen sich auf Grund neuerer Arbeiten bei der Behandlung
der Mycosis fungoides und der generalisierten Granulomatosen zur Erzielung von Remissionen bewährt haben (Abb. 11 und 12). Zweifellos
sind alle diese dramatischen Besserungen und Erzielung langzeitiger
Erscheinungsfreiheit Palliativerfolge bei diesen Systemerkrankungen,
so daß mit der geringsten Einzel- und Gesamtdosis eine Remission erzielt werden sollte, um das Verfahren verschiedentlich wiederholen
zu können. Am Ende wird dann meist bei Therapieresistenz oder entsprechender Belastung eine Chemotherapie einzusetzen haben. Die Bestrahlung solcher Patienten muß jedoch unbedingt stationär erfolgen,
wegen der möglichen hämatologischen Rückwirkungen einer Großflächentherapie der Haut, wobei es durch Unterdrückung immunologischer Abwehrvorgänge zu Sekundärinfekten oder Rückwirkungen auf das Knochen-

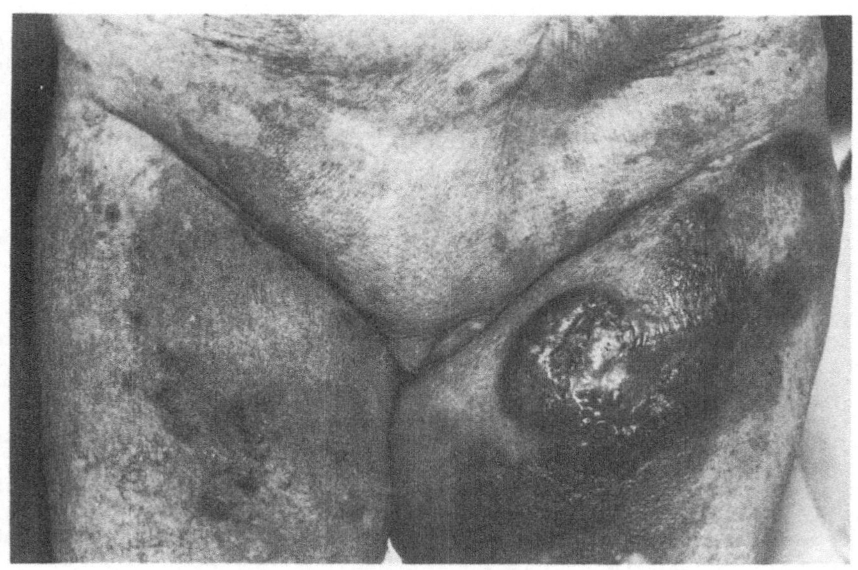

Abb. 11. Retikulosarkom der Haut im Bereiche des linken Oberschenkels. Ausgedehntes Erythrasma

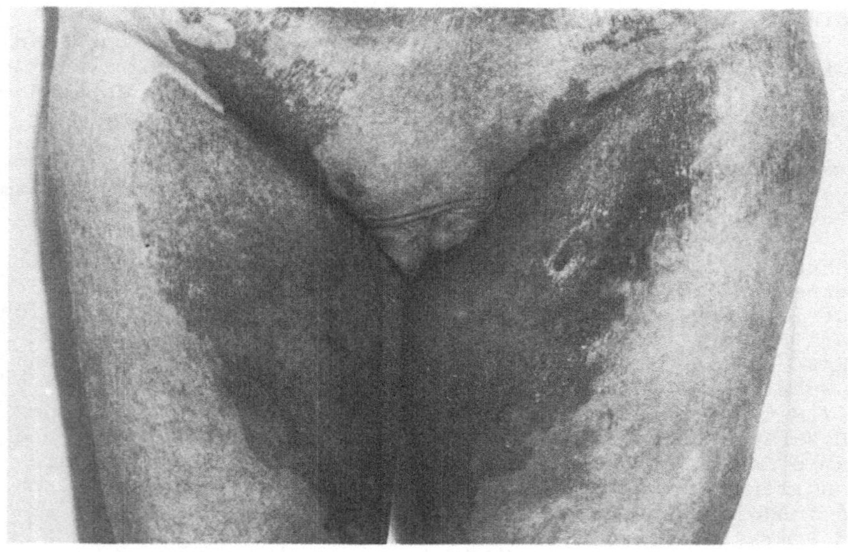

Abb. 12. Komplette Abheilung nach Elektronenabschnittsbestrahlung (2.2oo rd, 1o MeV). Das Erythrasma besteht unverändert bei abgeheilter Strahlenreaktion

mark und zur Blutungsbereitschaft kommen kann. Ob bei der Behandlung dieser Systemerkrankung mit flächenhafter Infiltration oder knotiger Infiltration der Haut Weichstrahlgeräte, Linear- oder Kreisbeschleuniger zur Erzeugung hochenergetischer Elektronen oder Betastrahler in Form von Strontium 9o verwendet werden können und sollten, muß der erfahrene Dermatologe und Radiotherapeut entscheiden, so daß auch hier der onkologische Arbeitskreis an größeren Zentren zur Geltung kommen sollte. Nur hierdurch werden gute Behandlungsresultate zu erreichen sein. Die moderne Strahlentherapie ist auf Grund der verfügbaren Strahlenarten und Bestrahlungsgeräte heute in der Lage, bei primären und sekundären Malignomen der Haut wie malignen Systemerkrankungen gute bis ausgezeichnete Behandlungsresultate zu erzielen, die unter Umständen mit keinem anderen Behandlungsverfahren erreicht werden. Zweifellos ist die Kombination von Chirurgie und Radiotherapie oder Chemotherapie auch hier in einzelnen Fällen überlegen, so daß ein Expertenteam die moderne Onkotherapie der Hautgeschwülste erfolgreicher durchführen kann als der einzelne fachbezogene Therapeut der einzelnen Disziplinen.

<u>Literatur</u>

ARIEL, I.M.: Malignant Melanoma; its treatment by the Endolymphatic Administration of Radioactive Isotopes. Amer. J. Roentgenol. <u>111</u>, 31o (1971).
BECKER, J., KÄRCHER, K.H., WEITZEL, G.: Elektronentherapie mit Supervoltgeräten. In: Strahlenbiologie, Strahlentherapie, Nuklearmedizin und Krebsforschung. Ergebnisse 1952-1958, S. 431. Stuttgart: Thieme 1959.
HEILIG, W., PAPE, R.: Zitiert in: TESCHENDORF, W.: Ganzkörper- und Abschnittsbestrahlung beim Menschen. In: Handbuch der medizinischen Radiologie, Band XVI, Teil 1. Allgemeine strahlentherapeutische Methoden. Berlin-Heidelberg-New York: Springer 197o.
HUG, O.: Präoperative Tumorbestrahlung. München-Berlin-Wien: Urban und Schwarzenberg 1971.
MARCHIONINI, A., SCHIRREN, C.G.: Strahlentherapie von Hautkrankheiten. In: Handbuch der Haut- und Geschlechtskrankheiten (Hrsg. JADASSON, J.), Ergänzungswerk, Band V, Teil 2. Berlin-Göttingen-Heidelberg: Springer 1959.
MIESCHER, SCHREINER, PROPPE, STENGER: Zitiert in: Strahlentherapie von Hautkrankheiten (MARCHIONINI, A., SCHIRREN, C.G.). In: Handbuch der Haut- und Geschlechtskrankheiten (Hrsg. JADASSON, J.), Ergänzungswerk, Band V, Teil 2. Berlin-Göttingen-Heidelberg: Springer 1959.
VAN DER PLAATS, G.J.: A. Präcancerosen. In: Handbuch der medizinischen Radiologie, Band XIX (Hrsg. ZUPPINGER, A., KROKOSKI, E.): Spezielle Strahlentherapie maligner Tumoren, Teil 1. Berlin-Heidelberg-New York: Springer 1972.
RODÉ, D.: Die klinischen und strahlenbiologischen Eigenschaften des Melanoblastoms. Budapest: Verlag der ungar. Akademie der Wissenschaft 1962.
STORCK, H., SCHWARZ, K., OTT, F.: Spezielle Strahlentherapie maligner Tumoren, B. Haut. In: Handbuch der medizinischen Radiologie, Band XIX, Teil 1, S. 17-6o. Berlin-Heidelberg-New York: Springer 1972.
TESCHENDORF, W.: Ganzkörper- und Abschnittsbestrahlung beim Menschen. In: Handbuch der medizinischen Radiologie, Band XVI, Teil 1. Allgemeine strahlentherapeutische Methoden. Berlin-Heidelberg-New York: Springer 197o.
TRUMP, HARE: Zitiert in: BECKER, J., SCHUBERT, G.: Die Supervolttherapie. Stuttgart: Thieme 1961.

WEITZEL, G.: A. Therapie mit Corpuscularstrahlen. 1. Therapie mit
schnellen Elektronen. In: Handbuch der medizinischen Radiolgie,
Band XVI, Teil 2. (Hrsg. VIETEN, H., WACHSMANN, F.). Berlin-Heidelberg-New York: Springer 1971.

Therapie der chronischen Lymphadenose

H. Pietschmann

Zur Behandlung der chronischen Lymphadenose steht heute eine Reihe
von Maßnahmen zur Verfügung. Die Entwicklung neuer Zytostatika, Antibiotika, Kortikosteroide und anderer Pharmaka hat auf die Therapie
dieser Erkrankung ganz entscheidenden Einfluß genommen. Im Therapieplan der chronischen Lymphadenose stellt jedoch die Chemotherapie
nur einen Teil dar.

Manche Fragen der Beurteilung des Therapieerfolges und der Lebensverlängerung sind gerade wegen des außerordentlich unterschiedlichen
Verlaufes noch durchaus nicht vollkommen geklärt. Die chronische
Lymphadenose hat im Durchschnitt noch die relativ beste Prognose;
ihr kommt aus diesem Grunde auch in therapeutischer Hinsicht eine
besondere Stellung zu. So ist vor einem zu aktiven bzw. zu frühzeitigen chemotherapeutischen Vorgehen zu warnen (BEGEMANN et al., 1973;
BRAUNSTEINER, 1973; BURCHENAL, 1966).

Der Leukämietherapie fallen in erster Linie folgende Aufgaben zu:
Hemmung des Wachstums der leukämischen Zellen, Verhütung und Beherrschung von Blutungen, Infekten, Anämie und anderer Komplikationen
und Erhaltung einer relativen Leistungsfähigkeit, eines guten Allgemeinbefindens, Körpergewichtes usw. Neben der Basistherapie, die für
alle Leukämieformen mehr oder weniger gleich ist, steht eine Reihe
spezieller Maßnahmen zur Verfügung. Grundlage dieser sollten möglichst
genaue Vorstellungen über die pathogenetischen Mechanismen sein. Bei
der chronischen Lymphadenose dürfte eine Reihe von Funktionsstörungen
der Lymphozyten von wesentlicher Bedeutung sein: Eine verlängerte Um-
laufzeit, verschiedene Immundefekte und eine verzögerte Rezirkulation
der leukämischen Lymphozyten (MARTIN et al., 1972; OBRECHT, 1963).
Die chronische Lymphadenose wäre demnach nicht als Erkrankung mit
gesteigerter Proliferation, sondern als "Akkumulationskrankheit" aufzufassen.

Die Behandlung der chronischen Lymphadenose soll in folgende Abschnitte
gegliedert werden: 1. Zytostatische Therapie, 2. Strahlentherapie,
3. extrakorporale Bestrahlung, 4. Kortikosteroide, 5. Antibiotika,
6. Bluttransfusionen und weitere therapeutische Maßnahmen.

Die erste spezifische Therapie war die Strahlenbehandlung, ihr folgten
die Zytostatika, deren Anwendung in den letzten Jahren zunehmend an
Verbreitung gewonnen hat, und die Kortikosteroide. Die Besprechung
der zytostatischen Therapie der chronischen Lymphadenose hat mit dem
Hinweis auf die Bedeutung der richtigen Indikationsstellung zu beginnen. Die Indikation zur spezifischen Therapie darf sich nicht nach
der Höhe der Leukozytenzahl richten, sondern muß nach dem Vorhandensein von Symptomen der Krankheitsprogredienz erfolgen (höhergradige
Anämie, Reduktion des Allgemeinzustandes und Leistungsinsuffizienz,
Fieber, schwere Thrombozytopenie, hämorrhagische Diathese, hochgradige

Tabelle

Chemische Kurzbezeichnung Synonym	Markenname, Hersteller	Volle chemische Bezeichnung
Alkylantien		
Chlorambucil	"Leukeran" Wellcome	p-(Di-2-chloräthylaminophenyl-buttersäure)
Cyclophosphamid	"Endoxan" Asta	N,N-Bis(β-chloräthyl)-N',O-propylenphosphorsäureesterdiamid
Ibenzmethyzin	"Natulan" Roche	p-(N'-Methyl-hydrazinomethyl)-N-isopropyl-benzamid-hydrochlorid
Triäthylen-melamin	"TEM" Lederle	2,4,6-Tris-äthyleniminotriazin
Mannitollost	"Degranol" Österreichische Stickstoffwerke	1,6-Bis-(2-chloräthylamino)-1,6-didesoxy-D-mannit-dihydrochlorid
Iminobenzochinon	"Trenimon" Bayer	2,3,5-Tris-äthyleniminobenzo-chinon-(1,4)
Melphalan	"Alkeran" Wellcome	p-Di(2-chloräthyl)-amino-L-phenylalanin
Mitosegifte		
Vinblastinsulfat	"Velbe" Lilly	
Zytostatische Antibiotika		
Actinomycin C	"Synamycin" Bayer	
Mitomycin C	"Mitomycine" Kyowa Hakko	

Lymphknotenschwellungen, starke Milzvergrößerung, Hautinfiltrate, starker Gewichtsverlust u.a.). Bei symptomfreien Patienten wird keine spezielle antileukämische Therapie eingeleitet, es müssen jedoch regelmäßig Kontrollen (klinischer Status, Blutbild) in Abständen von etwa 3 - 4 Monaten durchgeführt werden.

Unter den Zytostatika stehen die alkylierenden Substanzen, die auch zahlenmäßig die größte Gruppe bilden, an erster Stelle. Ihr zytostatischer Effekt beruht wahrscheinlich in erster Linie darauf, daß

Tabelle (Fortsetzung)

Pharmazeutische Präparate	Initiale Tagesdosen mg/kg Körpergew.[a]	Kurdosis in mg	Wichtigste Nebenwirkungen
Drag.à 2 u.5 mg	o,o5-o,3	2-4.ooo	Thrombozytopenie, Dermatitis
Drag. à 5o mg Amp.1oo u.2oo mg	1,5-5,o	5-1o.ooo	Nausea, Haarausfall, Zystitis
Kapseln à 5o mg	1,o-4,o	6-8.ooo	Erbrechen, Thrombozytopenie
Tabl. à 5 mg	o,o2-o,o4	2o-1oo	Knochenmarksdepression, Haarausfall
Drag. à 5o mg Amp. à 5o mg	o,7-1,5	6oo-1.2oo	Nausea, Thrombozytopenie
Kapseln à o,5 mg	o,oo5-o,15	3-5	Nausea, Thrombozytopenie
Tabl. à 2 u.5 mg	o,oo5-o,15	7o-1oo	Nausea, Thrombozytopenie
Amp. à 1o mg	o,1-o,3 alle 4-7 Tage		Nausea, Neuropathie, Thrombozytopenie, Durchfall
Amp. à o,2 mg	5o-4oo µg/kg	6-2o.ooo µg	Schleimhautblutungen, Ulzerationen, Durchfall, Haarausfall
Amp. à 2 mg	o,o3-o,o5	4o-6o	Nausea, Durchfall, Thrombozytopenie

[a] außer anderes angegeben.

durch Anlagerung von Alkylresten an die Aminosäuren die Nukleinsäuren depolymerisiert werden. In zweiter Linie kommen allerdings selten – unter bestimmter Voraussetzung – auch mitoseblockierende Mittel und zytostatisch wirksame Antibiotika zur Behandlung der chronischen Lymphadenose in Betracht.

Derzeit wird bei chronischen Lymphadenosen wegen seiner guten Verträglichkeit am häufigsten das Stickstofflostderivat Chlorambucil ("Leukeran" Wellcome) angewendet. Die erste Beobachtung einer klini-

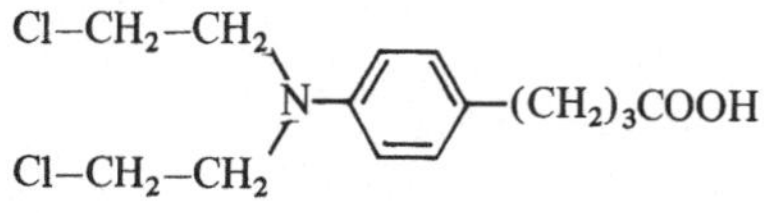

144

Cl—CH$_2$—CH$_2$
\
   N—⟨benzene ring⟩—(CH$_2$)$_3$COOH
/
Cl—CH$_2$—CH$_2$

Abb. 1. Chlorambucil ("Leukeran")

schen Wirksamkeit bei der chronischen Lymphadenose stammt 1955 von
GALTON et al. Es greift vor allem lymphatische Gewebe an und wird
auch bei malignen Lymphomen anderer Art verwendet. Es wurde festgestellt, daß Chlorambucil Zellen unmittelbar vor der Zellteilung sowie
in Mitose befindliche Zellen schädigt. Dieses Präparat ist gut steuerbar und weist relativ geringe Nebenwirkungen auf. Die Anwendung
erfolgt per os (auch in einmaliger Dosis), nur selten wird eine primäre Resistenz beobachtet. Initial werden o,1 - o,2 mg/kg (nach
OBRECHT o,o3 - o,3 mg/kg), das entspricht beim Erwachsenen durchschnittlich 4 - 16 mg täglich, verabreicht. Der Effekt setzt sehr
allmählich ein, das Wirkungsoptimum wird nach einer Latenzzeit von
3 - 5 Wochen erreicht. Geht die Leukozytose zurück, so wird die Tagesdosis reduziert. Einen Anhaltspunkt gibt die Regel, die Dosis zu
halbieren, sobald die Leukozytenzahl auf die Hälfte des Ausgangswertes
gefallen ist. Mindestens zweimal wöchentlich ist ebenso wie bei anderen zytostatischen Therapien die Leukozytenzahl und 14tägig das komplette Blutbild inklusive Thrombozyten zu untersuchen. Es erübrigt
sich darauf hinzuweisen, daß regelmäßig auch der klinische Status
(Mundschleimhaut) zu kontrollieren ist. Die Chlorambuciltherapie kann
unterbrochen werden, wenn die Leukozyten unter 2o.ooo abgefallen sind,
was gewöhnlich nach etwa 6 Wochen der Fall ist. Die Dosis muß auch
reduziert bzw. das Mittel ganz abgesetzt werden, wenn ein Thrombozy-
tensturz eintritt, das ist allerdings sehr selten zu beobachten. Die
andere Möglichkeit besteht darin, kleine Erhaltungsdosen fortlaufend
weiter zu geben: 2 - 4 mg täglich (später eventuell sogar nur o,o3
mg/kg). Ist eine zytostatische Therapie indiziert, so scheint kein
wesentlicher Unterschied zu bestehen, ob diese fortlaufend oder intermittierend durchgeführt wird. Einige Autoren bevorzugen die intermittierende Therapie. Wurde der Patient bereits einer Strahlentherapie
oder einer zytostatischen Therapie unterzogen, so sollte die Chlor-
ambucildosis niedrig gewählt werden (o,o5 - o,1 mg/kg) und erst nach
einer mehrwöchigen Pause damit begonnen werden. Ähnliche Dosierungs-
richtlinien gelten unter diesen Umständen auch für die Verabreichung
anderer Zytostatika.

In der Behandlung der chronischen Lymphadenose kommen nach dem Chlorambucil, das an erster Stelle steht, auch noch andere alkylierende
Substanzen in Betracht: Cyclophosphamid, Mannitollost, Iminobenzo-
chinone, Ibenzmethyzin ("Natulan", Hoffmann La Roche; täglich 1,o -

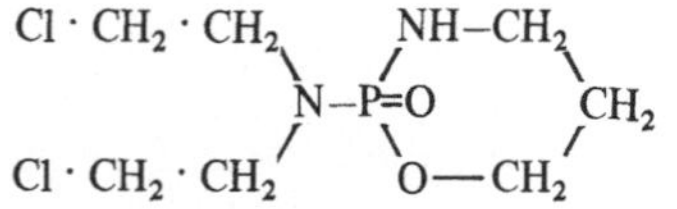

Cl · CH$_2$ · CH$_2$ NH—CH$_2$
\   /   \
   N—P=O   CH$_2$
/   \   /
Cl · CH$_2$ · CH$_2$ O——CH$_2$

CH$_3$
\
   CH—NH—CO—⟨benzene ring⟩—CH$_2$—NH—NH—CH$_3$ · HCl
/
CH$_3$

Abb. 2. Cyclophosphamid   Abb. 3. Ibenzmethyzin ("Natulan")
("Endoxan")

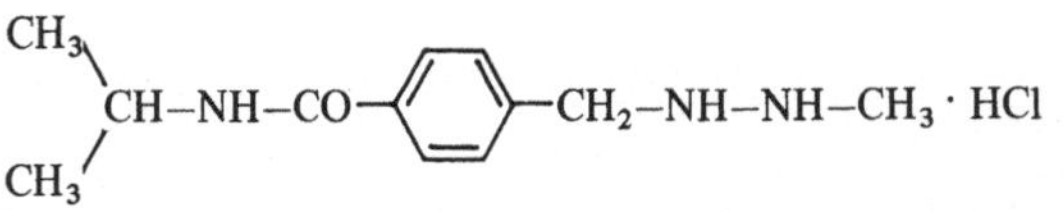

4,o mg/kg bis zur Gesamtdosis von 6 - 8 g) und ausnahmsweise auch
Melphalan ("Alkeran"). Cyclophosphamid ("Endoxan", Asta; täglich
15o - 2oo mg i.v. oder auch oral bis 5 - 1o g Gesamtdosis) ist gleich-
falls ein gut verträgliches Präparat mit Nebenwirkungen (Leukopenie,
Knochenmarksdepression), die sich rasch rückbilden. Allerdings tritt
im Vergleich mit anderen Zytostatika häufiger ein ausgeprägter, jedoch
reversibler Haarausfall und gelegentlich eine hämorrhagische Zystitis
auf. Es kann wie das Chlorambucil oral gegeben oder auch höher dosiert
intravenös verabreicht werden und kommt vor allem in Betracht, wenn
ersteres versagt hat. Cyclophosphamid ist u.a. auch als hochdosierte
Stoßtherapie in dringlichen Fällen wie Stenosierungen, akuter Hämolyse etc. indiziert. In diesen Situationen können bis zu Grammdosen
(5oo - 2.ooo mg) täglich verabreicht werden.

Unter zahlreichen experimentell untersuchten Äthyleniminobenzochinon-
derivaten erwies sich "Trenimon" (Bayer, Leverkusen) als wirksamstes
Präparat. In einer klinischen Studie kamen etwa die Hälfte der behandelten Fälle in eine Vollremission (OBRECHT, 1963). Ein weiteres Präparat der letzten Zeit, das bei chronischer Lymphadenose gute Resultate liefert, ist das Mannitollost ("Degranol", österreichische Stick-
stoffwerke), es wird in erster Linie intravenös gegeben (täglich
5o mg). Nach klinischer Besserung kann auf eine orale Erhaltungstherapie übergegangen werden. Dagegen vermag Bulsulfan ("Myleran", Bur-
roughs Wellcome) nur gelegentlich die Lymphknoten zu verkleinern und
die Leukozyten zu senken.

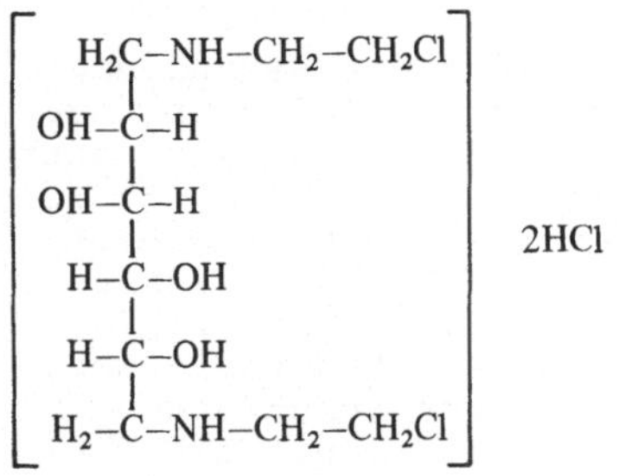

$$
\begin{bmatrix}
\mathrm{H_2C-NH-CH_2-CH_2Cl} \\
\mathrm{OH-C-H} \\
\mathrm{OH-C-H} \\
\mathrm{H-C-OH} \\
\mathrm{H-C-OH} \\
\mathrm{H_2-C-NH-CH_2-CH_2Cl}
\end{bmatrix} \cdot 2\mathrm{HCl}
$$

Abb. 4. Mannitollost ("Degranol")

Schließlich ist unter den alkylierenden Substanzen noch das erste
Stickstofflostpräparat: TEM (Triäthylenmelamin) zu erwähnen. Es wird
allerdings heute nur mehr selten angewendet, da es eine geringe therapeutische Breite hat und sehr toxisch ist. An Nebenwirkungen sind
eine ausgeprägte Knochenmarkshemmung mit relativ bald einsetzender
Anämie und vor allem Thrombopenie, neben gastrointestinalen Störungen,
hervorzuheben. Dieses Präparat hat allerdings noch eine Indikation in
dringlichen Fällen (z.B. Mediastinalkompression, hämolytische Anämie
u.a., s. oben). Die Anfangsdosis beträgt 2,5 - 5 mg, die nächste Dosis
soll erst nach 2 Wochen gegeben werden. Die sehr unterschiedliche Höhe
der erforderlichen Dosis und der wechselnde therapeutische Effekt wird
durch die quantitative nicht gleichmäßige Resorption des TEM verursacht. Bei diesem Präparat ist vor allem auf Uratkomplikationen (vor-
beugend reichlich Flüssigkeitszufuhr, Allopurinolmedikation) zu achten.

Eine andere Zytostatikagruppe, die sogenannten Mitosegifte, die pflanz-
lichen Ursprungs sind, bewirken eine Spindelblockierung in der Meta-

phase und kommen nicht für die Erstbehandlung in Betracht, sondern müssen bei chronischer Lymphadenose - z.B. Vinblastinsulfat ("Velbe", Lilly) - als Präparate zweiter Wahl bezeichnet werden. Sie können aber - ausnahmsweise - indiziert sein, wenn eine Chemoresistenz gegen alkylierende Substanzen - sekundär im Therapieverlauf oder sehr selten primär - vorliegt. Die Dosis von Velbe beträgt wöchentlich o,1 mg/kg ansteigend bis o,3 mg. Eine andere metaphasenblockierende Substanz, das "Demecolcin" (ein Colchicinderivat) erwies sich bei chronischer Lymphadenose nur in ganz vereinzelten Fällen als wirksam und wird heute nicht mehr angewendet. Schließlich kommen in bestimmten Fällen, vor allem bei leukopenischen Formen, zytostatisch wirksame Antibiotika wie Actinomycin C ("Sanamycin", Bayer, Leverkusen) oder Mitomycin C ("Mitomycine", Kyowa Hakko) in Betracht.

Keine Wirkung bei chronischen Lymphadenosen lassen die Folsäure- ("Methotrexat") und Purinantagonisten ("Puri-Nethol"), ebenso wie andere in Vewendung stehende Antimetaboliten, erkennen. Auch die Asparaginase ("Crasnitin") ist bei chronischer Lymphadenose im Gegensatz zur akuten lymphatischen Leukämie nicht indiziert. Für die gleichzeitige Anwendung mehrerer Zytostatika, wie sie bei soliden Tumoren, malignen Lymphomen und akuten Leukämien Verwendung findet, sind bei chronischen Lymphadenosen bis jetzt keine Grundlagen gegeben. Der Serumharnsäurespiegel ist bei chronischen Lymphadenosen nicht so häufig wie bei anderen Leukämien erhöht, trotzdem muß dem Harnsäurestoffwechsel, um Nierenkomplikationen zu vermeiden, insbesondere während der zytostatischen Therapie Aufmerksamkeit zugewendet werden. Neben ausreichender Flüssigkeitszufuhr ist vor allem auf die Medikation von Allopurinol ("Zyloric"), 4oo - 8oo mg täglich, hinzuweisen.

Lange Zeit stand die Strahlentherapie im Vordergrund der Behandlung chronischer Leukämien, ihr kommt auch heute noch große Bedeutung zu. Sie kommt vorwiegend als lokale Bestrahlung in Betracht und wird dann in Erwägung zu ziehen sein, wenn ein großer Milztumor, wenn große lokale Lymphknotentumore vorliegen, oder auch dann, wenn bereits eine Resistenz auf Zytostatika eingetreten ist. Um einen Erfolg zu erzielen, genügen häufig relativ kleine Strahlenmengen (1oo - 2oo rd). Auch hier kommt, wie in anderen Bereichen, der Megavolttherapie wegen der Möglichkeit einer schonenden Applikation größerer Strahlenmengen besondere Bedeutung zu. Vor allem wird die Strahlentherapie als Therapie der Wahl zu betrachten sein, wenn Symptome mit Einengungen, Kompressionen oder hochgradigen Organfunktionsstörungen vorliegen (z.B. Bronchialstenose, große axillare oder inguinale Lymphknotentumoren, ferner aus kosmetischen Gründen bei ausgeprägter submandibularer, zervikaler oder submaxillarer Lokalisation). Bei spezifischen Hautveränderungen ist die Durchführung einer Betatrontherapie in Kombination mit Kortikosteroiden angezeigt. Die Ganzkörperbestrahlung wird heute nur mehr selten angewendet.

Die Therapie mit Radiophosphor oder Radiogold brachte zwar auch teilweise gute Resultate, hat sich aber nicht allgemein durchsetzen können.

In letzter Zeit haben sich keine wesentlichen Fortschritte in der zytostatischen Therapie chronischer Lymphadenosen ergeben. Andererseits konnten neue pathogenetische Gesichtspunkte erarbeitet werden. Die Ursache der Überladung mit Lymphozyten bei der chronischen Lymphadenose ist wahrscheinlich in der verlängerten Lebensdauer dieser Zellen - möglicherweise infolge ihrer Reaktionslosigkeit gegenüber Antigenen - zu sehen. Es wurde nun versucht, andere Möglichkeiten zu finden, die Lymphozytenspeicher zu entleeren. Prinzipiell kommen folgende lymphozytendepletierende Maßnahmen in Betracht: Die Drainage des Ductus thoracicus (zur Immunsuppression verwendet), die Leuko-

phorese, das Antilymphozytenserum (bisher ohne praktische Bedeutung)
und schließlich neben der niedrig dosierten Milzbestrahlung die extrakorporale Bestrahlung des Blutes. Diese macht sich eine besondere
Eigenschaft der Lymphozyten - ihre ausgeprägte Strahlenempfindlichkeit - zunutze. Mit Hilfe eines arteriovenösen Shuntes wird das Blut
einer Strahlenquelle, welche das entsprechende Isotop (β- oder andere
Strahler) enthält, ausgesetzt. Das Gerät bleibt am Arm längere Zeit
liegen, oder der Bypass wird temporär eingeschaltet. Mit dieser Therapie kann nicht nur ein Absinken der Lymphozyten erzielt werden,
sondern vor allem auch eine Verkleinerung lymphatischer Organe bis
zur kompletten Remission, die bis zu Monaten anhält, erzielt werden.
Gleichzeitig ist eine Schonung anderer Gewebe gegeben. Derzeit kann
diese Therapie allerdings erst an wenigen Stellen durchgeführt werden,
und die Erfahrungen sind noch sehr beschränkt. Wenn auch eine endgültige Beurteilung noch nicht möglich ist, so kann doch erwartet werden,
daß dieser Methode künftig eine besondere Bedeutung im Therapieplan
zukommen wird.

Die Kortikosteroide spielen wegen ihres lymphoklastischen Effektes
seit ihrer Einführung in erster Linie als Zusatztherapie bei der
chronischen Lymphadenose eine Rolle. Der Rückgang der Lymphozytose
ist allerdings häufig inkonstant, regelmäßiger ist eine Besserung des
Allgemeinbefindens und ein Rückgang der Lymphknotenschwellungen festzustellen.

Die Leukozytenzahl steigt zu Beginn einer Kortikosteroidtherapie,
zurückzuführen auf eine Ausschüttung, häufig an. Wenn mit Kortikosteroide eine - meist inkomplette - Remission erzielt wird, so ist
sie in der Regel von kurzer Dauer. Besondere Bedeutung kommt natürlich den Kortikosteroiden bei immunhämatologischen Begleiterkrankungen (hämolytische Anämie, Immunthrombozytopenie) zu. Anfangs werden
bei derartigen Komplikationen höhere Dosen (täglich 5o - 1oo mg Pred-
nisonäquivalentmenge), die dann im weiteren Verlauf reduziert werden,
gegeben (Erhaltungsdosis 1o - 2o mg täglich). Im übrigen müssen bei
dieser Therapie die üblichen Nebenwirkungen und Kontraindikationen
beachtet werden. Ebenso wie bei der zytostatischen Therapie fällt
der immunosuppressive Effekt der Kortikosteroide, der den dieser Erkrankung eigenen Immundefekt noch verstärkt, nachteilig ins Gewicht.
Für die Kortikosteroidbehandlung der chronischen Lymphadenose finden
die verschiedensten Prednison- und Prednisolon-Präparate Anwendung
(z.B. "Urbason", Hoechst; "Scherisolon", Schering; "Dacortin", Merck).
Außerdem sind einige Derivate mit im wesentlichen gleichartiger Wirkung in Gebrauch: Dexamethason ("Decadron", Merck, Sharp und Dohme;
"Millicorten", Ciba, u.a.), Triamcinolon ("Volon", Squibb; "Delphi-
cort", Lederle) und Betamethason ("Betnelan", Glaxo). Triamcinolon
("Volon", Ledercort) hat sich in erster Linie bei ausgeprägter Neigung zur Gewichtszunahme bewährt. Bei längerdauernder Medikation von
Kortikosteroiden wird, um der Osteoporose entgegenzuwirken, die Ver-
abreichung von anabolen Hormonen ("Durabolin", Organon; "Primobolan",
Schering) empfohlen.

Ebenso wie bei anderen Leukämieformen stellen auch bei der chronischen
Lymphadenose Infektionen eine der häufigsten Komplikationen dar und
werfen, vor allem in fortgeschrittenen Stadien, nicht selten große
therapeutische Probleme auf. Die Ursache der Abwehrschwäche gegen
Infektionen ist in erster Linie im Antikörpermangel und der Granulozytopenie zu sehen. Bevorzugt werden der Respirationstrakt, Pharynx
und Nierenbecken befallen. Die Therapie der Infektionen erfolgt nach
den üblichen Regeln. Vor Einsetzen der antibiotischen Therapie sollte
versucht werden, den Erreger zu identifizieren. Ist dies nicht möglich,
so bringt man ein Breitspektrum-Antibiotikum in Anwendung. Unter der

Therapie mit Antibiotika, vor allem mit Breitbandantibiotika, wächst
andererseits durch Schädigung der normalen Bakterienflora die Gefahr
von Pilzinfektionen. Diese scheint bei Anwendung von Penicillin noch
am geringsten zu sein, in erster Linie sind Ampicillin ("Amblosin",
Hoechst; "Binotal", Bayer), ferner auch Cephalosporine ("Keflin",
Lilly) zu empfehlen. Lokale und generalisierte Pilzinfektionen sind
nicht nur ein prognostisch ungünstiges Zeichen, sondern stellen häufig
den Therapeuten vor große Schwierigkeiten. Es kann notwendig werden,
die spezifisch-antileukämische Therapie bei Pilzinfektionen abzusetzen.
Die Mykose ist vor allem im Mundpharynxbereich lokalisiert, deshalb
kommt der Mundpflege (häufige Spülungen, 1% Wasserstoffsuperoxyd,
weiche Zahnbürste) besondere Bedeutung zu. Zu empfehlen sind ferner
Frischbluttransfusionen, humanes γ-Globulin sowie eine lokale Therapie mit Boraxglycerin und 1% Gentianaviolett sowie Nystatindragees
("Mycostatin", Squibb; 3 x 1 Drg. tgl.).

Bluttransfusionen sind in Spätstadien bei der Behandlung der sekundären, pathogenetisch uneinheitlichen Anämie häufig unentbehrlich. Man
wird allerdings damit zurückhaltend sein und erst bei ausgeprägter
Hämoglobinreduktion (unter 1o g% Hb bzw. 3o% Hämatokrit) diese anwenden. Anstelle von Vollblutkonserven gibt man wegen der Möglichkeit
immunologischer Komplikationen besser Erythrozytenkonzentrate.

Eine prophylaktische antibiotische Abschirmung vor Manifestation von
Infekten wird nur selten in Zeiten besonderer Infektgefährdung, vor
chirurgischen Eingriffen usw. in Erwägung zu ziehen sein (orale Peni-
cillinpräparate, Tetracycline, Erythromycin u.a.). Mit derartigen Maßnahmen wird man wegen der Gefahr der Resistenzentwicklung, aber auch
um die physiologische Bakterienflora nicht zu schädigen, sehr zurückhaltend sein. Die Verminderung der Immunglobuline bei chronischer
Lymphadenose legt gegebenenfalls den Versuch einer Substitution mit
humanem γ-Globulin ("Gammavenin", Behringwerke; 2o - 4o ml alle 14
Tage) nahe.

Blutungen sind Komplikationen, die wie Infektionen sehr häufig eintreten. Die Ursache der hämorrhagischen Diathese im Verlauf chronischer Lymphadenosen kann einerseits in Gerinnungsstörungen, andererseits in einer Thrombozytopenie liegen. Am häufigsten geht sie auf
Thrombopenie zurück, die sehr oft auf eine Verdrängung der Megakario-
zyten zurückzuführen ist. In diesen Fällen ist die Therapie mit Kortikosteroiden die Behandlung der Wahl, neben, soweit verfügbar, Thrombo-
zytenkonzentraten, deren günstiger Effekt allerdings nur kurze Zeit
anhält. Ferner kommen in der Behandlung der hämorrhagischen Diathese
Frischbluttransfusionen und vor allem lokal blutstillende Maßnahmen
(Thrombin, Kauterisation u.a.) zur Anwendung.

Die Splenektomie wird nur bei sehr ausgeprägter Splenomegalie, hämo-
lytischen Anämien mit Erythrozytenabbau vorwiegend in der Milz oder
ausgeprägtem Hyperspleniesyndrom mit Markhemmung in Erwägung zu ziehen
sein.

Die Frage, durch welche Kombination oder unterschiedliche Anwendungsformen von spezifisch antileukämischen Maßnahmen (alternierende Anwendung, Kombination verschiedener Zytostatika bzw. mit Strahlentherapie u.a.) die Resultate noch verbessert werden können, ist immer
noch offen und wird erst durch prospektive vergleichende Untersuchungen beantwortet werden können.

Literatur

BEGEMANN, H., THEML, H., FINK, U.: Die Therapie der chronischen lymphatischen Leukämie. In: Leukämie und maligne Lymphome (Hrsg. STACHER, A.). München: Urban und Schwarzenberg 1973.

BRAUNSTEINER, H.: Chronische lymphatische Leukämie. In: Therapie innerer Krankheiten (Hrsg. BUCHBORN, E., et al.). Berlin-Heidelberg-New York: Springer 1973.

BURCHENAL, J.H.: Treatment of the leukemias. Sem. Hemat. $\underline{3}$, 122 (1966).

MARTIN, H., FISCHER, M., SCHUBERT, J.C.F.: Die Chemotherapie der chronischen Leukosen. In: Leukämie (Hrsg. GROOS, R., VAN DE LOO, J.) Berlin-Heidelberg-New York: Springer 1973.

OBRECHT, P.: Die Therapie der akuten und chronischen lymphatischen Leukämie. In: HEILMEYER, L., HITTMAIR, A.: Handbuch der gesamten Hämatologie, Bd. 4/2. München: Urban und Schwarzenberg 1963.

OBRECHT, P., HEILMEYER, L.: Die Behandlung der chronischen lymphatischen Leukämie. Münch. med. Wschr. $\underline{1o8}$/35, 1717 (1966).

Die Therapie der akuten Leukosen

N. Honetz

Einleitung

Eine weitaus größere Rolle, als dies bei Karzinomen und Sarkomen der
Fall ist, kommt der zytostatischen Behandlung bei den diversen Hämoblastosen zu. Die verschiedenen Leukämieformen können sogar als Domäne
dieser Therapieform angesehen werden. Der Grund hierfür kann einerseits in der relativ hohen Sensibilität der Leukämiezellen, andererseits aber in der Tatsache, daß die Leukämie im Bereich des blutbildenden Systems zum Zeitpunkt der Diagnosestellung systemisiert vorliegt, gesehen werden. Dies engt den Wert einer Strahlentherapie hier
wesentlich ein. Nach den bisherigen Erfahrungen kommt der zytostatischen Therapie allerdings kein kurativer Effekt zu, sondern es gelingt
damit lediglich, den Krankheitsprozeß zur Rückbildung oder zum Still-
stand zu bringen, so daß eine vorübergehende Beschwerdefreiheit resultieren kann. An dieser Annahme ändern auch die überaus spärlichen
Berichte von sogenannten Heilungen nichts, die oft sogar mit einer
gemeiniglich unzureichenden Dosis an zytostatischen Präparaten erzielt
wurden, so daß andere, zum Teil noch nicht näher bekannte Faktoren
verantwortlich sein dürften. Das Streben der Forschung geht dahin,
diese unspezifischen, gegen das Zellwachstum im allgemeinen gerichteten Maßnahmen durch spezifische, die Tumorzellen allein beeinflussende
Maßnahmen zu ersetzen. Gewisse Ansätze in dieser Richtung brachte die
Einführung der Enzymbehandlung in Form der Asparaginasetherapie sowie
die zunehmenden Kenntnisse auf dem Sektor der Tumorimmunologie. Ähnliche therapeutische Möglichkeiten könnte vielleicht auch die Auffindung und Isolierung einer RNS-abhängigen DNS-Polymerase, der sogenannten reverse transcriptase, eröffnen.

Grundlagen und allgemeine Behandlungsrichtlinien

Auch auf dem Gebiete der zytostatischen Tumortherapie ist in den
letzten Jahren eine ganze Reihe von Fortschritten erzielt worden, die
zusammen mit der besseren Kenntnis der Proliferationskinetik der Leukämiezellen zu einer Verbesserung der Behandlungsresultate geführt
hat.

So konnte durch Untersuchungen mit Hilfe markierter DNS-Bausteine
sowie durch Bestimmung der Mitoserate der Tumorzellen festgestellt
werden, daß sich die Generationszeit der Leukämiezelle nicht wesentlich von der normaler myeloischer Vorstufen unterscheidet. Während
lange Zeit die Meinung vorherrschte, daß das rasche Wachstum des leu-
mämischen Prozesses in erster Linie auf die kurzen Generationszeiten
der Leukämiezellen zurückzuführen sei, konnte dies eindeutig widerlegt
werden; ja es wurden sogar durchschnittlich längere Generationszeiten
für Leukämiezellen nachgewiesen (KILLMANN, 1968; KLEIN u. LENNARTZ,

1972; KLEIN et al., 1972; LAMPKIN et al., 1972). Weiter konnte gezeigt
werden, und dies betrifft andere maligne Prozesse genauso, daß jeweils
immer nur ein Teil der im Organismus vorhandenen Leukosezellen an der
Proliferation teilnimmt. Er ist vom Stadium der Erkrankung abhängig,
aber auch von Fall zu Fall verschieden und schwankt in einem sehr weiten Bereich (PILERI et al., 1967; SAUNDERS et al., 1967). Es ist bekannt, daß diese ruhenden, sich in der sogenannten G_o-Phase (s. Abb. 1)
befindlichen Zellen außerordentlich unempfindlich gegen zytostatische

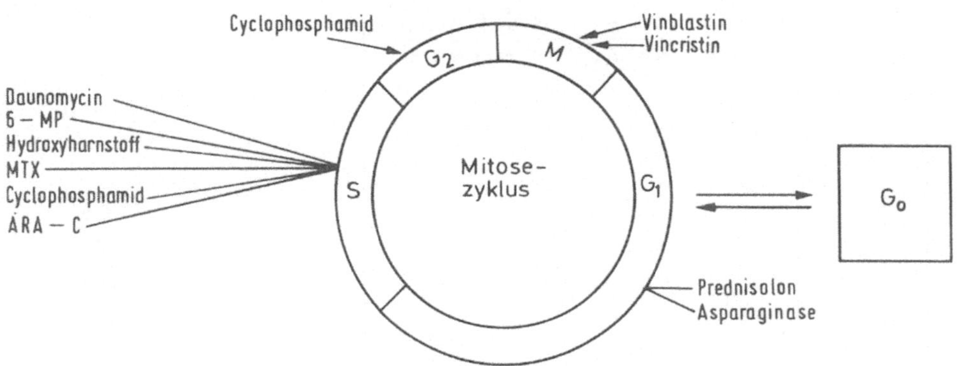

Abb. 1. Angriffpunkte einiger bei der akuten Leukose Anwendung findenden Zytostatika am Mitosezyklus

Therapiemaßnahmen sind und auch einen wesentlichen Grund für das Versagen der zytostatischen Therapie darstellen können. Nach bisherigen
Untersuchungen befinden sich die proliferierenden Leukämiezellen vorwiegend im Knochenmark, die ruhenden Zellen mehr im Blut, und es bestehen zwischen beiden Funktionsstadien auch gewisse morphologische
Unterscheidungsmerkmale (GAVOSTO et al., 1964; MAUER u. FISHER, 1966).
Diese ruhenden Zellen können jederzeit wieder in den Generationstypus
übertreten und können somit den Anteil der proliferierenden Zellen
vergrößern bzw. nach deren vorheriger Verminderung ersetzen (GABUTTI
et al., 1969; SAUNDERS u. MAUER, 1969). Im Zuge der Entwicklung des
leukämischen Prozesses kommt es zu einer Ansammlung der Leukämiezellen,
wobei dem Vollbild der Erkrankung eine Zahl von etwa 10^{12} Leukämiezellen entsprechen dürfte (HALLAND u. GLIDEWELL, 1970). Die Anhäufung
der pathologischen Zellen im Organismus führt zu diversen klinischen
Erscheinungen, die in erster Linie durch Verdrängung des normalen,
vor allem blutbildenden Gewebes, aber auch durch die Stoffwechselprodukte der Zellen hervorgerufen werden.

Die therapeutischen Bemühungen werden einerseits eine Verminderung
und Zerstörung der Leukämiezellen anstreben und andererseits eine
direkte Behandlung der durch sie hervorgerufenen Komplikationen zum
Ziele haben. Nach den bisherigen Erfahrungen ist es mit Hilfe einer
zytostatischen Therapie allein nicht möglich, eine vollständige Elimination aller Leukämiezellen zu erreichen. Im günstigsten Falle gelingt eine Reduktion auf etwa 10^6 Zellen oder etwas darunter, das
ist, in Prozenten ausgedrückt, immerhin eine Verminderung um 99,9%.
Diese Erfahrung konnte schon experimentell an der Mäuseleukämie 41210
gewonnen werden (SKIPPER, 1964), bei der sich gezeigt hat, daß durch
ein Zytostatikum immer nur eine bestimmte Fraktion der pathologischen

Tabelle 1. Erfolgebeurteilung von akuten Leukämien nach Richtlinien der Paul-Ehrlich-Gesellschaft, Sektion Onkologie

	Grad 1	Grad 2	Grad 3
A. Knochenmark			
Leukämiezellen	< 5%	5 - 25%	> 25
B. Blut			
Hämoglobin g%	> 12	> 7	< 7
	> 11		
	> 1o Kinder unter 2 J.		
Thrombozyten	> 1.000.000	1oo.ooo - 25o.ooo	< 25.ooo
Leukozyten	2.ooo - 1o.ooo		
Granulozyten	> 1.5oo	> 5oo	< 5oo
Leukämiezellen	O	< 5%	> 5%
C. Organe			
Leber	normal	< 2 cm	2 cm
Milz	nicht palpabel	< 2 cm	2 cm
Lymphknoten	normal	tastbar	sichtbar
		verkl. um > 5o%	verkl. um < 5o%
Andere Organe	keine leukämischen Infiltrate	verkl. um > 5o%	verkl. um < 5o%
D. Allgemeinsymptome	normal	gering	deutlich
Leistung	altersentsprechend	> 5o% der Norm	< 5o% der Norm
			> 5o% der Zeit bettlägrig

Vollremission: Grad 1 in A B C D
Teilremission: Grad 1 oder 2 in A B C D
Teilversager: Grad 3 in maximal 2 Gruppen, sonst aber Grad 1 oder 2
Versager: Grad 3 in mehr als 3 Gruppen
                 Patient innerhalb von 2 Monaten ab Therapiebeginn verstorben
Ende einer Vollremission: Erstes Auftreten von Grad 2 in einer Gruppe
Ende einer Teilremission: Erstes Auftreten von Grad 3 in einer Gruppe

Zellmasse pro Dosis und Zeiteinheit geschädigt werden kann. Vom restlichen Teil wird bei erneuter Applikation wieder nur ein Teil zerstört, so daß sich der Prozentsatz der zerstörten Zellen der 1oo%-Grenze nähert, diese aber nicht erreicht. Als Erklärung dafür bieten sich die in der Ruhephase befindlichen Zellen an (SKIPPER et al., 1964; STOHLMANN, 197o). Die durch eine zytostatische Induktionsbehandlung erzielte Verminderung der pathologischen Zellen findet in einem Rückgang oder einem Verschwinden der Krankheitssymptome ihren Ausdruck und wird entsprechend dem verbliebenen hämatologischen und klinischen Befund als Vollremission oder Teilremission bezeichnet. Es existieren diesbezüglich internationale Verinbarungen und genaue Richtlinien. Die von der Sektion Onkologie der Paul-Ehrlich-Geseelschaft aufgestellten Kriterien sind in Tabelle 1 wiedergegeben.

Die im Organismus verbliebenen Leukämiezellen führen ihre Proliferationstätigkeit weiter bzw. nehmen sie nach einer bestimmten Zeit wieder auf und haben früher oder später eine neuerliche Verschlechterung des Krankheitsbildes zur Folge. Die Dauer der Remission ist sicherlich nicht allein eine mathematische Frage, die sich aus der Zahl der verbliebenen Leukämiezellen und deren Generationszeit errechnen läßt, sondern ist von einer Reihe zum Teil noch unbekannter Faktoren abhängig. Große Bedeutung kommt sicher denjenigen Faktoren zu, die den Eintritt ruhender Zellen in das Proliferationsstadium und umgekehrt beeinflussen. Die in der Phase der Remission einsetzende Erhaltungs- oder Intervalltherapie soll das Ziel verfolgen, eine weitere Proliferation der vorhandenen Leukämiezellen zu verhindern oder darüberhinaus eine weitere Verminderung ihrer Zahl zu erwirken. Schon aus den bisherigen Ausführungen ergibt sich, daß die Induktionsbehandlung einer akuten Leukämie möglichst bald nach der Diagnosestellung zu erfolgen hat, da mit zunehmender Zahl der Leukämiezellen die Ausgangslage für eine Behandlung ungünstiger und das Behandlungsrisiko größer wird. Die Behandlungsintensität wird sowohl auf diese Ausgangslage wie auch auf das Alter der Patienten Rücksicht zu nehmen haben. So hat es sich als zweckmäßig erwiesen, Patienten über 6o Jahre keiner intensiven Behandlung mehr zuzuführen, da einerseits die Remissionsquote mit zunehmendem Alter niedriger wird, andererseits aus das mit zunehmendem Alter größer werdende Behandlungsrisiko den Wert der Therapie wesentlich einschränkt. Eine weitere Ausnahme bilden auch jene seltenen, eher gutartig verlaufenden Formen der akuten Leukämie, die von vornherein eine geringe Proliferationsaktivität aufweisen und die deswegen außerordentlich schlecht auf jede Therapie ansprechen (sog. "smouldering leukemia"; Crosby, 1968; HENDERSON, 1969; RHEINGOLD et al., 1963; WILMANNS et al., 1973).

Einteilung

Da sich aus der morphologischen Einteilung der akuten Leukosen gewisse Richtlinien für die Behandlung ableiten lassen, soll diese der Besprechung der Behandlungsmaßnahmen vorangestellt werden. Die heute übliche Klassifizierung in Myeloblasten-, Promyelozyten-, Lymphoblasten-, Monozytenleukose, undifferenzierte Leukose und Erythroleukose läßt sich häufig schon auf Grund morphologischer Kriterien, die mittels der Pappenheimfärbung gewonnen werden können, durchführen (QUEISSER et al., (1972).

Durch bestimmte zytochemische Färbetechniken, insbesondere durch Peroxydasereaktion, PAS-Färbung und die unspezifischen Esterase-Reaktionen kann noch eine weitere Verfeinerung der Differenzierung erreicht werden (FISHER u. SCHMALZE, 1964; HAYHOE, 1969; HELLER, 1971; LÖFFLER, 1969a,

Tabelle 2. Einteilung und Charakterisierung der akuten Leukämien nach den Richtlinien der Paul-Ehrlich-Gesellschaft, Sektion Onkologie

Zytolog.u. zytochem. Klassifizierung	Gingivitis	Milz	Lymphknoten	Zellform	Plasma	Kern	Auerstäbchen	Peroxydase	PAS	Esterase (Stärkegrade 3 u. 4)
Lymphoblastenleukämie PAS-Typ	O	+	(+)- ++	klein, mittelgroß, rund	schmal, dunkelblau, multiple Vakuolen	rund	O	O O	+++ nur grobkörnig, nie diffus	O
Myeloblastenleukämie, Peroxydase-Typ 1 und 2	(+)	(+)	O - +	mittelgroß, rund	schmal, dunkelblau, vereinzelt zarte Granula	rund KK+	O - +	O - ++ < 65%	(+) schwach diffus, selten zarte Granula	+ < 25%
Promyelozytenleukämie, Peroxydase-Typ 3	++	+ - +++	O	groß, polymorph	breit, blau, grobe Granula	groß, oval, polymorph, KK++	+ - ++	+++ > 65%	+ diffus, selten zarte Granula	+ < 25%
Monozytenleukämie Esterasetyp	++	+	(+)	groß, polymorph	breit, unregelmäßig, grau-blau, feine rötliche Granula	groß, polymorph	O	+ < 25%	+ in 5o% schwach diffus, selten granulär	+++ > 5o%
Erythroleukämie	+	++	O	mittelgroß, sehr polymorph	breit, graublau, leer, ungranuliert oder feine Granula	polymorph	O - +	+ ca. 5o%	+ diffus, selten feinkörnig	++ 25-5o%

b, 1972). Eine von der Paul-Ehrlich-Gesellschaft aufgestellte Übersicht
über die zur Klassifizierung der akuten Leukosen wesentlichen klinischen, morphologischen und zytochemischen Kriterien gibt die Tabelle 2.
Die in die Tabelle nicht aufgenommene und von manchen Autoren noch
weiter abgetrennte undifferenzierte Leukämie weist morphologisch, wie
die Lymphoblastenleukämie, ebenfalls keine Granulierung und Differenzierung auf, ist aber zytochemisch in allen 3 Reaktionen negativ. Wie
bereits erwähnt, kann die genaue Differenzierung der akuten Leukosen
für die Auswahl der zytostatischen Therapieregime von gewisser Bedeutung sein (BERNARD et al., 1972; BRAUNSTEINER, 1969; GERHARTZ u. BEGE-
MANN, 197o; LÖFFLER, 1969a). Sichere Hinweise, daß einzelne Therapiekombinationen vorwiegend oder nur bei bestimmten Leukämietypen wirksam
wären, existieren jedoch bis heute nicht. Vor allem aber lassen sich
auch prognostische Rückschlüsse im Hinblick auf die Erfolgsaussicht
einer Behandlung ziehen. So ist bekannt, daß die besten Behandlungsaussichten der PAS-positiven akuten Lymphoblastenleukämie zukommen.
Dies betrifft sowohl das Kindes- wie auch das Erwachsenenalter. Eine
relativ ungünstige Prognose wird der Therapie der Monozytenleukämie
und der Erythroblastose zugesprochen.

Die zytostatische Therapie

Für die Behandlung der akuten Leukämie steht eine ganze Reihe ausgezeichnet wirksamer, zytostatischer Präparate zur Verfügung, wobei
sich manche davon mehr für die Induktionsbehandlung und manche mehr
für die Erhaltungsbehandlung eignen. Im wesentlichen ist es die Toxizität mancher Präparate, die eine länger dauernde Verabfolgung unmöglich macht und diese daher für die Erhaltungstherapie ungeeignet erscheinen läßt. Aber auch die Schnelligkeit des Wirkungseintrittes
spielt eine Rolle. Die Tabelle 3 soll einen Überblick über die bei
der akuten Leukämie am häufigsten Verwendung findenden zytostatischen
Präparate vermitteln.

Induktionsbehandlung

Für die Induktionsbehandlung werden die Präparate in der Regel nicht
einzeln, sondern in Form von Kombinationen eingesetzt. Dafür werden
zahlreiche Argumente ins Treffen geführt.

1. Durch Kombination von Präparaten mit unterschiedlicher Toxizität
wird zwar der Wirkungsgrad der Behandlung gesteigert, aber es erhöht
sich nicht in gleichem Ausmaß die Toxizität. In der Tabelle 4 ist die
Art der Toxizität einiger zytostatischer Präparate wiedergegeben. Von
diesem Gesichtspunkt aus betrachtet eignen sich z.B. die nur wenig
oder nicht knochenmarkstoxischen Präparate Vincristin und Prednisolon
besonders gut für eine Kombination mit einem Zytostatikum von stärkerer Knochenmarkstoxizität wie z.B. dem Daunoblastin.

2. Durch Kombination von Präparaten mit unterschiedlichen Angriffspunkten im Zellstoffwechsel kann der Stoffwechsel der Tumorzellen an
verschiedenen Stellen gestört und die Tumorzelle auf diese Weise entscheidender geschädigt werden. Es muß allerdings berücksichtigt werden, daß sich Zytostatika bei gleichzeitiger Verabreichung auch gegenseitig ungünstig beeinflussen und in ihrer Wirkung abschwächen können,
so daß nicht jede Kombination vorteilhaft ist.

3. Bei primärer Resistenz gegen ein bestimmtes Zytostatikum ist eine
Störung des Zellstoffwechsels durch ein anderes, in der Kombination

Tabelle 3. Übersicht über zytostatische Präparate, die bei der akuten Leukose häufig Anwendung finden

NAME	GESCHÜTZTER NAME (HERSTELLER)	KONSTITUTION	KLASSIFIZIERUNG	VORWIEGENDE WIRKUNGSWEISE	BESONDERE NEBENERSCHEINUNGEN
VINCRISTIN	Oncovin (Lilly)	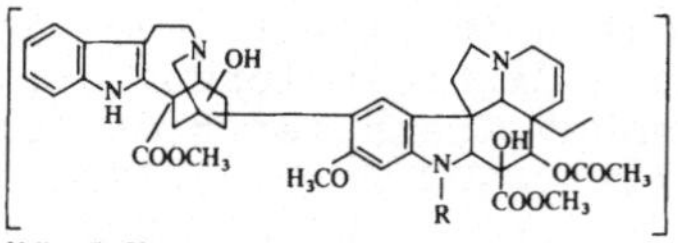 Velbe: R=CH₃ Vincristin: R=CHO	Pflanzlicher Wirkstoff	Hemmung der Zellteilung in der Metaphase	Neurotoxizität
DAUNOMYCIN bzw RUBIDOMYCIN	Daunoblastin (Farmital.) Ondena (Bayer)	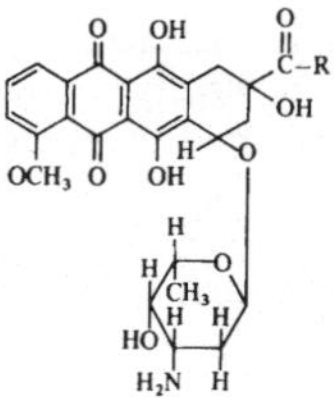 Daunomycin R=CH₃ Adriamycin R=CH₂-OH	Antibiotikum	Hemmung der nukleolaren RNS-Synthese, Hemmung der Mitose	Knochenmarksdepression Kardiotoxizität
ADRIAMYCIN	Adriablastin (Farmitalia)		Antibiotikum	s, Daunoblastin	s, Daunoblastin
CYTOSIN-ARABINOSID ARA-C	Alexan (Mack)	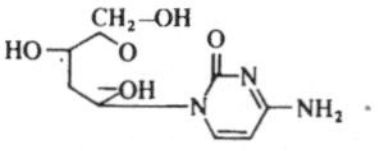	Antimetabolit	Pyrimidinantagonist, Hemmung der DNS-Polymerase	Knochenmarksdepression
AMETHOPTERIN MTX	Methotrexat (Lederle)	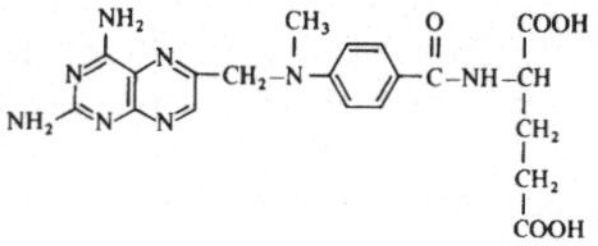	Antimetabolit	Folsäureantagonist, Kompetitive Hemmung der Folsäurereduktase	Knochenmarksdepression, Schleimhautulzera
6-Mercaptopurin 6-MP	Purinethol (Wellcome)	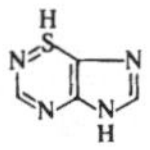	Antimetabolit	Purinantagonist	Knochenmarkstoxizität
6-THIOGUANIN	Thioguanin (Wellcome)	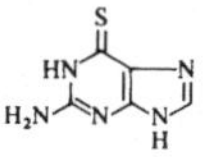	Antimetabolit	Purinantagonist	Knochenmarkstoxizität
CYCLO-PHOSPHAMID	Endoxan (Asta) Cytoxan (Mean Johnson)	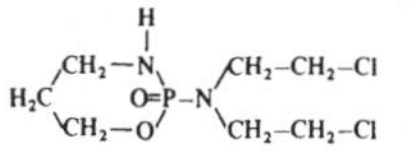	Alkylans, N-Lost-Derivat	Alkylierung und Vernetzung der DNS, Umbau des Chromatins	Knochenmarkstoxizität, Haarausfall, Hämorrhagische Zystitis
HYDROXY-HARNSTOFF	Litalir (Squibb)	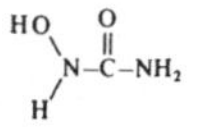	Alkylans	Hemmung der DNS-Synthese	Knochenmarkstoxizität, Diarrhoe
METHYLGLY-OXAL-BIS-GUANYL-HYDRAZON (METHYL-GAG)		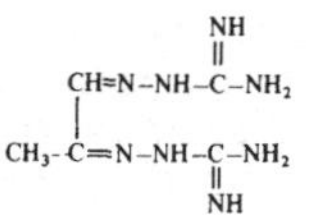	Antimetabolit	Thymidinantagonist	Hypoglykämie, Diarrhoe
B C N U bzw. C C N U		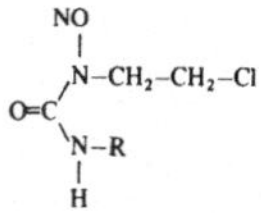 BCNU: R=CH₂-CH₂-Cl CCNU: R= 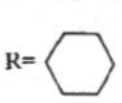	Alkylans, Nitrosoharnstoffderivat	Hemmung der DNS-Synthese	Knochenmarkstoxizität, Gastrointestinale Erscheinugen

Tabelle 4. Toxizität verschiedener zytostatischer Präparate

Zytostatikum	Knochenmark	Magen-Darm	Haare	Leber	Anderes
Daunoblastin	++++				Kariotoxi- zität
Methotrexat	++++	++++	+	+++	
Zytosin-Arabinosid	+++	+		+++	
6-Mercaptopurin	+++	+		++	
Endoxan	++			+++	++	Zystitis
Vincristin	+	++	++++		Neurotoxi- zität
Prednisolon		++			Elektrolyte, Hochdruck, Diabetes

verwendetes Zytostatikum noch immer möglich, wodurch wertvolle Zeit
eingespart wird.

Daß die Remissionshäufigkeit durch eine Kombinationsbehandlung tatsächlich wesentlich verbessert werden kann, geht aus Untersuchungen
bei Kindern mit akuter lymphoblastischer Leukämie hervor (FREI III
et al., 1965; FREIREICH et al., 197o; GROSS, 1972; HOLLAND, 1967,
197o). Die Ergebnisse sind in einer Tabelle zusammengefaßt (Tabelle 5).

Tabelle 5. Remissionsrate bei Mono- und Kombinationstherapie

Präparat	% Voll- remissionen	Präparate	% Voll- remissionen
MTX	21	MTX + 6-MP	45
6-MP	28	6-MP + Prednison	82
Vincristin	47	Vincristin + MTX + 6-MP + Prednison + Cyclophamid	9o
Cyclophosphamid	34	Daunomycin + Vincristin + Prednison	9o

Es gibt eine Unzahl von Therapieregimen, die zur Remissionsinduktion
der akuten Leukosen herangezogen werden. Der damit erzielte Prozentsatz an Remissionen bei Erwachsenen bewegt sich in der Größenordnung
von 3o bis maximal 7o%, wobei dieser relativ weite Bereich wahrscheinlich auf die etwas unterschiedliche Definition des Remissionsbegriffes
zurückzuführen ist. In der Tabelle 6 sind einige der gebräuchlichen
Therapiekombinationen angeführt, wobei die unter Punkt 6, 7 und 8 angeführten Regime vorwiegend bei der akuten Lymphoblastenleukämie Anwendung finden.

Tabelle 6. Einige der heute gebräuchlisten Zytostatikakombinationen

1. Daunomycin (Rubidomycin)
   Vincristin
   Prednisolon
	1,5 mg/kg 1-2mal wöchentl. i.v.
	o.o5 mg/kg 1mal wöchentl. i.v.
	1,5 mg/kg tägl. per os durch 14 Tage,
	dann schnell reduzieren

	Daunoblastin und Vincristin werden unmittelbar hintereinander verabreicht. 3-4 Gaben beider Präparate gelten als optimal.
2. Zytosin-Arabinosid 6-Thioguanin	2-3 mg/kg, aufgeteilt auf 2-4 Injekt./Tag 2-2,5 mg/kg per os
	Entweder als 3-4 fünftägige Behandlungszyklen im Abstand von 5-1o Tagen oder als fortlaufende Gabe bis zur deutlichen Knochenmarkshypoplasie.
3. Zytosin-Arabinosid Daunomycin (Rubidomycin)	2-3 mg/kg, aufgeteilt auf 2-4 i.v.-Injektionen/Tag 1,5 mg/kg i.v.
	Zytosin-Arabinosid wird in Form von 3-4 fünftägigen Behandlungszyklen im Abstand von 5-1o Tagen verabreicht, Daunoblastin jeweils am Tage vor Beginn des Zytosin-Arabinosidzyklus appliziert (rasch i.v.).

4. Zytosin-Arabinsosid
   Cyclophosphamid
   Vincristin
   Prednisolon
   (COAP)
	$1oo$ mg/m^2 als 8 Std-Infusion/Tag 1-5
	$1oo$ mg/m^2 als 8 Std-Infusion/Tag 1-5
	2 mg am Tag 1 i.v.
	$2oo$ mg tägl. per os/Tag 1-5
	$2oo$ mg tägl. per os/Tag 1-5

	Verabreichung dieser Kombination alle 14 Tage bis zum Eintreten einer Remission.

5. Zytosin-Arabinosid
   BCNU
   Vincristin
   Prednisolon
	45 mg/m^2 2mal tägl. durch 4 Tage i.v.
	4,5 mg/m^2 2mal tägl. durch 4 Tage i.v.
	2 mg/m^2 1mal pro Behandlungszyklus i.v.
	$1oo$ mg/m^2 tägl. während des Zyklus per os

	Im Abstand von 5-1o Tagen werden 3-4 Zyklen verabreicht.

6. Vincristin
   Prednisolon
 	
   Cyclophosphamid
	o,o7 mg/kg 1mal wöchentl. i.v.
	2 mg/kg tägl. per os, evtl. in Kombination mit
	15-3o mg/kg als Infusion, jeweils 48 Std nach der Vincristinapplikation.

	Behandlungsdauer 3-4 Wochen.

7. Vincristin
   Amethopterin (MTX)
   6-Mercaptopurin
   Prednisolon (VAMP)
	o,o5 mg/kg am 1. und 8. Tag i.v.
	o,5 mg/kg am 1., 4. und 8. Tag i.v.
	1,5 mg/kg durch 1o Tage per os
	1,o mg/kg durch 1o Tage per os

	Im Intervall von 1o Tagen nicht mehr als 5 Behandlungszyklen.

8. Daunomycin (Rubidomycin)
   Vincristin
   Prednisolon
   L-Asparaginase
	
	Alle 3 Präparate wie unter 1. angegeben
	
	1.ooo E/kg 1mal wöchentl. als i.v.-Infusion jeweils am Tage vor der Daunomycin-Vincristinapplikation.

Intervalltherapie

Da auch nach erfolgreicher Induktionstherapie eine bestimmte Zahl an
Leukämiezellen weiter im Organismus verbleibt, ist es unbedingt notwendig, auch während der Periode der klinischen Remission eine Behandlung durchzuführen. Diese Behandlung verfolgt das Ziel, die noch verbliebene Zahl an Leukämiezellen weiter zu reduzieren oder sie zumindest in ihrer Proliferation zu hemmen. Da diese Therapie einen entscheidenden Einfluß auf die Dauer der Remission hat, wird sie auch
als remissionserhaltende Therapie oder Erhaltungstherapie bezeichnet.
Auch diese Therapie war in den letzten Jahren einer Wandlung unterworfen und ist wesentlich intensiver geworden. Während zunächst nur
Purinethol oder Methotrexat in täglicher oraler Verabfolgung herangezogen wurden, konnte allein durch die intermittierende Verabfolgung
des Methotrexat in gleicher Gesamtdosis (2mal wöchentlich) eine deutliche Verlängerung der Remissionsdauer akuter kindlicher Leukämien
erzielt werden (GOLDIN et al., 1956; HOLLAND, 1967; PERRIN u. MAURER,
1962; SELAWRY et al., 1965). Wieweit die gleichzeitige oder zyklische
Verabreichung beider Präparate eine Verlängerung der Remissionsdauer
zu erbringen in der Lage ist, wurde hingegen nicht einheitlich beurteilt (FREI III et al., 1965; ZUELZER, 1960, 1964). Basierend auf den
bei der experimentellen Mäuseleukämie 41210 gewonnenen Erkenntnissen
(SKIPPER et al., 1964), wonach durch kurzfristige hochdosierte Zyto-
statikagaben eine weitere Reduktion der Leukosezellen erreicht werden
kann, wurden von der Acute Leukemia Group B (HOLLAND u. GLIDEWELL,
1970) bei Fällen von akuter lymphatischer Leukämie im Anschluß an
eine mit Vincristin und Prednisolon erzielte Remission eine Konsoli-
dierungstherapie in Form von 3 fünftägigen Methotrexatstößen (5 Tage
Pause) angeschlossen. Für die anschließende Intervalltherapie wurden
nun 3 Gruppen gebildet. Eine Gruppe von Kindern wurde nicht weiterbehandelt, eine weitere Gruppe erhielt die geschilderte Methotrexatbehandlung über eine Periode von 8 Monaten und bei der 3. Gruppe wurde
zusätzlich eine Reinduktionsbehandlung mit Vincristin und Prednisolon
nach jeder 3.Methotrexatkur (fünftägig) eingeschaltet. Während die
Remissionsdauer bei der Gruppe ohne Therapie am kürzesten war, konnte
die Remission bei der Gruppe mit der Reinduktionsbehandlung am längsten
aufrecht erhalten werden, so daß sich noch 30% der Patienten zweieinhalb Jahre nach Beginn der Behandlung in einer Remission befanden.
Auch von anderen Untersuchern konnten gute Resultate mit der Reinduktionsbehandlung, also jener Behandlung, bei welcher in der Remission
in regelmäßigen Abständen die zur erfolgreichen Induktion verwendete
Therapie wiederholt wird, festgestellt werden. Diese Art der Intervalltherapie gewinnt daher auch bei der Erwachsenenleukämie zunehmend an
Bedeutung, und es konnte bereits über langdauernde Remissionen berichtet werden (BERNARD u. BOIRON, 1970; BERNARD et al., 1972; JACVILLAT
u. WEIL, 1969). Vergleichende Untersuchungen, die von verschiedenen
Studiengruppen laufend durchgeführt werden, lassen weitere aufschluß-
reiche Ergebnisse erwarten. Endgültige Behandlungsregeln können für
die Intervalltherapie daher heute noch nicht aufgestellt werden. Neben
der intermittierenden Methotrexatbehandlung, die in der Regel in einer
Dosis von 2 x 15 mg/m^2 Körperoberfläche und Woche parenteral verabreicht wird, einer kontinuierlichen 6-Mercaptopuringabe in einer Dosis
von 90 mg/m^2/Tag per os sowie diverser Reinduktionsschemata finden
auch Therapiezyklen laufend Anwendung. Bei einem von ÖHME u. Mitarb.
(1972) angegebenen Schema (MEPA) werden neben Methotrexat (2,5 mg pro
kg alle 14 Tage i.v. oder 1,2 mg pro kg zweimal wöchentl. per os) und
6-Mercaptopurin (2,5 mg pro kg tägl. per os) auch Cyclophosphamid
(alle 10 Tage 20 mg pro kg i.v. oder per os) und Zytosin-Arabinosid
(5-10 mg pro kg tägl. per os) in dreimonatigem Wechsel verabreicht.

Prinzipiell wird der Zeitpunkt des Beginnes einer Intervalltherapie
dann gegeben sein, wenn nach erfolgreicher Induktionsbehandlung die
normalen Knochenmarkszellen ihre Regeneration abgeschlossen haben.
Sie wird beim Erwachsenen solange fortgesetzt werden müssen, bis die
Zeichen eines neuerlichen Schubes feststellbar sind. Ihre Intensität
muß durch laufende Blutbild- und auch fallweise Markkontrollen gesteu-
ert werden.

Therapie und Prophylaxe der Neuroleukämie

Besondere Beachtung muß bei der akuten lymphatischen Leukämie auch der
Behandlung und Prophylaxe der Neuroleukämie geschenkt werden.

Hierzu ist die zusätzliche intrathekale Verabreichung von Methotrexat
oder auch Zytosin-Arabinosid erforderlich, da die Zytostatika mit nur
wenigen Ausnahmen nicht liquorgängig sind. Gerade mit der Zunahme der
Remissionsdauer wird die Neuroleukämie immer häufiger gesehen. Nicht
selten leitet sie in der Remission eine neuerliche hämatologische Verschlechterung des Krankheitsbildes ein, so daß auch die prophylaktische intrathekale Applikation immer häufiger Anwendung finden sollte.

Hierzu werden o,4 mg/kg oder 5 - 1o mg/m^2 Methotrexat oder auch 1 -
1,5 mg/kg Zytosin-Arabinosid alle 4 Wochen intrathekal appliziert.

Zur Behandlung werden die genannten Dosen jeden 4. und 5. Tag, aber
auch täglich bis zur Normalisierung des Liquors herangezogen, wobei
sie von der oralen oder parenteralen Dosis in Abzug zu bringen sind
(HYMAN, 1965; LAMPKIN et al., 1967; MURPHEY, 1959; OEHME et al., 1969;
TALLOY, 1968). Auch Asparaginase wurde zur Therapie der Neuroleukämie
herangezogen. Eine weitere Möglichkeit der Behandlung und Prophylaxe
ist die Bestrahlung des zentralen Nervensystems, wobei allerdings nur
relativ hohe Dosen zum Erfolg führen dürften. So hatte eine Dosis von
1oo rd nur dann eine ausreichende Zahl an Remissionen zur Folge, wenn
neben dem Kopf auch das Rückenmark bestrahlt wurde. Eine langdauernde
Remissionsrate wurde bei prophylaktischer Gabe von 2.4oo rd zusammen
mit intrathekalen Methotrexatgaben erzielt (AUR et al., 1971; PINKEL
et al., 1971; SULLIVAN et al., 1969).

Möglichkeiten zur Wirkungssteigerung einer zytostatischen Behandlung

Wie schon eingangs erwähnt, widersteht ein Teil der Leukämiezellen
den zytostatischen Behandlungsmethoden. Es war und ist Gegenstand
zahlreicher Untersuchungen und Studien, herauszufinden, wie die Wirksamkeit einer zytostatischen Behandlung weiter gesteigert werden könnte, um so eine Verbesserung der Remissionsquote und vielleicht sogar
eine Heilung der Erkrankung erzielen zu können. Es sind in den letzten
Jahren hier neue Wege beschritten worden, deren praktischer Wert sich
vielfach noch gar nicht richtig beurteilen läßt. Die nachstehend angeführten Methoden sind vielfach für eine generelle Anwendung noch
nicht genügend ausgereift, werden aber dennoch angeführt, um die Entwicklung und den weiteren Weg der zytostatischen Behandlungsmaßnahmen
aufzuzeigen.

a) Zellsynchronisation: Da sich die einzelnen Leukämiezellen asynchron,
d.h. zu verschiedenen Zeitpunkten teilen, könnte eine Wirkungssteige-
rung der zytostatischen Therapie dadurch erreicht werden, daß die pathologischen Zellen möglichst gleichzeitig, d.h. synchron, die einzelnen Phasen des Generationszyklus durchlaufen. Hierzu müßten die

Zellen zunächst einmal in einer Phase des Mitosezyklus angereichert
werden, was mit verschiedenen zytostatischen Präparaten erreicht werden kann. Die Dosierung der Präparate muß allerdings so gewählt werden, daß lediglich eine Wachstumshemmung, aber keine Zellvernichtung
erzielt wird. Während der Einwirkung des Zytostatikums können wohl
Zellen aus den davorliegenden Zyklusphasen in die blockierte Phase
eintreten, diese jedoch nicht mehr verlassen. Erst wenn die Wirkung
des Zytostatikums abklingt, treten alle Zellen gleichzeitig in die
folgende Phase des Zyklus ein und können dann in größerer Zahl durch
hohe Dosen eines oder mehrerer zytostatischer Präparate in einer dafür empfindlichen Phase des Generationszyklus getroffen werden. Zur
Erläuterung zeigt Abb. 1 eine schematische Darstellung des Generationszyklus und den Angriffspunkt einiger wichtiger Zytostatika im Generationszyklus. Für die Synchronisation können verschiedene Zytostatika
herangezogen werden (GROSS, 1971; KLEIN u. LENNARTZ, 1972; KLEIN et
al., 1972; RAJEWSKI, 1973; WILMANN et al., 1972). Als Beispiel sei
die Kombination Vincristin-Endoxan angeführt. Zur Synchronisation
kann Vincristin herangezogen werden, wobei sich die zweimalige Verabfolgung im Abstand von mindestens 12 Std in einer Dosis von o,o25 mg/kg
Körpergewicht bewährt hat. Ein in der DNS-Synthesephase wirksames Zytostatikum, wie z.B. Endoxan, kann dann zur Vernichtung der Zellen herangezogen werden. Eine andere Möglichkeit wäre z.B. die temporäre
Blockade der DNS-Synthese mit z.B. Hydroxy-Harnstoff als Synchroni-
sator. Damit wird ein deutliches Absinken der DNS-Syntheserate erzielt.
Nach Absinken des Hydroxy-Harnstoffspiegels unter die die DNS-Synthese
hemmende Konzentration durchlaufen sämtliche im G_1-S-Übergangsbereich
aufgestauten Zellen die DNS-Synthesephase und können jetzt durch eine
hohe Dosis eines in dieser Phase zur Wirkung gelangenden Zytostatikums
vernichtet werden (KLEIN u. LENNARTZ, 1972; KLEIN et al., 1973; WIL-
MANNS et al., 1972). Voraussetzung für eine wirkungsvolle Behandlung
ist allerdings die genaue Kenntnis der Generationszeit des Tumorzell-
stammes und die Kenntnis des Angriffspunktes des Zytostatikums im
Generationszyklus. *In vivo*- Untersuchungen zur Bestimmung der Generationszeit sind bei Menschen nur in seltenen Fällen möglich. Eine von
KLEIN u. Mitarb. entwickelte autoradiographische *In vitro*- Methode (1972)
stellt eine Alternative dar, erfordert aber einen ziemlichen Aufwand.
Wie von den genannten Autoren festgestellt werden konnte, weisen gerade die Leukämiezellen außerordentlich unterschiedliche Generationszeiten auf, so daß sich ein rein empirisches Vorgehen, wie es bei
diversen malignen Geschwülsten geübt wird, hier nicht empfiehlt.

<u>b) Sequentielle Kombinationstherapie:</u> Im Gegensatz zur simultanen
Kombinationstherapie werden hier 2 oder mehrere zytostatische Präparate nacheinander zeitlich gestaffelt verabreicht, wobei die Aufeinanderfolge und der zeitliche Abstand der Präparate so gewählt werden
müßte, daß auf Grund des jeweiligen Angriffspunktes im Generationszyklus und der Generationszeit der Leukämiezelle eine maximale Wirkung erwartet werden kann. Auch diese Therapie ist weitgehend an die
Kenntnis der Generationszeit der jeweiligen leukämischen Zellpopulation gebunden. Die ohne Kenntnis derselben heute manchmal nach empirischen Gesichtspunkten gehandhabte Verabfolgung könnte damit weiter
verbessert werden. Als Beispiel einer solchen Therapie sei angeführt,
daß bei gleichzeitiger Verabreichung von Vincristin und Zytosin-Arabinosid die Wirkung des Vincristins dadurch abgeschwächt wird, daß
der Übertritt weiterer Zellen in die für Vincristin sensible M-Phase
durch Zytosin-Arabinosid verhindert wird. Die Wirkung dieser Kombination ließe sich somit steigern, wenn beide Präparate hintereinander
verabfolgt würden.

<u>c) Umwandlung ruhender in proliferierende Zellen (Recriutment)</u>: Nach
bisherigen Erfahrungen befindet sich ein wechselnder Teil der Leukämiezellen in einer für Zytostatika nicht empfindlichen Ruhephase. Er
ist jedoch in der Lage, aus dieser Phase jederzeit in den Mitosezyklus
einzutreten. Dies kann durch verschiedene Maßnahmen erreicht werden.
Auch dieser Weg bedarf noch umfangreicher experimenteller und klinischer Studien. Bisherige Untersuchungen zeigten, daß im besonderen
Ausmaß Zytosin-Arabinosid in der Lage ist, eine Verschiebung in Richtung zum Mitosezyklus hervorzurufen (LAMPKIN et al., 1971). Nach ex-
trakorporaler Blutbestrahlung und Leukopherese konnte eine deutliche
Vermehrung des ^{3}H-Thymidin-Markierungsindex sowie der Mitoserate und
somit der Proliferationsaktivität der Leukosezellen festgestellt werden (CHAN u. HAYHOE, 1971; CHAN et al., 1969; REICH et al., 1971).

<u>d) Vortestung *in vitro*</u>: In Kurzzeitkulturen von Leukämiezellen des zu
behandelnden Patienten werden vor und nach Zugabe von Zytostatika die
Zellen zytologisch und hinsichtlich der Aufnahme verschiedener radioaktiv markierter Nukleinsäuren und Nukleinsäurebausteine untersucht
(GALLMEIER et al., 1969; HABERMEHL, 1962; HIRSCHMANN u. OEKERMANN,
1971; HIRSCHMANN et al., 1972; KAUFMANN et al., 1971; KLEIN et al.,
197o; SEIDEL, 1969; WILMANNS et al., 1973). Bei diesem Test werden
allerdings diverse, nur *in vivo* stattfindende Stoffwechsel- und Regu-
lationsvorgänge nicht berücksichtigt, so daß nur eine beschränkte
Aussage möglich ist. Nach WILMANNS (1973) sollte dieser Test daher
unbedingt mit einem *in vivo*-Verfahren kombiniert werden. Nach bisherigen Erfahrungen dürfte mit dem *in vitro*-Verfahren eine Aussage nur
dahingehend möglich sein, als bei fehlender Wirksamkeit des Zytostatikums *in vitro* dessen Anwendung *in vivo* als nicht erfolgversprechend
angesehen werden muß (GROSS, 1972; WILMANNS et al., 1973).

<u>Andere Behandlungsmethoden</u>

<u>Die Immuntherapie</u>

Die Einführung der aktiven Immuntherapie zur Behandlung der akuten
Leukämie des Kindes durch MATHÉ u. Mitarb. (1969) hat der Leukämiebehandlung neue Impulse gegeben, ist damit doch immerhin die Möglichkeit gegeben, durch Mobilisierung der körpereigenen Abwehrmechanismen
oder auch durch Zufuhr entsprechender Antiseren die noch im Organismus vorhandenen ruhenden Leukämiezellen vollständig zu eliminieren.
Die Immuntherapie basiert auf der Annahme des Vorhandenseins eines
spezifischen Leukämie-Antigens, gegen welches der menschliche Organismus Antikörper zu bilden in der Lage ist. Aus bisher noch nicht
im Detail bekannten Gründen sind die Immunreaktionen des Leukämiekranken ungenügend (ALEXANDER, 1967; AURICH, 1973; GELZER, 1968;
KLEIN, 1968; KREPLER, 197o). Dafür gibt es eine Anzahl von mehr oder
weniger fundierten Erklärungen, die hier nicht im einzelnen angeführt
werden können.

Es steht jedenfalls fest, daß die Tumorantigene sehr schwache Antigene sind und daß der menschliche Organismus gegen diese Antigene
eine gewisse Immuntoleranz entwickeln kann. Diese ist offenbar von
der Anzahl der Leukämiezellen abhängig und nimmt mit dieser zu.

Man ist daher heute der Ansicht, daß eine Immuntherapie des Leukämiekranken nur dann sinnvoll ist, wenn die Anzahl der Leukämiezellen
vorher durch andere Maßnahmen auf ein Minimum reduziert werden konnte.
Es wird eine Zahl von weniger als $1o^{5}$ Zellen angegeben, oberhalb der

eine Immuntherapie kaum mehr Aussicht auf Erfolg haben dürfte (KREP-
LER, 197o; MATHÉ et al., 1968, 1969 a, b). Prinzipiell werden eine
passive, eine adoptive und eine aktive Immuntherapie unterschieden.

<u>Passive Immuntherapie:</u> Mit Hilfe dieser Therapie soll die ungenügende
Immunreaktion des Leukämiekranken durch Übertragung von Immunseren
oder Immunzellen ausgeglichen werden. Über Erfolge mit dieser Therapieart konnte vor allem beim Burkitt-Lymphom berichtet werden, indem
Patienten mit dem Vollbild der Erkrankung durch Plasma von Patienten,
die sich in Remission befanden, gebessert wurden (BURKITT, 1967).
Diese Behandlungsresultate sind allerdings nicht unwidersprochen geblieben (FASS et al., 197o). Auch über den Nachweis humoraler Leukä-
mieantikörper bei Personen aus der Umgebung leukosekranker Kinder und
ihrer Nutzbarmachung in Therapieversuchen wurde bereits berichtet
(KERNHUBER u. WILHELM, 1969). Nach den bisherigen experimentellen und
auch klinischen Resultaten berechtigt diese Therapieform zu großen
Hoffnungen, bleibt allerdings derzeit noch der Forschung vorbehalten.

<u>Adoptive Immuntherapie:</u> Bei dieser werden auf einen geeigneten Leukä-
miekranken nach vorheriger Schwächung seines Immunsystems andere,
besser funktionierende Immunzellen eines Spenders übertragen. Dies
geschieht z.B. mit Hilfe der Knochenmarkstransplantation nach vorheriger Zerstörung des Immunsystems und der Leukämiezellen des Empfän-
gers durch Röntgenstrahlen oder Zytostatika. Die immunkompetenten
Zellen des zugeführten Markes sollen dabei gegen die noch vorhandene
leukämische Noxe aktiv werden. Die bisher damit erzielten Ergebnisse
sind nicht ermutigend verlaufen (DAUSSET, 197o; FIALKOW et al., 1971;
MATHÉ 1959; THOMAS et al., 197o).

<u>Aktive Immuntherapie:</u> Diese Art der Immuntherapie dürfte wohl die
größte Aussicht auf Erfolg bieten. Damit ist beabsichtigt, durch Mobilisierung der körpereigenen Abwehrmechanismen die nach einer zytostatischen Behandlung noch im Organismus verbliebenen Leukämiezellen
weiter zu vermindern oder zu eliminieren. Es liegen bisher vor allem
Erfahrungen bei der akuten, kindlichen Lymphoblastenleukämie vor, die
allerdings noch keineswegs ausreichen, um sie für eine generelle Anwendung empfehlen zu können. Während MATHÉ u. Mitarb. (1968, 1969b)
nach intensiver Chemotherapie durch Vakzination mit BCG und mit Hilfe
von bestrahlten autologen Leukämiezellen langdauernde Remissionen erzielten, konnten diese Erfolge von anderen Gruppen nicht bestätigt
werden (HAMILTON-FAIRLEY, 197o). Möglicherweise sind die Unterschiede
der verschiedenen BCG-Präparation und der unterschiedlichen Applikationsweise zuzuschreiben. Auch konnte die Acute Leucemia Group B (ALBG)
mit einer intensiven zytostatischen Intervalltherapie ähnliche Erfolge
erzielen, wie sie von der französischen Gruppe angegeben worden sind.
Sicherlich ist der erforderliche Zeitraum noch zu kurz, um eine unter
Umständen vorhandene Überlegenheit der Immuntherapie beweisen zu können. Obwohl derzeit eine generelle Anwendbarkeit der Immuntherapie
kaum möglich ist, berechtigen die bisherigen Untersuchungen zu neuen
Hoffnungen. Umfangreiche klinische Studien sind noch erforderlich.
Ein wichtiger Faktor für eine erfolgreiche Therapie scheint die richtige Auswahl der Patienten zu sein, ebenso ist eine laufende Kontrolle
des Immunstatus der Patienten notwendig. Die Unterlassung der entsprechenden Sorgfalt kann nicht nur eine Unwirksamkeit der Behandlung,
sondern auch eine Verschlechterung des Krankheitsbildes zur Folge
haben, wie sie durch Entwicklung einer Immunparalyse und eines Enhance-
ment-Phänomens vom Tierversuch her bekannt ist.

Enzymtherapie

Ein weiteres neues Behandlungsfeld stellt die Enzymtherapie in der
Leukämiebehandlung dar. Allerdings hat sich hier der zu Anfang vor-
herrschende Optimismus nach den bisherigen Erfahrungen als nicht ganz
berechtigt erwiesen. Mit dieser Therapieart wurde erstmals ein spezifischer Stoffwechseldefekt der Leukämiezellen ausgenützt, um diese
unter weitgehender Schonung normaler Körperzellen selektiv zu schädigen. An Tierleukämien konnten festgestellt werden, daß die Leukämiezellen durch einen Mangel an Asparaginsynthetase die Fähigkeit verloren haben, das für ihren Stoffwechsel notwendige Asparagin selbst zu
bilden. Sie sind daher auf fremdes Asparagin angewiesen und müssen
dieses aus dem interzellulären Raum aufnehmen. Führt man nun L-Asparaginase zu, so wird das im interstitiellen Raum vorhandene Asparagin
gespalten, und die Tumorzellen gehen zugrunde. In der Folge hat sich
jedoch gezeigt, daß alle Zellen bis zum einem gewissen Grad Aspara-
ginase-empfindlich sind, dies jedoch mit großen Unterschieden. Die
Erklärung dafür ist, daß die Asparaginasesynthetase meist zwar vorhanden ist, jedoch in sehr unterschiedlichem Ausmaß aktiviert werden
kann. Auf der anderen Seite ist doch ein Teil der Leukämiezellen imstande, Asparagin von vornherein selbst oder im Laufe der Asparaginasetherapie aus der Asparaginsäure zu bilden. Die Therapie ist dann wirkungslos, oder die Remissionen sind nur von kurzer Dauer. Von den
normalen Körperzellen weisen besonders die Zellen mit aktiver Protein-
synthese eine stärkere Empfindlichkeit gegenüber der Asparaginasetherapie auf. Es sind dies vor allem die Leberzellen, so daß es neben
den allgemeinen Zeichen einer Leberschädigung durch Hemmung der Pro-
teinsynthese auch zur Hypoproteinämie, Hypofibrinogenämie und Verminderung diverser Faktoren des plasmatischen Gerinnungssystems kommen
kann (DEUTSCH et al., 197o; DEUTSCH u. WEISMANN, 1969; HEIM et al.,
197o; GERHARTZ u. BEGEMANN, 197o). Trotz alledem kann die Asparaginasetherapie gewissermaßen als Ausgangspunkt für weitere Forschungen
auf dem Sektor angesehen werden mit dem Ziel, Stoffwechselunterschiede
zwischen normalen und pathologischen Zellen therapeutisch zu nutzen.
So liegen bereits Hinweise vor, daß auch andere Fermente mit dem
Stoffwechsel der Tumorzelle interferieren dürften (GALLMEIER u. SCHMIDT,
1968). Therapeutische Erfolge wurden mit der Asparaginase besonders
bei den akuten Lymphoblastenleukämien erzielt. Aber auch akute myo-
blastische Leukosen, Promyelozytenleukosen, chronische Myelosen und
Lymphadenosen sowie Melanoblastome sprechen vereinzelt auf die Asparaginasetherapie an (CARBONE et al., 197o; GERHARTZ u. BEGEMANN, 197o;
HEIM et al., 197o; JAQUILLAT et al., 197o). Die Therapie wird heute
in der Regel in Kombination mit anderen zytostatischen Präparaten
durchgeführt, entweder in einer Applikation von 1mal wöchentlich
1.ooo E pro kg oder einer täglichen Gabe von 2oo E pro kg bis zu 3
Wochen (CARBONE et al., 197o; Hayhoe, 1969). Die Durchführung eines
in vitro-Vortestes hat sich als nicht unbedingt verläßlich erwiesen
(GALLMEIER et al., 1969). Wegen der häufig auftretenden allergischen
Reaktionen ist die Vornahme eines intrakutanen Vortestes mit 1 - 1o E
L-Asparaginase empfehlenswert.

Zusätzliche Maßnahmen

Bei der akuten Leukämie werden in der Regel außerordentlich intensive
Behandlungsmaßnahmen durchgeführt, die mit unzähligen Nebenerscheinungen behaftet sind und welche die an sich schon hohe Komplikationsrate noch weiter erhöhen können. Es wird daher der Behandlung und
Prophylaxe der sekundären Komplikationen große Bedeutung zukommen und
den Erfolg der Therapie wesentlich beeinflussen.

Die größten Gefahren drohen dem Patienten durch die im Rahmen der Erkrankung oder auch im Anschluß an eine zytostatische Therapie auftretende Panzytopenie. Aber auch die immunologische Infektabwehr kann durch die zytostatische Therapie vorübergehend beeinträchtigt sein. Relativ einfach ist durch die Zufuhr von Blutkonserven die Anämie zu beherrschen, wenn nicht eine starke Hämolyse im Vordergrund steht, wie es selten der Fall ist. Prinzipiell sollte die Kompensation einer Anämie nur mit Erythrozyten, also mit Erythrozyten-Konzentraten oder gewaschenen Erythrozyten erfolgen, um die Ausbildung von Immunantikörpern gegen Fremdthrombozyten und -leukozyten hintanzuhalten. Nur bei Vorliegen stärkerer thrombozytopenischer Blutungen wird die Zufuhr von Fremdthrombozyten angezeigt sein. Hierzu können entweder Frischblut, Thrombozytenkonzentrate oder Thrombozytenkonserven herangezogen werden. Die Ausbildung von Immunantikörpern verringert in zunehmendem Maße die Wirksamkeit der Thrombozytenzufuhr, so daß die Indikation unbedingt streng gestellt werden muß. Eine prophylaktische Verabreichung von Thrombozyten vor Auftreten schwerer thrombozytopenischer Blutungen ist daher für den Patienten von Nachteil.

Besonderes Augenmerk ist der Prophylaxe und Behandlung der Infektionen zu schenken, da bekannt ist, daß etwa 7o% aller an Leukose Erkrankten an Infektionen versterben (HERSH et al., 1965; VIOLA, 1967). Die Behandlung der Granulozytopenie durch Fremdgranulozyten bei Infektionen bringt heute noch größere Probleme mit sich. Um einen therapeutischen Erfolg bei Infektionen erzielen zu können, ist die Zufuhr einer Zahl von 1 x $1o^{11}$ Granulozyten/m^2 Körperoberfläche notwendig, eine Menge, die von normalen gesunden Spendern nur schwer erhalten werden kann. Dazu kommt auch hier die Entwicklung von Isoimmunantikörpern. Aber auch die Gefahr, die dem Patienten durch gleichzeitige Zufuhr der kaum abtrennbaren Lymphozyten in einer graft versus host-Reaktion droht, zeigt die mit dieser Behandlungsmethode verbundenen Schwierigkeiten auf. Bessere Behandlungserfolge konnten dann erzielt werden, wenn eine Selektion der Spender im Hinblick auf präformierte Leukozytenantikörper beim Empfänger mit Hilfe des Leukozytenagglutinations- und Lymphozytentoxizitätstestes vorgenommen wurde (GOLDSTEIN et al., 1971; GRAW et al., 1972). Die Verwendung von Blutzellseparatoren brachte zusätzlich die Möglichkeit, von geeigneten Spendern größere Mengen verträglicher Leukozyten zu gewinnen (GOLDSTEIN et al., 1971; GRAW et al., 1972; HÖCKER, 1973; PFISTERER u. RUPPELT, 1972). Die Gefahr der Lymphozytenübertragung wurde durch vorherige Bestrahlung der Leukozytenpräparationen zu mindern versucht (GRAW et al., 1972). Eine weitere Steigerung der therapeutischen Wirksamkeit der Granulozytenübertragung wäre auch dann zu erwarten, wenn diese unter Berücksichtigung der Histokompatibilität erfolgen würde (GRAW et al., 197o, 1972).

In erster Linie wird die Infektion leukämischer Patienten, die, wie nachgewiesen werden konnte, unterhalb einer Granulozytenzahl von 1.5oo pro mm^3 deutlich zunimmt, durch eine gezielte antibiotische Therapie zu behandeln sein (BODEN et al., 1966; BOGGS et al., 1962). Diese hat bei den ersten Zeichen einer Infektion massiv einzusetzen.

Als Infektionserreger kommen neben den üblicherweise pathogenen Keimen auch solche in Frage, die meist keine besondere Virulenz aufweisen, wie z.B. diverse Enterobakterien oder auch Pseudomonas aeroginosa. Besonderes Augenmerk sei den Infektionen mit Pilzen, Mykobakterien und Viren geschenkt. So werden Infektionen von Pneumocystis carinii und mit Zytomegalieviren in zunehmendem Maße gesehen. In den letzten Jahren ist man dazu übergegangen, auch eine Infektionsprophylaxe mit Hilfe sogenannter steriler Einheiten zu betreiben. Hierfür stehen

Plastikisolatoren zur Verfügung, durch welche der Patient mittels
einer Plastikhülle hermetisch von der Außenwelt abgeschirmt ist. Die
Luftzufuhr erfolgt über Filter, die alle festen Bestandteile abfiltern.
Die sterilisierten Gebrauchsgegenstände und Nahrungsmittel werden über
Schleusen, in welche UV-Bestrahlungsröhren eingebaut sind, in das System eingebracht. Alle im Isolator und am Patienten notwendigen Ver-
richtungen erfolgen mit Hilfe von Plastikärmeln und Handschuhen, die
an den Seitenwänden des Zeltes fix angebracht sind (Abb. 2). Eine an-

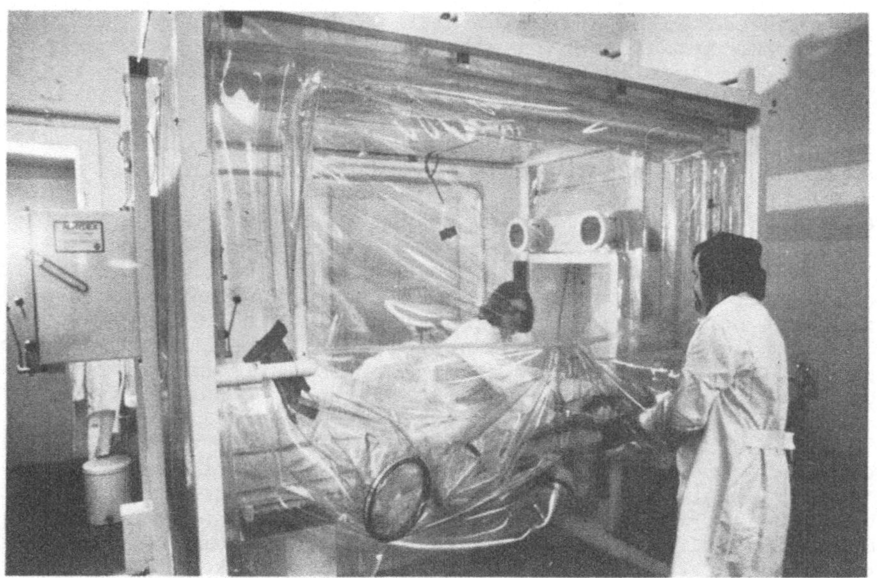

Abb. 2. Infektionsprophylaxe durch Abschluß von der Außenwelt

dere Möglichkeit der Patientenisolierung ist mittels des Laminar air
flow-Systems gegeben. Das Prinzip besteht darin, daß lineare Luft-
ströme von gefilterter und somit steriler Luft erzeugt werden, innerhalb derselben sterile Bedingungen erhalten werden können. Häufig wird
die Patienteninsolation noch mit Dekontaminationsmaßnahmen kombiniert.
Man versteht darunter die Befreiung des Patienten von seiner eigenen
Mikroflora, so daß er während der Periode der Isolation weitgehend
keimfrei gehalten werden kann. Dazu werden diverse, nicht resorbier-
bare Antibiotikakombinationen, die je nach dem Ausfall des Antibio-
grammes des Stuhles dem Patienten oral verabreicht werden, herangezogen. Die bisherigen Literaturergebnisse lassen noch keine endgültigen Aussagen über den praktischen Wert dieser recht aufwendigen Maßnahmen zu. Die vorliegenden Resultate sind jedoch ermutigend und
weisen auf eine deutliche Verringerung der Zahl der Infektionen unter
Isolation und Dekontamination hin (BODEY et al., 1968; DIETRICH et al.,
1972; SCHOLZ et al., 1972). Erforderliche großangelegte klinische
Untersuchungsprogramme sind derzeit noch in Ausarbeitung (E.O.R.T.C.,
1972).

Von den zahlreichen, im Laufe der Erkrankung und ihrer Therapie noch
möglichen Komplikationen sei noch auf die Gefahren seitens einer Störung des plasmatischen Gerinnungsystems hingewiesen, sei es, daß ihnen
eine verminderte Bildung von Gerinnungsfaktoren zugrundeliegt, oder
daß sich z.B. im Rahmen einer Promyelozytenleukämie eine Verbrauchs-
koagulopathie eingestellt hat. In dem einen Fall wird man versuchen,
die fehlenden Gerinnungsfaktoren durch entsprechende Zufuhr auszugleichen, im anderen Fall wird eine Heparinbehandlung eingeleitet
werden müssen (DEUTSCH u. WEISMANN, 1969; NIESSNER et al., 1972).
Schließlich sei noch auf die Gefahren hingewiesen, die bei vermehrtem
Zellzerfall durch den erhöhten Anfall von Harnsäure seitens der Nieren
drohen. Diese Komplikation kann durch Flüssigkeitszufuhr, Alkalisie-
rung des Harnes und Verabreichung des Xantinoxydasehemmers Allopurinol
weitgehend verhindert werden (HONETZ u. KOTZAUREK, 1967).

Erfolgsaussichten

Wie aus der Tabelle 4 zu ersehen ist, konnte durch die Einführung
neuer zytostatischer Präparate und mit Hilfe der Kombinationstherapie
eine deutliche Zunahme der Remissionsrate der akuten lymphatischen
Leukämie im Kindesalter erzielt werden, die heute über 9o% beträgt.
Diese Zunahme der Remissionsrate zeigt sich im Kindesalter auch in
einer Verbesserung der Überlebensrate. Beim Erwachsenen läßt sich
ebenfalls eine deutliche Zunahme der Remissionshäufigkeit gegenüber
jener Zeit feststellen, in der nur eine Monotherapie betrieben wurde.
So können heute in etwa 4o - 5o% der Fälle gute Remissionen unter
der Initialbehandlung erzielt werden. Vereinzelt werden auch Werte
darüber angegeben (FREIREICH et al., 1972). Diese Zunahme der Remissionsrate drückt sich beim Erwachsenen jedoch nicht deutlich in einer
Verlängerung der Überlebensrate aus. Es hat sich nämlich gezeigt, daß
auch innerhalb des Erwachsenenalters eine Altersabhängigkeit der Behandlungsresultate besteht. Während bei Patienten bis 4o Jahre eine
Verlängerung der Überlebenszeit festgestellt werden konnte, war dies
bei älteren Patienten nicht der Fall, und Fälle über 6o Jahre zeigten
unter der Intensivbehandlung sogar eine erhöhte Mortalität gegenüber
früher (BRUNNER, 1969; HUBER u. HUBER, 1965). Es herrscht heute weitgehende Einigung darüber, daß letztere Fälle durch eine konservative
Behandlung länger am Leben erhalten werden können.

Hinsichtlich des Begriffes Heilung sollte größte Zurückhaltung geübt
werden. Heilungen gehören heute noch zu den extremen Seltenheiten.
Größere statistische Arbeiten haben ergeben, daß neue Erkrankungs-
schübe oft noch nach jahrelangen Remissionen möglich sind, so nach
9 und 1o Jahren (BERNARD, 1965; BURCHENAL u. MURPHY, 1965). Eine Analyse dieser Fälle mit langer Überlebenszeit ergab keinerlei Unterschiede hinsichtlich des Zelltyps, der Behandlungsart und auch des
Alters gegenüber den anderen Leukämiepatienten (BERNARD u. BOIRON,
197o; SCHAISON, 1969), so daß die Ursache für den günstigen Verlauf
heute noch weitgehend unbekannt ist. Möglicherweise werden die zunehmenden Kenntnisse über das immunologische Verhalten des leukämiekranken Organismus hier eine Klärung bringen können.

Die Behandlung ist sowohl im Hinblick auf die direkte Beeinflussung
des leukämischen Prozesses wie auch im Hinblick auf die Beeinflussung
der Sekundärkomplikationen wesentlich aufwendiger geworden, so daß
die Therapieergebnisse auch weitgehend an die zur Verfügung stehenden
Möglichkeiten gebunden sind. Es werden daher optimale Behandlungsresultate vorwiegend dann erwartet werden können, wenn diese Therapie
in eigens dafür eingerichteten Zentren vorgenommen wird.

Wenn auch in den letzten Jahren große Fortschritte in der Behandlung
akuter Leukämien erzielt werden konnten, sind wir derzeit von befriedigenden Behandlungsresultaten noch weit entfernt. Man kann jedoch
berechtigt hoffen, daß durch die weitere intensive Zusammenarbeit von
Theoretikern und Klinikern auf dem Gebiete der Onkologie die Ergebnisse weiter verbessert werden können und daß das Ziel jeder Therapie,
eine Heilung zu erreichen, auch bei den akuten Leukämien einmal erreicht werden wird.

Literatur

ALEXANDER, P.: Immunotherapy of leukemia: The use of different classes
of immune lymphocytes. Cancer Res. $\underline{27}$, 2551 (1967).

AUR, R., HUSTU, H.O., VERZOSA, M., SIMONE, J.: A comparative study of
prophylactic craniospinal irradiation in 94 children with acute
lymphocytic leukemia (All). Proc. Amer. Ass. Cancer Res. $\underline{12}$, 5
(1971).

AURICH, G.: Forumdiskussion: Bedeutung und Möglichkeiten der Immunotherapie in neuer Sicht. In: Leukämien und maligne Lymphome (Hrsg.
A. STACHER). München-Berlin-Wien: Urban und Schwarzenberg 1973.

BERNARD, J.: Long duration of complete remissions in acute leukemia.
Cancer Res. $\underline{25}$, 1673 (1965).

BERNARD, J., BOIRON, M.: Current status: Treatment of acute leukemia.
Sem. Hemat. $\underline{87}$, 427 (1970).

BERNARD, J., JACQUILLAT, C., WEIL, M.: Treatment of acute leukemias.
Sem. Hemat. $\underline{9}$, 181 (1972).

BERNARD, J., JACQUILLAT, C.L., WEIL, M., BOIRON, M., TANZER, J.:
Present results in daunorubicin. In: Advances in the treatment of
acute leukemias (Hrsg. G. MATHÉ). Berlin-Heidelberg-New York:
Springer 1970.

BODEY, G.P., BUCHLEY, M., SATHE, Y.S., FREIREICH, E.J.: Quantitative
relationship between circulating leukocytes and infection in patients
with acute leukemia. Ann. intern. Med. $\underline{64}$, 328 (1966).

BODEY, G.P., HART, J., FREIREICH, E.J., FREI III, E.: Studies of a
patient isolator unit and prophylactic antibiotics in cancer chemotherapy. Cancer (Philad.) $\underline{52}$, 1018 (1968).

BOGGS, D.R., WINTROBE, M.M., CARTWRIGHT, G.E.: The acute leukemias.
Medicine (Baltimore) $\underline{41}$, 163 (1962).

BRAUNSTEINER, H.: Lassen cytochemische Veränderungen Schlüsse auf die
therapeutische Wirkung zu? Forumdiskussion. In: Chemo- und Immunotherapie der Leukosen und malignen Lymphome (Hrsg. A. STACHER).
Wien: Bohmann 1969.

BRUNNER, K.W.: Forumdiskussion: Ist zur Verlängerung der Lebensdauer
akuter Leukosen eine komplette Remission nötig? In: Chemo- und
Immunotherapie der Leukosen und malignen Lymphome (Hrsg. A. STACHER).
Wien: Bohmann 1969.

BURCHENAL, J., MURPHY, M.L.: Long term survivors in acute leukemia.
Cancer Res. $\underline{25}$, 1491 (1965).

BURKITT, D.: Clinical evidence suggesting the development of immunological response against African Lymphoma. U.I.C.C. Monograph
Series $\underline{8}$, 197 (1967).

CARBONE, P.P., HASKELL, C.M., LEVENTHAL, B.G., BLOCK, J.B., SELAWRY,
O.S.: Clinical experience with L-Asparaginase. Recent Res. Cancer
Res. $\underline{33}$, 236 (1970).

CHAN, B.W.B., HAYHOE, F.G.J.: Changes in proliferative activity of
marrow leukemic cells during and after extracorporeal irradiation
of blood. Blood $\underline{37}$, 657 (1971).

CHAN, B.W.B., HAYHOE, F.G.J., BULLIMORE, J.A.: Effect of extracorporeal
irradiation of the blood on bone marrow activity in acute leukemia.
Nature (Lond.) $\underline{221}$, 972 (1969).

CROSBY, W.: To treat or not to treat acute granulocytic leukemia. Arch. intern. Med. 122, 79 (1968).
DAUSSET, J.: The problem of compatibility in hematology with particular reference ot bone marrow transplantation. Plenary sessions scientific contributions of XIII. Int. Congr. Hemat. München: Lehmann 1970.
DEUTSCH, E., FISCHER, M., FRISCHAUF, H., HONETZ, N., LECHNER, K., PESENDORFER, F., STYCH, H., WEISMANN, A.: Blood coagulation changes under L-Asparaginasetherapy. Recent Res. Cancer Res. 33, 331 (1970).
DEUTSCH, E., WEISMANN, A.: Therapie hämorrhatischer Komplikationen bei Leukosen und malignen Lmyphomen (Hrsg. A. STACHER). Wien: Bohmann 1969.
DIETRICH, M., FLIEDNER, T.M., KUBANEK, B., HEIMPEL, H.: Gnotobiotische Therapie als wirksame Infektionsprophylaxe bei der akuten Leukämie. In: Leukämie (Hrsg. GROSS, R., VAN DE LOO, J.). Berlin-Heidelberg-New York: Springer 1972.
E.O.R.T.C.: Gnotbiotic project group: Protocol for an evaluative study of the protective effect of isolation systems and decontamination in patients with high susceptibility to infection. Europ. J. Cancer 8, 367 (1972).
FASS, L., HERBERMANN, R.B., ZIEGLER, J., MORROW, R.H.: Evaluation of the effect of remission plasma on untreated patients with Burkitt's lymphoma. J. nat. Cancer Inst. 44. 145 (1970).
FISCHER, R., SCHMALZL, F.: Über die Hemmbarkeit der Esteraseaktivität in Blutmonozyten durch Natriumfluorid. Klin. Wschr. 42, 751 (1964).
FIALKOW, P.J., THOMAS, E.D., BRYANT, J.L., NEIMAN, P.E.: Leucemic transformation of engrafted human marrow cells in vivo. Lancet 1971 I, 251.
FREI III, E.M., KARON, M., LEVIN, R.H., FREIREICH, E.J., TAYLOR, J., HANANIAN, J., SELAWRY, O., HOLLAND, J.F., HOOGSTRATEN-WOLMAN, J., ABIS, E., SAWTSKY, A., LEE, St., MILLS, St.D., BURGET Jr., E.O., SPURR, L.L., ATTERSON, R.B., EBAUGH, E., JAMES III, G.W., MOON, T.H.: The effectiveness of combinations of antileukemic agents in inducing and maintaning remission in children with acute leukemia. Blood 26, 642 (1965).
FREIREICH, E.J., BODEY, G.P., HART, S., RODRIGUEZ, V., WHITECA, J.P., FREI III, E.: Remission induction in adults with acute myelogenous leukemia. In: Advances in the treatment of acute leukemias (Hrsg. G. MATHÉ). Recent Results in Cancer Res, Vol. 3o. Berlin-Heidelberg-New York: Springer 1970.
FREIREICH, E.J., BODEY, G.P., McCREDIE, K.B., HART, J.S., WHITECAR, J.P., HERSH, E.M.: Therapie der akuten Leukämie. In: Leukämie (Hrsg. GROSS, R., VAN DE LOO, J.). Berlin-Heidelberg-New York: Springer 1972.
GABUTTI, V., PILERI, A., TAROCCO, R.P., GAVOSTO, F., COOPER, E.H.: Proliferative potential of out-of-cycle leukemia cells. Nature (Lond.) 224, 375 (1969).
GALLMEIER, W.M., SCHMIDT, C.G.: Enzymtherapie - ein neues Prinzip in der Behandlung maligner Tumoren und Hämoblastosen. Dtsch. med. Wschr. 93, 814 (1968).
GALLMEIER, W.M., SCHMIDT, C.G., STIER, H.W.: In vitro Testung von Zellen auf Asparaginmangelempfindlichkeit. In: Chemo- und Immunotherapie der Leukosen und malignen Lymphome (Hrsg. A. STACHER). Wien: Bohmann 1969.
GAVOSTO, F., PILERI, A., BACHI, C., PEGORARO, L.: Proliferation and maturation defect in acute leukemia cells. Nature (Lond.) 2o3, 92 (1964).
GELZER, D.M.: Hämagglutinin production in tumor - bearing and leukemia mice. Int. J. Cancer 3, 51 (1968).
GERHARTZ, H.: Chemotherapie der akuten Leukämie. Dtsch. med. Wschr. 92, 2371 (1967).

GERHARTZ, H., BEGEMANN, H.: Results of a cooperative study with
    L-Asparaginase in human leukemias. (Hrsg. GRUNDMANN, E., OETTGEN,
    H.F.). Recent Results in Cancer Res. Vol. 33. Berlin-Heidelberg-
    New York: Springer 1970.
GOLDIN, A.J.M., VENDITTI, S.R., HUMÜRREYS, S.R., MANTEL, N.: Modifica-
    tion of treatment schedules in the menagement of advanced mouse
    leukemia with Amethopterin. J. nat. Cancer Inst. 17, 2o3 (1956).
GOLDSTEIN, I.M., EYRE, H.J., TERASAKI, P.I., HENDERSON, E.S., GRAW,
    R.G.: Leukocyte transfusions: Role of leukocyte antibodies in
    determing transfusion response. Transfusion 11, 19 (1971).
GRAW, R.G., GOLDSTEIN, I.M., EYRE, H.J., TERASAKI, P.I.: Histocompa-
    tibility testing for leukocyte transfusion. Lancet 1970 II, 77.
GRAW, R.G., HERZIG, G., PERRY, S., HENDERSON, E.S.: Normal granulocyte
    transfusion therapy. New Engl. J. Med. 287, 367 (1972).
GROSS, R.: Zytostatika in der Hämatologie. Folia Hämat. (Lpz.) 97,
    1o9 (1972).
HABERMEHL, K.O.: Prüfung von zytostatischen Substanzen in der Gewebe-
    kultur. Verh. Dtsch. Ges. inn. Med. 68, 266 (1962).
HAMILTON-FAIRLEY, G.: Immunotherapy in acute lymphoblastic leukemia.
    In: Abstracts XIII. Int. Congr. Hemat. München: Lehmann 1970.
HARDISTY, R.M., McELWAIN, T.J.: Use of Asparaginase in conjunction
    with Cytosin-Arabinosid in acute leukemia in children. Rec. Res.
    Cancer Res. 33, 323 (1970).
HAYHOE, F.G.J.: Cytochemical aspects of leukemia and lymphoma. Sem.
    Hemat. 4, 261 (1969).
HEIM, R.R., FREIBERG, J., GEHRMANN, G.: L-Asparaginase in der Behand-
    lung solider Tumoren und Leukämien. Dtsch. med. Wschr. 95, 989 (1970).
HELLER, A.: Zytochemische Diagnostik der akuten Leukosen. Med. Welt
    (Stuttg.) 22, 213 (1971).
HENDERSON, E.S.: Treatment of acute leukemia. Sem. Hemat. 6, 271 (1969).
HERSH, E.M., BODEY, G.P., NIES, B.A., FREIREICH, E.J.: Causes of death
    in acute leukemia. J. Amer. med. Ass. 193, 1o5 (1965).
HIRSCHMANN, W.D., OEKERMANN, H.: Critical aspects of predictive tests
    in vitro: Some experimental results of testing antileukemic drugs
    in normal and leukemic bone marrow. VIIth Cong. chemotherpy, Prag
    1971.
HIRSCHMANN, W.D., OEKERMANN, H., GROSS, R.: Zur Testung leukämischer
    Knochemarkzellen gegen Cytostatica in vitro. In: Leukämie (Hrsg.
    GROSS, R., VAN DE LOO, J.). Berlin-Heidelberg-New York: Springer
    1972.
HOLLAND, J.F.: Die Prinzipien der Chemotherapie bei der akuten Leukä-
    mie. Triangel (De.) 8, 53 (1967).
HOLLAND, J.F.: Therapy of acute leukemia. In: Scientific contributions
    of XIII. Int. Congr. Hemat. München: Lehmann 1970.
HOLLAND, J.F., GLIDEWELL, O.: Complementary chemotherapy in acute
    leukemia. In: Advances in the treatment of acute leukemias (Hrsg.
    G. MATHÉ). Recent Results in Cancer Research, Vol 3o. Berlin-
    Heidelberg-New York: Springer 1970.
HONETZ, N., KOTZAUREK, R.: Klinische Erfahrungen mit Allopurinol bei
    Gicht und Hyperurikämie. Wien. klin. Wschr. 79, 695 (1967).
HONETZ, N., NEUMANN, E.: Behandlungsergebnisse mit Daunomycin - Vin-
    cristin - Prednisolon bei akuten Leukosen. Wien. Z. inn. Med. 52,
    483 (1971).
HÖCKER, P.: Forumdiskussion: Wann sind Leukozyten- und Thrombozyten-
    konzentrate bzw. Knochenmarkübertragungen bei Knochemarksdepression
    durch Zytostatika indiziert? In: Leukämien und maligne Lymphome.
    (Hrsg. A. STACHER). München-Berlin-Wien: Urban und Schwarzenberg
    1973.
HUBER, H., HUBER, Ch.: Untersuchungen zur Stammzellenleukämie Erwach-
    sener. Wien. Z. inn. Med. 46, 452 (1965).

HYMAN, C.B.: Central nervous system involvement by leukemia in children. Blood 25, 13 (1965).
JACVILLAT, Cl., WEIL, M.: Les très longues remissions completes de leukemies aigues. Méthode des reinductions. In: Chemo- und Immunotherapie der Leukosen und malignen Lymphome (Hrsg. A. STACHER). Wien: Bohmann 1969.
JACVILLAT, Cl., WEIL, M., BUSSEL, A., LOISEL, J.P., ROUESSE, T., LARRIEU, M.J., BOIRON, M., DREYFUS, B., BERNARD, J.: Treatment of acute leukemia with L-Asparaginase. Preliminary results on 84 cases. Rec. Res. Cancer Res. 33, 263 (1970).
KAUFMANN, M., VOLM. M., GRÖTTLER, G.: Zur Sensibilitätsbestimmung maligner menschlicher Tumoren gegenüber Zytostatika. Klin. Wschr. 49, 219 (1971).
KILLMANN, S.A.: Acute leukemia: The kenetics of leukemic blast cells in man. An analytical review. Series Hematol. 2, 38 (1968).
KILLMANN, S.A.: Proliferative activity of blast cells in leukemia and myelofibrosis. Morphological differences between proliferating and nonproliferating blast cells. Acta med. scand. 178, 263 (1965).
KLEIN, G.: Tumor - specific transplantation antigens. Cancer Res. 28, 625 (1968).
KLEIN, H.O., LENNARTZ, K.J.: Proliferationskinetische Grundlagen der Behandlung von akuten Leukosen. In: Leukämie (Hrsg. GROSS, R., VAN DE LOO, J.). Berlin-Heidelberg-New York: Springer 1972.
KLEIN, H.O., LENNARTZ, K.J.: In vitro-Untersuchungen zur Proliferationskinetik von Erythroblasten, myeloischen Vorstufen und Tumorzellen des Menschen. Med. Welt (Stuttg.) 21, N.F., 1853 (1970).
KLEIN, H.O., LENNARTZ, K.J., GROSS, R.: Partielle Synchronisation der Tumorzellproliferation und zellphasenspezifisches "Timing" der Zytostatikagabe. Erste klinische Ergebnisse bei lymphoretikulären Tumoren, akuten Leukosen sowie Bronchialcarcinomen. In: Leukämien und maligne Lymphome (Hrsg. A. STACHER). München-Berlin-Wien: Urban und Schwarzenberg 1973.
KLEIN, H.O., LENNARTZ, K.J., GROSS, R., EDER, M., FISCHER, R.: In vivo-Untersuchungen der Zellkinetik und Synchronisation menschlicher Tumorzellen. Dtsch. med. Wschr. 97, 1273 (1972).
KLEIN, H.O., LENNARTZ, K.J., HABICHT, W., EDER, M., GROSS, R.: Synchronisation von Ehrlich-Ascites-Tumorzellen und ihre Bedeutung bei der Anwendung eines alkylierenden Cytostaticums. Klin. Wschr. 48, 1001 (1970).
KORNHUBER, B., WILHELM, G.: Therapeutische Studien mit Plasma von Personen, die Antikörper gegen ein spezifisches Nukleoproteid aus Leukosezellen enthalten. In: Chemo- und Immunotherapie der Leukosen und malignen Lymphome. (Hrsg. A. STACHER). Wien: Bohmann 1969.
KREPLER, P.: Grundlagen und Fortschritte der Leukämiebehandlung beim Kinde. Stuttgart: Enke 1970.
LAMPKIN, B.C., HIGGINS, G.R., HAMMOND, D.: Absence of neurotoxicity following massive intrathecal administration of Methotrexat. Cancer (Philad.) 20, 1780 (1967).
LAMPKIN, B.C., McWILLIAMS, N.B., MAUER, A.M.: Cell kinetics and chemotherapy in acute leukemia. Sem. Hemat. 9, 211 (1972).
LAMPKIN, B.C., NAGAO, T., MAUER, A.M.: Synchronisation and recruitment in acute leukemia. J. clin. Invest. 50, 2204 (1971).
LÖFFLER, H.: Eine Klassifizierung als Grundlage der Behandlung unreifzelliger Leukosen. In: Hämatologie und Bluttransfusion, Bd. 8. München: Lehmann 1969.
LÖFFLER, H.: Monozytenleukämie. In: Der Monozyt (Hrsg. H. BRÜCHNER). München: Lehmann 1969.
LÖFFLER, H.: Cytochemie bei Leukosen: Einleitung und Übersicht. In: Leukämie (Hrsg. GROSS, R., VAN DE LOO, J.). Berlin-Heidelberg-New York: Springer 1972.

MATHÉ, G.: Essai de traitement de sujets atteints de leucemies aigues
en remission par irradiation to tale suivie de transfusions de
moelle osseuse homologue. Rév. franç. Étud. clin. biol. <u>4</u>, 1675
(1959).

MATHÉ, G., AMIEL, L., SCHWARZENBERG, L., SCHNEIDER, M., CATTAN, A.,
DE VASSAL, F.: Wege zur aktiven Immunotherapie der menschlichen
Leukämie. In: Chemo- und Immunotherapie der Leukosen und malignen
Lymphome. (Hrsg. A. STACHER). Wien: Bohmann 1969a.

MATHÉ, G., AMIEL, J.L., SCHWARZENBERG, L., SCHNEIDER, M., CATTAN, A.,
SCHLUMBERGER, J.R., HAYAT, M., DE VASSAL, F.: Active immunotherapy
for acute lymphoblastic leukemia. Lancet <u>1969b I</u>, 697.

MATHÉ, G., AMIEL, J.L., SCHWARZENBERG, L., SCHNEIDER, M., CATTAN, A.,
SCHLUMBERGER, J.R., HAYAT, M., DE VASSAL, F.: Démonstration de
l'efficacité de l'immunothérapie active dans la leucémie aigue
lymphoblastique humaine. Rév. franç. Étud. clin. biol. <u>13</u>, 454
(1968).

MAUER, A.M., FISHER, V.: Characteristics of cell proliferation in
four patients with untreated acute leukemia. Blood <u>28</u>, 428 (1966).

MURPHEY, M.L.: Leukemia and lymphoma in children. Pediat. Clin. N.
Amer. <u>6</u>, 611 (1959).

NIESSNER, H., HONETZ, N., STYCH, H., THALER, E., LECHNER, K.: Therapie der Verbrauchskoagulopathien bei malignen Erkrankungen (Karzinomen und Leukämien). Folia haemat. (Lpz.) <u>97</u>, 71 (1972).

OEHME, J., KÖTZ, F.R.: Polychemotherapie akuter Leukämien bei Kindern
und Jugendlichen. Dtsch. med. Wschr. <u>97</u>, 9o8 (1972).

OEHME, J., MEYER-BEECK, D.: Zur Induktions- und Intervallbehandlung
der Leukämien von Kindern und Jugendlichen. Dtsch. med. Wschr.
<u>94</u>, 1993 (1969).

PERRIN, J.C.S., MAURER, A.M.: Evaluation of intravenous therapy in
acute leukemia. J. Pediat. <u>61</u>, 238 (1962).

PFISTERER, W., RUPPELT, W.: Gewinnung von Granulozyten zur Transfusion mit dem IBM-Blutzellseparator von gesunden Spendern. Blut <u>25</u>,
15o (1972).

PILERI, A., GABUTTI, V., MASERA, P., GAVOSTO, F.: Proliferative activity of the cells of acute leukemia in relapse and in steady state.
Acta haemat. (Basel) <u>38</u>, 193 (1967).

PINKEL, D., HERNANDEZ, K., BORELLA, L., HOLTON, C., AUR, R., SASNOY,
G., PRATT, C.H.: Drug dosage and remission duration in childhood
lymphocytic leukemia. Cancer (Philad.) <u>27</u>, 247 (1971).

QUEISSER, W., DIETRICH, M., FINKE, J., KUBANEK, B., NEU, G., OLISCHLÄ-
GER, A., HEIMPEL, H.: Vergleich zwischen zytologischer und cyto-
chemischer Klassifizierung bei 47 Fällen von akuter Leukämie. Klin.
Wschr. <u>5o</u>, 498 (1972).

RAJEWSKI, M.F.: Forumdiskussion. In: Leukämie und maligne Lymphome
(Hrsg. A. STACHER), S. 642. München-Berlin-Wien: Urban und Schwarzenberg 1973.

REICH, L., OHARA, K., STÖZINGER, P., CLARKSON, B.: Effect of massive
leukopheresis on proliferation in acute myeloblastic leukemia.
Proc. Amer. Ass. Cancer Res. <u>12</u>, 25 (1971).

RHEINGOLD, J.J., KAUFMANN, R., ADELSON, E., LEAR, A.: Smoldering acute
leukemia. New Engl. J. Med. <u>268</u>, 812 (1963).

SAUNDERS, E.F., LAMPKIN, B.C., MAUER, A.M.: Variation of proliferative
activity in leukemic cell populations of patients with acute leukemia. J. clin. Invest. <u>48</u>, 1356 (1967).

SAUNDERS, E.F., MAUER, A.M.: Reentry of nondividing leukemic cells
into a proliferative phase in acute childhood leukemia. J. clin.
Invest. <u>48</u>, 1299 (1969).

SCHAISON, G.: Leucémies aigues à évolution prolongée et syndrome
lupique. Nouv. Rév. franç. Hémat. <u>9</u>, 419 (1969).

SCHOLZ, N., BRITTINGER, G., LINZEMEIER, G., KÖNIG, E., WENT, E.: Infektionsprophylaxe durch "unvollständige" Isolierung und antimikrobielle Dekontamination bei Patienten mit akuter Leukämie. Mikrobiologische und klinische Untersuchungen. Im: Leukämie (Hrsg. GROSS, R., VAN DE LOO, J.). Berlin-Heidelberg-New York: Springer 1972.

SEIDEL, H.J.: Zur Übertragbarkeit von Sensibilitätstesten in vitro auf zytostatische Wirkung in vivo. In: Fortschritte der Krebsforschung (Hrsg. SCHMIDT, C.G., WETTER, O.). Stuttgart-New York: Schattauer 1969.

SELAWRY, O.S., u. Mitarb. der Acute leukemia group B: New treatment schedule with improved survival in childhood leukemia. J. Amer. med. Ass. 194, 75 (1965).

SKIPPER, H.E., SCHABL Jr., F.M., WILCOX, W.S.: Experimental evaluation of potential anticancer agents XIII. On the criteria and kinetics associated with "curability" of experimental leukemia. Cancer Chemother. Rep. 35, 1 (1964).

STOHLMANN, Jr., F.: Cell cycle kinetics in leukemia. Blood 36, 8o9 (197o).

SULLIVAN, M.P., VIEVETTI, J.P., FERNBACH, D.J., GRIFFITH, K.M., HADDY, T.B., WATKINS, W.L.: Clinical investigations in the treatment of meningeal leukemia. Radiation therapy regimes of meningeal leukemia vs. conventional intrathecal Methotrexat. Blood 34, 3o1 (1969).

TALLEY, R.W.: Diskussion in "Cytosinarabinosid-Symposium". Arzneimittelforsch. 19, Beiheft 164 (1968).

THOMAS, E.D., STORB, E., EPSTEIN, E.B.: Bone marrow chimeras in man and animals. Plenary sessions scientific contributions of XIII. Int. Congr. Hemat. München: Lehmann 197o.

VIOLA, M.V.: Acute leukemia and infection. J. Amer. med. Ass. 2o1, 923 (1967).

WILMANNS, W., KEHR, D.: Möglichkeiten einer gezielten Therapie mittels Untersuchung des Nukleotidstoffwechsels an isolierten Leukämiezellen. In: Leukämie und maligne Lymphome. (Hrsg. A. STACHER). München-Berlin-Wien: Urban und Schwarzenberg 1973.

WILMANNS, W., WILMS, K., RAJEWSKI, M.F.: Biochemische Grundlagen der Behandlung von Leukosen. In: Leukämie (Hrsg. GROSS, R., VAN DE LOO, J.). Berlin-Heidelberg-New York: Springer 1972.

ZUBROD, C.G.: Treatment of the acute leukemias. Cancer Res. 27, 2557 (1967).

ZUELZER, W.W.: Implication of long term survival in acute stem cell leukemia of childhood treated with composite cyclic therapy. Blood 24, 477 (1964).

ZUELZER, W.W., FLATZ, G.: Acute childhood leukemia: A ten year study. Amer. J. Dis. Child. 1oo, 886 (196o).

Die Therapie der chronischen myeloischen Leukämie

N. Honetz

Einleitung

Die Behandlung der chronischen myeloischen Leukämie, auch chronische
Myelose genannt, war im Gegensatz zur akuten Leukämie in den vergangenen zwei Jahrzehnten keiner entscheidenden Neuerung unterworfen,
wenn man von der Einführung einiger neuer Chemotherapeutika absieht.
Der Grund dafür ist wohl in erster Linie darin zu sehen, daß jede
Intensivierung zytostatischer oder radiotherapeutischer Behandlungsmaßnahmen ein vermehrtes Risiko einer irreversiblen Markschädigung
in sich birgt. Bei der im Vergleich zur akuten Leukämie wesentlich
besseren Prognose dieses Leidens ist es kaum gerechtfertigt. Dazu
kommt, daß eine Heilung des Krankheitsbildes mit den bisher zur Verfügung stehenden Möglichkeiten nicht erzielt werden kann. Auch bei
der durch Überdosierung zytostatischer Präparate hervorgerufenen
schweren Markaplasie wurde nach länger dauernden Remissionen immer
wieder das Neuauftreten der pathologischen Zellformen beobachtet
(GALTON, 1969; WEATHERALL et al., 1969).

Das Krankheitsbild der chronischen Myelose zeigt so charakteristische
Veränderungen, daß die Diagnosestellung im allgemeinen keine Schwierigkeiten bereitet. Lediglich die Abgrenzung gegen die Osteomyelo-
sklerose mag manchmal nicht ganz leicht sein. Die Erkrankung ist gekennzeichnet durch das leukämische Blutbild, einen großen Milztumor,
ein von Zellen der Granulopoese erfülltes Knochenmark, einen ernie-
drigten Index der alkalischen Leukozytenphosphatase und den Nachweis
des Philadelphia-Chromosoms. In ungefähr 9o% der Fälle zeigen die
Erythroblasten, Megakaryozyten und die Zellen der Granulopoese charakteristische Veränderungen an einem der G-Chromosome. Es wird angenommen, daß dieser für die chronische myeloische Leukämie weitgehend spezifische Chromosomendefekt Ausdruck einer klonalen Anomalie
ist. Die Proliferation dieses abnormen Zellklons kann schließlich
zu einer Vermehrung der myeloischen Zellmasse auf das 1o - 15ofache
führen, wobei die Proliferation des normalen myeloischen Gewebes
unterdrückt wird. Es liegen Hinweise für eine Störung homöostatischer
Kontrollmechanismen vor (MORLEY et al., 1967). Es sind ferner verschiedene Funktionsstörungen an den neutrophilen Zellen von Kranken
mit chronischer myeloischer Leukämie festgestellt worden, wie eine
verminderte Adhäsivität sowie eine verminderte Phagozytosekapazität.
Es ist möglich, daß diese Störung in gewisser Beziehung zur verlängerten Verweildauer der Zellen im Blut, zum verstärkten Zellaustausch
zwischen Milz, Blut und Knochenmark sowie zur Überalterung der Zellen
in der Zirkulation stehen. Die Vermehrung der Granulopoese wird, ähnlich wie bei der akuten Leukose, in erster Linie auf die deutlich
verlängerte Lebensdauer der Granulozyten gegenüber normalen Granulozyten zurückgeführt. Demgegenüber ist die Zellproliferation gegenüber Normalgranulozyten vermindert (ATHENS et al., 1965; BIERMAN,
1967).

Durch eine entsprechende Chemo- oder Strahlentherapie können die erhöhte Zellmasse und damit auch die klinischen Erscheinungen zur Rückbildung gebracht werden. Nur in seltenen Fällen, und dies meist nur
im unmittelbaren Anschluß an eine stattgehabte Therapie, wird auf
diese Weise eine komplette Remission erzielt. In der Regel kommt es
zwar zu einer Normalisierung der Granulozytenzahl, die qualitativen
Veränderungen im peripheren Blutausstrich, das hyperzelluläre Mark,
die Verminderung der alkalischen Leukozytenphosphatase und der Nachweis des Philadelphia-Chromosoms bleiben jedoch weiterhin bestehen.
Sowohl der Wirkungsgrad der Behandlungsmaßnahmen wie auch die Dauer
der Remission nehmen mit der Zahl der Behandlungen laufend ab. Schließlich nimmt in etwa 8o% der Fälle das Krankheitsbild durch das Auftreten einer Myeloblastenkrise eine ungünstige Wendung. Diese ist
gekennzeichnet durch eine rasche Zunahme des prozentuellen Myelobla-
stenanteiles in Mark und Peripherie, so daß ein monomorphes, nicht von
einer primär akuten Leukämie zu unterscheidendes zytologisches Bild
resultiert. Der weitere Krankheitsverlauf wie auch die nun einzuschlagenden therapeutischen Maßnahmen entsprechen denjenigen einer akuten
Leukose, wobei es nur selten gelingt, eine günstige Beeinflussung dieses terminalen Myeloblastenschubes zu erreichen. Meist ist damit das
weitere Schicksal der Patienten besiegelt. Zytogenetische Untersuchungen haben ergeben, daß in den vorhandenen Myeloblasten neben anderen Chromosomenveränderungen so gut wie immer das Philadelphia-
Chromosom nachgewiesen werden kann (DE GROUCHY et al., 1965; HAMMOUDA
et al., 1964; LAWLOR u. GALTON, 1966).

Therapiemaßnahmen

Für die Behandlung der chronischen myeloischen Leukämie kann prinzipiell die zytostatische Chemotherapie oder die Strahlentherapie herangezogen werden. Ob eine der beiden Behandlungsmethoden der anderen
überlegen ist, wird nicht ganz einhellig beurteilt. Während ein Teil
der Untersucher eine Überlegenheit der zytostatischen Therapie festgestellt hat (BERGSAGEL, 1967; Medical Research Council, 1968), konnte
dies von anderen mit der modernen radiologischen Technik nicht mehr
festgestellt werden (MUSSHOF et al., 1969; SCHOEN, 1972). So wird
die Kombination einer initialen Milzbestrahlung mit einer zytostatischen Rezidivprophylaxe vielfach als das derzeit beste Verfahren bei
der Behandlung der chronischen myeloischen Leukämie angesehen (BOUSSER
et al., 1967; MUSSHOF et al., 1969; OHMER et al., 1967; SCHOEN, 1972).
Sicherlich wird aber die Wahl einer bestimmten Therapieart weitgehend
von den zur Verfügung stehenden Möglichkeiten und der im gegebenen
Fall bestehenden Verträglichkeit abhängig sein, wobei zweifellos die
einfache Applikationsweise und die meist problemlose Handhabung der
Zytostatika die Entscheidung in zahlreichen Fällen erleichtern wird.
Wir selbst glauben, daß beide Behandlungsmethoden nicht als konkur-
rierende, sonder als sich gegenseitig ergänzende Maßnahmen angesehen
werden sollten, genauso wie dies auch bei den diversen zytostatischen
Präparaten untereinander der Fall sein sollte. Auf die Vorteile einer
alternierenden Behandlungsweise wurde bereits mehrfach hingewiesen
(BOUSSER et al., 1967; HONETZ u. KEIBL, 1967; MUSSHOF et al., 1969;
OBRECHT, 1967; OHMER et al., 1967; SCHOEN, 1972).

Die Indikation für eine zytostatische Therapie oder Strahlenbehandlung sollte unseres Erachtens nicht zu früh gestellt werden, und
zwar erst dann, wenn bereits deutlichere Krankheitssymptome festzustellen sind. So werden eine erheblichere Störung des Allgemeinbefindens, ein großer Milztumor, eine sich entwickelnde Anämie oder
Thrombozytopenie als Indikation für eine Therapie angesehen werden

müssen. In zunehmendem Maße wird heute auch der Frühbehandlung der
Vorzug gegeben (MARTIN et al., 1972; REIMER, 1969; SCHOEN, 1972).
Ob nach einer erfolgreichen Initialtherapie noch eine Erhaltungsthe-
rapie angeschlossen werden soll, wird unterschiedlich beurteilt.
Gegen eine Erhaltungstherapie werden die erhöhte Gefahr der Resi-
stenzentwicklung und das verstärkte Auftreten von Nebenerscheinungen
ins Treffen geführt (FLEISCHHACKER, 1964; HUNSTEIN et al., 1965;
OLINER et al., 1961). Für eine Erhaltungstherapie spricht die im
Durchschnitt längere Dauer der Remission (GUNZ et al., 1961).

Zytostatische Therapie: Wie bereits eingangs erwähnt, hat sich die
zytostatische Kombinationstherapie mit Präparaten, die ja alle myelo-
suppressiv wirken, wegen des unverhältnismäßig großen Risikos der
irreversiblen Markschädigung nicht durchsetzen können. Zudem liegen
bisher keine Hinweise vor, daß mit zunehmender Intensität der Behandlungsmaßnahmen eine vollkommene Zerstörung des die Chromosomenanomalie
tragenden Zellklones erreicht werden könnte (BERENBAUM, 1969; GALTON,
1969). Für die zytostatische Therapie steht eine Reihe von Präparaten
zur Verfügung. Die derzeit am häufigsten Verwendung findenden Zytostatika sind in der Tabelle 1 wiedergegeben.

Neben den in der Tabelle angeführten zytostatischen Präparaten können
auch andere Zytostatika, meist mit etwas geringerem Erfolg, für die
Behandlung herangezogen werden wie z.B. Chlorambucil (Leukeran),
Cyclophosphamid (Endoxan), Demecolcin (Colcemid), Ibenzmethyzin (Natulan), Triaziquone (Trenimon), Mitomycin und das bereits lange bekannte Urethan.

Als Mittel der Wahl wird heute das im Jahre 1953 erstmals in die
Klinik eingeführte Busulfan (Myleran) angesehen. Es zeichnet sich
durch eine verläßliche Wirkung, gute Steuerbarkeit und durch relativ
geringe toxische Nebenwirkungen aus.

Die in der Tabelle 1 angegebene tägliche Dosis führt nach einer verschieden langen Latenzzeit (meist 1o - 2o Tage) zu einem Absinken
der Leukozytenzahl und einem Rückgang der klinischen Erscheinungen.
Wird ein deutliches Absinken der Leukozytenwerte festgestellt, dann
kann die Tagesdosis reduziert werden, wobei das Präparat je nach der
Schnelligkeit des Leukozytenabfalles, spätestens aber bei einer Zahl
von 2o.ooo Leukozyten pro mm^3 abgesetzt wird. Häufig wird daran eine
Erhaltungstherapie angeschlossen, wobei man vielfach mit 3mal wöchentlich 2 mg Busulfan auskommen wird. Man wird in diesem Falle trachten,
die Leukozytenzahlen in einer Höhe von etwa 1o.ooo pro mm^3 zu halten.
Die Erhaltungstherapie wird dann abgebrochen werden müssen, wenn sich
Zeichen einer Resistenzentwicklung feststellen lassen, was in einer
laufend notwendigen Steigerung der Erhaltungsdosis zum Ausdruck kommt,
wenn eine relative Zunahme der Myeloblastenzahl festzustellen ist
oder wenn die Thrombozyten- und Leukozytenwerte absinken. Regelmäßige
Blutbildkontrollen unter Einschluß der Thrombozytenwerte, fallweise
Kontrollen der Nieren- und Leberfunktionswerte sowie im Falle des
Busulfan auch der Lungenfunktion sind erforderlich.

Ist nur eine intermittierende Behandlung vorgesehen, dann erfolgt eine
neuerliche Behandlung erst bei Wiederauftreten entsprechender klinischer Erscheinungen. Die mit der intermittierenden Behandlung erzielte
durchschnittliche Remissionsdauer liegt zwischen 5 und 7 Monaten. Wir
persönlich haben eine Erhaltungstherapie bisher nur dann vorgenommen,
wenn die mit der intermittierenden Behandlung erzielte Remissionsdauer kurz war. Bei ungenügender Wirkung des Busulfans oder bei Feststellung von Zeichen einer Wirkungsverminderung ist es zweckmäßig,
auf ein anderes, bei chronischer Myelose wirksames zytostatisches

Tabelle 1. Zystostatika zur Therapie der chronischen myeloischen Leukämie

Name	Gesch. Name (Hersteller)	Konstitution	Klassifizierung	Anfangsdosierung	Besondere Nebenerscheinungen
Busulfan	Myleran (Bourroghs Wellcome)	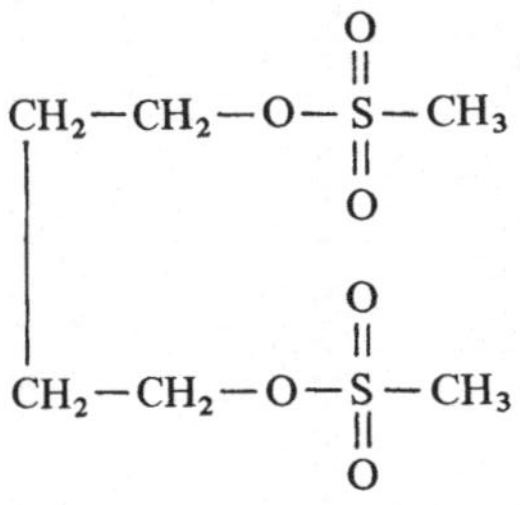 $CH_2-CH_2-O-SO_2-CH_3$ / $CH_2-CH_2-O-SO_2-CH_3$	Alkylans	0,1 mg/kg/ Tag	Knochenmarkstoxizität Markfibrose Lungenfibrose Hauptpigmentierung
Dibrommannit DBM	Myelobromel (Lentia, Chinoin)	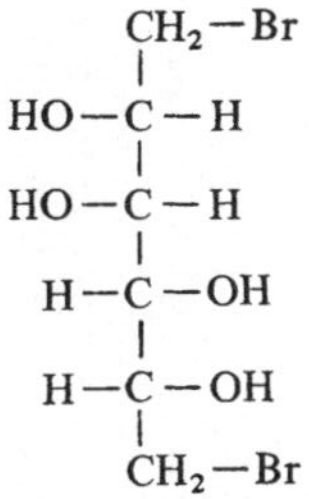 CH_2-Br / $HO-C-H$ / $HO-C-H$ / $H-C-OH$ / $H-C-OH$ / CH_2-Br	Alkylans	4–8 mg/kg/ Tag	Knochenmarkstoxizität Übelkeit Schwindel
Hydrxyharnstoff	Litalir (Squibb)	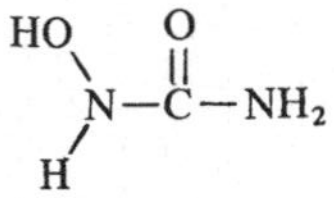 $HO-N(H)-CO-NH_2$	Alkylans	30–40 mg/ kg/ Tag	Knochenmarkstoxizität Diarrhoe
Pipobroman	Vercyte (Abbot)	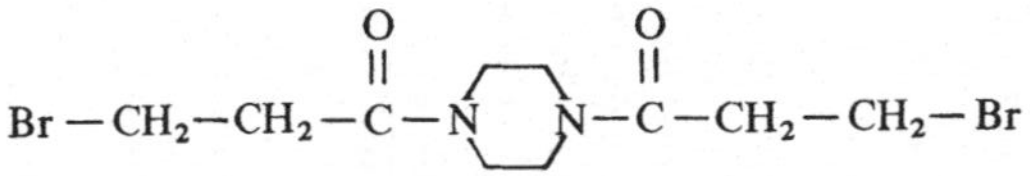 $Br-CH_2-CH_2-CO-N\!\!<\!\!piperazin\!\!>\!\!N-CO-CH_2-CH_2-Br$	Alkylans	1,5–2,5 mg/ kg/ Tag	Knochenmarkstoxizität Anorrhexie Nausea

177

Präparat überzuwechseln. Zu erwähnen ist hier in erster Linie das
Dibrommannitol (Myelobromol), welches seit 1964 in der Klinik angewendet wird (BÖHNEL u. STACHER, 1967; ECKHART, 1967; ECKHART et al.,
1963; GERHARTZ, 1968; PETRANYI u. BOBORY, 1966). Es soll ebenso wie
die in der Tabelle angeführten Präparate Hydroxyharnstoff und Pipo-
broman keine Kreuzresistenz zum Busulfan aufweisen. Initial wird eine
Dosis von 4 - 8 mg/kg verabreicht und bei Einsetzen der Leukozyten-
verminderung eine Reduktion auf 125 - 25o mg täglich vorgenommen.
Das Präparat wird abgesetzt, wenn die Leukozytenwerte unter 2o.ooo/
mm^3 abgesunken sind. Die Gesamtdosis einer Kur beträgt gewöhnlich
6 - 8 g, kann aber auch wesentlich darunter liegen. Auch hier wird
die Verabfolgung einer Dauertherapie in Erwägung gezogen werden müssen, wenn nach Absetzen der Therapie ein relativ baldiger Leukozytenanstieg zu beobachten ist (ECKHART, 1967; GALTON, 1969). Die Verabfolgung einer Dosis von 5 - 1o mg/kg pro Woche bzw. von 125 mg täglich
oder 25o mg jeden zweiten Tag haben sich bewährt (CSOMOR, 1965; ECK-
HART, 1967). Das Präparat ist etwas schlechter steuerbar als das
Busulfan, so daß häufigere Leukozytenkontrollen erforderlich sind.
Nach eigenen Erfahrungen kann durch eine intermittierende, alternierende Behandlung die zunehmende Resistenzentwicklung hinausgezögert
werden (HONETZ u. KEIBL, 1967). Die zytostatische Behandlung erfordert selbstverständlich regelmäßige Blutbildkontrollen, wobei anfänglich jeden zweiten Tag, dann zweimal wöchentlich und später alle 14
Tage bis 4 Wochen die Leukozyten zu bestimmen sind. In etwas größeren
Abständen müssen regelmäßig auch die Thrombozyten und das rote Blutbild kontrolliert werden, wobei je nach Toxizität der Präparate auch
andere zusätzliche Untersuchungen angezeigt sind. Insbesondere wird
auf den erhöhten Harnsäureanfall durch vermehrten Zelluntergang zu
achten sein.

Für die Behandlung des finalen Myeloblastenschubes sind die meisten
der angeführten Präparate ungeeignet. Die Behandlung ist dann nach
den bei der akuten Leukämie üblichen Richtlinien durchzuführen, wobei
im Gegensatz zur chronischen Myelose auch die Anwendung hoher Dosen
von Prednisolon angezeigt ist (s. Kapitel: Therapie der akuten Leukosen).

Strahlentherapie: Als gängigste und vorteilhafteste Methode wird
heute die perkutane Milzbestrahlung angesehen. Sie wird von SCHOEN
(1972) als die radiotherapeutische Methode der Wahl bezeichnet. Damit
lassen sich bei vorher nicht behandelten Patienten in 95% der Fälle
Remissionen erzielen, wobei die Remissionsquote bei einer zweiten
bzw. dritten Behandlungsserie auf 77 bzw. 57% absinkt (MUSSHOF, 1968;
SCHOEN u. BAUER, 1968). Die Dauer der Erstremission wird nach Erstbestrahlung von den genannten Autoren mit 5,8 - 7,5 Monaten angegeben.
Die moderne Megavolttherapie erlaubt eine gleichmäßige Bestrahlung
der Milz, wobei die Einzeldosen zwischen 25 und 5o rd gelegen sind.
Im allgemeinen wird mit einer Seriendosis von 28o ± 75 rd, innerhalb
von 17 - 41 Tagen appliziert, das Auslangen gefunden (SCHOEN u. BAUER,
1968). Die zur Erzielung einer Remission erforderliche Strahlendosis
wird aber auch von der Höhe der Blutleukozytenzahl und den bereits
vorangegangenen Therapiemaßnahmen abhängen. Sie nimmt mit steigender
Leukozytenzahl, aber auch mit der Zahl der vorangegangenen zytostatischen und radiologischen Maßnahmen zu. Die ausgezeichnete Wirkung
einer Milzbestrahlung, die sich nicht nur in einer Verkleinerung des
Milztumors, sondern auch in einer Abnahme der Blutleukozytenzahl und
der leukämischen Veränderungen in fern vom Bestrahlungsfeld liegenden
Organen sowie einer Besserung des roten Blutbildes zeigt, ist noch
nicht hinlänglich geklärt. Während eine Reihe von Untersuchern die
Wirkung allein mit dem bei der chronischen myeloischen Leukämie bekannt guten Austausch leukämischer Zellen zwischen Knochenmark, Milz

und Blut erklären (ELLINGER, 1954; GALBRAITH, 1967; TUBIANA, 1967 a,
b), wird von anderen Autoren auch eine humorale Fernwirkung angenommen (BAUER u. VOGT, 1942; HARTWEG, 1964; SCHOEN, 1964). Von weiteren
strahlentherapeutischen Methoden sind noch die Ganzkörperbestrahlung,
die intravenöse Applikation von radioaktivem, kolloidalem Gold (HÖFER
et al., 1963) und die intravenöse Verabreichung von radioaktivem
Phosphor- ^{32}P zu erwähnen. Demgegenüber hat die extrakorporale Blutbestrahlung bei der chronischen myeloischen Leukämie, im Gegensatz
zur chronischen lymphatischen Leukämie, zu keinen überzeugenden Behandlungsresultaten geführt (CRONKITE, 1967; SCHITTER et al., 1966).

Weitere therapeutische Maßnahmen

Von einer Milzextirpation ist kein Einfluß auf den weiteren Krankheitsverlauf der Patienten zu erwarten, so daß diese als Behandlungs-
maßnahme nicht in Frage kommt. Auch die Behandlung mit Nebennieren-
rindensteroiden ist mit Ausnahme der Myeloblastenkrise nicht indiziert.
Bei beiden Maßnahmen wurde eine ungünstige Beeinflussung des Krankheitsbildes mit einer Zunahme der unreifen Zellen beschrieben (BIER-
MAN, 1967; STRUMIA et al., 1966).

Eine unangenehme Komplikation stellt das Auftreten eines Priapismus
dar, der sich zwar mit Abfall der Leukozytenzahl auch spontan wieder
zurückbilden kann, meist aber einer intensiven Behandlung bedarf.
Neben Bestrahlungen des Sakralmarkes (CABANIS u. BERG, 1958), einer
epiduralen Anästhesie und einer massiven Sedierung wird vor allem
eine fibrinolytische Therapie, evtl. auch Heparin, indiziert sein
(KING et al., 1964; LAUSCHKE u. BOLKENIUS, 197o; MARX et al., 1967).
Die chirurgische Intervention wird erst bei Scheitern der genannten
Behandlungsversuche in Betracht gezogen werden müssen. Über weitere
symptomatische Behandlungsmaßnahmen s. Kapitel "Therapie der akuten
Leukosen".

Behandlungsaussichten

Die durchschnittliche Überlebenszeit von Kranken mit chronischer
myeloischer Leukämie schwankt in einem relativ weiten Bereich und
liegt heute nach Angaben verschiedener Arbeitsgruppen im Durchschnitt
zwischen 3o und 4o Monaten (BOUSSER et al., 1967; HÖFER et al., 1963;
SCHIFFER et al., 1966; SCHOEN u. BAUER, 1968). In Ausnahmefällen sind
aber auch lange Verlaufsformen von über 1o - 2o Jahren bekannt geworden. Wenn auch eine deutliche Verbesserung der Lebenserwartung
seit Einführung der Radiotherapie und der zytostatischen Therapie
nicht mit Sicherheit bewiesen werden konnte, läßt sich daran wohl
kaum zweifeln. Sicherlich werden bei solchen Vergleichen auch immer
die besseren Möglichkeiten der Behandlung der Sekundärkomplikation
mitberücksichtigt werden müssen. Neben der Verlängerung der Lebensdauer kommt aber der Tatsache ebenso große Bedeutung zu, daß die
Krankheit für die Patienten erträglicher geworden ist und daß diese
damit auch länger in einem arbeitsfähigen Zustand erhalten werden
können.

180

Literatur

ATHENS, J.W., RAAB, S.O., HAAB, P.O., BOGGS, D.R., ASHENBRUCHER, H., CARTWRIGHT, G.E., WINTROBE, M.M.: Leukokinetic studies. Blood granulocyte kinetics in chronic myelocytic leukemia. J. clin. Invest. 44, 765 (1965).

BAUER, R., VOGT, A.: Ergebnisse und Probleme der Leukämiebehandlung, bearbeitet an einem Krankengut von 4o Jahren. Erg. inn. Med. Kinderheilk. 61, 586 (1942).

BERGSAGEL, D.E.: The chronic leukemias: A review of disease manifestations and the aims of therapy. Canad. med. Ass. J. 96, 1616 (1967).

BERENBAUM, M.C.: Dose response curves for agents that impair cell reproductive integrity. II. The relation of dose response curves to the design of selective regimens in cancer chemotherapy. J. Brit. Cancer 23, 434 (1969).

BIERMAN, H.R.: The leukemias - proliferative or accumulative? Blood 3o, 238 (1967).

BÖHNEL, J., STACHER, A.: Zur Wirkung eines neuen Cytostatikums (Myelobromol) bei chronischen myeloischen Leukämien. Wien. med. Wschr. 117, 535 (1967).

BOUSSER, J., BILSKI-PASQUIER, G., BLANC, O.: Vergleichende Untersuchungen zur Behandlung der chronischen myeloischen Leukämie mit Röntgenstrahlen und Myleran. In: Deutscher Röntgenkongress 1966, Teil B, Strahlenbehandlung und Strahlenbiologie, Sonderband 64 zur Strahlentherapie. München-Berlin-Wien: Urban und Schwarzenberg 1967.

CABANIS, R.W., BERG, H.: Durch Röntgenbestrahlung behobener leukämischer Priapismus. Strahlentherapie 1o7, 137 (1958).

CRONKITE, E.P.: Extracorporal irradiation of the blood on lymphocytes in treatment of leukemia and of immunosuppression. Ann. intern. Med. 67, 415 (1967).

CSOMOR, G.: Experiences with Myelobromol (DBM) in chronic myelocytic leukemia. Gyógyszerészet 16, 261 (1965).

ECKHART,S.: Chronische myeloische Leukämie und die Behandlung mit Dibrommannitol. In: Verh. 5. Int. Kongr. Chemotherapie, Wien 1967, Band 3, S. 259. Wien: Verl. Wien. Med. Akad. 1967.

ECKHART,S., SELLEI, C., HORVATH, P., INSTITORIS, L.: The effect of 1 : 6-dibromo-1 : 6-didesoxy-D-mannitol (DBM) on chronic granulocytic leukämia. Cancer Chemother. Rep. 33, 57 (1963).

ELLINGER, F.: Effect of cell free aequevus extracts from normal and irradiated spleens on X-ray induced mortality in mice. Radiol. clin. (Basel) 23, 229 (1954).

FLEISCHHACKER, H.: Moderne Grundlagen der Leukämiebehandlung. Wien. med. Wschr. 114, 87 (1964).

GALBRAITH, P.R.: The mechanism of action of splenic irradiation in chronic myelogenous leukemia. Canad. med. Ass. J. 96, 1636 (1967).

GALTON, D.A.G.: Chemotherapy of chronic leukemia. Sem. Hemat. 6, 323 (1969).

GERHARTZ, H.: Die Behandlung der Myelozytenleukämie mit Dibrommannitol. Klin. Wschr. 46, 476 (1968).

DE GROUCHY, J., NAVA, C., BILSKI-PASQUIER, G.: Analyse chromosomique d'une evolution clonale dans une leucemie myeloide. Nouv. Rev. franç. Hémat. 5, 569 (1965).

GUNZ, F.W., CAMPBELL, A.J., GOLDSTEIN, A.M.: The treatment of chronic leukemia. N. Z. med. J. 6o, 411 (1961).

HAMMOUDA, F., QUAGLINO, D., HAYHOE, F.G.J.: Blastic crisis in chronic granulocytic leukemia. Cytochemical, cytogenetic and autoradiographic studies in four cases. Brit. med. J. 1964 I, 1275.

HARTWEG, H.: Fernwirkungen ionisierender Strahlen auf das hämatopoetische System. In: Deutscher Röntgenkongress 1963, Teil B, S. 49, Sonderband 55 zur Strahlentherapie. München-Berlin-Wien: Urban und Schwarzenberg 1964.

HÖFER, R., MANNHEIMER, E., REIMER, E.E., VETTER, H.: Therapie der chronischen myeloischen Leukämie mit kolloidalem Radiogold (198 Au). In: Radioisotope in der Hämatologie, S. 347. Stuttgart: Schattauer 1963.

HONETZ, N., KEIBL., E.: Kombinierte und alternierende Therapie bei chronischen Leukämien. In: Kongressberichte des 5. Int. Kongr. Chemotherapie, Wien 1967, S. 121. Wien: Verlag der Wien. Med. Akad. 1967.

HUNSTEIN, W., HARWERT, H.G., RAJU, S.: Bioptische Untersuchungen zur Frage der therapiebedingten Knochenmarkfibrose bei der chronischen myeloischen Leukämie. Med. Klin. $\underline{60}$, 991 (1965).

KING, L.M., McCUNE, D.P., Jr., HARRIS, J.J., BUCK, R.L.: Fibrolysin therapy for thrombosis of priapismus. J. Urol. (Baltimore) $\underline{92}$, 692 (1964).

LAUSCHKE, W., BOLKENIUS, M.: Priapismus im Kindesalter. Dtsch. med. Wschr. $\underline{95}$, 2272 (197o).

LAWLOR, S.D., GALTON, D.A.G.: Chromosome changes in the terminal stages of chronic granulocytic leukemia. Acta med. scand. Suppl. $\underline{179}$, 312 (1966).

MARTIN, H., FISCHER, M., SCHUBERT, J.C.F.: Die Chemotherapie der chronischen Leukosen. In: Leukämie (GROSS, R., VAN DE LOO, J., Hrsg.) Berlin-Heidelberg-New York: Springer 1972.

MARX, R., SCHMIEDT, E., AVENHAUS, H., MARX, F., KOLLE, P.: Zur antithrombotischen-thrombolytischen Differentialdiagnose des Priapismus. Münch. med. Wschr. $\underline{1o9}$, 1414 (1967).

Medical research council's working party for therapeutic trials in leukemia: Chronic granulocytic leukemia: comparison of radiotherapy and Busulfan therapy. Brit. med. J. $\underline{1968\ I}$, 2o1.

MORLEY, A.A., BAIKI, A.G., GALTON, D.A.G.: Cyclic leucocytosis as evidence for retention of normal omoeostatic control in chronic granulocytic leukemia. Lancet $\underline{1967\ II}$, 132o.

MUSSHOF, K.: Die Strahlentherapie der Leukosen. Internist (Berl.) $\underline{9}$, 484 (1968).

MUSSHOF, K., BOUTIS, L., OBRECHT, P., KARSCH, T.: Die Lebenserwartung der chronischen myeloischen Leukämie in Abhängigkeit von individuellen und krankheitsspezifischen Faktoren und der Therapie. Freiburger Ergebnisse 1947-1966. Klin. Wschr. $\underline{47}$, 179 (1969).

OBRECHT, P.: Die Lebenserwartung Hämoblastosekranker. In: Strahlenbehandlung und Strahlenbiologie, Sonderband 64. Deutscher Röntgenkongress 1966. München: Urban und Schwarzenberg 1967.

OHMER, J., GABREIL, B., BOVE, J.: Zur Behandlung der chronischen myeloischen Leukämie. In: Deutscher Röntgenkongress 1966, Teil B. S. 276. München: Urban und Schwarzenberg 1967.

OLINER, H., SCHWARTZ, R., RUBIO, F., Jr., DAMESHEK, W.: Interstitial pulmonary firbrosis following Busulfan therapy. Amer. J. Med. $\underline{31}$, 134 (1961).

PETRANYI, G., BOBORY, J.: Die Behandlung von chronischen myeloiden Leukämien mit Myelobromol. Ther. hung. $\underline{14}$, 1 (1966).

REIMER, E.E.: Die Therapie der chronischen myeloischen Leukämie. In: Chemo- und Immunotherapie der Leukosen und malignen Lymphome. (STACHER, A., Hrsg.). Wien: Bohmann 1969.

SCHIFFER, L.M., ATKINS, H.L., CHANANA, A.D., CRONKITE, E.P., GRENNBERG, M.L., JOHNSON, H.A., ROBERTSON, J.S., STRYCKMANS, P.A.: Extracorporeal irradiation of the blood in humans: effect upon erythrocyte survival. Blood $\underline{27}$, 831 (1966).

SCHOEN, D.: Über das Verhalten der Knochenmarkfunktion nach Milzbestrahlung bei chronischer myeloischer Leukämie. Fortschr. Röntgenstr. $\underline{1oo}$, 254 (1964).

SCHOEN, H.D.: Strahlentherapie der chronischen Leukosen. In: Leukämie (GROSS, R., VAN DE LOO, J., Hrsg.) Berlin-Heidelberg-New York: Springer 1972.
SCHOEN, D., BAUER, R.: Ergebnisse mit der Milzbestrahlung bei 175 Fällen mit chronischer myeloischer Leukämie. Strahlentherapie 135, 1 (1968).
STRUMIA, M.M., STRUMIA, P.V., BASSERT, D.: Splenectomy in leukemia: Hematologic and clinical effects on 34 patients and review of 299 published cases. Cancer Res. 26, 519 (1966).
TUBIANA, M.: Radiobiologische Grundlagen der Strahlentherapie. In: Deutscher Röntgenkongress 1966, Teil B., Strahlenbehandlung und Strahlenbiologie. Sonderband 64 zur Strahlentherapie. München-Berlin-Wien: Urban und Schwarzenberg 1967a.
TUBIANA, M.: Diskussion. In: Effects of ionizing radiation on the hematopoietic tissue. P. 82. Wien: Int. Atomic Energy Agency 1967b.
WEATHERALL, D.J., GALTON, D.A.G., KAY, H.E.M.: Letter to editor. Brit. med. J. 1969 I, 638.

Die Strahlenbehandlung maligner Lymphome

G. ALTH

In Österreich sterben im Jahr durchschnittlich 35o Menschen an malignen Lymphomen, davon 15o an Morbus Hodgkin und mehr als die Hälfte
an lymphoretikulären Sarkomen. Insgesamt werden 4,5 an dieser Krankheit Gestorbene auf 1oo.ooo Lebende ermittelt (Bericht über das Gesundheitswesen in Österreich, 197o).

Die Diagnosestellung erfolgt meist zu spät, und die Stadienzuteilung
wird nicht selten unterwertig durchgeführt.

SENN und andere (1972) konnten mit Lymphoangiographie, Knochenmarks-
und Leberbiopsie nachweisen, daß von 1oo Patienten mit Morbus Hodgkin
15 Fälle (15%) und bei an lymphoretikulärem Sarkom Erkrankten 45% aus
den Stadien II und III in das extralymphatische generalisierte Stadium
IV umverteilt werden mußten (GÜLLER et al., 1972). Analoge Berichte
über eine Umschichtung der Stadienzugehörigkeit zum Schlechteren bei
routinemäßig vorgenommener Laparaskopie liegen von BECK u. DISCHLER
(1972) vor.

In großen Zügen gelten für das Lymphogranulom, das Lymphosarkom und
das Retikulosarkom (Tabelle 1 gibt eine Übersicht der pathologisch-
histologischen Aufgliederung der unter dem Sammelbegriff "maligne
Lymphome" subsummierten Erscheinungsbilder) die gleichen therapeutischen Richtlinien, wenngleich das Bild beim Lymphosarkom bedeutend
vielfältiger hinsichtlich der Strahlensensibilität, der Ausbreitungs-
tendenz wie auch der Rezidivrate und Remissionsdauer ist.

Die Behandlung maligner Lymphome steht nach wie vor unter der Domäne
der Strahlentherapie. Keine andere Therapieart oder -form ermöglicht
in annähernd idealer Weise eine regionäre oder multilokuläre Tumorvernichtung.

Das therapeutische Vorgehen

1. Therapieplanung auf lange Sicht mit Erstellung eines interdisziplinären Behandlungsschemas in Abhängigkeit vom Stadium, der klinischen
Verlaufsform und somit der immunologischen Abwehrlage und der patho-
histologischen Gruppenzugehörigkeit.

2. Behandlung und Kontrolle der Patienten an Schwerpunktstationen.
Nach Erstellung des Therapieplanes haben Internisten, Onkologen und
Radiotherapeuten entsprechend dem jeweiligen Zustand des Patienten
eine intermittierende, alternierende oder kombinierte radiointerni-
stische Therapie im Sinne einer kontinuierlichen Patientenführung
vorzunehmen. Besonderes Augenmerk ist auf die Kontrolluntersuchung
zur Erfassung von Rezidiven zu richten.

Tabelle 1. Prognostische Deutung des Krankheitsverlaufes auf Grund des pathologisch-histologischen Bildes der malignen Lymphome mit besonderer Berücksichtigung des Lymphogranuloms

Histologie zur Klinik

gut   Prognose   schlecht

JACKSON u. PARKER (1947)

Paragranulom   M. Hodgkin   Hodgkinsarkom

LENNERT (1952)

Lymphozyten × Epitheloidzellen : Retikulumzellen × Hodgkinzellen

LUKES, CRAVER, RAPPAPORT u. RUBIN (Rye/New York, 1965)

1		2	3	4
L.- und H.-Typ (Paragranumom)	nodulär diffus	Noduläre Sklerose	Mischtyp bunte Zytologie (u. lymphozytenreiche Lymphogranulomatose)	Diffuse Fibrose retikulärer Typ, retikulumzellreich (Hodgkinsarkom)

LENNERT u. MOHRI (Wien, 1972)

Kleinzellige Lymphome
lymphozytisches Lymphosarkom,
chronische lymphatische
Leukämie,
follikuläre Lymphome

Großzellige Lymphome
sog. Retikulosarkom,
lymphoblastisches Lymphosarkom

3. <u>Dokumentation und EDV</u> müssen zur prognostischen Beurteilung der
Erkrankung, statistischen Auswertung der Behandlungsergebnisse und
den sich daraus ableitenden onkologischen Behandlungsgrundsätzen zum
Einsatz gebracht werden. Die computerisierte Patienteneinberufung für
den Ambulanzbetrieb trägt wesentlich zur Früherkennung von Rezidiven
bei.

Der weitgespannte Rahmen des vorliegenden Themas zwingt aus räumlichen
Gründen zu einer Einschränkung der Ausführungen. So soll vor allem die
häufigste Form der malignen Lymphome, der Morbus Hodgkin, eingehender
abgehandelt werden.

Die Therapie des Morbus Hodgkin steht und fällt mit einer exakten Diagnosestellung und Stadieneinteilung. Bei den technischen Untersuchungs-
vorgängen der Tumorsuche wäre folgende Reihe einzuhalten:

1. Manuelle Palpation mit Beachtung der typischen Kriterien,

2. Chirurgische Exploration mit lokaler und erweiterter Biopsie, d.h.:
Knochenmarks- und Leberbiopsie, Laparoskopie, Laparotomie mit Splenektomie. So wies FISCHER (1971) nach, daß alle Milzen mit einem Gewicht von mehr als 4oo g einen histologisch gesicherten Hodgkin-Befall
aufwiesen, während bei solchen unter 4oo g in 42% Hodgkin-Granulome
nachweisbar waren.

3. Röntgendiagnostische Nativ- und Kontrastmitteluntersuchungen. Mit
Hilfe der Lymphangioadenographie können wertvolle Aufschlüsse über
den Befall des retroperitonealen Lymphgebietes gewonnen werden. Nach
THURN (1968) und BELTZ (1972) kann mit einer Befallsquote von 2o - 25%
im Retroperitonealraum beim sog. Stadium I, z.B. der zervikalen Lymph-
knoten, gerechnet werden! Ca. 8o% aller zur Behandlung kommenden
Lymphogranulomfälle zeigen angiographisch einen positiven Befund im
Retroperitoneum.

4. Ultraschalltomographie. Diese stellt ein risikoloses, unblutiges
und rasches Verfahren dar, welches in den Händen Erfahrener zu einem
unentbehrlichen Hilfsmittel wird. Die Lokalisation von Lymphknotentumoren im oberen Retroperitonealraum, im Bereich der Porta hepatis
und im Nierenstiel, die Größen- und Dichtebestimmung solcher Weich-
teiltumoren, welche einer Lymphangiographie nur schwer zugänglich
sind, stellen den besonderen Anwendungsbereich dieser Methode immer
stärker in den Vordergrund (KRATOCHWIL, 1969), Abb. 1.

5. Nuklearmedizinische Erfassung der Milz und des Retroperitoneums.
Die Lymphoszintigraphie ist bei der endolymphatischen Tumorsuche
(SAUER et al., 1969) der Lymphographie an Aussagewert deutlich unter-
legen. Die Szintigraphie gibt lediglich über die Abflußverhältnisse
Auskunft. Die endolymphatische Applikation von Nukliden und deren
Verteilung in den Lymphknoten, welche mit der Gammakamera beobachtet
werden, dürften eine Bereicherung in der Lymphknoten-Diagnostik bringen. Der Milzszintigraphie kommt bei der Stadieneinteilung eine besondere Bedeutung zu. FISCHER (1969) konnte z.B. nachweisen, daß bei
einem Krankengut von 4.ooo Patienten, deren Milz ein szintigraphisch
ermitteltes Gewicht von 45o - 6oo g hatte, nur in 5o% der Fälle ein
positiver Palpationsbefund vorlag (FISCHER, 197o).

6. Kompletter morphologischer und chemischer Blutstatus unter Miteinbeziehung immunologischer Untersuchungsmethoden wie z.B. der Makro-
phagen-Migrationshemmtest oder der Lymphozytentransformationstest.
Auf die Aktivitätszeichen wie Senkung, α_2-Globuline, alkalische Leukozytenphosphatase etc. ist besonders zu achten.

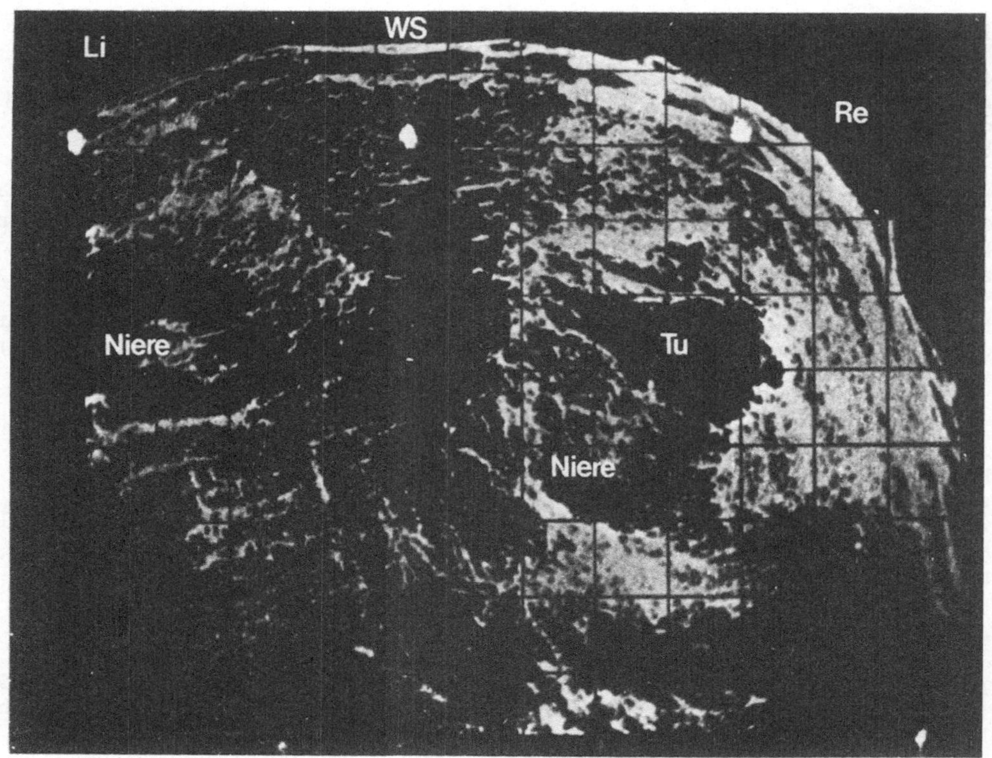

Abb. 1. Ultraschalltomogramm. Querschnitt in Höhe von L II. Die linke
Niere wird von einem lymphangiographisch nicht nachweisbaren Lymph-
knotentumor nach ventrokaudal verdrängt, St.p. endolymphatischer
Radiotherapie und Rezidiv im Retroperitoneum (fec. Prof. Dr. A.
KRATOCHWIL)

Bei Beachtung der geschilderten Kriterien darf die Diagnose eines
Stadiums I oder II bei einem an einem malignen Lymphom erkrankten
Patienten als Seltenheit angesprochen werden. Der technische Fortschritt und die stetige Verfeinerung der angewandten Untersuchungsmethoden haben zu einer Umgruppierung des Krankengutes geführt, wobei
durch diese Selektion die Überlebensraten der Gruppen mit Stadium I
und II zwangsweise steigen werden. Wie später noch gezeigt wird, sind
andere Parameter für die Überlebenszeit wie z.B. das histologische
Bild, die klinische Verlaufsform, das Geschlecht und das Alter von
besonderer Bedeutung.

Die Stadieneinteilung

Die klinische Stadieneinteilung erfolgt sei dem Internationalen Lym-
phogranulomatose-Symposium der Amerikanischen Krebsgesellschaft und
des Nationalen Krebs-Institutes in Rye, New York, September 1965, in
einer vierwertigen Verschlüsselung. Entsprechend der Befallsausdehnung
kennen wir ein Stadium I - IV. Als wichtig erscheint die Tatsache,

Tabelle 2. Stadieneinteilung der Lymphogranulomatose

Ausbreitungs-stadium	Ausdehnung des Befalls	Klinische Form[a]
I	eine Lymphknotengruppe	A B
II	zwei oder mehr Lymphknotengruppen auf der gleichen Seite des Zwerchfells	A B
III	Lymphknotengruppen oder- und unterhalb des Zwerchfells, einschließlich Milz	A B
IV	Organbefall: Knochen, Lunge, Magen–Darm, Nieren oder irgendein anderes Organ, ausschließlich Milz	

[a]Klinische Form A: ohne Symptomatik einer Allgemeinerkrankung
 Klinische Form B: mit Symptomatik einer Allgemeinerkrankung

daß die klinische Form der Erkrankung, d.h. mit oder ohne Symptomatik einer Allgemeinerkrankung, in der Gruppeneinteilung vorhanden ist (Tabelle 2). Für die letztlich regionär beschränkte Radiotherapie ist die Dokumentation, ob ein benachbarter lokalisierter Organbefall vorliegt oder nicht, zum zwischenklinischen Erfahrungsaustausch von besonderer Wichtigkeit. Bei dem Freiburger Arbeitskreis um MUSSHOFF, LÖHR und BOUTIS wurde diesem Umstand einer laufenden numerischen Nomenklatur von 1 – 14 Rechnung getragen (MUSSHOFF et al., 1967). Wie aus Tabelle 2 zu ersehen ist, wird für das Stadium I der Befall einer oder zwei benachbarter Lymphknotenregionen auf einer Seite des Zwerchfells angeführt. MUSSHOFF u. BOUTIS (1969) schlagen für die Lösung dieses Problems die Unterteilung in ein Stadium I/1 und I/2 entsprechend der regionären Ausbreitung vor. MUSSHOFF, RENEMANN, BOUTIS u. AFKHAM konnten 1968 nachweisen, daß die Form des Organbefalls, per continuitatem oder per disseminationem einen entscheidenden Einfluß auf die Überlebensrate ausübt (MUSSHOFF et al., 1968). So beträgt die 5-Jahres-Überlebensrate strahlenbehandelter Fälle im Stadium IV per continuitatem 58% und im Stadium IV per disseminationem nur 3%! Der lokal begrenzte Organbefall durch Invasion benachbarter Lymphknotentumoren kann durch die Strahlentherapie erfolgreich bekämpft werden. Als Beispiel hierfür möge das Übergangsinfiltrat der Lunge, der sog. Hodgkinwirbel und andere auf das Skelett übergreifende Lymphome angeführt werden.

Das pathologisch-histologische Bild und die Prognose

JACKSON u. PARKER erbrachten zum ersten Mal eindeutig den Nachweis, daß charakteristische histologische Bilder mit dem klinischen Ablauf maligner Lymphome in Einklang zu bringen sind. Zwischen dem als relativ gutartig bekannten Paragranulom und dem oft foudroyant zum Tod führenden Hodgkinsarkom differenzierten sie das klassische Bild des Morbus Hodgkin ab (JACKSON u. PARKER, 1947). LUKES, BUTLER u. HICKS (LUKES et al., 1966) lösten die bis dato geltende Dreiteilung von JACKSON u. PARKER durch eine neue Klassifikation des Morbus Hodgkin in 6 verschiedene Typen histologischen Aufbaues ab. Es gelang in der Folge, auf Grund des histologischen Befundes eine Prognostizierung des Krankheitsverlaufes vorzunehmen. In Rye wurde 1966 eine Vereinfachung der 6-Teilung auf 4 prognostizierbare Erscheinungsbilder durchgeführt (LUKES et al., 1966), s. Tabelle 3.

Tabelle 3. Übersicht der zytologischen Einordnung primär befallener Lymphome unter Berücksichtigung immunbiologischer Aspekte

	Ausreifung	Atypie
	Ordnung ⎱ der Zellstruktur	Monotonie ⎱ der Zellpopulation

Benigne

Irreversible und progressive oder autonome Hyperplasie (LENNERT, 1967)

Retikulose (ROBB-SMITH, 1947)

Maligne Tumoren = Sarkome des lymphoretikulären Gewebes

Angiofollikuläre Hyperplasie (CASTLEMANN, IVERSON, MENENDEZ, 1956)

Lymphogranulom (Neoplasie des thymusabhängigen Zellsystems?)

(Neoplasien des B-Zellsystems?)

M. Brill-Symmers (Germinoblastom) (follikuläres Lymphom) chronische lymphatische Leukämie (C.L.L.) chronische myeloische Leukämie

Lymphosarkom
a) kleinzellig = lymphozytisch
b) großzellig = lymphoblastisch (= paraleikoblastisch)

Burkitt-Tumor

Retikulosarkom (?)

Hodgkinsarkom (?)

LENNERT erstellte bereits 1952 einen Prognoseschlüssel, wobei eine hohe Zahl von Lymphozyten und Epitheloidzellen mit einer guten Prognose behaftet waren im Gegensatz zu dem reichlichen Vorhandensein von Retikulumzellen und Hodgkinzellen.

$$\text{Prognose:} \quad \frac{\text{Lymphozyten} \times \text{Epitheloidzellen}}{\text{Retikulumzellen} \times \text{Hodgkinzellen}} \quad \text{nach LENNERT}$$

$$\text{Prognose:} \quad \frac{\text{nodulär sklerosierend}}{\text{diffus sklerosierend}} \quad \text{nach LUKES et al.}$$

Aus dem Untersuchungsgut des norddeutschen Lymphknotenregisters ist zu entnehmen, daß die vorwiegend kleinzelligen malignen Lymphome eine längere mittlere Lebenserwartung aufweisen (MOHRI, 1972).

Somit unterscheiden sich die relativ kleinzelligen Lymphome: lymphozytisches Lymphosarkom, chronische lymphatische Leukämie und follikuläres Lymphom durch ihre wesentlich höhere Überlebenszeit von dem großzelligen Retikulosarkom und dem lymphoblastischen Lymphosarkom.

Aus kasuistischen Gründen soll noch auf die epitheloidzellige Lymphogranulomatose (LENNERT u. MESTDACH, 1968) und auf die sogenannte Lymphogranulomatosis X, auch Hodgkinoid genannt (DORFMANN et al., 1971) hingewiesen werden.

Immunologische Aspekte der malignen Lymphome

Malignität und Immunität stehen zueinander in einem kausalen Zusammenhang. Die histologische Klassifizierung wird in Zukunft unter immunologischen Aspekten erfolgen. STEIN, KAISERLING u. LENNERT (1972) konnten durch Immunglobulinbestimmungen nachweisen, daß die lichtmikroskopische Diagnose "Retikulosarkom" einer Revision bedarf und der M. Waldenström als eine eigene morphologische Krankheitsklasse nicht mehr gehalten werden kann. Sieht der Pathologe manche histologischen Erscheinungsbilder als immunreaktive organ- bzw. systemgebundene Veränderungen, den M. Hodgkin als Neoplasie des thymusabhängigen und die übrigen malignen Lymphome dem B-Zellensystem zugehörig an, so ergeben die molekularbiologischen Untersuchungen von TREPEL u. FLIEDNER (TREPEL et al., 1972) den Schluß, daß die Lymphogranulomatose als atypische Immunreaktion mit fließendem Übergang zur Tumorzellproliferation, die lymphoretikulären Sarkome als maligne Tumoren und die chronische lymphatische Leukämie als irreversible Systemhyperplasie gewertet werden können. Für den Strahlentherapeuten ist vor allem die immunologische Ausgangslage des Patienten vor Behandlungsbeginn von besonderer Bedeutung. Die Erhebung eines Immunstatus vor, während und nach der Behandlung muß geplant werden: komplette Analyse des Blutstatus, EW-Spektrum mit qualitativer und quantitativer Immunglobulinbestimmung, Lymphozytentransformationsrate gegen verschiedene Antigene in Abhängigkeit von Krankheitsphase und Therapieform, Lymphozytenmigrations-Inhibitionstest. Tumorantigene werden beim Burkitt-Lymphom und der Lymphogranulomatose beschrieben (TREPEL, 1973a). Die zelluläre Immunität ist erstaunlicherweise beim Burkitt-Lymphom, dem Retikulo- und Lymphosarkom wenig gestört im Gegensatz zur Lymphogranulomatose, bei welcher allerdings eine relativ ungestörte Antikörperbildung nachweisbar ist (TREPEL, 1973b). Bei der CLL sind beide oben genannten Systeme defekt. Schlußfolgerungen aus diesen jüngsten Erkenntnissen werden zu ziehen sein.

Tumorzellkinetik und Strahlentherapie

TERASIMA u. TOLMACH gelang 1961 an He-La-Zellen der Nachweis einer zellzyklusabhängigen Strahlenempfindlichkeit. Menschliche Zellen weisen während der späten G_1-, der frühen S- und der späten G_2-Phase die höchste Strahlensensibilität auf. Das asynchrone Zellteilungsmuster eines Tumors bestrahlungsgerecht zu "timen", würde eine beträchtliche Dosiseinsparung mit sich bringen. NITZE, GANZER u. VOSTEEN konnten 1972 über die Strahlentherapie nach Tumorteilsynchronisierung an einem Krankengut von über 5o Patienten berichten, nach *in vivo*-Synchronisation mit 5-Fluoruracil-Langzeitinfusion. RAJEWSKY (197o) und KLEIN et al. (1971) zeigten, wie auch NITZE et al. (1972) ein zellphasenspezifisches Timing der Zytostatikagabe. Derselbe Arbeitskreis konnte eine mittlere Generationszeit von 24 - 59 Std, d.h. eine relativ rasche Proliferationskinetik lymphoretikulärer Tumoren einschließlich der Lymphogranulomatose unter Beweis stellen. Einige Untersuchungen haben ergeben, daß Langzeitmoulagen, welche mit Radium chargiert werden (Abb. 2) und eine protrahierte Bestrahlung mit einer Liegedauer von 5o - 1oo Std aufweisen, Dosisleistung 7 - 1o rd/Std, unter Umgehung einer allgemeinen zytostatisch bedingten Immunodepression eine regionäre Tumorzellsynchronisation ermöglichen. Die Verwendung eines Impulscytophotometers dient der Information über die Zellkinetik (ALTH et al., 1972).

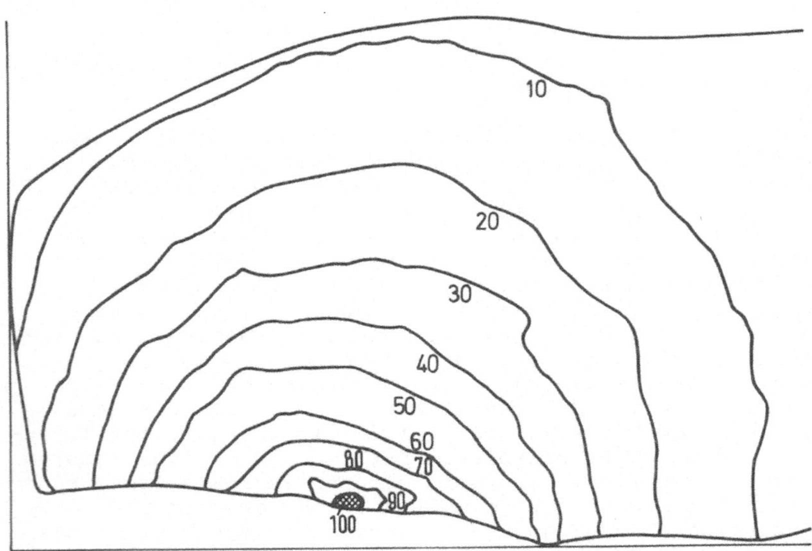

Abb. 2. Isodosenverlauf einer Teleradiummoulage im Supraklavikular- und Subklaviabereich zur radiologischen Synchronisierung eines Lymphknotentumors

Zur Strahlenbiologie

Nach KAPLAN (1966) muß die Herddosis bei der Hochenergietherapie 4.ooo rd betragen. Die regionale Rezidivquote steht in linearer Beziehung zu der verabreichten Dosis (KAPLAN, 1966, Abb. 3). MUSSHOFF et al. wiesen 1964 bei der oben angegebenen Dosis eine optimale Zer-

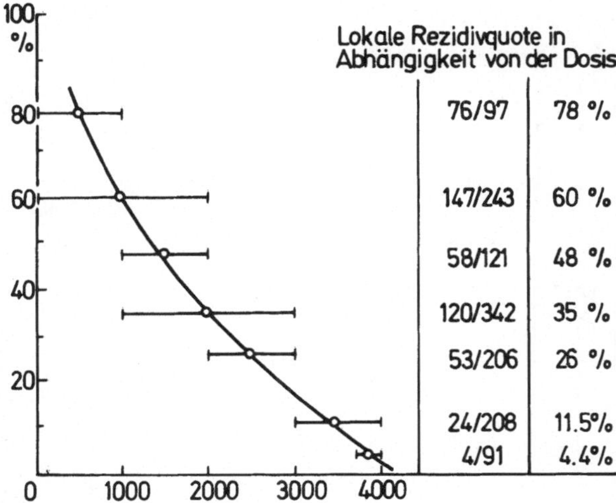

Abb. 3. Beziehung der gegebenen Strahlendosis zu dem Auftreten ört-
licher Rezidive nach KAPLAN. Die Rezidivrate beim Morbus Hodgkin
steht in Beziehung zu der verabreichten Bestrahlungsdosis

störung von 96 - 1oo% der vorliegenden malignen Lymphome nach. Dieser
Effekt kann von keiner chemotherapeutischen Anwendungsart erreicht
werden.

Auf Grund der besseren Verträglichkeit, der günstigen räumlichen
Dosisverteilung ultraharter Strahlen nach der Tiefe und der Seite
eines Strahlenkegels hat sich die Megavolttherapie bei den malignen
Lymphomen als Standardtherapie erwiesen (KAPLAN, 1966; Abb. 4).

Die zeitliche Dosisverteilung erfolgt in der üblichen Fraktionierung,
wobei eine wöchentliche Herddosis von 1.ooo rd angestrebt und innerhalb von vier Wochen regionär eine Sättigung auf 4.ooo rd erreicht
werden soll. FRIEDMAN et al. (1967) zeigten, daß durch Variation der
Dosis-Zeitrelation gleichwertige Erfolge erzielt werden können.

Nicht unerwähnt darf eine vergessene und nach den heutigen molekularbiologischen Gesichtspunkten als hochmodern anzusprechende protrahierte
Radiotherapie, eine Moulagentherapie mit Radium (Bremsstrahlenenergie
bis 2 MeV) gelassen werden. Mit Hilfe dieser in einen Zellzyklus ein-
greifenden Therapie-Liegedauer von Großmoulagen bis 12 Std und ebenso
langen Pausen bei einer Dosisleistung von ca. 15 rd/Std/cm^2 - gelang
es, bei fünf Fällen eine Überlebenszeit von über 1o und bei einem Fall
von 23 Jahren zu erreichen. Die erste derartige Behandlung wurde 1936
an der Abteilung für Strahlentherapie des Krankenhauses Wien-Lainz
durchgeführt.

Die Indikation zur Strahlentherapie

Die günstigen Ergebnisse von EASSON u. RUSSEL, welche 1963 über die
Heilbarkeit der Lymphogranulomatose berichteten und 1966 diese Ansicht
mit einer Statistik von 1.ooo Fällen belegten, stehen in Übereinstimmung mit den Erfahrungen von PETERS (195o) und MUSSHOFF et al. (1966),

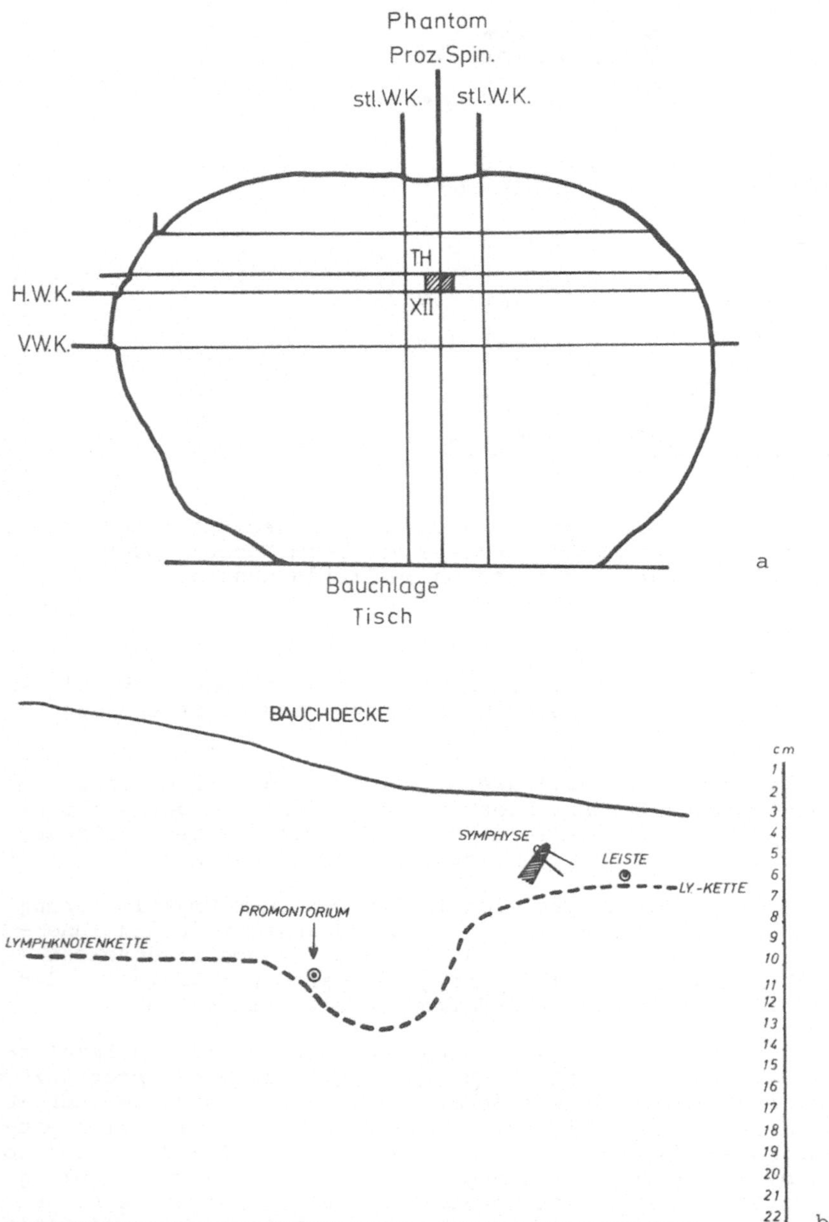

Abb. 4. a) Querschnitt durch den Thoraxraum mit besonderer Berücksichtigung des Rückenmarks, welches durch die Koordination lagemäßig exakt lokalisiert werden kann. Das asymmetrische Bild wird durch eine Kyphoskoliose hervorgerufen - ein Beispiel, welches für die individuelle Lokalisation in der Radiotherapie spricht. *H.W.K.* = Hintere Wirbelkante, *V.W.K.* = Vordere Wirbelkante, *stl.W.K.* = Seitliche Wirbelkante. b) Längsschnitt durch das Abdomen mit tiefer Lokalisation der paravertebralen Lymphknoten. Zu beachten ist das Durchhängen der Lymphknotenkette im kleinen Becken

wobei im Schnitt 39% Fünfjahresergebnisse bei allen zur Bestrahlung
kommenden Patienten erreicht werden. Ein Vergleich der Arbeiten von
LUKES (1963), PETERS (1966b) und MUSSHOFF et al. (1969) zeigt eine
1o-Jahres-Überlebensrate von 4o% beim Stadium I und II und eine 15jäh-
rige von 31%.

Somit ist der Beweis einer potentiellen Kurabilität mit der Strahlen-
und Zusatztherapie erbracht. Die malignen Lymphome vom Stadium I - III
und Stadium IV mit Organbefall per continuitatem gehören in die Hand
des Radiotherapeuten, Stadium I und II allein. Stadium III und IV
weist die beste Lebenserwartung bei kombinierter Behandlung auf (GER-
HARTZ u. ENGELBERT, 1972).

Die Bestrahlungstechnik

Diese gliedert sich in:

a) Lokalisation,
b) räumliche und zeitliche Dosisverteilung,
c) Dosishöhe,
d) Strahlenart.

Die Herdlokalisation wird an unserer Abteilung in der Weise durchgeführt, daß nach röntgenorthodiagraphischer Herdbestimmung eine Markierung der interessierenden Region mit palpablen Bezugspunkten an
der Körperoberfläche über zwei Ebenen vorgenommen wird und durch einen
Schnittzeichner auf einen Körperquer- oder Längsschnitt (Abb. 4a u. b)
übertragen wird. Nach Fällung der Ordinaten zueinander kann eine exakte

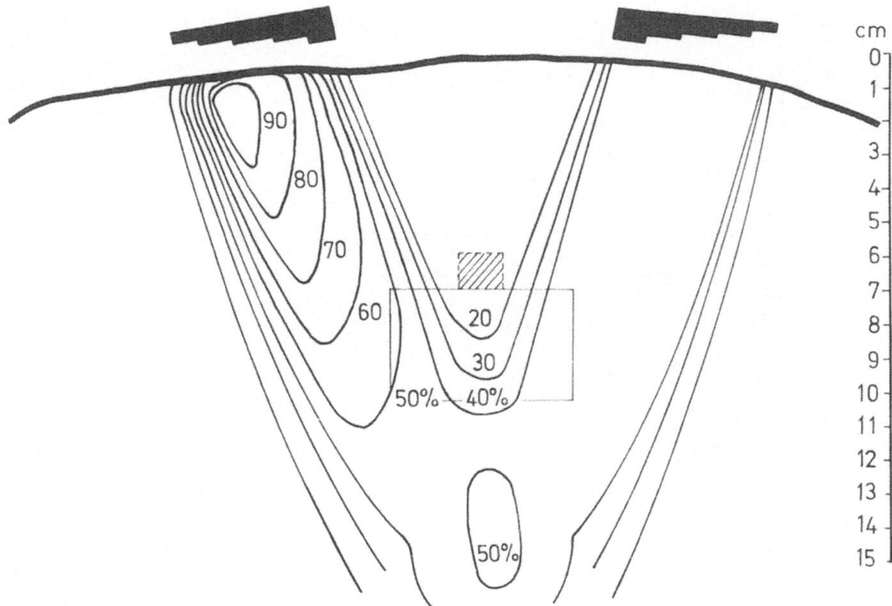

Abb. 5. Dosisverteilung zweier von dorsal V-förmig angelegter Paraver-
tebralfelder unter Verwendung von Keilfiltern. Die Nieren können zum
Großteil aus dem Bestrahlungsfeld gehalten werden

194

Tiefen- und Lagebestimmung des Herdes im Körper erfolgen (ALTH, 1969;
ALTH u. KÄRCHER, 197o; Abb. 5). Den radiovulnerablen Organen wie
Rückenmark, Nieren und Lungen kann mit dieser Methode besonderes Augenmerk zugewendet werden in Anbetracht der Tatsache, daß bereits bei
2.ooo rd, fraktioniert gegeben, eine nachweisbare Perfusionseinschrän-
kung in der Lunge verursacht wird (ALTH u. OGRIS, 1972).

Die räumliche Dosisverteilung richtet sich nach der vorhandenen Strahlenart, den gegebenen anatomischen Verhältnissen und der Forderung
nach der Miteinbeziehung tumorgefährdeter Regionen:

1. der unmittelbaren Umgebung (PETERS, 1966a) und

2. der Totalbestrahlung aller Lymphknoten inklusive Milz (GILBERT,
1955; SALZMAN et al., 1964) mittels Großfeldbestrahlung oder Viel-
feldermethoden (STRICKSTROCK et al., 1967). KAPLAN u. ROSENBERG (1966)
verweisen auf gute Erfolge bei hochdosierter Totalbestrahlung auch
beim Lymphosarkom mit 4o% 5-Jahres-Remissionen im Stadium II.

Die Verlagerung des Dosismaximums in die Tiefe durch die Megavolttherapie hat einerseits zu einer merkbaren Hautentlastung in der Therapie geführt, andererseits können nunmehr radiogene Noxen wie z.B.
Lungenfibrosen, Nephritiden, Myelitiden und Mesenterialfibrosen in
vermehrtem Maß beobachtet werden. Deshalb ist die Durchführung einer
exakten Bestrahlungsplanung in technischer und biologischer Hinsicht
(KÄRCHER et al., 1971) von besonderer Wichtigkeit.

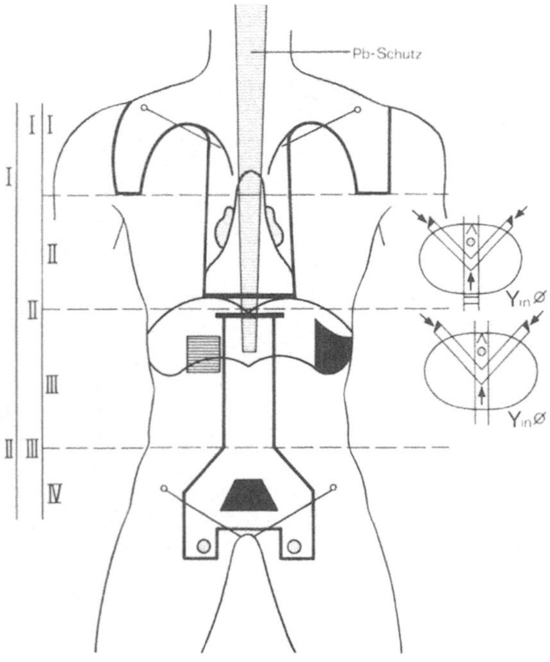

Abb. 6. Skizze zur Durchführung der sogenannten kurativen Mantelbe-
strahlung. Bei schlechter Verträglichkeit Aufteilung des kurativen
Feldes in 3 - 4 Sektionen

Die Verabreichung sogenannter Mantelfelder, wobei das Rückenmark,
auch die Lungen, Pleuren und Schilddrüse belastet werden (Abb. 6) und
das Lhermitte-Syndrom als nichts anderes als eine mitigierte Form
einer Radiomyelitis anzusprechen ist, soll oberhalb des Zwerchfells
die schonendere, wenn auch zeitaufwendige Vielfeldermethode vorgezogen werden. Allerdings muß einschränkend dazu gesagt werden, daß eine
insuffiziente Feldstückelung durchweg mit einem Rezidiv am Rande des
Feldes beantwortet wird. Die gleichzeitige totale Lymphknotenbestrahlung ober- und unterhalb des Zwerchfells bringt beträchtliche Nebenerscheinungen myelodepressiver und somit immunodepressiver Natur mit
sich, abgesehen von dem herabgesetzten Allgemeinzustand des Patienten,
welcher durch das allgemeine Strahlensyndrom und die radiogenen Reiz-
erscheinungen am oesophagointestinalen Trakt erklärbar ist. Aus diesem
Grund wird an unserer Abteilung die Bestrahlung der Stadien I - III,
welche als eine kurativ gedachte totale Lymphknotenbestrahlung unter
Einschluß der Milz durchgeführt wird, in zwei Serien geplant. Je nach
Befall wird ober- oder unterhalb des Diaphragmas eine Teiltotalbe-
strahlung begonnen, wobei je Körperhälfte eine vierwöchige Bestrahlungszeit veranschlag wird. Bei jedem zur Bestrahlung kommenden Patienten wird eine Zusatztherapie substituierender oder roborierender
und anaboler Art stationär in die Therapie mit einbezogen.

Zur Therapie oberhalb des Zwerchfells

Die Hochvolttherapie der Halsregion wird entweder mit schnellen Elektronen (1o - 2o MeV), wobei auf den Dosisabfall am Rand des Feldes zu
achten ist, oder mit Telekobalt unter Verwendung von Keilfiltern pro-
blemlos bewältigt. Die Supraklavikular-, Subklavia- und Axillarregion
kann ideal mit Telekobalt über zwei opponierende Felder, welche zum
Lungenschutz 7 - 1o$^{\circ}$ nach lateral und kranial von der Senkrechten aus-
gewinkelt sind, durchstrahlt werden. Das Mediastinum wird ebenfalls
am besten mit Telekobalt, und zwar mit einer Kleinwinkelpendelung von
+ 5o$^{\circ}$ zu - 5o$^{\circ}$, Pendelmittelpunkt 5 cm unter der Körperoberfläche, oder
einer im Querschnitt Y-förmig erscheinenden Dreifeldertechnik mit zwei
paravertebral ca. 3o - 35° nach medial gebeugten und vom Proc. spin.
6 - 7 cm entfernten dorsalen und einem senkrecht angeordenten Sternal-
feld bestrahlt.

Zur Therapie unterhalb des Zwerchfells

Die paravertebralen Lymphknotenketten können in verschiedener Weise
bestrahlt werden, perkutan oder endolymphatisch.

Die perkutane Therapie wird zumeist mit Telekobalt durchgeführt. In
der Aufsicht gleichen die geforderten Bestrahlungsfelder dem eines
"umgekehrten Y", womit die zöliakalen, paraaortalen, iliakalen, inguinalen und femoralen Lymphknoten mit einbezogen werden. Der Conus medullaris endet bei TH XII, die Gefahr einer Strahlennephritis (LUXTON,
1953) ist imminent. Zum Schutz des Conus medullaris, der Nieren und
des Mesenteriums wird die Durchführung einer im Querschnitt gesehenen
Y-förmigen bzw. V-förmigen Drei- oder Zweifeldermethode empfohlen.
Auf die verschiedenen Methoden einer Bestrahlung von Lymphknotenketten
sei mit den Namen KUTTIG et al. (1965), FRISCHBIER et al. (1967),
BURAGGI et al. (1959) und KAPLAN (1966) hingewiesen.

Als zweite Art der Therapie des Retroperitonealraumes muß die endolymphatische Radiotherapie bezeichnet werden. RATTI (1962) und CHIAPPA

et al. (1963) haben die endolymphatische Strahlentherapie zur Behandlung von Systemerkrankungen eingesetzt. Der Vorteil dieser Methode besteht in der hohen Strahlenbelastung - bis 2oo.ooo rd und mehr Mittelwert (PFANNENSTIEL et al., 1969) - "erreichbarer" Lymphknoten, der Nachteil in der hohen Lungen- und Leberbelastung (PFANNENSTIEL et al., 1969) mit nachweisbaren Fibrosierungen. KÄRCHER (1972) berichtet über Ureter- und Retroperitonealfibrosen. Das nur 2 mm reichende Jod^{131} wurde durch ^{32}P abgelöst mit einer Reichweite von max. 8 mm (VECHIETTI, 1965). Auf Grund einer 5o%-Rezidivrate - n = 2o Fälle - an unserer Abteilung sollte die endolymphatische Therapie mit Radionukliden lediglich prophylaktischen Charakter haben und zur Bekämpfung eventuell vorliegender Mikrometasten eingesetzt werden (s. Abb. 1 mit St.p. endolymphatischer Therapie und Rezidiv).

Die Dosishöhe

Die Dosishöhe steht in Abhängigkeit zur Größe des Tumors und der zu bestrahlenden Region. In Ergänzung der obigen Ausführungen soll auf die Strahlenempfindlichkeit maligner Lymphome, vor allem des Lymphosarkoms, hingewiesen werden. Ausgedehnte Tumoren im Mediastinum oder Retroperitoneum dürfen nur mit Kleindosen angegangen werden, welche sich im Bereich von 2o - 3o rd bewegen, unter Kortikoidschutz und diuretischer Therapie wie z.B. Aldactone, Saltucin, Lasix etc. Bei höheren Dosen kann mit Kompressionserscheinungen von Seiten des Gefäßapparates oder von Hohlorganen gerechnet werden.

Zusammenfassung

Die Therapie der malignen Lymphome ist zu einer Domäne der Strahlentherapie geworden, wobei das Stadium I, II und III wie auch IV bei Organbefall per continuitatem dem Radiotherapeuten überlassen werden soll. Chirurgische Interventionen bei dem frühzeitigen Befall anderer Regionen erscheinen sinnlos. Die Selektion des Krankenmaterials soll an Zentren unter enger interdisziplinärer Zusammenarbeit mit dem Internisten vorgenommen werden. Auf die Intervallbehandlung ist besonderes Augenmerk zu richten, ebenso wie auf die Zusatzbehandlung und Immunotherapie, welche neue Akzente in der radiointernistischen Therapie maligner Lymphome setzen wird. Die theoretisch möglichen 5-Jahres-Überlebensraten nach dem Einteilungsprinzip von Rye in der Interpretation von KAPLAN (1966) betragen: Stadium I: 96%, Stadium II: über 85% und Stadium III: bis 8o%.

Literatur

ALTH, G.: Röntgenpraxis 22, Heft 11 (1969).
ALTH, G., KÄRCHER, K.H.: Strahlentherapie 14o/1, 37-44 (197o).
ALTH, G., MÜLLER, G., WENZEL, J., WRBA, H.: im Druck
ALTH, G., OGRIS, E.: Langzeitbeobachtung der Lungenperfusion nach
    Bestrahlung. In: Congressus radiologorum Hungarorum, Budapest,
    Oktober 1972.
BECK, K., DISCHLER, W.: In: Leukämien und maligne Lymphome, S. 25o.
    München-Berlin-Wien: Urban und Schwarzenberg 1973.
BELTZ, L.: Dtsch. med. Wschr. 97, 124 (1972).
Bericht über das Gesundheitswesen in Österreich 197o, 238-24o.
BURAGGI, G.L., CARNEVALI, G., FELCI, U., RONCORONI, L.: Tumori 45,
    273 (1959).

CHIAPPA, S., GALLI, G., GUARINO, M., BARBAINI, S., RAVASI, G.: Tumori
    49, 87 (1963).
DORFMAN, R.F., KAGEYAMA, K., LUKES, R.J.: Diskussionsbemerkung bei
    U.S.-Japan Seminar on malignant Diseases of the Hematopoetic System,
    Nagoya 1971.
EASON, E.C.: Cancer res. 26, 1244 (1966).
FISCHER, J.: In: LENNERT, K., HARMS, D.: Die Milz. Berlin-Heidelberg-
    New York: Springer 1970.
FISCHER, J.: Hypersplenismus. Internist (Berl.) 12, 176 (1971).
FRIEDMANN, M., PEARLMAN, A.W., TURGEON, L.: Amer. J. Roentgenol. 96,
    843 (1967).
FRISCHBIER, H.J., MOHRI, G.: Strahlentherapie 132, 487 (1967).
GILBERT, R.: Amer. J. Roentgenol. 41, 198 (1955).
GÜLLER, R., SENN, H.J., NAGEL, G.A., GUDAT, F., GYR, K.: Schweiz. med.
    Wschr. 1o2, 317 (1972).
JACKSON, F., PARKER, H.F.: Hodgkin's disease and allied disorders.
    New York 1947.
KÄRCHER, K.H.: Mitteilung aus der urologischen Sitzung des Österr.
    chirurg. Kongresses, Krems/Donau, April 1972.
KÄRCHER, K.H., ALTH, G., BINDER, W.: Radiol. clin. biol. 154, 342
    (1971).
KAPLAN, H.S.: Cancer Res. 26, 122 (1966).
KAPLAN, H.S.: Cancer 19, 356 (1966).
KAPLAN, H.S., ROSENBERG, S.A.: Cancer Res. 26, 1268 (1966).
KLEIN, H.O., GROSS, R., LENNARTZ, K.J.: Dtsch. Fes. um Med. 77, 738
    (1971).
KUTTIG, H., PINI, M., SUNARIC, D.: Strahlentherapie 128, 241 (1965).
LENNERT, K., MESTDACH, J.: Virchows Arch. Abt. A Path. Anat. 344, 1
    (1968).
LUKES, R.J.: Amer. J. Roentgenol. 9o, 944 (1963).
LUKES, R.J., CRAVER, L.F., HALL, T.C., RAPPAPORT, H., RUBIN, P.:
    Cancer Res. 26 (Part 1), 1311 (1966).
LUXTON, R.W.: Radiation nephritis. Quart. J. Med. 22, 215 (1953).
MORI, Y.: Zitiert von LENNERT, K.: In: 2. Internationale Arbeitstagung
    über Chemo- und Immunotherapie der Leukosen und malignen Lymphome.
    März 1972, Wien.
MUSSHOFF, K., BOUTIS, L., STRICKSTROCK, K.-H., MERTEN, D.: Dtsch. med.
    Wschr. 92, 16o3 (1967).
MUSSHOFF, K., BOUTIS, L.: In: Maligne Lymphome, S. 59. München-Berlin-
    Wien: Urban und Schwarzenberg 1969.
MUSSHOFF, K., BUSCH, M., KAMINSKI, H.: Fortschr. Röntgenstr. 1964,
    117.
MUSSHOFF, K., RENEMANN, H., BOUTIS, L., AFKHAM, J.: In: II. Interna-
    tional Congress of Lymphology, Miami Beach, 15. - 2o. März 1968.
NITZE, H.R., GANZER, U., VOSTEEN, K.H.: Strahlentherapie 143, 3, 329
    (1972).
PETERS, M.V.: Cancer Res. 26, 1232 (1966a).
PETERS, M.V.: Cancer Res. 26, 1253 (1966b).
PFANNENSTIEL, P., WETZIG, E., WEISSLEDER, H., STRICKSTROCK, K.-H.,
    KLEINE, N., HOFFMANN, G.: Sonderband zur Strahlentherapie, Band 69,
    186 (1969).
RAJEWSKY, M.F.: Exp. Cell Res. 6o, 269 (197o).
RATTI, A.: Radiol. clin. (Basel) 131, 22o (1962).
SALZMANN, F.A., SMEDAL, M.I., WUGHT, K.A., TRUMP, J.G.: Amer. J.
    Roentgenol. 92, 124 (1964).
SAUER, J., GÖBBELER, Th., MAGNUS, L., STRÖTGES, M.W.: In: Maligne
    Lymphome, S. 22. München-Berlin-Wien: Urban und Schwarzenberg 1969.
STACHER, A.: In: Leukämien und maligne Lymphome, S. 331. München-
    Berlin-Wien: Urban und Schwarzenberg 1973.
STEIN, H., KAISERLING, E., LENNERT, K.: In: Leukämien und maligne
    Lymphome, S. 195. München-Berlin-Wien: Urban und Schwarzenberg 1973.

STRICKSTROCK, K.H., MUSSHOFF, K., BOUTIS, L.: Strahlentherapie 133, 337 (1967).
TERASIMA, T., TOLMACH, L.J.: Nature (Lond.) 19o, 121o (1961).
THURN, H.: Mitteilung am Rundtischgespräch der interdisziplinären Diskussion des Dtsch. Rö.-Kongresses 1968.
TREPEL, F.: In: Leukämien und maligne Lymphome, S. 212. München-Berlin-Wien: Urban und Schwarzenberg 1973a.
TREPEL, F.: Forumdiskussion. In: Leukämien und maligne Lymphome, S.7o7. München-Berlin-Wien: Urban und Schwarzenberg 1973b.
TREPEL, F., THEML, H., SCHICK, P., SCHNEBELE, G., BREMER, K., FLIEDNER, T.M., BEGEMANN, H.: In: Leukämie (Hrsg. GROSS, R., VAN DE LOO, J.). Berlin-Heidelberg-New York: Springer 1972.
VECCHIETTI, G., ONNIS, A., BRESADOLA, S., ROMAGNOLO, A., COLOMBIN, C.: Acta isotop. 5, 121 (1965).

Zytostatische Therapie der malignen Lymphome

J. KÜHBÖCK

Einleitung

Unter "malignen Lymphomen" werden alle neoplastischen Proliferationen
des lymphoretikulären Systems verstanden, die nach LENNERT (1973) z.T.
als Tumoräquivalente immunologischer Reaktionen aufgefaßt werden können. Während zur näheren Klassifizierung (Tabelle 1) eine histologische Untersuchung notwendig ist, sind für die therapeutische Indikationsstellung in erster Linie klinisch-diagnostische Kriterien maßgebend. Sie wurden für das Krankheitsbild des am häufigsten vorkommenden M. Hodgkin am genauesten erstellt und können, mit gewissen
Einschränkungen, auch als Anhaltspunkt bei den anderen genannten
Krankheitsgruppen Verwendung finden.

Tabelle 1. Einteilung der malignen Lymphome (histologische Klassifikation)

---

1. Morbus Hodgkin (Lymphogranulomatose)

2. Retikulosarkom

3. Maligne Retikulose

4. Lymphosarkom

5. Morbus Brill-Symmers (großfollikuläres Lymphoblastom)

6. Burkitt-Lymphom

Die heute gebräuchliche klinische *Stadieneinteilung* geht auf die ursprünglich von VERA PETERS (1950) sowie PETERS u. MIDDLEMISS (1958)
erstellte Unterscheidung in 3 Stadien zurück:

I: 1 Lymphknoten(gruppe) befallen, II: 2 oder mehr befallene Lymphknotenregionen in der oberen oder unteren Körperhälfte, III: Lymphknotenbefall in der oberen und unteren Körperhälfte (bei II und III
außerdem A: ohne, B: mit Allgemeinsymptomen). Diese Einteilung wurde
inzwischen von KAPLAN (Ray/N.Y., 1965) um ein weiteres Stadium (IV)
für generalisierte Formen mit zusätzlichen Organmanifestationen
(Knochen und Knochenmark, Lunge, Pleura, Leber, Niere, Haut, Gastrointestinaltrakt) bereichert. Auch histologisch wurde eine neue Einteilung geschaffen, und die für klinische Zwecke brauchbare, aber
morphologisch unbefriedigende Dreiteilung in Paragranulom, Granulom
und Sarkom (JACKSON u. PARKER, 1944) durch die spezifizierte Klassifizierung nach LUKES u. BUTLER (1966) (lymphozytenreiche, nodulär-
sklerosierende, gemischtzellige und lymphozytenarme Form) abgelöst.

In letzter Zeit (Ann Arbor, 1971) haben TEILLET u. Mitarb. (1971)
sowie CARBONE u. Mitarb. (1971) eine neuerlich verbesserte Einteilung
unter Berücksichtigung zusätzlicher klinischer und histologischer Faktoren (Drüsenstatus bei Krankheitsbeginn, Milzbeteiligung, klinische
Symptome, histopathologischer Typ) vorgeschlagen, ohne daß dies bisher größeren Eingang in der Literatur gefunden hat.

Therapeutische Indikationsstellung

Jeder therapeutischen Indikationsstellung bei malignen Lymphomen muß
eine möglichst genaue klinische Abklärung vorangehen:

1. Histologische Diagnose.
Ihre entscheidende Rolle auch in prognostischer Hinsicht ist vor
allem bei M. Hodgkin in letzter Zeit dargestellt worden.

2. Abklärung des Krankheitsstadiums.
Die klassischen röntgenologischen und klinischen Techniken (Tomographie, Leber- und Milzszintigraphie, evtl. Leberpunktion, Knochenmarkspunktion bzw. -biopsie) werden heute wirkungsvoll ergänzt durch Lymph-
knoten- bzw. Galliumscan (Drüsenerfassung) sowie Strontiumscan (Aufdeckung von Knochenherden), außerdem durch die Lymphographie sowie
die Ultraschalluntersuchung (Beurteilung des Retroperitoneums); neuerdings wird die sog. diagnostische Laparotomie und Splenektomie
stärker in den Vordergrund gerückt.

3. Therapierichtung
Sie wird auf Basis der klinischen Gesamtsituation zunächst als Ar-
beitshypothese zur Diskussion gestellt, bis über ihre Durchführung
abschließend nach Kenntnis aller Befunde endgültig entschieden werden
kann.

Grundsätzlich stehen heute 3 (bzw. 4) Therapiearten zur Verfügung
(Abb. 1):

Chirurgische Behandlung

Sie reicht von der einfachen Probeexzision (evtl.Mediastinotomie)
bis zur mehr/minder ausgedehnten Drüsenextirpation, wobei man von
(sub)totalen Eingriffen wie z.B. neck dissection im allgemeinen wieder abgekommen ist. Jede chirurgische Therapie sollte auch bei scheinbar radikaler Operation grundsätzlich von einer lokalen Nachbestrahlung gefolgt sein. Chirurgische Interventionen kommen ferner in jedem
Krankheitsstadium maligner Lymphome in Frage, z.B. bei evtl. Knochen-
bzw. Wirbelbefall, und nicht zuletzt im Rahmen der bereits erwähnten
diagnostischen Laparotomie. Dabei ergeben sich folgende (hämatologische) Indikationen zur Splenektomie:

a) Komplizierter Milztumor (Milzinfarkt, Perisplenitis etc.),

b) Hämolytische Anämie (mit verkürzter Erythrozytenlebensdauer und
gesteigerter Milzaktivität),

c) Splenogene Markhemmung im Rahmen eines Hypersplenismus (durch
Wegfall der meist bestehenden Leukopenie wird erst oft nach der
Splenektomie eine wirkungsvolle zytostatische Therapie möglich).

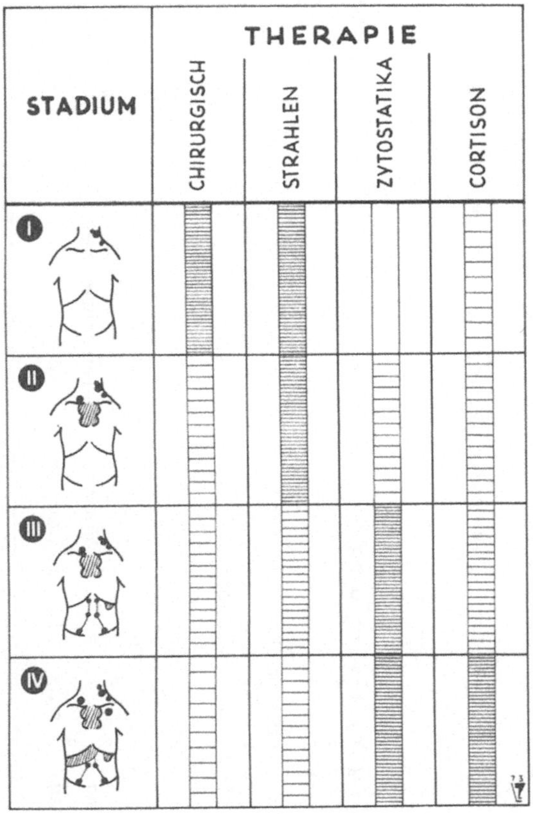

Abb. 1. Schematische Darstellung des Einsatzes der verschiedenen
Therapiearten in den 4 Krankheitsstadien bei malignen Lymphomen
(M. Hodgkin)

Strahlentherapie

Diese muß als die Domäne der Therapie bei M. Hodgkin (in den Vorgene-
ralisationsstadien) bezeichnet werden.

Zytostatische Therapie

Die Indikation zur zytostatischen Therapie ergibt sich auf Grund des
definierten Krankheitsstadiums bei:

a) Vorliegen einer generalisierten, die obere *und* untere Körperhälfte
umfassenden Drüsenschwellung (Stadium III),

b) Auftreten von Organlokalisationen (Stadium IV) und

c) Entwicklung von Allgemeinsymptomen (entsprechend Stadienuntertei-
lung B, evtl. auch bereits in Stadium II).

Unterstützt wird die Indikation zur zytostatischen Therapie durch
eine entsprechende Histologie (lymphozytenreiche und nodulär-skero-

Tabelle 2. Übersicht über die bei malignen Lymphomen verwendeten Zytostatika, ihre Sosierungen und Nebenwirkungen

Substanz	(Handelspräparat)	Einzeldosis, Applikation (Gesamtdosis)	Spezifische Nebenwirkungen
Alkylantien			
Stickstofflost	(Mustargen)	o,1-o,2 mg/kg i.v. (Inf.) (3o-5o mg)	
Cyclophosphamid	(Endoxan)	2-8 mg/kg i.v., p.o. tgl. (3.ooo-1o.ooo mg)	Hämorrhagische Zystitis, Alopezie
Chlorambucil	(Leukeran)	o,1-o,2 mg/kg p.o. tgl. (12o-2oo mg)	
Mannomustin	(Degranol)	1-2 mg/kg i.v. jeden 2. Tag (6oo-1.ooo mg)	
Trofosfamid	(Ixoten)	2-5 mg/kg i.v., p.o. (25 g)	Zystitis
Peptichemie	(Phenylalanin-Peptidkomplex)	1-2 mg/kg i.v. Inf. 3-4 Tage	Alopezie, Venenthrombosen
Äthylenimine			
Triäthylenmelamin	(TEM)	o,o4 mg/kg (2,5-5,o mg) p.o. tgl. (3o mg)	
Trisätzylenimino-benzochinon	(Trenimon)	o,oo2-o,oo3 mg/kg i.v. tgl. oder jeden 2. Tag; o,5 mg p.o. tgl. bis wöchentl. (3-5 mg)	
Nitrosoharnstoff-Derivate			
BCNU (Bis-Chloräthyl-Nitrosoharnstoff)		2oo mg/m^2 i.v. alle 6 Wochen	Venenschmerzen
CCNU (Chloräthyl-Cyclohexyl-Nitosoharn-stoff)		1oo mg/m^2 p.o. alle 6 Wochen	

Tabelle 2 (Fortsetzung)

Substanz	(Handelspräparat)	Einzeldosis, Applikation (Gesamtdosis)	Spezifische Nebenwirkungen
Methylhydrazinderivate			
Procarbazin	(Natulan)	2-6 mg/kg i.v. oder p.o. (4.000-8.000 mg)	Zentrale Dämpfung, Alkohol-unverträglichkeit
Antimetabiliten			
Amethopterin	(Methotrexat)	o.o5-o,15 mg/kg i.v. oder p.o. durch 5-7 Tage oder 2mal pro Woche	Schleimhautveränderungen
Alkaloide			
Vinblastin	(Velbe)	o,1-o,2 mg/kg i.v. alle 1-2 Wochen	Parästhesien
Vincristin	(Oncovin)	o.o5-o.15 mg/kg i.v.	Periphere Neuropathie
Podophyllin SPI/SPG	(Proresid)	5-15 mg/kg i.v. (Inf.) (5.000-1o.000 mg)	Diarrhoen
Antibiotika			
Bleomycin	(Bleomycin)	15 mg tgl. - 2 mal pro Woche i.v. (i.m.) (2oo-3oo mg)	Fieberreaktionen, Epithel-veränderungen, Lungenfibrose
Adriamycin	(Adriblastin)	o,4-o,6 mg/kg durch 3 Tage pro Woche (2oo-4oo mg)	

sierende Form), bei evtl. Vorliegen einer Strahlenresistenz und durch
eine höhergradige bzw. im Vordergrund stehende Allgemeinsymptomatik.

Cortisontherapie

Sie ist unter Umständen bereits im Stadium I und II bei exsudativen
Phasen bzw. evtl. im Rahmen der Strahlentherapie angezeigt und allgemein Bestandteil der Induktionstherapie im Stadium III und IV sowie
als Intervall- bzw. Erhaltungstherapie, wobei sie als niedrig dosierte
Dauertherapie (5 - 1o mg Prednisolon als Tagesdosis) zur Anwendung
kommt. In speziell gelagerten Einzelfällen kann in bedrohlichen Krankheitsphasen bzw. evtl. bei Krisen symptomatischer Hämolysen eine hochdosierte Prednisolontherapie (5oo - 1.ooo mg täglich) von vitaler
Bedeutung sein (KÜHBÖCK et al. 196o), ersetzt aber in der Regel nicht
die zytostatische Therapie.

Zytostatische Therapie bei M. Hodgkin

Zur Behandlung des M. Hodgkin steht heute ein große Anzahl von Zytostatika zur Verfügung, von denen sich eine Auswahl in Tabelle 2 zusammengestellt findet. Drei Substanzen haben sich auf Grund ihrer
spezifischen Wirksamkeit und der fehlenden Kreuzresistenz besonders
bewährt und sind auch für die Praxis geeignet: Cyclophosphamid (Endoxan), Procarbazin (Natulan) und Vinblastinsulfat (Velbe). Für die
moderne klinische Therapie genügen sie allein allerdings nicht mehr,
stellen aber zusammen mit Stickstofflost deren Basis dar.

Die *Nebenwirkungen* der zytostatischen Therapie sind allgemein bekannt,
wobei die hämatologischen Erscheinungen im Vordergrund stehen: Es
handelt sich hauptsächlich im Leukopenien, seltener um Thrombozytopenien und Anämien. Zellverarmung und morphologische Veränderungen
des Knochenmarkes gehen den peripheren Blutbildveränderungen zeitlich voraus wie z.B. Erythroblastenkernveränderungen (BRICHTA u.
REIMER, 1966). Dementsprechend sind besonders bei hochdosierten Stoß-
therapien, aber auch bei langdauernden Erhaltungsbehandlungen fallweise Knochenmarkskontrollen wesentlich bedeutsamer als jene des peripheren Blutbildes, um evtl. bedrohliche Schäden frühzeitig zu erfassen.

Vom Endoxan als einem der meistverwendeten Zytostatika ist neben der
Entwicklung einer Alopezie als spezifische Nebenwirkung das Auftreten
einer hämorrhagischen Zystitis bekannt. Streng konservative Maßnahmen
(maximale Flüssigkeitszufuhr, Spasmolytika und Antibiotika; möglichst
Vermeidung eines Katheterismus) können aber selbst bei protrahiertem
Verlauf durchaus zur Heilung führen (KÜHBÖCK et al., 1969). - In sel-
tenen Fällen werden unter der zytostatischen Therapie evtl. motorische
Unruhezustände bzw. psychoorganische Syndrome beobachtet, welche auf
Psychopharmaka in der Regel gut ansprechen und nach Beendigung der
Behandlung völlig abklingen.

Neben der Behandlung mit nur einem einzigen Zytostatikum ("Monotherapie"), mit der zwar in Einzelfällen oft ausgezeichnete Erfolge erzielt werden können (Abb. 2a u. b), wird heute international die zytostatische Kombinationstherapie bevorzugt. Sie setzt sich jeweils aus zwei
und mehr Zytostatika ("Polychemotherapie") zusammen und stellt zweifellos die Therapie der Wahl bei zytostatisch behandlungsbedürftigem
M. Hodgkin dar.

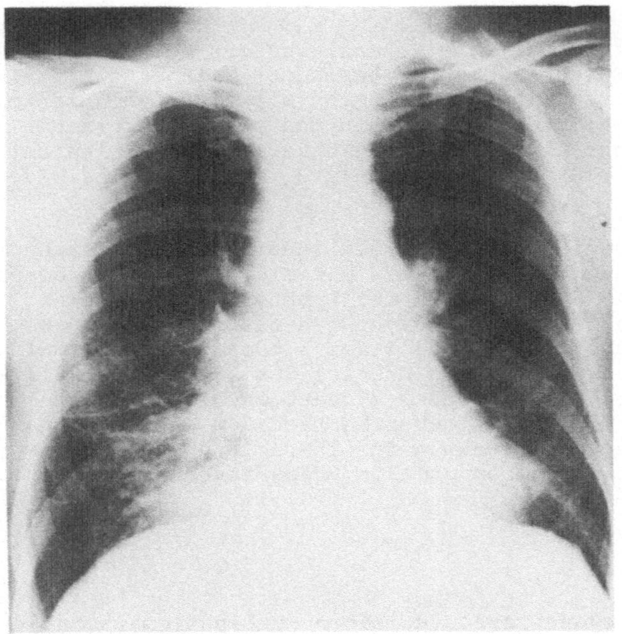

a

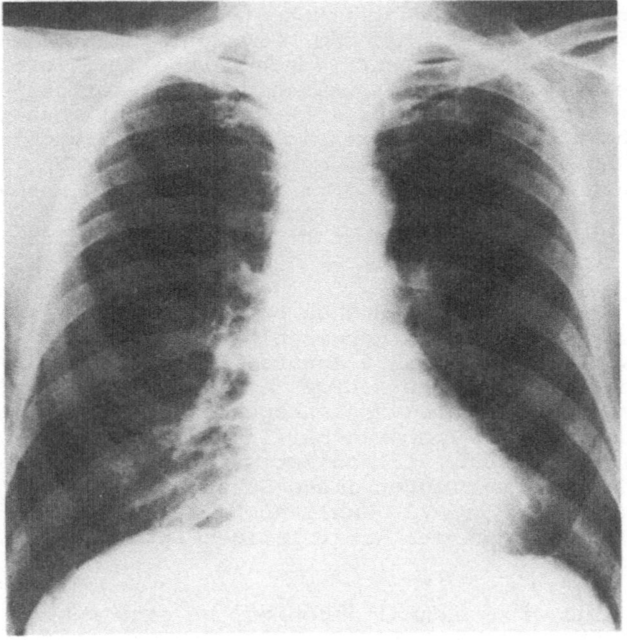

b

Abb. 2. a u. b. Thoraxübersichtsfilm eines 6ojährigen Patienten mit
akut verlaufendem, generalisiertem M. Hodgkin: a) Vor Therapie: Lymphknotenvergrößerung in beiden Hilusgebieten und im oberen Mediastinum.
Streifige Verdichtungen in den Mittel- und Unterfeldern (re > li).
b) Nach Therapie (6.ooo mg Natulan i.v.): Rückgang der Hilus- und
Mediastinalverbreiterung und vollständiges Schwinden der pulmonalen
Veränderungen

Monotherapie

Die Monotherapie hat als zytostatische Behandlungsform bei malignen
Lymphomen weiterhin ihre Berechtigung für besonders gelagerte Einzelfälle, nämlich bei relativ sensiblen Lymphomen (wie z.B. Lymphosarkom,
M. Brill-Symmers), bei bestimmten Retikulosen und bei kachektischen
bzw. für eine massive zytostatische Therapie ungeeigneten Patienten;
die Möglichkeit einer evtl. Synchronisation (z.B. mit Vincaalkaloiden)
sei nur am Rande vermerkt.

Die Dosierung bei Monotherapien hängt von der jeweiligen Zielsetzung
ab: Zur Remissionseinleitung bevorzugen wir mittelhohe bis hohe Dosen,
während die sog. ultrahohen Stoßdosen in der Lymphomtherapie keine
Vorteile bringen. Als Erhaltungstherapie genügen oft relativ kleine
Dosen über lange Zeit. Grundsätzlich muß jedes Zytostatikum optimal
dosiert und maximal genützt werden. Ein Wechsel des Präparates soll
prinzipiell erst dann erfolgen, wenn eine eindeutige Resistenzentwicklung vorliegt bzw. evtl. ein toxischer Markschaden eingetreten
ist, der zwangsläufig eine Unterbrechung der Therapie und eine spätere Fortsetzung am besten mit einem anderen Präparat erfordert.

Kombinationstherapie

Die Ergebnisse der verschiedenen zytostatischen Kombinationstherapien
sind jenen der Monotherapien hinsichtlich der Remissionsrate und
-dauer wesentlich überlegen, wie sich schon mit 2er- (FISCHER et al.,
1973) bzw. 3er-Kombinationen (COP-Programm) (LUCE et al., 1971) erwiesen hat. Noch bessere Erfolge wurden mit dem MOPP-Schema (DE VITA
u. SERPICK, 1967) erreicht (81% Remissionen), denen unsere mit einer
6er-Kombination (eigene Modifikation der Israelschen Polychemotherapie; KÜHBÖCK et al., 1968) erzielten Erfolge (96% Remissionen) ebenbürtig sind. Die vergleichsweise kürzere Remissionsdauer (im Mittel
7,5 Monate gegenüber 26,5 Monaten, maximal 44 Monate gegenüber 42
Monaten; KÜHBÖCK, 1973) läßt sich neben der kürzeren Behandlung unserer Patienten vor allem mit ihrer im Gegensatz zum Krankengut von
DE VITA teilweise bereits umfangreichen zytostatischen Vorbehandlung
erklären.

Die von einzelnen Autoren (BENÖHR, 1973; BRUNNER et al., 1972) im
Anschluß an das initiale DE VITA-Programm vorgeschlagene Dauertherapie mit Velbe (5 - 1o mg wöchentlich durch 6 Monate, dann Übergang
auf Procabazin/6 Monate) hat sich bei uns weniger bewährt, da die
Dosierungen und Zeitintervalle auf Grund von Leukopenien oft nicht
eingehalten werden können und dieses Präparat bei langdauernder Verabreichung periphere Parästhesien und evtl. objektive neurologische
Erscheinungen bewirken kann. Wir bevorzugen diese Substanz in späteren Krankheitsphasen (als Präparat 2. - 3. Wahl) nicht zuletzt wegen
ihres thrombozytenschonenden Effektes zur kurzfristigen Intervalltherapie (KÜHBÖCK et al., 1971).

Aus meist äußeren Gründen sind wir manchmal genötigt, bereits anbe-
handelte, mehr/minder in Teilremission befindliche Patienten der eben
genannten *Intervalltherapie* zu unterziehen. Häufig sind diese Patienten
nach zytostatischer oder Strahlentherapie noch leukopenisch und geben
geringe Allgemeinsymptome (leichte Temperatursteigerungen, zeitweises
Hautjucken etc.) an. In solchen Fällen hat sich bei uns folgendes Vorgehen bewährt:

1. Unspezifische Cortisontherapie (25 - 5o mg Prednisolon tgl. in langsam fallender Dosierung), evtl. zusätzlich komplexe Hämatika zur Anhebung des Blutbildes.

2. Bei normalen Leukozytenwerten Einleitung einer Natulan-Dauerthe-rapie mit anfangs 15o - 3oo mg tgl. (bis 3.000 - 6.000 mg), später Erhaltungsdosen von 1oo - 2oo mg tgl. (Gesamtdosis bei monatelanger Verabreichung evtl. mehrere 1o.000 mg; Knochenmarkskontrollen!). Bei Resistenzentwicklung Übergang auf Endoxan (Anfangsdosis 1oo - 2oo mg, Erhaltungsdosis 5o - 15o mg), Velbe oder CCNU.

3. Bei leukopenischen Zustandsbildern Versuch mit dem hämatologisch indifferenten Bleomycin (jeden 2. Tag oder 2mal wöchentlich 1 Amp. zu 15 mg i.v., Gesamtdosis 2oo - 3oo mg).

M. Hodgkin - Sonderformen

Bei mediastinalen Formen, die statistisch eine günstigere Prognose haben, kann es in fortgeschrittenen Fällen bzw. bei massiven Media-stinaltumoren zur Einflußstauung sowie zu Verdrängungs- bzw. Kompres-sionssymptomen an der Trachea und den großen Bronchien kommen, welche sich unter der Strahlentherapie u.U. bedrohlich verstärken. Durch eine sofort eingeleitete Polychemotherapie läßt sich hingegen meist inner-halb kurzer Zeit ein Rückgang der Stenoseerscheinungen erreichen, so daß eine anschließende oder spätere Bestrahlung möglich ist.

Hepatale bzw. *hepatolienale* Formen stellen, besonders bei akutem Verlauf, eine klassische Indikation für die Polychemotherapie dar, mit deren Hilfe es gelingt, in nahezu sämtlichen Fällen eine weitgehende Rück-bildung der Leber- und Milzvergrößerung unter meist völliger Norma-lisierung der vorher pathologischen Leberfunktionsproben zu erzielen (Abb. 3a u. b).

Seltenere Formen mit Nierenmitbeteiligung, evtl. mit einem *nephrotischen Syndrom* einhergehend, sind nach entsprechender Abklärung, der zytosta-tischen Behandlung, insbesondere einer Monotherapie mit Endoxan, gut zugänglich, so daß im Einzelfall sogar eine Dauerremission möglich ist (EGGERT et al., 1972).

Eine äußerst wichtige Sonderform stellt das im Bereich des *Zentralner-vensystems* lokalisierte Lymphogranulom dar. Die seltenen zerebralen Syndrome geben ebenso wie die häufigere Beteiligung des Rückenmarkes durch epidurale Infiltrate in erster Linie die Indikation zur lokalen Strahlentherapie. Bei epiduraler Kompression infolge Wirbelbefalls lassen wir eine neurochirurgische Intervention (Laminektomie) voran-gehen, nach der eine Chemotherapie in Frage kommt, wenn eine allge-meine Generalisation besteht. Demgegenüber haben SILVERBERG u. JACOBS (1971) eindrucksvolle Erfolge mit einer primären, hochdosierten zyto-statischen Therapie (Nitrogen mustard, Cyclophosphamid, Vinblastin) und sofort anschließender Bestrahlung berichtet.

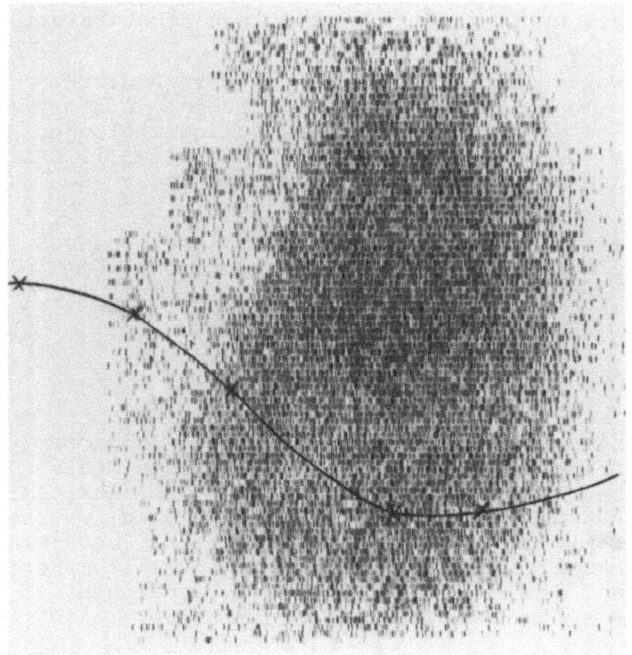

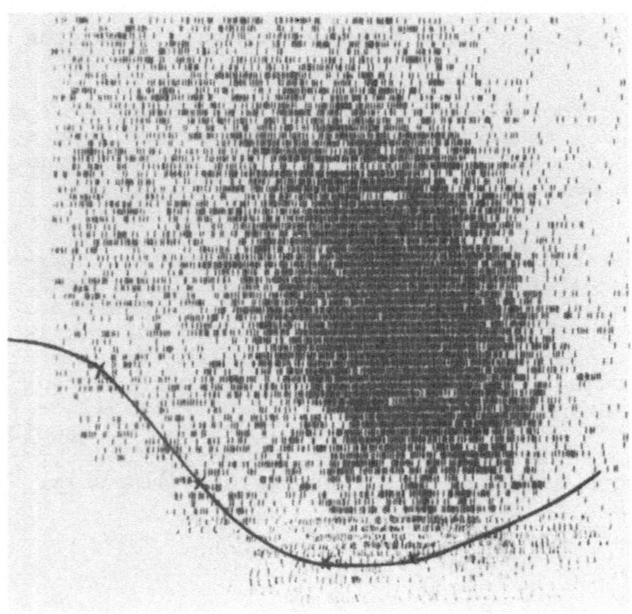

Abb. 3 a u. b. Milzscan (BMHP - ^{197}Hg) bei einem 34jährigen Patienten mit M. Hodgkin (generalisiert-abdominelle Form): a) Vor Therapie: 2o x 12 cm große, unter den Rippenbogen reichende Milz mit Speicherdefekt im medialen Anteil der Milz in Höhe des Rippenbogens. b) Kontrolle 1o Monate nach Polychemotherapie: 12,5 x 8 cm große, den Rippenbogen nicht überragende Milz, kein sicherer Hinweis auf Speicherdefekt

Zytostatische Therapie bei nicht-lymphogranulomatösen Lymphomen

Retikulosarkom

In Anbetracht der im allgemeinen außerordentlich kurzen Krankheitsdauer (im Mittel 11,3 Monate; KÜHBÖCK u. RIEGLER, 1965) sind die bisherigen Erfolge der zytostatischen Therapie der Retikulosarkome als
gering zu bezeichnen. Es gelingt zwar mit Mono- und besonders mit
Kombinationstherapien, im Einzelfall oft äußerst eindrucksvolle Rückbildungen von Lymphknotenschwellungen, Lungenveränderungen, Hautin-
filtraten etc. zu erzielen, die Remissionsdauer ist aber in der Regel
sehr begrenzt (bei einer eigenen Gruppe von 14 Patienten im Mittel
1,8 Monate; KÜHBÖCK, 1973). Die relativ rasch auftretenden Rezidive
folgen in immer kürzeren Intervallen bis zur meist kompletten zytostatischen Resistenz.

Wir beginnen heute die Behandlung auch dieser Lymphomgruppe mit einer
mehrzyklischen Polychemotherapie, an die sich eine Dauertherapie mit
Cortison anschließt. Meist lassen sich Rezidive mit neuerlicher Polychemotherapie wieder beeinflussen, und erst dann wird eine Erhaltungstherapie mit Endoxan, Natulan oder Velbe eingeleitet, um die Resistenzentwicklung möglichst zu verzögern. Ähnlich ist auch die allgemeine Tendenz, nach einer kombinierten Induktionstherapie (am besten
mit Vincristin und Prednison) eine Erhaltungstherapie mit Endoxan oder
Methtrexat anzuschließen (OBRECHT, 1973).

Die histologisch bzw. differentialdiagnostisch oft schwierig abgrenzbare *Retikulose* hat im Durchschnitt ebenfalls eine ungünstige, wenngleich im Einzelfall etwas bessere Prognose als das Retikulosarkom.
So haben wir bei zwei Patienten im Generalisationsstadium nach Polychemotherapie mehrjährige Remissionen erzielen können. Besondere Beachtung verdient die Behandlung der sog. "panzytopenischen Retikulosen"
(WAGNER, 1969), welche bei niederen Leukozyten- sowie Erythrozyten-
und Thrombozytenausgangswerten eine besondere Empfindlichkeit gegenüber Zytostatika aufweisen. Zu ihrer Behandlung ist in erster Linie
Cortison geeignet; erst nach Anstieg bzw. Normalisierung der Leukozytenwerte darf vorsichtig mit einer zytostatischen Therapie unter
kurzfristigen Blutbild- und Knochenmarkskontrollen begonnen werden,
wobei wir "Minidosen" von Endoxan oder Natulan (etwa 5o mg tgl. oder
jeden zweiten Tag, u.U. zeitweise Erhöhung auf 1oo mg tgl.) bei evtl.
gleichzeitiger Transfusionstherapie verabreichen. Häufig erweisen
sich mehrwöchige (-monatige) zytostatische Therapiepausen als notwendig.

Lymphosarkom

Als meist generalisierte Kundratsche Erkrankung relativ rasch verlaufend, ergeben sich gegenüber dem Retikulosarkom therapeutisch keine
entscheidenden Unterschiede. Bei eher gutartigen Fällen kann zunächst
ein Versuch mit alleiniger Cortisonbehandlung unternommen werden, sonst
ist in der Regel, auch nach evtl. lokaler Strahlentherapie, eine zytostatische Behandlung angezeigt. Als Monotherapie hat sich bei uns
Endoxan bewährt; in letzter Zeit konnten wir mit der Polychemotherapie Vollremissionen mit einer mittleren Remissionsdauer von 4,3 Monaten erzielen.

M. Brill-Symmers

Diese relativ seltene, mehr histologisch als klinisch determinierte
Erkrankung, zeigt eine ausgesprochene Neigung zum Übergang in das
Lympho- oder Retikulosarkom. Deshalb sind einzelne Autoren der Auffassung, daß man beim M. Brill-Symmers solange als möglich "nichts
tun" soll, um eine evtl. Malignisierung möglichst hinauszuschieben.
Bahnt sich allerdings trotz lokaler Strahlentherapie eine Progression
bzw. Generalisation des Prozesses an, läßt sich meist schon mit einer
gering- bis mitteldosierten Monotherapie (Endoxan) ein guter Erfolg
erzielen (Abb. 4a u. b).

Burkitt-Lymphom

Das "afrikanische Kindheitslymphom" kann neben der Strahlentherapie
auch einer zytostatischen Behandlung zugeführt werden. Die Erfolge
speziell mit Endoxan-Stoßdosen sind eindrucksvoll, da es zu weitgehender Rückbildung auch großer Tumoren (z.B. im Bereiche des Gesichtsschädels) und z.T. langdauernden Remissionen kommt (BRABAND, 1968).
Als weitere Zytostatika werden neben Methotrexat auch Velbe, Leukeran
und Melphalan genannt.

Offene Probleme der zytostatischen Therapie

Grenzphase der Generalisation

Bei beginnender Generalisation (Stadium II B - III A) tritt die zytostatische Therapie in Konkurrenz zur Strahlentherapie. Die Entscheidung ist u.U. schwierig, wenn bei generalisierter Progression gleichzeitig ein klinisch bedeutsamer Lokal- bzw. Organbefall (retroperi-
toneale Lymphome, Knochenherd) besteht. Unsere bisherigen Erfahrungen
sprechen dafür, durch die Polychemotherapie den Patienten aus dem oft
mit schweren Allgemeinsymptomen verbundenen Generalisationsstadium in
ein lokalisiertes Stadium zurückzuführen und anschließend restliche
Lokalisationen einer Bestrahlungstherapie zu unterziehen.

Erhaltungstherapie nach Induktionsbehandlung

Wenngleich der remissionsverlängernde Effekt der zytostatischen Erhaltungstherapie außer Zweifel steht, ist ihr Einsatz bei den nach
Kombinationstherapie z.T. sogar mehrjährigen Remissionen umstritten,
da eine nur intermittierende Zytostatikaverabreichung bekanntlich
hämatologisch günstiger und die Gefahr der Resistenzentwicklung geringer ist. Dementsprechend führen wir im Anschluß an die "induktive"
Polychemotherapie keine primäre Erhaltungstherapie durch, sondern
schließen diese erst nach einer Testperiode an, wenn eine nur kurzfristige Remission eine Rezidivbehandlung notwendig macht.

Kombination Strahlentherapie - zytostatische Therapie

Die Frage nach der Zweckmäßigkeit einer Kombination von Strahlen-
und zytostatischer Therapie gewinnt nach neueren randomisierten Unter-

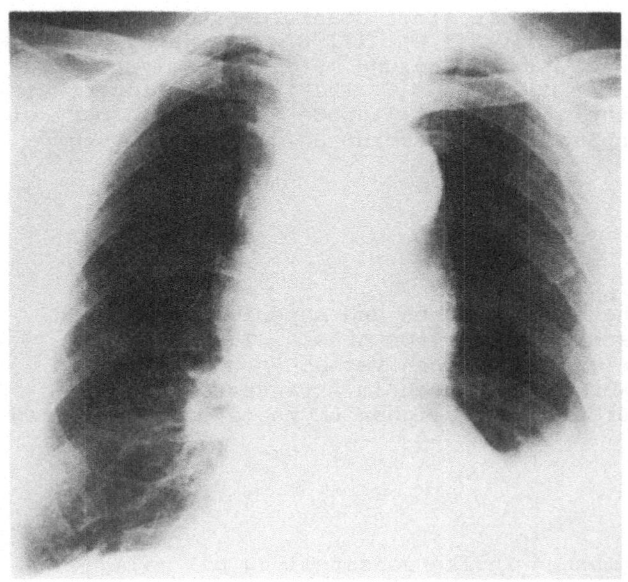

a

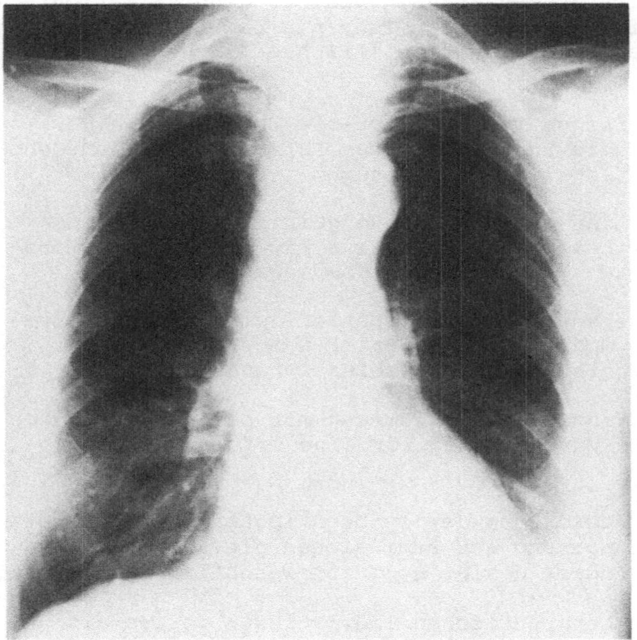

b

Abb. 4 a u. b. Thoraxübersichtsfilm eines 76jährigen Patienten mit
M. Brill-Symmers: a) Vor Therapie: Ausgeprägte Mediastinalverbreiterung nach beiden Seiten. Basale Pleuraergüsse (li > re). Pleura-
spitzenschwiele rechts. b) Nach Therapie (1.6oo mg Endoxan i.v.):
Weitgehende Rückbildung der mediastinalen Verbreiterung sowie Rückgang des links- und Schwinden des rechtsseitigen Pleuraergusses

suchungen einen aktuellen Aspekt: In einer Stanford-Studie an strah-
lenbehandelten Patienten der Stadien I B - III B wurde nachgewiesen,
daß die Rezidivhäufigkeit bei Nachbehandlung mit einer Polychemotherapie von 22% auf 2% absinkt (MOORE et al., 1972). In ähnlicher Weise
ergab eine EORTC-Studie eine signifikant längere Remissionsdauer bei
Langzeitbehandlung mit Vinblastin im Anschluß an die Bestrahlung
(TUBIANA u. AMIEL, 1973).

Synchronisation

Es liegen zwar umfangreiche theoretischen und experimentelle Grundlagen für eine zellphasenspezifische zytostatische Therapie vor,
jedoch kann aus den bisherigen klinischen Versuchen noch kein end-
gültiger Schluß über den Wert dieser noch im Anfangsstadium befindlichen Methode für die Therapie der malignen Lmyphome gezogen werden.

Zusammenfassung

1. Grundlage der therapeutischen Indikationsstellung bei malignen
Lymphomen bzw. M. Hodgkin ist die exakte Stadieneinstufung des jeweiligen Krankheitsfalles.

2. Die Strahlentherapie ist in den Stadien bis zur Generalisation
(I - III A) angezeigt, die zytostatische Therapie bei beginnender
(II B?) oder eingetretener Generalisation (III A - III B) und evtl.
Organmanifestation (IV).

3. Hauptziel der zytostatischen Therapie ist die Erreichung einer
kompletten Remission bzw. die Rückführung des Patienten aus dem Generalisationsstadium in ein lokalisiertes Stadium

4. Zytostatische Therapie der Wahl bei M. Hodgkin ist die Kombinationsbehandlung bzw. Polychemotherapie, da sie mit einer Remissionsrate von 81 - 96% sämtlichen Monotherapien überlegen ist.

5. Die Monotherapie hat Berechtigung bei speziell empfindlichen Lym-
phomformen (Retikulose, Lymphosarkom, M. Brill-Symmers) und als
Erhaltungstherapie im Anschluß an eine Kombinationstherapie.

6. Bei Vorliegen einer splenogenen Markhemmung mit peripherer Leukopenie ist die Splenektomie Vorbedingung für eine erfolgreiche zytostatische Therapie.

7. Durch die derzeitige Entwicklung der zytostatischen Therapie hat
sich mit Zunahme und Verlängerung der Remissionen die Prognose der
malignen Lymphome, insbesondere des M. Hodgkin, wesentlich gebessert.

8. Die stadiengebundenen therapeutischen Indikationen gelten als
Rahmenprogramm, in dem individuell und situativ abgestimmte zytostatische Therapie erfolgen soll.

9. Aktuelle Probleme der zytostatischen Therapie stellen die Frage
ihres frühzeitigen Einsatzes in der Grenzphase der Generalisation
(Stadium II B), die Kombination mit der Strahlentherapie und die
Möglichkeit der Synchronisation dar.

1o. Durch enge Koordination der Strahlen- und der zytostatischen
Therapie ist auch in fortgeschrittenen Fällen von malignen Lymphomen
ein therapeutisches Optimum und damit ein Maximum an Lebensverlängerung zu erreichen.

Tabelle 3. Übersicht über die bei malignen Lymphomen verwendeten
zytostatischen Kombinationstherapien

Zweifach-Kombinationen (FISCHER u. Mitarb., 1973)

a) Velbe (5-1o mg/Woche i.v.) u. Endoxan (1oo-15o mg/Tag p.o.)
b) Velbe (5-1o mg/Woche i.v.) u. Natulan (1oo-15o mg/Tag p.o.)
c) Velbe (5-1o mg/Woche i.v.) u. Leukeran (5 mg/Tag p.o.)
d) Endoxan (15o mg/Tag p.o.) u. Natulan (1oo-15o mg/Tag p.o.)

Dauer: Bis zu Gesamtdosen von 1oo-15o mg Velbe (a-c) bzw. 1o-15 g
Endoxan (d). Keine Erhaltungstherapie

COP-Kombination (LUCEu. Mitarb., 1971)

Cyclophosphamid 8oo mg/m^2 i.v. am 1. Tag
Oncovin 2 mg Gesamtdosis i.v. am 1. Tag
Prednison 6o mg/m^2 p.o. 5 Tage, fallende Dosen (4o, 2o, 1o mg) 3 Tage

Dauer: 8 Tage, insgesamt 6 Zyklen mit 14tägigen Intervallen
(Konsolidierungszyklus alle 4 Wochen)

MOPP-Programm (DE VITA u. SERPICK, 1967)

Mustargen 6 mg/m^2 i.v. bzw. Cyclophosphamid 65o mg/m^2 i.v. am 1. und
    8. Tag
Oncovin 1,4 mg/m^2 i.v. am 1. und 8. Tag
Procarbazin 1oo mg/m^2 p.o. täglich durch 14 Tage
Prednison 4o mg/m^2 p.o. täglich durch 14 Tage (nur 1. und 4. Zyklus)

Dauer: 2 Wochen, nach 2 Wochen Pause Wiederholung (insgesamt 6mal).
Keine Erhaltungstherapie.

Polychemotherapie (KÜHBÖCK u. Mitarb., 1968)

Purinethol 5o mg p.o. täglich durch 7 Tage
Natulan 1oo-25o mg i.v. täglich durch 7 Tage
Endoxan 3oo-5oo mg i.v. Inf. am 1., 3. und 5. Tag
5-Fluoruracil 25o mg i.v. Inf. am 2., 4. und 6. Tag
Methotrexat 5 mg i.m. am 1. und 4. Tag
Velbe 5 mg i.v. am 7. Tag
(Methylprednisolon 2o mg i.v. täglich)

Dauer: 1 Woche, Fortsetzung bis maximal 6 Zyklen. Erhaltungstherapie
nach evtl. Rezidivbehandlung.

BCNU-Kombination (BRUNNER u. Mitarb., 1973)

BCNU 8o mg/m^2 i.v. alle 8 Wochen
Vincristin 1,4 mg/m^2 je 2 Wochen/Monat
Natulan 1oo mg/m^2 täglich durch 2 Wochen/Monat
Prednison 4o mg/m^2 täglich durch 2 Wochen/Monat

Dauer: 2 Wochen pro Monat, insgesamt 6 Monate (Erhaltungstherapie
mit Velbe, Leukeran oder Leukeran + Vincristin + Prednison)

214

Literatur

BENÖHR, H.Ch.: Zytostatische Therapie des M. Hodgkin. Therapiewoche
  23, 2131 (1973).
BRABAND, H.: Burkitt-Tumor, S. 9o. Stuttgart: Thieme 1968.
BRICHTA, G., REIMER, E.E.: Über Erythroblastenkernveränderungen unter
  Zyklophosphamidtherapie. Wien. Z. inn. Med. 47, 154 (1966).
BRUNNER, K.W., MAURICE, P., SONNTAG, R.W.: Zur Therapie des Lympho-
  granuloms. Schweiz. med. Wschr. 1o2, 1546 (1972).
CARBONE, P.P., KAPLAN, H.S., MUSSHOFF, K., SMITHERS, D.W., TUBIANA, M.:
  Report of the committee on Hodgkin's disease staging classification.
  Cancer Res. 31, 186o (1971).
DE VITA, V.T., SERPICK, A.: Combination chemotherapy in the treatment
  of advanced Hodgkin's disease. Proc. Amer. Ass. Cancer Res. 8, 13
  (1967).
EGGERTH, G., KÜHNBÖCK, J., PUXKANDL, H.: Nephrotisches Syndrom bei
  Morbus Hodgkin. Folia haemat. (Lpz.) 98, 64 (1972).
FISCHER, M., MITROU, P.S., SCHUBERT, J.C.F., MARTIN, H., HÜBNER, K.:
  Zur Therapie des Morbus Hodgkin. Gegenüberstellung der Ergebnisse
  mit dem DE VITA-Programm und verschiedenen Zweifach-Kombinationen
  in Abhängigkeit vom histologischen Typ. In: Leukämien und maligne
  Lymphome (Hrsg. STACHER, A.). München-Berlin-Wien: Urban und Schwar-
  zenberg 1973, S. 463.
JACKSON, H., PARKER, F.: Hodgkin's disease. I. General considerations.
  New Engl. J. Med. 23o, 1 (1944).
KAPLAN, H.S.: Personal communication. In: RUBIN, P.: Current concepts
  in cancer, No. 1: Hodgkin's disease. J. Amer. med. Assoc. 19o, 911
  (1964).
KÜHBÖCK, J.: Polychemotherapie maligner Lymphome (Ergebnisse und Pro-
  bleme). In: Leukämien und maligne Lymphome (Hrsg. STACHER, A.).
  München-Berlin-Wien: Urban und Schwarzenberg 1973, S. 471.
KÜHBÖCK, J., PECHERSTORFER, H., ZILCHER, H.: Zur Endoxan-Zystitis.
  Wien. klin. Wschr. 81, 679 (1969).
KÜHBÖCK, J., PIETSCHMANN, H., ROTHENBUCHNER, G.: Klinische Erfahrungen
  mit Vinblastinsulfat. Wien. klin. Wschr. 83, 185 (1971).
KÜHBÖCK, J., POKORNY, D., STEINBACH, K., EGGERTH, G.: Polychemothera-
  pie maligner Tumoren und Hämoblastosen. Wien. Z. inn. Med. 49, 449
  (1968).
KÜHBÖCK, J., REIMER, E.E., STOIBER, T.: Zur hochdosierten Prednison-
  therapie maligner Bluterkrankungen. Wien. Z. inn. Med. 41, 228
  (196o).
KÜHBÖCK, J., RIEGLER, E.: Klinische Aspekte zur Problemetik der Reti-
  kulosen. Wien. Z. inn. Med. 46, 473 (1965).
LENNERT, K.: Pathologisch-histologische Klassifizierung der malignen
  Lymphome. In: Leukämien und maligne Lymphome (Hrsg. STACHER, A.).
  München-Berlin-Wien: Urban und Schwarzenberg 1973, S. 181.
LUCE, J.K., GAMBLE, J.F., WILSON, H.E., MONTO, R.W., ISAACS, B.L.,
  PALMER, R.L., COLTMAN, Ch.A., HEWLETT, J.S., GEHAN, E.A., FREI III.,
  E.: Combined Cyclophosphamide, Vincristine, and Prednison therapy
  of malignant lymphoma. Cancer (Philad.) 28, 3o6 (1971).
LUKES, R.J., BUTLER, J.J.: The pathology and nomenclature of Hodgkin's
  disease. Cancer Res. 26, 1o63 (1966).
MOORE, M.R., BULL, J.M., JONES, S.E., ROSENBERG, S.A., KAPLAN, H.S.:
  Sequential radiotherapy and chemotherapy in the treatment of Hod-
  gkin's disease. Ann. intern. Med. 77, 1 (1972).
OBRECHT, P.: Diskussionsbemerkung, Forumsdiskussion: Konsolidierungs-,
  Erhaltungs-, Reinduktionstherapie bei malignen Lymphomen? In: Leu-
  kämien und maligne Lymphome (Hrsg. STACHER, A.). München-Berlin-
  Wien: Urban & Schwarzenberg 1973, S. 683.
PETERS, M.V.: A study of survivals in Hodgkin's disease treated radio-
  logically. Amer. J. Roentgenol. 63, 299 (195o).

PETERS, M.V., MIDDLEMISS, K.C.H.: A study of Hodgkin's disease treated
    by irradiation. Amer. J. Roentgenol. 79, 114 (1958).
SILVERBERG, I.J., JACOBS, E.M.: Treatment of spinal cord compression
    in Hodgkin's disease. Cancer (Philad.) 27, 3o8 (1971).
TEILLET, F., BOIRON, M., BERNARD, J.: A reappraisal of clinical and
    biological signs in staging of Hodgkin's disease. Cancer Res. 31,
    1723 (1971).
TUBIANA, M., AMIEL, J.-L.: Combined radiation therapy and chemotherapy.
    J. Amer. med. Ass. 223, 61 (1973).
WAGNER, K.: Die Behandlung panzytopenischer Retikulosen. In: Chemo-
    und Immunotherapie der Leukosen und malignen Lymphome. Internatio-
    nale Arbeitstagung , Wien 1969 (Hrsg. STACHER, A.). Wien: Bohmann
    1969, S. 339.

Autologe Knochenmarks-Transfusion bei hochdosierter Chemotherapie maligner Tumoren

K. KARRER und E. MANNHEIMER

Die Chemotherapie maligner Tumoren ist wegen der unspezifischen Natur der heutigen Zytostatika nur in einem relativ schmalen Dosisbereich aussichtsreich. Einerseits sollten wegen der Dosisabhängigkeit der Tumorhemmwirkung möglichst hohe Dosen verwendet werden, andererseits sind dem durch die sogenannten Nebenwirkungen Grenzen gesetzt. Die wichtigste dosislimitierende Nebenwirkung betrifft das blutbildende Gewebe, im besonderen die Leukopoese.

Auch im Rahmen der von W. DENK inaugurierten chemotherapeutischen Rezidivprophylaxe wurden hochgradige Leukopenien beobachtet. Eine zytostatisch bedingte Leukopenie kann durch eine Reifungshemmung der Myeloblasten und/oder Promyelozyten zustandekommen oder auch die Stammzellen betreffen. Bei einer reversiblen Schädigung kann die Vermehrung der Stammzellen von selbst wieder in Gang kommen und auch die Reifungshemmung vorübergehend sein. Es sollten Anhaltspunkte gewonnen werden, ob die Wirkung der transplantierten Knochenmarkszellen als ein adäquater stimulierender Reiz auf diese physiologischen Prozesse aufgefaßt werden kann, oder ob das zugeführte Zellmaterial zur rascheren Synthese von Zellbausteinen dienlich ist bzw. ob die zugeführten vitalen Knochenmarkszellen durch Koloniebildung zur substituierenden Zellvermehrung beitragen.

Die Re-Infusion von autologem, kältekonserviertem Knochenmark wurde zur Sanierung einer durch die hochdosierte zytostatische Therapie bedingten Leukopenie durchgeführt. Dabei war die Indikation bewußt eng gestellt, um die Wirksamkeit des intravenös verabfolgten Knochenmarkes bei lebensbedrohlicher Leukopenie zu überprüfen. Die Anwendbarkeit hoher zytostatischer Dosen erscheint vor allem im Hinblick auf die Rezidivprophylaxe von Bedeutung.

Die vorgelegten Erfahrungen konnten bei 531 Patienten von November 1962 bis Mai 1972 in Zusammenarbeit mit der I. Chirurgischen Universitätsklinik (Vorstand: Prof. Dr. P. FUCHSIG) und in folgenden Kliniken und Krankenhäusern dankenswerterweise gesammelt werden:

Orthop. Univ.-Klinik (Vorstand: Prof. Dr. K. CHIARI); Krankenhaus Lainz, I. Chir. Abt. (Prim. Doz. Dr. H. DENCK); II. Med. Univ.-Klinik (Vorstand: Prof. DDDr. K. FELLINGER); Urol. Univ.-Klinik (Vorstand: Prof. Dr. R. ÜBELHÖR); Univ.-Klinik für Kieferchirurgie (Vorstand: Prof. Dr. R. ULLIK); II. Chir. Univ.-Klinik (Vorstand: Prof. Dr. J. NAVRATIL); II. Univ.-Hautklinik (Suppl. Vorstand: Prof. Dr. R. SANTLER); Univ.-HNO-Klinik (Vorstand: Prof. Dr. O. NOVOTNY); Krankenhaus der Barmherzigen Brüder, Urol. Abt. (Prim. Prof. Dr. G. GASSER); I. Med. Univ.-Klinik (Vorstand: Prof. Dr. E. DEUTSCH); Krankenhaus Lainz, Gyn. Abt. (Prim. Doz. Dr. J. ARTNER); Allg. Poliklinik d. St. Wien, Chir. Abt. (Prim. Doz. Dr. R. KÜHLMAYER); Mautner Markhof'sches Kinderspital (Prim. Doz. Dr. P. WURNIG); I. Univ.-Frauenklinik (Vor-

stand: Prof. Dr. E. GITSCH); I. Univ.-Augenklinik (Vorstand: Prof.
Dr. K. HRUBY); Kaiserin Elisabeth-Spital d. St. Wien, Chir. Abt.
(Prim. Dr. G. HIENERT).

Die zytostatische Behandlung erfolgte an diesen Krankenabteilungen
und Kliniken in einer Kombination mit einer radikalen (R + Ch) oder
einer palliativen (P + Ch) Operation oder bei weit fortgeschrittenen
inoperablen Tumoren verschiedener Lokalisationen als alleinige Therapie (Ch), wie dies in der Tabelle 1 aufgeschlüsselt ist.

Tabelle 1. Anzahl der Patienten nach Tumor-Art und Therapie-Indikation

Tumor-Art		Indikation		
		R + Ch	P + Ch	Ch
Magen-Darm	98	38	15	42
Mamma	72	9	1o	53
Bronchus	42	3	4	35
Melanome	45	11	15	19
AngioRetik. Lympho-Sark.	5o	11	8	31
Sarkome	87	38	13	36
Mund-Rachen	21	2	4	15
Diverse Tumoren	111	17	12	82
Andere Indikation	8			
Summe	531	129	81	313

Bei 8 Patienten war die hochdosierte Chemotherapie wegen einer Nierentransplantation vorgesehen.

Beim weit überwiegenden Teil der Patienten wurde als initiale Therapie
15 - 3o mg/kg Endoxan mittels i.v.-Infusionen in 45 min 2 - 3mal in
Abständen von je 6 Tagen verabfolgt. Die erste Infusion wurde durchschnittlich 6 Tage nach einer radikalen Operation gegeben. Nach 4 - 6
Wochen erhielten diese Patienten zur Rezidivprophylaxe kurenweise Endoxan, und zwar 1o Tage hindurch 4oo mg/tgl. Zwischen derartigen Kuren
waren 4 - 6wöchige therapiefreie Intervalle (BOECKL et al., 1964).

Bei den palliativ behandelten Patienten wurden die hochdosierten Infusionen in Abständen von 4 - 8 Wochen in Abhängigkeit von den jeweiligen Leukozytenwerten wiederholt.

Die Leukozyten- und Thrombozytenkontrollen wurden alle 2 Tage durchgeführt; ab einer verabfolgten Gesamtmenge von 4 g Endoxan wurden die
Leukozyten und Thrombozytenwerte täglich bestimmt. Bei Absinken der
Leukozytenwerte unter 1.ooo/mm^3 wurde das Endoxan abgesetzt und 3 Tage
lang je 3o mg Prednisolon verabreicht. Bei Fieber wurde zur Infektionsprophylaxe zusätzlich ein Breitbandantibiotikum gegeben.

Die Gewinnung des Knochenmarks wird unter streng antiseptischen Bedingungen beim seitlich gelagerten Patienten in Vollnarkose vorgenommen
und dazu das Darmbein knapp lateral und kranial der Spina iliaca punk-

tiert. Die 1o cm lange und 2 mm starke Punktionsnadel wird ohne vorhergehende Hautinzision mit dem Mandrin in die Markhöhle eingeschlagen.
Diese erreicht man am besten, wenn die Nadel in einem zur Wirbelsäule
offenen Winkel von ca. 8o$^{\circ}$ in die Tiefe getrieben wird. Die Aspiration
des Markes erfolgt mittels einer 2o ml-Spritze, in der 1.ooo Einheiten
Heparin in 2 ml isotoner Kochsalzlösung vorgelegt sind. Es lassen sich
auf diese Weise von einer Punktionsstelle bis zu 3oo ml Blut-Mark-
Gemisch gewinnen. Manchmal ist es nötig, mehrere Punktionsstellen anzulegen und die Seite zu wechseln. Die Punktion wird durch Instillation von wässrigem Penicillin (5oo.ooo E pro Seite) in die Markhöhle
beendet (BOECKL et al., 1963).

Das Punktat wird in sterile 1oo ml-Fläschchen so aufgeteilt, daß sich
in einem Fläschchen höchstens 4o ml heparinierten Blut-Mark-Gemisches,
dem 4o ml Konservierungsflüssigkeit zugesetzt werden, befinden.

Von jeder Spritze werden 2 ml für die Zellzählung, Ausstrich und Ste-
rilprobe verwendet. Die nach May-Grünwald gefärbten Zellen werden im
Ausstrich nach peripheren Leukozyten, Knochenmarkszellen und Tumorzellen differenziert. Alle mit dem Blut-Mark-Gemisch in Berührung
gekommenen Geräte sind silikonisiert.

Unmittelbar nach der Gewinnung wird dem Mark dieselbe Menge Konservierungsflüssigkeit [Gewebekulturmedium nach Morgan (TCM N$^{\circ}$ 199) mit
3o%igem Glycerinzusatz] beigegeben und so in einer Kühltruhe mit re-
gistrierter Temperaturkontrolle abgekühlt, daß der Temperaturabfall
bis -4o$^{\circ}$C kontinuierlich um 1°/min erfolgt (POLGE et al., 1949) und
sodann in einer anderen Tiefkühltruhe bei -8o$^{\circ}$C gelagert. Dadurch
können jeweilige Re-Infusionen nach Ausmaß der Leukopenie zeitlich
frei angepaßt und durch Portionierung auch mehrmals zu verschiedenen
Zeitpunkten nach einer Knochenmarkspunktion vorgenommen werden.

Die Indikation zur Re-Infusion wurde gestellt, wenn nach Absetzen von
Endoxan die peripheren Leukozytenwerte trotz 3tägiger hochdosierter
Prednisolontherapie innerhalb von 5 Tagen nicht über 1.ooo/mm^3 anstie-
gen und im untersuchten Sternalpunktat keine Granulopoese nachweisbar
war. Einen Leukozytensturz auf Werte unter 5oo/mm^3 bewerten wir bei
"leerem Sternalmark" als vitale Indikation und reinfundieren Knochenmark mit Beginn der Prednisolontherapie. Für die erste Re-Infusion
verwenden wir nur einen Teil der Knochenmarksreserve, die sofort nach
Entnahme aus der Tiefkühltruhe in ein Wasserbad von + 37°C gebracht
wird. Das darin in etwa 3o min aufgetaute Konservat wird ohne vorheriges Auswaschen der TCM- und Glycerinzusätze dem Patienten als Infusion, unter Zugabe von 5oo ml 5%iger Laevulose und 5o mg Solu-Dacortin,
intravenös verabreicht.

Resultate

Tabelle 2 gibt einen Überblick über die Wirkung dieser hochdosierten
zytostatischen Therapie hinsichtlich des Leukozytenabfalles und der
Zahl der durchgeführten autologen Re-Infusionen.

In Abb. 1 ist die Technik der Knochenmarks-Gewinnung und Re-Infusion
und die Durchschnittswerte der Mengen des gewonnenen und re-infundierten Knochenmarkes und dessen Zellgehalt schematisch angegeben.

Die Differenzierung der Zellausstriche der entnommenen Knochenmarks-
proben ergaben nur bei 9 der 523 Tumorpatienten Tumorzellen, was auf
die jeweils vorher vorgenommene Röntgenkontrolle zurückgeführt werden
könnte.

Tabelle 2. Effekt hochdosierter zytostatischer Therapie hinsichtlich Leukopenie und Knochenmarks-Re-Infusion

Behandlung	Zahl der Patienten	ohne Leukopenie	spontan erholt	KM-Re-Infusion
Radikal operiert und Chemotherapie	123	28	87	8/ 95 = 8%
Palliativ operiert und Chemotherapie	8o	17	5o	13/ 63 = 21%
nur Chemotherapie	296	75	172	49/221 = 22%
andere Indikation	8	6		2
Summe	5o7	126	3o9	72/381 = 19%

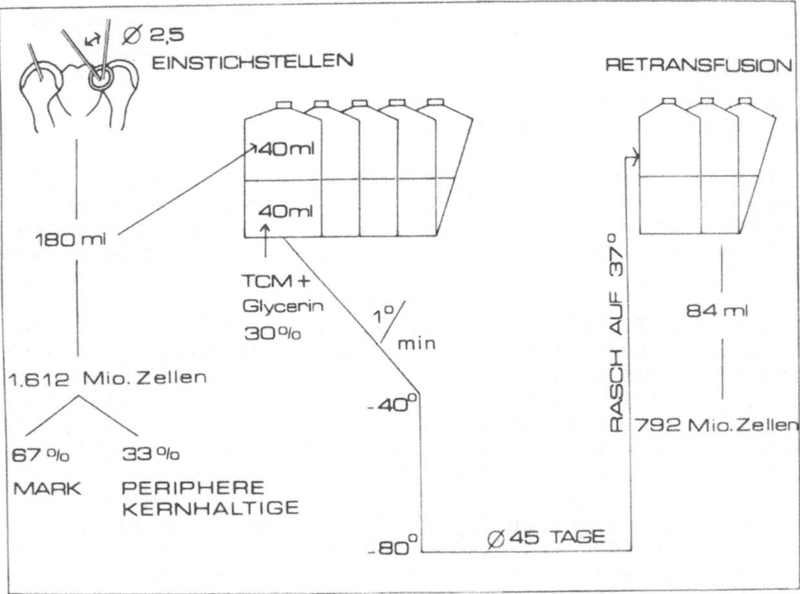

Abb. 1. Schematische Darstellung der Analyse des Knochenmarks

In Tabelle 3 ist der Effekt der Knochenmarks-Re-Infusion an Hand des Ansteigens der Leukozytenwerte von 5o Patienten dargestellt und dabei der tiefste Wert, der die Indikation zur Re-Infusion herbeigeführt hat, sowie der Wert nach dem Anstieg über die Grenze von 3.ooo und die darauf bezogene Zuwachsrate angegeben. Diese beträgt im Durchschnitt aller 5o re-infundierten Patienten 797%, während sie bei den Patienten, die sich ohne Knochenmarks-Re-Infusion aus der Leukopenie erholten, nur 165% ausmacht.

Aus diesen Ergebnissen kann die wichtige Feststellung abgeleitet werden, daß die hochdosierte zytostatische Therapie bei Patienten mit weit fortgeschrittenen Tumoren eine tiefere Leukozytendepression be-

Tabelle 3. Vergleich der Durchschnittswerte des Leukozytenanstieges mit und ohne Knochenmarks-Re-Infusion nach Leukopenie unter 3.000

	Zahl der Patienten	Leukozyten-Ausgangswert	nach Tagen	tiefster Leukozytenwert	nach weiteren Tagen	Leukozyten-Anstieg um	Leukozyten-Anstieg auf	% vom Tiefstwert
ohne Re-Infusion								
P + Ch	87	713o	14	1665	4	2o63	3728	124
P + Ch	5o	7253	14	139o	6	2879	4268	2o7
Ch	172	6763	14	1358	6	2411	3769	178
Mit Re-Infusion								
R + Ch	6	6158	14	633	7	2742	3375	433
P + Ch	9	5755	13	6oo	8	3o95	3695	516
Ch	35	6851	15	362	7	2789	4154	1o46

wirkte als bei den radikal operierten. Auch die relative Zahl der Knochenmarks-Re-Infusionen war bei dieser Gruppe deutlich größer.

Zur Frage, ob die Menge der re-infundierten kernhaltigen Zellen und/oder die Lagerdauer einen Einfluß auf den Effekt des Leukozytenanstieges hat, wurden die Anstiegseffekte der Patienten nach der verschiedenen Lagerdauer und der verschieden transfundierten Zellmenge einander gegenübergestellt.

Es ergab sich dabei der Eindruck, daß die Anzahl der re-infundierten Zellen von größerem Einfluß auf den Wiederanstieg der Leukozytenwerte ist als die Lagerdauer. Es zeigte sich nämlich, daß die Gruppe der mit einer hohen Anzahl von Zellen (1216 Millionen im Durchschnitt) Infundierten einen Anstieg von 153% der Leukozytenwerte aufwies, während nach der Infusion von geringen und mittleren Zellmengen (im Durchschnitt 583 Millionen) nur ein 1o2%iger Anstieg erfolgte.

Eine lange Lagerzeit (im Durchschnitt 1o8 Tage) ließ gegenüber einer kurzen Lagerzeit (im Durchschnitt 16 Tage) hingegen einen wesentlich kleineren Unterschied am Anstieg der Leukozytenzahlen erkennen (118% : 1o9%). Es ist wichtig festzuhalten, daß bei der beschriebenen Methode keinerlei Komplikationen eintraten. Gelegentlich geringgradige Hämolysezeichen im unmittelbaren Anschluß an die Re-Infusion bildeten sich immer nach kurzer Zeit spontan zurück.

9 Todesfälle, die kurze Zeit nach einer oder mehreren Infusionen aufgetreten waren, lassen sich auf das weit fortgeschrittene Tumorstadium beziehen und sind nicht als Komplikationen der Knochenmarks-Re-Infusion bzw. der zytostatisch bedingten Leukopenie zu werten.

Wie aus den dargestellten Ergebnissen hervorgeht, ist der Wiederanstieg der Leukozytenwerte im peripheren Blutbild durch die autologe Knochenmarkstransfusion beschleunigt worden. Dieser Effekt ist umso höher einzuschätzen, als ja bei der geübten strengen Indikationsstellung die Re-Infusion erst bei sehr hochgradiger Leukopenie, mit gleichzeitiger Aplasie des Knochenmarkes erfolgte.

Mit diesen positiven Ergebnissen sind wir mit KURNICK (1959, 1960a, b),
NEWTON (1959) und anderen (VAN BEKKUM, 1971; BUCKNER et al., 1972;
McFARLAND et al., 1959; WESTBURY et al., 1959), die ebenfalls positive
Resultate der Leukopenie-Regeneration nach autologer Knochenmarks-Re-
Infusion berichten, in Übereinstimmung, möchten aber auch ebenso wie
diese Autoren die Wichtigkeit weiterer klinischer Untersuchungen be-
tonen.

Manche Autoren sind jedoch der Ansicht, daß der relativ rasche Wiederanstieg der Leukozyten nach nicht zu hohen Zytostatika-Dosen durch
Knochenmark nicht beschleunigt werden kann (CHATAING u. REVILLARD,
1968; MEYER et al., 1964; PEGG, 1963).

Es liegen auch Resultate, die nicht mit kältekonserviertem autologem
Knochenmark erzielt worden sind, vor, die im Prizip ähnlich sind
(ARIEL u. PACK, 1967; FIALA et al., 1970; KASPAR u. FIALA, 1970; MEZA
et al., 1962; PESCHL u. REIMER, 1962). Ein Vergleich mit homologen
Knochenmarkstransfusionen ist nicht möglich, da bei dieser Form die
immunologischen Probleme überwiegen. Über diesbezügliche Untersuchun-
gen liegt eine große Reihe ausführlicher Arbeiten vor (AMATO et al.,
1971; AMIEL et al., 1971; DICKE, 1970; ECKHARDT, 1959; JACKOBSON u.
SIMMONS, 1960; MATHE, 1959 a, b, 1965, 1970; PHILLIPS u. MILLER, 1970;
SANTOS et al., 1970, 1971b; THOMAS u. STORB, 1970).

Bisher berichtete positive Effekte betrafen vorwiegend Reaktorunfälle,
bei denen die homologe Transfusion wegen der drastisch herabgesetzten
Immunitätslage tolerabel war (CONGDON, 1959). Die Wirksamkeit der
Knochenmarkssubstitution ist auch dabei nur in einem bestimmten Bereich des Strahlenschadens möglich. Bei extremen Dosen wird eine Reihe
von Geweben in letaler Weise geschädigt. Ein Therapieversuch mit
homologem Knochenmark ist jedenfalls angezeigt, wie auch aus einer
Übersicht von FERREBEE hervorgeht (FERREBEE u. THOMAS, 1958). Nach
einer subletalen Ganzkörperbestrahlung wird die Immunität so weit ge-
senkt, daß homologes Knochenmark toleriert werden kann.

Mit solchen Behandlungen, die zum Teil mit einer Vorbehandlung mit
Endoxan oder Anti-Lymphozytenserum ergänzt wurden, sind von einer
ganzen Reihe von Autoren über zum Teil erstaunliche Erfolge bei Leukämien berichtet worden (ALEKSANDROWICZ u. BLICHARSKI, 1960; ARIENT
et al., 1960; BEARD et al., 1959; BUCKNER et al., 1970; EINSPRUCH,
1960; EYRE et al., 1970; FURUSHO u. NOZOE, 1967; GRAW et al., 1970a,
1971; HALTERMAN et al., 1970; HOLT et al., 1967; KALINITSCHEWA et al.,
1961; KORINT, 1960; MATHE et al., 1965; SANTOS et al., 1971a; THOMAS
et al., 1970). Allerdings ist das Risiko letaler Komplikationen so
groß, daß diese extreme Therapie allgemein wieder verlassen wurde
(VAN BEKKUM, 1970; VAN BEKKUM et al., 1970; BORTIM, 1970; CONGDON,
1970; CONGDOM et al., 1970; GRAW et al., 1970 a, b; KURNICK u. NOKAY,
1965; MATHE, 1960; OWENS u. SANTOS, 1968; PUTTEN et al., 1968; TREM-
BLAY, 1958; VADLAMUDY et al., 1971). Dies war wohl auch deshalb möglich, weil bei der Leukämie mittels verbesserter Zytostatika-Kombina-
tionen mit größerer Sicherheit Remissionen von längerer Dauer erzielt
werden konnten.

Ähnliches läßt sich nach ausgedehnten Therapieversuchen bei weit fortgeschrittenen soliden Tumoren sagen, deren vorübergehend positiven
Ergebnisse durch Immunoreaktionen schwer beeinträchtigt waren (ISHI-
BASHI, 1961; KOLAR et al., 1963; KOLAR u. KADLECOVA, 1970; MILLER,
1965; WITTE, 1960). In Einzelfällen wurden auch bei anderen Diagnosen
wie Wiskott-Aldrich-Syndrom (BACH et al., 1968), Panzytopenien (SÖDER-
STRÖM u. NILLROTH), Agammaglobulinanämien (SPECK et al., 1971), immuno-
defizitärem Syndrom (LEVEY et al., 1971), aplastischer Anämie und toxi-

scher Purpura (BORTIN et al., 1971; COLARUSSO, 1959; KAROW u. WEBB,
1965; THOMAS et al., 1972) zum Teil positive Erfahrungen gemacht.

Die eingangs erwähnte Frage nach dem möglichen Wirkungsmechanismus
der Knochenmarksinfusionen ist derzeit weder aus unseren Ergebnissen
noch aus den widerspruchsvollen Angaben in der Literatur eindeutig zu
beantworten. Gewisse Hinweise sprechen unserer Meinung nach für die
Annahme, daß nicht so sehr die echte Zellrepopularisierung in Betracht
zu ziehen ist, sondern eher der adäquate Stimulus den Ausschlag gibt.
Der Anstieg der Leukozyten nach deren Ausreifung aus übertragenen
Stammzellen wäre sonst erst nach etwa 2o - 25 Tagen zu erwarten, während er hier schon nach 8 Tagen eintrat.

Entsprechend den langfristigen intermittierenden Therapieplänen wird
die Gefahr einer Leukopenie zunehmend größer. Eine bei Therapiebeginn
angelegte Knochenmarksreserve sollte deshalb solange wie möglich auf-
bewahrt werden können. Dies bedingt die optimale Lagertemperatur der
kältekonservierten Knochenmarkszellen.

MALININ (197o) konnte nachweisen, daß bei - 8o^{o}C gelagertes Knochenmark nach 3 Jahren völlig zerstört ist, während es bei - 19o^{o}C noch
lebensfähig erscheint. Auch PEGG (1964) ist der Meinung, daß Knochenmark bei - 8o^{o}C nicht länger als 2 Jahre gelagert werden soll, während
für - 19o^{o}C noch keine Grenze angegeben werden könne.

Diese und andere Untersuchungen (ALTSCHULER u. NADEL, 1967; GILBEY,
1965; KAROW u. WEBB, 1965; SEIDL et al., 197o; WYBRAN, 1969) sprechen
dafür, daß der nicht unerhebliche technische Mehraufwand der extrem
tiefen Lagertemperatur von - 19o^{o}C mittels flüssigem Stickstoff entsprechende zellbiologische Vorteile bietet.

Zusammenfassend kann aus Blutbefunden, die von 1962 - 1972 von 531
Patienten mit verschiedenen malignen Tumoren, denen wegen einer zytostatischen Leukopenie Knochenmarkszellen an 24 Universitätskliniken
und Krankenanstalten in Wien abgenommen wurde, festgestellt werden:

Mit der beschriebenen Methode der Knochenmarks-Gewinnung aus dem Darmbein konnte im Durchschnitt aus je 2,5 Entnahmestellen 18o ml Knochen-
mark-Blut-Gemisch mit je 1612 Millionen kernhaltigen Zellen, von denen
1/3 als periphere kernhaltige Zellen differenziert wurden, gewonnen
werden.

Nach der Kältekonservierung bei - 8o^{o}C erfolgte aus vitaler Indikation
nach durchschnittlich 45 Tagen die Re-Infusion von 792 Millionen kern-
haltiger Zellen bei 72 Patienten (s. Tabelle 3). Dies betraf 8 von 123
(6%) Patienten, denen die hochdosierte zytostatische Therapie nach
einer Radikal-Operation wegen eines Karzinoms im Sinne der Rezidivprophylaxe verabfolgt wurde, 49 von 296 (17%) inoperablen Patienten mit
weit fortgeschrittenen Tumoren und 13 von 8o (16%) Patienten, denen
die zytostatische Therapie in Kombination mit einer nur noch palliativen Operation verabfolgt worden war.

Die Re-Transfusion der kältekonservierten autologen Knochenmarkszellen
bewirkte nach 7,5 Tagen einen Leukozytenanstieg über die Grenze von
3.ooo, der im Durchschnitt ca. 8oo% des tiefsten Wertes ausmachte.
Dieser Effekt wird im Vergleich mit den um 165% angestiegenen Leukozytenwerten der sich spontan erholten Patienten positiv bewertet.

Der zugrundeliegende Wirkungsmechanismus dieses Erfolges ist noch ungeklärt. Es muß deshalb die Notwendigkeit weiterer ausgedehnter klinischer Untersuchungen betont werden.

Literatur

ALEKSANDROWICZ, J., BLICHARSKI, J.: Leucémie chez deux soeurs jumelles
    (Monozygotes),essai de traitment par la transfusion de la moelle
    osseuse. Extrait du Sang 31, 49 (196o).
ALTSCHULER, H., NADEL, E.M.: Comparison of storage at -2o°C and at
    -19o°C with lactic dehydrogenase (LDH) measurements on fresh serum.
    Cryobiology 3, 385/85 (1967).
AMATO, D., BERGSAGEL, D.E., CLARYSSE, A.M., COWAN, D.H., ISCOVE, N.N.,
    McCULLOCH, E.A., MILLER, R.G., PHILLIPS, R.A., RAGAB, A.H., SENN,
    J.S.: Review of bone marrow transplants at the ontario cancer
    institute. Transplantation Proceedings 3, 397 (1971).
AMIEL, J.L., SCHWARZENBERG, L., MATHE, G.: Bone marrow grafts and
    histocompatibility. Transplantation Proceedings 3, 1o72 (1971).
ARIEL, I.M., PACK, G.T.: Treatment of disseminated melanoma by syste-
    mic Melphalan, Methotrexate and autogenous bone marrow transplants.
    Cancer (Philad.) 2o, 77 (1967).
ARIENT, M., SKALA, E., POTMESIL, M., PALA, F., DUFEK, V.: On the
    treatment of acute leukemia by massive whole body irradiation
    combined with subsequent bone marrow transfusion. A case report.
    Neoplasma (Bratisl.) 7, 295 (196o).
BACH, F.H., ALBERTINI, R.J., ANDERSON, J.L., JOO, P., BORTIN, M.M.:
    Bone-marrow transplantation in a patient with the Wiskott-Aldrich-
    syndrome. Lancet 1968 II, 1364.
BEARD, A.G., BARNHARD, H.J., ROSS, S.W., CONLIN, F.D.: Acute leukemia
    treated by irradiation and marrow transplant. J. Pediat. 55, 42
    (1959).
BEKKUM, D.W. VAN: Mitigation of acute secondary disease by treatment
    of the recipient with antilymphocytic serum before grafting of
    allogeneic hemopoietic cells. Exp. Hemat. 2o, 3 (197o).
BEKKUM, D.W. VAN: Bone marrow transplantation. Transplantation Pro-
    ceedings 3, 53 (1971).
BEKKUM, D.W. VAN, DICKE, K.A., BALNER, H., HOLLANDER, C.F., PUTTEN,
    L.M. VAN: Failure to obtain take of allogeneic bone marrow grafts
    in monkeys following pretreatment with Cyclophosphamide. Exp.
    Hemat. 2o, 27 (197o).
BOECKL, O., HEITZ, N., KARRER, K., MANNHEIMER, E.: Methodik der auto-
    logen Knochenmarkstransplantation bei forcierter zytostatischer
    Therapie. Wien. klin. Wschr. 75, 349 (1963).
BOECKL, O., HEITZ, N., KARRER, K., MANNHEIMER, E.: Über die Möglich-
    keiten der Therapie bösartiger Tumoren mit hochdosierten Cytosta-
    tica. Arzneimittel-Forsch. 14, 797 (1964).
BORTIN, M.M.: A compendium of reported human bone marrow transplants.
    Transplantation 9, 571 (197o).
BORTIN, M.M., SALTZSTEIN, E.C., WAISBREN, B.A., KAY, S.A., HONG, R.,
    BACH, F.H.: Bone marrow transplantation for aplastic anemia.
    Establishmeht of chimerism using multiple HL-A-identical donors
    following pretreatment with Caclophosphamide. Transplantation 12,
    573 (1971).
BUCKNER, C.D., EPSTEIN, R.B., RUDOLPH, R.H., CLIFT, R.A., STORB, R.,
    THOMAS, E.D.: Allogeneic marrow engraftment following whole body
    irradiation in a patient with leukemia. Blood 35, 741 (197o).
BUCKNER, C.D., RUDOLPH, R.H., FEFER, A., CLIFT, R.A., EPSTEIN, R.B.,
    FUNK, D.D., NEIMAN, P.E., SLICHTER, S.J., STORB, R., THOMAS, E.D.:
    High-dose Cyclophosphamide therapy for malignant disease. Toxicity,
    tumor response, and the effects of stored autologous marrow. Cancer
    (Philad.) 29, 357 (1972).
CHATAING, B., REVILLARD, J.P.: Bone marrow grafts. Cah. Med. Lyon.
    44, 3o61 (1968).
COLARUSSO, A.: Die Übertragung von Knochenmark bei einigen Blutkrank-
    heiten. Rif. med. 15.8.1959.

CONGDON, C.C.: Summary of discussions. AET-bone marrow conference.
  Oak Ridge/Tennessee January 9 and 1o, 1959.
CONGDON, C.C.: Cooperative group on bone marrow transplantation in
  man. Human and large-animal marrow grafts attempted in 1968 - 69
  with Cyclophosphamide. Exp. Hemat. 2o, 97 (197o).
CONGDON, C.C., MITCHELL, T.J., GARDINER, D.A., KASTENBAUM, M.A., TOYA,
  R.E.: Secondary disease mortality in rat-mouse radiation chimeras.
  J. nat. Cancer Inst. 45, 1o55 (197o).
DICKE, K.A.: Bone marrow transplantation after separation by discon-
  tinuous albumin density gradient centrifugation. Exp. Hemat. 2o,
  126 (1.97o).
ECKHARDT, A.: Über die Frage der Knochenmarkstransplantation. Orv.
  Hetil. 1oo, 1864 (1959).
EINSPRUCH, B.C.: Present status of marrow transplantation for Leukemia.
  Tex. St. J. Med. 56, 367 (196o).
EYRE, H.J., GOLDSTEIN, I.M., PERRY, S., GRAW, R.G., Jr.: Leukocyte
  transfusion: Function of transfused granulocytes from donors with
  chronic myelocytic leukemia. Blood 36, 432 (197o).
FERREBEE, J.W., THOMAS, E.D.: Radiation injury and marrow replacement:
  Factors affecting survival of the host and the homograft. 39th Ann.
  Sess. Amer. Coll. of Physicans, Atlantic City/N.Y., May 1, 1958.
  Ann. Intern. Med. 49, 987 (1958).
FIALA, O., KASPAR, M., VORTEL, V.: Possibilities of intensive cyto-
  static therapy with transfer of autogenous bone marrow in sarcomas
  of the bone. Bratisl. lek. Listy 54, 452 (197o).
FURUSHO, K., NOZOE, N.: Bone marrow transplantation to a leukemic
  child with preparative treatment of large-dose of Prednisolone,
  Gold-Sol and 6-Mercaptopurine. Ann. pediat. jap. 13, 271 (1967).
GILBEY, D.B.: Liquid nitrogen and living cells. Bio-med. Eng. 1, 2o
  (1965).
GRAW, R.G., BROWN, J.A., YANKEE, R.A., LEVENTHAL, B.G., WHANG-PENG,
  J., ROGENTINE, G.N., Jr., HENDERSON, E.S.: Transplantation of HL-A
  identical allogeneic bone marrow to a patient with acute lympho-
  cytic leukemia. Blood 36, 736 (197oa).
GRAW, R.G., LEVENTHAL, B.G., YANKEE, R.A., ROGENTINE, G.N., WHANG-
  PENG, J., GINNIS, M.H., HERZIG, G.P., HALTERMAN, R.H., HENDERSON,
  E.S.: Hl-A and mixed leukocyte culture matched allogenic bone
  marrow transplantation in patients with acute leukemia. Transplan-
  tation Proceedings 13, 4o5 (1971).
GRAW, R.G., ROGENTINE, G.N., Jr., LEBENTHAL, B.G., HALTERMAN, R.H.,
  BERARD, C., HERZIG, G.P., YANKEE, R.A., WHANG-PENG, J., KRÜGER, G.:
  Graft-versus-host reaction complicating HL-A matched bone-marrow
  transplantation. Lancet 197o II, 1o53 (b).
GRAW, R.G., WHANG-PENG, J., KRÜGER, G., BUCKNER, C.D., LEVENTHAL, B.G.,
  BERARD, C., HENDERSON, E.S.: Complication of bone marrow transplantation. Graft-versus-host disease resulting from chrnonic-myelo-
  genous leukemia leukocyte transfusion. Lancet 197o II, 338 (c).
HALTERMAN, R.H., LEVENTHAL, B.G., GRAW, R.G., Jr., YANKEE, R.A.,
  ROGENTINE, G.N., Jr., HERZIG, G.P., HENDERSON, E.S.: Immunocompen-
  tence of patients following HL-A matched bone marrow transplantation. Experimental Hematology Meeting, Pittsburgh:Penns., Nov. 13,
  197o.
HOLT, J.A.G., WOODLIFF, H.J., DAVIS, R.E., NEAL, J.R.: Radiation and
  marrow infusion in leukemia. Observations on a patient with chronic
  granulocytic leukemia treated with whole-body radiation and infusion
  of isogenic marrow. Aust. Radiol. 11, 63 (1967).
ISHIBASHI, Y.: Cancer chemotherapy followed by homologous bone marrow
  transplantation. Acta haemat. jap. 24, 668 (1961).
JACOBSON, L.O., SIMMONS, E.L.: Comparison of the effects of isologous,
  homologous and heterologous hematopoietic tissues on post-irra-
  diation survival. Radiology 75, 6 (196o).

KALINITSCHEWA, W.I., ROSANOWA, L.M., RAFALSON, D.I., NIKOLAJEWA, L.K.: Übertragung von Knochenmark zur Heilung schwerer Leukosen bei Kindern. Probleme der Hämatologie und Bluttransfusion, Bd. 2 (1961).

KAROW, A.M., WEBB, W.R.: Tissue freezing. A theory for injury and survival. Cryobiology 2, 99 (1965).

KASPAR, M., FIALA, O.: Cytostatic therapy of generalized forms of malignant tumours with transplantation of bone marrow. Bratisl. lekarske Listy 54, 435 (1970).

KOLAR, V., KADLECOVA, D.: Treatment of malignant tumours with high doses of nitrogen mustard (TS 160) and/or high doses of ionizing radiation under the protection of autologous bone marrow (evaluation after a period of 7 years). Neoplasma (Bratisl.) 17, 535 (1970).

KOLAR, A., MECHL, Z., SAKALOVA, J., SVABENIKOVA, L.: Attempt to treat malignant tumours with large doses of nitrogen mustard or X-rays and autologous bone marrow grafts. Folia biol. (Praha) 9, 34 (1963).

KORINTH, E.: Sterno-sternale Knochenmarkstransplantation und Chemotherapie bei myeloischen Leukämien. Münch. med. Wschr. 102, 2622 (1960).

KURNICK, N.B.: VIII. Intern. Congr. Hematol., Tokyo 1960.

KURNICK, N.B.: Summary of proceedings of the conference on chemical protection and bone marrow transplantation. Blood 16, 1499 (1960).

KURNICK, N.B., FEDER, B.H., MONTANO, A., GERDES, J.C., NAKAMURA, R.: Some observations on the treatment of postirradiation hematopoietic depression in man by the infusion of stored autogenous bone marrow. Ann. intern. Med. 51, 1204 (1959).

KURNICK, N.B., NOKAY, N.: Repopulation of the bone marrow in mice: Number and type of cells required for post-X-irradiation protection. Radiat. Res. 25, 53 (1965).

KURNICK, J.E., WARD, H.P., SUVATTE, V.: Allogenic marrow infusion in aplastic anemia. Exp. Hematol. 20, 29 (1970).

LEVEY, R.H., GELFAND, E.W., BATCHELOR, J.R., KLEMPERER, M.R., SANDERSON, A.R., BERKEL, A.I., ROSEN, F.S.: Bone marrow transplantation in severe combined immunodeficiency syndrome. Lancet 1971, 571.

MALININ, T.I., PEGG, D.E., PERRY, V.P., BRODINE, C.E.: Long-term storage of bone marrow cells at liquid nitrogen and dry ice temperatures. Cryobiology 7, 65 (1970).

MATHE, G.: Transfusion et greffe de moelle osseuse homologue chez l'homme. Med. et Hyg. (Genève) 17, 491 (1959b).

MATHE, G.: Apllication of hematopoietic cell grafts to the treatment of leukemias and allied disease. A critical review. Blood 16, 1073 (1960).

MATHE, G., AMIEL, J.L., SCHWARZENBERG, L., CATTAN, A., SCHNEIDER, M., DE VRIES, M.J., TUBIANA, M., LALANNE, C., BINET, J.L., PAPIERNIK, M., SEMAN, G., MATSUKURA, M., MERY, A.M., SCHWARZMANN, V., FLAISLER, A.: Successful allogenic bone marrow transplantation in man: Chimerism, induced specific tolerance and possible anti-leukemic effects. Blood 25, 179 (1965).

MATHE, G., AMIEL, J.L., SCHWARZENBERG, L., CHOAY, J., TROLARD, P., SCHNEIDER, M., HAYAT, M., SCHLUMBERGER, J.R., JASMIN, C.: Bone marrow graft in man after conditioning by antilymphatic serum. Brit. med. J. 5702/2, 131 (1970).

MATHE, G., AMIEL, J.L., SCHWARZENBERG, L., CHOAY, J., TROLAND, P., SCHNEIDER, M., HAYAT, M., SCHLUMBERGER, J.R., JASMIN, C.: Bone marrow graft in man after conditioning by antilymphocytic serum. Transplantation Proceedings 3, 325 (1971).

MATHE, G., SCHWARZENBERG, L., LARRIEU, M.J.: Transfusion et greffe de moelle osseuse chez l'homme: Technique. Extrait du Sang, Tome 30, 784 (1959a).

MATHE, G., SCHWARZENBERG, L., DE VRIES, M.J., AMIEL, J.L., CATTAN, A., SCHNEIDER, M., BINET, J.L., TUBIANA, M., LALANNE, C., SCHWARZMANN, V., NORDMANN, R.: Les divers aspects du syndrome secondaire compliquant les transfusions allogéniques de moelle osseuse ou de leucocytes chez des sujets atteints d'hémopathies malignes. Europ. J. Cancer 1, 75 (1965).

McFARLAND, W., GRANVILLE, N.B., DAMESHEK, W.: Autologous bone marrow infusion as an adjuvant in therapy of malignant disease. Blood 14, 5o3 (1959).

MEYER, L.M., FLIEDNER, T.D., CRONKITE, E.P.: Autologous bone marrow transfusion following chemotherapy. Ann. N.Y., Acad. Sci. 114, 499 (1964).

MEZA, C., LARRAIN, C., OBERHAUSER, E., ASALGADO, N.: The treatment of cancer and lymphomas with massive dosis of nitrogen mustard and bone marrow transplants. Rev. med. Chile 9o, 328 (1962).

MILLER, D.G.: Rémission prolongée après irradiation X et transfusion de moelle osseuse chez un malade atteint de lymphosarcome. Revue franç. Étud., clin. biol. 1o, 84 (1965).

MORTON, H.J., MORGAN, J.F., PARKER, R.C.: Nutrition of animal cells in tissue culture. Proc. Soc. exp. Biol. (N.Y.) 74, 22 (195o).

NEWTON, K.A., HUMBLE, J.G., WILSON, C.W., PEGG, D.E., SKINNER, M.E.G.: Brit. med. J. 1959 I, 531.

OWENS, A.H., SANTOS, G.W.: The induction of graft versus host disease in mice treated with Cyclophosphamide. J. exp. Med. 128, 277 (1968).

PEGG, D.E.: The hematological side effects of Caclophosphamide and a discussion of autologous bone marrow grafting after cancer chemotherapy. Cancer Chemother. Rep. 27, 39 (1963).

PEGG, D.E.: Freezing of bone marrow for clinical use. Cryobiology 1, 64 (1964).

PESCHL, L., REIMER, E.E.: Zur Anwendung hochdosierter zytostatischer Stoßtherapie und autologer KM-Übertragung bei malignen Erkrankungen des Lymphoretikulums. Krebsarzt 17, 147 (1962).

PHILLIPS, R.A., MILLER, R.G.: Physical separation of hemopoietic stem cells from cells involved in graft-versus-host disease. Exp. Hemat. 2o, 7 (197o).

POLGE, C., SMITH, A.U., PARKES, A.S.: Revival of spermatozoes after vitrification and dehydration at low temperatures. Nature (London) 164, 666 (1949).

PUTTEN, L.M. VAN, BALNER, H., MULLER-BERAT, C.N., DE VRIES, M.J., BEKKUM, D.W. VAN: Progress in the treatment and prevention of secondary disease after homologous bone marrow transplantation in monkeys. Effects of chemotherapy and of donor selection by histocompatibility testing. In: Proc. 11th Congr. int. Soc. Blood Transf., Sidney 1966, Bibl. haemat. (Basel) 2, 574 (1968).

SANTOS, G.W.: Application of marrow grafts in human disease. Amer. J. Path. 65, 653 (1971).

SANTOS, G.W., SENSENBRENNER, L.L., BURKE, P.J., COLVIN, O.M., OWENS, S.H., Jr., BIAS, W., SLAVIN, R.: Marrow transplants in man utilizing Cyclophosphamide: Summary of Baltimore experience. Exp. Hemat. 2o, 78 (197o).

SANTOS, G.W., SENSENBRENNER, L.L., BURKE, P.J., COLVIN, M., OWENS, A.H., Jr., BIAS, W.B., SLAVIN, R.E.: Marrow transplantation in man following Cyclophosphamide. Transplantation Proceedings 3, 4oo (1971).

SEIDL, S., HEYDEN, V. VON DER, KNOCH, H., SONNEBORN, R.: Untersuchung zur Tiefkühlkonservierung von Blut. I. Die Verwendung niedriger Glyzerin-Konzentrationen bei Temperaturen von − 196°C. Blut 2o, 148 (197o).

SÖDERSTRÖM, N., NILLROTH, L.W.: Remissions following bone marrow transfusions in two cases of pancytopenia. Persönliche Mitteilung.

SPECK, B., DOOREN, L.J., KONING, J. DE, BEKKUM, D.W. VAN, BERNISSE,
J.G., ELKERBOUT, F., VOSSEN, J.M., ROOD, J.J. VAN: Clinical expe-
rience with bone marrow transplantation: Failure and success.
Transplantation Proceedings 3, 4o9 (1971).
THOMAS, E.D., RUDOLPH, R.H., FEFER, A., STORB, R., SLICHTER, S.,
BUCKNER, C.D.: Insogeneic marrow grafting in man. Organisat. Meet-
ing of the Exp. Hematol. Soc., Pittsburgh, Nov. 197o.
THOMAS, E.D., STORB, R.: Technique for human marrow grafting. Blood
36, 5o7 (197o).
THOMAS, E.D., STORB, R., FEFER, A., SLICHTER, S.J., BRYANT, J.I.,
BUCKNER, C.D., NEIMAN, P.E., CLIFT, R.A., FUNK, D.D., LERNER, K.E.:
Aplastic anemia treated by marrow transplantation. Lancet 1972,
284.
TREMBLAY, E.C.: Économie de transfusion dans les leucoses par les
fractionnements Hématopoiétiques. Quelques observations particu-
lièrement significatives. In: Proc. 7th Congr. Internat. Soc. Blood
Transfusion, Rome 1958.
VADLAMUDI, S., PDARATHSINGH, M., BONMASSAR, E., GOLDIN, A.: Effect
of combination treatment with cyclophosphamide and isogeneic or
allogeneic spleen and bone marrow cells in leukemic (L121o) mice.
Int. J. Cancer 7, 16o (1971).
WESTBURY, G., HUMBLE, J.G., NEWTON, K.A., SKINNER, M.E.G., PEGG, D.E.:
Disseminated malignant melanoma. Response to treatment by massive
dosage of a cytotoxic agent combined with autogenous marrow replace-
ment. Lancet 1959, 968.
WITTE, S.: Die Behandlung der zytostatisch bedingten hämatologischen
Nebenwirkungen durch Knochenmarktransfusion. Münch. med. Wschr.
1o2, 1251 (196o).
WYBRAN, P.J.: Étude de la conservation des lymphocytes en azote liquide.
Nouv. Rév. franç. Hémat. 9, 627 (1969).

Erfolgsbeurteilung kooperativer klinischer Studien zur Chemotherapie maligner Erkrankungen

K. Karrer

Die Wichtigkeit kooperativer klinischer Studien zur Chemotherapie
maligner Tumoren wird zunehmend anerkannt. Durch Zusammenarbeit im
Rahmen gut kontrollierter Studien auf der Grundlage sorgfältig ausgearbeiteter prospektiver Therapieprogramme kann die Arbeitskapazität
zahlreicher Untersucher an verschiedenen Kliniken und Spitälern der
Beurteilung in der Weiterentwicklung der Chemotherapie nutzbar gemacht werden. Auf diesem Gebiet sind in den zurückliegenden Jahren
der ersten Entwicklung viele klinische Einzeluntersuchungen mit unzu-
reichender Beurteilbarkeit und mangelnder Vergleichbarkeit durchgeführt worden. Seit die Möglichkeit einer Chemotherapie maligner Tumoren erkannt ist, taucht eine ganze Reihe noch offener Probleme auf,
die damit verknüpft sind. Diese in der zeitsparendsten Weise so zu
lösen, daß die kleinstmögliche Zahl von Patienten dabei potentiell
gefährdet wird, erscheint nur durch geeignete Zusammenarbeit möglich
(CUTLER et al., 1957). Subjektive Beurteilungen und Schlußfolgerungen
mit deren hohem Grad an Irrtumsmöglichkeit sind nur auf diese Weise
sicher genug zu vermeiden. Anders als bei großen therapeutischen Effekten, wo die Irrtumsmöglichkeiten klein sind und deshalb auch weniger genaue Beurteilungsmethoden ausreichen, ist aber hier bei der
Chemotherapie maligner Tumoren der zu erwartende therapeutische Effekt
klein, weshalb umso empfindlichere und genauere Meßmethoden angewendet
werden müssen, um zu allgemein verwertbaren Schlußfolgerungen gelangen
zu können. Dieser relativ jungen Therapieform stehen noch viele Ärzte
skeptisch und zurückhaltend gegenüber (ZUBROD, 1958; ZUBROD et al.,
1960). Dies mag zum Teil wohl auch deshalb so sein, weil diese relativ
geringen Erfolge noch dazu überhaupt nur bei einer sehr gut an die
jeweilige spezielle Situation angepaßten Methodik zu erlangen sind.
Der verantwortliche Arzt kann sich im Rahmen einer klinischen Studie
mit genau geplanter Zusammenarbeit sicher sein, die jeweils bestmögliche Methode der zunehmend differenzierter gewordenen Chemotherapie
anzuwenden. Eine besonders wichtige Rolle könnten kontrollierte Studien in der Beurteilung nutzloser oder auch schädlicher Behandlungsmethoden zukommen und so verhindern, daß viele Betroffene einer uner-
füllbaren Hoffnung wegen einer regulären Behandlung entzogen werden.
Ein Überblick über spektakuläre Krebsheilungen, wie sie von Einzelnen
gelegentlich berichtet werden oder auch unorthodoxen Methoden zugeordnet werden, zeigt die Notwendigkeit einer objektiven Erfolgsbeurteilung auf. Die Gründe für die subjektiven Fehlinterpretationen dieser Berichte liegen in der großen Variabilität der verschiedenen Tumorarten und ihrer Beziehung zum sehr unterschiedlichen Gesamtzustand
der betroffenen Patienten zu den verschiedenen Zeiten sowie der großen
Varianz der Reaktion auf eine durchgeführte Therapie. Diese große Varianz der vielen prognoserelevanten Faktoren verringert die Allgemein-
gültigkeit von Schlußfolgerungen, die auf Grund eines einzelnen, auch
noch so gut beobachteten Falles gezogen werden, die naturgemäß vom
einzelnen Untersucher unbewußt überwertet werden kann. Darüberhinaus
muß aber auch noch mit einer nicht geringen Zahl noch völlig unbekann-

ter Einflußfaktoren gerechnet werden. Dies bringt die Schwierigkeiten einer Erfolgsbeurteilung mit sich: Einerseits bleiben auch bei bester Beobachtung trotz spezieller diagnostischer Verlaufsuntersuchungen wegen der Lückenhaftigkeit unserer heutigen Kenntnisse wesentliche Einblickmöglichkeiten verschlossen. An der Oberfläche der klinisch feststellbaren Situation ist nur das Gesamtprodukt aller beteiligten Reaktionen feststellbar. An einem einzelnen Individuum müssen aber durchaus nicht alle möglichen Reaktionen tatsächlich beteiligt sein, so daß auch aus diesem Grunde die Informationen, die von einem Patienten erhoben werden können, keinen Schluß auf das Verhalten der Grundgesamtheit zulassen. Es ist deshalb auch die Gruppierung von Patienten zur Erlangung ausgewogener Beurteilungen nur in gewissen Grenzen erfolgversprechend. Nur in entsprechend großen Kollektiven können in ausreichendem Maße Untergruppen geschaffen werden, die den bekannten Prognosefaktoren Rechnung tragen. Bei kleineren Einheiten hingegen besteht die Gefahr, daß Gruppierungen mehr zu einer Vergröberung statt zu einer Verminderung der Varianz führen. Es wird noch darauf zurückzukommen sein, in welchem Maße die Zahl der zu erwartenden Patienten das Untersuchungsziel und die Erfolgsbeurteilung mit beeinflußt.

Die Erfolgsbeurteilung kooperativer Studien hängt davon ab, wieweit sich unter den verschiedenen Karzinomarten Gruppen von Patienten mit ausreichend ähnlicher Prognose abgrenzen lassen. Dazu ist vorausgehend zu prüfen, unter welchen Einschränkungen diese aus arbeitshypothetischen Gründen zu unterstellende Gruppierung vorgenommen werden kann. Jede Erfolgsbeurteilung geht auf Änderungen der Prognose von Patienten zurück, wobei solche Änderungen sowohl in positiver als auch in negativer Richtung in Beziehung zu einer angewendeten Therapie gebracht werden. Eine korrekte Feststellung eines Therapieerfolges setzt die Kenntnis der natürlichen Prognose der betroffenen Patienten voraus. Unter der ärztlichen Prognose wird allgemein der zu erwartende *weitere* Krankheitsverlauf verstanden. Dieser wird umso leichter abzuschätzen sein, je länger der beobachtete Verlauf im Vergleich zur Gesamtkrankheitsdauer ist und je mehr vergleichbare Patienten mit der gleichen Tumorart bereits beobachtet wurden. Es wird dabei nicht nur die Dauer des Krankheitsverlaufes, sondern auch die Art und Qualität des Lebens der Patienten abzuschätzen sein. Im idealen Falle kann die völlige Wiederherstellung der Gesundheit - also eine restitutio ad integrum - eintreten oder als Folge der Erkrankung ein Restzustand mit einem bestimmten Defizit an Gesundheit verbleiben. Das verbliebene Leiden kann ein angepaßter Zustand ohne jede Progredienz sein, der das weitere Leben nicht unbedingt verkürzen muß. Maligne Tumoren sind im allgemeinen allerdings durch progredientes Wachstum und Vermehrung der entarteten Zellen auf Kosten des übrigen Organismus bis zum schließlichen Tod gekennzeichnet. Es ist daher fraglich, ob es überhaupt möglich sei, eine maligne Tumorerkrankung völlig sicher zu heilen, zumal ein Tumor als *eine* lokale Manifestation einer allgemein nicht lokalisierbaren Grundkrankheit aufgefaßt werden könnte. Es liegen nämlich Arbeiten vor, aus denen hervorgeht, daß der Anteil an echten zweiten Primärtumoren oder dritten oder Leukämien in Gruppen von Patienten, die vom ersten Primärtumor geheilt werden konnten, größer ist als in der vergleichbaren Gesamtpopulation (GUNZ u. ANGUS, 1965; KOTIN, 1970). Es erhebt sich daher die Frage, ob eine Grundkrankheit das Symptom "erster Primärtumor" und später die gleiche einen zweiten, völlig anderen Primärtumor bedingt, oder ob der erste Tumor den Patienten so verändert hat, daß dieser auf krebsauslösende Ursachen häufiger mit dem Auftreten eines Tumors reagiert als ein vorher nicht an Krebs erkrankter, gesunder Mensch. Eine Frage, die gestellt wird, um daran zu erinnern, daß sie durchaus offen ist. Beim Krankheitsverlauf muß zwischen dem eines bestimmten Patienten und dem Verlaufstyp, wie er bei einer bestimmten Befundkonstellation eines

Falles im allgemeinen zu erwarten ist, unterschieden werden. Eine
Individualprognose ist nur unter Zuordnung zu einer bestimmten Fall-
kategorie und der Kenntnis der zugehörigen Prognose möglich.

Es scheint zweckmäßig, zwischen tumorbedingten und patientenbedingten
Prognosefaktoren zu unterscheiden. Dazu bedarf der Begriff *Tumor* einer
vorausgehenden Definition: es ist zu unterscheiden, ob ein mehr oder
weniger großer Tumor mit einer bestimmbaren Größe im klinischen Sinne
gemeint ist, oder ob die maligne Erkrankung eines Patienten unabhängig
von der Anzahl der vorhandenen Tumorzellen mit unterschiedlicher Wachstumstendenz verstanden wird. Dabei ist zu erinnern, daß die Malignität
eines Tumors einen graduellen Begriff darstellt. Des weiteren muß damit gerechnet werden, daß sich der Malignitätsgrad eines Tumors im
Verlauf der Erkrankung ändern kann.

Seit langem wird der Größe und Ausdehnung des malignen Tumors die
wesentliche Bedeutung für die Prognose eines Patienten zugemessen.
Sie ist die Resultierende aus der Virulenz und Wachstumsgeschwindigkeit eines Tumors, der Dauer seines Bestehens und der Abwehrkraft des
Organismus. Es stellt einen großen Fortschritt dar, daß für Zwecke
der Vergleichbarkeit von Therapieergebnissen ein internationales
Klassifizierungssystem geschaffen wurde, das an Stelle bisheriger
Stadieneinteilungen von Tumoren, die alle auf der pauschalen *Bewertung*
mehrerer Faktoren beruhten, auf der getrennten *Beschreibung* verschiedener meßbarer Fakten basiert. Das von der UICC (International Union
against Cancer) zum allgemeinen internationalen Gebrauch empfohlene
TNM-System ist für eine genaue klinische Beschreibung und Einteilung
bösartiger Geschwülste geschaffen worden (FISCHER u. HAMPERL, 1960)
und kann einer Reihe von eng verknüpften Zwecken dienen:

1. Zur Aufstellung des Behandlungsplanes,
2. auf die Prognose hinweisen,
3. zur Auswertung der Behandlungsergebnisse beitragen,
4. den Austausch von Erfahrungen zwischen den Behandlungszentren
   erleichtern und
5. die weitere Erforschung des Karzinoms fördern.

Der hier besonders interessierende Hauptzweck, dem ein internationales
Übereinkommen über ein Schema zur klinischen Beschreibung und Einteilung bösartiger Geschwülste dienen soll, dient der Ermittlung von Erfahrungen. Ein solches System soll eine Überarbeitung und eine Anpassung an wechselnde Erfahrungen gestatten und statistische Analysen
und eine mechanische Tabulation erleichtern. Das TNM-System gewährleistet eine präzise Beschreibung der Ausdehnung der Tumoren. Es wird
dabei die Größe und Beziehung zum Nachbargewebe des Primärtumors (T)
für sich allein in vier Klassen unterteilt (T_{1-4}) und davon gesondert
die Tumorinfiltration der regionalen Lymphknoten (N) beschrieben
(N_{0-3}). Darüberhinaus wird die Fernmetastasierung (M) gesondert angeführt.

Die Anwendung des TNM-Systems auf alle bösartigen Tumoren sämtlicher
Lokalisationen ist in den "General Rules" (UICC, Genf; The TNM-System;
General Rules) in speziellen Vorschriften für jede Tumor-Lokalisation
wie z.B. für das Mamma-Karzinom, das Harnblasenkarzinom, die malignen
Tumoren von Mundhöhle, Pharynx und Larynx, die malignen Tumoren der
Haut (einschließlich des Melanoms) und die gynäkologischen Tumoren
vorläufig festgelegt (UICC, Genf; TNM-Classification of Malignant
Tumors) und in praktischer Erprobung. Trotz dieser Anwendungsvor-
schriften herrscht weiterhin Unklarheit über den Erhebungsmodus der
Merkmale T, N und M; klinische Befunde werden in gleicher Weise zur
Verschlüsselung herangezogen wie operativ oder gar autoptisch gesi-
cherte Befunde. Um den Erhebungsmodus jedes Merkmals zusätzlich zu

definieren, ist vom deutschsprachigen TNM-Ausschuß, der als "National
Committee of UICC on TNM-Classification" agiert, ein wichtiger Erwei-
terungsvorschlag vorgelegt worden (ARNAL et al., 1967), der inzwischen
von der UICC anerkannt wurde (SPIESSL et al., 1971). Darin ist festgelegt, daß zu jedem Merkmal T : N : M zusätzlich die Angabe, mit welcher diagnostischen Sicherheit der jeweilige Befund erhoben wurde,
mit dem Symbol C (Certainity) gekennzeichnet sowie das Datum dieser
Erhebung beigefügt werden soll. Dazu sind folgende Stufen für C vorgesehen:

C_0 = Aussage ohne jede Sicherung (nur Verdacht).

C_1 = Aussage ohne Anwendung spezieller klinischer Hilfsmittel (z.B.
nur Anamnese, Tastbefund usw.).

C_2 = Aussage gestützt auf spezielle klinische Hilfsmittel (z.B. Röntgenbild, Endoskopie usw.).

C_3 = Aussage gestützt auf Operation, aber ohne pathologische oder
histologische Untersuchung.

C_4 = Aussage wie 2, aber mit histologischen und/oder zytologischem
Befund aus Exkreten, Sekreten, von Organabstrichen, Punktions-
material und dergleichen.

C_5 = Aussage auf Grund eines Probeeingriffes mit histologischer Untersuchung (Probeexzision).

C_6 = Aussage gestützt auf Operationsbefund mit pathologisch-anatomischer und histologischer Beurteilung des Operationspräparates.

C_7 = Aussage gestützt auf Sektionsbefund.

C_8 = Fehlende Aussage.

Dieses Merkmal C verhindert, daß eine klinische oder subjektive Aussage nach dem Tastbefund (C_1) z.B. mit einer Aussage verglichen wird,
die sich auf einen operativen Eingriff mit pathologisch-anatomischer
und histologischer Beurteilung des Operationspräparates (C_6) oder gar
auf eine Autopsie (C_7) stützt. Da das Sicherungsmerkmal dreimal - also
hinter T, N und M - erscheint, ist auch die klinische Aussage über
Nah- und Fernmetastasierung in ihrer Härte gekennzeichnet. Für die
operativen Fächer ist besonders auf die Notwendigkeit der präoperativen Festlegung des erfaßbaren Tumorstadiums und die Unzulässigkeit
späterer Korrekturen dieses Erstbefundes hingewiesen worden (vgl.
UICC - General Rules: ... prior to any treatment and are to remain
unchanged ... Evidence obtained at operation is not included ...).
Nur über den präoperativen - richtiger prätherapeutischen - Befund
ist ein Vergleich verschiedener Behandlungsverfahren, z.B. operativer
und strahlentherapeutischer, möglich. Dies wurde bisher nicht immer
beachtet. Die zusätzliche Verschlüsselung des Sicherungsgrades macht
durch die unterschiedlichen Schlüsselzahlen schon darauf aufmerksam,
daß nur mit gleichem Aufwand gesicherte Befunde vergleichbare Daten
liefern. Es ist zu empfehlen, einen durch chirurgischen Eingriff mit
höherem Sicherungsgrad gewonnenen Befund in einer zweiten Tumorformel
niederzulegen. Die Erfolge unterschiedlichen chirurgischen Vorgehens
wird man nach diesen besser gesicherten Befunden ermitteln.

Die Verschlüsselung des Tumorentstehungsortes erlaubt eine rasche
Selektierung typischer Organtumoren. Die Erweiterung des TNM-Schlüs-
sels durch Einbeziehung einer histologischen Klassifikation entspricht
einem neueren Vorschlag der UICC (Bull. UICC, Vol. 3, Nr. 2, April
1965). Da die Tumorkrankheit ein dynamisches Geschehen ist, muß der
Zeitpunkt der Befunderhebung fixiert werden, was außerdem für Ver-
laufsstudien eine Erleichterung bedeutet.

Damit wird das unmittelbare Ziel, eine Stadienzuordnung auf Grund der
offenkundigen Ausdehnung der Krankheit zu erleichtern und damit anderen in reproduzierbarer Weise mitzuteilen, erreicht, weil eine solche
Beschreibung objektiv sein kann. Die Grenzen jeder Stadieneinteilung,
die darin begründet sind, daß das sogenannte Stadium der Erkrankung
nicht allein von der Ausdehnung der Geschwulst, sondern auch vom Tumortyp, seiner Wachstumsgeschwindigkeit und der Tumor-Wirt-Beziehung
abhängt, bleiben davon unberührt. Wenn die verschiedenen Kriterien,
die zur genauen Beschreibung der Krankheitsausdehnung dienen, bündig
und objektiv festgestellt werden, dann kann leicht jede Kombination
der Einteilungsmerkmale vorgenommen werden.

Als weitere besonders wichtige tumorbedingte Prognosefaktoren sind
die histologischen Charakteristika des Tumors anerkannt worden. Sie
geben Anhaltspunkte für die betreffende Zellart, aus der der Primärtumor entstanden ist, und über das Ausmaß eventuell noch bestehender
Zellfunktionen, sowie über den Entdifferenzierungs- und Malignitätsgrad sowie die Mitoserate des untersuchten Tumorabschnittes. In diesem Zusammenhang muß betont werden, daß die genannten Kriterien in
verschiedenen Tumorarealen ein recht unterschiedliches Verhalten zeigen können.

Der in neuerer Zeit herausgestellte Parameter der Verdoppelungszeit
eines Tumors (DT) ist komplexerer Natur, weil er nicht die Wachstumstendenz des Tumors an sich, sondern die Geschwindigkeit seiner klinischen Größenzunahme in einem betroffenen Patienten angibt. Er stellt
somit die Resultante aus Tumorbiologie und Wirtsverhalten dar (CHA-
HINIAN u. ISRAEL, 1969). Diese Zeit ist auch mit der Dauer der Symptome eng verknüpft. Damit sind bereits patientenbedingte Prognosefaktoren berührt, die so diffus umschrieben werden müssen, weil noch
keine genauen Maßstäbe verfügbar sind, um diese recht komplexen allgemeinen oder spezifischen Tumorabwehrvorgänge zu erfassen. Auch der
jeweilige Allgemeinzustand des Patienten stellt einen solchen recht
wenig definierten Begriff dar, dessen Bedeutung für die Prognose
- wie aus anderen Krankheitsverläufen bekannt ist - nicht außer acht
gelassen werden kann. Einfacher feststellbar sind das ebenfalls sicher prognoserelevante Alter, Geschlecht und der hormonelle Status
des Patienten und eventuelle Begleiterkrankungen. Darunter sind gerade für die Chemotherapie Affektionen des hämatopoetischen Apparates
von besonderer Bedeutung. Es ist daher zwar denkbar, daß eine Leukopenie an sich das Tumorwachstum hemmen kann, sie aber andererseits
eine dosislimitierende Schranke für die meisten verwendeten Zytostatika darstellt (SCOTT et al., 197o). Zum frühestmöglichen Zeitpunkt,
an dem die Diagnose einer malignen Erkrankung gestellt wird, sollte
ein der Prognose entsprechendes Gesamtkonzept für das therapeutische
Vorgehen auf ganze Sicht aufgestellt werden. Dabei ist auch das erreichte Behandlungsziel festzulegen, weil dieses die therapeutische
Methodik entscheidend bestimmt. Im Rahmen der interdisziplinären Zusammenarbeit von praktischem Hausarzt, Radiologen, Internisten und
Chirurgen kommt auch bei der Diagnose dem Chirurgen eine zentrale
Rolle zu. Zu ihm kommen und gehören die Frühfälle, bei denen noch
eine reelle Chance zur echten Heilung durch völlige Elimination der
bösartigen Geschwulst besteht. Es ist die Hand des Chirurgen, in der
diese zumindest drastische Verringerung der Tumorzellmenge am zweckmäßigsten und am schonendsten für den Patienten durchgeführt werden
kann. Er stellt die Indikation zur möglichen Operation. Die Zielsetzung einer sogenannten radikalen Operation ist die völlige Entfernung
bzw. Zerstörung des malignen Tumors, die offenbar unter bestimmten
Umständen in einem bestimmten Prozentsatz tatsächlich erreicht wird.
Der weitaus größere Prozentsatz, in dem dies jedoch nicht erreicht
wird, macht deutlich, daß entweder die Entfernung aller Tumorzellen

nicht immer gelingt und/oder bei der möglichen völligen Heilung noch
andere Faktoren eine Rolle spielen. Bei weiter fortgeschrittener Tumorausbreitung liegt es auf der Hand, daß selbst bei der ausgedehnte-
sten Operation diese lokal begrenzte Maßnahme nicht in der Lage sein
kann, alle Tumorzellen zu eliminieren. Trotzdem kommen auch in solchen
Fällen - wenn auch extrem selten - Dauerheilungen vor, die nur verständlich sind, wenn man körpereigene, gegen Tumorzellen wirksame
Abwehrkräfte annimmt. Allerdings muß betont werden, daß es noch nicht
möglich ist, das Ausmaß dieser in einem Patienten jeweils wirksamen
Abwehrvorgänge auch nur abzuschätzen, geschweige denn, sie zu bestimmen, und man schon gar nicht in der Lage ist, diese wirksam zu steu-
ern. Mit anderen Worten, man kann zwar im nachhhinein ihre mitunter
aufgetretene positive Wirkung erkennen, aber im voraus sich keineswegs
auf ihre Hilfe verlassen. Dies wird auch deutlich, wenn man in Betracht
zieht, daß auch schon beim frühesten klinisch diagnostizierbaren Stadium die Ausbreitung von Tumorzellen über den Primärtumor hinaus schon
lange Zeit vorher stattgefunden hat. Dies ist nicht nur aus einer Reihe
von Untersuchungen zu schließen, sondern auch aus dem Umstand, daß
auch nach echt radikaler Operation - das heißt völliger Entfernung
aller Tumorzellen des Primärtumors, z.B. beim Bronchialkarzinom - weit
mehr als die Hälfte der Patienten innerhalb von 5 Jahren nach der Operation an Metastasen zugrunde gehen.

Eine zusätzliche Chemotherapie zur Ergänzung der Radikaloperation
könnte nun eine Möglichkeit darstellen, die lokale chirurgische Maßnahme durch eine im ganzen Organismus wirksame Tumorzellhemmung zu
komplettieren und eine vollständige Elimination aller lebensfähigen
Tumorzellen zu erreichen. Auch wenn man daran zweifelt, daß durch
eine Chemotherapie mit den derzeit zur Verfügung stehenden Mitteln
eine völlige Ausmerzung aller Tumorzellen in den bestehenden Mikrometastasen möglich sei, kann am hypothetischen Ziel einer echten Heilung durch diese kombinierte Behandlung festgehalten werden. Es ist
nämlich denkbar, daß auch eine durch eine geeignete Chemotherapie
ausgeübte Hemmung dieser Mikrometastasen am klinisch bedeutungsvollen
Wachstum ausreicht, um die natürliche Lebenserwartung zu gewährleisten.
Darüberhinaus wäre es möglich, daß eine solche Chemotherapie noch
durch andere Maßnahmen in ihrer Wirksamkeit unterstützt werden könnte.
Diese Zielsetzung der Chemotherapie, in Kombination mit chirurgischen
Maßnahmen eine ausreichende, das Leben des Patienten nicht verkürzende
Kontrolle über das Tumorwachstum zu erreichen, wird weltweit in einer
Reihe von Studiengruppen angestrebt. Wenn auch aus den bisherigen po-
sitiven Resultaten noch keine Empfehlung zur Anwendung von Chemothe-
rapie zur Rezidivprophylaxe für die allgemeine Praxis möglich ist, so
berechtigen diese nicht nur weitere Untersuchungen unter geeigneten
Bedingungen, sondern lassen solche unbedingt erforderlich erscheinen.
Aus den vorliegenden negativen Ergebnissen einer chemotherapeutischen
Rezidivprophylaxe (adjuvant chemotherapy) aber die Schlußfolgerung
abzuleiten, daß diese Therapieform wegen der unspezifischen Natur der
heutigen Zytostatika im Prinzip als nutzlos gelten muß, halten wir für
voreilig und unangebracht (BRUNNER et al., 1971).

Es war nicht zu erwarten, unter der Fülle denkbarer Dosierungen und
zeitlicher Verteilungen der Chemotherapie auf Anhieb die zweckmäßigste zu finden. Die bisher erarbeiteten Daten sprechen in summa deutlich für den positiven Effekt in Abhängigkeit von den verschiedenen
verwendeten Dosierungsarten (HUMPHREY u. KARRER, 197o; KARRER, 1972).
Die Anhebung der Heilungsquote radikal operierter Patienten durch eine
zusätzliche Chemotherapie ist ein Behandlungsziel, das in kooperativen
Studien wohl nur schrittweise erreicht werden wird. An diesem Beispiel
wird die Überlegenheit der Kooperation über Einzelbeobachtungen besonders deutlich. Eine optimale Therapie ist gerade bei dieser Patienten-

gruppe von besonderer Bedeutung, weil hierbei die völlige Resoziali-
sierung der Patienten ohne Verringerung der Lebenserwartung möglich
erscheint. Deshalb ist eine nähere Betrachtung der Beurteilung dieser
Patientengruppe angezeigt. An diesem Beispiel sind noch zwei Gesichtspunkte besonders hervorzuheben: es ist dies die notwendige und schwierige Abwägung der positiven und negativen Auswirkungen einer Chemotherapie. Wegen der unspezifischen Wirkungsweise der Zytostatika ist
neben der toxischen Wirkung an Tumorzellen auch eine solche an normalen Körperzellen zu erwarten. Deshalb ist notgedrungen für jede Therapieform der beste Kompromiß zwischen noch beherrschbaren Schädigungen des Organismus - sogenannte "Nebenwirkungen" - und angestrebter
tumorzytostatischer Wirkung zu suchen. Aus bisherigen Ergebnissen muß
geschlossen werden, daß kaum damit zu rechnen ist, positive tumorschädigende Effekte zu erreichen, ohne nicht auch gewisse "Nebenwirkungen" in Kauf nehmen zu müssen. Dieses Problem kann nicht nur im
Hinblick auf einen individuellen Patienten, sondern muß auch für Gruppen vergleichbarer Patienten betrachtet werden. Bei der im raschen
Fluß befindlichen Entwicklung der zytostatischen Therapie ist jede
klinische Anwendung als ein Versuch anzusehen, der ethisch nur dann
berechtigt erscheint, wenn er so angestellt wird, daß daraus eine
klare Antwort resultieren kann. Dabei ist nicht nur auf die behandelte
Patientengruppe, sondern auch die zukünftig zu behandelnden Patienten
Rücksicht zu nehmen. Des weiteren ist zu Beginn einer Studie zu entscheiden, ob die zu erwartende Antwort auf die betreffende Fragestellung orientierenden oder definitiven Charakter haben soll. Dies hängt
jedoch auch weitgehend von den gegebenen Voraussetzungen ab und kann
deshalb nicht frei entschieden werden. Wird eine definitive Antwort
angestrebt, die als Richtschnur für eine generelle Anwendung in der
allgemeinen Praxis herangezogen werden soll, sind, wie oben schon angedeutet, eine große Anzahl vergleichbarer Patienten notwendig, die
alle nach einheitlich im voraus festgelegten Richtlinien behandelt
wurden. Dies erfordert eine umfangreiche Organisation zur Durchführung, Kontrolle und Auswertung der Ergebnisse. Als Musterbeispiel
kann dazu die in den USA in Kooperation von 22 Veteran Administration
Hospitals und von 26 University Hospitals 1959 begonnene adjuvant
chemotherapy gelten. Diese Studien ließen 1970 den definitiven Schluß
zu, daß die kurzfristig angewendete Chemotherapie nicht geeignet war,
die Heilungsrate der wegen Magen-Karzinom oder Bronchus-Karzinom radikal Operierten zu verbessern und deshalb diese Form einer kombinierten Therapie auch nicht zum allgemeinen Gebrauch empfohlen werden kann
(HIGGINS, 1970).

Sind die notwendigen äußeren Voraussetzungen für eine solche, eine
definitive Antwort herbeiführende Studie nicht gegeben, so scheint
es zweckmäßiger, in kleinerem Rahmen orientierende Hinweise anzustreben, die als Unterlage für größer angelegte Studien herangezogen werden können. Es ist dies vor allem dann angezeigt, wenn, wie im Falle
der Chemotherapie, zur Rezidivprophylaxe ein völlig neues Feld beschritten wird, in dem erst ungefähre Richtlinien gesucht werden müssen. Bei solchen vortastenden Untersuchungen im Sinne von Pilot-Studies
wird naturgemäß das Hauptgewicht darauf zu legen sein, orientierende
Beurteilungen in möglichst kurzer Zeit vornehmen zu können. Ein Beispiel dafür kann im schrittweisen Vorgehen des Wiener Arbeitskreises
gesehen werden. Bei Beginn der klinischen Studien im Jahre 1955 erschienen noch so viele Fragen zur Anwendung einer Chemotherapie zur
Rezidivprophylaxe offen, daß es zweckmäßiger erschien, zunächst rich-
tungweisende Orientierungen anzustreben. Dies konnte auch mit einem
kleinen Kreis interessierter Ärzte an Hand relativ kleiner Patienten-
zahlen geschehen. Bei der Chemotherapie zur Rezidivprophylaxe war ja
überdies zu berücksichtigen, daß eine Beurteilung der Therapie am
einzelnen Patienten überhaupt nicht möglich ist, sondern diese erst

nach angemessener Zeit an Gruppen vergleichbarer Patienten nur auf
Grund statistischer Berechnungen vorgenommen werden kann. Dieser Umstand erschwerte naturgemäß die Einstellung mancher klinischer Ärzte,
die mehr auf eine direkte Beobachtung und Beurteilung einer Therapie
eingestellt sind. Überdies war in dieser Zeit die Zweckmäßigkeit einer
zytostatischen Therapie noch nicht allgemein anerkannt. Die in der
Zwischenzeit erreichten Erfolge der Chemotherapie haben nun auch einen
größeren Anteil von Ärzten überzeugt und zu einer positiveren Einstellung zu dieser Therapieform gebracht. Es darf nicht unterschätzt werden, daß im Rahmen größerer Arbeitsgemeinschaften auch Ärzte mitwirken
müssen, deren Mangel an Überzeugungskraft sich gegenüber den Patienten
weniger günstig auf die Bereitschaft, subjektiv unangenehmere Therapiefolgen zu ertragen, auswirkt. Es konnte im Laufe der Jahre die Erfahrung gewonnen werden, daß diese Bereitschaft der Patienten und das
psychologische Einfühlungsvermögen des behandelnden Haus- oder Spital-
arztes miteinander korrelieren. Unterbrechungen oder völliger Abbruch
einer zytostatischen Therapie wegen allgemeiner, nicht näher definier-
ter "Unverträglichkeit" waren bei weniger überzeugten Ärzten deutlich
häufiger als bei interessierter Zusammenarbeit. Wie bei der Anwendung
neuer Zytostatika schrittweise vorgegangen wird, so ist auch bei neu-
artigen Indikationen zu verfahren. Eine Chemotherapie, die gegen hypothetisch vorhandene Tumorzellen und/oder klinisch nicht nachweisbare
Mikrometastasen gerichtet ist, stellt zunächst völliges Neuland dar.
Es war damals aus bestehenden Erfahrungen über die Wirkung bestimmter
Zytostatika nicht abzuleiten, wie sich diese gegenüber ruhenden Tumorzellen (dormant cells) sowie Mikrometastasen und gegenüber den bestehenden Tumor-Wirt-Relationen auswirken würden (CONZELMAN u. SPRINGER,
1969; EVANS, 1965; PITTILLO et al., 197o). Für ein neues Medikament,
das sich *in vitro* und in Tierversuchen als wirksam und hoffnungsvoll
erwiesen hat, wird in der klinischen Phase I festgestellt, wie sich
Toxizität und maximal tolerierte Dosen zueinander verhalten (klinische
Pharmakologie). In der Phase II wird sodann bei kleinen Gruppen geeigneter Patienten die Wirksamkeit gegenüber den verschiedenen Tumoren
und der Wirkungsmechanismus sowie die Zell-Zyklus-Empfindlichkeit des
neuen Medikamentes festgestellt (Screening für klinische Aktivität).
Erst in Phase III können dann Untersuchungen erfolgen, die zu Richtlinien für den allgemeinen Gebrauch führen können (CARTER, 1971). Die
ersten Studien zur Chemotherapie zur Rezidivprophylaxe in den Jahren
1955/58, wie sie in den USA und auch in Wien durchgeführt worden waren, können sinngemäß mit Phase I-Studien verglichen werden. Die erste
Fragestellung mußte zunächst darauf abgestimmt sein, Schädigungsmöglichkeiten aufzuklären. Erst nach Vorliegen von deren Ergebnissen
konnten im weiteren Verlauf der Untersuchungen Abhängigkeiten der
Effektivität von Dosierung und Zeitplan aufgeklärt werden. Aus einer
Reihe inzwischen hinzugekommener Studiengruppen, die mit Hilfe der
UICC dankenswerterweise gegenseitig auf dem laufenden gehalten werden
(Comittee on Controlled Therapeutic Trials of the UICC), sind Ergebnisse bekannt geworden, die es nun ermöglichen, in weiteren Studien,
die mit Phase III vergleichbar sind, detailliertere Fragen der Chemotherapie zur Rezidivprophylaxe zu bearbeiten (FLAMANT, 197o).

Fortschritte in der Behandlung der Karzinome sind nur dann möglich,
wenn neue Therapieformen erprobt werden. Am Beispiel der Leukämien
läßt sich gut deutlich machen, nach wievielen Schritten die Chemotherapie nach und nach zu zunehmenden Erfolgen führte. Diese Verbesserungen der Erfolge sind untrennbar mit systematisch koordinierten
Studien, wie sie vor allem in den USA in speziellen Zentren durchgeführt werden, verbunden. Obwohl der Effekt einer Therapieform besonders
rasch und exakt direkt an jedem einzelnen Leukämiepatienten jederzeit
objektiv festgestellt werden kann, war eine lange Kette von verschiedenen Therapieversuchen notwendig, um zu den heute möglichen Resultaten

zu gelangen. Noch dazu bestand allgemeine Übereinstimmung, daß eine zytostatische Therapie dort die einzig tumorschädigende Therapieform darstellt, wodurch schon seit den ersten Entwicklungen eine breite Anwendung der Chemotherapie möglich war. Für die Chemotherapie solider Tumoren sind diese Voraussetzungen nicht gegeben. Sehr viel später setzten klinische Untersuchungen bei vorwiegend schon sehr weit fortgeschrittenen Tumorstadien und bei einem relativ sehr kleinen Anteil der Patienten ein. Noch größer ist der Anteil an Patienten, bei denen in sogenannten Frühstadien die alleinige chirurgische Entfernung des Primärtumors für die ausreichende Therapie gehalten wird. Dabei ist die Behandlung solider Tumoren von der Zahl her gesehen die viel größere Aufgabe. Es sind z.B. im Jahre 1970 in Österreich 19.373 Sterbefälle an bösartigen Tumoren registriert worden, von denen nur 1.054 das lymphatische und hämatopoetische Gewebe betrafen (5,5%). Von den soliden Tumoren stehen Karzinome des Magen-Darm-Traktes, die mit 8.276 etwa 43% aller Karzinom-Toten ausmachen, im Vordergrund. Die Karzinome der Atemorgane machen bei den 2.803 Männern 28,7% der an Karzinom Verstorbenen aus. Die Karzinome der Brustdrüse, Harn- und Geschlechtsorgane der Frau sind mit 3.528 ein Anteil von 37% der weiblichen Karzinom-Toten. Die Gegenüberstellung mit den 1970 erstmalig auf Grund des neuen Gesetzes (KARRER, 1970) gemeldeten Ersterkrankungen ergeben bei den großen Gruppen der Verdauungs- und Atemorgane der Männer Zahlen ähnlicher Größenordnung wie die der Verstorbenen (Österreichisches statistisches Zentralamt, 1970). Daraus muß auf eine sehr geringe Gesamtheilungsquote geschlossen werden. Auf Grund von Hochrechnungen ist überdies vorauszusagen, daß diese hohen Erkrankungsziffern in den nächsten Jahren noch weiterhin stark zunehmen werden (FLEISCHMANN u. KARRER, 1966). Die Ausdehnung der Chemotherapie auf die krankheitsfreien Remissionsphasen brachte bei den Leukämien eine wesentliche Verbesserung der Ergebnisse. Diese nun nach *allgemeiner* Anwendung starke Reduktion der Zahl leukämischer Zellen durch die Induktionstherapie – die gut mit der drastischen Verkleinerung durch die operative Entfernung des soliden Primärtumors vergleichbar ist – steht im krassen Gegensatz zu der an *wenigen* Stellen angewendeten Chemotherapie zur Rezidivprophylaxe solider Tumoren. Der verschiedentlich geäußerten Meinung, man könne mit den derzeit bekannten Medikamenten eine Chemotherapie zur Rezidivprophylaxe nicht aussichtsreich durchführen und müsse warten, bis spezifische Präparate zur Verfügung stünden, muß mit dem Hinweis auf die bei der Leukämiebehandlung erreichten Erfolge entgegnet werden, wo dieser Standpunkt wesentliche Fortschritte verhindert haben würde. Bei Betrachtung einer Erfolgsbeurteilung ist zu betonen, daß der mißlungene Versuch, ein zu hoch gestecktes Ziel nach einem kurzen Anlauf in wenigen großen Sprüngen zu erreichen, die Gegebenheiten der Chemotherapie solider Tumoren nicht ausreichend berücksichtigt. Es kann deshalb dieses Mißlingen nicht zur Begründung einer partiellen Ablehnung dieses Arbeitskonzeptes herangezogen werden. Ein so hochgestecktes Ziel muß vielmehr in kleineren, leichter überschaubaren Teilschritten angestrebt werden.

Die Entwicklung der Tumor-Chemotherapie zeigt in den letzten Jahren deutliche Fortschritte auf. Sie konnten erreicht werden, seit sich eine realistischere Betrachtung der Möglichkeiten durchsetzt, und die Vorstellung, daß nur eine konzentrierte Suche nach besseren Medikamenten einen raschen Durchbruch, wie er durch die Antibiotika auf dem Gebiet der bakteriellen Chemotherapie gelungen war, herbeiführen könne, in den Hintergrund getreten ist. Es wird nicht mehr alles auf die Karte der neuen Medikamente gesetzt, sondern es werden in subtiler Kleinarbeit die bestehenden Möglichkeiten der vorhandenen Präparate besser ausgeschöpft. Die durch Erkenntnisse über den Wirkungsmechanismus ermöglichte günstigere Anpassung der Dosierung an den Zellzyklus und die geeignete Kombination mehrerer Präparate mit verschiedenen Angriffspunkten sind fruchtbare Arbeitsrichtungen, aus denen noch durchaus Verbesserungen der derzeitig bekannten Zytostatika erhofft werden können.

Neben der im Fluß befindlichen Optimierung der Chemotherapie besteht des weiteren die Notwendigkeit, die in speziellen Arbeitsgruppen erreichten Erfolgsverbesserungen allen Patienten im ganzen Lande gleichmäßig nutzbar zu machen.

Die Methodik der Erfolgsbeurteilung therapeutischer Maßnahmen beruht auf der Erhebung und Dokumentation der zu bestimmten Zeitpunkten feststellbaren prognoserelevanten Faktoren in möglichst quantitativer und reproduzierbarer Form. Die daraus abzuleitende Prognose wird mit dem tatsächlichen Verlauf der Erkrankung verglichen und danach der Erfolg einer durchgeführten Therapie beurteilt. Es ist wichtig zu betonen, daß nicht der Unterschied von zwei Befunden, wie z.B. einer Tumorgröße zu Beginn der Therapie gegenüber 2 Monaten danach, zu beurteilen ist, sondern der Unterschied einer feststellbaren Tumorgröße gegenüber der nach unbeeinflußtem Verlauf zu erwartenden Größe. Lange nicht für alle Tumorformen liegen dazu ausreichende Informationen über deren "Normalverhalten" vor. Der einzelne Beobachter ist auf meist mehr oder weniger häufige subjektive Erfahrungen angewiesen, um solche Unterschiede zu beurteilen. Deshalb muß es gemeinsam unternommen werden, den Verlauf und das Verhalten der verschiedenen Tumorarten so zu typisieren, daß notwendige Vergleiche möglichst objektiv vorgenommen werden können. Dies wird zunehmend wichtiger, da auch für solide Tumoren mehr und mehr wirksame Behandlungsmethoden entwickelt werden, deren Wert in gegenseitigem Vergleich abgeschätzt werden muß.

Dem Umfang einer Dokumentation sind aus praktischen Gründen trotz technischer Möglichkeiten gewisse Grenzen gesetzt. Es müssen deshalb, vom Behandlungsziel ausgehend, alle Fragen für die Erhebung formuliert werden, um die für die Beurteilung bedeutenden Fakten festzuhalten. Mit dieser Festlegung ist allerdings bereits eine gewisse Bewertung verbunden, weil nur für notwendig erachtete Fragen beantwortet werden, während jene, die für unwichtig gelten, meist weder festgestellt noch festgehalten werden. Demgegenüber werden bestimmte Symptome seit der Erkenntnis ihrer Bedeutung signifikant häufiger beobachtet. Der erforderliche administrative Aufwand der notwendigen Dokumentation muß vor Beginn der Studie sichergestellt sein. Auch von diesem Gesichtspunkt aus ist das schrittweise Vorgehen vorteilhafter, da sich viele wichtige Einzelheiten oft erst im Laufe klinischer Untersuchungen herausstellen. Datenerhebung und Dokumentation sind nämlich untrennbar miteinander und mit der Beurteilung von Teilergebnissen und daraus ableitbaren Arbeitshypothesen verflochten. Für ein sehr hochgestecktes Ziel eines klinischen Therapieversuches kann eine optimale Dokumentation im voraus kaum praktikabel gestaltet werden. Sie wird vielmehr im Laufe einer Reihe von Studien jeweils Schritt für Schritt anzupassen sein. Dies sei am folgendne Beispiel demonstriert: Bei den ersten Auswertungen chemotherapeutischer Studien zur Rezidivprophylaxe fiel auf, daß ein Teil der Patienten, die wegen Lungenkarzinom radikal operiert worden waren, nach programmgerechter Verabreichung von 2oo mg Endoxan durch 3o Tage mit einem Abfall der Leukozytenwerte unter 3.ooo/mm^3 reagierten. Der größere Teil dieser Patienten unterschritt diese Grenze bei gleicher Dosierung nicht. Solche Leukopenien traten bei manchen Patienten schon innerhalb der ersten Chemotherapieperiode ein, während sie in unregelmäßiger Weise bei anderen erst bei späteren intermittierend verabreichten "Kuren" vorkamen. Die Aufteilung der gleich behandelten Patienten in eine Gruppe mit und eine ohne Leukopenie deckte eine wesentlich günstigere Überlebenszeit der Leukopeniegruppe gegenüber der nicht leukopenischen Gruppe auf. Diese Beobach-

tung führte zu der Hypothese eines Zusammenhanges von eingetretener
Leukopenie und Therapieerfolg in dem Sinne, daß die Leukopenie anzeigt,
daß der betreffende Patient seine individuell wirksame Dosis erhielt,
die nicht höher hätte sein können, während bei den nicht-leukopeni-
schen Patienten diese mögliche Toleranz nicht voll ausgenützt worden
war. In der darauffolgenden prospektiven Studie konnte nun die Fragestellung lauten: Ist die Überlebenszeit von Patienten, die so behandelt werden, daß eine Leukopenie (3.000 - 2.000/mm^3) eine bestimmte
Zeit lang auftritt, günstiger als die bei vergleichbaren Patienten,
bei denen keine solche Leukopenie angestrebt wird und deshalb die
Dosis reduziert wird, sobald ein Leukozytenabfall unter 4.000/mm^3
eintritt? Es ist verständlich, daß für eine solche Studie hämatologische Daten eingehender registriert werden müssen als dies vorher der
Fall war, solange die Leukopenie nicht als Leitschiene für eine glei-
tende individuelle Dosierung diente, sondern nur unter dem Aspekt
einer unerwünschten und zu vermeidenden Komplikation angesehen wurde.

Die Formulierung der Fragen zur Erhebung und Dokumentation mittels
maschinengerechter Belege zwingt zu weitestgehender Präzision und Objektivität. Darin ist der Hauptvorteil zu sehen und nicht so sehr in
der arbeitstechnischen Durchführung, die erst bei großen Datenmengen
sichere Erleichterungen bringt. Allerdings muß man sich darüber klar
sein, daß die Ausarbeitung eines maschinengerechten Dokumentationssystems einen erheblichen Aufwand erfordert, der erst später zur Auswirkung kommen kann.

Gute Erfahrungen konnten wir mit einem Dokumentationssystem gewinnen,
bei dem pro Patient in einer IBM-Maschinenlochkarte sein Status bei
Therapiebeginn und pro Therapieabschnitt je eine weitere Karte, in
der in 8o Spalten die verschiedenen Sachverhalte in je 1o Qualitäten
verschlüsselt worden waren, angelegt wurde. Zu einem Beurteilungszeit-
punkt wurden in jeweils einer eigenen vorläufigen Resultatkarte die
Informationen aller Therapieperioden aufsummiert.

Dieses System zeigte sich ausreichend ausbaufähig, so daß weitere Informationen, die später als notwendig gefunden wurden, immer noch an-
gefügt werden konnten, ohne daß das Prinzip des Dokumentationssystems
geändert werden mußte (KARRER, 1964). Zur Dokumentation der Daten einer
größeren internationalen Arbeitsgemeinschaft zum Studium der Chemotherapie beim Bronchialkarzinom werden nun Markierungsbelege verwendet,
die vom Computer direkt abgelesen und auf Magnetspeicherbänder übertragen werden. Die so gesammelten Informationen können der weiteren
statistisch-mathematischen Bearbeitung auf maschinellem Wege zugeführt
werden. Das Prinzip dieses Systems ist gleich dem vorigen, nur mit dem
Unterschied einer einfacheren, stärker mechanisierten Bearbeitung. Die
Markierungsbelege sind durch sorgfältiges Anmerken von vorgedruckten
Klartexten einfach auszufüllen, was die Kontrolle nach Eintragungs-
fehlern erleichtert. Ein eigener Verschlüsselungsvorgang und damit die
Möglichkeit zu Übertragungs- und Verschlüsselungsfehlern entfällt. Die
der Diagnose vorausgehende Vorgeschichte soll detailliertere Fragen
hinsichtlich der mehr oder weniger spezifischen Symptome beantworten,
obwohl die recht subjektiven und unsicheren Angaben schwer zu bewerten
sind. Sie können Hinweise zur Wachstumsgeschwindigkeit der Tumoren
bringen, die einen wichtigen Prognosefaktor darstellen. Der bei der
Diagnose *klinisch* feststellbare Ausbreitungsgrad des Tumors soll auch
dann aufgezeichnet werden, wenn die Indikation zu einer Operation gestellt wird, bei der naturgemäß Größe und Lokalisation des Tumors
genauer festgestellt werden kann. Der Vergleich beider Befunde ermöglicht einerseits die Bewertung der Treffsicherheit der Diagnosemetho-
den, und andererseits kann nur der präoperativ (prätherapeutisch) erhobene Tumorbefund zu interdisziplinären Therapievergleichen heran-

gezogen werden. Dieser Punkt wird in den "General Rules" der UICC zum TNM-System mit Recht besonders betont. Ihm trägt auch die oben genannte Ergänzung des DTNMK Rechnung. Im Operationsbericht sollen unbedingt Angaben über den Abstand des Resektionsrandes vom makroskopisch und mikroskopisch feststellbaren Tumorrand enthalten sein sowie die Aussage über Infiltrationen von Lymphknoten, die der Topik nach einzeln zu beschreiben und zu markieren sind. Nur auf diese Weise kann der mikroskopische Befund einer eventuellen Tumorinfiltration jedes einzelnen untersuchten Lymphknotens der Topik zugeordnet werden. Dies gilt besonders für Lymphknoten, die nicht im Zusammenhang mit dem Hauptpräparat exstirpiert wurden. Die eingehende makroskopische und histologische Untersuchung des Operationspräparates und die histologische Klassifizierung, die sich auch auf Proben aus mehreren verschiedenen Tumorarealen stützen kann, ermöglichst nicht nur die genaueste Zuteilung zu prognostisch bedeutsamen Stadiengruppen, sondern sie macht auch eine Konservierung von Untersuchungsmaterial für spätere Vergleichsuntersuchungen möglich. Nach einer Operation werden daher die verläßlichsten Aussagen über Tumorgröße und -ausdehnung sowie über seine Beziehung zu Nachbarorganen sowie seinen histo-morphologischen Charakter gemacht werden können. Diese stellen hinsichtlich Prognosebewertung, auch für retrospektive Studien, die wertvollsten Unterlagen dar.

Muß die Indikation für eine andere Behandlungsart gestellt werden, so ist naturgemäß der Status bei Beginn dieser Behandlung nicht so genau bestimmbar und schon aus diesem Grunde die Erfolgsbeurteilung schwieriger und ungenauer. Es darf hier an ein altes Wort erinnert werden: "Es kuriert sich nichts leichter als ein Krebs, der keiner war." Bei Inoperabilität sollte unbedingt immer unterschieden werden, ob diese aus technischen, tumorbedingten oder aus anderen Gründen festgestellt werden mußte. Im Gegensatz zur Leukämie, bei der jeweils am einzelnen Patienten die Situation gut beurteilbar ist, kann der Effekt einer Chemotherapie nach der Radikaloperation zur Rezidivprophylaxe nicht an einem direkten Anhaltspunkt gemessen werden. Das erste klinisch feststellbare Wiederauftreten eines Folgetumors könnte als der erste meßbare Zeitablauf für den Verlauf der Erkrankung bzw. für die Prognose des Patienten zur Beurteilung herangezogen werden. Bei genauer Betrachtung kommt man aber bald zum Schluß, daß dies keineswegs ein sehr gut brauchbarer und verläßlicher Parameter ist. Die Diagnostizierbarkeit ist nämlich je nach Lokalisation und anwendbarem Diagnoseverfahren so verschieden, daß die entsprechende Tumorgröße keineswegs einheitlich ist. Weiter wird diese kritische Tumorgröße auf Grund der verschieden großen Wachstumstendenz auch innerhalb der gleichen Tumorart verschieden rasch erreicht werden, zumal auch beeinflussende Wirtsfaktoren nicht gleichmäßig wirksam sind. Theoretisch ist diese Zeitspanne noch weniger klar abzustecken. Von wo an soll ein Rezidiv als ein solches gelten? Solange an der zellulären Verbreitung des Karzinoms festgehalten wird und demnach vom Primärtumor bis zum klinisch feststellbaren Rezidiv eine ununterbrochene Reihe lebensfähiger Tumorzellen angenommen werden muß, erscheint es mehr oder weniger willkürlich, in dieser Reihe eine zeitliche Grenze zu markieren. Es muß deshalb die gesamte Lebensdauer von der Operation bis zum Exitus als der verläßlichste Parameter zur Beurteilung herangezogen werden. Nur in diesem drücken sich alle positiven und negativen Auswirkungen der Chemotherapie in erfaßbarer Weise aus. Ein weiteres schwieriges Problem stellt die Berücksichtigung der Todesursache dar. Ob diese vom Karzinomrezidiv oder von Metastasen verursacht oder mitbedingt ist, ob sie davon beeinflußt oder davon völlig unabhängig war, sollte immer auseinandergehalten werden können. Erfahrungsgemäß wird aber selbst hier in Österreich nur der kleinere Teil dieser Patienten obduziert. Die Todesursachenangaben der außerhalb des Spitals verstorbenen Patienten sind aber

nicht in erster Linie auf wissenschaftlich-medizinische Interessen
ausgerichtet (BRAUN u. KARRER, 1971). Vielfach ist auch der Patient
bei seinem Hausarzt als ehemals wegen Karzinom operierter Patient bekannt, und die Todesursache wird meistens ohne genauere Untersuchung
auf das ursprüngliche Karzinom bezogen. Selbst bei einer Autopsie ist
es oft schwer festzustellen, wie groß der Anteil von kleineren Karzi-
nomresten oder Rezidiven an der Todesursache ist, wenn eine Reihe anderer pathologischer Veränderungen besteht, die in Summe den Tod bewirkt. Man hat also mit einer so großen Zahl von Patienten mit unbekannter Todesursache zu rechnen, daß die Zahl der sicher bestimmten
Todesursachen zu klein ist, um die Aussagen nur darauf stützen zu
können. Deshalb ist die Unterteilung in verschiedene Todesursachen
nicht praktikabel. In einer streng randomisierten Studie tritt dieser
Punkt nicht so nachteilig hervor, weil bei ausreichend großen Gruppen
angenommen werden darf, daß die diesbezügliche Verteilung in den Kontrollgruppen so ähnlich ist, daß dies keine Fehlerquelle der Beurteilung darstellt.

Die Angabe des Anteils von Patienten, die fünf Jahre nach Therapiebeginn (Operation) noch am Leben sind, ist seit langem allgemein zur
Erfolgsbeurteilung herangezogen worden. Weit informativer als die
bloße Angabe dieser 5-Jahres-Überlebensrate (ÜLR) ist jedoch die Darstellung von Absterbekurven bis mindestens 1o Jahre nach Therapiebeginn, aus denen sich der gesamte Verlauf der Absterbe-Raten ablesen
läßt. Bei Vergleich von mehreren Absterbekurven entsteht überdies der
wichtige Vorteil, daß auch kurzfristige Verschiebungen erkennbar sind,
die bei Gegenüberstellung der bloßen 5-Jahres-ÜLR nicht mehr erkennbar sind. Vorübergehende Änderungen der ÜLR bleiben dabei unerkannt,
was besonders in der Beurteilung von Therapieverfahren beim Karzinom
ein großes Manko darstellt. Gesucht wird ja meist nicht die Aussage
nach der absoluten Heilungsrate, sondern nach dem Unterschied des
Effektes der verschiedenen geprüften Therapiearten auf die ÜLR, also
nach dem Rang der Effektivität der Therapiearten untereinander. Obwohl
die ÜLR ein einfach und klar definiertes Konzept darstellt, bestehen
erhebliche Uneinheitlichkeiten bezüglich der Berechnung. So werden
z.B. Todesfälle aus anderen, nicht tumorbedingten Ursachen exkludiert,
um die beurteilte Therapie nicht zu belasten, oder es werden postoperative Todesfälle oder aus welcher unbekannten Ursache auch immer von
der Berechnung ausgenommen. Dem kann nicht zugestimmt werden. Es müssen vielmehr alle diagnostizierten Patienten und alle dazugehörigen
Todesfälle in der Berechnung der ÜLR eingeschlossen bleiben.

Wegen des meist höheren Alters von Krebspatienten ist deren normales
Sterberisiko nicht zu vernachlässigen und muß bei der Analyse berücksichtigt werden. Dies ist besonders dann wichtig, wenn Patientengruppen verglichen werden müssen, die sich in Faktoren unterscheiden, welche ein unterschiedliches Mortalitätsrisiko bedingen, wie z.B. Geschlecht, Alter und Jahr der Diagnose. Dazu wird die relative ÜLR,
die definiert ist als das Verhältnis der beobachteten rohen ÜLR einer
Gruppe von Patienten zur erwarteten ÜLR einer Gruppe von Karzinom-
freien, die hinsichtlich Alter, Geschlecht etc. ähnlich zusammenge-
setzt ist, berechnet. Dazu wird die rohe ÜLR durch die erwartete ÜLR,
wie sie von den Lebenserwartungstafeln abgelesen werden kann, dividiert (CUTLER u. GRISWOLD, 1957). Diese Korrektur ist nur dann unwichtig, wenn Absterbekurven von Patientengruppen verglichen werden, die
durch streng zufällig alternierende Reihung den zu prüfenden Behandlungsverfahren zugeteilt wurden, deren Effekt am Unterschied der ÜLR
gemessen werden soll. Zur Berechnung der ÜLR wird mit Vorteil die
life-table-Methode verwendet, die es zuläßt, alle beobachteten Patienten einzuschließen. Man braucht sich z.B. zur Berechnung der 5-Jahres-
ÜLR nicht nur auf jene Patienten zu beschränken, die schon mehr als

5 Jahre in Beobachtung stehen, sondern kann auch Patienten, die wenige
Jahre erst in Beobachtung sind, heranziehen, die wertvolle Informationen und zur Aussagekraft der 5-Jahres-ÜLR beitragen. Ein weiterer Vorteil betrifft die Unterschiede von verglichenen Kurven, die in ihrem
Gesamtverlauf in die statistische Signifikanzberechnung eingehen. Daher kann eine Entscheidung unter Umständen schon vor dem Ablauf der
"klassischen" 5-Jahresfrist getroffen werden.

Ein Problem für die Berechnung der ÜLR stellen die aus der Beobachtung
verlorenen Patienten dar. Bei Anwendung der life-table-Methode brauchen diese nicht ausgeschlossen zu werden, sondern können bis zum
letzten Kontakt in der Kalkulation verbleiben, womit Informationsver-
luste vermieden werden (CUTLER u. EDERER, 1958). Hervorzuheben ist
auch die einfache Anwendung, die es jedem Arzt ermöglicht, die notwendigen Berechnungen ohne technische Hilfe selbst und sehr präzise
durchzuführen, weil die genaue Überlebens- und Beobachtungsdauer in
die Rechnung eingeht (KUZMA, 1967). Auch der Umstand, daß statistisch
signifikante Unterschiede von Absterbekurven von Gruppen verschieden
behandelter Patienten mit einem Minimum an Patienten unter kürzest-
möglicher Beobachtungszeit verläßlich festgestellt werden können, ist
ein wichtiger Vorteil dieser Methode. Voraussetzung für die Aussagekraft der mit dieser Methode ermittelten Ergebnisse ist die Homogeni-
tät der berechneten Gruppen hinsichtlich der prognoserelevanten Faktoren. Es dürfen nicht inhomogene Gruppen gebildet werden, um die Zahl
der Patienten zu erhöhen. Schließlich sichert diese Methode eine internationale Vergleichbarkeit.

Die Berechnung und Darstellung der Überlebenskurven nach der genannten
life-table-Methode wird auf folgende Weise vorgenommen:

Werden z.B. 2 verschiedene Behandlungsmethoden (A:B) an einem bestimmten Stichtag gegenübergestellt, so sind alle Patienten in einer Liste
so zu reihen, daß die Beobachtungs- oder Lebensdauer (z.B. in Monaten)
eine fallende Reihe ergibt (s. Tabelle 1, 1. Kolonne). Die Zugehörigkeit der Patienten zu Gruppe A oder B wird in der 2. Kolonne angegeben.
Die noch lebenden Patienten werden mit einem Kreuz gekennzeichnet. Die
in der 1. Kolonne angeführte Dauer bedeutet für die lebenden Patienten
die Zeit vom Therapiebeginn bis zum gewählten Stichtag der Beurteilung,
für die verstorbenen Patienten die Zeit vom Therapiebeginn bis zum
Exitus.

In der 3. Kolonne werden alle Patienten fortlaufend numeriert, in der
4. Kolonne zusätzlich noch innerhalb der Gruppe A und in der 5. Kolonne innerhalb der Gruppe B. Neben den *verstorbenen* Patienten wird die
Wahrscheinlichkeit (p) für die zu erwartende Zugehörigkeit eines Patienten zu der Reihe A in der Kolonne 6 und für eine solche zur Reihe
B in Kolonne 7 eingetragen. Diese ergibt sich durch Division der fort-
laufenden Nummer innerhalb der Gruppe A (Kolonne 4) bzw. Gruppe B
(Kolonne 5) durch die fortlaufende Gesamtnummer aus Kolonne 3. Es
werden mindestens 4 Kommastellen berechnet, die Summe aus Kolonne 6
und Kolonne 7 ergibt naturgemäß jeweils 1,oooo. Daneben werden die
Quadrate dieser Wahrscheinlichkeiten (p^2) eingetragen. In der Kolonne
1o und 11 werden die tatsächlich beobachteten Ereignisse bei den Verstorbenen vermerkt. Die Zugehörigkeit zur betreffenden Gruppe wird
mit 1 verzeichnet, die Nicht-Zugehörigkeit mit 0. Schließlich werden
diese berechneten Werte am Tabellenende summiert.

Zur Feststellung der Überlebensraten werden die Gruppen A und B in
gesonderten Listen angeführt (Tabelle 2 u. 3). Diese wird wieder nach
Dauer der Beobachtung oder des Lebens der Patienten in fallender Reihe
geordnet (Kolonne 1). Jeder hinzukommende Patient wird in der Kolonne

Tabelle 1

| Kolonne | | | | | | | | | | |
1	2	3	4	5	6	7	8	9	1o	11
42+	B	1	O	1						
4o+	B	2	O	2						
37	B	3	O	3	O	1,oooo	O	1,oooo	O	1
36+	A	4	1	3						
32+	A	5	2	3						
21	B	6	2	4	o,3333	o,6666	o,111o	o,4443	O	1
2o	A	7	3	4	o,4285	o,5714	o,1836	o,3264	1	O
17+	B	8	3	5						
15	A	9	4	5	o,4444	o,5555	o,1974	o,3o85	1	O
8	A	1o	5	5	o,5ooo	o,5ooo	o,25oo	o,25oo	1	O
Summe					1,7o62	3,2935	o,742o	2,3292	3	2

Kolonne 1: Dauer der Beobachtungszeit oder der Überlebenszeit in Monaten.

Kolonne 2: Behandlungsart.

Kolonne 3: Fortlaufende Nummer aller Patienten.

Kolonne 4: Patientenzahl (bisherige Summe) innerhalb der Gruppe A.

Kolonne 5: Patientenzahl (bisherige Summe) innerhalt der Gruppe B.

Kolonne 6: Wahrscheinlichkeit (p) der zu erwartenden Zugehörigkeit zu Gruppe A.

Kolonne 7: Wahrscheinlichkeit (p) der zu erwartenden Zugehörigkeit zu Gruppe B.

Kolonne 8: p^2 der Gruppe A von p A (Kolonne 6).

Kolonne 9: p^2 der Gruppe B von p B (Kolonne 7).

Kolonne 1o: Tatsächliche Zugehörigkeit des beobachteten Todesfalles zu A (1 trifft zu, O trifft nicht zu).

Kolonne 11: Tatsächliche Zugehörigkeit des beobachteten Todesfalles zu B (1 trifft zu, O trifft nicht zu).

Tabelle 2. Gruppe A

| Kolonne | | | |
I	II	III	IV
36+	1	1	4o
32+	2	2	4o
2o	2	3	4o
15	3	4	6o
8	4	5	8o

Tabelle 3. Gruppe B

| Kolonne | | | |
I	II	III	IV
42+	1	1	5o
4o+	2	2	5o
37	2	3	5o
21	3	4	75
17+	5	5	1oo

Kolonne I: Wie Kolonne 1 in Tabelle 1: Dauer der Beobachtungs- oder
                Überlebenszeit vom Erhebungsdatum = Therapiebeginn bis
                Stichtag der Beurteilung.

Kolonne II: Summe der Lebenden.

Kolonne III: Summe aller Patienten.

Kolonne IV: Überlebensrate in Prozent.

III "insgesamt" dazugezählt, in der Kolonne II aber nur die Lebenden.
Ein verstorbener Patient wird erst zum nächstfolgenden Zeitpunkt in
der Kolonne II dazugezählt, da er zu diesem Zeitpunkt noch gelegt hat.
So wie in Tabelle 1 sind die lebenden Patienten markiert (+).

In der Kolonne IV wir die Überlebensrate in Prozent angegeben. Dazu
wird in der Tabelle unten, mit dem jüngsten Patienten mit der kleinsten Beobachtungs- oder Lebensdauer beginnend, die Zahl der Lebenden
(Kolonne II) durch die Gesamtzahl (Kolonne III) dividiert. Der die
nächste Zeile betreffende Prozentsatz wird jeweils auf den vorhergehenden bezogen.

Wie aus Tabelle 2 ablesbar, ist das Resultat aus 4/5 in der letzten
Zeile 80%, in der vorletzten Zeile sind die eingetragenen 60% das
Resultat von 3/4 von 80% $\left(\dfrac{80 \times 3}{4}\right)$. Die 40% der 3. Zeile sind demnach

das Resultat von 2/3 von 60% $\left(\dfrac{60 \times 2}{3}\right)$. Da die weiteren Patienten noch

leben, ergibt sich in der Überlebensrate keine Änderung mehr.

Diesen berechneten Überlebensraten entsprechend, erfolgt die graphische Darstellung der Überlebenskurven wie in Abb. 1 und 2.

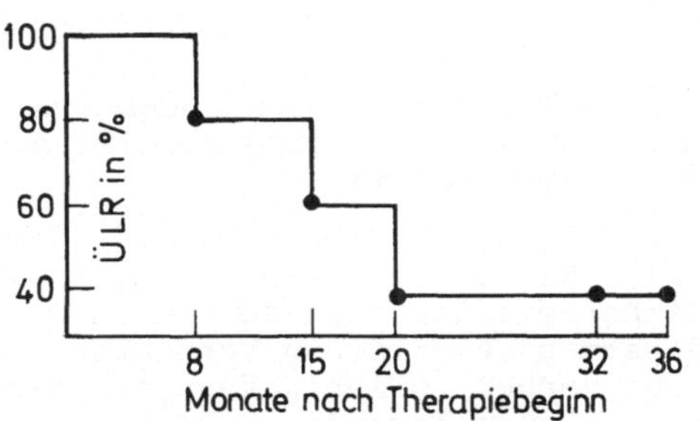

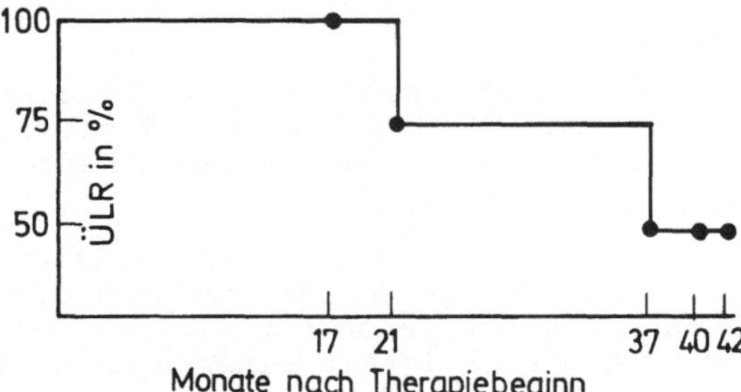

Abb. 1. Gruppe A   Abb. 2. Gruppe B

Zur besseren Vergleichbarkeit werden die Absterbekurven der Gruppe A
und B in eine Abbildung übernommen (Abb. 3).

Zeigt sich der Kurvenverlauf einer Gruppe immer oberhalb der anderen,
wie hier im Beispiel B immer über A., so kann die Signifikanz des
Unterschiedes des Gesamtverlaufes beider Kurven berechnet werden.
Dazu wird der z-Wert nach folgender Formel bestimmt:

$$z = \frac{\text{Summe Beob.} - \text{Summe } p - 0,5}{\sqrt{\text{Summe } p - \text{Summe } p^2}} \; .$$

Ist dieser z-Wert größer als 2,7, so ist bei der angenommenen Irrtums-
wahrscheinlichkeit von 5% der gefundene Unterschied als signifikant
anzusehen. Überkreuzen sich jedoch die Kurven, so kann der Gesamt-
kurvenverlauf *nicht* nach dieser Formel berechnet werden!

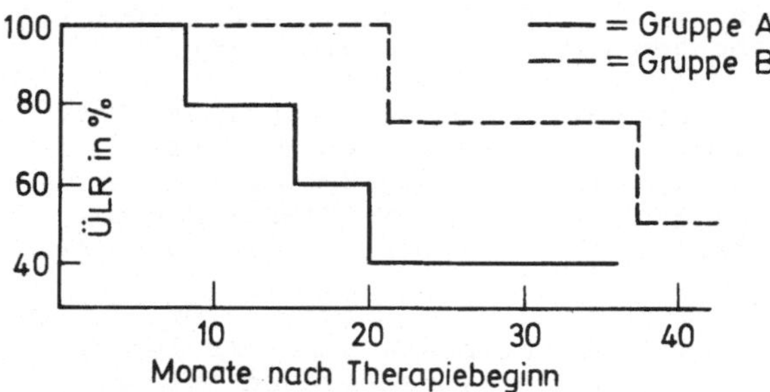

Abb. 3. Gruppe A und B

Man berechnet den z-Wert der günstigeren Absterbekurve: Für die
Gruppe B ist

$$z = \frac{2 - 3,2935 - 0,5}{\sqrt{3,2935 - 2,3292}} = \frac{-1,7935}{0,9820} = -1,8264 \; .$$

Für unsere Gruppe A beträgt der z-Wert 0,8084. Positive und negative
Vorzeichen bleiben unberücksichtigt. Demnach besteht keine Signifikanz
des Unterschiedes der beispielhaften Überlebenskurven.

Die life-table-Methode kann in sinnvoller Weise durch eine Sequential-
analyse ergänzt werden, wodurch die Sicherheit der Aussage und ihre
Schnelligkeit gefördert werden. Bei diesem statistischen Verfahren
wird die Richtigkeit einer Hypothese bei vorher beliebig festgelegten
Genauigkeits- und Fehlergrenzen getestet. Unter besonderer Berücksichtigung medizinischer Fragestellungen sind Folgetestpläne entwickelt
worden, mit denen auf graphische Weise ohne weitere Rechnung Vergleiche zwischen zwei Behandlungsmethoden durchgeführt werden können
(BROSS, 1952). Es sind dazu Paare von Patienten zu bilden, die einer-
seits streng zufällig alternierenden Reihen entstammen und andererseits in möglichst allen prognoserelevanten Faktoren weitestgehend
übereinstimmen. Jedesmal, wenn einer der Partner eines Paares das
Entscheidungskriterium erfüllt hat, kann ein weiterer Punkt in der
Verlaufskurve im graphischen Feld eingetragen werden. Verläßt diese
Kurve eine der vorausberechneten Grenzlinien, so ist die gesuchte
Entscheidung erreicht und bedarf keiner weiteren Patienten mehr. Die
Ablehnung oder Annahme der in Frage stehenden Hypothese kann daher
mit einem Minimum an Versuchen getroffen werden (BUKOVICS u. WOHLZOGEN,
1954). Diese Methoden sind von allgemeiner Bedeutung für die Vergleich-

barkeit mitgeteilter Ergebnisse, weil sie von jedem Arzt durchführbar
sind. Sie sind sowohl für spezielle Studiengruppen geeignet wie auch
zur Ermittlung von Endresultaten, die die Gesamtpopulation eines Landes betreffen (End Result Group, 1967).

Die therapeutische Zielsetzung kann bei bereits weit forgeschrittenen
inoperablen Tumoren nurmehr in einer Linderung der Beschwerden und
einer mehr oder weniger bedeutenden Lebensverlängerung bestehen. Dementsprechend kann bei diesen Patienten kein so großes Risiko unerwünschter Wirkungen eingegangen werden, wie dies berechtigt erscheint,
wenn dafür mit einer vermehrten Heilungschance gerechnet werden kann.
Die Dosierung einer Chemotherapie wird daher eher auf eine protrahierte
Tumorhemmung abgestimmt sein müssen. Die Beurteilung des damit erzielten Effektes ist einerseits einfacher als bei der Rezidivprophylaxe,
weil hier bei jedem einzelnen Patienten sein Tumor während des ganzen
Verlaufes einer direkten Beobachtung zugänglich ist, andererseits ist
die Tumorausbreitung bei Therapiebeginn nicht so exakt wie bei einer
Operation feststellbar, wodurch die Stadienzuteilung hier wesentlich
unsicherer ist. Dazu kommt, daß die üblichen Stadieneinteilungen wie
auch das TNM-System nur in den niedrigeren Stadien feinere Aufglie-
rungen vorsehen, während der große Rest weit fortgeschrittener Tumoren, die bezüglich der relativen Größe und Ausdehnung der Tumoren
eine recht inhomogene Gruppe bilden, alle der höchsten Stadien-Gruppe
zugeordnet werden (KUZMA, 1966).

Für die Beurteilung von erwartungsgemäß geringen Therapieeffekten muß
diese große Spannweite so weit wie möglich aufgeteilt werden, da sonst
zu erwarten ist, daß sich die Effekte verwischen und nicht zum Vor-
schein kommen können. Dazu kann diese große Gruppe auf alle Fälle nach
dem Grund der Inoperabilität unterteilt werden. Die günstigste Prognose haben Operationsverweigerer, solange sie an sich technisch und
biologisch operabel wären. Demgegenüber schon deutlich ungünstiger
ist die Lebenserwartung der technisch operablen Patienten, die wegen
des Alters oder aus sonstigen Gründen eine biologische Inoperabilität
aufweisen. Unter der biologischen Inoperabilität ist ein allgemein
körperlicher Zustand oder das Vorliegen von Organ- bzw. Systemerkrankungen wie Koronar-Zerebralsklerose oder schwere periphere Durchblu-
tungsstörungen, Niereninsuffizienz, Leberschäden, Ateminsuffizienz
usw. zu verstehen, welche das Operationsrisiko so erhöhen, daß ein
kurativer operativer Eingriff nicht unternommen werden kann.

Weiterhin deutlich ungünstiger ist die Prognose der technisch inoperablen Patienten und jener, bei denen schon Fernmetastasen feststellbar sind.

Eine weitere feinere Aufgliederung ist z.B. beim Bronchialkarzinom
nach der Feinsteinschen Stadieneinteilung möglich. Diese berücksichtigt die klinische Symptomatik, welche bis zu einem gewissen Grad die
Wachstumsgeschwindigkeit bzw. das biologische Verhalten eines Tumors
widerspiegelt (BERNDT u. KRÜGER, 1969; FEINSTEIN, 1964, 1966, 1967).
Dazu sind 6 Gruppen definiert: Gruppe I - Asymptomatisch, II - Pulmonale Symptome mit langer Anamnese, III - Pulmonale Symptome mit kurzer
Anamnese, IV - Pulmonale und Allgemein-Symptomatik, V - Pulmonale
Symptome und Metastasen, VI - Lediglich extrapulmonale Symptome bei
erfolgter Metastasierung.

Unter pulmonalen Symptomen sind a) tumorbedingt: Husten, Hämoptysen,
Dyspnoe, b) durch peritumorale Entzündung: Fieber, Schmerzen im Thoraxbereich. Die extrapulmonale Symptomatik ist a) allgemein: Appetitlosigkeit, Abmagerung, Gelenksschmerzen, b) extrapulmonale Manifestationen mediastinal: Einflußstauungen, Schluckbeschwerden; generalisiert: Knochenschmerzen, neurologische Ausfälle.

Des weiteren hat sich bewährt, die Qualität des Lebens zu berücksichtigen und in Form eines Vitagrammes aufzuzeichnen und dadurch auswertbar zu machen (KARRER et al., 1971, 1973). Dabei kann z.B. in
Stufe I berufsfähig, II beschäftigungsunfähig, III pflegefrei, IV
pflegebedürftig und V bettlägerig eingeteilt werden. Diese Methode
ist mit dem seinerzeit von KARNOFSKY angegebenen und in den USA geläufigen Life-Performance-Stage vergleichbar. Durch Differenzierung
der Patienten in solche, die auf eine Therapie ansprachen (Responder)
und solche, die keinerlei Wirkung zeigten (Non-Responder), sind oft
noch mögliche Effekte einer Therapie erfaßbar, die nicht erkannt werden, wenn nur die Gesamtgruppe beurteilt wird, was für spezielle Fragestellungen von Bedeutung sein kann.

Zusammenfassend wird betont, daß das biologische Verhalten von Tumoren
von einer Reihe von Faktoren beeinflußt wird. Zusammen mit dem recht
verschiedenen Wirtsverhalten bedingt dies eine große Variabilität der
Prognose der betroffenen Patienten.

Die mit den verfügbaren Chemotherapeutika erreichbaren Wirkungen auf
das Wachstum der Tumoren sind nur in einem schmalen Bereich von Dosis
und zeitlicher Anwendung optimal wirksam.

Den zu erwartenden Erfolgen sind Grenzen gesetzt, so daß diese nur auf
der Basis sehr exakter prognosegleicher Gruppen beurteilbar sind.

Der Vielfalt therapeutischer und diagnostischer Probleme wegen als
auch aus ethischen Gründen können mögliche Therapieverbesserungen nur
in schrittweiser Annäherung in prospektiven kooperativen Studien, bei
größtmöglicher objektiver Beurteilung, erreicht werden.

Wegen der Vielschichtigkeit der vielen offenen Fragen ist eine interdisziplinäre Zusammenarbeit notwendig, bei der dem praktischen Hausarzt eine besonders wichtige Rolle zukommt.

Literatur

ARNAL, M.-L., DOLD, u., EHLERS, C.Th., GÖGLER, E., HAMPERL, H.,
    KARRER, K., OBERHOFFER, G., OTT, G., PASCHER, W., PROPPE, A.,
    SCHEIBE, O., SCHMOLLING, E., SPIESSL, B., THURMAYR, R., WILDNER,
    E.P.: Zur Klassifizierung der Geschwulstkrankheiten. Der "gesi-
    cherte" TNM-Schlüssel (Erweiterungsvorschlag zu den "General Rules"
    der UICC). Meth. Inform. Med. 6, 7o (1967).
BERNDT, H., KRÜGER, Ch.-W.: Die klinische Klassifikation des Lungen-
    krebses nach Feinstein. Arch. Geschwulstforsch. 34, 211 (1969).
BRAUN, R.N., KARRER, K.: Todesfälle in der Allgemeinpraxis und die
    Problematik ihrer Benennung. Prakt. Arzt (Wien) 8, 83o (1971).
BROSS, I.: Sequential medical plans. Biometrics 8, 188 (1952).
BRUNNER, K.W., MARTHALER, Th., MÜLLER, W.: Unfavourable effects of
    long-term adjuvant chemotherapy with Endoxan in radically operated
    bronchogenic carcinoma. Europ. J. Cancer 7, 285 (1971).
BUKOWICZ, E., WOHLZOGEN, F.X.: Biologische Auswertungen unter Verwen-
    dung von Sequentialtestverfahren. Z. Biol. 1o6, 436 (1954).
CARTER, S.K.: Clinical trials and combination chemotherapy. Cancer
    Chemother. Rep. Part 3, 2/1, 81 (1971).
CHAHINIAN, P., ISRAEL, L.: Survival gain and volume gain. Mathematical
    tools in evaluating treatments. Europ. J. Cancer 5, 625 (1969).
Committee on Controlled Therapeutic Trials of the UICC. Chairman:
    D. SCHWARTZ; Secretary: Prof. R. FLAMANT, Paris.

CONZELMANN, G.M., SPRINGER, K.: The influence of the anatomic location
of a tumor in its sesceptibility to chemotherapy. Cancer Chemother.
Rep. Part 1, 53/2, 1o5 (1969).
CUTLER, S.J., EDERER, F.: Maximum utilization of the life table method
in analyzing survival. J. chron. Dis. 8, 699 (1958).
CUTLER, S.J., GRISWOLD, M.H., EISENBERG, H.: An interpretation of
survival rates: Cancer of the breast. J. nat. Cancer Inst. 19,
11o7 (1957).
End Results Group, End Results Section, National Cancer Institute:
1967 Code Manual of the End Results Group NCI. U.S. Government.
Printing Office, Washington/D.C. 2o4o2, 1967.
EVANS, D.A.P.: Individual variations of drug metabolism as a factor
in drug toxicity. Ann. N.Y. Acad. Sci. 123, 178 (1965).
FEINSTEIN, A.R.: Symptomatic patterns, biologic behavior, and progno-
sis in cancer of the lung. Ann. intern. Med. 61, 27 (1964).
FEINSTEIN, A.R.: Symptoms as an index of biological behavior and pro-
gnosis in human cancer. Nature 2o9, 241 (1966).
FEINSTEIN, A.R.: Clinical and intellectual causes of defective stati-
stics for the prognosis in cancer of the lung. Med. Clin. N. Amer.
51, 549 (1967).
FISCHER, A.W., HAMPERL, H.: Über die klinische Stadieneinteilung und
Mitteilung von Behandlungsergebnissen bei malignen Tumoren der
Mamma. Zbl. Chir. 85, 185 (196o).
FLAMANT, R.: Controlled therapeutic trials, Geneva, Switzerland,
International Union against Cancer, Technical Report Series, Vol. 7,
197o.
FLEISCHMANN, E., KARRER, K.: Krebsvorschau für Österreich bis 198o.
Wien. med. Wschr. 116, 422 (1966).
GUNZ, F.W., ANGUS, H.B.: Cancer 18, 145 (1965).
HIGGINS, G.A.: Adjuvant therapy in surgical treatment of lung cancer.
In: CARBONE, P.P., et al.: Lung cancer: Perspectives and prospects,
p. 1o11 - 1o14. Ann. intern. Med. 73, 1oo3 (197o).
HIGGINS, G.A.: Controlled therapeutic trials. Arch. Surg. 1o2, 16o
(1971).
HUMPHREYS, S.R., KARRER, K.: Relationship of dose schedules to the
effectiveness of adjuvand chemotherapy. Cancer Chemother. Rep.
Part 1, 54/6, 379 (197o).
KARRER, K.: Zur kombinierten zytostatischen und operativen Behandlung
des Carcinoms. Arzneimittel-Forsch. 14, 859, 1o59 (1964).
KARRER, K.: Zur Krebskrankenstatistik in Österreich. Mitt. Öst. Sanit.-
Verwalt. 71, 1 (197o).
KARRER, K.: Importance of dose schedules in adjuvant chemotherapy.
Cancer Chemother. Rep. Part 1, 56/1, 35 (1972).
KARRER, K., PRIDUN, N., ZWINTZ, E.: Zur Therapie des Bronchuskarzinoms.
Fortschr. Med. 91, 48 (1973).
KARRER, K., SIGHART, H., WRBKA, E.: Zur Chemotherapie beim inoperablen
Bronchuskarzinom. Praxis Pneumol. 25, 22o (1971).
KOTIN, P.: Vortrag am National Cancer Institute, Bethesda/Maryland,
1.1o.197o.
KUZMA, J.W.: Some problems in evaluating tumor responses in the cli-
nical drug evaluation program. Cancer Chemother. Rep. 5o, 113
(1966).
KUZMA, J.W.: A comparison of two life table methods. Biometrics 23,
51 (1967).
Österreichisches Statistisches Zentralamt und Bundesministerium für
Soziale Verwaltung: Bericht über das Gesundheitswesen in Österreich
im Jahre 197o.
PITTILLO, R.F., SCHABEL, F.M., SKIPPER, H.E.: The "sensitivity" of
resting and dividing cells. Cancer Chemother. Rep. Part 1, 54/3,
137 (197o).

SCOTT, W.P., MATTHEWS, J.F., BRADY, K.L.: Effect of leucopenia and leucocytosis on tumor growth and survival time. Cancer (Philad.) 26, 114 (197o).
SPIESSL, B., DOLD, U., OTT, G.: Proposal to add a factor of evidence to the TNM-system. Int. J. Cancer 7, 372 (1971).
UICC. Union Internationale Contre le Cancer: Description of the extent of the disease. The TNM-system. General Rules. Research Commission. Committee on clinical stage classification and applied statistics. UICC - Geneva.
UICC. Union Internationale Contre le Cancer: TNM-classification of malignant tumors. UICC - Geneva 1968.
ZUBROD, Ch.G.: Clinical investigations in cancer chemotherapy. J. chron. Dis. 8, 183 (1958).
ZUBROD, Ch.G., et al.: Appraisal of methods for the study of chemo- therapy of cancer in man: Comparative therapeutic trial of nitro- gen mustard and triethylene thiophosphoramide. J. chron. Dis. 11, 7 (196o).

Klinische Echographie der Tumoren des Auges und der Augenhöhle

K. C. OSSOINIG und P. TILL

Während der letzten 1o Jahre wurde die Ultraschalldiagnostik eine
unentbehrliche klinische Methode in der Augenheilkunde. Mit Hilfe der
Echographie können bestimmte *intraokuläre Krankheiten*, vor allem Tumoren,
erkannt und differenziert werden, auch wenn Medientrübungen, zum Beispiel ein Katarakt, den Einblick in das Auge und damit die ophthalmo-
skopische und spaltlampenmikroskopische Untersuchung verhindern. Für
die *Augenhöhle* wurde die klinische Echographie zur Untersuchungsmethode
der Wahl bei der Beurteilung der Weichteile. Zusammen mit der Röntgendiagnostik, welche der Echographie beim Nachweis von Knochenveränderungen überlegen ist, sollte sie bei jeder orbitalen Affektion durchgeführt werden. Zwei Darstellungsmethoden werden derzeit in der Echographie verwendet: Das A-Bild- und das B-Bild-Verfahren.

Die *A-Bild-Methode* (OKSALA, 1961; OSSOINIG, 1974) stellt den Schallstrahl
als horizontale Linie (Basislinie) und die Echosignale als vertikale
Zacken dar. Der Abstand der Zacken entlang der Basislinie entspricht
dem Abstand der reflektierenden Grenzflächen im untersuchten Gewebe.
Die Höhe der Echozacken verrät die Stärke des Echos. Darüberhinaus
können aus der Bewegung, der Form und anderen Eigenschaften der Echosignale wertvolle Informationen über die untersuchten Gewebe gewonnen
werden.

Das *B-Bild-Verfahren* (BAUM, 1966; COLEMAN, 1972; OSSOINIG, 1974) stellt
akustische Schnitte des Auges und der Augenhöhle dar. Zugunsten einer
besseren topographischen Darstellung der Gewebe und Krankheitsherde
wird jedoch dabei auf eine Vielzahl sonstiger Informationen verzichtet.

Beide Verfahren haben Vor- und Nachteile und sollten daher kombiniert
angewendet werden. Die A-Bild-Methode wurde in den letzten Jahren
wesentlich verbessert und standardisiert (OSSOINIG, 1973); in diesem
Beitrag wird nur diese echographische Methode berücksichtigt.

<u>Nachweis orbitaler Krankheitsherde</u> (BÖCK u. OSSOINIG, 1969; COLEMAN,
1972; OSSOINIG, 1969, 1971, 1974; TILL, 1971; VALENCAK u. OSSOINIG,
1968)

Mit der sogenannten *Basisuntersuchung* können orbitale Krankheitsherde
in jeder Lage mit einer Verläßlichkeit von mehr als 98% nachgewiesen
oder ausgeschlossen werden, wenn sie eine Midestgröße von 3 mm (im
vorderen Orbitaabschnitt) und 5 mm (in der Orbitaspitze) aufweisen.
In der Regel sind Krankheitsherde der Augenhöhle, vor allem Tumoren,
wesentlich größer, wenn sie anfangen, dem Patienten Beschwerden zu
verursachen. Für die Basisuntersuchung wird der Patient in einen Un-
tersuchungsstuhl gesetzt und in Rückenlage geneigt. Nach der Oberflä-

chenanaesthesie mit Tropfen wird dem Bulbus ein kleiner Schallkopf aufgesetzt, welcher die Ultraschallwellen aussendet und die Echos empfängt. Der Schallstrahl passiert den Augapfel auf dem Weg in die Augenhöhle. Dieses Verfahren heißt *transokuläre Untersuchung*. Durch systematisches Abtasten der Augenoberfläche werden nach und nach alle Abschnitte der Augenhöhle echographisch untersucht. Abb. 1 zeigt die Untersuchungstechnik und das Gerät. Abb. 2 demonstriert den Unterschied zwischen normalen und abnormen A-Bild-Echogrammen der Augenhöhle. Auf Tabelle 1 finden sich die akustischen Kriterien, nach denen zwischen normalem und abnormalem Orbitagewebe unterschieden wird.

Tabelle 1. Normale und abnormale Befunde bei der Echographie des Orbitagewebes

normal	Orbitagewebe	abnormal
hoch	Reflexionsgrad	niedrig
gering	Ausdehnung	groß
stark	Schallschwächung	gering
Lider, Augapfel, Knochen	Begrenzung	zusätzliche Oberfläche
weich	Konsistenz	hart
groß	Beweglichkeit	gering

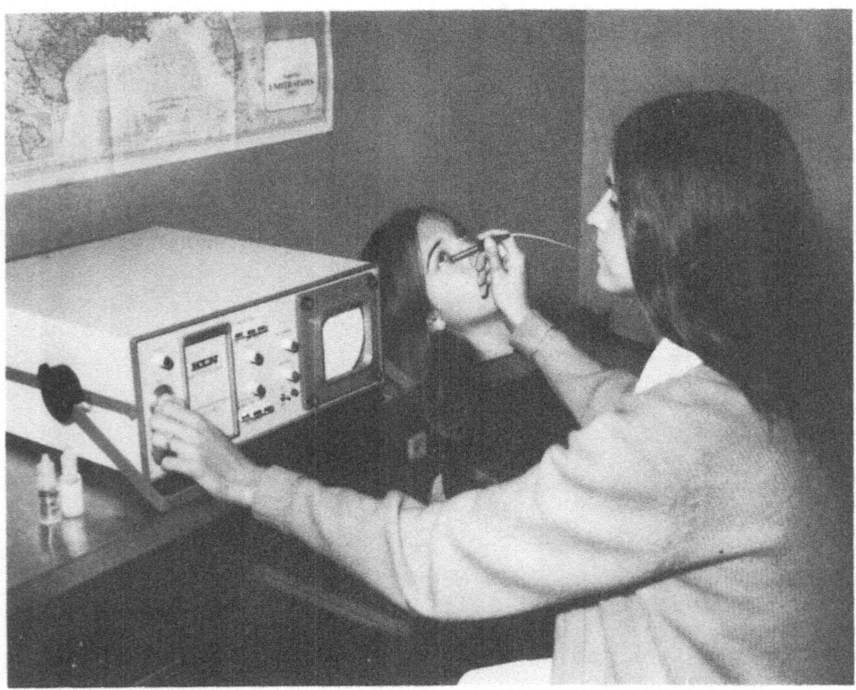

Abb. 1. *Untersuchungstechnik und Gerät 72oo MA der Kretztechnik* (standardisierte Methode)

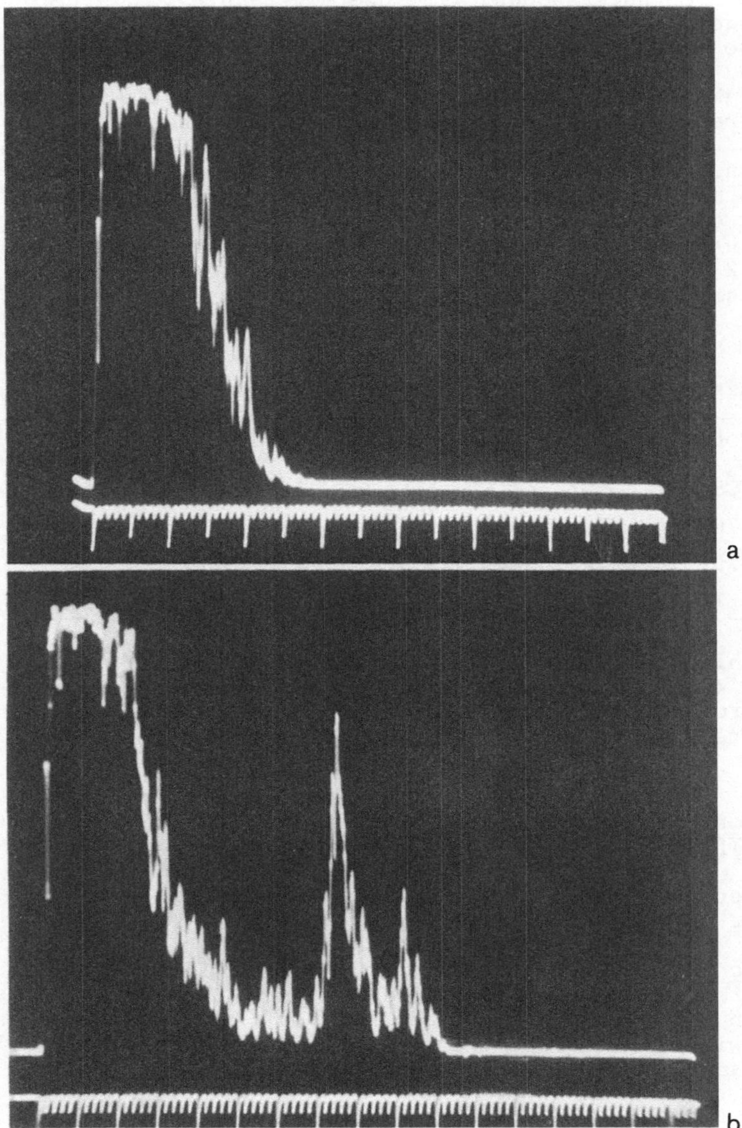

Abb. 2. a) *Normales Orbitaechogramm:* Kurze Kette hoher, dicht aufeinander-
folgender Echozacken. b) *Abnormes Orbitaechogramm:* Verbreitert; Defekt in
der Höhe des Echogramms (niedrige Echozacken); höhere Oberflächenzacke
rechts, gefolgt von niedriger Knochenzacke

Nach der transokulären Untersuchung wird die sogenannte *paraokuläre Untersuchung* durchgeführt. Dabei wird der Schallkopf auf die Lidoberfläche gesetzt, so daß der Schallstrahl zwischen Augapfel und knöcherner Orbitawand in die Augenhöhle eindringt. Methylcellulose dient als Kontaktflüssigkeit. Der Schallstrahl wird zur systematischen Untersuchung des paraokulären Raumes nach allen Seiten geschwenkt.

Die Basisuntersuchung dauert nicht länger als 3 - 5 min, wenn kein Krankheitsherd vorhanden ist. Besteht ein solcher, so wird er meist schon während der ersten Minute entdeckt. Spezielle Untersuchungsmethoden dienen dann seiner Lokalisation, Größenmessung und Differenzierung. Tabelle 2 bringt die Ergebnisse der Basisuntersuchung beim Nachweis oder Ausschluß orbitaler Krankheitsherde.

Tabelle 2. Ergebnisse der Basisuntersuchung

Diagnose	Total	Herd +	Herd -	±
Total	1256	446	783	27
verifiziert	767	348	419	
richtig	751 (98%)	341 (98%)	41o (98%)	
falsch	16 (2%)	7 (2%)	9 (2%)	

Bei 1256 echographisch untersuchten Patienten mit orbitaler Symptomatik wurden 1229 (98%) echographische Diagnosen gestellt. 767 davon konnten bisher durch eine histologische Untersuchung, den klinischen Verlauf oder andere Untersuchungsmethoden verifiziert werden.

Differentialdiagnose orbitaler Krankheitsherde (BÖCK u. OSSOINIG, 1969; OSSOINIG, 1974; TILL, 1971; VALENCAK u. OSSOINIG, 1968)

Spezielle Techniken der A-Bild-Methode werden angewendet, um einen Krankheitsherd der Orbita zu differenzieren.

1. Quantitative Echographie: Stellt man das Gerät auf "Gewebsempfindlichkeit" und lenkt den Schallstrahl durch die Mitte eines Krankheitsherdes, erhält man von diesem ein "*Standardechogramm*", dessen Aufbau, Höhe und Neigungswinkel (Winkel κ) Struktur, Reflexionsgrad und Schallschwächung des Krankheitsherdes anzeigen (Tabelle 3).

Tabelle 3. Quantitative Echographie: Klassifikation orbitaler Krankheitsherde

Struktur	Reflexionsgrad (% Zackenhöhe)	
	extrem niedrig	(0 - 5%)
	niedrig	(5 - 4o%)
regelmäßig	mittel-hoch	(4o - 6o%)
	hoch	(6o - 95%)
	extrem hoch	(95 - 1oo%)
unregelmäßig	variabel	

<u>2. Topographische Echographie:</u> Mit diesem Verfahren werden Grenzen, Form, Größe und Lage eines orbitalen Krankheitsherdes beurteilt. Außerdem hilft diese Methode, Defekte der knöchernen Orbitawand nachzuweisen und zu klassifizieren. Während der topographischen Echographie wird der Schallstrahl aus verschiedenen Richtungen auf den Krankheitsherd gerichtet und durch entsprechende Bewegungen des Schallkopfes über diesen hinweggeschwenkt.

Form und Lage orbitaler Krankheitsherde lassen sich mit dem B-Bild-Verfahren ausgezeichnet darstellen, wenn die Herde hinter dem Auge innerhalb des Muskeltrichters gelegen sind. Krankheitsherde in der Peripherie der Augenhöhle können mit dem B-Bild-Verfahren oft nur schlecht oder nicht zur Ansicht gebracht werden.

<u>3. Kinetische Echographie:</u> Mit diesem Verfahren werden Vaskularisation und Konsistenz des Krankheitsherdes festgestellt. Gefäßhaltige Tumoren rufen rasche, vertikale, sogenannten spontane Bewegungen einzelner Echozacken hervor, während gefäßlose Tumoren dieses Phänomen vermissen lassen. Drückt man den Augapfel mit dem Schallkopf gegen den Krankheitsherd in Richtung auf die Orbitawand, so erhält man Auskunft über die Herdkonsistenz.

Während der letzten 1o Jahre wurden die typischen Echogramme verschiedener orbitaler Krankheitsherde gefunden. Heute lassen sich mehr als 80% der mit der Basisuntersuchung festgestellten Affektionen der Orbita mit den speziellen Methoden des A-Bild-Verfahrens verläßlich differenzieren (Tabellen 3 u. 5). Infolge Verbesserungen der Methodik und der Geräte sowie dank einer größeren Erfahrung konnten die Resultate besonders während der letzten 2 Jahre (Tabelle 5) weiter verbessert werden.

Tabelle 4. Differentialdiagnose orbitaler Krankheitsherde (1963 - 1973)

Total	Differentialdiagnose durchgeführt	
348	215 (62%)	
	richtig	unrichtig (falsch +, -)
	183 (85%)	32 (15%)

Tabelle 5. Differentialdiagnose orbitaler Krankheitsherde (1971 - 1973)

Total	Differentialdiagnose durchgeführt	
73	61 (84%)	
	richtig	unrichtig (falsch +, -)
	53 (87%)	8 (13%)

Im Folgenden wird die Differentialdiagnostik orbitaler Krankheitsherde an einigen Beispielen erläutert.

<u>Kavernöse Hämangiome der Orbita</u> (BÖCK u. OSSOINIG, 1969; OSSOINIG,
1971, 1974)

Diese Tumoren zeichnen sich durch eine regelmäßige Struktur und einen
hohen Reflexionsgrad aus. Die Zackenhöhe im Echogramm des Hämangioms
beträgt mehr als 8o%. Infolge starker Schallschwächung innerhalb des
Tumors nimmt die Zackenhöhe im Echogramm allerdings von links nach
rechts relativ rasch ab (Abb. 3). Der histologische Aufbau des kavernösen Hämangioms erklärt den echographischen Befund: Die relativ
großen Oberflächen der Biträume, die von Endothel überzogen sind und
daher wie Spiegel reflektieren, verursachen die starken Signale, während das Blut in den Hohlräumen eine regelmäßige Struktur bedingt und
den Schall stark schwächt.

Kavernöse Hämangiome sind gut abgegrenzt; im Echogramm treten daher
deutliche Oberflächenzacken auf. Diese Gefäßgeschwülste sind rundlich
und liegen meist im Muskeltrichter. Neben diesen Kriterien finden sich
noch andere, differentialdiagnostisch brauchbare Eigenschaften (Tabelle 6). Tabelle 7 bringt die Ergebnisse der Ultraschalldiagnostik
kavernöser Hämangiome der Orbita.

Tabelle 6. Akustische Kriterien kavernöser Hämangiome

Regelmäßige typische Struktur
Hoher Reflexionsgrad (Zackenhöhe 8o - 1oo%)
Starke Schallschwächung (mittlerer Winkel κ)
Rundliche Form
Gute Abgrenzung
Harte Konsistenz
Mäßig gute Beweglichkeit
Typische Lokalisation

Tabelle 7. Kavernöses Hämangiom: Ergebnisse der echographischen
Differentialdiagnose

Total (verifiziert)	Differentialdiagnose durchgeführt	
9	8 (89%)	
	richtig falsch −	falsch +
	7 (88%) 1 (12%)	O

<u>Karzinome der Orbita</u> (OSSOINIG, 1974)

Karzinome in der Orbita zeichnen sich wie kavernöse Hämangiome durch
einen hohen Reflexionsgrad aus (Abb. 4). Die Krebszellen sind strang-
artig und flächenhaft angeordnet, wodurch relativ große, stark reflektierende Grenzflächen entstehen. Das infiltrierende Wachstum dieser
Tumoren führt zu einer unscharfen Begrenzung, welche sich im Echogramm
nicht nur durch breite, undeutliche Oberflächenzacken, sondern auch

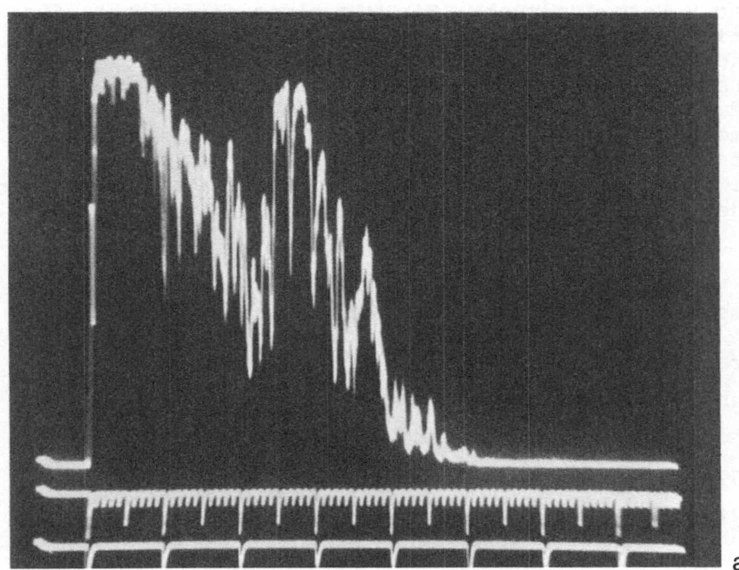

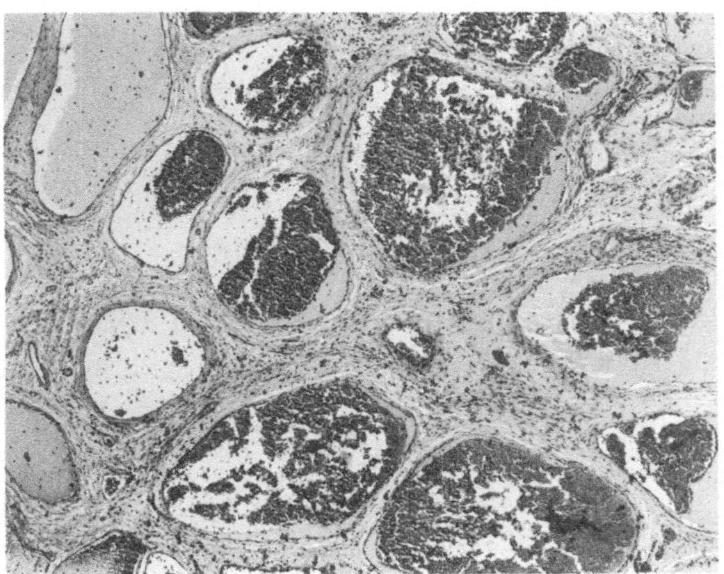

Abb. 3. a) *Echogramm eines kavernösen Hämangioms der Augenhöhle:* Zackenhöhe
8o - 1oo% links; nimmt nach rechts hin rasch ab infolge Schallschwächung; hohe, deutlich abgegrenzte Oberflächenzacken rechts gefolgt
von Wiederholungszacken, welche keine diagnostische Bedeutung besitzen.
b) *Histologisches Bild eines kavernösen Hämangioms* (4ofache Vergrößerung)

durch eine typische V-Form ausdrückt. Ein wichtiges differentialdia-
gnostisches Kriterium gegenüber dem ebenfalls stark reflektierenden
kavernösen Hämangiom ist das Fehlen jeglicher Beweglichkeit des Karzinoms. Die Echogramme erscheinen daher starr im Gegensatz zu den
Echogrammen des Hämangioms. Tabelle 8 führt die akustischen Kriterien
orbitaler Karzinome an. Tabelle 9 bringt die Resultate der echographischen Differentialdiagnostik dieser Tumoren. Der Prozentsatz der
einer Differentialdiagnose zugänglichen Tumoren dieser Art ist inzwischen höher geworden.

Tabelle 8. Akustische Kriterien orbitaler Karzinome

Hoher Reflexionsgrad (Zackenhöhe 6o - 95%)

Schlechte Abgrenzung (V-Form der Echogramme)

Hart und unbeweglich ("starre" Echogramme)

Typische Zackenlänge

"Eingemauerter" Bulbus

Tabelle 9. Orbitale Karzinome: Ergebnisse der echographischen Differentialdiagnose

Total (verifiziert)	Differentialdiagnose durchgeführt	
21	14 (67%)	
	richtig · · · · · · · · · · · · falsch -	falsch +
	13 (93%) · · · · · · · · · · · · 1 (7%)	2

Lymphome - Sarkome - Pseudotumoren (OSSOINIG, 1965, 1969, 1974)

Diese gutartigen und bösartigen Affektionen der Augenhöhle bilden zusammen eine akustisch mehr oder weniger einheitliche Gruppe, welche
von allen anderen häufigen Orbitaerkrankungen gut abgegrenzt werden
kann. Eine Differenzierung innerhalb dieser Gruppe ist jedoch nicht
möglich. Das wesentliche akustische Merkmal dieser 3 Arten von Krankheitsherden ist ihr geringer Reflexionsgrad (Abb. 5), welcher durch
den histologischen Befund erklärt wird. Es fehlt an relativ großen
Grenzflächen. Die vorhandenen Grenzflächen zwischen den kleinen Zellgruppen und der Zellzwischensubstanz sind, verglichen mit der Wellenlänge des benützten Ultraschalls (Frequenz = 8 MHz; λ = o,19 mm), zu
klein, um starke Echos hervorzurufen. Tabelle 1o enthält die akustischen Kriterien, Tabelle 11 die Resultate der echographischen Differenzierung dieser Gruppe von den anderen orbitalen Krankheitsherden.

Muko(Pyo)zelen der Orbita (OSSOINIG, 1974)

Mukozelen der Nasennebenhöhlen, die in die Augenhöhle eingebrochen
sind, weisen ein charakteristisches Echogramm auf (Abb. 6). Sie sind
akustisch relativ homogen und verursachen daher niedrige Zacken. Ob-

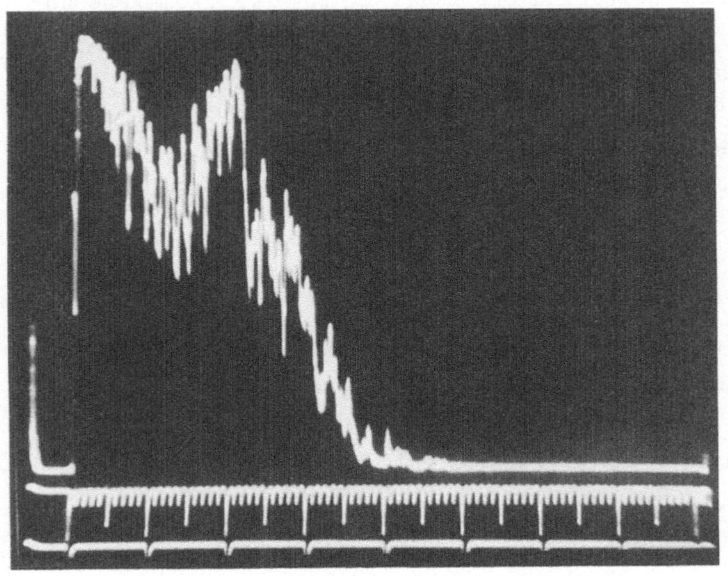

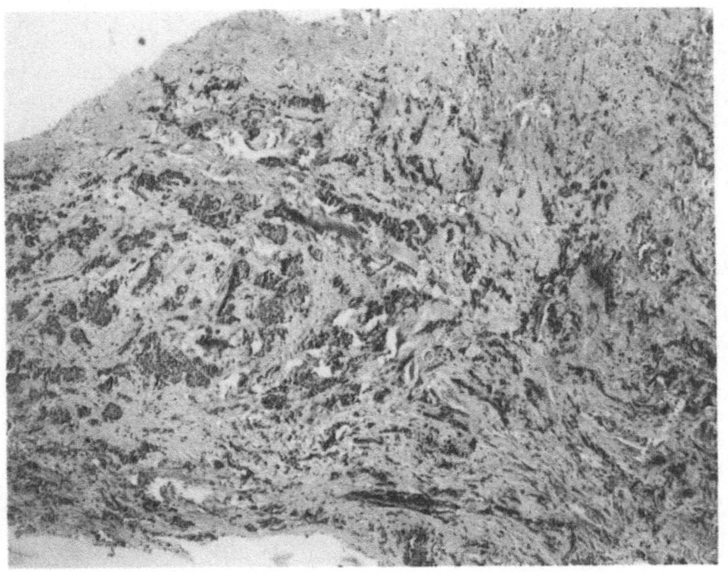

Abb. 4. a) *Echogramm eines orbitalen Karzinoms:* V-Form; Zackenhöhe 6o - 95%; verbreiterte schlecht abgegrenzte Oberflächenzacke rechts. b) *Histologisches Bild eines orbitalen Karzinoms:* Zahlreiche größere Grenzflächen zwischen Tumorzellen und Zwischensubstanz (4ofache Vergrößerung)

Tabelle 1o. Akustische Kriterien orbitaler Lymphome/Sarkome/Pseudo-
tumoren

| Geringer Reflexionsgrad (Zackenhöhe 5 - 4o%) |
| Harte Konsistenz |
| Geringe Schallschwächung (kleiner Winkel κ) |

Tabelle 11. Lymphome/Sarkome/Pseudotumoren: Ergebnisse der echographischen Differentialdiagnose

Total (verifiziert)	Differentialdiagnose durchgeführt		
93	73 (79%)		
	richtig	falsch -	falsch +
	69 (95%)	4 (5%)	9

wohl ihr Echogramm in dieser Hinsicht Echogrammen der Lymphom/Sarkom/
Pseudotumor-Gruppe ähnelt, können Mukozelen dennoch von diesen Affektionen mit Sicherheit unterschieden werden. Mukozelen weisen nämlich
einen großen, regelmäßigen Knochendefekt an typischer Stelle auf. Er
läßt sich mit Hilfe der topographischen Echographie leicht nachweisen.
Darüberhinaus ergibt die Mukozelenwand charakteristische Doppelsignale,
welche den zystischen Charakter des Herdes beweisen. Tabelle 12 faßt
die akustischen Kriterien und Tabelle 13 die Resultate der echographischen Differentialdiagnose orbitaler Mukozelen zusammen.

Tabelle 12. Akustische Kriterien orbitaler Mukozelen

| Geringer Reflexionsgrad (Zackenhöhe 5 - 4o%) |
| Knochendefekt (groß, regelmäßig) |
| Zystenwand (Doppelzacke) |
| Rundliche Form |
| Typische Lokalisation und Ausdehnung |
| Harte Konsistenz (Knochenwand) |

Tabelle 13. Orbitale Mukozelen: Ergebnisse der echographischen Differentialdiagnose

Total (verifiziert)	Differentialdiagnose durchgeführt		
25	24 (96%)		
	richtig	falsch -	falsch +
	24 (1oo%)	O (O%)	2

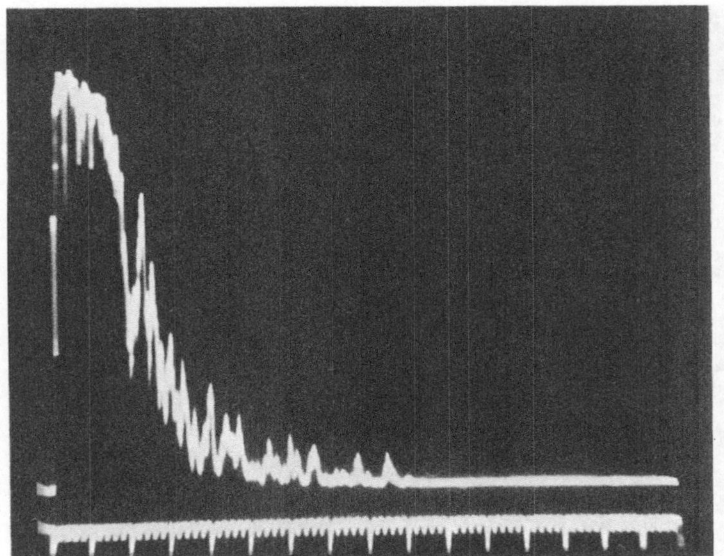

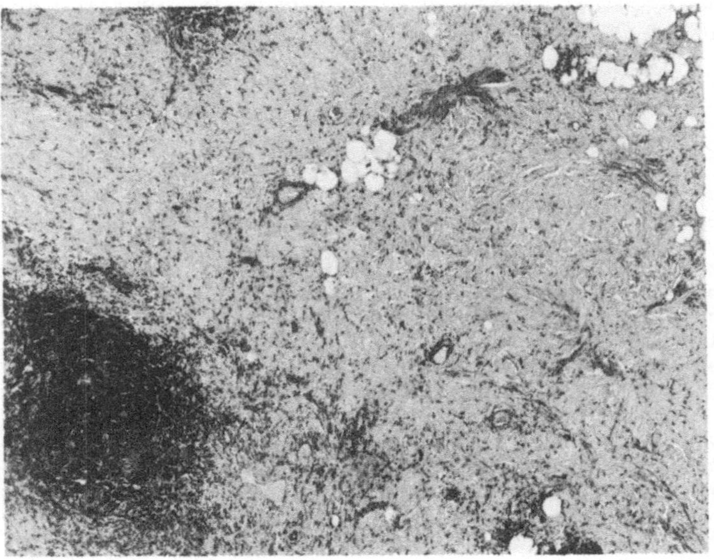

Abb. 5. a) *Echogramm eines diffusen Pseudotumors der Orbita:* Verbreitert;
niedrige Zackenhöhe; fehlende Oberflächenzacke rechts (diffuse Ausdehnung). b) *Histologisches Bild eines diffusen Pseudotumors:* Reichlich Bindegewebe und stellenweise dichte Rundzelleninfiltrationen; keine größeren Grenzflächen zwischen Tumorzellen und Zwischensubstanz in größerer
Zahl (4ofache Vergrößerung)

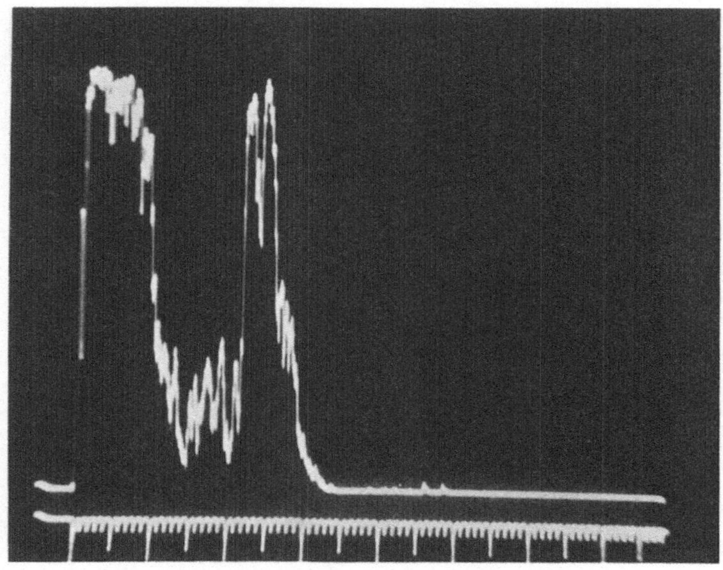

Abb. 6. *Echogramm einer orbitalen Mukozele:* Niedrige Zackenhöhe; scharf abgegrenzter Defekt im Echogramm; hohe, steil ansteigende, deutlich abgegrenzte und gedoppelte Oberflächenzacke rechts (Zystenwand)

Periorbitale Karzinome und Sarkome (OSSOINIG, 1974)

Diese bösartigen, von den Nasennebenhöhlen ausgehenden Tumoren sind,
sobald sie unter die Haut der Gesichtsregion nach vorne oder in die
Augenhöhle vorgedrungen sind, mit Hilfe der Echographie auch im peri-
orbitalen Raum nachzuweisen und zu differenzieren. Ihre akustischen
Merkmale sind in Tabelle 14 angeführt. Periorbitale Karzinome und
Sarkome zeichnen dich durch eine unregelmäßige akustische Struktur
aus, wodurch unregelmäßige Echogramme (Abb. 7) entstehen. Charakte-
ristischerweise ändern sich Form, Ausdehnung und Begrenzung dieser
Echogramme sprunghaft, wenn die Richtung des Schallstrahles im Krankheitsherd wechselt. Die starken Reflexionen werden vielfach durch
Knochenreste hervorgerufen, während das Tumorgewebe selbst relativ
schallhomogen ist. Der histologische Befund (Abb. 7) erklärt diesen
geringen Reflexionsgrad. Nur vereinzelt treten größere Grenzflächen
zwischen Strängen von Tumorzellen und der weitgehend homogenen Zwischensubstanz (fibröses Bindegewebe, Rundzelleninfiltrationen) auf.
Die multiplen und irregulären Knochendefekte, typisch für periorbitale Karzinome und Sarkome, sind ein zusätzliches differentialdia-
gnostisches Kriterium, welches eine Mukozele ausschließen hilft. Tabelle 15 bringt die Resultate der echographischen Differentialdiagnose
dieser Tumoren.

Tabelle 14. Akustische Kriterien periorbitaler maligner Tumoren

Unregelmäßige Struktur (Reflexionsgrad, Schallschwächung)
Unregelmäßige Form und Begrenzung
Unregelmäßige, multiple Knochendefekte
Typische Lokalisation und Ausdehnung (nasal, unten, extra-orbital)
(Gefäßhaltigkeit)

Tabelle 15. Periorbitale maligne Tumoren: Ergebnisse der echographischen Differentialdiagnose

Total (verifiziert)	Differentialdiagnose durchgeführt	
22	2o (91%)	
	richtig falsch −	falsch +
	18 (9o%) 2 (1o%)	1

Lokalisation und Größenmessung orbitaler Tumoren (COLEMAN, 1972; OSSOINIG, 1969, 1974)

Mit Hilfe der topographischen Echographie lassen sich Tumoren in der Orbita genau lokalisieren und ausmessen. Ein solcher Befund lautet beispielsweise: "Der Tumor befindet sich oben paraokulär zwischen 11 und 1 Uhr; sein geringster Abstand von der Oberfläche des Oberlides ("minimale Tiefe") beträgt 5 mm im 12 Uhr-Meridian; seine größte sagittale Ausdehnung in Richtung zur Orbitaspitze ("maximale Tiefe") mißt 23 mm, seine maximale Dicke zwischen Augapfel und Orbitawand 12 mm". Oder: "Der Tumor liegt im nasal oberen Quadranten größtenteils außerhalb der Orbita im Bereiche der Stirnhöhle und der vorderen Siebbeinzellen; das Dach der Augenhöhle weist nasal vorne einen großen Knochendefekt auf; die sagittale Ausdehnung des Tumors in der Orbita beträgt maximal 23 mm, seine größte Ausdehnung zwischen Augapfel und nasal oberer Wand der Stirnhöhle mißt 35 mm". Mit der topographischen Echographie können also auch Ausdehnungen eines Tumors außerhalb der Augenhöhle gemessen werden, wenn Knochendefekte den Weg für die Schallwellen freigeben. Abb. 8 bringt ein typisches Beispiel eines bei der Orbitaechographie erhobenen Befundes.

Klinischer Wert der Orbita-Echographie (OSSOINIG, 1969, 1974)

Die Verläßlichkeit der echographischen Diagnostik orbitaler Tumoren hinsichtlich ihres Nachweises, ihrer Differenzierung, Lokalisation und Größe kommt dem *Chirurgen* bei der Entscheidung, ob und wie operiert werden soll, und dem *Strahlentherapeuten* beim Planen der Bestrahlungsmethode (Dosierung und Bestrahlungsfeld) zugute. Mit der Echographie läßt sich der Effekt der Behandlung genau verfolgen und ein Tumorrezidiv frühzeitig feststellen. Dies gewinnt besonders dort an

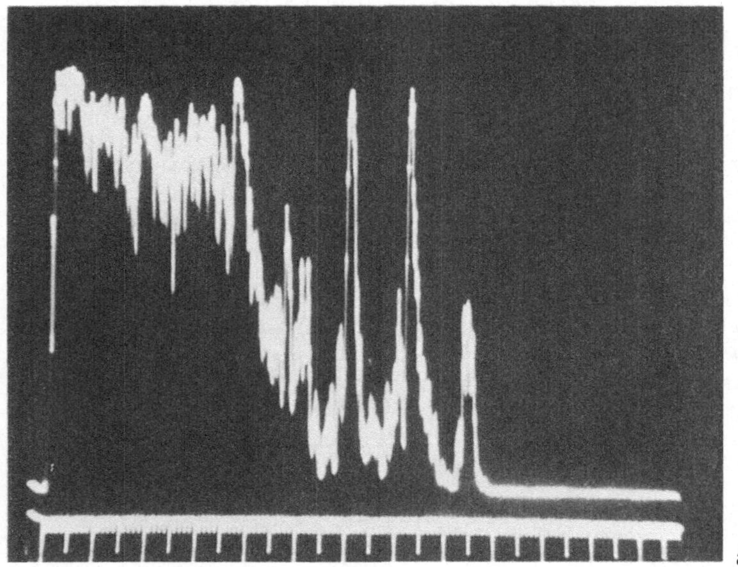

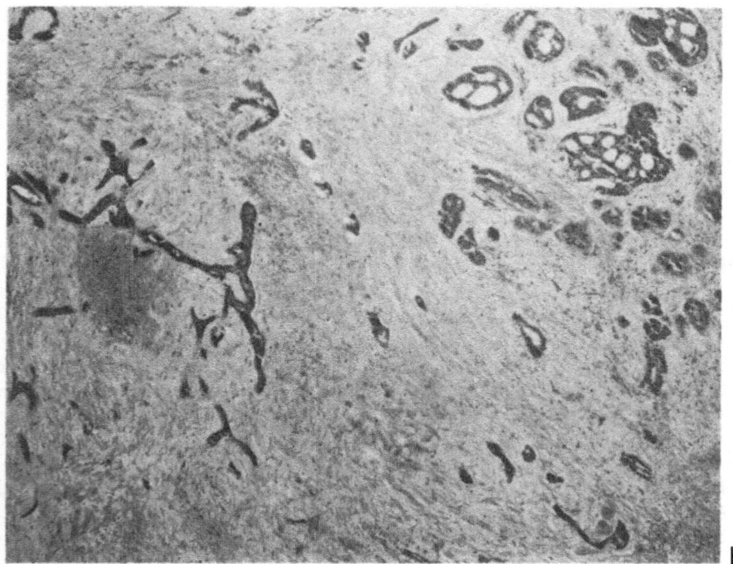

Abb. 7. a) *Echogramm eines Karzinoms der Siebbeinzellen:* Unregelmäßige Struktur, unregelmäßiger Reflexionsgrad und unregelmäßige Begrenzung. b) *Histologisches Bild dieses Tumors:* Nur vereinzelte große Grenzflächen zwischen Tumorzellen und Zwischensubstanz, welche weitgehend homogen ist (4ofache Vergrößerung)

Echograpnie: (O 847)

Linke Orbita: Umschriebener, solider,
harter, gut abgegrenzter, unbeweglicher
Tumor im oberen temporalen Quadranten.
Tumor ist in Kontakt mit der knöchernen
Orbitawand; kommt sehr nahe an den Aug-
apfel heran. Keine Gefäße.

Betroffene Meridiane: 11:00 - 4:00
Maximale Dicke: 12 mm (3:00) (a)
Maximale Tiefe: 28 mm (3:00) (b)
Minimale Tiefe: 5 mm (1:00) (c)
Augenmuskeln: normal
Sehnerven: normal (liegt nasal und
    unterhalb des Tumors)

Diagnose: Lymphom/Sarkom/Pseudotumor

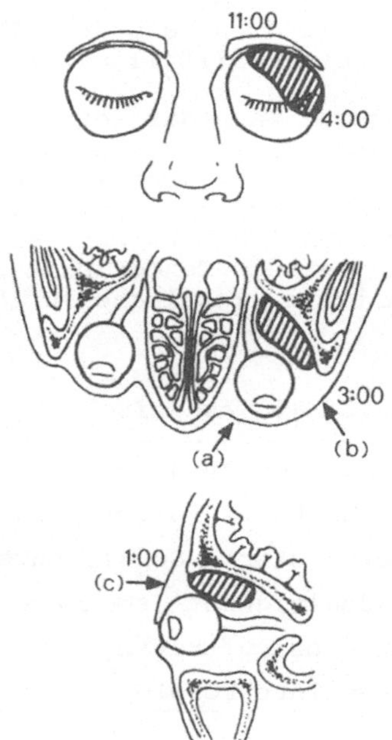

Abb. 8. *Typischer echographischer Befund einer Orbitauntersuchung* mit Zeichnung
des Krankheitsherdes rechts

Bedeutung, wo Operationen oder das Tumorwachstum knöcherne Defekte
geschaffen haben, welche im Röntgenbild auch nach erfolgreicher Behandlung bestehen bleiben und die Kontrolle des Tumors selbst erschweren.

Echographie intraokularer Tumoren (COLEMAN, 1972; OKSALA, 1961; POU-
JOL, 1971, OSSOINIG, 1965, 1974; TILL u. OSSOINIG, 1969)

Wie bei der Ultraschalldiagnostik der Augenhöhle dient auch bei der
Echographie des Augeninneren die *Basisuntersuchung* dem Nachweis oder
Ausschluß von Krankheitsherden. Mit der standardisierten A-Bild-Methode kann ein intraokularer Tumor verläßlich nachgewiesen werden,
wenn seine Prominenz wenigstens 1 mm beträgt. Mit Hilfe der topographischen, quantitativen und kinetischen Echographie lassen sich intraokulare Tumoren, die prominenter als 1,5 mm sind, auch differenzieren.
Dies trifft z.B. für die Retinoblastome und die malignen Melanome der
Uvea zu.

Retinoblastom (OSSOINIG, 1974; TILL u. OSSOINIG, 1969)

Die Diagnose des beidseitigen Retinoblastoms wird in der Regel ophthalmoskopisch und biomikroskopisch gestellt. In diesen Fällen ist
die Echographie insofern nützlich, als sie die klinische Diagnose

bestätigt und die Prominenz der Tumorherde zu messen erlaubt; das Meß-
resultat dient als Grundlage für Kontrolluntersuchungen während und
nach einer allfälligen Strahlenbehandlung.

Manchmal kann das Retinoblastom nicht mit optischen Methoden erkannt
werden. Dies mag z.B. daran liegen, daß membranöse Glaskörpertrübun-
gen den Tumor der Sicht entziehen. In diesen Fällen ist die Echographie notwendig, um die richtige Diagnose zu stellen. Ebenso wird der
Tumor unsichtbar, wenn eine fortgeschrittene Strahlenkatarakt besteht;
dann ist die Echographie zur Verlaufskontrolle unerläßlich. Tabelle 16
führt die akustischen Kriterien des Retinoblastoms an. Das wichtigste

Tabelle 16. Akustische Kriterien eines Retinoblastoms

Tumorartige Ausdehnung

Äußerst hoher Reflexionsgrad (Zackenhöhe 1oo%)

Äußerst starke Schallschwächung

Gefäßhaltigkeit (spontane Bewegungen einzelner Tumorzacken)

Multiples Auftreten

(Irreguläre Form)

Zeichen ist der äußerst hohe Reflexionsgrad, der eine Zackenhöhe von
1oo% zur Folge hat (Abb. 9). In Abhängigkeit von der Prominenz des
Tumors besteht eine kürzere oder längere Kette hoher, übersteuerter
Echozacken. Das histologische Bild erklärt den hohen Reflexionsgrad
der Geschwulst: Die Tumorzellen sind in Form von Rosetten angeordnet
und bilden daher ausgedehnte Grenzflächen gegenüber dem Zwischengewebe.
Ebenso repräsentieren Gefäße und Nekrosen größere Grenzflächen, die
starke Echos hervorrufen. Vor allem aber sind es die Verkalkungen
innerhalb des Tumors, die sich wie Fremdkörper verhalten und den
Schall stärker als biologische Grenzflächen reflektieren; sie tragen
wesentlich zum spezifisch hohen Reflexionsgrad des Retinoblastoms bei.

Bisher wurden von uns 23 Patienten mit ein- oder beidseitigem Retinoblastom echographisch untersucht. Die für den Tumor charakteristischen
Kriterien kristallisierten sich erst in den letzten Jahren heraus.
Seither gibt es die echographische Diagnose des Retinoblastoms. So
konnten wir bereits 8 richtige Diagnosen stellen. Diese Zahl ist zwar
noch zu klein, um damit die Verläßlichkeit der Tumordifferenzierung
zu beweisen; immerhin aber zeigte die retrospektive Auswertung früher
aufgezeichneter Echogramme in den meisten Fällen ebenfalls die zuvor
angeführten akustischen Merkmale eines Retinoblastoms. Erkrankungen
und Mißbildungen des kindlichen Auges, welche ein Retinoblastom vortäuschen können (Morbus Coats, retrolentale Fibroplasie, retinale
Dysplasie, persistierender hyperplastischer primärer Glaskörper und
vitreale Schwarten nach intraokularen Infektionen) zeichnen sich akustisch durch einen membranartigen Charakter aus und rufen im Echogramm
bei entsprechender Ausrichtung des Schallstrahles typische Einzelzacken
hervor.

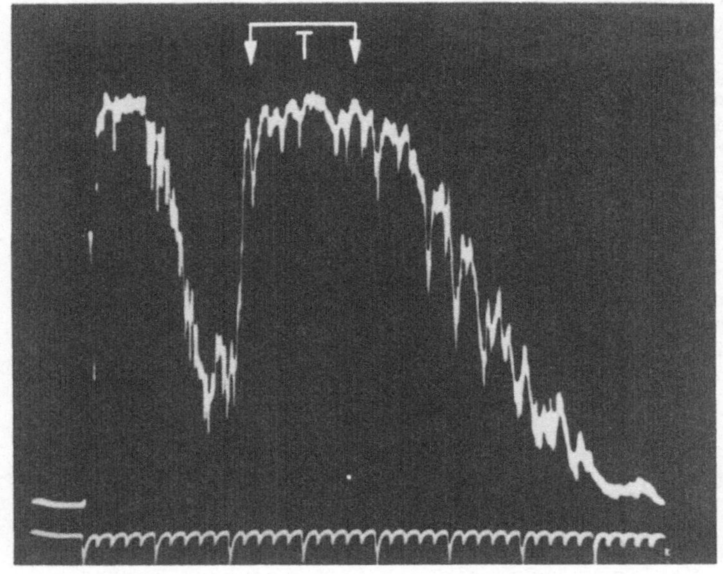

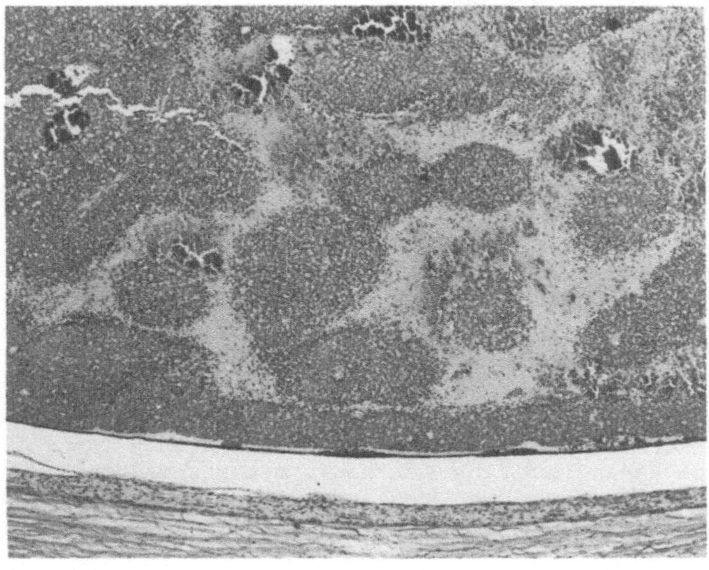

Abb. 9. a) *Echogramm eines Retinoblastoms:* 1oo% Höhe der Tumorzacken (T).
b) *Histologisches Bild eines Retinoblastoms:* Rosettenförmige Anordnung der
Tumorzellen; Nekrosen; Verkalkungen (4ofache Vergrößerung)

<u>Malignes Melanom der Aderhaut und des Ziliarkörpers</u> (BAUM, 1966;
OKSALA, 1961, POUJOL, 1971; OSSOINIG, 1965, 1974)

Zumeist werden maligne Melanome der Aderhaut und des Ziliarkörpers
ophthalmoskopisch und biomikroskopisch diagnostiziert. In unserem
Patientengut traf dies für 86% der histologisch verifizierten Tumoren
dieser Art zu. Fluoreszeinangiographie, Echographie und Untersuchung
mit radioaktiven Isotopen werden in diesen Fällen zusätzlich durchgeführt, um die klinische Diagnose zu bestätigen, ehe das kranke Auge
enukleiert oder - in Ausnahmefällen - konservativ behandelt wird.

Manchmal (ungefähr bei 11% unserer Fälle) kann ein Melanom der Aderhaut oder des Ziliarkörpers bei der optischen Untersuchung bestenfalls vermutet, nicht aber sicher diagnostiziert werden, da Medientrübungen den Einblick behindern oder der Tumor ein atypisches Aussehen hat. In diesen Fällen ist die Echographie von großer diagnostischer Bedeutung.

Mit Hilfe der Echographie können maligne Melanome von anderen intraokularen Tumoren sowie von tumorähnlichen Affektionen des Augenhinter-
grundes unterschieden werden, wenn sie eine Mindestprominenz von 1,5 mm
aufweisen. Flachere Melanome sind echographisch als "Tumor" diagnostizierbar, wenn ihre Prominenz wenigstens 1 mm beträgt. In jedem Fall
ist die Echographie nützlich, indem sie die Prominenz des Tumors zu
messen und so sein Wachstum zu kontrollieren erlaubt. Etwa 3% unserer
Fälle mit histologisch verifiziertem Melanom der Aderhaut oder des
Ziliarkörpers wurden echographisch entdeckt. Eine dichte Katarakt oder
eine starke Miose entzogen diese Tumoren der Sicht. Befunde wie post-
traumatische Uveitis, Winkelblockglaukom, senile reife oder intumes-
zente Katarakt standen bei diesen Augen im Vordergrund; die Echographie wurde lediglich routinemäßig durchgeführt.

Schließlich verhindert die Ultraschalluntersuchung überflüssige Enu-
kleationen von Augen, bei welchen fälschlich ein malignes Melanom der
Uvea diagnostiziert worden ist.

Abb. 1o zeigt das Echogramm eines malignen Melanoms der Aderhaut.
Tabelle 17 führt die akustischen Kriterien eines solchen Tumors an.
Die wichtigsten Zeichen sind der *geringe Reflexionsgrad* (Zackenhöhe zwischen 1o und 6o%) und die *harte Konsistenz*. Das histologische Bild erklärt den geringen Reflexionsgrad des malignen Melanoms: Die Tumorzellen sind dicht angeordnet und bilden kaum größere Oberflächen mit
der Zwischensubstanz.

Der geringe Reflexionsgrad des malignen Melanoms läßt diesen Tumor
echographisch klar von Hämangiomen der Aderhaut, metastatischen Karzinomen und senilen Pseudotumoren der Makula unterscheiden. Alle diese

Tabelle 17. Akustische Kriterien eines malignen Melanoms der Aderhaut
und des Ziliarkörpers

Tumorartige Ausdehnung

Niedriger bis mittelhoher Reflexionsgrad (Zackenhöhe 1o - 6o%)

Solide Konsistenz

Gefäßhaltigkeit (spontane Bewegungen einzelner Tumorzacken)

(Starke Schallschwächung)

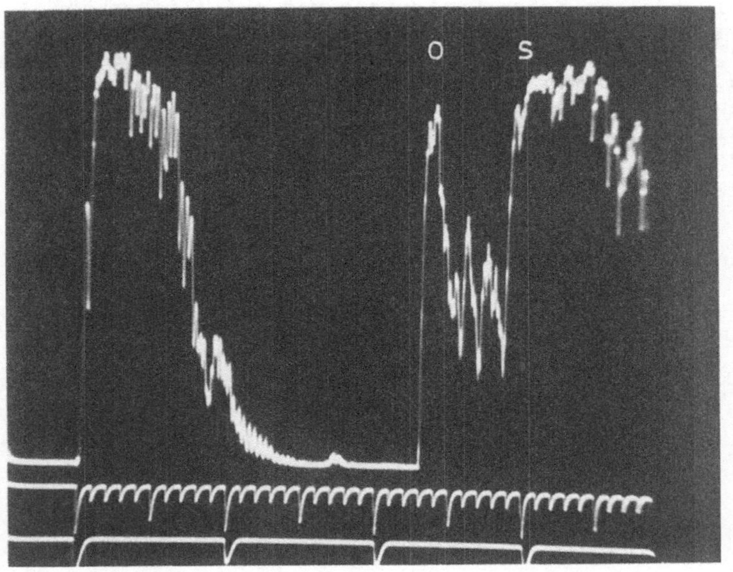

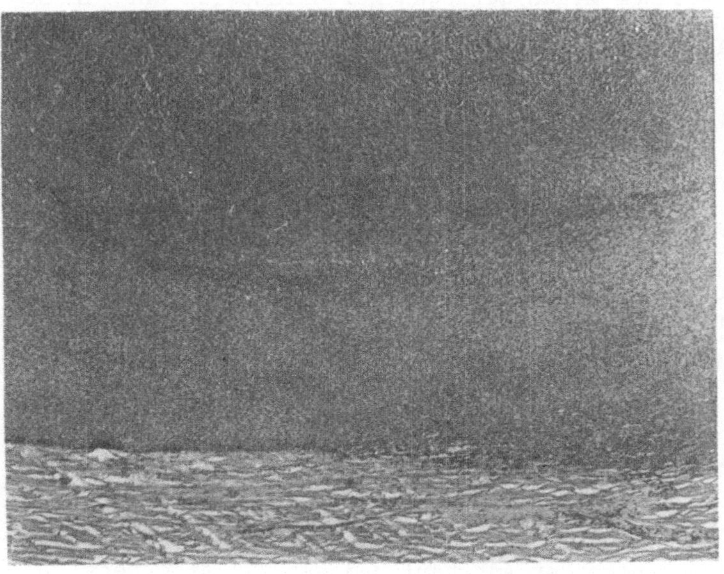

Abb. 1o. a) *Echogramm eines malignen Melanoms der Aderhaut:* Niedrige bis mittelhohe Tumorzacken beidseits durch hohe, deutliche Oberflächenzacken begrenzt: *O* Oberflächenzacke der angehobenen Netzhaut und der Tumoroberfläche. *S* Oberflächenzacke hervorgerufen durch die Sklera.
b) *Histologisches Bild eines malignen Melanoms:* Keine größeren Grenzflächen zwischen Tumor und Zwischensubstanz

Krankheitsherde weisen einen hohen Reflexionsgrad auf (Zackenhöhe
8o - 1oo%). Abb. 11 zeigt das A-Bild-Echogramm sowie den histologischen Befund eines metastatischen Karzinoms der Aderhaut. Die Zellen
dieses Tumors sind strangförmig angeordnet und bilden daher stärker
reflektierende Grenzflächen, woraus sich der hohe Reflexionsgrad der
Krebsmetastase erklärt. Tabelle 18 bringt die akustischen Kriterien
des metastatischen Karzinoms.

Tabelle 18. Akustische Kriterien eines metastatischen Karzinoms der
Aderhaut

Tumorartige Ausdehnung (Zackenhöhe 8o - 1oo%)
Hoher Reflexionsgrad (Zackenhöhe 8o - 1oo%)
Solide Konsistenz
Gefäßlosigkeit
Flache Ausdehnung

Weitere intraokulare Veränderungen, welche manchmal ein malignes
Melanom vortäuschen, sind subretinale oder subchorioidale Blutungen.
Sie weisen wie das Melanom einen geringen Reflexionsgrad auf; im Gegensatz zum Melanom ist jedoch ihre Konsistenz weich, so daß auch sie
verläßlich vom Melanom abzugrenzen sind.

Die Tabellen 19 u. 2o fassen die Ergebnisse der echographischen Differentialdiagnose intraokularer maligner Melanome zusammen, die in
den letzten 1o bzw. 2 Jahren erzielt wurden.

Tabelle 19. Maligne Melanome der Aderhaut und des Ziliarkörpers:
Ergebnisse der echographischen Differentialdiagnose (1963 - 1973)

Echographie	Total	richtig	falsch
"Melanom"	139	134 (96%)	5 (4%)
"Kein Melanom"	294	288 (98%)	6 (2%)
"Tumor"	26	26 (1oo%)	O (O%)

Tabelle 2o. Maligne Melanome der Aderhaut und des Ziliarkörpers:
Ergebnisse der echographischen Differentialdiagnose (1971 - 1973)

Echographie	Total	richtig	falsch
"Melanom"	29	29 (1oo%)	O (O%)
"Kein Melanom"	3o	29 (97%)	1 (3%)
"Tumor"	8	8 (1oo%)	O (O%)

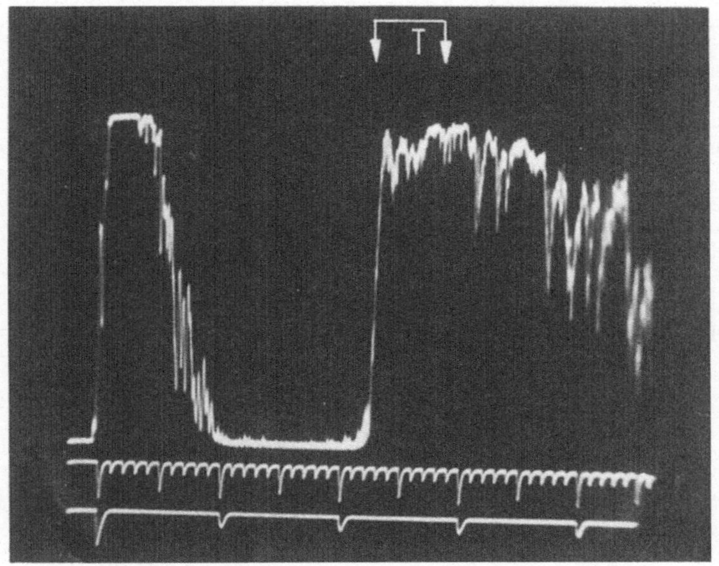

a

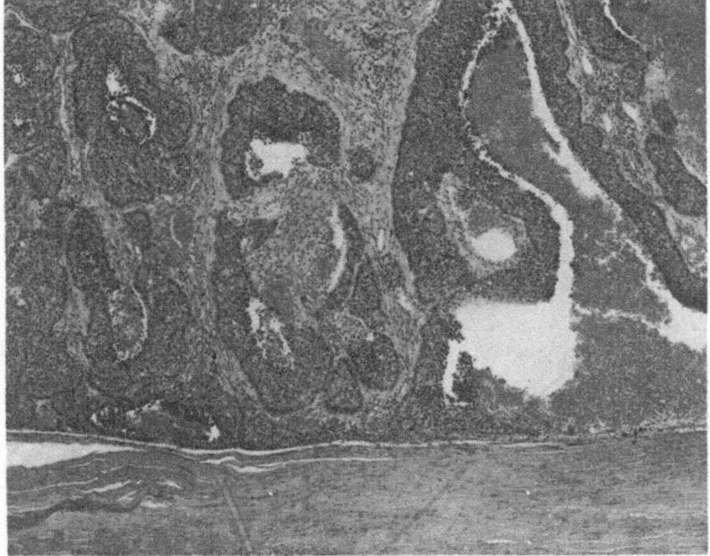

b

Abb. 11. a) *Echogramm eines metastatischen Karzinoms der Aderhaut:* Höhe der Tumorzacken zwischen 8o und 1oo% (*T*). b) *Histologischer Schnitt eines solchen Tumors:* Zellformationen bilden zahlreiche große Grenzflächen (4ofache Vergrößerung)

Mit Hilfe der klinischen Echographie können derzeit im Bereiche des
Auges und der Augenhöhle mehr als 5o Arten von Krankheitsherden,
darunter mehr als 15 Arten von Tumoren, differenziert werden. Es sei
jedoch darauf hingewiesen, daß dies nur für die standardisierte
A-Bild-Methode zutrifft. Das B-Bild-Verfahren wird zusätzlich angewendet, um Form und Lage mancher Krankheitsherde zu demonstrieren
und zu dokumentieren.

Literatur

BAUM, G.: The ultrasonic characteristics of malignant melanoma. In:
  Ultrasonics in ophthalmology, Symp. Münster 1966, S. 22-26. Basel-
  New York: Karger 1967.
BÖCK, J., OSSOINIG, K.: Die Beziehungen zwischen der histologischen
  Struktur und dem Echogramm als Grundlage einer unblutigen Gewebs-
  differenzierung. Klin. Mbl. Augenheilk. 155, 687 (1969).
COLEMAN, D.-J.: Reliability of ocular and orbital diagnosis with
  B-scan ultrasound. Amer. J. Ophthal. 74, 7o4 (1972).
OKSALA, A.: Melanoma of the choroid examined with an acoustic bio-
  microscope. Brit. J. Ophthal. 45, 218 (1961).
OSSOINIG, K.: Zur Ultraschalldiagnostik der Tumoren des Auges. Klin.
  Mbl. Augenheilk. 146, 321 (1965).
OSSOINIG, K.: Echographie der Orbita - Methode der Wahl für die Dia-
  gnostik des einseitigen Exophthalmus. Schweiz. med. Wschr. 99,
  1o34 (1969).
OSSOINIG, K.: Die Ultraschalldiagnostik orbitaler Gefäßprozesse. Klin.
  Mbl. Augenheilk. 158, 526 (1971).
OSSOINIG, K.: Ein neues Gerät für die klinische Echo-Ophthalmographie;
  Vorschläge zur Standardisierung wichtiger Geräte-Parameter. In:
  Diagnostica Ultrasonica in Ophthalmologia, p. 131-137. Paris:
  Centre national d'ophthalmologie des Quinze-Vingts 1973.
OSSOINIG, K.: Clinical echography of the eye and orbit (textbook and
  atlas). Stuttgart: Thieme; St. Louis: Mosby 1974.
POUJOL, J.: Clinical echography of intraocular tumors. In: BÖCK, J.,
  OSSOINIG, K. (Eds.): Ultrasonographia medica, Vol. 2, p. 275-29o.
  Wien: Verlag Wiener Med. Akad. 1971.
TILL, P.: Ultraschalldiagnostik retrobulbärer Hämatome. Klin. Mbl.
  Augenheilk. 158, 723 (1971).
TILL, P., OSSOINIG, K.: Zur Echographie des Retinoblastoms. Ber. dtsch.
  ophthal. Ges. 69, 2o3 (1969).
VALENCAK, E., OSSOINIG, K.: Les fistules artério-veineuses de l'orbite
  aux échogrammes A et B. Neurochirurgie 14, 951 (1968).

Die Strahlentherapie maligner Tumoren des Auges und der Augenhöhle

W. HECKENTHALER

Dem komplizierten Aufbau des Sehorganes aus hoch differenzierten Geweben ektodermaler und mesenchymaler Herkunft entsprechend, kommen
hier auf eng umgrenztem Raum bösartige Geschwülste vor, welche sich
nicht nur in ihrer Morphologie und in ihrem biologischen Verhalten
mehr oder minder stark voneinander unterscheiden, sondern auch die
Funktion des Auges sowie das Leben des Patienten in sehr ungleichem
Maße bedrohen. Bei der Indikationsstellung zur Behandlung mit ionisierenden Strahlen sind außer dieser Verschiedenartigkeit der Tumoren
vor allem deren Ausdehnung und deren Lagebeziehung zu strahlenempfindlichen Organabschnitten von entscheidender Bedeutung: Während die
Artdiagnose eine Abschätzung der erforderlichen Herddosis erlaubt,
ist eine sinnvolle Planung der Strahlentherapie erst nach Abklärung
der räumlichen Gegebenheiten möglich.

Als besonders wertvolle Ergänzung der herkömmlichen ophthalmologischen
und radiologischen Untersuchungsmethoden hat sich während der letzten
Jahre die Ultraschall-Echographie erwiesen. Über die Möglichkeiten,
sonst kaum erfaßbare Krankheitsherde auf diese Weise exakt orten, ausmessen und in gewissem Rahmen sogar differenzieren zu können, wurde
an anderer Stelle ausführlich berichtet. Durch in regelmäßigen Zeitabständen wiederholte, echographische Untersuchungen kann außerdem
der Krankheitsverlauf beobachtet und dokumentiert werden.

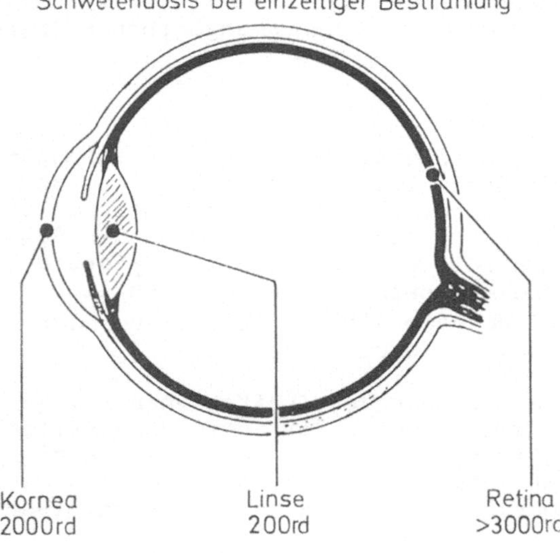

Abb. 1. Maximale Belastungsfähigkeit von Hornhaut,
Linse und Netzhaut bei einmaliger Bestrahlung (nach
KROKOWSKI u. EHLING, 1961)

Wenn Art, Größe und Lage des neoplastischen Prozesses bekannt sind, ist zu untersuchen, ob mit den vorhandenen Strahlenquellen und mit den anwendbaren Bestrahlungstechniken eine zweckmäßige Dosisverteilung erzielt werden kann, das heißt, ob die Erfassung des Tumors mit einer dem angestrebten kurativen oder palliativen Effekt entsprechenden Strahlendosis möglich ist, ohne die Umgebung übermäßig zu belasten. Unter Berücksichtigung der für jeden biologischen Strahleneffekt maßgebenden Dosis-Zeit-Beziehung muß dabei vor allem der unterschiedlichen Strahlenempfindlichkeit der einzelnen Augenabschnitte Rechnung getragen werden (Abb. 1). Kaum erfaßbar hingegen sind die individuellen Faktoren, welche außerdem das Auftreten und den Verlauf von Strahlenreaktionen bestimmen. Die nach den Angaben verschiedener Autoren (ARNDT, 1973; BRITTEN et al., 1966; CLAUS et al., 1968; HOHL, 1972; KROKOWSKI u. EHLING, 1962; LEDERMAN, 1966; NOTTER et al., 1968; WACHTLER u. ZDANSKY, 1953) in Tabelle 1 zusammengestellten Toleranzdosen können daher nur annäherungsweise die Grenzen aufzeigen, innerhalb welcher die - im Einzelfall immer unbekannte - Belastungsfähigkeit der gesunden Gewebspartien anzunehmen ist. Die in diesem Rahmen häufig beste-

Tabelle 1. Minimale und maximale Belastungsfähigkeit einzelner Augenabschnitte bei über 3 - 5 Wochen fraktionierter Bestrahlung

Lidhaut	2.ooo rd (HOHL, 1972)	-	8.ooo rd (ARNDT, 1973)
Konjunktiva	4.ooo rd (HOHL, 1972)	-	6.ooo rd (HOHL, 1972)
Tränenwege	4.ooo rd (HOHL, 1972)	-	8.ooo rd (HOHL, 1972)
Hornhaut	5.ooo rd (ARNDT, 1973)	-	3o.ooo rd (HOHL, 1972)
Linse	8oo rd (HOHL, 1972)	-	4.ooo rd (BRITTEN et al. 1966)
Iris, Ziliarkörper	7.ooo rd[a]	-	12.ooo rd[a]
Glaskörper, Retina	5.ooo rd (HOHL, 1972)	-	13.ooo rd (ARNDT, 1973)
Sklera	2o.ooo rd (ARNDT, 1973)	-	3o.ooo rd (ARNDT, 1973)
Sehnerv	5.ooo rd (HOHL, 1972)	-	1o.ooo rd (HOHL, 1972)
Orbitawand	2.ooo rd (HOHL, 1972)	-	6.ooo rd

[a]Nach Angaben verschiedener Autoren (ARNDT, 1973; BRITTEN et al., 1966; CLAUS et al., 1968; HOHL, 1972) und nach Umrechnung angegebener Oberflächendosen.

hende Ungewißheit bezüglich des Ausmaßes unerwünschter Bestrahlungsfolgen verpflichtet zwar den Radiotherapeuten zur Zurückhaltung in Fällen, die mit offensichtlich geringerem Risiko operativ behandelt werden können, rechtfertigt aber andererseits den Versuch einer das Sehvermögen erhaltenden Strahlenbehandlung, wenn eine mit Opferung des erkrankten Auges verbundene Radikaloperation keine wesentlich bessere Prognose gewährleistet und deshalb alten, hinfälligen oder einäugigen Patienten nach Möglichkeit erspart werden soll.

Von derartigen, eher ausnahmsweise vorkommenden Indikationen abgesehen, erscheint die *primäre Strahlentherapie* vor allem in solchen Fällen angezeigt, die - unter Berücksichtigung aller oben genannten Gegebenheiten - mit einer der voraussichtlichen Tumorvernichtungsdosis entsprechenden Herddosis behandelt werden können. Bei den meisten dieser

Patienten ist eine Dauerheilung ohne wesentliche Komplikationen und
ohne zusätzlichen operativen Eingriff möglich. In weniger günstig
gelagerten Fällen müssen allerdings durch eine nachfolgende Operation
Bestrahlungsfolgen korrigiert oder Tumorreste exstirpiert werden.

Die kurzfristige *präoperative Strahlentherapie* ist bei allen bösartigen
Geschwülsten in Betracht zu ziehen, bei welchen eine Metastasierung
infolge intraoperativer Propagation von Tumorzellen zu befürchten ist.
Das Behandlungsziel besteht somit nicht in einer Verkleinerung der
Tumormasse, sondern in einer Inaktivierung jener Zellen, welche in
ihrer Gesamtheit zwar nur einen kleinen Anteil des Malignoms darstellen, infolge ihrer engen Lagebeziehung zu Gefäßendothelien aber bei
jeder Manipulation an der Geschwulst in das Blut- oder Lymphgefäßsystem ausgeschwemmt werden können. Auf Grund strahlenbiologischer
Überlegungen und experimenteller Untersuchungen ist anzunehmen, daß
diese gut mit Sauerstoff versorgten und dementsprechend strahlenempfindlichen Zellen bereits durch unmittelbar vor der Operation verabreichte Einzeldosen von 1.2oo - 2.4oo rd inaktiviert, das heißt in
ihrer Implantationsfähigkeit weitgehend gehemmt werden können (HUG,
1971).

Die *postoperative Strahlentherapie* erscheint immer dann indiziert, wenn
anzunehmen ist, daß im Operationsgebiet oder in den regionären Lymphknoten noch Geschwulstreste oder einzelne, vermehrungsfähige Tumorzellen vorhanden sind. Durch Auslastung des Tumorbettes, der präauri-
kularen, submandibularen und zervikalen Lymphknoten mit adäquaten
Strahlendosen ist in vielen Fällen eine Sicherung des Operationserfol-
ges und damit eine Verbesserung der Aussicht auf Dauerheilung möglich.

Durch eine *palliative Strahlentherapie* sollen inkurable Malignome nach
Möglichkeit verkleinert werden, nicht nur, um das Leben des Patienten
zu verlängern, sondern auch, um die oft quälende Symptomatik erträglicher zu machen. Das Befinden des Patienten belastende Strahlenreaktionen müssen in solchen Fällen besonders sorgfältig vermieden werden.
Trotzdem ist durch eine solche Behandlung gelegentlich ein Erfolg zu
erzielen, welcher dem einer primären Strahlentherapie gleichkommt.

Am weitaus häufigsten ist die Indikation zur Anwendung ionisierender
Strahlen bei Epitheliomen der Lider gegeben, wobei es sich hauptsächlich um *Basaliome* handelt (HOHL, 1972; KAUFMANN u. STAEMMLER, 1961;
SAITMACHER u. KROPP, 1959). Diese in neuerer Zeit als semimaligne auf-
gefaßten Geschwülste treten nicht selten multiokulär auf, setzen jedoch keine Metastasen. Da ihr grundsätzlich per continuitatem erfol-
gendes Wachstum und ihre Neigung zu geschwürigem Zerfall früher oder
später zu tiefgreifenden Zerstörungen in Form eines sogenannten Ulcus
terebrans führen kann (HOHL, 1972), erscheint ihre möglichst frühzeitige Erfassung und Behandlung ebenso wichtig wie die der wesentlich
selteneren *Spinaliome*, welche in jeder Beziehung echte Karzinome darstellen (HOHL, 1972; SAITMACHER u. KROPP, 1959). Noch bösartiger sind
die aus den Meibomschen Drüsen hervorgehenden *Talgdrüsenkarzinome*, die
relativ häufig Lymphknotenmetastasen setzen (WACHTLER u. ZDANSKY,
1953). - Eine primäre Strahlenbehandlung ist vor allem in den Frühstadien dieser Geschwülste aussichtsreich, wenn die neoplastischen
Infiltrationen entweder auf die äußere Lidhaut beschränkt sind oder
nur Lidrand, Tarsus und Bindehaut durchdringen. Nach Möglichkeit wird
hier die Röntgennahbestrahlungstechnik angewandt, da die bei einer
Röhrenspannung von 5o oder 6o kV erzeugte Strahlenqualität zur Erfassung kleiner und mittelgroßer Tumoren ausreicht und die gesunden Lid-
abschnitte durch Wahl eines entsprechenden Bestrahlungstubus und durch
zusätzliche Abdeckung mit Bleimasken vor unnötiger Strahlenbelastung
geschützt werden können. Die Einlage einer Blei- oder Goldschale in

den Konjunktivalsack gewährleistet eine nahezu vollständige Abschirmung des Bulbus. Durch über 2 - 4 Wochen fraktionierte Gesamtdosen
von 5.ooo - 8.ooo rd sind auf diese Weise - bei in der Regel gutem
funktionellem und kosmetischem Erfolg - Dauerheilungen in 82 - 97%
der Fälle zu erzielen (ARNDT, 1973; HOHL, 1972; LEDERMAN, 1966; RENFER,
1956; SAITMACHER u. KROPP, 1959; WACHTLER u. ZDANSKY, 1953). Ähnliche
Behandlungsergebnisse sind auch noch bei Tumoren möglich, welche wegen
ihrer größeren Ausdehnung oder ihrer Lage im Augenwinkel einer Nahbe-
strahlungstherapie nicht zugänglich sind und mit Röntgen-Tiefenthera-
pie-Geräten bei einer Röhrenspannung von 1oo - 15o kV und einer Filterung von 2 - 3 mm Aluminium bestrahlt werden müssen. Außer der selbstverständlich auch hier notwendigen Anwendung einer Augenschutzschale
empfiehlt sich die Einengung des Nutzstrahlenbündels durch einen der
Tumorgröße angepaßten Glastubus. Trotzdem sollen Einzeldosen von 3oo
- 45o rd beziehungsweise Gesamtdosen von 3.5oo - 4.5oo rd nicht überschritten und eventuell zurückbleibende Tumorreste erst nach einer
4- bis 8wöchigen Pause mit einer weiteren Bestrahlungsserie behandelt
werden (HOHL, 1972; RENFER, 1956).

Während die Strahlentherapie in den Frühstadien der genannten Geschwülste eine echte Alternative zur radikalen Exstirpation darstellt und
somit operative Eingriffe auf die zur Sicherung der Diagnose in jedem
Fall angezeigten Probeexzisionen beschränkt bleiben können, bieten
weiter fortgeschrittene Tumoren der Lider eine wesentlich schlechtere
Prognose. Wenn bereits der Tränensack und das Periost infiltiert sind,
oder wenn der neoplastische Prozess in die Orbita eingebrochen ist,
kommt häufig nur eine kombinierte operative und radiologische Behandlung in Frage. Dabei ist je nach den Gegebenheiten des Einzelfalles
zu entscheiden, ob eine präoperative Verkleinerung der Geschwulst
durch eine primäre Strahlenbehandlung anzustreben ist, oder ob eine
primäre Exstirpation in Verbindung mit einer postoperativen Strahlentherapie bessere Heilungsaussichten bildet. - Obwohl in solchen Fällen
die Erhaltung des erkrankten Auges und seiner Funktion gegenüber der
im vitalen Interesse gelegenen Radikalität der Behandlung von zweit-

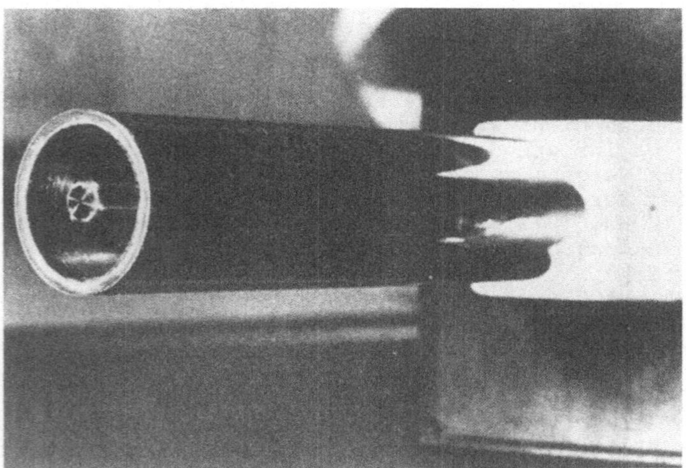

Abb. 2. 4 cm Rundtubus des Siemens 42 MeV-Betatrons mit auf Plexi-
glasplatte montiertem Eisenzylinder von 1,5 cm Durchmesser und 4,5 cm
Länge zum Schutz der Hornhaut und der Linse bei Elektronenbestrahlung
des Auges

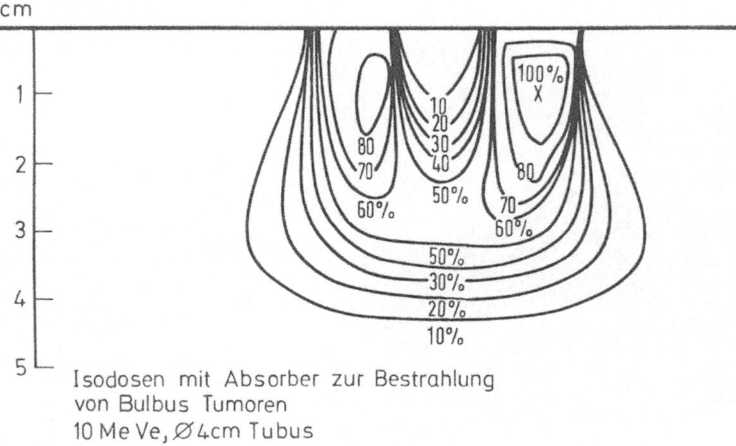

Abb. 3. Dosisverteilung von 1o MeV Elektronen bei Anwendung eines
4 cm Rundtubus und des in Abb. 2 dargestellten Eisenzylinders. Densi-
tometrische Auswertung eines im gewebsäquivalenten Phantom exponierten
Dosismeßfilmes

rangiger Bedeutung ist, stellt die Bestrahlung mit schnellen Elektronen nach der sogenannten Schattenmethode (BECKER u. BAUM, 196o) eine
wertvolle Bereicherung der therapeutischen Möglichkeiten dar: Durch
einen in den Strahlengang eingebrachten Eisenkern (Abb. 2) kann eine
Dosisverteilung erzielt werden, die eine weitgehende Schonung der
Hornhaut und der Linse bei guter Auslastung der Lider, der peripheren
Bulbusabschnitte und der Orbita erlaubt (Abb. 3). Durch innerhalb von
3 - 5 Wochen verabreichte Herddosen von 4.ooo - 6.ooo rd ist es auf
diese Weise manchmal möglich, ein zunächst inoperables Malignom bei
erhaltener Sehfunktion zur Rückbildung zu bringen oder wenigstens
soweit zu verkleinern, daß eine Radikaloperation durchgeführt werden
kann (Abb. 4 u. 5).

In der Präaurikular-, Submandibular oder Zervikalregion nachweisbare
Lymphknotenmetastasen müssen mit ähnlichen Strahlendosen wie der Primärtumor behandelt werden, geben jedoch eine schlechte Prognose (HOHL,
1972). Eine Bestrahlung der regionalen Lymphknotenstationen erscheint
deshalb in allen fortgeschrittenen Fällen von Spinaliomen und Talg-
drüsenkarzinomen zweckmäßig, auch wenn keine vergrößerten Lymphknoten
palpiert werden können.

Melanomalignome kommen - wenn auch selten - sowohl in der äußeren Lidhaut als auch in den Konjunktiven vor. Obwohl klinische Symptome wie
Größen- und Dickenzunahme eines präexistenten Pigmentnaevus, Gefäß-
proliferation, Schwärzung des Pigmentes und Einwachsen in angrenzende
Gewebspartien für einen malignen Prozeß sprechen (HOHL, 1972; NOTTER,
1955), ist eine sichere Abgrenzung dieser verschiedenartigen Malignome
von gutartigen Melanomen meist nur durch histologische Untersuchung
möglich. Ihrem vorwiegend spindelzelligen Aufbau entsprechend, sollen
die im Bereich der Augen und der Kopfhaut lokalisierten Melanoblastome
zwar eine bessere Prognose bieten als die in anderen Körperregionen
vorherrschenden rundzelligen und gemischtzelligen Malignomtypen (JÄ-
NISCH u. SCHULZE, 1963); trotzdem handelt es sich aber auch hier um
sehr bösartige, meist wenig strahlenempfindliche Tumoren, welche auf

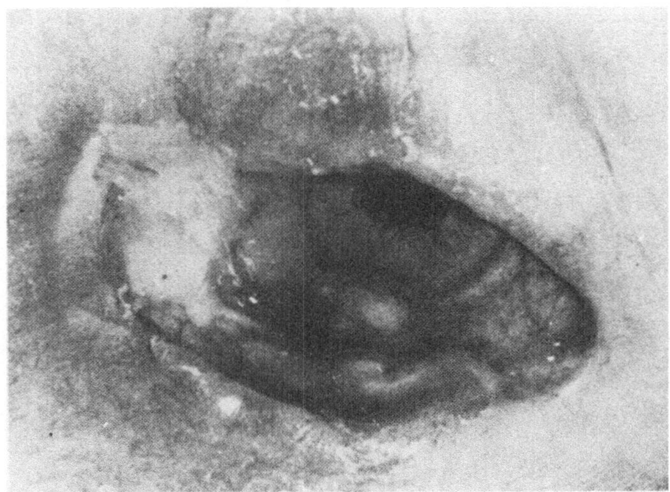

Abb. 4. Seit 4 Jahren rezidivierendes Basaliom am lateralen Augenwinkel mit Übergreifen auf die Konjunktiva bilbi und echographisch
nachgewiesener Invasion in die temporale Orbitahälfte

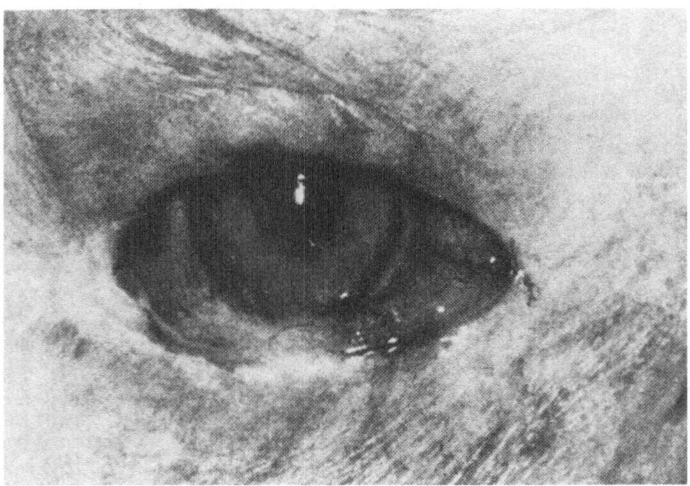

Abb. 5. Zustand des in Abb. 4 dargestellten Auges 8 Wochen nach
Beendigung einer 5wöchigen Behandlungsserie mit 1o MeV-Elektronen
bis zu einer Gesamtdosis von 5.2oo rd im Dosismaximum bei Anwendung
eines Eisenzylinders zum Schutz der Hornhaut und der Linse. Orbita
echographisch frei von Tumorinvasion

Grund ihrer histologischen Struktur in besonderem Maße die Möglichkeit bieten, daß jede Traumatisierung zur Ausschwemmung implantations-
fähiger Geschwulstzellen in das Blut- oder Lymphgefäßsystem führen
kann (HOHL, 1972). In Analogie zu der bei der Behandlung von Melanoblastomen anderer Körperregionen an den Wiener Kliniken seit einigen
Jahren üblichen Vorgangsweise (KÄRCHER et al., 1973), erscheint es
deshalb sinnvoll, eine Inaktivierung des Tumors und damit eine Minderung der Metastasierungsgefahr durch einmalige Bestrahlung unmittelbar
vor jedem operativen Eingriff anzustreben.

Da es in der Augenregion meist nicht möglich ist, die gesamte präoperativ bestrahlte Gewebspartie großzügig zu exzidieren, müssen allerdings Dosis und Dosisverteilung so gewählt werden, daß die Wundheilung
nicht zu sehr behindert wird und nötigenfalls auch noch eine postoperative Strahlentherapie angeschlossen werden kann. Bei Melanomalignomen, welche eine Dicke von 2 mm nicht überschreiten, ist die Anwendung
eines der Tumorgröße entsprechenden ^{90}Sr-Applikators (Abb. 6) am zweckmäßigsten. Eine Einzeldosis von 2.ooo - 4.ooo rd dürfte für eine weitgehende Inaktivierung der Geschwulst ausreichen und vom miterfaßten
gesunden Gewebe noch relativ gut vertragen werden. Bei Tumoren mit
größerer Tiefenausdehnung kommt eine Röntgenbestrahlung mit 1.5oo -
2.ooo rd in Frage.

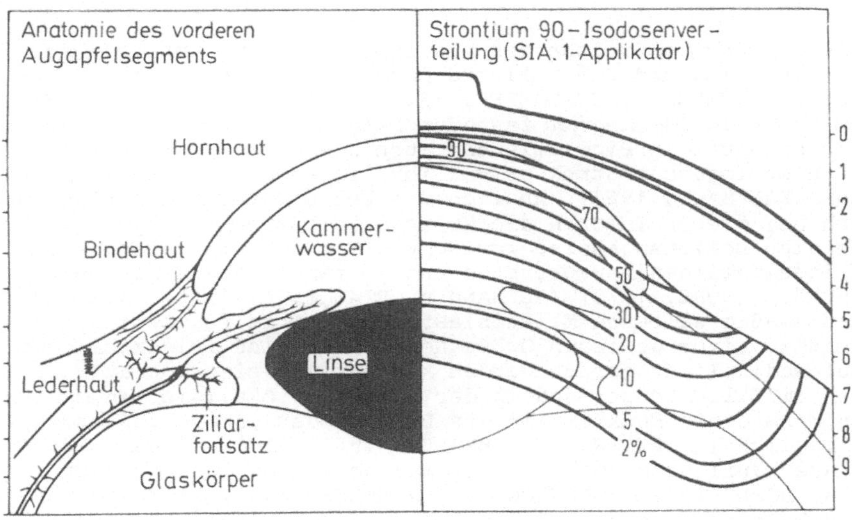

Abb. 6. Dosisverteilung in den vorderen Augenabschnitten bei Anwendung
eines 9o Strontiumapplikators (nach JONES u. DERMENTZOGOU, 1971)

Eine nach subtotaler Resektion des Melanoblastoms angezeigte postoperative Strahlentherapie sollte vor allem in der Epibulbärregion nach
Möglichkeit mit Strontiumapplikatoren durchgeführt werden. Da die Intensität der ^{90}Sr-Betabestrahlung in 3 mm Gewebstiefe nur noch 1o%
der Oberflächendosis beträgt, liegt die Strahlenbelastung von Linse,
Iris und Ziliarkörper auch bei Gesamtdosen von 9.ooo - 2o.ooo rd,
welche am Tumorbett appliziert werden müssen (LEDERMAN, 1966; NOTTER,
1955; NOTTER et al., 1968), in zumutbaren Grenzen. Dadurch sind gravierende Bestrahlungsfolgen in Form von Ulzerationen, Katarakten,

Iridozyklitiden und Sekundärglaukom, wie sie nach höherdosierter Radium- und Röntgentherapie häufig beobachtet worden sind (REESE, 1963), weitgehend vermeidbar. - Bei im Lidbereich gelegenen Melanomalignomen können statt der ^{90}Sr-Kontakttherapie auch Röntgenbestrahlungen in Gesamtdosen von 5.ooo - 6.ooo rd innerhalb von 2 - 3 Wochen (LEDERMAN, 1966; SAITMACHER u. KROPP, 1959) als postoperative Therapie verabreicht werden. - Zur Behandlung ausgedehnter, maligne entarteter Melanosen, welche über die Fornices hinweg sowohl tarsale als auch bulbäre Partien der Konjunktiva infiltrieren und wegen ihrer frühzeitigen Metastasierung eine besonders schlechte Prognose ergeben (KAUFMANN u. STAEMMLER, 1961), wird eine temporäre Vernähung der Lider nach Einlegen von Radium- oder Kobalt-Seeds in den Konjunktivalsack empfohlen, wodurch in 3 - 4 Tagen Gammastrahlen in einer Dosis von 3.ooo - 4.ooo rd appliziert werden können (LEDERMAN, 1966).

Präkanzeröse Veränderungen im Sinne eines *Morbus Bowen*, die meist in Limbusnähe lokalisiert sind, werden in der Regel primär exzidiert (REESE, 1963) und nur dann bestrahlt, wenn sie rezidivieren (NOTTER et al., 1968) oder in ein - nur ausnahmsweise - verhornendes Plattenepithelkarzinom (KAUFMANN u. STAEMMLER, 1961) übergehen. Basaliome kommen hier nur selten vor, können jedoch gelegentlich durch schwach pigmentierte Melanoblastome vorgetäuscht werden (KAUFMANN u. STAEMMLER, 1961). - Auch diese epibulbären Neoplasien werden am zweckmäßigsten mit Strontiumapplikatoren behandelt (HOHL, 1972), wobei Oberflächendosen von 4.ooo - 8.ooo rd, fraktioniert über 2 - 4 Wochen, ausreichend erscheinen.

Mit Ausnahme der *Diktyome*, welche aus undifferenziertem, embryonalem Gewebe aufgebaut sind und vom Ziliarkörper ausgehend den Bulbus zerstören können (KAUFMANN u. STAEMMLER, 1961; REESE, 1963), werden die primären *Malignome des Uvealtraktes* fast durchweg den Sarkomen zugerechnet und wegen ihrer häufigen Pigmentierung auch als *Melanosarkome* bezeichnet, obwohl ihre histologische Struktur und ihr Pigmentgehalt stark variieren können (KAUFMANN, 1961). Ähnlich wie bei anderen Melanoblastomen scheint auch bei diesen Tumoren die Malignität zuzunehmen, je stärker die epithelialen beziehungsweise gemischtzelligen Formationen gegenüber den spindelzelligen hervortreten und je mehr Pigment die Geschwulst enthält (HOHL, 1972; KAUFMANN u. STAEMMLER, 1961). Während die verhältnismäßig seltenen Melanoblastome der Iris frühzeitig entdeckt und bis zu einer gewissen Größe noch durch eine Iridektomie mit Aussicht auf Radikalität erfaßt werden können, ist eine operative Behandlung der im Ziliarkörper und in der Aderhaut lokalisierten Malignome nur in Form einer Enukleation des Bulbus oder einer Exenteration der Orbita möglich (KAUFMANN u. STAEMMLER, 1961; REESE, 1963). Für die am weitaus häufigsten vorkommenden Melanosarkome der Aderhaut (ARNDT, 1973; HOHL, 1972; KAUFMANN u. STAEMMLER, 1961) wird die Mortalität innerhalb der ersten 5 Jahre nach erfolgter Radikaloperation mit 35 - 5o% (HAGER u. LOMMATZSCH, 197o) oder sogar mit 72% (HOHL, 1972) angegeben. Weitere Patienten gehen an Spätmetastasen zugrunde, welche noch jahrzehntelang nach Sanierung des Primärtumors auftreten können (HOHL, 1972; KAUFMANN u. STAEMMLER, 1961).

Durch routinemäßige präoperative Bestrahlung könnte vermutlich auch bei diesen bösartigen Geschwülsten eine größere Zahl von Dauerheilungen erzielt werden. Eine Inaktivierung des Tumors erscheint bereits durch Herddosen von 1.5oo - 2.ooo rd möglich, welche mit Hochvoltgeräten ohne wesentliche Gefährdung des postoperativen Heilungsverlaufes innerhalb von 2 Tagen verabreicht werden können. - Verhältnismäßig gute Ergebnisse wurden bereits durch präoperative und postoperative 25o kV-Röntgenbestrahlungen in über jeweils 2 Wochen fraktionierten Herddosen von 2.8oo rd erreicht (HOHL, 1972).

Wenn nur noch das befallene Auge funktionsfähig ist, eine andere
Kontraindikation gegen eine Radikaloperation besteht oder eine solche
vom Patienten verweigert wird, ist der Versuch einer das Auge erhaltenden Strahlentherapie in Betracht zu ziehen. Wegen der meist nur
geringen Strahlenempfindlichkeit der Melanomalignome besteht allerdings nur dann Aussicht auf Erfolg, wenn ein möglichst enger Kontakt
zwischen Tumor und Strahlenquelle hergestellt wird (STALLARD, 1966).
Statt der früher in Einzelfällen erfolgreich angewandten interstitiellen Radiumtherapie (MOORE, 193o), werden in neuerer Zeit Kontakt-
bestrahlungen mit schalenförmigen Applikatoren bevorzugt, welche in
ihrer Form und Größe dem Tumor entsprechen und nach operativer Freilegung des Bulbus für eine vorausberechnete Zeit über der Tumorbasis
mit der Sklera vernäht werden. Durch mit ^{60}Co bestückte Schalen werden
innerhalb von 1o - 14 Tagen ungefähr 3o.ooo - 4o.ooo rd an die Tumorbasis beziehungsweise 1o.ooo - 14.ooo rd an die Tumorspitze herangebracht. In der Mehrzahl der so behandelten Fälle kann nicht nur eine
gute Rückbildung der Geschwulst, sondern auch eine jahrelange Rezidiv-
freiheit bei wenigstens teilweise erhaltenem Visus erzielt werden
(STALLARD, 1966). - Radiumapplikatoren bieten bei ähnlicher Dosisverteilung der Gammastrahlung eine höhere Dosisleistung und ermöglichen
somit kürzere Bestrahlungszeiten (Abb. 7). Bei flachen Melanoblastomen
der Chorioidea erscheint die Anwendung von Rutheniumapplikatoren günstiger, da deren Betastrahlung bereits in 5 mm Gewebstiefe auf 1o%
der Oberflächendosis abgeschwächt wird und dadurch eine bessere Schonung der Linse möglich ist (HAGER u. LOMMATZSCH, 197o).

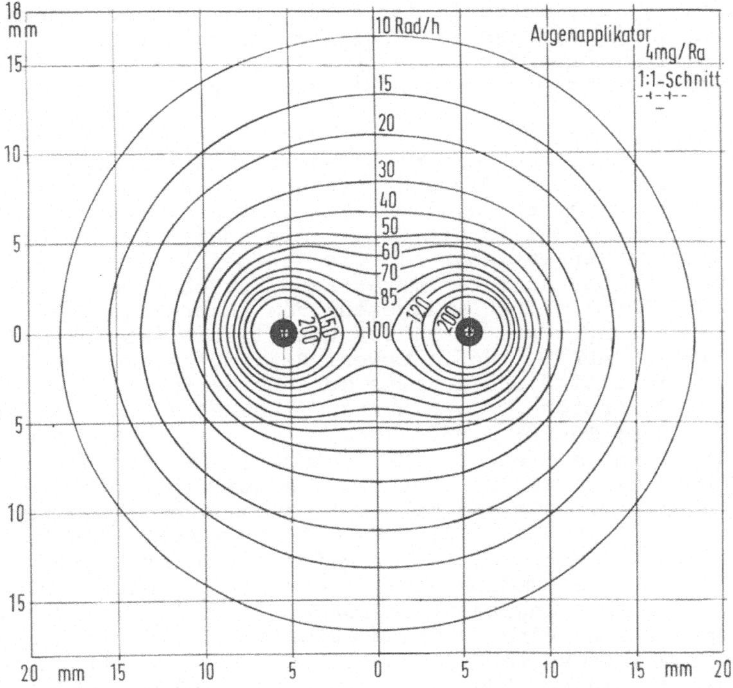

Abb. 7. Mittels Computer berechnete und mit Siemens Gammameter bestätigte Isodosen eines Augen-Radium-Applikators, bestückt mit 4 mg RaEl
auf etwa 1 cm^2 aktiver Fläche (KÄRCHER et al., 1971)

Außer primären Malignomen kommen vor allem in den hinter dem Bulbus-
äquator gelegenen Aderhautpartien auch *Metastasen* vor, welche am häufigsten von Mamma-, Bronchial- und Magenkarzinomen herstammen, während
Sekundärabsiedlungen von Sarkomen auffallend selten sind (KAUFMANN
u. STAEMMLER, 1961). Durch Abhebung der Netzhaut verursachen die metastatischen Geschwülste der Chorioidea früher oder später eine Beeinträchtigung oder Aufhebung der Sehfunktion und stellen vor allem dann
eine Indikation zur palliativen Strahlentherapie dar, wenn sich die
Patienten in gutem Allgemeinzustand befinden und ihre Lebenserwartung
nicht durch massive Tumormanifestationen in anderen Körperregionen
beschränkt erscheint. Durch Applikation von 4.ooo - 5.ooo rd, fraktioniert über 4 Wochen, können Aderhautmetastasen soweit zur Rückbildung gebracht werden, daß der Visus wiederhergestellt wird und in
manchen Fällen noch jahrelang erhalten bleibt (HOHL, 1972; KARCHER
et al., 1971).

Ähnlich wie bei anderen strahlenempfindlichen Tumoren dieser Bulbus-
region und der Augenhöhle empfiehlt sich hier der Einsatz von Hochvoltgeräten, da energiereiche Photonen und Gammastrahlen eine genauere Planung der Dosisverteilung ermöglichen als bei 2oo - 25o kV erzeugte Röntgenstrahlen, deren Tiefenwirkung meist ausreichend wäre
(TAPLEY, 1966). - Durch Telekobaltbestrahlungen über ein temporal
angelegtes 4 x 4 cm großes Feld, dessen vordere Grenze fast an die
Linsenebene heranreicht, können bei leichter Dorsalneigung des Zentralstrahles beide Linsen geschont, die rückwärtigen Augenabschnitte
aber mit tumorwirksamen Strahlendosen ausgelastet werden, deren Höhe
allerdings durch die Belastungsfähigkeit des Sehnerven, der Retina
und der durchstrahlten Skelettpartien limitiert wird. Eine zusätzliche
oder ausschließliche ^{60}Co-Teletherapie über ein ventrales Feld ist
besonders bei Lokalisation der Herde in der Gegend des Bulbusäquators
oder in den peribulbären Abschnitten der Orbita angezeigt, erfordert
aber den Schutz der Hornhaut und der Linse (FRISCHBIER u. KUTTIG, 1963)
durch einen entsprechend zentrierten Eisenzylinder (Abb. 8).

Die beschriebenen Bestrahlungstechniken eignen sich auch zur Behandlung von *Retinoblastomen*, welche nach den Melanosarkomen der Aderhaut
die häufigsten intrabulbären Geschwülste darstellen, meist multipel
auftreten und sehr oft beide Augen befallen. Die Prognose dieser rasch
wachsenden Tumoren, welche sowohl in die Orbita als auch - dem nicht
selten mitbefallenen Sehnerven entlang - in die Schädelhöhle einbre-
chen können, gelegentlich aber auch Fernmetastasen setzen (HOHL, 1972;
STALLARD, 1966; TAPLEY, 1969), hängt weitgehend vom Ausbreitungssta-
dium zur Zeit ihrer Erfassung sowie von ihrer Lokalisation ab (BEDFORD
et al., 1971; HOHL, 1972; TAPLEY, 1966). Obwohl Retinoblastome ausgesprochen strahlensensibel sind und bereits durch eine fraktionierte
Bestrahlung mit 3.5oo rd zerstört werden können (BEDFORD et al., 1971;
HOHL, 1972; STALLARD, 1966; TAPLEY, 1966, 1969), ist auch nach höher
dosierter Strahlenbehandlung mit einer nicht unerheblichen Rezidivquote zu rechnen (HOHL, 1972; TAPLEY, 1966). Bei einseitiger Lokalisation gilt deshalb noch immer die radikale Entfernung des erkrankten
Bulbus als Methode der Wahl (HOHL, 1972; REESE, 1963; TAPLEY, 1966);
zur Verhütung von Lokalrezidiven, welche vor allem vom Optikusstumpf
ausgehen können (KAUFMANN u. STAEMMLER, 1961), erscheint jedoch eine
postoperative Strahlentherapie angezeigt (RISSANEN u. MUSTONEN, 1972).
Wenn beide Augen neoplastische Veränderungen aufweisen, wird der stärker befallene Bulbus enukleiert, beziehungsweise die bereits affizierte
Orbita exenteriert und das andere Auge bestrahlt (HOHL, 1972; REESE,
1963; RISSANEN u. MUSTONEN, 1972; TAPLEY, 1969). Durch Einstrahlung
über zwei temporal angelegte Felder und durch entsprechende Neigung
der Zentralstrahlen gegen die Transversalachse ist es dabei in der
Regel möglich, nicht nur die Krankheitsherde im verbliebenen Bulbus,

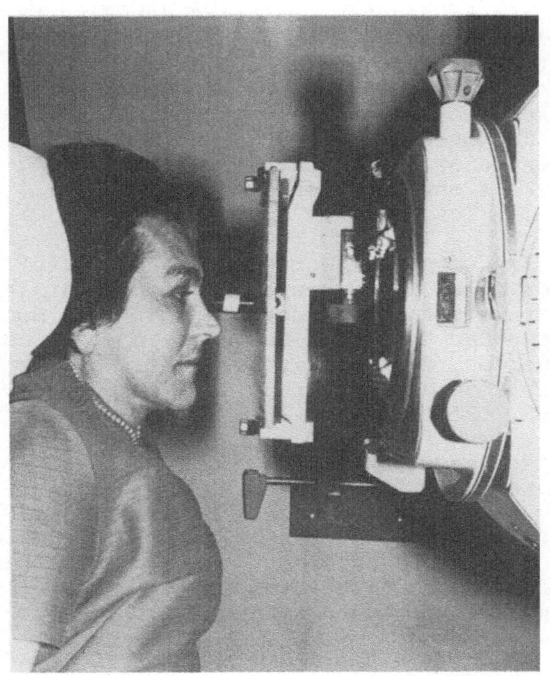

Abb. 8. Anwendung eines an der Satellitenblende des Siemens Gammatrons
fixierten Eisenzylinders zum Schutz der Augenlinse bei 6o Kobalt-Tele-
therapie

sondern auch die Operationsregion mit einer tumorwirksamen Strahlendosis auszulasten (RISSANEN u. MUSTONEN, 1972; TAPLEY, 1969). - In
prognostisch ungünstigen Fällen hat sich die zusätzliche Behandlung
mit TEM bewährt (TAPLEY, 1969). Nach Applikation der vorgesehenen
Strahlendosis zurückbleibende Tumorreste können durch Lichtkoagulation
zerstört werden (BEDFORD et al., 1971; HOHL, 1972; TAPLEY, 1966). -
Bei Retinoblastomen, welche weniger als ein Viertel der Netzhaut einnehmen, scheint die Kontakttherapie mit Kobaltapplikatoren besonders
gute Erfolge zu bringen: Durch eine in 7 Tagen applizierte Dosis von
15.ooo rd an der Basis und 4.ooo rd an der Spitze des Tumors können
die Infiltrationen in über 91% der Fälle zur Rückbildung gebracht
werden (STALLARD, 1966).

Unter den seltenen, aber sehr verschiedenartigen Malignomen, welche
in der Augenhöhle auftreten oder diese sekundär befallen, stellen die
dem lymphatischen System zugehörigen Geschwülste die größte Gruppe
dar (FOSTER et al., 1971; HOHL, 1972; LEDERMAN, 1966; REESE, 1963;
STÄRK u. PANEK, 197o). Außer *Lymphadenosen* kommen vor allem *Lymphosarkome*
und *Retikulumzellsarkome* relativ häufig vor. Wegen der hohen Radiosensibilität dieser Tumoren besteht hier eine klare Indikation zur primären
Strahlentherapie. Während bei Lymphadenosen fraktioniert verabreichte
Herddosen von 1.ooo - 2.ooo rd ausreichend sind (HOHL, 1972), werden
die anderen malignen Lymphome innerhalb von 3 - 4 Wochen mit 3.ooo
- 5.ooo rd behandelt, wodurch in den meisten Fällen eine vollständige
Rückbildung erzielt wird (FOSTER et al., 1971; HOHL, 1972; LEDERMAN,

1966; STÄRK u. PANEK, 197o). Am zweckmäßigsten erscheint der Einsatz von Elektronen- oder Gammastrahlen, wobei je nach Lokalisation der Lymphome im epi-, peri- oder retrobulbären Bereich der Orbita eine der beschriebenen Bestrahlungstechniken beziehungsweise eine Kombination derselben zur Anwendung kommt. Sehr günstige Ergebnisse können jedoch auch durch Röntgenbestrahlungen bei 28o kV Röhrenspannung und 1,25 mm Cu-Filterung über ein ventrales - mit zentralem Linsenschutz versehenes - und ein temporales Feld erreicht werden (FOSTER et al., 1971).

Die Strahlenbehandlung *sekundärer Neoplasmen*, die entweder von Primärtumoren angrenzender Regionen - vor allem der Nasennebenhöhlen - in die Orbita eingewachsen sind oder Fernmetastasen darstellen, hat zwar meist palliativen Charakter, soll aber unter ähnlichen Bedingungen wie eine kurative Therapie durchgeführt werden, da langfristige Remissionen durchaus möglich sind und deshalb auch der Erhaltung der Sehfunktion besondere Bedeutung zukommt (HOHL, 1972).

Tränendrüsenkarzinome beziehungsweise den *Mischgeschwülsten* der Speicheldrüsen ähnliche Tränendrüsentumoren (LEDERMAN, 1966; REESE, 1963) werden nach Möglichkeit operativ behandelt. Besonders bei zweifelhafter Radikalität des Eingriffes ist eine postoperative Strahlentherapie mit einer Gesamtdosis von 5.ooo - 6.ooo rd angezeigt, welche am besten mit Hochvoltgeräten unter Anwendung einer Satelliten- oder Absorbertechnik zum Schutz des Bulbus appliziert werden kann.

Vor allem bei Kindern treten in der Augenhöhle *Rhabdomyosarkome* von meist embryonalem Typ auf (KAUFMANN u. STAEMMLER, 1961). Durch Herddosen von 5.ooo - 6.ooo rd können diese Malignome zwar zur Rückbildung gebracht werden (SAGERMAN et al., 1972), können jedoch rezidivieren und müssen dann durch eine Exenteration der Orbita saniert werden (LEDERMAN, 1966), da eine höhere Strahlenbelastung der noch im Wachstum befindlichen Skelettpartien zu schweren Deformitäten des Gesichtsschädels führen kann (MURPHY, 1967). Eine möglichst frühzeitige operative Entfernung des Tumors wird deshalb der primären Strahlentherapie vorgezogen (REESE, 1963). Im Hinblick auf die häufige Metastasierung dieser Geschwülste erscheint jedoch eine kurzfristige präoperative Strahlentherapie indiziert.

Von den übrigen, noch seltener vorkommenden Malignomen der Augenhöhle geben nur einzelne wie *Meningiome* und *Spongioblastome* des Sehnerven sowie *Ewingsarkome* und *Retikulumzellsarkome* der Orbitawände gelegentlich eine Indikation zur Strahlenbehandlung; die anderen sind so wenig strahlenempfindlich, daß auch eine palliative Therapie kaum in Betracht kommt.

Literatur

ARNDT, J.: In: Indikationen und Grenzen der Strahlentherapie bösartiger Neubildungen, S. 647 ff. Jena: VEB G. Fischer 1973.
BECKER, J., BAUM, F.K.: Linsenschutz bei Elektronenbestrahlung intraorbitaler Tumoren. Strahlentherapie 113, 351 (196o).
BEDFORD, M.J.A., BEDOTTO, C., MACFAUL, P.A.: Retinoblastoma. A study of 139 cases. Brit. J. Ophthal. 55, 19 (1971).
BRITTEN, M.J.A., HALNAN, K.E., MEREDITH, W.J.: Radiation cataract - new evidence of radiation dosage to the lens. Brit. J. Radiol. 39, 612 (1966).
CLAUS, H.G., DIETHELM, L., CULLMANN, B.: Der Einfluß einer hochdosierten Gammastrahlung auf das menschliche Auge. Strahlentherapie 136, 395 (1968).

FOSTER, S.C., WILSON, C.S., TRETTER, P.K.: Radiotherapy of primary
lymphoma of the orbit. Amer. J. Roentgenol. 111, 343 (1971).
FRISCHBIER, H.J., KUTTIG, H.: Der Schutz der Augenlinse in der Tele-
kobalttherapie. Strahlentherapie 12o, 119 (1963).
HAGER, G., LOMMATZSCH, P.: Operative und konservative Behandlung von
intraokularen Tumoren. Klin. Mbl. Augenheilk. 156, 428 (197o).
HOHL, K.: Augenmalignome. In: Handbuch der medizinischen Radiologie,
Bd. XIX/1: Spezielle Strahlentherapie maligner Tumoren (Hrsg.
ZUPPINGER, A., KROKOWSKI, E.), S. 258 ff. Berlin-Heidelberg-New
York: Springer 1972.
HUG, O.: Strahlenbiologische Begründung, Methoden und Aussichten einer
präoperativen Tumorbestrahlung. Vorträge vom Deutschen Röntgenkon-
gress 197o, S. 115 ff. München-Berlin-Wien: Urban und Schwarzen-
berg 1971.
JÄNISCH, W., SCHULZE, B.: Vergleichende Untersuchungen über die Malig-
nität der Melanocytoblastome des Auges und der Haut. Arch. klin.
exp. Derm. 217, 6o (1963).
JONES, C.H., DERMENTZOGOU, F.: Practical aspects of 9o Sr ophthalmic
applicator dosimetry. Brit. J. Radiol. 44, 2o3 (1971).
KÄRCHER, K.H., HECKENTHALER, W., BINDER, W., DIMOPOULOS, J., SEITZ, W.:
Indikationen zur Strahlentherapie in der Ophthalmologie. Strahlen-
therapie 142, 381 (1971).
KÄRCHER, K.H., MESSERITSCH, M., BARDACH, G., SEITZ, W., WOLF, G.:
Indikationen und Grenzen der endolymphatischen Therapie beim Mela-
nom und Seminom. Radioaktive Isotope in Klinik und Forschung, 1o.
Band, Gasteiner Internationales Symposion 1972. München-Berlin-
Wien: Urban und Schwarzenberg 1973.
KAUFMANN, E., STAEMMLER, M.: In: Lehrbuch der speziellen pathologi-
schen Anatomie, Bd. III/2, S. 1oo5 ff. Berlin: Walter de Gruyter
1961.
KROKOWSKI, E., EHLING, U.: Strahlengefährdung, Strahlenschutz des
Auges. Radiol. Anstr. 14, 57 (1961).
KROKOWSKI, E., EHLING, U.: Strahlenbelastung und Strahlengefährdung
des Auges. Dtsch. med. Wschr. 87, 2o81 (1962).
LEDERMAN, M.: Radiotherapy in eye disease. In: FLETCHER, G.: Textbook
of radiotherapy, p. 319. Philadelphia: Lea and Febiger, 1966.
MOORE, R.F.: Choriodal sarcoma treated by the intraocular insertion
of Radon seeds. Brit. J. Ophthal. 14, 145 (193o).
MURPHY, W.T.: Radiation therapy. Philadelphia-London: Saunders 1967.
NOTTER, G.: Das maligne epibulbäre Melanom. Bericht über 35 Patienten.
Strahlentherapie 96, 517 (1955).
NOTTER, G., RUDEN, B.J., ZETTERQUIST, B.: Zur Frage der Strahlenkata-
raktbildung nach epibulbärer Bestrahlung des Auges mit 9o Sr.
Strahlentherapie 136, 529 (1968).
REESE, A.B.: Tumors of the eye, 2. Ed. New York-Evanston-London:
Hoeber Medical Division, Harper and Row 1963.
RENFER, H.: Die Therapie der Hauttumoren im medialen Augenwinkel mit
besonderer Berücksichtigung der Tränenwege. Strahlentherapie 99,
345 (1956).
RISSANEN, P.M., MUSTONEN, T.E.: Radiation therapy in retinoblastoma.
Strahlentherapie 143, 371 (1972).
SAGERMAN, R.H., TRETTER, P., ELLSWORTH, R.M.: The treatment of orbital
Rhabdomyosarcoma of children with primary radiation therapy. Amer.
J. Roentgenol. 114, 31 (1972).
SAITMACHER, H., KROPP, R.: Die Therapie des Lidkarzinoms. Ein Bericht
über 1o9 Fälle. Strahlentherapie 11o, 354 (1959).
STALLARD, H.B.: Treatment of Retinoblastoma with radioactive appli-
cators. In: FLETCHER, G.H.: Textbook of radiotherapy, p. 3o1.
Philadelphia: Lea and Febiger 1966.

STALLARD, H.B.: Malignant Melanoma of the choroid treated by radio-
    active applicators. In: FLETCHER, G.H.: Textook of radiotherapy,
    p. 3o7. Philadelphia: Lea and Febiger 1966.
STÄRK, N., PANEK, U.: Zur Strahlenbehandlung der Lymphome in der
    Augengegend. Klin. Mbl. Augenhk. 157, 693 (197o).
TAPLEY, N. DU V.: External irradiation of retinoblastoma. In: FLETCHER,
    G.H.: Textbook of radiotherapy, p. 312. Philadelphia: Lea and
    Febiger 1966.
TAPLEY, N. DU V.: Bilateral Retinoblastoma: Combined treatment with
    irradiation and chemotherapy. In: Front. Radiation Ther. Onc., Vol.
    4, p. 159. Basel-New York: Karger 1969.
WACHTLER, F., ZDANSKY, E.: Strahlentherapeutische Indikationen in der
    Augenheilkunde. Wien. klin. Wschr. 65, 49 (1953).

Karzinome der Gesichtshaut und der Lippen (mit Berücksichtigung plastisch rekonstruktiver Maßnahmen)

R. Fries

Karzinome der Haut

Der Hautkrebs findet sich gehäuft in Ländern mit intensiver Sonnen-
einstrahlung. Aus diesem Grunde beträgt der Anteil der Hautkarzinome
an den gesamten Krebserkrankungen in Texas 35% und in Australien 5o%,
während die Hautkrebse in England lediglich 5% aller Krebserkrankungen ausmachen, wobei blonde und hellhäutige Bevölkerungsschichten
bevorzugt befallen werden. In Indien mit einer stärker pigmentierten
Bevölkerung stellen die Hauptkrebse 3% aller Krebserkrankungen, desgleichen sind Hautkarzinome bei Negern selten. Daraus ergeben sich
als wesentliche ätiologische Faktoren starke, langdauernde Sonnenein-
strahlung (UV-Licht) und die besondere Gefährdung von Menschen mit
geringer Pigmentierung der Haut.

Präkanzerosen

1. Senile Keratose: Diese tritt in der überwiegenden Mehrzahl an unbedeckten Körperstellen in Erscheinung. Die Keratose erscheint rund
oder unregelmäßig begrenzt, flach oder erhaben, grau bis braun mit
adhärenten Schuppen oder Krusten. Nicht selten tritt sie multipel auf.
Als extreme Form kann sich ein Cornu cutaneum (Hauthorn) entwickeln.
In 2o - 25% kommt es zur malignen Entartung (meist Plattenepithelkarzinome). Seltener sind Spinaliome (Stachelzellkrebs). Plötzliches
Wachstum, Ulzerationen und entzündliche Veränderungen sprechen für
maligne Entartung.

2. Morbus Bowen: Papulosquamöse Plaques, bedeckt mit gelb-grau-braunen
Schuppen oder Krusten, umgeben von normaler oder erythematöser Haut.
Bevorzugt befallen werden bedeckte Körperregionen. Kombinationen mit
anderen inneren Krebslokalisationen wurden beschrieben.

Differenzialdiagnostisch schwer abzugrenzen sind Arsenkeratosen. Der
M. Bowen kann als Karzinom in situ bezeichnet werden.

3. Vorgeschädigte Haut nach Strahlentherapie oder Verbrennungsnarben.
Karzinome, die am Boden dieser Hautveränderungen entstehen, zeigen
sich in ihrem biologischen Verhalten aggressiver und metastasieren
häufiger als die übrigen Plattenepithelkarzinome der Haut.

4. Xeroderma pigmentosum: Eine hereditäre Präkanzerose mit trockener
Haut, Schuppen und Verschlechterung bei Sonnenbestrahlung. Aus dem
Xeroderma können Basalzellkarzinome und Plattenepithelkarzinome ent-
stehen.

Auf dem Boden der Präkanzerosen entstehen Hautkarzinome wesentlich
häufiger als bei normaler Haut. Im wesentlichen unterscheidet man
zwei Formen des Hautkrebses: das Basalzellkarzinom (Basaliom) und
das Plattenepithelkarzinom.

Basaliome

Die Basalzellkarzinome entstehen aus der Basalzellschicht der Haut.
Man unterscheidet klinisch drei Formen:

1. Das knotenförmige Basaliom erweist sich biologisch als am wenig-
sten aggressiv. Es wächst langsam, manchmal über Jahre hinaus und kann
auch das Frühstadium der invasiven Form darstellen (Abb. 1).

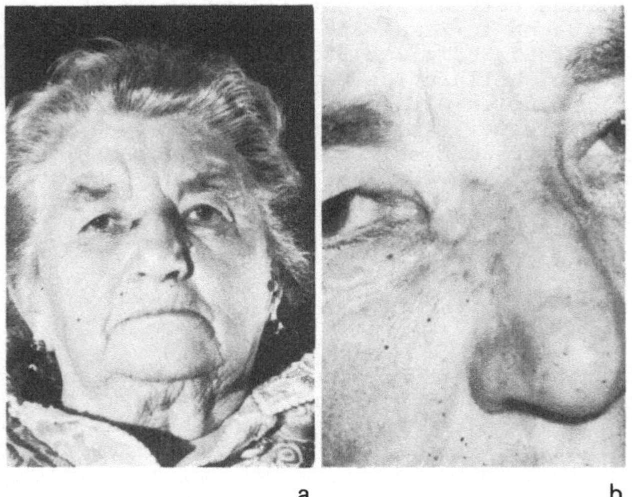

Abb. 1. a) Basaliom im Bereich des medialen Lidwinkels rechts. Exzision
im Gesunden und Deckung des Defektes mit einem frei transplantierten
Vollhautlappen von retroaurikulär. b) Fünf Monate post operationem

2. Ulcus rodens (ulzerativ-invasive Form des Basalzellkarzinoms). Am
Beginn zeigt sich ein Knötchen oder Plaque, es folgt die Ulzeration
im Zentrum oder Infiltration der tiefer liegenden Gewebe wie Nasen-
skelett, Orbita, Nebenhöhlen - sofern die Therapie unterbleibt (s.
Abb. 5).

3. Das narbenbildende Basalzellkarzinom tritt am Beginn ebenfalls als
Knoten oder als schuppender Fleck in Erscheinung, wächst langsam mit
unregelmäßigen und unscharfen Rändern, wobei sich im weiteren Verlauf
im Zentrum narbenähnliche Atrophie der Haut entwickelt. Die Tumor-
stränge reichen oft weit über die makroskopisch erkennbaren Tumorrän-
der hinaus. Aus diesem Grunde ist die intraoperative histologische
Kontrolle (Gefrierschnitt) der Exzisionsränder unbedingt notwendig,
um die Radikalität der Tumorentfernung sicherzustellen (s. Abb. 2a).
Gelegentlich entsteht diese Form auch multizentrisch.

4. Eine Sonderform stellt das Basalzellnaevus-Syndrom dar: Hier finden sich multiple, naevusartige Basaliome kombiniert mit Kieferzysten, Spina bifida occulta, Scoliosis, geistiger Beeinträchtigung etc. Diese Erkrankung ist dominent vererblich.

Plattenepithelkarzinome

Sie entstehen - wie schon erwähnt - meist auf der Basis von Präkanzerosen. Entstehen diese Karzinome in normaler Haut, so können sie klinisch oft kaum vom Basalzellkarzinom unterschieden werden. Die Plattenepithelkarzinome wachsen jedoch schneller, ulzerieren häufig, und es entstehen irreguläre, tiefe, kraterförmige Ulzera, bedeckt mit nekrotischem Gewebe. Die papilläre Form erscheint meist breitbasig gestielt, bedeckt mit Schuppen oder Krusten. Nach Ablösen bietet sich eine feingranulierte, leicht blutende Oberfläche. Die Plattenepithelkarzinome der Haut metastasieren seltener im Gegensatz zu den Plattenepithelkarzinomen der Schleimhäute. Ohne Behandlung dehnen sich diese Karzinome, bei gleichzeitiger lokaler Destruktion, beträchtlich aus.

Adenoakanthom (Adenoid Squamous Cell Carcinome): Meist präaurikulär lokalisiert. Klinisch verhalten sie sich ähnlich den Plattenepithelkarzinomen, insbesondere hinsichtlich der Ausbreitung perineural und entlang der Lymphwege. Es finden sich häufig Rezidive bei unkontrollierter, unradikaler Exzision.

Das Keratoakanthom kann im klinischen Aussehen Plattenepithelkarzinome imitieren. Es zeigt sich ein erhabener, von Haut bedeckter Tumor mit einem zentral eingedellten Areal. Keratoakanthome sind gutartig, wachsen schnell (innerhalb 4 - 8 Wochen) auf eine Größe von 3 cm und zeigen Tendenz zur spontanen Regression. Dennoch ist die chirurgische Entfernung schon aus differentialdiagnostischen Gründen zu empfehlen.

Therapie: Bei Hautkarzinomen kann die chirurgische und radiologische Therapie mit Erfolg eingesetzt werden. Die Auswahl der Methode hängt von vielen Faktoren ab wie z.B. Dauer der Behandlung, Notwendigkeit des stationären Aufenthaltes, Kontraindikation für lokale und allgemeine Anaesthesie, langdauernde Strahlenreaktionen etc. Kontraindiziert ist die Strahlentherapie bei Patienten, die auch nach der Behandlung starken aktinischen Reizen ausgesetzt sind (Landwirt etc.), weiter bei Karzinomen, die im Bereich vorgeschädigter Haut (Verbrennungs- und Bestrahlungsnarben) entstanden sind, weiter in Regionen, in denen Knorpel (Nase, Ohr) knapp unter der Haut liegen bzw. dort, wo wenig Subkutangewebe vorhanden ist. Bei Rezidiven nach chirurgischer oder radiologischer Therapie ist aus Gründen der kontrollierten Radikalität ebenfalls der chirurgischen Behandlung der Vorzug zu geben (s. Abb. 2a). Zudem ist eine Reihe von Autoren der Ansicht, daß im Bereich der unbedeckten Haut die chirurgische Exzision indiziert sei - dies gilt absolut -, sofern diese Karzinome auf der Basis von Präkanzerosen entstanden sind.

Chirurgische Therapie

Das Prinzip der chirurgischen Therapie besteht in der radikalen Exzision des Tumors und der primären Rekonstruktion von Form und Funktion. In Anbetracht des Umstandes, daß es sich meist um ältere Patienten handelt, soll darüberhinaus getrachtet werden, möglichst wenige sekundäre operative Korrekturen bei der Rekonstruktion vorzunehmen. In

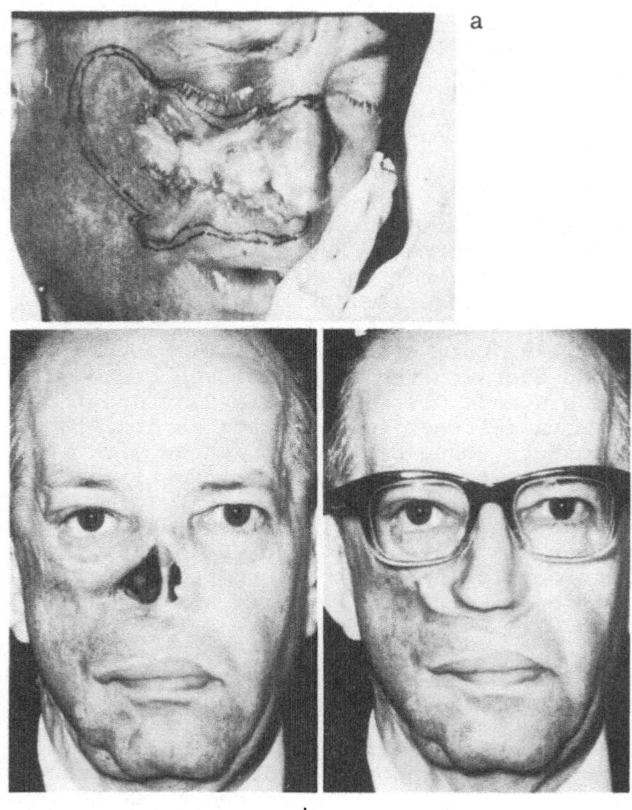

Abb. 2. a) Plattenepithelkarzinom auf der Basis eines mehrfach vorbestrahlten (1ojährige Anamnese) Basalioms. Eingezeichnet die Resektionsränder (Exzision: obere Wange, Nase, Unterlid und Teile der Oberlippe). Während der Operation wurden histologisch (Gefrierschnitt) die Resektionsränder überprüft. Es mußte dreimal nachreseziert werden, da mikroskopisch die Resektion an einigen Stellen nicht im Gesunden erfolgte. b) Primär, im gleichen Operationsgang, erfolgte die Rekonstruktion der Oberlippe und Wange durch einen ausgedehnten Transpositionslappen von der Unterwangen- und Halsregion. Die Rekonstruktion des Unterlides erfolgte mit Hilfe eines Transpositionslappens von supraorbital. Zustand 1,5 Jahre nach der Operation. c) Der Nasendefekt wurde provisorisch mit einer Epithese aus Kunststoff abgedeckt. Rekonstruktion der Nase vorgesehen

diesen Fällen kann gelegentlich auch ein ästhetisch weniger befriedigendes Resultat in Kauf genommen werden. Folgende prinzipiellen chirurgischen Vorgangsweisen bieten sich im Gesichtsbereich an:

1. Primärer Wundverschluß: Nach Exzision des Tumors erfolgt der Wundverschluß nach Mobilisierung der Wundränder.

2. Deckung des Operationsdefektes mit Hauttransplantaten (Spalthaut oder Vollhaut, s. Abb. 1).

3. Deckung der Defekte mit gestielten Hautlappen aus der Nachbarschaft (s. Abb. 2, 3 u. 5).

4. Verwendung von Fernlappen (z.B. Rundstiellappen aus der Akromio-
pektoralgegend, s. Abb. 4).

5. Penetrierende Defekte (z.B. Wange, s. Abb. 4) müssen derart saniert
werden, daß Haut- und Mundschleimhautdefekt epithelial abgedeckt werden. Auf spezielle Probleme der Rekonstruktion der Nase, der Lider
etc. kann in diesem Zusammenhang nicht eingegangen werden (s. Abb. 5).

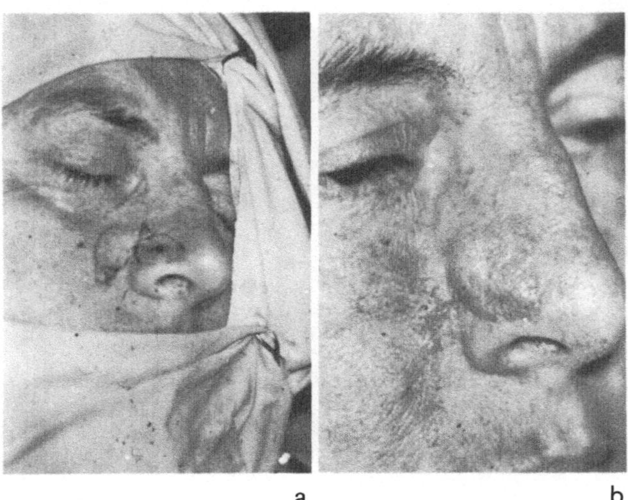

a   b

Abb. 3. a) Basaliom am Nasenflügel rechts, Schnittführung für Exzision
und Defektdeckung mit Hilfe eines kleinen Transpositionslappens aus
der Wange eingezeichnet. b) Zustand drei Wochen post operationem

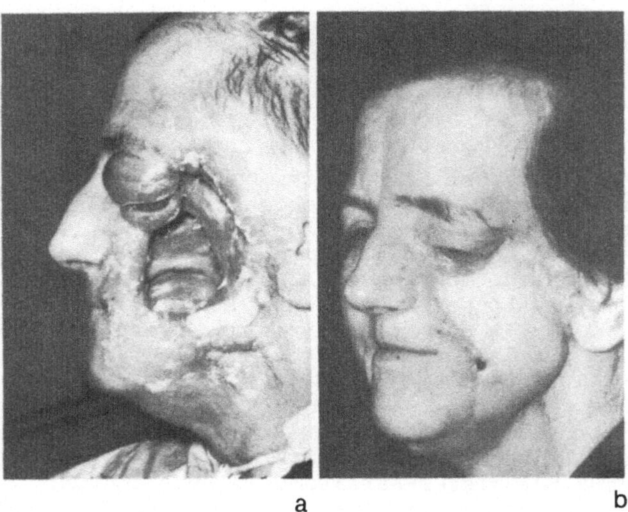

a   b

Abb. 4. a) Penetrierender Wangendefekt nach Oberkiefer- und Wangen-
resektion wegen eines Plattenepithelkarzinoms des Sinus maxillaris
mit Ausbreitung zur Wange. b) Defektdeckung mit Hilfe eines akromio-
pektoralen Rundstiellappens. Zustand drei Jahre nach der Tumorresektion

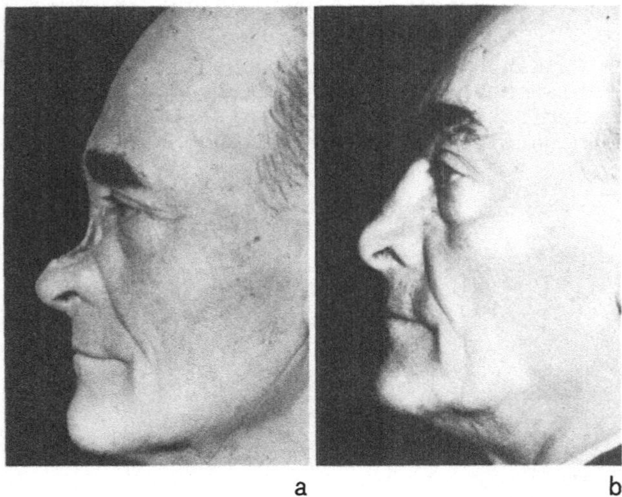

a   b

Abb. 5. a) Defekt des Nasenrückens nach Exzision eines exulzerierten,
infiltrierenden Basalioms (Ulcus rodens). b) Dreischichtige Defektdeckung (Methode E. SCHMIDT) mit Hilfe zweier supraorbitaler Rundstiellappen, an deren temporalen Enden ein Haut-Knorpeltransplantat
vom Ohr (composite graft) eingelagert wurde. Zustand drei Jahre nach
der Tumoroperation

Prognose

Hautkrebse haben eine sehr günstige Prognose, vorausgesetzt, daß sie
frühzeitig erkannt werden und bei der Therapie die eingangs erwähnten
ätiologischen Faktoren und operationstechnischen Kautelen entsprechend
berücksichtigt werden.

Lippenkarzinome

Üblicherweise werden die Karzinome des Lippenrotes (Saumregion) im
Zusammenhang mit den Mundschleimhautkarzinomen abgehandelt. Da sie
sich biologisch jedoch eher wie die Hautkarzinome verhalten, sollen
sie mit diesen besprochen werden. Die Karzinome, die im Bereich der
verhornten Epidermis der Lippenhaut entstehen, sind eo ipso zu den
Hautkarzinomen zu zählen. Die im Lippenrot entstehenden Plattenepithelkarzinome stellen etwa o,5 – 1% der Krebserkrankungen in Zentral-
europa dar, wobei die Männer mit über 9o% der Erkrankten überwiegen.

Ätiologisch stehen auch hier verstärkte aktinische Reize im Vordergrund. Vom einstrahlenden Sonnenlicht wird vor allen Dingen das besonders bei Männern prominentere Unterlippenrot stark betroffen. Aus
diesem Grund finden sich etwa 9o% dieser Karzinome im Bereiche der
Unterlippe, etwa 8% im Bereich des Mundwinkels und 2% im Bereich des
Oberlippenrotes. Als Präkanzerosen gelten die Leukoplakie, der Lichen
ruber planus (Mundwinkel), Keratoma senile und verschiedene Cheilitis-
formen. Als endogene Faktoren werden Avitaminosen und Eisenmangelzu-
stände beschrieben.

Klinik der Lippenkarzinome

Am Beginn beobachtet man - meist auf atrophischer Schleimhaut des
Lippenrotes - Hyperkeratosen. Nach Entfernung der Krusten zeigt sich
eine feinpapilläre, leicht blutende Oberfläche. Frühstadien können
sich auch als kleine Erosionen, Rhagaden oder Ulzera darstellen, wobei die Umgebung kaum oder wenig induriert erscheint. Die Lippenkar-
zinome rezidivieren selten und relativ spät in die regionären Lymphknoten. Fernmetastasen werden kaum beschrieben. Im weiteren Verlauf
entwickeln sich exophytisch wachsende, blumenkohlartig aussehende
Knoten oder kraterförmige Ulzera. Bei endophytischem Wachstum erscheint die Lippe verdickt und derb. Bei weit fortgeschrittenen Primärtumoren können die Mandibula, Mundboden, Zunge etc. miterfaßt
werden.

Prognose

5-Jahres-Heilungen werden nach chirurgischer und radiologischer Therapie zwischen 7o und 9o% beschrieben, wobei sich die Prognose im
wesentlichen abhängig zeigt von der Ausdehnung des Primärtumors und
dem Ausmaß der regionären Metastasierung.

Differentialdiagnose

In Frage kommen luische Primäraffekte, TBS, Erosion beim Herpes la-
bialis, (schmerzhafte) Rhagaden etc.

Therapie

Auch hier finden sich - wie bei den Hautkarzinomen - nach chirurgischer und radiologischer Therapie etwa gleichhohe Rezidivquoten bzw.
5-Jahres-Heilungen. Zu berücksichtigen ist bei der Indikation neben
anderen, schon bei den Hautkarzinomen dargelegten Erwägungen der funktionelle und kosmetische Effekt. Zur primären Rekonstruktion von Form
und Funktion der Mundspalte nach Karzinom-Exzision wurden zahlreiche
Methoden angegeben, die einer bestimmten Lokalisation und/oder einer
bestimmten Ausdehnung des Defektes zugeordnet werden können. Auf diese
Weise kommen die einzelnen Methoden relativ selten zur Anwendung, wodurch die Erfahrungen des Operateurs mit den verschiedenen Methoden
gering bleiben müssen. In den letzten 12 Jahren haben wir daher eine
Grundkonzeption - basierend auf der Bernardschen Plastik (1951) -
entwickelt.

Mit Hilfe der sinngemäßen Variation des Grundkonzeptes (s. Abb. 6)
ist es möglich, bei nahezu allen Defektformen der Mundspalte Form und
Funktion wieder herzustellen. Die häufige Benützung eines einzigen
Grundkonzeptes vermehrte die persönliche Erfahrung und hatte daher
bessere Resultate zur Folge.

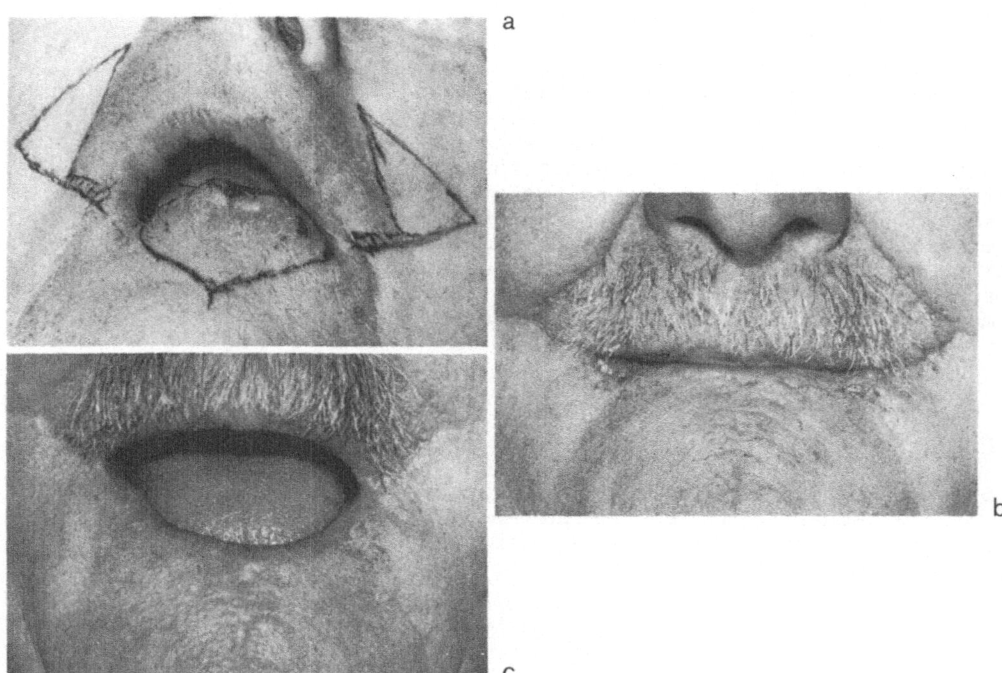

Abb. 6. a) Plattenepithelkarzinom der Unterlippe. Eingezeichnet die
Schnittführung zur Keilexzision der Unterlippe und zum Ersatz der
Unterlippe mit Hilfe zweier dreischichtiger Transpositionslappen
(Haut-Muskulatur-Schleimhaut) aus der Wange nach Exzision zweier
paranasaler Haut-Muskeldreiecke. Der Vorteil dieses auf der Plastik
von BERNARD (1851) beruhenden Operationsprinzipes zum Ersatz der
Unterlippe liegt darin, daß es mit entsprechenden Modifikationen
auch für Defekte des Mundwinkels und der Oberlippe angewendet werden
kann. b) 1 Monat post operationem. Die häufige Benützung eines einzigen Grundkonzeptes bei der Rekonstruktion nahezu aller Defekte im
Bereich der Mundspalte führt zur Vermehrung der operativen Erfahrung
und zur Verbesserung der Ergebnisse hinsichtlich Funktion und Form.
c) Mund halb geöffnet fünf Monate post operationem. Kein Speichelfluß

<u>Literatur</u>

FRIES, R.: Zur Art der Metastasierung maligner Kiefertumoren. Klin.
     Med. <u>15</u>, 546 (196o).
FRIES, R.: Über eine neue Methode der primären Wiederherstellung des
     Mundwinkels nach Carcinomexstirpation. Öst. Z. Stomat. <u>59</u>, 366
     (1962).
FRIES, R.: Über das Vorkommen von Herzmetastasen nach malignen Tumoren
     im Kiefer-Gesichtsbereich. Dtsch. zahnärztl. Z. <u>18</u>, 1427 (1963).
FRIES, R.: Erfahrungen bei der Behandlung von Kiefertumoren. Proceed-
     ings 14th Biennal Internat. Congress of the internat. College of
     Surgeons. <u>11</u>, 731 (1964).
FRIES, R.: Diagnose, Therapie und Prognose maligner Oberkiefertumoren
     mit cranialer Ausbreitung (Orbita, Schädelbasis). Öst. Z. Stomat.
     <u>62</u>, 119 (1965).

FRIES, R.: Autoplastische Rekonstruktion des Unterkieferknochens nach Halbseitenresektion mit Hilfe eines gewinkelten Beckenknochenspanes (vorläufige Mitteilung einer neuen Transplantatform). Öst. Z. Stomat. 62, 444 (1965).

FRIES, R.: Zur Frage der alloplastischen Defektüberbrückung nach Unterkieferresektionen. Fortschr. Kiefer- u.Gesichtschir. 1o, 93 (1965).

FRIES, R.: Die Abhängigkeit der Therapie und Prognose vom Ausmaß der Knochenzerstörung bei Unterkieferkarzinomen. Fortschr. Kiefer- u. Gesichtschir. 13, 92 (1968).

FRIES, R.: Zur Frage der Abhängigkeit der Prognose von der Lokalisation des Primärtumors bei Karzinomen des Viscerocraniums. Öst. Z. Stomat. 65, 2o2 (1968).

FRIES, R.: Karzinome der Mundhöhle (TNM-Klassifikation). Wien: Überreuter 1968.

FRIES, R.: Karzinome der Mundhöhle (Lokalisationszeichen). Dazu Erläuterung der Klassifikationsanleitungen. Wien: Überreuter 1968.

FRIES, R.: Erfahrungen mit dem gewinkelten Beckenknochentransplantat bei der Rekonstruktion nach ausgedehnten Defekten des Unterkieferknochens. Öst. Z. Stomat. 67, 419 (1970).

FRIES, R.: Klinik der Kiefersarkome. Fortschr. Kiefer- u. Gesichtschir. 15, 146 (1970).

FRIES, R.: Vorzug der Bernardschen Operation als Universalverfahren zur Rekonstruktion der Unterlippe nach Carcinomresektion. Chir. plastica (Berl.) 1, 45 (1971).

FRIES, R.: Zur Frage der Grenzen der chirurgischen Behandlung von Tumoren im Kiefer-Gesichtsbereich. Erscheint im Kongressband Jahrestagung Österr. Ges. f. Chirurgie 1971.

FRIES, R.: Möglichkeiten und Grenzen der Erkennung maligner Tumoren der Mundhöhle in der zahnärztlichen Praxis. Zahnärztl. Prax. 22, 241 (1971).

FRIES, R.: Advantages of a basic concept in lip reconstruction after tumor resection. Erscheint in J. maxillo-facial Surg.

FRIES, R., ALT, H., CANIGIANI, G., NEUMANN, H.: Zur computergerechten Dokumentation des Viscero-craniums. Mschr. Ohrenheilk. 1o5, 463 (1971).

FRIES, R., FLEISCHMANN, E.: Zur kombinierten chirurgischen und radiologischen Behandlung von Lymphknotenmetastasen nach malignen Tumoren des Kiefer-Gesichtsbereiches. Radiologia Austriaca 11, 137 (1961).

FRIES, R., KRÄNZL, B.: Zur Frage der Rezidive nach Mundhöhlenkarzinomen. Öst. Z. Stomat. 68, 92 (1971).

FRIES, R., SPIESSL, B.: Das TNM-System als Grundlage für die Klassifikation des Mundhöhlenkarzinoms. Dtsch. Zahn-, Mund- u. Kieferheilk. 54, 179 (1970).

Karzinome der Mundhöhle und des Oberkiefers

R. FRIES

Neben den für die Mundhöhle charakteristischen Geschwulstformen und
solchen, die auch in anderen Körperregionen vorkommen, stellen im
Mund-, Kiefer- und Gesichtsbereich die bösartigen Tumoren das zentrale
Problem der klinischen Onkologie dar. Die Verteilung der Malignome im
Krankengut der Universitätsklinik für Kieferchirurgie in Wien zeigt,
daß die Plattenepithelkarzinome der Mundschleimhaut mit 9o% weit überwiegen, gefolgt von Adenokarzinomen mit etwa 5%, 4% Sarkomen und 1%
seltenere Malignome wie Melanoblastome, maligne Hämangioendotheliome
etc. Auch wegen der zahlenmäßigen Prävalenz soll im folgenden versucht
werden, kurz gefaßt die klinische Onkologie der Karzinome der Mundhöhle und des Oberkiefers darzulegen.

Morbidität und Mortalität

Der Anteil der Mundhöhlenkarzinome an den gesamten Neuerkrankungen
des menschlichen Organismus an Krebs ist regional verschieden. Die
Angaben im Bereich der westlichen Hemisphäre schwanken zwischen 2%
und 5%. Höhere Prozentsätze finden sich in Asien wie z.B. Malaya (15%),
Süd-Vietnam (16%) und bis zu 47% in Indien. Für West- und Ostdeutsch-
land wurden 2 - 2,3% in der Literatur angegeben. Die absoluten *Mortali-
tätsziffern* liegen in Westdeutschland bei 1,5 Todesfällen an Mundhöh-
lenkrebs pro 1oo.ooo Einwohnern und Jahr, wobei man zwischen 1952 und
1967 einen Anstieg auf 1,7 feststellen konnte. Nach Angaben in der
Literatur und eigenen Untersuchungen beträgt die Fünfjahresüberlebensrate beim Mundhöhlenkarzinom 25 - 3o%, so daß man mit einiger Zurückhaltung auf eine *Morbiditätsrate* von 2 - 3 Menschen pro 1oo.ooo Einwohnern und Jahr, welche an diesen Karzinomen erkranken, schließen kann.

Alters- und Geschlechtsverteilung

In unserem Krankengut beträgt das Verhältnis Männer zu Frauen 3 : 1,
nach anderen Angaben 2 : 1. Früher betrug diese Ralation 4 : 1. Daraus
geht hervor, daß zusehends mehr Frauen an Mundhöhlenkarzinom erkranken, wofür die Änderung der Lebensgewohnheiten der Frauen (Zunahme
von Tabak- und Alkoholkonsum, s. später) als Erklärung herangezogen
werden kann.

Das Durchschnittsalter der Patienten beträgt 64,5 Jahre, wobei die
Mehrzahl (87,2%) der Krebserkrankungen nach dem 5o. Lebensjahr auftreten. Weiter ist zu beobachten, daß sich mit zunehmendem Alter der
prozentuale Anteil der Frauen erhöht.

Ätiologie

Auch für die Krebsentstehung im Bereich der Mundhöhle werden exogene
und endogene Faktoren beschrieben. Die Bedeutung der *endogenen Faktoren*
ist noch weitgehend ungeklärt. Diskutiert werden: Leberzirrhose, Diabetes und Eisenmangelanämien im Sinne der daraus resultierenden Störungen der Epithelschutzfunktionen bzw. der Epithelregeneration.

Exogene Noxen hingegen wurden bereits eindeutig als Realisationsfaktoren im Rahmen der Synkarzinogenese nachgewiesen. So erkranken Raucher
nachweisbar in einem wesentlich höheren Prozentsatz an Mundhöhlenkarzinomen als Nichtraucher. Ebenso eindeutige Statistiken stellten eine
höhere Krebsanfälligkeit bei ständigem Genuß hochprozentiger Alkoho-
lika fest, wobei offen bleibt, ob die ständige Einwirkung des Alkoho-
les auf die Schleimhäute oder der indirekte Einfluß der Leberzirrhose
ätiologisch im Vordergrund steht. Starke aktinische Reize bei extremer
Exposition (Seemann, Landwirt) gelten als exogene Faktoren bei der
Entstehung von Lippenkarzinomen.

Chronisch-*mechanische* Reize, etwa von Zahnprothesen, wurden in selteneren Fällen als Mitursache für die direkte Krebsentstehung beschrieben - doch sollte dieser Faktor nicht überschätzt werden (ähnliches
gilt für die chronische Entzündung des Sinus maxillaris im Rahmen der
Krebsentstehung). Häufiger hingegen entwickeln sich auf Grund chro-
nisch-mechanischer Reize Epithelveränderungen wie Epithelprolifera-
tionen ohne maligne Entartung, Fibrome, Papillome, Ulzera und Narben.
Im Gegensatz dazu stehen Epithelveränderungen, welche als Präkanzerosen angesprochen werden können, wie z.B. die traumatisch-irritative
Leukoplakie (s. später).

Klassifikation der Mundhöhlenkarzinome

Als Grundlage der klinischen Krebsforschung gilt die verbindliche
Klassifizierung der faßbaren Sachverhalte im Bereich des Primärtumors
(T), der regionären Lymphknotenmetastasen (N) und der Fernmetastasen.
Ziel der Klassifizierung ist die Schaffung homogener Patientenkollektive zum Zwecke der Beurteilung von Behandlungsmethoden, der Prognose,
des Austausches von Erfahrungen auf einheitlicher Basis, der Erstellung von Behandlungsplänen etc. Die UICC (Unio Internationalis Contra
Cancrum, Genf) hat, neben anderen Körperregionen, auch für die Karzinome der Mundhöhle Klassifizierungsanleitungen gegeben. Diese werden
derzeit erprobt und wahrscheinlich korrigiert werden. Dem lokalisierten Karzinom, dem sogenannten Primärtumor, wurden die Symbole T_1, T_2,
T_3 und T_4 zugeordnet - wobei mit T_1 und T_2 weniger ausgedehnte "Frühstadien" und mit T_3 und T_4 ausgedehnte bis inkurable Karzinome definiert werden. Entsprechendes gilt für N_1, N_2 und N_3 bei der Beschreibung des Metastasierungsgrades im Bereich der regionären Lymphknoten.
M_1 (im Gegensatz zu M_0) gilt als Symbol für die Fernmetastasierung.

Untersuchungen haben gezeigt, daß 7o% und mehr der Patienten mit ausgedehnten Primärtumoren (T_3 und T_4) zur Erstbehandlung kommen, d.h.
die entsprechenden Behandlungszentren zu spät aufsuchen, wodurch sich
die Überlebenschancen bedeutend verringern. So beträgt z.B. die kollektive minimale Fünfjahresüberlebensrate bei T_1 und T_2-Kategorien ca.
4o%, während sie sich bei T_3 (ca. 2o%) und T_4 (1o%) deutlich erkennbar
verschlechtert. Etwa 1 1/2 bis 2mal so hoch ist die Wahrscheinlichkeit
für den einzelnen Patienten, 5 Jahre zu überleben (Life Table - Über-
lebenswahrscheinlichkeit). Die Metastasierung in die regionären Lymphknoten steht in mehr oder weniger direkter Relation zur Ausdehnung,

Lokalisation, dem histologischen Differenzierungsgrad des Primärtumors und der Dauer des Leidens. So beträgt z.B. der Prozentsatz an regionären Metastasen bei der T_1-Kategorie 2o - 3o% und steigt nahezu linear bis auf 6o - 8o% bei der T_4-Kategorie.

Bezogen auf die Lokalisation findet man bei Primärtumoren im Bereich des Mundhöhlenbodens (Zunge, Mundboden, Alveolarfortsatz) regionäre Lymphknotenmetastasen zwischen 5o und 6o%, bei Oberkieferkarzinomen in ca. 25% und bei Lippenkarzinomen in 2o% der Fälle. Die regionäre Metastasierung erfolgt vor allem in die submandibulären Lymphknotengruppen (45%), gefolgt in der Frequenz von Halslymphknoten (25%) und den jugular kranial gelegenen Lymphknoten (2o%). Der Rest verteilt sich auf submentale, supraklavikuläre und andere Regionen.

Die Fernmetastasierung (M_1) erfolgt erst nach längerer, erfolgloser Behandlung in etwa 2% der Fälle.

Prognose

Die Prognose ist weitgehend abhängig von Ausdehnung und Lokalisation des Primärtumors, dem Ausmaß der regionären Metastasierung und dem biologischen Verhalten (Malignität) des Primärtumors im Rahmen der Tumorkrankheit, als Ausdruck für die Wechselwirkungen zwischen dem lokalisierten Karzinom und dem gesamten Wirtsorganismus.

Bekannt ist, daß nur etwa 1o% der Patienten ohne Behandlung die Zweijahresgrenze bei Mundhöhlenkarzinomen überleben. Weiter (s. oben), daß mit der Zunahme der Größe des Primärtumors die Überlebenschancen sich enorm verschlechtern. Zudem kommen über 7o% der Patienten zu spät mit ausgedehnten Karzinomen zur Erstbehandlung. Die Therapie der Mundhöhlenkarzinome hat schon seit einiger Zeit die Grenzen des technisch Möglichen und menschlich Vertretbaren erreicht bzw. teilweise schon überschritten. Eine Verbesserung der Ergebnisse kann derzeit von Seiten der Therapie kaum mehr erwartet werden. Die einzige Chance, die Behandlungsergebnisse zu verbessern, liegt darin, weniger ausgedehnte Karzinome in einem höheren Prozentsatz als bisher zur Erstbehandlung zu bringen. Oberstes Gebot ist daher zum heutigen Zeitpunkt die *Früherkennung* und *Früherfassung* dieser Karzinome mit dem Ziel, die Patienten frühzeitig mit weniger ausgedehnten Karzinomen zur Behandlung zu bringen und damit ihre Überlebenschancen wesentlich zu verbessern. Auf dem Wege der Prävention, d.h. durch geeignete Maßnahmen die Häufigkeit der Mundhöhlenkarzinome zu verringern (etwa entsprechende Aufklärung hinsichtlich der schädlichen exogenen Realisationsfaktoren wie Tabak- und Alkoholkonsum etc.), wird man, wie die Erfahrung zeigt, kaum Erfolge erwarten dürfen. Wir sind daher verpflichtet, immer wieder besonders auf die Klinik der Frühsymptome der Karzinome hinzuweisen, um die rechtzeitige Diagnose und Behandlung in einem höheren Prozentsatz als bisher zu ermöglichen.

Klinik der Präkanzerosen

Präkanzerosen sind Veränderungen von Haut und Schleimhaut, auf deren Boden mehr oder weniger häufig Karzinome entstehen. Dementsprechend unterscheidet man zwischen obligaten und fakultativen Präkanzerosen. zu den *fakultativen* Vorkrebsen der Mundschleimhaut zählen z.B. benigne Hyperkeratosen, die Nikotinstomatitis, der Lichen ruber planus, die

Papillomatose, das Plummer-Vinson-Syndrom u.a. Von wesentlicherer
Bedeutung sind die *obligaten* Präkanzerosen, vor allem die Leukoplakie
und äußerst seltene Erkrankungen wie Morbus Bowen und die Erythroplasie.

Leukoplakie: Klinisch präsentiert sich die Leukoplakie als weißer,
nicht abwischbarer Fleck im Bereich der Schleimhaut. Der Begriff Leukoplakie umfaßt jedoch eine Vierzahl von Verhornungsanomalien verschiedener Genese und Prognose. Die Erscheinungsbilder der Leukoplakie
(es werden drei klinische Formen unterschieden) können in Zusammenhang
mit der Häufigkeit der krebsigen Entartung gebracht werden.

1. Die keratotisch veränderte Schleimhaut präsentiert sich *plan* mit
glatter Oberfläche bzw. etwas verdickt und gelegentlich mosaikartig
getäfelt. Bei dieser Form ist die maligne Entartungsrate relativ gering.

2. Die verruköse Proliferation, welche umschrieben deutlich erhaben
erscheint, ist als Hinweis für mögliche beginnende Entartung anzusehen (s. Abb. 1).

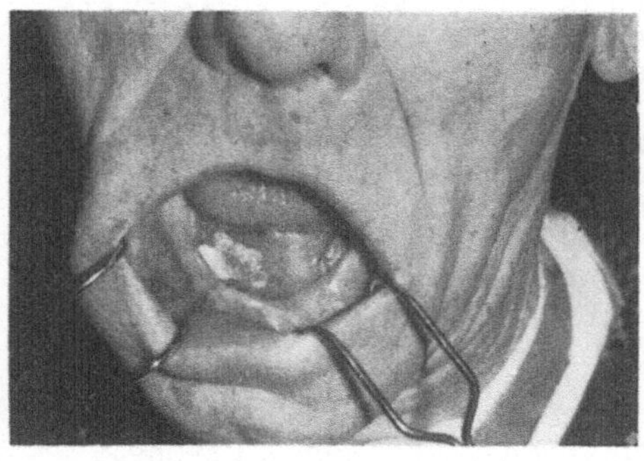

Abb. 1. Sublinguale verruköse Leukoplakie. Ursprünglich war nur
ein planer, weißer Fleck vorhanden (s. Text). Histologie: Beginnende maligne Entartung

3. Die Kombination *verruköse* Leukoplakie *mit Erosionen, Exulzerationen* und
gelegentlichen entzündlichen Veränderungen zeigt die höchsten Entar-
tungsraten.

Nach Angaben in der Literatur findet sich bei Mundhöhlenkarzinomen
in 15 - 60% gleichzeitig eine Leukoplakie. Umgekehrt kommt es in 1,4
- 36% zur malignen Entartung von Leukoplakien innerhalb eines Zeitraumes von 1 - 11 Jahren. Die unterschiedlichen Prozentsätze und Zeit-
angaben sind zweifellos auf die inhomogene Zusammensetzung der verschiedenen Leukoplakieformen innerhalb der einzelnen untersuchten
Kollektive zurückzuführen.

Grundsätzlich ist jede Leukoplakie regelmäßig zu kontrollieren. Bei
Veränderungen in Richtung verruköse Leukoplakie ("Unruhigwerden der
ursprünglich glatten Oberfläche") ist die Dignität der Leukoplakie
unbedingt mittels Probeexzision abzuklären und bei Anzeichen von beginnender maligner Entartung die veränderte Schleimhaut vollständig
im Gesunden zu exzidieren.

Das Mundhöhlenkarzinom

Symptomatik

Das intraepithelial entstehende "Carcinoma in situ" stellt klinisch einen Zufallsbefund dar. Zunehmendes weiteres Wachstum führt zur charakteristischen Verdickung und Verhärtung der Schleimhaut, die auch im Anfangsstadium dem gewissenhaften Untersucher nicht entgehen sollte. Bei *endophytischem* Wachstum entsteht in der Folge ein sich vorwölbender Knoten, während bei *exophytischem* Wachstum durch Zerstörung der Schleimhaut sich ein Ulkus mit wallartigen Rändern entwickelt. Die Karzinome wachsen (Abb. 2) mehr oder weniger rasch weiter, mit

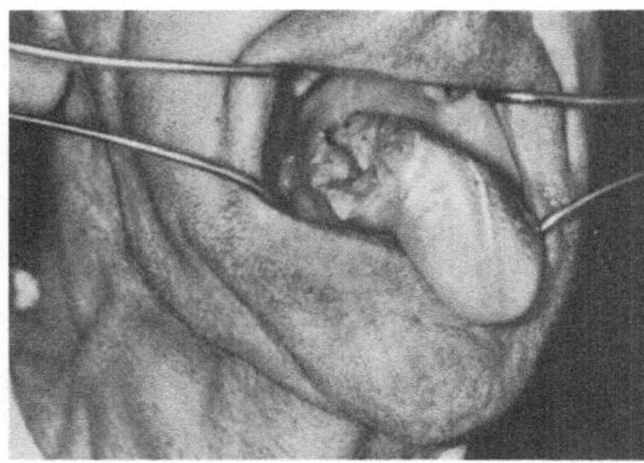

Abb. 2. Exulzeriertes Plattenepithelkarzinom des Zungenrandes (postmolar). Das Ulkus besitzt derbe, wallartig aufgeworfene Ränder. Man tastet in die Tiefe der Umgebung das infiltrierend wachsende Karzinom. Jugular kranial verschieblicher, derber Lymphknoten tastbar (Tumorformel nach SPIESSL u. FRIES: N_1 jg. cran. T_4/pom. M_0)

schrankenloser, destruierender Infiltration in die Umgebung. Es entstehen größere Ulzera mit schmieriger, blutig tingierter Oberfläche, blumenkohlartige Knoten, Knochendestruktion (unregelmäßige, unscharf begrenzte osteolytische Aufhellungen im Röntgenbild). Die Ilfiltration der umgebenden Weichgewebe hat Funktionsstörungen (Sprache, Kauen, Schlucken), Paresen und Paraesthesien zur Folge. Sekundäre entzündliche Infektion der zerfallenden Tumormassen führen zur entsprechenden Sekretion und einem charakteristischen, süßlichen Foetor ex ore.

Kieferhöhlenkarzinom

Die auf dem Boden der Kieferhöhlenschleimhaut entstehenden Karzinome werden wegen der okkulten Lokalisation häufig erst in einem fortgeschrittenen Stadium aufgedeckt. Zu den Frühsymptomen zählen das "unklare Völlegefühl" im Bereich des Oberkiefers, fleischwasserfarbenes Sekret aus der Nase, verbunden mit süßlichem Foetor (fuso-spirilläre Infektion). Die Vorwölbung und der Durchbruch zur Mundhöhle (Gaumen, Alveolarfortsatz), in die Wange oder Orbita (mit Verdrängung des Bulbus oculi) und die Kieferklemme (Durchbruch des Karzinoms nach retromaxillär, Kaumuskulatur) sind bereits Symptome des fortgeschrittenen Karzinomwachstums über die Grenzen der Kieferhöhle hinaus (s. Abb. 3).

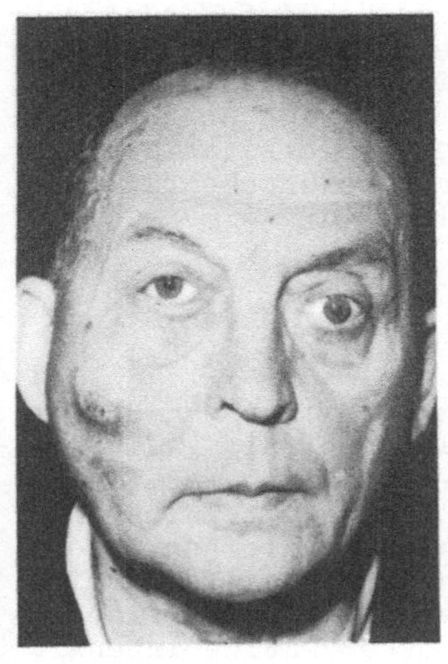

Abb. 3. Plattenepithelkarzinom ausgehend von der Schleimhaut des Sinus maxillaris rechts. Das fortschreitende Wachstum führte zur Verdrängung des Bulbus oculi und weiter zur Infiltration im Bereich der Wange. Im Röntgenbild Destruktion des Proc. pterygoideus als Zeichen für retromaxilläre Tumorausbreitung. Der Versuch einer operativen Sanierung mußte unradikal abgebrochen werden

Diagnose

Die frühzeitige Erkennung der Symptome maligner und auch benigner Veränderungen im Bereich des Mundes hat die *bewußte* und *systematisch durchgeführte Inspektion* und *Palpation* der Mundhöhle zur Voraussetzung. Sämtliche auf Präkanzerosen oder Karzinome auch nur andeutungsweise verdächtige Veränderungen sind sofort der aktiven Diagnostik zuzuführen. Dazu zählen ebenso alle dem Erstuntersucher unklaren Zustandsbilder. Die leichtfertige Bagatellisierung verzögert die rechtzeitige Diagnose und die frühzeitige Therapie und verringert damit bei Malignomen die Überlebenschancen der Patienten beträchtlich.

Die *Biopsie* ermöglicht Aussagen über die histologische Struktur des Tumors, den Differenzierungsgrad und dessen Verhalten zu Nachbargeweben (expansives oder infiltratives Wachstum). Aus diesen Gründen ist die Probeexzision nach wie vor allen anderen diagnostischen Verfahren überlegen. Das zur histologischen Untersuchung exzidierte Gewebe hat folgende Strukturen einzubeziehen: Tumor, Randgebiet und angrenzendes gesundes Gewebe. Zur Verhinderung der Dissemination von Tumorzellen werden die Schnittflächen abschließend elektrokoaguliert. Die Probeexzision sollte aus folgenden Gründen *unbedingt* dem Operateur überlassen werden:

1. Der Operateur kann exakter die optimale Entnahmestelle beurteilen.
2. Die Biopsie verkürzt am Beginn der tumorausrottenden Operation (histologische Beurteilung mittels Gefrierschnitt) das Intervall zwischen Probeentnahme und Tumoroperation auf ein Minimum. Bei diesem Vorgehen wird die Zeitspanne zwischen Diagnose und Therapie verkürzt und die Gefahr der Propagation durch die Biopsie (Zellaussaat, Sekundärinfektion) herabgesetzt.

Zytologische Diagnostik: Die Methodik der exfoliativen Zytologie (Beurteilung von Zellabstrichen vom Tumor) im Bereich der Mundhöhle wurde aus der Gynäkologie (Portioabstrich) übernommen und erfordert große persönliche Erfahrung. Ihre Anwendung blieb bis jetzt in der Regel auf Kliniken beschränkt. Auch an diesen Zentren wird die exfoliative Zytologie lediglich als Ergänzungsbefund zur Erhärtung der Diagnose gewertet bzw. im Rahmen der regelmäßigen Rezidivkontrollen zur Sicherung der klinischen Befunde herangezogen.

<u>Serologische Untersuchung</u>: Diese Testmethoden beruhen auf Veränderungen der Blutsera von krebskranken Patienten, verursacht durch Tumorzerfall und -wachstum. Diese Tests sind unspezifisch und die Ergebnisse nach Literaturangaben in Zweifel zu ziehen. Eigene Untersuchungen zusammen mit dem Krebsforschungsinstitut der Universität Wien (Vorstand Prof. Dr. WRBA) mit dem "3-D-Test" erbrachten ebenfalls in einem hohen Prozentsatz falsch positive Ergebnisse.

Chirurgische Therapie

Ziel der chirurgischen Behandlung ist die radikale Entfernung des Primärtumors und der regionären Lymphknotenmetastasen. Als radikal wird die Tumorentfernung dann bezeichnet, wenn es möglich war, den Tumor – ohne an irgendeiner Stelle Tumorgewebe freigelegt zu haben – allseits (wenigstens 1 cm im Gesunden) umfassend zu entfernen. Die Fortschritte auf dem Gebiet der modernen Anästhesiologie (Intubation, Blut- und Flüssigkeitsersatz etc.), die postoperative antibiotische Prophylaxe der Wundinfektion und die prä- und postoperative intensive Betreuung (Atemwege, Sondenernährung, Herz-Kreislauf) haben die Voraussetzungen geschaffen, daß in den letzten beiden Jahrzehnten die Operationsverfahren subtiler, radikaler, sorgfältiger, gefahrloser und für den Patienten schonender gestaltet werden konnten. Die Altersgrenze für operative Eingriffe konnte hinaufgesetzt werden.

Allgemeine Voraussetzungen zur chirurgischen Behandlung

1. Primär ist festzustellen, ob der Allgemeinzustand des Patienten Narkose und Operation erlaubt. Gelegentlich wird eine interne Vorbereitung notwendig sein. Nach entsprechender Aufklärung des Patienten über die Operationsfolgen (Funktionseinbußen, Verunstaltung, Möglichkeiten der plastischen Rekonstruktion etc.) ist dessen Zustimmung zur Operation einzuholen.

2. Die radikale Operabilität des Tumors muß präoperativ weitgehend (klinisch, röntgenologisch) gewährleistet sein. Gelegentlich (s. später) wird man den Hauptanteil eines inoperablen Tumors als Vorbereitung zur Strahlentherapie unradikal abtragen.

3. Vitale Funktion (Atmung, Schlucken etc.) müssen unbedingt erhalten werden. Nicht selten besteht daher nach ausgedehnten Tumorresektionen die Notwendigkeit, primär Rekonstruktionen durchzuführen. Dies setzt voraus, daß der Operateur entsprechende Erfahrungen in der plastisch-rekonstruktiven Chirurgie besitzt und zugleich mit der Konstruktion und Anwendung zahnärztlich-prothetischer Geräte (Platten, Schienen etc.) entsprechend vertraut ist.

4. Die postoperative Rezidivkontrolle soll hingegen durch die primär-rekonstruktiven Maßnahmen möglichst wenig behindert werden.

Indikation der chirurgischen Behandlung

Unter Berücksichtigung der oben genannten Voraussetzungen ist nach unseren klinischen Erfahrungen die primäre chirurgische Behandlung von Karzinomen der Mundhöhle und des Oberkiefers der Strahlentherapie vorzuziehen (Indikation zur Strahlentherapie s. später). Als *Kontraindikation* gilt das Vorhandensein von Fernmetastasen oder inkurablen regionären Lymphknotenmetastasen.

Operationsmethodik

<u>Primärtumor</u>: Ziel der Konzeption und Durchführung ist die übersicht-
liche, umfassende Tumorentfernung. Im Laufe der Jahrzehnte wurden
hierfür nahezu standardisierte Verfahren entwickelt. Im folgenden
sollen kurz die wesentlichsten in ihren Grundzügen dargestellt werden (Vorgangsweise an der Wiener Universitätsklinik für Kieferchirurgie und anderen Zentren).

1. <u>Sitz des Primärtumors im Bereich des Mundhöhlenbodens</u> (Zunge, Sulcus circumlingualis, Alveolarfortsatz): Bei dieser Tumorlokalisation
wird die Unterlippe (median) und der Unterkieferknochen (paramedian)
temporär durchtrennt. Nach Auseinanderdrängen der Kieferstümpfe bietet
sich ein übersichtliches Operationsgebiet, welches die Tumorresektion
optimal ermöglicht. Je nach Sitz des Tumors wird die Operation als
"Hemiglossektomie", "Mundbodenresektion" oder "Unterkiefer-Kontinuitätsresektion" weitergeführt. Abschließend erfolgt der Defektverschluß
(Diaphragma oris, Schleimhaut, Osteosynthese des Unterkieferknochens
und Verschluß der Weichteile). Vitale Probleme ergeben sich bei der
Unterkiefer-Kontinuitätsresektion, welche stets bei röntgenologisch nachweisbaren Knochendestruktionen durchgeführt werden muß. Die Unterbrechung der Kontinuität des Unterkiefers bedingt ein Zurücksinken der
Zunge und des Zungengrundes und eine damit verbundene Atembehinderung,
Aspiration und Aspirationspneumonie. Bis zum 2. Weltkrieg betrug aus

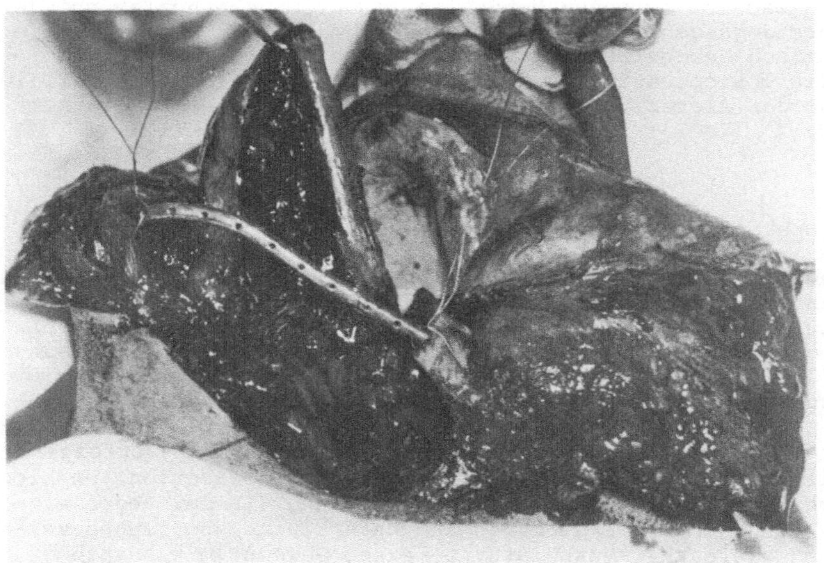

Abb. 4. Zustand nach medianer Durchtrennung der Unterlippe und Exstirpation eines Unterkiefer-Mundbodenkarzinoms en bloc mit den submandibulären Lymphknoten (links in der Abbildung das Kinn, rechts
die zurückgeklappten Wangenweichteile, die Zunge hochgehoben). Der
Knochendefekt wurde mit einem modifizierten Steinmann-Nagel (Fries)
überbrückt und damit die Kontinuität des Unterkieferbogens erhalten.
Fixation der Allenthese an den Knochenstümpfen mit Hilfe von Draht-
nähten. Auf diese Weise (s. Text) können Schluck- und Atemstörungen,
Aspirationspenumonie etc. wirksam verhindert werden

diesem Grund die postoperative Mortalitätsrate nach Unterkieferresektionen bis zu 3o%. Die sofortige Defektüberbrückung und Wiederherstellung der Unterkiefer-Kontinuität mit Hilfe metallischer Allenthesen (s. Abb. 4), verbunden mit topographisch regelrechter Fixation der Muskelstümpfe an den Allenthesen hat diese postoperativen Komplikationen weitgehend gebannt. Nach einem 1 1/2jährigen rezidivfreien Intervall kann das Implantat durch ein autoplastisches Knochentransplantat ersetzt werden.

<u>Wange:</u> Bei tiefer Infiltration der Wange durch das Karzinom sind alle Schichten der Wange abzutragen. Der penetrierende Defekt soll nur bei geringster Ausdehnung primär verschlossen werden, da die postoperative Narbenschrumpfung die Mundöffnung einengt und die Rezidivkontrolle erschwert. Demgegenüber bringt der sekundäre Defektverschluß (Nahlappen, Fernlappen etc.) funktionell und ästhetisch wesentlich bessere Ergebnisse.

<u>Oberkiefer:</u> Zur übersichtlichen Darstellung wird bei dieser Karzinomlokalisation die Oberlippe temporär durchtrennt. Die Wangenweichteile werden dem Bedarf entsprechend in verschiedener Weise vom Oberkiefer abgelöst und zur Seite geklappt. Nunmehr kann der Tumor gut überschaubar allseits im gesunden Knochen abgesetzt und abgetragen werden. Der entstandene Defekt wird mit vorher angefertigten Verbandplatten abgedeckt. Nach Abschluß der Wundheilung wird eine spezielle "Resektionsprothese" angefertigt, welche die Wangenweichteile (gegebenenfalls auch den Bulbus oculi) unterstützt und ästhetisch störende Einziehungen verhindert. Zugleich erfolgt mit diesem Gerät der luft- und wasserdichte Abschluß zwischen Mundhöhle und Nasennebenhöhlen und der Ersatz verlorengegangener Alveolarfortsätze und Zähne. Der sofortige primäre plastisch-rekonstruktive Verschluß des Oberkieferdefektes verhindert die postoperative Wundbehandlung und vor allem die Rezidivkontrolle, so daß dieses Vorgehen nahezu als Kunstfehler bezeichnet werden müßte.

Regionäre Lymphknotenmetastasen

Erfahrungsgemäß sind die regionären Lymphknotenmetastasen bei Plattenepithelkarzinomen strahlenresistent, so daß der operativen Therapie der Vorzug zu geben ist (Indikation zur Strahlentherapie s. später). Die hohe Frequenz der regionären Lymphknotenmetastasen bei Karzinomen des Mundhöhlenbodens hat dazu geführt, daß auch bei klinisch *negativem* Befund die suprahyoidalen Lymphknotengruppen (1. Filterstation) prophylaktisch und in einem Block (s. Abb. 4, En bloc-Verfahren) mit dem Primärtumor entfernt werden. Bei klinisch positivem Befund erfolgt sinngemäß die typische Halsdrüsenausräumung (neck dissection) en bloc mit dem Primärtumor. Bei der Halsdrüsenausräumung (in der Regel einseitig) wird von supraklavikulär bis zum Unterkiefer sämtliches zwischen Haut und tiefer Halsmuskulatur gelegene Gewebe (mit Ausnahme der A. carotis communis, A. carotis interna und dem N. Vagus)entfernt.

Rezidiv im Bereich des Primärtumors und der regionären Lymphknotenmetastasen

Rezidive werden zurückgeführt auf zurückgelassene Tumorzellen oder auf neuerliches Karzinomwachstum am gleichen Ort. Eigene Untersuchungen haben ergeben, daß bei Rezidiven - auch nach radikaler Erstbehand-

lung - weitere therapeutische Maßnahmen wenig Effekt zeigten und die
überwiegende Mehrzahl der Patienten innerhalb von 1 1/2 Jahren dem
Tumorleiden erliegt.

Zytostatische Therapie

Im letzten Jahrzehnt haben wir an der Wiener Universitätsklinik für
Kieferchirurgie folgende Zytostatika angewendet: Alkylierende Sub-
stanzen (E 39 Bayer, Trenimon, Mitomen und Endoxan), Antimetaboliten
(Methotrexat, 5-Fluoruracil) und Antibiotika (Bleomycin).

Anwendungsformen: Lokalbehandlung (E 39), enterale und parenterale
therapeutische Dosen und zur Rezidivprophylaxe (Trenimon, Endoxan,
Bleomycin) und intraarterielle Infusionen (Methotrexat) und in Form
der "Synchronisation" (5-Fluoruracil kombiniert mit Strahlentherapie).
Der Behandlung zugeführt wurden chirurgisch und radiologisch inkurable Fälle und in seltenen Fällen unbehandelte Primärtumoren. Bei Mundhöhlenkarzinomen sahen wir - abgesehen von vorübergehenden Teilregres-
sionen - keine Heilungen. Die verminderte und veränderte Durchblutung
des Tumors und seiner Umgebung nach erfolgter Vorbehandlung kann als
Erklärung dafür herangezogen werden, daß bei nicht vorbehandelten
Karzinomen ausgedehntere Volumenverkleinerungen - und dies für etwas
längere Zeit - als bei vorbehandelten Patienten erzielt werden konnten. Doch auch bei diesen Patienten sahen wir keine Heilungen. Die
relativ besten Ergebnisse brachte die intraarterielle Therapie mit
dem Antimetaboliten Methotrexat. Ähnliche Ergebnisse werden von der
überwiegenden Mehrzahl der Autoren in der Literatur berichtet.

Routinemäßig verwenden wir weiterhin Mitomen zur Dekontamination des
Operationsgebietes als Inokulationsprophylaxe von Tumorzellen, deren
Verimpfung im Operationsgebiet auch bei elektrochirurgischem Vorgehen
nicht sicher ausgeschlossen werden kann. Weiter verabreichen wir prae
und intra operationem Endoxan i.v. als Schutz bei der Tumorzellausschwemmung in die Blutbahn, bedingt durch die operativen Manipulationen.

Literatur

EMMINGER, A., MOHR, U., SCHLEGEL, D.: Die Tumoren im Bereich der Mund-
    höhle und der Kiefer. In: Schriften zur Praxis des Zahnarztes, Bd.
    1o (Hrsg. MÜNCH, J.). München-Gräfelfing: Banaschewski 1971.
LANGER, E.: Histopathologie der Tumoren der Kiefer und der Mundhöhle.
    Stuttgart: Thieme 1958.
MACCOMB, W.S., FLETCHER, G.H.: Cancer of the head and neck. Baltimore:
    Williams and Wilkins 1967.
PAPE, H.-D.: Die Früherkennung der malignen Mundschleimhauttumoren
    unter besonderer Berücksichtigung der exfoliativen Cytologie.
    München: Hanser 1972.
SCHEUNEMANN, H.: Experimentelle und klinische Untersuchungen zur in-
    traarteriellen Chemotherapie inoperabler maligner Tumoren im Kie-
    fer- und Gesichtsbereich. München: Hanser 1966.
SCHUCHARDT, K. (Hrsg.): Therapie des Mundhöhlenkarzinoms. In: Fort-
    schr. der Kiefer- und Gesichts-Chir., Bd. 13. Stuttgart: Thieme
    1968.
SCHUERMANN, H.: Krankheiten der Mundschleimhaut und der Lippen. Mün-
    chen-Berlin: Urban und Schwarzenberg 1958.
SPIESSL, B.: Plattenepithelkarzinom der Mundhöhle. Stuttgart: Thieme
    1966.
WUSTROW, F.: Die Tumoren des Gesichtsschädels. München-Berlin: Urban
    und Schwarzenberg 1968.

Die Geschwülste der Mundspeicheldrüsen

R. STIEBITZ

Das dem obersten Verdauungstrakt zugeordnete System der Mundspeicheldrüsen hat seine Systemerkrankungen. Auch auf onkologischem Gebiet
sind hier deutliche Unterschiede gegenüber der Mundschleimhaut vorhanden. Dem ziemlich einförmigen Bild der Pflasterzellkarzinome der
Mundhöhle steht im Bereich der Speicheldrüsen eine Vielfalt histopathologischer Tumortypen gegenüber (SEIFERT, 1972). In diesem Beitrag
werden nur die epithelialen Geschwülste behandelt. Der größere Teil
dieser Tumoren verhält sich benigne. Da das pathologische Geschehen
nicht an einer Oberfläche, sondern submukös oder subkutan abläuft,
läßt sich die Unterscheidung zwischen benignen und malignen Typen aus
dem klinischen Bild oft nur mit Vorbehalt treffen. Diese Frage läßt
sich aber auch bei der aussagekräftigen histologischen Untersuchung
nicht ohne weiteres auf den Gegensatz von Adenom und Karzinom reduzieren, sondern sie kann derzeit nur auf dem Umweg über eine diffe-
renzierende Typendiagnostik beantwortet werden. Bei der chirurgischen
Therapie ergeben sich operationstechnische Probleme im Bereich der
Glandula parotis durch die topographischen Beziehungen dieses Organs
zum motorischen Gesichtsnerven, an den übrigen Standorten durch die
Beziehungen des Tumors zu den Gesichtsschädelknochen. Plastisch-rekonstruktive Maßnahmen gewinnen im chirurgischen Behandlungsplan zu-
nemend an Bedeutung.

Klinische Diagnostik

Das *System der Mundspeicheldrüsen* umfaßt die Organe Parotis und Submandibularis ("Große Speicheldrüsen") und die submukösen Drüsen im gesamten
Bereich der Mundhöhle ("Kleine Speicheldrüsen", "Schleimdrüsen"). Als
mögliche Standorte speicheldrüsenspezifischer Typen von diagnostischer
und therapeutischer Eigenart ergeben sich daher:

1. Parotis.

2. Submandibularis.

Tumoren dieser beiden Standorte können bei der äußeren Untersuchung
der Kopf-Halsregion diagnostiziert werden.

3. Sublingualis.

4. Submuköse Drüsen der Mundschleimhaut. Sie finden sich im gesamten
Bereich der Mundhöhle, am häufigsten im Bereich des Gaumens.

5. Schleimhautdrüsen der Nasennebenhöhlen. Ein Teil der von der Kieferhöhle ausgehenden "Oberkiefertumoren" zeigt die histologischen Typen
der Speicheldrüsentumoren.

6. Primär intraossale Standorte. Sie können aus dem Einschluß von
Speicheldrüsengewebe oder odontogenem Epithel in die Knochen des
Gesichtsschädels her verstanden werden.

Die Tumoren der Standorte 3. – 6. kommen bei der klinischen Untersuchung der Mundhöhle oder der röntgenologischen Untersuchung des Gesichtsschädels zur Ansicht.

Eine *Frühdiagnose der Speicheldrüsentumoren* hat es im allgemeinen mit den Symptomen eines subkutanen oder submukösen Tumors im Bereich der Kopf-Halsregion oder der Mundhöhle zu tun. Im Untersuchungsgang kommen nach Inspektion, Palpation und Funktionsdiagnose (Speichelsekretion, Beweglichkeit der Mandibula, der Bulbi, Innervation der Gesichtsmuskulatur) zunächst röntgenologische Untersuchungsmethoden zur Anwendung. Die Röntgenuntersuchung umfaßt Nativbilder der Knochen des Gesichtsschädels und die retrograde Kontrastdarstellung des Gangsystems der großen Drüsen.

Wegen der engen räumlichen Beziehungen, die zwischen dem Anfang des Verdauungstraktes und den Knochen des Gesichtsschädels bestehen, ist eine Röntgenuntersuchung der Gesichtsschädelknochen bei Speicheldrüsentumoren aller Standorte obligat. Das Übergreifen von Drüsengeschwülsten auf den benachbarten Knochen ist sowohl vom Standort als vom Tumortyp abhängig. Die röntgenologischen Knochendestruktionsbilder unterscheiden sich durch ihre Vielfalt von den geläufigen, eher gleichförmigen Bildern, die durch Pflasterzell-Karzinome der Mundschleimhaut zustande kommen. Der Tumortyp des Zylindroms zeigt hierbei eine besondere Variationsbreite, die darauf zurückgeführt werden kann, daß expansives, infiltratives und grobdestruierendes Tumorwachstum von Fall zu Fall verschieden stark hervortritt und daß in der Tumorumgebung auch Knochenneubildung erfolgen kann (PSENNER, 1963; SONESSON, 1963; STIEBITZ, 1965).

Die retrograde Kontrastdarstellung des Gangsystems der großen Drüsen kommt vorwiegend bei der Glandula parotis zur Anwendung. Die "sialographische" Darstellung der inneren Drüsenoberfläche kann zur Beantwortung der Fragen, ob die pathologische Veränderung der Drüse selbst oder ihrer Umgebung angehört, eine Entzündung oder ein Tumor vorliegt, der Tumor im oberflächlichen oder tiefen Drüsenanteil gelegen ist, herangezogen werden (SCHULTZ, 1969).

Wenn die so gewonnenen Befunde auch nie absolut beweiskräftig sind – denn das Vorhandensein entzündlicher Veränderungen am Gangsystem schließt das gleichzeitige Vorhandensein eines Tumors nicht aus –, so ist ihre Kenntnis bei der variablen chirurgischen Anatomie der Drüse für die Durchführung der Operation doch von Vorteil. Neben diesen Routineverfahren können in Einzelfällen auch andere Untersuchungsmethoden wie die Szintigraphie oder Echographie herangezogen werden (BÖRNER, 1972).

Im Verlauf des Untersuchungsganges ist sinngemäß vor der histologischen Beurteilung des Tumors die makroskopische Beurteilung durch den Operateur einzureihen. Die nach den Regeln der makroskopischen Pathologie zu erhebenden Befunde: solitäre oder multiple Tumorknoten, abgekapselt oder unscharf begrenzt, solide oder zystisch, ferner die Beschaffenheit der Schnittfläche oder eines flüssigen Tumorinhaltes können und sollen vom Operateur bei der Erstellung des Behandlungsplanes mit verwertet werden.

Histopathologie und Prognose

Die *histopathologische Untersuchung* kann prä-, intra- oder postoperativ vorgenommen werden. Derzeit wird die intraoperative Untersuchung

bevorzugt, weil sie ein einzeitiges operatives Vorgehen ermöglicht
(HERMANEK u. BÜNTE, 1972). Da jede Methode Vor- und Nachteile aufweist,
ist ein schematisches Vorgehen aber nicht zu empfehlen.

Die *präoperative* Beurteilung hat den Vorteil, daß am Paraffinschnitt
eine ausreichende histopathologische Differentialdiagnose betrieben
werden kann, und den Nachteil eines zweizeitigen operativen Vorgehens.

Die *intraoperative* Beurteilung hat den Vorteil einer bestmöglichen präoperativen Darstellung des pathologischen Gewebes und einer einzeitigen Operation und den Nachteil, daß sie eine rasche Beurteilung der
Schnitte erfordert und eine Differentialdiagnose unter Zuhilfenahme
von Spezialfärbungen nur beschränkt möglich ist.

Die *postoperative* Beurteilung, die auch als "Exzisionsbiopsie" bezeichnet wird, hat den Vorteil, daß kein Tumorgewebe angeschnitten werden
muß, und den Nachteil, daß der Operationsplan nach dem makroskopischen
Befund allein erstellt werden muß und daher unter Umständen ein zweiter
operativer Eingriff unter erschwerten Bedingungen notwendig wird.

Die histopathologische Beschreibung des Tumorgewebes soll prinzipiell
erfassen:

1. den Typus der Einzelzelle,

2. die Anordnung der Zellen (den Aufbau, die "Architektur" des Geschwulstgewebes,

3. das Fehlen oder Vorhandensein "histologischer" Malignitätszeichen.
Diese ergeben sich wiederum aus Befunden an der Einzelzelle und aus
der Auseinandersetzung des Tumorepithels mit seiner Umgebung.

Umfassende Statistiken und jetzt erst einigermaßen vollständige Langzeitbeobachtungen haben davon überzeugen können, daß die Nomenklatur
bei Speicheldrüsengeschwülsten nicht nur eine akademisch-theoretische,
sondern eine unmittelbar praktische Bedeutung besitzt (ENEROTH, 1964;
FOOTE u. FRAZELL, 1954). Die Vereinheitlichung der Nomenklatur wurde
in letzter Zeit durch einige international verbreitete Publikationen
gefordert (FOOTE u. FRAZELL, 1954; THACKRAY, 1972; ICC Committee on
Tumor Nomenclature, 1965). Das im folgenden vorgetragene Schema der
speicheldrüsen-spezifischen Tumortypen (manche von ihnen kommen übrigens auch in den Tränendrüsen und im Tracheal-Bronchialtrakt vor)
soll die Funktion eines einfachen Merk- und Ordnungsschemas erfüllen,
indem es Ähnlichkeiten zwischen Tumorzellen und normalen Speicheldrü-
senzellen feststellt.

Bei der Reduktion der anatomischen Struktur einer Speicheldrüse auf
die einfache stereometrische Form eines Rohres ergeben sich aus Quer-
und Längsschnitt zwei Orientierungsrichtungen: am Querschnitt kann
das lumenwärtige "sekretorische" Epithel dem "basalen" (myoepitheli-
alen) gegenübergestellt werden (BÖCK u. FEYRTER, 1964a; FEYRTER, 1969).
Am Längsschnitt ergibt sich in der Richtung des Sekretstromes eine
Aufeinanderfolge verschieden differenzierter Elemente: seröse, muköse,
Streifenstück- und Gangepithelzellen. Man kann die Tumortypen Mischtumor, Basalzelladenom und Zylindrom mit Basalzellen (Myoepithelzel-
len), Mukoepidermoidtumor mit Schleimzellen, Azinuszelltumor mit se-
rösen Drüsenzellen, onkozytäres Adenolymphom (Zystadenolymphom) mit
Streifenstückzellen in Beziehung setzen. Diese Tumorarten machen bis
zu 3/4 der Speicheldrüsengeschwülste aus, den Rest bilden "gewöhnliche" Karzinome, die nur als solide, pflasterzellige oder Adenokarzinome beschrieben werden. Als Mutterboden der meisten Speicheldrüsengeschwülste werden "Indifferenzzonen des Gangsystems" angenommen
(SEIFERT, 1966).

Für die Differentialdiagnose sind auch histochemische Befunde von
Bedeutung. Bei den Typen Mischtumor, Zylindrom und Mukoepidermoidtumor enthält das Tumorgewebe Schleim. Bei Mischtumoren und Zylindrom
lassen sich hyaluronidaselabile (mesenchymale) Mukopolysaccharide
nachweisen (AZZOPARDI u. SMITH, 1959). Bei Mischtumoren entstehen
durch Auflösung des zellulären Zusammenhältes die typenspezifischen
myxochondromatösen Bilder (BÖCK u. FEYRTER, 1964b). Bei Zylindromen
kommt eine "schweizerkäseartige" Durchlöcherung des soliden epithelialen Tumorparenchyms zustande, weil bindegewebige Achsen schleimig
aufquellen. Dem tubulär-soliden "Basalzelladenom" fehlt die Verschleimung. Die Mukoepidermoidtumoren enthalten ein hyaluronidasestabiles
(epitheliales) Muzin, das von Schleimzellen gebildet wird. Enzymhistochemische Untersuchungen haben gezeigt, daß die einzelnen Tumortypen
auch ein unterschiedliches Fermentmuster besitzen (KAUFMANN u. STIE
BITZ, 1969 a,b).

Manche Autoren versuchen, die *klinischen Eigenschaften* der Speicheldrüsentumoren in einer Dreiteilung: benigne, semimaligne, maligne zu erfassen (GLÄSER, 1962; RAUCH, 1959). Dem entspricht im amerikanischen
Sprachgebrauch die Reihe "low, medium, high grade malignant". Gegen
eine solche Einteilung läßt sich einwenden, daß dadurch naturwissenschaftliche Kategorien umfunktioniert werden. Ein maligner Tumor ist
durch seine Metastasierungsfähigkeit eindeutig gekennzeichnet, auch
wenn dieses Ereignis einmal früher, ein andermal später eintritt und
dementsprechend ein akuter oder chronischer Krankheitsverlauf unterschieden werden kann. Da die chirurgische Therapie prinzipiell nur
eine Ausschneidung des Tumors mit schmalem oder breitem Sicherheitsrand kennt und eine Dreiteilung keine Erleichterung, sondern eher
eine Erschwerung der Indikationsstellung mit sich bringt, sollte eine
klare Unterscheidung von benignen und malignen Typen angestrebt werden.
Zum Zustandekommen des Semimalignitätsbegriffes scheinen vor allem
eine undeutliche Unterscheidung der Typen und das Fehlen von Langzeitbeobachtungen beigetragen zu haben (STIEBITZ, 1968).

Kann man für die genannten Typen überhaupt Typenprognosen stellen,
oder hat jeder Fall seine Individualprognose? Beide Annahmen lassen
sich durch Beispiele stützen. Die Unterschiede zwischen den einzelnen
Typen können unter 4 verschiedenen Gesichtspunkten aufgezeigt werden:

1. Man kann, die gewöhnlichen Karzinome ausgenommen, voraussetzen,
daß von jedem Typ benigne und maligne Formen vorkommen können. Die
Typen unterscheiden sich dann durch die Prozentsätze. Die Grenzziehung
geht mitten durch die Typen hindurch, es fallen aber verschieden viele
Fälle dem einen oder anderen Bereich zu. Wenn man Langzeitbeobachtungen
zugrunde legt, ergibt sich von benigne nach maligne fortschreitend die
Reihe: Zystadenolymphom, Mischtumor (pleomorphes Adenom), Basalzelladenom, Mukoepidermoidtumor, Azinuszelltumor, Zylindrom, gewöhnliche
Karzinome.

2. Langzeitbeobachtungen zeigen, daß der zeitliche Verlauf der Erkrankung bei malignen Typen akut oder chronisch sein kann. Beispiele für
betont chronische Verläufe geben Zylindrome und Azinuszelltumoren.
(Im eigenen Material ergab sich bei Zylindromen eine 2-, 5- und 1o-
Jahres-Überlebenszahl von 83%, 66%, 4o%.) Dagegen haben maligne Mischtumoren (pleomorphe Adenome), maligne Mukoepidermoidtumoren sowie
gewöhnliche Karzinome vorwiegend einen akuten Verlauf. (Im eigenen
Material hatten die Parotis-Karzinome eine 2-Jahres-Überlebenszahl
von 58%.)

3. Die Art der Metastasierung und die Wuchsart ist ebenfalls verschieden. Bei Zylindromen kommen etwa 3mal soviel hämatogene als lymphogene
Metastasen vor. Bei diesem Typ zeigt das Tumorgewebe auch eine ausgeprägte Neurotropie und wächst entlang der Nerven in die Umgebung vor.

Auf die unterschiedliche Häufigkeit und Art der Knochendestruktion wurde schon bei der Röntgendiagnose hingewiesen.

4.Statistiken zeigen, daß es häufigere und seltenere Tumortypen gibt und daß sich die Typen auch auf verschiedene Standorte verschieden verteilen. Der häufigste Typ überhaupt ist der Mischtumor (pleomorphes Adenom). Submuköse, sublinguale und submadibulare Drüsen, histologisch durch muköse Drüsenzellen charakterisiert, beherbergen vor allem Tumoren von Basalzellcharakter. Dabei ist wieder die relative Häufigkeit der malignen Zylindrome im Bereich dieser Standorte von praktischer Bedeutung. Azinuszelltumoren und Zystadenolymphome kommen außerhalb der Glandula parotis nur selten vor.

Zusammenfassend lassen sich die klinischen Eigenschaften der Typen folgendermaßen charakterisieren, wobei die Reihenfolge wieder auf den steigenden Prozentsatz maligner Formen Bezug nimmt:

Zystadenolymphom: Im ganzen benigne, gelegentlich multiples Vorkommen, daher lokale Rezidive nicht ausgeschlossen. Möglicherweise gar kein echter Tumor, sondern eine tumorartige Hyperplasie (KLEINSASSER, 1969).

Mischtumor (pleomorphes Adenom): Überwiegend (etwa 95%) benigne, lokale Rezidive möglich. Die Rezidivhäufigkeit hängt vom Operationsverfahren ab, die Form der Rezidive ist oft plurifokal (REDOR, 1955). Der maligne Mischtumor hat einen akuten Verlauf wie gewöhnliche Karzinome. Das Basalzelladenom als Sonderform des Mischtumors ("nichtverschleimender" Mischtumor) verhält sich klinisch wie der gewöhnliche (STIEBITZ, 1968).

Mukoepidermoidtumor: Das Vorkommen von benignen Formen scheint gesichert. Maligne Formen verlaufen akut mit lymphogenen und hämatogenen Metastasen (STIEBITZ, 1964).

Azinuszelltumor: Das Vorkommen von eindeutig benignen Formen ist zweifelhaft. Der Verlauf ist oft betont chronisch (ENEROTH, 1966). Bei histologisch malignen Formen (es gibt dabei fließende Übergänge zu "gewöhnlichen" Adeno-Karzinomen) kommt akuter Verlauf mit lymphogenen und hämatogenen Metastasen vor (STIEBITZ, 1965).

Zylindrom: Im ganzen maligne, aber oft betont chronisch verlaufend, mit häufigen Lokalrezidiven, hämatogenen, seltener lymphogenen Metastasen (STIEBITZ, 1972).

Gewöhnliche Karzinome: Solide, pflasterzellige oder drüsige verlaufen akut mit lymphogenen und hämatogenen Metastasen.

Verschiedene andere Tumortypen: Hellzellige Adenome, Talgdrüsenadenome, solide Onkozytome, Zystadenome u.a. kommen auch in größeren Serien nur als Einzelfälle vor und müssen von Fall zu Fall prognostisch bewertet werden.

Chirurgische Therapie

Bei der *chirurgischen Therapie* des Primärtumors (T) kommen als verschiedene Vorgangsweisen die Ausschneidung mit schmalem oder breitem Sicherheitsrand (die konservative oder die radikale Operation) zur Anwendung. Über die Breite des Sicherheitsrandes mögen bei radikaler Operation verschiedene theoretische Vorstellungen bestehen, in der Praxis kommt im Bereich des Gesichtsschädels bei verhältnismäßig engen räumlichen Verhältnissen oft nicht mehr als 1 cm zustande. Das Fest-

legen der Resektionsgrenzen stellt auch den geübten Operateur von Fall
zu Fall vor neue Aufgaben, und man kann in diesem Bereich nur mit Einschränkung von typischen Operationen sprechen. Für eine Präparation
im anatomischen Sinn ist die Gladula submandibularis am besten geeignet. Totalexstirpation dieses Organs ist daher bei chronisch-entzündlichen Veränderungen, bei benignen und malignen Tumoren die Methode
der Wahl. Überraschenderweise sind die Operationsresultate bei malignen Tumoren dieser Region nicht besser als an anderen Standorten, die
für eine anatomische Präparation ungünstigere Voraussetzungen bieten
(ENEROTH, 1971).

Bei der *Glandula parotis* kommt eine routinemäßige Totalexstirpation des
Organs wegen des in ihr verlaufenden motorischen Gesichtsnerven nicht
zur Anwendung. Die Drüse wird durch eine intraglanduläre Nerven-Gefäß-
ebene ("faziovenöse Ebene") unterteilt, wobei ein größerer oberflächlicher (suprafazialer, lateraler) und ein kleinerer tiefer (subfazia-
ler, medialer) Anteil entsteht (BÖHME, 1966). Die Operation beginnt
in jedem Fall mit einem präaurikulären, vertikalen Hautschnitt, von
dem aus die Drüsenoberfläche dargestellt und dann die Nervenebene
lokalisiert wird. Dies geschieht zumeist vom Foramen stylomastoideum
her, und die Präparation kann durch Lupenvergrößerung und intraoperative Reizstromdiagnose erleichtert werden. Ist die Diagnose eines
benignen Tumors gestellt, so kann eine partielle oder totale *"konservative Parotidektomie"* mit präparatorischer Darstellung und Erhaltung
des Nervus facialis ausgeführt werden (CONLEY, 1970 a,b; LACOUR u.
MICHAUX, 1971; REDON, 1955). Bei den selteneren, im medialen Drüsenanteil sitzenden Tumoren wird der Tumor nach Entfernung des lateralen
Anteils unter oder zwischen den Fazialisfasern hervorgezogen. Diese
Art der "konservativen" Parotidektomie wird für alle benignen Tumoren
als sicheres Operationsverfahren angesehen. Sie kann auch bei kleinen
malignen Tumoren gelegentlich als radikalchirurgischer Eingriff angesehen werden, dann nämlich, wenn die intraglanduläre Präparations-
ebene mit dem Sicherheitsrand zusammenfällt. Bei malignen Tumoren von
einiger Größe muß im allgemeinen eine *"totale Parotidektomie"* mit Resektion
des Fazialisgeflechtes als Radikaloperation ausgeführt werden. Sie
kann in günstigen Fällen (unter Berücksichtigung der Ausdehnung des
Tumors, des Allgemeinzustandes des Patienten u.a.) durch die primär
rekonstruktive Maßnahme einer autologen Nerventransplantation zur
Überbrückung des Fazialisdefektes erweitert werden (CONLEY, 1970a;
FREEMAN, 1964).

Hat ein maligner Tumor die Organgrenzen überschritten, so kann noch
eine *"erweiterte Parotidektomie"*, bei der Weichteile und Knochen aus der
Drüsenumgebung mitresiziert werden, versucht werden. Sie hat dann am
ehesten Aussicht auf kurativen Erfolg, wenn der Tumor gegen die äußere
Haut und die Knochen des Gesichtsschädels gewachsen ist, weniger, wenn
sich der Tumor gegen die knöcherne Schädelbasis erstreckt. Aber auch
in solchen Fällen kann eine Operation als palliativer Eingriff für
den Patienten eine Zeitlang von Nutzen sein.

Bei Tumoren der *Glandula submandibularis* wird auf jeden Fall eine Totalexstirpation des Organes vorgenommen. Hat der Tumor die Organgrenzen
überschritten, müssen Weichteile und Knochen der Drüsenumgebung mitreseziert werden. Im allgemeinen sind Knochenresektionen im Bereich
der Mundhöhle indiziert, wenn der Knochen röntgenologisch oder makroskopisch vom Tumor befallen ist, wenn bei malignen Tumoren Knochen
innerhalb des Sicherheitsrandes gelegen ist und wenn ein Zugang zum
Operationsfeld geschaffen werden muß.

Bei Tumoren der *submukösen Drüsen* im Bereich der Mundhöhle hat der drüsige Mutterboden des Tumors immer nur wenige mm Durchmesser, und die

operative Technik braucht hier keine Rücksicht auf die Struktur eines
drüsigen Organs zu nehmen. Die chirurgische Problematik deckt sich
daher weitgehend mit der anderer, nicht speicheldrüsenspezifischer
Tumoren derselben Standorte und braucht hier nicht näher abgehandelt
zu werden. Auf jeden Fall ist bei einiger Größe des Tumors eine äußere
Schnittführung einem "oralen" operativen Vorgehen (durch die Mundspalte)
im Hinblick auf die präparatorische Erfassung des Tumors überlegen.
Sie bringt bei entsprechender Technik auch keine negativen Auswirkungen auf die Ästhetik des Gesichtes mit sich.

Die chirurgische Therapie erweist sich auch bei Vorliegen von *Lymph-
knotenmetastasen* (N) noch leistungsfähig. Dazu wird für Tumoren aller
Standorte die weitgehend normierte Operation der Halslymphknotenaus-
räumung (neck-dissection) gewählt. Wegen der erhöhten Neigung der
Speicheldrüsentumoren zu hämatogener Metastasierung ist ihr Wert im
Behandlungsplan etwas geringer als bei den Pflasterzellkarzinomen der
Mundschleimhaut.

Fernmetastasen (M) kommen vor allem in der Lunge vor. Sie können bei
Zylindromen z.B. jahrelang bestehen, und daran ist zu denken, wenn man
den Effekt einer Chemotherapie nach der Überlebenszeit beurteilen will.

Für die Strahlentherapie gibt es wenig primäre Indikationen, da die
benignen Tumoren überwiegen und auch für die malignen kurativ wirksame radikalchirurgische Methoden zur Verfügung stehen. Bei den malignen Speicheldrüsenkarzinomen kann die Strahlentherapie als Teil einer
kombinierten Therapie aber wahrscheinlich noch einiges zur Verbesserung der Therapieergebnisse beitragen.

Es ist derzeit noch schwer, sich auf Grund von Publikationen ein Urteil über die *Therapieergebnisse* zu bilden. Wenn für Parotiskarzinome
5-Jahres-Überlebensraten von 15 bis 6o% genannt werden, so liegt die
Vermutung nahe, daß sich die publizierten Kollektive weder in diagnostischer noch in therapeutischer Hinsicht vergleichen lassen (CONLEY,
197oa; ENEROTH, 1966; RAUCH, 1959; REDON, 1964). Da unter den malignen
Formen sowohl akut als auch chronisch verlaufende vorkommen, sind
Langzeitbeobachtungen über 1o und 2o Jahre erforderlich. Die Faktoren:
Größe, Standort, Hostologie und Therapiemethode müssen auseinandergehalten werden. Zwischen diesen Faktoren bestehen wieder Abhängigkeiten, so zwischen Größe, Standort und Frühdiagnose, zwischen Standort und Typenhäufigkeit, zwischen Standort und Radikalität der Operation, zwischen Standort und Tumorausbreitung u.a. Eine Verbesserung
der Therapieergebnisse im ganzen kann mit den derzeit verfügbaren
Methoden noch erwartet werden. Dazu müssen in jedem Einzelfall die
Möglichkeiten der

- Frühdiagnose,
- histologischen Typendiagnose,
- prognostischen Auswertung des histologischen Befundes auf Grund von
  Langzeitbeobachtungen,
- adäquaten Exzisionstechnik,
- kombinierten Therapie

voll ausgenutzt werden. Dazu sind im allgemeinen nur spezialisierte
Arbeitsgruppen imstande.

Da für den betroffenen Patienten aber nicht nur die Möglichkeit einer
Heilung an sich, sondern auch der funktionelle und ästhetische Zustand
nach der Operation von Interesse ist, gewinnen plastisch-rekonstruktive
Arbeitsgänge im chirurgischen Behandlungsplan zunehmend an Bedeutung.
Im Bereich des Gesichtsschädels ist neben der Wiederherstellung der
oberflächenbildenden Weichteile (Haut und Schleimhaut) vor allem auch

die der formbildenden knöchernen und der funktionell bestimmten neuro-
muskulären Strukturen notwendig. Das Spektrum der rekonstruktiven
Möglichkeiten reicht von der Kunststoffprothese nach Oberkieferresek-
tion bis zur autologen Nerventransplantation unter Verwendung mikrochirurgischer Technik. Der ärztliche Praktiker, der so wichtige Funktionen bei der Frühdiagnose von Tumorkrankheiten erfüllt, sollte auch
über diese Möglichkeiten informiert sein, damit er dem Patienten den
Entschluß, sich einem radikalchirurgischen Eingriff zu unterziehen,
erleichtern kann.

Literatur

AZZOPARDI, J.G., SMITH, O.D.: Salivary gland tumours and their mucins.
J. Path. Bact. 77, 131 (1959).
BÖCK, J., FEYRTER, F.: Über die benignen (insidiösen) epithelialen
Geschwulsttypen der menschlichen Orbita. Albrecht v. Graefes Arch.
klin. exp. Ophthalmol. 167, 493 (1964a).
BÖCK, J., FEYRTER, F.: Über das Interstitium der epithelialen Ge-
schwulstarten der Schleim- und Speicheldrüsen. Z. Krebsforsch. 66,
46 (1964b).
BÖHME, P.E.: Die Parotischirurgie und ihre morphologischen Grundlagen.
Stuttgart: Thieme 1966.
BÖRNER, W.: Die Szintigraphie der Kopfspeicheldrüsen mit 99 Tc-Per-
technetat. Fortschr. Kiefer- u. Gesichtschir. 15, 23 (1972).
CONLEY, J.: Concepts in head and neck surgery. Stuttgart: Thieme 197oa.
CONLEY, J.: Treatment of malignant tumours of the salivary glands.
Bull. N.Y. Acad. Med. 46, 511 (197ob).
ENEROTH, C.M.: Histological and clinical aspects of parotid tumours.
Acta oto-laryng. (Stockh.) Suppl. 191, 1 (1964).
ENEROTH, C.M.: Acinic cell carcinoma of the parotid gland. Cancer
(Philad.) 19, 1761 (1966).
ENEROTH, C.M.: Salivary gland tumours in the parotid gland, submandi-
bular gland, and the palate region. Cancer (Philad.) 27, 1415
(1971).
FEYRTER, F.: Die peripheren endokrinen (parakrinen) Drüsen. In: Lehr-
buch der speziellen pathologischen Anatomie (Hrsg. KAUFMANN,
STAEMMLER). Erg. Bd. I/1. Berlin: de Gruyter 1969.
FOOTE, F.W., FRAZELL, E.L.: Tumours of the majof salivary glands.
In: Atlas of tumour pathol., Sect. IV, Fasc. 11. Washington: Armed
Forces Institute of Pathol. 1954.
FREEMAN, B.S.: Facial palsy. In: Reconstr. Plast. Surg. (Ed. CONVERSE,
J.M.). Philadelphia-London: Saunders 1964.
GLÄSER, A.: Die Geschwülste der Mundspeicheldrüsen. Berlin: Volk und
Gesundheit 1962.
HERMANEK, P., BÜNTE, H.: Die intraoperative Schnellschnittuntersuchung.
München-Berlin-Wien: Urban und Schwarzenberg 1972.
ICC Committee on Tumor Nomenclature: Illustrated Tumor Nomenclature.
Berlin-Heidelberg-New York: Springer 1965.
KAUFMANN, F., STIEBITZ, R.: Zur Enzymhistochemie der Speicheldrüsen-
tumoren. Acta histochem. (Jena) 32, 221 (1969a).
KAUFMANN, F., STIEBITZ, R.: Zur Enzymhistochemie solider und tubulärer
Basalzelladenome der Speicheldrüsen. Dtsch. Zahn-, Mund- u. Kiefer-
Heilk. 52, 273 (1969b).
KLEINSASSER, O.: Einteilung, Morphologie und Verhalten der epithelia-
len Speicheldrüsentumoren. Hals-, Nasen- u. Ohrenarzt 17, 197 (1969).
LACOUR, J., MICHEAUX, C.: Traitement des tumeurs malignes des glandes
salivaires à l'Institut Gustave-Roussy. In: Oncologie chirurgicale
(Hrsg. SAEGESSER, PETTAVEL). Bern-Stuttgart-Wien: Huber 1971.

PSENNER, L.: Die Röntgendiagnostik der Nase, der Nasennebenhöhlen,
des Epipharynx. In: Handb. d. med. Radiologie, Bd. VII/2 (Hrsg.
OLSSON, O., STRNAD, F., VIETEN, H., ZUPPINGER, A.). Berlin-Göttin-
gen-Heidelberg: Springer 1963.
RAUCH, S.: Die Speicheldrüsen des Menschen. Stuttgart: Thieme 1959.
REDON, H.: Chirurgie des glandes salivaires. Paris: Masson 1955.
REDON, H.: Thérapeutique chirurgicale des maladies des glandes sali-
vaires. In: 14th Biennal Int. Congress of the ICS, Berichte III,
S. 355. Wien: Wiener Med. Akademie 1964.
SCHULTZ, H.G.: Das Röntgenbild der Kopfspeicheldrüsen. Leipzig: Barth
1969.
SEIFERT, G.: Mundhöhle, Mundspeicheldrüsen, Tonsillen und Rachen.
Spezielle Patholog. Anatomie (Hrsg. SEIFERT, G., DÖRR, W., UEHLIN-
GER, E.), Bd. 1. Berlin-Heidelberg-New York: Springer 1966.
SEIFERT, G.: Die epithelialen Tumoren der Speicheldrüsen. In: Fort-
schr. Kiefer- u. Gesichtschir. $\underline{15}$, 2 (1972).
SONESSON, A.: Die Röntgendiagnostik der Kiefer und Zähne. In: Handb.
der med. Radiologie, Bd. VII/2 (Hrsg. OLSSON, O., STRNAD, E.,
VIETEN, H., ZUPPINGER, A.). Berlin-Göttingen-Heidelberg: Springer
1963.
STIEBITZ, R.: Über den Mucoepidermoidtumor (das schleimbildende Epi-
theliom) der Speicheldrüsen. Klin. Med. $\underline{18}$, 448 (1964).
STIEBITZ, R.: Über Azinuszelltumoren (Azinuszellkarzinome) der Parotis.
Wien. klin. Wschr. $\underline{77}$, 718 (1965).
STIEBITZ, R.: Die Geschwülste der Mundspeicheldrüsen. Öst. Z. Stomat.
$\underline{65}$, 26o (1968).
STIEBITZ, R.: Die Zylindrome des Kiefer-Gesichtsbereichs. In: Fortschr.
d. Kiefer-Gesichtschirurgie (Hrsg. SCHUCHARDT), Bd. XV. Stuttgart:
Thieme 1972.
THACKRAY, A.C.: Histological typing of salivary gland tumours (Int.
histological classification 7). Geneva: WHO 1972.

Tumoren des Ohres, des Nasenrachenraumes, des Siebbeins und des Kehlkopfes

L. BABLIK

Tumoren des äußeren und mittleren Ohres

Tumoren des äußeren und mittleren Ohres

Äußeres Ohr

Ohrmuschel

Genetik: Der hervorstechendste Repräsentant des äußeren Ohres ist die Ohrmuschel. Sie ist genauso wie die übrige Körperoberfläche mit Haut bedeckt, weist jedoch infolge ihrer Lage und Konfiguration einige gravierende Unterschiede zum Integumentum commune auf. Die Exposition der beiden, immer etwas vom Kopf abstehenden und von einem dünnen Faserknorpel getragenen Hautblätter gegen Umwelteinflüsse ist außerordenlich hoch, was ja auch zu häufigen Schädigungen - nicht-tumuröser Natur - führt. Wenn wir die heute geltende Theorie der Entstehung von Tumoren, abhängig von zwei Faktoren: endogene Disposition und exogene Noxen, zugrundelegen, sind die letzteren bei der Entwicklung von Tumorwachstum an der Ohrmuschel sicherlich führend. Drei Tatsachen unterstützen diese Ansicht: Bösartige Geschwülste des äußeren Ohres, besonders Karzinome, sind bei Männern viel häufiger als bei Frauen, die ihre Ohren meist bedeckt tragen und weniger oft im Freien arbeiten. Die ländliche, mehr der Witterung ausgesetzte Bevölkerung erkrankt häufiger als der Großstädter (KOKOSCHKA et al.); bestimmte, sich im Freien aufhaltende Berufsgruppen werden bevorzugt befallen (Landarbeiter, Gärtner). Degenerative Veränderungen und chronische Entzündungen (Ekzem, Dermatitis), die ja auch als Wegbereiter des malignen Tumors gelten, sind an der Haut der Ohrmuschel besonders häufig. Als exogene Noxen kommen vorwiegend Hitze, Kälte und UV-Bestrahlung in Frage (TORIYAMA u. ONUKI, 1968).

Symptomatologie und klinisches Bild: Für den speziellen Fall der Ohrmuschel wurden die beiden Begriffe zusammengezogen, da sie für die Praxis identisch sind. Die Tumoren der Ohrmuschel bieten subjektiv, besonders im Anfangsstadium, wenig Symptomatik. Außer geringfügigen Belästigungen wie gelegentlichem Jucken, Nässen oder kleinen Blutungen, verursachen sie dem Patienten kaum Beschwerden. Daran scheint es auch zu liegen, daß man gelegentlich monströse Geschwülste des äußeren Ohres beobachten kann, deren Präsentation der Patient dem Arzt gegenüber nicht so lange aufgeschoben hätte, wenn sie ihm Schmerzen bereitet hätten. Synchron damit ist bei der Betrachtung bereits das klinische Bild vor den Augen des Untersuchers ausgebreitet. Im Frühstadium findet man knötchenförmige Verdickungen warzenartigen Aussehens oder kleine, nicht abheilende Ulzera geringer Tiefe. Bei weiterem Fortschreiten wird der Malignomcharakter im Aussehen immer deutlicher und kann kaum noch mißdeutet werden. Es daher erschütternd, wie oft und wie lange auch heute noch derartige Tumoren von Kollegen mit Salben und Ähnlichem traktiert werden, bevor eine rationelle Therapie eingeleitet wird.

<u>Diagnose</u>: Die Diagnose kann *nur* durch eine histologische Untersuchung
gesichert werden, da auch der Erfahrene nicht imstande ist, auf Grund
der klinischen Untersuchung eine einwandfreie Klassifizierung vorzunehmen. Diese Tumoren halten sich an keine Regeln bezüglich ihres
Aussehens und Verhaltens. Die Folge davon ist, daß jede lokalisierte
Veränderung an der Ohrmuschel und im Gehörgang primär malignomverdäch-
tig ist und nicht gezögert werden darf, den Verdacht zu entkräften
oder zu bestätigen. Im Anfangsstadium wird oft die Erlangung einer
Diagnose gleichzeitig die Therapie darstellen, da man bei kleinen
Geschwülsten (bis etwa 5 mm Ø) keine Probeexzision machen, sondern
mit einer Exzision den ganzen Krankheitsherd im Gesunden beseitigen
sollte. Eine systematische Aufzählung der möglichen Tumorformen wollen wir uns ersparen und nur auf wenige, für diese Lokalisation wichtige Fakten, hinweisen. Naturgemäß überwiegen die epithelialen Geschwülste und hier zwei Hauptformen, die sich nicht unwesentlich unterscheiden. Das Karzinom (Plattenepithel- oder Spindelzellkarzinom)
mit allen seinen Eigenschaften und das Basaliom, das wohl destruierend wächst, jedoch nach heutigen Ansichten nicht metastasiert. Auch
Präkanzerosen sind nicht selten (Morbus Bowen). Die Zahlenangaben in
der Literatur schwanken sehr bezüglich Häufigkeit, so daß es wenig
Sinn hat, diese im Detail miteinander zu vergleichen. Mesenchymale
Geschwülste sollen selten sein, doch haben wir selbst immerhin unter
2o Fällen drei Melanome gesehen.

<u>Differentialdiagnose</u>: Hier kommen sämtliche gutartigen Hauttumoren
in Frage (Warzen, Papillome usw.), im speziellen Fall der Ohrmuschel

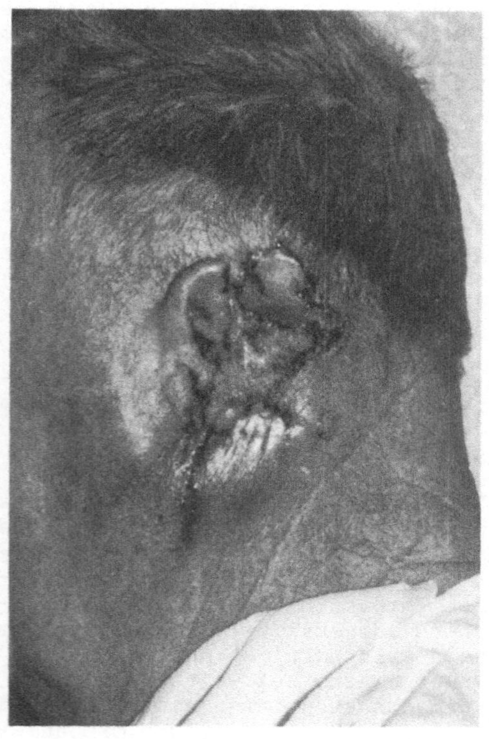

Abb. 1. Subtotalresektion
der Ohrmuschel wegen Kar-
zinom mit Erhaltung des
oberen Helix zur Brillen-
bügelauflage. Defekt-
deckung durch Schwenk-
lappen und freies Haut-
transplantat

auch das sogenannte schmerzhafte Ohrknötchen, das als einziges unter
allen diesen Geschwülsten ernstere Beschwerden verursacht.

<u>Therapie:</u> Bei feststehender oder anzunehmender Malignität erscheint
heute die primäre chirurgische Behandlung als rationellste Therapie
(ALRAM, 1971; KOKOSCHKA et al.; ROSSBERG u. ZIMMER, 1967). Die primäre und alleinige Strahlentherapie ist mit einem großen Prozentsatz
von Rezidiven behaftet, und die dann doch notwendige Operation muß
unter weit ungünstigeren Bedingungen durchgeführt werden. Zur Operation stehen zahlreiche Stadardmethoden zur Verfügung: Keilexzision,
Teilresektion sowie letztlich Ablatio der gesamten Ohrmuschel. Neuerdings wird versucht, durch kosmetische, bezüglich der Radikalität
vertretbare Methoden den Patienten den Entschluß zur Operation leichter zu machen (BABLIK et al; MORITSCH, 1968; Abb. 1 und 2). Eine
Nachbestrahlung führen wir, falls die Radikalität des Eingriffes aus
der histologischen Befundung des Operations-Präparates eindeutig hervorgeht (gesonderte Einsendung von Material aus den Randbezirken des
Operationsfeldes), nicht durch. Bei Übergreifen auf den Gehörgang
oder auf den Knochen der Ohrregion muß ausgedehnt reseziert und nachbestrahlt werden. Die regionäre Metastasierung erfolgt in die Lymphknoten der retroaurikulären Region, aber auch präaurikulär. Einige
zugehörige Abflußwege besitzen ihre Lymphknoten innerhalb der Parotis,
was für die chirurgische Beseitigung besonders unangenehm ist. Diese
sollte jedoch immer angestrebt und nur beim Vorliegen besonderer Um-
stände durch Strahlentherapie ersetzt werden. Die Prognose der malignen Geschwülste der Ohrmuschel, soweit sie die Ohrmuschel selbst nicht

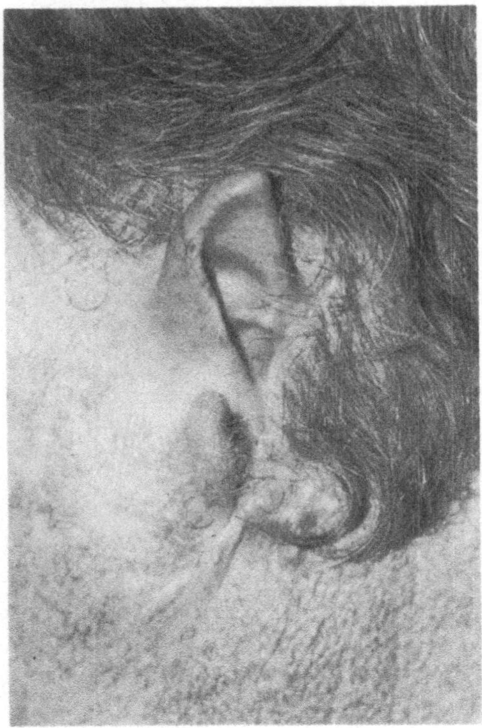

Abb. 2. Fall von Abb. 1
nach vollständiger Ab-
heilung

überschritten haben, ist als gut zu bezeichnen. Es gelingt fast immer,
durch Operation des Tumors Herr zu werden, da die Metastasierung spät
erfolgt. Die Prognose verschlechtert sich schlagartig, wenn der Tumor
auf den Gehörgang übergreift, in die Haut der Kopfschwarte einwächst
oder schon den Knochen des Schläfenbeines befallen hat. Auch ausgedehnte chirurgische Maßnahmen in Kombination mit Strahlentherapie
vermögen oft nur zeitweilig, einen therapeutischen Effekt zu erzielen.

Gehörgang

Da Ohrmuschel und Gehörgang teilweise eine anatomische Einheit bilden,
sollen hier nur die unterschiedlichen Verhaltensweisen besprochen
werden. Primäre Geschwülste sind hier wesentlich seltener als an der
Ohrmuschel, was wohl der wesentlich geringeren Exposition zu verdanken
ist. Sehr oft kommt es allerdings zum Übergreifen von Tumoren der Ohrmuschel auf den Gehörgang. Die Symptomatik, ist, wie bei der Ohrmuschel,
gering. Erst bei vollständigem oder fast vollständigem Verschluß des
Gehörganges tritt eine Hörstörung auf. Das klinische Bild ist dem der
Tumoren der Ohrmuschel ähnlich. Differentialdiagnostisch müssen auch
hier sämtliche gutartigen Hauttumoren berücksichtigt werden. Eine Be-
sonderheit bilden die sogenannten Zeruminome, Geschwülste im knorpe-
ligen Teil des Gehörganges, die ihren Ursprung in den Zeruminaldrüsen
- modifizierten Schweißdrüsen - haben. Im knöchernen Teil des Gehörganges sind noch einige ohrspezifische Veränderungen möglich, die
unter Umständen Tumoren vortäuschen können. Hyperostosen und Exostosen
werden wegen ihres Aussehens und ihrer Konsistenz leicht identifiziert
werden können. Es besteht jedoch auch die Möglichkeit, daß Prozesse
des Mittelohres in den Gehörgang durchbrechen, zum Beispiel Choleste-
atome, ohne daß das Trommelfell gewichtigere Krankheitszeichen aufweisen muß. Letztlich kommt es manchmal im Bereiche des knöchernen
Gehörganges zu Epitheldefekten unbekannter Genese, in denen der blanke
Knochen freiliegt und die lange Zeit bestehen können. Auch hier wären
Verwechslungen mit Tumoren möglich.

Therapie: Auch bei Gehörgangstumoren bevorzugen wir die primäre chirurgische Behandlung. Infolge der anatomischen Gegebenheiten gestaltet sich die operative Therapie weit schwieriger als an der Ohrmuschel.
Die Tumoren greifen naturgemäß rascher auf den Knorpel und den Knochen
über, was radikales Vorgehen unter Mitnahme des Knochens bedingt. Wenn
das Mittelohr frei ist, muß getrachtet werden, eine Epithelisierung
des Defektes durch Transplantation freier Haut zu erreichen. Um das
Gehör zu erhalten, ist jedoch oft eine Radikaloperation mit Ausräumung
des Mittelohrinhaltes notwendig. Bei Zweifel über die Radikalität des
Eingriffes wird sofort eine Nachbestrahlung angeschlossen. Diese kann
bereits 1o Tage nach der Operation beginnen und soll eine volle Tumordosis umfassen.

Mittelohr

Ätiologie: Die bösartigen Tumoren des Mittelohres entstehen praktisch
immer auf dem Boden einer chronischen Eiterung, und daher ist die
Frage, ob auch eine primäre Entstehung möglich ist und die Eiterung
nur als Symptom zu gelten hat, kaum zu beantworten. Es ist also der
entzündliche Faktor als ätiologische Hauptursache anzusehen. Als Hinweis dazu mag das Vorkommen in fließenden Radikaloperationshöhlen
angeführt werden (ALRAM, 1971; KREJEI, 1948; ROSSBERG u. ZIMMER, 1967;
SCHMIDT u. VERDONK, 1967).

<u>Symptomatik:</u> Dauernder Ohrfluß, meist fötid, entsprechende Hörstörung. Die oft bestehenden Halbseitenkopfschmerzen sind uncharakteristisch, da sie auch bei jeder anderen chronischen Otitis vorkommen können. Typisch im späteren Verlauf sind jedoch rasche Ertaubung, Schwindel infolge labyrinthärer Irritation oder Ausschaltung ohne akute Exazerbation der Eiterung und eine Fazialisparese.

<u>Klinisches Bild:</u> Das klinische Bild ist das einer chronischen Otitis media, wobei nicht immer abweichende Befunde bestehen müssen. Üppige Granulationsbildung, leicht blutende Polypen oder polypenähnliche Gebilde werden oft zum Verdacht eines Tumors hinleiten.

<u>Diagnose:</u> Die Diagnose wird selten, jedoch manchmal schon durch die Otoskopie möglich sein. Es finden sich dann atypische Granulationen und eine ausgeprägte Resistenz auf eine Lokaltherapie. In solchen Fällen ist *immer* eine Biopsie angezeigt, die letztlich die diagnostische Entscheidung bringt. Schon immer haben wir jeden durch Operation gewonnenen Ohrpolypen, jede abgetragene Granulation zur histologischen Untersuchung eingesandt. Wertvolle Hilfe wird auch das Röntgenbild darstellen, auf dem atypische, bei chronischer Otitis media nicht zu beobachtende Knochendestruktionen zu sehen sein können. Letztlich werden Audiogramm und Vestibularisbefund Hinweise geben. Schon aus dem Entstehungsmechnismus ergibt sich, daß das Karzinom weitaus an der Spitze der malignen Mittelohrtumoren steht. Es kommen jedoch auch Sarkome vor.

<u>Differentialdiagnose:</u> Hier ist als erstes natürlich die chronische Mittelohreiterung aller Typen zu nennen. Heute selten, früher häufiger, kommt auch die Mittelohrtuberkulose in Frage. Typische Tumoren des Schläfenbeins wie Glomustumoren und primäre Cholesteatome sind zu bedenken. Nicht selten ist das Schläfenbein der Sitz von Metastasen maligner Tumoren anderer Körperregionen (z.B. Hypernephrom).

<u>Therapie:</u> Die Behandlung ist auch hier primär chirurgisch. Als Minimum muß die Radikaloperation des Ohres ausgeführt werden, falls notwendig, mit entsprechender Erweiterung bis zur vollständigen Abtragung der Schläfenbeinpyramide und des Os tympanicum. Offene Wundbehandlung. Die mehr oder weniger große Operationshöhle bietet Gelegenheit zur Einlage von Strahlenträgern zur Ergänzung der Therapie. Alleinige Strahlentherapie kommt nur als Palliativmaßnahme bei inoperablen Fällen oder Operationsunmöglichkeit in Frage. Regionäre Lymphknotenmetastasen sind selten. Falls sie überhaupt vorkommen, sind sie meist operativ nicht erreichbar.

<u>Prognose:</u> Die Prognose der malignen Mittelohrtumoren ist ausgesprochen schlecht (bis 85% letal innerhalb der 5-Jahresgrenze). Dies liegt daran, daß die Diagnose meist sehr spät erfolgt und auch die therapeutischen Möglichkeiten begrenzt sind. Inter operationem ist die Feststellung, wie weit der Knochen schon ergriffen ist, schwierig oder unmöglich. Das komplizierte System der Schädelbasis verhindert außerdem eine entsprechende Radikalität.

Tumoren des Nasenrachenraumes und des Pharynx

Nasenrachenraum

<u>Ätiologie:</u> Es müssen folgende Faktoren in Betracht gezogen werden: Die komplizierte embryonale Entwicklung des Viszerokraniums ermöglicht an zahlreichen Punkten Keimverlagerungen und ein daraus resultierendes Tumorwachstum (schon sehr jugendliche Individuen können an Epipharynx-

Malignomen erkranken). Das biologisch aktive lymphatische Gewebe des
Schlundringes, das schon pyhsiologischerweise zur Hypertrophie neigt,
birgt weitere Möglichkeiten zur zellulären Entgleisung.

Als möglicher exogener Faktor ist die dauernde Traumatisierung des
Nasenrachens durch die Atemluft anzusehen, die in seinem Bereich, aus
der Nase kommend, in Richtung Pharynx umgeleitet wird. Trotz Präparation der Atemluft in der Nase (Reinigung, Erwärmung, Befeuchtung)
kommt es doch zu einem dauernden Bombardement der Schleimhaut durch
Partikel der Außenwelt. Sämtliche in der Nase aus der Luft entfernten
Fremdstoffe passieren ebenfalls, vom Flimmerepithel transportiert,
den Nasenrachenraum zum Pharynx. Zahlreiche Schadstoffe kommen so mit
dem Epipharynx in Berührung. Letztlich können chronische Entzündungen,
die infolge der subjektiven Symptomenarmut des Nasenrachenraumes nicht
diagnostiziert werden und daher meist unbehandelt bleiben, als Wegbereiter der malignen Degeneration fungieren.

Symptomatik und klinisches Bild: Die Symptomatik ist im Anfangsstadium
äußerst dürftig, und so entgehen die Tumoren des Epipharynx häufig der
Früherkennung. Später kommt es zu einer charakteristischen Trias: Zunehmende Behinderung der Nasenatmung, ohne daß Erkältungskrankheiten
als Ursache bestehen, Hörstörungen, als deren pathologisches Substrat
sich eine Schalleitungsstörung auf Grund eines Mittelohrkatarrhs -
sehr typisch der sekretorische Katarrh - findet, und letzlich blutig-
seröse Sekretion oder Blutungen aus der Nase oder in den Rachen. Zusätzlich können Kopfschmerzen verschiedener Intensität vorkommen. Bei
einem Teil der Patienten bestehen neuralgische Symptome, meist von
Seiten der Hirnnerven der Region (DWORACEK, 1955). Allerdings sind
manchmal die regionären Lmyphknoten-Metastasen im lateralen Halsdreieck das erste Symtom.

Diagnose: Der erste Schritt zur Diagnose ist die Rhinoscopia posterior,
die sehr oft schon eine eindeutige Diagnose erlaubt. Man findet dann
entweder einen exophytisch wachsenden Tumor mit oberflächlicher Ulzeration, ein Ulkus im Bereiche des Epipharynxdaches oder einen Belag.
Die Lokalisation kann medial oder - mit Vorliebe - im Bereiche der
Rosenmüllerschen Grube sein, was die Erkennung noch zusätzlich erschwert. Auch Tumoren im Bereiche der lateralen Wand des Nasenrachens
kommen vor. Die Spiegelung des Epipharynx stellt allerdings eine Maßnahme dar, die mit gewissen Schwierigkeiten verbunden ist und oft auch
den Geübten nicht auf Anhieb gelingt. Mit Hilfe einer Oberflächen-
anästhesie und geeigneter Hilfsinstrumente (Velotraktor oder Vorziehen
des weichen Gaumens mittels Gummikatheter) ist sie jedoch immer möglich. Die Epipharyngoskopie mit entsprechenden Endoskopen ist für uns
heute eine wertvolle Hilfe. Durch die optische Ausstattung dieser
Instrumente ist die Erkennung von suspekten Oberflächenveränderungen
möglich (Abb. 3). Die Bestätigung des Tumorverdachtes hat auch hier
histologisch zu erfolgen. Die Biopsie aus dem Epipharynx ist technisch
nicht einfach, es bedarf geeigneter Instrumente und geschulter Technik.
Notfalls muß die Probeexzision öfter wiederholt werden. Weitere Möglichkeiten sind die Röntgendarstellung des Nasenrachenraumes und der
Schädelbasis.

Auch zytologische Beurteilung kann die Diagnose unterstützen (FRÜHWALD
u. WUTKA, 1972). Die typischen Geschwülste des Nasenrachenraumes sind
Karzinome und Sarkome. Ein Großteil der ersteren gehört dem lympho-
epithelialen Formenkreis an, der Rest sind Plattenepithelkrebse verschiedener Reife. Das Verhältnis zu den Sarkomen ist etwa 3:1.

Differentialdiagnose: In erster Linie kommt eine hypertrophische
Rachentonsille in Frage. Auch in höherem Lebensalter können mehr oder

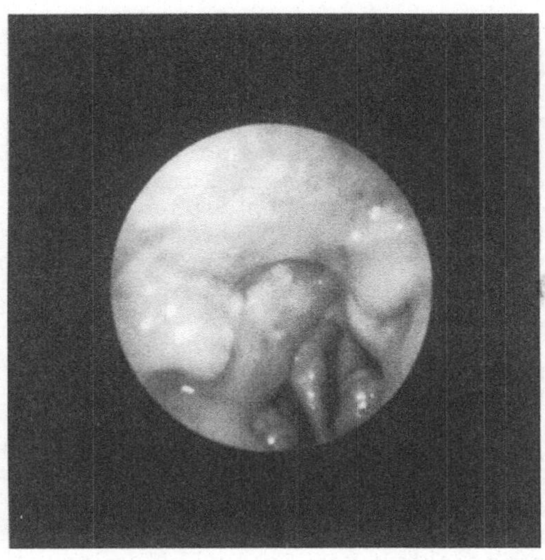

Abb. 3. Epipharyngoskopisches Bild eines Tumors der rechten Rosenmüllerschen Grube

weniger große Adenoide beobachtet werden. Enzephalozelen und Teratome sind zwar selten, jedoch möglich. Noch seltener sind Chordome und Kraniopharyngeome (Tumoren der Rathkeschen Tasche; BABLIK, 1950). Von den letzteren konnten wir in 25 Jahren zwei Fälle beobachten. Bei Jugendlichen muß an das juvenile Nasenrachenfibrom gedacht werden. Chronische Entzündungen, Zysten, Choanalpolypen sowie die sogenannte Thorwaldsche Krankheit ergänzen die Palette der Möglichkeiten zur unangenehmen Vielfalt.

Therapie: Die anatomischen Gegebenheiten der Region lassen eine chirurgische Therapie selten zu. Zwar werden verschiedene Operationsverfahren angegeben, doch erscheint ihr Wert zweifelhaft, da man sehr rasch an die Grenzen des Operierbaren gelangt. Demgemäß sind, da der Primärtumor kaum ausgerottet werden kann, Drüsenausräumungen problematisch. Die zugehörigen Lymphknoten liegen im lateralen Halsdreieck und erreichen dort sehr rasch die Schädelbasis, womit wiederum Inoperabilität gegeben ist. Eine Drüsenextirpation bei großen Drüsenpaketen zur Verbesserung der Resultate der Strahlentherapie erscheint jedoch vertretbar. Auf Grund des vorher Gesagten ist die Strahlentherapie der Malignome des Nasenrachenraumes die heute vorwiegend geübte Behandlung. Dieses Vorgehen wird noch dadurch erleichtert, daß in der Mehrzahl strahlensensible Tumoren vorliegen.

Prognose: Die Prognose der malignen Epipharynxtumoren ist als schlecht zu bezeichnen. Die Angaben der Literatur über 5 Jahres-Heilungen liegen zwischen 15 und 20%. Eine Ausnahme bilden die Lymphoepitheliome, die bei sachgemäßer und ausreichender Bestrahlung einen deutlich über dem Durchschnitt liegenden Prozentsatz von Dauerheilungen aufweisen. In neuester Zeit scheinen durch die Hochvolttherapie bessere Ergebnisse erzielbar zu sein, doch ist dies noch nicht durch Zahlen zu belegen. Die schlechten Resultate liegen jedoch sicher auch an der - die Regel bildenden - späten Entdeckung.

Pharynx

<u>Genetik:</u> Für die Ätiologie der Tumoren dieser Gegend gilt dasselbe
wie schon beim Nasenrachenraum. Dazu kommt ein weiterer exogener Faktor: Die Ernährung. Wenn man bedenkt, welchen Traumen mechanischer,
chemischer und thermischer Natur der Anfangsteil der Speisewege ausgesetzt ist, kann man sich nur wundern, daß nicht mehr Tumoren in
diesem Gebiete auftreten. Auch der Reichtum an lymphatischem Gewebe
und die Häufigkeit chronischer Entzündungsprozesse spielen eine Rolle.
Das Rauchen stellt eine weitere wichtige kanzerogene Noxe dar. Es sind
dabei nicht nur wie beim Bronchialkarzinom vorwiegend die Zigaretten-
raucher gefährdet, sondern auch alle Menschen, die Tabak in anderer
Form konsumieren (Zigarrenraucher, Pfeifenraucher und Tabakkauer).
Mit dem Speichel werden Tabakbestandteile in der Mundhöhle und im
Pharynx verteilt und können dort ihre schädliche Wirkung entfalten.

<u>Symptomatologie:</u> Diese ist im Frühstadium gering. Es besteht manchmal
ein uncharakteristisches Fremdkörpergefühl oder eine leichte Schluckbehinderung. Erst bei größeren Tumoren, die auch dann meist entzündlich verändert sind oder exulzerieren, kommt es zu Schmerzen, die oft
in die Ohrgegend ausstrahlen, und einer stärkeren Schluckbehinderung.
Da die regionäre Metastasierung relativ früh erfolgt, ist das erste
Symptom oft eine derbe Halsdrüse. Hämoptoe kann schon in Frühstadien
auftreten und macht in jedem Fall eine genaue Inspektion des gesamten
Gebietes notwendig.

<u>Klinisches Bild:</u> Grundsätzlich ist jede Lokalisation möglich, doch
sind die meisten Tumoren des Mesopharynx an den Tonsillen oder der
lateralen Pharynxwand gelegen (entwickeln sich). Bei Tonsillentumoren
findet sich eine einseitige Vergrößerung der Tonsille, die Konsistenz
ist erhöht und die Beweglichkeit vermindert. In der Regel läßt sich
das Tumorgewebe schon makroskopisch vom normalen Tonsillengewebe
unterscheiden und präsentiert sich als oberflächlich exulzeriert.
Begleitende Entzündungserscheinungen sind mehr oder weniger stark
ausgebildet; manchmal besteht das Bild eines Peritonsillarabszesses.
Fötor besteht praktisch immer. Bei Lokalisation im übrigen Pharynx
kommt meist ein Ulkus zur Beobachtung, das von noch intaktem, erhabe-
nem Tumorgewebe umgeben ist. Mitunter ist das klinische Bild des Primärtumors das eines flachen Gewebsrasens und wird dann leicht übersehen.

<u>Diagnose:</u> Selbstverständlich muß auch hier die histologische Verifi-
zierung angestrebt werden. Die Biopsie ist bei klinisch erkannten
Tumoren technisch leicht. Ob bei Tonsillentumoren, die die Tonsille
noch nicht überschritten haben, gleich die gesamte Tonsille entfernt
werden soll, ist Geschmackssache. Wir tun es in der Regel nicht. Naturgemäß sind die meisten Malignome des Pharynx Plattenepithelkarzinome mit oder ohne Verhornung. An zweiter Stelle der Häufigkeit nach
stehen wiederum Lymphoepitheliome. Letztere halten sich bei den Tonsillentumoren die Waage mit den Sarkomen. Primäre Sarkome des Pharynx
selbst sind selten. Alle übrigen malignen Tumoren der Region sind
Raritäten.

<u>Differentialdiagnose:</u> Die zahlreichen benignen Tumoren des Pharynx
sind in der Regel bereits klinisch leicht von Malignomen zu unterscheiden. Es können jedoch auch Entzündungen, besonders spezifische
(Lues, Tb) tumorverdächtige Bilder zeigen. Nicht zu vergessen sind
lymphatische Systemerkrankungen, besonders die Agranulozytose. Sämtliche lymphatischen Hypertrophien, die oft nicht mehr als eine ana-
tomisch-physiologische Variation darstellen, erschweren die Beurteilung pathologischer Bilder im Pharynx-Tonsillenbereich.

<u>Therapie</u>: Die Art der einzuschlagendne Therapie wird von folgenden Faktoren bestimmt: Sitz und Ausdehnung des Tumors, Histologie und regionäre Metastasierung. Bei Pharynxtumoren ist die operative Entfernung meist nicht möglich (außer bei sehr kleinen, durch Zufall entdeckten Geschwülsten). Ob regionäre Drüsen, falls vorhanden, entfernt werden, hängt in erster Linie von der Größe und in zweiter Linie vom histologischen Bau des Primärtumors ab. Bei Lymphoepitheliomen, Sarkomen und unreifen Plattenepithelkarzinomen ziehen wir bei Tumoren der Klassifikation T_1, T_2, T_3 - N_1, N_2, N_3 die Strahlentherapie vor. Eine Drüsenextirpation erfolgt dann nur auf Verlangen des Strahlentherapeuten. Bei reifen Karzinomen werden klinisch feststellbare Drüsen entfernt und dann bestrahlt. Bei Tumoren der Tonsillen ist das vom Primärtumor befallene Organ leicht in toto zu entfernen, und es sollte diese Chance nicht ungenützt bleiben. Bei Tumoren T_1 wird daher tonsillektomiert. Für die regionären Drüsen gelten dieselben Gesichtspunkte wie bei außerhalb der Tonsillen lokalisierten Pharynxtumoren. Die prophylaktische Neck-Dissection, die von manchen Autoren gefordert wird, führen wir nicht durch. Zwei Gründe sind dafür maßgebend: 1. wird der zwischen Tonsille und Halslymphknoten gelegene Weichteilbezirk durch die Operation nicht erfaßt und 2. erfolgt in jedem Falle eine strahlentherapeutische Nachbehandlung. Es ist anzunehmen, daß mit der Durchstrahlung sämtliche - auch die erst mikroskopisch vorhandenen Tu-Zell-Nester - besser erfaßt werden als durch die exakteste Operation.

<u>Prognose</u>: Der Prozentsatz der 5 Jahres-Heilungen der malignen Tumoren des Pharynx und der Tonsillen liegt nach Literaturangaben um 25%. Dies ist trotz der beschränkten therapeutischen Möglichkeiten nicht unbedingt als schlecht zu betrachten. Allerdings ist die Streubreite außerordentlich hoch. Der prognostisch entscheidende Faktor ist die Strahlensensibilität des Tumors. Die Diagnose scheint weniger entscheidend zu sein, da wegen der Symptomarmut der einschlägigen Malignome im Anfangsstadium die Erkennung, mit Ausnahme von Zufallsbefunden, relativ spät erfolgt.

<u>Tumoren des Siebbeins</u>

<u>Ätiologie</u>: Das Siebbein stellt eine sehr ausgedehnte, bizarr konfigurierte und kompliziert gestaltete Struktur dar. Das Labyrinth seiner Zellen ist unblutig überhaupt nicht und bei chirurgischer Eröffnung nur schwer übersehbar. Neben den im ganzen Gesichtsschädel gegebenen entwicklungsbedingten Möglichkeiten der Tumorentstehung werden wir wohl die chronische Eiterung als hauptsächlichen kanzerogenen Faktor ansehen müssen. Das Siebbein ist sehr häufig Sitz von chronischen Entzündungen, die durch die ungünstigen Abflußbedingungen unterhalten und oft vom Patienten und seinem Arzt vernachlässigt werden. Der Löwenanteil aller Schleimhautpolypen der Nase kommt aus dem Siebbein (!).

<u>Klinisches Bild</u>: Behinderung der Nasenatmung durch "atypische" Nasenpolypen in einer Nasenseite oder in einer Choane. Die "Polypen" können jedoch auch ein durchaus unverdächtiges Bild bieten. In der Regel ist das Gewebe jedoch von derberer Struktur und blutet außerordentlich leicht bei der geringsten Berührung. Die systematische Anwendung der Nasenendoskopie (MESSERKLINGER, 1972) ermöglicht heute auch die Erkennung feinerer Veränderungen im mittleren und oberen Nasengang, die einen Hinweis auf maligne Veränderungen im Siebbein geben können. Häufig sind Siebbeintumoren sekundär, das heißt von der Nase, vom Epipharynx oder der Kieferhöhle in das Siebbein vorgedrungen. Natürlich

kommt auch das umgekehrte Verhalten vor. (Das Siebbein liegt im Neben-
höhlensystem gewissermaßen an zentralster Stelle.) Auch Tumoren der
Orbita erreichen leicht durch die wenig Widerstand bietende Lamina
papyracea das Siebbein; ebenso solche des Tränensackes.

Diagnose: Sie erfolgt durch histologische Untersuchung. Das Material
wird entweder durch eine Probeexzision gewonnen, oder es erfolgt eine
Polypektomie, eventuell mit gleichzeitiger endonasaler Siebbeinaus-
räumung. Wertvolle Hinweise vermag die Röntgen-Untersuchung zu geben.
Totale Verschattung mit Verschwinden der Zellstruktur wird typischerweise gefunden. Destruktion benachbarter Teile des Schädelskelettes
bestärken den Verdacht auf Tumorwachstum. Den Hauptteil der Tumoren
des Siebbeins bilden wie in allen Nebenhöhlen die Plattenepithel-
Karzinome, denen gegenüber die Sarkome und Adenokarzinome stark in
den Hintergrund treten (HUSSL, 1971; LÖFFLER, 1972).

Differentialdiagnose: Da ein Großteil der benignen "Nasenpolypen" vom
Siebbein ausgehen, sind diese in erster Linie auszuschließen. Oft wird
es nicht möglich sein, eine primäre Lokalisation eines Tumors im Bereiche des Siebbeins festzustellen und eine Unterscheidung zwischen
malignen Tumoren, die in der Nase selbst oder einer anderen Nebenhöhle
ihren Ursprung haben, zu treffen. Zu berücksichtigen ist ferner wiederum das juvenile Nasenrachenfibrom. Eine nicht seltene Sonderform
eines Nasentumors, der häufig zu Nasenbluten und Behinderung der Atmung und damit zum Tumorverdacht führt, ist der sogenannte "blutende
Septumpolyp", ein gutartiger, hämangiomatöser Tumor, dessen Ursprung
vom Nasenseptum bei entsprechender Größe nicht immer einwandfrei zu
erkennen ist.

Therapie: Bei histologisch gesicherter Diagnose ist auf jeden Fall
die rhinochirurgische Ausräumung des Siebbeins von außen durchzuführen.
Wir wissen heute durch unsere Erfahrungen in der Hypophysenchirurgie
viel besser als früher über das Siebbein Bescheid. Mit Hilfe des Operationsmikroskopes ist die exakte Ausräumung aller Siebbeinzellen
möglich und kann auch das angrenzende Keilbein dargestellt und, falls
erforderlich, ebenfalls ausoperiert werden. Der Bulbus muß geopfert
werden. Randgebiete des Tumors werden bei jeder chirurgischen Intervention gesondert zur histologischen Begutachtung eingesandt. Bei
Zweifel an der Radikalität schließen wir eine Strahlenbehandlung an.
Die reine Strahlentherapie kommt nur als Palliativmaßnahme bei Ope-
rationsunmöglichkeit in Frage.

Prognose: Die Prognose der malignen Siebbeintumoren ist wie bei allen
Tumoren der Nase und der Nebenhöhlen schlecht. In unserem Material
findet sich eine große Dunkelziffer, der Prozentsatz der 5 Jahres-
Heilungen liegt um 1o% (Literaturdurchschnitt 1o - 15%). Die regionäre
Metastasierung erfolgt spät, kaum jemals *vor* Entdeckung des Primärtumors. Die überwiegende Mehrzahl der von uns beobachteten Tumoren
befand sich in den Stadien T_{1-4}, N_o, M_o.

Tumoren des Kehlkopfes

Genetik: Die bösartigen Tumoren des Kehlkopfes machen ca. um 1% (je
nach Statistik bis 3%) aller beim Menschen vorkommenden Malignome
und ca. 5o% aller bösartigen Geschwülste im HNO-Fachgebiet aus. Als
kausale Faktoren treten die endogenen Anlagen hier etwas zurück, während die exogenen Noxen deutlich im Vordergrund stehen. Den Kehlkopf
muß die gesamte Atemluft passieren, wodurch eine unübersehbare Zahl

von kanzerogenen Substanzen, die in der Luft enthalten sind, zur
Wirksamkeit kommen können. Sicherlich tritt, da der Larynx eine relative Engstelle in den oberen Luftwegen darstellt, auch ein gewisser
Aufpralleffekt hinzu, der eine mechanische Irritation bedeutet und
naturgemäß besonders am Stimmband wirksam wird. Noch eine größere
mechanische Beanspruchung erleiden die Stimmbänder durch das Sprechen
vorwiegend dann, wenn ohne entsprechende Schulung viel geredet oder
geschrien wird. Thermische Reize treffen den Kehlkopf ebenfalls in
reichlichem Ausmaß, besonders jedoch beim Mundatmer. Ferner sind das
Rauchen und der Genuß von hochkonzentriertem Alkohol zu erwähnen, die
beide ebenfalls den Kehlkopf belasten. Die chronische Laryngitis, die
durch vielerlei Faktoren verursacht und unterhalten wird (Temperatur-
extreme, Staubarbeit, Stimmißbrauch, chronische Katarrhe von Nase und
Rachen usw.), tritt auch hier als Wegbereiter von Tumorwachstum auf.

<u>Symptomatologie</u>: Hier müssen wir zwischen inneren Tumoren (Stimm- und
Taschenband) und zwischen äußeren unterscheiden. Bei den inneren Geschwülsten tritt sehr früh als Leitsymptom die Heiserkeit auf. Der
feine und komplizierte Ablauf der Stimmbandschwingungen bringt es mit
sich, daß schon kleine Veränderungen der Struktur die Tonbildung stören. Es ist daher die Ursache *jeder* Heiserkeit in *jedem* Lebensalter
abzuklären. Ganz besonders gilt dies für längerdauernde Heiserkeit
im höheren Lebensalter. Wir haben heute in der *Stroboskopie*, die wir
bei jeder Stimmbandveränderung routinemäßig durchführen, ein ausgezeichnetes Verfahren, um Störungen im Bewegungsablauf früh zu erfassen.

Auch bei Tumoren der Taschenbänder und der Ventriculi Morgagni wird
Heiserkeit auftreten, wenn auch nicht so früh wie beim Stimmband-
Malignom. Das Symptom der Heiserkeit ist auch deshalb so wesentlich,
weil die inneren Kehlkopftumoren sehr spät in die regionären Lymphknoten metastasieren. Das Auftreten metastasenverdächtiger Halslymphknoten wird deshalb erst dann diagnostischen Wert erlangen, wenn der
Primärtumor schon ein weit fortgeschrittenes Stadium erreicht hat.
Bei Ignorieren der Heiserkeit kommt es früher oder später zur Atemnot,
da der Tumor, zusammen mit der in fortgeschrittenen Stadien einsetzenden Beweglichkeitseinschränkung des Stimmbandes, die Glottis zunehmend
verengt.

Ganz im Gegensatz dazu machen äußere Larynxtumoren im Frühstadium
kaum Symptome und werden daher zu diesem Zeitpunkt höchstens durch
Zufall entdeckt. Manchmal besteht ein unbestimmtes Fremdkörpergefühl,
später kommt es zu entzündlichen Veränderungen und Exulzeration, wodurch Schmerzen auftreten. Weitere Frühsymptome können sein: Foetor
ex ore durch den frühzeitigen Zerfall, Hustenreiz und Blutbeimengungen
im Sputum. Die Metastasierung erfolgt früher als beim inneren Tumor,
und es stellen die regionären Lymphknoten oft das erste Symptom extra-
glottischer Geschwülste dar. Der Zeitpunkt des Auftretens des Symptoms
der Schluckstörung ist sehr von der Lokalisation der Geschwulst abhängig. Auch spielt die Selbstbeobachtung des Patienten eine entscheidende
Rolle. Bei langsamer Entwicklung der Störung kommt es, wie bei der
Atemnot, leicht zur Gewöhnung. Aber auch der Arzt nimmt hier eine
Schlüsselposition ein. Bei der Häufigkeit der Schluckbeschwerden in
der täglichen Praxis aus ganz verschiedenen Ursachen ist die Neigung,
die Beschwerden des Patienten, deren Grund nicht leicht erkannt werden
kann, als "Globus hystericus" abzutun, gefährlich groß. Es muß daher
gefordert werden, *jede* Schluckstörung sowie jede Heiserkeit unter *allen*
Umständen abzuklären und, falls dies vorläufig nicht gelingt, solange
in Beobachtung zu halten, bis eine Diagnose möglich oder die Störung
verschwunden ist.

<u>Klinisches Bild:</u> Das klinische Bild ist sehr vielgestaltig und ermöglicht auch dem Erfahrenen nicht immer, einen malignen Tumor zu erkennen oder auch nur den Verdacht auszusprechen. Wenn wir die heute übliche Einteilung in supraglottische, glottische und subglottische Tumoren beibehalten, müssen wir zunächst die Tumoren der Epiglottis betrachten. Diese sind sehr häufig auf den Kehldeckel beschränkt, meist an der laryngealen Fläche lokalisiert und repräsentieren sich als Ulzera mit mehr oder weniger erhabenen Rändern. Selten tritt ein ausgesprochen exophytisches Wachstum auf. Diese Ulzera können so flach sein, daß sie - besonders bei etwas überhängender Epiglottis - einer ersten Inspektion entgehen. Leichter ist die Erkennung bei Lokalisation am oder in der Nähe des freien Randes. In Extremfällen ist die ganze Epiglottis von Tumorgewebe eingenommen. An den aryepiglottischen Falten ist die Tumorerkennung etwas leichter, und es sind diese dann entweder in toto verdickt, oder es besteht eine lokalisierte Vorwölbung mit entsprechender Exulzeration. Gleiches gilt für die Region der Aryhöcker. Hier wird eine Bewegungseinschränkung des Stimmbandes relativ früh eintreten, es muß diese, da die Stimmbänder frei sind, jedoch nicht unbedingt zur Heiserkeit führen. Natürlich kann man auch Tumoren finden, die von der Epiglottis auf die aryepoglottischen Falten übergreifen und umgekehrt.

Die weitaus häufigste Lokalisation der Larynxtumoren ist die glottische und hier wiederum die am Stimmband selbst. Hier reichen die Bilder von der kaum sichtbaren Epithelverdickung über eine entsprechende Auftreibung, polypöse Formationen bis zum papillomatös-exophytischen Wachstum oder exulzeriertem Fremdgewebe. Die Ausdehnung des Tumors und die entzündlichen Begleiterscheinungen bestimmen den Grad der Einschränkung der Stimmbandbeweglichkeit.

Tumoren des Ventriculus Morgagni und des Taschenbandes zeigen ähnliche Bilder. Malignes Wachstum im Bereiche des Ventrikels wird kaum jemals vor Erreichen des freien Randes des deckenden Taschenbandes entdeckt, ebenso eines an der Unterseite des Taschenbandes.

Subglottische Tumoren des Sinus piriformis oder der Postkrikoidregion werden erst dann gefunden, wenn sie eine gewisse Ausdehnung erreicht haben, wobei dann meist die Exulzeration im Vordergrund des Bildes steht. Allerdings sind viele dieser Geschwülste bei der indirekten Laryngoskopie überhaupt nicht zu sehen. Es bestehen jedoch dann oft indirekte Zeichen wie hartnäckige Schwellungen eines oder beider Aryhöcker, Bewegungseinschränkungen und Speichelseebildung im einsehbaren Teil des Sinus piriformis.

Subglottische Tumoren des Larynxinneren sind meist weiterwachsende Stimmbandtumoren. Nur ganz selten werden mehr oder weniger exophytisch wachsende primär unterhalb der Stimmbänder gefunden. Als transglottisch werden heute alle Geschwülste bezeichnet, die mehr als eine der drei Etagen des Larynx betreffen. Das klinische Bild ist meist eindeutig das eines ausgedehnten malignen Wachstums.

<u>Diagnose:</u> Erste Voraussetzung für eine rationelle Diagnostik ist die Beherrschung der Technik der indirekten Laryngoskopie. Mit Hilfe dieser und der nötigen Erfahrung wird in vielen Fällen zumindest die Verdachtsdiagnose gestellt werden können. Bei stark überhängender Epiglottis kann diese mit dem Eicken-Haken vorgezogen und so die nötige Einsicht gewonnen werden. Schon erwähnt wurde die Stroboskopie, die bei Infiltration des Stimmbandes Störungen des Bewegungs-Schwingungsablaufes und damit einen Tumorverdacht ergibt. Zeigt sich bei der indirekten Laryngoskopie das klinische Bild eines Tumors, kann die Biopsie ebenfalls indirekt erfolgen, ohne weitere diagnostische

Maßnahmen in Anspruch nehmen zu müssen. Daneben steht uns die Methode
der direkten Lyryngoskopie zur Verfügung, die durch die Verwendung
des Operationsmikroskopes und der Technik nach KLEINSASSER subtilste
Diagnostik erlaubt. Sie wird in allen Zweifelsfällen anzuwenden sein
und auch dann, wenn die genaue Ausdehnung des Tumors vor Einleitung
therapeutischer Maßnahmen bestimmt werden soll. Mit der mikrolaryn-
goskopischen Technik ist eine genaue Einstellung, Inspektion, Dokumentation und gezielte Probeexzision möglich. Sie ist heute aus dem
klinischen Routinebetrieb nicht mehr wegzudenken. Weitere unterstüt-
zende diagnostische Maßnahmen sind die Röntgen-Darstellung des Larynx,
nativ, eventuell mit Tomographie, die Laryngographie und die Darstellung des Schluckvorganges, die vor allem bei Tumoren des Sinus piriformis oder des Postkrikoids zum Tragen kommt. Bei letzteren Tumoren
wird oft eine weitere endoskopische Technik erforderlich sein, die
Oesophagoskopie, um den Anfangsteil der Speiseröhre zur Darstellung
zu bringen, die Ausdehnung des Tumors festzustellen und Material zur
histologischen Untersuchung zu gewinnen. Letzten Endes muß die Diagnose selbstverständlich histologisch verifiziert werden. Praktisch
immer wird es sich um ein Karzinom handeln, wobei allerdings der Grad
der Reife bzw. Differenzierung starken Schwankungen unterworfen ist.
Die Unreife kann soweit gehen, daß histologisch eine Unterscheidung
vom Sarkom nicht mehr möglich ist. Als Raritäten kommen Adenokarzinome
und Lymphoepitheliome vor.

<u>Differentialdiagnose:</u> Im Bereiche des gesamten Larynx können spezifi-
sche Entzündungen wie Lues und Tuberkulose, wenn auch heute selten,
so doch noch vorkommen. Auch das Rhinosklerom sowie Amyloidosen (JUNG,
1972) können manchmal beobachtet werden. Im Bereiche der Stimmbänder
ist es vor allem die chronische Laryngitis, die häufig tumorverdächtige Bilder zeigt. Von ihr ausgehend, aber auch als selbständige Veränderung ohne entzündliche Vorkrankheit, finden sich Ödeme und Polypen sehr vielgestaltigen Aussehens. Obwohl die Diagnose meist schon
klinisch einwandfrei zu stellen ist, kommt es doch vor, daß ein absolut benigne aussehender Polyp sich histologisch als Karzinom erweist.
Es ist daher eine ausnahmslose Forderung, jedes im Larynx abgetragene
Fremdgewebe der histologischen Begutachtung zuzuführen. Ganz besonders
gilt dies für diejenigen Veränderungen des Oberflächenepithels, die
wir als Hyperkeratosen, Pachydermien und Leukoplakien kennen. Ob hier
noch reine Metaplasien vorliegen oder ob es sich bereits um Präkanzerosen handelt, muß von Fall zu Fall histologisch aufgeklärt werden.
Diese Unterscheidungen fallen auch dem erfahrenen Histologen oft nicht
leicht. Von den gutartigen Tumoren des Larynx neigt besonders das
Papillom zur malignen Degeneration.

<u>Therapie:</u> Die Malignome des Kehlkopfes gehören therapeutisch zu den
aussichtsreichsten aller malignen Tumoren des Menschen. Bei den Tumoren der Glottis wird ein Behandlungsplan eingehalten, der mit einem
Minimum an Aufwand ein Maximum an therapeutischem Effekt ergibt.

Ein kleiner Stimmbandtumor wird mikrolaryngoskopisch abgetragen, wobei
hier oft die Therapie mit der Diagnostik zusammenfällt. Handelt es
sich histologisch um ein Carcinoma in situ, werden keine weiteren
therapeutischen Maßnahmen gesetzt, der Patient jedoch in genauer Kontrolle gehalten. Beim Wiederauftreten des Tumors führen wir die Chordektomie durch.

Die mikrolaryngoskopische Abtragung kann auch bei größeren Tumoren
versucht werden, sofern sie die vordere Kommissur oder den Aryhöcker
nicht erreichen und keine wesentliche Bewegungseinschränkung vorliegt.
Auch in solchen Fällen wird der Patient nur kontrolliert und nicht
primär nachbestrahlt.

326

Beim Wiederauftreten des Tumors ist der nächste Schritt die Laryngofissur mit Chordektomie. Bestrahlt wird nur dann, wenn der Patient
die Operation verweigert oder interne Kontraindikationen bestehen.
Bis zu einem gewissen Grade wird auch der Beruf des Patienten zu berücksichtigen sein, da bei ausgesprochenen Sprechberufen (z.B. Rechts-
anwalt, Schauspieler, Lehrer) oder bei jüngeren Patienten sich der
Stimmverlust ungünstig auswirken kann. In solchen Fällen ist dem Patienten die Chance der Strahlentherapie zu gewähren, da wir die Bildung eines funktionsfähigen Stimmbandes primär nicht voraussagen können (Abb. 4). Bei Tumoren mit Erreichen der vorderen Kommissur führen
wir die Laryngofissur mit erweiterter Chordektomie durch (Wegnahme
der vorderen Kommissur mit dem entsprechenden Anteil des Schildknor-
pels). Beim Rezidiv ist die Totalexstirpation indiziert.

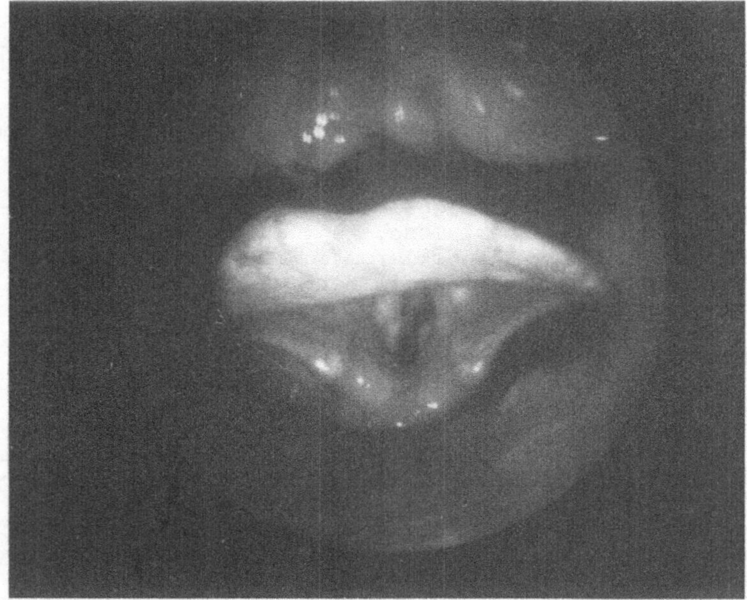

Abb. 4. Zustand nach
Chordektomie rechts.
Kein Ersatzstimmband

Bei Tumoren mit Erreichen beider Kommissuren, supra- oder subglotti-
schem Wachstum und eingeschränkter Beweglichkeit ist die Totalexstirpation die chirurgische Alternative. Strahlentherapeuten befürworten
die Bestrahlung. Endolaryngeale Tumoren mit klinisch tastbaren Drüsen
erfordern eine Totalextirpation mit Drüsenausräumung.

Epiglottistumoren mit Lokalisation am freien Rand haben wir fallweise
in direkter Laryngoskopie elektrochirurgisch abgetragen und ohne weitere Therapie in Kontrolle gehalten. Beim Rezidiv oder ausgedehnteren
Geschwülsten führen wir die horizontale Teilresektion nach ALONZO
durch; ebenso beim Rezidiv nach alleiniger Bestrahlung. Manchmal muß
die Totalexstirpation ausgeführt werden, da die tatsächliche Ausdehnung des Tumors oft erst inter operationem festgestellt werden kann.
Es ist in diesen Fällen wichtig, sich vom Patienten im voraus die
Erlaubnis dazu geben zu lassen. Falls Drüsen vorhanden sind, wird
gleichzeitig die Neck-Dissection ausgeführt.

Bei sämtlichen transglottischen Tumoren ist die Totalexstirpation
auszuführen, bei klinisch feststellbaren regionären Drüsenmetastasen
mit Drüsenausräumung. Eine prophylaktische Neck-Dissection führen wir
nicht durch. Ob man mit einer Teilresektion das Auslangen finden kann,
ohne die gebotene Radikalität in Frage zu stellen, wird letztlich von
der persönlichen Erfahrung des Operateurs abhängen. In letzter Zeit
wurden zahlreiche Methoden dieser Art auch mit ganzer oder teilweiser
Funktionserhaltung entwickelt, die im Einzelfall gute Resultate zeigen.
Alle Methoden hier anzuführen, würde den Rahmen dieser Darstellung
sprengen. Jedenfalls muß die Indikation in jedem Falle streng individuell gestellt werden, und sie ist fast immer eng begrenzt. So an-
ziehend der Gedanke an eine funktionserhaltende Teilresektion auch
sein mag, muß man sich doch die Frage vorlegen, ob es berechtigt ist,
auf die Chance der Totalentfernung eines krebsig erkrankten Organs
zu verzichten, wo dies möglich ist, und was einem der Grundprinzipien
der Tumorbehandlung entspricht.

Subglottische Tumoren der Postkrikoid-Region und des Sinus piriformis
werden kaum jemals vor dem Auftreten regionärer Drüsenmetastasen entdeckt. Es sind daher zur chirurgischen Beherrschung ausgedehnte Resektionen (Totalexstirpation mit Resektion des betreffenden Anteiles des
Pharynx, ein- oder doppelseitige Drüsenausräumung) notwendig, falls
die Operabilität überhaupt gegeben erscheint. Es wäre daher zu erwägen,
ob hier nicht der primären Strahlentherapie bzw. einer kombinierten
Therapie der Vorzug zu geben ist. Die neue Strahlenbehandlung mit geringer Belastung der Haut und Wirkungsmaximum im Tumorbereich ist
ohne vorherige Resektion wegen der besseren Durchblutung wirksamer
als postoperativ. Falls der Tumor nicht vollständig verschwindet,
kann immer noch operiert werden. Die Strahlenbehandlung führt in jedem
Falle zur Verkleinerung des Malignoms und zur Blockierung der abführ-
renden Lymphwege, so daß die Operabilität verbessert und die operative
Tumorzellausschwemmung unterbunden wird. Beobachtungen an Sinus piri-
formis-Tumoren scheinen in letzter Zeit dieser Ansicht recht zu geben,
ohne daß von unserer Seite genügend Zahlenmaterial für eine tatsächliche Auswertung der Resultate vorliegt. Die Grundzüge unseres therapeutischen Vorgehens sind in Tabelle 1 zusammengefaßt.

Prognose: Die Prognose der malignen Tumoren des Larynx ist im allgemeinen als gut zu bezeichnen. Prognostisch entscheidend sind - auch
für das Rezidiv - der primäre Sitz, die Ausdehnung und die Histologie
(BABLIK, 1959). Es bestehen allerdings große prognostische Unterschiede
zwischen den inneren und den äußeren Tumoren. Die inneren Tumoren werden meist früh diagnostiziert und metastasieren spät. Es können daher
bei suffizienter Therapie bei kleineren Geschwülsten Heilungsraten bis
98% erreicht werden, wobei die gewählte Therapie: chirurgische Abtragung oder Strahlentherapie gleich gute Resultate geben. Bei ausgedehnteren Tumoren können durch die Totalentfernung des Organs noch
immer weit über 6o% 5 Jahres-Heilungen erreicht werden. Beim Überschreiten der Organgrenzen bzw. Auftreten von Drüsenmetastasen sinkt
die Rate auf 42%. In diesen Fällen gibt die kombinierte Behandlung
die besten Ergebnisse.

Weit darunter liegen die 5 Jahres-Resultate der äußeren Tumoren. Diese
werden meist spät entdeckt, betreffen in jedem Falle zwei Organsysteme
und metastasieren früh. Die Ziffern der 5 Jahres-Heilungen liegen je
nach Statistik zwischen 3o und 4o%. Auch hier gibt es die besten Ergebnisse durch kombinierte Behandlung.

Eine Sonderstellung nehmen die Epiglottistumoren ein. Sie überschreiten spät die Organgrenzen und sind daher der chirurgischen Methode
der Totalabtragung lange zugänglich. Die Metastasierung erfolgt früher

Tabelle 1. Diagnose und Therapie des Larynxkarzinoms

Befund	Therapie	Histologie	Weiteres Vorgehen	Nächster therapeutischer Schritt
Kleiner Stimmbandtumor, Beweglichkeit ungestört	Mikrolaryngoskopische Abtragung	Carcinoma in situ	Kurzfristige Kontrollen	Beim Rezidiv Chordektomie
Größerer Stimmbandtumor ohne Erreichen der Kommissuren	Mikrolaryngoskopische Abtragung	Radikal	Kurzfristige Kontrollen	Beim Rezidiv Chordektomie
		Nicht radikal	Nachbestrahlung oder Chordektomie	Beim Rezidiv Totalexstirpation
	Bestrahlung		Kurzfristige Kontrollen	Beim Rezidiv Chordektomie
Stimmbandtumor mit Erreichen der vorderen Kommissur, Beweglichkeit ungestört	Erweiterte Laryngofissur (Frontolaterale Teilresektion)	Radikal	Kurzfristige Kontrollen	Beim Rezidiv Totalexstirpation
	Bestrahlung		Kurzfristige Kontrollen	Beim Rezidiv Totalexstirpation
Stimmbandtumor mit Erreichen der Kommissuren, supra oder subglottischem Wachstum, Beweglichkeit eingeschränkt	Totalexstirpation	Radikal	Kurzfristige Kontrollen	Beim Rezidiv Bestrahlung
		Nicht radikal	Nachbestrahlung	Beim Rezidiv Bestrahlung
	Bestrahlung		Kurzfristige Kontrollen	Beim Rezidiv Totalexstirpation
Endolaryngischer Tumor und Lymphknotenmetastasen	Total- und Neck-Dissection	Radikal	Kurzfristige Kontrollen	Falls Rezidiv Nachbestrahlung
		Nicht radikal	Nachbestrahlung	Falls Rezidiv Nachbestrahlung
Epiglottis-Tumor ohne Drüsenbefall, Rand	Endolaryngische Abtragung	Radikal	Kurzfristige Kontrollen	Falls Rezidiv ALONZO bzw. Totalexstirpation

Tabelle 1 (Fortsetzung)

Befund	Therapie	Histologie	Weiteres Vorgehen	Nächster therapeutischer Schritt
Epiglottis-Tumor größerer Ausdehnung	Supraglottische Teilresektion	Radikal	Kurzfristige Kontrollen	Falls Rezidiv Totalexstirpation
	Totalexstirpation		Kurzfristige Kontrollen	Falls Rezidiv Totalexstirpation
Epiglottis und Drüsenbefall Subglottisch und Drüsenbefall	Eventuell Vorbestrahlung. Block-Dissection		Nachbestrahlung	Falls Rezidiv Bestrahlung
Subglottische, Sinus piriformis-, Postkrikoid-Tumoren mit Drüsenbefall	Falls operabel, Block-Dissection, eventuell Vorbestrahlung	Radikal	Kurzfristige Kontrollen	Bei Rezidiv Nachbestrahlung
		Nicht radikal	Nachbestrahlung	
	Bestrahlung		Kurzfristige Kontrollen	Bei Rezidiv Block-Dissection

als bei den glottischen Tumoren, aber nicht so früh wie bei den äußeren
Geschwülsten. Es ist daher bei diesen Malignomen mit Heilungsziffern
zu rechnen, die zwischen denen der inneren und denen der äußeren Tumoren liegen.

Literatur

ALRAM, D.: Bericht über geheilte Mittelohrkarzinome. Mschr. Ohren-
heilk. 1o5, 138 (1971).
BABLIK, L.: Über einen Fall von Craniopharyngeoma malignum. Mschr.
Ohrenheilk. 84, 29 (195o).
BABLIK, L.: Über das Schicksal der Lokalrezidive des Larynxkarzinoms.
Mschr. Ohrenheilk. 93, 346 (1959).
BABLIK, L., FRITZ, K., KAISER, R.: Zur Therapie der malignen Ohrmu-
scheltumoren. Mschr. Ohrenheilk. (im Druck).
BECKER, J., GAUWERKY, F.: Maligne Lymphome. München-Berlin-Wien: Urban
und Schwarzenberg 1969.
BERENDES, J., LINK, R., ZÖLLNER, F.: Hals-Nasen-Ohren-Heilkunde (Hand-
buch). Stuttgart: Thieme 1965.
DWORACEK, H.: Über die vielgestaltige Symptomatik der malignen Nasen-
rachenraumgeschwülste. Mschr. Ohrenheilk. 89, 48 (1955).
DWORACEK, H., PICHLER, H.: Zur Klinik der Ohrmuschelkarzinome. Mschr.
Ohrenheilk. 91, 65 (1957).
DWORACEK, H., WILTSCHKO, A.: Über die Wichtigkeit wiederholter Probe-
exzisionen für die Diagnose maligner Tumoren in der Oto-Rhino-
Laryngologie. Mschr. Ohrenheilk. 88, 315 (1954).
FRÜHWALD, H., WUTKA, P.: Die Zytologie in der Hals-Nasen-Ohren-Heil-
kunde. Mschr. Ohrenheilk. 1o6, 2o1 (1972).
HUSSL, B.: Behandlungsergebnisse bei malignen Nebenhöhlentumoren im
Zeitraum von 1953 bis 197o. Mschr. Ohrenheilk. 1o5, 558 (1971).
JAHNKE, V.: Almanach für Ohren-, Nasen-, Rachen- und Kehlkopfkrank-
heiten 1972. München: Lehmann 1972.
JUNG, H.: Lokale tumorförmige Amyloidose des Larynx. Mschr. Ohren-
heilk. 1o6, 532 (1972).
KLEINSASSER, O.: Mirkolaryngoskopie und endolaryngeale Mikrochirurgie.
Stuttgart: Schattauer 1968.
KOKOSCHKA, E.M., SEIDL, K., SÖLTZ-SZÖTZ, J.: Epitheliome an der Ohr-
muschel. Z. Haut- u. Geschl.-Krh. (im Druck).
KREJCI, F.: Karzinom in alter Radikaloperationshöhle. Mschr. Ohren-
heilk. 82, 171 (1948).
LAUERMA, S.: Treatment of laryngeal cancer. Acta oto-laryngol. (Stockh.)
Suppl. 225 (1967).
LÖFFLER, P.: Adenocarcinome in Nase und Nebenhöhlen. Mschr. Ohren-
heilk. 1o6, 529 (1972).
MARFATIA, P.T.: Malignant tumors of the ear. Lyryngoscope (St. Louis)
76, 1591 (1966).
MESSERKLINGER, W.: Endoskopie des unteren Nasenganges. Mschr. Ohren-
heilk. 1o6, 569 (1972).
MORITSCH, E.: Zur Operationstechnik der Ohrmuschelkarzinome. Mschr.
Ohrenheilk. 1o2, 513 (1968).
NAUMANN, H.H.: Kopf- und Hals-Chirurgie. Stuttgart: Thieme 1972.
ROSSBERG, G., ZIMMER, M.: Das Karzinom der Ohrregion. Z. Laryng.
Rhinol. 46, 789 (1967).
SCHMIDT, P.H., VERDONK, G.J.: Bilateral carcinoma of the ear. J.
Laryng. 81, 567 (1967).
TORIYAMA, M., ONUKI, N.: A case of auricular cancer. Ref. Zbl. Hals-,
Nasen- u. Ohrenheilk. 96, 512 (1968).
WUSTROW, F.: Die Tumoren des Gesichtsschädels. München-Berlin-Wien:
Urban und Schwarzenberg 1965.

Strahlentherapie der Tumoren der Mundhöhle, Nase und Nasennebenhöhlen

J. DIMOPOULOS

In diesem Kapitel werden die bösartigen Geschwülste der Lippen nicht
behandelt, obwohl sie in das kieferchirurgische Gebiet fallen. Ihre
Prognose und strahlentherapeutische Behandlungsart ist den Hauttumoren
weitgehend ähnlich, und aus diesem Grunde werden sie dort besprochen.
Aus demselben Grund werden Geschwülste des weichen Gaumens, der Gaumensegel und des Zungengrundes hier nicht berücksichtigt, ihre Abhandlung erfolgt im Kapitel HNO-Tumoren. Dagegen ähnelt die Strahlentherapie der Geschwülste der Siebbeinzellen und der Keilbeinhöhle denen
der Kiefer- und Stirnhöhle. Sie werden daher in diesem Abschnitt behandelt, obwohl der chirurgische Eingriff vom HNO-Arzt erfolgt.

Die weitgehende Spezialisierung der heutigen Medizin verlangt auch
auf diesem Gebiet der Tumorbehandlung eine Zusammenarbeit der verschiedenen Fächer, um optimale Ergebnisse zu erzielen. Die Zusammenarbeit sollte jedoch vor der Behandlung beginnen und der Strahlentherapeut bei der Erstellung des Behandlungsplanes anwesend sein.
Selbstverständlich muß jeder strahlentherapeutischen Maßnahme die
histologische Sicherung der Diagnose vorangehen. Andererseits darf
man sich mit den histologischen Diagnosen: Leukoplakie, Morbus Bowen,
Papillom nicht zufriedengeben, wenn das klinische Bild einen malignen
Eindruck erweckt. In diesen Fällen sind die Probeexzisionen bis zur
Sicherung der Diagnose zu wiederholen. Die Diagnose präinvasives Kar-
zinom darf den Strahlentherapeuten nicht zu Unterdosierungen verleiten.
Auch hier muß man die volle Tumordosis verabreichen.

Für die optimale Wirkung der Bestrahlung sind Allgemeinmaßnahmen von
großer Wichtigkeit. So muß der Kreislauf des Patienten gestützt und
eventuell vorhandene Infektionen entsprechend behandelt werden.

Da Tumoren in dieser Region oft bei Alkoholikern und Rauchern vorkommen, sollte das Rauchen und Trinken eingestellt werden. Die Durchführung der Wassermannprobe bei Mundhöhlenkarzinomen ist zu empfehlen.
Bei positivem Befund sind chirurgische Maßnahmen der Strahlentherapie
vorzuziehen. Defekte Zähne sollen vor Bestrahlungsbeginn saniert werden. Operative Eingriffe in dieser Region ziehen funktionelle Ausfälle
und Beeinträchtigungen des Aussehens mit sich und führen zu psychischen und sozialen Belastungen für den Patienten. Deshalb sind bei
der Erstellung des Behandlungsplanes die guten funktionellen und kosmetischen Ergebnisse der Strahlentherapie zu berücksichtigen. Dies
darf jedoch nicht dazu führen, daß operative Maßnahmen in den Hintergrund gestellt werden, wenn durch sie eine bessere Behandlung des
Grundleidens zu erwarten ist.

Tumoren der Mundhöhle

Hier werden Tumoren besprochen, welche ihren Ausgang vom harten Gaumen, den vorderen zwei Dritteln der Zunge, der Gingiva, dem Mundboden und der Wangenschleimhaut nehmen.

In der Mehrzahl handelt es sich um relativ strahlenresistente Plattenepithelkarzinome, bei welchen eine Dosis von mindestens 6.000 rd verabreicht werden sollte. Bei Zungenkarzinomen ist eine noch höhere Dosis erforderlich. Man kann laut Literatur sogar bis zu 9.5oo rd verabreichen. Dosen unter 4.ooo rd ergeben bestenfalls einen palliativen, niemals jedoch einen kurativen Erfolg.

Bei der Behandlung dieser Tumoren waren bisher Radiumspickungen bzw. Moulagen mit anschließender perkutaner Bestrahlung die Methode der Wahl. Durch die Einführung der Elektronentherapie werden diese Methoden immer seltener angewandt. Für die Anwendung der enoralen Bestrahlung (Abb. 1) mit schnellen Elektronen spricht die einfache Handhabung des Apparates, die gute Dosisverteilung, die schmerzlose Behandlung des Patienten sowie die Tatsache, daß das Personal keiner Strahlenbelastung ausgesetzt wird. Bei Geschwülsten bis zu einem Durchmesser von 2,5 cm verwenden wir ein enorales Feld mit schnellen Elektronen geringer Energie und verabreichen 2.ooo - 4.ooo rd je nach Lokalisation.

Seitlich am Tubus haben wir eine Öffnung angebracht, durch welche ein Endoskop eingeschoben wird, um eine genaue Überprüfung des Feldes zu erreichen (Abb. 1).

Anschließend werden der Tumor und die dazugehörigen Lymphabflußgebiete perkutan bestrahlt, entweder mit Photonen oder mit ^{60}Co-Gammastrahlen. Bei entsprechender Lokalisation werden am Gammatron Keilfilter ver-

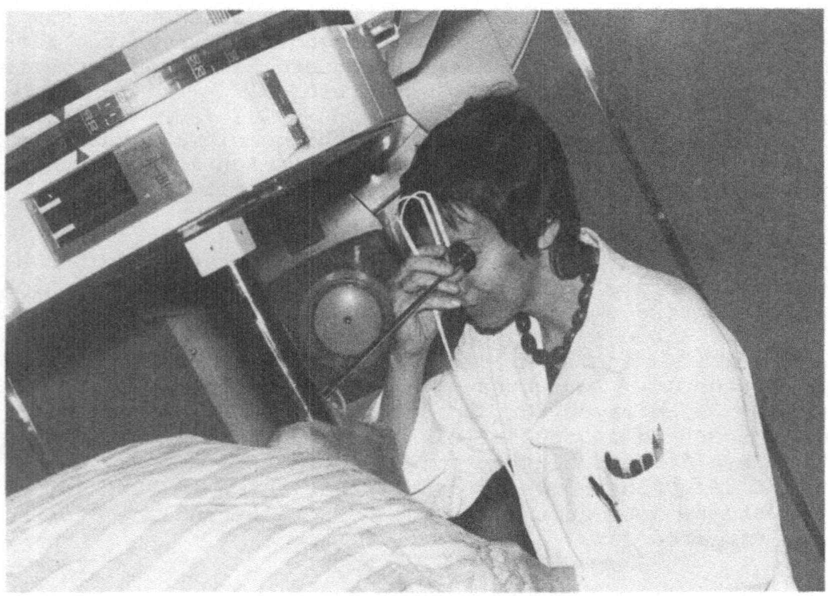

Abb. 1. Kontrolle einer enoralen Feldeinstellung durch ein seitlich am Tubus eingeführtes Endoskop

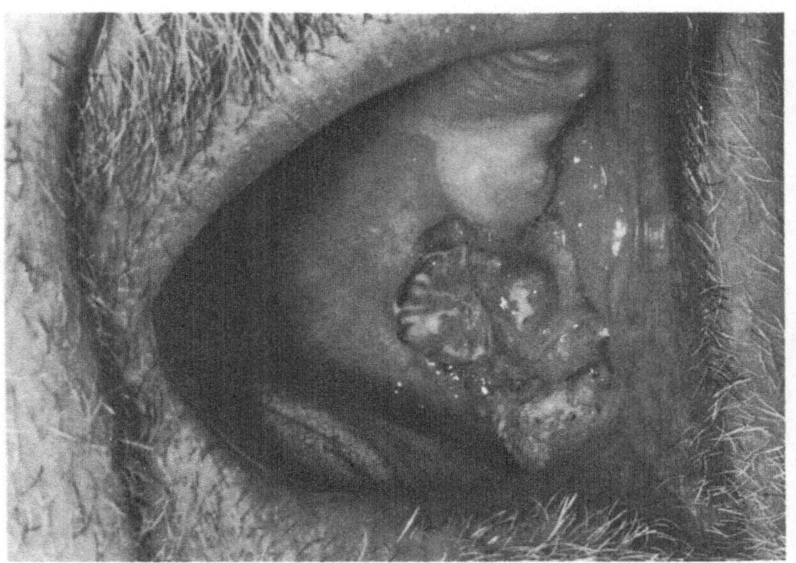

Abb. 2. a) 85jähriger Patient. Aufnahme vor Bestrahlungsbeginn. An der linken Wangenschleimhaut findet sich ein 4 x 3 cm großes exophytisch wachsendes, verhornendes Plattenepithelkarzinom. b) Bestrahlung mit schnellen Elektronen, enoral, 1o MeV, 4 cm Rundtubus. Nach einer Gesamtherddosis von 6.3oo rd hat sich der Tumor zur Gänze zurückgebildet, mäßige Bestrahlungsreaktion

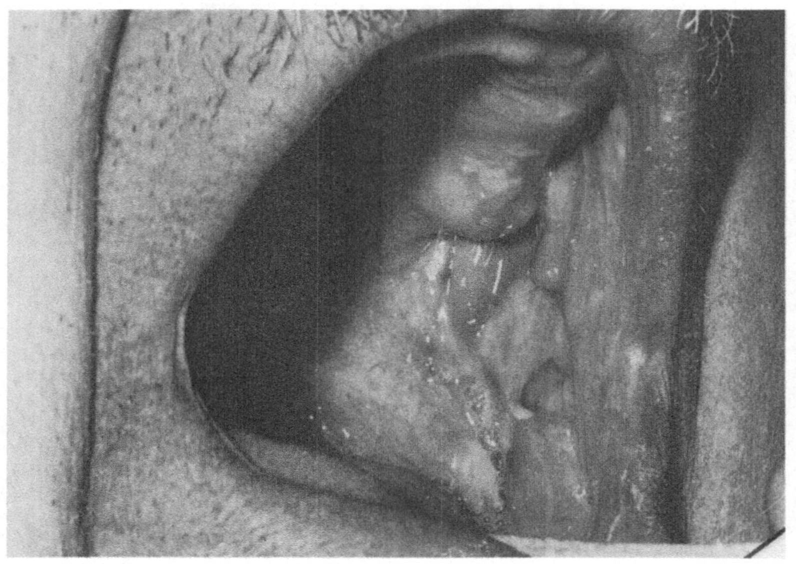

Abb. 2. c) Zustand einen Monat nach Beendigung der Bestrahlung. Anstelle des Tumors zarte Narbenbildungen bei sonst unauffälligen Verhältnissen

wendet. Diese kombinierte Vorgangsweise der enoralen und perkutanen
Bestrahlung bietet den Vorteil, den Primärtumor hoch zu belasten und
an die Lymphabflußgebiete eine ausreichend hohe Dosis zu verabreichen.

Ist der Tumor größer als 2,5 cm, erfolgt die Bestrahlung perkutan,
wir verwenden meistens zwei seitliche Halsfelder. Seltener können die
Radiumspickung oder die Bewegungsbestrahlung zum Zug kommen.

Die Behandlungsmaßnahmen der regionären Lymphknotenstationen werden
später besprochen. Es sei hier jedoch erwähnt, daß das strahlentherapeutische Vorgehen weitgehend vom Behandlungsplan abhängig ist.
Ist eine Neck-dissection vorgesehen, muß die Bestrahlung hautschonend
erfolgen. Wenn keine Operation vorgesehen ist, ziehen wir zur Bestrahlung der Lymphabflußgebiete die Elektronenstrahlen den anderen Strahlenarten vor, da wir damit bessere Erfolge beobachten konnten. Bei
sehr großen Lymphknotenmetastasen ist es oft ratsam, vor Bestrahlungsbeginn eine Verkleinerungsoperation vorzunehmen. Es wird dabei ein
Teil der Metastasen operativ entfernt. Dadurch erreicht man einerseits
eine Reduzierung der zur Tumorvernichtung erforderlichen Dosis und
andererseits eine bessere Verträglichkeit der Behandlung, da die
Intoxikationserscheinungen, welche zum Teil durch Resorption der
abgetöteten Tumorzellen entsteht, viel milder verlaufen.

Tumoren der Nase und der Nasennebenhöhlen

Die in diesen Regionen im engsten Raum nebeneinander vorkommenden
Hohlräume und Knochenstrukturen erfordern eine genaue Kenntnis der
Absorptions- und Streuungsverhältnisse der Strahlung, andererseits

verlangt die Nachbarschaft des Auges, des Rückenmarks und des Gehirns eine genaue Bestrahlungsplanung und Schonung der oben genannten Gewebe. Bis in die fünfziger Jahre war die Bestrahlung die tragende Komponente in der Behandlung der malignen Tumoren dieser Region. Sie bestand hauptsächlich in perkutaner Bestrahlung mit konventionellen Röntgenstrahlen allein oder in Kombination mit Radiumeinlagen.

Die chirurgischen Eingriffe waren meistens kleinen Ausmaßes und hatten oft den Zweck, den Zugang für die Einbringung der radioaktiven Isotopen zu verschaffen. Die mit diesen Methoden erzielten Fünfjahres-Überlebensraten lagen bei den frühen Stadien, wo ein kombiniertes chirurgisch-radiologisches Vorgehen möglich war, bei ca. 40% und bei den inoperablen fortgeschrittenen Fällen bei etwa 15%.

Die Einführung der Megavoltgeräte und der erweiterten chirurgischen Maßnahmen haben den Einsatz von intrakavitären Radiumapplikationen stark eingeschränkt. Sie werden heute nur mehr in Einzelfällen und meistens beim Vorliegen von Resttumoren verwendet. Die ^{60}Co-Strahlung mit ihrer gleichmäßigen Verteilung im Knochen und Tumorgewebe und ihrer hautschonenden Wirkung bietet sich für die Bestrahlung in diesem Gebiet an. Die am häufigsten verwendete Methode bei Kieferhöhlentumoren ist die von FLETCHER angegebene mit Keilfiltern. Es werden zwei senkrecht oder in einem stumpfen Winkel zueinander stehende Felder verwendet. Auf keinen Fall darf man jedoch das Feld zu klein gestalten, wenn der Tumor in die Orbita durchgebrochen ist, um das Auge zu schonen. Man muß sich bewußt sein, daß oft eine Iridozyklitis bzw. eine schmerzhafte Schrumpfung des Auges auftreten kann, welche eine spätere Enukleation eventuell erfordern würde. Tumoren des unteren Drittels der Nase bestrahlen wir mit schnellen Elektronen, die Tumoren der oberen zwei Drittel der Nase und der vorderen Siebbeinzellen mit einem offenen senkrechten und einen zweiten geneigten ^{60}Co-Feld mit Keilfilter. Wenn der Tumor seinen Sitz in den hinteren Siebbeinzellen oder den Keilbeinhöhlen hat, wird die Pendelbestrahlung mit ultraharten Röntgenstrahlen vorgezogen (Abb. 3). Der Tumor wird so maximal belastet und das umgebende Gewebe weitgehend geschont.

Tumoren der Stirnhöhlen haben wir in unserem Material nicht. Ein kombiniertes Vorgehen mit schnellen Elektronen und ^{60}Co-Gammastrahlen ergibt eine gute Verteilung der Strahlung.

Die oben angeführten Richtlinien zeigen die von uns am meisten verwendeten Methoden. Zahlreiche andere sind veröffentlicht worden, keine davon vermochte sich jedoch endgültig durchzusetzen. Dieser Umstand spricht für die teilweise Unzulänglichkeit der Methoden. Meistens ist es so, daß eine hohe Dosis am Tumor eine Schädigung des Umgebungsgewebes bewirkt. Um das zu vermeiden, sehen wir uns oft gezwungen, unseren Plan zu ändern oder nach Verabreichung der vorgesehenen Dosis, von einem verkleinerten Feld aus, zusätzlich einen eventuell noch vorhandenen Resttumor zu bestrahlen.

Die großen Speicheldrüsen

Tumoren dieser Region weisen einige Merkmale auf, welche für die Geschwülste der Speicheldrüsen, man könnte fast sagen, "spezifisch" sind. So ist die histologische Unterscheidung eines gutartigen von einem bösartigen Tumor sehr schwierig. Oft ist das einzige Unterscheidungsmerkmal das infiltrative Wachstum. Die häufig auftretenden Rezidive entstehen meistens nicht aus zurückgebliebenen Zellen der behandelten Geschwulst, sondern sind neue Tumoren, welche an einer

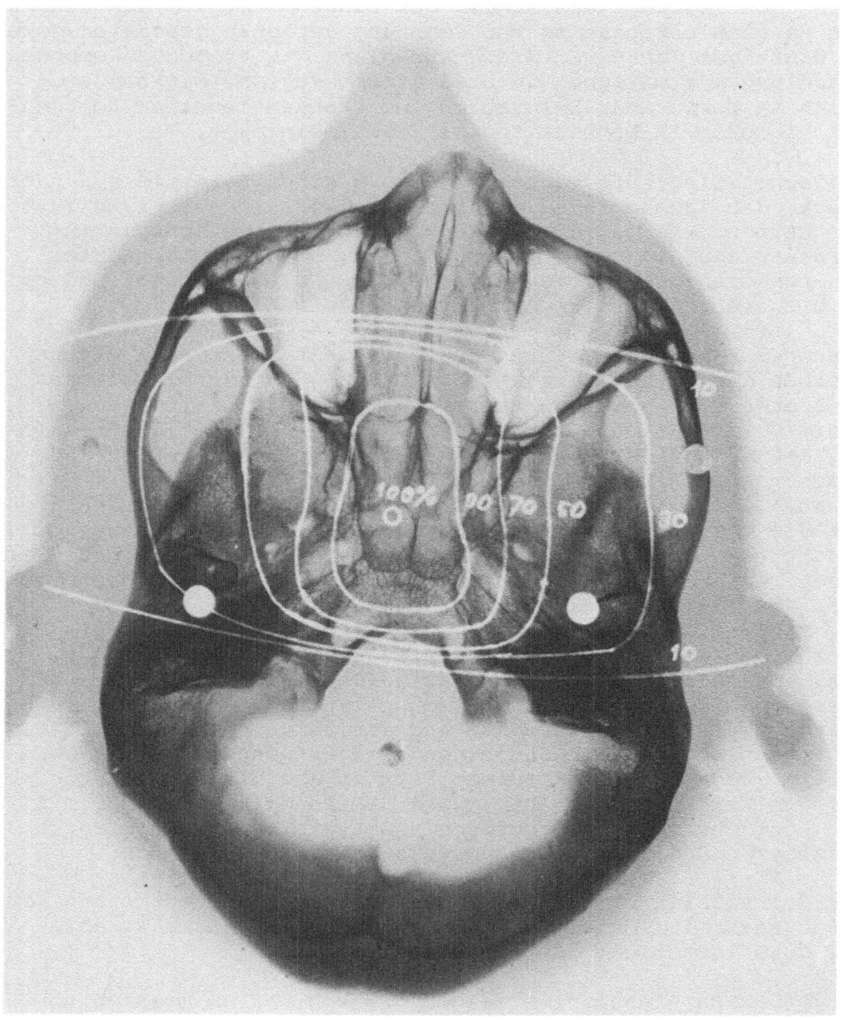

Abb. 3. Pendelung mit Photonen 43 MeV im Bereich der Keilbeinhöhle.
3,5 x 5 cm großes Feld, Pendelwinkel + 9o bis - 9o Grad. Die Verteilung der Strahlendosis, in Prozenten angegeben, ist auf der Röntgenaufnahme der entsprechenden Schichten des Alderson-Phantoms durch
Photomontage projiziert

anderen Stelle der Drüse entstehen, d.h. also Zweittumoren (ENEROTH).
Ebenso erschwerend ist die Tatsache, daß man auf Grund des histologischen Bildes keine Voraussage auf die Strahlenempfindlichkeit des
Tumors machen kann. Der allgemein geltenden Meinung, daß die Speicheldrüsengeschwülste strahlenresistent sind, können wir nur zum Teil
zustimmen. Unserer Erfahrung nach spricht der überwiegende Teil der
Patienten gut bis sehr gut auf die Bestrahlung an.

Da man nicht voraussagen kann, ob der zu behandelnde Tumor strahlenempfindlich sein wird oder nicht, bietet sich die Operation als die

indizierte Erstbehandlung an. Die Einsatzmöglichkeiten der Strahlentherapie werden später besprochen.

Bestrahlungstechnisch bieten sich die Elektronenstrahlen wegen ihrer
hohen relativen biologischen Wirksamkeit und der verhältnismäßig
scharfen Abgrenzung gegen die Tiefe zu als fast ideale Strahlenart
für diese Region an. Wir verwenden meistens ein Stehfeld, seltener
Elektronenpendelbestrahlung oder zwei Stehfelder, bei einer Energie
von 15 - 2o MeV, und verabreichen 5.ooo - 6.5oo rd. Die ^{60}Co-Bestrah-
lung (zwei geneigte Felder mit Keilfilter) wenden wir bei tiefinfil-
trierenden Tumoren an.

Die Radiumspickung der Parotis kann heute als obsolet bezeichnet
werden. Ebenso ist wegen der starken Belastung der Haut und der Knochen die Bestrahlung mit konventionellen Röntgenstrahlen abzulehnen.
Die ultraharten Röntgenstrahlen des Betatrons sind wegen der hohen
Eindringtiefe und der geringen Belastung der oberflächlichen Gewebs-
schichten hier völlig ungeeignet.

Behandlungsplan

1. Die selten vorkommenden strahlensensiblen Sarkome und Lymphoepitheliome werden nur bestrahlt.

2. Tumoren der Nasennebenhöhlen, des harten Gaumens und der vorderen
zwei Drittel der Zunge sollten primär operiert werden. Ist die Radikalität der Operation nicht sicher oder der Tumor inoperabel, wird
mit einer vollen Tumordosis bestrahlt. 3 - 6 Wochen nach Beendigung
der Bestrahlung kann die radikale Operation durchgeführt werden. Sie
ist auch dann indiziert, wenn kein Tumor mehr nachweisbar ist. Aus
folgenden Gründen treten wir für diese sogenannte präoperative Bestrahlung ein:

a) Bei jeder Operation werden vermehrt Tumorzellen in die Blutbahn
ausgeschwemmt. Diese Zellen sind nach erfolgter Bestrahlung devitalisiert.

b) Post operationem ist das Tumorgebiet schlecht durchblutet und
daher strahlenresistenter.

c) Durch Verkleinerung des Tumors wird eine vorher nicht mögliche
Radikaloperation jetzt möglich.

3. Tumoren der Nasenhöhle, der Gingiva, der Wangenschleimhaut und des
Mundbodens. Bei kleinen Tumoren, bei welchen durch die radikale Operation keine schwerwiegenden funktionellen und kosmetischen Ausfälle
zu erwarten sind, empfehlen wir die Operation und anschließend die
Nachbestrahlung. Bei allen anderen Tumorformen, welche auch den Großteil der zur Behandlung kommenden Geschwülste darstellen, wird die
Bestrahlung mit einer vollen Tumordosis empfohlen. Bleibt dennoch ein
Resttumor bestehen, kann die Operation 3 - 6 Wochen später angeschlossen werden.

4. Aus den oben erwähnten Gründen ist die Operation bei Tumoren der
Speicheldrüsen der Strahlenbehandlung vorzuziehen, obwohl letztere
entweder als Vor- oder als Nachbestrahlung unbedingt zum Zug kommen
muß. Eine weitere Ausnahme bilden Fälle, bei welchen dem Patienten
eine Fazialisparese, meistens aus beruflichen Gründen, nicht zugemutet werden kann. In diesen Fällen sollte die Strahlentherapie primär verwendet werden. Hat der Tumor bis zu einer Dosis von 4.ooo rd
nicht angesprochen, brechen wir die strahlentherapeutische Behandlung

ab und versuchen, den Patienten zu überzeugen, sich einer Operation
zu unterziehen.

Routinemäßig kommt die Strahlentherapie zum Einsatz:

a) als postoperative Bestrahlung,

b) bei wiederholt rezidivierenden Tumoren trotz operativer Behandlung,

c) bei inoperablen Tumoren.

5. Behandlung der regionären Lymphknoten. Je nach Lokalisation des
Primärtumors vertreten wir folgende Ansichten:

a) Nasen und Nasennebenhöhlen: Wenn Lymphknotenmetastasen nachweisbar
sind, ist die Operation vorzuziehen. Bei Inoperabilität Bestrahlung.
Für diejenigen Fälle, bei denen der Primärtumor einer Bestrahlungstherapie unterzogen wird, sollte der Bestrahlungsplan so gestaltet
werden, daß die retropharyngealen Lymphknoten voll erfaßt werden.

b) Bei allen anderen Lokalisationen der Lymphknotenmetastasen ist der
Neck-dissection bei nachweisbaren Lymphknotenmetastasen der Vorzug
zu geben.

c) Ist die Radikalität der Neck-dissection unsicher oder der Lymphknoten inoperabel, empfehlen wir die Bestrahlung mit einer Dosis von
5.000 - 6.000 rd.

d) Sind keine Lymphknotenmetastasen nachweisbar, ist trotzdem die
sogenannte "prophylaktische" Bestrahlung mit einer Dosis von 4.5oo
- 5.000 rd durchzuführen, da bei 1o - 2o% der Patienten Mikrometastasen vorhanden sind. Die Neck-dissection bringt in diesen Fällen keine
Besserung der Heilungsergebnisse.

<u>Bestrahlungsnebenwirkungen</u>

Auch nach einer lege artis durchgeführten hochdosierten Bestrahlung
treten natürlich Nebenwirkungen auf, die durch die Reaktion des gesunden Umgebungsgewebes bedingt sind. So beobachtet man regelmäßig
bei Dosen über 4.000 rd radiogene Stomatitiden, oft mit fibrinösen
Auflagerungen, Epitheliolysen und lokalen Ödemen. Die Patienten geben
Schluckbeschwerden und Brennen an. Alle diese Nebenwirkungen vergehen
nach 2 - 3 Wochen. Unangenehmer und von bleibendem Charakter ist der
Ausfall der Funktion der Speicheldrüsen. Die Patienten geben ein störendes trockenes Gefühl an, welches sich besonders beim Schlucken
bemerkbar macht. Eine Wiederkehr der Funktion der Speicheldrüsen ist
nach Dosen über 4.000 rd nicht zu erwarten. Die früher gelegentlich
vorgekommenen Kiefersperren nach hochdosierter Bestrahlung der Kie-
fergelenke können heute bei entsprechendem Vorgehen vermieden werden.
Knochennekrosen im Bestrahlungsareal sahen wir nur an Stellen, wo der
Knochen vom Tumor destruiert war.

Die früher von chirurgischer Seite vorgebrachten Einwände gegen eine
präoperative Bestrahlung halten beim heutigen Stand der Anästhesiologie, der Operations- und Bestrahlungstechniken nicht mehr stand. Fast
sämtliche Literaturangaben der letzten Jahre berichten von kaum erhöhten Operationsrisiken. Lediglich das Auftreten von Fistelbildungen
kommt etwas häufiger vor. Die Angaben schwanken zwischen 1o und 2o%.

Lymphknotenmetastasen - Primärtumor unbekannt

Relativ häufig steht der Chirurg bzw. der Strahlentherapeut vor diesem Problem. Die wahrscheinlichen Ausgangslokalisationen liegen im HNO-Bereich, kieferchirurgischen Bereich oder im Bereich des Verdauungstraktes. Besonderes Augenmerk sollte bei der Durchuntersuchung dem Zungengrund bzw. dem Oesophagus geschenkt werden. Die Behandlung dieser Lymphknotenmetastasen führen wir, wie bei Absatz 4 im Kapitel "Behandlungsplan" angegeben wurde, durch. Bleibt der Primärtumor trotz intensivster Suche unbekannt, muß trotzdem eine radikale Behandlung durchgeführt werden, da man Fünfjahresüberlebensraten bis zu 2o% erreichen kann.

Kombinationsverfahren

Über die Einsatzmöglichkeiten der verschiedenen Verfahren wie Bestrahlung in O_2-Überdruck, Verwendung von hohen Einzeldosen, kombinierte strahlentherapeutische und zytostatische Behandlung, Bestrahlung nach versuchter Synchronisation der Zellen mit bestimmten Chemotherapeutika gilt im wesentlichen das im Kapitel "Larynx und Hypopharynx" gesagte.

Literatur

BADIB, A.O., KUROHARA, S.S., WEBSTER, I.H., SHEDD, D.P.: Treatment of cancer of the paranasal sinuses. Cancer (Philad.) 23, 533 (1969).

BECKER, J., KÄRCHER, K.H., WEITZEL, G.: Elektronentherapie mit Supervoltgeräten. In: Strahlenbiologie, Strahlentherapie, Nuklearmedizin und Krebsforschung, Ergebnisse 1952-1958, S. 488-489. Stuttgart: Thieme 1959.

CAMPOS, I., LAMPE, I., FAYOS, I.: Radiotherapy of carcinoma of the floor of the mouth. Radiology 99, 677 (1971).

ENEROTH, C.M., JAKOBSSON, F.: Große Speicheldrüsen. In: Handbuch der Medizinischen Radiologie, Bd. XIX/1 (Hrsg. ZUPPINGER, A., KROKOWSKI, E.). Berlin-Heidelberg-New York: Springer 1972.

FAYOS, I., LAMPE, I.: The therapeutic problem of metastatic Neck Adenopathy. Amer. J. Roentgenol. 114 I, 65 (1972).

FLETCHER, G.: Textbook of Radiotherapy. Philadelphia: Lea and Fegiber 1966.

FRAZELL, E., LEWIS, I.: Cancer of the nasal cavita and accessory sinuses. Cancer (Philad.) 16, 1293 (1963).

HOLSTI, L., RINNE, R.: Treatment of malignant tumors of paranasal sinuses. Acta radiol. (Stockh.) 6, Fasc. 3, 337 (1967).

HUG, O.: Präoperative Tumorbestrahlung. Vorträge vom Deutschen Röntgenkongress 197o. München-Berlin-Wien: Urban und Schwarzenberg 1971.

KING, J., FLETCHER, G.: Malignant tumors of the major salivary glands. Radiology 1oo, 381 (1971).

KRISHNAMURTHI, S., SHANTA, V., SASTRI, D.: Combined therapy in buceal mucosal cancers. Radiology 99, 4o9 (1971).

KUTTIG, H., OBERHEUSER, F., WEITZEL, G.: Geschwülste im Bereich des Kopfes und des Halses. In: Die Supervolttherapie (Hrsg. BECKER, J., SCHUBERT, G.G.), S. 33o-347. Stuttgart: Thieme 1961.

LARSON, L., MÄRTENSON, G.: Carcinoma of the paranasal sinuses and the nasal cavities. Acta radiol. (Stockh.) 42, 149 (1945).

MURPHY, W.: Radiation therapy. Philadelphia-London: Saunders 1967.

STEIN, J., JAMES, A., KING, R.: The management of the teeth, bone and soft tissues in patients receiving treatment for oral cancer. Amer. J. Roentgenol. 1o8, No. 2, 257 (197o).

Strahlentherapie im Bereiche des Pharynx, Larynx, Tonsillen und Zunge

J. DIMOPOULOS

In diesem Abschnitt werden Geschwülste, welche vom Larynx, Hypopharynx, Epipharynx, Oropharynx, äußeren und mittleren Ohr ihren Ausgang nehmen, behandelt. Wegen der teilweise gemeinsamen embryonalen Entwicklung sowie der Ähnlichkeit ihres pathologischen Verhaltens und ihrer strahlentherapeutischen Behandlung werden Tumoren des Mesopharynx, der Tonsillen, der lingualen Seite der Valleculae, des Zungengrundes, der Gaumensegel, des weichen Gaumens und der Uvula zum Oropharynx gezählt.

Nasopharynx und Oropharynx

Wie oben angeführt wurde, ist eine radikale Operation bei Tumoren dieser Region, vor allem wegen der schlechten Zugänglichkeit, meistens unmöglich. Die mit strahlentherapeutischen Maßnahmen erzielten Erfolge sind aber den chirurgischen auch in denjenigen Fällen überlegen, in denen eine radikale Operation möglich ist. Somit ist die Behandlung dieser Neoplasien eine Domäne der Strahlentherapie. Auch die Lymphknotenmetastasen am Hals lassen sich im Gegensatz zu den Metastasen der Mundhöhle bzw. der Nasennebenhöhlen-Tumoren strahlentherapeutisch erfolgreicher behandeln, als dies mit einer Lymphknotenausräumung der Fall wäre.

Selbstverständlich sind auch hier vor Beginn der Behandlung Allgemeinmaßnahmen wie Beseitigung von Infekten, Stützung der Herz- und Kreislauftätigkeit, Sanierung der Zähne u.a. von großer Wichtigkeit. Plattenepithelkarzinome, und zu diesen werden auch die Lymphoepitheliome gezählt, stellen die überwiegende Mehrzahl der hier vorkommenden Tumorformen dar. Viel seltener kommen Lympho- und Retikulosarkome vor. Diese Neoplasien sind mit wenigen Ausnahmen relativ strahlensensibel. Sie werden oft mit kleinen Dosen, manchmal sogar mit nur 2.000 rd, vernichtet. Dies darf jedoch den Strahlentherapeuten nicht zu Unterdosierungen verleiten. Wir versuchen bei Plattenepithelkarzinomen 6.500 rd, bei Lymphoepitheliomen 6.000 rd und bei den verschiedenen Sarkomformen 4.500 rd auf jeden Fall zu verabreichen.

Sämtliche Patienten werden mit Gammastrahlen, Photonen und schnellen Elektronen bestrahlt. Die hautschonende Wirkung, die große Eindringtiefe und die scharfe Begrenzung des Feldes erlauben uns die Verabreichung hoher Dosen am Tumor, meistens von zwei seitlichen Feldern aus. Die Gefahr von Osteonekrosen und Myelitiden ist bei Verwendung dieser Strahlen auf ein Minimum reduziert. Die Bestrahlung mit Orthovoltgeräten, die sogenannte "konventionelle Röntgentherapie", sollte nach Möglichkeit vermieden werden. Die Hochvoltstrahlen haben nicht nur die Fünfjahresheilungszahlen fast verdoppelt, sondern auch die Nebenwirkungen auf ein mögliches Minimum reduziert. Auch die Radium-

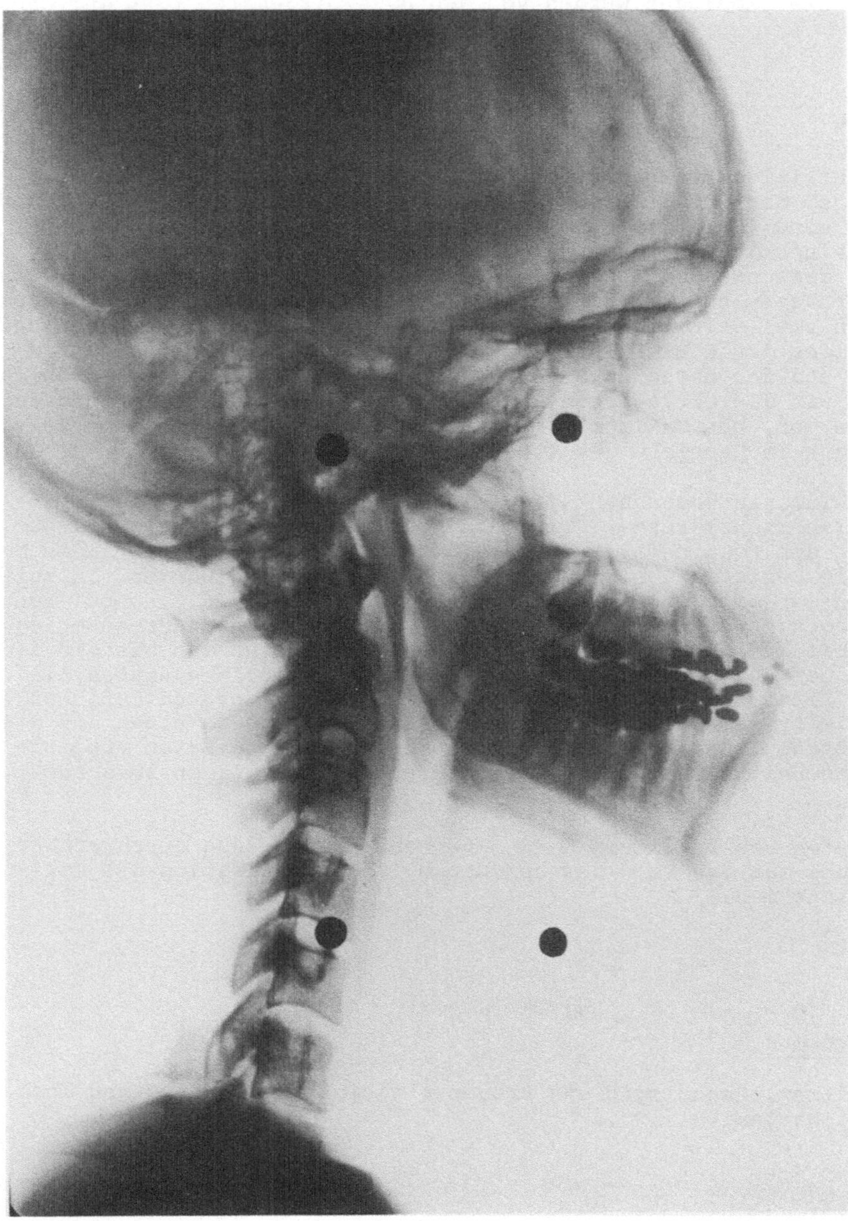

Abb. 1. Lokalisationsaufnahme der Epipharynxregion. Das Bestrahlungsfeld ist durch Eisenkügelchen markiert

spickungen bzw. Moulagen wurden von den Hochvoltgeräten fast zur Gänze
verdrängt.

Nasopharynx

Eine gleichzeitige Erfassung der Lymphknotenmetastasen am Hals, des
Primärtumors, der Schädelbasis, der retro- und parapharyngealen Lymphknoten mit einem Feld ist ohne Gefährdung des Rückenmarkes und ohne
Belastung eines großen Volumens gesunden Gewebes nicht möglich. Wir
sind daher gezwungen, die Bestrahlung der Halslymphknoten von der des
Primärtumors getrennt durchzuführen. Die Bestrahlung des Primärtumors
erfolgt von zwei seitlichen Feldern aus. Abb. 1 zeigt die Größe eines
solchen Feldes durch Bleiplättchen markiert. Wegen der größeren Eindringtiefe und der besseren Schonung der oberflächlichen Gewebsschich-
ten ziehen wir die ultraharten Röntgenstrahlen der Gammastrahlung der
^{60}Co-Geräte vor. Das Maximum der Strahlendosis liegt bei dieser Bestrahlungsart im Bereiche des Tumors.

Epipharynx-Tumoren wachsen häufig in die Schädelbasis bzw. Keilbeinhöhle ein (Abduzensparese!). Wird ein solches Wachstum auf Grund der
Klinik oder der routinemäßig durchgeführten Röntgenaufnahmen angenommen, muß die Dosis an der Schädelbasis höher gehalten werden. In solchen Fällen ist eine Dosis von 8.ooo - 8.5oo rd notwendig, wobei man
trotz des fortgeschrittenen Stadiums der Krankheit Fünfjahresüberlebensraten bis zu 3o% erreichen kann. Über den Einfluß des histologischen Aufbaues der Geschwulst auf die Fünfjahresüberlebensraten findet
man in der Literatur widersprechende Angaben. Nach unseren Erfahrungen
scheinen die Lymphoepitheliome eine bessere Prognose zu haben als die
reinen Plattenepithelkarzinome. Die mit den Hochvoltgeräten erreichbaren durchschnittlichen Fünfjahresüberlebensraten liegen zwischen
4o - 5o%.

Beim Auftreten von Rezidiven kann eine neue Bestrahlung durchgeführt
werden, wobei man das Feld der Ausdehnung und Lokalisation des Rezidives anpassen muß.

Oropharynx

Mesopharynx-Wände

Ihre Behandlung, Pathologie und Prognose gleicht weitgehend den Tumoren des Epipharynx.

Tonsillengegend

Dazu zählen Tumoren der Tonsillen, des Tonsillenbettes und der Gaumensegel. Ihre strahlentherapeutische Behandlung erfolgt ebenfalls von
zwei seitlichen Photonen- oder ^{60}Co-Feldern aus. Wegen der besseren
Zugänglichkeit ist aber auch eine Elektronenbestrahlung bzw. eine Bestrahlung mit Gammastrahlen (zwei geneigte Felder) unter Anwendung
von Keilfiltern möglich. Bei seltenen Indikationen kann auch eine
Radiumspickung durchgeführt werden. Eine enorale Bestrahlung ist wegen
des schlechten Zuganges meistens nicht möglich. Außerdem besteht bei
etwa 1o - 2o% der Patienten eine Kiefersperre, welche ein schlechtes
prognostisches Zeichen darstellt. Eine Indikation zu einer ausgedehnten Operation stellen Geschwülste dar, welche in die Madibula und bzw.

oder in die Fossa pterygopalatina einwachsen. Etwa 4o% der Patienten
leben tumorfrei länger als 5 Jahre.

Weicher Gaumen und Uvula

Bei den selten vorkommenden kleinen Tumoren ist die Operation vorzuziehen, wobei man auf eine Nachbestrahlung verzichten kann. Die Haupt-
masse der zur Behandlung kommenden Tumoren gehört fortgeschrittenen
Stadien an und infiltiert bereits Nachbarorgane. In diesen Fällen ist
der Bestrahlung bzw. einem kombinierten chirurgischen und strahlentherapeutischen Vorgehen der Vorzug zu geben. Die Bestrahlung erfolgt
enoral mit schnellen Elektronen bis zu einer Dosis von etwa 3.5oo rd.
Anschließend erhält der Primärtumor perkutan (zwei seitliche Wangen-
felder) 4.ooo - 5.ooo rd. Die Prognose bei dieser Tumorlokalisation
beträgt 4o - 5o% Fünfjahresheilungen.

Zungengrund

Neoplasien des Zungengrundes haben eine schlechte Prognose. Die Fünfjahresüberlebensraten schwanken zwischen 15 - 3o%. Die Bestrahlung
erfolgt von zwei seitlichen Wangenfeldern aus, wobei man trachten
muß, daß der Waldeyersche Ring und die submentalen Lymphknoten in das
Feld einbezogen werden. Da es sich meistens um relativ strahlenresistente Tumoren handelt, sollte man versuchen, mindestens 7.ooo rd zu
verabreichen. Eine stationäre Behandlung ist bei Patienten mit tief
infiltrierenden Tumoren nötig, da durch den Tumorzerfall die Blutungsgefahr relativ hoch ist. Nicht selten bleibt in solchen Fällen nach
vollständiger Vernichtung des Tumors ein tiefes Ulkus, welches einerseits starke Schmerzen verursacht und andererseits eine eminente Blutungsgefahr darstellt.

Behandlung der Lymphknotenmetastasen

Der Metastasierungsweg, sowohl der Epipharynx- als auch der Oropha-
rynxgeschwülste, geht über die para- und retropharyngealen Lymphknoten
zu den Lymphknoten des Kieferwinkels und von dort zu den tieferen
lateralen Halslymphknoten. Letztere liegen oft dorsal des M. sternocleidomastoideus und in der seitlichen Projektionsrichtung in gleicher
Höhe sogar hinter dem Rückenmark. Dies verhindert eine en bloc-Bestrahlung des Primärtumors und der Halsregion, da sonst das strahlenempfindliche Rückenmark eine unvertretbar hohe Dosis erhalten würde mit den
bekannten Folgen der strahleninduzierten Myelitis. Ein weiteres Problem
stellt der Larynx dar, welchen man nach Möglichkeit aus dem bestrahlten
Areal heraushalten muß. Die submentalen Lymphknoten werden selten befallen und werden daher nur bei nachgewiesenem Befall bestrahlt, ebenso die Lymphknoten der kontralateralen Seite. Eine Ausnahme bilden
Geschwülste des Epipharynx, welche auf die Gegenseite übergreifen.

Eine radikale Vernichtung der Makro- und Mikrometastasen an den Lymphknoten läßt sich praktisch nur strahlentherapeutisch erreichen. In den
meisten Literaturberichten, vielleicht mit Ausnahme der Tumoren des
Zungengrundes, wird die Meinung vertreten, daß die Heilungschancen
des Patienten mehr vom Lymphknotenbefall als von der Ausdehnung des
Primärtumors abhängen. Während die Fünfjahresheilungen bei T_1 - N_0-
Tumoren Ziffern von 85% erreichen, liegen dieselben bei Tumoren mit
fixierten Lymphknotenmetastasen unter 1o%.

Genauso wie die Primärtumoren sind auch ihre Metastasen strahlenempfindlich. Infolgedessen ist eine Lymphknotenausräumung in den meisten Fällen nicht notwendig. Abgesehen davon kann man strahlentherapeutisch sämtliche Lymphknoten erfassen, während das mit chirurgischen Maßnahmen nicht möglich ist. Eine Indikation für den chirurgischen Eingriff stellen bei voluminösen Metastasen Verkleinerungsoperationen dar. Da 3o - 5o% der Oropharynx- und 55 - 9o% der Epipharynxtumoren bei Behandlungsbeginn vergrößerte Lymphknoten aufweisen und bei negativem Tastbefund die Möglichkeit des Vorliegens von Mikrometastasen groß ist, bestrahlen wir auf jeden Fall die homolaterale Halsseite. Bei negativem Palpationsbefund verabreichen wir 4.5oo - 5.000 rd und bei positivem Befund je nach Ausdehnung 6.ooo - 7.ooo rd. Die retro- und parapharyngealen Lymphknoten sowie der kraniale Anteil der Lymphknoten des Kieferwinkels werden bei der Bestrahlung des Primärtumors miterfaßt. Die Halslymphknoten bestrahlen wir in der Regel mit schnellen Elektronen. Wir sind von der Verwendung zweier tangentialer Felder hoher Energie abgegangen und verwenden ein direkt anliegendes Elektronenfeld bei einer Energie von 1o MeV, da wir bei dieser Bestrahlungsart eine bessere Rückbildungstendenz der Tumoren gesehen haben. Die Reichweite der Strahlung ist so gering, daß an das Rückenmark ein nur geringer Prozentsatz der Dosis kommt, obwohl die Lymphknoten voll erfaßt werden. Der Larynx wird durch einen an den Tubus befestigten Absorber geschützt. Bei Verwendung von Gammastrahlen folgt die Bestrahlung von zwei tangentialen Feldern aus. Bestrahlung mit sogenannten konventionellen Röntgenstrahlen sollte nach Möglichkeit vermieden werden.

Von der Dosierung her betrachtet, stellt die Region des Kieferwinkels ein besonderes Problem dar. An dieser Stelle kommt es durch Feldüberlappungen zu Überdosierungen, dies wird jedoch von den Patienten gut vertragen. Besonders starke Indurationen oder Knochennekrosen haben wir nicht gesehen. Ein weiteres Problem ist die Bestrahlung nach einer Neck-dissection. Nach dieser ausgedehnten Operation ist die O_2-Versorgung des Gewebes schlecht, und dementsprechend sind die Erfolge der Strahlentherapie nicht befriedigend.

Larynx und Hypopharynx

Die enge Nachbarschaft verschiedener anatomischer Strukturen ist oft entscheidend für den Krankheitsverlauf und die damit verbundene Prognose. Dies wiederum beeinflußt das jeweilige therapeutische Vorgehen. Die Fortschritte, welche die technische Entwicklung in den letzten zwei Jahrzehnten der Strahlentherapie brachte, kommen bei der Behandlung der Geschwülste dieser Region sehr deutlich zum Ausdruck. Während man früher dazu neigte, die Strahlentherapie nur bei aussichtslosen Fällen einzusetzen, häufen sich in der letzten Zeit Berichte, auch von chirurgischer Seite, wonach die Operation nur bei strahlenresistenten Tumoren durchgeführt werden sollte.

WULLSTEIN hat schon vor Jahren bewiesen, daß durch eine fraktionierte Vorbestrahlung die Kehlkopfexstirpation vermieden werden kann und daß statt der Laryngektomie stimmfunktionserhaltende Operationen durchgeführt werden können.

Ein Überblick der Literatur gibt dem objektiven Leser den Eindruck der Gleichwertigkeit beider Verfahren, und es verwundert niemanden, angesichts dieser Gleichwertigkeit, in den von Chirurgen erstellten Statistiken um einige Prozente bessere Erfolge bei operativen Maßnahmen vorzufinden. Umgekehrt findet man bei den von Strahlentherapeuten zusammengesetzten Statistiken leichte Vorteile der Bestrahlungsergebnisse.

Die in der letzten Zeit jedoch veröffentlichten Arbeiten mit einem großen Patientengut, eine Sammelstatistik mehrerer Autoren mit über 2.ooo Patienten, eine weitere von TASKINNEN mit über 1.4oo sowie eigene Untersuchungen an über 8oo Fällen zeigen neben der Gleichwertigkeit der einzelnen Verfahren als alleinige Behandlungsmethode die eindeutige Überlegenheit der Kombinationsbehandlung, Operation und Strahlentherapie, auf. Demnach ist die Frage nach der Überlegenheit der Chirurgie bzw. der Strahlentherapie überflüssig. Ein sinnvoller Einsatz beider Verfahren bietet zweifellos die besten Erfolgsaussichten. Die Problematik liegt somit in der richtigen Auswahl des jeweils indizierten Verfahrens zur richtigen Zeit und im richtigen Ausmaß.

Die Vernichtung des Tumors mit einem laryngohypopharyngealen Sitz muß oft mit schweren funktionellen, kosmetischen und psychischen Veränderungen erkauft werden. Am deutlichsten kommt das bei der totalen Laryngektomie zum Ausdruck. Der Verlust der Stimme, Schluckbeschwerden, Veränderungen des Aussehens führen oft zu psychischen Depressionen und beeinflussen entscheidend die gesellschaftliche Stellung des Patienten. Es müssen daher neben der vorrangigen Tumorvernichtung auch diese Gesichtspunkte bei der Erstellung des Behandlungsplanes berücksichtigt werden.

Bestrahlungstechnik

Trotz des vielfältigen Verhaltens der Tumoren dieser Region bei verschiedenem anatomischem Sitz ist die Bestrahlungstechnik bei einem großen Prozentsatz der Fälle einheitlich. Der Strahlentherapeut muß großräumig denken, da er nicht nur den erkennbaren Tumor und die eventuell vorhandenen Lymphknotenmetastasen erfassen muß, sondern auch die möglicherweise versprengten Tumorzellen vernichten soll. Aus diesem Leitsatz ergibt sich die Notwendigkeit, sowohl den gesamten Larynx als auch die homolaterale Halsseite, eventuell einschließlich der supraklavikulären Region und der kontralateralen Halsseite, in das Bestrahlungsfeld einzubeziehen. Eine einzige Ausnahme bilden hier die T_1N_0-Tumoren der Stimmbänder. Bei diesen genügt die Verabreichung von etwa 6.ooo rd, auf den Tumor eingeblendet. Eine Metastasierung in die regionären Lymphknoten ist bei diesem Stadium der Krankheit unwahrscheinlich (unter 1% der Fälle).

Die zu verabreichende Dosis darf die 6.ooo rd-Grenze nicht unterschreiten, und bei ausgedehnten Tumoren sind zur vollständigen Vernichtung häufig Dosen bis zu 7.5oo rd notwendig. Wegen der zu erwartenden Bestrahlungsnebenwirkungen (radiogene Laryngitis, Ödem der Schleimhäute) und eventuellen Komplikationen (Perichondritis) ist eine sorgfältige Fraktionierung der Dosis erforderlich. Wir betrachten die Verabreichung der vollen Tumordosis in etwa 6 Wochen bei einer Einzeldosis von 25o rd als optimal. Wegen der relativ oberflächlichen Lage des Tumors können auch Strahlenarten mit geringer Eindringtiefe verwendet werden. Bei kleinen Geschwülsten erzielt man mit den Orthovoltstrahlen (ca. 2oo kV) mindestens genauso gute Ergebnisse wie mit den Hochvoltstrahlen. Für die Mehrzahl der Fälle ist jedoch die Kobalt 6o-Strahlung am besten geeignet. Elektronenstrahlen setzen wir nur in Ausnahmefällen ein, meistens zur Auffüllung der Dosis. Routinemäßig verwenden wir zwei ventralwärts geneigte (± 1oo Grad) ^{60}Co-Felder zur Bestrahlung des Primärtumors und zusätzlich ein ^{60}Co-Nackenfeld, um

die tiefen sowie die dorsal des Musculus sternocleidomastoideus gelegenen Lymphknoten zu erfassen. Selbstverständlich verwenden wir bei
gegebener Indikation verschiedene andere Bestrahlungstechniken, den
jeweils vorliegenden Verhältnissen angepaßt (s. Abb. 2).

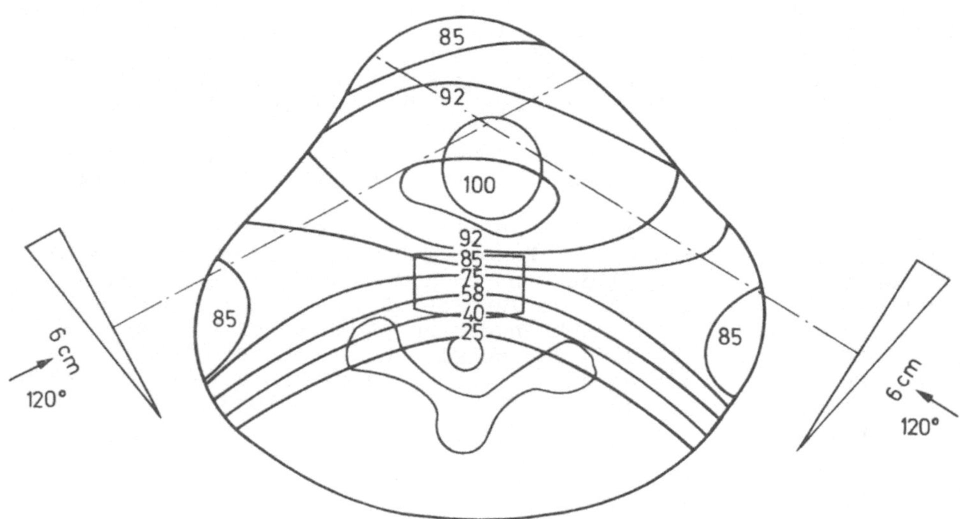

Abb. 2. Dosisverteilung bei Bestrahlung mit ^{60}Co-Gammastrahlen über
zwei seitliche Keilfelder unter Winkelung des Zentralstrahles beiderseits um 12o°. Auf diese Weise können sowohl der Larynx als auch die
zervikalen Lymphknoten mit einer ausreichend hohen Strahlendosis belastet werden unter gleichzeitiger Schonung des Halsmarkes

Behandlungsplan

Unser Bestreben ist es, jeden Patienten einer kombinierten chirurgisch-
strahlentherapeutischen Behandlung zu unterziehen und nach Möglichkeit
die totale Laryngektomie zu vermeiden. Es sollten daher Tumoren, bei
denen eine radikale Entfernung mit irgendeinem anderen chirurgischen
Eingriff als mit der Totalexstirpation möglich ist, zunächst operiert
werden und anschließend sowohl das Operationsgebiet im Bereiche des
Primärtumors als auch die regionären Lymphabflußwege nachbestrahlt
werden. Eine Ausnahme bilden hier kleine, oberflächliche Karzinome
nahe der Epiglottisspitze, bei welchen auf eine Nachbestrahlung verzichtet werden kann, wenn vorher die Abtragung radikal erfolgte. Ist
die vollständige Entfernung des Tumors nur mit der totalen Laryngektomie möglich, empfehlen wir zunächst die Bestrahlung bis zu einer
Dosis von 4.ooo rd. Bei dieser Dosis kann man die Ansprechbarkeit des
Tumors auf die Bestrahlung erkennen. Bildet sich der Tumor zufriedenstellend zurück, so setzen wir die Bestrahlung bis zur vollständigen
Vernichtung fort und bestrahlen anschließend die regionären Abflußgebiete. Zeigt der Tumor eine ungenügende Rückbildungstendenz, so
brechen wir die Bestrahlung ab. Nach 2 - 3 Wochen kann dann die Laryngektomie durchgeführt werden (s. Tabelle 1). Die Operation ist
durch die Vorbestrahlung nicht erschwert und ist auch nicht mit er-

höhten Komplikationen verknüpft. 3 - 4 Wochen nach der Laryngektomie
kann die Bestrahlung, jetzt als Nachbestrahlung, fortgesetzt werden
bis zu einer Gesamtherddosis von etwa 6.5oo rd.

Tabelle 1. Behandlungsplan der Larynx- und Hypopharynx-Tumoren

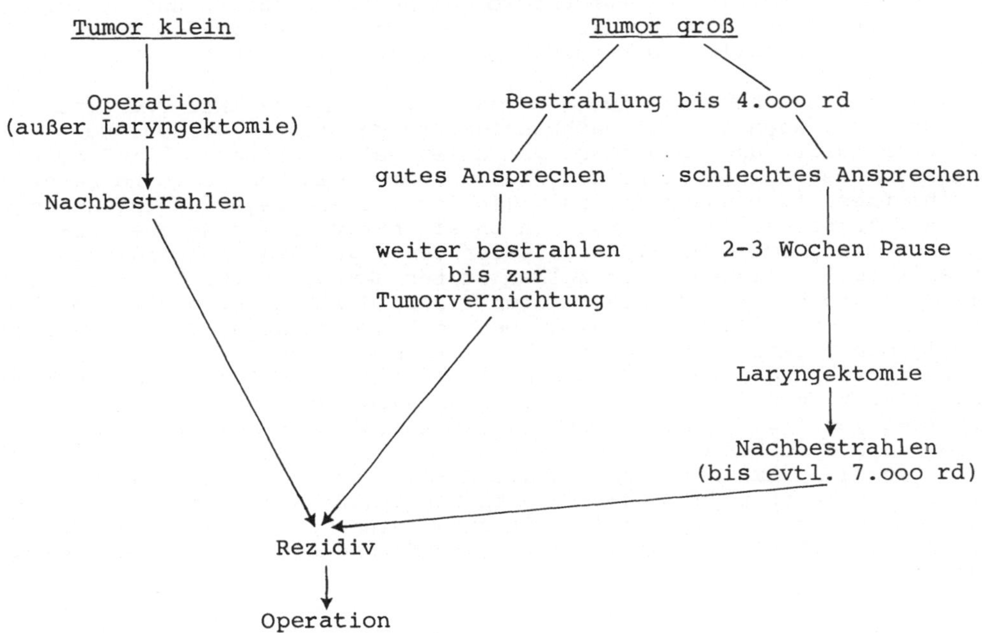

Dieses Vorgehen verspricht einerseits eine vollständige Vernichtung
des Tumors und erspart andererseits einer großen Anzahl der Patienten
die Laryngektomie. Anders als bei der Behandlung des Primärtumors
liegt die Situation beim Auftreten eines Rezidivs. Die Behandlung der
Rezidivtumoren gehört in die Hand des Operateurs, nur im Falle der
Inoperabilität kommt eine neuerliche Bestrahlung in Frage. Besonders
bei Rezidiven im Operationsgebiet ist die Bestrahlung fast wirkungslos. Im Gegensatz dazu stehen die guten operativen Erfolge bei nur
bestrahlten Patienten mit Rezidivtumoren. In diesen Fällen ist nicht
nur ein palliativer Erfolg möglich, sondern auch eine endgültige Heilung. Große Statistiken beziffern die damit erzielbaren Fünfjahres-
heilungen mit etwa 3o%.

In den letzten Jahren häufen sich die Berichte über Behandlungen im
Sauerstoffüberdruck, über Bestrahlung nach vorher versuchter Synchronisation der Tumorzellen mit verschiedenen Zytostatika sowie über
präoperativ bestrahlte Patienten. Diese Verfahren bringen zweifellos
eine Bereicherung der strahlentherapeutischen Möglichkeiten. Inwieweit sie aber eine Anhebung der Heilungsziffern bringen können, muß
noch abgewartet werden.

Äußeres und mittleres Ohr

Karzinome der Ohrmuschel können strahlentherapeutisch geheilt werden,
wobei die Erfolge von der Ausdehnung des Tumors abhängen. Trotzdem
ist die Operation vorzuziehen, da diese das kürzere Behandlungsverfahren ist und gute kosmetische Ergebnisse bringt. Der Hauptnachteil
der Bestrahlung besteht in der Gefahr der Perichondritis bzw. der
Knorpelnekrose. Sollte man sich trotzdem zur Bestrahlung entschließen,
so sind bei sehr kleinen Tumoren weiche Röntgenstrahlen und bei größeren Tumoren oder solchen, die in den Gehörgang oder in die Knochen
einwachsen, schnelle Elektronen, 1o - 15 MeV, indiziert.

Bei kleinen Geschwülsten des Gehörganges, welche radikal operiert
worden sind, kann auf die Nachbestrahlung verzichtet werden. Bei
größerer Ausdehnung jedoch und vor allem bei Knochenbefall muß postoperativ bestrahlt werden. Die hier vorkommenden Tumoren sind relativ
strahlenresistent und meistens wegen der oft vorliegenden Infektion
und der Tatsache, daß Tumorzellen in ein bradytrophes Gewebe ver-
sprengt sind, schlecht mit Sauerstoff versorgt. Dadurch wird die
Strahlenempfindlichkeit der Zellen weiter herabgesetzt. In Anbetracht
dieser Tatsachen müssen Dosen unter 7.ooo rd wirkungslos bleiben. Die
Problematik für den Strahlentherapeuten besteht darin, diese und eventuell noch höhere Dosen unter Schonung des Gehirns zu verabreichen.
Dieser Forderung kommt man am besten mit einer Kombinationsbestrahlung
(Gammastrahlen und schnelle Elektronen) nach. Wir bestrahlen zuerst
mit zwei geneigten ^{60}Co-Feldern, unter Anwendung von Keilfiltern, bis
5.ooo rd und füllen dann die Dosis auf mit einem direkten Elektronenfeld. Je nach Indikation werden die retro- und präaurikulären sowie
die in der Parotis gelegenen Lymphknoten erfaßt. Das Risiko der Kno-
chennekrose ist gering. In der Literatur sind Dosen von 1o.ooo bis
15.ooo rd, auf einmal verabreicht, ohne Knochenschädigung beschrieben
worden.

Literatur

CHEN, K., FLETCHER, G.: Malignant tumors of the nasopharynx. Radio-
    logy 99, 165 (1971).
DIMOPOULOS, J., KÄRCHER, K.H.: Vergleichende Beurteilung der Behand-
    lungsergebnisse der Larynx- und Hypopharynxkarzinome. Strahlen-
    therapie 143, 117 (1972).
FAYOS, J., LAMPE, I.: Radiation therapy of carcinoma of the tonsillar
    region. Amer. J. Roentgenol. 111, No. 1, 85 (1971).
FEDER, B., SCHAIFLEIN, J., STEIN, J.: Early carcinoma of the vocal
    cords. Amer. J. Roentgenol. 1o8, No. 2, 289 (1971).
FLETCHER, G., WILLIAMS, S., COMB, M.: Textbook of radiotherapy,
    p. 2o3-22o. Philadelphia: Lea and Febiger 1966.
JORGENSEN, K.: Carcinoma of the hypopharynx. Acta radiol. (Stockh.)
    1o, Fasc. 5, 465 (1971).
KÄRCHER, K.H., CANIGIANI DE CERCHI, G., DIMOPOULOS, J., ALTH, G.:
    Behandlung des Lymphoepitheliomes des Epipharynx. Strahlentherapie
    142, 129 (1971).
KUTTIG, H.: Telekobalttherapie der Geschwülste des Larynx und Hypo-
    larynx. Strahlentherapie 122, 493 (1963).
KUTTIG, H., OBERHEUSER, F., WEITZEL, G.: In: Die Supervolttherapie
    (Hrsg. BECKER, J., SCHUBERT, G.). Stuttgart: Thieme 1961.
LALANNE, C., CACHIN, Y., JUILLARD, G., LEFUR, R.: Telecobalt therapy
    for carcinoma of laryngopharynx. Amer. J. Roentgenol. 111, 78 (1971).

LEDERMAN, M.: Cancer of the larynx. Brit. J. Radiol. 44, 569 (1971).
LEDERMAN, M., MOULD, R.: Radiation treatment of cancer of the pharynx:
    with special reference to telecobalt therapy. Brit. J. Radiol. 41,
    251 (1968).
MARCIAL, V., FRIAS, Z.: Pilot study of dose fractionation in carcinoma
    of the base of the tongue-uninterrupted VS. Split-course irradiation.
    Amer. J. Roentgenol. 1o8, 3o (197o).
MEYER, J., WANG, C.: Carcinoma of the nasopharynx. Radiology 1oo, 385
    (1971).
MORRISON, R.: Radiation therapy in diseases of the larynx. Brit. J.
    Radiol. 44, 489 (1971).
MURPHY, W.: Radiation therapy. Philadelphia-London: Saunders 1967.
TASKINEN, F., HOLSTI, L.: Die konventionelle Röntgenbestrahlung des
    Larynxkarzinoms. Strahlentherapie 13o, 175 (1966).
WULLSTEIN, H., BOHNDORF, W., VOSTEEN, K.H.: In: Tumoren der Mundhöhle,
    des Rachens und des Kehlkopfes. Deutscher Röntgenkongreß 1968.
    München-Berlin-Wien: Urban und Schwarzenberg 1969.

Struma maligna

K. KEMINGER, K. DINSTL, D. DEPISCH

<u>Allgemeiner Teil</u>

Der Beitrag ist ein Bericht unseres Arbeitskreises, in dem nicht beabsichtigt ist, eine lückenlose Darstellung der Struma maligna in Form einer *Monographie* zu geben, vielmehr sollen eigene Erfahrungen und Beobachtungen, die an einem großen, statistisch ausgewerteten Krankengut gewonnen wurden, mitgeteilt und einer kritischen Analyse unterzogen werden.

Als Unterlage diente die Nachuntersuchung von 653 Patienten mit maligner Struma. Das Krankengut stammt aus der I. Chirurgischen Universitätsklinik Wien (193o - 1972) und aus dem Kaiserin-Elisabeth-Spital, das zwischen 1957 und 1961 unter der Leitung von Prof. Dr. P. FUCHSIG stand (nicht enthalten ist darin das Krankengut des Kaiserin-Elisabeth-Spitales vor und nach diesem Zeitraum). Unser gesamtes Material wurde durch das Rechenzentrum der Med. Fakultät der Universität Wien* computermäßig erfaßt und statistisch ausgewertet.

Die *Struma maligna* stellt einen Sammelbegriff dar, dem Geschwülste sehr unterschiedlichen Verhaltens angehören. Neben biologischen, nicht erfaßbaren Faktoren erschweren geographische Unterschiede und eine uneinheitliche Klassifizierung die Beurteilung jeder Therapie.

Seit der ausgezeichneten Monographie DE QUERVAINs (1941) sind auf dem Gebiet der Diagnostik und Therapie maligner Strumen wesentliche Fortschritte erzielt worden, so daß eine Sichtung unter Berücksichtigung dieser Erkenntnisse gerechtfertig erscheint. DE QUERVAINs exakten Beobachtungen und Beschreibungen einzelner Symptome und Verlaufsformen ist hingegen kaum Wesentliches hinzuzufügen.

Zu untersuchen war auch, ob durch Veränderungen der Lebensgewohnheiten, wie sie z.B. die Konsumwirtschaft an Stelle der früheren bodenständigen Ernährung gebracht hat, eine Rückwirkung auf die Tumormorphologie erfolgt ist. So konnte z.B. WALTHARD (1963) für die Schweiz auf Grund einer jahrelangen obligaten Jodsalzprophylaxe einen Gestaltenwandel nachweisen, indem es zu einer Abnahme bösartiger zugunsten gutartiger, der Behandlung besser zugänglicher Formen gekommen war. Ebenso könnten strumigene Noxen oder iratrogene Schäden, heute in zunehmendem Maße beoachtet, eine Veränderung des bisher bekannten Bildes der Struma maligna bewirkt haben.

---

*Herrn Dr. F. DORAU, H. GRABNER u. J. LEHANEC vom Extraordinariat für Medizinische Computerwissenschaft (Vorstand: Prof. Dr. G. GRABNER) sei an dieser Stelle besonders gedankt.

Beziehung zwischen Struma maligna und Kropfendemie

Laut Mitteilung des österreichischen statistischen Zentralamtes sind
in Österreich von 1947 - 1971 4.o98 Einwohner an einer bösartigen
Neubildung der Schilddrüse verstorben. Bezogen auf 1oo.ooo Einwohner
gleichen Geschlechtes (Tabelle 1) war der Index ziemlich konstant
zwischen 1,9 und 2,7. Verglichen mit anderen Ländern (Tabelle 2) liegt
Österreich nach wie vor im Spitzenfeld.

Tabelle 1. Sterbefälle an bösartigen Neubildungen der Schilddrüse in
Österreich von 1947 - 1971

Jahr	Grundzahlen			auf 1oo.ooo Einwohner gleichen Geschlechtes		
	männlich	weiblich	zusammen	männlich	weiblich	zusammen
1947	59	73	132	1,8	2,o	1,9
1948	82	97	179	2,5	2,6	2,6
1949	8o	1o5	185	2,5	2,8	2,7
195o	5o	1o4	154	1,6	2,8	2,2
1951	57	92	149	1,8	2,5	2,1
1952	76	93	169	2,4	2,5	2,4
1953	54	1o8	162	1,7	2,9	2,3
1954	65	95	16o	2,o	2,6	2,3
1955	57	1o8	165	1,8	2,9	2,4
1956	56	1o9	165	1,7	2,9	2,4
1957	51	114	165	1,6	3,1	2,4
1958	56	1o9	165	1,7	2,9	2,4
1959	54	1o1	155	1,7	2,7	2,2
196o	48	122	17o	1,5	3,2	2,4
1961	64	128	192	1,9	3,4	2,7
1962	63	1o2	165	1,9	2,7	2,3
1963	55	1o7	162	1,6	2,8	2,3
1964	58	1o3	161	1,7	2,7	2,2
1965	58	122	18o	1,7	3,2	2,5
1966	53	127	18o	1,6	3,3	2,5
1967	38	1o7	145	1,1	2,7	2,o
1968	41	9o	131	1,2	2,3	1,8
1969	54	98	152	1,6	2,5	2,1
197o	73	96	169	2,1	2,4	2,3
1971	63	123	186	1,8	3,1	2,5

Die *zentrale Frage* , ob und wie häufig sich maligne Strumen auf dem Boden
gutartiger Strumen entwickeln, wurde vielfach untersucht und sehr unterschiedlich beantwortet.

Tabelle 2. Sterbefälle an bösartigen Neubildungen der Schilddrüse in einzelnen Ländern

Land	Auf 1oo.ooo Einwohner gleichen Geschlechts		
	männlich	weiblich	zusammen
Österreich	1,8	3,1	2,5
Jugoslawien	1,7	2,1	1,9
USA (New York State)	1,1	2,6	1,8
Japan	1,1	2,6	1,8
Finnland	o,8	2,3	1,5
Schweiz (1926 - 1936)	1,4	1,7	1,5
England	o,5	1,2	o,8
BRD (1965)	o,14	o,9	o,52

WEGELIN stellte 1926 fest, daß im Kropfendemiegebiet Bern im Sektionsmaterial die Struma maligna mit 1,o4% ungleich höher lag als in Prag, Berlin und den USA mit weniger als o,3%. Ebenso kam WALTHARD (1963) auf Grund ausgedehnter Untersuchungen zu der Feststellung, daß die Adenombildung bei der malignen epithelialen Entartung eine wesentliche Rolle spielt. Auch konnte im Tierexperiment die Neusseländer Schule (GRIESBACH et al., 1951; BIELSCHOWSKY, 1945) sowie amerikanische Autoren (MORRIS et al., 1951) die Pathogenese der malignen Strumen über die Adenomentstehung nachweisen. BOKELMANN et al. (197o) wieder fanden bei einer Nachuntersuchung von 112 Schilddrüsenmalignomen, daß bei 72,3% anamnestisch eine Struma vorlag. Im *eigenen Krankengut* war auffallend, daß 8o% der Patienten mit einem undifferenzierten Schilddrüsenkarzinom eine seit mehreren Jahren bestehende Knotenstruma hatten, während dies bei den Sarkomen nur in 29% der Fall war.

RICCABONA (1972) hingegen stellte fest, daß die Häufigkeit maligner Strumen im westösterreichischen Endemiegebiet nicht höher als in endemiefreien Gebieten ist. Die Mortalität lag allerdings infolge malignerer Formen höher. Ebenso meinte KLEIN, daß eine Beziehung zwischen gut- und bösartiger Struma nicht gegeben ist, da im chirurgischen Krankengut eines Endemiegebietes (z.B. Österreich, Schweiz, Baden-Württemberg) die Malignomfrequenzen auffallend nieder liegen. Auch haben systematische histologische Untersuchungen von SLOAN (1954) und MEIER et al. (1959) gezeigt, daß 71% bzw. 65% aller bösartigen Strumen in Schilddrüsen *ohne* adenomatöse Veränderungen auftreten. Schließlich hatte die Jodsalzprophylaxe in Cleveland (Michigan, USA) und der Schweiz zwar eine Abnahme der multinodulären Strumen, nicht aber der malignen Strumen zur Folge. Bei den differenzierten Formen war sogar eine Zunahme festzustellen.

Für das solitäre Adenom hatten z.B. WARD (194o) und HOFFMANN et al. (1972) eine signifikante Erhöhung der Malignomfrequenz aufzeigen können. Ähnliche, wenn auch nicht so hohe, Zahlen ergaben eigene Untersuchungen (KEMINGER, 1957).

Unter 2.678 multinodulären Strumen waren 1,26% Malignome, während bei 1.29o Solitäradenomen desselben Zeitraumes die Malignomfrequenz mit 2,55% doppelt so hoch war.

Zur Feststellung der Malignomfrequenz eines Gebietes eignen sich jedenfalls Zahlenangaben aus einem chirurgischen Krankengut nicht (s. Tabelle 3), da Spezialisierung und Selektion das Krankengut einer Klinik
wesentlich beeinflussen. So findet man niedere Prozentzahlen meist bei
hohen Strumektomiequoten (P. HUBER, 1955, 1,5% bei 15.065 Strumektomien, NAEGELI, 1956, 1,1% bei 6.915 Strumektomien), hohe Malignomfrequenzen hingegen in einem kleineren, stark selektierten Krankengut
(NEAGELI, 1956, 9,5% bei 829 Strumektomien).

Tabelle 3. Häufigkeit maligner Strumen im Operationsmaterial

Autor	Jahr	Alle Strumen	Maligne Strumen	
COLE	1949	1.18o		4,6%
CRILE	1949	537		5,6%
ZAUNBAUER	1952	4.281	137	3,2%
LINDSAY et al.	1952	7.423		3,o%
CATELL et al.	1953	1.479	74	5,3%
RICHARD	1953	7.ooo	8o	1,1%
HUBER	1956	15.o65	225	1,5%
NAEGELI	1956	6.915	78	1,1%
NAEGELI	1956	829	8o	9,5%
BEAHRS et al.	1957	5.476	27o	4,9%
LINDER et al.	196o	1.77o	148	8,2%
BÖHME et al.	1962	2.666	43	1,5%
FUCHSIG u. KEMINGER	1967	5.o4o	212	4,2%
ZITTEL et al.	1968	1.o4o	126	1o,8%
VAN LESSEN et al.	1968	9o9	53	5,8%
GREWE et al.	1968	1.422	7o	4,9%

Es dürfte jedoch die Frage, ob Malignome der Schilddrüse unmittelbar
aus einem primär normalen oder adenomatös veränderten Parenchym her-
vorgehen, nach wie vor offen bleiben

Gravidität und Struma maligna

Es wird immer wieder die Frage gestellt, ob sich eine Gravidität nachteilig auf eine operierte oder bestehende maligne Struma auswirkt und
ob es nicht gerechtfertigt, ja sogar geboten ist, eine bestehende Gravidität bei einer Patientin mit einer operierten malignen Struma zu
unterbrechen.

Im Mittelpunkt dieser Überlegungen steht die *thyreotrope Stimulierung* der
Schilddrüse während der Gravidität und damit mögliche Wachstumsimpulse
auf das Karzinom. Stoffwechseluntersuchungen während der Gravidität
haben ergeben, daß die Jodavidität der Schilddrüse vermehrt und der
Hormongehalt des Blutes regelmäßig erhöht ist (DOWLING et al., 1956).
Der Anteil an freien Schilddrüsenhormonen bleibt jedoch unverändert,

die Hypophyse reagiert auf diesen rein peripheren Vorgang nicht. Andererseits wird keineswegs selten eine reaktive Hyperplasie der Schilddrüse beobachtet. ROSVOLL u. WINSHIP (1965) kamen auf Grund einer Nachuntersuchung von 6o Frauen mit Schilddrüsenkarzinomen, die eine Gravidität durchmachten, zu dem Ergebnis, daß keine Veranlassung zu einem therapeutischen Abort bei einem Schilddrüsenkarzinom vorliegt, da in keinem Fall eine erhöhte Beschleunigung des Tumor- oder Metastasenwachstums unter dem Einfluß der Gravidität zu beobachten war.

Auch HILL et al. (1966) fanden in einer Gruppe von 7o Frauen mit Schilddrüsenkarzinom, die eine oder mehrere Schwangerschaften hatten, daß eine Schwangerschaft nach der Diagnosestellung eines Schilddrüsenkarzinoms keinen Einfluß auf den Krankheitsverlauf hatte. Allerdings sind die vergleichbaren Zahlen zu klein und das Krankengut nur schwer miteinander vergleichbar, um eine signifikante Schlußfolgerung abzugeben. Im eigenen Material fanden sich 5 Fälle, die zum Zeitpunkt der Operation einer malignen Struma gravid waren. Die Frauen sind nun zwischen 15,4 und 3 Jahren nach der Operation ohne nachweisbares Rezidiv oder Metastasen.

Struma maligna und Immunthyreoiditis

In der Literatur liegt ein sehr widersprechendes Zahlenmaterial vor. Einzelbeobachtungen finden sich seit der Publikation von GRAHAM (1931) in großer Zahl. Berichte über ein geschlossenes Krankengut sind jedoch selten und kommen zu gegensätzlichen Resultaten. LINDSAY (1955) fand unter 335 Hashimotofällen 2o% Karzinome und hält die Struma lymphomatosa Hashimoto, da im gleichen Berichtsraum unter 7.423 Strumen nur 3% Karzinome waren, für *präkanzerös*. Abweichend davon fanden CRILE u. HAZARD (1951) unter 222 bioptisch gesicherten Hashimotoerkrankungen nur 3% Mikrokarzinome, eine Frequenz, die auch für normale Schilddrüsen zutrifft.

Im eigenen Krankengut waren unter 78 histologisch gesicherten, meist operierten Hashimotofällen 3 (3,8%) Karzinome. Die Malignomfrequenz desselben Zeitraumes im Gesamtmaterial war mit 6,4% ungleich höher. Eine Korrelation zwischen Karzinom und Immunthyreoiditis scheint daher nicht gegeben.

In Zweifelsfällen sollte bei nicht eindeutigen serologischen und klinischen Befunden die Probefreilegung durchgeführt werden. Einer negativen Aspirationsbiopsie würden wir in diesen Fällen die Beweiskraft absprechen, da - wie in einem eigenen Fall - Karzinom und lymphozytäre Infiltration nebeneinander vorkommen können.

Klassifizierung

Eine einheitliche Klassifizierung ist die Vorbedingung, wenn therapeutische Ergebnisse von malignen Schilddrüsenerkrankungen verglichen werden sollen. Bis heute jedoch hat keine Klassifizierung voll befriedigt, und sie dürfte es auch in Zukunft nicht, da eine Vielzahl zum Teil nicht faßbarer Faktoren die Malignität bestimmen. Für die Klinik aber wäre eine Einteilung wünschenswert, die im Hinblick auf die Therapie und Prognose auch für den *Einzelfall* eine Beurteilung gestattet.

Von den zahlreichen Unterscheidungsmerkmalen wie: Speicherfähigkeit, Strahlensensibilität, Ausbreitungsart (JACOBSON, 1954; WIJNBLADH, 1962), Alter oder Geschlecht wird die Klassifizierung nach der *Histologie* den Anforderungen noch am ehesten gerecht.

Tabelle 4. Einteilung nach JACOBSON

Stadium	Definition
I	Beweglicher oder kaum fixierter Primärtumor, keine Metastasen
II	Wie I, aber mit Lymphknotenmetastasen an einer Seite des Halses
III	Mit seiner Umgebung verbackener Primärtumor mit und ohne örtliche Lymphknotenmetastasen am Hals
IV	Tumoren mit Fernmetastasen

Die von WEGELIN 1928 erarbeitete Einteilung hat im Laufe der Jahre zahlreiche Abänderungen (ALBERTINI, 1955; WALTHARD, 1964; HEDINGER, 1969; CRILE et al, 1948; u.a.m.) erfahren, die durch zum Teil verwirrende Nomenklaturen belastet sind und heute immer mehr durch Zusammenfassung in größere Gruppen (WOOLNER, 1961), für ein Endemiegebiet etwas zu großzügig, vereinfacht werden.

Tabelle 5. Einteilung nach LANGHANS-WEGELIN

I. Epitheliale Formen

   1. Metastasierendes Adenom (metastasierende Kolloidstruma Langhans, Struma colloides maligna Kocher)

      a) Kleinzelliges metastasierendes Adenom
      b) Großzelliges metastasierendes Adenom (großzellige, kleinalveoläre Struma Langhans, Struma postbranchialis Getzowa)

   2. Wuchernde Struma Langhans

   3. Papillom

   4. Karzinom

      a) Solider Krebs
      b) Zylinderzellenkrebs
      c) Plattenepithelkrebs

II. Bösartige Bindegewebssubstanz- und Gefäßgeschwülste

   1. Sarkom

      a) Ohne Interzellularsubstanz (Spindelzell-, Polymorphzell-, Riesenzell- und Rundzell-Sarkom)
      b) Mit Interzellularsubstanz (Fibro-, Myxo-, Osteo-Chondro-Sarkom)

   2. Hämangioendotheliom

   3. Lymphangioendotheliom

III. Karzino-Sarkome

In den letzten Jahren scheint sich das von der UICC 1968 (Lausanne) erarbeitete Schema durchzusetzen:

Tabelle 6. Klassifizierung nach UICC 1968 (Lausanne)

5.1. Karzinom

    5.1.1. differenziert

        5.1.1.1. follikulär
        5.1.1.2. papillär
        5.1.1.3. Mischformen follikulär-papillär

    5.1.2. medullär

        5.1.2.1. trabekulär
        5.1.2.2. parafollikulär (C-Zellen-Karzinome)

    5.1.3. anaplastisch

        5.1.3.1. kleinzellig
        5.1.3.2. spindelzellig
        5.1.3.3. riesenzellig

5.2. Malignes Lymphom

5.3. Sarkom

5.4. Hämangioendotheliom

5.5. Malignes Teratom

5.6. Metastasen schilddrüsenfremder Tumoren

Neben der morphologischen Klassifizierung gewinnt für die Klinik die Einteilung nach der Ausbreitung des Tumors zu Behandlungsbeginn (TNM-System) immer mehr an Bedeutung. Das 1966 von der UICC vorgeschlagene TNM-System wurde vom deutschen TNM-Ausschuß durch sogenannte Sicherheitskategorien (S_0- S_9) noch weiter abgesichert.

Tabelle 7. Stadien der Tumorausdehnung (unabhängig vom Tumortyp)

T (Primärtumor)

  T_0 Nicht tastbar

  T_1 Kleiner solitärer Tumor, gut verschieblich

  T_2 Großer, die Drüse deformierender Tumor oder multiple Tumoren in beiden Lappen, gut verschieblich

  T_3 In die Umgebung infiltriert, fixierter Tumor

  T_4 Infiltration von Nachbarorganen (Trachea, Larynx, Oesophagus, Vena jugularis, A. carotis)

N (Befall regionaler Lymphknoten)

  N_0 Nicht nachweisbar

  N_1 Homolateral Lymphknoten, gut verschieblich

  N_2 Kontralateral oder bilateral Lymphknoten, gut verschieblich

  N_3 Verbackene Lymphknoten-Pakete

M (Fernmetastasen)

  M_0 Nicht nachweisbar

  M_1 Nachweisbar

Da das TNM-System zahlreiche Kombinationen bringt, wodurch die Zahl vergleichbarer Stadien im Krankengut einzelner Kliniken zu klein wird, wurde von McWHIRTER, POPPE et al. vorgeschlagen, die einzelnen Stadien zu Gruppen (s. Tabelle 8) zusammenzufassen, um so die Vielzahl der möglichen Kombinationen einzuengen.

Tabelle 8. TNM-Gruppen nach McWHIRTER, POPPE et al.

Stadien	TNM-Kombination
I	T_{0-1}, N_0, M_0
II	T_2, N_{1-2}, M_0
III	T_{3-4}, N_{1-3}, M_0
IV	T_{3-4}, N_{1-3}, M_1

Symptomatik

Die Symptomatik maligner Tumoren ist im allgemeinen umso eindeutiger, je fortgeschrittener das Tumorstadium ist. Ein rasches Auftreten dieser "klassischen" Symptomatik spricht für hohe Bösartigkeit. Hingegen verlaufen die meisten hochdifferenzierten Karzinome der Schilddrüse eher diskret.

Wie bei allen anderen Organkarzinomen treten Allgemeinsymptome - Gewichtsabnahme, Anämie, hohe Senkung - erst im fortgeschrittenen Stadium auf und sind für die Früherfassung nicht verwertbar. Bei den Schilddrüsenneoplasmen mit hoher Bösartigkeit - undifferenzierte Karzinome und Sarkome - ist, wenn die Therapie noch Erfolg haben soll, wegen des raschen Tumorwachstums und der Fernmetastasierung die *Früherfassung* wesentlich.

Einen wichtigen Teil stellt die Erhebung der *Anamnese* dar, wobei auch auf eine Röntgenbestrahlung im Kindesalter zu achten ist. So fanden WINSHIP u. ROSSVOLL (1969) unter 362 Schilddrüsenkarzinomen 79%, die in der Kindheit einer Röntgenbestrahlung am Hals unterzogen wurden. Ähnliche Erfahrungen liegen z.B. von CRILE Jr. vor. Einige Symptome sind für das Vorliegen von Schilddrüsenkarzinomen sehr supekt:

1. <u>Rasches Wachstum</u> einer seit Jahren bestehenden Knotenstruma sollte immer an eine maligne Degeneration denken lassen, vor allem dann, wenn die Zunahme sehr umschrieben auftritt. Es darf allerdings nicht übersehen werden, daß auch eine Blutung in ein Adenom rasche Größen- und Konsistenzzunahme verursachen kann.

2. <u>Zunahme der Konsistenz</u> kann ein erster Hinweis auf ein Schilddrüsenneoplasma, aber auch die Folge einer Zyste oder Verkalkung sein. Allerdings schließt sowohl eine zystische Degeneration als auch eine Verkalkung ein Malignom nicht aus.

3. <u>Heiserkeit</u> infolge einer Rekurrensparese ist, wenn karzinombedingt, ein Spätsymptom und stets ein Zeichen, daß der Tumor die Kapsel durchbrochen hat und die Nachbarschaft infiltriert.

4. <u>Halslymphknoten</u> sind, auch bei nicht nachweisbarer Struma, stets als Verdachtszeichen zu werten. Zu denken ist aber auch an eine Tuberkulose, Systemerkrankung - Leukämie, Lymphogranulom - oder Virusinfektion (z.B. Toxoplasmose). Jeder bioptische Befund, der dystopes Schild-

drüsengewebe ergibt, ist als Metastasierung eines Schilddrüsenkarzinoms aufzufassen, da erwiesen ist, daß aberrantes Schilddrüsengewebe
entwicklungsgeschichtlich nur in der Medianlinie - hier allerdings
vom Foramen coecum bis zum Diaphragma - vorkommen kann.

Hohes Fieber kann auf eine Schilddrüsenentzündung, aber auch auf ein
sehr undifferenziertes Schilddrüsenneoplasma hinweisen (HUBER, 1955;
SAEGESSER, 1957). Weitere *Spätsymptome* sind neben der tumorbedingten
Rekurrensparese ein Hornerscher Symptomenkomplex oder Hals-Ohren-
Hinterkopfschmerzen infolge Irridation des Nervus occipitalis oder
Nervus hypoglossus.

Diagnose

Das zentrale Problem ist, wie bereits ausgeführt, die *Früherfassung*.
Beim Schilddrüsenkarzinom sind Frühsymptome sehr diskret, die zur Verfügung stehenden diagnostischen Möglichkeiten sollten daher voll ausgeschöpft werden. Neben den altbekannten und bewährten Methoden -
Anamnese, klinische Unterscuhung, Röntgen - hat die morphologische
Isotopenuntersuchung (Thyreogramm, Szintigramm oder Scan) und die *Aspirationsbiopsie* eine wesentliche Bereicherung erbracht, die noch kritisch
zu analysieren sein wird. Für die Diagnostik wertvoll sind:

1. Palpation: Konsistenz sowie Beweglichkeit beim Schluckakt müssen
stets geprüft werden. Ebenso kann die *Inspektion* durch die Form des
Kropfes (z.B. Hochkropf nach DE QUERVAIN, 1941) erste Anhaltspunkte
liefern. Vor allem ist auf pathologische Lymphknoten (supraklavikulär
und submental) zu achten.

2. Röntgenuntersuchung: Von SGALITZER (SGALITZER u. STÖHR, 1924)
bereits 1924 in den wesentlichen Punkten - Durchleuchtung und Aufnahmen
in zwei Ebenen mit ohne ohne Kontrastdarstellung des Oesophagus - entwickelt, ist sie immer noch nicht Allgemeingut der Röntgenologie der
Struma. Unbeweglichkeit beim Schluckakt, Veränderung der Trachealkon-
tur, starke Trachealeinengung oder Malazie sind keine Malignitätszeichen, können aber in Zusammenhang mit anderen Verdachtsmomenten zur
Diagnosestellung beitragen. Lungen- oder Skelett-Untersuchungen können
das Vorliegen von Metastasen aufdecken.

Die *Angiographie* der Schilddrüsenarterien kann ebenfalls Hinweise auf
eine Malignität geben (KEMINGER u. DINSTL, 1965), eignet sich aber
nicht als Routineuntersuchung.

Die *direkte Lymphographie* (FISCH u. DEL BUONO, 1963) durch Kanülierung
eines retroaurikulären Lymphgefäßes kommt für die Routineuntersuchung
kaum in Frage. Die *Lymphoszintigraphie* wieder ist einfacher durchzuführen,
aber nicht so aufschlußreich. Beide Methoden sind als klinische Studie
wertvoll, erbringen aber keine therapeutischen Konsequenzen.

3. Laryngologische Untersuchung: Sie muß grundsätzlich durchgeführt
werden und erbringt wesentliche Aufschlüsse. Neben Änderungen der
Stimmbandmotilität können ein Tumoreinbruch in den Larynx oder die
Trachea nachgewiesen und Rückschlüsse auf die Operabilität gezogen
werden.

4. Morphologische Isotopenuntersuchung: Sie hat, von gewissen Einschränkungen abgesehen, einen wesentlichen Fortschritt in der Diagnostik der Schilddrüsenneoplasmen erbracht und kann als *echte Früherfassung*
maligner Schilddrüsentumoren gewertet werden.

Bekanntlich richtet sich die Beurteilung nach der Intensität der Radiojodaufnahme. Es besteht ein Speicherungsgefälle von normalem Schild-
drüsenparenchym zum Tumor. Je undifferenzierter das Karzinom ist, umso
geringer bzw. fehlend ist die Radiojodaufnahme. Als "kalter Knoten"
oder "kalter Bezirk" bezeichnet, kann er solitär oder multipel auftreten.

Die Angaben über die Malignomfrequenz kalter Knoten oder Areale schwankt
je nach Gebiet und Selektion des Krankengutes zwischen 5 und 3o% (Tabelle 9).

Tabelle 9. Malignomrate "kalter" Knoten

Autor	Jahr	Malignomrate in %
PERLMUTTER	1956	23
GREENE	1957	2o
GROESBECK	1959	14,2
ATTIE	196o	24
HORST	196o	27
ZUKSCHWERDT	1963	21
BECKER	1964	3o
SHIMAOKA	1964	1o
GIBBS	1965	24
KUHN	1965	3o
BAY	1966	16
PÖRTENER	1967	15,7
Eigenes Material	197o	17,3
RÖHER	1972	5,1

Eine Auswertung von 1.678 eigenen Szintigrammen beleuchtet am besten
die Problematik. Unter 975 Patienten mit Speicherungsausfällen waren,
wenn man die bereits klinisch verdächtigen Fälle hinzurechnet, 17,3%
Malignome. Die effektive Leistung bekommt man aber erst, wenn nur
klinisch unverdächtige Fälle beurteilt werden. Hier waren unter 377
kalten Adenomen 5,8% Karzinome. Die Geschlechtsverteilung ergab ein
Überwiegen der Frauen mit einem Sexualquotienten von 8:1 zu ungunsten
des weiblichen Geschlechtes (DINSTL, 1971).

5. Aspirationsbiopsie: Mit dünner Nadel ausgeführt, ist die Methode
gefahrlos und dient neben der Differentialdiagnose: Zyste oder solides
Gewebe, der zytologischen Untersuchung. Die Tumordiagnostik durch die
Zytologie wird wegen der falsch negativen und falsch positiven Befunde
immer mehr zugunsten der einfacheren Fragestellung: Zyste oder solides
Adenom aufgegeben. Bei negativer Aspiration sollte zur Entfernung des
Knotens geraten werden.

360

Therapie

Die *Operation* gefolgt von der *Strahlentherapie* (Radiojod, Hochvolt) stellt
die wichtigste Maßnahme dar. Hingegen ist die *medikamentöse Therapie*
(Schilddrüsenhormone, Zytostatika) in ihrem Erfolg wenig belegbar und
kann nur als zusätzliche Maßnahme betrachtet werden. Meist kommen jedoch mehrere Methoden gemeinsam zur Anwendung. Eine enge interdisziplinäre Zusammenarbeit, wie sie sich in unserem Arbeitskreis seit
Jahren bestens bewährt hat, ist eine wesentliche Voraussetzung.

Operation

Das Ziel der operativen Therapie ist die möglichst radikale Entfernung
des Geschwulstgewebes. Die intraoperative Tumordiagnostik mittels
Schnellschnitt ermöglicht eine optimale Operationstaktik. Es würden den
Rahmen dieses Buchbeitrages sprengen, Richtlinien für den Einzelfall
zu geben. Sie hängen von der intraoperativen Inspektion und dem histologischen Schnellschnitt ab.

Für die einzelnen histologischen Gruppen aber empfiehlt sich nach
unseren Erfahrungen folgendes Vorgehen:

Bei *differenzierten* Karzinomen (intraoperativer Schnellschnitt!) ist
wegen einer anschließenden therapeutischen Radiojodbehandlung eine
Thyreoidektomie durchzuführen. Bei *positivem* Lymphknotenbefall führen
wir eine "Radical Neck-dissection" (RND) aus, die, falls beidseitig
erforderlich, in zwei Sitzungen (etwa 4 - 6wöchiges Intervall) erfolgt.
Ist Karzinomgewebe in die Nachbarschaft eingewachsen, dann stellt sich
die Frage, inwieweit die Ausdehnung einer RND durch die Entfernung von
Nachbarorganen wie Larynx, Oesophagus, Trachea oder A. carotis communis
sinnvoll ist. Nach unserer Erfahrung (s. S. 379) kann bei den differenzierten Karzinomen eine Teilresektion von Trachea oder Oesophagus
durchweg sinnvoll sein. Resektionen der Arteria communis oder der
Karotisgabel mußten wir bis jetzt nicht durchführen, da die Arterie
auch bei vollkommener Tumorumscheidung stets auspräpariert werden
konnte. Reicht der Tumor in das Mediastinum, sollte dieses durch eine
Sternofissur breit freigelegt werden, da jeder Versuch, den Tumor vom
Hals aus zu entfernen, gefährlich und unradikal ist.

In der Gruppe der *undifferenzierten Karzinome* empfiehlt sich nach unseren
Erfahrungen die Lobektomie des erkrankten Schilddrüsenlappens und die
subtotale Resektion der Gegenseite, da multizentrisches Wachstum,
Metastasierung und Infiltration in die Gegenseite häufiger sind als
angenommen wird (CLARK, 1959; eigene Erfahrung, 1957). Infolge raschen
Wachstums kommen Tumoren hoher Malignität in einem viel höheren T-
Stadium zur Aufnahme, so daß schon eine Ausdehnung der Operation auf
Grund der erforderlichen Radikalität durchgeführt werden muß. Ist dies
technisch möglich, sollte eine RND der befallenen Seite gefordert
werden.

In der Gruppe der *Sarkome* hat eine RND nur in niederen T-Stadien, die
allerdings sehr selten anzutreffen sind, Aussicht auf Erfolg. Da früh
Fernmetastasen auftreten, sind, wenn der Tumor die Schilddrüsenkapsel
überschritten hat, überradikale Eingriffe, die immer nur "lokal" sein
können, *sinnlos*. Zu empfehlen ist aber eine möglichst ausgedehnte
Tumor-Reduktion, da dadurch die nachfolgende externe Strahlentherapie
bessere Erfolgschancen hat (s. S. 385).

Während die Zweckmäßigkeit der Radikaloperation heute unbestritten
ist, bestehen Meinungsunterschiede, inwieweit eine *prophylaktische Hals-*

Lymphknotenausräumung sinnvoll, erfolgreich oder sogar schädlich ist.
Während eine Gruppe (MARTIN, 1954; BUCKWALTER, 1969; FUJIMORI et al.,
1969) die RND grundsätzlich fordert und durchführt, ist eine andere
(CRILE Jr., 1964; HUBER, 1955; PEMBERTON, 1939) nur bei positivem
Lymphknotenbefall für eine RND, hält aber auch eine isolierte Lymph-
knotenentfernung für gerechtfertigt. Für die prophylaktische RND
spricht bei den differenzierten und undifferenzierten Karzinomen, daß
viel mehr und öfter Lmyphknoten befallen sind, als angenommen wird
(CLARK, 1969; eigene Erfahrung) und der Eingriff bei entsprechender
Technik - anatomische Präparation - keineswegs so belastend ist, wie
vielfach behauptet wird. Schließlich kann durch Erhaltung des Musculus
sternocleidomastoideus ("modifizierte" RND) ein gutes kosmetisches
Resultat erreicht werden, ohne daß die Radikalität - vorausgesetzt
daß keine Tumorinfiltration des Muskels vorliegt - wesentlich herabgesetzt wird.

Eine Beurteilung der Lymphknoten auf Tumorinfiltration durch Palpation ist auch bei ausreichender Erfahrung unverläßlich und erscheint
uns heute nicht mehr vertretbar.

Die "Radical Neck-dissection" in der Chirurgie der Struma maligna

Ziel der Operation ist die Ausräumung des Lymphsystems einer Halsseite
in einem Block mit Lobektomie (Abb. 1) und kontralateraler subtotaler
Resektion. Unsere Operationstechnik, die im folgenden geschildert
werden soll, beruht auf einer anatomischen Präparation und hat eine
möglichst radikale Entfernung aller Halslymphknoten und Weichteile
zum Ziel. Die Operationsgrenzen werden *dorsal* von der Fascia praeverte-
bralis, *kranial* vom Mundhöhlenboden und der Schädelbasis, *kaudal* vom

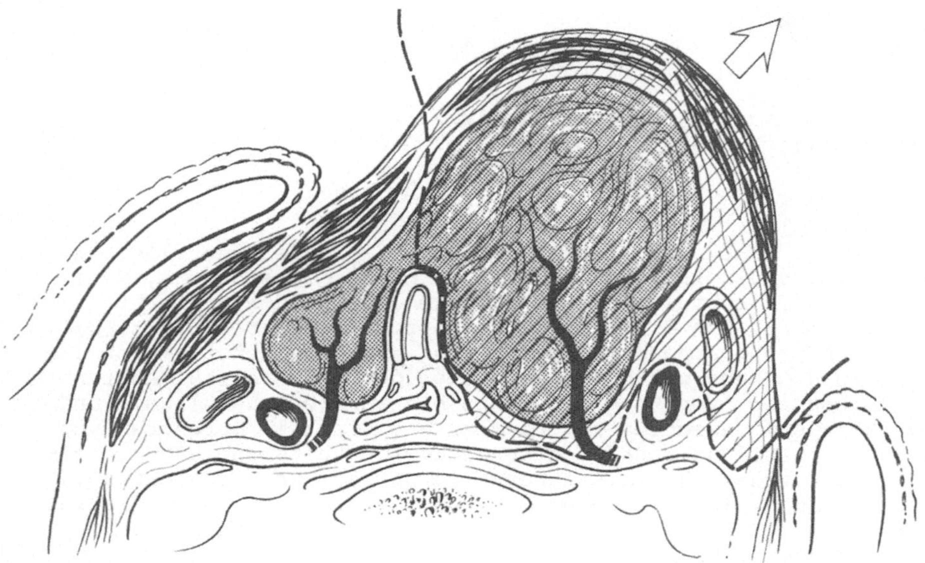

Abb. 1. Resektionsgrenzen der Neck-dissection (Halsquerschnitt,
schematische Darstellung) [nach: FUCHSIG, P. KEMINGER, K., in: Kopf-
und Halschirurgie, Bd. 1 (Hrsg. NAUMANN, H.H.), S. 394-398, Stuttgart:
Thieme 1972]

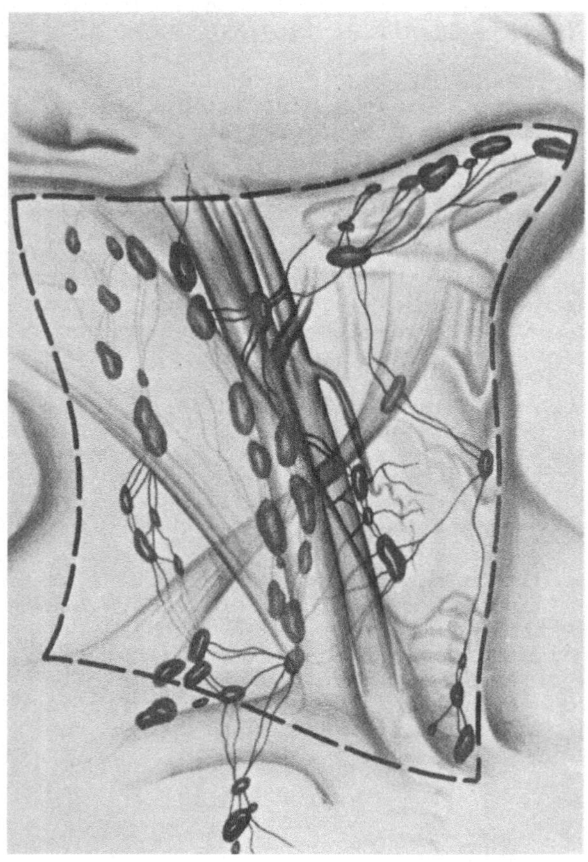

Abb. 2. Ausdehnung der Lymphknotenexstirpation bei der Neck-dissection
wegen Struma Maligna (nach FUCHSIG u. KEMINGER, s. Abb. 1)

Schlüsselbein und *medial* von Trachea und Oesophagus gebildet (Abb. 2).
Tiefe, gerade Halsmuskulatur, Musculus sternocleidomastoideus, Vena
jugularis, Glandula submaxillaris und Thyreoidea werden entfernt,
Musculus omohyoideus und digastricus durchtrennt oder reseziert. Die
zentrale Lymphknotengruppe (Lnn. cerv. prof. sup. et inf.) umgibt die
Vena jugularis und kann nur durch Resektion der Vene radikal entfernt
werden. Die obersten Lymphknoten reichen bis an die Schädelbasis und
liegen dem Nervus accessorius unmittelbar an. Erst die Durchtrennung
des Musculus digastricus schafft eine genügende Übersicht und gefahr-
lose Ligatur der Vena jugularis interna im Bereich der Schädelbasis.
Wesentlich ist auch die Entfernung der Lnn. cerv. prof. lat., die im
lockeren Fettgewebe nahe den Ästen des Halsplexus und des Nervus
accessorius gelegen sind.

Wir beginnen mit einem Hautschnitt nach ROUX-BERGER (Abb. 3), suchen
aber durch Nähern der beiden winkelig geführten Hautschnitte den vertikalen Schnitt möglichst kurz zu bekommen, da er zu Keloîd- und Nar-
benzügen neigt. Haut und Platysma werden in einem Zuge durchtrennt

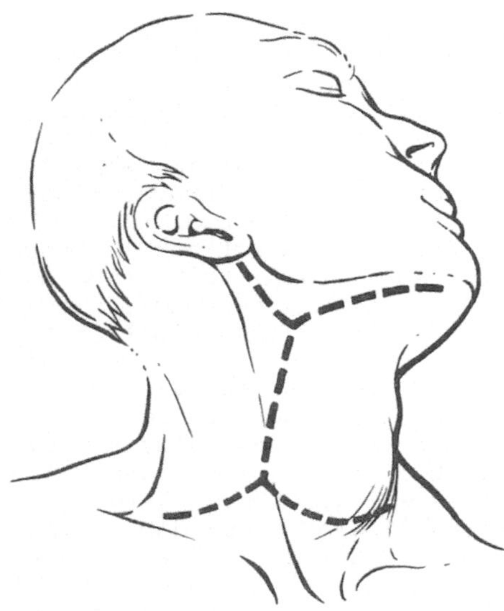

Abb. 3. Hautschnitt nach ROUX-BERGER
(nach FUCHSIG u. KEMINGER, s. Abb. 1)

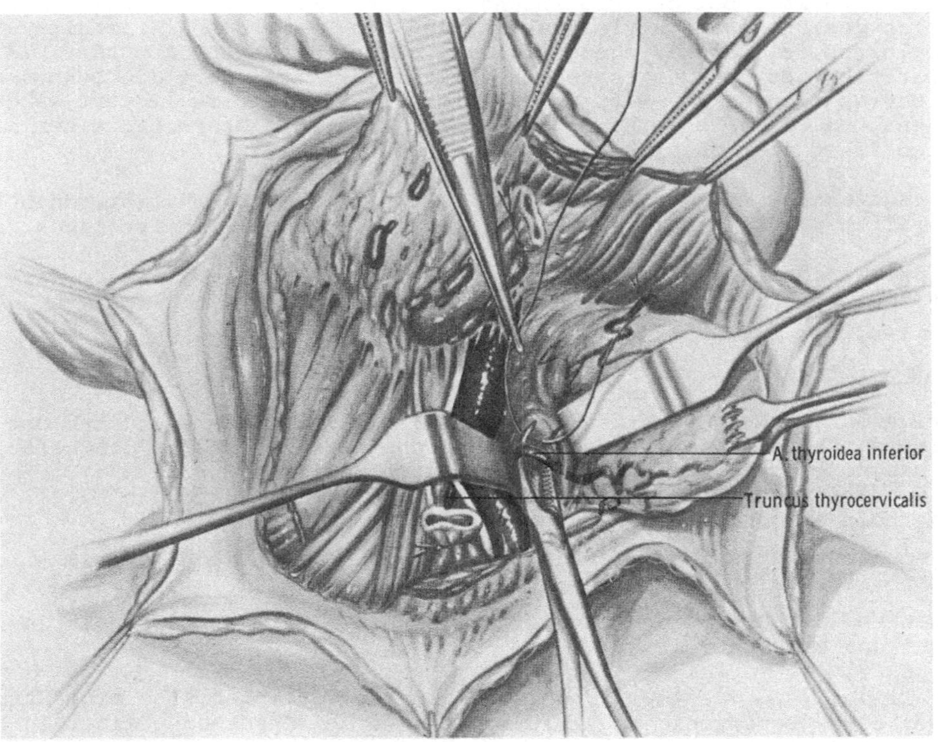

Abb. 4. Ligatur der A. thyreoidea inf. Vena jugularis bereits ligiert
und durchtrennt (nach FUCHSIG u. KEMINGER, s. Abb. 1)

und weit abpräpariert. Musculus sternocleidomastoideus, Musculus sternohyoideus und sternothyreoïdeus werden an ihren kaudalen Ansatzpunkten abgetrennt und nach Durchtrennung des Musculus omohyoïdeus die Vena jugularis interna sofort aufgesucht, ligiert (Umstechungsligatur) und durchtrennt. Damit ist die Gefahr einer Luftembolie gebannt. Es folgt dann die Ligatur der A. thyr. inf. am Stamm (Abb. 4), die Mobilisierung des Strumalappens und die sorgfältige Präparation des Nervus recurrens, der möglichst geschont wird. Die Spaltung des Isthmus und Ablösung der Schilddrüse von der Trachea ist der nächste Schritt. Es empfiehlt sich, möglichst früh auch die A. thyr. sup. am Stamm zu ligieren. Bei Präparation des oberen Schilddrüsenpoles ist auf den Nervus recurrens, der in den Musculus laryngicus einstrahlt, zu achten. Die weitere Präparation wird in *kaudo-kranialer* Richtung vorgenommen, wobei auf den N. hypoglossus und N. accessorius zu achten ist. Bei der Präparation des Unterkieferrandes und Entfernung der Glandula submaxillaris muß besonders auf den Ramus mandibularis nervi facialis geachtet werden, der schon durch bloßes Hochziehen des Hautlappens mit dem Rechenhaken durch die Assistenz geschädigt werden kann. Bei der Entfernung der Glandula submandibularis muß die A. und V. facialis sowohl am Eintritt als am Austritt aus der Drüse ligiert und durchtrennt werden. Erst nach Wegfall der Glandula submandibularis kommt man zu den submentalen Lymphknoten, die entfernt werden müssen. Die Glandula submandibularis schiebt sich in der Regel zwischen den Musculus mylohyoïdeus, wobei bei ihrer Entfernung der Ausführungsgang zu ligieren ist. Bei der Freilegung der Lnn. cerv. prof. cran. im Bereich des Processus styloideus ist auf den Stamm des N. facialis, hypoglossus, glossopharyngeus sowie N. vagus zu achten (Abb. 5). Die Präparation des Truncus thyreocervicalis links erfordert die Schonung des Ductus thoracicus. Wird er verletzt, kann gefahrlos ligiert werden, da genügend tiefe Kollateralen vorhanden sind. Das Übersehen einer Läsion führt aber zu einer langwierigen Lymphfistel.

Die sogenannte "modifizierte RND", die wir nur bei prophylaktischen Eingriffen durchführen, erhält den Musculus sternocleidomastoideus.

Für die Wundheilung ist die Verwendung einer Redon-Saugdrainage wesentlich.

Der Sekundäreingriff

Im eigenen Krankengut wurden 18,3% der Fälle erst nach beendeter Operation durch den endgültigen histologischen Befund erfaßt, das heißt, die Diagnose wurde bei etwa jeder sechsten malignen Struma erst *nach* der Operation gestellt. Daraus ergeben sich zwei Forderungen, die wiederholt erhoben, keineswegs aber Allgemeingut sind:

1. Jede resezierte Struma, und sei sie noch so unverdächtig, muß histologisch untersucht werden.

2. Während der Operation muß die Möglichkeit einer Gefrierschnittuntersuchung gegeben sein.

Überall dort, wo diese Voraussetzungen nicht vorliegen, ist eine Strumaoperation ebensowenig zu verantworten wie bei Unvermögen einer Intubations-Narkose, weil dann ernstliche, heute nicht mehr vertretbare Nachteile dem Patienten erwachsen können.

Die Frage, was nun zu geschehen hat, wenn erst etwa eine Woche nach der Operation durch die Histologie die Malignität erkannt wird, läßt sich nicht einfach beantworten. Grundsätzlich sollte immer jener Schilddrüsenlappen entfernt werden, in dem der Pathologe das Karzinom

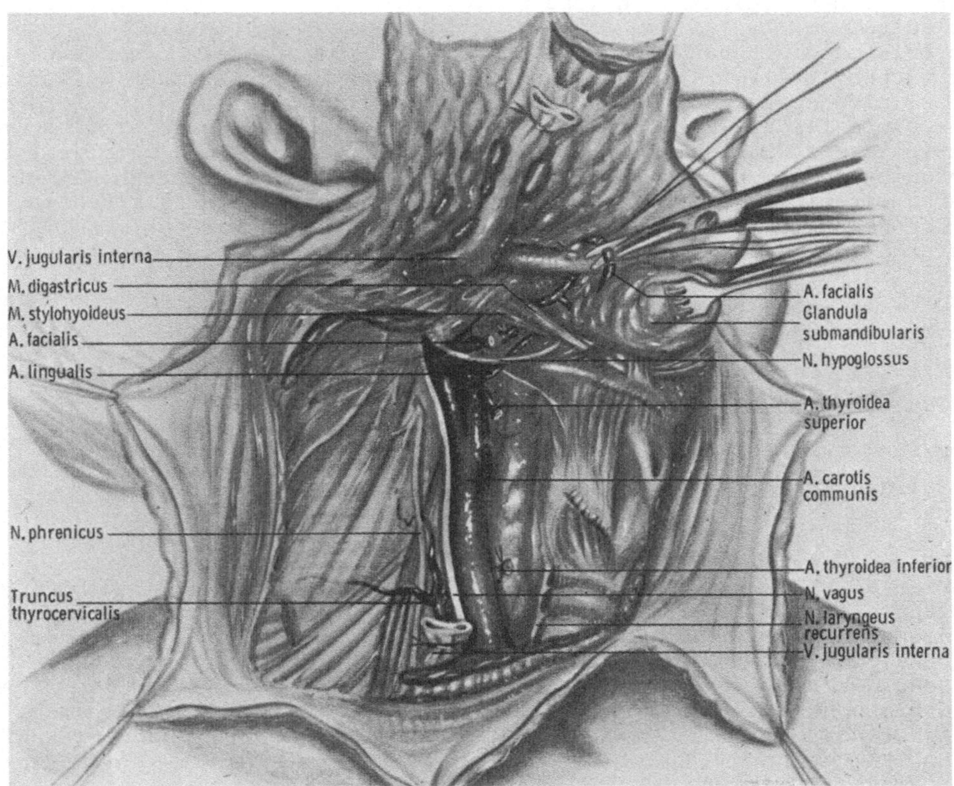

Abb. 5. Präparation am Kieferwinkel (nach FUCHSIG u. KEMINGER, s. Abb. 1)

gefunden hat. Es muß jedoch gesagt werden, daß wenige Tage nach der Operation eine exakte Präparation infolge Blutung und Gewebszerfall im Operationsgebiet schwierig und die Gefahr einer Rekurrensläsion groß ist. Ob demzufolge ein Sekundäreingriff sinnvoll ist, zeigt der weitere Krankheitsverlauf. Die Erfahrung lehrt, daß bei den *differenzierten* Karzinomen ein Sekundäreingriff mit dem Ziel der Entfernung der gesamten Schilddrüse und Ausräumung der Halslymphknoten gerechtfertigt ist. Die Entfernung der gesunden, kontralateralen Seite sollte wegen der möglichen nachfolgenden Radiojodtherapie durchgeführt werden. Bei den *undifferenzierten* Karzinomen haben wir ebenfalls eine erweiterte Radikaloperation (Thyreoidektomie mit RND) ausgeführt, ein Vorgehen, das in unserem Material eine wesentliche Verbesserung der Lebenserwartung erbracht hat.

Für die *Gruppe der Sarkome* stellt sich die Frage in dieser Form nicht, da sie meist präoperativ diagnostiziert, spätestens aber intra operationem erkannt werden. Rasches Wachstum und hohes T-Stadium zu Behandlungsbeginn (s. S. 367) machen es sehr unwahrscheinlich, daß der Herd so klein ist, daß er bei der Operation übersehen werden kann. Jedenfalls waren wir mit dieser Frage noch nicht konfrontiert, würden aber eine Radikaloperation versuchen.

Zu besprechen bleiben noch jene Fälle, die als *"potentiell maligne"* Strumen oder *Grenzfälle bzw. Neoplasmen mit geringer Bösartigkeit* bezeichnet werden. Histologisch handelt es sich um Adenome mit Kapsel- oder Venoleneinbrüchen, Zellformationen mit Mitosenreichtum oder starker Zellunruhe. Ihr klinischer Verlauf ist keineswegs einheitlich (s. S. 371). In dieser Gruppe finden sich Fälle, die wenige Monate nach der Operation an multipler Metastasierung ad exitum kamen, und solche, die ohne weitere Maßnahmen seit mehr als 2o Jahren gesund sind. Bei all diesen Fällen führen wir mit dem Pathologen Rücksprache und versuchen zu erfahren, ob der Resektionsrand frei und durch einen normalen Parenchymbezirk getrennt ist. Sind die Resektionsränder befallen oder ist der Abstand zu gering, so wird ein Sekundäreingriff durchgeführt. Das als *sklerosierendes Adenokarzinom Graham* bezeichnete Schilddrüsenkarzinom ist *klinisch nie maligne* und bedarf keines Sekundäreingriffes.

Das maligne Struma-Rezidiv

Hier sind zwei Gruppen zu unterscheiden:

1. Maligne Rezidive primär maligner Strumen
2. Maligne Rezidive primär gutartiger Strumen

HUBER stellte 1956 fest, daß 17% seiner 225 wegen maligner Struma operierten Fälle Rezidive einer primär gutartigen Struma waren. Er dieskutierte die Frage, inwieweit es sich hierbei um primär maligne Strumen gehandelt haben könnte. Auch EGLOFF (1961) fand im Sektionsmaterial des pathologischen Institutes der Universität Zürich unter 76 Schilddrüsenkarzinomen 14, das sind 18%, die vermutlich wegen einer gutartigen Struma voroperiert waren. Auffällig ist die hohe Frequenz maligner Rezidive nach anscheinend primär gutartigen Strumaoperationen. Schon 1922 vertraten KLOSE u. HELLWIG die Ansicht, daß der Kropfoperation eine die maligne Entwicklung fördernde Noxe zukommt. Theoretisch könnte sich jede Stimulierung, hervorgerufen durch eine vermehrte Inkretion von thyreotropem Hormon (TSH), *kanzerogen* auswirken, eine Behauptung, die sicher zu weit geht und statistisch nicht bewiesen ist. Andererseits aber kann die Operation einer gutartigen Struma nicht prinzipiell als krebsverhindernde Maßnahme angesehen werden.

Eigenes Krankengut

Diagnostische Ergebnisse

In einem unausgewählten Krankengut von 241 Fällen mit Struma maligna wurde die Diagnose unter Ausnützung aller diagnostischen Möglichkeiten wie Scan, Röntgen, Aspirationsbiopsie in 76,3% präoperativ gestellt (s. Tabelle 1o).

Bei 5,4% erfolgte die Daignose intra operationem durch Schnellschnitt und bei 18,3% erst nach der Operation durch die histologische Untersuchung. Die papillären Karzinome machten bei den postoperativen, erst durch die Histologie erkannten Neoplasmen, 72,7% aus. Darunter waren 62,5% multinoduläre Strumen. Daraus wird deutlich, daß Karzinomherde in multinodulären Strumen bei der Operation leicht übersehen werden und daß das papilläre Karzinom in 8o% der Fälle in Knotenkröpfen vorkommt. Hieraus leitet sich der zwingende Schluß ab: *Alle Resektionspräparate sind während der Operation durch den Operateur durch Lamellierung zu untersuchen und im Zweifelsfall durch Schnellschnitt zu klären.*

Tabelle 1o. Zeitpunkt der Diagnosestellung

Histologie	Zeitpunkt der Diagnose		
	prä-	intra-	postoperativ
Differenzierte Karzinome	66	1o	43
Undifferenzierte Karzinome	43	3	1
Sarkome	75	–	–
Gesamt	184	13	44
In %	76,3	5,4	18,3

Bei sechs Fällen wurde vom Operateur die Malignität vermutet, im Gefrierschnitt aber negiert, durch den endgültigen histologischen Befund (Paraffinschnitt) schließlich bestätigt. Somit kann eine Revision der Schnellschnittdiagnose, wenn auch selten, durch die endgültige histologische Untersuchung notwendig werden.

Von den 76,7% präoperativ diagnostizierten Neoplasmen waren nur mehr 57% radikal operabel. Vergleicht man das Krankengut der Jahre 1965 - 1972 mit dem der Jahre 1957 - 1961, so fällt auf, daß früher weniger Fälle präoperativ, mehr aber intra operationem erkannt wurden. Diese Veränderung könnte verursacht sein durch:

1. Verbesserung der präoperativen Diagnostik.
2. Häufung von weiter fortgeschrittenen und maligneren Fällen in den letzten Jahren.

Für die Verbesserung der Diagnostik spricht, daß 19 (1o,3%) von den 184 präoperativ erkannten Karzinomen durch Aspirationsbiopsie und weitere 7,6% durch die Szintigraphie erkannt wurden. Aber auch die Häufung von fortgeschritteneren und maligneren Formen ist dafür verantwortlich. So ist der Anteil der Sarkome und undifferenzierten Karzinome von 33% auf 64% angestiegen. Dies beruht aber nicht auf einer Zunahme der Schilddrüsenkarzinome in Österreich (s. S. 368), sondern ist darin begründet, daß uns immer mehr Neoplasmen von anderen Krankenhäusern und Isotopenstationen zugewiesen werden.

Bemerkenswert ist, daß unter diesen 241 Fällen *5 autonome* ("toxische") *Adenome* waren, die Zellstrukturen eines papillären Karzinoms aufwiesen. Dies bestätigt neuerdings die von uns bereits 1967 aufgezeigte Möglichkeit maligner Degeneration von autonomen Adenomen (FUCHSIG u. KEMINGER, 1971).

Morphologie und Lebenserwartung

Die Zusammensetzung unseres Krankengutes nach *Alter und Geschlecht* demonstriert Abb. 6. Daraus ist ersichtlich, daß die Struma maligna in allen Altersgruppen vorkommt, der Gipfel aber zwischen dem 5. und 7. Dezennium gelegen ist. Der Anteil des männlichen Geschlechtes beträgt 27%, der des weiblichen 73%. Demnach ist der Sexualquotient 1:2,6 (Abb. 7). Die schlechtere Lebenserwartung der Männer (Abb. 8) ist durch mehrere Faktoren bedingt:

1. Höhere Bösartigkeit,
2. fortgeschritteneres Tumorstadium,
3. höheres Durchschnittsalter.

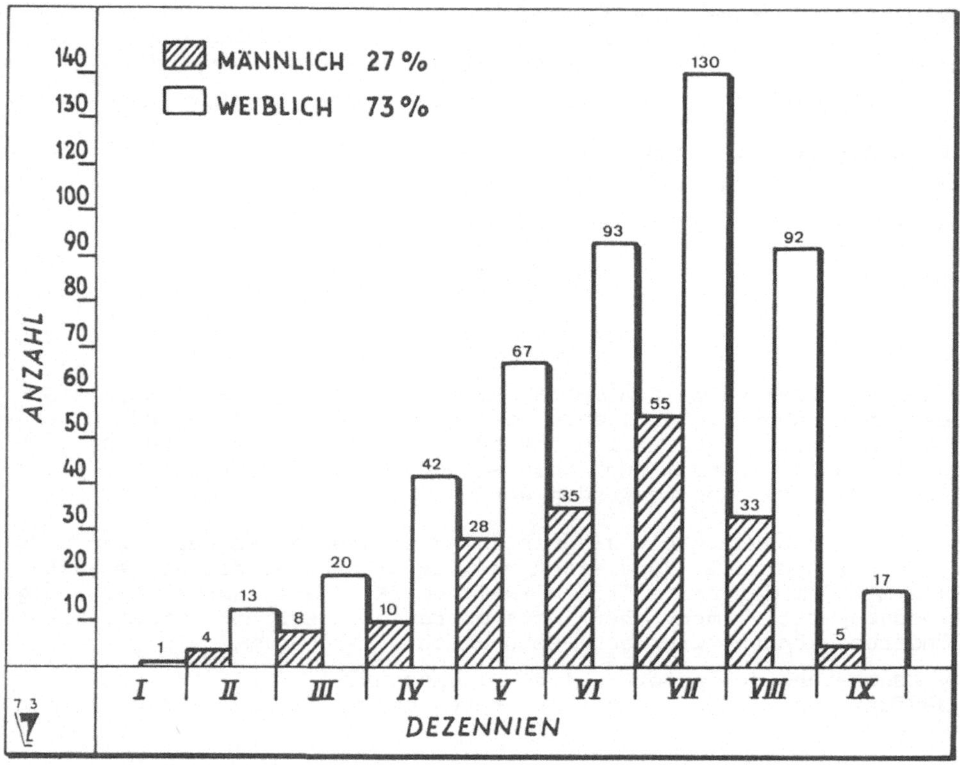

Abb. 6. Alter und Geschlecht

TUMORTYP	GESCHLECHTSVERTEILUNG ♂ in % ♀		VERHÄLTNIS ♂/♀
POT. MALIGNE STRUMEN	16	84	1 : 5,2
DIFF. KARZINOME	27	73	1 : 2,7
UNDIFF. KARZINOME	37	63	1 : 1,7
SARKOME	33	67	1 : 2
GESAMT	27	73	1 : 2,6

Abb. 7. Geschlechtsverteilung und Tumormorphologie

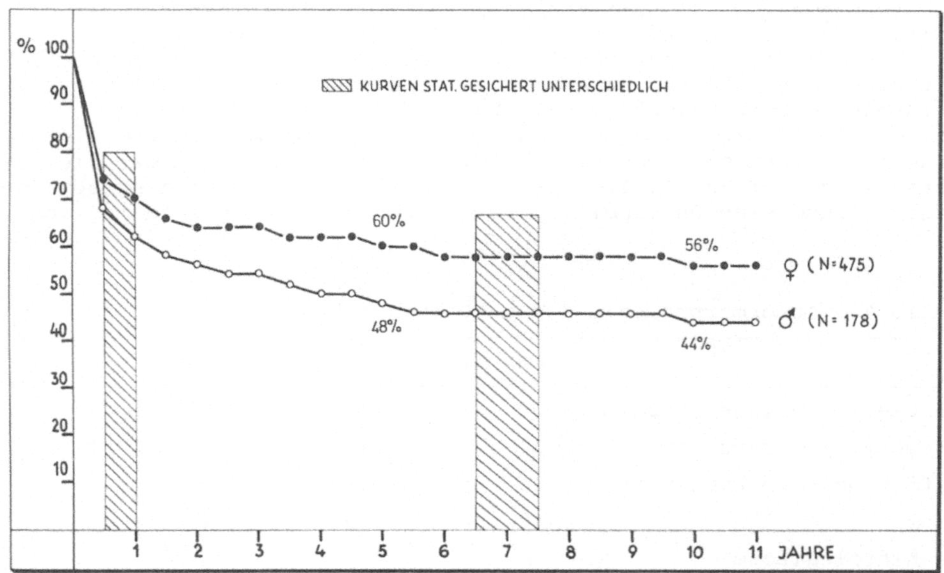

Abb. 8. Lebenserwartung und Geschlecht

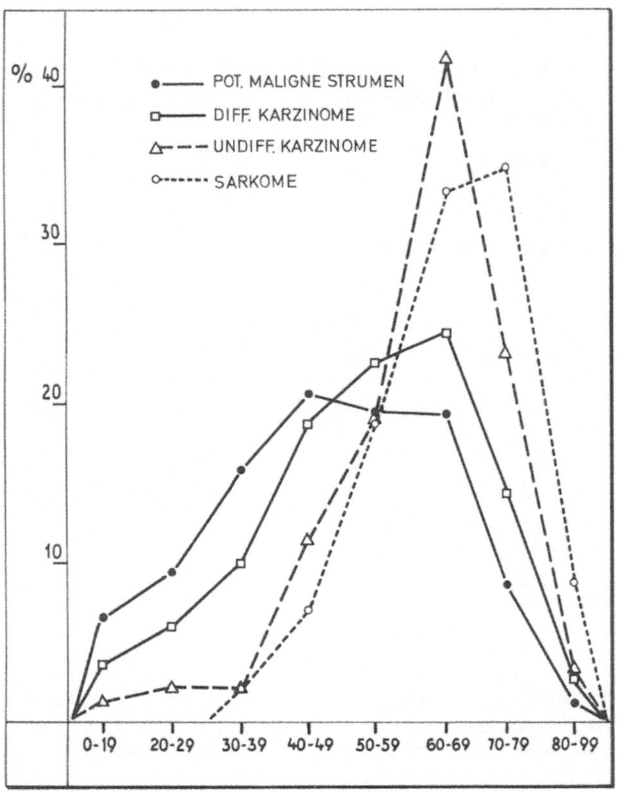

Abb. 9. Histologie und Alter

Die *Tumormorphologie*, klassifiziert in die vier Hauptgruppen, ist aus
Tabelle 11 zu entnehmen. Ihre altersmäßige Verteilung zeigt Abb. 9.
Charakteristisch ist, daß Malignome hoher Bösartigkeit vorwiegend im
Alter vorkommen, während Jugendliche und Kinder eher von differenzierten Formen betroffen werden. Aus dieser Verteilung erklärt sich die
Sonderstellung der Struma maligna bei Kindern und Jugendlichen. Während sich
die meisten Organkarzinome umso malginer verhalten, je jünger die Patienten sind, ist das Schilddrüsenkarzinom in der Jugend ausgesprochen
"gutartig" und eine Dauerheilung in einem hohen Prozentsatz möglich.

Tabelle 11. Tumormorphologie des eigenen Krankengutes

	männlich	weiblich	n
Potentielle maligne Strumen	25	13o	155
Differenzierte Karzinome	61	162	223
Undifferenzierte Karzinome	4o	71	111
Sarkome	48	95	143
Ohne histologische Untersuchung	4	17	21
n	178	475	653

Ad I: Die Gruppe der *potentiell malignen Strumen* setzt sich zusammen aus:

a) Adenomen mit Venolen-, Lymphgefäßeinbrüchen, Kapselinfiltrationen
oder Kombinationen,

b) metastasierenden Adenomen und dem

c) sklerosierenden Adenokarzinom Graham.

Die zahlenmäßige Verteilung zeigt Tabelle 12.

Tabelle 12. Klassifizierung der potentiell malignen Strumen

Klassifizierung	männlich	weiblich	n
Adenome mit Venoleneinbruch	21	111	132
Metast. Adenome (WEGELIN)	2	6	8
Skeros. Adenome (GRAHAM)	2	13	15
n	25	13o	155

Während von den Adenomen mit Venolen-, Lymphgefäßeinbrüchen, Kapselinfiltrationen oder ihren Kombinationen nach 5 Jahren 96% und nach
1o Jahren noch 94% leben, sind 42% der Patienten mit metastasierenden
Adenomen innerhalb 5 Jahren an ihrem Grundleiden verstorben.

Das *metastasierende Adenom* findet sich in Kropfendemiegebieten selten
(HEDINGER, 1967). So waren im Sektionsgut der Universität Zürich unter
143 malignen Strumen 4 und im Operationsmaterial DE QUERVAINs unter
2oo nur 2 Fälle. Im eigenen Krankengut sind unter 653 malignen Strumen
8 Fälle. Betroffen waren 6 Frauen und 2 Männer, das Alter lag zwischen
44 und 67 Jahren. Bei 3 Patienten waren Knochenmetastasen, bei 1 Lungenmetastasen und bei 2 multiple Metastasen vorhanden. Zwei Patienten
mit Knochenmetastasen sind 5 und 6 Jahre nach der Operation noch am
Leben.

Während HARE u. SALZMANN (195o) sowie HEDINGER (1967) die Prognose
des metastasierenden Adenoms für verhältnismäßig günstig halten
(77,5% 5-Jahres-Überlebenszeit), können wir dies nicht bestätigen
(58% 5-Jahres-Überlebenszeit). Wir würden daher in Übereinstimmung
mit ERDHEIM u. HERBERT das metastasierende Adenom in die Gruppe der
mittleren Bösartigkeit der Klassifizierung von WARREN u. MEISSNER
(1953) reihen.

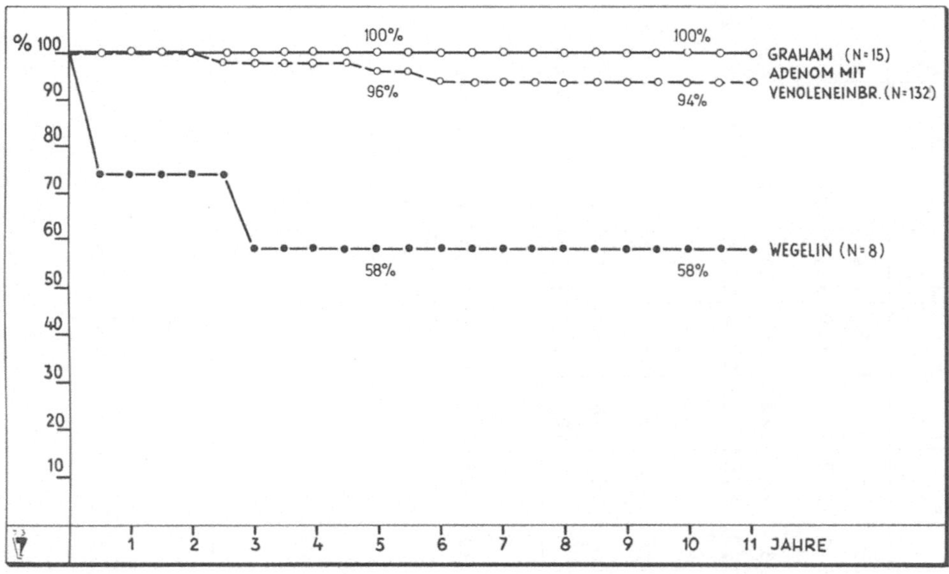

Abb. 1o. Potentiell maligne Strumen: Lebenserwartung

Vom sklerosierenden Adenokarzinom Graham ist niemand am Grundleiden
verstorben (s. Abb. 1o), womit in Übereinstimmung mit Literaturberichten wieder deutlich wird, daß das sklerosierende Adenokarzinom Graham
wohl morphologisch, nicht aber biologisch maligne ist.

Die Histologie in Beziehung zum TNM-System zeigt Tabelle 13.

Ad II: *Differenzierte Karzinome:* In dieser Gruppe waren 117 papilläre,
51 follikuläre, 3o wuchernde Struma Langhans und 25 ohne nähere Bezeichnung. Die Tumorausbreitung und Metastasierung ist entsprechend
der *TNM-Klassifizierung* in Tabelle 13 zusammengestellt. Es fällt auf,
daß die follikulären und papillären Karzinome bei annähernd gleichen

Tabelle 13. Histologie und TNM-Stadium

		T_0	T_1	T_2	T_3	T_4	N_0	N_1	N_2	N_3	$N_?$	M_0	M. pulm.os.	M. os.	M. cer.	M. len.	M. mult.
Pot. maligne Strumen n = 155	n	122	25	5	–	3	144	1	–	–	1o	148	1	3	–	–	3
	%	78,7	16,1	3,3	–	1,9	92,7	o,7	–	–	6,6	95,5	o,7	1,9	–	–	1,9
Diff. Karzinome n = 223	n	1o	93	48	22	5o	131	43	11	25	13	18o	19	16	2	2	4
	%	4,5	41,7	21,5	9,9	22,4	58,7	19,3	4,8	11,2	6,o	8o,7	8,5	7,2	o,9	o,9	1,8
Undiff. Karzinome n = 111	n	–	16	1o	2o	65	29	18	11	41	12	7o	19	8	–	2	12
	%	–	14,5	9,o	18,o	58,5	26,1	16,2	1o,o	36,9	1o,8	63,o	17,2	7,2	–	1,8	2o,8
Sarkome n = 143	n	–	1o	6	18	1o9	39	23	1o	58	13	97	31	4	–	1	1o
	%	–	7,o	4,2	12,6	76,2	27,2	16,o	7,o	4o,6	9,2	67,8	21,7	2,8	–	o,7	7,o

Tabelle 14. TNM-Stadium der follikulären (n = 51) und papillären (n = 117) Karzinome

		T_0	T_1	T_2	T_3	T_4	N_0	N_1	N_2	N_3	$N_?$	M_0	M. pulm.os.	M. os.	M. cer.	M. mult.
Foll. Karzinome	n	1	24	8	6	12	34	8	1	6	2	34	7	8	1	1
	%	2,o	47,2	15,6	11,7	23,5	66,7	15,6	2,o	11,7	4,o	66,7	13,7	15,6	2,o	2,o
Pap. Karzinome	n	7	51	25	11	23	69	27	9	1o	2	1o4	7	3	1	2
	%	6,o	43,3	21,5	9,4	19,8	59,o	23,o	7,7	8,6	1,7	88,8	6,o	2,6	o,9	1,7

T-Stadien eine unterschiedliche Metastasierung aufweisen (s. Tabelle
14). Während das papilläre Karzinom eher zur lymphogenen Aussaat neigt,
ist beim follikulären Karzinom die hämatogene Metastasierung - Knochen-
und Lungenmetastasen - vorherrschend.

Die 5- und 1o-Jahres-Überlebenszeiten sind bei den papillären und
follikulären Karzinomen *ohne* Berücksichtigung der Therapie mit 8o%
und 76% für das papilläre sowie 78% und 72% für das follikuläre Karzinom ziemlich gleich. Hingegen hat die wuchernde Struma Langhans mit
62% für die 5-Jahres- und 54% für die 1o-Jahres-Überlebenszeit eine
wesentlich schlechtere Prognose (s. Abb. 11).

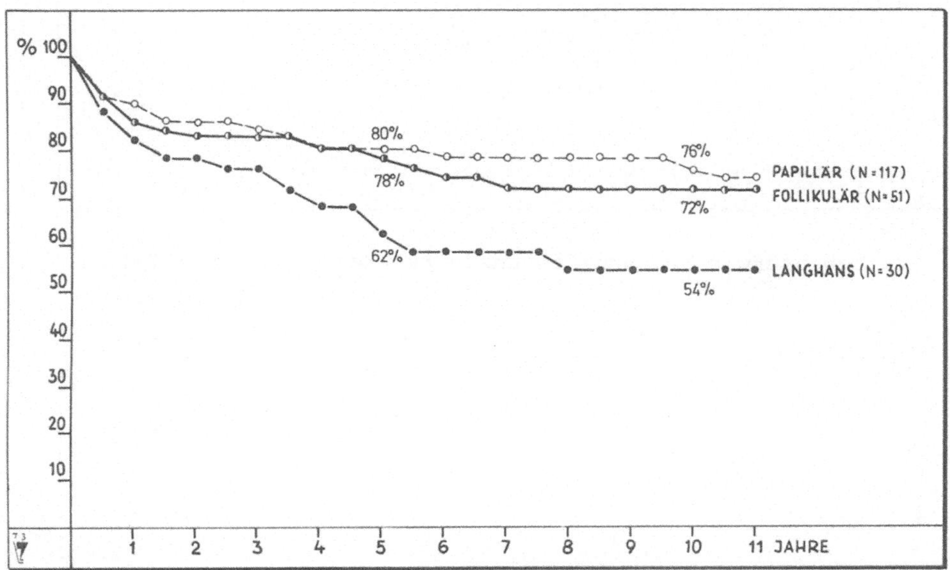

Abb. 11. Lebenserwartung differenzierter Karzinome

Ad III: *Undifferenzierten Karzinome:* Bei den undifferenzierten Karzinomen
waren 87 solid, 2 kleinzellig, 4 großzellig, 2 pflasterepithel und
16 ohne nähere Bezeichnung. Hauptvertreter dieser Gruppe sind die
soliden Karzinome. Die Überlebenszeiten unabhängig von der Therapieform zeigt die Abb. 12. Die *TNM-Klassifizierung* geht aus Tabelle 13 hervor.

Ad IV: *Sarkome:* In dieser Gruppe überwiegen die malignen Hämangioendotheliome mit 83 Fällen, das sind 58% aller Sarkome. Ferner waren 37
differenzierte, 13 Rethotelsarkome und 1o Karzino-Sarkome. Die Überlebenszeiten unabhängig von der Therapie sind in Abb. 13 wiedergegeben, während die *TNM-Klassifizierung* Tabelle 13 zeigt.

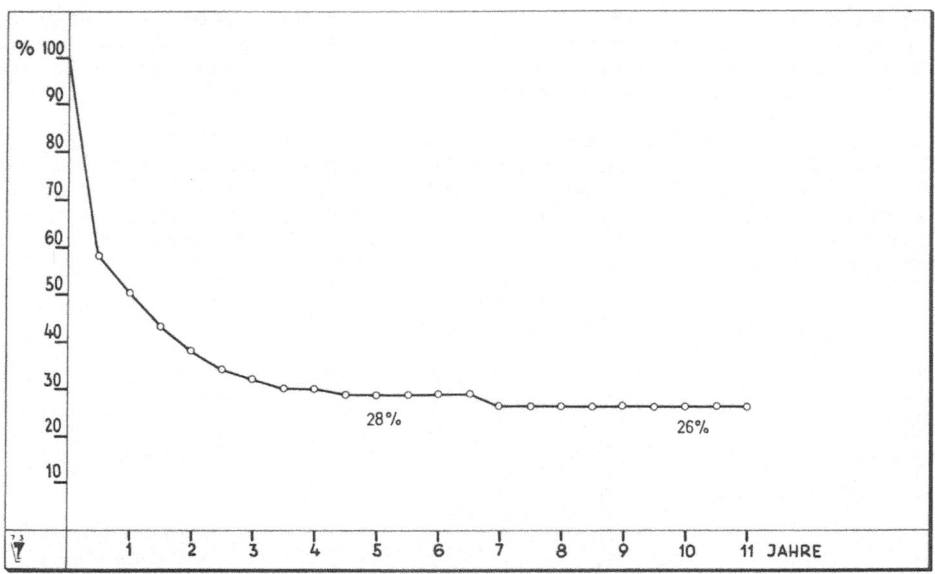

Abb. 12. Lebenserwartung undifferenzierter Karzinome (n = 111)

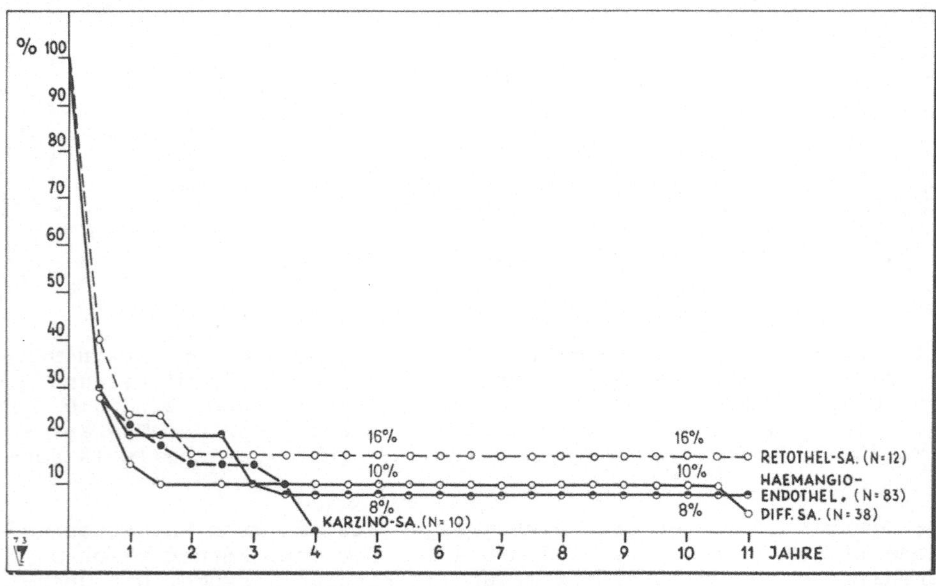

Abb. 13. Lebenserwartung der Sarkome

TNM-Klassifizierung und Lebenserwartung

Entsprechend der TNM-Klassifizierung ergeben sich für die einzelnen
TNM-Stadien charakteristische graphische Übersichten. Die Lebenserwartung der T-Stadien ist in Abb. 14 wiedergegeben. Vergleicht man
das T-Stadium mit der Histologie, so wird deutlich (s. Abb. 15), daß
hohe Bösartigkeit und hohe T-Klassifizierung parallel laufen. Das
heißt, je bösartiger der Tumor, umso öfter kommt er in einem fortgeschrittenen Stadium zur Behandlung.

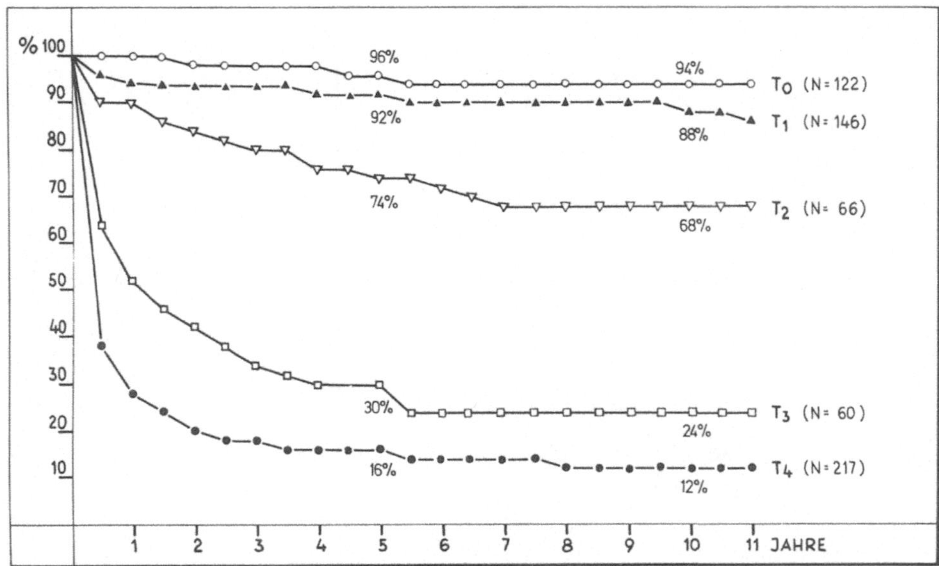

Abb. 14. Lebenserwartung in Abhängigkeit vom T-Stadium

Im *N-Stadium* (Abb. 16) ist, wie zu erwarten war, N_0 die günstigste
Gruppe. Die niedrigste Lebenserwartung ist bei N_3, wobei auffällt,
daß kein signifikanter Unterschied zu N_2 besteht. Die wesentliche
Verschlechterung der Lebenserwartung im N-Stadium liegt zwischen N_0
und N_1. Vergleicht man das N-Stadium mit der Histologie, so ist die
Gruppe der *potentiell malignen Karzinome* in N_1 - N_3 mit nur einem Fall
- metastasierendes Adenom - vertreten. Hingegen sind die *differenzierten
Karzinome* in N_1 mit 5o%, in N_2 mit 34% und in N_3 mit 19% beteiligt.
Die *undifferenzierten Karzinome* haben in N_1 21%, in N_2 34% und in N_3 31%.
Bei den Sarkomen ist N_1 mit 27%, N_2 mit 31% und N_3 mit 5o% besetzt.

Bringt man die Tumorhistologie mit den T- und N-Stadien in Beziehung,
so ist folgende Aussage zu machen: In der Gruppe der differenzierten
Karzinome sind im Stadium T_{0-2} bereits 7o% in N_1. Das heißt: *Das differenzierte Karzinom metastasiert bei noch kleinem Tumorherd frühzeitig in die regionären Lymphknoten.* Hingegen sind bei den undifferenzierten Karzinomen
22%, bei den Sarkomen nur 13% mit N_1 im gleichen Tumorstadium. Mit
anderen Worten: In der Gruppe hoher Malignität erfolgt eine *regionale
Metastasierung erst in einem fortgeschrittenen Tumorstadium.*

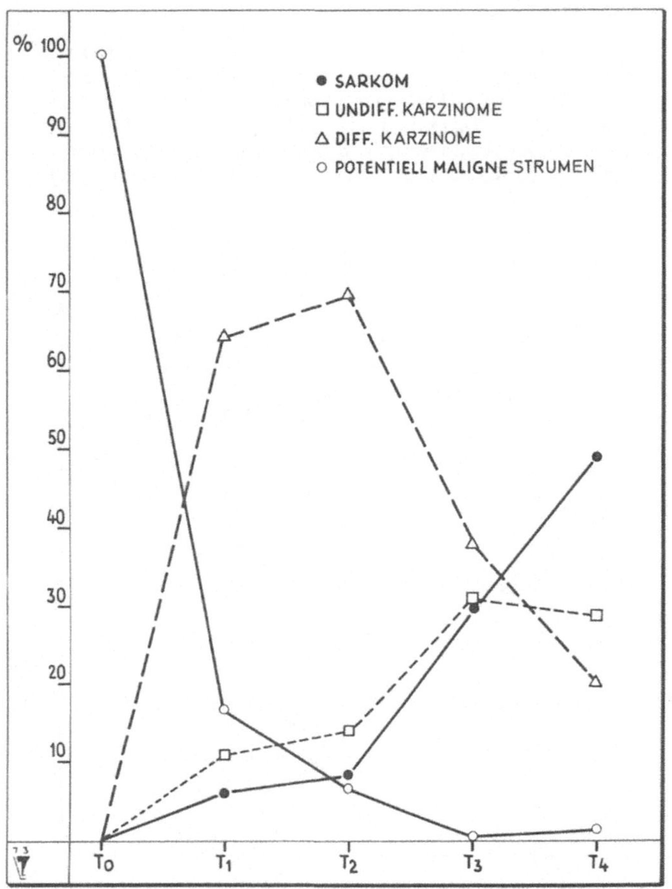

Abb. 15. Lebenserwartung in Abhängigkeit vom T-Stadium und Histologie: Gesamtmaterial

Im *M-Stadium* ist bemerkenswert, daß zwischen der Überlebenszeit der *ossären und pulmonalen* Metastasierung ein signifikanter Unterschied besteht (s. Abb. 17). Untersucht man jedoch den Tumortyp, so wird deutlich, daß *ossäre* Metastasen vorwiegend von *follikulären* Karzinomen ausgehen, die bekanntlich eine signifikant bessere Prognose haben, als die vorwiegend durch undifferenzierte Karzinome und Sarkome verursachten Lungenmetastasen.

Außer den ossären und pulmonalen Metastasen waren multiple Metastasen in 22% und Schädelmetastasen in 2,2% zu beobachten. Die Lebenserwartung aller M_1-Fälle ist aus Abb. 17 zu ersehen.

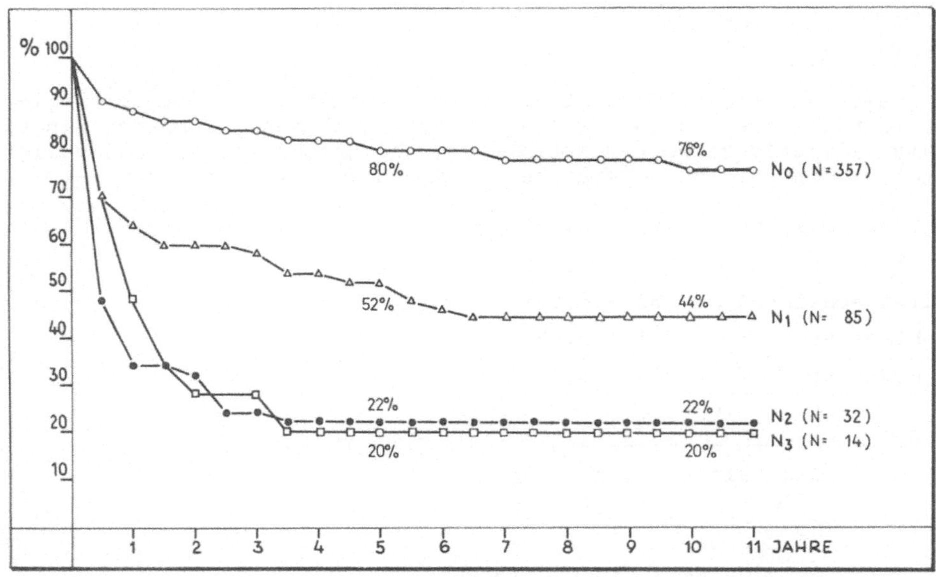

Abb. 16. Lebenserwartung in Abhängigkeit vom N-Stadium

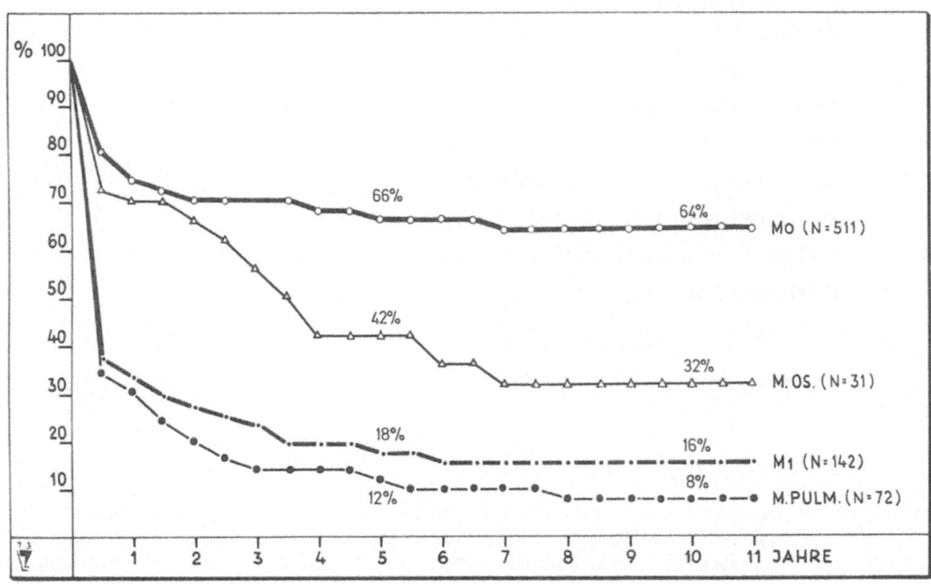

Abb. 17. Lebenserwartung in Abhängigkeit vom M-Stadium

Therapie

Operative Therapie

Wie bereits dargelegt, besteht heute kein Zweifel, daß der chirurgischen Therapie die führende Rolle zukommt, auch dann, wenn der Eingriff
nur als palliativ zu werten ist. Im eigenen Krankengut von 653 malignen
Strumen wurden folgende operative Maßnahmen durchgeführt:

Radikaloperationen	429	(65,7%)
Palliativoperationen	13o	(19,9%)
Rezidivoperationen	52	(8,o%)
Probebiopsien	24	(3,7%)
Kein Eingriff	18	(2,7%)
Gesamt	653	(1oo,o%)

Die Art der Radikaloperationen geht aus Tabelle 15 hervor.

Tabelle 15. Art der Radikaloperationen

Position	Operationsmethode	n	%
1	Resektion einseitig	53	12,4
2	Resektion beidseitig	151	35,2
3	Erweiterte Resektionen	8	1,9
4	Lobektomie	31	7,2
5	Erweiterte Lobektomie	16	3,7
6	Thyreoidektomie	46	1o,7
7	Erweiterte Thyreoidektomie	3	o,8
8	Kombination 4 u. 5 mit 1 u. 2	49	11,4
9	Radical Neck-dissection einseitig	6o	14,o
1o	Kombination von 9 mit 1	7	1,6
11	RND mit Mediastinotomien	5	1,1
	Gesamt	429	1oo,o%

Als erweiterte Operationen wurden Eingriffe bezeichnet, bei denen
außer der Resektion, Lobektomie oder Thyreoidektomie Lymphknotenex-
stirpationen, Jugularis-Resektionen oder Teilresektionen von Nachbarorganen (Oesophagus, Muskulatur), aber keine klassische "Radical Neck-
dissection" durchgeführt wurden.

Die 5- und 1o-Jahres-Überlebenszeiten, aufgeschlüsselt in vier Operationsgruppen - Resektion, Lobektomie, Thyreoidektomie, RND - ohne
Berücksichtigung von Histologie und Tumorstadium zeigt die Tabelle 16.

Die Resektionen machen 5o,3% unter den vier Gruppen aus und haben die
besten Resultate, da in dieser Gruppe die potentiell malignen Formen

Tabelle 16. Lebenserwartung nach Operationsgruppen

Operationsmethode	n	Lebenserwartung in % nach	
		5 Jahren	1o Jahren
Resektionen	216	9o	86
Lobektomien	92	52	48
Thyreoidektomien	49	48	48
RND	72	64	58
Gesamt	429	73	69

mit 54% und die differenzierten Karzinome mit 34% enthalten sind. Auch ist nach der Stadieneinteilung die Gruppe I mit 87% vertreten. Daraus geht eindeutig hervor, daß bei den *potentiell malignen Formen und differenzierten Karzinomen, wenn sie im Stadium I sind, die Resektion als Radikaloperation durchweg berechtigt ist.*

Wesentlich aber erscheinen uns die 5- und 1o-Jahresheilungen in der Gruppe der RND, da sie nicht durch die umstrittenen potentiell malignen Formen verfälscht sind.

Aussagewert haben die Resultate der einzelnen operativen Eingriffe aber erst dann, wenn sie nach dem TNM-System und der Histologie aufgegliedert werden. Um eine noch genauere Aussage zu bekommen, wurden die potentiell malignen Formen herausgenommen.

Bei Zusammenfassung aller operativen Eingriffe und Aufschlüsselung nach der Stadieneinteilung des TNM-Systems (Tabelle 17) fällt die wesentliche Schlechterstellung der Stadien III und IV auf. Vergleicht man die einzelnen Operationsmethoden, so zeigt sich, daß die RND keine Verbesserung im Stadium I, wohl aber im Stadium II und III, bringen kann. Nach der *Histologie* wieder ist, alle operativen Eingriffe zusammengefaßt, die allgemein bekannte schlechte Prognose der undifferenzierten Karzinome und Sarkome deutlich (Tabelle 18). Mit der RND ist eine Verbesserung der Überlebenszeit vor allem bei den undifferenzierten Karzinomen zu erreichen, allerdings infolge der kleinen Zahl nicht signifikant.

Tabelle 17. 5- und 1o-Jahres-Überlebenszeiten nach Stadien und Operationsmethoden[a]

Stadium	aller Operationen			nach Lobektomie			nach RND		
	n	5 J. in %	1o J.	n	5 J. in %	1o J.	n	5 J. in %	1o J.
I	126	92	88	31	86	86	1o	78	78
II	32	9o	86	18	82	76	13	1oo	1oo
III	159	22	2o	57	24	22	28	5o	42
IV	1o9	24	18	29	28	2o	9	44	44

[a] ohne potentiell maligne Tumoren

Tabelle 18. 5- und 1o-Jahres-Überlebenszeit nach Histologie und Operationsmethoden

Histologie	aller Operationen			nach Lobektomie			nach RND		
	n	5 J. in%	1o J.	n	5 J. in%	1o J.	n	5 J. in%	1o J.
Diff. Karzinome	218	78	7o	62	78	7o	37	78	72
Undiff. Karzinome	85	36	34	26	4o	36	19	5o	44
Sarkome	135	8	8	43	8	8	8	12	12

Bezüglich der *prophylaktischen RND* kann in unserem Material nur zur Gruppe der differenzierten Karzinome eine Aussage gemacht werden, die jedoch mit kleinen Zahlen besetzt ist und daher keinen Anspruch auf statistische Signifikanz hat. Während mit der RND im Stadium I (T_{0-2}, N_0, M_0) und II (T_{0-2}, N_{1-2}, M_0) eine 5-Jahres- und 1o-Jahres-Überlebenszeit von 1oo% (n = 15) erreicht wurde, hat die Lobektomie in den gleichen Stadien nur eine solche von 96% (Stadium I) und 92% (Stadium II) erzielt.

Palliativoperationen

Es wird vielfach die Frage aufgeworfen, ob ein operativer Eingriff, der nicht von vornherein eine radikale Tumorentfernung ermöglicht, besser unterbleiben sollte, da eine multiple Metastasierung und Lebensverkürzung die Folge sein könnte.

Schwieriger noch läßt sich die "Lebensqualität" beurteilen. Denn nach welchem Parameter soll beurteilt werden, ob ein durch einen Palliativeingriff verlängertes Leben tatsächlich lebenswert ist? Meist werden Einzelschicksale, die den Untersuchern besonders in Erinnerung geblieben sind, für viele angeführt und nicht bedacht, wie verschieden sie

Tabelle 19. Palliativoperationen

Art des Eingriffes	n
Tumorreduktion einseitig	19
Tumorreduktion beidseitig	3o
Lobektomie einseitig	11
Lobektomie mit Reduktion kontralateral	6
Thyreoidektomie	5
RND	1
Tracheotomie	31
Gastrotomie	1o
Biopsie	17
	13o

vom übrigen Kollektiv sind. Hier kann nur die Überlebenszeit zu einer
objektiven Beurteilung führen. Im eigenen Krankengut wurden 13o Palliativeingriffe an 92 Patienten ausgeführt. Die Art der Palliativeingriffe
geht aus Tabelle 19 hervor.

Die 5-Jahres-Überlebenszeit war mit 8% schlechter bzw. nicht signifikant höher als bei den unoperierten Patienten mit 12%. Bemerkenswert
aber ist, daß Patienten, bei denen der Palliativeingriff möglichst
"radikal" (Lobektomie, Thyreoidektomie) ausgeführt wurde, eine 5-Jah-
res-Überlebenszeit von 14%, solche mit sparsamen Palliativmaßnahmen
(Resektionen) nur von 6% hatten. Man könnte daher auch sagen, daß die
nicht operierten genauso schlecht wie die "anoperierten" abschneiden,
daß aber eine möglichst "radikale" Tumorreduktion eine 5-Jahres-Heilung
von 14% ermöglicht. Die Ergebnisse sind nicht ermutigend, gelingt es
aber, dem Patienten sein qualvolles Leiden, wie es ein exulzerierter
Tumorzerfall oder Erstickungsanfälle darstellen, abzuwenden, so sind
alle diese Maßnahmen berechtigt. Sicherlich werden Spezialstationen
durch ihre großen Erfahrungen und Möglichkeiten eher die richtigen
Maßnahmen treffen und dem Kranken optimal Hilfe leisten können.

Das maligne Strumarezidiv

Im eigenen Krankengut waren 118 maligne Strumarezidive (18%). Von
diesen entwickelten sich 79 (12,1%) in einer primär gutartigen Struma,
während 39 (5,9%) bereits primär maligne waren (Abb. 18). Die Überlebenszeiten der 79 primär als gutartig angenommenen Strumen waren
64% für 5 Jahre und 54% für 1o Jahre. Die malignen Strumarezidive
hatten hingegen eine Überlebenszeit von 42% (5 Jahre) und 4o% (1o Jahre). Eine weitere Aufschlüsselung der 39 primär malignen Rezidivstrumen
zeigt Abb. 19.

Tabelle 2o. Lebenserwartung des (primär gutartigen) malignen Rezidivs
nach der Histologie

Histologie	5-Jahres-Überlebenszeit in %
Potentiell maligne	9o
Differenzierte Karzinome	7o
Undifferenzierte Karzinome	3o
Sarkome	26

Tabelle 21. Lebenserwartung des malignen Rezidivs nach der Histologie

Histologie	5-Jahres-Überlebenszeit in %
Potentiell maligne	5o
Differenzierte Karzinome	82
Undifferenzierte Karzinome	O
Sarkome	1o

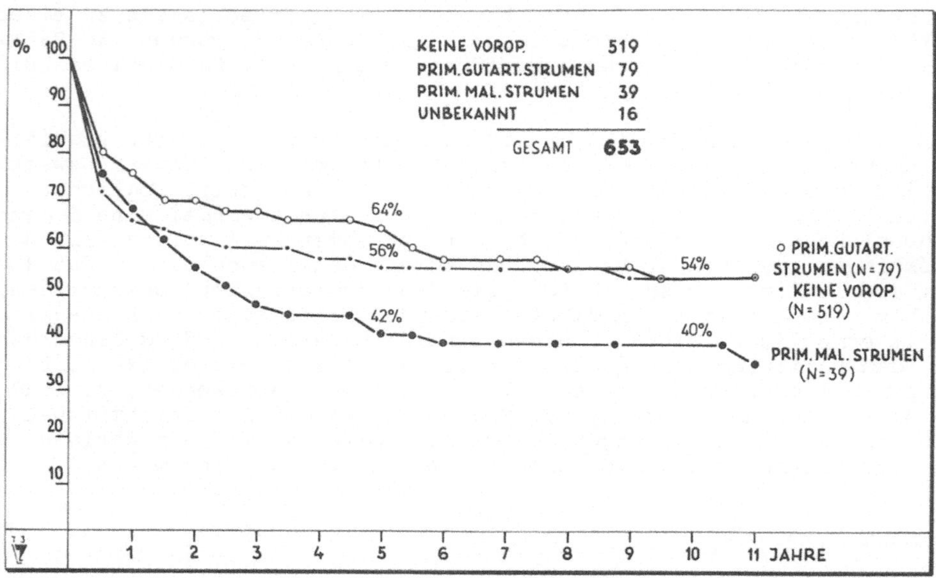

Abb. 18. Lebenserwartung der malignen Rezidiv-Strumen im Verhältnis zur Erstoperation

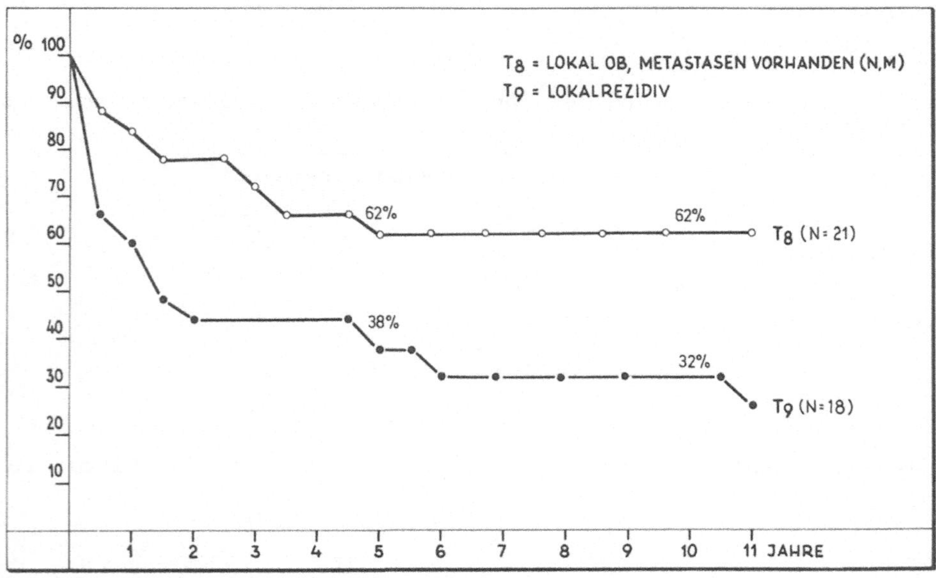

Abb. 19. Lebenserwartung in Abhängigkeit von der Lokalisation beim malignen Struma-Rezidiv

Die schlechtere Überlebenszeit der Lokalrezidive ist in der höheren Tumormalignität begründet, während unter den Neoplasmen mit Lymphknoten- oder Fernmetastasen vorwiegend *differenziertere* Formen vertreten sind.

Aufgeschlüsselt nach der Histologie, ist auch hier eine charakteristische Lebenserwartung in Abhängigkeit vom Tumortyp festzustellen. Bei den primär "gutartigen" Strumen gilt folgende Relation:

Die Resultate in der Gruppe potentiell maligner Strumen und Sarkome sind durch kleine Zahlen bedingt und nicht verwertbar. Die Ergebnisse sprechen aber auch bei den malignen Rezidiven *für* die operative Therapie, der je nach Tumorart eine Strahlentherapie oder Radiojodbehandlung folgen soll.

Postoperative Komplikationen

Die Komplikationen, aufgeschlüsselt nach den einzelnen Operationsgruppen, sind in Tabelle 22 zusammengefaßt.

Tabelle 22. Postoperative Komplikationen

Komplikationen	Resektion	Lobektomie	Thyreoidektomie	RND	Pall. Eingriff		Gesamt	
Rekurrensparese einseitig	18	2o	12	25	17		92	
Rekurrensparese beidseitig	O	O	4	2	3		9	
Tetanie	3	2	1	O	O		6	
Wundeiterung	7	3	O	2	5		17	
Nachblutung	2	3	1	O	3		9	
Serom	1	3	1	O	1		6	
Tracheotomie	1	2	2	4	4		13	
Exitus	1	3	4	1	28		37	
Pulmonalemb.	1	O	O	O	1			4
Bronchopneum.	O	1	1	1	3			6
Asphyxie	O	1	O	O	1			2
Myokardinfarkt	O	1	O	O	O			1
Decompensatio cordis	O	1	2	O	3			6
Apoplexie	O	O	O	O	15			15
Intestinalblutung	O	O	O	O	1			1

Die Rekurrensparesen sind mit 18,9% im Gesamtmaterial hoch, entstanden aber in 43% infolge fortgeschrittenen Tumorwachstums aus Gründen der Radikalität. Bringt man diese Fälle in Abzug, beträgt die Rekurrensfrequenz 1o,8%. Es konnte aber festgestellt werden, daß die *Präparation*

des Nervus recurrens, selbst bei ausgedehnten Eingriffen wie Lobektomie
und RND mit 3,7% Paresen die beste Gewähr für die Schonung des Nervs
bietet. Innerhalb der einzelnen Operationsgruppen war die Frequenz
der Rekurrensparesen sehr unterschiedlich (s. Tabelle 24).

Externe Strahlentherapie

Die in der Literatur mitgeteilten Ergebnisse (Tabelle 24) zeigen eine
große Streuung und sind kaum vergleichbar, da vielfach keine Aufgliederung nach der Histologie oder der TNM-Klassifizierung erfolgt. Vergleichsuntersuchungen zwischen ausschließlicher externer Strahlentherapie und Operation scheiden aus, da weder eine exakte Tumorklassifizierung noch eine Stadieneinteilung erfolgen kann. Das Tumorstadium

Tabelle 23. Operationsart und Rekurrensfrequenz

| Operationsart | n | Rekurrensfrequenz | |
		Fall	operierte Seiten
Resektionen	212	8,3%	4,4%
Lobektomien	96	2o,8%	13,4%
u. Resektion	96	2o,8%	13,4%
Thyreoidektomien	49	32,4%	2o,4%
RND u. Resektion	72	37,5%	2o,1%
Gesamt	429	18,9%	11,8%

Tabelle 24. Ergebnisse der externen Strahlentherapie mit und ohne
Operation

Autor	n	Op.u.Rö.	nur Op.	Rö	5-Jahres-Heilung %
PEMBERTON	447	ja	–	–	57,5
GRAHAM	144	ja	–	–	25,o
BLOMFIELD	1oo	ja	–	–	52,o
BLOMFIELD		–		ja	18,o
HUBER		ja			5o,5
ZUM WINKEL	93	ja	–	–	35,o
ZUM WINKEL		–	–	ja	21,o
ZAUNBAUER		ja	–	–	39,o
ZAUNBAUER		–	–	ja	15,o
BEAHRS et al.	284	ja	–	–	71,5
PARHOFER et al.	163	ja	–	–	6,o
MARTIN	225	ja	–	–	45,7
CRILE		–	ja	–	61,5
KILPATRIK et al.	1oo	ja	–	–	52,o
KILPATRIK et al.		–	–	ja	18,2

zu Behandlungsbeginn ist aber, wie wir zeigen konnten, wesentlich.
Auch werden in einem chirurgischen Krankengut die Frühfälle, in einem
strahlentherapeutischen die Spätfälle überwiegen.

Im eigenen Krankengut konnten 184 Patienten, die operiert und anschließend einer externen Strahlentherapie zugeführt wurden, ausgewertet werden. Diesem Kollektiv wurden 221 Patienten gegenübergestellt,
die nur operiert wurden. Beide Gruppen wurden nach dem TNM-System
entsprechend dem Vorschlag von POPPE et al. in Stadien (Tabelle 25)
zusammengefaßt. Unberücksichtigt blieb die Bestrahlungsdosis und -art
(Hochvolt, konventionelle Röntgenbestrahlung oder deren Kombination).

Bei Analyse der Ergebnisse gewinnt man den Eindruck, daß die zusätzliche externe Strahlentherapie im Stadium I und II keine signifikante
Verbesserung erreicht. Hingegen ist im Stadium III und IV die kombinierte Therapie der alleinigen Operation überlegen.

Nach *morphologischen* Kriterien aufgeschlüsselt (s. Tabelle 26), ist in
der Gruppe der differenzierten Karzinome und potentiell malignen kein
Unterschied zwischen Operation und Röntgentherapie oder nur Operation.
Hingegen tritt bei den undifferenzierten Karzinomen und Sarkomen im
Stadium T_{0-2} eine Verbesserung der Überlebenszeiten ein.

Radiojodtherapie

Die Radiojodtherapie wurde bekanntlich 1942 von HERTZ u. ROBERTS
(HERTZ et al., 1942) sowie HAMILTON u. LAWRENCE zur Behandlung von
Schilddrüsenerkrankungen eingeführt und 1946 auf Schilddrüsenkarzi-
nome ausgedehnt. Voraussetzung der Radiojodtherapie ist die Jodspei-

Tabelle 25. 5- und 1o-Jahres-Überlebenszeit nach Operation mit und
ohne externe Strahlentherapie, gegliedert nach TNM-Stadien

Stadium	n	Operation u. Rö.		n	Operation ohne Rö.	
		5 Jahre	1o Jahre		5 Jahre	1o Jahre
I (T_{0-2}, N_0, M_0)	81	94%	94%	158	94%	9o%
II (T_{0-2}, N_{1-2}, M_0)	12	83%	83%	15	87%	9o%
III (T_{3-4}, N_3, M_0)	47	4o%	38%	36	28%	17%
IV (T_{0-4}, N_{0-3}, M_1)	44	39%	36%	12.	17%	O
	184			221		

Tabelle 26. 5- und 1o Jahres-Überlegenszeit nach Operation mit und
ohne externe Strahlentherapie, gegliedert nach der Histologie
(Stadium T_{0-2})

Histologie	Operation und Rö.		Operation ohne Rö.	
	5 Jahre	1o Jahre	5 Jahre	1o Jahre
Differenzierte Karzinome und potentiell maligne Strumen	94%	86%	94%	94%
Undifferenzierte Karzinome und Sarkome	78%	78%	46%	46%

cherfähigkeit des Karzinoms. Eine Speicherung ist zu erwarten bei:

1. Papillären und follikulären Karzinomen
2. Struma Langhans
3. Struma Wegelin
4. Hürthle-Zell-Karzinom.

Dadurch ist die Indikation begrenzt und wird in der Literatur mit
1o - 25% angegeben. Vorbedingung ist die vollständige Ausschaltung
sämtlichen funktionstüchtigen Schilddrüsengewebes. Dies kann nur zum
Teil chirurgisch erreicht werden, weshalb postoperativ stets die Vollständigkeit der Entfernung überprüft und eine Radiojod-Elimination
bei nachweisbaren Schilddrüsenresten ausgeführt werden muß. Tritt
eine Athyreose ein, wird bei Nachweis von readiojodspeichernden Metastasen eine Radiojodtherapie (1oo - 2oo Millicurie) durchgeführt und
eine Schilddrüsenhormontherapie angeschlossen. In Intervallen wird
nach radiojodspeichernden Metastasen gesucht und, falls nachweisbar,
neuerlich Radiojod gegeben.

Sind Therapieerfolge der externen Strahlentherapie statistisch schwer
zu belegen, so gilt dies in einem noch viel höheren Maße für die Radiojodtherapie. Die meisten in der Literatur mitgeteilten Behandlungsmethoden sind weder nach dem TNM-System aufgeschlüsselt noch mit nur
operierten oder extern bestrahlten Kollektiven verglichen.

Bei der Beurteilung der Radiojodtherapie darf nicht übersehen werden,
daß die der Radiojodtherapie zugänglichen Tumortypen hauptsächlich
differenzierte Karzinome sind, die auch nur operiert eine 5-Jahres-
Überlebenszeit von 78% erreichen. Mitteilungen von TUBIANA et al.
(1969), COLIEZ et al. (1951) sowie MALOOF et al. (1956), die eine
3-Jahres-Überlebenszeit von 34 - 8o% haben, überzeugen daher nicht.
Hingegen berichtet HAYNE (HAYNE et al., 1963) über 2oo Fälle, die er
in Gruppen zusammenfaßt, wobei zwischen radiojodspeichernden Lymph-
knoten- und Fernmetastasen unterschieden wird. Während die Ergebnisse
der Fälle mit Lymphknotenmetastasen nicht besser abschneiden, ist die
Gruppe mit Fernmetastasen, die eine 7-Jahres-Überlebenszeit von 53%
hat, eindrucksvoll.

Im eigenen Krankengut konnten 71 Patienten, die nach der Operation
(Radikaloperationen, Palliativoperationen) einer Radiojodtherapie
zugeführt wurden, ausgewertet werden. Ohne auf die Dosierung im einzelnen einzugehen - sie liegt in unserem Arbeitskreis in Händen der
Isotopenstationen verschiedener medizinischer Kliniken und Abteilungen - war die 5-Jahres-Überlebenszeit 58% und die 1o-Jahres-Überle-
benszeit 33%.

Von den 71 mit Radiojod behandelten Fällen waren im Stadium I: 9,9%,
im Stadium II: 21,0%, im Stadium III: 26,8% und im Stadium IV: 42,3%.
Stadium III und IV zusammen erreichen 69,1% des Gesamtmaterials.
Unter den differenzierten Karzinomen hatten 21% auch solide Zellformationen. Diese Gruppe war mit einer mittleren Lebenserwartung von
1,6 Jahren wesentlich schlechter gestellt. Auch die Struma Langhans
schnitt mit einer mittleren Lebenserwartung von 4 Jahren schlechter
ab. Die Lebenserwartung in den einzelnen Stadien zeigt die Abb. 2o.

Hormonbehandlung

Mit besserer Kenntnis der Malignompathogenese, vor allem der Rolle
des endogenen TSH auf das Tumorwachstum, hat sich die Verabfolgung
von Schilddrüsenhormonen durchgesetzt. Die einzige Möglichkeit, die

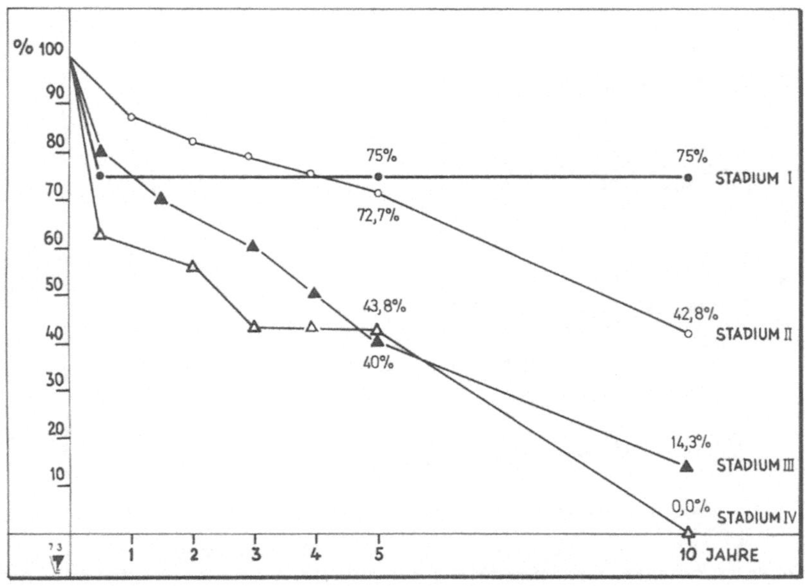

Abb. 2o. Lebenserwartung nach Radiojodtherapie in Abhängigkeit vom
Tumorstadium

TSH-Inkretion auf medikamentösem Wege zu blockieren, geschieht durch
die tägliche Verabfolgung von Thyreoidea sicca, L-Thyroxin oder L-Tri-
jodthyronin bzw. einer Kombination beider. Bei den TSH-abhängigen
differenzierten Karzinomen erfolgt dadurch ein wachstumshemmender
Effekt. Außerdem wird eine Substitution des endogenen Hormonmangels
erreicht. Über den Erfolg oder die Wirkung auf das Tumorwachstum in
der Klinik existieren keine verläßlichen Angaben, da statistisch vergleichbare Gruppen kaum zu erhalten sind. PABST et al. (1964) kommen
bei ihrem durch Operation, Radiojodtherapie oder mit beidem vorbehandelten Krankengut zu dem Schluß, daß die mit Schilddrüsenhormonen
behandelten eine eindeutig längere Überlebenszeit haben. BLOCK (1971)
hingegen konnte bei retrospektiven Studien dies nicht bestätigen.

Kritische Analyse

Klassifizierung

Während in der Tumormorphologie Bemühungen zur Vereinfachung der zahlreichen histologischen Typen bestehen, die vielfach für Endemiegebiete
zu "einfach" sind, zeichnet sich in der TNM-Klassifizierung durch
Schaffung zahlreicher Untergruppen und Sicherheitskategorien die gegenläufige Entwicklung ab. Dadurch wird die Zahl vergleichbarer Gruppen so klein, daß selbst in einem großen Krankengut *eines* Arbeitskreises
eine signifikante Aussage nicht mehr möglich wird. Eine Abhilfe durch
einen internationalen Zusammenschluß erscheint wünschenswert, ist aber
durch das unterschiedliche geographische Verhalten von Schilddrüsenkarzinomen und nicht zuletzt durch die unterschiedliche Beurteilung
der Pathologen problematisch.

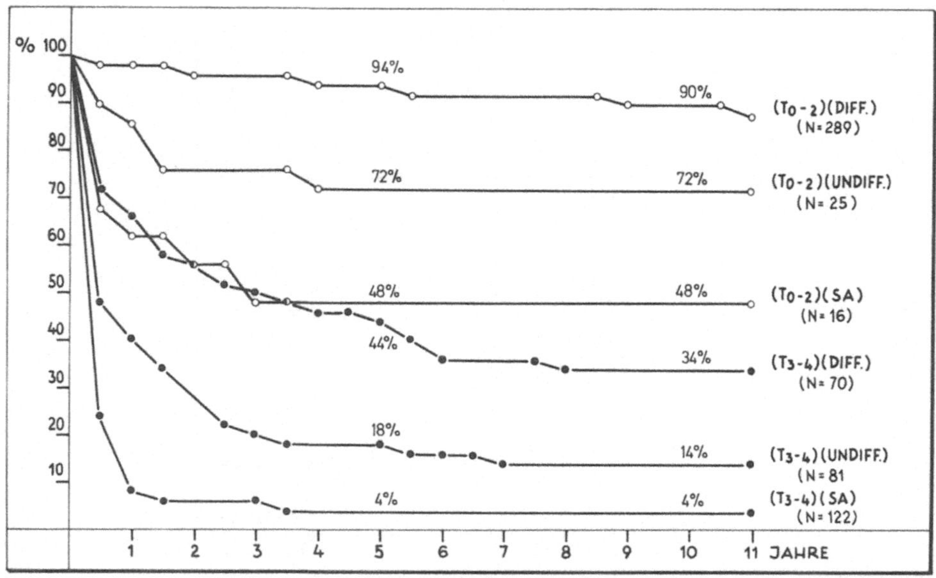

Abb. 21. Lebenserwartung in Abhängigkeit von Histologie und T-Stadium

In unserem Krankengut hat sich eine Unterteilung in undifferenzierte
Karzinome und Sarkome ebenso zweckmäßig erwiesen wie in potentiell
maligne. Die Histologie ist der TNM-Klassifizierung bezüglich der
Prognose überlegen. So ist z.B. die Lebenserwartung in jedem Stadium
der TNM-Klassifizierung bei einem differenzierten Karzinom signifikant
besser als bei einem Sarkom (Abb. 21). Es ist aber keine Frage, daß
die TNM-Klassifizierung die morphologische Einteilung wertvoll ergänzt.
Bei *mehreren morphologischen Formationen entscheidet die undifferenziertere über
Verlauf und Lebenserwartung.*

Geschlecht und Alter

Das weibliche Geschlecht hat eine bessere Prognose als die Männer, da
Frauen in einem niederen TNM-Stadium zur Behandlung kommen und auch
von Tumortypen geringerer Malignität befallen werden. Je jünger der
Patient ist, umso günstiger ist seine Lebenserwartung, weil in der
Jugend differenziertere Karzinome vorherrschen.

Symptomatik und Diagnose

Die *Szintigraphie* hat eine wesentliche Verbesserung der Diagnostik erbracht. Ihre Aussagekraft wird aber im Endemiegebiet eingeengt, da
ein Großteil der sogenannten "kalten Adenome" durch Regression und
zystische Degeneration und nur in 17,3% durch ein Karzinom verursacht
wird. Allerdings sollte ein *solitärer* kalter Knoten bei Jugendlichen
wegen der höheren Malignomfrequenz operiert werden.

Die *Aspirationsbiopsie* kann in der Unterscheidung der szintigraphischen Diagnose "kalter Knoten" einen wertvollen Beitrag leisten. Der Schwerpunkt liegt bisher weniger auf der Zytologie als vielmehr auf dem Nachweis eines Zysteninhaltes. Bei soliden Knoten sollte die Indikation zur Operation gestellt werden.

Eine *tumorbedingte präoperative Rekurrensparese* ist der Ausdruck eines hohen T-Stadiums, ein Zeichen von Tumorinfiltration in die Nachbarschaft und prognostisch ungünstig (*Spätsymptom*).

Therapie

Es besteht heute Einigkeit daß die *chirurgische Therapie* die entscheidende Maßnahme darstellt. Für das operative Vorgehen im Einzelfall ist die Tumordefinition durch den Schnellschnitt wesentlich. Ebenso wichtig erscheint uns die intraoperative Inspektion des Resektionspräparates durch den Operateur. Je nach Erfahrung werden bis zu 17% der Karzinome intra operationem und weitere 18% erst nach der Operation erkannt. Je häufiger die intraoperative Erkennung, umso geringer wird der Anteil der Sekundäreingriffe sein. Sicherlich wird der Pathologe oft überfordert und eine genaue Tumordefinition nicht möglich sein. In diesen Fällen liegt die letzte Entscheidung beim Operateur. Die *Tumorausdehnung* sollte dann das weitere operative Vorgehen entscheiden. Lobektomie und RND lösen immer mehr konservative Operationsmethoden und Palliativeingriffe ab. Vor allem kann bei den differenzierten und undifferenzierten Karzinomen durch erweiterte Operationen eine bessere Lebenserwartung erreicht werden. Dies trifft auch für die papillären Karzinome zu, da sie schon in einem niederen T-Stadium ausgedehnte regionäre Lymphknotenmetastasen setzen. In einem niederen T-Stadium kann bei geringer Malignität auch eine subtotale Resektion eine ausreichende Radikalität gewährleisten. Bei den Sarkomen sind "ultraradikale" Maßnahmen abzuraten, da sie keine Verbesserung der Lebenserwartung bringen.

Das *maligne Struma-Rezidiv* soll operativ behandelt werden, da eine Verbesserung der Lebenserwartung durchweg möglich ist. *Palliativoperationen* sind möglichst tumorreduzierend durchzuführen. Ein bloßes "Anoperieren" ist ebenso unbefriedigend wie keine Operation.

Die *externe Strahlentherapie*, am wirksamsten als Hochvolttherapie, ist bei allen undifferenzierten Karzinomen und Sarkomen der Operation anzuschließen, da sie insbesondere in den Stadien II - IV eine signifikante Verbesserung der Überlebenszeiten bringt. Ein Tumor verschiedener Gewebsreife ist nach seiner unreiferen Komponente zu werten, d.h. ein Karzinom mit soliden Formationen ist, *auch wenn* follikuläre Strukturen vorkommen, wie ein undifferenziertes Karzinom zu behandeln.

In der Gruppe der differenzierten Karzinome kann die *Isotopentherapie* Hervorragendes leisten, ist aber durch eine externe Strahlentherapie zu ersetzen, wenn im Verlauf der Behandlung undifferenzierte Formationen auftreten.

Sind im histologischen Befund neben papillären und follikulären Formationen vereinzelt auch undifferenzierte Zellelemente, so sollte, wenn auch der differenzierte Karzinomanteil überwiegt, nicht nur eine Radiojod-, sondern auch eine externe Strahlentherapie durchgeführt werden, da hier die Resultate der alleinigen Radiojodtherapie schlecht sind.

Wenn auch bis heute durch Zahlen nicht belegbar, so ist bei jedem Schilddrüsenkarzinom schon aus Gründen der Substitution eine *Hormontherapie* anzuschließen. Eine Blockade der TSH-Inkretion wird allerdings nur bei den hormonabhängigen Schilddrüsenkarzinomen wirkungsvoll sein.

<u>Literatur</u>

ALBERTINI, A.v.: Histologische Geschwulstdiagnostik. Stuttgart: Thieme 1955.
BIELSCHOWSKY, L.: Experimental nodular goiter. Brit. J. exp. Path. <u>26</u>, 27o (1945).
BIELSCHOWSKY, L.: Neoplasia and internal environment. Brit. J. Cancer <u>9</u>, 8o (1955).
BLOCK, G.E.: An appraisal of the hormonal control of carcinoma of the thyroid gland. Surg. Gynec. Obstet. <u>132</u>, 289 (1971).
BOKELMANN, D., DÖRR, D., LINDNER, F., OELLERS, B., RÖHER, H.D., RUDOLPH, H., TRUMM, F.A.: Zur Pathologie und Therapie der Struma maligna. Dtsch. med. Wschr. <u>95</u>, 666 (197o).
BUCKWALTER, J.A.: Surgical treatment of thyroid carcinoma. Arch. Surg. <u>98</u>, 579 (1969).
BUCKWALTER, J.A., THOMAS, C.G.: Selection of surgical treatment for well differentiated thyroid carcinomas. Ann. Surg. <u>176</u>, 565 (1972).
CLARK, R.L., Jr., HICKEY, R.C., BUTLER, J.J., IBANEZ, M.L., BALLANTYNE, A.J.: Thyroid cancer discovered incidentally during treatment for an unrelated head and neck cancer: review of 16 cases. Ann. Surg. <u>163</u>, 665 (1966).
CLARK, R.L., Jr., WHITE, E.C., RUSSEL, W.O.: Total thyroidectomy for cancer of the thyroid: significance of intraglandular dissemination. Ann. Surg. <u>149</u>, 858 (1959).
COLIEZ, R., TUBIANA, M., DUTREIX, J., GUELFI, J.: Résultats de l'exploration die 85 cas de cancer de la thyroide par l'iode radioactif. J. Radiol. Electrol. <u>32</u>, 881 (1951).
COLIEZ, R., TUBIANA, M., DUTREIX, J., GUELFI, J.: Résultats du traitment de 43 cas de cancer du corps thyroide par l'iode radioactif. J. Radiol. Electrol. <u>34</u>, 3o5 (1953).
CRILE, G., Jr.: Late results of treatment for papillary cancer of the thyroid. Ann. Surg. <u>16o</u>, 178 (1964).
CRILE, G., Jr., HAZARD, J.B.: Classification of thyroiditis with special reference to the use of needle biopsy. J. clin. Endocr. <u>11</u>, 1123 (1951).
CRILE, G., Jr., HAZARD, J.B.: Relationship of age of patient to natural history and prognosis of carcinoma of thyroid. Ann. Surg. <u>138</u>, 33 (1953).
CRILE, G., Jr., HAZARD, J.B., DINSMORE, R.S.: Carcinoma of the thyroid gland, with special reference to a clinico-pathologic classification. J. clin. Endocr. <u>8</u>, 762 (1948).
DEPISCH, D., DINSTL, K., KEMINGER, K.: Das Schilddrüsensarkom im Endemiegebiet. Bruns' Beitr. klin. Chir. <u>22o</u>, 397 (1973).
DINSTL, K.: Die Scintigraphie in der präoperativen Diagnostik. Kongreßbericht der 11. Tagung der Österr. Gesllschaft für Chirurgie, S. 471. Wien: Wiener med. Akademie 1971.
DINSTL., K., KEMINGER, K.: Experimentelle Untersuchungen über das metastasierende Schilddrüsenadenom. Klin. Med. <u>22</u>, 262 (1967).
DOWLING, J.T., FREINKEL, N., INGBAR, S.H.: Thyroxine binding by sera of pregnant women. J. clin. Endocr. <u>16</u>, 28o (1956).
EGLOFF, B.: Bösartige Schilddrüsengeschwülste mit besonderer Berücksichtigung maligner Rezidive primär gutartiger Kröpfe. Schweiz. med. Wschr. <u>91</u>, 424 (1961).

ERDHEIM, S.: Anatomische und klinische Untersuchungen über Primärge-
schwülste vortäuschende Metastasen, insbesonderheit solcher des
Adenocarcinoms der Schilddrüse. Arch. klin. Chir. 117, 274 (1921).
FISCH, U., DEL BUONO, M.S.: Zur Technik der cervikalen Lymphographie.
Schweiz. med. Wschr. 93, 994 (1963).
FUCHSIG, P., KEMINGER, K.: Chirurgie der Schilddrüse. In: Die Krank-
heiten der Schilddrüse (Hrsg. OBERDISSE, K., KLEIN, E.). Stuttgart:
Thieme 1967.
FUCHSIG, P., KEMINGER, K.: Über 524 maligne Strumen; zugleich ein
Beitrag zur Kropf-Prophylaxe. Wien. klin. Wschr. 83, 745 (1971).
FUJIMORI, M.: Clinical classification of thyroid carcinoma in Japan
by TNM-System. In: UICC Monograph Series, Vol. 12: Thyroid cancer.
(Ed. HEDINGER, C.E.), p. 249. Berlin-Heidelberg-New York: Springer
1969.
FUJIMORI, M., JUSSAWALLA, D.J., PILHEU, F.R., RAKOY, A.: Long-term
survival. In: UICC Monograph Series, Vol. 12: Thyroid cancer (Ed.
HEDINGER, C.E.), p. 315. Berlin-Heidelberg-New York: Springer 1969.
GRAHAM, A.: Malignant tumors of the thyroid epithelia types. Ann. Surg.
81, 3o (1925).
GRAHAM, A.: Riedel's struma in contrast to struma lymphomatosa (Hashi-
moto). West. J. Surg. 39, 681 (1931).
GRIESBACH, W.E., KENNEDY, T.S., PURVES, H.D.: Studies on experimental
goiter: malignant change in a transplantable rat thyroid tumor.
Brit. J. Cancer 5, 3o1 (1951).
HAMILTON, H., LAWRENCE, J.H.: Recent clinical developments in thera-
peutic application of radio-phosphorus and radio-iodine. J. clin.
Invest. 21, 624 (1942).
HARE, H.F., SALZMANN, F.A.: Cancer of the thyroid. Amer. J. Roentgenol.
63, 881 (195o).
HAYNIE, T.P., NOFAL, M.M., BEIERWALTER, W.H.: Treatment of thyroid
carcinoma with J131. J. Amer. med. Ass. 183, 3o3 (1963).
HEDINGER, Chr.: Sarcomas of the thyroid. In: UICC Monograph Series,
Vol. 12: Thyoid Cancer (Ed. HEDINGER, C.E.), p. 47. Berlin-Heidel-
berg New York: Springer 1969.
HEDINGER, Chr., EGLOFF, B.: Normale und pathologische Anatomie der
Schilddrüse. In: Krankheiten der Schilddrüse (Hrsg. OBERDISSE, K.,
KLEIN, E.). Stuttgart: Thieme 1967.
HERBERT, J.J.: Étude anatomo-clinique des cancers thyroidiens. J. Chir.
(Paris) 47, 4o (1936).
HERTZ, S., ROBERTS, A., EVANS, R.D.: Application of radioactive iodine
in therapy of Graves' disease. J. clin. Invest. 21, 624 (1942).
HILL, C.St., Jr., CLARK, R.L., WOLF, M.: The effect of subsequent
pregnancy on patients with thyroid carcinomas. Surg. Gynec. Obstet.
122, 1219 (1966).
HOFFMAN, G.L., THOMPSON, N.W., HEFFRON, Ch.: The solitary thyroid
nodule. Arch. Surg. 1o5, 379 (1972).
HUBER, P.: Bericht über 12ooo Schilddrüsenoperationen. Coll. int. de
Chir., Geneve 1955.
HUBER, P.: Über maligne Rezidive nach der Operation primär nicht malig-
ner Strumen. Krebsarzt 11, 14 (1956).
JACOBSON, F.: Treatment of carcinoma of the thyroid. Acta radiol.
(Stockh.) 41, 169 (1954).
KEMINGER, K.: Über die Malignität der Solitäradenome. Klin. Med. 12,
233 (1957).
KEMINGER, K.: Zur radikalen Lymphknotenexstirpation bei Schilddrüsen-
malignomen. Klin. Med. 19, 31o (1964).
KEMINGER, K.: Zusammentreffen von Immunthyreoiditis und Schilddrüsen-
neoplasmen. Acta chir. austriaca 5, 2 (1973).
KEMINGER, K., DINSTL, K.: Die Angiographie der Art. thyreoidea infe-
rior. Chirurg 36, 391 (1965).

KLEIN, E.: Die malignen Schilddrüsentumoren. Verh. dtsch. Ges. inn. Med. 66, 336 (196o).

KLEIN, E.: Die Schilddrüse. Berlin-Heidelberg-New York: Springer 1969.

KLOSE, H., HELLWIG, A.: Die Struma maligna. Klin. Wschr. 38, 1687 (1922).

LESSEN, H.van, LESSEN, U.A. van, BECHTELSHEIMER, H.: Klinik und Morphologie der Struma maligna. Bruns' Beitr. klin. Chir. 217, 1o8 (1969).

LINDSAY, S., DAILY, M.E.: Malignant lymphoma of the thyroid gland and its relation to Hashimoto disease. J. clin. Endocr. 15, 1332 (1955).

MALOOF, F.A., VICKERY, A.L., RAZZ, B.: An evaluation of various factors influencing the treatment of metastatic thyroid carcinoma with J^{131}. J. clin. Endocr. 16, 1 (1956).

MARTIN, H.: Radical surgery in cancer of the head and neck. Surg. clin. N. Amer. 33, 329 (1953).

MARTIN, H.: The surgery of thyroid tumors. Cancer (Philad.) 7, 1o63 (1954).

McWHIRTER, R.: The value of clinical staging in thyroid cancer. In: UICC Monograph Series, Vol. 12: Thyroid cancer (Ed. HEDINGER, C.E.), p. 255. Berlin-Heidelberg-New York: Springer 1969.

MEIER, D.W., WOOLNER, L.B., BEAHRS, O.H., McCONAHEY, W.M.: Parenchymal findings in thyroidal carcinoma: pathologic study of 256 cases. J. clin. Endocr. 19, 162 (1959).

MORRIS, H.P., DALTON, A.J., GREEN, C.D.: Malignant tumor occurring in the mouse after prolonged hormonal inbalance during the ingestion of thiouracil. J. clin. Endocr. 11, 1281 (1951).

NAEGELI, T.: Kropf und Krebs mit besonderer Berücksichtigung der Prophylaxe. Sonderbände zur Strahlentherapie 34, 115 (1956).

PABST, H.W., FREY, K.W., STROHM, C., HEINZE, H.G.: Ergebnisse der Radiojodtherapie bei malignen Schilddrüsentumoren mit besonderer Berücksichtigung der Hormonbehandlung. Verh. dtsch. Gesellsch. inn. Med. 7o, 9o8 (1964).

PEMBERTON, J. de: Malignant lesions of the thyroid gland, a review of 774 cases. Surg. Gynec. Obstet. 69, 417 (1939).

POPPE, H., GREGL, A., DOERING, P., SCHOEN, H., VOTH, H.: Klinik und Therapie der bösartigen Schilddrüsengeschwülste. Sonderbände zur Strahlentherapie 49, 42 (1962).

QUERVAIN, F. de: Die Struma maligna. In: Neue Deutsche Chirurgie, Bd. 64. Stuttgart: Enke 1941.

RICCABONA, G.: Die endemische Struma. München-Berlin-Wien: Urban und Schwarzenberg 1972.

ROSVOLL, R.V., WINSHIP, T.: Thyroid carcinoma and pregnancy. Surg. Gynec. Obstet. 121, 1o39 (1965).

SAEGESSER, M.: Der Kropf und seine Behandlung, 2. Aufl. Stuttgart: Enke 1957.

SGALITZER, M., STÖHR, W.: Röntgenuntersuchung der Luftröhre unter besonderer Berücksichtigung der Tracheomalacie. Fortschr. Röntgenstr. 32, 247 (1924).

SLOAN, L.W.: On the origin, characteristics and behavior of thyroid cancer. J. clin. Endocr. 14, 13o9 (1954).

SOKAL, J.: The incidence of thyroid cancer and the problem of malignancy in nodular goiter. In: ASTWOOD, E.B.: Clinical Endocrinology I, p. 168. New York: Grune and Stratton 196o.

TUBIANA, M., LALANNE, C.M., BERGIRON, C., MONNIER, J.P., GERARD-MARCHANT, R.: Results obtained with radiotherapy in cases of thyroid cancer. In: UICC Monograph Series, Vol. 12: Thyroid cancer (Ed. HEDINGER, C.E.), p. 279. Berlin-Heidelberg-New York: Springer 1969.

WALTHARD, B.: Formenkreise und Zusammenhänge von Kropf und Krebs. Sonderbände zur Strahlentherapie 34, 69 (1956).

WALTHARD, B.: Der Gestaltwandel der Struma maligna mit Bezug auf die
  Jodprophylaxe des Kropfes. Schweiz. med. Wschr. 93, 8o9 (1963).
WALTHARD, B.: Zur Manniqfaltigkeit der Struma maligna. Wien. klin.
  Wschr. 76, 585 (1964).
WARD, R.: Relation of tumors of lateral aberrant thyroid tissue to
  malignant disease of the thyroid gland. Arch. Surg. 4o, 6o6 (194o).
WARD, R.: When is malignant goiter malignant? J. clin. Endocr. 9, 1o31
  (1949).
WARREN, S.: The classification of the tumors of the thyroid. Amer. J.
  Roentgenol. 46, 447 (1941).
WARREN, S., MEISSNER, W.A.: Tumors of the thyroid gland. Armed Forces
  Institute of Pathology, Sect. IV, Fasc. 14, Washington 1953.
WEGELIN, C.: Die Schilddrüse. In: Handbuch der speziellen pathologi-
  schen Anatomie und Histologie, Bd. VIII (HENKE, F., LUBARSCH, O.).
  Berlin: Springer 1926.
WEGELIN, C.: Zur experimentellen Kropfforschung. Schweiz.med. Wschr.
  57, 848 (1927).
WEGELIN, C.: Malignant disease of the thyroid gland and its relation
  to goitre in man and animal. Cancer Rev. 3, 297 (1928).
WIJNBLADH, H.: Struma maligna. Nord. Med. 68, 1295 (1962).
WINSHIP, T., ROSVOLL, R.V.: Cancer of the thyroid in children. In:
  UICC. Monograph Series, Vol. 12: Thyroid cancer (Ed. HEDINGER, C.E.),
  p. 75. Berlin-Heidelberg-New York: Springer 1969.
WOOLNER, L.B.: Classification and prognosis of thyroid carcinoma.
  Amer. J. Surg. 1o2 (354 (1961).
ZAUNBAUER, W.: Über Struma maligna. Wien. med. Wschr. 1o2, 993 (1952).
ZIMMERMANN, L.M., WAGNER, D.H.: Relation of nodular goiter to thyroid
  carcinoma. In: ASTWOOD, E.B.: Clinical Endocrinology I, p. 16o.
  New York: Grune and Stratton 196o.
ZUM WINKEL, K.: Die externe Strahlenbehandlung der Struma maligna.
  Verhandl. dtsch. Gesellsch. inn. Med. 7o, 879 (1964).

Strahlentherapie der Schilddrüsenmalignome

K. H. Kärcher

An zahlreichen Stellen haben sich sogenannte Schilddrüsen-Arbeits-
kreise mit großem Erfolg gebildet; d.h. eine interdiszipliäre Zusammenarbeit von Internisten, Nuklearmedizinern, Chirurgen und Radiologen
legt nach eingehender Diagnostik und Diagnosestellung auch den Behandlungsplan und das weitere Vorgehen hinsichtlich der Nachkontrolle und
Nachsorge fest. Die Therapie wird weitgehend von der Histologie und
der Funktion des malignen Prozesses bestimmt und selbstverständlich
von dem vorliegenden Tumorstadium. Bei der Stadieneinteilung wird man
sich am besten der internationalen TNM-Klassifikation bedienen, um
eine Vergleichbarkeit mit anderen Therapieverfahren zu ermöglichen.
Ebenfalls dient das TNM-System auch praktikablerweise zur Orientierung für die notwendigen Therapiemaßnahmen.

In den folgenden Ausführungen wollen wir das allgemein akzeptierte
therapeutische Vorgehen schildern:

Bei nicht palpablen Tumoren bzw. im Stadium T_1, wo einzelne Tumoren
mit guter Beweglichkeit nachweisbar sind ohne klinischen Lymphknotenbefall (N_O), sollte wegen der möglichen Lokalrezidivgefahr keine Teilresektion des Organs vorgenommen, sondern eine komplette Schilddrüsen-
resektion durchgeführt werden. Auch in diesem Stadium ist die Verbesserung der Heilungsergebnisse durch die lokale Nachbestrahlung belegt.
Die perkutane Nachbestrahlung kann jedoch entfallen, wenn es sich um
einen gut abgrenzbaren Knoten eines differenzierten, epithelialen
Tumors handelt, da hier die Erfolgsaussichten der Strahlentherapie
relativ klein sind.

Im Stadium II ist jedoch die Nachbestrahlung unbedingt und in jedem
Falle zu empfehlen. Die lebenslange Substitution mit Schilddrüsenhormon
zur Erhaltung eines euthyreoten Metabolismus und zur Unterdrückung
des hypophysär thyreotropen Stimulans ist unbedingt erforderlich.

Bei den Tumoren des Stadiums T_3 und T_4, die über die Drüse hinausrei-
chen, in Nachbarstrukturen eingewachsen oder fixiert sind, kann der
Versuch einer chirurgischen Radikalität unter Umständen nur unter
Zuhilfenahme von Vorbestrahlung oder Radiojodtherapie gemacht werden.
Je nach Jodspeicherung des malignen Strumagewebes oder nach Größe des
kalten Knotens kann mit einer Radiojodtherapie vor der Operation eine
Verkleinerung oder Mobilisierung des malignen Gewebes erreicht werden.
Ist der Knoten zu groß und die Jodspeicherung im Tumorgewebe gering
oder Null, wird die Vorbestrahlung sinnvollerweise mit schnellen
Elektronen oder Kobalt 6o-Gammastrahlen durchgeführt. Auch nach mög-
licher radikaler Entfernung des malignen Strumagewebes ist eine erneute
Jodtestung und eine Szintigraphie zur Aufspürung speichernder Metastasen in bestimmten Abständen erforderlich, bzw. es kann die Radiojodtherapie zur Metastasenbehandlung ausgenutzt werden. Hierbei können
Radiojoddosen von 8o - 12o mCi ^{131}J in zwei- bis dreimonatigen Abständen und einer Gesamtdosis von 5oo - 1.ooo mCi ^{131}J verabreicht und

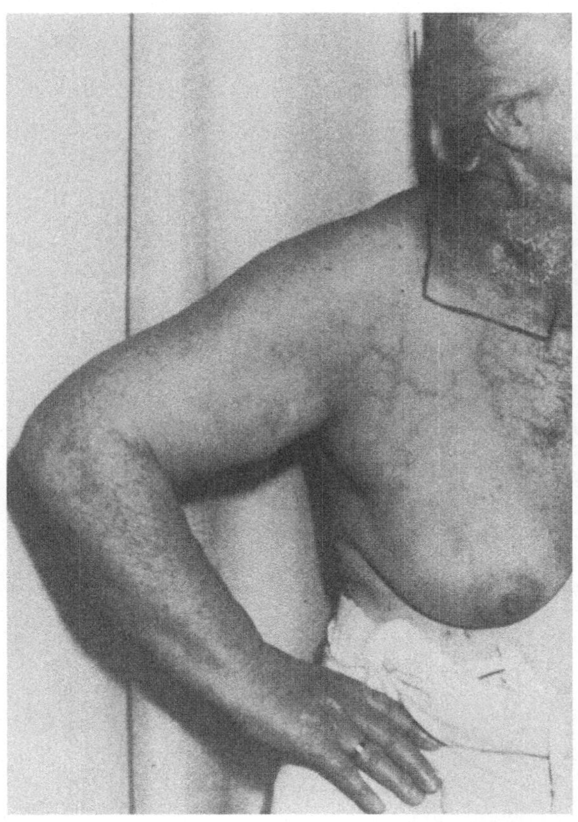

Abb. 1. Metastasierung eines soliden Schilddrüsenkarzinoms postoperativ in die Supraklavikularregion mit ausgeprägter Einflußstauung des rechten Armes. Patientin wurde nicht nachbestrahlt

ausgezeichnete Palliativeffekte hiermit erhielt werden (SCHEER, 1968; TUBIANA et al., 1969). Zahlreiche Autoren (BECKER u. KÄRCHER, 1965; HEINZE u. PABST, 197o; MURPHY, 1967; SCHEER, 1968; WIELAND et al., 1967) konnten bestätigen, daß das kombinierte radiochirurgische Vorgehen in Abhängigkeit von der Histologie recht gute Behandlungsergebnisse erzielt, so vor allem beim papillären Karzinom und auch noch bei follikulären und soliden Karzinomen, wenn man berücksichtigt, daß unter Zusammennahme aller Stadien die Heilungsziffern hier zwischen 4o und 7o% liegen. Seit Einführung der Megavolttherapie hat sich die Heilungsziffer etwa verdoppelt, d.h. alle Stadien und alle histologischen Differenzierungen zusammen von 22 auf 45%.

Bestrahlungstechnik

In der Regel muß das Operationsgebiet sowie die homolaterale Halsseite und Supraklavilularregion erfaßt werden und bei ausgedehnten Tumoren eventuell auch die kontralaterale Hals-, Supraklavikular- bzw. Retro-

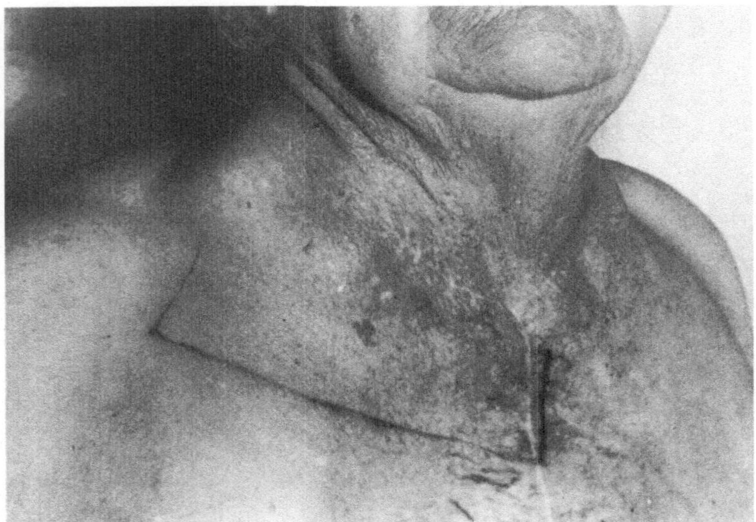

Abb. 2. Zustand bei Beginn der Therapie mit schnellen Elektronen von
25 MeV

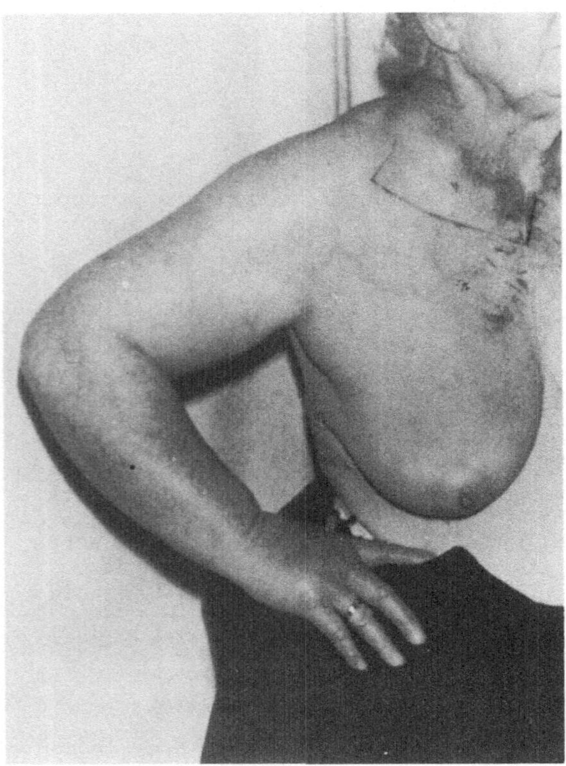

Abb. 3. Bereits während der Therapie (4.ooo rd OD) deutliche Rückbildung des Armödems und des Tumors

sternalregion. Wegen der Größe und Ungleichmäßigkeit des zu bestrahlenden Gebietes ist man gezwungen, mehrere Felder zu verwenden, so daß
Über- oder Unterdosierungen an einzelnen Stellen entstehen können.
Ein weiteres Gefahrenmoment ist die Nachbarschaft des Rückenmarks
sowie des Larynx.

Während mit der sogenannten konventionellen Röntgentherapie die Dosisverteilung unübersichtlich ist und die Haut stark belastet wird, lassen
sich bei Anwendung von Gammastrahlen homogene Dosen bei geringer Hautbelastung (2 seitliche Halsfelder mit 8o° Neigung unter Verwendung von
Keilfiltern) erzielen. Wir ziehen aber die Bestrahlung mit schnellen
Elektronen vor und geben meistens zur Erfassung des gesamten in Frage
kommenden Gebietes 3 Stehfelder bei einer Energie von 7,5 - 15 MeV.
Ein zusätzliches Feld über dem Sternum wird bei retrosternaler Ausbreitung des Tumors unter gleichzeitiger Erhöhung der Energie auf
2o - 3o MeV verwendet. Wir streben an, etwa 5.ooo - 6.5oo rd auf jedes
Feld zu verabreichen. In seltenen Fällen, meistens bei ausgedehnten
Tumoren, kommt auch die Bewegungsbestrahlung mit schnellen Elektronen
zum Einsatz.

Handelt es sich um nichtspeichernde, solitäre Metastasen in der Lunge
bzw. um solitäre Knochenmetastasen, kann auch hier eine Teleradiothe-
rapie mit Megavoltstrahlung durchgeführt werden. Die metastasierende,
nicht jodspeichernde Struma maligna, die nicht mehr einer lokalisierten Radiotherapie zugänglich ist, kann versuchsweise auch chemothera-
peutisch angegangen werden. Am besten bewährt sich natürlich heute die
sogenannte Polychemotherapie in mehreren Zyklen, wobei hinzugefügt
werden muß, daß bei der reiferen Form von Tumoren epithelialer Geschwülste die Chemotherapie keine wesentliche Lebensverlängerung gebracht hat, lediglich eine kurzzeitige Besserung der Symptomatik, so
daß gerade bei den Schilddrüsentumoren die Chemotherapie eher im
Hintergrund steht.

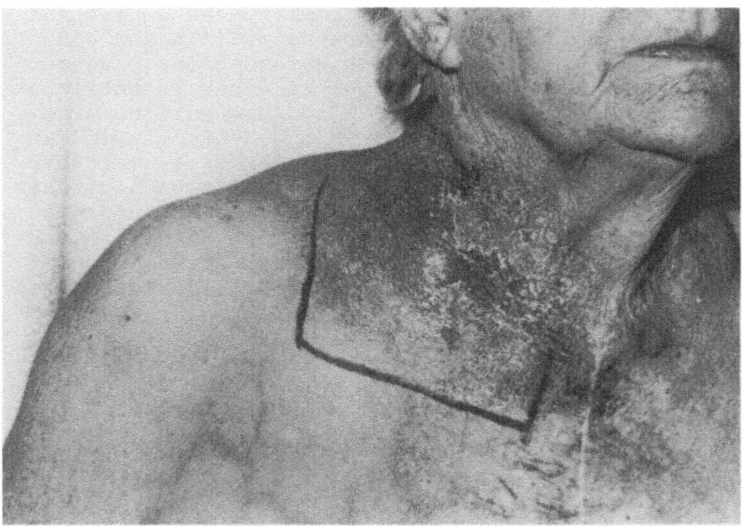

Abb. 4. Trockene Epitheliolyse und Pigmentierung gegen Ende der Bestrahlung. Weitgehende Einebnung der großen Tumormassen

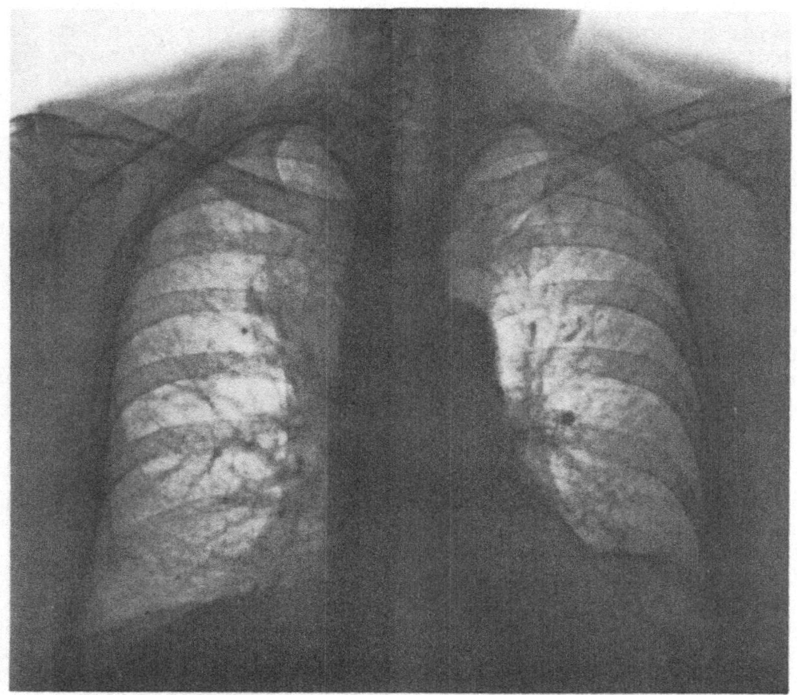

Abb. 5. Großer postoperativer retrosternaler Tumorrest bei der gleichen Patientin

Faßt man zusammen, muß man zu der Auffassung kommen, daß gerade auf
dem Gebiet der Schilddrüsenmalignome eine Vorsorgemedizin und eine
intensive interdispiläre Zusammenarbeit zur Beratung der Diagnostik
und Therapie bei benignen und malignen Strumen zu einer wesentlichen
Verbesserung der Behandlungsresultate der Schilddrüsenmalignome geführt hat. Ebenso ist eine intensive Nachsorge und Kontrolle im Rahmen eines solchen Schilddrüsen-Arbeitskreises zu fordern, um früher
Lokalrezidive und eine frühe Metastasierung zu erfassen und intensiv
behandeln zu können. Die Therapie soll in erster Linie chirurgisch
sein und muß in den meisten Fällen durch eine gezielte Megavolttherapie, entweder mit Gamma- oder schnellen Elektronenstrahlen, ergänzt
werden. Hinzu kommt die Substitutionstherapie mit Schilddrüsenhormon
oder die Therapie mit ^{131}J vor allem bei einer Metastasierung. Die
Erfolgszahl einer nahezu 9o% 5 Jahres-Heilung eines kombiniert chirurgisch-radiologischen Vorgehens in den Frühstadien bzw. von etwa
2o% in den Spätstadien läßt es notwendig erscheinen, alle Anstrengungen zu machen, Patienten mit malignen Tumoren der Struma einer möglichst frühen und intensiven Behandlung zuzuführen.

Literatur

ARNDT, J.: Indikationen und Grenzen der Strahlentherapie bösartiger
    Neubildungen. Jena: Gustav Fischer 1973.
BECKER, J., KÄRCHER, K.H.: Zur Elektronentherapie der Struma maligna.
    In: Symposium of high Energy Electrons (Hrsg. ZUPPINGER, A., PO-
    RETTI, G.). Berlin-Heidelberg-New York: Springer 1965.

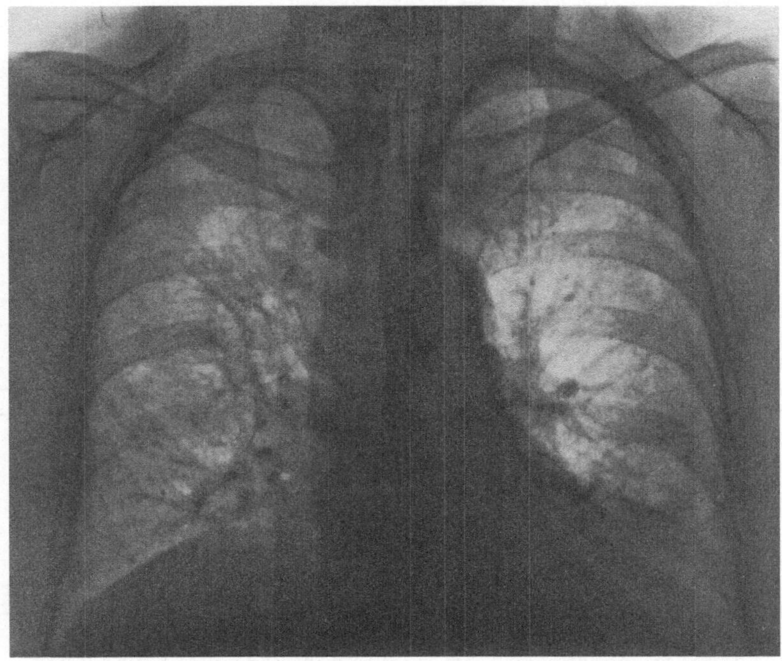

Abb. 6. Zustand nach Therapie mit ultraharten Photonen 3 Monate nach
Abschluß der Behandlung. Vollkommene Rückbildung der Geschwulst

HALNAN, K.E.: The place of non-surgical methods in diagnosis and
    management and the long-term value of treatment of thyroid cancer.
    Brit. J. Surg. 52, 736 (1965).
HEINZE, H.G., PABST, H.W.: Struma maligna. Strahlentherapie 139, 656
    (197o).
HEISSEN, E., STROETHES, M.W., KAUMANN, N.: Ergebnisse der postopera-
    tiven Strahlenbehandlung maligner Schilddrüsentumoren. Strahlen-
    therapie 143, 593 (1972).
KOVÁCS, L., SZABO, Z.: Morphologische Veränderungen an den Schild-
    drüsen von Ratten nach fraktionierter, lokaler Röntgenbestrahlung.
    Strahlentherapie 139, 487 (197o).
KUTTIG, H., OBERHEUSER, F., WEITZEL, G.: Geschwülste im Bereich des
    Kopfes und des Halses. In: Die Supervolttherapie (Hrsg. BECKER, J.,
    SCHUBERT, G.). Stuttgart: Thieme 1961.
MURPHY, W.: Cancer of the thyroid in radiation therapy. Philadelphia-
    London: Sounders 1967.
SCHEER, K.E.: In: Klinische Radiologie (Hrsg. BARTH, G., BECKER, J.,
    KRAUS, R., SCHEER, K.E.) Stuttgart-New York: Schattauer 1968.
TUBIANA, M., LALANNE, C.M., BERGIRON, C., MONNIER, I.P., GERARD-
    MARCHANT, R.: Results obtained with radiotherapy in cases of thy-
    roid cancer. In: Thyroid cancer (Hrsg. HEDINGER, C.E.). Berlin-
    Heidelberg-New York: Springer 1969.
WIELAND, C., GELINSKY, P., HYMMEN, H., KUTTIG, H., WEITZEL, G., ZUM
    WINKEL, K.: Ergebnisse der Strahlenbehandlung der Struma maligna.
    Strahlentherapie 132, 538 (1967).

Chirurgische Therapie des Bronchialkarzinoms

H. JENNY

Das Bronchialkarzinom (BrK) hat in den letzten Jahrzehnten in allen
sogenannten zivilisierten Ländern beträchtlich an Häufigkeit zugenommen und steht derzeit beim männlichen Geschlecht unter allen bösartigen Neubildungen an erster Stelle. Eine befriedigende Erklärung für
diese Tatsache gibt es nicht, nur zahlreiche Hinweise auf kausale
Zusammenhänge zwischen kanzerogenen Noxen, von denen einige Hundert
bekannt sind, und dem Auftreten eines Bronchialkarzinoms.

Die für die Atemwege gefährlichsten Noxen dürften die Kohlenwasserstoffe sein, denen wir im Zeitalter der Industrialisierung immer mehr
ausgesetzt sind. Kohlenwasserstoffe werden durch Auspuffgase von Ben-
zin- und Dieselmotoren freigesetzt, sind im Ruß von Kohlenöfen, im
Staub von Asphaltstraßen ebenso wie im schwarzen Farbstoff von Auto-
reifen nachweisbar, um nur einige Beispiele zu nennen. Vor 2o Jahren
wurd erstmals der Nachweis erbracht, daß 3,4-Benzpyren auch im Ziga-
rettenrauch zu finden ist und daß ein starker Raucher - 4o Zigaretten
täglich - im Jahr etwa o,15 mg von diesem Kohlenwasserstoff in sich
aufnimmt (COMMINS, 1954). Diese Menge ist an und für sich geringer
als ein Stadtbewohner jährlich in sich aufnimmt, doch dürfte beim
Raucher der Summationseffekt bei verlängerter Expositionsdauer, d.h.
bei zunehmendem Alter, zum Tragen kommen. Neben den Kohlenwasserstoffen gibt es noch eine ganze Reihe schädigender Noxen, denen wir ständig ausgesetzt sind, und die wir auch mit unserer Nahrung aufnehmen.
Ein Teil der Nahrungsmittel wird schon von der Erzeugung an denatu-
riert und anschließend durch Zugabe von ungezählten chemischen Stoffen
bearbeitet und konserviert, ohne daß deren potentielle krebsinduzie-
rende Wirkung abgeklärt ist.

Aus diesen kurzen Hinweisen müssen wir schließen, daß die Zahl der
Patienten mit einem BrK in absehbarer Zeit nicht abnehmen wird, da
wir die vielen schädlichen Umweltfaktoren kaum ändern können. Den
Rauchern nur zu drohen und sie auf die Gefahr ihrer Schwäche oder
Leidenschaft aufmerksam zu machen, nützt verhältnismäßig wenig. Man
müßte ihnen eher ein Produkt, das frei von Arsen, mit dem die Tabak-
blätter gespritzt werden, und frei von Kohlenwasserstoffen ist, die
beim Verbrennungsprozeß entstehen, offerieren. Auf diese Weise könnte
ein echter Beitrag an Prophylaxe geleistet werden und der erschreckende
Anstieg der Krebsfälle eingedämmt werden, denn an einem ursächlichen
Zusammenhang zwischen Zigarettenkonsum und dem Auftreten des BrK besteht kein Zweifel. Ebenso steht die Bösartigkeit des Leidens außer
Frage. Der Beginn ist schleichend, die Beschwerden sind minimal und
uncharakteristisch, und zum Zeitpunkt deutlicher Symptome, die den
Patienten veranlassen, einen Arzt aufzusuchen, ist das Leiden in vielen Fällen inkurabel geworden. Eine lymphogene oder hämatogene Metastasierung kann frühzeitig einsetzen. Als Folge dieser Tatsachen
treten bei den Ärzten, die mit der Betreuung, mit der Diagnostik oder
mit der Therapie des BrK zu tun haben, verschiedene Reaktionen auf.

Sie reichen von Pessimismus und Resignation mancher Praktiker und
Fachärzte über aggressiven Optimismus von Chirurgen und Strahlentherapeuten bis zur Polypragmasie, die an Quacksalberei grenzen kann.
Ein sachlicher Bericht über eigene Erfahrungen, die in 25 Jahren bei
der Behandlung des BrK an unserer Klinik gewonnen wurden, könnte zur
Klärung umstrittener Probleme beitragen und bekannte Beobachtungen
erhärten.

Von 1947 bis inklusive 1970 waren 4.140 Patienten mit einem BrK in
stationärer Behandlung unserer Klinik. Das Verhältnis von Männern zu
Frauen betrug 16:1 und die Relation zwischen operierten und nicht
operierten Patienten 1:2. Dieser letzte Vergleich bedeutet, daß zum
Zeitpunkt der Diagnosestellung 2/3 unserer Patienten bereits inoperabel waren. Die sich aufdrängende Frage nach den Gründen der Inoperabilität läßt sich am besten anhand von Tabellen beantworten.

Tabelle 1. Stationäre Patienten der II. Chirurg. Univ.-Klinik 1947 – 1970 mit BrK

Gesamt	männlich	weiblich
4.140	3.896	244
	16 : 1	

Tabelle 2

nicht reseziert	Gründe
	33% Fernmetastasen
	28% Lokaler Befund
2.795 (67,5%)	28% Internistische Kontraindikat.
	11% Op. abgelehnt

Bei einem Drittel der Patienten konnten wir Lymphdrüsenmetastasen
paratracheal, paraoesophageal, supraklavikulär und in der Axilla oder
hämatogene Metastasen in der Lunge, in den Knochen, in der Leber und
so weiter nachweisen, die eine Resektionsbehandlung ausschlossen. Bei
28% der Fälle verhinderte die Ausdehnung des Karzinoms eine radikale
Intervention: bei Übergreifen des Tumors auf die Trachea, bei Einbruch
in das Mediastinum oder in die Thoraxwand. Ebenso häufig bestand eine
sogenannte interne Kontraindikation von seiten des Herzens wie Rechtsherzüberlastung, hypoxämischer Myokardschaden, Koronarsklerose oder
von seiten der Lunge ein hochgradiges Emphysem und eine minimale respiratorische Reserve. Auch das hohe Alter allein kann eine operative
Einengung der Atemoberfläche verbieten. 11% unserer Patienten lehnten
jeden Eingriff ab. Dieser Prozentsatz erscheint hoch, denn im allgemeinen kann man jedem Kranken die Notwendigkeit eines Eingriffes dar-
legen und seine Zustimmung erhalten. In Grenzfällen aber, mit hohem
Operationsrisiko, wenn wir bei Abwägung aller Befunde und Überlegungen
selbst im Zweifel sind, ob die Lebenserwartung mit oder ohne Eingriff
größer ist, dürfen wir unsere Patienten nicht unter Druck setzen und
nicht zu einer Einwilligung zwingen. Aus diesem Grund ist die Zahl
derer, die eine Operation ablehnten, relativ hoch.

Auf der Suche nach einer Erklärung für die Tatsache, daß an einer
chirurgischen Klinik 2/3 der aufgenommenen Patienten inoperabel sind,
muß zunächst festgehalten werden, daß die sogenannte Verzögerungszeit
bei den inoperablen Patienten im Durchschnitt nicht größer war als
bei den operablen. Natürlich gibt es zahlreiche Fälle, die nach ihrem
ersten Besuch beim Arzt monatelang verschleppt wurden. In vielen Fällen wurden notwendige Röntgenuntersuchungen unterlassen, oder sie

wurden falsch interpretiert, oder es vergingen Wochen und Monate auf
der Suche nach Tumorzellen im Sputum. Bei einer derartigen Verzögerung
der diagnostischen Abklärung setzen dann die Vorwürfe der Chirurgen
und ihre unterschwellige Aggression ein, verständlich aus dem Bestreben heraus, helfen zu wollen und wegen Versäumnissen nicht mehr helfen
zu können. Im allgemeinen aber ist der Hauptgrund für die Inoperabilität die Bösartigkeit des Leidens an sich. Theoretisch müßte man annehmen können, jedes BrK durchlaufe einmal ein Stadium, in dem es
radikal zu entfernen wäre, praktisch können wir es derzeit erst nachweisen, wenn die Patienten wegen ihrer Beschwerden sich untersuchen
lassen, und dann kann es unter Umständen schon zu spät sein, können
schon Metastasen aufgetreten sein. Diese betrüblichen Tatsachen dürfen
auf keinen Fall eine bequeme Ausrede für die Unterlassung notwendiger
Untersuchungen und für mangelhafte Zusammenarbeit unter Kollegen sein,
sondern im Gegenteil eine Herausforderung, alle gegebenen Möglichkeiten auszuschöpfen. Die Konsequenz muß sein: alle diagnostischen Maßnahmen rasch und zielführend einzusetzen, denn die Zeitspanne zwischen
dem Manifestwerden eines Karzinoms und dem Stadium der Inoperabilität
ist kurz, und nur in diesem Intervall ist die einzige kurative Therapie, eine Radikaloperation, möglich und sinnvoll. Damit kommen wir zum
Untersuchungsgang und zur Prüfung der Frage, ob in den letzten Jahren
neue verläßliche diagnostische Verfahren bekannt wurden.

Diagnostik

Das Schicksal eines Patienten mit einem BrK hängt wesentlich davon
ab, wann der praktische oder Lungen-Facharzt einen entsprechenden
Verdacht schöpft und die notwendige diagnostische Abklärung veranlaßt.
Diese Entscheidung oder Initialzündung ist oft viel bedeutungsvoller,
als ein Karzinom an einer Klinik nachzuweisen und verlangt Erfahrung
und Intuition. Grundsätzlich sollte jeder länger dauernde Husten bei
einem Mann über 4o Jahre, vor allem bei Rauchern, wenn sich der Charakter der chronischen Bronchitis plötzlich ändert, Anlaß zu einer
Röntgenuntersuchung geben. Solche Patienten müssen durchleuchtet und
gleichzeitig müssen a.-p. und seitliche Thoraxübersichtsaufnahmen angefertigt werden. Kleine periphere Tumoren sind damit leicht zu entdecken, kleine zentrale Geschwülste aber als solche nicht erkennbar.
Dafür ergeben auch kleinste zentrale Karzinome deutlich indirekte
Hinweise, Verdachtsmomente für das Vorliegen eines Neoplasmas, nämlich
entzündliche Veränderungen in einem oder in zwei benachbarten Segmen-
ten. Ein derartiger Befund ist im höchsten Maß suspekt und erfordert
nähere Abklärung durch Schichtaufnahmen, die in der dem Segmentverlauf
entsprechenden Ebene durchzuführen sind. Ausnahmsweise wird auch eine
Bronchographie angezeigt sein. Durch die Tomographie kann einerseits
die Bronchialstenose und andererseits der Tumor selbst zur Darstellung
gebracht werden. Bei entsprechender Erfahrung des Radiologen und bei
guter Bildqualität ist die Röntgenuntersuchung von größtem Aussagewert und eine Voraussetzung für weitere Untersuchungsmethoden. Bei
4.ooo Patienten der Thoracic Unit in Edinburgh und bei mehr als 4.ooo
Patienten unserer Klinik waren insgesamt nur bei 8 Patienten mit einem
BrK die angefertigten Röntgenbilder ohne Befund, und zwar bei kleinen,
beginnenden Tumoren in einem Hauptbronchus oder in der Trachea. Ähnliche Erfahrungen wurden auch im Brompton Hospital gemacht. Mit anderen Worten, bei entsprechender Symptomatologie: Reizhusten, Hämoptysen, ist die Bronchoskopie auch bei fehlenden radiologischen Veränderungen angezeigt, da solche Karzinome im Sichtbereich des Endoskops
gelegen sind.

Der Wert der Bronchoskopie ist bei zentralen Karzinomen umbestritten, da ca. 2/3 aller Neoplasmen im Sichtbereich des Bronchoskopes liegen und durch Entnahme einer Probe-Exzision histologisch verifiziert werden können. Gleichzeitig ergeben sich dabei Hinweise in Bezug auf Operabilität und Ausdehnung einer notwendigen Resektion. Beide Gesichtspunkte sind für den Chirurgen so bedeutungsvoll und für die einzuschlagende Therapie entscheidend, daß der Chirurg die Endoskopie selbst durchführen sollte. Dieses Vorgehen hat sich bei uns in 24 Jahren bestens bewährt. Gelingt eine endoskopische Verifizierung nicht, so sind wir auf die Mitarbeit und Hilfe der Zytologen angewiesen.

Nach den Erfahrungen von GRUNZE (1966) ist bei einmaliger gezielter Untersuchung des Sekretes, welches durch Bronchialabstrich, durch Absaugung oder Curettage gewonnen wurde, in 28% der Fälle eine positive Diagnose möglich. Dagegen ist die mehrfache Sputumuntersuchung mit 75% positiver Ergebnisse bedeutend verläßlicher. Nach einer Zusammenstellung von OSWALD (1971) wurden bei 2.035 Patienten in 85% ein positives Resultat erzielt, wenn vier und mehr Sputumproben getestet wurden. Der dazu notwendige Arbeits- und Zeitaufwand ist jedoch erheblich und für die Beteiligten manchmal belastend. Von einem geübten Zytologen kann nicht erwartet werden, daß er mehr als 4 1/2 Std pro Tag Präparate untersucht. In dieser Zeit kann er 8 - 1o Sputa begutachten (OSWALD, 1971). Ein weiterer Nachteil der Zytodiagnostik liegt darin, daß die Treffsicherheit bei den peripheren Karzinomen abnimmt, vor allem, solange diese noch klein sind und ihr Durchmesser weniger als 2 cm beträgt. Auch bei größeren peripheren Tumoren mit wenig Tendenz zu exfoliieren oder bei Verschluß des entsprechenden kleinen Bronchialastes können pathologische Zellelemente im Sputum fehlen. In der erwähnten Arbeit ließen sich von den peripheren Karzinomen 48% zytologisch klären. Trotz dieser Einschränkung, die jedem Thoraxchirurgen bekannt sein müßte, ist die Zytodiagnostik für uns eine wesentliche Bereicherung unserer Untersuchungsmethoden und eine wertvolle Hilfe.

Als letzte diagnostische Maßnahme von Bedeutung ist noch die Mediastinoskopie zu erwähnen. Sie dient in diesem Zusammenhang vorwiegend dem Nachweis oder Ausschluß von Drüsenmetastasen im Mediastinum, also der Frage, ob eine Resektionsbehandlung noch möglich ist, und weniger der Verifizierung eines Karzinoms. Prinzipiell sollte bei jedem Patienten mit einem BrK eine Mediastinoskopie durchgeführt werden, um unter Umständen durch den Nachweis von paratrachealen Lymphdrüsenmetastasen den Kranken eine unnötige Thorakotomie zu ersparen. Es muß aber zugegeben werden, daß wir uns bei peripheren Tumoren, falls tomographisch keine Drüsen nachweisbar sind, nicht immer konsequent daran halten.

Ähnliche Ziele wie die Mediastinoskopie verfolgt die Anlegung eines Pneumo-Mediastinums. Wegen zu geringem Aussagewert haben wir diese Methode vor vielen Jahren wieder aufgegeben. Auch die Darstellung der Vena cava superior mit Hilfe eines Kontrastmittels zur Klärung einer vorhandenen Einflußstauung hat nur ausnahmsweise ihre Berechtigung. Hingegen wird von radiologischer Seite der Wert der direkten retrograden Azygographie hervorgehoben (DÜX et al., 1967, 1971). Mit diesem Verfahren sollen raumfordernde Prozesse im Bereich des rechten Tracheo-Bronchialwinkels, der Bifurkation und des hinteren Mediastinums festgestellt werden können, die mit der Mediastinoskopie nicht faßbar wären. Wer sich mit der Mediastinoskopie beschäftigt, weiß, daß die Drüsen an der Bifurkation und im Tracheo-Bronchialwinkel im Sichtbereich des Untersuchers liegen und daß von hier Probe-Exzisionen entnommen werden können. Drüsenpakete im hinteren Mediastinum führen zur Kompression des Oesophagus, und aus diesem Grund wird an unserer Klinik

bei jedem Verdacht auf ein BrK zur normalen Röntgenuntersuchung eine
Kontrastmitteldarstellung des Oesophagus vorgenommen, d.h. die Azygographie ist in vereinzelten Fällen imstande, die Indikationsstellung
zu einer Operation zu beeinflussen und eventuell den Effekt einer
Strahlentherapie zu kontrollieren.

Auch die Bronchial-Arteriographie mag bei schwierigen Entscheidungen
manchmal ihre Berechtigung haben, da die Karzinome von den Bronchial-
Arterien versorgt werden und das Kontrastmittel im Tumorbereich länger
zurückgehalten wird. Die Frage der Fehlergrenze gegenüber entzündlichen Prozessen und bei kleinen peripheren Geschwülsten ist noch offen,
eine verläßliche Differenzierung zwischen Tumor und Entzündung ist in
Grenzfällen nicht möglich, da auch Narben und entzündliche Prozesse
von der Bronchial-Arterie versorgt werden.

Dieselben Schwierigkeiten ergeben sich bei den zahlreichen Versuchen,
die Gefäße und das Strombett des kleinen Kreislaufs zu beurteilen.
Die Pulmonalangiographie ist in differentialdiagnostischer Hinsicht
nicht ergiebig, da sich die Pulmonalgefäße bei pathologischen Lungen-
prozessen weitgehend passiv verhalten (RINK, 1970). Über 100 postmor-
tale Lungenarteriogramme ergaben, daß Tuberkulose, Silikose und Bronchialkarzinome gleichartige Veränderungen an den Pulmonalarterien
hervorrufen können. Die Szintigramme aus diagnostischen Gründen, zum
Nachweis eines Karzinoms, müssen daher zu einer Enttäuschung werden.
Die Durchblutung der Lunge, mit ^{131}J oder Technetium 99 meßbar gemacht, paßt sich der Ventilationsverteilung an, d.h. die bei verschiedenen Lungenerkrankungen zu beobachtende Minderung der Durchblutung
hat im Hinblick auf die Differentialdiagnose in den meisten Fällen
keinen wesentlichen Informationswert. Szintigraphisch erfaßte Fixa-
tionsstörungen sind unterschiedlich. Periphere Karzinome können von
gutartigen Rundherden, Tuberkulomen, Abszessen und Infarkten nicht
unterschieden werden, ebenso wenig wie zentrale Tumoren von Lympho-
granulomen, Lymphosarkomen, Tuberkulose, Silikose, Empyem und Zysten-
lungen.

In dieser Situation schien die Verwendung von Radio-Gallium (^{67}Ga)
zum direkten Tumornachweis sich anzubieten und Fortschritte zu versprechen. Nach GREBE (1971) ist eine Darstellung des BrK im Szintigramm durch Radio-Gallium-Einlagerung in etwa 90% der Fälle möglich,
doch müssen die Geschwülste einen Durchmesser von mindestens 2 cm
haben. Gleichzeitig wird festgestellt, daß auch gutartige Prozesse
Galliumzitrat einlagern. FRIDRICH (FRIDRICH et al., 1972) ist in seiner Formulierung präziser: Die direkte Tumordarstellung im Szintigramm gelingt durch den Nachweis eines Aktivitätsunterschiedes zugunsten des Tumorgewebes. Der Versuch einer Differentialdiagnose zwischen
gutartigem und bösartigem Gewebe mit Hilfe der Szintigraphie ist von
vornherein zum Scheitern verurteilt. In die Praxis übersetzt, bedeuten
diese Feststellungen: Große, womöglich fortgeschrittene bis inoperable
Tumoren können speichern, kleinere aber, auf die es ja gerade ankäme,
entziehen sich dem Nachweis oder können von gutartigen Prozessen nicht
unterschieden werden. Derzeit ist ein tumorspezifisches Radiopharmakon
für das BrK nicht bekannt, doch ist zu hoffen, daß in absehbarer Zeit
ein Radionukleid mit Tumoraffinität gefunden wird.

Auf die verschiedenen diagnostischen Untersuchungsmethoden und deren
Wertigkeit muß kurz eingegangen werden, da es ja vom Untersuchungsgang
abhängt, ob die Patienten mit einem BrK rechtzeitig zur chirurgischen
Behandlung kommen. Trotz Ausnützung aller Möglichkeiten wird es immer
wieder Fälle geben, bei denen eine restlose Abklärung nicht möglich
ist und bei denen wir allein auf Grund der Anamnese und der Röntgenbilder auf eine Vermutungsdiagnose angewiesen sind. In solchen Situa-

tionen scheiden sich die Geister: Während die einen für Wiederholung
der Röntgenuntersuchungen, für Kontrollserien sind, für Katheter-
biopsien, transtracheale, transbronchiale, transthorakale Punktionen,
für laufende zytologische Untersuchungen, sind die anderen auf Grund
ihrer Erfahrungen gegen einen solchen Hang zum Perfektionismus in der
Verifizierung und gegen jeden unnötigen Zeitverlust, weil damit die
Gefahr verbunden ist, daß aus einem kleinen umschriebenen Neoplasma
in kürzester Zeit ein inkurabler Tumor wird. Bei begründetem Verdacht
auf ein Karzinom - abgesehen natürlich von Kontraindikationen - sind
wir berechtigt und verpflichtet, eine Probe-Thorakotomie durchzuführen. Sie gibt uns einerseits die Möglichkeit, die Diagnose zu klären
und andererseits die erforderliche Therapie sofort anzuschließen. Die
Kunst des erfahrenen Chirurgen besteht in der Wägung und Wertung aller
erhobenen Befunde, in der Beurteilung der Gesamtpersönlichkeit des
Kranken, in der Abschätzung der Risiken und in der Zusammenfassung
aller Argumente. Dadurch unterscheidet er sich vom Handwerker, der
über technische Perfektion verfügen kann, aber auf die Daten und Beobachtungen anderer angewiesen ist und aus diesem Grund unsicher in
seinen Entscheidungen bleibt.

Gegen die Notwendigkeit einer Thorakotomie bei nicht verifiziertem
Karzinom werden manchmal unsachliche Argumente angeführt: Das Operationsrisiko wäre viel zu groß, man dürfe keine gesunden Lungen resezieren und anderes mehr. Tatsächlich ist das Operationsrisiko bei
Thorakotomien wegen inoperablen BrK relativ hoch, die Mortalität beträgt in unserem Krankengut 11%, aus dem einfachen Grund, weil es sich
dabei um weit fortgeschrittene maligne Prozesse handelt, die in situ
verbleiben. Solche Fälle kann man nicht mit Thorakotomien vergleichen,
bei denen ein gutartiger Tumor mittels Segment- oder Lappenresektion
im gleichen Akt entfernt wird. Hier ist das Operationsrisiko minimal.

Hinsichtlich der Fehlergrenzen in der Diagnostik und hinsichtlich
unnotwendiger Lungenresektionen ist folgendes zu sagen: Eine Überprüfung aller Lungenresektionen unserer Klinik durch die frühere Lei-
terin unserer Röntgenstation JENNY-STANGL ergab 1955, daß die vorwiegend auf Röntgenuntersuchungen gestützte Annahme, es handele sich
um ein Karzinom, nur in 6% nicht zu Recht bestand und durch den histologischen Befund korrigiert werden mußte. Mit derselben Fragestellung
kontrollierten wir 47o Resektionen der letzten Jahre, die wir unter
der Verdachtsdiagnose maligner Tumor ausgeführt haben: In 26 Fällen
hatten wir uns dabei geirrt, d.h. in 5,5%.

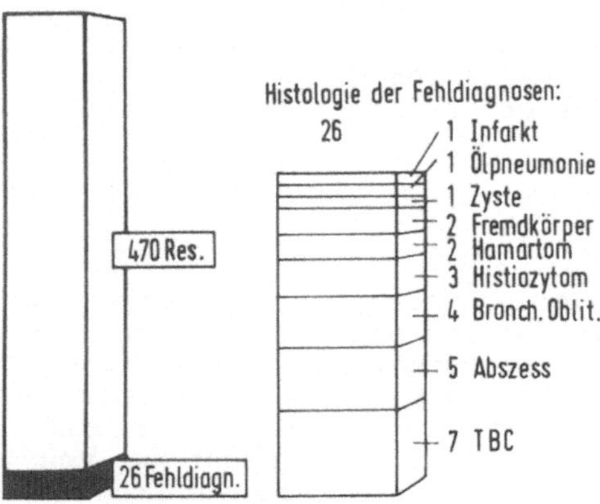

Abb. 1. 47o Lungenresektionen
"wegen" Karzinom, 26 davon
Fehldiagnosen = 5,5%

Wieviele von den 26 Lappen- oder Segmentresektionen unnötig waren,
ist Ansichtssache und kann diskutiert werden. Wahrscheinlich hätte
dem einen oder anderen Patienten mit einer Tuberkulose ein Eingriff
erspart werden können, doch konnten wir präoperativ bei keinem der
7 Fälle Tuberkelbazillen nachweisen. Die Symptomatik der Kranken mit
Tuberkulomen oder segmentären pneumonischen Entzündungen war auffal-
lenderweise durch Gewichtsverlust, Leistungsminderung, Husten und
Hämoptysen viel ausgeprägter, als sie normalerweise bösartigen Veränderungen derselben Größenordnung entsprechen. Bei dem Patienten mit
Lungeninfarkt, der sich dieses Ereignisses nie bewußt geworden war,
bestanden chronisch-rezidivierende Hämoptysen, die nach der Lobektomie
sistierten. Auch hier läßt sich diskutieren, ob der Eingriff berechtigt war und ob nicht konservative Maßnahmen dasselbe Ziel erreicht
hätten. Als berechtigter Einwand sei vermerkt, daß wir schon wiederholt gezwungen waren, bei Zerfallshöhlen nach Infarkten wegen schwerer Blutungen Resektionen durchzuführen. Bei den übrigen gutartigen
Prozessen war die Thorakotomie und die Entfernung eines Rundherdes
oder die Lungenresektion wegen chronischer, entzündlicher Veränderungen berechtigt. Auf diese Weise wurden die Patienten geheilt und von
der Angst, es könnte sich um ein Karzinom handeln, befreit.

Über ähnliche Erfahrungen berichtet LE ROUX aus Edinburgh (1972). Bei
918 Patienten mit peripheren Herden in der Lunge wurden unter der vorläufigen, aber nicht bewiesenenen Diagnose: BrK Lungenresektionen
durchgeführt. In 82% der Fälle erwies sich die Läsion als primärer
oder metastatischer Lungentumor und in 18% als chronische, spezifische
oder unspezifische Entzündung oder als Lungeninfarkt. Der fehlende
Nachweis von Tumorzellen im Sputum hat den Entschluß zu einer Probe-
thorakotomie nicht beeinflußt, wenn ein Herd auf Grund der Röntgenbilder anzusprechen war. Der Autor nimmt an, daß bei 6o Patienten,
das entspricht 6,5%, der Eingriff unnötig oder in seiner Ausdehnung
zu groß war und daß manche Resektion bei der Möglichkeit intraoperativer Gefrierschnittuntersuchungen vermeidbar gewesen wäre.

Aus diesen Ausführungen geht hervor, daß man sich bei jedem begründeten Karzinomverdacht zur Operation entschließen soll. Dieser Entschluß
beinhaltet gleichzeitig den Entschluß zur Resektion des erkrankten
Lungenabschnittes oder zur Enukleation eines Herdes (Hamartom). Durch
intraoperative Gefrierschnittuntersuchungen läßt sich die Gefahr,
gesundes Parenchym unnötig zu opfern, auf ein Minimum reduzieren.
Trotzdem wird es immer wieder vereinzelt vorkommen, daß begrenzte
Lungenresektionen durchgeführt werden, für die retrospektiv keine
zwingende Notwendigkeit bestanden hat. Diesem negativen Aspekt steht
die Tatsache gegenüber, daß wir bei einer solchen Einstellung mit
einem BrK in einem frühen Stadium der Erkrankung helfen und ihre Lebenserwartung um Jahre verbessern können. Der Erfolg jeder operativen
Behandlung hängt nämlich ganz entscheidend von der rechtzeitigen Intervention ab, vielmehr als von der Lokalisation des Karzinoms und
vom Geschwulsttyp, wie später noch gezeigt werden wird.

Therapie

Die einzige Therapie, die gegenwärtig eine Aussicht auf Dauerheilung
beim BrK bieten kann, ist die chirurgische Entfernung des Tumors und
der allenfalls befallenen regionären Lymphknoten. Aus diesem Grund
sollte man theoretisch jedem Karzinomträger die Chance einer Operation
geben, in der Praxis aber sind nur ca. 1/3 aller Patienten für eine
Resektionsbehandlung geeignet. Die Operabilität hängt nicht nur von
der Ausdehnung des Tumors und einer evtl. Metastasierung ab, sondern

ist auch weitgehend bedingt durch den Allgemeinzustand und das Alter
des Patienten. Die Reduzierung der Atemoberfläche durch einen Eingriff
und die gleichzeitige Reduzierung des kleinen Kreislaufes - bei einer
Pneumonektomie bis auf die Hälfte - setzt Reserven voraus, die im
höheren Alter vielfach nicht mehr vorhanden sind. Es gehört zu den
schwierigsten und verantwortungsvollsten Aufgaben, durch genaueste
Allgemeinuntersuchungen und Funktionsprüfungen aller wichtigen Organsysteme die zur Operation geeigneten Patienten herauszufinden und
ungeeignete abzulehnen. Bei solchen Entscheidungen muß man sich immer
bewußt sein, ein verhältnismäßig hohes Operationsrisiko verantworten
zu dürfen, weil die Prognose aller nicht operierten, palliativ behandelten Patienten sehr schlecht ist.

Die Lebenserwartung unserer nicht resezierten Patienten betrug nach
Stellung der Diagnose trotz Anwendung palliativer Maßnahmen im Durchschnitt nur wenige Monate. Mehr als die Hälfte der Kranken war 6 Monate nach Spitalentlassung bereits tot. Nach FRENZEL starb die Hälfte

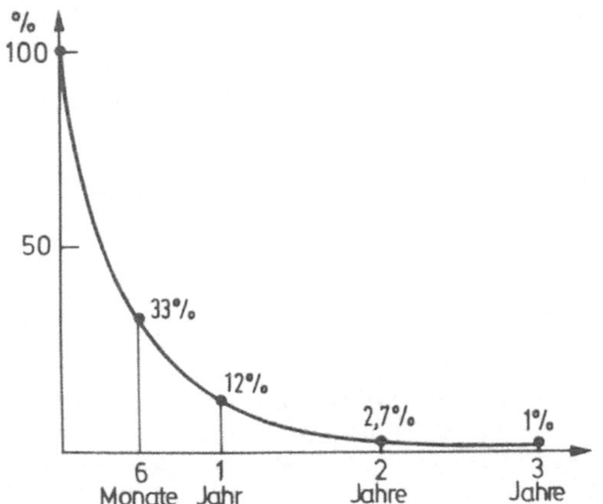

Tabelle 3. Überlebenszeit der
nicht resezierten Patienten

der Nichtoperierten innerhalb der ersten 6 Monate und nach TAYLOR u.
WATERHOUSE beträgt die mittlere Lebenserwartung vom Beginn der ersten
Symptome an nur 1o Monate. Wenn man sich dieser Fakten bewußt ist,
wird die manchmal aggressive Einstellung von Chirurgen verständlich,
die glauben, auch mit erzwungenen Resektionen, mit Erweiterung der
Eingriffe und selbst mit unradikalen Operationen die sehr schlechte
Prognose verbessern zu können. Die Entscheidung im Einzelfalle, ob
eine Operation sinnvoll oder abzulehnen ist, kann sehr schwierig sein.
Manchmal erfordert der Entschluß, nicht zu operieren, mehr Wissen und
größere Verantwortung als der zu operieren (K.H. BAUER). Ebenso schwierig kann bei offenem Thorax die Entscheidung über die Ausdehnung des
Eingriffes, die Wahl zwischen der notwendigen Radikalität und der
unnötigen Opferung von Atemoberfläche sein. An technisch operativen
Möglichkeiten stehen uns die Pneumonektomie, die Lobektomie, Segmentresektionen und atypische Resektionen zur Verfügung.

E.H. GRAHAM hat 1933 (GRAHAM, 1936) als erster einen Patienten mit
einem BrK durch eine Penumonektomie, die Tourniquet-Methode zur Unterbindung des Hilus anwendend, geheilt. Dieser Patient, ein Arzt, hat
den Eingriff mehr als 2o Jahre überlebt und in bester Gesundheit seine

Praxis ausgeübt. Im selben Jahr führte RIENHOFF (RIENHOFF, 1937) die
Dissektionstechnik, d.h. die Präparation des Hilus und die getrennte
Versorgung der Gefäße und des Bronchus, ein. Diese Technik wurde auch
für die Lobektomie und später für die Segmentresektion angewandt
(CHURCHILL u. BOLSEY, 1939; OBERHOLT, 194o). Neben den rein operativ
technischen Fragen war eine Voraussetzung für die Verbreitung der
Thoraxchirurgie die Überwindung der Probleme der offenen Pleura und
damit zusammenhängend der Schwierigkeiten der Anästhesie und des intraoperativen Blutersatzes. Seit Beginn der Abdominalchirurgie mußten
5 Jahrzehnte vergehen, bis die größten Hindernisse überwunden waren,
um auch intrathorakal verhältnismäßig risikoarme methodische Eingriffe
durchführen zu können.

Zu Beginn der Resektionsära beim BrK wurde ganz überwiegend die Pneumonektomie bevorzugt, da man der Ansicht war, daß nur der ausgedehnte
Eingriff radikal wäre. Diese anfechtbare Überlegung mußte später korrigiert werden, weil die primäre Mortalität in hohem Alter sehr groß
war, und weil man vielen Patienten mit eingeschränkter kardio-respira-
torischer Reserve einen solchen Eingriff nicht zumuten konnte. Das
Risiko liegt weniger in der Größe des Eingriffes selbst als in der
mangelnden postoperativen Anpassungsfähigkeit des Organismus und der
Rechtsherzüberlastung.

Mortalität bei 915 Pneumonektomien

1947 - 1956	1957 - 1966	1957 - 1971
18,2%	13%	15,3%

Gegenüber dieser Zusammenstellung ergibt ein Vergleich von verschiedenen Altersgruppen die ganz eindeutige Abhängigkeit der Mortalität
vom Alter des Patienten. Bei einer rechtsseitigen Pneumonektomie im
Alter von 65 Jahren aufwärts ist die primäre Sterblichkeit 3 - 4mal
so hoch wie bei Patienten im fünften Dezennium und bei derselben
Resektion auf der linken Seite etwas geringer. Solche Beobachtungen,
die auch von anderen Autoren bestätigt wurden (SALZER, 1971; BATES,
197o) zwangen, kleinere, funktionell weniger belastende Eingriffe
durchzuführen, wollte man nicht vielen Kranken eine Heilungsaussicht
von vornherein verweigern.

Mortalität bei 469 Lobektomien

1947 - 1956	1957 - 1966	1967 - 1971
12,2%	11,2%	9,4%

Die Todesursachen nach beiden Eingriffen sind der Häufigkeit nach:
Herzversagen, Lungenembolie, Nachblutungen (nur bei Pneumonektomien),
postoperative Enterokolitis, Pneumonie und Empyem mit oder ohne Bron-
chusstumpfinsuffizienz. Erfreulicherweise ist in den letzten Jahren
eine Bronchusfistel zur Seltenheit geworden, da wir gelernt haben,
Gefahren, die zu einer solchen Komplikation führen können, zu vermeiden. Der resultierende Bronchusstumpf soll möglichst kurz sein, er

darf keinen Blindsack bilden, die Blutversorgung darf weder durch
Anlegen einer Klemme noch durch Abpräparieren der Bronchialgefäße
gefährdet werden, und zum luftdichten Verschluß sollte man mit möglichst wenig Nähten auskommen, damit keine Nekrosen auftreten. Das
Nahtmaterial selbst spielt eine untergeordnete Rolle, es muß nur ge-
websfreundlich sein (JENNY, 1956). Vor Verschluß des Bronchus verätzen
wir mit 15% Silbernitrat die Bronchialmukosa an der Abtragungsstelle
in der Annahme, daß die Narbenbildung rascher und verläßlicher erfolgt,
als wenn gesunde Schleimhaut auf Schleimhaut zu liegen kommt. Normalerweise wird der Stumpf mit lebendem Gewebe gedeckt, bei Verwendung
von Stahldrähten aber haben wir jahrelang darauf verzichtet.

Wie schon erwähnt, war eine Lobektomie im Anfang eine erzwungene Beschränkung des Eingriffes, eher eine Verlegenheitslösung, doch bald
stellte sich mit zunehmender Erfahrung heraus, daß es für diesen Eingriff ganz bestimmte Indikationen gibt: Die peripher gelegenen Karzinome ohne Drüsenmetastasen am Hilus, die peripheren Tumoren mit Drü-
senbeteiligung, falls eine Pneumonektomie nicht zumutbar ist, und
zentrale Neoplasmen ohne Drüsen, falls der Bronchus im Gesunden abgesetzt werden kann. Ob diese Möglichkeit im Einzelfall gegeben ist,
hängt von der präoperativen endoskopischen Untersuchung ab, bei der
Probe-Exzisionen aus der scheinbar gesunden Wand des Lappenbronchus
entnommen werden, und evtl. von intraoperativen Gefrierschnittuntersuchungen. Bei zentral gelegenen epidermoiden Karzinomen ist dabei
größte Vorsicht angezeigt, da dieser Geschwulsttyp sehr häufig submukös in Richtung Zwischen- oder Hauptbronchus weiterwächst, ohne
daß makroskopisch Veränderungen sichtbar sind. Im Zweifelsfalle wiederholen wir die Endoskopie, um uns in diesem Punkt Gewißheit zu verschaffen.

Mit anderen Worten, die Lobektomie kommt vorwiegend bei Stadium I-
Fällen wegen des geringeren operativen Risikos, des besseren funktionellen Ergebnisses und, wie anschließend noch gezeigt wird, wegen
guter Dauerergebnisse zur Anwendung. Bei Stadium II-Fällen kann dieser Eingriff in Frage kommen, wenn eine Pneumonektomie nicht mehr
toleriert wird.

Eine Art Kompromiß zwischen der erforderlichen, aber nicht zumutbaren
Pneumonektomie und der erzwungenen Lobektomie stellt die Lappenentfernung mit sleeve resection dar. Meines Wissens hat ALLISON 1952
erstmalig diesen Eingriff bei einem Karzinom mit Erfolg angewandt.
Im Prinzip handelt es sich darum, daß bei einem zentralen BrK, z.B.
des rechten Oberlappens, welches bis an das Orificium heranreicht
oder knapp auf den Hauptbronchus übergegriffen hat, zunächst die Lappenentfernung durchgeführt wird und anschließend aus dem Hauptbronchus
der karzinomatöse Anteil in Form einer Manschette - sleeve - im Gesunden herauspräpariert wird. Nun wird der distale Bronchus, der den
Mittel- und Unterlappen versorgt, mit der Trachea anastomosiert. Vor
Anlegung der Anastomose durch Einzelknopfnähte können die anliegenden
und benachbarten Drüsen ausgeräumt werden und nach Wiederherstellung
des Luftweges unter Umständen bei Übergreifen des Tumors auf die Arteria pulmonalis ein Teil des Gefäßes tangential exzidiert werden.
Eine Voraussetzung für eine ungestörte und exakte Präparation ist
eine getrennte Beatmung beider Lungen durch den Anästhesisten, damit
durch das lange Zeit offen stehende Loch in der Trachea keine Luft
entweichen kann und die Sauerstoffversorgung des Organismus nicht
gefährdet wird. Eine weitere Bedingung für den Erfolg des Eingriffs
ist, neben der geringen Ausdehnung des Tumors am Hilus, die exakte
postoperative Betreuung. Infolge der Durchtrennung der zum verbleibenden Lappen führenden Bronchialarterien, Nerven und Lymphgefäße
und der möglichen Schleimhautschwellung an der Anastomose kann es zu

Sekretretentionen und Entzündungen kommen, die wiederholte endoskopische Absaugungen erforderlich machen, um irreversible Schäden im Lungenparenchym zu verhüten. Trotz dieser Einwände bietet ohne Zweifel eine Lobektomie mit sleeve resection manchem Patienten noch eine Heilungschance, die man ihm ohne diese Technik nicht geben könnte.

Relativ selten kommt beim BrK eine Segmentresektion zur Anwendung. Ein solcher Eingriff, der die Atemoberfläche nur minimal verringert, kann bei kleinen, in der Peripherie gelegenen Tumoren, deren Genese zunächst unklar ist, gerechtfertigt sein. Manchmal läßt sich nämlich auch bei einer intraoperativen Gefrierschnittuntersuchung ein primäres Bronchialkarzinom nicht mit Sicherheit von einer Metastase aus einem anderen Organ unterscheiden. Auf diese differentialdiagnostischen Schwierigkeiten, die uns seit Jahren bekannt sind, weist HINDS (1969) in einer ausführlichen Arbeit hin. Auch eine makroskopische Differenzierung zwischen einem alten, derben, spezifischen Herd und einem Neoplasma ist nicht immer möglich, und so kann es vorkommen, daß unter der Annahme einer gutartigen Erkrankung nur ein Segment entfernt wird. Im allgemeinen aber ist die Segmentresektion keine Alternative zu einer Lobektomie beim BrK, sondern eher eine unbeabsichtigte Beschränkung oder eine erzwungene Lösung bei hochgradigem Empyem und hohem Alter. Bis heute haben wir an der Klinik nur ein einziges Mal in voller Absicht bei einem kleinen, zentralen Karzinom in einem Lingulasegment nur die Lingula entfernt. Der damals 41jährige Mann hat seither mehr als 2o Jahre völlig rezidiv- und beschwerdefrei gelebt. Diese Beobachtung ist für uns ein Hinweis dafür, wie erfolgreich man in wirklichen Frühfällen durch eine begrenzte Resektion helfen könnte.

Erweiterte Resektionen und palliative Eingriffe

Erweiterte Resektionen kommen in Betracht in Fällen, bei denen a) die tracheobronchialen, die paratrachealen oder paraoesophagealen Lymphdrüsen karzinomatös durchsetzt sind (N_{2-3}) und b) bei Einbruch des Tumors von der Lunge in die Umgebung (T_3, T_4), in die Thoraxwand, in das Zwerchfell, Perikard und in das Mediastinum. Technisch ist eine Entfernung der tracheobronchialen Drüsen auf der rechten Seite leicht möglich, dagegen sind die unter der Bifurkation gelegenen Drüsen, die häufig auf die "gesunde" Seite hinüberreichen und die mit dem Perikard verwachsen sein können, schon schwierig mit einiger Aussicht auf Radikalität zu exstirpieren. Finden sich dagegen Karzinomdrüsen im vorderen Mediastinum, paratracheal oder im unteren Mediastinum neben der Speiseröhre, dann ist eine Radikaloperation ausgeschlossen. Auch auf der linken Seite läßt sich die von BROCK empfohlene radikale Ausräumung des Mediastinums teilweise ausführen, stößt jedoch in der Tiefe unter dem Aortenbogen und an der Bifurkation ebenfalls auf technische Schwierigkeiten.

Zu Punkt 2: Einbruch des Tumors in die Umgebung ist zu sagen, daß gleichzeitig mit einer Lungenresektion Teile der Thoraxwand, des Zwerchfells, des Perikards und auch des unteren Anteils der Trachea mitentfernt werden können. Über Sinn- und Zweckmäßigkeit eines solchen Vorgehens wird an Hand eigener und fremder Erfahrung bei Besprechung der Ergebnisse referiert werden. Jedenfalls ist festzuhalten, daß erweiterte Eingriffe in der Absicht unternommen werden, eine radikale Sanierung zu erreichen, ohne Tumorgewebe zurückzulassen.

Im Gegensatz dazu verstehen wir unter palliativen Resektionen die Entfernung eines Lappens oder eines ganzen Lungenflügels mit bewußter Zurücklassung von Tumoranteilen oder Drüsenmetastasen. Ein derartiges

Vorgehen ist nur ausnahmsweise in den seltenen Fällen zerfallender
Tumoren, die rezidivierende Hämoptysen hervorrufen, berechtigt. Die
Reduzierung der Atemoberfläche und die Zurücklassung eines Hohlraumes
in der Pleurahöhle gleichzeitig mit Karzinomgewebe ist für den Patienten mit großem Risiko verbunden und mit einer zusätzlichen Morbidität
belastet, da sich Empyeme und Bronchusfisteln bilden können, ohne daß
die Lebenserwartung des Patienten verbessert wird. Aus diesen angeführten Gründen lehnen wir bewußt palliative Resektionen seit Jahren
ab. Inwieweit forcierte Ausräumung von Drüsenmetastasen aus dem Mediastinum einen Sinn hat, um damit eine kurative Resektion zu erreichen,
soll im Zusammenhang mit der Lebenserwartung nach Resektionen besprochen werden. Die Ansichten darüber divergieren stark, weil die angestellten Vergleiche von verschiedenen Voraussetzungen ausgehen und
so exakte Schlußfolgerungen erschweren.

Ergebnisse der Resektionsbehandlung

Von der Analyse unserer Ergebnisse in Abhängigkeit von der Lokalisation des Primärtumors, vom Stadium der Erkrankung, von der Histologie
und der jeweiligen Art des Eingriffes ergibt eine tabellarische Aufstellung den besten Überblick über unser Krankengut.

Tabelle 4. Histologie der resezierten Bronchialkarzinome 1947 - 1968

	Zentrale Tumoren	Periphere Tumoren	Summe
Epidermoide Karzinome	366 (44,6%)	124 (26,7%)	49o
Kleinzellige Karzinome	99 (12,1%)	3o (6,4%)	129
Adeno-Karzinome	23 (2,8%)	37 (7,9%)	6o
Großzellige Karzinome	331 (4o,3%)	272 (58,4%)	6o3
Alveolarzell-Karzinome	2 (o,2%)	3 (o,6%)	5
Gesamt	821	466	1.287

Hinsichtlich der Definition und Einteilung der Lungentumoren haben
wir das von der WHO vorgeschlagene Schema übernommen, da es sich von
dem bei uns gebräuchlichen nur in einem minimalen Detail unterscheidet.
Die Schwierigkeit liegt nicht in der Aufstellung eines Einteilungs-
schemas, sondern in der Interpretation im Einzelfall. Hier können die
Ansichten verschiedener Pathologen stark voneinander abweichen, ein
Umstand, auf den SALZER besonders hingewiesen hat, so daß das Krankengut verschiedener Kliniken nicht vorbehaltlos miteinander verglichen
werden kann.

Unter den zentralen Tumoren finden sich mehr epidermoide Formen, also
verhornende und nicht verhornende Plattenepithelkarzinome und doppelt
soviel kleinzellige Karzinome. Peripher überwiegen die großzelligen
und Adenokarzinome. Die prognostisch günstigeren Fälle, nämlich Plat-
tenepithel- und großzellige Karzinome, sind zusammengenommen am Hilus
und im Lungenmantel gleich häufig, zentrale: 84,9%, periphere: 85,1%.
In übereinstimmung damit ist die Lebenserwartung bei Berücksichtigung
aller Resektionen, die länger als 5 Jahre zurückliegen, genau gleich.

Von 1.oo3 Patienten überschritten die 5-Jahresgrenze 27%, bei denen
ein zentral gelegener, und 26%, bei denen ein peripher gelegener Tumor
reseziert worden war. Bis zum Jahre 1961 war die Prognose der peripheren Geschwülste in unserem Krankengut deutlich schlechter, weil
sie später diagnostiziert und später in unsere Behandlung kamen als
die früher Beschwerden verursachenden und zentral gelegenen Karzinome.
Kleine "Rundherde" wurde als gutartig interpretiert, und bei großen
Geschwülsten war immer die Wahrscheinlichkeit einer bereits erfolgten
hämatogenen Metastasierung gegeben. Nicht die Lokalisation, sondern
der Zeitpunkt der Erfassung, das Stadium der Erkrankung, ist ausschlaggebend. Aus diesem Grund sind asymptomatische Patienten, bei denen
zufällig ein pathologischer Prozeß in der Lunge entdeckt wurde, häufiger für eine Resektion geeignet und in einer prognostisch besseren
Lage als solche, die mit Beschwerden einen Arzt aufsuchen.

Der Zusammenhang zwischen Geschwulsttyp und Überlebenszeit ist schon
lange bekannt und kann am besten anhand einer graphischen Darstellung
gezeigt werden.

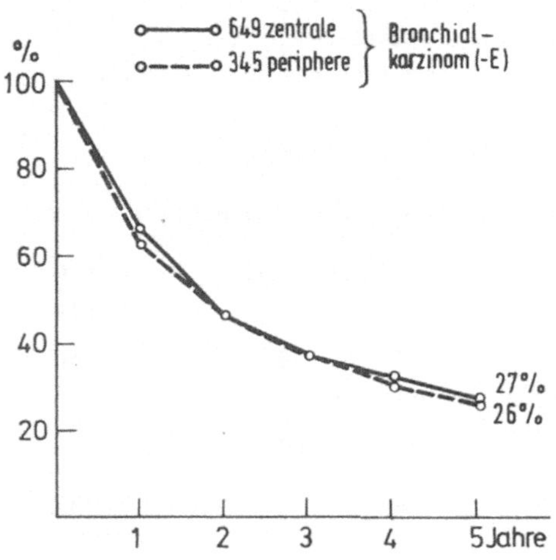

Abb. 2. Zentrale und periphere
Bronchialkarzinome

Von 393 mit Erfolg einer Resektionsbehandlung unterzogenen Patienten
mit einem epidermoiden Karzinom lebten 119, das entspricht 3o,2%,
5 Jahre und länger. Beim großzelligen Karzinom ist die Lebenserwartung
nur geringgradig schlechter: von 465 Patienten lebten 125 = 26,8%
5 Jahre und mehr. Bei den kleinzelligen, anaplastischen Karzinomen
ist die Prognose am schlechtesten: von 1o1 Patienten erreichten nur
14 = 13,8% die 5-Jahresgrenze. Die Adenokarzinome, die frühzeitig
Pleurametastasen setzen, sind scheinbar prognostisch etwas günstiger:
22,7%. In diesem Zusammenhang muß betont werden, daß bei den angeführten "Absterbekurven" alle Todesfälle registriert sind, unabhängig
davon, ob sie durch das Grundleiden, eine zweite Erkrankung oder durch
einen Unfall bedingt sind. Nach unseren Beobachtungen dürfte etwas
weniger als ein Drittel der Todesfälle nicht auf das Karzinom zurückzuführen sein, doch ist dies bei fehlenden Obduktionen in Zweifelsfällen schwer zu beweisen. Trotzdem muß auf diesen Umstand hingewiesen
werden, da unsere statistischen Angaben manchmal zu Vergleichen herangezogen werden.

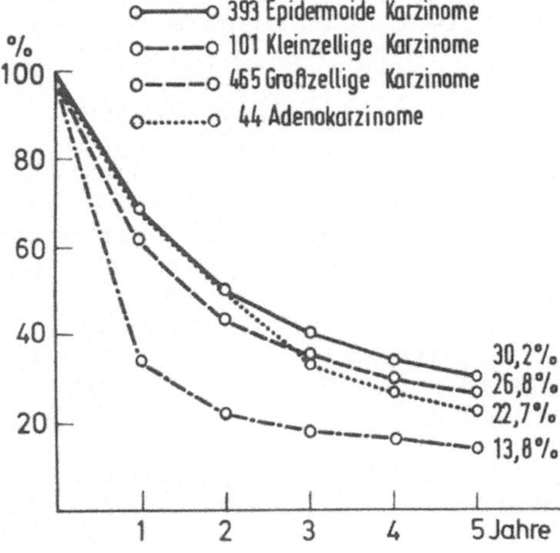

Abb. 3. Histologie

Noch deutlicher als von der Histologie ist die postoperative Lebenserwartung vom Stadium der Erkrankung zum Zeitpunkt der Operation abhängig. Von den sogenannten Frühfällen T_{1-2}, N_0, also von solchen
ohne Drüsenmetastasen, leben insgesamt nach 5 Jahren 35,4%. Fanden
sich aber karzinomatöse Lymphknoten am Resektionspräparat, so überlebten den gleichen Zeitraum weniger als die Hälfte der Patienten.
Werden nun beide Komponenten, Histologie und Tumorstadium gleichzeitig
berücksichtigt, so werden die Überlebenschancen im positiven wie im
negativen Sinn deutlich beeinflußt.

Die bemerkenswertesten Feststellungen daran sind a), daß im drüsen-
freien Stadium der Unterschied zwischen epidermoiden und großzelligen
Karzinomen minimal ist und vor allem b), daß 2o% der kleinzelligen
ohne Hilusdrüsenmetastasen die 5-Jahresgrenze erreichen. Das heißt in
die Praxis übersetzt: Die Einstellung, kleinzellige Karzinome nicht
zu operieren, weil die Prognose infaust wäre und eine Bestrahlungstherapie mehr leisten könne, ist nicht berechtigt. Seit dem Jahre

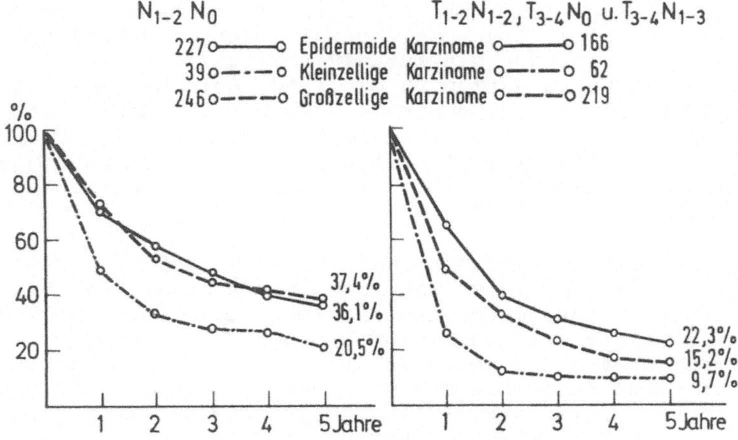

Abb. 4. Histologie der verschiedenen Stadien

1947 ist in unserer Klinik kein Fall eines kleinzelligen Karzinoms beobachtet worden, der mit Hilfe konservativer Maßnahmen fünf Jahre oder länger überlebt hätte.

Was aus der graphischen Darstellung nicht abzulesen ist, aber zur Ergänzung hinzugefügt werden muß, ist die Beurteilung der Prognose beim Vorliegen von Drüsenmetastasen kranial der Vena azygos neben der Trachea. Diese Frage untersuchten BUCHBERGER u. STRAHBERGER (197o) anhand unseres Krankengutes. Von den wenigen Patienten, die wir unter solchen Voraussetzungen reseziert haben, sind alle im ersten postoperativen Jahr verstorben, und zwei starben knapp nach Jahresfrist. Besser ist die Lebenserwartung bei den am Hauptbronchus gelegenen, manchmal bis zur Bifurkation oder Trachea heranreichenden neoplastischen Drüsen. Auch diese Beobachtungen haben in Bezug auf die Indikationsstellung zur Lungenresektion Konsequenzen.

Beim präoperativen Nachweis von paratrachealen Drüsenmetastasen mit Hilfe der Medistinoskopie gehen die Meinungen seit Jahren auseinander, ob eine Operation noch angezeigt ist oder nicht. Es gibt Befürworter und Gegner, die Divergenz der Ansichten ist beträchtlich, wahrscheinlich nur deshalb, weil von verschiedenen Voraussetzungen ausgegangen wird und Beobachtungen miteinander verglichen werden, die nicht vergleichbar sind. Summarische Feststellungen über angetroffenen Lymphknotenbefall ohne weitere Differenzierung und Überlebensquoten müssen als ungenau und nicht verwertbar bezeichnet werden, bemerkt dazu treffend MAASSEN (1971). SALZER (1971) steht auf dem Standpunkt, daß die Ausräumung mediastinaler Drüsen sinnlos ist, da eine wirkliche Radikaloperation nicht mehr möglich ist. LE ROUX (1968) ist der Ansicht, daß nachweisbare Drüsen neben der Vena azygos die Patienten für eine chirurgische Therapie ungeeignet machen, stellt aber in derselben Arbeit auch fest, daß intraoperativ gefundene Drüsenmetastasen kein Hindernis für eine längere Überlebenszeit sind. Das ist entweder ein Widerspruch in sich oder das Eingeständnis, daß niemand mit Sicherheit die Prognose zum Zeitpunkt des Eingriffes im Einzelfall voraussagen kann. GABLER (GABLER u. FREISE, 1971) kommt auf Grund eigener Erfahrungen zu dem Schluß, daß Patienten mit einem BrK dann eine Chance durch die Operation gegeben werden sollte, wenn mediastinale Lymphknotenmetastasen vorliegen. Nach Ansicht des Verfassers ist beim histologischen Nachweis von Karzinomgewebe in paratrachealen Drüsen kranial der Vena azygos die Inoperabilität gegeben. Werden in solchen Fällen trotzdem Lungenresektionen durchgeführt, so ist die Lebenserwartung wie bei einer Thorakotomie ohne Resektion oder wie bei nicht operierten Patienten gleich, d.h. sie beträgt nur wenige Monate. Werden bei der Mediastinoskopie tracheobronchiale oder Bifurkations-Drüsenmetastasen gefunden, so kann ein kurativer Eingriff versucht werden, falls die übrigen Voraussetzungen gut sind. Beim Nachweis eines kleinzelligen Karzinoms oder von Drüsenmetastasen auf der kontralateralen, dem Primärtumor gegenüber liegenden Seite, ist ein solcher Versuch völlig aussichtslos. PEARSON empfiehlt bei epidermoiden Karzinomen mit ipsilateralen Metastasen in diesem Bereich eine intensive Vorbestrahlung (PEARSON et al., 1972).

Die letzten graphischen Darstellungen verdeutlichen operative Probleme, nämlich die Abhängigkeit der Prognose von der Art des Eingriffs. Bei Beurteilung des gesamten Krankengutes ist die Lebenserwartung nach Lappenresektion um 4% besser als nach Pneumonektomien, bezogen auf die 5-Jahresgrenze. Überraschenderweise ist sowohl bei den peripheren als auch bei den zentralen Tumoren ein deutlicher Unterschied zugunsten des kleineren Eingriffes festzustellen. Dies bedeutet natürlich nicht, daß die Lobektomie der bessere Eingriff ist, sondern nur, daß damit vorwiegend die Stadium I-Fälle behandelt wurden. In Frühfällen

sind eben schonendere Eingriffe möglich, die auch alten Menschen noch
zugemutet werden können. Bei zentralen Karzinomen ist nur dann eine
Lobektomie angezeigt, wenn der Lappenbronchus im Gesunden abgesetzt
werden oder man mit Hilfe einer sleeve resection eine Pneumonektomie
vermeiden kann. Unsere eigenen Erfahrungen sind zu gering und haben
daher keinen Aussagewert.

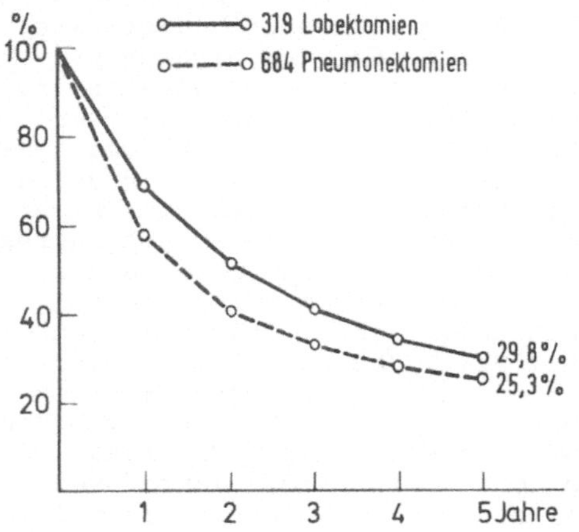

Abb. 5. Lobektomie und Pneumonektomie

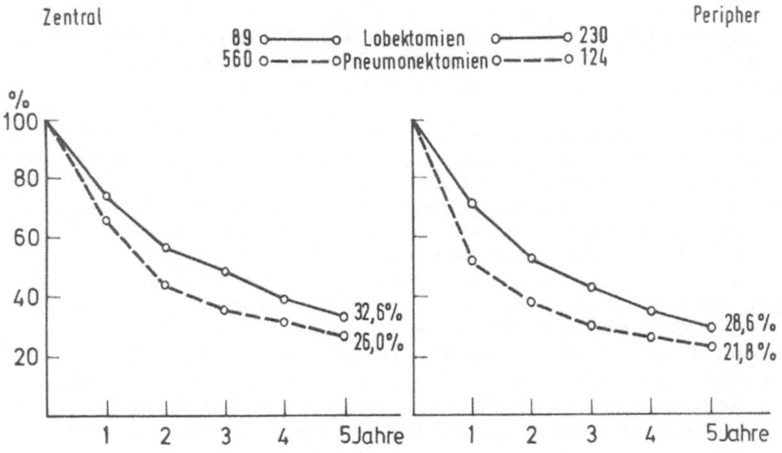

Abb. 6. Lokalisation der Bronchialkarzinome

Nach den ersten Berichten von PRICE THOMAS über Lobectomy with sleeve
resection (196o) und von JOHNSTON (1959) über Beobachtungen an einer
größeren Serie veröffentlichte MAC HALE (1966) die Ergebnisse seiner
Nachuntersuchungen und kommt dabei zur Schlußfolgerung: Die erzielten
Resultate legen es nahe, daß die konservative oder sleeve resection
die Pneumonektomie in der chirurgischen Behandlung des BrK ersetzen

sollte. Eine solche optimistische Einstellung mag bei relativ kleinen,
zentralen Neoplasmen berechtigt sein, doch sind in unserem Krankengut
geeignete Voraussetzungen sehr selten gegeben. Diese Einschränkung
ist kein Einwand gegen die brauchbare und bewährte Methode, unter
Schonung von gesundem Lungenparenchym eine radikale Entfernung des
Karzinoms zu erzielen. Selbst Segmentresektionen können in Ausnahmefällen zum Ziele führen und erfolgreich sein, doch wird man diese im
allgemeinen nur der Not gehorchend bei minimaler pulmonaler Reserve
und bei peripherer Lage des Tumors anwenden.

Im Gegensatz zur Beschränkung des Eingriffs bei günstigen Bedingungen
sind wir beim Übergreifen des Karzinoms auf die Umgebung zu erweiterten Resektionen gezwungen. Diese Fälle sind in den graphischen Darstellungen nicht berücksichtigt, müssen aber wegen ihrer eigenen Problematik noch gesondert behandelt werden. Bei 22 Patienten war der
Tumor in die Thoraxwand oder in das Zwerchfell eingebrochen, und deshalb wurde gleichzeitig mit der Lungenresektion ein Teil der Brustwand
oder des Zwerchfelles mit entfernt. Die primäre Mortalität war nicht
höher als sonst, doch sind die meisten der Patienten innerhalb Jahresfrist verstorben, ein Patient mit Thoraxwandresektion lebte 28 Monate,
und ein Patient mit ausgedehnter Zwerchfellresektion war 1o Jahre
gesund und beschwerdefrei. Aus dem Krankengut der I. Chirurgischen
Abteilung Wien-Lainz berichtet SALZER (1971), daß von 25 vergleichbaren Fällen 13 im ersten und 5 Patienten im zweiten postoperativen
Jahr verstorben sind und je ein Patient 4 respektive 5 Jahre am Leben
blieb. Etwas günstiger ist die Prognose bei notwendigen Perikard- oder
Vorhofresektionen: 9 von 43 Patienten lebten mehr als 3 Jahre und
5 mehr als 5 Jahre. Nach SALZER (1971) sind bei den intraperikardialen
Resektionen etwa 2o% der Patienten länger als ein Jahr post operationem am Leben.

Solche und ähnliche Beobachtungen anderer Autoren können uns im Einzelfall bei der Entscheidung, ob eine Operation berechtigt ist oder
nicht, in einen gewissen Konflikt bringen. Auf der einen Seite dürfen
wir keinem Patienten die Chance einer Heilung verwehren, auf der anderen Seite wissen wir aus Erfahrung von der schlechten postoperativen
Prognose und dem erhöhten Operationsrisiko. Alle Argumente sind gegeneinander anzuwägen, der Allgemeinzustand, die atemphysiologischen Werte,
der kardiale Befund und womöglich der Geschwulsttyp sind zu berücksichtigen, bevor eine Entscheidung getroffen wird. Unter günstigen
Voraussetzungen sind erweiterte Resektionen berechtigt, da auch geringe Erfolge hinsichtlich der Lebensverlängerung gegenüber den Nichtoperierten oder palliativ Behandelten ins Gewicht fallen. Die Prognose
der letzteren ist so schlecht, daß wir uns auch mit bescheidenen Resultaten zufrieden geben müssen. Mit erweiterten Resektionen erleben
wir manchmal im positiven Sinne Überraschungen, weil der Organismus
über Abwehrreaktionen verfügen kann, die wir nicht kennen und die
daher in unseren Berechnungen und Überlegungen eine unbekannte Größe
darstellen. An der Existenz tumorspezifischer Antigene bei Malignomen
wird heute kaum mehr gezweifelt, nur sind wir leider noch nicht in
der Lage, im klinischen Bereich diese Antigene nachzuweisen und ihre
Wirksamkeit zu erhöhen.

Vorläufig können wir nur bekannte Faktoren registrieren und durch
jahrelange Beobachtung und Nachuntersuchungen unserer Patienten versuchen zu klären, welchen Einfluß einzelne Faktoren auf das weitere
Schicksal von Karzinomträgern haben. Aus diesem Grunde wurden aus
unserem einheitlichen Krankengut zahlreiche graphische Darstellungen,
Prozentrechnungen, Vergleiche und Gegenüberstellungen angeführt, die
leider ermüdend sind, aber trotzdem noch am ehesten Schlußfolgerungen
erlauben. Nur in komprimierter Form lassen sich Erfahrungen an vielen

Einzelschicksalen wiedergeben, die als Grundlage zur kritischen Überprüfung unserer Operationsindikationen und Operationsmethoden dienen
können. Die Statistiken haben nicht den Zweck, über "Erfolge" zu berichten, sondern durch die Registrierung fundierter Beobachtungen
Anhaltspunkte und Vergleichsmöglichkeiten zu bieten, um auf diese
Weise vielen offenen Fragen etwas näher zu kommen. Weder mit Wunsch-
denken noch mit unbegründetem Pessimismus ist der Sache gedient.

An dieser Stelle sei es gestattet, auf die Ergebnisse der chirurgischen Behandlung des Magenkarzinoms hinzuweisen. Von den an unserer
Klinik resezierten Patienten waren 26,8% 5 Jahre und länger nach der
Operation am Leben. Von Patienten mit Drüsenmetastasen erreichten
12,3% und von den Patienten ohne Lymphdrüsenbefall 51% diese Grenze
(WENSE). Eine Sammelstatistik über 46.794 Fälle von Magenkarzinomen
ergab, daß von hundert Tumoren 34 resezierbar sind und daß die 5-Jah-
resheilungsrate bei Drüsenbefall zwischen 4 und 24% und ohne Lymphknotenbefall zwischen 22 und 57% schwankt. Die Operationsergebnisse
haben sich in den letzten 25 Jahren nicht wesentlich gebessert, dagegen ist die Morbidität zurückgegangen, wahrscheinlich weil viele
chemische Fremdstoffe aus den Lebensmitteln eliminiert wurden (BAUER,
1965). Analog den Verhältnissen beim BrK ergaben auch die Erweiterungen der Eingriffe und die Forcierung der totalen Gastrektomie keine
Verbesserung der Prognose. Dasselbe gilt für das Mammakarzinom: Die
radikale Entfernung von Drüsenmetastasen aus der Axilla oder der neben
der Arteria mammaria parasternal gelegenen Drüsen ist ein fragwürdiges
Unterfangen, dessen Wert hinsichtlich der Verbesserung der Lebenserwartung keinesfalls bewiesen ist. Bei jedem Malignom verschlechtern
Drüsenmetastasen zum Zeiptunkt der Operation die Heilungsaussichten
ganz beträchtlich, und daher war es naheliegend, in solchen Fällen
zusätzliche therapeutische Maßnahmen heranzuziehen.

Kombinierte Behandlung

Schon in den ersten Jahren der chirurgischen Therapie des BrK wurde
die Röntgenbestrahlung an unserer Klinik als alleinige Behandlung
bei Inoperablen und für Patienten, die einen Eingriff ablehnten, angewandt. Gleichzeitig wurden Vor- und Nachbestrahlungen bei manchen
Operierten durchgeführt. Die Kombination beider Verfahren, Operation
und Bestrahlung, ist in diesem Zusammenhang von besonderem Interesse,
und unsere diesbezüglichen Erfahrungen sollen kurz wiedergegeben werden.
Von einer Vorbestrahlung erhofft sich der Chirurg eine Schädigung,
eine Devitalisierung von Tumorzellen und dadurch eine Verkleinerung
der Geschwulst, eine Verödung der abführenden Lymphbahnen und unter
Umständen die Umwandlung eines primär inoperablen in einen operablen
Tumor. Bei kleinzelligen Karinomen, die von allen Geschwulsttypen am
stärksten strahlenempfindlich sind, konnten wir wiederholt derart
günstige Effekte sehen, und wir beobachteten sogar, daß bronchoskopisch
und histologisch nachgewiesene Karzinome am Resektionspräparat nicht
mehr zu sehen waren. Leider mußten wir aber bald feststellen, daß der
Zeitaufwand für die Vorbestrahlung und für die notwendige Rekonvaleszenz von der letzten Bestrahlung bis zum Operationstermin sich auch
nachteilig auswirken konnte. Bei einer Reihe von Patienten waren in
diesen 6 - 8 Wochen Fernmetastasen nachweisbar geworden, und deshalb
sind wir von der Vorbestrahlung wieder abgekommen. Die postoperative
Komplikationsrate spielte bei dieser Entscheidung keine Rolle, sie
war bei den mit Erfolg Resezierten nicht höher als sonst, ganz im
Gegensatz zu Beobachtungen anderer Autoren.

Zur Beurteilung des Wertes der Nachbestrahlung nach Resektionen wegen
kleinzelliger Karzinome wird auf eine Zusammenstellung aus unserer
Klinik von BUCHBERGER (197o) hingewiesen.

Stadienverteilung bei 1o2 kleinzelligen Bronchialkarzinomen

Stadium	Operation + Bestrahlung	Operation allein
T_{1-2} N_0	18	18
T_{1-2} N_{1-2}	14	24
T_3 N_0	4	3
T_3 N_{1-2}	5	9
Sonstige	5	2
Summe	46	56

Die Tabelle zeigt die Verteilung von 46 kombiniert und 56 nur operativ
behandelten kleinzelligen BrK und die bei der Operation festgestellten
Tumorstadien. Bei den kombiniert Behandelten sind weniger Patienten
mit Lymphknotenbefall (N_2-Fälle) als bei den nur operierten zu finden,
und daher haben die zusätzlich bestrahlten Patienten eine bessere
Ausgangslage und sollten auch eine bessere Prognose erwarten lassen.
Beide Patientengruppen konnten lückenlos in Kontrolle der Klinik gehalten und ihre Überlebenszeit beobachtet werden: Die Absterbekurven
der beiden Gruppen verlaufen relativ ähnlich, sie überschneiden einander im 3-Jahrespunkt, doch ist eine Signifikanz des unterschiedlichen Verlaufes in keinem Kurvenpunkt gegeben, auch nicht bei Verwendung der Life-table-Methode. Trotz der kleinen Zahlen müssen wir wegen
des gut miteinander vergleichbaren Krankengutes daraus schließen, daß
eine zusätzliche Strahlenbehandlung vielleicht in den ersten zwei
postoperativen Jahren einen gewissen Effekt ausübt, die weitere Prognose aber nicht beeinflußt. Wegen dieser enttäuschenden Erfahrungen
sind wir von der Nachbestrahlung abgekommen und veranlassen sie nur
mehr, falls im Lauf der Nachuntersuchung bei einem Patienten Drüsen
im Hilus oder im Mediastinum nachweisbar werden.

Eine andere Möglichkeit, die Resultate nach Radikaloperationen zu
verbessern, bot sich in Form der Chemotherapie an. Auf Vorschlag von
DENK (DENK u. KARRER, 1959) begannen wir im Jahre 1955 an der Klinik
eine "Rezidivprophylaxe" mit Mitomen, welches nur kurzfristig verabreicht wurde. Von 1959 - 1962 führten wir eine Dauertherapie über
einen Zeitraum von 2 Jahren mit Endoxan durch und in den folgenden
Jahren eine sogenannte intermittierende Therapie: 5 Kuren im ersten,
je 4 Kuren im zweiten und dritten postoperativen Jahr. Die Medikation
mit Endoxan begann während des stationären Aufenthaltes an der Klinik
durch tägliche i.v. Verabreichung und wurde anschließend per os von
den Hausärzten fortgesetzt. Die Auswertung der Ergebnisse erfolgte
1968 durch GALLE (GALLE, 1969). Die Absterbekurven der mit Endoxan
nachbehandelten Patienten und die eines ähnlichen Kollektivs Unbehan-
delter überkreuzen sich nach 2,5 Jahren derart, daß bis zu diesem
Zeitpunkt die nachbehandelten Patienten langsamer, nachher aber
schneller absterben als die unbehandelten. KARRER (1967) hat unser
Krankengut und das der I. Chirurgischen Abteilung des Krankenhauses
Wien-Lainz zusammengefaßt, da letzteres nach ähnlichen Gesichtspunkten
bearbeitet wurde. Es ergab sich bis zum dritten Jahr bei den Stadium I-

Fällen bzw. bis zu zweieinhalb Jahren im Stadium II eine signifikante,
später eine nicht signifikante Besserung durch die Endoxanbehandlung.
Wie weit die beiden Kollektive der nachbehandelten und der nur operierten Patienten miteinander vergleichbar sind, ist schwer zu beurteilen, auf jeden Fall waren die erreichten Ergebnisse nicht sehr
eindrucksvoll und nicht überzeugend.

HUGHES (1962) berichtet aus der Veterans administration über eine zusätzliche Chemotherapie bei 1.oo2 Patienten nach Lungenresektion. Er
verwendete nitrogen mustard, konnte aber keine Verlängerung der Lebenserwartung durch diese Behandlung feststellen. Ungefähr zur selben Zeit
warnt HIGGINS (1962) vor einer höheren Dosierung dieses Mittels bei
der Operation, weil dadurch die postoperative Mortalität deutlich
ansteige.

Eine sehr beachtenwerte prospektive Studie zur Prüfung der cytotoxic
chemotherapy as an adjuvant to surgery in carcinoma of the bronchus
wurde von einer englischen Arbeitsgruppe unternommen. Von 726 radikal
operierten Patienten erhielten 1/3 Busulphan, 1/3 Cyclophosphamid und
1/3 Placebos. Diese Studie wurde im "doppelten Blindverfahren" durchgeführt, d.h. weder die Patienten noch die Chirurgen noch die Internisten oder Hausärzte wußten während der zweijährigen Behandlung und
der dreijährigen Beobachtungszeit, welches Mittel verabreicht wurde.
Die Placebos waren äußerlich und im Geschmack gleich den Zytostatika.
Alle Patienten wurden regelmäßig klinisch, radiologisch und hämatologisch untersucht. Nach Ablauf von zwei Jahren waren von den mit Placebos behandelten Patienten 49% am Leben gegenüber 46% der Busulphan-
gruppe und 44% der mit Cyclophosphamid behandelten. Schlußfolgerung:
Es gibt keinen Hinweis, daß eines der beiden Zytostatika die Lebenserwartung bei zweijähriger Beobachtung verbessert. Außerdem wurde
festgestellt, daß das Auftreten toxischer Erscheinungen und Leukozytensturz keine Verbesserung der Prognose bewirkt. In vier Fällen dürfte
der Tod auf die Verabreichung von Busulphan zurückzuführen sein.

Einen ähnlich wichtigen Beitrag zur Klärung der Frage über den Wert
einer chemotherapeutischen Nachbehandlung nach Lungenresektion veröffentlichte eine Schweizer Arbeitsgruppe (BRUNNER et al., 1971),
welche mit den chirurgischen Universitätskliniken der Schweiz zusam-
menarbeitete. Nach strikter Randomisierung werden 95 mit Endoxan behandelte Patienten mit 94 unbehandelten verglichen. Neben den Todesfällen wurde vor allem das Auftreten von Metastasen durch dreijährige
Beobachtung mit monatlichen Kontrollen registriert: Metastasierung
mit Endoxan in 47,3%, Kontrollgruppe 26,1%; Todesfälle mit Endoxan
38,4% gegenüber 22,7% der Unbehandelten. Bei Berücksichtigung der
Histologie - die Geschwulsttypen sind annähernd gleichmäßig verteilt -
ist am auffallendsten, daß die Metastasenrate beim undifferenzierten
epidermoiden Karzinom unter der Behandlung mit Endoxan fast doppelt
so hoch ist wie in der Kontrollgruppe, und beim Adenokarzinom ist der
Unterschied noch größer. Nach Ansicht der Autoren ist die höhere statistisch signifikante Metastasierung und Todesrate in direktem Zusammenhang mit der postoperativen Endoxanbehandlung zu bringen. Es drängt
sich nämlich die Annahme auf, daß in der Gruppe der Unbehandelten
eine unbekannte Anzahl von Patienten in der Lage ist, im Körper ver-
triebene Tumorzellen zu eliminieren. Endoxan ist scheinbar nicht imstande, zurückbleibende Tumorzellen zu vernichten, wohl aber spezifische und unspezifische Abwehrmechanismen des Organismus, nämlich
die immunologische Kontrolle zu stören. Als logische Folge ihrer Beobachtungen warnen die Autoren vor der sogenannten prophylaktischen
Chemotherapie mit Endoxan beim Bronchialkarzinom.

Auf die geschilderten Erfahrungen verschiedener Arbeitsgruppen mußte
etwas näher eingegangen werden, da sie wertvolle Hinweise über die
Wirkung einer zusätzlichen Chemotherapie erbrachten. Enttäuscht müssen wir eingestehen: Unsere Hoffnungen, die Lebenserwartung der Patienten auf diese Weise zu verbessern, haben sich nicht erfüllt. Es
besteht im Gegenteil die Gefahr, mit den uns derzeit zur Verfügung
stehenden Mitteln unbeabsichtigt schädliche Folgen herbeizuführen.
An unserer Klinik haben wir bereits im Jahre 1967 aufgehört, nach
Lungenresektionen irgendeine zusätzliche Behandlung selbst durchzuführen oder zu veranlassen. Der Autor ist auf Grund eigener Beobachtungen der Überzeugung, daß eine Nachbehandlung mit Endoxan weder das
Auftreten von Metastasen verhindern, noch die Lebenserwartung der
Patienten verbessern kann, und daher ist eine zusätzliche Behandlung
der Operierten durch dieses Mittel nicht gerechtfertigt.

Zusammenfassung

Mit dem vorliegenden Beitrag wurde versucht, einen Überblick über
das Krankengut der II. Chirurgischen Univ.-Klinik Wien zu geben und
die Erfahrungen in der Diagnostik und Therapie des Bronchialkarzinoms,
die im Laufe von 25 Jahren gesammelt wurden, in komprimierter Form zu
umreißen. Vieles konnte nicht berücksichtigt und manches nur angedeutet werden. Kritische Analysen und statistische Berechnungen hatten
den Zweck, Vergleichsmöglichkeiten zu bieten und Anregungen zu geben.
Es wurde geprüft, welche diagnostischen und therapeutischen Verfahren
sich bewährt haben, welche umstritten sind und welche zu verbessern
wären.

An der Berechtigung der chirurgischen Behandlung des Bronchialkarzinoms besteht trotz der bisher bescheidenen Erfolge kein Zweifel.
Solange es keine andere Möglichkeit gibt, dieses in kurzer Zeit zum
Tode führende Leiden zu beherrschen, sind wir verpflichtet, jedem
Patienten durch eine Operation die Chance einer Verbesserung seiner
Lebenserwartung zu geben. Die Prognose der in einem frühen Stadium
der Erkrankung radikal operierten Patienten ist gut, enttäuschend ist
die hohe Zahl der zu einem Eingriff Ungeeigneten. Die Resultate der
operativen Therapie können nur durch Forcierung der Frühdiagnose und
durch verständnisvolle Zusammenarbeit mit den in der Praxis stehenden
Ärzten verbessert werden. Durch eine rechtzeitige Erfassung der Patienten könnte die erschreckend große Zahl der primär inoperablen
Fälle verringert und gleichzeitig könnten an Stelle einer Pneumonektomie schonendere Eingriffe, Lobektomien, ausgeführt werden. Von
chirurgischer Seite ist bestenfalls eine selektivere Indikationsstellung, aber keine wesentliche Erweiterung der rein operativ-technischen
Möglichkeiten zu erwarten.

Literatur

BATES, M.: Results of surgery for bronchial-carcinoma in patients
    aged 7o and over. Thorax <u>25</u>, 77 (197o).
BAUER, K.H., OTT, G.: Über die Krebsgefährdung des heutigen Menschen.
    Materia med. Nordmark <u>17</u>, 261 (1965).
BROOKES, V.S., WATERHOUSE, J.A.H., POWELL, D.J.: Carcinoma of the
    stomach.
BRUNNER, K.W., MARTHALER, T., MÜLLER, W.: Unfavourable effects of
    long-term adjuvant chemotherapy with Endoxan in radical operated
    bronchogenic carcinoma. Europ. J. Cancer <u>7</u>, 285 (1971).

BUCHBERGER, R.: Kann eine kombinierte Behandlung die Spätergebnisse
beim Bronchuscarcinom verbessern? Med. Klin. 65, 48 (197o).
BUCHBERGER, R. STRAHBERGER, E.: Erweiterte und radikale Lungenresek-
tion beim Bronchuskarzinom. Wien. klin. Wschr. 82, 37, 638 (197o).
CHURCHILL, E.D., BELSEY, R.: Segmental pneumonectomy in bronchiectasis.
Ann. Surg. 1939, 1o9.
COMMINS, B.T., COOPER, R.L., LINDSAY, A.J.: Polycyclic hydrocarbons
in cigarette smoke. Brit. J. Cancer 8, 296 (1954).
DENK, W., KARRER, K.: Chemotherapie als Versuch einer Rückfallverhü-
tung nach Karzinomoperationen. Krebsarzt 14, 81 (1959).
DÜX, A.: Die Diagnostik des Bronchuskarzinoms durch Bronchialarterio-
graphie und Azygographie. Thoraxchirurgie 19, 258 (1971).
DÜX, A., BÜCHELER, E., DOHMEN, M., FELIX, R.: Die direkte retrograde
Azygographie. Fortschr. Röntgenstr. 1o7, 3o9 (1967).
FRIDRICH, R., LOCHER, J.Th., Julin, E.: Neuere Aspekte der Tumorszin-
tigraphie. Schweiz. med. Wschr. 1o2, 518 (1972).
GABLER, A., FREISE, G.: Resektionsergebnisse beim Bronchuscarcinom
mit mediastinalen Lymphknotenmetastasen. Thoraxchirurgie 19, 129
(1971).
GALLE, P.: Erfahrungen mit der Chemotherapie als Nachbehandlung beim
radikal operierten Bronchuskarzinom. Krebsarzt 24, 5 (1969).
GRAHAM, E.H.: Ann. Surg. 1o3, 1 (1936); J. thorac. Surg. 17, 318 (1948).
GREBE, S.F.: Szintigraphische Diagnostik des Bronchuskarzinoms. Tho-
raxchirurgie 19, 263 (1971).
GRUNZE, H.: Derzeitiger Stand der Zytodiagnostik bei Erkrankungen des
Thorax. Dtsch. med. Wschr. 91, 1476 (1966).
HIGGINS, G.A., SERLIN, O., HUGHES, F.: The veterans Administration
Surgical Adjuvant Group-Interim Report. Cancer Chemother. Rep. 16,
141 (1962).
HINDS, I.R., HITCHCOCK, G.C.: Adenocarcinoma of the lung. Thorax 24,
11o (1969).
HUGHES, F.A., HIGGINS, G.: Surgical adjuvant lung cancer chemotherapy
study. J. thorac. cardiovasc. Surg. 44, 295 (1962).
JENNY, R.H.: Lungenresektionen beim Bronchuskarzinom im 7. Lebensjahr-
zehnt. Langenbecks Arch. Chir. 277, 19o (1953).
JENNY, R.H.: Probleme des Bronchusstumpfverschlusses bei Lungenresek-
tionen Thoraxchirurgie 4, 3 (1956).
JENNY, R.H.: Operative Probleme beim Bronchialkarzinom. Thoraxchirur-
gie 1o, 2, 134 (1962).
JENNY-STANGL, A.: Zur Indikation der Bronchographie und Tomographie.
Wien. klin. Wschr. 67, 43 (1955).
JOHNSTON, J.B., JONES, P.E.: Lobectomy, sleeve resection. Thorax 14,
48 (1959).
KAISER, E.: Magenkarzinom. Schweiz. med. Wschr. 96, 26 (1966).
KARRER, K.: Kombinierte chir. und zytostatische Therapie des Bronchus-
karzinoms. Münch. med. Wschr. 1o9, 132o (1967).
LE ROUX, B.T.: Bronchial carcinoma. Thorax 23, 2, 136 (1968).
LE ROUX, B.T.: Pulmonary resection undertaken with a provisional but
unsubstantiated diagnosis of bronchuscarcinoma. Thorax 27, 2 (1972).
MAASSEN, W.: Allgemeine und spezifische Ergebnisse der Mediastinosko-
pie (25oo) unter besonderer Berücksichtigung des Bronchuskarzinoms.
Thoraxchirurgie 19, 289 (1971).
MAC HALE, S.J.: Carcinoma of the bronchus: survival following conser-
vative resection. Thorax 21, 4, 343 (1966).
OSWALD, N.C., HINSON, K.F.W., CONTI, G., MILLER, A.B.: The diagnosis
of primary lung cancer with special reference to sputum cytology.
Thorax 26, 6, 623 (1971).
OVERHOLT, R.H.: Curability of primary carcinoma of the lung. Surg.
etc. 7o, 479 (194o).

PAULSON, D.L., SHAW, R.R., Keh, J., MALLAMS, J.T., COLLIER, R.E.:
Combined preoperative irradiation and resection for bronchuscarci-
noma. J. thorac. cardiovasc. Surg. 44, 281 (1962).
PEARSON, F.G., NELEMS, J.M., HENDERSON, R.D., DELARNE, N.C.: The role
of mediastinoscopy in the selection for bronchialcarcinoma with
involvement of superior med. lymphnodes. J. thorac. cardiovasc.
Surg. 64, 3, 382 (1972).
PRICE, Th.: Lobectomy with sleeve resection. Thorax 15, 9 (1960).
Report by a medical research council. Study of cytotoxic chemotherapy
as an adjuvant to surgery in carcinoma of the bronchus. Brit. med.
J. 1971 II, 421.
RIENHOFF, W.F.: J. thorac. Surg. 6, 254 (1937).
RINK, H.: Lungenzirkulation, Ergebnisse angio- und szintigraphischer
Untersuchungen. Stuttgart: Schattauer 1970.
SALZER, G.: Ergebnisse der operativen Behandlung des Bronchuskarzinoms.
Pneumonologie 145, 131 (1971).
SALZER, G., WENZL, M., JENNY, R.H., STANGL, A.: Das Bronchuscarcinom.
Berlin-Göttingen-Heidelberg: Springer 1952.
TROMPKE, R., GREBEL, A.: Der Behandlungserfolg des Magenkrebses.
Chirurg 6, 248 (1965).

Die Strahlentherapie des Bronchialkarzinoms

H. GARBSCH

Nach den statistischen Erhebungen der letzten 3o Jahre kann leider
kein Zweifel darüber bestehen, daß das Bronchial- bzw. Lungenkarzinom
als einzige Geschwulstkrankheit in aller Welt signifikant im Zunehmen
begriffen ist. Bei Männern im mittleren Lebensalter steht das Bronchialkarzinom an erster Stelle der Todesursachen (DE DU MESNIL u.
ROCHEMONT, 1958).

Alle medizinischen Bemühungen der letzten Jahrzehnte haben die Prognose dieser Erkrankung nicht wesentlich verbessern können. Einerseits
liegt dies sicher daran, daß es selbst mit den modernsten diagnostischen Untersuchungsmethoden nicht gelungen ist, den Wunschtraum einer
echten Frühdiagnose des Bronchialkarzinoms zu verwirklichen, andererseits hat auch die Anwendung neuer Behandlungsmethoden auf dem Gebiete
der Thoraxchirurgie, der Chemotherapie und insbesondere der Strahlentherapie bei eingehender empirischer Prüfung bisher keinen wesentlichen Erfolg im Sinne einer längeren Überlebenszeit erbracht. Zwar
sollten unseres Ermessens für die Beurteilung des Erfolges einer Behandlungsmethode noch andere Kriterien als die der Überlebenszeit
herangezogen werden, doch stimmen wir mit anderen (OBERHOFER u. THURN,
1963) überein, daß der Großteil der diesbezüglichen Publikationen auf
zu kleinen Vergleichsgruppen beruht und wegen deren Inhomogenität eine
statistisch verläßliche Aussage meistens nicht möglich ist. So vorsichtig man auch die verschiedenen Ergebnisse der im Schrifttum niedergelegten "Bestrahlungserfolge" beim Bronchialkarzinom beurteilen
muß, kann doch nicht übersehen werden, daß heute eine weitgehende
Übereinstimmung der Meinungen im Grundsätzlichen des strahlentherapeutischen Vorgehens besteht, die wie folgt zusammengefaßt werden
kann:

Bei dem primär operablen Bronchialkarzinom soll der thoraxchirurgische
Eingriff ohne jede Verzögerung durchgeführt werden, wenngleich die
Gesamtresektionsquote des chirurgischen Krankengutes meistens nur
zwischen 2o und 3o% liegt und die 5-Jahres-Überlebensrate in der Regel
nicht die 1o%-Grenze erreicht (HAUBRICH, 1963).

So gering auch die Zahl von "Dauerheilungen" bei den operablen Fällen
sein mag, erscheint diese Vorgangsweise schon deshalb gerechtfertigt,
da ein gleichwertiger Erfolg mit der Strahlentherapie allein derzeit
noch nicht garantiert werden kann. Allerdings stellt die Indikation
zur Operation noch immer ein nicht vollkommen gelöstes diagnostisches
Problem dar. Da in Fällen, in denen nur eine Probethorakotomie möglich
war, die Aussichten auf eine erfolgreiche Strahlenbehandlung erheblich
verringert erscheinen (VIETEN u. GÜNTHER, 1969), sollten zur Beurteilung der Operabilität neben den bisher angewendeten klinisch-radiolo-
gischen Methoden auch alle Möglichkeiten der Angiographie (selektive
Bronchialarterienangiographie, Azygographie, obere Kavographie, Pul-
monalisangiographie (DÜX et al., 1969) herangezogen werden. Eine aus-

schlaggebende Verbesserung der chirurgischen und strahlentherapeutischen Ergebnisse beim Bronchialkarzinom kann unseres Ermessens nur von einer wesentlich exakteren präoperativen Abklärung der Fälle erwartet werden. Zur alleinigen Strahlentherapie verbleibt die große Zahl jener Fälle, deren lokaler Befund und Allgemeinzustand eine Operation nicht zuläßt.

Die heute angewandten Bestrahlungsmethoden

Nach den derzeit allgemein geltenden Richtlinien hat sich die Wahl der Bestrahlungsmethode der Tumorausdehnung anzupassen. Beim Bronchialkarzinom sind die Bestrahlungsfelder so anzulegen, daß sowohl der Tumor selbst als auch die Lymphabflußwege des Mediastinums voll bestrahlt werden. Das gesunde umgebende Lungengewebe, das sogenannte "Tumorbett", ist hierbei weitestgehend zu schonen, um seine für den Bestrahlungserfolg so wichtige Funktion zu erhalten.

Orthovoltbestrahlung

1. Die Stehfeldbestrahlung mit konventionellen Röntgenstrahlen von 2oo - 25o kV ist als obsolet zu betrachten. Unter diesen Bedingungen sind nämlich die zur Beeinflussung des Tumorgeschehens heute als notwendig erachteten Herddosen wegen der unzureichenden Tiefenwirkung der Orthovoltstrahlung nicht zu erreichen (BAUER u. AMBUS, 197o; BIRKNER u. HINZ, 1963; FRANKE u. KUNSTMANN, 197o; HELLRIEGEL, 1963; HESS u.BUCHELT, 1966; KUTTIG et al., 1962; u.a.).

2. Die Siebbestrahlung wird heute unter konventionellen Bedingungen vorwiegend noch an Instituten verwendet, in denen die Möglichkeit einer Megavolttherapie nicht gegeben ist. Die von zahlreichen Autoren (HAUBRICH u. REICHELT, 1963; KANEDA et al., 1965; VESIN, 1963; u.a.)

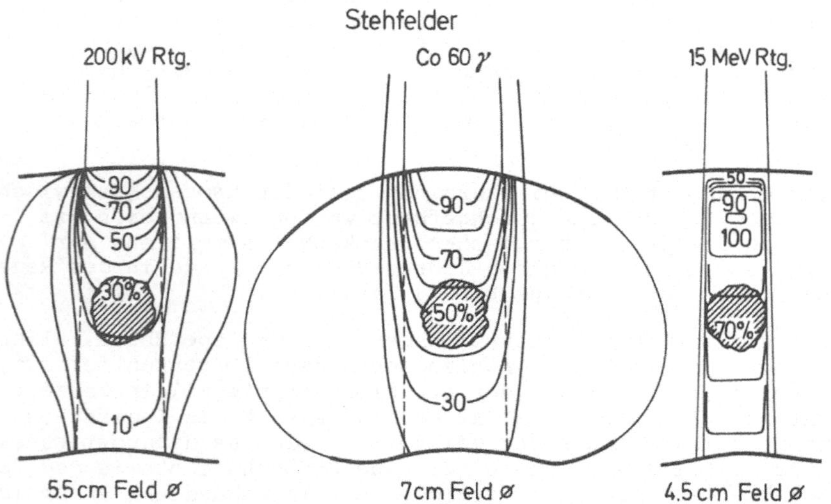

Abb. 1. Gewebe-Isodosen von 2oo kV Röntgenstrahlung, Telekobalt-Gammastrahlung und ultraharter Röntgenstrahlung (15 MeV); Veranschaulichung der unterschiedlichen Hautbelastung, der relativen Tiefendosis im Tumorbereich und der Seitenstreuung (nach FRANKE u. KUNSTMANN, 197o)

bekanntgegebenen Behandlungsergebnisse werden durchweg positiv bewertet, erreichen aber wahrscheinlich nicht die der Hochvolttherapie.

3. Die Bewegungsbestrahlung wird im Rahmen der Orthovolttherapie vorwiegend in Form der sogenannten Pendelkonvergenzmethode durchgeführt und erscheint nach neueren strahlenbiologischen Überlegungen insbesondere für die Behandlung des Bronchialkarzinoms nicht ideal, da die dabei entstehenden hohen Raumdosen das sehr strahlensensible gesunde Lungengewebe des Tumorbettes ungünstig beeinflussen.

Telekobalttherapie

Die großen Vorteile einer γ-Strahlung des ^{60}Co, die in der Regel von Strahlenquellen mit einer Anfangsintensität von 2.ooo - 3.ooo Ci erzeugt wird, sind in einer größeren relativen Tiefendosis, einer günstigen Herdraumdosis und einer geringeren Streustrahlung zu erblicken (GUTTMANN, 1965). Diese besonderen physikalischen Eigenschaften der γ-Strahlen werden recht eindrucksvoll in einer Skizze veranschaulicht, in der die Gewebsisodosen der Orthoröntgenstrahlung, der Telekobaltgammastrahlung und der ultraharten Röntgenstrahlung vergleichsweise dargestellt und einer Arbeit von FRANKE u. KUNSTMANN (197o) entommen sind (Abb. 1). Als weitere Vorteile sind die gute allgemeine und lokale Verträglichkeit der Gammastrahlung bei weitestgehender Schonung von Haut- und mitbestrahltem Knochengewebe zu erwähnen. Die Telekobalttherapie wird beim Bronchialkarzinom vorwiegend als Gegenfeld-Homogenbestrahlung, zum Teil auch als Telekobaltsiebbestrahlung oder Pendelbestrahlung vorgenommen (DEELEY, 1971).

Strahlentherapie mit dem Betatron

Mit einer Betatronanlage können sowohl Bestrahlungen mit ultraharten Röntgenstrahlen (von 18 - 47 MeV) als auch mit schnellen Elektronen (35 - 45 MeV) vorgenommen werden. Mit dieser Bestrahlungsmethode ist wegen ihrer höheren Durchdringungsfähigkeit eine homogenere Dosisverteilung im Tumor- bzw. Herdbereich zu erzielen als mit den bisher genannten therapeutischen Möglichkeiten. Auf Grund der sehr geringen Seitenstrahlung außerhalb der geometrischen Felder ist eine ideale Schonung des sogenannten Tumorbettes möglich. Die lokale und Allgemein-Verträglichkeit ist auch bei Applikationen der heute üblichen, sehr hohen Einzel- und Gesamtdosen auffallend gut (COCCHI et al., 1962; u.a.). Wie günstig die Verteilung der Isodosen bei der Zweifeldertechnik mit schnellen Elektronen für die Bestrahlung eines zentralen Herdes liegen, ist verschiedenen Arbeiten (HEUSS u. HOEFFKEN, 1969; KUTTIG et al., 1971; TESCHENDORF u. BLEHER, 1969; u.a.) sowie einer Skizze von HEUSS u. HOEFFKEN (1969) zu entnehmen (Abb. 2).

Indikation zur Strahlentherapie

Von den primär als operabel befundenen Fällen von Bronchialkarzinom, die nach dem TNM-System dem Stadium I und II angehören, werden nur diejenigen einer Strahlentherapie zugeführt werden, bei denen die Operation auf Grund des Allgemeinzustandes nicht indiziert erscheint. Wie noch weiter ausgeführt werden soll, verbleiben also für die Strahlentherapie hauptsächlich inoperable Bronchialkarzinome des Stadiums III und IV, bei denen noch keine Fernmetastasierung nachweisbar ist.

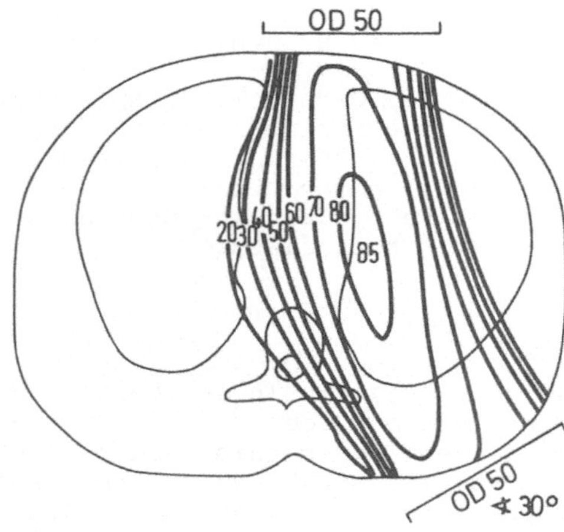

Abb. 2. Verteilung der Isodosen bei Zweifelderbestrahlung des Thorax mit 4o MeV-Elektronen. Alderson-Phantom, Schnitt 17 (a.-p. ∅ 22 - 23 cm) (nach HEUSS u. HOEFFKEN, 1969)

Bei der Planung der Bestrahlung ist zunächst zu prüfen, ob die in jedem Einzelfalle meist sehr unterschiedlichen Voraussetzungen eine Strahlentherapie angezeigt erscheinen lassen.

Hierbei sind folgende wichtigen Punkte zu berücksichtigen:

1. Die Größe bzw. Ausbreitung der Tumorbildung.

2. Der histologische Aufbau des Tumors bzw. seine voraussichtliche Strahlensensibilität.

3. Das Alter und der Allgemeinzustand des Patienten.

Klassifikation nach dem TNM-System

In jedem Falle sollte eine Klassifikation nach dem TNM-System versucht werden, wenngleich es gerade beim Lungenkarzinom wegen der besonderen anatomischen Gegebenheiten auch bei Anwendung aller zur Verfügung stehenden Untersuchungsmethoden äußerst schwierig erscheint, präzise Aussagen über eventuell vorhandene regionäre Metastasen zu machen (WELLAUER, u. MARANTA, 1959).

Im deutschsprachigen Raum ist ein Schema für die Beurteilung der einzelnen Stadien des Bronchialkarzinoms nach dem TNM-System wie folgt vereinbart worden:

Stadium I: Der Primärtumor ist auf den Entstehungsort (Segmentbronchus) beschränkt. Keine Lymphknotenvergrößerung nachweisbar (T_1, N_0).

Stadium II: Der Primärtumor hat den Entstehungsort, nicht aber die Lungengrenzen überschritten. Befall des Lappenbronchus, keine Lymphknotenvergrößerung nachweisbar (T_2, N_0).

Stadium III: Der Primärtumor hat die Lungengrenze überschritten. Befall des Hauptbronchus ohne (T_3, N_0) oder mit Vergrößerung der tracheobronchialen, paratrachealen oder paraoesophagealen Lymphknoten (T_3, N_3).

Stadium IV: Der Primärtumor hat bereits auf die Nachbarschaft (Mediastinum, Perikard, Thoraxwand) übergegriffen. Die regionäreren, intrathorakalen Lymphknoten sind vergrößert (T_4, N_3).

Nach dem Vorschlag von SCHMITZ-DRÄGER et al. (1961) werden die Fälle,
unabhängig von der Ausdehnung des primären Tumorprozesses (T_1 - T_4),
beim Nachweis von Fernmetastasen (M) in einer eigenen Gruppe - Stadium V - zusammengefaßt, da ja in solchen Fällen ganz andere Voraussetzungen für eine Strahlentherapie gegeben sind als in den Stadien
I - IV. Eine übersichtliche Darstellung der Indikationsstellungen
zur Strahlentherapie unter Berücksichtigung der Stadieneinteilung
des TNM-Systems wird mit einem von uns modifizierten Schema nach
WELLAUER u. MARANTA (1959) gegeben (Abb. 3). Dieser Abbildung ist zu
entnehmen, daß die Stadien T_1, N_0 und T_2, N_0 die primär operablen
Fälle darstellen. Das Hauptkontingent für Strahlenbehandlungen stellen die Bronchialkarzinome des Stadiums III und IV dar, beim Nachweis
von Fernmetastasen (Stadium V) ist die Indikation zur Strahlentherapie
des Primärtumors (T_1 - T_4) in Frage gestellt, und es wird heute vielfach die Chemotherapie vorgezogen. In manchen Fällen erscheint aber
eine lokale symptomatische Bestrahlung, zum Beispiel zur Linderung
von Schmerzen bei Knochendestruktionen oder aber eine Teil- oder
Ganzkörperbestrahlung sinnvoll.

T	T_1	T_2	T_3	T_4
N_0	I	II	III	IV
N_3	III	III	III	IV
M	V	V	V	V

T_1-T_4 Text
N_0 keine Lymphknoten-Metastasen
N_3 Lymphknoten-Metastasen im
   Hilus und Mediastinum
M Fernmetastasen

Abb. 3. Tumorstadien,
Einteilung, modifiziert
nach WELLAUER u. MARANTA

Beurteilung nach der zu erwartenden Strahlensensibilität

Bei der Beurteilung der zu erwartenden Strahlenempfindlichkeit des
Tumors auf Grund seines histologischen Aufbaues ist zu berücksichtigen, daß es hier nach Typus sehr große Unterschiede gibt. Weiter
stellt die große Strahlenempfindlichkeit des umgebenden gesunden
Lungengewebes eine sehr ungünstige strahlenbiologische Voraussetzung
dar, die entsprechend berücksichtigt werden muß. In dieser Erkenntnis
hat HERNHEISER schon 1935 angegeben, daß die Strahlentherapie des
Bronchialkarzinoms nur mit Dosen möglich ist, die weit über denen
vieler anderer bösartiger Neoplasien liegen.

Nach dem histologischen Aufbau des Bronchialkarzinoms ergibt sich
folgende Strahlenempfindlichkeit:

1. Das kleinzellige Bronchialkarzinom spricht einschließlich dem "Oatcell-Typ" am besten auf die Strahlenbehandlung an. Es ist aber wegen seiner Neigung zur frühzeitigen Fernmetastasierung in der Regel als prognostisch ungünstig zu bewerten (CALDWELL u. BAGSHAW, 1968; OESER, 1954; OJALA, 197o; VESIN, 1963; u.a.).

2. Das Plattenepithelkarzinom ist, je differenzierter, um so weniger strahlensensibel, kann jedoch durch höhere Strahlendosen bei nicht allzu großer Ausdehnung (Stadium III) recht gut strahlentherapeutisch beeinflußt werden (FRANKE u. KUNSTMANN, 197o; HELLRIEGEL, 1963; HOLSTI, 1969; TESCHENDORF u. BLEHER, 1969; u.a.). Prognostisch erscheint diese Form im Gegensatz zu den undifferenzierten Tumoren wegen der wesentlich späteren Metastasierung günstiger.

3. Bei den unklassifizierbaren Karzinomen (Carcinoma anaplasticum) sind die Angaben über ihre Strahlenempfindlichkeit ebenso unterschiedlich wie auch über die Häufigkeit ihres Vorkommens.

4. Das recht selten vorkommende Adenokarzinom (etwa 1 - 3% aller Klassifikationen) wird im allgemeinen als ausgesprochen strahlenrefraktär angesehen.

Kontraindikationen

Als *absolute* Kontraindikationen für die lokale Strahlentherapie des Bronchialkarzinoms betrachten wir:

1. Die nachgewiesene Fernmetastasierung als Ausdruck des Generalisationsstadiums der Tumorkrankheit.

2. Ein stark reduzierter Allgemeinzustand, der ja in der Regel für ein weit fortgeschrittenes Krankheitsstadium spricht.

3. Ein hohes Lebensalter bei nachgewiesen langsamem Wachstum und relativer Symptomarmut des tumorösen Lungenprozesses, denn in diesen Fällen kann eine Verbesserung der Überlebenszeit durch eingreifende therapeutische Maßnahmen nicht mehr erwartet werden.

Als *relative* Kontraindikation der Strahlenbehandlung sehen wir auf Grund der immunologischen Besonderheiten das Oatcellkarzinom an. Auch bei den stärker differenzierten Karzinomtypen (z.B. verhornendes Plattenepithelkarzinom) und dem Alveolarzellkarzinom sollte wegen der bekanntlich sehr geringen Strahlensensibilität, insbesondere bei großer Ausdehnung des tumorösen Prozesses (Stadium IV), zunächst lediglich eine symptomatische Behandlung versucht werden. Zusätzliche Erkrankungen wie eine ausgeprägte kardiale Dekompensation, eine schwere Einschränkung der respiratorischen Funktionen sowie Infektionen mit Abszeßbildung oder Empyem und auch die Tuberkulose stellen unseres Ermessens keine unbedingte Kontraindikation dar, sondern sind Zustände, die entweder vorangehende oder gleichzeitige therapeutische Maßnahmen erfordern. Auch die von vielen als Ausschluß für die Strahlenbehandlung angesehene Mitbeteiligung des Perikards und der Pleura sowie die Einschmelzung des Primärtumors sind in Übereinstimmung mit anderen (PAUNIER, 197o) nach unserer Erfahrung strahlentherapeutisch recht gut beeinflußbar (Abb. 4).

Bestrahlungsplan

Nach der Indikationsstellung zur Strahlenbehandlung wird ein Bestrahlungsplan erstellt, mit dem man je nach Lage des Falles ein ganz be-

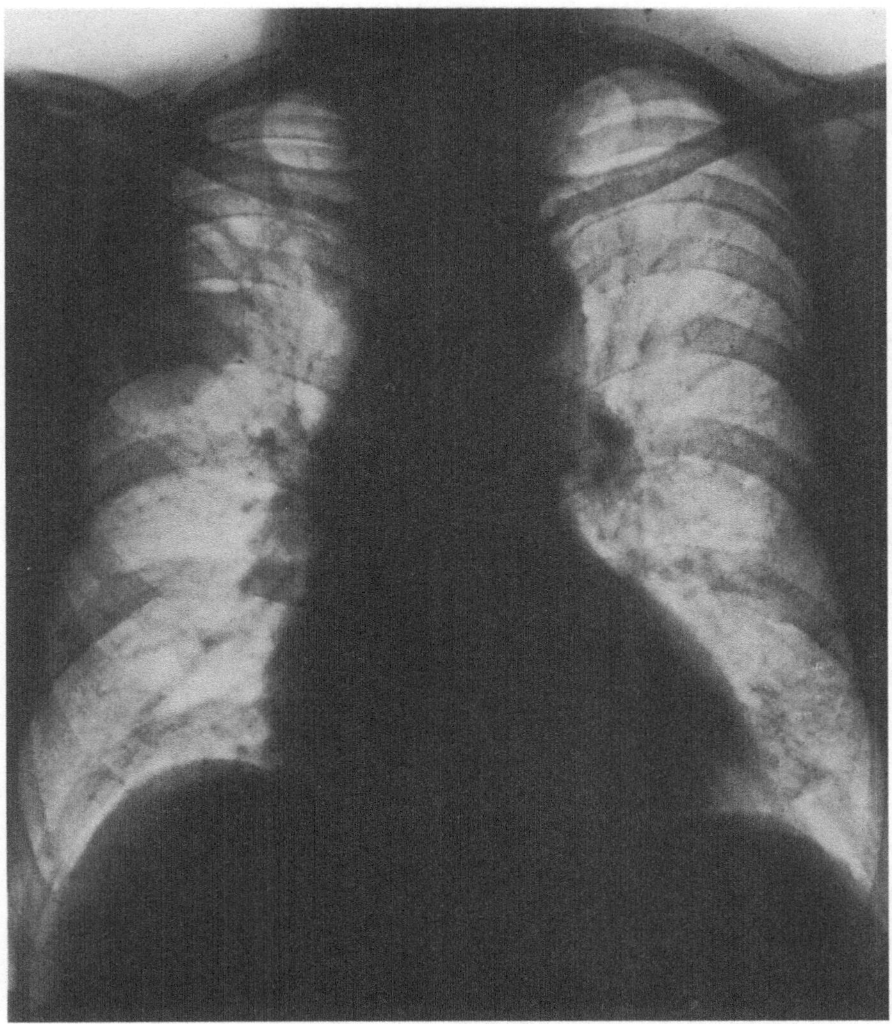

Abb. 4. a) Patient, 62 (Sch., O.), zerfallendes Bronchialkarzinom
(Plattenepithelkarzinom) im anterioren OL-Segment zu Beginn der
Bestrahlung (11.9.72)

stimmtes therapeutisches Ziel anstrebt. Die Festlegung der zu appli-
zierenden Gesamtherddosis (GHD) und die Einzeldosisfraktionierung
(ED) richtet sich im wesentlichen nach dem Krankheitsstadium bzw. nach
den beim am Bronchialkarzinom erkrankten Patienten festgestellten
Krankheitsfakten. Erst nach Abwägung aller günstigen und ungünstigen
Voraussetzungen, die fast für jeden Einzelfall anders liegen, ist eine
Entscheidung, ob entweder ein symptomatischer bzw. palliativer oder
kurativer Bestrahlungseffekt angestrebt werden soll, möglich. Dabei
ist auch zu berücksichtigen, ob es sich um einen Fall ohne jeden chirurgischen Eingriff oder um eine prä- bzw. postoperative Strahlentherapie handelt.

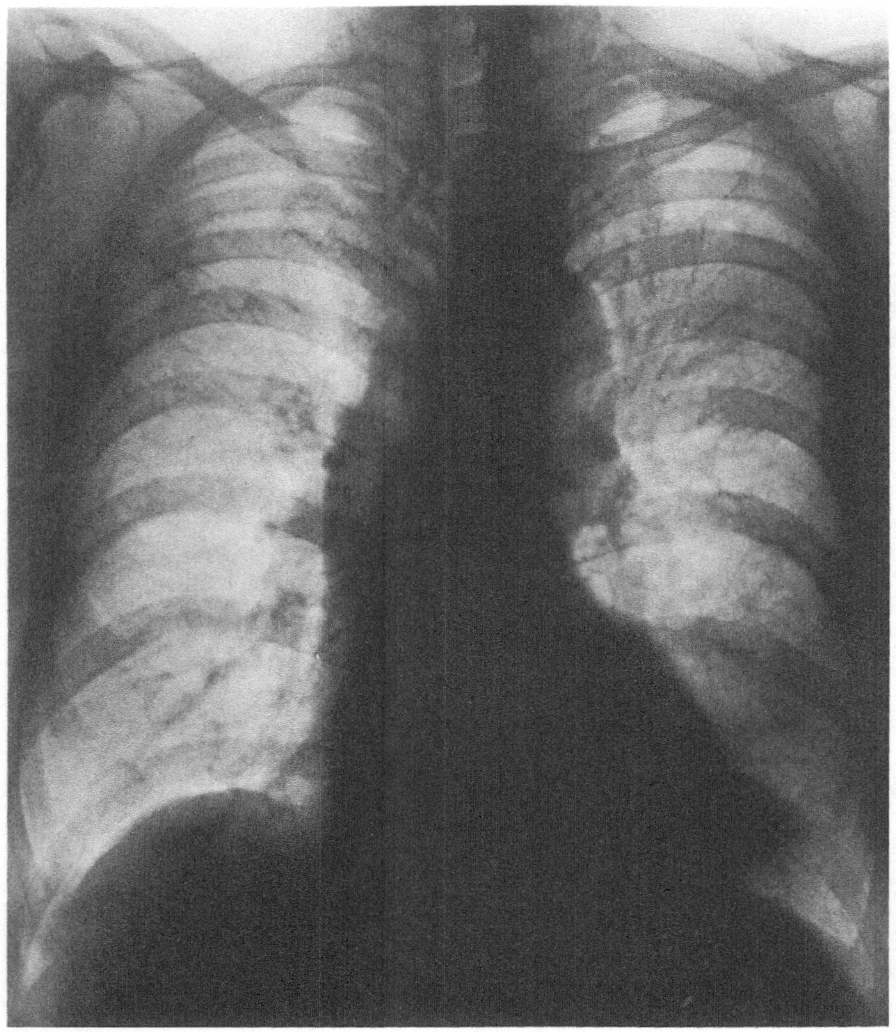

Abb. 4. b) Zustand nach 6.000 rd GHD in 1o Wochen; fibröse Narbenbildungen im Tumorbereich

Die symptomatische und palliative Strahlenbehandlung

Da auch heute noch die Mehrzahl der dem Strahlentherapeuten zugewiesenen Patienten mit einem inoperablen Bronchialkarzinom sich in einem
weit fortgeschrittenen Krankheitsstadium befindet, muß in der Regel
auf Grund des schlechten Allgemeinzustandes auf eine "kurative Vernichtung" des Tumors verzichtet werden. Das Ziel einer solchen Behandlung wird vor allem eine Besserung der subjektiven Beschwerden
und damit eine lebenswertere Gestaltung der verbleibenden Überlebenszeit, eventuell auch eine Verlängerung derselben sein. Mit der symptomatischen Strahlenbehandlung verabreicht man heute allgemein eine
GHD von annähernd 2.000 rd, in eher kleinen 1oo - 15o rd EHD. Mit

diesen geringen Dosen kann auch beim schwerkranken Patienten ein positiver therapeutischer Effekt erreicht werden, wie er mit keiner anderen Behandlungsart möglich erscheint. Als Beispiel sei die Strahlentherapie des sich rasch nachbildenden karzinomatösen Pleuraergusses in Erinnerung gebracht, bei dem oft schon mit 1.ooo rd auf ein großes Thoraxfeld eine entscheidende Besserung zu erreichen ist und dann keine weiteren Pleurapunktionen mehr erforderlich sind. Weiter denke man an die bekannt günstige Strahlenwirkung bei der durch Lymphknotenmetastasen bedingten Einflußstauung der oberen Hohlvene, bei der die Patienten oft schon nach Applikation von 1.ooo - 1.5oo rd eine deutliche Erleichterung verspüren.

Bei der sogenannten Palliativbestrahlung wird meist eine GHD im Rahmen von 2.ooo - 4.ooo rd verabreicht. Zur Erzielung eines palliativen Erfolges hat sich jede Schematisierung der zu verabreichenden Dosis nicht bewährt, diese muß vielmehr dem Allgemeinbefinden und der Verträglichkeit angepaßt werden. Bei einer solchen Vorgangsweise kann mit der Palliativbestrahlung auch eine tatsächliche Lebensverlängerung erreicht werden (BAUER u. HARTWEG, 1952; BIRKNER u. HINZ, 1963; FRANKE u. KUNSTMANN, 197o; HELLRIEGEL, 1963; HESS u. BUCHELT, 1966; KUTTIG et al., 1962; u.a.). Jede nicht gerechtfertigte Dosissteigerung bringt insbesondere im Stadium III und IV die erhöhte Gefahr des Auftretens von Komplikationen wie z.B. allgemeine Strahlenreaktion, Pneumonitis, Einschmelzung des Tumors, Atelektase, Pleuraerguß u.a.m. (FERNHOLZ u. MÜLLER, 1969; Abb. 5). Damit kann es zu keiner subjektiven Besserung mehr kommen. Andererseits bessert sich oft der primär schlechte Zustand der Patienten im Laufe der Strahlenbehandlung, und es kann eine deutliche Verkleinerung des Lungentumors bzw. des Infiltrationsprozesses oder eine Rückbildung der Atelektase festgestellt und an eine Dosissteigerung bis 4.ooo rd GHD gedacht werden. Zu diesen allerdings sehr seltenen Fällen gehört auch jene Gruppe von inoperablen Bronchialkarzinomen, die durch den Bestrahlungserfolg operabel werden.

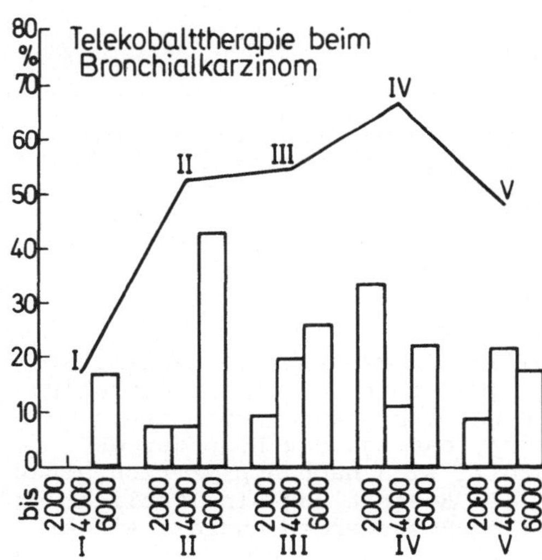

Abb. 5. Prozentuale Komplikationsrate pro Tumorstadium und verabreichter Herddosis. Die Kurve zeigt die prozentuale Verteilung aller Komplikationen während der Therapie auf die einzelnen Tumorstadien. Die Säulen geben den Prozentsatz der Komplikationen an, der jeweils bis zu einer Herddosis bis zu 2.ooo rd, 2.ooo - 4.ooo rd und 4.ooo - 6.ooo rd auftrat (nach FERNHOLZ u. MÜLLER, 1969)

432

<u>Die kurative Bestrahlung</u>

Manche Autoren (Vieten u. GREMMEL, 1963) vertreten die Meinung, daß
die kurative Bestrahlung von Bronchialkarzinomen ein "Versuch am
untauglichen Objekt" ist. Sie geben allerdings zu, daß in Einzelfällen
mit einer entsprechend hohen Dosierung eine Heilung des Bronchialkarzinoms erzielt wurde. Dafür sprechen auch die Sektionsergebnisse
bestrahlter Bronchialkarzinomfälle, bei denen auch autoptisch kein
Primärherd mehr nachgewiesen werden konnte (EICHHORN, 1968; PROBST
u. KAHR, 1961; RISSANEN et al., 1968; u.a.).

EICHHORN u. LESSEL (1968) geben zur kurativen Bestrahlung 6.ooo -
9.ooo rd GHD an.

SCHUHMACHER (1966) macht die GHD von der Ausdehnung des Tumors abhängig. An Hand von Überlebensraten wurde ermittelt (VIETEN u. GÜNTHER,
1969), daß eine GHD von 6.ooo rd den günstigsten Effekt erbringt
(Abb. 6). Andere Untersuchungen sprechen dafür, daß mit einer Steigerung der GHD über 6.ooo rd keine zusätzliche Verlängerung der Überlebenszeit zu erreichen ist (BECKER u. SCHUBERT, 1961; PIERQUIN et
al., 1959; VIETEN u. GREMMEL, 1963; u.a.).

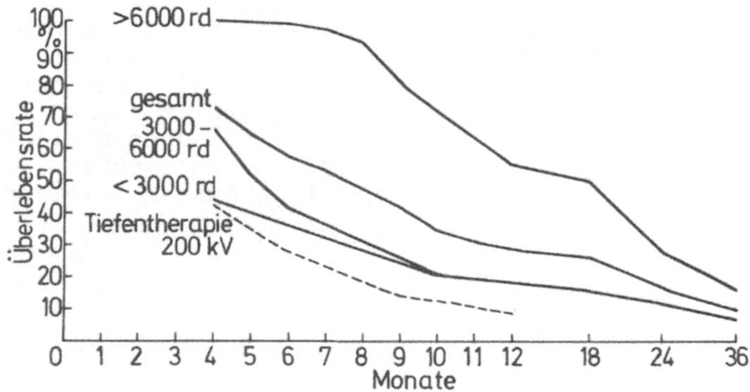

Abb. 6. Abhängigkeit der Überlebensraten von der applizierten Dosis
bei 294 Patienten mit ausschließlich (ultrahart) bestrahlten inoperablen Bronchialkarzinomen. Zum Vergleich die Überlebensraten von
314 Patienten, die früher unter den üblichen Tiefentherapiebedingungen (2oo kV) bestrahlt wurden (nach VIETEN u. GÜNTHER, 1969)

Der Streit, mit welcher Dosis die palliative Bestrahlung begrenzt
erscheint und in welchem Dosisbereich von einer kurativen Bestrahlung
gesprochen werden kann, erscheint für uns von sekundärer Bedeutung.
In der Praxis geht man am besten so vor, daß man die Höhe der GHD vom
Bestrahlungserfolg abhängig macht. Stellt sich nach Applikation einer
GHD von 3.ooo - 4.ooo rd heraus, daß die Bestrahlung hinsichtlich der
Tumorverkleinerung sowie der subjektiven Beschwerden und des Allgemeinzustandes als Erfolg zu bewerten ist, so kann die GHD auf 6.ooo rd
erhöht werden und damit nach allgemeiner Ansicht auch die Chance auf
eine höhere Überlebenszeit verbessert werden.

Die präoperative Bestrahlung

Die Frage, ob die präoperative Bestrahlung die chirurgischen Ergebnisse verbessern oder eine postoperative Ausbreitung der Tumorkrankheit verhindern kann, ist auf Grund verschiedener Literaturangaben noch nicht eindeutig zu beantworten (BLOEDORN et al., 1964; EICHHORN, 1959; FRANKE u. KUNSTMANN, 1970; RAYNAL, 1970).

Bei uns wird die präoperative Strahlenbehandlung meist dann in Erwägung gezogen, wenn die primäre Operabilität zweifelhaft erscheint oder eine Probethorakotomie vermieden werden soll (ZUPPINGER u. RENFER, 1956; ZDANSKY et al., 1961). Wenn auch in manchen Fällen ein primär inoperables Bronchialkarzinom nach einer palliativen Strahlenbehandlung operabel wird, so kann dieses offenbar sehr seltene Ereignis keineswegs als Grundlage zu einer allgemeinen Empfehlung der präoperativen Bestrahlung herangezogen werden. In der uns zugänglichen Literatur sind keine überzeugenden Angaben über eine Verbesserung der operativen Voraussetzungen durch die Vorbestrahlung zu finden. Von einer großen Zahl unserer Chirurgen wird diese Methode mit dem Hinweis auf ein erhöhtes Operationsrisiko und eine Vermehrung der postoperativen Komplikationen abgelehnt.

SMITH u. PARSINGHA (1969) haben bei einer Vergleichsstudie gefunden, daß von der Gruppe der nicht vorbestrahlten operierten Patienten nach 5 Jahren doppelt soviel Patienten noch leben als von der Gruppe präoperativ bestrahlter Patienten. Nur bei einer besonderen Ausbreitungsform des Bronchialkarzinoms mit Pancoast-Symptomatik scheint die Vorbestrahlung nach verschiedenen Berichten von Vorteil (PAULSON, 1968, 1970). Die Ansicht, daß durch die Vorbestrahlung die Gefahr einer mechanischen Tumorprovokation durch die Operation herabgesetzt wird (ZUPPINGER u. RENFER, 1956), ist unseres Ermessens hypothetisch wie die Meinung, daß es mit der bei der Vorbestrahlung üblichen Herddosis gelingen kann, Karzinomnester in den Lymphdrüsen zu "sterilisieren" (BLOEDORN et al., 1964; SMITH u. PARSINGHA, 1969).

Die postoperative Bestrahlung

Eine postoperative Strahlenbehandlung erscheint dann indiziert, wenn bei der Operation Metastasen des Lymphabflußgebietes nicht entfernt werden konnten. Dies ist nach verschiedenen Angaben in mehr als der Hälfte der Fälle zu erwarten (BLOEDORN, 1963). Bei einem solchen therapeutischen Vorgehen muß das gesamte Mediastinum und die Supraklavikularregion beiderseits mit meist sehr großen Bestrahlungsfeldern und entsprechend hoher Raumdosis bestrahlt werden. Wegen der unumgänglichen Mitbestrahlung der Restlunge erscheint die postoperative Bestrahlung nach Lob- bzw. Pneumonektomie nur beim nachgewiesenen organischen Substrat - z.B. Metastasen oder Rezidiv - nicht aber im Sinne einer Prophylaxe gerechtfertigt. Nach verschiedenen Berichten ergibt sich für die Gruppe der Patienten, die einer indizierten Nachbestrahlung unterzogen wurden, eine deutlich bessere Prognose als für die Gruppe nur operierter Fälle (BLOEDORN et al., 1964; ENDREI u. FRIDRICH, 1963; RAYNAL, 1970).

Bestrahlungsmodus

Im Rahmen der Supervolttechnik wird die Bestrahlung der an einem Bronchialkarzinom Erkrankten in der Regel mit der sogenannten Stehfeldertechnik von zwei opponierenden Feldern am liegenden Patienten

durchgeführt. Die Feldgrößen werden nach der meist tomographisch
ermittelten Tumorausdehnung eingerichtet und durch Lokalisationsaufnahmen mit der Strahlenquelle kontrolliert (TASKINEN u. VÄHÄTALO,
1968). Bei mäßigem bis schlechtem Allgemeinzustand wählen wir eine
Fraktionierung mit täglichen Bestrahlungen von 1oo - 2oo rd HD. Bei
Patienten im guten Allgemeinzustand und insbesondere bei denen, deren
Behandlung ambulatorisch durchgeführt werden muß, bevorzugen wir nach
einer Empfehlung von SCHUHMACHER (1966) eine Fraktionierung von 5oo rd
HD bei zwei bis drei Bestrahlungen pro Woche.

Die vorausgeplante GHD wird nur dann tatsächlich appliziert, wenn die
während der Behandlung durchgeführten klinischen und röntgenologischen
Verlaufskontrollen einen positiven Bestrahlungseffekt erweisen. Als
solchen sehen wir eine teilweise bis vollständige Rückbildung des
Tumors und der mitbestrahlten regionären Lymphknotenmetastasen sowie
auch eine Besserung der sekundären Lungenveränderungen im Rahmen der
Belüftungsstörung an. Untersuchungen der Lungenfunktion durch andere
Autoren (CAMERON et al., 1969) sowie eigene Beobachtungen (SCHNETZ
u. WITEK, in Druck), die während und nach der Bestrahlung vorgenommen
wurden, haben gezeigt, daß auch diese Methode ein sehr wertvolles
Hilfsmittel zur Feststellung des Bestrahlungseffektes ist. Auf diese
Weise läßt sich nicht nur der positive Bestrahlungseffekt, sondern
auch das Nichtansprechen auf die Bestrahlung bzw. ein Fortschreiten
des Tumorwachstums feststellen. In fraglichen Fällen werden auch
biochemische Untersuchungen im Sinne des klinischen Onkogrammes nach
KÄRCHER (1972) weiterhelfen können.

Mit anderen (FERNHOLZ u. MÜLLER, 1969; KITTIK et al., 1962; VIETEN
u. GÜNTHER, 1969; u.a.) haben wir die Erfahrung gemacht, daß ein
therapeutischer Früheffekt bereits nach 2.5oo - 3.ooo rd GHD in etwa
2/3 der Fälle zu beobachten ist. Für die strahlentherapeutische Beein-
flußbarkeit erscheint die Lage und Ausdehnung des Tumors von größerer
Bedeutung als dessen histologischer Aufbau. So sprechen z.B. die
peripheren Lungenkarzinome mit einem Durchmesser von 4 - 5 cm sehr
günstig auf die Strahlentherapie an (FERNHOLZ u. MÜLLER, 1969). Die
meisten Fälle ohne Bestrahlungseffekt und mit Komplikationen finden
wir beim zentral sitzenden Karzinom im Stadium IV. Aber selbst in
diesen Fällen ist nach Verabreichung einer Dosis von 5.ooo rd (GHD)
in etwa 3o% eine vollständige Rückbildung und in mehr als 5o% der
Fälle eine Teilrückbildung zu erwarten (FERNHOLZ u. MÜLLER, 1969).

In den letzten Jahren wurden Bestrahlungsmethoden veröffentlicht, die
angeblich vom strahlenbiologischen Standpunkt besser seien und die
unter der Bezeichnung Short-course radiation (ABRAMSON u. CAVANAUGH,
197o) und Split-course-Technik (HOLSTI, 1969) in der Literatur Eingang
gefunden haben. Eine Erprobung dieser Methoden wurde von uns nicht in
Erwägung gezogen, denn nach einer Überprüfung (OJALA, 197o) sind die
durchschnittlichen Überlebenszeiten bei Unterbrechung der Strahlentherapie deutlich schlechter als nach einer kontinuierlichen Strahlen-
applikation.

Die sogenannte Synchronisationstherapie - eine Strahlenbehandlung,
die sich den Wachstumseigenschaften der verschiedenen Tumortypen an-
paßt - erschiene nach den neuesten strahlenbiologischen Erwägungen
der ideale Bestrahlungsmodus, doch können auf Grund der großen Schwankungen der Zellzykluszeiten der menschlichen Tumoren und der bisher
unüberwindlichen Schwierigkeiten der Bestimmung der optimalen Syn-
chronisationszeit noch keine verläßlichen Angaben für die praktische
Tumorbehandlung gemacht werden (TROTT, 1971).

Die Ganzkörper- und Teilkörperbestrahlung

Im Zeitalter der Chemotherapie wird beim Generalisationsstadium des
Bronchialkarzinoms von der Möglichkeit der Strahlentherapie nur in
wenigen Fällen Gebrauch gemacht.

Für die Ganzkörperbestrahlung empfiehlt sich auch heute noch die von
HEILIG (1963) angegebene Methode, mit der 12 - 24 rd OFD pro Einzel-
bestrahlung in einer Serie von 1o Behandlungen verabreicht werden.
Die Serienpause beträgt 1 - 2 Monate, und schon während der zweiten
Serie kann eine Besserung des Allgemeinbefindens und Schmerzfreiheit
erreicht werden. Dies gilt allerdings nicht für Patienten mit Metastasen in lebenswichtigen Organen.

Die Indikation zur Teilkörperbestrahlung erscheint auf Grund manifester
Lungen- oder Pleurametastasen wesentlich häufiger gegeben. Nach verschiedenen Angaben (DALICHO, 1958; NADOLNY, 1956; STECH, 1963; u.a.)
wird die Teilkörperbestrahlung des Thorax in der Regel mit 25 - 5o rd
OFD vorgenommen und in 3o - 5o Sitzungen eine GOF-Dosis bis zu 2.5oo rd
verabreicht. Auf Grund dieser hohen Raumdosen kann nicht nur eine lokale Strahlenreaktion, sondern muß auch eine allgemeine Wirkung der
Strahlen auf das Zentralnervensystem, das endokrine System und den
Kreislauf angenommen werden (LARIOTSCHTENKO, 1954). Die Beobachtung,
daß Metastasen eines bestimmten histologischen Typs besser auf Tele-
röntgen- als auf Telekobaltbestrahlung ansprechen (TESCHENDORF, 197o),
können wir nicht bestätigen. Wir stimmen jedoch mit TESCHENDORF (197o)
überein, daß die sogenannte prophylaktische Bestrahlung auch mit diesen Methoden bei keiner Form der malignen Lungen- und Pleuraerkrankun-
gen indiziert ist.

Diskussion der Bestrahlungsergebnisse

Auf die Problematik der Beurteilung eines Therapieerfolges durch Feststellung des Dauereffektes und der Überlebenszeiten ist schon mehrfach
hingewiesen worden (BERNDT et al., 1963; OBERHOFER u. THURN, 1963;
PROBST u. KAHR, 1961; u.a.). Mit anderen sind wir der Ansicht, daß
es den meisten Autoren auf Grund der geringen Fallzahl und der Inhomogenität ihres Patientengutes nicht möglich ist, eine Vergleichsan-
ordnung im Sinne von MARTINI (1953) herzustellen. Dies gilt auch für
das in unserem Institut in den letzten 6 Jahren mit Telekobalt behandelte Kollektiv von Patienten mit Bronchialkarzinom. Bei Betrachtung
der Einzelschicksale der Patienten lassen sich jedoch einige Gesetz-
mäßigkeiten feststellen, die unseres Ermessens erwähnenswert sind.
Ähnlich wie bei einem schon publizierten Krankengut (FERNHOLZ u.
MÜLLER, 1969) zeigt sich, daß die prognostisch schlechtesten Fälle
mit einer durchschnittlichen Überlebenszeit von 7,6 Monaten dem Stadium IV zuzuordnen sind, während erstaunlicherweise die durchschnittliche Überlebenszeit beim Stadium V auch in unseren Fällen mit 1o,5
Monaten signifikant höher ist. Diese Feststellung stimmt auch mit der
klinischen Beobachtung überein, daß sich die Patienten des Stadiums
IV meist in einem wesentlich schlechteren Allgemeinzustand befinden
als jene mit einem begrenzten Primärtumor und manifester Fernmetastasierung. Der Verlaufsbeobachtung zahlreicher Fälle ist auch zu entnehmen, daß eine längere Überlebenszeit weitgehend von einem positiven
Bestrahlungseffekt zusammenhängt, und die Prognose ist umso günstiger,
je besser der tumoröse Prozeß auf die Strahlenbehandlung anspricht.
Dies gilt allerdings nicht für das Stadium V, bei dem das Schicksal
der Patienten im wesentlichen von der klinischen Auswirkung der Fernmetastasierung bestimmt wird (HESS u. BUCHELT, 1966).

436

Eine Reihe von Autoren (BAUER u. HARTWEG, 1952; BECKER u. SCHUBERT,
1961; FERNHOLZ u. MÜLLER, 1969; FRANKE u. KUNSTMANN, 197o; GUTTMANN,
1965; HELLRIEGEL, 1958; OJALA, 197o; SCHNEPPER u. VIEHBERG, 1967;
SCHUHMACHER, 1966; VIETEN u. GÜNTHER, 1969; WILLNER u. SCHMIDT-HERMES,
197o; u.a.) berichtet über einen günstigen Krankheitsverlauf mit längeren Überlebenszeiten bei den Gruppen an Bronchialkarzinom erkrankter Patienten, bei denen annähernd eine GHD von 6.ooo rd appliziert
werden konnte. In vielen Fällen ergibt sich allerdings der Eindruck,
daß die längere Überlebenszeit dieser Gruppen nicht unmittelbare
Folge der höheren GHD, sondern Ausdruck eines primär besseren Allgemeinzustandes ist. Letzten Endes kann jedoch nicht bestritten werden,
daß ein positiver Bestrahlungseffekt bis zu einem gewissen Grad dosisabhängig ist. Im fortgeschrittenen Stadium ist hingegen die Applikation
einer höheren GHD auf Grund des schlechten Allgemeinbefindens der
Patienten oft nicht möglich, und es muß die Strahlenbehandlung mitunter vorzeitig abgebrochen werden.

Nach der Feststellung anderer (WILLNER u. SCHMIDT-HERMES, 197o) und
unserer eigenen Erfahrungen steht außer Zweifel, daß die Supervolttherapie im Rahmen einer verabreichten Gesamtherddosis von 5.ooo -
6.ooo rd bessere Frühergebnisse aufweist als alle Formen der Orthovolttherapie. Interessanterweise sind die Angaben verschiedener Autoren
(WILLNER u. SCHMIDT-HERMES, 197o) über den ermittelten Prozentsatz
der einjährigen Überlebenszeit ziemlich gleichlautend und liegen
durchschnittlich bei annähernd 3o%. Damit ergibt sich ein signifikanter Unterschied gegenüber den Gruppen der mit anderen Methoden Bestrahlten (FRANKE u. KUNSTMANN, 197o) und der Nichtbehandelten
(SCHMITT-DRÄGER et al., 1961). Mit den bisher bekanntgewordenen Spät-
ergebnissen bzw. mit auf eine 3- bis 5jährige Überlebenszeit bezoge-
nen Dauererfolgen, mit 3 - 5% der Behandelten, zeichnet sich noch
keine eindeutige Überlegenheit der Supervolttherapie ab (SCHNEPPER
u. VIEBERG, 1967). Diese Grenze der Leistungsfähigkeit der modernen
Strahlentherapie beim Bronchialkarzinom konnte auch in den letzen
1o Jahren nicht überwunden werden; sie hängt unseres Ermessens mit
der diagnostischen Späterfassung der Erkrankung zusammen. Dafür sprechen auch die Berichte von der Früherfassung des Bronchialkarzinoms
im Rahmen von Thorax-Reihenuntersuchungen, die eine wesentliche Verbesserung der Prognose der Erkrankung mit sich bringt (BAUXDREL u.
BAUXDREL, 1968; WILSON, 1968; u.a.).

Bei der Erfolgsbeurteilung einer Behandlungsmethode müssen auch die
während und nach ihr auftretenden Komplikationen Berücksichtigung
finden. Diese sind beim Bronchialkarzinom neben einer allgemeinen
Strahlenreaktion das Auftreten von Bronchopneumonien, Abszedierungen
und Ergüssen, Pneumothorax und stärkeren Blutungen, die oft das Schicksal der Patienten entscheiden und sich sehr maßgeblich auf die zu er-
mittelnden Überlebenszeiten auswirken. Ihre Häufigkeit nimmt mit der
Ausdehnung des tumorösen Prozessen - also im fortgeschrittenen Stadium - deutlich zu (Abb. 7), sie ist jedoch unter Berücksichtigung
der bei der Supervolttherapie meist höheren GHD keineswegs höher als
bei der konventionellen Strahlentherapie (HESS u. BUCHELT, 1966).

In diesem Zusammenhang muß nochmals eindringlich darauf hingewiesen
werden, daß zur Ausnützung der strahlenbiologischen Vorteile der
Supervolttherapie eine genaue Lokalisation des Herdes zu erfolgen
hat und die Strahlenbelastung des umliegenden Gewebes durch optimale
Felderwahl möglichst gering zu halten ist. Diese Maßnahmen sind auch
im Hinblick auf das Entstehen einer radiogenen Pneumonitis empfehlenswert, der unseres Ermessens ebenso wie der nachfolgenden lokalisierten
Lungenfibrose vielfach zu große klinische Bedeutung zugemessen wird.
Die "Strahlenpneumonitis" ist nach verschiedenen Berichten dosisab-

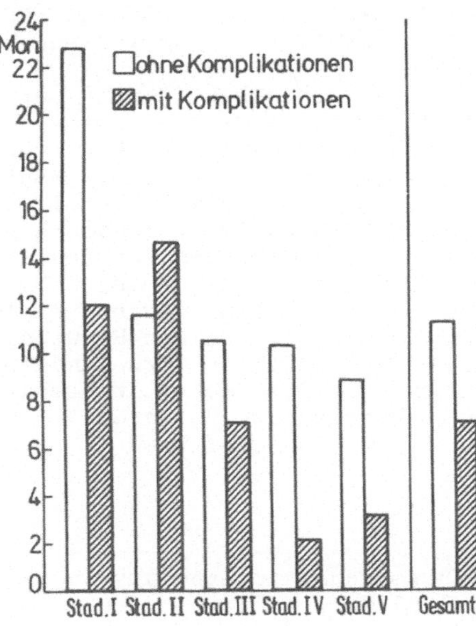

Abb. 7. Durchschnittliche Überlebenszeit in Monaten, aufgeteilt nach Stadien der Patienten mit und ohne Komplikationen während der Therapie (nach FERNHOLZ u. MÜLLER, 1969)

hängig (BENNETT et al., 1969; CAMERON et al., 1969; HESS u. BUCHELT, 1966; u.a.) und tritt angeblich in den ersten zwei Monaten nach der Bestrahlung in 6o - 8o% der Fälle auf (HESS u. BUCHELT, 1966; MATTEV et al., 1971; u.a.). Auf Grund von Röntgenkontrollen unserer eigenen Patienten während und nach der Strahlenbehandlung hat sich ergeben, daß die Strahlenpneumonie bei diesen wesentlich seltener, als nach den Literaturangaben zu erwarten gewesen wäre, vorkommt. Da die Dosisabhängigkeit inkonsequent war, erscheint es uns sehr wahrscheinlich, daß für das Zustandekommen der Strahlenpneumonie noch andere Faktoren in Erwägung gezogen werden müssen, z.B. Vorschädigung der Lungen, besondere immunologische Reaktionslage u.a.m. Die "Strahlenpneumonitis" läßt sich mit entsprechender interner Therapie im Rahmen einer stationären Behandlung meist ohne Schwierigkeiten beherrschen.

Auch die Fibrosierung des Lungengewebes im Bestrahlungsbereich wird hinsichtlich ihrer Bedeutung für die respiratorische Gesamtlungenfunktion vielfach überwertet. Ein optimaler Bestrahlungseffekt wäre ja gerade in einer vollständigen fibrösen Umwandlung des Tumors im befallenen Lappen zu erblicken. Der funktionelle Ausfall eines Lungenlappens stellt unseres Ermessens bei nicht wesentlicher Beeinträchtigung der Gesamtfunktion, ähnlich der Lobektomie, ein durchaus akzeptables Behandlungsrisiko dar.

Zur Allgemeinbehandlung und Chemotherapie

Neben einer symptomatischen Behandlung der verschiedenen örtlichen Bestrahlungsreaktionen soll, wie schon vielfach hervorgehoben (BECKER u. SCHUBERT, 1961; WERNER et al., 1957; u.a.), eine adjuvierende Allgemeinbehandlung bei den Bestrahlungspatienten durchgeführt werden. Hierfür haben sich neben Roborantien aller Art vor allem Anabolika zur Besserung des Allgemeinbefindens sehr bewährt. Mit einer Kortikosteroidtherapie werden beim Bronchialkarzinom sowohl entzündliche als auch radiogen bedingte Lungenveränderungen günstig beeinflußt. Wegen der Möglichkeit einer strahlenbedingten Herzschädigung (BRAND u. KLEMM, 197o) wird auch eine intermittierende Glykosid-Therapie empfohlen.

Die Mono- oder Polychemotherapie wird beim Bronchialkarzinom in der Regel nur im Generalisationsstadium (V) in Erwägung gezogen, wobei jedoch nur sehr hohe Dosen eine ausreichend zelltoxische Wirkung versprechen (DOLD u. ENGEL, 197o). Von manchen Autoren (BARDOS u. AMBUS, 197o) wird die kombinierte Strahlen- und Chemotherapie als Vorteil angesehen, doch weisen andere (FRANKE u. KUNSTMANN, 197o) darauf hin, daß sie mit diesem therapeutischen Vorgehen keine statistisch besseren Behandlungsergebnisse erzielt haben. OTT (1968) spricht sich bei bestimmten Fällen für eine zytostatische Nachbehandlung des bestrahlten Bronchialkarzinoms aus. Bemerkenswert erscheint uns ein Hinweis von OJALA (197o), daß bei einer Gruppe von zytostatisch vorbehandelten Patienten mit Bronchialkarzinom nach einem Jahr 46% lebten, während es bei einer Vergleichsgruppe ohne Chemotherapie nur 29% waren.

Literatur

ABRAMSON, N., CAVANAUGH, P.J.: Short-course radiation therapy in carcinoma of the lung. Radiology 96, 627, 197o).

BARDOS, T., AMBUS, G.: Über kombinierte Chemo- und Strahlentherapie. Magy. Radiol. 22, 324 (197o).

BAUER, R., HARTWEG, H.: Erfahrungen und ERgebnisse der Strahlenbehandlung des Bronchial- bzw. Lungenkrebses. Strahlentherapie 88, 8 (1952).

BAUXDREL, A., BAUXDREL, L.: Ergebnisse bei 326 resezierten solitären Lungenherden. Z. Tuberk. 129, 1o7 (1968).

BECKER, J., SCHUBERT, G.: Die Supervolttherapie. Stuttgart: Thieme 1961.

BENNETT, D.E., MILLION, R.R., ACKERMAN, L.V.: Bilateral radiation pneumonitis, a complication of the radiotherapy of bronchogenic carcinoma. Cancer (Philad.) 23, 1oo1 (1969).

BERNDT, H., HUBER, R., EICHHORN, H.J.: Welche Faktoren müssen zur exakten Beurteilung des Behandlungsergebnisses bei bösartigen Geschwülsten berücksichtigt werden? Eine Untersuchung am Beispiel des nicht operierten Bronchialkarzinoms. Strahlentherapie 121, 175 (1963).

BIRKNER, R., HINZ, G.: Supervolttherapie der Bronchialkarzinome. Radiologe 3, 182 (1963).

BLOEDORN, F.G.: Tumor clinic conference. Cancer Bull. (Tex.) 15, 37 (1963).

BLOEDORN, F.G., COWLEY, R.A., CUCCIA, C.A., MERCADO, P., WITZENBERG, M.J., LINDBERG, E.J.: Preoperative irradiation in bronchogenic carcinoma. Amer. J. Roentgenol. 92, 77 (1964).

BRAND, E., KLEMM, J.: Schädigung des Herzens durch Tumorbestrahlung im Thoraxbereich. Strahlentherapie 139, 41o (197o).

CALDWELL, W.L., BAGSHAW, M.A.: Indications for and results of irradiation of carcinoma of the lung. Cancer (Philad.) 22, 999 (1968).

CAMERON, S.J., GRANT, I.W.B., LUTZ, W., PEARSON, I.G.: The early effect of irradiation on ventilatory function in bronchial carcinoma. Clin. Radiol. 2o, 12 (1969).

COCCHI, U.: Resultate der Strahlenbehandlung von Patienten mit Hirntumoren, Oesophagus- und Bronchialcarcinom mit 31 MeV Betatron im Vergleich zur 2oo KeV Röntgenbestrahlung. Strahlentherapie 117, 3 (1962).

DALICHO, A.W.: Aussichten der Röntgen-Abschnittsbestrahlung bei generalisierten Metastasen. Strahlentherapie 1o5, 592 (1958).

DEELEY, T.J.: Modern radiotherapy carcinoma of the bronchus. London: Butterworths 1971.

DOLD, U., ENGEL, J.: Die cytostatische Chemotherapie des Bronchial-carcinoms. Internist (Berl.) 11, 343 (1970).

DU MESNIL DE ROCHEMONT, R.: Lehrbuch der Strahlenheilkunde. Stuttgart: Enke 1958.

DÜX, A., FELIX, R., BÜCHELER, E., SOBBE, A., PAQUET, K.J.: Die angio-graphische Diagnostik beim Bronchuscarcinom. Fortschr. Röntgenstr. 111, 731 (1969).

EICHHORN, J.J.: Zielsetzung, Methodik und Erfolge der präoperativen Strahlenbehandlung des Bronchialcarcinoms mit CO^{60}. IX. Anat. Congr. Radiol. München 1959. Stuttgart: Thieme 1959.

EICHHORN, H.J.: Über die Häufigkeit histologisch vollständiger Tumor-zerstörung nach präoperativer Bestrahlung beim Bronchialcarcinom. Strahlentherapie 136, 414 (1968).

EICHHORN, H.J., LESSEL, A.: Spätresultate nach Telekobalttherapie bei histologsich gesichertem inoperablen Bronchialcarcinom. Strahlen-therapie 136, 411 (1968).

ENDREI, E., FRIDRICH, R.: Zur Frage der chirurgisch-radiologischen Behandlung des Lungencarcinoms. Radiol. clin. (Basel) 32, 353 (1963).

FERNHOLZ, H.J., MÜLLER, G.: Ergebnisse und Komplikationen der Strahlen-therapie beim Bronchialcarcinom. Strahlentherapie 137, 381 (1969).

FRANKE, H.D., KUNSTMANN, H.W.: Strahlentherapie des Bronchialcarcinoms. Internist (Berl.) 9, 334 (1970).

FRÖHLICH, G.: Beobachtung der Lungendurchblutung mit Perfusionsszinti-gramm vor und nach Strahlentherapie des Bronchuscarcinoms. Radio-loge 1o, 397 (1970).

GUTTMANN, R.J.: Results of radiation therapy in patients with inoper-able carcinoma of the lung. Amer. Roentgenol. 93, 99 (1965).

HAUBRICH, R.: Strahlenbehandlung des Bronchialcarcinom. Radiologe 3, 175 (1963).

HAUBRICH, R., REICHELT, E.: Beitrag zur Siebbestrahlung des Bronchial-carcinoms. Radiologe 3, 193 (1963).

HEILIG, W.: Behandlung der Krebsmetastasen mit kleinen Dosen. In: Strahlenforschung und Strahlenbehandlung, Bd. 4, S. 93. München-Berlin: Urban und Schwarzenberg 1963.

HELLRIEGEL, W.: Erfahrungsbericht über 17o bestrahlte Bronchialcarci-nome. Strahlentherapie 1o6, 112 (1958).

HELLRIEGEL, W.: Die Behandlung des fortgeschrittenen Bronchialcarci-noms mit konventioneller und Megavolttherapie. Radiologe 3, 187 (1963).

HERNHEISER, G.: Weitere Erfahrungen mit der Röntgenbestrahlung maligner Bronchus- und Lungengeschwülste. Strahlentherapie 52, 425 (1935).

HESS, F., BUCHELT, L.: Optimale Strahlentherapie beim Bronchialcarci-nom. Strahlentherapie 13o, 2o (1966).

HEUSS, K., HOEFFKEN, W.: Zur Anwendung der Pendelbestrahlung mit schnellen Elektronen in der Tiefentherapie. Strahlentherapie 138, 4o (1969).

HOLSTI, L.R.: Clinical experience with split-course radiotherapy. Radiology 92, 591 (1969).

KÄRCHER, K.H.: Aktuelle Probleme der klinischen Strahlenbiologie. Berlin-Heidelberg-New York: Springer 197o.

KÄRCHER, K.H.: Die Strahlentherapie des Bronchialkarzinoms. Wien. klin. Wschr. 8, 121 (1972).

KANEDA, H., MAEDA, M., OKU, T., KOBAYASKI, F., NAKATSUK, J.: Resultate nach Siebbestrahlung des Bronchuscarcinoms. Strahlentherapie 126, 27 (1965).

KUTTIG, H., BECKER, J., FRISCHBIER, H.J.: Erfahrungen und Ergebnisse in der Strahlentherapie des Bronchialkarzinoms. Strahlentherapie 118, 326 (1962).

KUTTIG, H., BRANDS, K., SCHNABEL, K.: Elektronen-Tiefentherapie im
   Thoraxbereich. Strahlentherapie 142, 621 (1971).
LARIOTSCHTSCHENKO, T.G.: Die Rolle der Allgemeinbestrahlung bei der
   Behandlung der Metastasen. Vestn. Rentgenol. Radiol. 4, 43 (1954).
MARTINI, P.: Methodenlehre der klinisch-therapeutischen Forschung.
   Berlin-Göttingen-Heidelberg: Springer 1953.
MATEEV, B., EICHHORN, H.J., WELKE, K.: Röntgenuntersuchungen über die
   Häufigkeit und Zeitpunkt des Auftretens der Strahlenpneumonitis
   und -fibrose. Strahlentherapie 142, 1 (1971).
NADOLNY, G.: Teleröntgentherapie bei der Behandlung von Geschwulst-
   metastasen. Fortschr. Röntgenstr. 84, 336 (1956).
OBERHOFER, G., THURN, P.: Zur Beurteilungsmethodik der Strahlenthera-
   pie des Bronchialcarcinoms. Radiologe 3, 175 (1963).
OESER, H.: Strahlenbehandlung der Geschwülste. München-Berlin: Urban
   und Schwarzenberg 1954.
OJALA, A.: Results of the cobalttherapy in inoperable carcinoma of
   the lung. Strahlentherapie 14o, 626 (197o).
OTT, A.: Ergebnisse der Telekobalttherapie beim inoperablen Bronchial-
   karzinom. Strahlentherapie 136, 6 (1968).
PAPE, R.: Biolgische Effekte von 1 Jahr lang täglich verabreichten
   kleinsten Röntgendosen. Strahlentherapie 84, 254 (1951).
PAULSON, D.L.: A philosophy of treatment for bronchogenic carcinoma.
   Strahlentherapie 14, 673 (1968).
PAUNIER, J.P.: Cancers bronchopulnonaires praxis, primitifs traitement
   radiothérapique. Schweiz. Med. Rdsch. 59, 173 (197o).
PIERQUIN, B., DUTREIX, J.M., TUBIANA, M.: Survie comparée entre deux
   séries de cancers bronchiques traites par 55oo et 75oo rads. J.
   Radiol. Électrol. 4o, 88 (1959).
PROBST, K., KAHR, E.: Morphologische Untersuchungen zur Strahlenbe-
   handlung des Bronchuscarcinoms. Strahlentherapie 116, 188 (1961).
RAYNAL, M.: Place de la radiothérapie dans le traitement du cancer
   bronchique. Vie méd. 51, 1945 (197o).
RISSANEN, P.M., TIKKA, U., HOLSTI, L.R.: Autopsy findings in lung
   cancer. Acta radiol. (Stockh.) 7, 433 (1968).
SCHMITZ-DRÄGER, H.G., OBERHOFER, G., THURN, P.: Zur Siebbestrahlung
   des Bronchialkarzinoms. Strahlentherapie 114, 481 (1961).
SCHNEPPER, E., VIEHBERG, H.: Ergebnisse der Kobalt-6o-Teletherapie
   des Bronchialkarzinoms. Strahlentherapie 133, 176 (1967).
SCHNEITZ, E., WITEK, E.: Die Lungenfunktion bei Telekobaltbestrahlung
   im Bereich des Thorax. In Druck.
SCHUHMACHER, W.: Neue strahlenbiologische Erkenntnisse zur Verbesserung
   der Strahlentherapie. In: Deutscher Röntgenkongress 1966, Teil B.
   München-Berlin: Urban und Schwarzenberg 1966.
SMITH, L., PARSINGHA, T.: Post irradiation surgery for bronchogenic
   carcinoma. Thorax 24, 457 (1969).
STECH, H.: Die Röntgenganzkörperbehandlung der operierten und inope-
   rablen bösartigen Geschwülste. Strahlentherapie 122, 358 (1963).
TASKINEN, P.J., VÄHÄTALO, S.: Feldkontrolle mit Kobalt-6o-Gammastrah-
   len während der gesamten Bestrahlungszeit. Strahlentherapie 136,
   557 (1968).
TESCHENDORF, W.: Ganzkörper- und Abschnittsbestrahlung beim Menschen
   (Teleröntgentherapie, Telestrahlentherapie). In: Handbuch d.med.
   Radiologie, 16. Bd. (Hrsg. VIETEN, H., WACHSMANN, F.). Berlin-
   Heidelberg-New York: Springer 197o.
TESCHENDORF, W., BLEHER, E.A.: Erste Erfahrungen mit einem 42 MeV
   Betatron bei der Therapie des Bronchialcarcinoms. Röntgen-Bl. 22,
   432 (1969).
TROTT, K.R.: Einige strahlenbiologische Aspekte der "Synchronisations-
   therapie" in der Tumorbehandlung. Strahlentherapie 142, 568 (1971).
VESIN, S.: Radiotherapie des primären Bronchuscarcinoms. Radiologe 3,
   195 (1963).

VIETEN, H., GREMMEL, H.: Bemerkungen zur Strahlenbehandlung des Bronchialcarcinoms. Radiologe 3, 2o4 (1963).
VIETEN, H., GÜNTHER, D.: Die Strahlenbehandlung des Bronchialcarcinoms. Dtsch. med. Wschr. 94, 1593 (1969).
WELLAUER, J., MARANTA, J.: Zur Stadieneinteilung des Bronchuscarcinoms nach dem TNM-System. Fortschr. Röntgenstr. 91, 555 (1959).
WERNER, K., BECKER, J., KUTTIG, H., SCHEER, E., WEITZEL, G.: Das Bronchuskarzinom in strahlenklinischer Sicht (II. Teil). Strahlentherapie 1o3, 348 (1957).
WILLNER, B., SCHMIDT-HERMES, H.J.: Beitrag zu den Frühergebnissen der Telekobaltbestrahlung des Bronchialkarzinoms. Strahlentherapie 139, 652 (197o).
WILSON, H.: Prognosis of lung cancer detected in community wide tbc surveys. Med. J. Aust. 55, II, 936 (1968).
ZUPPINGER, A., RENFER, H.R.: Die Röntgenvorbestrahlung. Radiol. clin. (Basel) 25, 384 (1956).
ZDANSKY, E., BORN, W., FRIDRICH, R.: Zur postoperativen Strahlentherapie des Lungencarcinoms. Schweiz. med. Wschr. 91, 1o75 (1961).

Mammographie

W. CZECH

Die drei wichtigsten Gewebsanteile der Brust - das Drüsenparenchym,
das fibröse Gewebe sowie das Fettgewebe - haben nur wenig unterschiedliche Absorptionskoeffizienten für Röntgenstrahlen und zeigen daher
auch nur geringe Kontrastunterschiede auf dem Röntgenbild. Trotzdem
ist es möglich, bei Verwendung weicher, vorgefilterter Röntgenstrahlen und einem entsprechenden Filmmaterial das Brustgewebe genügend
gut darzustellen und damit eine Aufdeckung pathologischer Veränderungen in ihrem Bereich zu ermöglichen.

Deshalb ist die Röntgenuntersuchung der Brust heute, optimale technische Einrichtung und damit gute Bilder sowie eine Beurteilung durch
einen erfahrenen Radiologen vorausgesetzt, neben der klinischen Untersuchung das wichtigste diagnostische Hilfsmittel bei der Erkennung
von Krankheiten der Brust. Sie ermöglicht in einer Vielzahl der Fälle
bereits eine sichere Diagnose; ihr Einsatz als Methode zur Früherkennung des Brustkrebses ist notwendig und allgemein unumstritten.

So führten mammographische Vorsorge- bzw. Gesundenuntersuchungen in
Verbindung mit einer exakten klinischen Begutachtung zur Aufdeckung
von 2 - 5 Brustkarzinomen unter 1.ooo subjektiv symptomlosen Frauen,
eine Zahl, die nahe an die Morbiditätsziffer heranreicht. Von diesen
erfaßten malignen Blastomen waren weit über 5o% als Frühstadium einzureihen. Da wir wissen, daß diese frühentdeckten Fälle eine weitaus
höhere Heilungs- und damit Überlebenschance haben als das kleinste
rein klinisch gefundene Karzinom, müßte unsere Zielsetzung eine Rönt-
genreihenuntersuchung der Brust aller Frauen ab einem bestimmten Alter
sein.

Dies ist aber wegen des hohen finanziellen und personellen Aufwandes
nicht möglich; eine Kompromißlösung bietet sich an: einerseits in dem
Bemühen, eine höhere Trefferquote, die heute bei etwa 83 - 92% liegt,
zu erzielen, andererseits in der Erfassung der Risikopatienten. Die
Treffsicherheit werden wir durch eine Verbesserung der Aufnahmegeräte
- hier ist die Entwicklung noch lange nicht abgeschlossen -, weiter
durch den vermehrten gezielten Einsatz ergänzender Untersuchungsmethoden im Rahmen und neben der Mammographie sowie durch das Bestreben
einer besseren Bildanalyse verbessern können. Die Auswahl von durch
Brustkrebs gefährdeten Frauen ergibt sich nahezu zwangsläufig aus
der Indikationsstellung zur Röntgenuntersuchung der Brust. Nach den
heutigen Erfahrungen käme es einem Kunstfehler gleich, die Mammographie beim Vorliegen folgender Gegebenheiten zu unterlassen:

1. Klinisch suspekter Befund:

   a) Tumorartige Veränderungen in der Brust (Indikation: Abklärung,
      ob gut- oder bösartig).

b) Unklarer Tastbefund wie bei Mastodynie, fettreicher Brust, mastopathisch veränderter Brust (Indikation: Erfassung okkulter maligner Veränderungen).

c) Kein sicherer Tastbefund wie bei verschieden großen Brüsten, akzessorischer Mamilla, eingezogener bzw. verzogener Mamilla, Ekzem um die Mamilla, sezernierender Mamilla (Indikation: Erfassung okkulter maligner Veränderungen).

2. Klinisch eindeutig maligner oder benigner Tastbefund (Indikation: Dokumentation bzw. Bestätigung des Befundes, genaue Ortsbestimmung, Tumorausbreitung, Versuch einer Artbestimmung).

3. Nach Ablatio einer Mamma: (Indikation: Periodische prophylaktische Untersuchung der verbliebenen Brust).

4. Nach konservativer Therapie nach Teilresektion einer Brust oder inoperablen Fällen: (Indikation: Verlaufskontrolle).

5. Zustand nach Probeexzision oder Entfernung eines gutartigen Tumors: (Indikation: Nachweis der tatsächlichen Entfernung des pathologischen Areals).

6. Auftreten von Metastasen außerhalb der Brust: (Indikation: Suche nach dem Primärtumor).

7. Prophylaktische Untersuchungen bei Frauen, die an Brustkrankheiten leiden wie Mastopathie, rezidivierende Zysten etc. und bei gehäuften Krebsvorkommen in der Familie: (Indikation: Nachweis okkulter maligner Veränderungen, Malignisierung benigner Veränderungen).

Anhand des Untersuchungsganges an unserem Institut soll auf die Problematik sowohl der klinischen Untersuchung als auch - im besonderen - der Mammographie und der sie ergänzenden Untersuchungsmethoden eingegangen werden. Die noch menstruierenden Frauen sollen grundsätzlich zwischen dem 2. und 4. Tag nach Ende der Regel untersucht werden, da sich:

1. die Brust zu diesem Zeitpunkt in einer Art Ruhezustand befindet,

2. die Grundstrukturen dadurch am deutlichsten zur Darstellung kommen und

3. die Vergleichsmöglichkeit dann am besten ist, wenn alle Frauen zum gleichen Zeitpunkt untersucht werden.

Die Erhebung einer genauen, gezielten Anamnese ist von größter Bedeutung. So lassen Zyklusunregelmäßigkeiten oder Dysmenorrhoen auch dysplastische Veränderungen in der Brust erwarten. Nach Geburten, Fehlgeburten und nach langem Stillen treten meistens typische Strukturverschiebungen auf, die zu kennen eine wichtige Voraussetzung zur richtigen Interpretation der Röntgenbilder ist. Bei langzeitiger Antikonzeptivanahme kann es häufig zu ausgeprägten Bildern einer Mastopathie kommen. Auch Schilddrüsen- und Hypophysenerkrankungen beeinflussen hormonell die Brustdrüse und damit ihr röntgenologisches Erscheinungsbild. Oftmalige Operationen weisen auf die sehr häufig rezidivierenden Zysten und Fibroadenome hin.

Eine Erhebung der subjektiven Beschwerden wie deren Beginn und Art schließt die Anamnese ab, wobei einem Irrglauben entgegentretend, erwähnt sei, daß das erste subjektive Zeichen eines Mammakarzinoms sehr wohl der Schmerz sein kann!

Die nachfolgende Inspektion der Brüste, der klavikulären und axillären Regionen, kann oft schon zu einer Diagnose hinführen. Sie erfolgt im Stehen und Liegen, manchmal auch in vorgebeugter Haltung, mit anliegenden, erhobenen und in die Seite gestützten Armen.

Menarche: Partus:

Menopause: Stillen:

letzte Menses: Abortus:

Zyklus:

Dysmenorrhoe:

Hormontherapie:

Gyn. und Brustop.:

Familienanamnese:

Tastbefund:

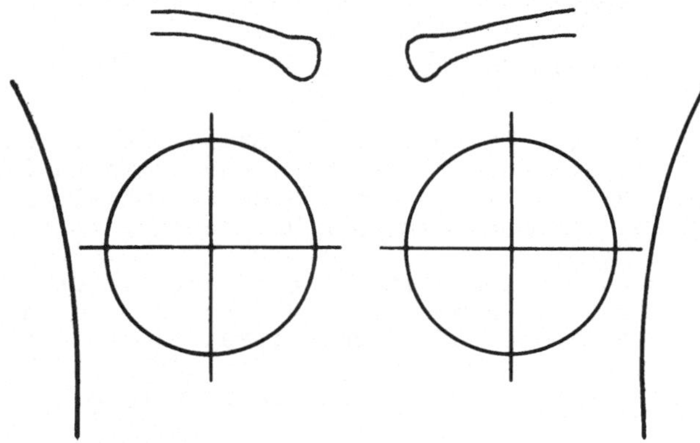

Abb. 1. Erhebungsblatt für die Anamnese und den Inspektions- und Tastbefund

Es muß auf folgendes geachtet werden:

1. Veränderungen des Gesamtbrustkörpers:
    a) Größenunterschiede (evtl. angeboren einseitig als Hypomastie). Cave: eine Brust ist normalerweise immer etwas größer.
    b) Formdifferenz (u.a. postoperativ, durch ein Blastom).
    c) Lageasymmetrie.
2. Veränderungen der Haut:
    a) Vorwölbung (u.a. gutartiger Tumor, expansives Malignom etc.).
    b) Abflachung (u.a. szirrhöses Karzinom etc.).
    c) Einziehung, besonders bei Hochheben oder Einstemmen der Arme (u.a. Krebsnabel, Narbenzug etc.).
    d) Rötung (Mastitis, inflammiertes Karzinom etc.)
    e) Knötchenbildungen (u.a. Lenticuli etc.).
    f) Apfelsinenschalenhaut (Lymphödem der Haut bei Lymphangiosis carcinomatosa).
    g) Ulzerationen (Karzinomdurchbruch etc.).

3. Veränderungen der Brustwarze und der Areola:

   a) angeboren: Hohl- oder Schlupfwarze; akzessorische Mamillen
      (Polythelie) im Milchleistenbereich.

   b) Verziehung (meist mit Hinweis auf einen eventuellen Tumorsitz).

   c) Einziehung, besonders bei Hochheben und Einstemmen der Arme.

   d) Vorwölbung (gutartiger Tumor, expansives Malignom etc., Gynäko-
      mastie, Abb. 9).

   e) Ekzematöse Veränderungen, Erosionen, Rötung (u.a. Morbus Paget).

   f) Sekretion aus der Mamilla (gut- oder bösartige intraduktale
      Hyperplasien).

Auch die Palpation sollte im Stehen und Liegen und bei verschiedener
Armstellung durchgeführt werden. Jede Brust wird bimanuell betastet;
bei unklarem Tastbefund kann eine gleichzeitige bilaterale vergleichende Untersuchung manchmal Aufschluß über tatsächliche, die normale
geringe Seitendifferenz überschreitende pathologische Veränderungen
ergeben.

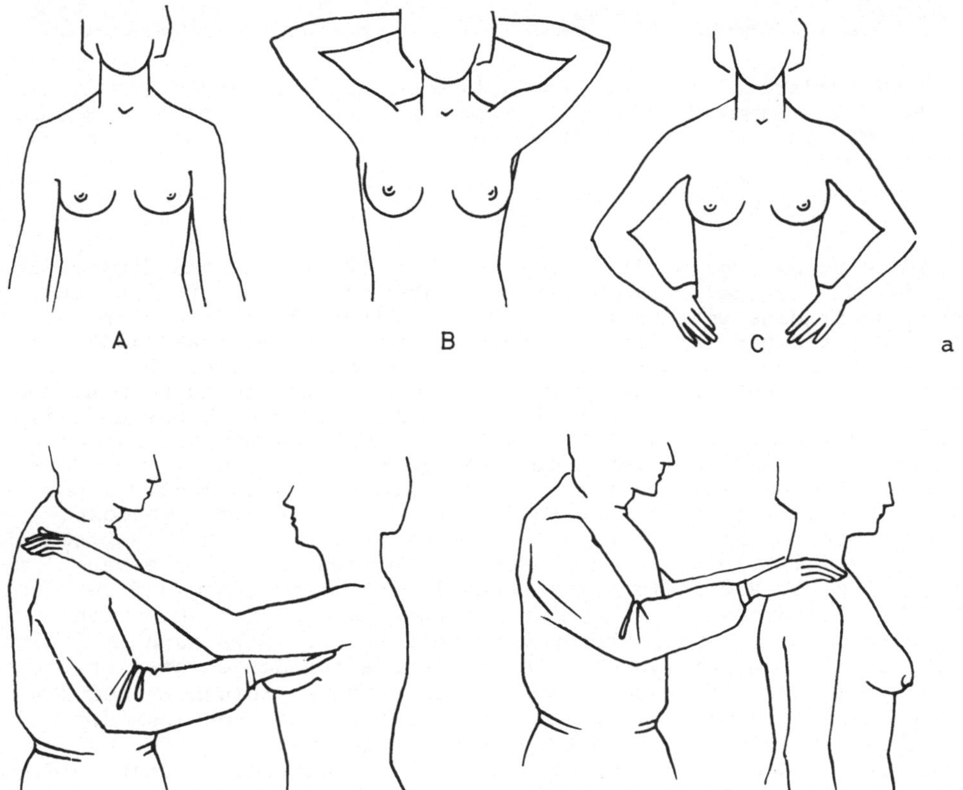

Abb. 2. a) Inspektion und Palpation der Brüste bei hängenden Armen (A),
bei erhobenen Armen (B) und bei in die Seite gestützten Armen (C) (aus
WIDOW, 1968). b) Nachweis eventueller Lymphknotenabsiedelungen. Palpation der Axillen (F) und der Supraklavikulargruben (G) (aus WIDOW, 1968)

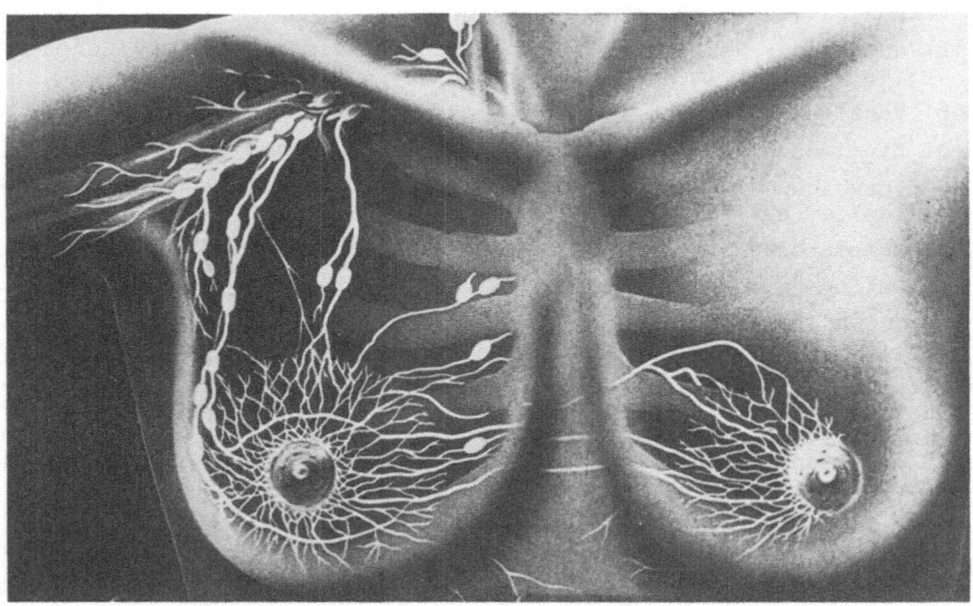

Abb. 3. Trickdarstellung des Lymphabflusses der weiblichen Brust
(aus dem Film: Mamma-Karzinom, Diagnose und Therapie. Autoren: BECKER,
W.D., u. MOORTHI, M.K., im Auftrag der ASTA-Werke AG., Chem. Fabrik,
4812 Brackwede)

Die weiche Strahlung, wählbar zwischen 25 - 42 kV, und die Kompression
der Brust mit verstellbaren Tuben vermindern die Streustrahlung und
ergeben somit eine weitaus bessere Bildqualität als andere Methoden.
So sind die für ein Karzinom oft pathognomonischen Mikrokalzifikationen erst mit dieser Weichstrahlkompressionsaufnahme wirklich eindeutig
zu erkennen. Verschieden große Tuben erlauben gezielte Aufnahmen, und
die schnell und ausgiebig verstellbare Einheit (Röhre, Tubus und Film-
halter) ermöglicht verschiedene Varianten der Aufnahmerichtung; die
oft so wichtige axilläre verlängerte Aufnahme zum Nachweis weit lateral oben gelegener Tumoren ist erst mit diesen Geräten möglich. Der
Mammomat ist mit einer Molybdänanode bestückt - die durch Monochro-
matismus höchsten Kontrast ergibt -, besitzt eine Belichtungsautomatik,
die für spezielle Aufnahmen ausgeschaltet werden kann, und einen Film-
halter mit einer Vorrichtung zur schnellen Filmmarkierung und der Möglichkeit, Patientennamen und Daten mitzuphotographieren. Die Untersuchung wird am besten im Stehen durchgeführt, ist aber auch im Sitzen
und Liegen möglich. Die angeführten Eigenschaften des Gerätes erlauben
eine schnelle, exakte, auch gebrechlichen Personen zumutbare Aufnahme-
technik. Eine geschulte Assistentin benötigt für die routinemäßig
durchgeführten 4 Aufnahmen an einer Patientin etwa 3 - 5 min. Von
jeder Brust werden grundsätzlich 2 Aufnahmen angefertigt, eine axiale
im kraniokaudalen Strahlengang, die mehr der Lagebestimmung einer
pathologischen Veränderung dient, und eine seitliche im mediolateralen
Strahlengang, da der Großteil des Drüsenparenchyms und damit auch die
meisten der pathologischen Veränderungen im lateralen Brustanteil lokalisiert sind und in dieser Projektion plattennahe zu liegen kommen.
Die seitliche Aufnahme ist die diagnostisch wertvollere.

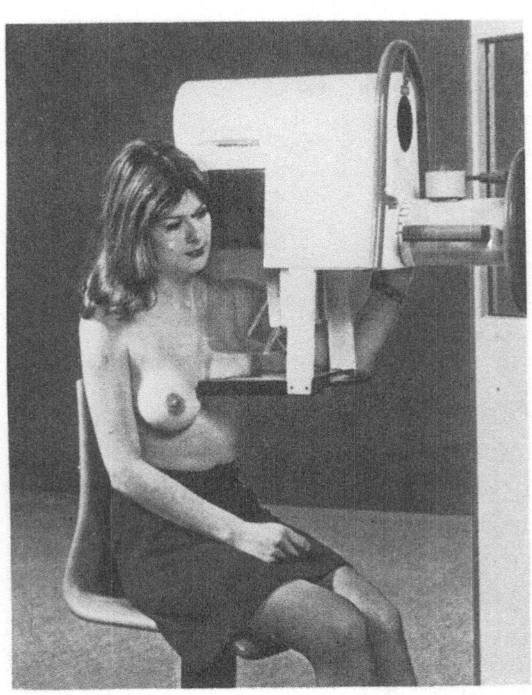

Abb. 4. Untersuchung im Sitzen.
Standardeinstellung im
kraniokaudalen Strahlengang
(Mammomat, Fa. Siemens)

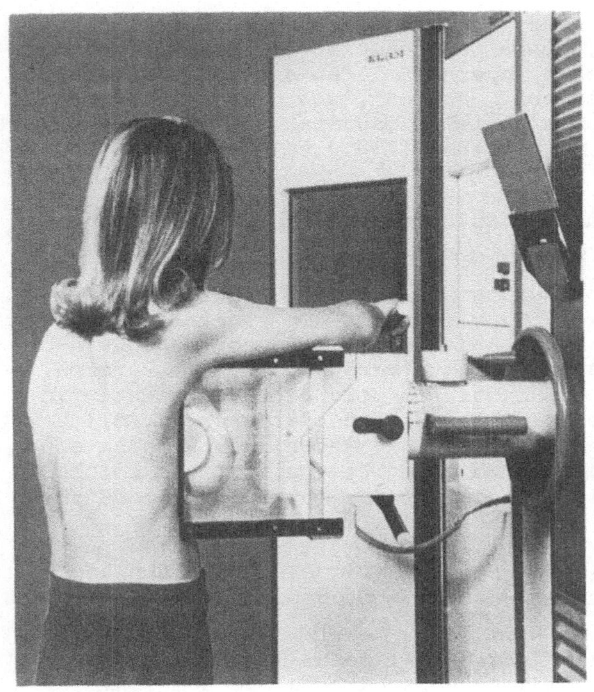

Abb. 5. Untersuchung im Stehen.
Standardeinstellung im
medio-lateralen Strahlengang
(Mammomat, Fa. Siemens)

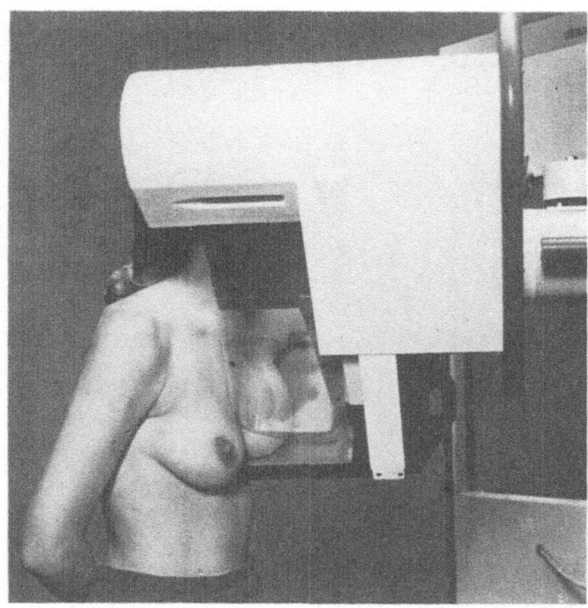

Abb. 6. Untersuchung im Stehen. Axilläre verlängerte Aufnahme im
schrägen Strahlengang (Mammomat, Fa. Siemens)

Die angeführten Aufnahmerichtungen können einfach umgekehrt werden,
es ist dadurch leicht möglich, suspekte Areale in der Brust immer
soweit als möglich plattennahe zu lagern. Sollten die beiden Standardaufnahmen zu wenig Aufschluß ergeben, besteht, wie bereits erwähnt,
die Möglichkeit, den Befund durch gezielte oder tangentiale und axillär (Abb. 11, 12) verlängerte oder rein axilläre Aufnahmen eventuell
zu klären.

Die erzielbaren Aufnahmen sind kontrastreich und scharf und als derzeit optimal zu bezeichnen.

Für die Deutung eines Röntgenbildes ist eine große Erfahrung notwendig. Grundvoraussetzung ist die genaue Kenntnis der vielfältigen Erscheinungsbilder der normalen Brust und die Beachtung oft unschein-
barer, mehr oder weniger typischer Strukturveränderungen im Bereich
des Brustgewebes, der Kutis und Subkutis. Außerordentlich wichtig in
diesem Zusammenhang ist ein genauer Vergleich beider Brüste; sollte
sich ein asymmetrisches Bild ergeben, ist auf jeden Fall auch an ein
malignes Blastom zu denken und nach weiteren Zeichen für ein solches
zu suchen. Dies trifft vor allen Dingen für das so vielfältige Strukturbild der Mastopathien zu.

Wenn wir von den Veränderungen während der Periode und der Schwangerschaft absehen, zeigt die gesunde Brust im Röntgenbild im wesentlichen
3 Erscheinungsbilder:

1. Die parenchymreiche Brust der jungen Nullipara. Man erkennt im
Röntgenbild eine dichte, fast homogene Verschattung mit dem schmalen
subkutanen Aufhellungsband des Fettgewebes; auch die schmale "Basislinie" gegen die Thoraxwand ist durch Fett bedingt.

2. Die "halbvolle" Brust, mit der mehr oder weniger starken, individuell sehr verschiedenen Rückbildung des Drüsenparenchyms, dessen
Rest dann vorwiegend lateral oben gelegen ist und in Form einer unregelmäßig begrenzten, inhomogenen Verschattung zur Darstellung kommt.
Dieses Bild findet sich im mittleren Lebensalter und normalerweise
nach Geburten auch bei ganz jungen Frauen.

3. Die "leere" Brust, das Drüsengewebe fehlt gänzlich, man erkennt
einzelne Gefäße (Venen) und das mehr oder weniger gut ausgebildete
Corpus fibrosum. Dieses Erscheinungsbild kann man bei alten Frauen
oder jungen Multipara beobachten.

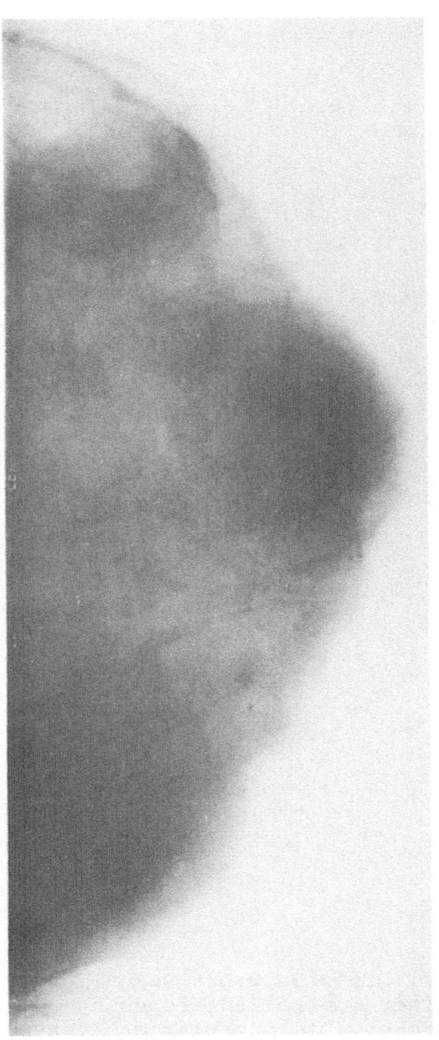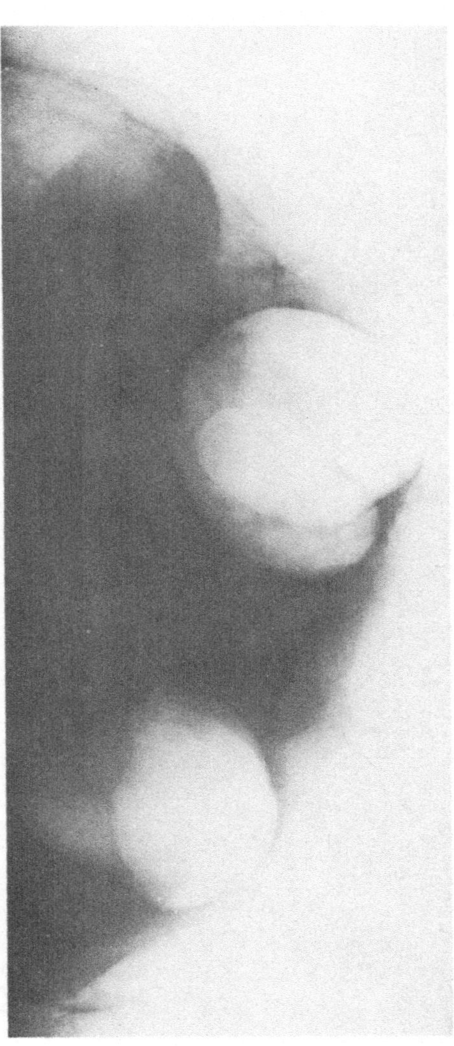

ab

Abb. 7. a) Aufnahme im axialen Strahlengang. Zysten im vorderen Anteil
der Brust. b) Dieselbe Brust wie a) nach Punktion zweier Zysten und In-
sufflation von Luft in den Zystenbalg. Glatte unauffällige Innenkontu-
ren der Zystenwand

Bei der Besprechung pathologischer Veränderungen im Röntgenbild der
Brust soll, der Konzeption dieses Buches entsprechend, vor allen
Dingen auf die blastomatösen Prozesse der Mamma eingegangen werden.
Zu deren Diagnose wird allgemein ein erprobtes Schema angewandt, bei
dem direkte und indirekte Tumorzeichen unterschieden werden. Eventuelle pathologische Veränderungen, sei es nun des Parenchyms, der Haut
oder der Mamilla und der Subkutis werden nach folgenden Faktoren
beurteilt:

Form, Größe, Begrenzung, Dichte, Lokalisation, Symmetrie und eventuelle Veränderungen einzelner dieser Faktoren im Laufe der Zeit, mit
oder ohne Behandlung.

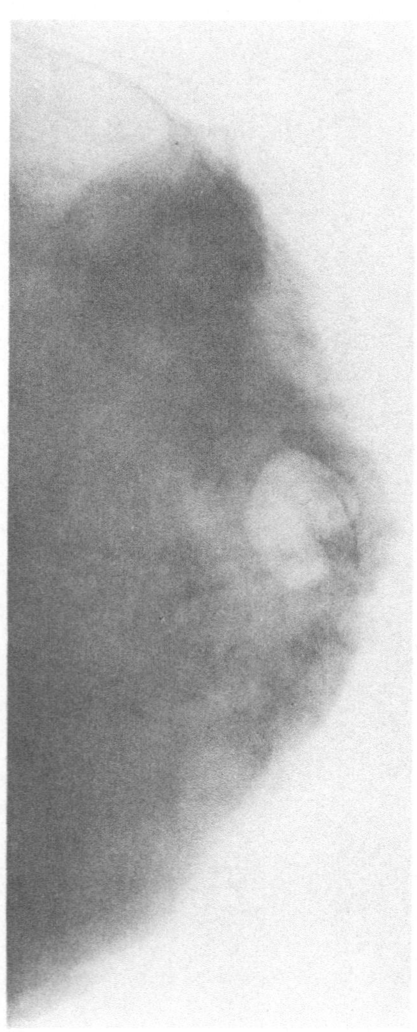

Abb. 7. c) Dieselbe Brust wie a) und
b) bei einer Kontrolluntersuchung
nach 8 Wochen. Die punktierten Zysten
haben sich deutlich verkleinert

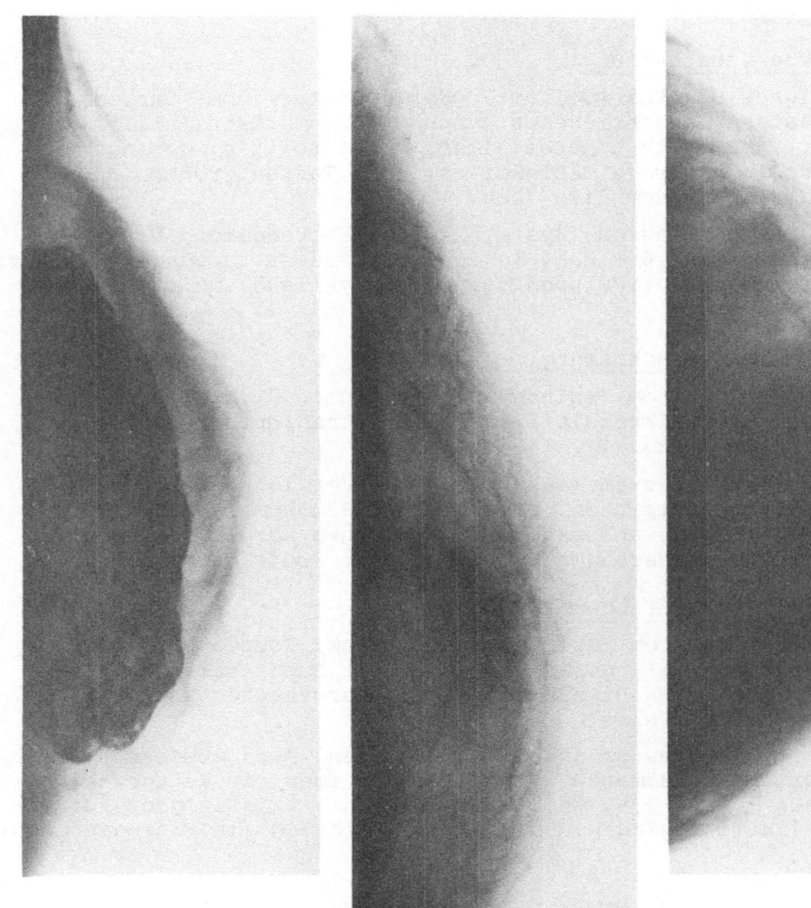

Abb. 8

Abb. 9

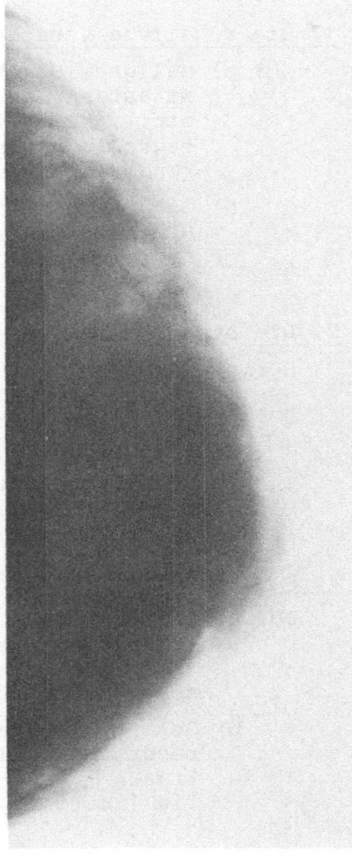

Abb. 1o

Abb. 8. Verkalktes Fettgewebe nach kosmetischer Fettgewebsimplantation

Abb. 9. Gynäkomastie. Kleine Milchdrüsengewebsinsel retromamillär bei einem 45jährigen Mann

Abb. 1o. Abszeß. Im vorderen Brustanteil findet sich eine marillengroße, sehr dichte, homogene, rundliche Verschattung

<u>Direkte Tumorzeichen</u>

<u>1. Die rundliche Verschattung</u>:

DD: a) Malignes Blastom (Gallert- oder Adenokarzinom, Sarkom, Metastase, umschriebenes lymphogranulomatöses Infiltrat etc.), meist in höherem Alter, meist solitär, geringe Begrenzungsunregelmäßigkeiten, beim Tasten größer imponierend als auf dem Bild (Abb. 12).

b) Gutartiges Blastom (Zyste, Adenom, Fibroadenom, Lipom, Hämatom, Abszeß - Abb. 1o -, etc.), meist in jüngerem Alter, häufig multipel, Fibrom meist polyzyklisch, meist mit Halo (Fettsaum).

<u>2. Die sternförmige Verschattung</u>:

DD: a) Malignes Blastom (szirrhöses Karzinom), dichteres Zentrum, in 3o - 4o% Mikrokalzifikationen, strahlenförmige Ausläufer (Krebsfüße, Abb. 11, 13 u. 14).

b) Gutartiges Blastom (mastopathische Verdichtungen, Narben nach Probeexzisionen, resorbiertes Hämatom, abgeheilter Abszeß, Fettgewebsnekrose), mit dünnem Körper, Form- und Strukturveränderungen bei geänderter Projektionsrichtung.

<u>3. Punktförmige Verschattungen</u>:

DD: a) Malignes Blastom (szirrhöses Karzinom, Komedokarzinom, Paget-Karzinom), gerade (oft nur mit Lupe) erkennbar, oft unter o,1 mm, sehr zahlreich, wie verstreutes Salz, an umschriebener Stelle.

b) Gutartiges Blastom (nach Entzündungen, nach Abszessen, nach resorbierten Hämatomen, in Fibroadenomen, in Fettgewebsnekrosen - Abb. 8 -, Gefäßverkalkungen), relativ groß, streifig (in Milchgängen und Gefäßen), schalig (in Fibroadenomen).

<u>Indirekte Tumorzeichen</u>

<u>1. Vermehrte und erweiterte Gefäße</u> (fast ausschließlich Venen):

DD: a) Maligne Blastome (in 53% aller Fälle, nur in Tumornähe, korkzieherartig).

b) Gutartige Blastome (in 25% aller Fälle, meist in der ganzen Brust).

Bei diesem Punkt ist ein Symmetrievergleich besonders wichtig!

<u>2. Verdickung der Haut</u> (meist durch ein Ödem bedingt):

DD: a) Maligne Blastome (hautnahe Malignome mit primärer Lymphangiosis carcinomatosa, sekundäre Lymphangiosis carcinomatosa, infiltrierendes entzündliches Karzinom), Systemerkrankungen (Morbus Hodgkin, Leukämie), meist umschrieben, mit Tumorschatten oder anderen typischen Zeichen.

b) Gutartige Ursachen (Bestrahlungsfolge, Ödem bei Einflußstauungen, evtl. bei dekompensierten Herzkranken), meist im Bereiche der ganzen Brust, entsprechende Klinik.

Bei gutartigen Tumoren ist eine Hautverdickung nie zu beobachten.

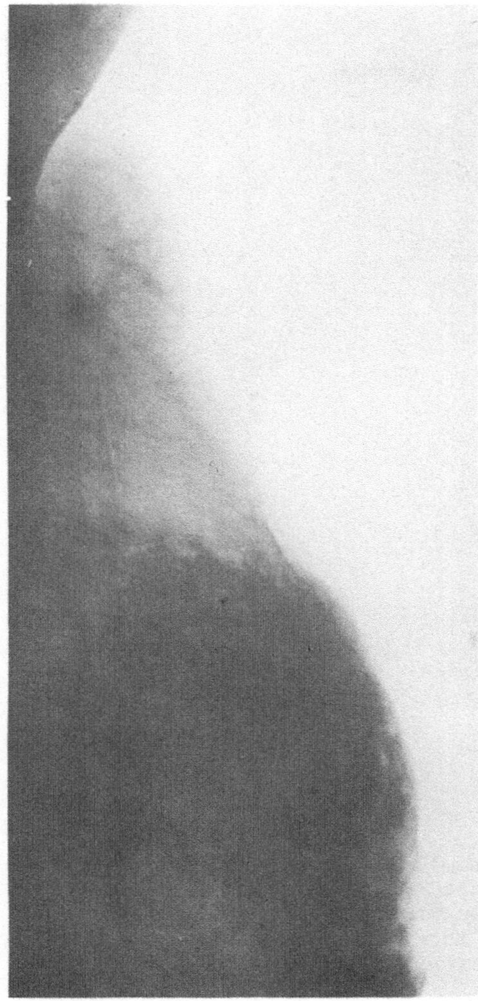

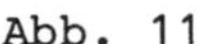

Abb. 11

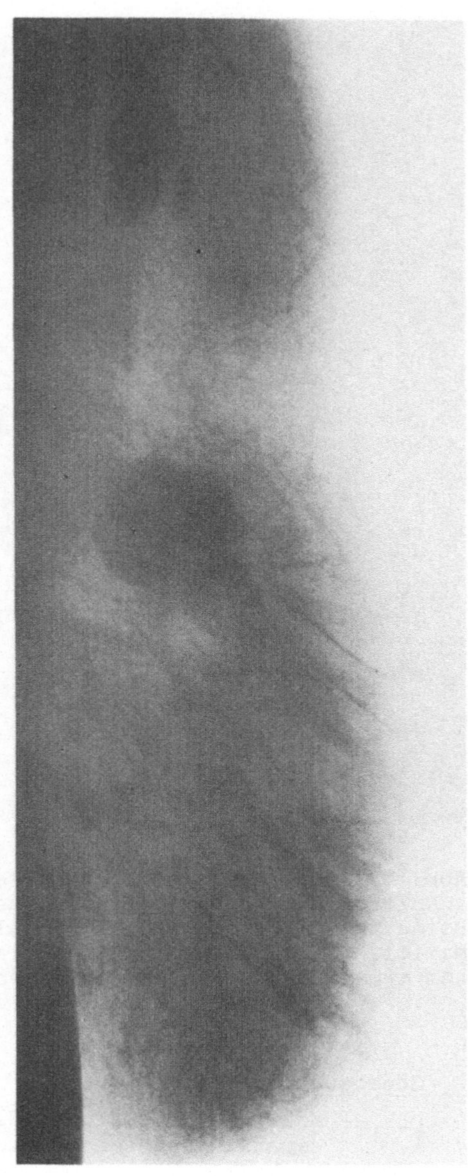

Abb. 12

Abb. 11. Kleines, nicht palpables szirrhöses Karzinom im axillären Fortsatz der Brust. Auf den Standardaufnahmen (axial und seitlich) war der Tumor nicht zu sehen, nur auf einer axillären verlängerten Einstellung. Kleine sternförmige Verdichtung im axillanahen Anteil der Brust, die eine Mastopathia fibroplastica erkennen läßt

Abb. 12. Axillennahes Karzinom mit Lymphknotenmetastasen. Nur auf einer axillär verlängerten Aufnahme zur Darstellung gekommene kirschgroße Verdichtung mit unregelmäßigen Konturen im vorderen Anteil mit strahligen Ausläufern in diesem Bereich. Dattelgroße Verschattung in der Axilla

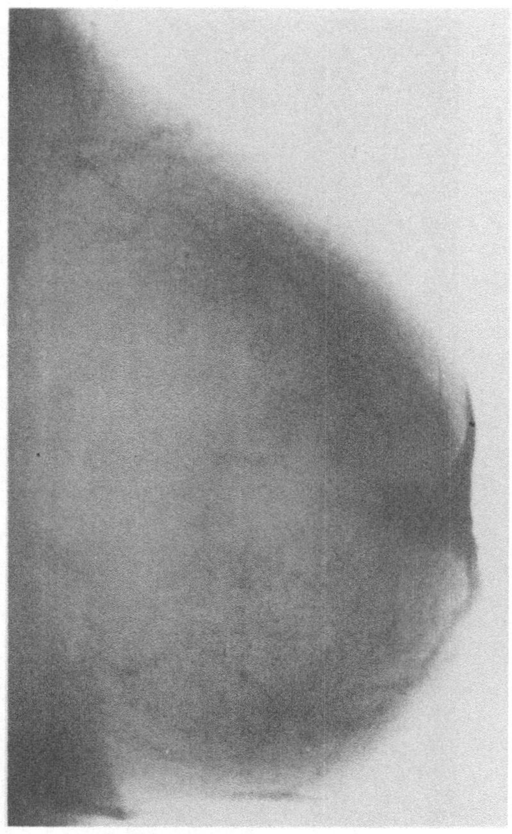

Abb. 13. Doppelkarzinom. Knapp retromamillär und im unteren Brustab-
schnitt findet sich je eine bohnengroße sternförmige Verdichtung.
Beide zeigen strahlenförmige Ausläufer in das umliegende Gewebe. Die
Mamilla ist eingezogen, die Kutis in ihrem Bereich verdickt. Vermehrte
und erweiterte Gefäße im vorderen Brustanteil

3. Gewebsverlagerungen:

    DD: a) Maligne Tumoren: Das Gewebe wird "angezogen" (Ausnahme:
            expansiv wachsende Tumoren wie Gallert- oder Adenokarzinom,
            Sarkom).

       b) Gutartige Tumoren (expansives Wachstum), das Gewebe wird
          verdrängt, das Fett komprimiert (Halobildung), das fibröse
          Gewebe weicht flachbogig aus.

4. Hautabflachung und Hauteinziehung:

    DD: a) Maligne Tumoren (alle hautnah gelegenen sczirrhösen Karzi-
           nome.

       b) Gutartige Tumoren (Narben, Restzustände nach hautnah gele-
          genen Hämatomen oder Abszessen).

    Bei gutartigen hautnahen Tumoren wölbt sich die Haut oft vor.

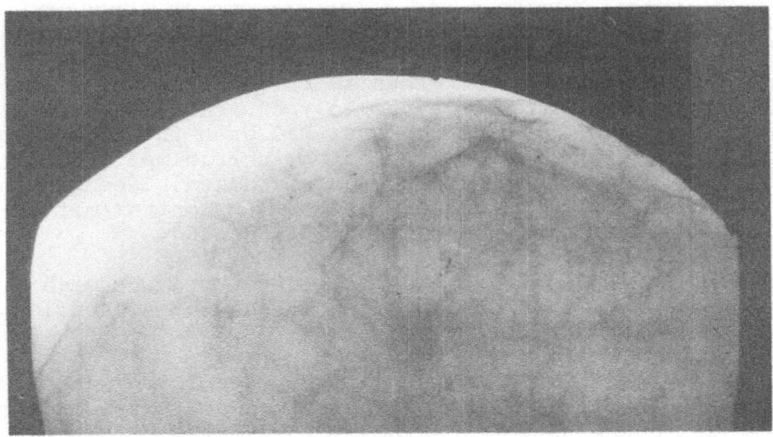

Abb. 14. Kleines szirrhöses Karzinom, welches nur auf einer gezielten
Kompressionsaufnahme zu erkennen war. Kleine sternförmige Verdichtung
mit Krebsfüßchen. Mikrokalk etwas vor dem Tumor gelegen

In dieses Schema nicht einzubauen, jedoch von eminenter Bedeutung,
vor allen Dingen für die Früherkennung des Brustkrebses, sind die
Röntgenkontrolluntersuchungen nicht gleich abgeklärter Fälle. Die
häufigste Fehlermöglichkeit trotz Beachtung dieser wichtigsten diagnostischen Tumorzeichen besteht vor allen Dingen bei den Brüsten
junger Frauen, vor allem Nullipara, bei bestehender Mastopathie oder
Entzündung, bei Untersuchungen vor oder während der Menstruation,
nach oder bei Hormontherapie (Pille) und natürlich auch während der
Schwangerschaft und der Stillperiode; dabei kann die Verzögerung der
Diagnose in der Gravidität bis zu 3 Monaten, während des Stillens bis
zu 6 Monaten betragen.

Im Rahmen der Mammographie stehen uns einige Zusatzuntersuchungen zur
Abklärung unsicherer Befunde zur Verfügung: So gestattet uns die Punktion, eine Differentialdiagnose zwischen einer Zyste und einem soliden
Tumor wie z.B. einem Adenom oder Fibroadenom. Handelt es sich um eine
Zyste, wird die abpunktierte Flüssigkeit zur zytolotischen Untersuchung eingesandt und in die Zyste Luft insuffliert (Pneumographie).
Dadurch ist eine Beurteilung der Zysteninnenwand in Bezug auf eventuelle Unregelmäßigkeiten (z.B. Tumorsporn) leicht möglich. Die punk-
tierte Zyste bildet sich in der Regel nach 6 - 8 Wochen vollkommen
zurück; das ist ein wertvoller therapeutischer Nebeneffekt, zumal
operierte Zysten häufig rezidivieren (Abb. 7 a-c). Aus einem soliden
Tumor werden durch eine Saugbiopsie mit einer gewöhnlichen Einmalnadel
oder durch eine Gewebsstanze kleine Gewebsteilchen gewonnen und histologisch untersucht. Die Punktion eines suspekten Verdichtungsareals
wird nur beim Nachweis von Tumorzellen eine beweisende Aussage ermöglichen, eine negative Probe schließt einen Tumor nicht aus.

Bei Patienten mit sezernierenden Brüsten machen wir grundsätzlich,
sollte nicht schon klinisch oder am Röntgensummationsbild ein eindeutiger Befund erhoben worden sein, eine Dukto- bzw. Galaktographie.
Aufallend ist, daß nur bei etwa 5% der malignen Milchgangsprozesse
eine blutig-seröse Absonderung beobachtet wird, beim Papillom aber
in ungefähr 9% aller Fälle. Nach einem Abstrich von der Mamilla wird

der sezernierende Milchgang sondiert und dilatiert und in ihn etwa
1 - 2 ml wasserlösliches Kontrastmittel unter leichtem Druck injiziert.

Im Bereich des gefüllten Milchganges können im Falle einer gutartigen
Hyperplasie (z.B. einem Papillom oder einem Polypen) rundliche oder
ovale Füllungsaussparungen gesehen werden. Bei malignen intraduktalen
Veränderungen erkennt man Wandunregelmäßigkeiten, unregelmäßig begrenzte, zentrale oder wandständige Füllungsaussparungen, Einengungen
des Ganges oder einen kompletten Stop, oft auch einen Kontrastmittel-
übertritt in das umliegende, scheinbar geschädigte Gewebe.

Eine Ektasie des gesamten Milchganges und kleine Zysten im Bereich
der terminalen Verzweigungen sind häufig Nebenbefunde und sicherlich
oft auch für eine Sekretion verantwortlich.

Neben diesen Zusatzuntersuchungen, die nur vom Röntgenologen durchgeführt werden, stehen uns mit der Thermographie und dem Ultraschall
(Echographie) zwei weitere ergänzende Methoden zur Verfügung. Erstere
ist manchmal bei der Auffindung kleiner, oberflächlich gelegener
Malignome, die eine heiße Zone bis zu 2 Grad gegenüber dem Vergleichs-
feld der anderen Brust zeigen können, wertvoll; gutartige Tumoren
sind mit der Thermographie nicht nachweisbar. Der Ultraschall ermöglicht fast immer eine Differentialdiagnose zwischen Zyste oder soli-
dem Tumor, hat jedoch sonst gegenüber der Röntgenuntersuchung keinen
weiteren Vorteil. Als weitere Untersuchungsart steht uns die Diaphano-
skopie zur Verfügung, bei der die Brust in einem abgedunkelten Raum
mit einem stark gebündelten Licht durchleuchtet wird; ein Lipom erscheint z.B. hell, ein Blastom dunkel.

Die Infrarotaufnahme der Brustdrüsen gibt auf dem Umweg über das Ge-
fäßbild, vor allem der Venen, indirekt Aufschluß über das Vorliegen
pathologischer Veränderungen in einer Brust. Arteriographie, Veno-
graphie und Lymphographie könnten wohl vereinzelt eine Erweiterung
des Befundes ergeben, doch stehen die zu erwartenden geringen neuen
Erkenntnisse in keinem Einklang zum gegebenen Risiko und Aufwand.

In letzter Zeit tritt eine neue Methode der Mammadiagnostik, eigentlich eine Abart der Mammographie, immer mehr in den Vordergrund, die
Xeroradiographie. Sie ist auch eine Röntgenuntersuchung der Brust,
bei welcher das Bild jedoch nicht durch einen photographischen, sondern durch einen elektrischen Vorgang zustandekommt, ohne daß Dunkelkammern oder chemische Lösungen erforderlich wären. Nach den bisherigen Erfahrungen hat die Xeroradiographie gegenüber der konventionellen
Mammographie folgende Vorteile:

1. Alle Strukturen der Mamma, von der Haut bis zur und inklusive der
Thoraxwand sind auf einer einzigen Aufnahme gleich gut dargestellt.

2. Durch einen verstärkten Randzoneneffekt werden die pathologischen
Veränderungen stärker akzentuiert und dadurch leichter erkennbar.

3. Man erhält innerhalb von 9o sec ein positives Strukturbild der
Mamma auf Papier, welches man bei Tageslicht betrachten kann, wodurch
die Interpretation erleichtert wird.

4. Die Belichtungszeit und damit die Strahlenbelastung der Haut sind
geringer, und es sind

5. wie bereits erwähnt, keine Dunkelkammern oder chemische Lösungen
erforderlich.

Der routinemäßige Einsatz dieses Gerätes bzw. dieser Methode scheitert
derzeit noch an der geringen Anzahl der zur Verfügung stehenden Appa-

rate und an den hohen Kosten der nur im Leasing-Verfahren erhältlichen Geräte.

Zusammenfassung

Die Mammographie - als Weichstrahl- oder xeroradiographisches Verfahren -, derzeit neben einer exakten klinischen Untersuchung sicherlich die wichtigste diagnostische Methode zur Erkennung von Brusterkrankungen, ermöglicht in vielen Fällen allein eine Früherkennung maligner Veränderungen, läßt in einem hohen Prozentsatz eine Differentialdiagnose zwischen gut- und bösartigen Blastomen zu und verhindert einerseits unnötige und veranlaßt andererseits notwendige Probeexzisionen. Nicht zuletzt gibt sie Aufschluß über den therapeutischen Effekt einer Bestrahlung oder einer anderen Behandlungsart und hat uns nebenbei einen Einblick in die physiologischen Veränderungen der Brustdrüse gewährt.

Literatur

BUTTENBERG, D., WERNER, K. Die Mammographie. Stuttgart: Schattauer 1962.
DOBRETSBERGER, W.: Die Röntgendiagnostik der Brustdrüse. Wien: Maudrich 1972.
EGAN, R.L.: Mammography. Springfield/Ill.: Ch.C. Thomas 1972.
GERSHON-COHEN, J.: Atlas of mammography. Berlin-Heidelberg-New York: Springer 197o.
GROS, Ch.: Les maladies du sein. Paris: Masson 1963.
SEIFERT, J.: Das Mammogramm und seine Deutung. Darmstadt: Steinkopf 1971.
WIDOW, W.: Atlas zur klinischen Diagnostik des Brustdrüsenkrebses. Berlin: Akademie-Verlag 1968.
WITT, H., BÜRGER, H.: Mammadiagnostik im Röntgenbild. Berlin: Walter de Gruyter 1968.
ZINSER, H.K.: Mammakarzinom. Stuttgart: Thieme 1972.

Therapeutische Taktik beim Mammakarzinom

A. PRIESCHING

Ätiologie und *klinische Pathologie* der Mammakarzinome haben eine stete
Präzisierung erfahren; die *diagnostische Trefferquote* palpabler Tumoren
beträgt nahezu 1oo%, und die technische und klinische Radiologie be-
mächtigen sich zunehmend der *Frühdiagnose* stummer maligner Prozesse.
Die *chirurgische Technik* ist nach herkömmlichen Kriterien perfektioniert,
die übrigen Therapien sind zwar noch ausbau- oder entwicklungsfähig,
derzeit aber schon grundsätzlich standardisierbar. Die *therapeutische
Technik* hingegen ist in verwirrende Kontroversen geraten. Sie scheint
der Kritik an den traditionellen Methoden und der scheinbaren Gleichwertigkeit konträrer Behandlungen kaum mit Argumenten begegnen zu
können.

Zur Überwindung dieser Situation müssen Therapiepläne vom Boden gesicherter Erkenntnisse ausgehen. Wo diese Basis fehlt, beginnt die
klinische Forschung. Diese verlangt methodisch den Planversuch und
sachlich die Teamarbeit. Prioritäten ergeben sich hierbei aus der
Häufigkeit und dem Gewicht der nosologischen Fakten. Die Therapie des
Mammakarzinoms ist in diesem Sinne ein vorrangiges Problem.

Entwicklungsphasen in der Therapie des Mammakarzinoms

Die Therapiekonzepte beim Mammakarzinom lassen *drei Entwicklungsphasen*
erkennen:

Die *erste Phase* ist durch eine möglichst vollständige Ausrottung von
Primärtumor und regionalen Lymphabflußwegen gekennzeichnet. Die ungewöhnlich häufigen Lokalrezidive nach begrenzten Tumorexzisionen ver-
anlaßten Ch. H. MOORE (1867) zur Wegnahme der gesamten Brust mit den
erreichbaren axillären Drüsen, in der Folge VOLKMANN (1865) zur Mitnahme der Pektoralisfaszie und schließlich ROTTER (1887, 1896), HEI-
DENHAIN (1889), HALSTED (1894-95, 19o7) und MEYER (1894, 19o5) zur
Mitnahme der Brustmuskel.

Insbesondere in Europa wurden diese chirurgischen Maßnahmen bald
(BÉCLÈRE, 1925, 1926; PFAHLER, 1922-23) durch eine zunächst postope-
rative (DIETHELM, 1957; MEYER, 1922) und später auch präoperative
Strahlentherapie (SCHMIEDEN, 1922; WINTZ, 1924) ergänzt.

Gleichzeitig wurden die Vorschläge HALSTEDs (19o7) aufgegriffen und
die Lymphadenektomie auf die Mammaria-Kette (ARIEL, 1955; CACERES,
1967; URBAN, 1951, 1964; VERONESI u. ZINGO, 1967) und auch auf die
Supraklavikularregion ausgedehnt (DAHL-IVERSEN u. TOBIASSEN, 1963;
LEWIS, 1953; WANGENSTEIN).

Die Rezidivfrequenz in den weder chirurgisch noch radiologisch erfaßbaren Bereichen führte auf Grund der frühen Beobachtungen von COOPER
(zit. bei BRUNNER u. MARTZ) und BEATSON (1896) und dem Vorschlag
SCHINZINGERs und anderer (vgl. BRUNNER u. MARTZ, 1973) bei Menstruierten zur zusätzlichen ("prophylaktischen") Kastration, entweder als
Ovarektomie oder als Ovarbestrahlung.

In der *zweiten Phase* wurde die chirurgische Radikalität strahlentherapeutisch ersetzt. Eingeleitet wurde dieses Konzept durch den Radiologen McWHIRTER (1948, 1949, 1955, 1964), der in Zusammenarbeit mit
Chirurgen aus Edinburgh zeigte, daß nach einfacher Mastektomie - ohne
Drüsenentfernung - und intensiver Strahlentherapie bemerkenswerte
Überlebensraten resultierten. In der Folge wurde dieses Verfahren
einerseits vielfach als Therapie der Wahl angesehen (KAAE, 1964, 1969;
KÄRCHER, 197o; OESER u. ALBRECHT, 1964; RAPPERT, 1969) und andererseits gezeigt, daß die verschiedenen Möglichkeiten der Hochvolt-The-
rapie in Kombination mit einer bioptischen Tumorexzision (HAAGENSEN,
1971; SIMON et al., 197o; TAYLOR et al., 1971) der McWhirter-Methode
an Hand der Überlebensraten nicht nachstehen. Sie betrugen bei GUTMAN
(1962) an klinischen A- und B-Fällen (CCC, vgl. HAAGENSEN, 1971;
SPRATT u. DONEGAN, 1967) mit histologisch nachgewiesenen Drüsenmetastasen im Apex axillae oder/und in der Mammaria-Kette nach 5 Jahren
6o%. Gelegentlich wurde der Primärtumor an Stelle der bioptischen
Exstirpation mit radioaktivem Material beschickt (MAISIN et al., 1971)
oder ausschließlich bestrahlt (BATAINI et al., 1972; BIRKNER u. BOECK,
1966; BOUCHARD, 1965; MONTAGUE, 1967; PILLERON et al., 1969; STRICK-
LAND, 1973).

Mit der *dritten Phase* wurde die wissenschaftliche Analyse der vorliegenden Konzepte eingeleitet und erkannt, daß die grundsätzliche chirurgische oder radiologische Eliminierung des regionären Lymphsystems
weder notwendig noch wünschenswert ist. Die stete Verbesserung der
Behandlungsergebnisse in den letzten Jahrzehnten wieder (BERKSON et
al., 1954; HAAGENSEN, 1971; McWHIRTER, 1955, 1964; TAYLOR, 1949) ist
kaum neuen Therapievarianten, sondern günstigeren klinischen Ausgangssituationen zu verdanken (BENNINGHOFF u.TSIEN, 1959). Die Differenz
der Ergebnisse beruht vorwiegend auf einer unterschiedlichen Zusammensetzung des Krankengutes mit Lymphknotenmetastasen (CUTLER in FISHER,
1969).

In dieser Situation war es notwendig, Fragen der therapeutischen Forschung im *klinischen Planversuch* zu bearbeiten. Dazu sind die Fragestellungen zu präzisieren, das adäquate Krankengut nach prognostischen
Kriterien in "homogene" Gruppen zu ordnen und die Patienten innerhalb
dieser Gruppen den Therapievarianten zufällig zuzuordnen. Mehrere
derartige Untersuchungen liegen vor. Sie führten zu folgenden Inter-
pretationen:

a) Die einfache Mastektomie mit Nachbestrahlung (McWHIRTER) ist der
erweiterten radikalen Mastektomie (mit Entfernung der Mammaria-Kette)
gleichwertig (KAAE u. JOHANSEN in FISHER, 1969).

b) Strahlentherapie *vor* oder/und *nach* radikaler Mastektomie reduziert
und verzögert das Lokalrezidiv, hat aber keinen Einfluß auf die Überlebensrate (COLE, 1964; FISHER et al., 197o).

c) Die Bestrahlung negativer Lymphabflußgebiete hat keine positiven
Effekte, aber möglicherweise negative Wirkungen auf die Überlebensraten (FISHER et al., 197o; PATERSON u. RUSSEL, 1959).

d) Die prophylaktische Kastration verzögert das Rezidiv, hat aber im
Verlgeich zur therapeutischen Kastration (nach Manifestierung des Rezidivs) keinen entscheidenden Einfluß auf die Überlebensraten (COLE,

1964; COLE in FISHER, 1969; NISSEN-MEYER in FISHER, 1969; PATERSON
u. RUSSEL, 1959; RAVDIN et al., 197o).

e) Die prophylaktische zytostatische Therapie und die immunologischen
Verfahren sind weder in ihren Indikationen noch in ihren Variations-
möglichkeiten hinreichend geprüft (FINEY, 1971; FISHER, 1969; NOER,
1963; RAVDIN et al., 197o).

Um geringe Therapieunterschiede, wie sie für das Mammakarzinom typisch
sind, in der therapeutischen Forschung aufdecken zu können, wird, abgesehen von der Qualität des Versuchsplanes, ein großes Patientengut
benötigt. Dies erfordert in der Regel kooperative Studien mit einheitlicher *Klassifikation*. Neben der Steinthalschen Einteilung (STEINTHAL,
19o5, 1911, 1912) und dem Manchester-System (HAAGENSEN, 1971; SMITHERS
et al., 1952; SPRATT u. DONEGAN, 1967) haben die Columbia Clinical
Classification (CCC) (HAAGENSEN, 1971; SPRATT u. DONEGAN, 1967) und
das TNM-System nach den Richtlinien der UICC (SCHEIBE, 197o) oder in
der amerikanischen Variante (HAAGENSEN, 1971; ZIPPIN, 1966) die größte
Verbreitung gefunden. Für den therapeutischen Vergleich aber genügt
eine einheitliche Klassifikation *keineswegs*, wenn nicht zugleich die
Voraussetzungen für den Planversuch erfüllt sind (PRIESCHING, 1968,
197o).

Zielsetzung

Allgemeine onkologische Ziele beim Mammakarzinom sind Heilung, Vergrößerung rezidivfreier Intervalle, Lebensverlängerung und Lebensverbesserung bei Wahrung der funktionellen und kosmetischen Interessen. Das
spezielle Ziel einer therapeutischen Taktik besteht darin, die gegebenen
Behandlungsmöglichkeiten mit größtem Nutzen und kleinstem Risiko einzusetzen.

Hierzu sind neben der klinischen Pathologie und den therapeutischen
Rangordnungen insbesondere zwei Aspekte richtungweisend:

1. Die genaue Erkennung der onkologischen Situation (Primärtumor,
Metastasen, Reaktivität des Organismus) unter Heranziehung der effektiven diagnostischen Mittel.

2. Die Anpassung der Therapie an die onkologische Situation und den
Allgemeinzustand der Patientin.

Dennoch fehlt derzeit beim Mammakarzinom vielen Entscheidungen die
Basis. Eine Hilfe kann die *Risikoabwägung* sein. Das allgemeine therapeutische Risiko ist beim Mammakarzinom äußerst gering, die dominierende Gefahr ist das Tumorrezidiv. Im Zweifelsfalle sollte man deshalb
die Therapie mit der größeren *Chance auf Tumorausrottung* wählen. Das heißt:
sich zum radikaleren Eingriff entschließen, die Strahlentherapie durchführen, Allgemeintherapien anwenden.

Klinische Pathologie der Mammakarzinome

Die therapeutische Taktik orientiert sich an prä-, intra- oder post-
operativ gewonnenen Kriterien. Von besonderer Bedeutung sind dabei
Eigenheiten des Primärtumors, der lymphogenen und der hämatogenen
Metastasierung sowie der Reaktivität des Organismus.

Der Primärtumor

Vom mammographischen, klinischen und makroskopischen (Schnittfläche)
Aspekt kann man drei Gruppen von Mammakarzinomen unterscheiden:
1. Multilokuläre Karzinome (makroskopisch meist gut begrenzt),
2. scharf begrenzte unilokuläre Karzinome und 3. invasive Karzinome.
In dieser Reihenfolge steigt auch die Malignität. Multiplizität in
den Gruppen 2 und 3 ist selten (s.u.).

1. Multilokuläre Karzinome

Das sind die *intraduktalen* und die *lobulären* Karzinome. Die Karzinogenese
ist hier kein fokaler, sondern ein diffuser Prozeß, der auch das peri-
duktale Bindegewebe einbezieht (Fibrose). Von der epithelialen Hyperplasie über das nicht infiltrierende, intraduktale Karzinom kommt es
an verschiedenen Stellen sukzessive zum invasiven Wachstum (GALLAGER
u. MARTIN, 1969).

Neben den *histologisch* sehr charakteristischen soliden, kribriformen
oder komedoartigen intraduktalen Karzinomen sind das *Paget-Karzinom*
und das *papilläre Karzinom klinische* Sonderformen dieses Tumortyps. Beim
Paget-Karzinom sind Anwesenheit und Ausdehnung eines intramammären
Tumoranteiles klinisch wesentlich, und beim papillären Karzinom sind
die Exzisionsgrenzen nicht an Hand des meist gut begrenzten, knolligen
Hauptherdes, sondern nach Vorliegen weiterer subklinischer intraduktaler Papillome (Karzinome) zu bemessen.

Lobuläre Neoplasmen sind weder invasiv, noch metastasieren sie (Carcinoma in situ). Mehr als die Hälfte dieser Fälle aber ist mit intraduktalen oder anderen Karzinomen (vorwiegend kleinzellig) vergesellschaftet, oder es entwickeln sich derartige Tumoren in der Folgezeit
(HAAGENSEN, 1971).

Bemerkenswert an den intraduktalen und lobulären Neoplasmen ist die
häufige simultane oder sukzessive *Bilateralität*. Sie beträgt simultan
bis zu 1o%, sukzessiv bis zu 25% und im histologischen Sinne nahezu
1oo% (GALLAGER u. MARTIN, 1969). Dagegen wären bei 23.421 Patientinnen
mit Karzinomen ohne spezielle morphologische Kennzeichen nur in o,66%
beide Mammae betroffen (15 Autoren, vgl. HAAGENSEN, 1971) und von
26.846 Mastektomierten (19 Autoren) bekamen 3,33% auch in der zweiten
Mamma ein Karzinom. Diese Wahrscheinlichkeit steigt, wenn die Trägerin
des Erstkarzinoms jung und die Prognose günstig war und die Nachsorge
zumindest 2o Jahre betrug.

2. Scharf begrenzte, vorwiegend unilokuläre Karzinome

Hierzu gehören das gut *differenzierte Adenokarzinom* (Grad I nach HULTBORN
u. TORNBERG, 197o), das *Mukoidkarzinom* (auch Kolloid- oder gelatinöses
Karzinom) und das *medulläre Karzinom mit lymphozytärer Infiltration* (auch
"zirkumskriptes Karzinom").

Während das Adenokarzinom fließende Übergänge zu den infiltrierenden
Formen zeigt (Grad II und III), sind die beiden anderen Tumoren sowohl
pathologisch-anatomisch als auch klinisch Sonderformen:

Die Zellen des *Mukoidkarzinoms* produzieren Mucin (DELBET, 194o; HAAGEN-
SEN, 1971; TELLEM et al., 1966), das extrazellulär abgelagert, dem
Tumor eine scharfe Begrenzung und eine weiche Konsistenz verleiht.
Bei einem Durchmesser von weniger als 4 cm wurden kaum Metastasen
beobachtet (PEREZ-MESA in COLE).

Das rasch wachsende, relativ weiche, fast kapselartig begrenzte *medulläre Karzinom* ist histologisch von mittlerem bis hohem Malignitätsgrad und zeigt eine intensive lymphozytäre Infiltration (BLOOM et al., 197o). Bei 1o% der Patienten wurde der an sich seltene Tumor (2,5% der Mammakarzinome, vgl. HAAGENSEN, 1971) bilateral beobachtet.

3. Infiltrierende Karzinome

Etwa 7o% aller Mammakarzinome gehören weder histologisch noch klinisch einem speziellen Typus an. Unter ihnen finden sich alle Übergänge vom relativ gut differenzierten Adenokarzinom bis zum entdifferenzierten, polymorphzelligen Tumor mit unterschiedlicher Stromareaktion und Infiltration. Neben der Konsistenz ergibt sich daraus zusammen mit der Lokalisation und der Größe sowie dem Brusttypus die Adhärenz zu Haut, Mamilla oder Fascia pectoralis. Für therapeutische Erwägungen wesentlich ist hierbei die *Tumorausbreitung innerhalb der Mamma* in *"vertikaler"* Richtung zur Pektoralisfaszie (FRASER, 1927; HANDLEY, 1964) und in *"zentraler"* Richtung zur Mamilla (DENOIX, 197o; HAAGENSEN, 1971; VOGT-HOERNER, 196o). Leitgebilde sind Drüsengänge, Faszienzüge, Lymphgefäße und Fettgewebe.

Die *vertikale Expansion* erfolgt in Lymphgefäßen (HANDLEY, 1964) und im wenig resistenten Fettgewebe (HAAGENSEN, 1971). Faszienzüge sind oft nur einseitig befallen (FRASER, 1927; HAAGENSEN, 1971), bilden also eine Barriere mit Einfluß auf die Infiltrationsrichtung. Dies gilt insbesondere für die Fascia pectoralis, die den Tumor in "zentrifugaler" Richtung (FRASER, 1927) ablenkt.

Zumindest 4o% der Mammakarzinome wachsen auch in Richtung Mamilla (DENOIX, 197o) entlang periduktaler oder perineuraler Lymphgefäße, auch interstitiell an Bindegewebssepten, vorwiegend aber innerhalb der Drüsengänge. Die lymphatische und die interstitielle zentrale Ausbreitung des Tumors gehen mit vermehrter lymphogener Metastasierung und schlechter Prognose einher (DENOIX, 197o; VOGT-HOERNER, 196o). Bei peripheren Karzinomen findet sich die zentrale Propagation gehäuft, wenn sie lateral sitzen (DENOIX, 197o).

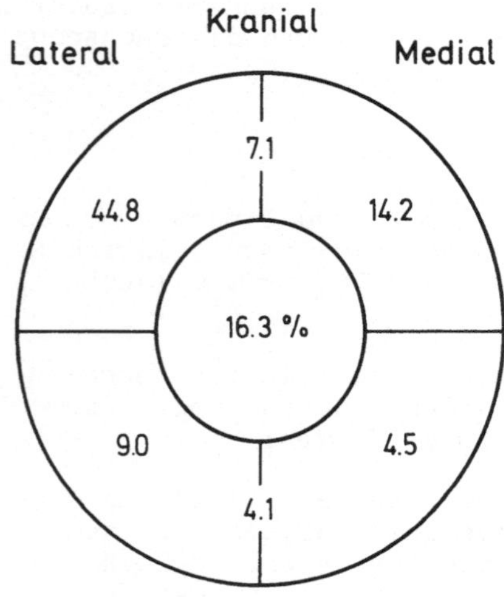

Abb. 1. *Lokalisation* von Mammakarzinomen (Krankengut 195o – 1968, n = 1.683). 1o2 Fälle (6,1%) konnten nicht zugeordnet werden. Angaben in %, bezogen auf n = 1.581

Wichtig für therapeutische Entscheidungen ist ferner die *Lokalisation* der Karzinome (Abb. 1) und der *Tumordurchmesser* (Abb. 2), der eng mit dem Sitz korreliert ist (Tabelle 1). Mediale Karzinome sind am kleinsten, zentrale, kaudale und nicht einstufbare am größten. Die *Altersverteilung* des Gesamtkrankengutes, der Patientinnen nach der Menopause und der Menstruierten ergibt sich aus den Abb. 3 - 5. Menstruiert waren 2o%, aber insgesamt waren nur 5% jünger als 4o Jahre. Zwischen dem Alter der Tumorträgerinnen und dem Tumorsitz bestehen Zusammenhänge (Tabelle 2).

4. Weitere prognostische Merkmale des Primärtumors

Neben der makroskopischen und mikroskopischen Tumorbegrenzung und speziellen histologischen Kriterien geben uns insbesondere der Malignitätsgrad, der Barr-Befund und der Blutgefäßeinbruch prognostische Hinweise.

Die Bestimmung des *Malignitätsgrades ("Grading")* erwies sich übereinstimmend prognostisch wertvoll (BLOOM u. RICHARDSON, 1957; DELBET, 194o; GESCHICKTER, 1948; GREENOUGH, 1925; HAAGENSEN, 1933; LEE u. STUBENBORD, 1928; SCARFF u. HANDLEY, 1938; SMITH u. BARTLETT, 1929; WHITE, 1927). An Hand der glandulären Differenzierung, der Kernpolymorphie und Hyperchromasie, der Kern-Plasma-Relation und der Mitoserate werden beim Mammakarzinom *drei* Malignitätsgrade angegeben. Unter 4.551 Karzinomen (Tabelle 3) gehörten 13,3% dem Malignitätsgrad I, 36,2% dem Grad II und 5o,4% dem Grad III an. Wenn auch zwischen den Autoren erhebliche Häufigkeitsdifferenzen bestehen, so sind doch die Beziehungen zu den Überlebensraten durchweg gleichsinnig.

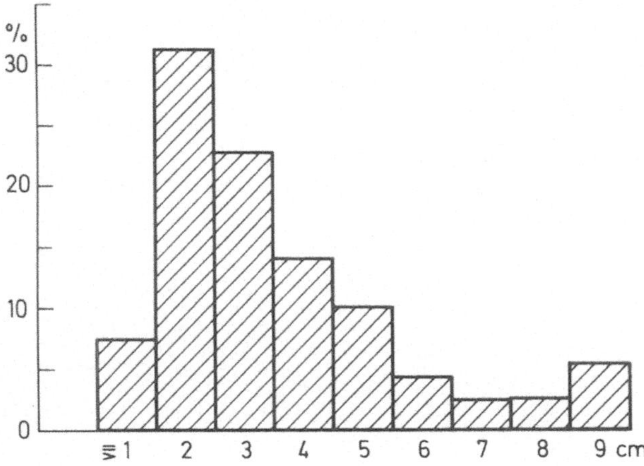

Abb. 2. Häufigkeitsverteilung des größten *Durchmessers* von 1.541 Mammakarzinomen. Fehlende Angaben bei 142 von 1.683 Fällen (8,4%)

Tabelle 1. Mammakarzinome. *Tumorsitz*, Häufigkeiten der größten Durchmesser (%) und mittlerer Durchmesser (cm)

Lokalisation des Primärtumors	n	Information über Durchmesser vorhanden	Durchmesser in cm			Mittlerer Durchmesser
			$\leqq 2,0$ %	$2,1 - 5,0$ %	$> 5,0$ %	cm
Lateral kranial	7o8	94,9	38,7	5o,3	11,o	3,4
Lateral kaudal	143	93,o	37,6	47,4	15,o	3,5
Medial kranial	224	95,1	42,7	47,4	9,9	3,2
Medial kaudal	271	95,8	5o,o	42,6	7,4	2,9
Zentral	258	87,6	35,4	39,4	25,2	4,1
Kranial	112	87,5	37,8	43,9	18,4	3,9
Kaudal	65	93,8	39,3	42,6	18,o	4,2
Ohne Zuordnung	1o2	68,6	3o,o	42,9	27,1	4,3
Insgesamt	1.683	91,6	38,7	46,7	14,6	3,55

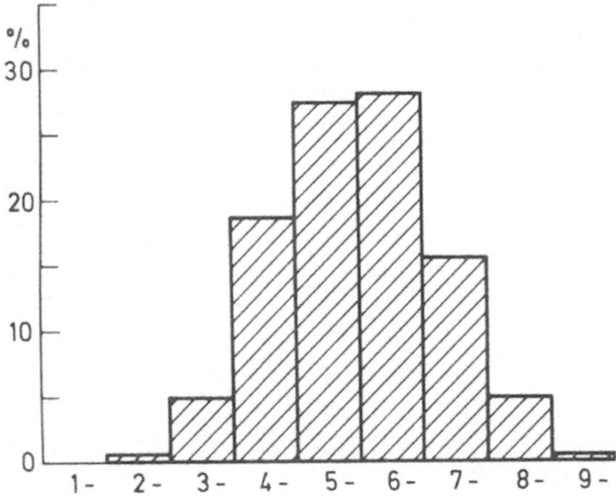

Abb. 3. Gesamtkrankengut
1950 - 1968 (n = 1.683)

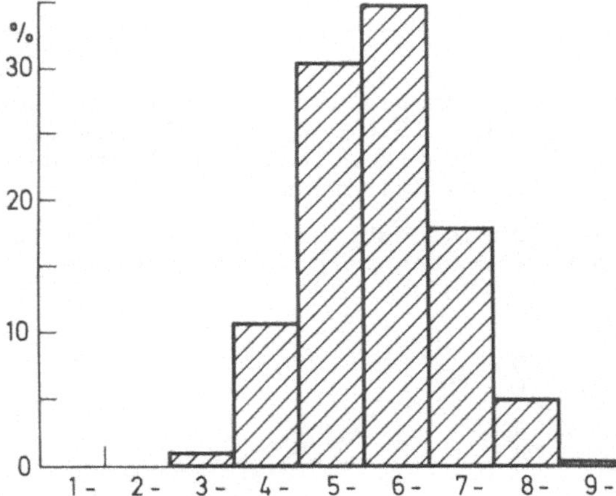

Abb. 4. 1.268 Patientinnen
mit physiologischer Meno-
pause. 97 Fälle mit Meno-
pause nach gynäkologischen
Operationen nicht kalkuliert

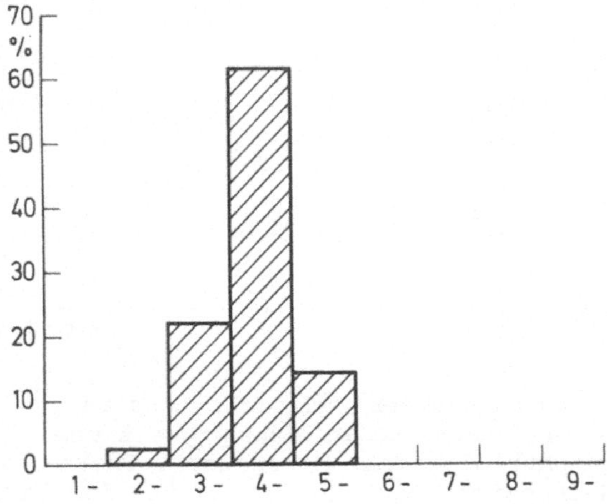

Abb. 5. 318 Menstruierte
(18,9% des Gesamtkranken-
gutes)

Abb. 3-5. *Altersverteilung* von Patientinnen mit primärem Mammakarzinom

Tabelle 2. *Lokalisation* von Mammakarzinomen und *Alter* der Patientinnen

Lokalisation	n	Patientinnen jünger als 5o Jahre %	Durchschnittsalter (Jahre)
Lateral kranial	7o8	26,4	58,3
Lateral kaudal	143	4,9	68,1
Medial kranial	224	27,2	57,9
Medial kaudal	71	31,o	56,9
Zentral	258	17,4	59,7
Kranial	112	34,8	54,6
Kaudal	65	26,2	59,6
Ohne Zuordnung	1o2	21,6	6o,o
Insgesamt	1.683	23,9	59,1

Der *Barr-Befund* (d.h. die Häufigkeit von Tumorzellen mit einem Barrschen Kernkörperchen) BARR et al., 195o; EHLERS, 197o; KALLENBERGER et al., 1967; MEIER-RUGE u. KALLENBERGER, 1967; REGELE et al., 1964) ist bei Menstruierten ein wichtiges prognostisches Kriterium (Abb. 6).

Ein *Blutgefäßeinbruch* von Tumorzellen ist insbesondere dann prognostisch bedeutsam, wenn gleichzeitig Lymphknotenmetastasen gefunden werden (KISTER et al., 1966).

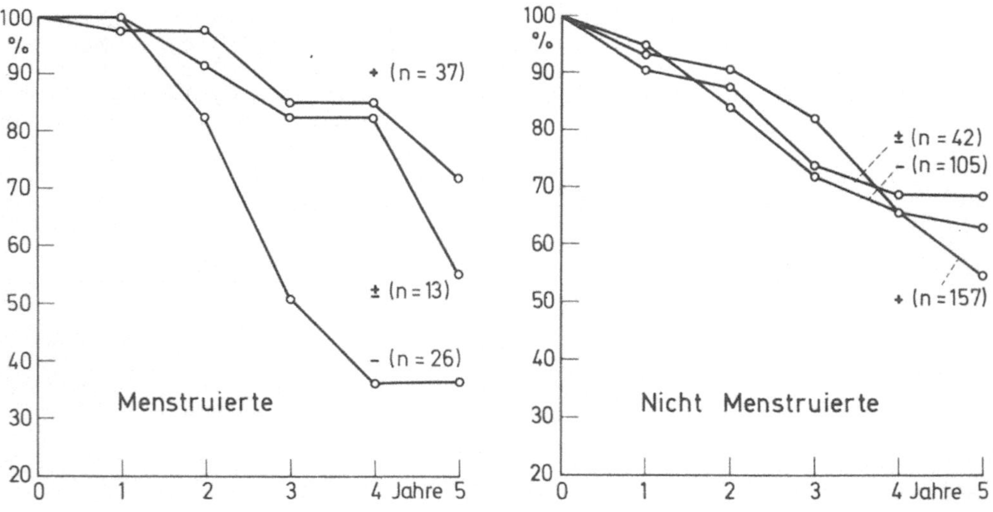

Abb. 6. Absolute Überlebensraten menstruierter und nicht menstruierter Patientinnen mit primärem Mammakarzinom in Abhängigkeit vom Barr-Befund (nicht menstruiert = physiologische Menopause). Therapie: Radikale Mastektomie und Nachbestrahlung. Bei der Hälfte der Barrpositiven Menstruierten wurde außerdem ovarektomiert. Bezüglich der Kriterien Barr +, +- und - vgl. REGELE et al. 1964)

Tabelle 3. Mammakarzinome. Häufigkeit der *Malignitätsgrade* I - III und *Überlebensraten* nach 5 Jahren bei 4 Untersuchungen: A: HAAGENSEN u. STOUT (1942). B: GESCHICKTER (1948). C: BLOOM u. RICHARDSON (1957). D: HULTBORN u. TORNBERG (196o)

Maligni-tätsgrad	Häufigkeiten bei den Untersuchern A - D (%)					Überlebensraten nach 5 Jahren (%)				
	A	B	C	D	A - D	A	B	C	D	A - D
I	8	7	25	12	13,3	79	66	75	98	79,7
II	37	23	44	51	36,2	48	39	47	77	55,9
III	55	7o	31	37	5o,4	33	3o	32	37	32,5
n (I - III)	1.135	1.482	1.4o9	525	4.551	42,2	34,6	49,3	64,7	47,3

Die Reaktivität des Organismus

Hinweise auf *Immunmechanismen* ergeben sich bei Mammakarzinomen aus der
lymphozytären Infiltration des Primärtumors, der Sinushistiozytose
regionaler Lymphknoten und aus verschiedenen Immunreaktionen.

Die intensive *lymphozytär-plasmazelluläre Infiltration* der vielfach anaplastischen *Medullarkarzinome* wird mit Rücksicht auf die günstige Prognose
im Vergleich zu anderen Mammakarzinomen analoger Malignität und entsprechender Stadien als Abwehrreaktion des Wirtes gegen den Tumor gedeutet (BLOOM et al., 197o).

Zwischen vergleichbaren Tumoren (Stadium, Metastasierungsausmaß, Größe,
histologischer Reifegrad) schwankt die Prognose nach Vorliegen oder
Fehlen einer *Histiozytose der Lymphknotensinus* (BLACK u. ASIRE, 1969;
CUTLER et al., 1969; SILVERBERG et al., 197o). Es hat sich als notwendig erwiesen, dieses keineswegs auf Tumoren beschränkte mikroskopische Bild vom unspezifischen Sinuskatarrh auseinanderzuhalten
(CUTLER et al., 1969).

Etwa ein Viertel der Mammakarzinome sind mit einer Sinushistiozytose
der regionalen Lymphknoten vergesellschaftet. Die Häufigkeit ist unabhängig vom histologischen Tumortyp, aber geringer bei hohen Malig-
nitätsgraden, überdurchschnittlicher Tumorgröße und starkem Lymphknotenbefall (SILVERBERG et al., 197o). Andererseits bedeutet die
Koinzidenz von Histiozytose und höherem Malignitätsgrad oder Lymphknotenbefall eine wesentlich günstigere Prognose als bei Vergleichs-
fällen ohne Histiozytose. Derartige Lymphknoten sind, ohne Metastasen
zu enthalten, häufig palpabel. Bei palpablen Lymphknoten in beiden
Axillae ist auf der Tumorseite gehäuft mit einer Histiozytose zu
rechnen.

Abgesehen vom Nachweis zirkulierender Antikörper gegen ein Protein-
antigen (Lactoferrin) aus Mammakarzinomen, embryonalen Geweben, Kolo-
strum etc. im Serum der Patientinnen, gewinnt aus prognostischen und
therapeutischen Gründen die Fähigkeit des Organismus zur *Immunreaktion
vom zellulären Typ* besonderes Interesse. Unter den *in vivo*-Methoden haben
klinisch Reaktionen mit Hautallergenen wie Tuberkulin oder Dinitro-
chlorobenzol (DNCB) besondere Bedeutung erlangt. Unter den *in vitro*-
Testsystemen zur Prüfung der zellulären Immunität werden die Blasten-
transformation auf Phythämagglutin (Prüfung der "Induktionsphase" der
Immunreaktion), die Migrationshemmung mononukleärer Zellen und die
Zerstörung markierter Target-Zellen durch sensibilisierte Lymphozyten
(Prüfung der Effektorphase) am häufigsten angewendet (EIBL, 1972).
Klinische Ergebnisse liegen mit der Tuberkulinprobe vor (DENOIX, 197o):
Positive Hautreaktionen fanden sich bei über 6o% der Patientinnen mit
benignen Mammaerkrankungen und bei Karzinomträgerinnen *ohne* Lymphknotenmetastasen. Bei Fällen mit axillären Metastasen war der Hauttest
in 7o% negativ. Die Tests dienen auch der Verlaufskontrolle, wobei das
therapeutische Ziel die Erhaltung und Intensivierung positiver und die
Konversion negativer Reaktionen ist. Die Exzision oder Bestrahlung
metastasenfreier Lymphknoten wird von verschiedenen Untersuchern als
immunologisch bedenklich angesehen (BOND, 1967; CRILE, 1965, 1971;
DENOIX, 197o; EASSON in FISHER, 1969; FISHER et al., 197o; HAMLIN,
1968; MEYER, 197o; MOORE bei FITTS et al., 1954).

Die lymphogene Metastasierung

Lymphknotenmetastasen sind ein tragendes Indiz für die Lebenserwartung
(Abb. 7) und für die Wahrscheinlichkeit eines Lokalrezidivs (Tabelle
4). Ihre Erkennung, Ausrottung und die allgemeintherapeutischen Konsequenzen sind deshalb ein Kernstück der therapeutischen Taktik. Ver-

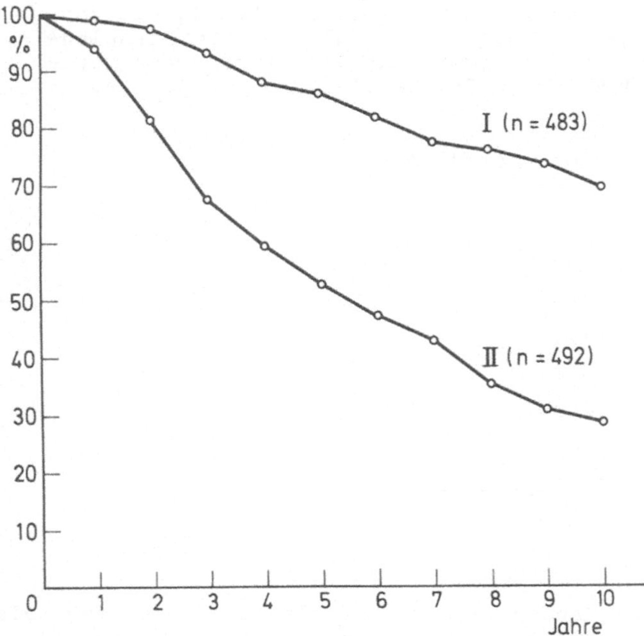

Abb. 7. Mammakarzinome 1955 - 1968. *Relative* Überlebensraten bei Fällen *ohne* (I) und *mit* (II) histologisch nachgewiesenen axillären Lymphknotenmetastasen. *Kennzeichnung* (1) alle Fälle M_0. (2) Peau d'orange, Exulzeration, Fixation an der Thoraxwand ausgeschlossen (n = 67). (3) 59 Fälle ohne histologische Lymphknotenuntersuchung nicht kalkuliert (davon 34 klinisch N_0 und 25 N pos.). (4) Gruppe I: alle histologisch untersuchten Lymphknoten negativ; Gruppe II: Lymphknotenmetastasen histologisch nachgewiesen. (5) Tumorgröße nicht berücksichtigt. (6) Operationsletalität nicht einkalkuliert

schiedene Faktoren sind mit der Häufigkeit und dem Ausmaß einer lymphogenen Metastasierung korreliert und als gegeben hinzunehmen. Für adäquate therapeutische Entscheidungen aber sind im konkreten Einzelfall Kenntnisse über eine Metastasierung in den axillären Raum, in die supraklavikulare Region und in die Mammaria-Kette notwendig. *Art und Sitz des Primärtumors und die histologische Beschaffenheit der zentralen axillären Lymphknotengruppe* können hierbei die Grundlage für taktische Entscheidungen oder wissenschaftlich-therapeutische Fragen sein.

1. *Korrelationen zur lymphogenen Metastasierung*

a) Einige *morphologisch* gut gekennzeichnete Mammakarzinome (vgl. S. 47o) metastasieren weit unter dem Durchschnitt und bedingen eine überdurchschnittliche Prognose. Es handelt sich um die Typen I und II nach ACKERMANN (ACKERMANN et al., 1962) und BUTCHER (1969), die sich biologisch von den infiltrierenden Drüsen- und Gangkarzinomen (Typ III) und den anaplastischen Formen (Typ IV) deutlich abheben. Bemerkenswert ist, daß diese Karzinome klinisch, mammographisch und auf der Schnittfläche des Operationspräparates mit guter Annäherung schon vor der mikroskopischen Sicherung erkannt werden können. Natürlich sind auch bei diesen Karzinomen die Metastasierung und die Prognose vom Progressionsgrad des Tumors, der sich im klinischen Stadium ausdrückt, abhängig (Tabelle 5 u. 6).

Tabelle 4. Mammakarzinome, Stadium A und B (CCC). Häufigkeit von Lokalrezidiven nach radikaler Mastektomie (Halsted) *ohne* Strahlentherapie in Abhängigkeit von der Intensität der lymphogenen Metastasierung [Daten aus HAAGENSEN, C.D., et al.: Ann. Surg. 169, 186 (1969), Tabelle 8]

Lymphknoten	n	Lokalrezidive %
Histologisch negativ	316	o,9
N_{1-3} positiv	139	4,6
N_{4-7} positiv	51	7,9
$\geqq N_8$ positiv	5o	38,3
N positiv	24o	12,3
Insgesamt	556	5,8

Tabelle 5. Mammakarzinome. Häufigkeit des histologischen Drüsenbefalls bei einigen speziellen Karzinomen im Vergleich zum Gesamtmaterial. Stadien A - C (Daten aus: HAAGENSEN, C.D.: Diseases of the breast, p. 503 - 605, modifiziert zusammengestellt

	Klinisches Stadium (CCC)					
		A		B		C
	n	N pos. hist. %	n	N pos. hist. %	n	N pos. hist. %
Intraduktales Karzinom	141	24	36	7o	15	86
Papilläres Karzinom	36	16	8	63	1	1oo
Medulläres Karzinom mit lymphozytärer Infiltration	88	16	31	61	13	54
Kolloidkarzinom	48	12	7	43	7	86
Mammakarzinome insgesamt (Material HAAGENSEN)	724	31	198	75	71	93

Tabelle 6. Mammakarzinome, Stadium I - IV (TNM). Absolute Überlebensraten nach 1o Jahren in Abhängigkeit vom histologischen Typ

Histologischer Typ	n	Überlebensraten	
		5 Jahre %	1o Jahre %
Paget-Karzinom	32	1oo	83
Intrakanalikuläre Karzinome	121	8o	58
Invasives, drüsen-bildendes oder szirrhöses Karzinom	5o3	68	38
Polymorphzellige, undifferenzierte Karzinome	335	55	27
Insgesamt	991	66,1	38,2

Tabelle 7. Mammakarzinome, Stadium I - III (TNM). Häufigkeit *histologisch*
positiver axillärer Drüsen nach radikaler Mastektomie (Routineuntersuchung, Paraffinschnitte) in Beziehung zum Alter der Patientinnen

Alter	n	Axilläre Lymphknoten histologisch positiv	
		n	%
- 39	65	33	5o,8
4o - 49	18o	95	52,8
5o - 59	289	165	57,1
6o - 69	273	137	5o,2
7o - 79	119	57	47,9
8o -	2o	9	45,o
Insgesamt	946	496	52,4

b) Die Häufigkeit von Lymphknotenmetastasen ist mit dem *Alter* korreliert (Tabelle 7). Die Spitze liegt bei 5o - 59 Jahren.

c) Abb. 8 zeigt die Häufigkeit histologisch nachgewiesener axillärer
Metastasen in Abhängigkeit vom *Tumorsitz*.

d) Die Bedeutung der *Tumorgröße* ergibt sich aus Tabelle 8, die Beziehung
zwischen *Karzinom und Nachbarschaft* aus Tabelle 9.

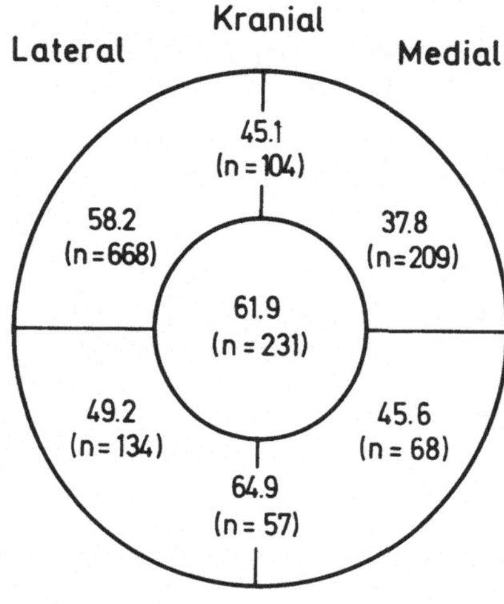

Abb. 8. Mammakarzinome. Häufigkeit *axillärer Lymphknotenmetastasen* (%) in Abhängigkeit vom *Tumorsitz*. Radikale Mastektomien, Tumorsitz bekannt, *histologische* Lymphknotenuntersuchung in jedem Fall durchgeführt (n = 1.271). Berücksichtigt sind ausschließlich histologisch nachgewiesene Metastasen

Tabelle 8. Mammakarzinome, Stadien I - III (TNM). Größter Durchmesser des Primärtumors (Schnittfläche) und axillärer Lymphknotenbefall (histologisch) nach radikaler Mastektomie

Durchmesser (cm)	n	Axilläre Lymphknoten histologisch positiv	
		n	%
$\geq$ 2,o	389	175	45,o
2,1 - 5,o	4oo	224	56,o
5,1 - 8,o	51	4o	78,8
$\geq$ 8,1	4o	26	65,o
?	66	31	47,o
Insgesamt	946	496	52,4

Tabelle 9. Mammakarzinome, Stadium I - III. Penetrationsmerkmale des Primärtumors und axillärer Drüsenbefall (histologisch) nach radikaler Mastektomie

Penetration	n	Axilläre Lymphknoten histologisch positiv	
		n	%
Keine	447	175	39,1
Einziehung von Haut oder Mamilla	432	272	63,o
Exulzeration, Ödem, Peau d'orange oder Infiltration der Fascia pectoralis	38	26	68,4
Fixation an der Thoraxwand	25	23	92,o
Insgesamt	942	496	52,7

e) Bei Frauen, die geboren haben, findet man häufiger positive Lymphknoten als bei *Nullipara* (Tabelle 1o).

f) Der Lymphknotenbefall ist mit der *Anamnesedauer* korreliert (Tabelle
11).

Tabelle 1o. Mammakarzinome, Stadium I - III (TNM). Bei Frauen, die
einmal oder öfter geboren hatten, waren Lymphknotenmetastasen häufiger als bei Nullipara (p < o,o5)

Partus	n	Axilläre Lymphknoten histologisch positiv %
ja	579	54,2
nein	278	46,4
?	89	59,6
Insgesamt	946	52,4

Tabelle 11. Mammakarzinome, Stadium I - III (TNM). Anamnesedauer und
Häufigkeit histologisch positiver axillärer Drüsen nach radikaler
Mastektomie

Anamnesedauer	n	Axilläre Lymphknoten histologisch positiv n	%
$\leq$ 1 Monat	14o	58	41,4
> 1 - 6 Monate	56o	294	52,5
> 6 - 12 Monate	135	84	62,2
> 12 - 24 Monate	55	32	58,2
> 24 Monate	39	22	56,2
Insgesamt	929	49o	52,3

2. *Metastasierung in den axillären Raum*

(Lymphknotengruppen 1, 2, 4 - 8, Abb. 9)

Der *Hauptlymphstrom* aus der Mamma geht zur Axilla (HULTBORN et al.,
1955; ROUVIÈRE, 1932; TURNER-WARWICK, 1959) und von hier über den
Tractus subclavius in den Angulus venosus. Die meisten Lymphgefäße
ziehen um den M. pectoralis major lateral vorbei (I in Abb. 9), ein
kleinerer Anteil durchsetzt den Muskel (II). Von den zentralen und
medialen Partien der Drüse fließt die Lymphe nicht nur in die Axilla,
sondern auch durch den M. pectoralis major und die Interkostalmuskel
in die Lymphgefäße um die A. mammaria interna (III). Alle Abflußbah-
nen sind durch Kollateralen mit dem Mediastinum (IV), mit abdominalen
Bahnen (V) und den interkostalen Lymphgefäßen (VI) verbunden.

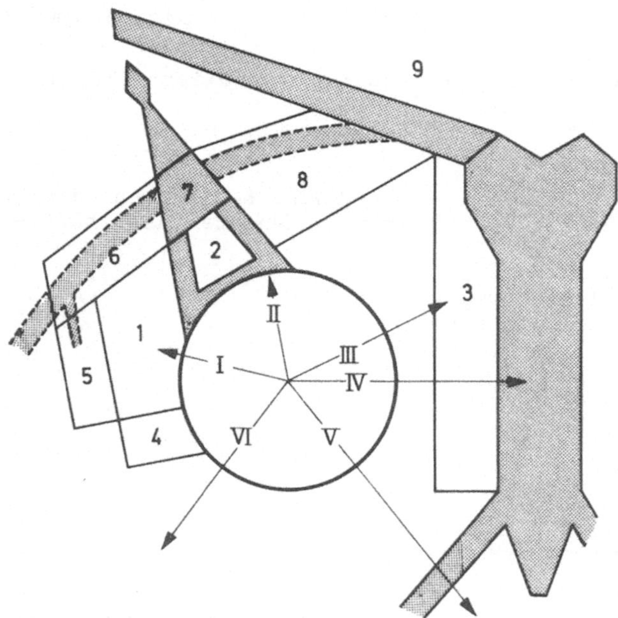

Abb. 9. Lymphabfluß aus der Mamma (I - VI) und in den Lymphstrom ein-
geschaltete *Lymphknotengruppen* (1 - 9). 1 = zentrale Gruppe, 2 = inter-
pektorale Gruppe, 3 = Mammaria-Kette, 4 = subpektorale Lymphknoten,
5 = subskapulare Knoten, 6 und 7 = Lymphknoten um die Vena axillaris,
8 = Apexknoten, 9 = supraklavikulare Knoten. *Abfluß*: I = Hauptlymphstrom, vorwiegend zur zentralen Lymphknotengruppe, II = Abfluß durch
den M. pectoralis maior, III = Lymphstrom zur Mammaria-Kette, IV =
Abfluß in das Mediastinum, V = Verbindung mit abdominalen Lymphgefäßen, VI = interkostaler Abfluß

Der Lymphstrom wird durch mehrere, teilweise in Serie geschaltete
Lymphknotengruppen gefiltert, ehe er in das Blut gelangt (Abb. 9). An
182 sorgfältig aufgehellten chirurgischen Präparaten (R.M.) fand
PICKREN (HAAGENSEN, 1971; PICKREN, 1961) im Schnitt 35 Lymphknoten
(8 bis 87), bei unter 4ojährigen durchschnittlich 39 Knoten und bei
über 7ojährigen 28. Dabei ist die Anzahl in den einzelnen Gruppen sehr
verschieden (Tabelle 12).

Die *Metastasierung* in diese Lymphknoten läßt deutliche Regelmäßigkeiten
erkennen:

1. Mammakarzinome metastasieren *vorwiegend in die zentrale* Lymphknotengruppe (AUCHINCLOSS, 1963; DENOIX, 197o; GÖKSEL, 1964; PICKREN, 1961;
VOGT-HOERNER u. CONTESSO, 1963).

a) Bei 9o% aller Patienten mit Metastasen ist die zentrale Gruppe befallen.

b) Bei nahezu der Hälfte aller Patienten mit Metastasen ist ausschließlich die zentrale Gruppe befallen.

c) Der ausschließliche Befall einer Gruppe betrifft in der überwiegenden Mehrzahl der Fälle die zentrale Gruppe.

Tabelle 12. Durchschnittliche Anzahl von Lymphknoten in den einzelnen
axillären Gruppen bei 182 Resektionspräparaten (radikale Mastektomie,
Aufhellungsverfahren nach PICKREN). (Modifiziert nach HAAGENSEN, C.D.:
Diseases of the breast, p. 38, Tabelle 1-1)

N-Gruppe	Gruppen-Nr. in Abb. 9	Durchschnittliche Anzahl
Zentral	1	12,1
Interpektoral	2.	1,4
Subpektoral	4	1,7
Subkapular	5	5,8
Periaxillär	6 u. 7	1o,7
Apex axillae	8	3,5
Insgesamt	1, 2, 4 - 8	35,3

2. Die Lymphknotengruppen werden *etappenweise* befallen (AUCHINCLOSS,
1963; BERG, 1955; DENOIX, 197o; HAAGENSEN, 1971).

a) *Primär positiv* sind der Häufigkeit nach 1. die zentrale Gruppe,
2. die Knoten um die Vena axillaris, 3. die subskapularen, 4. die
interpektoralen und 5. die subpektoralen Lymphknoten.

b) Der *Apex axillae* (subklavikulare Knoten) ist praktisch nur dann positiv, wenn eine der peripheren Gruppen befallen ist, und dies ist mit
Abstand am häufigsten die zentrale Gruppe.

c) Bei positivem Apex ist die Peripherie wesentlich massiver befallen
als bei freiem Apex.

d) Bei negativer Axilla sind die *interpektoralen Knoten* ("Rotterscher
Lymphknoten") nur selten positiv (DENOIX, 197o, 1,1%, HAAGENSEN, 1971,
3,7%), und zwar bei zentralen oder medialen Karzinomen.

3. Metastasierung in die Mammaria-Kette ("Mammaria interna-Lymphknoten")

(Lymphknotengruppe 3)

Die *Mammaria-Kette* besteht auf jeder Seite aus 4 - 5 Lymphknoten, die
vorwiegend interkostal beiderseits der A. mammaria interna liegen
(BOUVIÈRE, 1932; SOERENSEN, 1951; STIBBE, 1918). In der Regel ist im
1. - 3. Interspatium je ein Knoten mit einem Durchmesser von 1 - 6 mm
zu finden; zwei oder mehrere Knoten pro Interkostalraum liegen praktisch nur in den ersten drei Zwischenräumen. Bei einem Drittel der
Untersuchten lag noch retroklavikular, ventral von der V. anonyma ein
Knoten, und zwar überwiegend rechts (PUTTI, 1953). Ebenfalls in etwa
einem Drittel findet sich in Höhe des ersten Interspatiums eine Quer-
verbindung zwischen linker und rechter Mammaria-Kette, in die mehrere
Lymphknoten eingeschaltet sind (ÃRAO u. ÃBRAO, 1954).

Eine *Metastasierung* in die Mammaria-Kette ist seltener als ein Befall
der Axilla. Dies gilt für jeden Tumorsitz (HANDLEY u. THACKRAY, 1954;
s. Abb. 8).

1. Bei *negativer Axilla* war nach erweiterten radikalen Mastektomien
(E.R.M.) die Mammaria-Kette bei VERONESI (VERONESI u. ZINGO, 1967) in

9,5% (n = 7oo), bei CÁCERES (1967) in 7% (n = 6oo) und bei URBAN (1951, 1964) in 8% (n = 5oo) positiv. Dabei handelt es sich vorwiegend um mediale oder zentrale Primärtumoren. DENOIX (197o) kommt zum Schluß, daß bei spezieller histologischer Aufarbeitung der Präparate in diesen Fällen die Axilla immer positiv sei.

2. Bei *positiver Axilla* ist der Befall der Mammaria-Kette nicht nur mit dem Ausmaß der lymphogenen Metastasierung und der Tumorgröße korreliert (HAAGENSEN et al., 1969; HAAGENSEN, 1971), sondern insbesondere mit dem *Tumorsitz*: Faßt man die sehr ähnlichen Befunde von HANDLEY (1964) an 8oo Fällen und von HAAGENSEN (1971) an 1.oo7 Fällen zusammen, dann resultiert: In den klinischen Stadien A und B (CCC) war die Mammaria-Kette bei *lateralem* Tumorsitz in 16,6%, bei *medialem* Tumorsitz in 29,7% und bei *zentralem* Sitz in 44,8% befallen.

3. SPRATT u. DONEGAN (1967) finden an Hand von 2.742 E.R.M. (8 Autoren):

a) bei *lateralem* Tumorsitz und *negativer* Axilla die Mammaria-Kette in 4%, bei *positiver* Axilla in 25% befallen;

b) bei *medialem oder zentralem* Tumorsitz und *negativer* Axilla die Mammaria-Kette in 13% und bei *positiver* Axilla in 5o% befallen.

4. Metastasierung in den Supraklavikularraum

(Lymphknotengruppe 9)

Klinisch werden supraklavikulare Metastasen meist dann manifest, wenn der Lymphabfluß im Angulus venosus blockiert ist (retrograde Metastasierung). Dies kann ohne jede Schwellung der Extremität einhergehen.

Derartige Metastasen werden ausschließlich bei Fällen mit positiver Axilla oder positiver Mammaria-Kette beobachtet.

Die *Häufigkeit* des supraklavikularen Befalles hängt vom Ausmaß der lymphogenen Metastasierung und von der Dauer ihres Bestehens ab. Insgesamt ist bei 2o% der Fälle mit positiver Axilla ein supraklavilularer Befall anzunehmen (vgl. HAAGENSEN, 1971). Bei einem Viertel aller Patientinnen mit einem lokalen oder allgemeinen Rezidiv werden auch supraklavikulare Metastasen diagnostiziert (DAHL-IVERSEN, 1927; HAAGENSEN u. STOUT, 1942).

5. Die Beurteilung der Lymphknoten beim Mammakarzinom

Über das Vorliegen einer lymphogenen Metastasierung wird in der Praxis klinisch, lymphangiographisch oder szintigraphisch, operativ durch Inspektion oder Palpation, durch Schnellschnittuntersuchung und im Paraffinschnitt entschieden.

a) Die klinische Beurteilung: Sie hat nicht nur therapeutisch-taktisches Gewicht (vgl. S. 477), sondern ist auch ein wesentliches Element aller *klinischen Klassifikationen*, soweit ihnen der Gedanke zugrunde liegt, daß eine Stadienzuordnung *vor* Therapiebeginn getroffen werden müsse, um therapeutische Alternativen frei von systematischen Fehlern untersuchen zu können. Dazu ist an Hand des Tastbefundes zu entscheiden, ob Lymphknotenmetastasen angenommen werden. Dies gilt für alle in großem Umfang verwendeten klinischen Stadieneinteilungen: dem "Manchester System", den UICC-Stadien an Hand des TNM-Systems, der amerikanischen Klassifikation (modifiziertes TNM-System) und der Columbia Clinical Classification (CCC).

Damit geht ein typisch "weiches" Beurteilungskriterium in die Forschung ein, was zu erheblichen Zuordnungsdifferenzen zwischen einzelnen Untersuchern führen kann. Möglicherweise ist dies ein wichtiger
Grund für die großen Häufigkeitsschwankungen der Stadien zwischen den
Autoren. So findet man in einer internationalen Vergleichsstudie
(HAAGENSEN et al., 1969) an Hand der CCC die Häufigkeit des Stadiums A
zwischen 47,9% und 79,9% schwanken und die des Stadiums B zwischen
14,1% und 4o,6%.

Viel bedeutender aber ist, daß die *klinische Entscheidung "Lymphknoten
negativ" in etwa einem Drittel der Fälle falsch ist und die Diagnose "Lymphknotenmetastasen" bei etwa 3o% der Patientinnen nicht zutrifft* (Tabelle 13, vgl.
ÃRAO u. ÃBRAO, 1954; BARR et al., 195o; HAAGENSEN, 1971; LINDNER et
al., 1971). Die Fehlentscheidung ist dabei eng mit dem Kriterium T
(TNM-System) korreliert: Bei T_2-Fällen fand DENOIX (197o) bei der
klinischen Zuordnung N_0 in 45% und bei T_3-Fällen in 75% histologisch
Metastasen. Umgekehrt war die Entscheidung N+ bei T_4-Fällen in 19%,
bei T_3-Fällen in 25%, bei T_2 in 33% und bei T_1 in 63% falsch. Insgesamt fanden sich bei den klinisch und histologisch besonders sorgfältig untersuchten Kranken (n = 475) bei der Entscheidung N_0 in 51%
Metastasen und 3o% der N+-Fälle waren histologisch metastasenfrei.

Tabelle 13. Mammakarzinome. Klinisches Urteil über axilläre Lymphknotenmetastasen und histologische Befunde bei 921 Patientinnen mit
radikaler Mastektomie

Histologisches Ergebnis	Klinisches Urteil positiv	Urteil negativ	keine Entscheidung
positiv	256	94	128
negativ	1o6	19o	147
Klinisches Urteil richtig	7o,7%	66,9%	–

Sosehr klinische Entscheidungen für die Therapiewahl notwendig sind,
erhebt sich nachdrücklich die Frage, ob der wissenschaftlich-therapeutische Vergleich ethisch berechtigt und medizinisch sinnvoll ist,
wenn eine höchst wirksame Streuungsursache bei der Untersuchung eines
Karzinoms in Kauf genommen wird, das schon auf Grund seines biologischen Verhaltens Wirkungsunterschiede zwischen einzelnen Therapien
nur sehr schwer erkennen läßt.

b) Lymphangiographische und szintigraphische Beurteilung: Während
die röntgenologische Lymphangiographie zur Diagnose von Lymphknotenmetastasen in fortgeschrittenen Fällen nicht notwendig und ansonsten
nur in Einzelfällen ergiebig ist, erleichtert die *Farbstofflymphangiographie* (1 ml Patentblau subareolär injiziert) die operative Lymphknotenexstirpation.

Zur päoperativen Beurteilung der Mammaria-Kette wurde die *parasternale
Lymphknotenszintigraphie* mit kolloidalem Gold 198 oder Technetium 99^m
eingesetzt (BUCHWALS et al.; SCHENCK, 1966). Nähere Analysen erbrachten in 75% keine sicher deutbaren Befunde (BUCHWALS et al.). Das Verfahren ist somit in der derzeitigen Form zur Routinediagnose ungeeignet.

<u>c) Operative Beurteilung der Lymphknoten</u>: Inspektion und Palpation freigelegter Lymphknoten und die Betrachtung der Schnittfläche sind aus verschiedenen Gründen nur ausnahmsweise geeignet. Oft sind große, harte Knoten frei und kleine, weiche befallen. Die Diskrepanzen mit den histologischen Befunden sind entsprechend groß (SUSEMIHL et al., 1967). Die operative Beurteilung der Lymphknoten ist somit keine brauchbare Grundlage für therapeutische Entscheidungen.

<u>d) Die Schnellschnittuntersuchung</u>: Die *Schnellschnittuntersuchung von Lymphknoten* zur Feststellung von Metastasen ist in vielen chirurgisch-onkologischen Situationen Grundlage für operative Entscheidungen. *Wesentlich ist dabei, daß eine positive Lymphknotengruppe* (das heißt: einer bis alle Knoten der Gruppe sind befallen) *auch tatsächlich als positiv erkannt wird.* Fehlermöglichkeiten liegen sowohl beim Chirurgen als auch beim Pathologen.

aa) Das *chirurgische Problem* resultiert aus der *diskreten Metastasierung.* Dabei sind innerhalb einer Gruppe einzelne Knoten befallen und andere frei. In dieser Situation ist es häufig nicht möglich, die befallenen Lymphknoten durch Inspektion oder Palpation zu erkennen. Nun ist aber bei Mammakarzinomen im Stadium I und II bei etwa 3o% der Metastasen-träger nur *ein* Knoten befallen, bei 5o% sind es einer oder zwei, bei 6o% einer bis drei, bei 2o% sind es vier bis sieben Lymphknoten und bei weiteren 2o% acht Knoten oder mehr (vgl. DENOIX, 197o; HAAGENSEN, 1971). Bezieht man dies auf die zentrale Gruppe mit durchschnittlich 12 Knoten (s. Abb. 9, Tabelle 12) und einen Befall von im Schnitt 2o% (HAAGENSEN, 1971; PICKREN, 1961), so bedeutet dies 2 - 3 Knoten unter 12. Untersucht man unter diesen Umständen 6 Lymphknoten, dann beträgt die Wahrscheinlichkeit, wenigstens einen positiven aufzudecken, rund 75%.

Praktisch empfiehlt es sich, die Lymphknoten en bloc zu exstirpieren, aus dem Fett herauszupräparieren und dem Verdachtsgrad nach zu sortie-ren. Der am meisten verdächtige Lymphknoten wird zunächst untersucht, bei *negativem* Ergebnis der zweite und so weiter, zumindest aber, wenn vorhanden, *sechs* Knoten (vgl. CUTLER et al., 1969).

bb) Vom *erfahrenen Pathologen* werden bei der Schnellschnittuntersuchung im Vergleich zu Paraffinstufenschnitten etwa 1o% der positiven Lymph-knoten falsch negativ beurteilt (HERMANEK u. BÜNTE, 1972). Meist han-delt es sich dabei um sogenannte Mikrometastasen, insbesondere bei entdifferenzierten soliden Karzinomen, die etwa ein Drittel des Ge-samtmaterials ausmachen.

e) Die Paraffinschnittuntersuchung: Die Wahrscheinlichkeit, Lymph-knotenmetastasen zu entdecken, steigt mit der Anzahl der Stufen und Schnitte pro Knoten. Mehrere Untersucher (HUHN, 1966; PICKREN, 1961; SAPHIR u. AMROMIN, 1948) haben Lymphknoten, die bei der Routinedia-gnostik als metastasenfrei befundet wurden, nachträglich in Serie geschnitten. Hierbei wurden in 22 - 38% der Mastektomiepräparate zu-mindest in einem Lymphknoten Metastasen gefunden.

Wesentlich ist nun, daß die Prognose von Patienten mit nur einem posi-tiven Knoten praktisch gleich der von Patienten ohne Lymphknotenmeta-stasen ist (DENOIX, 197o). Ferner beeinträchtigen Mikrometastasen von weniger als 2 mm Durchmesser die Prognose kaum (HUVOS et al., 1971). Auch ist es praktisch unerheblich, ob die Lymphknoten aus dem frischen Operationsmaterial, aus fixiertem Gewebe oder nach Aufhellung unter-sucht werden; analoge Diagnosen führten unter diesen verschiedenen Ausgangssituationen zu keinen Unterschieden hinsichtlich Lokalrezidi-ven und Überlebensraten (FISHER u. SLACK, 197o). Der prognostische Wert von Serienschnitten ist minimal.

Therapeutische Rangordnungen

Der Stand der therapeutischen Krebsforschung ist an der Lösung des
Metastasenproblems durch *Allgemeintherapien* zu messen. Mammakarzinome
sind durch Hormontherapien, Zytostatika, immunologische Maßnahmen,
metabolische Verfahren und Kombinationstherapien besser beeinflußbar
als andere solide Tumoren. Die Effektivität ist jedoch im Vergleich
zu den nur lokal oder regional wirksamen *chirurgischen* oder *radiologischen*
Methoden gering. Allgemeintherapien *ergänzen* deshalb lediglich im Stadium I - III die Lokaltherapien mit dem Ziel, die Manifestation von
Metastasen zu verhindern oder zu verzögern. Ihr eigentliches Indika-
tionsgebiet ist das Generalisationsstadium.

Umschriebene Primärtumoren, Lokalrezidive oder Fernmetastasen können
auf *chirurgischem Wege* rasch und sicher ausgerottet werden. Nachteile
können Funktionseinschränkungen, der kosmetische Schaden und das Operationsrisiko sein. *Ionisierende Strahlen* führen abhängig von der Methode,
der Radiosensitivität des Tumors und der strahlenbiologischen Situation in bis zu 9o% der Objekte zur *klinischen* Totalremission. In jedem
zweiten Fall aber wird der Tumor später wieder aktiv und verlangt nun
komplexere chirurgische Maßnahmen als bei einer Primärintervention
(HAAGENSEN, 1971). Auch das kosmetische Resultat ist nicht selten unbefriedigend, und störende Strahlenreaktionen gesunden Gewebes müssen
häufig in Kauf genommen werden (SARAZIN u. LALANNE, 1966; STRICKLAND,
1973). Die Strahlentherapie ist deshalb bei einfach entfernbaren,
umschriebenen Prozessen nur ausnahmsweise eine vernünftige Alternative zur chirurgischen Exzision; dabei ist die *Risikoabwägung* eine wichtige Entscheidungshilfe.

Multilokuläre Tumormanifestationen erfordern die *primäre Allgemeintherapie.*
Häufig sind jedoch gleichzeitig lokale oder regionale Maßnahmen notwendig, etwa beim Pleuraerguß, der pathologischen Fraktur, der klinisch solitären Gehirnmetastase, dem exulzerierten Lokalrezidiv etc.
Die therapeutischen Mittel hierbei (Strahlentherapie, regionale Chemotherapie, Operation) sind dem Einzelfall anzupassen. Vorrangig ist
im allgemeinen die Strahlentherapie.

Spezielle therapeutische Taktik

Der Versuch, die gegebenen Behandlungsverfahren mit größtem Nutzen
(Heilung, Lebensverlängerung, Verlängerung rezidivfreier Intervalle,
Lebensverbesserung) und geringstem Risiko (therapiebedingte Letalität,
Funktionsstörungen, kosmetischer Schaden, psychische Folgen) einsetzen,
umfaßt insbesondere folgende Anwendungsbereiche:

1. Die Ausrottung des Primärtumors und der regionären Metastasen.

2. Das Vorgehen bei Fällen mit klinischen Zeichen operativer oder
strahlentherapeutischer Inkurabilität.

3. Die Rezidivprophylaxe (das heißt: tumorizide Maßnahmen zur Verhinderung oder Verzögerung der klinischen Manifestation von Rezidiven).

4. Die Rezidivtherapie.

Die Ausrottung des Primärtumors und der regionären Metastasen

Bei der kurativen Tumortherapie im Stadium I - III stellen sich in
der Regel folgende Fragen: 1. Das Vorgehen bei unsicherer Diagnose,
2. das Exzisionsausmaß bezüglich Primärtumor und Lymphabflußgebieten,
3. Indikationen zur Strahlentherapie, 4. die Minimalisierung unerwünschter Therapiefolgen, 5. die Vermeidung von Lokalrezidiven.

1. Das Vorgehen bei unsicherer Diagnose

Sind die *effektiven* diagnostischen Mittel (klinische Untersuchung, Mammographie, gegebenenfalls Xeroradiographie, Punktionsbiopsie, Zytologie) erschöpft, dann ist die bioptische Exstirpation des Herdes, in
der Regel als Quadrantenresektion (vgl. GALLAGER u. MARTIN, 1969),
indiziert. Für die Lokalisation des Herdes und die Bestimmung der Exzisionsgrenzen ist ein einwandfreies Mammogramm erforderlich. Die Inzisionsrichtungen sind auf etwaige anschließende Karzinomexstirpatio-
nen abzustimmen; die alleinige bioptische Tumorexstirpation ist in
mehr als der Hälfte der Fälle keine adäquate Exzision des Primärtumors
(SHAH et al., 1973). Wenn sie nicht mit einer Strahlentherapie des
Primärtumors kombiniert werden soll, ist sie in eine resektive oder
ablative Karzinomexstirpation umzuwandeln (S. 481).

2. Das Exzisionsausmaß mit kurativem Ziel

Die Exzisionsgrenzen können nach der *Art des Primärtumors* (Sitz, Größe,
Begrenzung, singulär oder multipel), der *histologischen* Beschaffenheit
der *Lymphknoten* und dem *Brusttyp* festgelegt werden.

An Hand der Charakteristika des Primärtumors und des Brusttyps werden
Inzisionsrichtungen und *Exzisionsgrenzen* gewählt, die es erlauben, den
Primärtumor im Gesunden zu entfernen und zugleich die *zentrale* axilläre
Lymphknotengruppe zur histologischen Untersuchung zu exstirpieren.
Nur bei medialen Tumoren, die durch Lokalexzision entfernt werden
können, ist zur diagnostischen Exstirpation der zentralen Lymphknotengruppe eine separate Inzision entlang der vorderen Achselfalte not-
wendig. Aber auch bei jedem anderen Tumorsitz kann mit der diagnostischen Lymphknotenexstirpation begonnen werden. Das Ergebnis führt zur
Entscheidung über das Resektionsausmaß bezüglich des Lymphsystems
(s.u.). Der Primärtumor selbst kann durch *Ablatio mammae* (auch erweiterte
Ablation) oder durch *Mammaresektion* (praktisch immer mit einem Hautareal
über dem Tumor) entfernt werden: *Ablative oder resektive Exstirpation des
Primärtumors*. Die *bioptische* Tumorexstirpation hingegen läßt in mehr als
der Hälfte der Fälle Karzinomgewebe zurück (SHAH et al., 1973) und
ist deshalb kein Verfahren mit kurativem Ziel.

a) Entscheidungen an Hand des Primärtumors

Eine *Ablatio mammae* (M) ist indiziert:

a) Bei *zentralem Sitz* des Karzinoms, auch beim Paget-Karzinom, das die
Mamilla überschritten hat, gleichgültig, ob ein intramammärer Tumoranteil palpabel ist oder nicht. Wird beim Paget-Karzinom eine Lokalexzision erwogen, sollte jedenfalls klinisch und mammographisch ein
tiefer intraduktaler Tumoranteil auszuschließen sein.

b) Bei allen peripheren Karzinomen, die eine *Mamillenretraktion* bewirkt
haben oder ein hautadhärentes Areal, das weniger als 5 cm von der
Mamilla entfernt ist.

c) Wenn auf Grund der Tumorgröße der *Drüsenrest* so *klein* bleibt, daß ein ästhetischer Mammakörper nicht mehr geformt werden kann.

d) Beim *multilokulären* Karzinom oder bei Anwesenheit intraduktaler Papillome im Drüsenrest. In diesem Falle kann bei negativem Lymknotenbefall und resezierbarem, gut begrenztem Karzinom der Drüsenrest durch subkutane Mastektomie entfernt werden, wenn eine spätere plastische Mammaformung erwogen wird.

Eine *Resektio mammae* (S) ist zu erwägen:

Bei kleinem, peripherem, unilokulärem Karzinom (Mammographie!) in einer gut entwickelten Mamma. Dabei ist zu beachten:

a) Die *kurative Lokalexzision* ist *mehr* als eine bioptische Tumorexstirpation. Sie erfordert ein einwandfreies Mammogramm *ohne* Hinweis auf eine zentrale (= mamillawärts gerichtete) Karzinomausbreitung.

b) Die Exzisionsgrenzen werden aus dem Palpationsbefund, dem Mammogramm, das mit einem Gerät hohen Auflösungsvermögens erstellt sein muß, und der makroskopischen, eventuell auch mikroskopischen Beurteilung der Schnittflächen an der Restmamma erstellt. Adhärente Hautareale werden im Abstand von 3 cm umschnitten. Reicht der Tumor an die Fascia pectoralis, wird der Muskel in gehörigem Abstand mitreseziert.

c) Wenn kleine Karzinome im Processus axillaris der Drüse lokalexzidiert werden und wegen Lymphknotenmetastasen mit Drüsenexstirpation und Bestrahlung versorgt werden, entwickelt sich häufig ein *induratives Ödem* der Restmamma. Es ist schmerzhaft, kosmetisch unbefriedigend und erschwert sowohl die klinische als auch die mammographische Diagnose eines intramammären Lokalrezidivs erheblich. Deshalb ist es in diesen Fällen sinnvoller, die Mamma primär zu ablatieren.

b) *Entscheidungen auf Grund der klinischen Lymphknotenuntersuchung*

Ausgegangen wird vom axillären und vom supraklavikulären *Tastbefund*. Mammographisch werden Lymphknoten nur ausnahmsweise erfaßt, die Xeroradiographie steht nicht zur Verfügung, und die Szintigraphie sowie die Lymphangiographie sind zu unsicher.

Die Palpation der Axilla kann zu folgenden diagnostischen Entscheidungen führen:

a) Lymphknoten nicht tastbar (N_0).

b) (Vermutliches) Lymphgewebe tastbar, aber auf Grund seiner Beweglichkeit, seiner weichen Konsistenz und der Knotengröße von weniger als 1 cm (vgl. HAAGENSEN, 1971) als "nicht neoplastisch" angesprochen (N_{1a}).

c) Der Tastbefund spricht für Lymphknotenmetastasen.

aa) Axilläre Lymphknoten "befallen", nicht fixiert, Durchmesser kleiner als 2,5 cm (N_{1b}).

bb) Axilla "befallen": Lymphknoten an der Unterlage fixiert *oder* größer als 2,5 cm *oder* Armödem *oder* subpraklavikulare metastatische Lymphknoten vorhanden (N_2, N_3).

c) *Entscheidungen auf Grund der histologischen Lymphknotenuntersuchung*

Bei den klinischen Bildern N_0, N_{1a} und N_{1b} (M_0) kann das weitere Vorgehen vom *histologischen* Befund an den zentralen Lymphknoten abhängig

gemacht werden. Bei den klinischen Diagnosen N_2 und N_3 wird das zweckmäßigste Vorgehen zu individualisieren sein.

Zunächst wird die *zentrale Lymphknotengruppe* (s. Abb. 9) durch separaten Zugang (vordere Achselfalte) oder en bloc im Rahmen der ablativen oder
resektiven Karzinomexstirpation entnommen. Die Lymphknoten werden
nach dem Verdachtsgrad auf eine Metastasierung oder nach ihrer Tumornähe sortiert und im Schnellschnittverfahren untersucht. Begonnen wird
mit dem tumornächsten beziehungsweise mit dem metastasenversächtigsten
Knoten. Bei positivem Befund wird die Untersuchung abgebrochen. Im
negativen Falle werden, so vorhanden, 6 Lymphknoten untersucht.

Natürlich können die Lymphknoten auch in einer ersten Sitzung exstirpiert und im Paraffinschnittverfahren untersucht werden. Wenn nötig,
wird dies mit der bioptischen Tumorexzision kombiniert. Der *Vorteil*
ist die größere Genauigkeit der Diagnose, der *Nachteil* eine zweite
Operation, die auf das histologische Ergebnis abgestimmt wird:

Möglichkeiten:

a) Alle untersuchten Lymphknoten *negativ*: Ausführung oder Beendigung
des Eingriffes als ablative oder resektive Tumorexzision.

b) Lymphknoten *positiv*: Damit erhebt sich die Frage: konservative Operation oder radikale Mastektomie, wobei die "eingeschränkten radikalen
Eingriffe" (Pateys Operation; PATEY, 1967, etc.) zu den konservativen
Verfahren zu rechnen sind. *Vom wissenschaftlichen Standpunkt muß diese Frage
derzeit als ungelöst angesehen werden*, und sie wird noch schwieriger, wenn
man den Ersatz chirurgischer Maßnahmen durch die Möglichkeiten der
zeitgemäßen Strahlentherapie (S. 483) einkalkuliert. Vom Aspekt der
Vermeidung eines *Lokalrezidivs* hätte die radikale Mastektomie den Vorrang, aus der Sicht des *Armödems* und der *Schulterfunktion* das konservative Vorgehen, und aus der Sicht der *Heilungschance* (Überlebensraten)
ist die Feststellung von Metastasen in der zentralen Lymphknotengruppe
nicht genügend subtil:

aa) Bei jedem zweiten Kranken im Stadium I oder II sind nur *ein oder
zwei* Lymphknoten befallen, und diese sind in der Regel inklusive
ihrer Vasa afferentia durch eine sorgfältige Exstirpation von Primärtumor und zentraler Lymphknotengruppe eliminiert.

bb) Bei zentralen oder medialen Karzinomen ist bei der Hälfte der
Patientinnen mit axillären Metastasen auch die Mammaria-Kette befallen. Sie wird durch die radikale Mastektomie nicht erreicht.

cc) Etwa 2o% der Frauen mit axillären Metastasen sind auch im Apex
axillae positiv, und dies ist praktisch gleichbedeutend mit einer
Metastasierung über den chirurgischen Bereich hinaus.

dd) Die chirurgische Konsequenz, in diesen Fällen den Eingriff auf
die Supraklavikulargrube und die Mammaria-Kette auszudehnen, hat weder die Überlebensraten verbessert noch die Lokalrezidive verringert
(ARIEL, 1955; CACERES, 1967; CRILEu. HOERR, 1971; HALSTED, 19o7;
LEWIS, 1953; URBAN, 1951, 1964; VERONESI u. ZINGO, 1967; WANGENSTEEN).

c) Zusätzliche Information durch *Apexbiopsie* und *Mammariabiopsie* bei *positiver zentraler* Lymphknotengruppe:

Der Apex axillae kann vom Operationsgebiet durch den Musculus pectoralis maior hindurch erreicht werden oder durch eine getrennte infra-
klavikuläre Inzision.

aa) Die einfachste Entscheidung wäre bei positivem Apex das konservative und bei negativem Apex das radikale (R.M.) Vorgehen. Man kann
aber argumentieren, daß bei positivem Apex durch die R.M. das Lokalrezidiv eine sorgfältige Exstirpation der zentralen Lymphknoten genüge.

bb) Bei zentralen oder medialen Karzinomen, positiver Axilla und negativem Apex kann zur weiteren Entscheidung die Untersuchung der Mammaria-Kette herangezogen werden (HAAGENSEN et al., 1969), das Ergebnis hat jedoch ausschließlich *prognostischen* Wert.

d) *Schnellschnitt*: Axilla *negativ, Paraffinschnitt*: Axilla *positiv*: Dieser Eventualität wird durch das Ausmaß der Tumorexzision und durch die nicht nur diagnostische, sondern von der Operationstechnik her *therapeutische* axilläre Lymphgewebsexzision (en bloc gegen den Lymphstrom, Durchtrennung der Lymphgefäße zwischen Ligaturen, Zytostatikum in Wirkform lokal) Rechnung getragen. Die Konsequenz der "sekundär" positiven Axilla ist, wie bei allen Fällen mit histologisch positiven Lymphknoten, die Strahlentherapie.

d) Einige Bemerkungen

Entscheidungen auf Grund intraoperativer Schnellschnitt-Diagnosen verlangen örtliche Nachbarschaft und routinierte Zusammenarbeit zwischen Operateur und Pathologen. Die Diagnose Lymphknoten *nagativ* ist umso stichhaltiger, *je mehr* Lymphknoten untersucht wurden. Dies aber kostet *Zeit*. Operationsverzögerungen bis zu einer halben Stunde sollten aber beim derzeitigen Stand der Anästhesie und der Vor- und Nachbehandlung (d.h. praktisch keine Vermehrung allgemeiner Komplikationen) zugunsten eines onkologisch adäquaten Vorgehens keine Rolle spielen.

Als *Beurteilungskriterien* genügen nicht die *Überlebenszeiten* (als Überlebensraten), die z.B. nach radikaler Mastektomie durch eine Strahlentherapie nicht verlängert werden; es sind auch *palliative Effekte* wie die Vermeidung von Lokalrezidiven (Brustwandrezidiv, meist intra- oder subkutan, axilläres Drüsenrezidiv, parasternales Rezidiv - dieses vor allem nach Biopsien und Exstirpationen im Bereich der Mammaria-Kette - heranzuziehen sowie Häufigkeit, Schwere und Folgen von *Komplikationen* und iatrogenen Nebenwirkungen (*Therapiefolgen*).

3. Die Stellung der Strahlentherapie im taktischen Konzept

Es sollen aus der Sicht der therapeutischen Taktik ausschließlich allgemeine Indikationsaspekte des chirurgisch-radiologischen Grenzbereiches angesprochen werden.

a) Die Vorbestrahlung

Die *Begründung* der Vorbestrahlung stützt sich auf eine Reihe experimenteller und klinischer Befunde:

a) Durch Operationsmanipulationen können implantationsfähige Tumorzellen auf dem Blut- oder Lymphweg forttransportiert oder auf das Operationsfeld ausgeschwemmt werden (AARONS et al., 1961; ROBERTS et al., 1962; SMITH et al., 1958). Diese Zellen sollen vor der Ausschwemmung radiologisch devitalisiert werden.

b) Regressionen der Primärtumoren und der Lymphknotenmetastasen durch Vorbestrahlung mit tumoriziden Dosen sind in der Regel erheblich, wenn sich auch bei ca. 85% der einschlägig untersuchten Fälle (BACLESSE, 1962; BUSCH u. KLOOS, 1967; LYSAKOWSKA, 1965) mikroskopisch weiterhin Tumorzellen nachweisen ließen. Radiologische Zellschäden bis zu Vermehrungsunfähigkeit und Zelltod sind jedoch auch für einen Teil dieser Zellen sicher (POWERS, 1968).

484

c) Bei mehreren experimentellen Tumoren ist ein lebensverlängernder
Effekt der Vorbestrahlung erwiesen (vgl. POWERS, 1968). Er ist dosisabhängig, doch ist die Wirkung von Vorbestrahlung *und* Operation sicher
überadditiv.

Verschiedene *Beobachtungen aus der Klinik* schränken jedoch die praktische
Bedeutung dieser Argumente sehr ein:

aa) Die *stadiumabhängige* Lebenserwartung der "kurativ" Behandelten und
die *präoperative* Existenz einer lymphogenen oder hämatogenen Metastasierung machen deutlich, daß die Streuung *vor* Beginn der Therapie erfolgte. Ausschwemmungen durch Operationsmanipulation wirken sich umso
eher aus, je geringfügiger die präoperative Metastasierung ist. Durch
unsachgemäßes Untersuchen aber, durch Kompression mit Röntgentuben
und durch Manipulationen der Patientin selbst, durch den Druck von
Kleidungsstücken etc. wird der Tumor ungleich stärker belastet als
durch kunstgerechte chirurgische Manipulationen.

bb) Die Prognose von Patientinnen mit Vor- *und* Nachbestrahlung ist
nicht besser als bei alleiniger Nachbestrahlung (Abb. 1o; KAHR u.
SCHREYER, 1966; LANDBERG, 1966). Durch Strahlentherapie *nach* radikaler
Mastektomie wieder konnten lebensverlängernde Wirkungen *nicht* beobachtet
werden (COLE, 1964; ENNUYER et al., 1967; FISHER et al., 197o; GOLDEN-
BERG et al., 1969; KAAL, 1964; MEYER, 197o; ROBBINS et al., 1966).

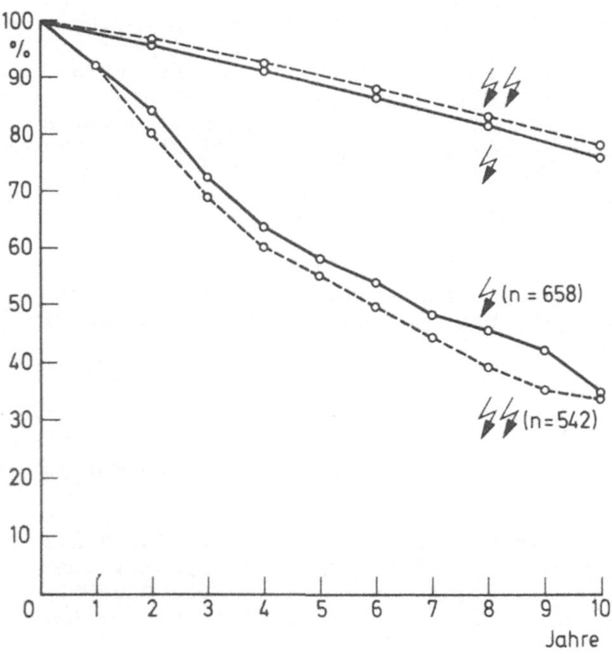

Abb. 1o. Mammakarzinome 195o – 1968. *Lebenserwartung* und *absolute Über-*
lebensraten bei Patientinnen im Stadium I – IV, die neben einer "radikalen" Mastektomie *vor- und nachbestrahlt* (- - - -) oder *nur nach*bestrahlt
(O – O – O) wurden (konventionelle Strahlentherapie)

cc) Die Vorbestrahlung eines bioptisch oder zytologisch gesicherten
Primärtumors ist aus gegenwärtiger Sicht klinisch unbedenklich, strahlenbiologisch sinnvoll (BACLESSE, 1966), aber aus der Sicht der klinischen Pathologie nicht zu begründen.

Tumorizide Vorbestrahlung der Brustwand und der Lymphabflußgebiete
reduziert die Häufigkeit von *Lokalrezidiven* ebenso wie eine Nachbestrahlung, nämlich auf etwa die Hälfte der sonstigen Frequenz. Es bleibt
jedoch die Argumentation, daß eine vorausgehende Operation ungünstige
radiobiologische Verhältnisse (Mangeldurchblutung) schaffe. Der Preis
einer grundsätzlichen Vorbestrahlung der Lymphabflußgebiete aber ist
neben einer Zunahme postoperativer Komplikationen die häufige Bestrahlung *negativer* Lymphregionen. Dies aber ist ebenso wie die Exstirpation
derartiger Lymphknoten keine zielführende therapeutische Maßnahme.
Auf Grund der hohen Frequenz klinischer Fehlurteile über den Zustand
der Lymphknoten sollte nicht die klinische Zuordnung, sondern die
histologische Abklärung als Entscheidungshilfe herangezogen werden.

b) Additive Strahlentherapie

Eine *additive* Strahlentherapie sollte vorgenommen werden, wenn mit
manifestationsfähigem zurückgelassenem Tumorgewebe im strahlentherapeutisch erfaßbaren Gebiet zu rechnen ist. *Dies ist praktisch nur dann
der Fall* - onkologiegerechte Exzisionen vorausgesetzt -, *wenn die Lymphknoten histologisch befallen sind.*

Histologischer Lymphknotenbefall indiziert eine Strahlentherapie.

Bei zentralem und medialem Tumorsitz aber wurden in 13% der Fälle mit
negativer Axilla Metastasen in der Mammaria-Kette festgestellt (vgl.
SPRATT u. DONEGAN, 1967). Da eine grundsätzliche Strahlentherapie
somit bei 87% dieser Patientinnen nicht zielführend wäre, beim Rest
aber auf die Strahlentherapie als wirksamste Prophylaxe eines Lokalrezidivs nicht verzichtet werden sollte, ist es notwendig für die
Indikationsstellung, besser zu differenzieren: Zwei Möglichkeiten
sind gegeben:

a) Die Exstirpation der Mammaria-Lymphknoten zur histologischen Untersuchung. *Notwendig* ist dabei die "mikrochirurgische" isolierte Lymphadenektomie im I. und II. Interspatium. *Kontraindiziert* ist die "therapeutische" extrapleurale Thoraxwandresektion zwischen zweitem und
viertem Interkostalraum, weil sie bei der großen Gruppe ohne Metastasen nicht begründet ist, aber auch bei Metastasenträgerinnen die Heilungschancen nicht erhöht, den Eingriff jedoch vergrößert, die Komplikationsrate erhöht und kosmetisch nachteilig ist.

b) Man richtet sich nach der Histologie des Primärtumors: Bei infiltrierenden, undifferenzierten Karzinomen und bei Lymphgefäßeinbruch
wird bestrahlt, bei ausgeprägter Sinushistiozytose, beim Mukoidkarzinom, beim medullären Karzinom mit lymphozytärer Infiltration, bei den
intraduktalen und lobulären Neoplasien und ihren Sonderformen, wie
beim Paget-Karzinom und dem papillären Karzinom, und bei Adenokarzinom Typ I wird auf eine Strahlentherapie verzichtet.

c) Alternative Strahlentherapie

Im Stadium I und II ergeben sich *zwei Bereiche* für chirurgisch-radiologische Alternativen: Exstirpation *oder* Strahlentherapie des *Primärtumors*
(in der Regel kombiniert mit einer Bestrahlung der Lymphabflußgebiete)
und: Exstirpation *oder* Bestrahlung der *Lymphabflußgebiete*.

<u>Der Primärtumor</u>: Die *ausschließliche* Strahlentherapie des Primärtumors setzt eine histologische (Inzisions- oder Punktionsbiopsie) oder zumindest zytologische Sicherung der Diagnose voraus. Die Tumorelimination durch Exzision ist jedoch sicherer als durch Strahlentherapie, und deshalb ist ihr auch derzeit der Vorrang zu geben. Bei Fällen ohne Metastasen aber und bei Fällen mit klinisch latenter Generalisation (etwa 5o% der Patientinnen mit Lymphknotenmetastasen) sind von vornherein ähnliche Überlebensraten zu erwarten wie mit allen anderen Methoden. Die adäquaten Beurteilungskriterien sind deshalb Lokalrezidive und Therapiefolgen.

Die *bioptische Tumorexstirpation mit selektiver Bestrahlung der angrenzenden Mammaareale* sollte bereits heute im Planversuch als echte Alternative zur resektiven oder ablativen Ausrottung des Primärtumors abgeklärt werden, wenn durch Biopsie der zentralen Lymphknotengruppe eine Metastasierung als unwahrscheinlich gelten kann. Im Falle gleicher Überlebensraten wären das Lokalrezidiv und das kosmetische Resultat zur Beurteilung heranzuziehen.

<u>Die Lymphabflußwege</u>: Die Exstirpation oder die Bestrahlung der Lymphabflußwege sind ohne lymphogene Metastasierung *nicht* indiziert. Die beste Information liefert die histologische Untersuchung der zentralen Lymphknotengruppe, die vom axillären Zugang ohne kosmetische oder funktionelle Nachteile exstirpiert werden kann.

Negative Lymphknoten ergeben *keine* chirurgisch-radiologische Alternative. Bei *positiven* Lymphknoten stellt sich die Frage, ob die subtile radikale Exstirpation (radikale Mastektomie in modo classivo - HALSTED) *und* die Strahlentherapie andere Ergebnisse ergeben als konservative chirurgische Methoden in Kombination mit der Strahlentherapie. "Eingeschränkte radikale" Verfahren dürfen hierbei nicht, wie üblich, als radikale Mastektomie ausgelegt werden, sie sollten aber als eigene Variante untersucht werden.

4. Minimalisierung iatrogener Formen

Neben adäquater chirurgisch-radiologischer Radikalität ist die Minimalisierung von Therapiefolgen durch *Vermeidung* unnötiger Therapieschritte zu fordern. Das diskutierte Konzept trägt dem Rechnung; dies ist am Beispiel des Armödems, der praktisch bedeutsamsten Therapiefolge beim Mammakarzinom, leicht zu erkennen:

Das *Ödemrisiko* steigt mit der Radikalität des Eingriffes, mit der Intensität der Bestrahlung, mit dem Ausmaß der lymphogenen Metastasierung (GREGL et al., 1967; LANDBERG, 1966) und mit der Art und der Intensität postoperativer und bestrahlungsbedingter Komplikationen (SMEDAL u. EVANS, 196o; WATSON et al., 1963). Eine Adipositas bedeutet hierbei eine besondere Disposition (FITTS et al., 1954; VILLASOR u. LEWINSON, 1955).

Die *Ödemprophylaxe* besteht somit in einer Beschränkung der Radikalität auf das erforderliche Ausmaß und der Strahlentherapie auf Fälle mit Lymphknotenmetastasen. Subtilste Operationstechnik ist zur Vermeidung von Hämatomen, Seromen, Gewebsnekrosen, Wunddehiszenzen und Infektionen geboten; beim Erysipel auf der operierten Seite intensive und nachhaltige antibiotische Therapie.

Die *Ödemhäufigkeit* ist somit eine Funktion der Anzahl von Risikofaktoren. Nach komplikationsloser radikaler Mastektomie ist bei etwa 7o% der Patienten mit einer Zunahme des Oberarmumfanges bis zu 2 cm und

des Vorderarmes bis zu 1 cm zu rechnen, was funktionell und kosmetisch
bedeutungslos ist. Ursache *funktionell störender Ödeme* ist eine Lymphab-
flußstörung und bei mehr als einem Drittel der Betroffenen zugleich
eine venöse Zirkulationsstörung (HUGHES u. PATEL, 1966; KRIESSMANN
et al., 1969). Normalerweise wird der Lymphabfluß aus der Extremität
nach radikaler Mastektomie innerhalb von 6 Monaten wiederhergestellt
(GOFFRINI u. BOBBIO, 1964). Die Regeneration der Lymphbahnen kann
jedoch durch Fibrosen nach chirurgischen Komplikationen, durch die
Strahlentherapie oder nach posttherapeutischen Infektionen gestört
werden.

Vor der *Therapie* ist die Phlebographie notwendig. Die reine Lymphab-
flußstörung kann konservativ (physikalische Therapie, entwässernde
und venotonisierende Maßnahmen) gebessert oder behoben werden. Bei
der venösen Stauung ist chirurgisches Vorgehen indiziert, vor allem
die Befreiung der Venen von Bindegewebsschwielen und der venöse Bypass.
Morbidität bis zur dauernden Bettlägerigkeit bei schwerstem Armödem
verlangt die Enukleation und bei Rezidivverdacht die Ablatio inter-
thoracoscapularis.

5. Bemerkungen zum Lokalrezidiv

Therapeutische Aggressivität vermehrt unerwünschte Therapiefolgen und
reduziert die Lokalrezidive. Priorität hat die Rezidivverhütung. "Blin-
de Radikalität" ist jedoch hierzu kein geeigneter Weg. Für das Auftreten eines Lokalrezidivs (L.R.) können mehrere Faktoren von erheblicher
Bedeutung sein:

a) Richtung und Ausmaß der lymphogenen Metastasierung (DONEGAN et al.,
1966; HAAGENSEN, 1971): Wenn keine lymphogene Metastasierung vorliegt,
kommen L.R. praktisch nur nach chirurgisch-onkologischen Fehlern vor:
zu enge Exzisionsgrenzen, resektive statt ablative Tumorexstirpation
bei primär multilokulären Karzinomformen, Zellausschwemmung aus eröffneten Venen.

Die Häufigkeit von L.R. ist mit der Anzahl positiver Lymphknoten eng
korreliert (s. Tabelle 4). Tumorzellen in Lymphspalten außerhalb des
Exzisionsbereiches wachsen zu lentikulären Metastasen heran. Die häufigste Manifestation fällt in das zweite und dritte postoperative
Jahr (Abb. 11).

Die *Lymphangiosis carcinomatosa* führt praktisch immer zum L.R. Sie ist
auch das histologische Substrat des "inflammatorischen" Mammakarzinoms.

b) Die Wahl der Exzisionsgrenzen: Ganz allgemein sind L.R. umso häufiger, je bescheidener das Exzisionsausmaß ist. Sie nehmen also in
der Reihenfolge: Resektion, Mastektomie, radikale Mastektomie ab.

Nach Erweiterter R.M. (E.R.M.), also der Ausdehnung des Eingriffes
auf die Mammaria-Kette oder die Supraklavikulargrube, sind L.R. gleich
häufig, wenn nicht häufiger als nach R.M., und dies aus zwei Gründen:

aa) Bei der E.R.M. wegen medialen Tumorsitzes trachtet man, den Resek-
tionsbereich der Thoraxwand (1. - 5. Rippe, Resektion des 2. - 4.
Rippenknorpels) mit autochtoner Haut und nicht mit einem Verschiebe-
lappen zu decken. Dies verleitet zu sparsamer Tumorumschneidung.

bb) Parasternale Rezidive beobachten vorwiegend Chirurgen, die in der
Mammaria-Region biopsieren oder exstirpieren (vgl. HAAGENSEN, 1971).

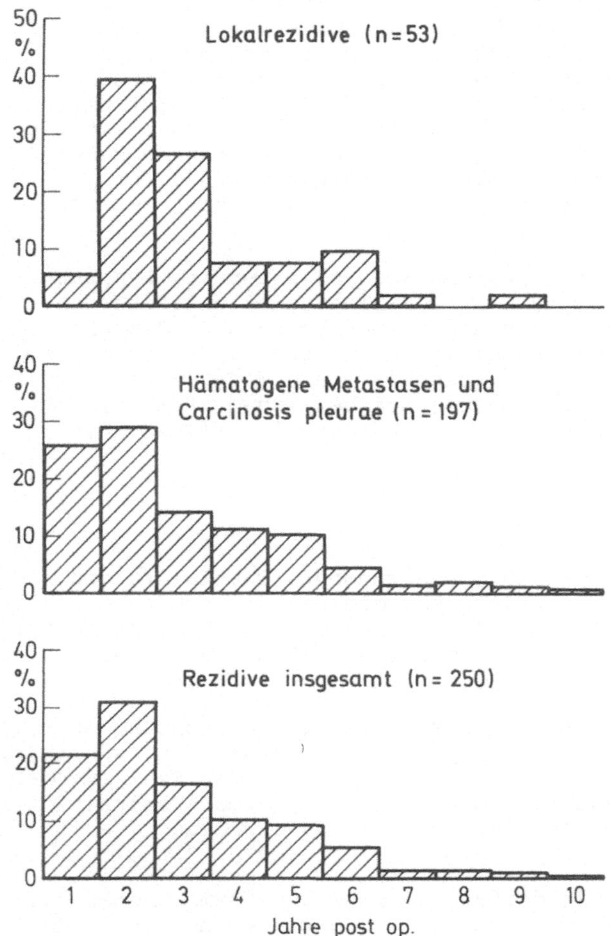

Abb. 11. Mammakarzinome
Manifestation von Rezi-
diven in den ersten
zehn postoperativen
Jahren (radikale Mast-
ektomie und Strahlen-
therapie)

c) Die Strahlentherapie: Bestrahlung in tumoriziden Dosen *vermindert* die Häufigkeit von Rezidiven und *verzögert* ihr Auftreten (COLE, 1964; ENNUYER et al., 1967; FISHER et al., 197o; KAAE, 1969; PATERSON u. RUSSEL, 1959; ROBBINS et al., 1966; ROSATO et al., 1969).

Etwa 4/5 aller Thoraxwandrezidive manifestieren sich als *multiple lentikuläre* Metastasen, die sich von der Operationsnarbe nach allen Seiten hin durch Apposition neuer Herde ausbreiten. Es sollte deshalb auf eine Thoraxwandbestrahlung *nicht* verzichtet werden. Nur etwa 2o% der L.R. im Thoraxwandbereich sind so umschrieben, daß sie definitiv chirurgisch entfernt werden können.

Vorgehen bei klinischen Zeichen operativer Inkurabilität

Fernmetastasen, präoperatives Armödem, Peau d'orange über mehr als der halben Mammaoberfläche, inflammatorische Areale, die die Mamma überschritten haben, axilläre Metastasen, die fixiert sind oder einen Durchmesser von mehr als 2,5 cm haben, und supraklavikulare Metastasen sind *klinische Zeichen für chirurgische Inkurabilität* (HAAGENSEN, 1971). Etwa 15% des derzeitigen Krankengutes gehören in diese Gruppe.

Behandlungsschemata, wie sie für die Stadien I und II festgelegt werden können, sollten für diese Patientengruppe *nicht* vorgelegt, sondern in jedem Einzelfall im interdisziplinären Gespräch erarbeitet werden. Die allgemeine Taktik lautet: *Allgemeintherapie* analog dem Vorgehen beim Rezidiv (S. 493) *und Lokal- bzw. Regionaltherapie* ; dabei ist die Strahlentherapie vorrangig. Ob sie als alleinige lokale Maßnahme oder vor bzw. nach Tumorexstirpationen, die von der begrenzten Exzision bis zur erweitert radikalen Mastektomie gehen können, angewendet wird, sollten Radiologe und Chirurg gemeinsam festlegen. Beim metastasenbedingten Armödem und beim inflammatorischen Karzinom, das auf die Bauchwand oder die Gegenseite übergegriffen hat, sind chirurgische Maßnahmen, abgesehen von der Ablatio adipöser Brüste aus strahlenbiologischen Gründen, von höchst zweifelhaftem Wert.

Die Rezidivprophylaxe

Rezidivprophylaxe heißt Tumortherapie zur Karzinomausrottung beziehungsweise zur Verhinderung oder Hintanhaltung der klinischen Manifestation okkulten Tumorgewebes.

Rezidivprophylaxe präjudiziert somit die Anwesenheit klinisch latenten, aber manifestationsfähigen Tumorgewebes. Sie wäre für alle Fälle notwendig, die durch "kurative" Lokal- oder Regionaltherapien nicht geheilt werden. Dies sind (Langzeitbeobachtungen über 15 Jahre): 4o% der Patienten im Stadium I, 7o% im Stadium II und 9o% im Stadium III. Ob sie jedoch im konkreten Fall praktiziert werden soll, hängt bei den derzeitigen Möglichkeiten von mehreren Faktoren ab:

a) Vom Wirkungsmechanismus, der im Endeffekt stärker sein muß als die tumordestruierenden Mechanismen des Organismus selbst. Therapien, die die Abwehrlage bessern, sind erwünscht. Immunsuppressive Maßnahmen, wie die zytostatische Therapie, sind als Rezidivprophylaxe nach "kurativer" Primärtherapie auch aus zellkinetischer Sicht im allgemeinen *nicht* indiziert.

b) Da sich fast 5o% der Rezidive erst nach dem 2. postoperativen Jahr manifestieren (s. Abb. 12), wären nicht nur Kenntnisse über den Wirkungsmechanismus und die Wirkungsstärke klinisch wichtig, sondern auch über die *Wirkungsdauer;* d.h. über den Zeitabschnitt, in dem das Tumorwachstum gehemmt bleibt. Die klinischen Grundlagen über dieses diffizile Problem sind jedoch äußerst dürftig.

c) Aufwand und Anforderungen an die Patientin und Nebenwirkungen einer Rezidivprophylaxe müssen in einer vernünftigen Relation zum therapeutischen Effekt stehen.

Zur *Hormontherapie,* der klassischen Rezidivprophylaxe beim Mammakarzinom, sind die *Chemotherapie, immunologische* Methoden, *metabolische* Verfahren und die *Kombinationstherapien* hinzugekommen. Auf die ersten drei Möglichkeiten soll wegen ihrer klinischen Relevanz aus der Sicht der therapeutischen Taktik kurz eingegangen werden.

1. Die Hormontherapie

Die Hormontherapie des Mammakarzinoms beruht auf gründlichen klinischen Beobachtungen (vgl. BERNDT, 1964; MARTZ, 1968; NISSEN-MEYER, 1965; NOWAKOWSKY, 1967). Hormonelle Einflüsse auf die menschliche Brustdrüse

(Hypothalamus, Hormone von HVL, Ovar, NNR, Schilddrüse, Plazenta) sind ungewöhnlich vielgestaltig. Auf therapeutische Manipulationen an diesen Organen oder mit ihren Inkreten reagieren etwa 25% der Mammakarzinome ("hormonabhängige" oder "hormonempfindliche" Tumoren) klinisch mit Regressionen oder (selten) mit Wachstumsbeschleunigung. Die therapeutischen Mittel sind dabei äußerst vielfältig, pharmakodynamisch kaum konkretisiert und klinisch-empirisch gewählt.

Erstrebt wird eine (drastische) Änderung des *endokrinen Milieus:* Durch Entfernung oder Zerstörung von Ovarien, Nebennieren oder Hypophyse ("ablative" Hormontherapie) oder durch Zufuhr ("additive" Hormontherapie) unphysiologischer Dosen von Androgenen, Oestrogenen, Gestagenen, Kortikosteroiden oder synthetischen Steroiden (Anabolika); dies alles in vielen Varianten einzeln oder in simultanen oder sukzessiven Kombinationen, aber auch zusammen mit Zytostatika, immunologischen Verfahren, Enzym- und Vitamintherapien u.a.m.

Da bei manifestem Rezidiv nur etwa ein Viertel der Patientinnen auf eine Hormonbehandlung mit Tumorregressionen oder Schmerzlinderung reagiert, schließt man, daß auch von einer prophylaktischen Anwendung nur ein analoger Anteil der Kranken profitiert. Es wäre deshalb wichtig, jene Patientinnen an Hand klinischer oder labormäßiger Kriterien zu erfassen.

Tabelle 14. Anzahl (n) und absolute Überlebensraten (%) nach 3, 5 und 1o Jahren bei Menstruierten mit Mammakarzinom (Stadium I – III). Radikale Mastektomie *mit* oder *ohne prophylaktische Ovarektomie.* Bei ca. 25% des Krankengutes liegt ein *Barr-* Befund vor. *Barr-negative* Fälle wurden nicht ovarektomiert. Sie wurden weggelassen, um eine Selektion zugunsten der Ovarektomierten zu vermeiden

Kollektiv-merkmale	Ovarektomie (n) mit	ohne	Absolute Überlebensraten % 3 Jahre mit	ohne	5 Jahre mit	ohne	1o Jahre mit	ohne
Menstruiert	131	121	83	74	72	66	52	5o
N hist. negativ	65	56	9o	9o	87	82	72	74
N hist. positiv	64	64	75	59	55	51	28	3o
T_1	89	71	87	82	77	75	56	63
T_2	33	4o	68	57	58	5o	35	32
Paget	19	19	94	88	94	74	8o	52
Szirrhus	27	26	84	66	65	61	51	32
Ca. solidum	74	52	83	68	72	6o	49	51
Nullipara	3o	28	77	8o	69	7o	51	57
Mit Partus	94	82	87	73	75	68	54	49
Größe bis 2,o cm	52	5o	83	77	73	72	6o	55
Größe über 2,o cm	64	64	83	68	7o	6o	47	42
Alter: 3o – 39	43	16	86	7o	72	6o	–	–
4o – 49	73	85	85	76	75	68	54	51
5o – 59	15	19	64	67	57	61	4o	44

Klinische Hinweise auf Hormonreaktoren ergeben sich aus den Ergebnissen der Tabelle 14: Ovarektomieeffekte waren an Hand der Überlebensraten nach 3 Jahren am stärksten ausgeprägt. Bei Fällen mit histologisch negativen Lymphknoten, den T_1-Fällen, bei Nullipara und vom 5o. Lebensjahr an waren keine oder nur sehr geringe Wirkungen zu beobachten. Nach Hypophysenausschaltung trat bei Barr-positiven Fällen häufiger eine Schmerzlinderung auf als bei Barr-negativen Fällen (WENSE, 1969).

Im *Laboratorium* wurde festgestellt, daß das Verhältnis der 17-Hydroxy-kortikosteroide zum Ätiocholanolon im Harn prognostischen Wert hat (BULBROOK et al., 1962; MILLER et al., 1967; THOMAS et al., 1967). Bei vermehrten Androgenmetaboliten ist die Wahrscheinlichkeit einer Remission auf Adrenalektomie oder Hypophysektomie erhöht. Die bisher engste Korrelation wurde zwischen dem klinischen Verlauf unter endokriner Therapie und dem Gehalt an *Oestrogenrezeptoren* im Tumorgewebe ermittelt (MAASS, 1974).

Insgesamt ist derzeit die Selektion von Hormonreaktoren unbefriedigend (MARTZ, 1968; SPRATT u. DONEGAN, 1967; WINTZ, 1931). Es ist derzeit üblich, jedwede Hormontherapie bei Patientinnen mit Oestrogenaktivität (Vaginalepithel) am Effekt der *Ovarektomie* (bzw. der Radiomenolyse) zu messen (vgl. MARTZ, 1968), weil sie am wirkungsvollsten zu sein scheint. Für die Stadien I und II gelten nun folgende Überlegungen:

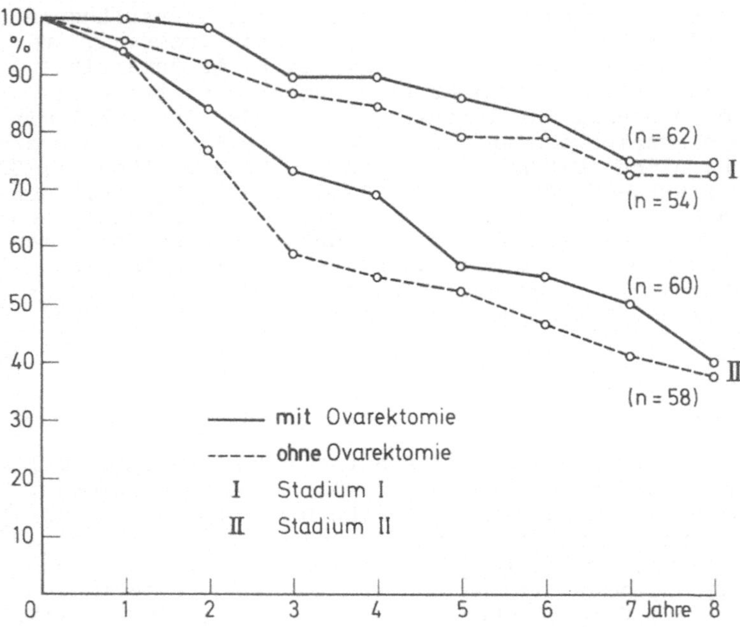

Abb. 12. Absolute Überlebensraten *mit* und *ohne* prophylaktische Ovarektomie bei Menstruierten im Stadium I und II. Bei ca. 25% des Krankengutes liegt ein *Barr*-Befund vor. *Barr-negative* Fälle wurden nicht ovarektomiert. Sie wurden weggelassen, um eine Selektion zugunsten der Ovarektomierten zu vermeiden. Andere erkennbare prognostische Kriterien wie die Häufigkeitsverteilungen von T, N (histol.), Durchmesser, Histologie, Hormontherapie, Strahlentherapie sind *gleich* verteilt

a) Der Effekt einer Ovarektomie ist in den ersten 5 Jahren am stärksten ausgeprägt (s. Tabelle 14, Abb. 12). An Hand der Überlebensraten läßt sich eine Wirkung allerdings nur an jenen Fällen messen, die ohne Hormonbehandlung sterben. Dies sind nach 5 Jahren etwa 15% der Fälle *ohne* Lymphknotenmetastasen und 5o% der Fälle *mit* Metastasen (vgl. Abb. 7).

b) Nimmt man nun eine tumorhemmende Wirkung der Ovarektomie bei 25% der Betroffenen an, dann wäre mit einer Hebung der Überlebensraten von etwa 4% (= ein Viertel von 15) in der einen Gruppe und von rund 12% (= ein Viertel von 5o) in der anderen Gruppe zu rechnen. Dies stimmt sehr gut mit den tatsächlichen Beobachtungen überein (Abb. 12) (COLE, 1964; COLE in FISHER, 1969; FISHER, 1971; JURET, 1972; KENNEDY et al., 1964; LEWINSON, 1969; RAVDIN et al., 197o).

c) Dies aber bedeutet, daß die grundsätzliche prophylaktische Ovarektomie bei mehr als 95% der Patientinnen ohne Lymphknotenmetastasen und bei fast 9o% der Frauen mit Metastasen *ohne Tumorwirkung* bliebe.

d) Solange Hormonreaktoren nicht besser als bisher selektiert werden können, sollte deshalb *im Stadium I und II eine prophylaktische Hormontherapie nicht durchgeführt werden.*

e) Bei Karzinomen mit Blutgefäßeinbruch und multiplen Lymphknotenmetastasen (klinisches Stadium I und II) scheint jedoch eine prophylaktische Ovarektomie auf Grund der schlechten Prognose (KISTER et al., 1966) durchaus sinnvoll. Gegen die häufige Argumentation (vgl. MARTZ, 1968; NOWAKOWSKY, 1967), die prophylaktische Ovarektomie verlängere nicht das Leben, sondern bestenfalls das rezidivfreie Intervall und mache es im Falle eines Rezidivs nicht mehr möglich, ex juvantibus die Hormontherapie zu testen, sind mehrere Argumente anzubringen:
1. Das rezidivfreie Intervall ist lebenswerter als das Intervall mit Rezidiv. 2. Ein lebensverlängernder Effekt der prophylaktischen Ovarektomie ist wahrscheinlich (BERNDT, 1964; COLE in FISHER, 1969; NISSEN-MEYER, 1965, 1967; NISSEN-MEYER in FISHER, 1969) trotz gegenteiliger Beobachtungen (FISHER, 1971; RAVDIN et al., 197o). 3. Zur klinischen Feststellung einer Tumorregression durch Hormontherapie benötigt man heute nicht unbedingt die Ovarektomie. 4. Das eigentliche Problem besteht in der *Selektion* jener Patientinnen, die eine Rezidivprophylaxe brauchen und bei denen eine Hormontherapie erfolgversprechend ist.

2. Zytostatische Therapie

Eine zytostatische Rezidivprophylaxe kann derzeit für das Stadium I und II *nicht* begründet werden. Die Immunsuppression, die Aktivierung von G_0-Zellen, die lediglich phasenspezifische Sensibilität von Zellen in der meist kleinen Wachstumsfraktion von Mammakarzinomen sprechen gegen ihre Anwendung. Mit Thio-TEPA, am Operationstag und den beiden folgenden Tagen gegeben (insgesamt o,8 mg/kg Körpergewicht, in einer zweiten Serie o,6 mg), konnten FISHER et al. (FISHER, 1969; FISHER et al., 1968) im Doppelblindversuch ausschließlich bei Menstruierten mit mehr als 4 positiven Lymphknoten eine Hebung der Überlebensraten und eine Senkung der Rezidivquoten beobachten. 5-FU hatte keine positiven Wirkungen. Nach Endoxan als Dauertherapie (2-3 mg/kg/ Tag) beobachtete FINEY (1971) schlechtere Ergebnisse als bei der Kontrollgruppe.

3. Immuntherapie

Die Wirkung von Hormontherapien oder zytostatischen Behandlungen ist
im wesentlichen unabhängig von der vorliegenden Tumormasse. Ihr An-
wendungsgebiet ist deshalb insbesondere die *Rezidivtherapie*. Derzeitige
Versuche einer *Immuntherapie* hingegen sind umso chancenreicher, *je weniger Tumorzellen* vorhanden sind. Immuntherapien sind deshalb die Rezidivprophylaxe der Wahl nach "kurativen" Primärtherapien im Stadium I und
II. Abgesehen von verschiedenen Forschungsvorhaben hat die Applikation
unspezifischer Antigene mit Provokation von Immunantworten vom zellulären Typ, insbesondere die *BCG-Impfung*, praktische Bedeutung erlangt.

Die Rezidivtherapie

Es soll hier lediglich auf einige Gesichtspunkte der *Allgemeintherapie*
von Rezidiven hingewiesen werden. *Taktische* Aspekte zeichnen sich aber
auch hier bereits ab:

a) Bei der "regionalen" Generalisation sind *neben* Allgemeinbehandlungen
auch *Regionaltherapien* indiziert. Dazu gehören: Die Trockenlegung karzinomatöser Pleuraergüsse durch Radiogold-, Zytostatikum- oder Proteasen-
instillation, die intraarterielle Polychemotherapie bei Lebermetastasen, die hypertherme Peritonealperfusion bei der Carcinosis peritonei,
die chirurgische Stabilisierung pathologischer Frakturen, die Strahlentherapie von Knochenmetastasen etc.

b) Unter den *Allgemeintherapien* geht die ursprünglich dominierende Rolle
der ablativen oder additiven Hormontherapien auf Kombinationstherapien
mit Hormonen und Zytostatika (NOWAKOWSKY et al., 1971; NOWAKOWSKY u.
RUHSTRAT, 1966; WOLFF, 1972) und vor allem auf die zytostatische Polychemotherapie (BRUNNER u. MARTZ, 1973) über.

1. Die Hormonbehandlung

Sie besteht bei Menstruierten und bei Frauen, deren Vaginalepithelien
auf eine Oestrogenaktivität hinweisen (5 - 1o Jahre nach der Menopause)
zunächst in der *Ovarektomie* oder radiologischen Ovarausschaltung. Der
therapeutische Wert beider Methoden ist gleich, die Ovarektomie ist
in ihrer Wirkung sicherer, unmittelbarer und bringt auch diagnostische
Aufschlüsse.

Zeichnet sich das Ende der Remission ab, erfolgt die Weiterbehandlung
mit Androgenen, Anabolika oder Gestagenen. Bei viszeralen Metastasen
wird der beidseitigen Nebennierenexstirpation eine gewisse Chance ein-
geräumt (vgl. KLEIN u. PANST, 1967; MARTZ, 1968; NOWAKOWSKY, 1967),
bei schmerzhaften generalisierten Knochenmetastasen der Hypophysenausschaltung (KLEIN u. PANST, 1967; WENSE, 1969; WILCKE u. OESINGMANN,
1969).

Bei fehlenden oder geringen Proliferationszeichen im Vaginalsekret
sollte mit Oestrogenen oder Oestrogen-Gestagen-Kombinationen begonnen
werden (BERNDT u. STENDER, 197o; KAISER, 1973).

Objektive Tumorregressionen nach Absetzen einer Hormontherapie ("re-
bound regression", vgl. SPRATT u. DONAGAŃ, 1967) sind sehr selten.
Bei fehlschlagender Hormontherapie sollte unvermittelt eine Polychemotherapie eingeleitet werden.

2. Kombination von Hormonen und Zytostatika

Unter anderem (WATSON et al., 1963) wurde bei Frauen mit progressivem
metastasierendem Mammakarzinom in der Menopause Äthinyloestradiol
(3 mg/tgl.) mit Cyclophosphamid (2oo mg/tgl.) kombiniert (NOWAKOWSKY
et al., 1971; NOWAKOWSKY u. RUHSTRAT, 1966; WOLFF, 1972). Die Wirkung
scheint der alleinigen Hormonbehandlung überlegen zu sein.

3. Zytostatische Therapie

Der Fortschritt in der Chemotherapie maligner Tumoren zeichnet sich
beim Mammakarzinom im Generalisationsstadium in Remissionsraten ab,
die zumindest doppelt so hoch liegen wie bei den Hormontherapien
(vgl. BRUNNER u. MARTZ, 1973). Die Remissionsdauer kann zwar in Einzelfällen Jahre betragen, ist jedoch im allgemeinen *kürzer* als bei den
Hormontherapien. Dies ist jedoch wahrscheinlich ein Selektionsproblem,
weil Hormonreaktoren unter den differenzierten, langsamer wachsenden
Tumoren (Spätrezidive, Haut-, Knochenmetastasen) häufiger zu finden
sind. Die Ergebnisse bei Metastasen in der Leber und im Gehirn und
bei diffuser Metastasierung in das Knochenmark sind auch bei der Chemotherapie höchst unbefriedigend.

Versuche, die Ergebnisse der Chemotherapie zu verbessern, sind verschiedener Art:

a) Die Erstellung von *Onkobiogrammen* zur Erfassung der individuellen
Sensibilität der Tumorzellen für einzelne Zytostatika. Dies ist umso
wichtigerm je mehr wirksame Zytostatika zur Verfügung stehen.

b) die *Polychemotherapie* mit Substanzen, die in verschiedenen Phasen des
Zellzyklus angreifen; z.B. die Kombination alkylierender Substanzen
(insbesondere Endoxan, Thio-TEPA, Leukeran) mit Antimetaboliten
(5-Fluoruracil, Methotrexat) und Mitosehemmern (Proresid, Oncovin,
Velbe).

c) Versuche einer *Zellsynchronisation*, um nach Aufhebung der Blockade
durch phasenspezifische Substanzen eine größere Zellzahl in der empfindlichen Phase zu treffen.

Der Einfachheit halber hat die *Polychemotherapie* besondere praktische
Bedeutung erlangt. Sie wird in der Regel mit 3 bis 6 Substanzen in
verschiedenen Varianten ausgeführt (vgl. BRUNNER u. MARTZ, 1973).
Die Kombinationen der Polychemotherapie können natürlich auch auf hormonelle Maßnahmen erweitert werden.

Zusammenfassung

Die therapeutische Taktik hat die Aufgabe, gegebene Behandlungsmöglichkeiten mit optimalem Nutzen (Heilung, Lebensverlängerung, Verlängerung rezidivfreier Intervalle, Lebensverbesserung) und minimalem
Risiko (Letalität, Funktionsstörungen, kosmetischer Schaden, psychische Folgen) einzusetzen.

Unter konsequenter Anwendung dieses Prinzips wird insbesondere für
die klinischen Stadien I und II (TNM) an Hand der klinischen Pathologie (Primärtumor, lymphogene Metastasen, Reaktivität des Organismus)
eine therapeutische Taktik entwickelt, deren *Kernstück die histologische*

Untersuchung der zentralen axillären Lymphknoten ist. Unter den gleichen Aspekten wird auf das Vorgehen bei klinischen Zeichen operativer oder strahlentherapeutischer Inkurabilität, auf Rezidivprophylaxe und Rezidivtherapie eingegangen:

1. Die *Exzisionsgrenzen mit kurativem Ziel* werden nach der Art des Primärtumors, dem Brusttyp und der histologischen Beschaffenheit der zentralen Lymphknoten ermittelt.

a) Der Primärtumor kann durch Ablatio mammae oder durch Resectio mammae eliminiert werden.

aa) Eine Ablatio mammae ist indiziert: bei zentralem Sitz des Karzinoms; bei peripherem Tumor mit Mamillenretraktion; wenn mit dem verbleibenden Drüsenrest ein ästhetischer Mammakörper nicht geformt werden kann; bei multilokulären Karzinomen und bei Anwesenheit intraduktaler Präkanzerosen im Drüsenrest.

bb) Eine Resectio mammae ist bei kleinem, peripherem unilokulärem Karzinom in einer gut entwickelten Mamma zu erwägen, wenn eine mamillawärts gerichtete Karzinomausbreitung fehlt. Eine wesentliche Entscheidungshilfe ist die Mammographie mit einem Gerät hohen Auflösungsvermögens.

b) Entscheidungen über eine Ausweitung des Eingriffes auf die Lymphabflußgebiete setzen axilläre Lymphknotenmetastasen (zentrale Gruppe) voraus.

aa) Die Lymphknotenuntersuchung erfolgt im Schnellschnitt-Verfahren durch eine Entnahme (axilläre Inzision) vor der Exstirpation des Primärtumors oder nach en bloc-Exstirpation der zentralen Lymphknoten im Rahmen einer ablativen oder resektiven Entfernung des Primärtumors. Ebenso gut können sie in einem vorausgehenden Eingriff entnommen und in Paraffinschnitten untersucht werden.

bb) Bei Fehlen von Metastasen wird das Karzinom durch einfache Ablatio mammae oder Resectio mammae entfernt. Nötigenfalls werden benachbarte Anteile des M. pectoralis major mitreseziert.

cc) Bei positiven Lymphknoten ist das zweckmäßigste chirurgische Vorgehen derzeit *unentschieden*. In onkologischer Hinsicht wird jedoch bei diesen Fällen die radikale Mastektomie (Halsted) von keinem anderen Verfahren übertroffen. Weitere Entscheidungshilfen können die Apexbiopsie und die Mammariabiopsie sein.

dd) Therapeutische Erweiterungen der Eingriffe auf die Mammaria-Kette oder die Supraklavikulargrube sind ohne positive Effekte und deshalb abzulehnen.

2. Die Stellung der *Strahlentherapie im taktischen Konzept*.

a) Eine Vorbestrahlung von Lymphabflußgebieten ohne Lymphknotenhistologie (zentrale Gruppe) wird abgelehnt, eine Vorbestrahlung des Primärtumors ist unbedenklich, aber, von wissenschaftlichen Fragen abgesehen, kaum zu begründen.

b) Histologischer Lymphknotenbefall indiziert eine Strahlentherapie (additive Strahlentherapie) zur Verhinderung bzw. Verzögerung eines Lokalrezidivs. Bei negativer Axilla und zentralem oder medialem Tumorsitz ist in 1o - 15% der Fälle mit Metastasen in der Mammaria-Kette zu rechnen. Die Entscheidung zur Strahlentherapie kann hier aus den histologischen Kriterien des Primärtumors oder vom Ergebnis einer Mammaria-Biopsie abhängig gemacht werden.

c) Alternative Strahlentherapie: Chirurgisch-radiologische Alternativen ergeben sich sowohl bezüglich des Primärtumors als auch der Lymphabflußgebiete.

496

aa) Bei fehlender lymphogener Metastasierung kann an Stelle der ablativen oder resektiven Entfernung des Primärtumors die bioptische Tumorexstirpation mit selektiver Bestrahlung der Restmamma treten. Eine Bestrahlung negativer Lymphabflußgebiete ist hingegen nicht indiziert.

bb) Bei positiven Lymphknoten stellt sich die Frage, ob die Strahlentherapie in Kombination mit der subtilen radikalen Mastektomie andere Ergebnisse bringt als in Kombination mit den sogenannten "eingeschränkt" radikalen Verfahren oder mit der konservativen ablativen oder resektiven Tumorexstirpation.

3. Klinische *Zeichen operativer Inkurabilität* (Fernmetastasen, präoperatives Armödem, Peau d'orange über mehr als der halben Mammaobefläche, inflammatorische Areale, die die Mamma überschritten haben, axilläre Metastasen, die fixiert sind oder einen Durchmesser von mehr als 2,5 cm haben, und supraklavikuläre Metastasen) verlangen allgemeine Maßnahmen und Lokal- bzw. Regionaltherapien, die dem Einzelfall anzupassen sind.

4. Eine *Rezidivprophylaxe* ist im Stadium I und II als Hormontherapie (prophylaktische Ovarektomie) oder zytostatische Therapie nicht indiziert. Die Prophylaxe der Wahl ist die Immuntherapie, derzeit als BCG-Impfung.

5. Zur *Rezidivtherapie* im Generalisationsstadium stehen die Hormontherapien, die Kombinationen von Hormonen und Zytostatika und die Polychemotherapien zur Verfügung. Die höchsten Remissionsraten werden derzeit mit den Polychemotherapien erzielt.

Literatur

AARONS, M.D., SMITH, R.R., MYERS, M.H.: Cancer 14, 1o41 (1961).
ACKERMANN, L.V., RESATO, J.A. DEL: Cancer: Diagnosis, treatment and prognosia, 3rd Ed. St. Louis: Mosby 1962.
ARAO, A., ABRAO, A.: Rev. paul. Med. 1954, 317. Zit. bei COOPER.
ARIEL, I.M.: Surg. Gynec. Obstet. 1oo, 623 (1955).
AUCHINCLOSS. H.: Ann. Surg. 158, 37 (1963).
BACLESSE, F.: J. Radiol. Électrol. 43, 826 (1962).
BACLESSE, F.: Strahlentherapie 131, 15 (1966).
BARR, M.L., BERTRAM, L.F., LINDSAY, H.A.: Anat. Rec. 1o7, 283 (195o).
BATAINI, J.P., ENNUYER, A., DHERMAIN, P.: Bull. Cancer 59, 135 (1972).
BEATSON, G.T.: Lancet 1896 II, 1o4 u. 162.
BÉCLÈRE, A.: Strahlentherapie 19, 62 (1925); 21, 567 (1926).
BENNINGHOFF, D., TSIEN, K.C.: Brit. J. Radiol. 32, 45o (1959).
BERG, J.W.: Cancer (Philad.) 8, 776 (1955).
BERKSON, J., HARRINGTON, S.W., CLAGETT, O.T., KIRKLIN, J.W., DOCKERTA, M.B., McDONALD, J.R.: Proc. Mayo Clin. 32, 645 (1954).
BERNDT, G., STENDER, M.St.: Dtsch. med. Wschr. 95, 2399 (197o).
BERNDT, H.: Münch. med. Wschr. 1o6, 1884 (1964).
BIRKNER, R., BOECK, M.: Radiologe 6, 9 (1966).
BLACK, M.M., ASIRE, A.J.: Cancer (Philad.) 23, 251 (1969).
BLOOM, H.J., RICHARDSON, W.W.: Brit. J. Cancer 11, 359 (1957).
BLOOM, H.J.G., RICHARDSON, W.W., FIELD, J.R.: Brit. med. J. 197o III, 181.
BOND, W.H.: In: JANETT, A.S. (Ed.): The treatment of the carcinoma of the breast. Amsterdam: Excerpta Medica Foundation 1967.
BOUCHARD, J.: Radiology 84, 823 (1965).
BRUNNER, K.W., MARTZ, G.: Ther. Umsch. 3o, 646 (1973).

BUCHWALS, W., DIETHELM, L., WOLF, R.: Fortschr. Röntgenstr.
BULBROOK, R.D., HAYWARD, J.L., SPICER, C.C., THOMAS, B.S.A.: Lancet
    1962 II, 1235.
BUSCH, A., KLOOS, K.: Dtsch. med. Wschr. 92, 53 (1967).
BUTCHER, H.R., Jr.: Cancer (Philad.) 24, 1272 (1969).
BUTCHER, H.R., Jr., SEAMAN, W., ECKERT, C., SALTZSTEIN, S.: Cancer
    (Philad.) 17, 48o (1964).
CACERES, E.: Surg. Gynec. Obstet. 125, 337 (1967).
COLE, M.P.: Brit. J. Surg. 51, 216 (1964).
COLE, M.P.: In: FISHER (1969), S. 146.
COOPER, A.: Zit. bei BRUNNER u. MARTZ.
CRILE, G., Jr.: Surg. Gynec. Obstet. 12o, 975 (1965).
CRILE, G., Jr., HOERR, St. O.: Surg. Bynec. Obstet. 132, 78o (1971).
CUTLER, S.J.: In: FISHER (1969), S. 2o.
CUTLER, S.J., BLACK, M.M., MORK, T., HARVEI, S., FREEMAN, C.: Cancer
    (Philad.) 24, 653 (1969).
DAHL-IVERSEN, E.: Lyon chir. 24, 648 (1927).
DAHL-IVERSEN, E., TOBIASSEN, T.: Ann. Surg. 157, 17o (1963).
DELBET, P.: Bull. Acad. Méd. (Paris) 123, 4o7 (194o).
DENOIX, P.: Treatment of malignant breast tumors. Recent results in
    cancer research. Berlin-Heidelberg-New York: Springer 197o.
DIETHELM, L.: Strahlentherapie 1o4, 524 (1957).
DONEGAN, W.L., PEREZ-MESA, C.M., WATSON, F.R.: Surg. Gynec. Obstet.
    122, 529 (1966).
EASSON, E.C.: In: FISHER (1969), S. 118.
EHLERS, P.N.: Wien. klin. Wschr. 82, 478 (197o).
EIBL, M.M.: In: PIETSCHMANN, H. (Hrsg.): Der Lymphozyt, S. 99. Wien:
    Wiener Medizinische Akademie 1972.
ENNUYER, A., BATAINI, P., DHERMAIN, P.: J. Radiol. Électrol. 48, 77o,
    (1967).
FINEY, R.: Amer. J. Roentgenol. 1, 137 (1971).
FISHER, B.: Cancer (Philad.) 24, 1286 (1969).
FISHER, B.: Cancer (Philad.) 28, 1654 (1971).
FISHER, B., RAVDIN, R.G., AUSMAN, R.K., SLACK, N.H., MOORE, G.E.,
    NOER, R.J.: Ann. Surg. 168, 337 (1968).
FISHER, B., SLACK, N.H.: Surg. Gynec. Obstet. 131, 79 (197o).
FISHER, B., SLACK, N.H., CAVANAUGH, P.J., GERDNER, B., RAVDIN, R.G.:
    Ann. Surg. 172, 711 (197o).
FITTS, W.T., Jr., KEUHNELIAN, J.G., RADVIN, I.S., SCHOR, S.: Surgery
    35, 46o (1954).
FORREST, A.P.M., KUNKLER, P.B. (Eds.): Prognostic factors of breast
    cancer. Edinburgh-London: Livingstone 1968.
FRASER, J.: Surg. Gynec. Obstet. 45, 266 (1927).
GALLAGER, H.St., MARTIN, J.E.: Cancer (Philad.) 24, 117o (1969).
GESCHICKTER, Ch.F.: Diseases of the breast. London: Lippincott 1948.
GOFFRINI, P., BOBBIO, P.: Chirurg 35, 145 (1964).
GÖKSEL, H.A.: Turk. J. Pediat. 6, 25o (1964). Zit. bei COOPER.
GOLDENBERG, I.S., JANUS, Z.L., BAILAR, J.C., EISENBERG, H.: Arch. Surg.
    99, 649 (1969).
GREENOUGH, R.B.: J. Cancer Res. 9, 454 (1925).
GREGL, A., POPPE, H., POHLS, H.: Strahlentherapie 133, 499 (1967).
GUTTMANN, R.: Cancer (Philad.) 15, 383 (1962).
HAAGENSEN, C.D.: Amer. J. Cancer 19, 285 (1933).
HAAGENSEN, C.D.: Diseases of the breast. Philadelphia-London-Toronto:
    Saunders 1971.
HAAGENSEN, C.D., BHONSLAY, S.B., GUTTMANN, R.J., HABIF, D.V., KISTER,
    S.J., MARKOWITZ, A.M., SANGER, G., TRETTER, P., WIEDEL, P.D.,
    COOLEY, E.: Ann. Surg. 169, 174 (1969).
HAAGENSEN, C.D., COLLEY, E., MILLER, E., HANDLEY, R.S., THRACKRAY,
    A.C., BUTCHER, H.R., DAHL-IVENSEN, E., TOBLASSEN, T., WILLIAMS,
    I.G., STONE, J., KAAE, S., JOHANSEN, H.: Ann. Surg. 17o, 875 (1969).

HAAGENSEN, C.D., STOUT, A.P.: Ann. Surg. 116, 8o1 (1942).
HALSTED, W.S.: Johns Hopk. Hosp. Rep. 4, 297 (1894-95).
HALSTED, W.S.: Ann. Surg. 46, 1 (19o7).
HAMLIN, J.M.E.: Brit. J. Cancer 22, 383 (1968).
HANDLEY, R.S.: Brit. J. Surg. 51, 2o6 (1964).
HANDLEY, R.S., THACKRAY, A.C.: Brit. med. J. 1, 61 (1954).
HEIDENHAIN, L.: Zbl. Chir. 16, 53 (1889).
HERMANEK, P., BÜNTE, H.: Die intraoperative Schnellschnittuntersuchung.
    München-Berlin-Wien: Urban und Schwarzenberg 1972.
HUGHES, J.H., PATEL, A.R.: Brit. J. Surg. 53, 4 (1966).
HUHN, F.O.: Geburtsh. u. Frauenheilk. 26, 164 (1966).
HULTBORN, K.A., LARSSON, L.G., RAGNHULT, I.: Acta radiol. (Stockh.)
    43, 52 (1955).
HULTBORN, K.A., TORNBERG, B.: Acta radiol. (Stockh.) Suppl. 196 (196o).
HUVOS, A.G., HUTTER, R.V.P., BERG, J.W.: Ann. Surg. 173, 44 (1971).
JURET, P.: J. Chir. (Paris) 1o3, 49 (1972).
KAAE, S.: Bull. schweiz. Akad. med. Wiss. 2o, 2o5 (1964).
KAAE, S: Schweiz. med. Wschr. 99, 1285 (1969).
KAAE, S., JOHANSEN, H.: In: FISHER (1969), S. 93.
KÄRCHER, K.H.: Wien. klin. Wschr. 82, 482 (197o).
KAHR, E., SCHREYER, H.: Strahlentherapie 13o, 481 (1966).
KAISER, R.: Gestagenanwendung bei Genital- und Mammatumoren. Stutt-
    gart: Thieme 1973.
KALLENBERGER, A., HAGMANN, A., MEIER-RUGE, W., DESCOEUDRES, C.:
    Schweiz. med. Wschr. 97, 678 (1967).
KELLNER, B.: Die Ausbreitung des Krebses. München-Berlin-Wien: Urban
    und Schwarzenberg 1971.
KENNEDY, B.J., MIELKE, P.W., FORTUNY, J.E.: Surg. Gynec. Obstet. 118,
    524 (1964).
KISTER, S.J., SOMMERS, Sh.C., HAAGENSEN, C.H., COLLEY, E.: Cancer
    (Philad.) 19, 12l3 (1966).
KLEIN, U., PANST, H.W.: Münch. med. Wschr. 35, 1813 (1967).
KRIESSMANN, A., NURI, M., HOCHBERG, K.: Acta chir. 4, 87 (1969).
LANDBERG, T.: Radiologe 6, 33 (1966).
LEE, B.J., STUBENBORD, J.G.: Surg. Gynec. Obstet. 47, 812 (1928).
LEWIS, F.J.: Minn. Med. 36, 763 (1953).
LEWINSON, E.F.: Cancer (Philad.) 24, 1297 (1969).
LINDNER, F., OTT, G., RUDOLPH, H. (Hrsg.): Diagnostische und thera-
    peutische Fortschritte in der Krebschirurgie. Berlin-Heidelberg-
    New York: Springer 1971.
LYSAKOWSKA, J.: Radiobiol. Radiother. 6, 173 (1965).
MAASS, H.: Deutscher Krebskongress, München 1974.
MAISIN, J., MAISIN, H., KEUSTERS, J., MAISIN, A., DE COCK, A.: J.
    Radiol. Électrol. 52, 237 (1971).
MARTZ, G.: Die hormonale Therapie maligner Tumoren. Berlin-Heidelberg-
    New York: Springer 1968.
McWHIRTER, R.: Brit. J. Radiol. 21, 599 (1948).
McWHIRTER, R.: Arch. Surg. 59, 83o (1949).
McWHIRTER, R.: Brit. J. Radiol. 28, 128 (1955).
McWHIRTER, R.: Amer. J. Roentgenol. 92, 3 (1964).
MEIER-RUGE, W., KALLENBERGER, A.: Med. Welt (N.F.) 18, 871 (1967).
MEYER, H.: Strahlentherapie 13, 278 (1922).
MEYER, K.K.: Arch. Surg. 1o1, 114 (197o).
MEYER, W.: Med. Rec. (Houston) 46, 746 (1894).
MEYER, W.: J. Amer. med. Ass. 45, 297 (19o5).
MILLER, H., DURANT, J.A., JACOBS, A.G., ALLISON, J.F.: Brit. med. J.
    1967 I, 147.
MONTAGUE, E.D.: Amer. J. Roentgenol. 99, 995 (1967).
MOORE, C.H.: Roy. Med. and Chir. Soc. (Lond.) 1, 245 (1867). Zit. bei
    COOPER.
MOORE, E.G.: Diskussion zu FITTS et al.

NISSEN-MEYER, R.: Acta radiol. (Stockh.) Suppl. 249, 1 (1965).
NISSEN-MEYER, R.: Europ. J. Cancer 3, 395 (1967).
NISSEN-MEYER, R.: In: FISHER (1969).
NOER, J.R.: Amer. J. Surg. 1o6, 4o5 (1963).
NOWAKOWSKY, H.: Verh. dtsch. Ges. inn. Med. 73, 5o5 (1967).
NOWAKOWSKY, H., RODE, P., RUHSTRAT, K.: Dtsch. med. Wschr. 96, 1855
    (1971).
NOWAKOWSKY., H., RUHSTRAT, K.: Dtsch. med. Wschr. 91, 1775 (1966).
OESER, H., ALBRECHT, A.: Fortschr. Röntgenstrahlen 1o1, 41o (1964).
PATERSON, R., RUSSEL, M.: J. Fac. Radiol. (Lond.) 1o, 175 (1959).
PATEY, D.H.: Brit. J. Cancer 21, 26o (1967).
PEREZ-MESA, C.M.: In: COLE, S. 7o.
PFAHLER, G.E.: Fortschr. Röntgenstrahlen 3o, 46 (1922-23).
PICKREN, I.W.: Cancer (Philad.) 14, 1266 (1961).
PILLERON, J.P., CALLE, R., SCHLIENGER, P., DURAND, J.P.: Bull. Cancer
    56, 467 (1969).
POWERS, W.: In: American Cancer Soc. (Ed.): Cancer Management. Phila-
    delphia-Toronto: Lippincott 1968, p. 159.
PRIESCHING, A.: In: Computer in der Medizin (Hrsg. FELLINGER, K.).
    Wien: Brüder Hollinek 1968.
PRIESCHING, A.: Öst. Ärzteztg. 25, 2229 (197o).
PUTTI, F.: Chir. ital. 7, 161 (1953).
RAPPERT, E.: Krebsarzt 24, 37o (1969).
RAVDIN, R.G., LEWISON, E.F., SLACK, N.H., DAO, Th.L., GARDNER, B.,
    STATE, D., FISHER, B.: Surg. Gynec. Obstet. 131, 1o55 (197o).
REGELE, H., KAUFMANN, F., VERDERBER, W., WASL, H.: Wien. klin. Wschr.
    76, 871 (1964).
ROBBINS, G.F., LUCAS, J.C., FRACCHIA, A.A., FARROW, J.H., CHU, F.C.H.:
    Surg. Gynec. Obstet. 122, 979 (1966).
ROBERTS, S., JONASSON, O., LONG, L., McGREW, E.A., McGRATH, R.G.,
    COLE, W.H.: Cancer (Philad.) 15, 232 (1962).
ROSATO, F.E., MARTIN, W.L., BRADY, L.W.: Amer. Surg. 35, 613 (1969).
ROTTER, J.: Münch. med. Wschr. 1887, 49.
ROTTER, J.: Berl. klin. Wschr. 68, 4 (1896).
ROUVIÈRE, H.: Anatomie des Lymphatiques de l'Homme. Paris: Masson
    1932.
SAPHIR, O., AMROMIN, G.D.: Cancer (Philad.) 1, 238 (1948).
SARAZIN, D., LALANNE, C.M.: Ann. Radiol. 9, 377 (1966).
SCARFF, R.W., HANDLEY, R.S.: Lancet 1938 II, 582.
SCHEIBE, O.: Die Klassifizierung der malignen Tumoren nach dem TNM-
    System. Berlin-Heidelberg-New York: Springer 197o.
SCHENCK, P.: Strahlentherapie 13o, 5o4 (1966).
SCHMIEDEN, V.: Strahlentherapie 13, 431 (1922).
SHAH, J.P., ROSEN, P.P., ROBBINS, G.F.: Surg. Gynec. Obstet. 136, 721
    (1973).
SILVERBERG, St.G., CHITALE, A.R., HIND, A.D., FRAZIER, A.B., LEVITT,
    S.H.: Cancer (Philad.) 26, 1177 (197o).
SIMON, S., DANCOT, H., FEREMANS, W.: Acta chir. belg. 69, 348 (197o).
SLEDZIEWSKI, H.G.: Arch. Anat. (Strasbourg) 24, 199 (1937).
SMEDAL, M.I., EVANS, J.A.: Surg. Gynec. Obstet. 111, 29 (196o).
SMITH, G.V., BARTLETT, M.K.: Surg. Gynec. Obstet. 48, 314 (1929).
SMITH, R.R., THOMAS, L.B., HILBERG, A.W.: Cancer (Philad.) 11, 53
    (1958).
SMITHERS, D.W., RIGBY-JONES, P., GALTON, D.A.G., PAYNE, P.M.: Brit.
    J. Radiol. Suppl. 4, 45 (1952).
SOERENSEN, B.: Internat. J. de chir. 11, 5o1 (1951).
SPRATT, J.S., DONEGAN, W.L.: Cancer of the breast. Philadelphia-Lon-
    don: Saunders 1967.
STEINTHAL, C.: Bruns' Beitr. klin. Chir. 47, 226 (19o5).
STEINTHAL, C.: Zbl. Chir. 1911 II, 1482.
STEINTHAL, C.: Bruns' Beitr. klin. Chir. 78, 669 (1912).

STIBBE, E.P.: J. Anat. (Lond.) 52, 257 (1918).
STRICKLAND, P.: Brit. J. Surg. 6o, 569 (1973).
SUSEMIHL, D., BERANECK, D., OTT, G.: In: PATEY, S. 141.
TAYLOR, G.W.: Amer. J. Roentgenol. 62, 341 (1949).
TAYLOR, H., BAKER, R., FROTT, R.W., HERMON-TAYLOR, J.: Brit. J. Surg.
    58, 161 (1971).
TELLEM, M., NEDWICH, A., AMENTA, P.S., IMBRIGLIA, J.E.: Cancer (Philad.)
    19, 573 (1966).
THOMAS, B.S., BULBROOK, R.D., HAYWARD, J.L.: Brit. med. J. 1967 III,
    523.
TURNER-WARWICK, R.T.: Brit. J. Surg. 46, 574 (1959).
URBAN, J.A.: Cancer (Philad.) 4, 1263 (1951).
URBAN, J.A.: Brit. J. Surg. 51, 2o9 (1964).
VERONESI, U., ZINGO, L.: Cancer (Philad.) 2o, 677 (1967).
VILLASOR, R.P., LEWISON, E.F.: Surg. Gynec. Obstet. 1oo, 743 (1955).
VOGT-HOERNER, G.: Bull. du cancer 7, 279 (196o).
VOGT-HOERNER, G., CONTESSO, G.: J. Chir. (Paris) 86, 37 (1963).
VOLKMANN, R. VON: Beiträge zur Chirurgie, S. 329. Leipzig: Breitkopf
    und Härtel 1865.
WANGENSTEEN, O.H.: Zit. bei COOPER.
WATSON, T., BOND, A., PHILLIPS, A.: Surg. Gynec. Obstet. 116, 99 (1963).
WHITE, W.: Ann. Surg. 86, 695 (1927).
WILCKE, O., OESINGMANN, U.: Dtsch. med. Wschr. 94, 87 (1969).
WINTZ, H.: Die Röntgenbehandlung des Mammakarzinoms. Leipzig: Thieme
    1924.
WINTZ, H.: Dtsch. med. Wschr. 57, 1569 (1931).
WOLFF, G.: Dtsch. med. Wschr. 97, 94 (1972).
ZIPPIN, C.: J. nat. Cancer Inst. 36, 53 (1966).

Strahlentherapie des Mammakarzinoms

B. PULITZER

Schon seit 1897 (GOCHT) ist das Mammakarzinom strahlentherapeutisches
Objekt und wird von H. MEYER nicht zu Unrecht als "Wiege der chirurgisch-radiologischen Zusammenarbeit" bezeichnet. Vor dem 1. Weltkrieg
wurde von MEYER in der Anschütz-Klinik Kiel eine fraktionierte postoperative Bestrahlung durchgeführt, und seine Erfolge waren damals
bahnbrechend für die Zuhilfenahme der Strahlentherapie. WANKE hat
1954 an mehr als 36.ooo Fällen nachgewiesen, daß bei einer Kombinationstherapie die Fünfjahresheilung um 1o% höher liegt als bei alleiniger Operation. Diese Zahl ist nicht unbedeutend, wenn man bedenkt,
daß das Mammakarzinom das häufigste Malignom der Frau (nach MURPHY
tritt es bei 4% aller Frauen auf) und die dritthäufigste Krebstodes-
ursache ist (SCHERER). Heute gilt als gesichert, daß eine intensive
Strahlentherapie einen Brustkrebs lokal vernichten kann, ebenso wie
ein radikaler operativer Eingriff (SCHERER). Bei Kombination beider
Methoden ist bei 3o - 4o% der Fälle (Stadium I - III) eine absolute
Heilung zu erwarten. Bei der Strahlentherapie des Mammakarzinoms ist
zunächst zu entscheiden, ob es sich um eine präoperative, postoperative oder alleinige Bestrahlung des Tumors bzw. der regionalen Lymphabflußgebiete handeln soll.

Präoperative Bestrahlung

Der Wert der präoperativen Bestrahlung ist bisher noch umstritten,
und die Meinungen der Experten sind nur schwer auf einen gemeinsamen
Nenner zu bringen. Allgemein anerkannt ist die Vorbestrahlung bei
inoperablen Fällen, die durch eine Strahlenbehandlung eventuell operabel gemacht werden können. Freilich verlangen ausgedehnte Tumoren
eine so hoch dosierte Bestrahlung, daß ein nachfolgender chirurgischer Eingriff wegen der schlechten Heilungstendenz und der Nekrose-
neigung riskant wird. Eine Dosierung von 5.ooo rd mit hochenergetischer Strahlung bereitet jedoch erfahrungsgemäß keine Schwierigkeiten
für den anschließenden chirurgischen Vorgang. Dieser erfolgt im allgemeinen 4 - 6 Wochen nach Abschluß der Bestrahlung, nämlich dann,
wenn auf Grund von strahlenbiologischen Überlegungen eine bindegewebige Einkapselung der nicht genügend strahlengeschädigten Zellen vermutet werden kann, zu einem Zeitpunkt also, in dem die kongestive
Phase vorüber ist und die sklerosive noch nicht eingesetzt hat, die
eine nachfolgende Operation erschweren könnte. An unserer Klinik wird
routinemäßig keine Vorbestrahlung durchgeführt, weil wir meist erst
dann mit der Tumorpatientin Kontakt aufnehmen, wenn sie vom Chirurgen
nach erfolgter Operation (meist Ablatio mit Ausräumung der axillären
Lymphknoten) zur Bestrahlung zugewiesen wird. Die Gegner der Vorbestrahlung führen meist die zweifellos richtige Tatsache ins Treffen,
daß man ohne histologischen Beweis keine eingreifende Therapie vornehmen dürfe, andererseits eine histologische Sicherung vor der Be-

502

strahlung eine Gefahr der zellulären Streuung beinhaltet. Bei einem
kleinen Tumor ist der histologische Nachweis nach der Bestrahlung
infolge Tumorzellvernichtung nicht mehr zu erbringen, möglicherweise
erfolgte aber bereits eine Aussaat von Tumorzellen über Lymph- und
Blutwege. Zudem ist noch zu bedenken, daß nach Ansicht einiger Autoren
die radiologisch vorbelastete Haut einen Locus minoris resistentiae
darstellt, in der sich dann gerade die lentikulären Hautmetastasen
ausbreiten. Die Befürworter der Vorbestrahlung meinen andererseits,
daß diese auf ungeschädigtes, gut vaskularisiertes Gewebe trifft und
so strahlenbiologisch eine völlige Heilreaktion ermöglicht. Außerdem
begegnen sie den oben genannten Argumenten insofern, als sie eine
einmalige Vorbestrahlung von 1.ooo rd mit anschließender Probeexzision
zur histologischen Sicherung vorschlagen. Die Dosis von 1.ooo rd bedeutet keinerlei Schädigung im Fall eines eventuellen negativen histologischen Befundes, andererseits reicht sie aus, um der drohenden
Tumorzellausstreuung wirkungsvoll zu begegnen. So konnte die Lokal-
rezidivquote im Narbenbereich durch die präoperative Vorbestrahlung
von 2o - 3o% auf 5% reduziert werden. Der Wert der Vorbestrahlung
liegt wohl in einer Devitalisierung und Virulenzverminderung der
Karzinomzelle, ebenso kommt es zu einer Sensibilisierung des bestrahlten Gebietes gegen ausgestreute Tumorzellen sowie zu einer Sklerosie-
rung um die Tumorzelle, wodurch die Metastasierungstendenz vermindert
wird. Bei der Bestrahlung gehen zwar nie alle Tumorzellen zugrunde,
sie werden jedoch soweit geschädigt, daß sie durch körpereigene Kräfte
vernichtet werden können. Neben der lokalen Ausbreitung wird auch der
Einbruch in Lymph- und Blutgefäße durch deren Fibrosierung vereitelt
und zusätzlich die Vaskularisation des Tumors durch die bestehende
Gefäßverengung und somit seine Sauerstoffversorgung verschlechtert.

Postoperative Bestrahlung

Die postoperative Bestrahlung, d.h. nach Ablatio mammae mit Ausräumung
der Axilla, erfolgt frühestens nach der primären Wundheilung, also
meistens ab dem 14. postoperativen Tag. Sie sollte freilich nicht
beliebig lang hinausgezögert werden, da die meist vorhandenen Mikrometastasen, also vereinzelte zurückgebliebene Tumorzellen, bei zu
langem Zuwarten bereits größere metastatische Absiedlungen setzen
können, die die Erfolgschance der Strahlenbehandlung herabsetzen.
Wir führen routinemäßig eine Pendelbestrahlung der parasternalen
Lymphabflußgebiete mit Telekobalt 6o unter einem Pendelwinkel von
± 6o° durch. Die angestrebte Dosis beträgt 5.ooo - 6.ooo rd OD in
drei Wochen. Bei histologisch tumorfreien axillären Lymphknoten und
medialem Tumorsitz wird die Behandlung mit der sogenannten Sternalpendelung begonnen. Liegt hingegen ein histologisch positiver Befund
der axillären Lymphknoten bei lateralem Tumorsitz vor, wird mit der
Auslastung der axillär-supraklavikulären Kette begonnen. Diese Bestrahlung erfolgt ebenso mit Telekobalt 6o in Form von 7° lateral
ausgelenkten Stehfeldern, die von der unteren Axilla bis zur Supraklavikulargrube reichen, und wird abwechselnd von dorsal und ventral
bis zu einer GHD von 5.ooo rd verabreicht. Wir haben bei dieser Form
der Bestrahlung keine Lungenfibrosen oder ossäre Komplikationen beobachten können. Ab dem Tumorstadium II erfolgt parallel zur Telekobalt
6o-Bestrahlung eine Behandlung der Thoraxwand mit schnellen Elektronen (7,5 MeV) bis zu einer Dosis von 4.4oo - 4.8oo rd HD. Da sich bei
der zusätzlichen Stehfeld-Bestrahlung der Thoraxwand speziell bei
schlanken Patientinnen Feldüberschneidungen mit dem sternalen Pendel-
feld ergeben können und so durch Summation beider Dosen Spätfolgen
befürchtet werden müssen, sind wir in letzter Zeit dazu übergegangen,
gleich statt des Elektronenfeldes und der Sternalpendelung nur eine

Thoraxwandpendelung mit ^{60}Co vorzunehmen. Bei dieser etwas komplizierten Bewegungsbestrahlung wird die betroffene Thoraxwand schalenförmig bis zu 3 cm Tiefe erfaßt, also lediglich die Lymphabflußwege bei Schonung des Lungenmantels. Seit wir die Thoraxwandbestrahlung routinemäßig in die Bestrahlungsbehandlung des postoperativen Mammakarzinoms im Stadium II und III einbezogen haben, ist die Lokalrezidivhäufigkeit im Narbenbereich deutlich zurückgegangen. SACK u. SCHERER sprechen dieser Methode den Wert ab, da ihrer Meinung nach auch nach optimaler Therapie regionale Rezidive auftreten und die dann notwendige Bestrahlung auf ein durch Operation und Bestrahlung geschädigtes Gewebe trifft und eine Nekrose verursachen kann. Wir glauben jedoch, den Vorteil dieser Thoraxwandbehandlung deshalb betonen zu müssen, weil wir wissen, wie verzweifelt die Anstrengungen sind, eine bereits bestehende lentikuläre Aussaat zu beherrschen, da die Ausbreitung rascher erfolgen kann, als man die primären Lenticuli sterilisieren kann. Hingegen sind solitäre, weit vom Ursprungsgebiet liegende Lenticuli mit Chaoulscher Nahbestrahlung mit einer Oberflächendosis von 5.ooo rd leicht zu beherrschen. Leider gibt es auch Patientinnen, die erst zu uns geschickt werden, wenn es bereits zu einer Lymphangiosis carcinomatosa des Armes gekommen ist, die durch eine karzinomatöse Durchsetzung der axillären Lymphknoten und Lymphwege verursacht wird. Die Strahlenbehandlung ist in solchen Fällen nur selten aussichtsreich, umso mehr als durch die Bestrahlung das sehr schmerzhafte, meist zusätzlich bestehende Armödem durch eine entzündliche Reaktion der Gefäße noch verstärkt wird. Ein chirurgischer Eingriff kann auch nur wenig helfen. Hier sehen wir uns Fällen gegenüber, in denen die Medizin einen Wettlauf mit der Krebserkrankung aufnehmen muß, den sie meistens sogar im palliativen Bemühen verliert.

Mastektomie und Bestrahlung

Schon bei einem Chirurgie-Kongreß in London, 1941, wurde festgestellt, daß die axilläre Lymphknotenausräumung nur einen beschränkten Wert besitzt, weil sie bei fehlendem Tumorbefall unnütz oder bei bestehendem Tumorbefall nicht ausreichend ist. McWHIRTER (1948) war einer der ersten Verfechter der alleinigen Strahlentherapie der Axilla, wobei der Primärtumor mehr oder weniger radikal in Form einer einfachen Mastektomie oder einer alleinigen Tumorexzision im Gesunden entfernt wurde. In Versuchsreihen konnte festgestellt werden (BAUM u. EDWARDS, 1972), daß bei einem Großteil der Patientinnen nach Mastektomie, auch ohne Behandlung der Axilla, eine Lymphknotenverkleinerung innerhalb eines Jahres eintrat. McWHIRTER gibt auch zu bedenken, daß die palpatorische Lymphknotenuntersuchung eine große Fehlerbreite besitzt. Weiter muß man überlegen, daß bei schon vor der Operation bestehendem Lymphknotenbefall ein operativer Eingriff kaum mehr radikal sein kann und die anschließend notwendige Strahlentherapie durch die herabgesetzte Blutversorgung und Narbenbildung erschwert wird, ein operativer Eingriff bei negativem Lymphknotenbefund aber eine unnütze Verstümmelung bedeutet und die lokale immunologische Resistenz Schaden leidet. Außerdem darf man nicht außer acht lassen, daß es auch bei noch so vorsichtiger Chirurgie zu einer Ausstreuung von Krebszellen kommen kann, die Strahlentherapie diese jedoch vermeidet. Nach Meinung der letztgenannten Autoren soll erst chirurgisch vorgegangen werden, wenn das Wachstum der Achsellymphknoten offenbar ist (DELOUCHE et al., 1972). Laut Statistik (von McWHIRTER, 197o, angegeben) sind die Erfolgschancen bei strahlentherapeutischer Behandlung der Axilla gleich gut wie bei chirurgischem Vorgehen, die ästhetischen und funktionellen Ergebnisse jedoch weitaus besser. TASKINEN et al. (1972) haben eine vergleichende Studie über die Entwicklung eines Armödems nach Ablatio

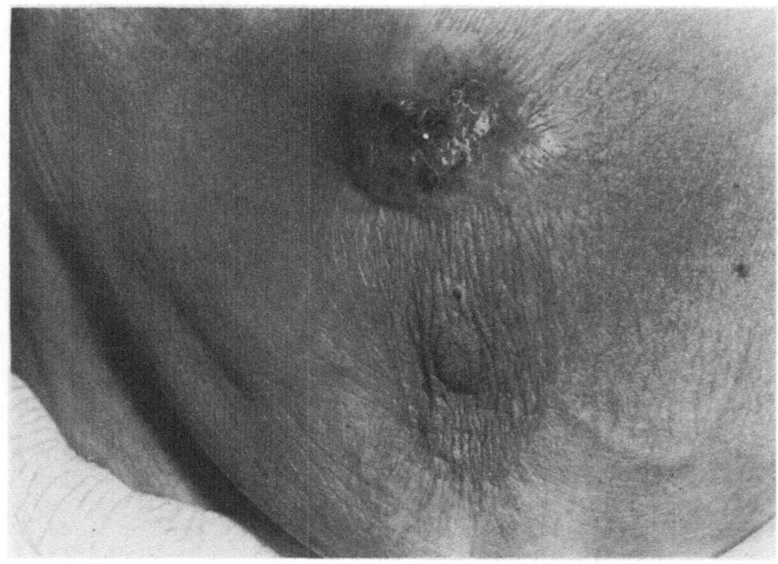

Abb. 1. a) Eine 78jährige Patientin wurde mit einem etwa pflaumengroßen
Tumor in der rechten Brust, über dem die Haut unverschieblich und ge-
rötet war, bei uns aufgenommen. Die Patientin hatte schon vor 2 Jahren
eine Verhärtung an dieser Stelle bemerkt

gegenüber 3,9% nach alleiniger Bestrahlung der Axilla bei gleich guten
Behandlungsergebnissen. Um eine Vernichtung der Krebszellen bzw. eine
solche Schädigung dieser Zellen zu erreichen, daß sie aus körpereige-
ner Kraft zerstört werden können, müssen 6.ooo - 7.ooo rd HD in 4 - 6
Wochen von ventral und dorsal abwechselnd mit einem Hochvoltgerät
appliziert werden. Mit unseren derzeit zur Verfügung stehenden Geräten
ist auch bei dieser Dosierung nur eine solche Strahlenreaktion zu erwarten, die mit Restitutio ad integrum abheilt und keine ernsthaften
Komplikationen wie Lymphstauung des Armes, funktionelle Störungen oder
Lungenfibrosen nach sich zieht.

Alleinige Bestrahlung

Immer wieder sieht sich der Strahlentherapeut Patientinnen gegenüber,
bei denen eine Operation wegen zu großer Tumorausdehnung nicht mehr
in Betracht kommt, oder die, aus welchen Gründen immer, kategorisch
eine Operation ablehnen. Manchmal zwingt eine interne Kontraindikation
den Chirurgen, die Behandlung des Mammakarzinoms in unsere Hände zu
legen. Aus dieser Indikationsstellung geht hervor, daß wir in der
Lage sein müssen, mit einem Mammakarzinom jeden Stadiums allein fertig
zu werden. Handelt es sich um einen kleinen, gut abgrenzbaren Tumor
bei einer alten Patientin, werden wir mit der sogenannten Zangenme-
thode, d.h. abwechselnd von medial und lateral mit hohen Einzeldosen
(5oo - 1.ooo rd) 1 mal wöchentlich bis zur Hauttoleranz bestrahlen,
also wenn möglich bis 7.ooo rd HD. Es scheinen dazu Telekobalt 6o und
schnelle Elektronen bei 15 - 2o MeV gleich gut geeignet zu sein. Bei
palpatorisch negativen Achsellymphknoten wird man in Anbetracht des

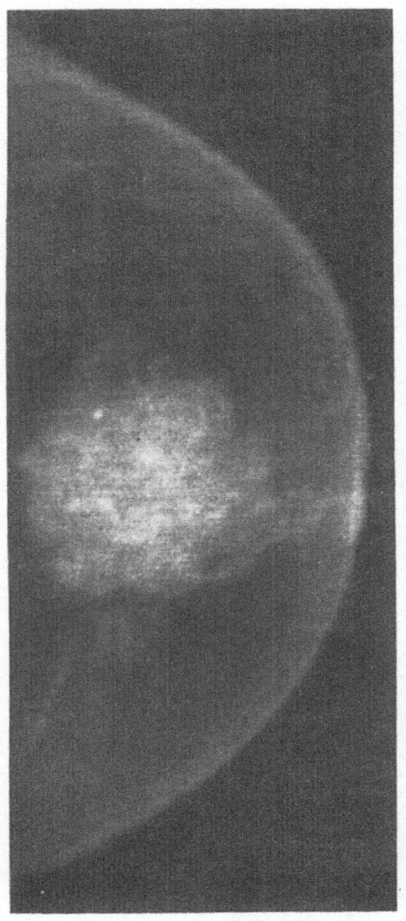
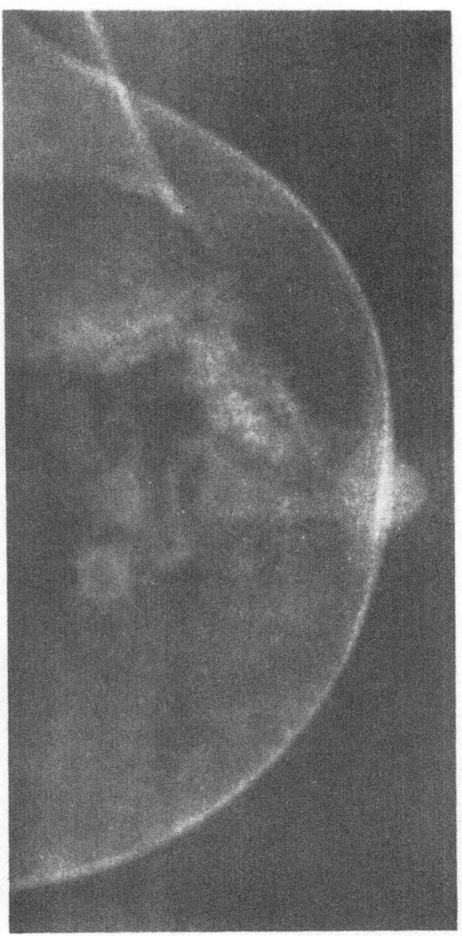

Abb. 1. b) Die Mammographie vom Februar 1972 ergab in der rechten Brust
ein mandarinengroßes, unregelmäßig begrenztes Verdichtungsareal, welches bis an die Kutis heranreichte. Diese war in diesem Bereich beträchtlich verdickt

Abb. 1. c) An analoger Stelle fand sich in der linken Mamma eine über
bohnengroße Verdichtung, die einem palpablen Tumor entsprach. In
gleicher Höhe erschien die Kutis etwas eingezogen. Zwischen der Haut
und dem beschriebenen Verdichtungsprozeß waren einzelne atypische
Gefäße abgrenzbar. Es handelte sich somit um maligne Veränderungen
in beiden Mammae wie beschrieben

höheren Alters und bei eventuell schlechtem Allgemeinzustand auf eine
Bestrahlung der Lymphabflußgebiete verzichten. Bei jungen Frauen wird
dieselbe Methode angewandt, jedoch grundsätzlich die regionären Lymphabflußgebiete und die Thoraxwand in die Behandlung einbezogen. Es hat
sich an unserer Klinik als günstig erwiesen, die Strahlenwirkung durch
eine 5-Fluoruracil-Infusion, die zeitlich genau mit der Bestrahlung
abgestimmt ist, zu potenzieren. Beim inoperablen ausgedehnten Mammakarzinom wirkt die Bestrahlung entweder im Sinne einer Vorbestrahlung

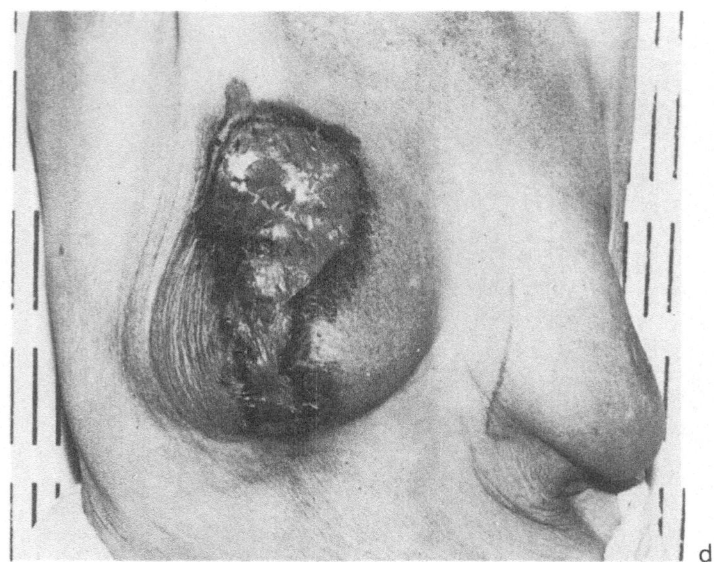

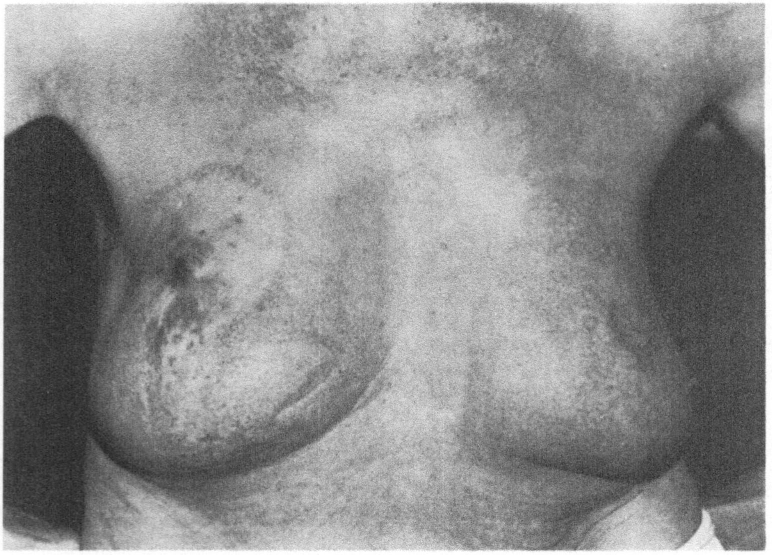

Abb. 1. d u. e) In Anbetracht des Alters unserer Patientin und des
fehlenden klinischen Tastbefundes haben wir auf eine Bestrahlung der
regionären Lymphabflußgebiete verzichtet und lediglich eine präoperative Tumorverkleinerung beider Mammatumoren angestrebt. Beide Mammae
wurden von Februar bis April 1972 an unserem Betatron-Gerät mit
schnellen Elektronen mittels tangentialer (15 MeV) und direkter
(1o MeV) Felder bis zu einer Gesamtdosis von 8.ooo rd pro Mamma bestrahlt. Es kam zu einer feuchten Epitheliolyse besonders rechts
(s. die 2 Photos), die mittels Borwasserumschlägen und Linobionsalbe
bald zur Abheilung gebracht werden konnten

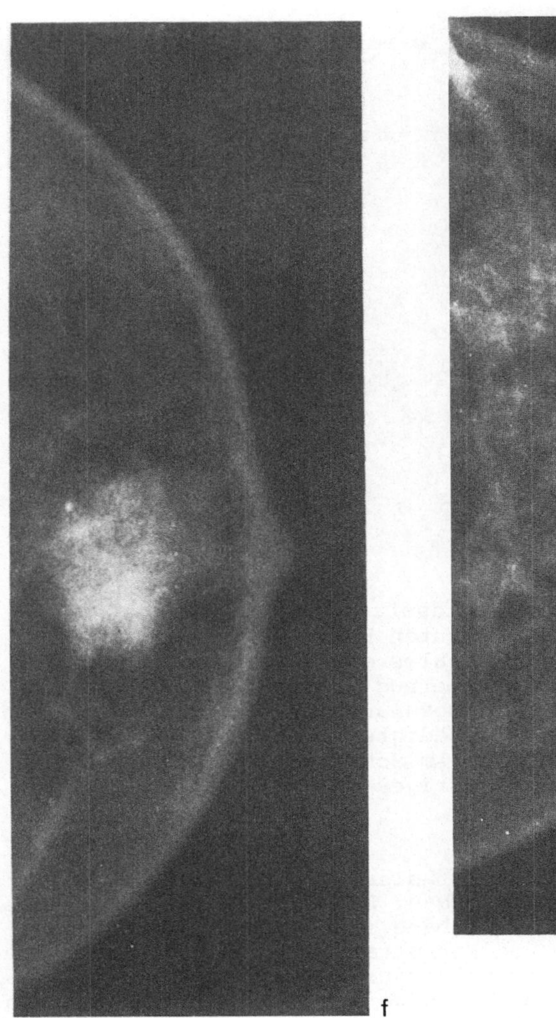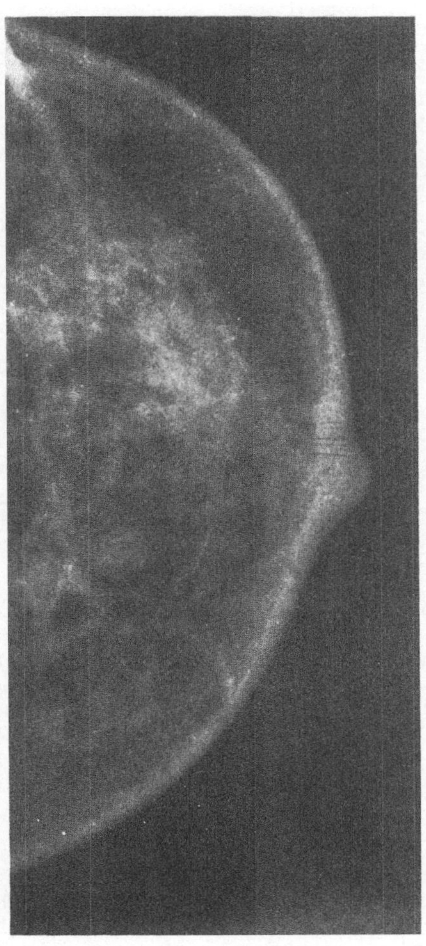

Abb. 1. f) Eine Kontrollmammographie rechts vom 8.6.1972 ergab eine deutliche Verkleinerung des Verschattungsareales rechts. Es kam auch wesentlich dichter und schärfer zur Darstellung. Die Kutis war im Bereich der ganzen Brust verdickt

Abb. 1. g) In der linken Mamma war das bei der Voruntersuchung beschriebene bohnengroße Verdichtungsareal nur mehr sehr undeutlich in der im Bereiche der ganzen Brust deutlich verstärkten und vermehrten Strukturen zu erkennen. Auch hier war die Kutis im Bereich der ganzen Mamma verdickt. Auf Grund des noch vorhandenen Tastbefundes an der rechten Mamma wurde neuerlich eine 1.ooo rd Einzeldosis (schnelle Elektronen von 2o MeV) von tangential medial und eine Woche später 1.ooo rd ED von tangential lateral appliziert

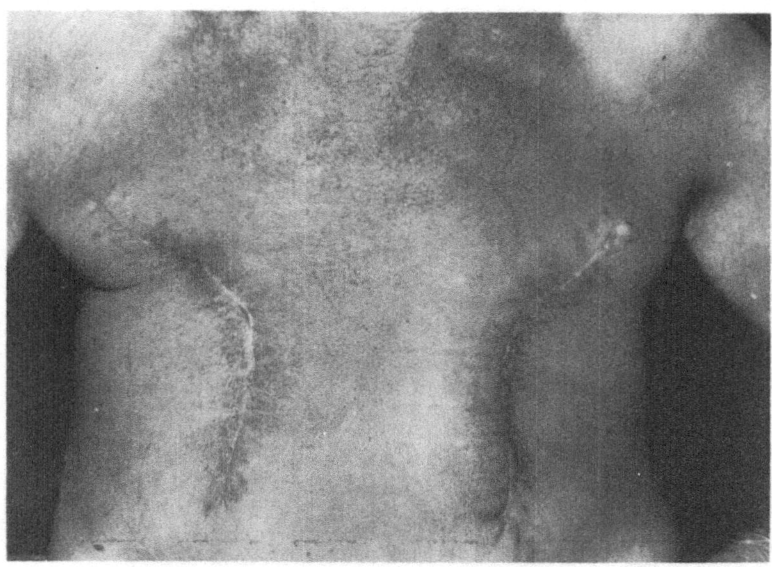

Abb. 1. h) Am 31.1o.1972 wurde die beidseitige Mastektomie durchgeführt (s. Photo). Die Ablösung der rechten Brust war nur unter Mitnahme eines fast handflächengroßen Areales des Musculus pectoralis
möglich. Die gesamte Operationsdauer betrug 5o min. Beidseits gelang
eine spannungslose Hautnaht. Die spitzovuläre Umschneidung der linken
Mamma erfolgte im sichtbar nicht geschädigten Hautareal, die Abtragung bis auf den Musculus pectoralis. Am Schnittrand und auf der
Unterfläche der Mamma war kein fremdartiges Gewebe erkennbar

oder bei bereits bestehender Fernmetastasierung nur palliativ. Folgende Situationen werden nach HAAGENSEN u. STOUT (1943) als inoperabel
angesehen: die laktierende Mamma, tastbare supraklavikuläre sowie
parasternale Lymphknoten, Haut- und Fernmetastasen, ausgedehnte Ödeme,
eine karzinomatöse Mastitis, Tumorexulzeration, Einwachsen des Tumors
in die Brustwand und große und an der Kuppe der Axilla fixierte Lymphknoten. Dazu muß ich erwähnen, daß nach heutiger Ansicht die aufgezählten Situationen nicht mehr alle als inoperabel angesehen werden.
Befindet sich der Tumor bereits im Stadium der Generalisierung, wird
sich das Hauptaugenmerk unserer Therapie mehr darauf richten, die
subjektiven Beschwerden zu lindern. Man kann den primären Tumor so
weit bestrahlen, daß eine Tumoreinschmelzung mit übelriechender Sekretion verhindert und der Patientin so ein erträglicher Lebensabend
geschaffen wird. Lokal inoperable Fälle sprechen in der Prämenopause
gut auf Kastration an, nach Tumorregression kann dann die Bestrahlung
mit konventionellen Röntgenstrahlen (2oo KV) einsetzen. Bei einer
alten Patientin mit einem szirrhösen, langsam wachsenden Karzinom
wird am besten mit 15 MeV Elektronen mit 3oo rd Einzeldosis alle zwei
Tage bis zu einer Gesamtdosis von 5.ooo rd HD bestrahlt. Handelt es
sich jedoch um eine voluminöse Brust, die durch das Krebsgewebe diffus
infiltriert ist, ist einer Photonen- oder Kobalt 6o-Bestrahlung der
Vorzug zu geben. Bei Knochenmetastasen, besonders osteoklastischen,
meist sehr schmerzhaften Veränderungen, kann eine Bestrahlung einen
guten analgetischen und funktionellen Erfolg buchen.

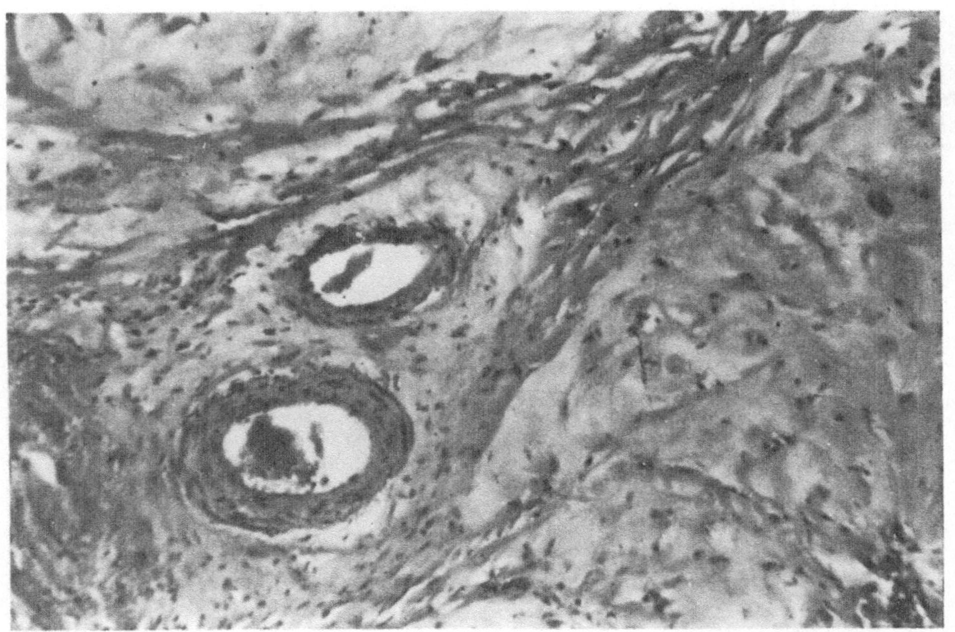

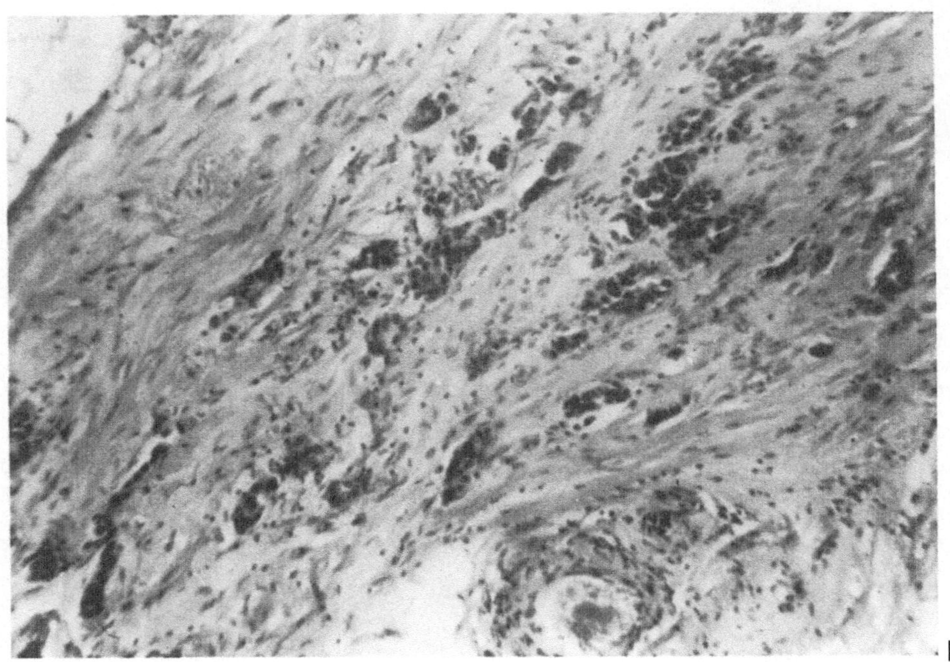

Abb. 1. i u. k) Histologie: Histologische Präparate der entfernten Mamma zeigen links noch Reste von Tumorgewebe, an der rechten Mamma ließ sich histologisch kein Tumorgewebe mehr nachweisen

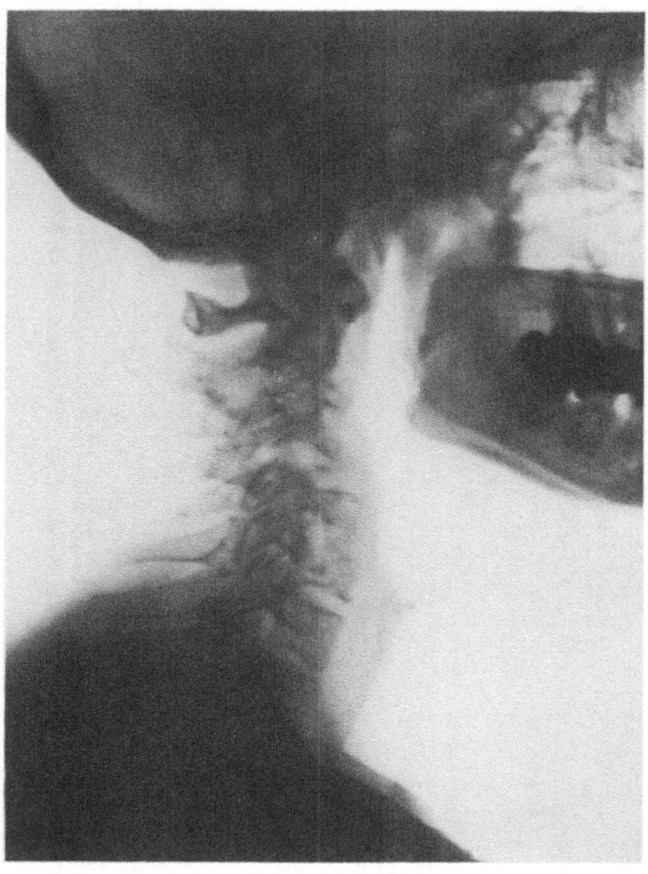

a

Abb. 2. a u. b) Anhand dieser 48jährigen Patientin soll das Ansprechen
von Knochenmetastasen gezeigt werden. Bei der Patientin wurde 1962 eine Teilresektion der rechten Mamma wegen eines Carcinoma scirrhosum
durchgeführt. Es folgten jährliche Rezidive mit weiteren Teilresektionen, wobei niemals eine Bestrahlung angeschlossen wurde.
a) Das am 15.12.1971 angefertigte Halswirbelsäulenröntgenbild zeigt
ausgedehnte oasteolytische Herdbildungen. Nach Lokalisation in Bauchlage wurde eine Bestrahlung in Form zweier dorsaler Felder bei 1oo°
Neigung nach ventral bis zu einer Herddosis von 3.ooo rd mit der Ko-
baltbombe vorgenommen. Anschließend erhielt die Patientin noch 1.ooo
rd Oberflächendosis von einem senkrecht aufgesetzten Feld. Bei der am
21.3.1972 durchgeführten Röntgenkontrolle (b) findet sich eine deutliche Osteoporose der Halswirbelsäule, jedoch keine sichere Destruktion mehr. Unter Anabolikamedikation wurde eine Beschwerdefreiheit der
Patientin erzielt

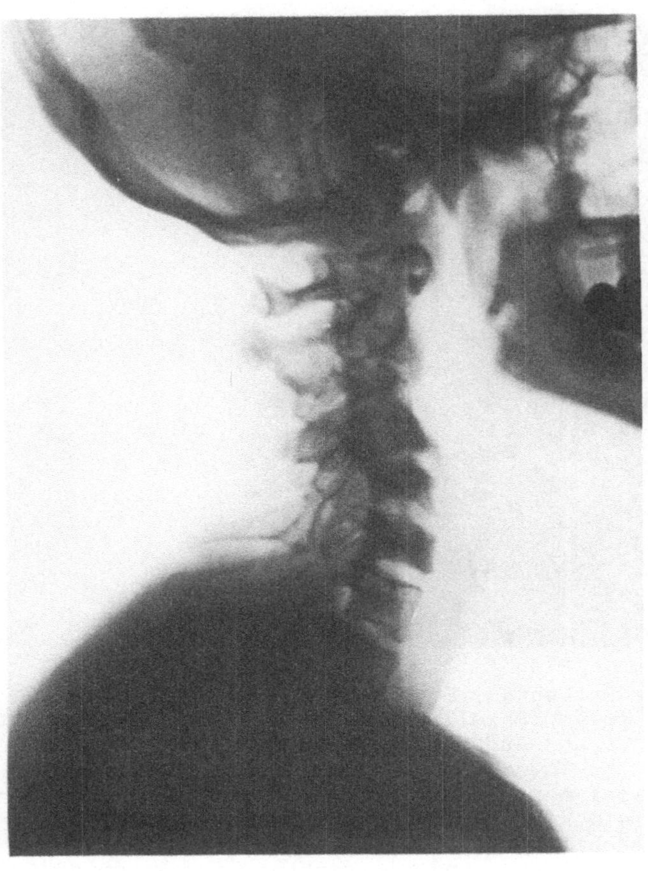

b

Eine zusätzliche Hormonbehandlung (15o mg Testosteron wöchentlich)
führt zu einer Rekalzifizierung osteolytischer Herde, allerdings hält
die Wirkung nur solange an, wie die Medikation aufrecht erhalten wird.
Isolierte Lungenmetastasen sprechen im allgemeinen recht gut auf Bestrahlung an.

Im Fall einer Pleuritis carcinomatosa ist eine Zytostatikabehandlung
bzw. eine Instillation von radioaktivem Gold einer Bestrahlung vorzuziehen. Die Behandlung postoperativer Lokalrezidive fällt in die
alleinige Domäne des Strahlentherapeuten. Bei frühzeitigem Einsetzen
einer geeigneten Bestrahlung kann ein Weitergreifen des Rezidivs für
längere Zeit vermieden werden. Am meisten geeignet scheint hier die
Wahl von schnellen Elektronen bei 7,5 - 1o MeV zu sein.

Unter Verwendung höherer Einzeldosen von 4oo - 5oo rd wird bis zum
Verschwinden bzw. bis zur Hauttoleranz bestrahlt, die freilich bei
schon vorbelasteten Regionen bei 4.ooo rd Gesamtdosis erreicht sein
kann. Nach Verabreichung dieser Dosis noch vorhandene Lenticuli können mit kleinen Elektronen-Rundtubusfeldern, eventuell auch mit dem
Chaoulschen Gerät, bis zum Vernarben behandelt werden. Bei starker
Vorbelastung muß unter Umständen auf eine konventionelle Siebbestrah-

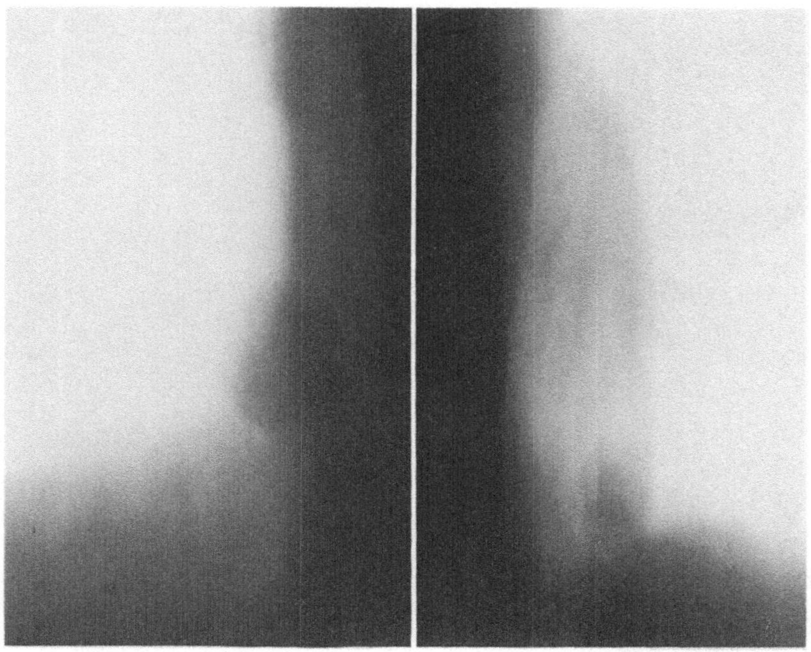

Abb. 3. a u. b) 5ojährige Patientin, Status post Abl. mammae sin. im
August 1969 (Histologie: polymorphzelliges Karzinom), Bestrahlung der
Lymphabflußgebiete mit ^{60}Co von August bis November 1969.
a) 5.4.1971: Auf der Schicht 1o cm oberhalb der Tischebene in Rückenlage findet sich links basal medial ein ca. kirschgroßer, im medialen
Anteil des rechten Unterfeldes ein über nußgroßer Rundherd. b) Dieselbe Patientin nach Telekobaltbestrahlung der Lungenmetastasen von
April bis Juni 1971 über ein linkes und ein rechtes 1o x 1o cm großes
seitliches Thoraxfeld bei senkrechtem Strahlengang unter Erfassung
jeweils beider Rundherde. Gesamtherddosis: 3.98o rd. 7.7.1971: Die
Rundherde haben sich, wie die Kontrollaufnahme zeigt, vollkommen
zurückgebildet

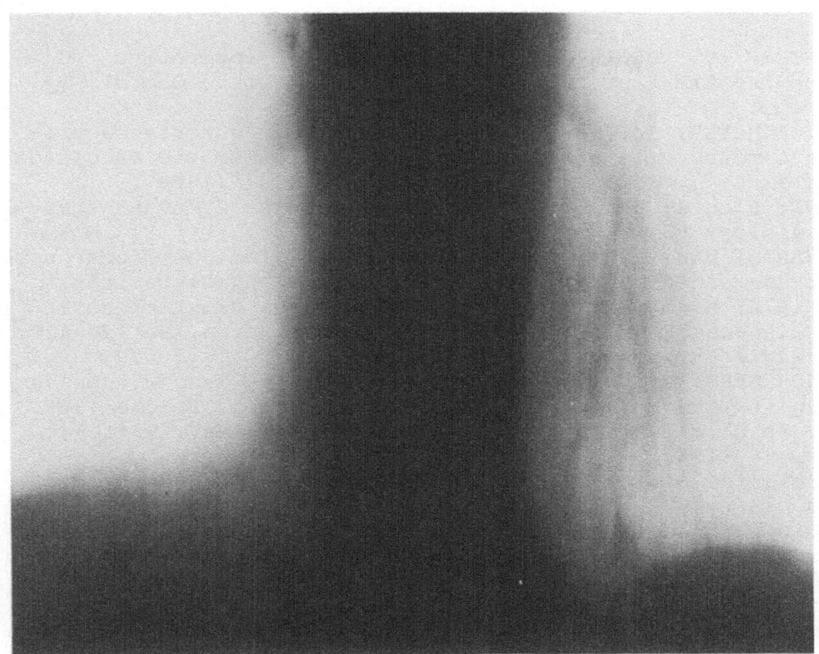

b

lung zurückgegriffen werden, wobei Hautnekrosen sorgfältig mit Blei-
Satelliten abzudecken sind. Bei der Bestrahlung der schon erwähnten
Hautmetastasen muß speziell darauf geachtet werden, daß die Feldgrenzen weit im Gesunden liegen und die Bestrahlung entsprechend den
Lymphabflußgebieten von peripher nach zentral vorzugehen hat, sogenannte Riegelfelder, weil sonst die Gefahr besteht, daß die Ausbreitung der Hautmetastasen schneller vor sich geht, als die Bestrahlung
die Herde zerstören kann. Man kann hierbei mit 5oo - 1.ooo rd Einzeldosis vorgehen und in wöchentlichen Intervallen bis auf 5.ooo rd
steigern. Ist das Behandlungsgebiet so groß, daß mehrere Felder angelegt werden müssen, ist eine lückenlose Aneinanderreihung, wenn nicht
sogar Überlappung, äußerst wichtig, da jeder unterdosierte Randsaum
einen Nährboden für neue Rezidive darstellt.

Wenn man diesen Abschnitt durchgelesen hat, darf man nicht, wenn auch
die erzielten Erfolge aufgezeigt wurden, der Meinung verfallen, die
Strahlentherapie sei ein Wundermittel, das dann eingesetzt werden
kann, wenn sonst nichts mehr zu helfen vermag. Wir sind uns sehr wohl
der Grenzen ihrer Leistungsfähigkeit bewußt, und vielleicht ist bei
ihrer Anwendung die Erkenntnis wichtiger, wann sie abzusetzen ist
bzw. wann sie nicht mehr nützen kann, als wann sie routinemäßig einzusetzen ist. Nur wenn man sich auch der Gefahr der Folgen einer
Strahlenbehandlung bewußt ist, wird man sie sachgemäß und erfolgversprechend anwenden können.

Literatur

ASH, C.L., PETERS, V., DELARUE: The argument for preoperative radiation in the treatment of breast cancer. Surg. Gynec. Obstet. 96,
5o9 (1953).
BACLESSE, F., ENNUYER, A., CHEGUILLAUME, J.: Est on autorise à pra-
tiquer une tumorectomie simple suivie des radiothérapie en cas de
tumeur mammaire? J. Radiol. Électrol. 41, No. 3-4 (196o).
BATE, GUTTMANN: Pleura- und Lungenveränderungen nach 2 MeV Bestrah-
lungen. Radiology 69, 372 (1957).
BAUM, M., EDWARDS, M.H.: Das Verhalten der regionalen Ganglionen nach
der Entfernung eines primären Brustkarzinoms. Kongressbericht,
Straßburg 1972: Nicht verstümmelnde Therapie des Brustkrebses.
BECKER, J.: Klinische Radiologie, Kapitel: Mammatumoren, S. 423-429.
Stuttgart-New York: Schattauer 1968.
BECKER, J., SCHUBERT, G.: Die Supervolttherapie. In: Geschwülste der
Mamma (Hrsg. KUTTIG, H. et al.), S. 38o. Stuttgart: Thieme 1961.
BEWLEY, D.K., et al.: Integral doses at 2oo KV and 8 MeV. Brit. J.
Radiol. 32, 36 (1959).
BOLAND: The relative biolog. effect of 4 MeV and 3oo KV. Brit. J.
Radiol. 3o, 351 (1957).
CEELEN, W.: Die pathologisch-anatomischen Grundlagen des Mammakarzi-
noms, besonders im Hinblick auf die Strahlenbehandlung. Strahlen-
therapie 87, 7 (1952).
DELOUCHE, G., BOUCHER, J., PICARD, J.D., BACHELOT, F., GEST, J.:
Die konservative Behandlung der operablen Brustkarzinome. In:
Nicht verstümmelnde Therapie des Brustkrebses. Kongreßbericht
Straßburg 1972.
DU MESNIL DE ROCHEMONT, R.: Lehrbuch der Strahlenheilkunde. Stuttgart:
Enke 1958. Strahlentherapie der bösartigen Geschwülste von FIEBEL-
KORN, H.J., S. 719-733.
FLEMING, J.A.C., FILBEE, J.E.: Sequelae to radical irradiation in
carcinoma of the breast. Brit. J. Radiol. 34, 4o7 (1961).
FLETCHER, G.H.: Textbook of radiotherapy. Philadelphia: Lea and
Febiger 1966.
GOCHT: zitiert in: Die Supervolttherapie (Hrsg. BECKER, J., SCHUBERT,
G.). KUTTIG, H., OBERHEUSER, F., SCHMERMUND, H.J., WEITZEL, G.:
Geschwülste der Mamma. Stuttgart: Thieme 1961.
GROS, Ch.: Les maladies du sein. Paris: Masson 1963.
HAAGENSEN, C.D., STOUT, A.P.: Carcinoma of the breast. Criteria of
operability. Ann. Surg. 118, 859 (1943).
McWHIRTER, R.: The value of simple mastectomy and radiotherapy in the
treatment of cancer of the breast. Brit. J. Radiol. 21, 599 (1948).
McWHIRTER, R.: The principles of treatment by radiotherapy in breast
carcinoma. Brit. J. Cancer 4, 368 (195o).
McWHIRTER, R.: A comparison of the radiosensitivity of primary tumours
and their regional lymphatic metastases. Brit. J. Radiol. 27,
649 (1954).
McWHIRTER, R.: Simple mastectomy and radiotherapy in the treatment
of breast cancer. Brit. J. Radiol. 28, 128 (1955).
McWHIRTER, R.: Die Stellung der Strahlentherapie in der Behandlung
des Brustkrebses. Strahlentherapie 1o2, 456 (1957).
McWHIRTER, R.: Mastectomie simple et radiotherapie. Symposium sur le
sein. Strassbourg 1966.
MEYER, H., MATTHES, K.: Die Strahlentherapie. Stuttgart: Thieme 1949.
MURPHY, W.T.: Radiation therapy 27: Cancer of breast, p. 519-581.
Philadelphia-London: Saunders 1967.
PAPILLON, J.: Tumorectomie, radiotherapie, Symposium sur le sein.
Strassbourg 1966.
PONZIO, M.: Die Strahlentherapie des Brustkrebses. Strahlentherapie
87, 41 (1952).

SACK, H., SCHERER, E.: Strahlentherapie, Mai 1972.
SCHERER, E.: Strahlentherapie. In: Tumoren der Brust, s. 176. Stuttgart: Thieme 1967.
SCHERER, E., STENDER, H.St.: Strahlenpathologie der Zelle. Stuttgart: Thieme 1963.
TASKINEN, P.J., LILJA, M., TITKA, U.: Fünfjährige Erfahrung mit einer modifizierten postoperativen Telecobalt- und Röntgentherapie bei der Behandlung von Brustkrebs. In: Nicht verstümmelnde Therapie des Brustkrebses. Kongreßberichte, Straßburg 1972.
WANKE: Zitiert in: Klinische Radiologie (Hrsg. BECKER, J.). Indikationen und Ergebnisse der Strahlentherapie, S. 424.
WHITE, E., FLETCHER, C., CLARK, G.H. and R.L.: Surgical experience with preoperative irradiation for carcinoma of the breast. Ann. Surg. 155, 948 (1962).

Einige aktuelle onkologische Probleme des Gastrointestinaltraktes

G. GRABNER

Da etwa 3o% aller bösartigen Geschwülste im Gastrointestinaltrakt zu
finden sind, stehen sie neben dem Bronchialkarzinom und den Genital-
karzinomen nicht nur in Österreich, sondern weltweit in der Spitzen-
gruppe der Häufigkeit der Krebssterbefälle. Sie sind am häufigsten im
Magen zu finden (6o%), weitere 3o% haben ihre Lokalisation im Kolon
oder im Rektum, während die Malignome der Speiseröhre, des Pankreas
und des Dünndarmes in absteigender Reihenfolge nur wenige Prozent der
Neoplasien ausmachen.

Der Schwerpunkt der therapeutischen Maßnahmen ist heute zweifellos im
chirurgischen Vorgehen zu suchen, denn die zytostatische und die Radiotherapie können noch keine befriedigende Erfolgsquote der Heilungen
(wohl aber der Remissionen) aufweisen. Auch die chirurgischen Erfolge
sind trotz wesentlicher Fortschritte der Operationstechnik und der
Nachbehandlung eher bescheiden: Die 5-Jahres-Überlebensraten des Magenkarzinoms liegen in der Größenordnung zwischen 4% und 25%, die der
langsamer wachsenden Dickdarmkarzinome etwa bei 4o% - 5o%, während
bei Oesophagus- und Pankreaskarzinomen die Heilungsquote auch bei
Radikaleingriffen, gemessen an der 5-Jahresrate, praktisch Null ist.
Die gegenwärtige therapeutische Machtlosigkeit ist auch daran zu erkennen, daß nur die Hälfte aller Patienten zum Zeitpunkt der Diagnose
eines malignen Geschehens noch operabel war (OTTENJAMR, 197o).

Die aktuellen onkologischen Probleme werden daher

- einerseits Fragen der Karzinogenese berühren, weil hier zweifellos
  der zukünftige Ansatzpunkt für prophylaktische und vielleicht auch
  therapeutische Maßnahmen liegen kann,

- andererseits ist die klinische Hauptaufgabe in der Frühdiagnose
  dieser Erkrankungen zu suchen, um die Inoperabilitätsquote zu senken.

Karzinogenese

Auf Grund epidemiologischer Studien ist anzunehmen, daß für die Entstehung gastrointestinaler Malignome Umweltsfaktoren von entscheidender Bedeutung sein könnten. So konnten gezeigt werden, daß einerseits
Kolon- und Rektumkarzinome in den USA wesentlich häufiger als Magenkarzinome vorkommen; umgekehrt verhält sich die Statistik in Japan,
Österreich und einigen anderen Ländern, wo wesentlich mehr Magenkarzinome als Dickdarmkarzinome vorkommen (LIPKIN, 1973). Bei Japanern,
die in den USA leben oder dorthin eingewandert sind, ist jedoch die
Mortalitätsrate praktisch identisch mit der übrigen amerikanischen
Population (HAENSZEL u. KURTHARA, 1968).

Möglicherweise spielt hier die Diät eine gewisse Rolle (BURKITT, 1971),
weil ethnische Gruppen, die sich von zellulosereicherer grober Kost
ernähren, seltener an Kolonkarzinomen erkranken; vielleicht bewirkt
diese eine raschere Passage durch den Dickdarm und dadurch eine kürzere Kontaktzeit eines noch unbekannten Agens mit der Schleimhaut.

Auf den Einfluß genetischer Faktoren weist eine Reihe von Erkrankungen
hin: die familiäre Polypose des Dickdarms, das Gardner-Syndrom und
das heriditäre Kolonkarzinom ohne Polypose. Vielleicht auf Grund einer
individuellen Konstitution, ohne gesicherten genetischen Zusammenhang,
kann es bei Patienten mit einem Kolonkarzinom gelegentlich zu einem
Zweit- und seltener zu einem Drittmalignom des Gastrointestinaltraktes
kommen (REIFFERSCHEID, 1962); hier handelt es sich um eine überzufäl-
lige Häufigkeit. Die bevorzugten Lokalisationen des Zweitmalignoms
sind Kolon und Rektum, es finden sich auch der Magen, gelegentlich
die Mamma, die Harnblase und das Endometrium befallen. Das Verhältnis
des Vorkommens synchroner Mehrfachtumoren zu jenem metachroner Geschwülste beträgt 4:1, ein bisher ebenso auffallendes Phänomen wie
das Zusammentreffen der Mehrfachkarzinome mit Begleitadenomen.

Andere Untersuchungen lassen vermuten, daß die Zusammensetzung der
bakteriellen Kolonflora oder Stoffwechselprodukte der Gallensäure
einen gewissen Einfluß auf die Entstehung von Tumoren des Magendarm-
traktes haben könnten (ARIES et al., 1969; SCHOTTENFELD et al., 1969).

Im allgemeinen kann angenommen werden, daß beim Zusammentreffen einer
genetischen und konstitutionellen Disposition mit bestimmten Umwelt-
reizen nach einer eher längeren Latenzzeit in Epithelzellen der Schleimhaut Veränderungen gesetzt werden, die zur Entstehung eines Karzinoms
führen.

Der eigentliche Wirkungsmechanismus der Karzinogene auf die Schleimhaut selbst ist noch nicht bekannt. Es konnte jedoch (im Tierversuch)
eine Erhöhung der Proferationsgeschwindigkeit sowie eine mangelhafte
Entwicklung gewisser spezifischer Differenzierungseigenschaften und
der DNS-Syntheserepression nachgewiesen werden.

Für die Proliferationskinetik normaler Epithelzellen ist charakteristisch, daß es während des physiologischen Wachstums- und Reifungs-
prozesses in den tieferen Schichten der Mukosa zu einer raschen Vermehrung der Epithelzellen kommt. Aus diesen Proliferationszonen wandern
die Zellen zur Oberfläche, wo sie abgestoßen werden. Normal wachsende
Zellen beginnen ihren Entwicklungsprozeß ähnlich wie Tumorelemente mit
einer starken Teilungsaktivität, reduzieren diese aber bald und stellen sie schließlich ganz ein, so daß sich ein Fließgleichgewicht her-
ausbildet und die Schleimhaut bei gleichbleibender Abschilferung eine
annähernd unveränderte Höhe beibehält. Die Proliferationsaktivität
ist in verschiedenen Darmabschnitten sehr unterschiedlich: Die Erneuerung des Oberflächenepithels im Magen erfolgt in etwa 4 - 8 Tagen,
im Dünndarm innerhalb von 3 - 4 Tagen. Auch im proximalen Kolon kommt
es innerhalb von mehreren Tagen zu einer Erneuerung von Schleimhaut,
während im Sigma und im Rektum die Zellen wesentlich langsamer wachsen.

Auch bei der Entwicklung und Reifung von normalem Darmepithel kommt
es zu raschen Schwankungen der Enzymaktivitäten, die den Stoffwechsel
der Nukleinsäuren beeinflussen, doch im allgemeinen führt das Nachlassen der Proliferation während der Zellmigration zu einer Abschwächung
der metabolischen Vorgänge der DNS-Synthese und zu einem Mitoseabfall.
Dies kann am Enzymmuster der Epithelzellen demonstriert werden. So
nimmt die Aktivität der Thymidinkinase ab, während die anderer Enzyme
(z.B. der Purinnukleosidphosphorylase) ansteigt. Es existieren somit

komplexe Regelmechnismen, die neue Stoffwechselwege induzieren und für
die Verminderung oder die Zunahme von Enzymaktivitäten während der
Zelldifferenzierung verantwortlich sind (IMONDI et al., 1969; TRONCALE
u. LIPKIN, 1969).

Auch histologisch normal imponierende Enpithelzellen des menschlichen
Magens und Kolons können gewisse metabolische Eigenschaften maligner
Zellelemente entwickeln. Es fehlt ihnen z.B. die Dämpfung der Proli-
ferationsstoffwechselvorgänge, und sie behalten die Fähigkeit zur
DNS-Synthese und zur Mitose weiter bei. Manche dieser Zellen werden
im üblichen Maß von der Schleimhaut abgeschilfert, bei Polypen und
villösen Adenomen bleiben diese Zellen in größerer Zahl in der Schleimhaut liegen. Zu einem bestimmten Zeitpunkt ihres Lebenszyklus können
sie dann - so die Hypothese - auch die Invasionseigenschaften karzinomatöser Zellelemente annehmen (BURKITT, 1971; DESCHNER u. LIPKIN,
197o).

Im Tierversuch konnte man mit den Karzinogenen 1,2-Dimethylhydrazin
und mit Azoxymethan sowohl flache als auch polypoide Läsionen induzieren wie beim Menschen hauptsächlich im distalen Kolon. Die Zellen
hatten die Fähigkeit zur DNS-Syntheserepression verloren und - was
klinisch von Bedeutung ist - eine Zunahme des "carcinomatösen embryonalen Antigens" (CEA) wurde feststellbar (THURNHER, 1973.

Die Entdeckung dieses abnormen Antigens (DYKES u. KING, 1972) und die
Ergebnisse der sich daran anschließenden weiteren Forschungen werden
vielleicht in Zukunft zur Krebsfrühdiagnose beitragen, ebenso wie die
metabolischen Unterschiede zwischen normalen und neoplastischen Zellen
die Grundlage zur spezifischen Therapie der malignen Entartung bilden
könnten.

Diagnostik

Die diagnostischen Möglichkeiten der Gastrointestinalkarzinome wurden
in den letzten Jahren durch die Verbesserung der endoskopischen Methoden wesentlich bereichert. Hinzu kamen noch eine verfeinerte Labor-
diagnostik sowie neue radiologische und szintigraphische Methoden.
Die hohe Inoperabilitätsquote ließ sich dadurch etwas senken. Das
klinisch wichtigste Ziel ist die *Frühdiagnose* der Malignome.

Das Magenkarzinom

Die üblichen Symptome des Magenkarzinoms - wie schlechtes Allgemeinbefinden, Blässe, Gewichtsabnahme, Senkungsbeschleunigung, Anämie -
sind eigentlich Spätsymptome, während in einem frühen Stadium eher
uncharakteristische Beschwerden vorliegen. Eine typische Anamnese gibt
es nicht, meist werden nur Mißempfindung oder kurzfristige Übelkeit
angegeben. Wegen der Banalität dieser Beschwerden kann bei der Einleitung der entscheidenden diagnostischen Maßnahmen eine Verzögerung
von vielen Monaten eintreten, wobei es zum Verlust der Operabilität
kommen kann.

Der Schwerpunkt der Diagnose des Magenkarzinoms - auch des Frühkarzi-
noms - liegt bei der Röntgenologie und bei der Endoskopie. In der Regel wird sich aus dem Röntgenbefund - wenn dieser mit dem klinischen
Erscheinungsbild nicht in Einklang zu bringen ist - die Indikation

für eine Gastroskopie ergeben, bei der die Möglichkeit einer gezielten
Biopsie gewährleistet sein muß. In der Kombination der Röntgenuntersuchung mit der Endoskopie, beides eventuell wiederholt, liegt die
gegenwärtig einzige Hoffnung, Magenfrühkarzinome zu entdecken. Nach
japanischen Autoren (OKABE et al., 1973; SHIRAKABE et al., 1973;
TANAKA et al., 1973) können 8o% der Fälle auf diese Weise entdeckt
werden, wobei die Endoskopie geringfügig besser als die Röntgendiagnostik (trotz Doppelkontrastmethode, SHIRAKABE, 1972) abschneidet.
Selbst bei einer ausführlichen kombinierten Diagnostik bleiben etwa
14% der Läasionen als benigne verkannt, andererseits gibt es aber
auch Prozesse, die fälschlich als Frühkarzinom bezeichnet werden.

Nach unseren Erfahrungen, die auch von anderen Autoren bestätigt werden (DOLLINGER, 1972), muß man damit rechnen, daß etwa in der Hälfte
der Fälle die histologische Untersuchung zu falsch-negativen Resultaten führt, weil die Probeentnahme nicht im optimalen Bereich durchgeführt wurde. Es erscheint notwendig, bei auf Malignität verdächtigen
Ulzerationen die Biopsie an der inneren Seite des Ulkuskraters zu
entnehmen, da an der Außenseite sowie im Nekrosezentrum die Ergebnisse
in einem hohen Prozentsatz negativ ausfallen können. Ebenso ist es
notwendig, bei polypösen Tumoren mehrfach Biopsien an der gleichen
Stelle zur Tiefe hin zu entnehmen.

Die zytologische Beurteilung von Abstrichen von der Magenschleimhaut-
oberfläche ist besonders schwierig, sie kann auch nicht und soll nicht
die Histologie ersetzen, sondern ergänzen. Sie hat gegenüber der Biopsie den Vorteil, daß von der gesamten Oberfläche der Läsion Zellen
zur Untersuchung erhalten werden können, es sind allerdings unsere
Erfahrungen (im Vergleich zur histologischen Untersuchung) weniger
optimistisch als die in der Literatur (WEIDENHILLER, 1972).

Nicht alle Frühkarzinome können nur mit einer der drei wesentlichen
Methoden (Röntgen-Doppelkontrastmethode, Endoskopie und bioptische
Histologie) allein erfaßt werden, denn es wird dabei ein ziemlich
hoher Prozentsatz (in der Größenordnung von 1o% der Malignome) nicht
diagnostiziert (SHIRAKABE, 1973). In begründeten Verdachtsfällen sind
daher alle drei Methoden als kombiniertes diagnostisches Verfahren
durchzuführen.

Besonders japanische, aber auch andere Autoren (OSHIMA, 1969; THALER,
1972; WIENDL, 1969) weisen auf die große Bedeutung der Gastrokamera
für Reihenuntersuchungen zur Entdeckung von stummen Magenkarzinomen
und Frühkarzinomen hin. Der besondere Vorzug dieses Gerätes liegt
nicht in seiner Treffsicherheit (die beträchtlich ist, dennoch aber
von der gewöhnlichen Gastroskopie und von der sorgfältigen Magenröntg-
genaufnahme übertroffen wird), sondern in der Möglichkeit, mit relativ
geringem Aufwand und vor allem ohne Strahlenbelastung bei gefährdeten
Personen in regelmäßigen Intervallen Kontrollen durchführen zu können.

Die neuentwickelten immunologischen Methoden, mit deren Hilfe man
vielleicht ein Magenkarzinom im frühen Stadium nachweisen kann (etwa
über ein fetales Sulfoglykoprotein-Antigen), sind bisher noch nicht
auf breiterer Basis überprüft worden, so daß sich über deren Wert für
die Frühdiagnose des Magenkarzinoms gegenwärtig noch nichts aussagen
läßt (HAKKINEN u. VIIKARI, 1969; PATTERSON, 1971). Es ist denkbar,
daß diese Methoden ebenfalls nicht spezifisch sind (wie es das α_1-
Foetoprotein und das karzinoembryonische Antigen nicht ist, von dem
man sich ursprünglich sehr viel erwartet hat), weil es scheint, daß
manche Organe während der neoplastischen Transformation verschiedene
fetale Antigene produzieren können (Go et al., 1973).

Das Problem einer Magenkarzinom-Frühdiagnose kann aber auch von seiten
des *gefährdeten Personenkreises* betrachtet werden. Hierzu gehören alle
Angehörigen von krebsbelasteten Familien, besonders wenn es sich um
ein gehäuftes Auftreten von Magen- oder Kolonkarzinomen handelt, da
für diese eine hereditäre Beziehung nachgewiesen worden ist. Eine besondere Gefährdung ist jedoch erst nach dem 4o. Lebensjahr zu berücksichtigen. Weiter sind Patienten mit atrophischen Gastritiden, besonders mit Achlorhydrie, in Evidenz zu halten, obwohl die endgültige
Entscheidung, daß es sich bei diesem Zustand um eine Präkanzerose
handelt, noch nicht gefallen ist. Anders verhält es sich mit der per-
niziösen Anämie, denn für diese wurde eine mindestens 2ofach größere
Karzinomhäufigkeit als bei Vergleichsgruppen nachgewiesen (HITCHCOCK
et al., 1957; THALER, 1972). Die atrophische Stumpfgastritis scheint
ebenfalls eine gewisse Präkanzerose darzustellen, denn nach einer
Latenzzeit von weniger als 2o Jahren treten bei diesen Patienten in
gehäufter Zahl Magenkarzinome auf. Multiple, breitbasig aufsitzende
adenomatöse Schleimhautpolypen des Magens stellen ebenfalls ein über-
durchschnittliches Risiko dar. In allen diesen Fällen wird man regelmäßige Untersuchungen veranlassen müssen.

Die Notwendigkeit einer Frühdiagnose des Magenkarzinoms ergibt sich
aus den 5-Jahres-Überlebensquoten. Bei Frühkarzinomen, die auf die
Mukosa oder Submukosa beschränkt sind, beträgt diese 9o,4%, während
bei fortgeschrittenem Karzinom, welches die Muskularis erfaßt, sie
bei 68,6% liegt; bei jenen, die in die Subserosa reichen, liegt sie
bei 54,7%, schließlich bei der ungünstigsten Gruppe, bei der die Serosa
ergriffen oder durchwachsen wurde, beträgt die Zahl nurmehr 22,3%
(SHIRAKABE, 1972).

Dickdarmkarzinome

Die diagnostischen Verfahren zur frühzeitigen Auffindung der Dickdarmkarzinome sind heute bei weitem noch nicht so effektiv wie jene für
die Entdeckung des Magenfrühkarzinoms. Da jedoch Kolonkarzinome eine
ruhigere Entwicklungsdynamik haben, muß die Erfassung in einem späteren Stadium nicht unbedingt Inoperabilität bedeuten, obwohl die morphologischen Veränderungen erheblich fortgeschrittener sein können.

Die klinischen Zeichen sind anfangs eher bescheiden - wenn überhaupt -
ausgeprägt und beschränken sich auf leichtere, oft unbestimmte Schmerzen im Bauch und Stuhlunregelmäßigkeiten. Von den Spätzeichen des
Kolonkarzinoms sind als wichtigstes Bauchschmerz, Gewichtsverlust,
Blut- und Schleimbeimengungen zum Stuhl, paradoxe Diarrhoe, Übelkeit
und Erbrechen, Schwäche, Appetitlosigkeit und Bleistiftstuhl anzuführen, wobei man mit gewisser Erfahrung auch noch einiges über den möglichen Sitz des Kolonkarzinoms aussagen kann. Für das Rektumkarzinom
stehen dagegen Blut- und Schleimbeimengungen, die paradoxe Diarrhoe
sowie Schmerzen und Brennen im After an der Spitze aller Symptome,
während Leistungsknick, Kontinenzstörungen, Subileus-Symptome, Änderung der Stuhlform, große Ischiasschmerzen, Miktionsbeschwerden und
akuter Ileus das fortgeschrittene Stadium charakterisieren (REIFFER-
SCHEID, 1962).

Zu den wesentlichen Untersuchungen gehören die digitale rektale Aus-
tastung und die Rektoskopie, beides einfach durchzuführende Methoden,
die bei sorgfältigem Vorgehen praktisch stets zum Nachweis eines im
Rektum oder im unteren Colon sigmoideum sitzenden Karzinoms führen;
diese haben einen Anteil von rund 7o% an allen im Dickdarm lokalisierten Malignomen.

Unter den Laboruntersuchungen hat der Nachweis eines karzinoembryoni-
schen Antigens und des zugehörigen Antikörpers das größte Interesse
und eine Fülle von Nachuntersuchungen hervorgerufen (DYKES u. KING,
1972). Die ursprüngliche Annahme, daß dieses Antigen für Kolonkarzinome spezifisch wäre, hat sich nicht bestätigt, denn man hat später
nachweisen können, daß dieses Antigen in kleineren Mengen auch in
anderen Karzinomen des Magen-Darmtraktes (Oesophagus, Magen, Duodenum
und Rektum) ebenso wie in Karzinomen des Pankreas und der Leber nachweisbar war. Bei der klinischen Austestung hat sich die ursprünglich
angegebene Sensibilität von 97% auf Werte zwischen 7o und 80% vermindert, und auch die Spezifität für den Nachweis eines Kolonkarzinoms
wird heute nicht mehr in vollem Umfang anerkannt, da außer den gastroenterologischen Karzinomen auch Malignome anderer Organe (z.B. der
Lunge) in einem hohen Prozentsatz (über 5o%) positive Resultate ergeben; ja sogar nicht maligne Krankheiten (wie Leberzirrhose, Pankreatitis, infektiöse Darmerkrankungen, Cor pulmonale u.a.) können zu
einem positiven Test führen. Dennoch zeichnen sich nach dem gegenwärtigen Wissensstand zwei klinische Applikationsmöglichkeiten ab: Zur
Bestätigung der Diagnose beim Verdacht auf ein Karzinom des Dickdarms
und des Magens und zur Verlaufsbeobachtung nach wahrscheinlich erfolgreicher Operation solcher Krankheiten.

Jedenfalls ist die Entwicklung dieser Forschungsrichtung, die vor 4o
Jahren mit dem Nachweis für die Existenz von Antigenen in embryonalen
und neoplastischen Geweben begonnen hat, heute keineswegs abgeschlos-
sen, sondern es zeichnen sich bereits neue Möglichkeiten ab: hochge-
reinigte karzinoembryonische Antigene könnten vielleicht autologe
Lymphozyten in Kulturen stimulieren, um nach ihrer Reinjektion in den
Patienten die Ergebnisse einer Radikaloperation auf immunologischem
Wege zu unterstützen.

Bei der röntgenologischen Differentialdiagnose könnte die Abgrenzung
gegenüber einer Divertikulitisstenose nicht leicht fallen, weil es
bislang weder klinische noch röntgenologische verbindliche Anhaltspunkte gibt, die eine eindeutige Diagnose erlauben würden; zudem kommt
die Kombination beider Krankheiten nicht selten vor. Bei unklaren Zu-
ständen, zu denen besonders auch Blutungen aus dem Dickdarm gehören,
gelingt es manchmal unter günstigen Bedingungen, durch eine selektive
Angiographie weitere Aufschlüsse zu erhalten; dazu gehört eventuell
auch der Nachweis von Malignomen (Abb. 1).

Seit 1968 besteht die Möglichkeit, mit zirka 9o cm langen Sigmoid-
oskopen und etwa 2 m langen Koloskopen auch den Dickdarm endoskopisch
in seiner ganzen Länge zu untersuchen. Da die Koloskopie einer beträchtlichen Vorbereitung bedarf, wird man sich für die Routineuntersuchung
mit der Rekto- oder Sigmoidoskopie begnügen und diese durch die Irrigoskopie ergänzen. Nur wenn der Kolonkontrastmitteleinlauf in höheren
Abschnitten ein unsicheres Ergebnis bringt, ist die Indikation für
eine hohe Koloskopie mit der Möglichkeit der direkten Betrachtung,
der Photographie und der gezielten Probeexzision aus dem verdächtigen
Darmabschnitt gegeben.

Da die Dickdarmkarzinome vielfach sehr symptomarm verlaufen (dies gilt
besonders für die zökalen Prozesse) und häufig erst im Rahmen einer
allgemeinen Tumorsuche entdeckt werden, liegt die Zahl der Frühdiagnosen bei nur etwa 3o% aller Fälle.

Es bedürfen daher Patienten, bei denen eine *Präkanzerose* des Dickdarms
vorliegen könnte, einer besonderen Aufmerksamkeit. Bei vereinzelten
Polypen des Dickdarmes kann man den Verdacht auf Bösartigkeit eher
ausschließen (ohne gänzlich auf regelmäßige Kontrollen in größeren

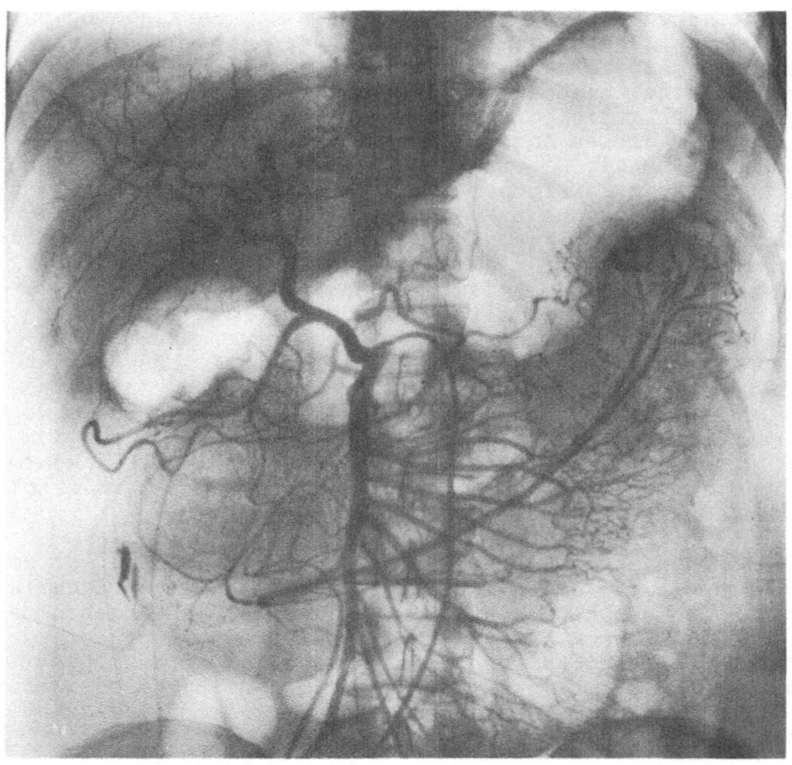

Abb. 1. *Viszerale Angiographie*: Neben der anatomischen Varietät eines
Truncus hepato-mesentericus sieht man im rechten Unterbauch einen
Weichteilschatten, der Beziehung zu den Ästen der Ateria mesenterica
cranialis, iliocolica und colica dextra hat. Kleinere Verzweigungen
sind teilweise bogig verlagert bzw. ausgespannt. Bei der Operation
fand sich im Zökum ein Karzinom mit Invagination des unteren Ileums
in den rechtsseitigen Dickdarm

Abständen zu verzichten) als bei villösen Polypen, die mit Durchfällen
und eventuell Hypokaliämie einhergehen können, da diese eine große
Tendenz zur Malignität haben. Außerdem ist auch die familiär vorkommende Polyposis und das Gardner-Syndrom als Präkanzerose zu betrachten, in letzter Zeit wird auch das Peutz-Jegherssche Syndrom dieser
Gruppe zugeordnet. Wegbereitend sind zweifellos auch die Colitis ulcerosa, die Ruhr, das Lymphogranuloma venereum und auch die Enteritis
regionalis Crohn, sofern sie im Dickdarm lokalisiert ist.

Oesophagus

Die gezielte Untersuchung des Oesophagus hinsichtlich des Vorliegens
eines Karzinoms wird häufig zu spät veranlaßt, da sich die ersten
Beschwerden auch verhältnismäßig spät einstellen. Stenosebeschwerden
treten erst auf, wenn der sehr dehnbare Oesophagus an einer Stelle
fast zirkulär vom Tumor befallen ist. Dann setzen allerdings sehr

plötzlich starke Schluckbeschwerden ein, auch spontane oder nach gröberen Speisen auftretende Schmerzen gesellen sich hinzu. Die Patienten nehmen rasch an Gewicht ab, es kann zu hochgradigem Eiweißmangel kommen.

Die Diagnose des Oesophaguskarzinoms wird röntgenologisch und endoskopisch gestellt. Bei der Röntgenuntersuchung stehen die Wandstarre des Oesophagus, Schleimhautdefekte und Stenosezeichen im Vordergrund. Die bei der meist notwendigen Endoskopie durchgeführte Probebiopsie kann die Verifikation erbringen, der Ausschluß maligner und die Bestätigung gutartiger Prozesse (Stenosen bei Refluxoesophagitis, Barret-Syndrom etc.) ist allerdings schwierig und nur mit Vorbehalt zu treffen.

Pankreas

Die Frühdiagnose des Pankreaskarzinoms ist überaus schwierig, da die klassischen Symptome wie Oberbauchschmerzen, Anorexis und Gewichtsverlust Zeichen eines weit fortgeschrittenen Leidens sind. Der Verdacht ist bereits zu schöpfen bei uncharakteristischen Beschwerden: bei Mißempfindungen im Oberbauch, Appetitlosigkeit, krampfartigen postprandialen Schmerzen, bei Stuhlunregelmäßigkeiten, bei einer diabetischen Stoffwechsellage und bei psychopathologischen, besonders bei sonst unerklärlichen depressiven und depressiv-hypochondrischen Erscheinungen.

Zur Frühdiagnose tragen auch die Laboruntersuchungen (etwa die exogene Pankreasfunktionsuntersuchung, DREILING, 197o) nicht viel bei, weil sie eine beträchtliche Zerstörung des Pankreasgewebes zur Voraussetzung haben, was nur in Spätstadien, aber auch bei anderen Erkrankungen vorkommt.

An Röntgenuntersuchungen stehen als einfache Routinemethode die hypotone Duodenographie zur Verfügung, mit deren Hilfe besonders Pakreaskopfkarzinome nachgewiesen werden können. Ungleich schwieriger und aufwendiger ist die endoskopische Pankreatocholangiographie, deren klinischer Wert oder Unwert heute noch nicht abzuschätzen ist. Anders verhält es sich mit den Angiographien des Pankreas (selektive Arteriographie und Splenoportographie), deren Leistungsfähigkeit und Grenzen heute schon beurteilt werden können (ANACKER, 1972).

Die arteriographische Karzinomdiagnose stützt sich auf die häufig vorkommenden umschriebenen unregelmäßigen Gefäßstenosen und auf die Ausbildung pathologischer Gefäße, auf gelegentlich zu beobachtende Lebermetastasen und Gefäßverschlüsse sowie Gallenblasenvergrößerungen und selten auf Venenobstruktionen oder Kontrastmittellakunen und Tumoranfärbungen (ANACKER, 1972).

Mit Hilfe dieser Methoden ist es möglich, unter optimalen Bedingungen Tumoren bis zu einer Größe von 1,5 - 2 cm zu erkennen, wobei die Treffsicherheit für Pankreaskopfkarzinome bei etwa 7o% liegen soll. Auch hier bestehen Schwierigkeiten bei der Differentialdiagnose gegenüber der chronischen Pankreatitis. In etwa 26% der Fälle werden falschnegative Befunde erhoben.

Durch die Arteriographie wird allerdings die Frühdiagnose nicht verbessert, da eine Kapillardarstellung kleiner Tumoren nur selten gelingt, Infiltration und Einbrüche in größere Gefäße aber bereits Ausdruck eines fortgeschrittenen Stadiums sind (Abb. 2 u. 3).

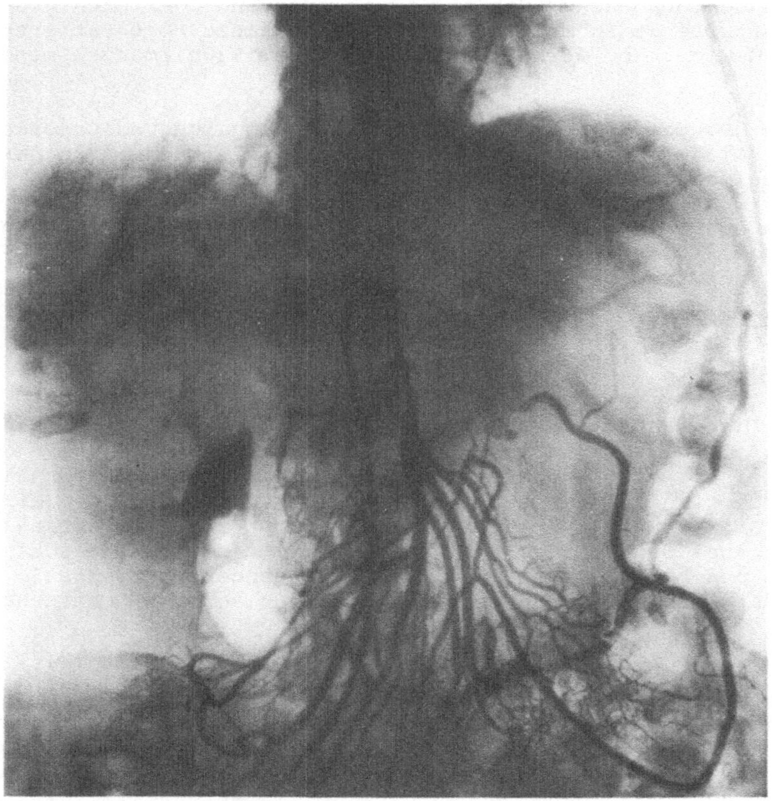

Abb. 2. *Selektive Mesenterikographie*: Die Arteria mesenterica superior ist durch einen Pankreastumor weitgehend eingeengt und fast verschlossen. Bei der Autopsie wurde ein Pankreaskarzinom bestätigt

Bei der Splenoportographie handelt es sich um eine indirekte Untersuchung, denn erst sehr spät, wenn das Karzinom vom Pankreas auf die Vena lienalis und die Vena portae übergegriffen hat, oder wenn es zu Verdrängungserscheinungen führt, sind Symptome zu erwarten. Auch hier sind differentialdiagnostische Schwierigkeiten mit Pankreatitiden, Zysten etc. gegeben.

Zu den eher selten exerzierten röntgenologischen Methoden gehört die perkutane transhepatische oder intraoperative (eventuell intralaparaskopische) transzystische Cholangiographie. Sie kann eine große Aussagekraft für die Klärung von Art und Lokalisation eines extrahepatischen Verschlusses haben, sollte aber vielleicht doch am besten präoperativ durchgeführt werden.

Auch mit Hilfe der Pankreasszintigraphie kann die Frühdiagnose des Pankreaskarzinoms nicht vorangetrieben werden, da nur größere Speicherungsdefekte (etwa mit einem Durchmesser von 2 - 3 cm) erkennbar sind und außerdem die Abgrenzung von gutartigen Veränderungen nicht immer gelingt. Jedenfalls ist die Zahl der falsch-positiven Resultate deutlich höher als die der falsch-negativen Ergebnisse, was das Verfahren als eine durchaus brauchbare Zusatzmethode erscheinen läßt.

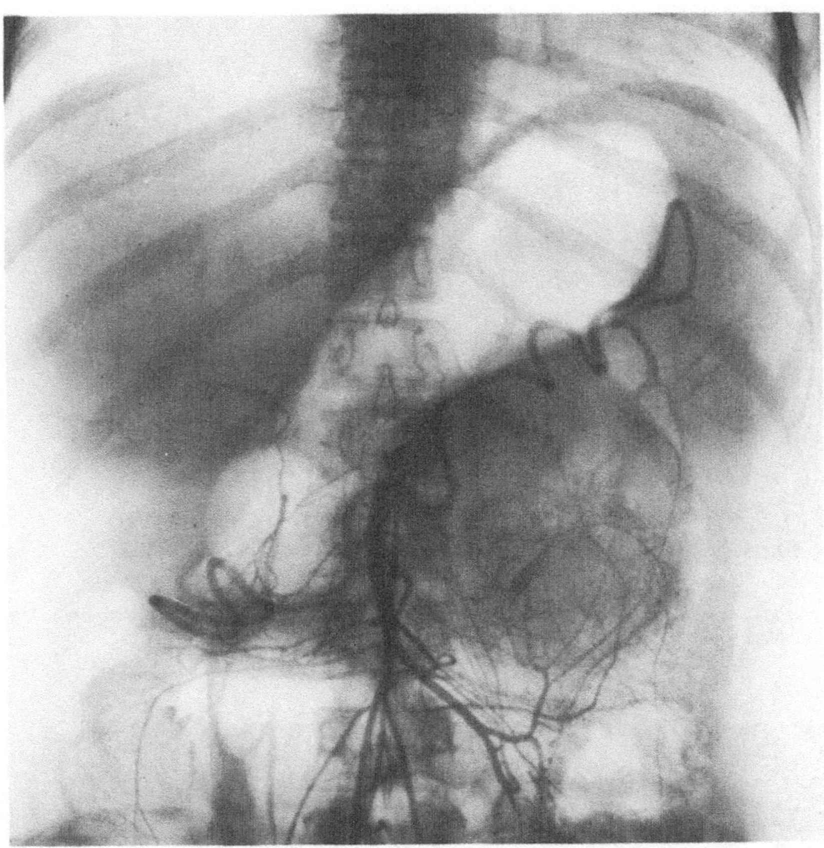

Abb. 3. *Selektive Mesenterikographie*: Die maligne Pankreasschwanzzyste
führt zu einer Verdrängung des luftgefüllten Magens und des Colon
transversum, aber auch zur Gefäßverdrängung und zur Ausbildung von
Tumorgefäßen

Besonderer Hervorhebung bedarf in diesem Zusammenhang die Ultraschall-
diagnostik der Pankreastumoren, nicht weil die Sensibilität oder Spezifität dieses Verfahrens besonders hoch wäre, sondern weil die Untersuchung keiner besonderen Vorbereitung bedarf, weil sie ohne Belästigung oder Gefahr für den Patienten durchgeführt wird und weil sie beliebig oft wiederholt werden kann. Die Interpretation der Bilder ist allerdings überaus schwierig (Abb. 4). Sehr bewährt hat sich das Verfahren beim Nachweis von pankreatischen Pseudozysten (Abb. 5), während
maligne Tumoren, besonders wenn sie eine homogene Struktur haben,
schwieriger zu erkennen sind (KRATOCHWIL, 1973).

Die Endoskopie bietet zwei Möglichkeiten, die manchmal bei der Diagnose von Pankreasleiden zu einem Resultat führen können. Dies ist
einmal die postbulbäre Duodenoskopie mit Hilfe eines Fibroskopes mit
Seitenoptik, die die Diagnose eines Papillenkarzinoms oder eines in
die Duodenalwandung penetrierenden Pankreaskarzinoms erlaubt. Zum anderen ist es die Laparoskopie, bei der man durch Kopfhoch-Rechtssei-
tenlage des Patienten manchmal den linken Leberlappen mit dem Lapa-

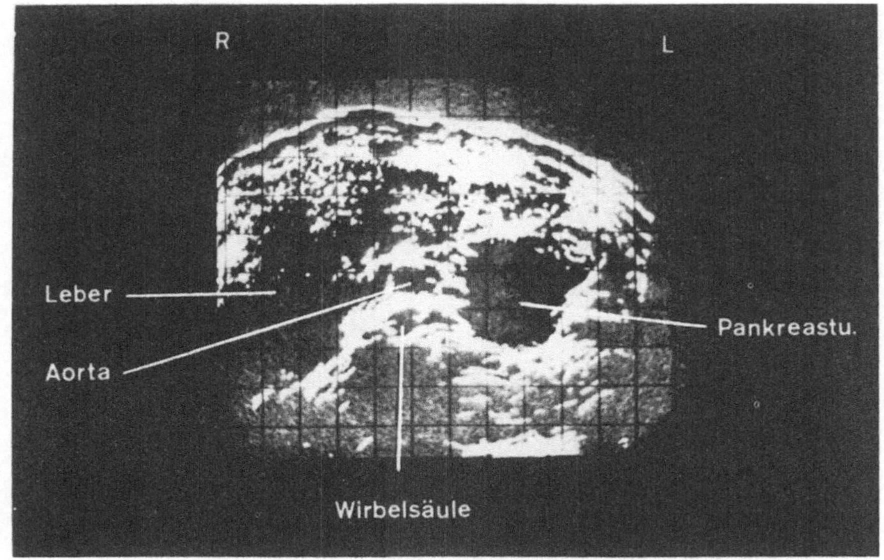

Abb. 4. *Ultraschalldiagnostik*: Tumor im Pankreasschwanz, der sich bei der Operation als Metastase bestätigt hat

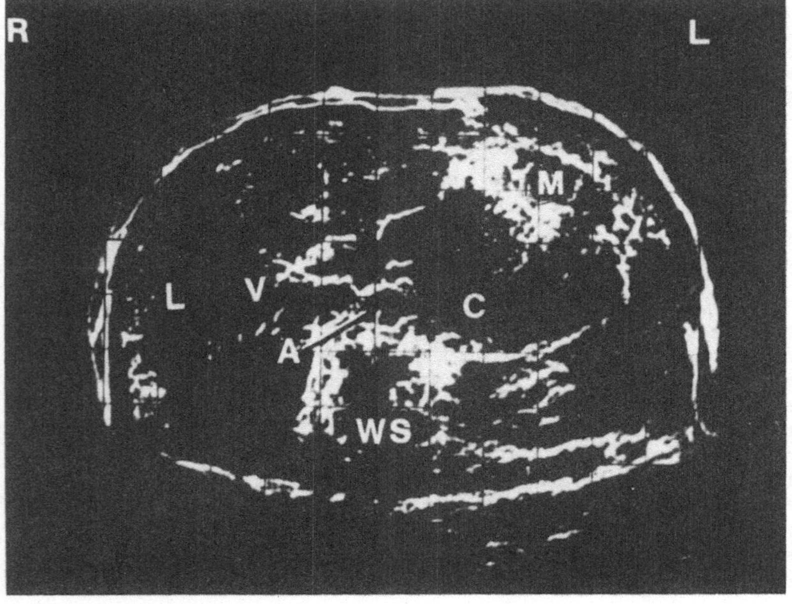

Abb. 5. *Ultraschalldiagnostik*: Operativ bestätigte Pankreaszyste, darge-stellt im Querschnitt in Höhe L_3 bzw. L_4 (C = Zyste, M = Magen, V = Vena cava, L = Leber, WS = Wirbelsäule)

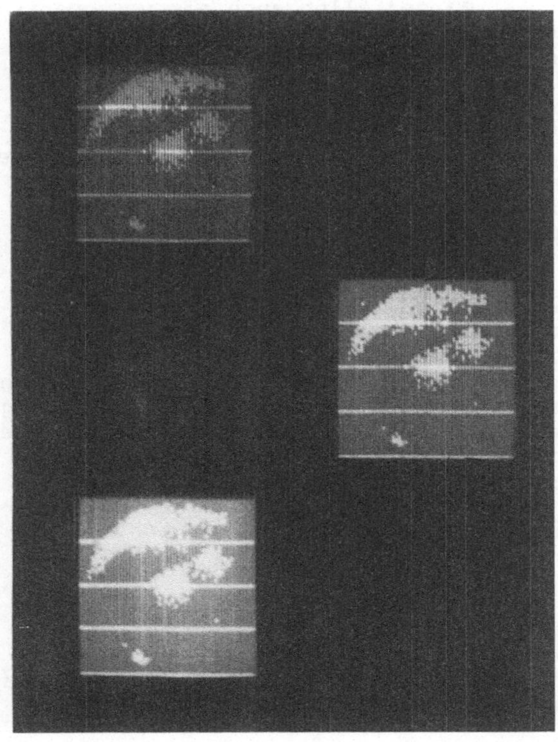

Abb. 6. *Pankreasszintigraphie*: Bei Darstellung des Pankreas mit radioaktiv markiertem Methionin zeigt sich im Körper des Pankreas eine Aussparung, die sich bei der Operation als Pankreastumor bestätigt hat

roskop unterfahren kann und dann in 6o - 7o% der Fälle die Möglichkeit hat, das Pankreas zu sehen, wenn man störendes Fettgewebe mit dem Taststab beiseite schiebt. Unsere Versuche mit dieser Methode waren bisher weniger erfolgreich, auch glauben wir nicht, daß damit viel zur Frühdiagnose beigetragen werden kann.

Therapie

Die Therapie der malignen Neoplasmen des Magen-Darmtraktes ist weitestgehend Domäne des Chirurgen. Die wichtigste Aufgabe des Internisten besteht in der Erstellung einer möglichst frühzeitigen Diagnose, um die Patienten in einem noch operablen Stadium einer Behandlung zuzuführen.

Eine ebenso schwierige wie häufige Aufgabe des Internisten besteht dann in dem Versuch, bei inoperablen Fällen die Lebenserwartung unter möglichst guten Bedingungen zu erhöhen. Das spezifische Instrument ist die zytostatische Therapie in oraler, intravenöser oder intraarterieller Applikation, wobei sich keine wesentlichen Unterschiede zwischen der Wirksamkeit verschiedener Zytostatika ergeben haben (5-Fluoruracil, Metothrexat, Cyclophosphamid u.a.). Vielleicht ist eine leichte Überlegenheit der Polychemotherapie nach einem der bewährten Schemata zu erkennen.

Eine zytostatische Therapie kann in Einzelfällen auch als postoperative
Nachbehandlung bei Palliativeingriffen oder zur Rezidivprophylaxe
durchgeführt werden. Wir führen eine solche Therapie in allen geeigneten Fällen durch und glauben damit eine zumindest subjektive, vereinzelt auch objektive Besserung erzielen zu können.

Die radiologische Therapie hat in der gastroenterologischen Onkologie
ebenfalls gegenüber den chirurgischen Maßnahmen eindeutig Nachrang.
Bei inoperablen Fällen oder als Nachbehandlung wird man in Zusammenarbeit mit einem erfahrenen Radiotherapeuten die optimale Behandlung
auswählen und abstimmen.

Der *Rückblick auf die Entwicklung* der vergangenen Jahre zeigt, daß der
Fortschritt in der gastroenterologischen Onkologie am deutlichsten
einmal im Bereich der Diagnostik erzielt wurde, so daß für manche
wichtigen Teilbereiche an eine Frühdiagnose in größerem Umfang gedacht
werden kann. Die zweite erfolgreiche Richtung ist in der Verbesserung
chirurgischer Maßnahmen zu sehen. Hier ist es durch Zusammenarbeit der
verschiedensten Disziplinen möglich geworden, die Grenzen der Operabilität hinauszuschieben, so daß die Gesamtsituation nicht mehr so
pessimistisch beurteilt werden darf, wie dies vor ein oder zwei Jahrzehnten noch gerechtfertigt war.

Ich bin den Herren Prof. Dr. R. HÖFER (Extraordinariat für Nuklearmedizin), Herrn Prof. DR. A. KRATOCHWIL (Extraordinariat für Ultraschall-Diagnostik) und Herrn Dr. N. LECHNER (Röntgenstation der I.
Chirurgischen Universitätsklinik), alle Wien, für die Überlassung der
Abbildungen und auch für die wertvolle Beratung zu besonderem Dank
verpflichtet.

Literatur

ANACKER, H.: Leistungsfähigkeit angiographischer Untersuchungsverfahren
   in der Diagnostik von Pankreastumoren. Leber, Magen, Darm 2, 77
   (1972).
ARIES, V., CORWTHER, J.S., DRASAR, B.S., HILL, M.J., WILLIAMS, R.E.O.:
   Bacteria and the etiology of cancer of the large bowel. Gut 1o,
   334 (1969).
BURKITT, D.P.: Epidemiology of cancer of the colon and rectum. Cancer
   (Philad.) 28, 1 (1971).
DESCHNER, E.E., LIPKIN, M.: Study of human rectal epithelial cells in
   vitro. III. RNA, protein and DNA synthesis and polyps and adjacent
   mucosa. J. nat. Cancer Inst. 44, 175 (197o).
DOLLINGER, H.: Zur endoskopischen Beurteilung neoplastischer Wandver-
   änderungen am Oesophagus und Magen. Leber, Magen, Darm 2, 139 (1972).
DREILING, D.A.: Early diagnosis of pancreatic cancer. Scand. J. Gastro-
   ent. Suppl. 6, 5, 115 (197o)
DYKES, P.W., KING, J.: Progress report carcinoembryonic antigen (CEA).
   Gut 113, 1ooo (1972).
GO, W., WALDMANN, T.A., MOERTEL, C.G.: Carcinoembryonic antigen (CEA)
   and alpha-fetoprotein (AFP) in diagnosis of gastrointestinal cancer,
   a comparativ clinical evaluation. Gastroenterology 64, 787 (1973).
HAENSZEL, W., KURIHARA, M.: Studies of Japanese migrants. I. Mortality
   from cancer and other diseases among Japanese in USA. J. nat. Cancer
   Inst. 4o, 43 (1968).
HAKKINEN, I., VIIKARI, S.: Occurrence of fetal sulfoglyco-protein in
   the gastric juice of patients with gastric diseases. Ann. Surg. 169,
   277 (1969).

HITCHCOCK, C.R., MAC LEAN, L.D., SULLIVAN, W.A.: The secretory and
  clinical atrophy as precursors of gastric cancer. J. nat. Cancer
  Inst. 18, 795 (1957).
IMONDI, A.R., BALIS, M.E., LIPKIN, M.: Changes in enzyme levels accom-
  panying differentiation of intestinal epithelial cells. Exp. Cell
  Res. 58, 323 (1969).
KRATOCHWIL, A.: Frotschr. Med. 91, 63 (1973).
LIPKIN, M.: Fortschritte auf dem Gebiet gastrointestinaler Karzinome.
  Leber, Magen, Darm 3, 49 (1973).
MEYER-BURG, J.: Die laparoskopische Inspektion, Palpation und Biopsie
  des Pankreas. Leber, Magen, Darm 2, 93 (1972).
OKABE, H., MITSNI, K., TAMECHIKA, Y., NIIZEKI, K.: Endoskopische Dif-
  ferentialdiagnose des Magenfrühkarzinoms. Leber, Magen, Darm 3,
  64 (1973).
OSHIMA, H.: Allgemeine Grundlagen der Diagnostik von Magen-Frühkarzi-
  nomen mit der Gastrokamera. Dtsch. med. Wschr. 94, 244o (1969).
OTTENJAMR, R.: Frühdiagnose des gastrointestinalen Carcinoms. Med.
  Klin. 48, 2127 (197o).
PATTERSON, M.: Immunological tests for gastric malignancies. Gastro-
  enterology 6o, 791 (1971). Zit. nach HAFTER, E.: Praktische Gastro-
  enterologie, 5. Aufl. STuttgart: Thieme 1973.
REIFFERSCHEID, M.: Darmchirurgie. Stuttgart: Thieme 1962.
RITTER, U.: Erkrankungen des exkretorischen Pankreas. Stuttgart:
  Thieme 1971.
SCHOTTENFELD, D., BERG, J.W., VITSKY, B.: Incidence of multiple primary
  cancers. II. Index cancers arising in the stomach and lower digestive
  system. J. nat. Cancer Inst. 43, 77 (1969).
SHIRAKABE, H.: Röntgendiagnostik des Magenfrühkarzinoms. Leber, Magen,
  Darm 2, 129 (1972).
SHIRAKABE, H., NISHIZAWA, M., HAYAKAWA, H., MARUYAMA, M.: Röntgenolo-
  gisch-endoskopische Diagnostik des Magenfrühkarzinoms. Leber, Magen,
  Darm 3, 6o (1973).
SEGI, M., KURIHARA, M., MATSUJAMA, T.: Cancer mortality for selected
  sites in 24 countries. No. 5, Dpt. of Public Health, Tohoku Univ.
  School of Med., Sendai/Japan 1969.
STEMMERMANN, G.N.: Cancer of the colon and rectum discovered at autopsy
  in Hawaiian Japanese. Cancer (Philad.) 19, 1567 (1966).
TANAKA, H., FUKUMOTO, Sh., OKITA, E., SAKUMOTO, K., ISHIHARA, K.:
  Bioptische Diagnostik des Magenfrühkarzinoms. Leber, Magen, Darm
  3, 69 (1973).
THALER, H.: Die Frühdiagnose des Magenkarzinoms. Dtsch. med. Wschr.
  97, 51 (1972).
THURNHER, N., DESCHNER, E.E., STONEHILL, E.H., LIPKIN, M.: Induction
  of adenocarcinoms of the colon in mice by weekly injection of
  1,2-dimethylhydrazine. Cancer Res. 33, 256 (1973).
TRONCALE, F., LIPKIN, M.: Nucleic acid metabolism in colonic cells
  of man. Clin. Res. 17, 597 (1969).
WEIDENHILLER, S.: Cytology in gastroenterological diagnosis. Acta
  hepato-gastroenterol. 19, 469 (1972).
WIENDL, H.J.: Die Gastrokamera in der Magendiagnostik. Münch. med.
  Schr. 111, 23o2 (1969).

Chirurgie der bösartigen Erkrankungen der Speiseröhre

A. ZÄNGL

Anatomische und onkologische Gegebenheiten als Grundlage sinnvoller therapeutischer Maßnahmen

98% aller Geschwülste der Speiseröhre sind bösartig und nur 2% gutartig (BAUER, 1963). Mit einem Anteil von 2,4% aller Krebstoten der Deutschen Bundesrepublik ist das Oesophaguskarzinom zwar aus globaler Sicht relativ selten, es stellt jedoch die häufigste Erkrankung der Speiseröhre dar (ZENKER et al., 1966). Das bevorzugte Dezennium ist das sechste und siebente, Männer werden etwa dreimal so häufig befallen wie Frauen.

Der Lokalisation nach stehen das aborale und mittlere Speiseröhrendrittel an der Spitze, oralwärts nimmt die Befallsfrequenz linear ab. Relative Ballungszentren finden sich im Bereiche der physiologischen Engen. Abb. 1 erläuternd selbsterklärend die Verteilungsfrequenz an Hand von 5.865 Fällen des Weltschrifttums (ZENKER et al., 1966).

Pars cervicalis	9,6 %
Orales Drittel	11,9 %
Mittleres Drittel	25,9 %
Aborales Drittel	33,1 %
Kardia	19,5 %

Abb. 1. Lokalisation des Oesophaguskarzinoms (5.865 Patienten des Weltschrifttums; nach ZENKER u. Mitarb., 1966)

Die bekannte Tendenz des Oesophaguskarzinoms, benachbarte Strukturen zu infiltrieren und schon Metastasen zu setzen, bevor die klinische Symptomatik vordergründig wird, stellt an den um Radikalität des Eingriffes bemühten Operateur hohe Anforderungen. Besonders im Zervikalbereich sind wegen der unmittelbaren Nachbarschaft lebenswichtiger Organe der Resezierbarkeit enge Grenzen gesetzt, so daß die überwiegende Mehrzahl der Operateure bei dieser Lokalisation der Strahlentherapie den Vorzug gibt. Für alle anderen Lokalisationen muß auf Grund anatomischer und patho-anatomischer Erkenntnisse aus neuerer Zeit die Totalextirpation als prinzipielle Forderung erhoben werden. Für diesen sehr radikalen Standpunkt lassen sich u.a. folgende Argumente anführen:

Aus sorgfältig durchmusterten Serienschnitten wissen wir, daß Plattenepithelkrebse der Speiseröhre dazu neigen, submuköse oder intramurale herdförmige, kleinste Absiedlungen bis in eine Entfernung von 5 cm oral oder aboral vom Tumorrand zu setzen. Die Hauptursache hierfür dürfte in der erheblichen Längsspannung der Speiseröhre in situ zu suchen sein. Jeder mit dieser Materie vertraute Chirurg wird bezeugen, daß ein 25 cm langes Resektionspräparat innerhalb weniger Sekunden auf eine Länge von nur 14 cm schrumpft. STELZNER (1963-64) konnte das morphologische Substrat dieser beachtlichen Retraktionstendenz durch Studium der Feinarchitektur der Speiseröhrenmuskulatur aufdecken und nachweisen, daß im starken Längsspannungsfeld der Speiseröhre Karzinome eben bevorzugt in Längsrichtung des Organs wachsen und – den Tumorrand überschreitend – submuköse bzw. intramurale Krebszellennester setzen.

Postulieren wir die Speiseröhrenlänge in entspanntem Zustand als Bezugsgröße und erachten wir einen Sicherheitsabstand von 5 cm vom Tumorrand als Prämisse sinnvoller Radikalität, dann ergibt sich zwangsläufig die oben deponierte Forderung nach prinzipieller Totalexstirpation aller Oesophaguskarzinome mit Ausnahme jener des zervikalen Drittels. Adenokarzinome der Kardia, welche gegen den untersten Oesophagus vorwachsen, sind hingegen nach den etablierten Regeln der Kardia-Chirurgie zu resezieren.

Chirurgisch-strahlentherapeutische Kombinationstherapie

Die konventionellen Methoden der Exstirpationschirurgie beim Oesophaguskarzinom in Form von Teilresektionen haben aus den oben erläuterten Gründen die in sie gesetzten Erwartungen enttäuscht. Ebenso erwiesen sich die früheren Bestrahlungsverfahren in kurativer und auch in palliativer Hinsicht als ineffektiv. Es lag daher auf der Hand, die prinzipielle Oesophagustotalexstirpation mit den neuesten Erkenntnissen der Strahlentherapie in überlappendem Einsatz zur Anwendung zu bringen und daran die Hoffnung zu knüpfen, die bisher so desolaten Behandlungsergebnisse etwas verbessern zu können. Diese Hoffnung wird durch die großen Erfahrungen NAKAYAMAs (1962) an umfassendem repräsentativem Krankengut gestützt, welcher durch die prinzipielle Röntgenvorbestrahlung mit 2.ooo rd seine Resektionsquote fast verdoppeln und die 4 Jahres-Überlebensrate von 15% auf 32% anheben konnte. Wir sind der Meinung, daß sich in der sinnvollen Kombination von grundsätzlicher Totalexstirpation aller höher gelegenen Oesophaguskarzinome mit den neuesten Errungenschaften der Strahlentherapie ein erfolgversprechender Weg zur Verbesserung der bisher so dürftigen Behandlungsergebnisse anbietet. In enger Zusammenarbeit mit der Strahlentherapeutischen Klinik gehen wir nach folgenden Richtlinien vor (ZÄNGL, 1966):

1. Prinzipielle Vorbestrahlung aller Plattenepithelkarzinome des Oesophagus.

2. Thorako-abdomino-kollare Totalexstirpation der Speiseröhre mit Anlegung einer Ernährungsfistel am Magen und einem Oesophagostoma am Hals.

3. Telekobaltbestrahlung des Oesophagusbettes und Mediastinums in maximaler therapeutischer Dosierung sofort nach Beendigung der Wundheilung.

4. Wiederherstellung der oralen Ernährungsmöglichkeit durch Interposition eines an den ernährenden Gefäßen gestielten Kolonsegmentes.

Ad 1: Während die internistische Vorbereitung zum Eingriff in all ihren Aspekten läuft, erhält der Patient gezielt 2.ooo rd auf den Tumor und seine unmittelbare Nachbarschaft appliziert, wobei eine Strahlenschädigung der Lunge weitgehend vermieden werden muß. An einer Serie von 12 Totalexstirpationen konnten wir den Eindruck gewinnen, daß die strahlungsbedingte Ödematisierung und Auflockerung des Gewebes die Herstellung einer Trennlinie zwischen Speiseröhre und Hilusgefäßen - früher ein häufiger Grund lokaler Inoperabilität - wesentlich erleichtert, wenngleich auch die Blutungsbereitschaft deutlich zunimmt. Dies ist jedoch ein chirurgisch lösbares Problem.

Ad 2: 5 - 8 Tage nach Abschluß der Vorbestrahlung erfolgt die thorako-abdomino-kollare Oesophagustotalexstirpation. Als thorakaler Zugangsweg empfiehlt sich das Bett der 6. oder 7. Rippe rechts, welche subperiostal in 25 cm Ausdehnung reseziert wird. Nach Durchtrennung der Vena azygos zwischen Ligaturen und Spaltung der mediastinalen Pleura liegt die gesamte Speiseröhre frei. Sie wird zunächst weit im Gesunden oral und aboral mit einem Gummizügel umfahren; dann erfolgt durch zielbewußte Probedissektion im Tumorbereich die Feststellung der Resezierbarkeit. Als erstes wird eine Trennlinie zwischen Speiseröhre und den Lungenvenen etabliert, sodann die präparatorische Abgrenzbarkeit von der Trachealbifurkation und den Hauptbronchien im Bereiche ihrer Pars membranacea festgestellt und als letztes die Ablösung von der Aorta durchgeführt. Durch Mitnahme der adventitiellen Schicht der Körperhauptschlagader gelingt es hin und wieder, primär inoperabel erscheinende Geschwülste dennoch zu mobilisieren. Eine schwache Stelle der Aorta kann durch Aufnähen eines Teflonfleckens verstärkt werden. Um die Kardia in den Thorax zu entwickeln, genügt meist die stumpfe Aufdehnung des Zerchfellschlitzes. Finden sich jedoch verdächtige Lymphknoten in diesem Bereich, dann wird das Zwerchfell großzügig umschnitten und die Zwerchfellzwinge am Präparat belassen. Die Resektion subkardial erfolgt zweckmäßig mit dem Petzschen Nahtapparat. Der Magen wird sodann nach Serosierung der Klammernreihe in die Bauchhöhle rückverlagert und das Zwerchfell mit Seidennähten verschlossen. Die restliche Mobilisierung bis in die Pleurakuppe bereitet erfahrungsgemäß keinerlei Schwierigkeit. Der Verschluß der Thorakotomie erfolgt in üblicher Weise mit Unterwasserdrainage durch den Sinus phrenico-costalis.

Nach Umlagerung des Patienten auf den Rücken wird paramedian links im Oberbauch laparotomiert, die Bauchhöhle sorgfältig inspiziert, evtl. verdächtige Lymphknoten im Tripusbereich entfernt und sodann eine Ernährungsfistel nach dem Witzelprinzip angelegt. Der Schlauch wird durch eine gesonderte Inzision der Bauchdecke herausgeleitet und fixiert. Da die Totalexstirpation des Oesophagus immer mit einer hohen Vagotonie einhergeht, empfiehlt sich die Anlegung einer Pyloroplastik in der Technik von WEINBERG. Anläßlich der Laparotomie wird die Gefäßversorgung des Dickdarms im Hinblick auf seine Verwendung als Speiseröhrenersatz in einem späteren Akt sorgfältig studiert. Ausnahmsweise kann auch im gleichen Akt die Wiederherstellung des Ernährungsweges durch Koloninterposition vorgenommen werden.

Als letzter Akt erfolgt die Freilegung des Halsoesophagus durch einen Schnitt am Vorderrand des linken M. sternocleidomastoideus. Nach stumpfem Eingehen in das obere Mediastinum wird der gesamte Oesophagus mit wenigen Handgriffen durch die Halswunde herausgeleitet und etwa 1 cm über dem Hautniveau abgetragen. Es folgt das Einlegen einer Lasche, Einstreuen von Antibiotikapuder, lockere Schichtnaht der Halswunde und Einnähen des Oesophagusquerschnittes in die Haut nach spezieller evertierender Technik. Die Aufeinanderfolge der einzelnen Operationsakte dieses Drei-Höhlen-Eingriffes ist modifizierbar und unterliegt keiner starren Regel.

Ad 3: Nach abgeschlossener Wundheilung wird das mediastinale Oesophagusbett gezielt und mit entsprechender Schonung von Lunge und Rückenmark mit einer Gesamtdosis von 6.000 rd belastet. Gleichzeitig wird durch intensive Kalorienzufuhr auf parenteralem Wege und über das

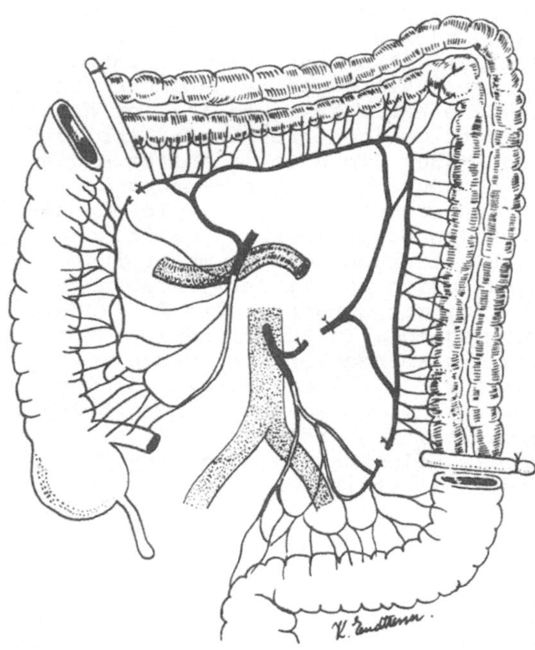

Abb. 2. Präparation der
linken Kolonhälfte als
Oesophagusersatz

Gastrostoma die Ernährungssituation zu verbessern getrachtet. Durch
Zwischenschaltung eines Gummischlauches, welcher das Oesophagostoma
am Hals mit der Gastrostomie verbindet, kann der Patient Getränke
auf oralem Weg zu sich nehmen.

Ad 4: Ergeben die Kontrolluntersuchungen nach 4 - 6 Monaten keinen
Anhaltspunkt für lokale Rezidivierung oder Metastasenbildung, dann
erachten wir den Zeitpunkt für die Wiederherstellung des normalen
Ernährungsweges für gegeben. Berücksichtigt man die erfahrungsgemäß
schlechte Prognose dieser Erkrankung auch nach sogenannten Radikal-
operationen, dann wäre die einzeitige Operation mit unmittelbarer
Wiederherstellung des natürlichen Ernährungsweges anzustreben. Die
Größe und Dauer dieser exorbitant belastenden Operation sowie die
meist hochgradige Abmagerung und verminderte Belastbarkeit dieser
Patienten erlauben einzeitiges Vorgehen nur ausnahmsweise.

Für den Ersatz der Speiseröhre nach deren Totalexstirpation wurden
zahlreiche Verfahren erprobt und sowohl Magen als auch Dünndarm und
Dickdarm als Überbrückungsorgan herangezogen. Wenn man die Vor- und
Nachteile der verschiedenen Methoden des Speiseröhrenersatzes miteinander vergleicht, dann bietet sich das Kolon wegen seiner meist
ausgezeichneten Gefäßversorgung, seiner immer ausreichend vorhandenen Länge und seiner erwiesenen Widerstandsfähigkeit gegen chemische
und mechanische Insulte als optimales Überbrückungsmaterial an. Die
Frage, welcher Dickdarmabschnitt die günstigsten anatomischen Voraussetzungen für die Bildung eines möglichst langen und gut ernährten
Kolonsegmentes aufweist, wird in hohem Maße von der Konstanz der marginalen Gefäßversorgung bestimmt (ZÄNGL, 1964). Auch die Möglichkeit
der Standardisierung der Oesophagus-Ersatzplastik in operativ-technischer Hinsicht ist weitgehend ein vaskuläres Problem. Auf Grund
eigener angiographischer Untersuchungen und operativer Befunderhe-
bungen konnte nachgewiesen werden, daß die linke Kolonhälfte zur

Interposition zwischen Halsstoma und Magen besonders gut geeignet
ist. Für ihre vorzugsweise Verwendung kann eine Reihe von Argumenten
angeführt werden, so ihre größere Länge, ihre konstantere Gefäßversorgung, ihre erwiesene Widerstandsfähigkeit gegen mechanische und
chemische Beanspruchungen, ihre größere Wandstärke und ihr zur Anastomose mit dem Speiseröhrenquerschnitt geeigneteres Lumen. Abb. 3
veranschaulicht die Präparation eines über die Arteria colica media
ernährten Kolonimplantats nach Unterbindung und Durchtrennung der
Arteria colica sinistra. Bei dieser Anordnung erfolgt die Interposition zwischen Halsstoma und Magenvorderwand in anisoperistaltischer
Richtung. Das Kolonsegment wird nach entsprechender stumpfer Tunne-
lierung retrosternal und extrapleural gelagert. Es ist jedoch auch
die isoperistaltische Zwischenschaltung mit Ernährung des Implantats
von der Arteria colica sinistra aus möglich. In funktioneller Hinsicht
erbringt die isoperistaltische Lagerung keinen Vorteil. Durch rönt-
genkinematographische Studien konnten wir die Gleichwertigkeit der
isoperistaltischen und anisoperistaltischen Zwischenschaltung bezüglich der Transportfunktion dokumentieren. Von größter Bedeutung ist
die Bestimmung der optimalen Länge des Kolonschaltstückes. Es soll
spannungslos, aber gestreckt retrosternal verlaufen.

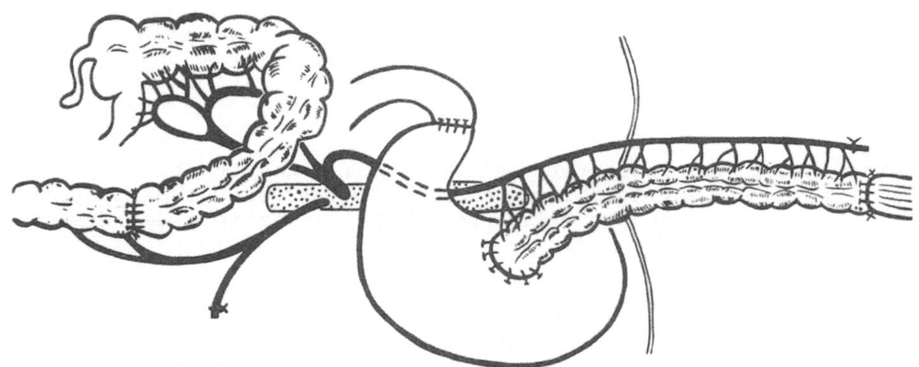

Abb. 3. Situs nach Koloninterposition

Palliativoperationen beim inoperablen Oesophaguskarzinom

"Die Hälfte der an Speiseröhrenkrebs Erkrankten ist zum Zeitpunkt
der Erkennung ihres Leidens inoperabel. Von den explorativ freige-
legten Karzinomen erweisen sich wieder 5o% als nicht mehr resizierbar.
Wir stehen also vor der grausamen Realität, daß wir 75 von 1oo Patienten nur palliativ behandeln können." (O'CONNER et al., 1963).

Unter den verfügbaren Behandlungsmethoden ist die Gastrostomie zweifellos die schlechteste. Wenn auch die Flüssigkeitszufuhr und in begrenztem Ausmaß die Deckung des Nahrungsbedarfes durch Anlegen einer
Magenfistel gewährleistet erscheinen, so bleiben doch für den bedau-
ernswerten Patienten die qualvollen Leitsymptome - Dysphagie und
Regurgitation von Speichel - völlig unbeeinflußt! Es ist daher nur
zu verständlich, daß seit etwa 15o Jahren Chirurgen bestrebt sind,
effektivere Methoden zur Beseitigung der Hauptsymptome dieser Erkrankung zu entwickeln. Das gemeinsame Ziel aller einschlägigen Bemühun-

gen besteht in der zuverlässigen Beseitigung von Dysphagie und Regurgitation bei gleichzeitiger Gewährleistung ausreichender Ernährungsmöglichkeit auf normalem Wege, also unter Vermeidung einer Magenfistel mit all ihren Unannehmlichkeiten. Dies ist durch die Einführung des von R.L.CELESTIN (1959) angegebenen Nylon-Latex-Tubus (Abb. 4), welcher mit Hilfe eines Führungsbougies relativ gefahrlos durch die Tumorstenose gezogen wird, realisierbar. Selbstverständlich gibt es verschiedene Modelle und Modifikationen, doch hat sich nach unserer Erfahrung der Celestintubus am besten bewährt und wird dementsprechend auch am häufigsten angewendet.

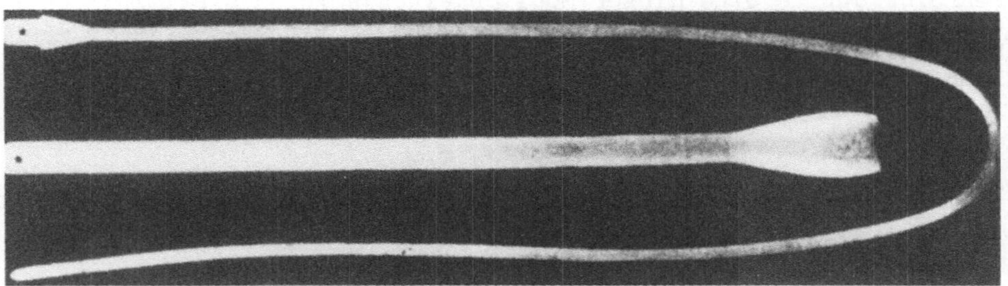

Abb. 4. Celestintubus

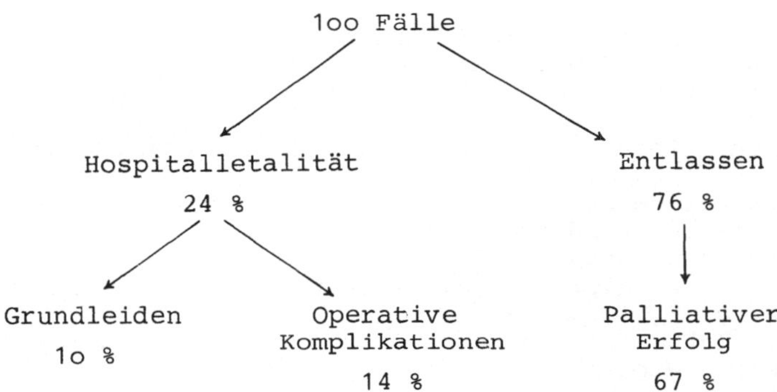

Abb. 5. Ergebnisse der Intubationsbehandlung bei inoperablem Oesophaguskarzinomen (nach ZÄNGL, A., WRABETZ, A., 1971)

In Abb. 5 werden unsere Ergebnisse mit der Intubationsbehandlung an Hand einer unausgewählten Serie von 1oo inoperablen Oesophaguskarzinomfällen dargeboten. Die Hospitalletalität beträgt 24%, liegt also etwas unter der Sterblichkeit der Gastrostomie, welche mit 3o - 45% angegeben wird (ZÄNGL u. WRABETZ, 1971). Bei über 6o% aller Patienten mit primär inoperablem Oesophagus- bzw. Kardiakarzinom konnte die Schluckfähigkeit und Ernährungsmöglichkeit für flüssige und feste Nahrung unter Vermeidung einer Magenfistel wieder hergestellt und bis zum Lebensende auch aufrecht erhalten werden. Und dies bei gleichzeitig weitgehender bis völliger Beseitigung der führenden Symptomatik! Eine signifikante Lebensverlängerung konnten wir mit der Intubationsmethodik nicht erzielen. Eine komplette Analyse unserer Erfahrungen, besonders im Hinblick auf Komplikationsmöglichkeiten, ist im Schrifttum niedergelegt (ZÄNGL u. WRABETZ, 1971).

Die Bilanz aus den Ergebnissen der Therapie des Oesophaguskarzinoms ist alles andere denn ermutigend. Dies hat einerseits zur Resignation, andererseits zur Forderung radikalerer, ja heroischer Eingriffe geführt, deren gesteigerte primäre Letalität wieder das Gesamtbild verdunkeln mußte. Möglichkeiten zur Verbesserung der Ergebnisse scheinen sich abzuzeichnen. Das oben geschilderte und von uns derzeit bevorzugte mehrzeitige Operieren, kombiniert mit den neuesten Errungenschaften der Strahlentherapie in sinnvoller, zeitlich überlappender Reihenfolge dürfte eine dieser Möglichkeiten sein. Als Palliativoperation ist die Intubation mit dem Celestinrohr bis auf weiteres als Methode der Wahl anzusprechen und sollte - wenn immer dies technisch möglich ist - an die Stelle der Gastrostomie treten.

Literatur

BARTH, G., KERN, W.: Die Strahlenbehandlung des Oesophaguskarzinoms. Thoraxchirurgie 12, 57 (1964-65).
BAUER, K.H.: Das Krebsproblem, 2. Aufl. Berlin-Göttingen-Heidelberg: Springer 1963.
CELESTIN, L.R.: Permanent intubation in inoperable cancer of the oesophagus and cardia. Ann. roy. Coll. Surg. Engl. 25, 165 (1959).
HEGEMANN, G.: Resektion und Rekonstruktion der Speiseröhre. Chirurg 3o, 5o1 (1959).
HOLDER, E., MEYTHALER, F., DU MESNIL DE ROCHEMONT, R.: Therapie der malignen Tumoren, Bd. II. Stuttgart: Enke 1968.
HOLMES SELLORS, T.: Surgery of the oesophagus. Bruxelles: Soc. Int. d. Chirurgie 1967.
LINDER, F., HECKER, W.Ch.: Oesophagusersatz durch Kolon. Chirurg 33, 18 (1962).
NAKAYAMA, K.: Die präoperative Strahlenbehandlung des Oesophaguskrebses und ihre theoretische Grundlage. Chirurg 53, 14 (1962).
NISSEN, R.: Operationen am Oesophagus. Stuttgart: Thieme 1954.
O'CONNER, Th., WATSON, R., et al.: Esophageal prothesis for palliative intubation. Arch. Surg. 87, 275 (1963).
SCHWETZ, F., ZÄNGL, A.: Intubation inoperabler maligner Oesophagusstenosen nach Celestin. Wien. klin. Wschr. 38, 674 (1965).
STELZNER, F.: Zur Anatomie der hohen Speiseröhrenkarzinome. Thoraxchirurgie 11, 54 (1963-64).
VOSSSCHULTE, K.: Fortschritte in der operativen Chirurgie der Thoraxorgane. Langenbecks Arch. Chir. 332, 81 (1972).
ZÄNGL, A.: Esperimentelle und klinische Untersuchungen zur marginalen Gefäßversorgung der linken Kolonhälfte im Hinblick auf deren Verwendbarkeit als Oesophagusersatz. Wien. klin. Wschr. 47, 821 (1964).
ZÄNGL, A., OBODISCH-MAYER, J., KÄRCHER, K.H.: Vorbestrahlung des Oesophaguskarzinoms. In: Präoperative Tumorbestrahlung (Hrsg. HUG, O.), München-Berlin-Wien: Urban und Schwarzenberg 1971.
ZÄNGL, A., WACHTLER, F.: Oesophagusersatz durch die linke Kolonhälfte nach Totalresektion der Speiseröhre. Wien. klin. Wschr. 11, 188 (1966).
ZÄNGL., A., WRABETZ, A.: Ergebnisse und Kritik der Intubationsverfahren bei inoperablen Karzinomen des Oesophagus-Kardiabereiches. Wien. klin. Wschr. 43, 8oo (1971).
ZENKER, R., SEIDEL, W., BORST, H., JÜLCH, R.: Ergebnisse der chirurgischen Behandlung des Oesophaguskarzinoms. Thoraxchirurgie 14, 247 (1966).

Die Therapie der malignen Geschwülste des Magens

A. PRIESCHING

95% der malignen Magentumoren sind *Karzinome*. 5% sind *Sarkome*. Da die
therapeutischen Konsequenzen zunächst unabhängig von der histologischen Artdiagnose sind, werden im folgenden beide Formen gemeinsam
behandelt. Maligne *Lymphome* sind postoperativ zu bestrahlen und im
Generalisationsstadium zytostatisch zu behandeln. Bei den Karzinomen
ist die Strahlentherapie derzeit keine diskutable Alternative zur
radikalen oder palliativen Resektion. Sie kann jedoch bei zurückgelassenem, pathogenetisch vorrangigem Primärtumor oder bei massivem
regionärem Lymphknotenbefall, insbesondere als Megavolt-Therapie,
objektive Tumorregressionen und subjektive Besserungen bringen.

Die klinische Situation

Von 2.086 Patienten mit der Entlassungsdiagnose "Magenkarzinom (Sarkom)"* konnten 89,6% operiert werden. Die Überlebensraten (Ü.R.) der
Operierten und der Nichtoperierten ergeben sich aus Abb. 1.

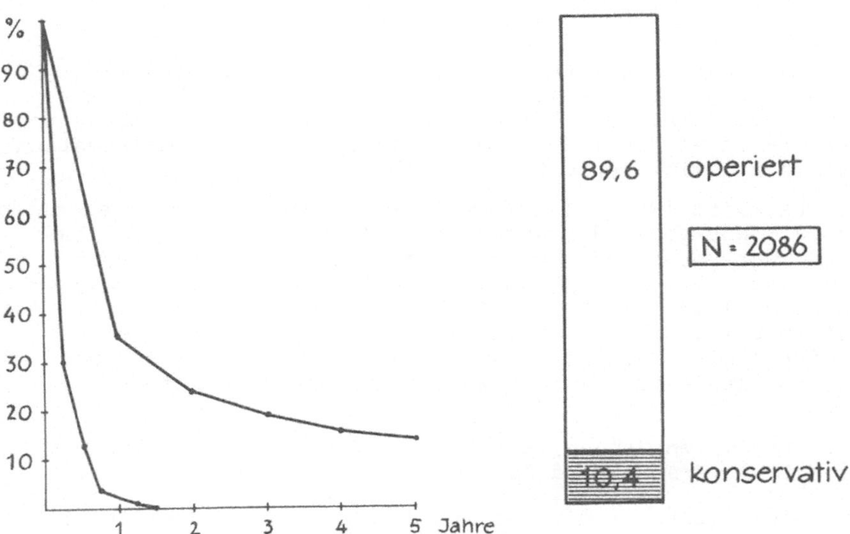

Abb. 1. Magenkarzinome 1945 - 1968. Absolute Überlebensraten Operierter (alle Eingriffe, also auch Explorativlaparotomien etc. einkalkuliert) und konservativ behandelter Patienten

---

*Krankengut der I. Chirurgischen Universitätsklinik Wien (1945 - 1968).

38,8% der Operierten waren "radikal" operiert, das heißt, es fanden
sich zur Zeit der Ersttherapie weder makroskopisch oder mikroskopisch
noch anderswie erhobene Hinweise (z.B. Röntgenbefunde auf zurückge-
lassenes Tumorgewebe, Abb. 2).

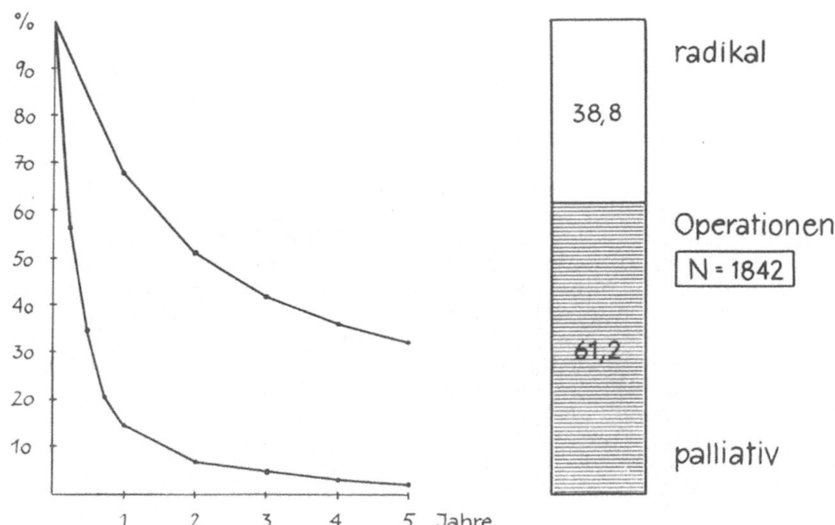

Abb. 2. Magenkarzinome 1945 - 1968. Absolute Überlebensraten nach
"radikalen" und "palliativen" Eingriffen

Rund 25% der palliativ Operierten hatten peritoneale oder hämatogene
Metastasen, etwa ein weiteres Viertel nicht entfernbare Lymphknotenmetastasen und bei nicht ganz 1o% der Operierten waren die Ausdehnung
oder die Penetrationen des Tumors im Verein mit dem Allgemeinzustand
des Patienten der limitierende Faktor (Abb. 3).

Auch im Zeitabschnitt 1962 - 1968* war die Situation nicht wesentlich
anders (Abb. 4): Nur 4o,9% der Magenkarzinomträger wurden "radikal"
operiert, und zwar vorwiegend durch Einbeziehung lokal fortgeschrittener Tumoren (Abb. 5). Allerdings ist der Anteil subseröser Magentumoren von 7,3% (1945 - 1961) auf 12,7% (1962 - 1967) gestiegen. Aber
auch im zweiten Zeitabschnitt hatten bereits 25,7% der Operierten
hämatogene oder peritoneale Metastasen und ca. 9o% aller malignen
Magentumoren infiltrierten die Serosa oder waren in Nachbarorgane
eingebrochen.

62% der Patienten waren Männer, 38% Frauen. Ein Viertel der Männer
und ein Drittel der Frauen sind 7o Jahre oder älter (Tabelle 1).

Die Operationsletalität ist mit der Art der Eingriffe (Tabelle 2),
dem Alter der Patienten, dem Geschlecht (Tabelle 3) und der Penetrationstiefe des Tumors eng korreliert (Tabelle 4).

---

* Die Trennung in die Zeitabschnitte 1945 - 1961 und 1962 - 1968 ergibt
sich aus der Klinikübernahme durch Prof. Dr. P. FUCHSIG im Winterse-
mester 1961/62.

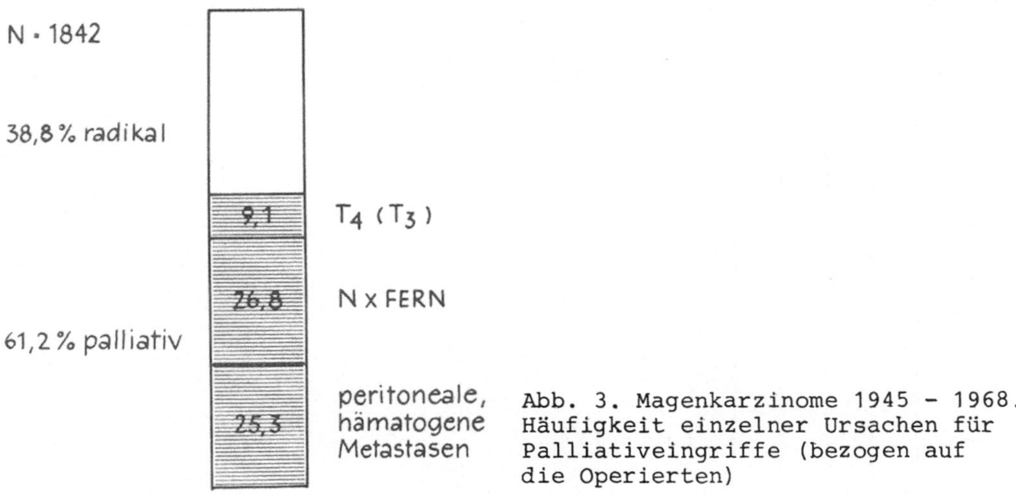

Abb. 3. Magenkarzinome 1945 - 1968. Häufigkeit einzelner Ursachen für Palliativeingriffe (bezogen auf die Operierten)

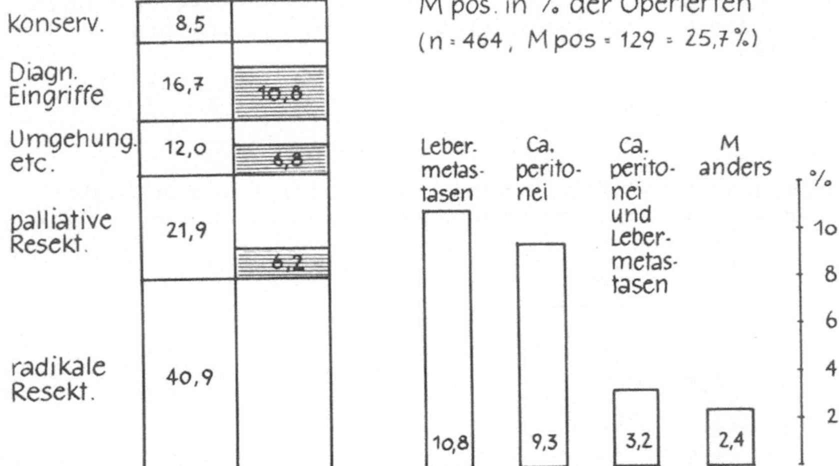

Abb. 4. Magenkarzinome 1962 - 1968. Häufigkeiten der einzelnen Therapiegruppen. 25,7% der Operierten hatten hämatogene oder peritoneale Metastasen. Verteilung dieser Fälle auf die einzelnen Therapiegruppen. Häufigkeit der M pos.-Varianten

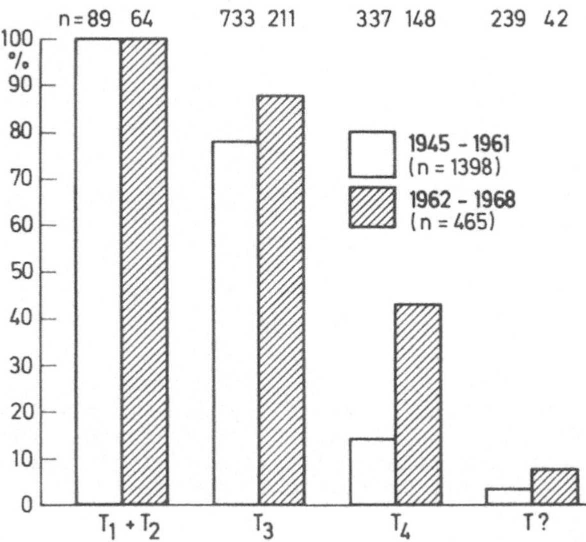

Abb. 5. Magenkarzinome 1945 - 1968. Relative Resektionsquoten (bezogen auf die Operierten) in den Jahren 1945 - 1961 und 1962 - 1968 in Abhängigkeit vom Merkmal T (TNM). Die Steigerung der Resektionsquoten im zweiten Zeitabschnitt erfolgte durch die Einbeziehung prognostisch ungünstiger Fälle

Tabelle 1. Prozentuale Verteilung männlicher und weiblicher Magenkarzinomkranker auf die einzelnen Dezennien. Krankengut 1945 - 1967

Alter	♂ %	♀ %	♂ + ♀ %
≤ 39	1,8	2,3	2,0
4o - 49	7,7	6,6	7,3
5o - 59	24,8	2o,3	23,1
6o - 69	4o,6	36,8	39,2
7o - 79	21,4	29,7	24,5
≥ 8o	3,7	4,2	3,9
n	1259	753	2o12

Tabelle 2. Magenkarzinome: Art der Eingriffe und Operationsletalität in drei Zeitspannen (41 Operateure)

	1945 - 61		1962 - 68		1966 - 68	
	n	+	n	+	n	+
Diagnostischer Eingriff, Umgehung	665	19,8%	146	19,9%	65	15,4%
Distale Resektion (auch erweitert)	57o	1o,9%	159	1o,1%	67	7,5%
Proximale Resektion (auch erweitert)	31	29,o%	22	13,6%	1o	o,o%
Gastrektomie	69	43,5%	41	17,1%	19	1o,5%
Gastrektomie erweitert	47	4o,4%	83	33,7%	45	26,7%
Resektionen	717	16,7%	3o5	17,7%	141	13,5%

Tabelle 3. Alter, Geschlecht (in %) und Operationsletalität (in %) nach Eingriffen wegen Magenkarzinoms. Die Letalität ist altersabhängig und bei Frauen niedriger als bei Männern

Magenkarzinome 1945 - 1967
Alter, Geschlecht, Op. +

	♂	♀
= 49	11,6	6,6
5o - 59	12,9	11,6
6o - 69	2o,o	18,o
= 7o	27,6	19,8
n	1o93	672

Tabelle 4. Penetrationstiefe maligner Magentumoren und Operationsletalität nach *resezierenden* Eingriffen. Krankengut 1945 - 1967, 4o Operateure. T_1: Tumor auf Mukosa oder Submukosa beschränkt. T_2: Muscularis propria infiltriert. T_3: Serosa ergriffen (auch Einbruch in das Gekrösefettgewebe oder in das Mesokolon). T_4: Massive Penetration in Nachbarorgane. Alle Penetrationstiefen sind histologisch bestätigt

	leben	gestorben	Operationsmortalität in %
T_1	75	7	8,5
T_2	63	5	7,4
T_3	6o1	12o	16,6
T_4	73	29	28,4
N	812	161	16,5

Kurative Eingriffe

Chirurgische Möglichkeiten zur Verbesserung der Überlebensraten sind die Erhöhung der *Resektionsquoten*, die Verbesserung der *Radikalität* und die Senkung der *Operationsletalität*.

Resektionsquoten

Zwischen den Resektionsquoten und den absoluten (und relativen) Überlebensraten bestehen enge Beziehungen (Abb. 6). Dennoch kann die Steigerung der Resektionsquoten nicht ohne weiteres in ursächliche Beziehung zur Verbesserung der Ergebnisse gebracht werden. Zumindest folgende Faktoren sind zu beachten: Das klinische Stadium (Häufigkeit von Früh- und Spätformen), das Ausmaß der Radikalität und Änderungen der Operationsletalität.

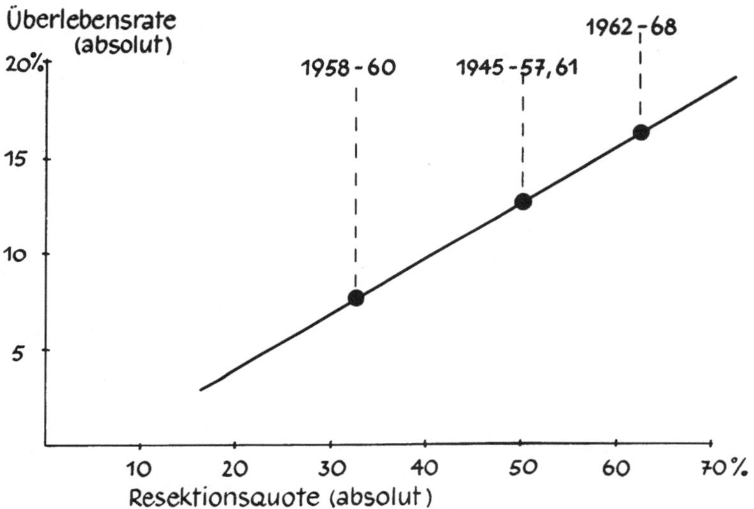

Abb. 6. Magenkarzinome: Beziehung zwischen Resektionsquoten und absoluten Überlebensraten, dargestellt an Hand von drei Zeitperioden mit sehr differenten Resektionsquoten

Die alterskorrigierten Überlebensraten betrugen für das Krankengut 1945 - 1961: 14,7% und für das Krankengut 1962 -1968: 19,8% (bezogen auf das Gesamtmaterial, also auch postoperativ Verstorbene, konservativ Behandelte etc.). Im ersten Zeitabschnitt fanden sich 7,4% subseröse Malignome, im zweiten aber 12,8%. Somit fragt sich, welchen Anteil die signifikante Zunahme der prognostisch günstigeren Fälle bei der Verbesserung der Resultate gehabt haben dürfte.

Für 1945 - 1961 gilt:

  7,4% der Patienten mit 5 Jahren Ü.R. von 71,60%
 92,6% der Patienten mit 5 Jahren Ü.R. von 1o,15%

1oo,o% der Patienten mit 5 Jahren Ü.R. von 14,7o%

und bei Zunahme der subserösen Karzinome auf 12,8%:

  12,8% der Patienten mit 5 Jahren Ü.R. von 71,60%
  87,2% der Patienten mit 5 Jahren Ü.R. von 1o,15%
  ____
  1oo,o% der Patienten mit 5 Jahren Ü.R. von 18,o%

Wären also im Krankengut 1945 - 1961 ebenso viele subseröse Magenkarzinome vorgekommen wie im Krankengut 1962 - 1968, dann wäre allein
dadurch die U.R. nach 5 Jahren von 14,7% auf 18,o% gestiegen. Sie
liegt 1962 - 1968 mit 19,8% nur wenig höher. Dies hat mehrere erkennbare Gründe:

a) Die Steigerung der *Resektionsquote* beruhte ausschließlich auf Resektionen fortgeschrittener Fälle: 1945 - 1961 Resektionsquote bei T_1-
und T_2 -Fällen 1oo%, bei T_3-Fällen 78%, T_4 14,2%; 1962 - 1968: T_1 und
T_2 1oo%, T_3 87,7%, T_4 43,2%. Die Zunahme betrifft alle Karzinomlokali-
sationen (Abb. 7) und ist insbesondere bei den hochsitzenden Tumoren,
den Totalkarzinomen und den Magenstumpfkarzinomen erheblich.

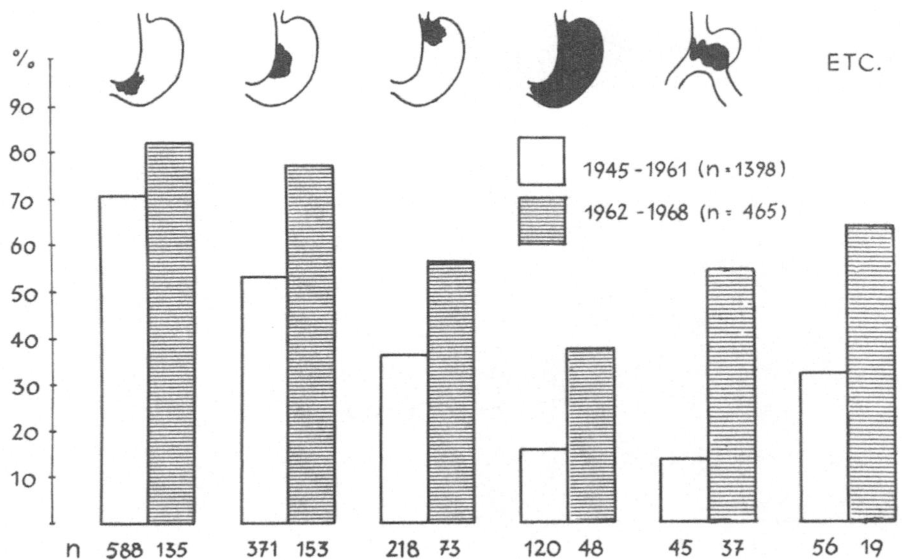

Abb. 7. Magenkarzinome: Tumorsitz und Resektionsquoten (in % der Operierten) in der Periode 1945 - 1961 und 1962 - 1968

b) Erhöhte *Resektionsaktivität* bedeutet nicht erhöhte Radikalität im
onkologischen Sinne. Ziele erhöhter Resektionsaktivität sind vorwiegend palliative und lebensverlängernde Wirkungen.

c) Ein erheblicher Prozentsatz "Radikaloperierter" stirbt an hämatogenen und/oder peritonealen Metastasen, die zur Zeit der Resektion
vorgelegen hatten oder ausgelöst wurden. Die Regeln zur Minimalisierung der intraoperativen lymphogenen, peritonealen oder hämatogenen
Metastasierung (s.u.) sollten in der Praxis besser beachtet werden.

Niedrige Resektionsquoten werden mitunter mit günstigen Ü.R. beim
resezierten Krankengut gerechtfertigt. Dies geschieht jedoch ausschließlich durch *Selektion* günstiger Fälle. Werden die Ü.R. "Radikal-
operierter" aus verschiedenen Zeitperioden oder von verschiedenen
Autoren verglichen, dann setzt dies die gleiche onkologische Struktur
der Kollektive und ihre gleiche natürliche Lebenserwartung voraus. Wo
dies nicht der Fall ist, können rechnerische Korrekturen versucht werden. Eine weitere "Bereinigung" ist die Verwendung des "Leistungsindex" (vgl. Abb. 8).

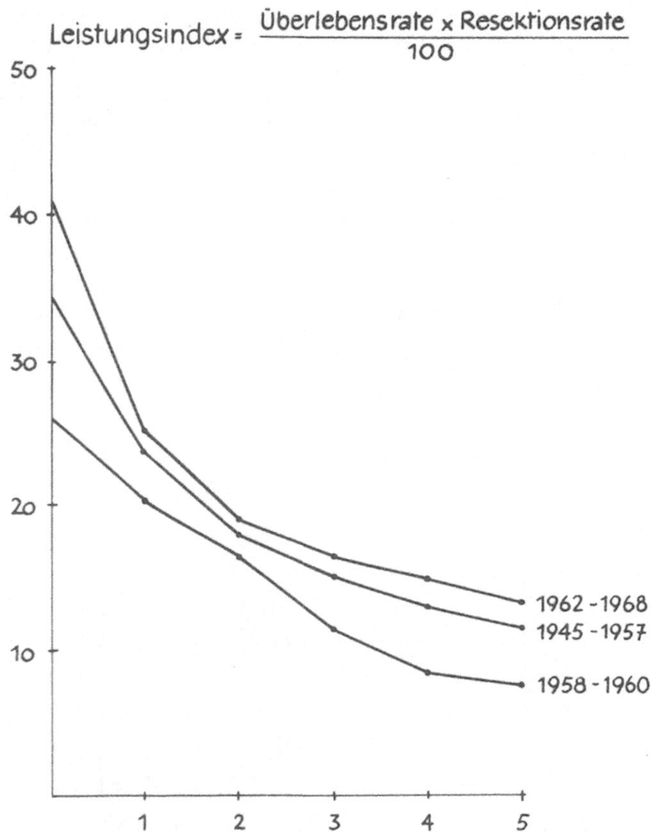

Abb. 8. Magenkarzinome: Ermittlung eines "Leistungsindex" durch Korrektur der Überlebensraten "Radikal-Operierter" an Hand der Resektionsquoten. Voraussetzung: Gleiche onkologische Struktur der Kollektive
und gleiche Lebenserwartung (Verwendung relativer Überlebensraten)

Chirurgische Radikalität

Ziele erhöhter Radikalität sind die Lebensverlängerung und die Steigerung der Heilungschance durch Verminderung von Lokal- und Lymph-
knotenrezidiven. Für die praktizierte Radikalität gibt es nur *Indizien,*
z.B. den *Hundertsatz an Gastrektomien* und *erweiterten* Gastrektomien in einer
definierten onkologischen Situation oder die *Häufigkeit positiver Schnittränder* bzw. *ungenügender Resektionsabstände.*

Tabelle 5. Beziehungen zwischen Tumorsitz, Resektionsquoten, Anteil von Gastrektomien und erweiterten Gastrektomien an den Resektionen und Überlebensraten nach 3 und 5 Jahren in den Zeitperioden 1945 - 1961 und 1962 - 1968. Zur Bestimmung der Überlebensraten wurde die Fälle ohne Rücksicht auf die Therapie kalkuliert (also auch Explorativlaparotomien, Umgehungsanastomosen etc.); Patienten mit hämatogenen oder peritonealen Metastasen und solche mit histologisch nachgewiesenen Lymphknotenfernmetastasen (jenseits des Tripus coeliacus) wurden ausgeschlossen, weil sie für die Beziehung von Resektionsquoten beziehungsweise Radikalität und Überlebensraten irrelevant sind

| Tumorsitz | n | | Resektions-quote % | | Gastrektomien in % d.Resezierten (erweiterte Gastr. in % der Resezierten) | | Überlebensraten % | | | |
| | | | | | | | 3 Jahre | | 5 Jahre | |
	45 - 61	62 - 68	45 - 61	62 - 68	45 - 61	62 - 68	45 - 61	62 - 68	45 - 61	62 - 68
Antrum	588	135	7o	82	O (O)	3,3 (o,8)	34	41	26	36
Mitte	371	153	53	77	2o (6)	54 (37)	22	31	15	27
Kardia-Fundus	218	73	37	56	58 (26)	44 (32)	7	15	5	7
Total	176	56	21	45	73 (36)	91 (64)	12	16	6	16
Magenstumpf	45	37	13	54	4o	9o	7	18	4	18

Erhöhte Radikalität vergrößert die Komplikationsrate und die Operationsletalität und muß deshalb in einem vernünftigen Verhältnis zum kurativen, lebensverlängernden oder palliativen Effekt stehen.

In Tabelle 5 sind die Resektionsquoten, der Prozentsatz an Gastrektomien und erweiterten Gastrektomien bei den Resezierten und die Überlebensraten nach 3 und 5 Jahren bei den Karzinomen definierten Sitzes
in zwei Zeitperioden angegeben. Dabei handelt es sich um Fälle *ohne*
peritoneale oder hämatogene Metastasen oder histologisch verifizierte
Lymphknotenfernmetastasen. Zur Erstellung der Überlebensraten sind
aber die Fälle ohne Rücksicht auf die Therapie kalkuliert (also auch
Probelaparotomien, Umgehungsanastomosen etc.). Wir finden:

a) Bei *Antrumkarzinomen* ist die Art der Resektionen in beiden Gruppen
sehr ähnlich.

b) Eine erhebliche Zunahme der Gastrektomien und erweiterten Gastrektomien findet statt bei den *Tumoren der Magenmitte* (auch kardiawärts ausgedehnte Antrumkarzinome). Zugleich erfolgt eine wesentliche Verbesserung der Resultate, die nicht allein aus der Erhöhung der Resektionsquoten erklärbar ist.

c) Die Notwendigkeit und Möglichkeit einer Verbesserung der Situation
ist gegeben bei den *Kardia-Funduskarzinomen* : durch Erhöhung der Resektionsquoten und subtile Exstirpation der Lymphabflußwege nach proximal
und distal (distale "Mediastinektomie", Pankreatosplenektomie).

d) Bei den *Totalkarzinomen* und den *Magenstumpfkarzinomen* bedeutet die Zunahme der Resektionsquote zugleich eine Zunahme an Gastrektomien und
erweiterten Gastrektomien, weil diese Karzinome in der Regel durch
Resektion nicht entfernbar sind.

Tabelle 6 zeigt die Zunahme der auf Nachbarorgane erweiterten Eingriffe
sowie die Häufung der Gastrektomien und proximalen Resektionen von 1936
- 1968 und zugleich die Abnahme der Letalität der Resektionen.

Tabelle 6. Zunahme der (auf Nachbarorgane) erweiterten Eingriffe
sowie der Gastrektomien und proximalen Resektionen zwischen 1936 und
1968. (Die Fälle 1945 sind in beiden Rubriken mitgezählt.)

	Magenkarzinome I. Chirurg. Univ.-Klinik Wien			
	1936 - 45	1945 - 61	1962 - 68	1966 - 68
Resektionen (in % d. Operierten)	328 (52,5%)	717 (51,9%)	3o5 (67,6%)	141 (68,4%)
Erweiterungen (Nachbarorgane)	7,6%	15,9%	34,1%	38,2%
Gastrektomien und proximale Resektionen	o,6%	2o,5%	47,9%	52,5%
Letalität aller Resektionen	2o,o%	16,7%	17,7%	13,5%

Erweiterte Eingriffe bei histologisch bestätigten Metastasen um den
Tripus coeliacus, bei Tumorpenetration oder bei diffus infiltrierenden
Karzinomen können durchaus sinnvoll sein und die Lebenserwartung der
Betroffenen verbessern (Abb. 9). Die Letalität der über 7ojährigen ist
jedoch sehr hoch, aber, wie die Ü.R. von Abb. 9 u. 1o zeigen, kein aus-
schließendes Moment.

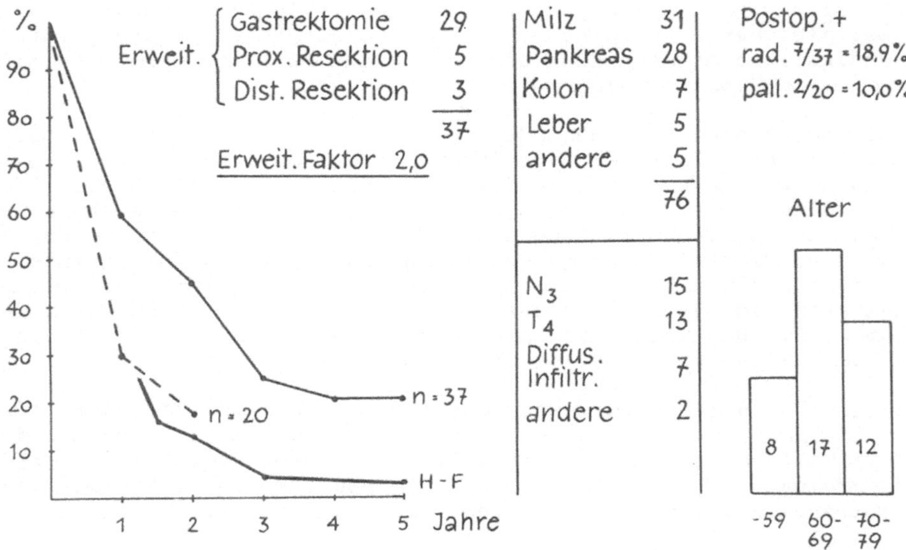

Abb. 9. Magenkarzinome. Persönliches Krankengut 1962 - 1969 an der
I. Chirurgischen Universitätsklinik Wien. Überlebensraten bei 37
"radikalen" und 2o "palliativen" erweiterten Tumorexstirpationen.
Die angegebenen Erweiterungen, die Gründe für diese Erweiterungen
und die Altersverteilung der Patienten bezieht sich auf die 37 Patienten mit "radikalen" Exstirpationen. H - F: "Radikale" Vergleichsfälle aus dem Schrifttum

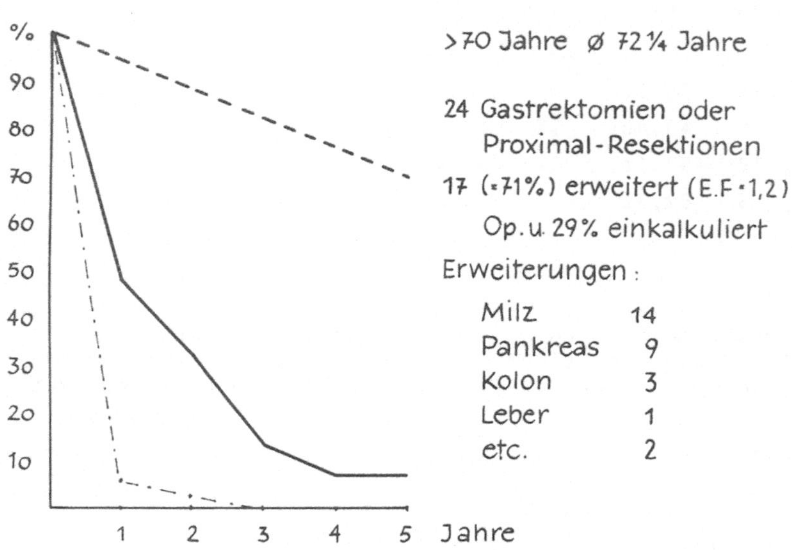

Abb. 1o. Natürliche Lebenserwartung (-----) und absolute Überlebensraten nach Gastrektomien und proximalen Resektionen (davon 71% erweitert) bei Patienten über 7o Jahre. Persönliches Krankengut. (-.-.-)
Vergleichsfälle ohne Resektion

Unterschiedliche Radikalität äußert sich im verschiedenen Resektionsausmaß bei gleicher onkologischer Situation. Hinweise auf die praktizierte Radikalität ergeben sich ferner aus der *Häufigkeit positiver Schnittränder oder ungenügender Resektionsabstände.*

Die Forderung nach einer genügenden "Sicherheitszone" trägt dem Umstand
Rechnung, daß bei infiltrierenden Tumoren die Tumorgrenze makroskopisch
nicht erkannt werden kann. Durch die Sicherheitszone will man Lokalrezidive vermeiden. Die Forderungen sind im allgemeinen viel zu hoch und
stimmen mit der Gastrektomiefrequenz der Autoren nicht überein. Nur
bei etwa einem Viertel der Magenkarzinome aber kann die Tumorgrenze
makroskopisch nicht erkannt werden, beim Rest reseziert man bei einem
in situ-Abstand von 3 cm mit großer Wahrscheinlichkeit nicht durch den
Primärtumor. Die Begründung für einen größeren Abstand ist somit die
größere Radikalität gegenüber dem Lymphabflußsystem.

Die Tabellen 7 - 9 zeigen die Häufigkeit eines "ungenügenden" *Resektionsabstandes von o,1 - 1,o cm* (fixiertes Präparat) in zwei Zeitperioden und
in Abhängigkeit vom *Tumorsitz* (Tabelle 7), der Tumorgröße (Tabelle 8)
und der *makroskopischen Form* (Tabelle 9). Die Häufigkeit *positiver proximaler Resektionsränder* ergibt sich aus den Tabellen 1o - 12.

Die sicher noch unbefriedigende, aber erhebliche Reduktion positiver
Schnittränder oder "ungenügender" Resektionsabstände in der zweiten
Periode ergibt sich größtenteils aus der seit 1966 angewendeten und
auf S. 546 - 548 beschriebenen Operationstaktik.

Tabelle 7. Magenkarzinome: "Ungenügender" proximaler Abstand (o,1 -
1,o cm) vom Tumor zum Resektionsrand (histologisch, fixiertes Präparat)
bei "Radikaloperierten" zweier Zeitperioden in Beziehung zum Tumorsitz

	1945 - 61		1962 - 68	
	n		n	
Antrum	27o	18,9%	63	6,3%
Mitte	1o6	43,4%	77	16,9%
Kardia	49	57,1%	27	44,4%
Totalbefall	6	83,3%	7	28,6%

Tabelle 8. Magenkarzinome: "Ungenügender" proximaler Abstand (o,1
- 1,o cm) vom Tumor zum Resektionsrand (histologisch, fixiertes Präparat) bei "Radikaloperierten" zweier Zeitperioden in Beziehung zur
Tumorgröße

	1945 - 61		1962 - 68	
	n		n	
bis 4 cm	111	18,9%	3o	o,o%
4,1 - 8 cm	198	31,3%	68	23,5%
> 8 cm	83	48,2%	4o	17,5%
?	61	24,6%	47	21,3%

Tabelle 9. Magenkarzinome: "Ungenügender" proximaler Abstand (o,1 - 1,o cm) vom Tumor zum Resektionsrand (histologisch, fixiertes Präparat) bei "Radikaloperierten" zweier Zeitperioden in Beziehung zur *makroskopischen* Form

	1945 - 61		1962 - 68	
	n		n	
Polypös bzw. ulzeropolypös	278	32,4%	116	18,1%
Infiltrierend	65	33,8%	23	26,1%

Tabelle 1o. Magenkarzinome: *Positive* proximale Resektionsränder zweier Zeitperioden in Beziehung zum *Tumorsitz*

	1945 - 61		1962 - 68	
	n	pos.	n	pos.
Antrum	349	7,7%	89	5,6%
Mitte	177	24,9%	1o6	1o,4%
Kardia	77	16,9%	38	13,2%
Total	17	35,3%	16	12,5%
Insgesamt	62o	14,5%	249	9,2%

Tabelle 11. Magenkarzinome: *Positive* proximale Resektionsränder zweier Zeitperioden in Beziehung zur *Tumorgröße*

	1945 - 61		1962 - 68	
	n	pos.	n	pos.
bis 4 cm	141	9,2%	36	5,6%
4,1 - 8 cm	284	1o,9%	95	8,4%
8 cm	128	18,7%	51	5,9%
?	98	26,5%	85	14,1%

Tabelle 12. Magenkarzinome: *Positive* proximale Resektionsränder zweier Zeitperioden in Beziehung zur *makroskopischen* Form

	1945 - 61		1962 - 68	
	n	pos.	n	pos.
Polypös bzw. ulzeropolypös	399	1o,o%	174	5,7%
Infiltrierend	122	31,1%	54	22,2%

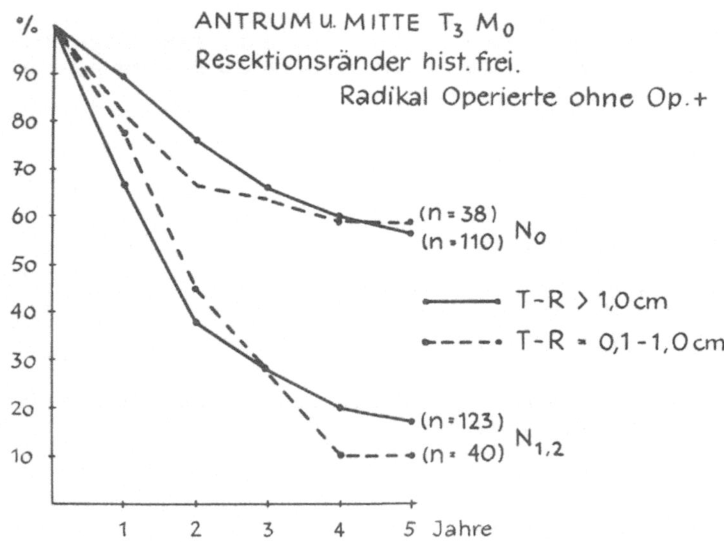

Abb. 11. Magenkarzinome. Überlebensraten in Abhängigkeit vom Resektionsabstand. Ein ursächlicher Zusammenhang zwischen Resektionsabstand
und Prognose ist *nicht* nachweisbar. *Kennzeichnung* des Krankengutes:
(*1*) Es handelt sich ausschließlich um "Radikaloperierte", die den
Eingriff überlebt haben. (*2*) In allen Fällen sind die proximalen und
die distalen Resektionsränder histologisch frei. (*3*) Tumorsitz im
Antrum oder in Magenmitte. (*4*) Alle Fälle im Stadium T_3M_0. (*5*) Es
wurden zwei Gruppen gebildet: N : Alle untersuchten Lymphknoten *frei*
von Tumorgewebe. $N_{1,2}$: Lymphknoten *nur* an der kleinen Kurvatur *oder nur*
an der großen Kurvatur *positiv*. (*6*) Die beiden Gruppen von (*5*) wurden
unterteilt: in Fälle mit einem proximalen Abstand zwischen Tumor und
Resektionsrand von o,1 - 1,o cm und in solche mit mehr als 1,o cm

Abb. 11 zeigt, daß Fälle mit mikroskopisch freier proximaler und distaler Resektionslinie, aber einem Resektionsabstand von nur o,1 -
1,o cm *keine schlechtere Prognose* hatten als Patienten mit größerem Resektionsabstand.

Operationsletalität

Die *Operationsletalität* reduziert die Überlebensraten prozentuell; es
wird also eine 1o%ige Letalität eine Überlebensrate von 5o% auf 45%
und von 1o% auf 9% reduzieren. Sie wirkt sich somit in Kollektiven
mit kurzer Lebenserwartung weniger aus als bei Kollektiven mit günstiger Prognose. Die Letalität ist u.a. sehr eng mit dem Penetrationsgrad des Tumors bzw. der Art des Eingriffes korreliert, ferner mit dem
Tumorstadium, dem Alter, dem Geschlecht und dem Operationsteam.

Die *Klinikletalität* verschiedener Eingriffe ergibt sich aus Tabelle 2.
Sie betrug zwischen 1945 und 1967 bei der Resektion subseröser Tumoren 8%, bei Serosainfiltration 16,6% und bei massiver Penetration in
Nachbarorgane 28,4% (41 Operateure). Sie nahm mit dem Alter der Operierten zu: bis 49 Jahre 9,8%, 5o - 59 Jahre 12,5%, 6o - 69 Jahre
19,2%, 7o Jahre oder älter 24,o%. Bei Frauen war die Operationsleta-

lität in allen Altersgruppen geringer als bei Männern. Das Problem
ist jedoch komplex, weil Frauen in günstigeren Stadien operiert wurden
(p < o,oo1), was sich auch in der größeren Häufigkeit radikaler Eingriffe bei Frauen ausdrückt (p < o,oo5). Bei Fällen mit massiver Penetration in Nachbarorgane war die Letalität der Frauen geringer als
die der Männer (p < o,o25).

Auch bei alten Patienten (Abb. 1o) ist der Vorteil der Resektion im
Vergleich zu diagnostischen Eingriffen oder Umgehungen erheblich.
Ähnliches gilt für die Fälle mit massiver Penetration: Im persönlichen
Klinikkrankengut beträgt die Operationsletalität bei 29 *Blockresektionen*
(21 Gastrektomien, 4 proximale und 4 distale Resektionen) 13,8%; dabei
war der Erweiterungsfaktor 2,5, d.h. durchschnittlich wurden 2,5 Nachbarorgane - Netz nicht einkalkuliert - mitreseziert. Bei 22 *Magenstumpf-*
karzinomen und einem Erweiterungsfaktor von 2,4 war die Letalität 13,7%.

Palliative Eingriffe

Wegen der Häufigkeit einer Carcinosis peritonei, von multiplen Lebermetastasen, einer kombinierten Metastasierung, von Lymphknotenfernmetastasen oder Tumorpenetrationen kommt palliativen Eingriffen eine
erhebliche praktische Bedeutung zu. Die wichtigste chirurgische Hilfe
ist dabei die Beseitigung oder Umgehung von Stenosen oder die Resektion blutender oder verjauchender Tumoren.

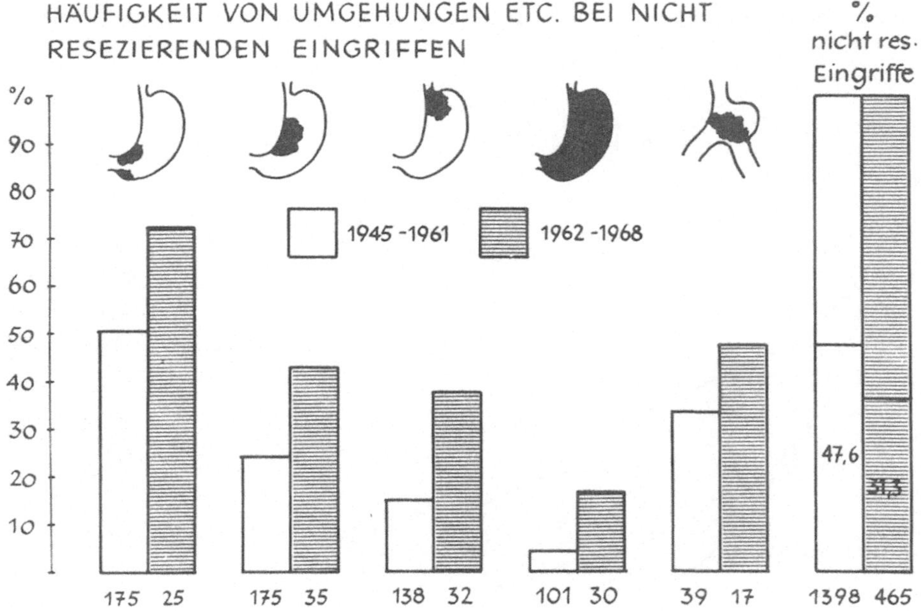

Abb. 12. Magenkarzinome 1945 - 1961 (weiße Felder) und 1962 - 1968
(graue Felder). Obwohl nichtresezierende Eingriffe von 47,6% auf 31,3%
abgenommen haben, wurden bei jedem Tumorsitz *Umgehungsanastomosen* in der
zweiten Periode häufiger ausgeführt als in der ersten (in der Explorativlaparotomien überwiegen)

Bei 21,9% des Gesamtkrankengutes (Abb. 4) wurde *palliativ reseziert*, d.h.
Tumorgewebe zurückgelassen. Die erhöhte Aktivität bei nichtresezie-
renden Eingriffen zeigt sich in der starken Zunahme der Umgehungsanastomosen verschiedenster Art seit 1962 (Abb. 12).

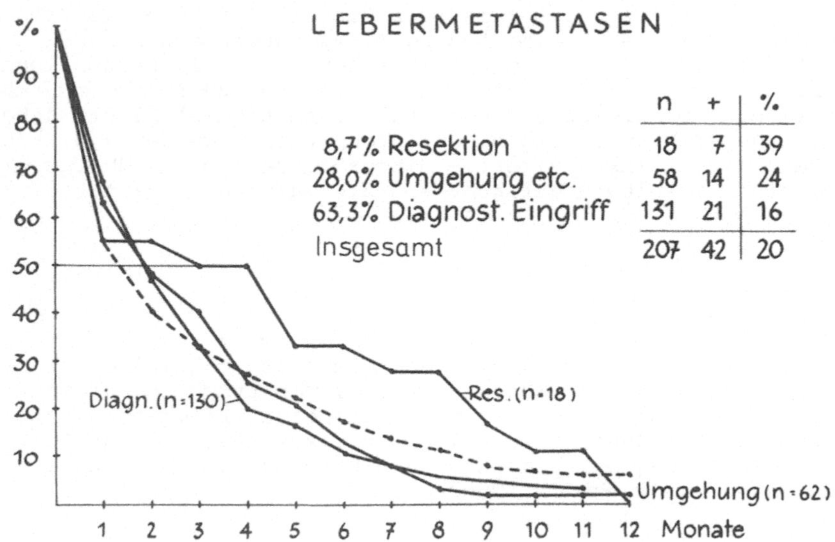

Abb. 13. Magenkarzinome 1945 - 1968. Art des Eingriffes, Operationsletalität und Überlebensraten bei Fällen mit *Lebermetastasen*. (-----)
Überlebensraten *nicht* Operierter

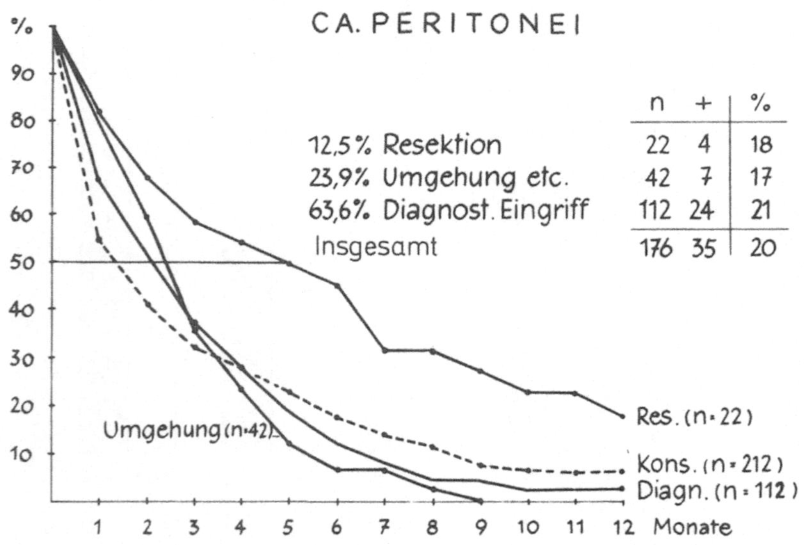

Abb. 14. Magenkarzinome 1945 - 1968. Art des Eingriffes, Operationsletalität und Überlebensraten bei Fällen mit *Carcinosis peritonei*. (-----)
Überlebensraten *nicht* Operierter

44,2% der M-positiven Fälle hatten *multiple Lebermetastasen* (n = 2o7) ohne andere erkennbare Organmetastasen. Die Art der Eingriffe und die Ü.R. ergeben sich aus Abb. 13.

Ähnlich ist die Situation bei der *Carcinosis peritonei* (n = 176) (Abb. 14).

Bei *kombinierter Metastasierung* (Abb. 15), die so ausgeprägt ist, daß sie diagnostiziert werden kann, sollte *nicht* operiert werden. Die Operationsletalität betrug über 5o%, und die Ü.R. waren niedriger als bei konservativ behandelten Patienten. Bei geringfügig kombinierter Metastasierung aber (z.B. einige kleine Lebermetastasen und beginnende, lokalisierte Carcinosis peritonei) können nach Resektion oder Gastrektomie, insbesondere bei großen Tumoren, die Beschwerden für Wochen oder Monate eliminiert werden.

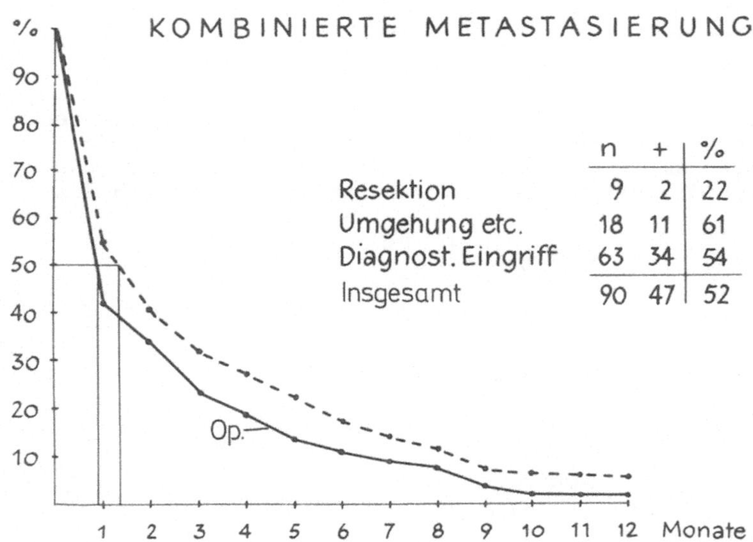

Abb. 15. Magenkarzinome 1945 - 1968. Art des Eingriffes, Operationsletalität und Überlebensraten bei Fällen mit *kombinierter Metastasierung*. (-----) Überlebensraten *nicht* Operierter

Tripusmetastasen oder *Lymphknotenfernmetastasen* müssen bei Fällen ohne peritoneale oder hämatogene Aussaat histologisch bestätigt sein, ehe therapeutische Konsequenzen gezogen werden. Bei intraoperativer Beurteilung sind falsch positive Urteile ebenso häufig wie falsch negative. So wurden in 117 Fällen (Abb. 16) vom Operateur derartige Metastasen angenommen, aber nur 91mal histologisch bestätigt (23% falsch positiv). Demnach liegen die Ü.R. dieser 117 Patienten auch günstiger als die der restlichen 91. Diese aber haben wieder wesentlich günstiger abgeschnitten als 192 analoge Fälle ohne Resektion.

Paraaortale Drüsenmetastasen, die intraoperativ auf das Gebiet zwischen Nierengefäßen und Hiatus aorticus beschränkt erscheinen, sollen bei gutem Allgemeinzustand exstirpiert werden. Technische Voraussetzung ist eine Pankreatosplenektomie.

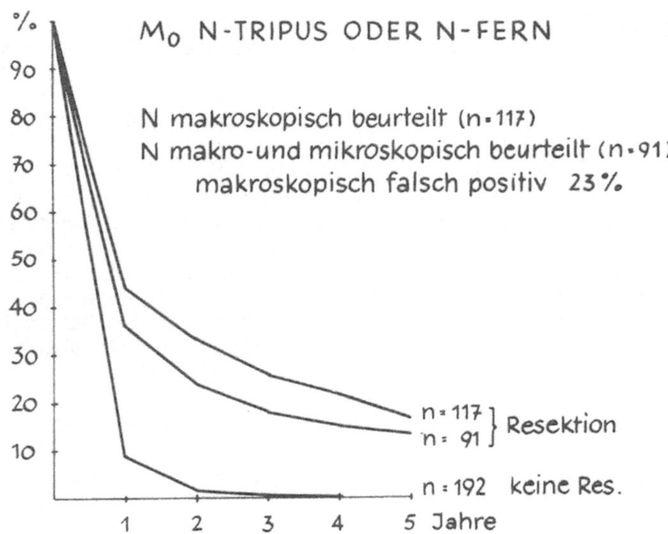

Abb. 16. Magenkarzinome 1945 - 1968. Überlebensraten von Patienten mit *klinisch* (makroskopisch und/oder palpatorisch) oder *histologisch positiven* Lymphknoten am Tripus coeliacus oder jenseits des Tripus. Fälle mit Resektion des Primärtumors und Fälle ohne Resektion des Primärtumors

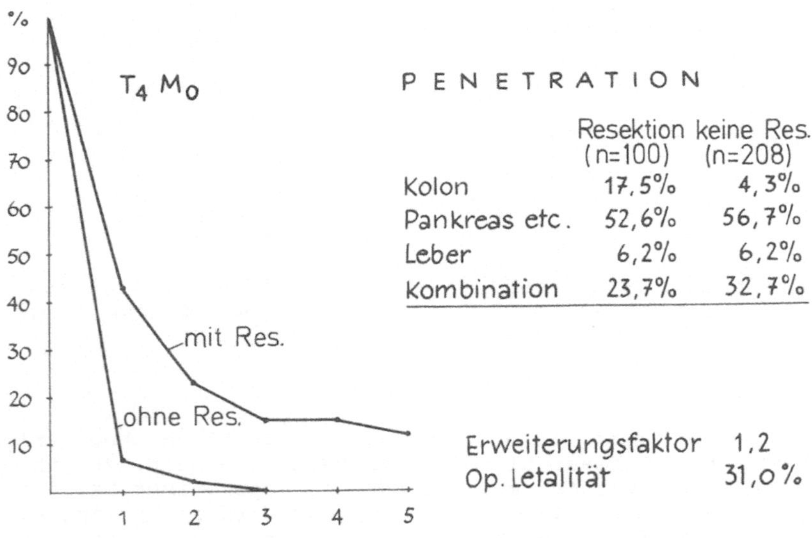

	Resektion (n=100)	keine Res. (n=208)
Kolon	17,5%	4,3%
Pankreas etc.	52,6%	56,7%
Leber	6,2%	6,2%
Kombination	23,7%	32,7%

Abb. 17. Magenkarzinome 1945 - 1968. Überlebensraten von Patienten mit Tumoren $T_4 M_0$ *mit* und *ohne* Resektion (41 Operateure)

Beim Ikterus durch Drüsenmetastasen und gutem Allgemeinzustand ist
ein galleableitender Eingriff indiziert (Intrahepatoduktojejunostomie).

Bei *Penetration* ohne Fernmetastasen ist die Exstirpation anzustreben
(Abb. 17). Inzwischen waren bei 29 persönlichen Fällen und einer Erweiterung der Exstirpation auf durchschnittlich 2,5 Nachbarorgane nur
4 Todesfälle zu beklagen. Die Überlebensraten entsprechen den Resezierten der Abb. 17.

Therapeutische Taktik

Entscheidungen über den Versuch einer Tumorausrottung (*radikale* Verfahren) oder über den Versuch, durch Entfernung oder Umgehung des Primärtumors, manchmal durch Metastasenexstirpation dem Patienten zu helfen
und drohende Komplikationen zu verhindern (*palliative* Verfahren), ergeben sich aus der *onkologischen Situation*, der *Lebenserwartung* des Patienten und aus dem *therapeutischen Risiko*.

Taktik der radikalen Verfahren

Ziel ist die Normalisierung der Lebenserwartung durch Tumorentfernung
und Vermeidung unnötiger Organverluste. Dazu bedarf es der Entscheidung über das *notwendige Resektionsausmaß*, der operativ-technischen *Minimalisierung* der operationsbedingten Streuung und außerdem einer *Therapie*
okkulter Metastasen, die bei "Radikaloperierten" vorwiegend in der
Leber, am Peritoneum und im verbliebenen Lymphabflußsystem der Regio
coeliaca lokalisiert sind.

Bestimmung des Resektionsausmaßes

Dies kann an Hand der Kriterien *Tumormalignität, Tumorsitz, histologischer
Lymphknotenbefall* und *Penetration* erfolgen:

1. Die Tumormalignität: Die Malignitätsgrade III und IV (CHIARI bzw.
BRODERS) sind bereits *makroskopisch* als *diffus* infiltrierende Karzinome
erkennbar. In diesen Fällen können die tatsächlichen Tumorgrenzen
durch Inspektion und Palpation nicht bestimmt werden, in über 80%° der
Resektionspräparate finden sich Lymphknotenmetastasen, und häufig sind
drei oder alle vier Lymphabflußzonen befallen.

Die taktische Konsequenz ist die *Gastrektomie mit radikaler Lymphgewebsexzision*: Dazu gehört die Absetzung der vier Hauptarterien an ihrem Ursprung, die Exstirpation des großen und kleinen Netzes, die Säuberung
des Lig. hepatoduodenale und des Vestibulum bursae omentalis, die
Durchtrennung des Pankreas entlang der Pfortader mit Pankreatosplenektomie und die Lymphgewebsexstirpation um den Truncus coeliacus (im
folgenden "Gastrektomie mit Pankreatosplenektomie" genannt).

Liegt kein diffus infiltrierendes Karzinom vor, dann werden die Resektionsgrenzen an Hand des Tumorsitzes, des histologischen Lymphknotenbefalles und gegebenenfalls einer Penetration bestimmt.

2. Der Tumorsitz: Der Resektionsabstand von der makroskopisch und palpatorisch festgelegten Tumorgrenze sollte, in situ gemessen, 5 cm betragen. Bei pylorusnahen Tumoren genügt eine Duodenalmanschette von
2,5 - 3 cm.

Daraus ergibt sich *vorläufig*, ob eine distale Resektion, eine proximale Resektion oder eine Gastrektomie notwendig ist. Die *definitive* Entscheidung folgt aus der Lymphknotenhistologie.

3. Der histologische Lymphknotenbefund: Grundsätzlich werden die tumornahen Lymphabflußzonen ohne Untersuchung exstirpiert und die tumorfernen Lymphknotengruppen untersucht. Positive Zonen werden en bloc mitexstirpiert.

Wenn auffindbar, sollten pro Gruppe 4 Lymphknoten untersucht werden, um auch geringfügigere Metastasierungen mit größerer Chance aufzudecken.

Nomenklatur der Lymphabflußzonen:

Zone I: Entlang der A. gastrica sinistra.
Zone II: Entlang der A. gastrica dextra.
Zone III: Entlang der A. gastroepiploica dextra und der A. gastro-
           duodenalis.
Zone IV: Gebiet der A. lienalis.
Zone V: Die Sammelzone um den Tripus coeliacus.

a) Auf Grund des Tumorsitzes wäre eine *distale Resektion* möglich:

   1. Exstirpation der Zonen II und III ohne Untersuchung.
   2. Histologische Untersuchung der Zonen I und V.

   Möglichkeiten:

      aa) I und V *negativ*: Distale Resektion.
      bb) I *positiv*, V negativ: Gastrektomie.
      cc) V *positiv* (I positiv oder negativ): Gastrektomie mit Pankreatosplenektomie zur radikalen Lymphgewebsexstirpation.

Eine Untersuchung der Zone IV ist oft undurchführbar und im Rahmen unseres Konzeptes auch nicht notwendig. Auf Grund des Metastasierungsschemas der Magenkarzinome riskiert man praktisch nur bei Fällen mit einfacher Gastrektomie mangelnde lokale Radikalität. Muß die Zone IV als unmittelbares Abflußgebiet angesehen werden, wie beim Kardia-Fundus-Karzinom (s.u.) und bei Korpuskarzinomen oder milzwärts ausgedehnten Antrumkarzinomen der großen Kurvatur oder der dieser Kurvatur benachbarten Magenhälfte, dann wird von vornherein die Gastrektomie mit Pankreatosplenektomie ausgeführt.

b) Auf Grund des Tumorsitzes wäre eine *proximale Resektion* möglich:

   1. Exstirpiert werden ohne Untersuchung die Zonen I und IV
      (Pankreatosplenektomie).
   2. Histologische Untersuchung der Zonen III und V.

   Möglichkeiten:

      aa) III und V *negativ*: Proximale Resektion mit Pankreatosplenektomie.
      bb) III *oder* V *positiv*: Gastrektomie mit Pankreatosplenektomie.

c) Auf Grund des Tumorsitzes ist eine *Gastrektomie* notwendig:

   1. Exstirpiert werden die Zonen I, II und III.
   2. Histologische Untersuchung der Zone V.

   Möglichkeiten:

      aa) V *negativ*: Gastrektomie.
      bb) V *positiv*: Gastrektomie mit Pankreatosplenektomie.

4. Die Penetration: Infiltrationen von Leber, Zwerchfell oder Kolon
verlangen entsprechende Resektionen, Tumorpenetration in Schwanz oder
Körper des Pankreas die Pankreatosplenektomie und die sehr seltene
Penetration in den Pankreaskopf die Duodenopankreatektomie. Ist eine
Pankreatosplenektomie notwendig, erübrigt sich die histologische
Lymphknotenuntersuchung.

Reduktion der Radikalität beim Risikofall

Für die *Risikoverminderung* durch Reduktion des Resektionsausmaßes gibt
es mehrere Möglichkeiten:

a) Das Resektionsausmaß wird ausschließlich auf Grund des Tumorsitzes
festgelegt. Die Lymphknotenuntersuchung und deren Konsequenzen entfallen.

b) Der "Sicherheitsabstand" von 5 cm wird reduziert. Der "Gewinn" ist
dann eine distale Resektion anstelle einer Gastrektomie oder die Vermeidung einer Thorakotomie.

c) Verzicht auf die Pankreatosplenektomie bei der proximalen Resektion.

d) Tumorexzision anstelle erweiterter Exstirpationen.

Taktik der palliativen Verfahren

Entscheidungen über palliative Maßnahmen ergeben sich aus der *pathogenetischen Bedeutung* des Tumors (Stenose, Blutung, Verjauchung, Kompression etc.), dem *Sitz* und *Penetrationsgrad*, dem *Metastasierungsgrad* und der
Lebenserwartung des Patienten.

1. Der Primärtumor ist pathogenetisch vorrangig: Die Verfahrenswahl
sollte die Reihenfolge: *Palliativresektion, Umgehungsanastomose, Endoprothese,
Ernährungsfistel* beachten. Bei gutem Allgemeinzustand sollten auch palliative Gastrektomien und erweiterte palliative Gastrektomien ausgeführt werden. Sie sind der Umgehungsanastomose sowohl im palliativen
Effekt als auch in den Überlebenszeiten überlegen, setzen aber rasche
und sichere Technik voraus.

Die genannte Reihenfolge gilt für jeden Tumorsitz, also auch für das
Kardiakarzinom. Im Gegensatz zur Radikaloperation des Kardiakarzinoms
ist für die Palliativresektion der transthorakale Weg vorzuziehen.

2. Lebermetastasen: Eine aktive Therapie durch *Leberresektion* oder *intraarterielle Chemotherapie* kann von palliativem Wert sein, wenn das Magenkarzinom reseziert ist, extrahepatische Metastasen nicht manifest oder
entfernbar sind und gute Leberfunktionen vorliegen. All dies ist beim
Magenkarzinom nur *selten* erfüllt. Andere Verfahren wie die Ligatur
von Leberarterien- oder Pfortaderästen, die Instillation von Yttrium
9o-Mikrosphären etc. haben keine klinische Reife erlangt.

Metastasen in einem Lappen (Typ I und II) werden durch Resektion oder
Lobektomie entfernt, bei vorwiegendem Befall eines Lappens (Typ III)
kommt die Lobektomie (Resektion) mit zusätzlicher Metastasenexstirpation oder die intraarterielle Chemotherapie in Frage, bei multiplen
Metastasen in beiden Lappen (Typ IV) intraarterielle Chemotherapie.
Wann die Leberfunktionen für eine intraarterielle Chemotherapie grenz-
wertig sind, ist nicht entschieden. Vorsicht ist am Platze.

558

<u>3. Die Carcinosis peritonei:</u> Bei der manifesten Carcinosis peritonei durch ein Magenkarzinom haben bisher weder die allgemeine noch die lokale Chemotherapie in ihren verschiedenen Varianten, noch die Instillation von ^{198}Au die klinische Situation geändert. Bei der trockenen Carcinosis peritonei ist die Cortisontherapie das aussichtsreichste palliative Verfahren. Bei der feuchten kleinst- und kleinknotigen Karzinose ist die *hypertherme Peritonealperfusion* als Kombinationstherapie in klinischer Erprobung.

<u>4. Lymphknotenfernmetastasen:</u> Sie sollten immer histologisch verifiziert werden, weil Fehldiagnosen nicht selten sind. Zielführende therapeutische Maßnahmen sind derzeit nicht bekannt. Das gleiche gilt für multiregionale Metastasierungen.

<u>Die Minimalisierung der intraoperativen Streuung</u>

Die praktische Bedeutung der iatrogenen Tumordissemination ist stadiumabhängig: Die Überlebenszeiten *radikal* Operierter sind eng mit dem Tumorstadium korreliert; dies zeigt, daß die klinisch wirksame Metastasierung bereits *präoperativ* erfolgt ist. Die hämatogene und peritoneale Zellverschleppung durch Operationsmanipulationen, der Austritt von Tumorzellen aus Blut- und Lymphgefäßen oder aus dem eröffneten Magendarmtrakt wird *deshalb umso eher bedeutsam, je günstiger das Tumorstadium* ist:

1. Großzügige Organfreilegung und schonendes Manipulieren, Vermeidung von Druck und Zug am Tumor. Verhütung von Tumorzellverschleppung aus Biopsieschnittflächen oder dem Mageninneren. Wiederholter Tuch-, Sauger-, Handschuh- und Instrumentenwechsel.

2. Tumoren mit Serosainfiltration werden durch Aufsteppen eines Tuches auf Magen und Netz eingehüllt. Das Tuch wird mit einer tumoriziden Substanz (z.B. alkylierende Substanzen in Wirkform, etwa 15 mg Thiotepa in 4o ml aufgelöst) getränkt.

3. Präliminare Ligaturen von Arterien, Venen- und Lymphgefäßen. Vermeidung von unnötigen präparatorischen Trennungen dieser Gefäße. Alle Gefäßdurchtrennungen verlangen Ligaturen *auch zur Präparatseite*, um eine Ausschwemmung von Tumorzellen aus Venen und Lymphgefäßen zu verhindern.

4. Die Exstirpation der Lymphabflußzonen erfolgt en bloc mit den begleitenden Gefäßen *gegen* dem Lymphstrom. So wird z.B. zur Exstirpation der Zone IV (Pankreatosplenektomie) zuerst die A. lienalis unterbunden und durchtrennt, zugleich werden die begleitenden Lymphgefäße versorgt, dann das Pankreas durchtrennt und schließlich die Vena lienalis, was auch vor der Pankreasdissektion erfolgen kann.

5. Die Peritonealtoilette nach der diagnostischen Lymphknotenexstirpation (wobei die afferenten und efferenten Blut- und Lymphgefäße ligiert werden) und nach der Präparatentfernung, eventuell auch zwischendurch, erfolgt durch schonendes Saugen und Tupfen und durch Instillation eines Zytostatikums in Wirkform.

Therapie fakultativer (okkulter) Metastasen

Nach sogenannter Radikaloperation eines Magenkarzinoms sterben etwa
60% der Betroffenen – abhängig vom Stadium und vom Malignitätsgrad –
innerhalb von 5 Jahren am Karzinomrezidiv. Die Operation allein ist
somit bei den meisten Patienten keine ausreichende Maßnahme. Die Rezidive manifestieren sich als zöliakale Lymphknotenmetastasen ("Lymph-
knotenrezidiv"), als Lebermetastasen, als Carcinosis peritonei, seltener als Anastomosenrezidiv und erst in den Spätphasen der Erkrankung als generalisierte Metastasierung. Fast immer führen die abdominalen Metastasenlokalisationen zum Tode, ehe sich eine generalisierte
Metastasierung letal auswirkt. Da nun die gesamte Regio coeliaca, inklusive Leber, über die Arteria coeliaca und das Peritoneum auf direktem Wege erreicht werden können, bieten sich hier *Regionaltherapien*
an.

1. Intraarterielle Chemotherapie via Arteria coeliaca: Auf diesem
Wege können in der Regio coeliaca zurückgebliebene Tumorzellen, vor
allem: Anastomose, Lymphknoten und Leber, erreicht werden. Gegenüber
der intravenösen Applikation kann durch die intraarterielle Zufuhr
eine höhere Zytostatikakonzentration erreicht werden. Konzentration
und Einwirkungsdauer müssen jedoch so aufeinander abgestimmt sein,
daß bei minimaler Schädigung des normalen Gewebes ein optimaler tumo-
rizider Effekt erreicht wird.

Alle Formen der Chemotherapie sind anwendbar: Monotherapie, Polychemotherapie, Versuch einer Zellsynchronisation etc.

a) Katheterinstallation: Am Ende der Operation wird durch den Stumpf
der A. gastrica sin. (wenn ca. 2 cm des Gefäßes ohne Denudierung erhalten werden können und kein atypischer Ursprung vorliegt) oder durch
die A. gastroduodenalis (wenn sie nicht exstirpiert werden muß) ein
Venenkatheter mit einem Außendurchmesser von 2,o – 2,4 mm in die A.
coeliaca installiert und durch zwei Umstechungen fixiert. Lagekontrolle
des Katheters durch Instillation von o,5 ml Patentblau. Dann wird der
Katheter mit Heparin (5.ooo E/ml) aufgefüllt und auf der Wach- oder
Krankenstation an ein Infusionssystem angeschlossen, das durch eine
Elektropumpe betrieben wird.

b) Durchführung der Chemotherapie: Zunächst werden in 12 Std 5oo ml
Ringerlösung mit 5.ooo E Heparin infundiert. Bei normalem Verlauf
wird am 1. postoperativen Tag, bei Risikopatienten nach 7 – 8 Tagen,
mit der zytostatischen Therapie begonnen. Am häufigsten verwendet
werden 5-Fluoruracil (1o – 15 mg/kg Körpergewicht) oder Metothrexat
(5o mg tgl, gleichzeitig 4stdl. 6 mg Citrovorumfaktor i.m.). Als gut
verträglich, risikoarm und wirksam bewährt sich die Kombination von
5oo – 75o mg 5-Fluoruracil und 8oo – 1.ooo mg Proresid tgl. *kontinuier-*
lich sowie ein oder zweimal täglich o,2 mg Trenimon oder 15 mg Thio-
TEPA *intermittierend*.

Bei komplikationslosem Verlauf wird die Chemotherapie zumindest 1o
Tage lang durchgeführt. 5-Fluoruracil wurde als Monotherapie über
mehrere Monate angewendet.

Nach Beendigung der Therapie wird der Katheter durch Herausziehen
entfernt. Nachblutungen sind nicht zu befürchten.

c) Komplikationen: *Allgemeine* Komplikationen durch Zytostatikaintoxi-
kation äußern sich in Übelkeit, Erbrechen oder Durchfall. Sie zwingen
zur Dosisreduktion oder zum vorübergehenden oder definitiven Absetzen
der Therapie. Leukopenien oder Thrombozytopenien werden im allgemeinen

nicht beobachtet. *Lokale* Komplikationen sind die Katheterthrombose
oder das Herausgleiten des Katheters aus der Arterie. Die Gefahr einer
Thrombose ist bei zu geringem Kathetervolumen, zu niedrigem Flow und
ungenügender Antikoagulation erhöht. Thrombosiert der Katheter am 6.
Tage oder später, wird er entfernt, thrombosiert er früher, wird der
Patient bis zu diesem Zeitpunkt heparinisiert. Dann wird die Antikoagulation aufgelassen und der Katheter entfernt.

Um ein Herausgleiten des Katheters zu erkennen, wird täglich auf arteriellen Rückstrom geprüft, wenn die alkylierende Substanz injiziert
wird. Herausgeglittene Katheter werden entfernt.

2. Intraperitoneale Chemotherapie: Durch intraperitoneale Applikation
alkylierender Substanzen können praktisch beliebige Konzentrationen
in eiweißfreier Lösung an implantationsfähige Tumorzellen der Bauchhöhle herangebracht werden. Die Grenzen der Konzentration ergeben
sich aus der maximal tolerierten Einzeldosis und aus der Flüssigkeits-
menge, die notwendig ist, die Substanz in der gesamten Bauchhöhle zu
verteilen. Trotz der raschen Resorption sind die Thio-TEPA-Konzentra-
tionen nach einer halben Stunde noch ca. 3omal so hoch wie nach intravenöser Gabe der gleichen Dosis. Die Voraussetzungen für letale Konzentrationen in der Tumorzelle sind somit ungewöhnlich gut. Durch
eine einmalige Applikation des Zytostatikums werden aber vermutlich
nur phasensensible Zellen im Teilungszyklus erfaßt.

Die Operationsletalität wurde nach Gastrektomien und proximalen Resektionen durch *intraperitoneale* Gabe von 1,o - 1,2 mg Trenimon *nicht* beeinflußt (Tabelle 13).

3. Radioaktive Isotope: [198]Au kann bei der feuchten Carcinosis peritonei die Aszitesproduktion reduzieren. Dabei wurden erhebliche Strahlendosen in den abführenden Lymphknoten gemessen. Die prophylaktische
Anwendung des Isotops bei Magenkarzinomen mit breiter Serosainvasion
ist weder bezüglich des prophylaktischen Effektes noch hinsichtlich
der Nebenwirkungen (Peritonealfibrosen) hinreichend geprüft.

4. Hypertherme Peritonealperfusion: Das Verfahren nützt die besondere
Thermosensibilität mancher Tumorzellen aus. Die Peritonealhöhle wird
nach Laparatomie mit zu- und abführenden Polyvenylkathetern versehen

Tabelle 13. Operationsletalität nach Gastrektomien und proximalen
Resektionen bei Fällen mit intraarterieller und intraperitonealer
Chemotherapie und bei Fällen ohne Chemotherapie. Persönliches Kran-
kengut 1962 - 1971

Gastrektomien und proximale Resektionen (Erweitert 66,8%; Erweiterungsfaktor 2,5)		
	n postop. +	Op. letal
Intraarterielle Chemotherapie via Zöliakakatheter	8 4	5o,o%
Intraperitoneale Chemotherapie	38 2	5,3%
Keine Chemotherapie	62 7	11,3%
Insgesamt	1o8 13	12,o%

und mit einer isotonen Elektrolyt-Glukoselösung im geschlossenen System mit Reservoir, Pumpe und Wärmeaustauscher durchgespült.

Die Zuflußtemperaturen betragen 45°C, die Abflußtemperaturen liegen zwischen 42 und 43° C. Perfusionen von 2 - 3 Std Dauer werden im allgemeinen gut toleriert. Das System ist heparinisiert, zugesetzt werden 1 mg Thio-TEPA/kg und Proteasen (ca. 2.ooo mg Wobe-Mugos, fraktioniert in halbstündigen Abständen).

Die gegenwärtige therapeutische Situation beim Magenkarzinom

Zur Besserung der unbefriedigenden therapeutischen Ergebnisse bei malignen Magentumoren (s. Abb. 1, 2, 6, 8, 9, 1o, 11, 13-17 und Tabelle 5) bieten sich *drei konkrete Ansatzpunkte*: Die Frühdiagnose, die bessere Nutzung chirurgischer Möglichkeiten und die Kombination operativer und regional- oder allgemeintherapeutischer Verfahren.

Die Frühdiagnose

Das eigentliche *Problem der Früherfassung* ist nicht methodischer, sondern organisatorischer und psychologischer Art. Da mit dem Auftreten der ersten Symptome bei ca. 85% der Patienten eine operative Kurabilität nicht mehr gegeben ist (bei 2/3 Palliativresektionen und bei "radikal" Operierten Heilungsrate ca. 4o%), sind zur Besserung der Situation *"Gesundenuntersuchungen"* (Krebsvorsorgeuntersuchungen) erforderlich. Dazu wäre es notwendig, dem Karzinom-Risiko Ausgesetzte, also im wesentlichen Personen über 5o Jahre (vgl. Tabelle 1), so in Intervallen zu untersuchen, daß Frühformen aufgedeckt werden können und ein eben nicht erkanntes Karzinom bei der nächsten Kontrolle noch in kurablem Zustand angetroffen wird. Demnach sollten die Zwischenräume wahrscheinlich nicht länger als ein Jahr sein.

Eine *optimale Krebsvorsorge* ist jedoch weder ärztlich zu bewältigen noch ist der vermeintlich Gesunde gewillt, sich jährlich den diagnostischen Prozeduren zu unterwerfen. Daraus ergibt sich zwangsläufig, die Untersuchungen zumindest an jenen Personen vorzunehmen, die einem besonderen *Karzinomrisiko* ausgesetzt sind; die *Risikogruppen*. Dazu gehören Fälle mit *chronischer Gastritis*, mit *perniziöser Anämie*, mit *Ulcus ventriculi* und Träger von Magenpolypen.

Methodisch werden zur Früherfassung die *Röntgendurchleuchtung* mit gezielter Kompression, *Prallfüllungsaufnahmen* und die *Doppelkontrasttechnik* in Rücken- und Bauchlage, ferner die *Gastroskopie* mit Biopsie oder Entnahme zytologischen Materials und die *Gastrokamerauntersuchung* herangezogen. Sie können durch nuklearmedizinische und auch durch immunologische Verfahren ergänzt werden.

Rangordnungen für den Einsatz der einzelnen Methoden ergeben sich aus dem Untersuchungsgrund, der Treffsicherheit der Verfahren und ihrer Vor- und Nachteile. Für die *Untersuchung von Risikopatienten*, die in Intervallen von 6 - 12 Monaten durchgeführt werden sollten, eignet sich am besten die Gastroskopie, weil hierbei histologische oder zytologische Proben entnommen werden können.

Nutzung chirurgischer Möglichkeiten

Die chirurgischen Mittel zur Verbesserung der Ergebnisse sind die *Erhöhung der Resektionsquoten* (Abb. 6 u. 7), die Verbesserung der *Radikalität* (Tabelle 5) und die *Verminderung der Operationsletalität*.

Bei der Resektion von *Frühfällen* hat nach Verlaufsbeobachtung an Einzelfällen die Vermeidung iatrogener Streuungen besondere Bedeutung. Bei massiver *Penetration* in Nachbarorgane ohne erkennbare Fernmetastasen ergibt die en bloc-Exstirpation trotz erhöhter Letalität günstigere Überlebensraten (Abb. 17) und bessere palliative Wirkungen als die Umgehungsanastomose. Auch sollten keine starren Altersgrenzen für Gastrektomien, proximale Resektionen und Erweiterungen gezogen werden, weil auch bei diesen Patienten die durch das Karzinom gegebene Lebenserwartung merklich gehoben werden kann (Abb. 1o).

Erhöhte Radikalität ist durch einige Indizien erfaßbar: durch Reduktion positiver Resektionslinien (Tabelle 1o - 12) oder "ungenügender" Resektionsabstände (Tabelle 7 - 9) und aus der Frequenz von Gastrektomien bei bestimmten onkologischen Situationen (Tabelle 5). Beim *"Test auf Radikalität"* wird folgendermaßen vorgegangen:

1. Man eliminiert Fälle mit hämatogenen, peritonealen und (histologisch verifizierten) Lymphknotenfernmetastasen, weil sie für die Beurteilung chirurgischer Maßnahmen an Hand der Überlebensraten vom 3. postoperativen Jahr an nicht mehr adäquat sind.

2. Man kalkuliert alle übrigen Fälle *ohne* Rücksicht auf die Therapie (also auch Umgehungsanastomosen, Explorativlaparatomien etc.). Dies ist *notwendig*, um eine Selektion günstiger Fälle zu vermeiden.

3. Man bestimmt den Zeitpunkt, von dem an "Heilung" angenommen werden kann; dies ist dann erreicht, wenn die "Kurve" der absoluten Überlebensraten und die "Kurve" der natürlichen Lebenserwartung des untersuchten Kollektivs nicht mehr divergieren; das ist z.B. auf Abb. 1o nach 3 Jahren. Nach 5 Jahren ist bei Magenkarzinomen, Frühfälle ausgenommen, dieser Zeitpunkt praktisch immer erreicht.

4. Man prüft durch einfache Rechnung, ob die Relation der Überlebensraten der verglichenen Kollektive durch die Resektionsquoten erklärt werden kann.

5. Reicht eine Hebung der Resektionsquoten für eine Verbesserung der Ergebnisse nicht aus, dann ist der Unterschied bei gleichem onkologischen Aufbau der Kollektive auf andere Einflußfaktoren zurückzuführen, z.B. auf erhöhte Radikalität (Tabelle 5).

Die Verminderung der *Operationsletalität* ist eine Frage der chirurgischen Technik, der Narkoseführung und der Vor- und Nachbehandlung.

Kombination von Operation und "regional" oder allgemein wirksamen Maßnahmen

Außer der Strahlentherapie bei malignen Lymphomen des Magens gibt es bei malignen Magentumoren keine zusätzliche Maßnahme, deren Wert klinisch erwiesen wäre. Zielführende Untersuchungen sind schon durch den Variantenreichtum der einzelnen Verfahren sehr erschwert. An Einzelfällen wurden durch die besprochenen Maßnahmen teilweise erhebliche Regressionen bei Lebermetastasen und Carcinosis peritonei erzielt. Bei sehr ausgedehnten Eingriffen scheint die am ersten postoperativen Tag begonnene intraarterielle Chemotherapie riskant zu sein (Tabelle 13). Der Nutzen aus der Summe der angeführten Therapieschritte wird jedoch aus den Ergebnissen der Abb. 9 ersichtlich.

Literatur

GÜTGEMANN, A., SCHREIBER, H.W.: Das Magen- und Kardia-Karzinom. Stuttgart: Enke 1964.

HÄRING, R., FRANKE, H.: Gastrektomie und Kardiaresektion beim Magenkarzinom. Stuttgart: Thieme 197o.

HOLLE, F.: Spezielle Magenchirurgie. Berlin-Heidelberg-New York: Springer 1968.

McNEER, G., PACK, G.T.: Neoplasm of the stomach. Philadelphia: Lippincott 1967.

PRIESCHING, A.: Geschwülste des Magens. In: Chirurgie der Gegenwart. (Hrsg. ZENKER, R., DEUCHER, F., SCHINK, W.), Bd. 2. München-Berlin-Wien: Urban und Schwarzenberg 1973.

Chirurgische Therapie der Karzinome des Kolon und Rektum

A. ZÄNGL

Allgemeines

Unter den Lebensbedingungen der westlichen Zivilisation stirbt heute
jeder fünfte Mensch an einer bösartigen Geschwulst (LINDER, 1971).
Bei den Krebserkrankungen der Verdauungsorgane nimmt das Kolon- und
Rektum-Karzinom die zweite Stelle ein; dabei überwiegt der Mastdarmkrebs das Kolonkarzinom in einem Verhältnis von 7:5. Abb. 1 dokumentiert dies an Hand von 23.61o Fällen des Schrifttums (REIFFERSCHEID,
1962). Nach Angaben des statistischen Zentralamtes der Deutschen
Bundesrepublik für das Jahr 1964 steht das Kolonkarzinom beim Manne
mit 4,1% an siebenter Stelle, bei der Frau mit 4,2% an fünfter Stelle
unter den Organkrebsen (BAUER, 1963). Für eine signifikante Zunahme
oder Abnahme der Frequenz in den letzten Jahren finden sich im Schrifttum keinerlei Hinweise.

Gesamtzahl 23.61o (1oo%)	
Rektum	Kolon
13.956	9.654
(59,1%)	(4o,9%)

Abb. 1. Verteilung des Karzinoms auf Kolon und Rektum (nach REIFFERSCHEID, 1962)

Die Verteilung der Kolonkarzinome ist in Abb. 2 graphisch dargestellt.
Beim Rektumkarzinom beträgt die Relation Mann : Frau als Mittelwert,
berechnet aus zahlreichen großen Statistiken, 65,4% Männer und 34,6%
Frauen.

Die Prämisse jeglicher operativer Krebsbehandlung mit kurativer Zielsetzung ist die Bejahung der örtlich begrenzten Krebsentstehung! Zu
einem Zeitpunkt, wo Methoden der sogenannten "Ganzheitsbehandlung",
der "Allgemeintherapie" usw. angepriesen werden, bevor deren tatsäch-
licher Stellenwert im klinischen Großexperiment definiert wurde,
scheint es geboten, dieses logische Fundament jeglicher operativer
Krebstherapie hervorzuheben und als verbindliche Diskussionsbasis vor-
wegzunehmen. Zehntausende von Krebsheilungen, bewirkt durch das Messer
des Chirurgen, stellen den unübersehbaren Experimentalbeweis großen
Stils für jene These dar, wonach der Krebs zumindest primär durch
längere Zeit als örtliche Erkrankung aufzufassen ist. Die Metastasierung ist demnach nicht die Manifestation eines "Allgemeinfaktors",
sondern nur die Konsequenz aus der Tatsache, daß ein zunächst primär
umschriebener Bezirk nach dem Prinzip der Koloniengründung weitere
Bezirke rein durch Zellauswanderung geschaffen hat (BAUER, 1963).

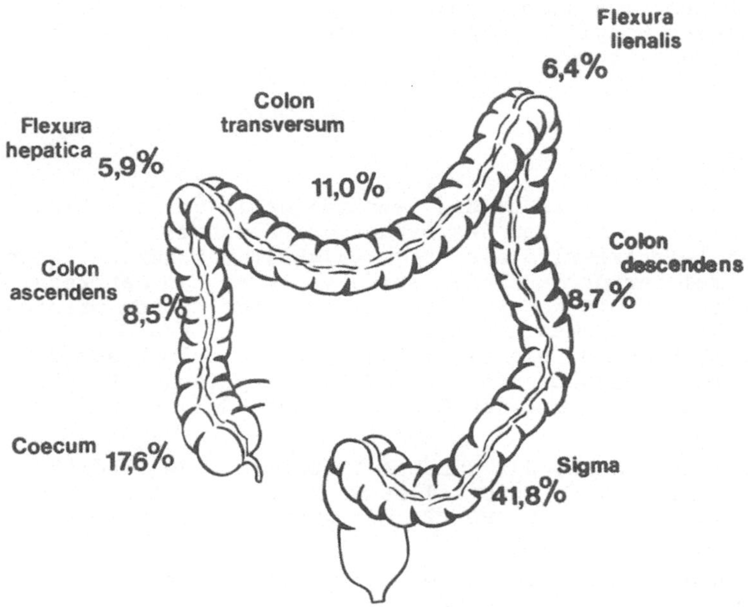

Abb. 2. Verteilung der Dickdarmkarzinome

Wäre Krebs primär eine Allgemeinkrankheit, so wäre eine Radikaloperation prinzipiell unmöglich.

Aus dem soeben dargelegten onkologischen Grundkonzept ergeben sich zwangsläufig die für radikale chirurgische Eingriffe zu fordernden Kriterien. Unseren Vorstellungen vom Wesen radikal-chirurgischer Krebsoperationen kommen daher jene Methoden am nächsten, welche die Exzision des krebstragenden Organs oder Organteils im Zusammenhang mit seinen abführenden Lymphwegen und Lymphknoten der ersten und zweiten Station ohne Kontinuitätsunterbrechung ermöglichen. Es handelt sich hierbei um das sogenannte Monobloc-Prinzip der Krebs-Radikaloperation, welches sich auf Grund topographisch-anatomischer Gegebenheiten beim Kolon- und Rektumkarzinom in nahezu idealer Art und Weise realisieren läßt.

Im Rahmen der Erörterung der von uns bevorzugten operativen Methodik und Taktik beim Kolon- und Rektumkarzinom soll Bekanntes und allgemein Akzeptiertes bewußt gestrafft und komprimiert dargeboten werden, um die Erörterung jener neuen Techniken und Vorgangsweisen zu ermöglichen, welche geeignet erscheinen, Ergebnisse in Zukunft zu verbessern.

Präoperative Behandlung

Man unterscheidet zweckmäßig Allgemeinmaßnahmen und die lokale Vorbereitung des Darmes. Für die ersteren gelten die bewährten Methoden der möglichst umfassenden Wiederherstellung der Homoiostase durch eine laborkontrollierte gezielte Infusionstherapie. Im Ileus läßt sich durch eine mehrstündige gezielte Infusionsbehandlung bei gleichzeitiger Dekompression des Darmes mittels langer Sonden (Miller-Abbott, Cantor usw.) die Ausgangslage ganz wesentlich verbessern. Vor protra-

hierter Sondenbehandlung muß jedoch gewarnt werden, da in der Summe
der Fälle die möglichen Komplikationen und Nachteile des Verfahrens
die Vorteile überwiegen können.

Präoperative "Darmsterilisierung"

Am Beispiel des Meinungsstreites um die Zweckmäßigkeit der präoperativen medikamentösen Keimreduktion des Darmes durch schwer lösliche
Sulfonamide oder Antibiotika wird die Fragwürdigkeit mancher zu rasch
als Fortschritt promulgierter Maßnahmen evident. Im ersten Jahrzehnt
nach Kriegsende sahen wir mit der Möglichkeit der drastischen präoperativen Keimreduktion des Darmes den Beginn einer neuen Ära der Kolon-
und Rektumchirurgie anbrechen. Die einzeitigen Resektionsverfahren
mit "offener Anastomosierungstechnik" ohne Gefahr septischer Komplikationen schienen in der Mehrzahl der Fälle zur Methode der Wahl zu
werden. Heute wissen wir, daß

a) es als erwiesen gelten darf, daß durch Antibiotika eine erhöhte
Gefahr für die Implantation von Tumorzellen in Anastomosenlinien und
Wundflächen heraufbeschworen wird (HOLDER u. LAQUA, 1968; TURNBULL
et al., 1967);

b) mit der Reduktion der Kolibakterien ein Überwuchern resistenter
Staphylokokkenstämme einhergeht (HOLDER u. LAQUA, 1968);

c) die Infektion mit den "Hauskeimen" (Staphylokokken) wesentlich ge-
fährlicher veranschlagt werden muß als der eventuelle "Koliabszeß";

d) eine ganze Reihe von Komplikationen (Enterokolitis, Urtikaria,
Agranulozytose, aplastische Anämie usw.) im Gefolge der präoperativen
Keimreduktion des Darmes beobachtet wurden.

Von den meisten Operateuren ist die präoperative Darmentkeimung als
nicht sinnvoll wieder verlassen worden. Wir haben durch viele Jahre
präoperativ durch drei Tage 5 mal 2 Tabletten eines schwer löslichen
Sulfonamids (z.B. Formo-Cibazol) verordnet und keine der oben erwähnten Nachteile beobachtet.

Außer Zweifel steht die Bedeutung der mechanischen Reinigung des Darmes durch Spülungen, kombiniert mit oralen Laxantien. Diese wesent-
lichste Maßnahme darf im Vertrauen auf die Wirksamkeit einer eventuellen medikamentösen Keimreduktion keinesfalls vernachlässigt werden!
Am Tag vor dem geplanten Eingriff verordnen wir keine Abführmittel
mehr; der Verzicht wird durch einen milderen Verlauf des postoperativen "physiologischen Ileus" belohnt.

Operativ-taktische Maßnahmen zur Verhütung der intraoperativen Tumor-
zellverschleppung

Die Bedeutung der Karzinomzellaussaat und Implantation von Geschwulstzellen durch die operative Manipulation des tumortragenden Darmab-
schnittes wurde von einer Reihe von Autoren zweifelsfrei nachgewiesen
(DUKES, 1944; TURNBULL et al., 1967; u.a.). Es entspricht daher einem
Gebot der Logik, die Taktik der Karzinomoperationen in der Weise zu
modifizieren, daß sowohl die peroperative intraluminäre als auch die
lymphovaskuläre und die venöse Tumorzellverschleppung möglichst vermieden wird. Hierzu kommen noch Maßnahmen zum Schutze der Laparotomiewunde und des freien Peritoneums hinzu. Wenn auch der Wert der einzelnen Maßnahmen nicht unbestritten blieb, so ist doch von ihrer systema-

tischen Anwendung als Summationseffekt eine weitere Anhebung der Überlebensziffern zu erwarten. Unsere operative Taktik orientiert sich grundsätzlich nach folgenden Richtlinien:

a) Sorgfältige Abdeckung des Operationsgebietes und der Laparotomiewunde.

b) Umhüllung des Tumors mit einer durch Nähte fixierten Mullkompresse zum Schutze der Laparotomiewunde und des Peritoneums, besonders dann, wenn die Geschwulst die Serosa des Darmes erreicht hat.

c) Ligatur des Dickdarms handbreit oral und aboral vom Tumor mit Lungenzwirn oder einem Nabelbändchen zur Verhütung intraluminärer Krebszellverschleppung, evtl. kombiniert mit der Injektion von Chlorpactin oder 5-Fluoruracil in den abgebundenen Darm.

d) Lokalbehandlung der zur Anastomose vorgesehenen Darmquerschnitte mit Chlorpactin oder mit 2‰ Sublimatlösung.

e) Anstelle der konventionellen Resektionsmethode Anwendung der "No-touch-isolation-technic". R. TURNBULL et al. (1967) führen die einzelnen Akte der Dickdarmresektion in umgekehrter Reihenfolge durch. Bevor der tumortragende Darmabschnitt *berührt* wird, sind sämtliche zu- und abführenden Blut- und Lymphgefäßstämme an der Gekrösewurzel zwischen Ligaturen zu durchtrennen; als zweites erfolgt die Darmresektion an vorbestimmter Stelle mit dem Elektrotom. Als letzter Akt wird der tumortragende Darmabschnitt mit wenigen Scherenschlägen mobilisiert und entfernt. Abb. 3 vermittelt eine schematische Darstellung dieser Methodik, welche prinzipiell zur Anwendung gelangen sollte! In einer alterskorrigierten Computer-Analyse von 46o Kolonkarzinomen der Stadien A, B und C konnte eine Fünfjahresheilungsquote von 81,6% bei einer primären Letalität von 2,2% erzielt werden (TURNBULL et al., 1967). Abb. 4 dokumentiert die signifikante Verbesserung der Überlebenszahlen durch die prinzipielle Anwendung der No-touch-isolation-technic.

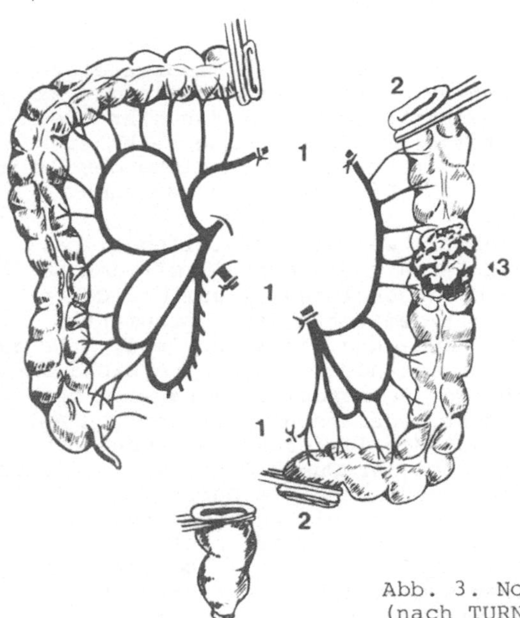

Abb. 3. No-touch-isolation-technic (nach TURNBULL et al., 1967)

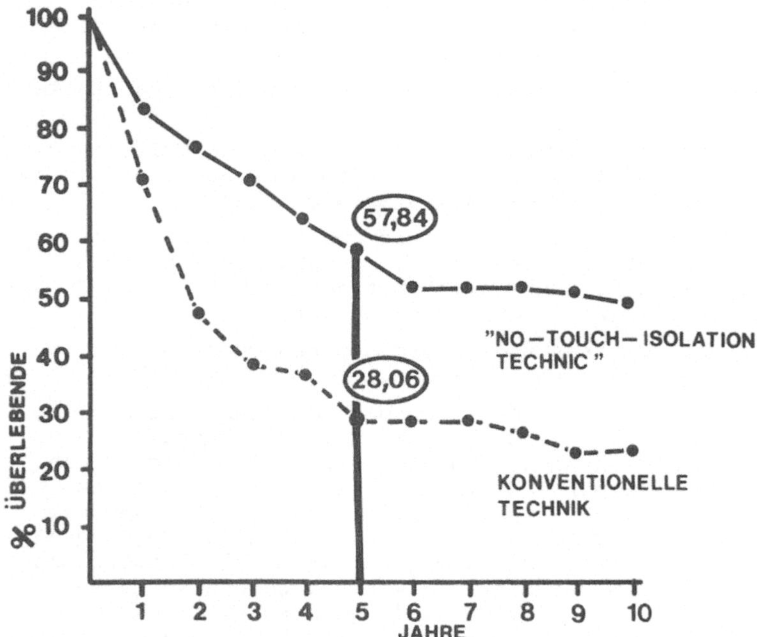

Abb. 4. Überlebensrate nach konventioneller Technik und No-touch-
isilation-technic (nach TURNBULL et al., 1967)

Karzinome der rechten Kolonhälfte

Beim Karzinom der rechten Dickdarmhälfte streben wir die einzeitige
Hemikolektomie mit End-zu-End-Ileotransversostomie an. Eine Lumendis-
krepanz zwischen Ileum und Kolon wird durch Schrägverlauf der Resektionslinie am Dünndarm ausgeglichen. Auch bei kleinen Tumoren erstreckt
sich die Ausdehnung der Resektion vom untersten Ileum bis in die Mitte
des Colon transversum. Die Seit-zu-Seitanastomose hat dann ihre Berechtigung, wenn zusätzlich im Anastomosierungsbereich eine höhergradige Divertikulose besteht; durch Schnittführung im Bereiche der Tänie
entgeht man der Gefahr, versehentlich ein Divertikel anzustechen.

Vor Mobilisierung der rechten Kolonhälfte werden die A. ileocolica,
A. colica dext. sowie der rechte Ast der A. colica media mit den begleitenden Venen zwischen Ligaturen durchschnitten, Ileum und Colon
transversum an vorbestimmter Stelle mit dem Petzschen Instrument
durchtrennt und als letzter Takt nach Anlegung eines ausgiebigen Payr-
schen Bogenschnittes lateral vom Colon ascendens die rechte Dickdarmhälfte stumpf vor den großen Gefäßen des Retroperitonealraumes, der
rechten Niere, der Vasa spermatica dext., dem rechten Ureter und der
Pars descendens duodeni abgehoben. Nach Mobilisierung der rechten
Flexur wird abschließend das Netz in Höhe der Querkolonresektion längs
gespalten und von oben her vom Magen abgetragen. Die Durchtrennung
restlicher Mesenterialbrücken erfolgt zentral bis zur Gekrösewurzel,
so daß das Resektionspräparat im Zusammenhang mit der ersten und zweiten Gekröse-Lymphknotenstation als geschlossener Block abgesetzt werden kann. Der Eingriff wird mit einer zweischichtigen End-zu-End-
Anastomose unter Verwendung von atraumatischem Nahtmaterial in inver-

tierender Einzelnahttechnik beendet. Die Mesenteriallücke wird sorgfältig verschlossen, bei der Etagennaht der Bauchdecke gelangt rost-
freier Stahldraht für die Faszie zur Anwendung. Nach Operationsende
erfolgt eine Sphinkterdehnung. Bei ausgedehnten Tumoren besteht für
den wenig Erfahrenen die Gefahr der Verletzung des rechte Ureters,
des Duodenums, der Vena mesenterica superior sowie der Vasa spermatica
dext.

Bei lokaler Inoperabilität umgehen wir die rechte Dickdarmhälfte durch
Anlegung einer Seit-zu-Seit-Ileotransversostomie. Einzelne Fernmetastasen beeinflussen die Anzeigestellung zur Hemikolektomie nicht, wenn
die lokale Operabilität gewährleistet erscheint. Die erweiterte Hemikolektomie unter evtl. Mitnahme der rechten Niere etc. führen wir jedoch nur dann aus, wenn zumindest theoretisch eine berechtigte Hoffnung auf Radikalität besteht.

Ergibt die energische Probedissektion Inoperabilität aus lokalen Gründen bei fehlender Fernmetastasierung, dann durchtrennen wir Ileum und
Colon transversum wie bei der typischen Hemikolektomie. Tumorseitig
werden jedoch Ileum- und Kolonquerschnitt zur "bilateralen Darmaus-
schaltung" in die Bauchdecke eingenäht; die Wiederherstellung der
Kontinuität des Darmes erfolgt - wie oben beschrieben - End-zu-End.
Der von der Stuhlpassage ausgeschaltete tumortragende Darmabschnitt
kann durch lokale Spülungen, evtl. kombiniert mit Supervolttherapie,
zu einem späteren Zeitpunkt - wenn die entzündlichen Begleiterscheinungen abgeklungen sind - doch noch operabel sein. Ein Kolonkarzinom
aus rein lokalen Gründen für inoperabel zu erklären, halten wir nur
ausnahmsweise für gerechtfertigt!

Karzinome des Colon transversum

Zur Bestimmung der Resektionsgrenzen wird das große Netz hochgehoben,
der Darm oral und aboral vom Tumor mit einem Nabelbändchen ligiert
und sodann die A. und V. colica media am Stamm zwischen Ligaturen
durchtrennt. Es folgt die Durchschneidung der Randarkade beiderseits
zwischen Seidenligaturen an vorbestimmter Stelle, wobei oral und aboral von der makroskopischen Tumorgrenze ein Sicherheitsabstand von
12 - 15 cm obligatorisch ist. Entsprechend diesen Resektionsgrenzen
wird das Netz in kleinen Gewebsportionen zwischen Ligaturen abgetrennt.
Massenligaturen können zu Lipogranulomen, Liposklerosen, Abszessen,
Adhäsionen und schließlich zum Ileus führen. Die Abtrennung von Ligamentum gastrocolicum erfolgt - wenn es die lokale Situation gestattet -
unter Schonung der Vasa gastroepiploica. Nach Monobloc-Resektion des
Colon transversum werden die Dickdarmquerschnitte aneinandergelegt und
End-zu-End zweischichtig in invertierender Einzelnahttechnik vereinigt.
Als Variante gewinnt die einschichtige Anastomosierungstechnik zunehmend an Popularität. Abschließend erfolgt ein sorgfältiger Verschluß
der inneren Bruchpforte durch Naht des Mesokolonschlitzes. Gelingt die
spannungsfreie Adaptierung der Dickdarmquerschnitte nicht, dann wird
unverzüglich rechts das Lig. duodeno-colicum und das Lig. phrenicocolicum, links das Lig. lieno-colicum (cave Verletzung der Milz!) und
das Lig. phrenicocolicum inzidiert. Damit sind beide Flexuren mobilisiert, eine zusätzliche Beweglichkeit kann durch stumpfe Stieltupfer-
präparation erzielt werden. Die Devaskularisation soll am Kolon nicht
weiter als 1,5 cm vom projektierten Resektionsschnitt erfolgen; im
Verlauf der Skelettierung am entspannten Darmrohr kann beim Lösen von
Appendices epiploicae ein radiäres Gefäß unterbunden werden, welches
versorgungsmäßig einer Endarterie gleichkommt. Die umschriebene Isch-

ämie der Darmwand als Folge dieses vermeidbaren technischen Fehlers
kann zur Gefährdung der Anastomosennaht führen.

Die erweiterte Colon transversum-Resektion führen wir aus, wenn aus
Gründen der lokalen Tumorprogredienz die Mitentfernung einer Dünndarmschlinge, der Milz oder von Teilen des Magens erforderlich wird.

Besteht zweifelsfreie Inoperabilität durch breites Einwachsen der Geschwulst ins Retroperitoneum, dann ziehen wir die Herstellung einer
Umgehungsanastomose, z.B. Transverso-Sigmoideostomie, der Zökalfistel
bei weitem vor. Letztere läßt sich jedoch bei höhergradigem Ileus nicht
umgehen, kann bei Risikofällen sogar in Lokalbetäubung durchgeführt
werden und erweist sich bei dieser Anzeigestellung nicht selten als
lebensrettend. Bei schlechtem Allgemeinzustand des Patienten, hohem
Alter oder Fernmetastasierung hat die Vorlagerungsresektion in ausgewählten Fällen nach wie vor ihre Berechtigung. Als "Krebsoperation"
erfüllt sie jedoch nicht die anerkannte Minimalforderung nach ausgedehnter Mitresektion des Gekröses.

Karzinome der linken Kolonhälfte

Die Methode der Wahl ist beim linksseitigen Kolonkarzinom die linke
Hemikolektomie mit Transverso-sigmoideostomie. In taktischer Hinsicht
besteht kein Unterschied zu den für die rechte Dickdarmhälfte angegebenen Grundsätzen. Als erster Schritt wird der Gefäßhauptstamm, welcher die A. und V. colica sinistra sowie den Hauptlymphstrang enthält,
an seiner Wurzel ligiert und durchtrennt. Dann folgt die gleiche Vorgangsweise im Bereiche der Randarkaden. Beim Krebs des Colon descendens
wird der orale Sigmaabschnitt stets in die Resektion mit einbezogen,
da gemeinsam mit den Vasa sigmoidea I ein Hauptlymphstrang verläuft.
Die Anastomose erfolgt End-zu-End mit invertierenden Einzelknopfnäh-
ten, die Anlegung einer Entlastungsfistel am Zökum oder im Bereich
der rechten Hälfte des Colon transversum kann nie falsch, ihre Unterlassung jedoch unter Umständen deletär sein. In den USA wird vieler-
orts der Entlastungsgastrostomie in Form einer Kaderfistel der Vorzug
gegeben. Wir konnten uns ebenfalls von der Wirksamkeit dieser Maßnahme
überzeugen. Entschließt man sich zur prophylaktischen Zökostomie, dann
sollte sie in der von STELZNER (1954) angegebenen Modifikation ausgeführt werden.

Das lokal weit fortgeschrittene Deszendenskarzinom erfordert gelegentlich die Mitresektion der linken Niere, der Nebenniere, des linken
Ureters, der Milz oder von Teilen der Bauchdecke sowie von Dünndarm-
schlingen. Diese erweiterten Resektionen mit einer proximalen Entlastungsfistel zu beenden, ist ein durch Erfahrung geprägtes Gebot
der Verkunft, ebenso die vorbeugende Saugdrainage verbleibender großer
innerer Wundflächen.

Als Palliativ-Eingriffe kommen auch beim Deszendenskarzinom die Kontinuitätsresektion mit Anastomose, die Umgehungsanastomose, die Trans-
versumkolostomie - doppelläufig in der rechten Hälfte des Querdarmes -
sowie ausnahmsweise und in Notsituationen die Vorlagerungsresektion
in Frage. Der Wert der einzelnen Verfahren hinisichtlich des Grades
der erzielbaren Beschwerdelinderung erhellt aus der Reihenfolge ihrer
Aufzählung.

Für das Sigmakarzinom im komplikationsfreien Stadium gilt die einzeitige Kontinuitätsresektion mit End-zu-End-Anastomose als anzustrebende

Methode der Wahl. Die Festlegung der Resektionsgrenze soll jedoch beim Krebs des S-romanum erst nach Lösung der rotationsbedingten Adhäsionen zwischen Mesokolon und Peritoneum der lateralen Beckenwand erfolgen. Diese "bloodless white line" kann ohne wesentliche Berührung des Tumors mit einigen Scherenschlägen durchtrennt werden. Am hochgeklappten Sigma wird dann mittels Diaphanie des Mesokolon die Gefäßversorgung studiert und die Resektionslinie für die Kontinuitätsunterbrechung der Gefäße und des Darmes bestimmt. Je weiter aboral der Tumor im Sigma lokalisiert ist, desto eher muß mit Schwierigkeiten rein technischer Natur gerechnet werden. Bei tiefer Anastomose bevorzugen wir deshalb die latero-terminale Technik. Nach exaktem Blindverschluß des zuführenden Kolon werden die seromuskulären Nähte der Hinterwand mit atraumatischer feiner Seide unter optimalen Sichtverhältnissen exaktest vorgelegt und klemmenbewehrt lang gelassen. Erst wenn alle Nähte in geforderter Präzision liegen, werden die Fäden geknüpft. Absolute Spannungsfreiheit der Anastomose ist oberstes Gebot! Die lyraförmige Umschneidung des Beckenperitoneums kann sehr wirkungsvoll zur Mobilisierung beitragen. Erstreckt sich die Resektion bis in den subperitonealen Rektumbereich - "anterior resection" -, dann ist für entsprechend wirkungsvolle Zieldrainage des subperitonealen Raumes Sorge zu tragen.

Die Anzeigestellung zur "erweiterten Sigmaresektion" ist gegeben, wenn bei Fehlen von Fernmetastasen aus lokalen Gründen die Mitentfernung der li. Adnexe, der Niere, des li. Ureters, der Vasa spermatica sin. oder des Blasenscheitels notwendig wird. Bei jüngeren Patienten mit Ummauerung der großen Gefäße kann eine Resektion derselben mit plastischer Rekonstruktion sinnvoll sein.

Bei sehr alten Patienten oder solchen mit verminderter operativer Belastbarkeit aus internistischen Gründen hat sich die "Resektion nach Hartmann" bewährt. Man reseziert nach den Regeln der radikalen Krebschirurgie, verzichtet jedoch auf die Anastomosierung und beendet den Eingriff mit einer endständigen typischen Sigmakolostomie. Der aborale Sigma- bzw. Rektumquerschnitt wird entweder blind verschlossen und versenkt oder - bei tiefer Resektion in Ampullenhöhe - nach Rekonstruktion des Beckenbodens als Durchtrittsöffnung für ein dickes, weiches, per anum eingeführtes Drain zur Sekretableitung aus dem subperitonealen Wundgebiet verwendet.

Gelingt es ausnahmsweise nicht, die zur Anastomose vorgesehenen Resektionsstümpfe völlig spannungslos aneinander zu legen, dann kann diese Schwierigkeit durch Interposition einer Dünndarmschlinge überwunden werden.

In Notsituationen, wie bei Tumorperforation oder Obturationsileus, kann die Vorlagerungsresektion mit sofortiger Resektion des erkrankten Bezirkes als Alternative zum Querkolonanus erwogen werden. Prinzipielle Bedenken gegen diese Methode aus onkologischer Sicht wurden schon eingangs geäußert.

Beim inoperablen Krebs des Sigma gelten sinngemäß die für das Deszendenskarzinom empfohlenen Richtlinien in gleicher Wertigkeit. Wenn immer es der Allgemeinzustand des Patienten erlaubt, versuchen wir, durch Kontinuitätsresektion oder durch Umgehungsanastomose den Kunstafter zu vermeiden. Er bleibt für Fälle mit diffuser Karzinose und offensichtlich nur mehr kurzer Lebenserwartung reserviert.

Rektumkarzinom

Die für den Dickdarmkrebs postulierten "tumorspeziellen" operativ-
technischen Maßnahmen werden sinngemäß auch bei der Exzisionstherapie
des Mastdarmkrebses angewendet: präliminare Unterbindung und Durchtrennung von A. und V. rectalis cran., Ligatur des Darmes oral vom
Tumor, radikale Entfernung des Rektums unter Berücksichtigung seiner
Grenzlamellen usw.

Von einer unverhältnismäßig großen Anzahl verschiedener Operationsmethoden und Modifikationen sind nur wenige aktuell geblieben. Das
bewährte Standardverfahren ist und bleibt wohl die kombinierte, abdo-
mino-perineale Amputatio recti. Zunehmender Wertschätzung an zahlreichen chirurgischen Zentren erfreut sich das 1950 in Österreich von
A. ZÄNGL eingeführte synchrone Verfahren. Durch gleichzeitiges Ent-
gegenarbeiten zweiter Operationsmannschaften vom Abdomen und vom Peri-
neum her wird die Operationsdauer bei Vermeidung der Patientenumlage-
rung ganz wesentlich herabgesetzt. Beide Mannschaften leisten einander
nötigenfalls Orientierungshilfe und Assistenz bei schwieriger Blutstillung; die Naht des Peritonealdaches erfolgt immer spielend leicht
über dem leeren kleinen Becken. Die Vorteile dieser Methode werden
besonders bei anatomisch ungünstig gelagerten, komplizierten und fortgeschrittenen Fällen offenbar. An unseren unausgewählten Krankengut
konnte die Resektionsquote auf 85% aller diagnostizierten Fälle angehoben werden. Die Hospitalität betrug 11%, wobei altersbedingte Herz-,
Kreislauf- und Lungenkomplikationen die Haupttodesursache bildeten
(ZÄNGL, 1954).

Die zu den obigen Standardverfahren in Konkurrenz stehende sakro-abdo-
minelle Rektumexstirpation nach K.H. BAUER sowie die perineo-abdomi-
nelle Methode nach W. GABRIEL erfordern jeweils die Umlagerung des
Patienten und ermöglichen die Ligatur des Hauptgefäßstammes erst zu
einem relativ späten Zeitpunkt. Die Protagonisten dieser Methoden erzielten an einen großen Krankengut hervorragende Dauerergebnisse.

Unter erweiterter Rektumamputation verstehen wir alle jene Eingriffe,
bei welchen größere Gewebebezirke en bloc entfernt werden, als dies
bei der typischen abdomino-perinealen Exstirpation und ihren gebräuchlichen Modifikationen der Fall ist. Durch Ligatur und Durchtrennung
der A. mesenterica inf. an ihrem Ursprung aus der Aorta werden zusätzlich etwa 5 cm der Hauptlymphstrombahn mit den dazugehörigen
Lymphknoten mitentfernbar. Den Extremfall stellt die Evisceratio pelvis mit Implantation der Harnleiter in den Dickdarm oder in eine ausgeschaltete Dünndarmschlinge nach BRICKER dar. Ziwschen diesen Extremen steht die Einbeziehung von Dünn- und Dickdarmanteilen, die Mitnahme
der inneren weiblichen Genitalorgane, der Samenblasen oder eines Tei-
les der Prostata. Beim zirkulär wachsenden Rektumkarzinom weiblicher
Patienten oder beim Ampullenkarzinom der Vorderwand führen wir grundsätzlich die Mitresektion der Scheidenhinterwand aus. Die eventuell
notwendige Absetzung des Blasenscheitels bietet kaum technische Probleme. Wir führen also die erweiterte Rektumamputation nicht prinzipiell, sondern nur unter dem Diktat der lokalen Verhältnisse durch.
Erweist sich die Hauptmetastasenstraße entlang der V. rectalis cran.
als tumorbefallen, dann wird nach Mobilisierung des Zwölffingerdarmes
die A. mesenterica inf. an ihrem Abgang aus der Aorta ligiert und
durchtrennt. Anschließend erfolgt eine Blockdissektion des paraaortalen Lymphknotenareals bis zur Bifurkation der Hauptschlagader. Die
Entfernung iliakaler Lymphknoten scheint uns nicht zielführend zu
sein. Bei fortgeschrittenen Fällen im Bereiche des Rectum mobile muß
das Beckenbodenperitoneum in weitem Umfang mit reseziert werden. Der
Verzicht auf die peritoneale Beckenbodennaht hat im Regelfall keine

nachteiligen Folgen. Bei anoperierten Fällen sowie beim Anastomosenrezidiv sind die reellen Aussichten für einen kurativen Zweiteingriff
gering zu bewerten, da anläßlich der Erstoperation die der Krebspro-
pagation längere Zeit einhaltgebietenden Grenzlamellen zerstört wurden.

Die Resektion des Mastdarms mit Erhaltung des funktionstüchtigen Kontinenzorgans ist nach wie vor Gegenstand kontroverser Auffassungen.
Der zureichende Grund für kontinenzerhaltende Resektionen ist die
empirisch erhärtete Tatsache, daß kleine Karzinome des dritten Becken-
stockwerkes im Regelfall ausschließlich in kranialer Richtung entlang
der V. haemorrhoidalis sup. metastasieren. Eine Umkehr der Strömungs-
richtung der Lymphe in retrograder Richtung erfolgt erfahrungsgemäß
sehr selten. Voraussetzung hierfür ist die Blockierung der kranialwärts
gerichteten "Einbahnstraße". Zahlenmäßig muß die Häufigkeit retrograder
Metastasierung nach den Untersuchungen von C. DUKES (1944) an 3.ooo
Fällen mit rund 4% beziffert werden. Histologisch handelt es sich
durchweg um Adenokarzinome geringer Gewebsreife. Die Ergebnisse exakter anatomischer Untersuchungen an einem großen Krankengut lassen also
die Kontinenzerhaltung unter bestimmten Voraussetzungen berechtigt
und wünschenswert erscheinen. Indikationsnorm und Sicherheitsabstand
der Resektionslinie vom aboralen Tumorrand sollten sich an den bisher
vorliegenden Ergebnissen exakter pathologisch-anatomischer Untersuchungen und Analysen orientieren. Das von C. DUKES (1944) empfohlene
Einteilungsprinzip, welches alle chirurgisch relevanten Gesichtspunkte
berücksichtigt, eignet sich hervorragend als verbindliche Diskussions-
grundlage für eine emotionsfreie und kritische Wertung jener Faktoren,
welche in direkter Beziehung zur Problematik der Kontinenzerhaltung
beim Rektumkrebs stehen.

Wir führen die Kontinenzresektion beim Rektumkarzinom unter folgenden
Voraussetzungen durch:

1. Der Patient soll das 4o. Lebensjahr überschritten haben.

2. Lokalisation: ab 1o cm vom Anus.

3. Nur kleine, auf die Darmwand beschränkte Tumoren.

4. Resektionsgrenzen: mindestens 5 cm aboral vom Tumorunterrand und
   2o cm oral vom Tumoroberrand.

5. Nur bei Tumoren geringer bis durchschnittlicher Gewebsreife (Malig-
   nogramm!).

6. Als Palliativoperation bei Fernmetastasen.

Der Konstitutionstyp des Kranken ist insofern von Bedeutung, als fett-
leibige männliche Pykniker mit engem Becken erfahrungsgemäß für kontinenzerhaltende Resektionen wenig geeignet sind. Entscheidungsgrund-
lage für die Durchführung oder Verwerfung einer kontinenzerhaltenden
Methode ist der nach Laparotomie und Rektummobilisierung erhobene Lo-
kalbefund. Im Zweifelsfalle wird die Amputatio recti beschlossen, da
die Radikalität ohne Kontinenzorgan mit Leben und Gesundheit identisch
ist, während Sphinkterschonung auf Kosten der Radikalität Siechtum und
Tod bedeutet.

In operativ-technischer Hinsicht geben wir der vorderen Resektion mit
End-zu-End-Anastomose den Vorzug. Das Operationsgebiet wird nach Möglichkeit extraperitonisiert und mittels Saugdrainage bluttrocken gehalten. Bei idealem Operationsverlauf verzichten wir auf die orale
Entlastungsfistel und begnügen uns mit einer naso-gastrischen Absaugung
für 48 Std.

Als Alternative zur vorderen Resektion bieten sich Durchzugsmethoden
an, welche auf die klassischen Arbeiten von HOCHENEGG zurückgehen.
Nach OPPOLZER (195o) wird die Anstomose mit dem evertierten Rektum-
stumpf durch Naht hergestellt, während TOUPET (1956) und neuerdings
KIENE (1972) die nahtlose kolo-rektale Eversionskontaktanastomose bevorzugen. Anstelle der Nahtvereinigung im serosafreien Rektumbereich
gewinnt in letzter Zeit die nahtlose suprasphinktäre Seit-zu-Seit-
Anastomose mit Blindverschluß des Rektums an Bedeutung. Es handelt
sich hierbei um ein STELZNER (1971) modifiziertes Vorgehen, welchem
die in der Kinderchirurgie etablierte *Duhamelsche Operation* zugrunde
liegt.

Wenn man der kontinenzerhaltenden Rektumresektion einen legitimen
Platz im Repertoire operativer Möglichkeiten beim Mastdarmkrebs zuer-
kennt, dann sollte man sowohl die vordere Resektion als auch die Durch-
zugsverfahren technisch zu meistern in der Lage sein. Nur so wird man
im Einzelfall die der Situation angepaßte Vorgangsweise zur Anwendung
bringen können. Die funktionelle Erfolgsbeurteilung kontinenzerhalten-
der Verfahren sollte Klassifizierungen wie "relativ kontinent" strikte
vermeiden. Für Wohlbefinden und Gesellschaftsfähigkeit des Patienten
sind nicht seine relative Kontinenz, sondern die mit dieser Definition
implizierte relative Inkontinenz maßgeblich! Unterzieht man die verschiedenen Methoden der Kontinenzerhaltung einer kritischen Wertung,
dann muß man von der Voraussetzung ausgehen, daß die perfekte Suffi-
zienz des Kontinenzorgans unabdingbar an die anatomische und nervale
Unversehrtheit von mindestens der Hälfte der Rektumampulle gekoppelt
ist! Daraus ergibt sich zwangsläufig die überlegene Stellung der vorderen Resektion als Methode der Wahl bei der kontinenzerhaltenden
Rektumresektion. Durchzugsmethoden jeglicher Modifikation gewährleisten
zwar die Intaktheit der anatomischen Strukturen, sind jedoch gegen
Schädigungen der Innvervation durch Eversion und unphysiologischen
Zug nicht gefeit. Im Laufe von Wochen und Monaten kann allerdings eine
primär gestörte Kontinenz nach Durchzugsmethoden eine weitgehende Besserung erfahren.

Palliativmaßnahmen beim inkurablen Rektumkarzinom

Die beste palliative Behandlung ist die Tumorresektion (DEUCKER u.
MUNZ, 1971). Die Summe und Intensität der Leiden, welche nicht entfernte Karzinome im Beckenbereich verursachen, ist so grausam, daß bei
dieser Krebslokalisation ein hohes Maß an operativer Aggressivität
erlaubt und wünschenswert erscheint. Gestattet der reduzierte Allgemeinzustand des Patienten keinen größeren Eingriff, dann kann bei
tiefem Sitz des Tumors die transanale wiederholte Elektrokoagulation
empfohlen werden. Ebenso ergibt die Strahlenbehandlung mit reduzierter
Geschwulstdosis vorübergehend befriedigende Erfolge. Von der Resektion
des Nervus praesacralis haben wir keine überzeugenden Erfolge gesehen.
Oberflächennahe Solitärmetastasen der Leber werden am besten reseziert.
Stehen ausnahmsweise Rektumblutungen im Vordergrund der Symptomatik,
dann kann bei erwiesener Nichtresezierbarkeit die beiderseitige Ligatur der A. hypogastrica wenigstens teilweise zum Ziele führen. Nur
wenn bei einem nicht resezierbaren Rektumkarzinom die Stuhlpassage
durch endoanale Elektrokoagulation nicht freigehalten werden kann,
bleibt als ultima ratio die Kolostomie.

Bei schweren Schmerzzuständen kann die intrathekale Alkoholinjektion
und in verzweifelten Fällen die Chordotomie Erleichterung bringen.
Die Chemotherapie stellt ein Hoffnungsgebiet dar, überzeugende Ergebnisse konnten noch nicht erzielt werden. Hingegen glauben wir, daß

gerade bei den inkurablen Fällen der chirurgisch-radiologischen Zusammenarbeit, besonders im Hinblick auf die neueren apparativen Entwicklungen der Strahlentherapie ein segensreiches Aufgabengebiet erwächst.

Schluß

Zum Unterschied von anderen Organlokalisationen bietet das Kolon- und Rektumkarzinom bei rechtzeitiger Diagnose- und Anzeigestellung verhältnismäßig günstige Heilungsaussichten! Das fast schon erreichte Nahziel muß die operative Heilung jedes zweiten Kranken mit einem Dickdarmkarzinom sein (LINDER, 1971). Beim Rektumkarzinom, dessen 5-Jahres-Heilungsziffern heute bereits 5o% - 6o% betragen, ist eine Steigerung auf 7o% mit unseren Mitteln in unserer Zeit denkbar und möglich. Der hinreichende Grund für diese günstige Ausgangssituation liegt wohl in der Tatsache, daß wir beim Krebs des Dick- und Enddarms das non plus ultra radikaler Karzinomchirurgie - die Monobloc-Ausrottung - kompromißlos realisieren können. Gegen die erwiesene Verschleppungsmöglichkeit von Tumorzellen durch die operative Manipulation sind wirksame Schutzmaßnahmen möglich, welche unter der Bezeichnung "No-touch-isolation-technic" laufen und keinem Patienten vorenthalten werden dürften. Eine überzeugende weitere Besserung der Behandlungsergebnisse kann nur durch die Forcierung der Frühdiagnose herbeigeführt werden. Die unabdingbare Voraussetzung hierfür ist der stets an die Möglichkeit einer bösartigen Erkrankung denkende und in diagnostischer Hinsicht mit einer gesunden Portion Skepsis ausgestattete praktische Arzt sowie der informierte potentielle Patient.

Literatur

BAUER, K.H.: DAs Krebsproblem. Berlin-Heidelberg-New York: Springer
    1963.
BAUMGARTL, F., KREMER, K., SCHREIBER, H.W.: Spezielle Chirurgie für
    die Praxis, Bd. II. Stuttgart: Thieme 1972.
BÖTTGER, G.: Taktisches Vorgehen beim Colon- und Rectumcarcinom.
    Langenbecks Arch. Chir. 329, 311 (1971).
DEUCHER, F., MUNZ, W.: Palliativmaßnahmen beim inkurablen Colon-Rectum-
    Carcinom. Langenbecks Arch. Chir. 329, 328 (1971).
DUKES, C.E.: The surgical pathology of rectal cancer. Proc. roy. Soc.
    Med. 37, 131 (1944).
DUNPHY, J.E.: Cancer of the colon and rectum. A thirty-year perspec-
    tive. Bruxelles: Imp. Médicale et scientifique 1965.
FUCHSIG, P.: Eine Methode zur Erhaltung der Sphinkterfunktion bei
    Radikaloperation tiefsitzender Rektumkarzinome. Klin. Med. 4, 241
    (1949).
HOLDER, E., LAQUA, H.: Therapie maligner Tumoren. Stuttgart: Enke 1968.
KIENE, S.: Sicherheit und Vereinfachung in der Karzinomchirurgie am
    Mastdarm. Zbl. Chir. 97, 1185 (1972).
KÜMMERLE, F.: Bauchchirurgie (Magen und Darm). Langenbecks Arch. Chir.
    332, 61 (1972).
KUNZ, H.: Das akute Abdomen. München-Berlin: Urban und Schwarzenberg
    1963.
LINDER, F.: Colon- und Rectumcarcinom. Langenbecks Arch. Chir. 329,
    3o3 (1971).
OPPOLZER, R.: Eine abdomino-anale Resektionsmethode beim Rektumkarzi-
    nom. Wien. klin. Wschr. 62, 68o (195o).
REIFFERSCHEID, M.: Darmchirurgie. Stuttgart: Thieme 1962.

STELZNER, F.: Eine seitliche temporäre Kotfistel mit vollständiger
    Kotableitung. Langenbecks Arch. Chir. 279, 55o (1954).
STELZNER, F.: Das fortgeschrittene Rectumcarcinom an der Grenze der
    Operabilität. Langenbecks Arch. Chir. 329, 328 (1971).
TOUPET, A.: Technique de resection du rectum abdomino-transanale.
    Mém. Acad. Chir. 75, 781 (1956).
TURNBULL, R., KYLE, K., WATSON, F.R., SPRATT, J.: Cancer of the colon:
    The influence of the No-touch-isolation-technic on survival rates.
    Ann. Surg. 166, 42o (1967).
WESTHUES, H.: Die pathologisch-anatomischen Grundlagen der Chirurgie
    des Rectumcarcinomes. Leipzig: Thieme 1934.
ZÄNGL, A.: Zur Einteilung der Karzinome des Kolons und Rektums vom
    pathologisch-anatomischen und chirurgischen Standpunkte aus. Wien-
    klin. Wschr. 62, 33 (195o).
ZÄNGL, A.: Das Problem der Sphinktererhaltung bei der Radikaloperation
    des Rektumkarzinoms im Lichte der Ergebnisse exakter, pathologisch-
    anatomischer Untersuchungen. Wien. klin. Wschr. 63, 517 (1951).
ZÄNGL, A.: Klinische Fortschritte "Chirurgie". Wien-Innsbruck: Urban
    und Schwarzenberg 1954.
ZÄNGL, A.: Einige Grundfragen der erweiterten Amputatio recti. Klin.
    Med. 21, 86 (1966).
ZENKER, R.: Allgemeine und spezielle Technik der wichtigsten Dickdarm-
    operationen. Langenbecks Arch. Chir. 276, 5o1 (1953).

Weitere Literaturangaben beim Verfasser.

Bösartige Geschwülste der Leber und des Gallengangssystems beim Erwachsenen

G. GRABNER

Die klinische Bedeutung maligner Geschwülste der Leber und der Gallenblase hat im letzten Jahrzehnt eine wesentliche Neubewertung erfahren, die sowohl durch neue Erkenntnisse der onkologischen Grundlagenforschung als auch durch klinische Fortschritte hervorgerufen wurde.

ROKITANSKY (1849), VIRCHOW (1855) und FÖRSTER (1863) haben für mehr als ein Jahrhundert das Interesse der westlichen Medizin auf pathologisch-anatomische Probleme der Lebergeschwülste gelenkt, während das klinische Interesse relativ gering war, da deren Auftreten selten beobachtet wurde, keine Verfahren für eine rechtzeitige Diagnose intra vitam bekannt waren und da auch keinerlei wirksame therapeutische Maßnahmen zur Verfügung standen, - obwohl LÜCKE bereits 1891 die erste erfolgreiche Resektion eines primär bösartigen Tumors der Leber durchgeführt hat. Seit mehr als 2o Jahren wird jedoch eine echte Zunahme in der Häufigkeit maligner Lebertumoren beobachtet, es kam zu einer wesentlichen Verbesserung der diagnostischen Möglichkeiten und auch zur Entwicklung therapeutischer Verfahren, die in einem bereits bemerkenswerten Prozentsatz zu einer Erleichterung des Lebens, manchmal auch zur Heilung führen können.

Das höchste wissenschaftliche Interesse galt jedoch in den letzten zehn Jahren der hepatischen Karzinogenese, nicht nur, weil hier ein Schlüssel zur Deutung des malignen Geschehens auf molekularem und zellulären Gebiet zu suchen ist, sondern weil vielleicht dadurch auch der Grundstein für eine zukünftige Vorbeugung und für eine anhaltende Remission von (Leberzell-)Malignomen gelegt werden könnte. Aus diesem Grunde wurde diesem Teilbereich der Onkologie ebenfalls eine kurze zusammenfassende Darstellung gewidmet.

Die klassische pathologisch-anatomische Einteilung HAMPERLs unterscheidet benigne Tumoren der Leber epithelialer und mesenchymaler Natur von malignen Tumoren, ebenfalls epithelialen oder mesenchymalen Ursprungs (hepatozelluläre und cholangiozelluläre Karzinome, Hämangioendotheliome, Kupfer-Zell-Sarkome, Retikulosarkome).

In der klinischen Hepatologie sind sowohl aus theoretischen als auch aus praktischen Gründen folgende Malignomformen von besonderem Interesse, da sie unter diesen eher seltenen Geschwülsten doch relativ häufig vorkommen:

I.   Das primäre hepatozelluläre Karzinom,

II. das cholangiozelluläre Karzinom (aus den größeren, intrahepatischen oder extrahepatischen Gallengängen entspringend) sowie das Gallenblasenkarzinom und

III. die Lebermetastasen.

Die älteren Studien über die Häufigkeit des Vorkommens von Malignomen
der Leber und der Gallenwege (oft ohne nähere Differenzierung) erfolgten meist auf Grund von Autopsiebefunden (BERMAN, 1961). So ungenau
diese Zahlen auch waren, so zeigten sie dennoch ein verhältnismäßig
seltenes Vorkommen von "Leberkarzinomen" in Europa und Nordamerika,
im Gegensatz zu deren häufigem Auftreten in Afrika und Teilen Asiens.
Diese Beobachtungen haben zu einer Intensivierung der epidemiologi-
schen Studien geführt, die eine Fülle neuer Erkenntnisse erbracht
haben. So konnte festgestellt werden, daß das häufige Vorkommen von
primären Lebertumoren in den Regionen südlich der Sahara ganz überwiegend auf hepatozelluläre Karzinome zurückzuführen ist (HIGGINSON,
197o). Eine weniger bedeutungsvolle Ausnahme bilden die cholangio-
zellulären Karzinome in Hongkong, Singapur und Thailand, die dort
überdurchschnittlich häufig vorkommen, so daß sich das aktuelle onkologische Interesse vornehmlich dem primären Leberzellkarzinom, dem
Hepatom, zugewendet hat.

Das primäre Leberzellkarzinom

Epidemiologie

Die Häufigkeit des Vorkommens des primären Leberzellkarzinoms in Europa, Nord- und Südamerika sowie Australien ist gering (in der Größenordnung von o,2% aller autoptisch nachgewiesenen bösartigen Tumoren).
Im Gegensatz dazu ist die Inzidenz in Angola, Mozambique, Südafrika
(Bantu-Stämme), Nigeria, Uganda und Hawai (chinesischer und japanischer
Bevölkerungsanteil) besonders hoch; dies trifft auch für Indonesien,
die Philippinen und das südliche China zu.

Die Altersverteilung der Patienten mit Hepatomen ist ebenfalls bemerkenswert. In den genannten Regionen mit großer Häufigkeit (etwa in
Mozambique) treten diese in sehr jungen Jahren auf, so daß das Maximum
der Häufigkeit bereits mit dem 4o. Lebensjahr überschritten ist. Da
in den jüngeren Alterskategorien die übrigen Karzinome noch seltener
sind, ist der Anteil der Hepatome relativ hoch - er liegt in manchen
Gebieten bei über 5o% aller Malignome.

Weitere epidemiologische Studien sprechen dafür, daß rassischen oder
genetischen Faktoren eine eher geringere Bedeutung für die Entstehung
des primären Leberzellkarzinoms zukommt. Es konnten auch keine Unterschiede in klimatischen Faktoren und in den ethnischen oder sozialen
Verhältnissen gefunden werden.

Diese Beobachtungen erlauben gewisse theoretische Rückschlüsse auf
die kanzerogenen Faktoren. Zunächst kann man annehmen, daß diese spezifisch auf die Leberzelle einwirken, da in Gebieten mit hoher Inzidenz
von Hepatomen eine gleichzeitige Zunahme anderer Karzinome nicht beobachtet wurde. Dies gilt auch für bösartige Geschwülste der Gallenwege
und der Gallenblase, so daß man vermuten darf, daß das Karzinogen nicht
über die Gallenwege ausgeschieden wird. Die kanzerogenen Faktoren dürften daher in der engeren Umwelt der Betroffenen zu suchen sein.

Karzinogenese

Die gegenwärtigen Erkenntnisse und offenen Fragen der Karzinogenese
von primären hepatozellulären Karzinomen lassen sich mindestens in
vier Problemkreise unterteilen (FARBER, 1972):

a) Die Identifikation der möglichen Karzinogene in der Umwelt,

b) das Wechselspiel zwischen den Karzinogenen und Zellen sowie Zellbestandteilen,

c) die Reaktion der Leberzellen auf das direkt wirksame Karzinogen und

d) die spezifischen Eigenschaften der neoplastischen Hepatozyten.

Potentielle Karzinogene

Eine große Anzahl von chemischen Substanzen wurde im Tierversuch als
mehr oder weniger karzinogen wirksam für die Leberzelle gefunden
(BURDETTE, 1972).

YOSHIDA hat 1932 mit o-Aminoazotoluol, einem der vielen später als
gefährlich erkannten Azo-Farbstoffe, als erster bei Ratten Lebertumoren erzeugt. Diese durch Azo-Verbindungen hervorgerufenen Hepatome
haben sich sowohl im anatomischen als auch im biologischen Sinne als
maligne Neoplasien erwiesen. Später wurden auch einige aromatische
Amine als karzinogen erkannt. Die pathogenetische Wirksamkeit dieser
Faktoren wurde durch den Ernährungszustand der Versuchstiere, aber
auch durch eine Reihe anderer Substanzen (Vitamine, Hormone, chemische Verbindungen u.a.) verstärkt, abgeschwächt oder verhindert.

Die verhältnismäßig großen Mengen der zur Auslösung der Tumoren notwendigen Substanzen sowie die Tatsache, daß die Neoplasmen auch weit
entfernt von der Stelle der Applikation auftreten, haben zu der später
experimentell bestätigten Auffassung geführt, daß Stoffwechselderivate
dieser Substanzgruppen die eigentlichen direkten aktiven Karzinogene
in den betreffenden Geweben darstellen.

Im Gegensatz zu den Azo-Farbstoffen und den aromatischen Aminen sind
die polyzyklischen aromatischen Kohlenstoffe auch in kleinsten Dosen
karzinogen. Da deren Abbauprodukte weniger wirksam sind als die Mutter-
substanzen, wird angenommen, daß letztere keiner Aktivierung bedürfen.

Diese und viele andere chemische Kanzerogene (z.B. CCl_4, Thiocetamid
u.a.) finden in den Industrieländern in verschiedenster Form Verwendung, zum Teil sogar als Konservierungsmittel etc. Die Seltenheit
primärer Leberzellkarzinome in diesen Ländern weist jedoch darauf hin,
daß diese chemischen Verbindungen wahrscheinlich von sehr geringer
Wirksamkeit sind. Dafür spricht auch die Beobachtung, daß die Zahl der
Hepatome nicht zurückgegangen ist, nachdem Buttergelb als potentielles
Karzinogen identifiziert und nicht mehr verwendet wurde.

Wesentlich größere Bedeutung dürften die in der Natur vorkommenden
Karzinogene haben (PITOT, 1970; SCHOENTAL, 1959). Zu den bekanntesten
und bestuntersuchten gehören die Aflatoxine B_1 und G_1, die aus dem
Schimmelpilz Aspergillus flavus isoliert, kristallinisch dargestellt
und strukturell aufgeklärt werden konnten. Es handelt sich um Difura-
nocumarine, die möglicherweise als alkylierende Substanzen stark karzinogen wirken.

Die Entdeckung, daß zahlreiche Nahrungsmittel (Erdnüsse, Sojabohnen,
Mais, Hülsenfrüchte, Getreide, gesalzene Fische, Muscheln etc.) durch
Mikroorganismen (darunter auch Schimmelpilze, die Aflotoxine enthalten)
verunreinigt sind, hat zu Überlegungen über die Gefährlichkeit solcher
Nahrungsmittel geführt.

Einerseits produzieren Länder mit auffallender Häufigkeit von Hepatomen große Mengen von Erdnüssen, so daß eine geographische Überlappung

der Regionen gegeben wäre. Andererseits war es nicht möglich, bei Primaten durch Verfütterung von Aflotoxinen Leberzellkarzinome zu erzeugen, die histologischen Bilder entsprachen vielmehr der toxischen Hepatitis beim Menschen. Es ist jedoch denkbar, daß die Einnahme kleiner Aflotoxinmengen über lange Zeiten oder in Kombination mit anderen Faktoren auch beim Menschen zur Entstehung von Hepatomen führt. Epidemiologische Untersuchungen der letzten Jahre in Ostafrika könnten diese Hypothese stützen (ALPERT et al., 1969).

Neben den Aflotoxinen wurde noch eine Reihe weiterer in der Natur vorkommender Karzinogene nachgewiesen:

- in anderen Schimmelpilzen und in Bakterien (Äthionin aus manchen Stämmen der Escherichia coli und anderer häufiger Keime),

- in den Nüssen eines Palmfarns (Cycasin der Cycas circinalis L.), die besonders in Hungerzeiten gegessen werden,

- in Pflanzenextrakten, die durch Jahrhunderte als Heilmittel verwendet wurden (Pyrrolizidin-Alkaloide aus Heliotropium, Crotalaria und Senecio; BURDETTE, 1965).

Eine besondere Stellung als potentielle Karzinogene für den Menschen nehmen Nitrosamine ein, die im endoplasmatischen Retikulum der Leber (und vielleicht in anderen Geweben) aktiviert werden und mit Proteinen, RNS und DNS reagieren.

In Form des Dimethylnitrosamins werden sie als Lösungsmittel in der Industrie verwendet, größere Bedeutung kommt ihnen jedoch zu, weil sie leicht aus Nitriten und sekundären Aminen im Gastrointestinaltrakt selbst entstehen können. Die gleichzeitige Verfütterung von Nitriten und sekundären Aminen induziert maligne Tumoren bei Ratten (SANDER u. BURKLE, 1969). Nitrite (und Nitrate) sind häufige Additive bei konservierten Lebensmitteln, sekundäre Amine sind in der Natur urbiquitär zu finden. Allerdings ist die klinische Bedeutung der Nitrosamine für den Menschen noch völlig unbekannt.

Die Wechselwirkung zwischen den Karzinogenen und der Leber

Die Untersuchungen der letzten Jahre haben gezeigt, daß Karzinogene entweder direkt oder erst nach Aktivierung wirksam werden können (PITOT, 197o). Die eigentlich wirksamen Substrate sind elektrisch stark positiv geladene Moleküle, sei es primär, sei es nach enzymatischer Umwandlung der Vorstufen in die direkt wirksamen Karzinogene mit Hilfe der mikrosomalen Oxydasesysteme der Leber. Diese positiv geladenen Karzinogene haben eine große Affinität für Gruppen mit hoher Elektronendichte, zu denen nicht nur Eiweiß und Sulfhydryl-Verbindungen, sondern auch DNS, RNS und manche Polysaccharide zählen. Es scheint, daß letztlich alle elektro-negativen, d.h. nukleophilen Gruppen in gewissem Ausmaß mit zumindest einigen der Karzinogene reagieren können.

Aus der heute schon detaillierteren Kenntnis des Mechanismus der Karzinogenität einzelner Substanzen lassen sich einige experimentelle Beobachtungen erklären wie z.B. die Aufhebung der Wirkung von Azo-Farbstoffen durch 3-Methylcholanthren. Möglicherweise beruht dieser Effekt auf einer Enzyminduktion. Dies würde bedeuten, daß die Umwandlung eines Karzinogens in seine aktive Form unterbrochen und damit die Karzinogenese selbst aufgehoben werden kann. Weitere Versuche haben gezeigt, daß die Enzyminduktion (z.B. durch Phenobarbital) sowohl eine hemmende als auch eine fördernde Wirkung auf die Karzinogenese - je nach Zeitpunkt der Applikation und Art des Karzinogens -

haben kann. Jedenfalls ist dieses Problem noch weit entfernt von seiner definitiven Lösung.

Die Reaktion der Leberzellen auf das direkte Karzinogen

Trotz gewisser Kenntnisse über das molekulare Wechselspiel zwischen Karzinogenen und Zellbestandteilen ist mit einer Ausnahme wenig über die zelluläre Reaktion bekannt (FARBER, 1972): Es ist dies die knötchenförmige Proliferation der neuen Zellpopulation. Sowohl beim Versuchstier als auch beim Menschen scheint die knotige Hyperplasie Vorläufer für die Entwicklung eines Hepatoms zu sein.

Einige dieser Knötchen bilden sich zurück, manchmal erst viele Wochen nach Absetzen des exogenen Karzinogens. Sie sind nicht transplantabel und zeigen auch sonst keine histologischen Kriterien für ein Hepatom. Sie unterscheiden sich lediglich durch die größere Wachstumsfreudigkeit gegenüber den umgebenden, nicht knötchenförmig angeordneten Leberzellen.

Beachtenswert erscheint, daß eine durch unspezifische Maßnahmen (z.B. partielle Hepatektomie) in Gang gesetzte Regeneration bei gleichzeitiger Applikation schwacher, kaum wirksamer Karzinogene zu einer malignen Degeneration führt; auch hier werden zuerst hyperplastische Knötchen vor dem Auftreten der Malignität nachgewiesen.

In diesem Zusammenhang muß auf die Beziehung zwischen *Leberzirrhose und Karzinom* hingewiesen werden (BURDETTE, 1965). In Regionen mit geringer Zahl von Hepatomen findet man, daß zwischen 1o - 2o% aller zirrhotischen Lebern neoplastische Veränderungen zeigen. In Gebieten mit hohem Befall kommt es in 6o - 7o% der zirrhotischen Lebern schon in jüngeren Jahren zu einer neoplastischen Umwandlung (HIGGINSON, 197o). Dies bedeutet, daß in Afrika südlich der Sahara ein höherer Anteil der zirrhotischen Lebern eine maligne Degeneration erfährt, als dies in den Industrieländern der Fall ist. Die Korrelation zwischen der Zahl der Todesfälle an Leberzirrhose und der Häufigkeit von primären Leberzellkarzinomen in verschiedenen Ländern hat keinerlei Gesetzmäßigkeit erkennen lassen (WHO, 1963; STEINER, 1964).

Es scheint somit, daß die Beziehung zwischen Leberzirrhose und Leberzellkarzinom keine kausale ist, sondern daß beide eine verschiedene Manifestation desselben Reizes darstellen, wie dies auch in einigen experimentellen Untersuchungen über die Hepatokarzinogenese nachgewiesen werden konnte (STEINER, 196o).

Einige Eigenschaften des neoplastischen Hepatozyten

Vom pathogenetischen Standpunkt aus dürften folgende Merkmale zwischen normalen und neoplastischen Leberzellen am konstantesten und wichtigsten sein:

- Störungen des Isoenzym-Musters sind das derzeit typischste Charakteristikum der Leberzellkarzinome. Je geringer die Differenzierung des Malignoms, umso stärker gleicht das Enzymmuster jenem der fetalen Leber oder des Muskels. Eine Störung in der Übermittlung der genetischen Information scheint eine der wesentlichen Eigenschaften der Neoplasmen zu sein.

- Die ungewöhnliche Produktion von gewissen Hormonen ist in Einzelfällen auch für das hepatozelluläre Karzinom nachgewiesen worden. Eine Gruppe dieser Hormone übt insulinähnliche physiologische Aktivitäten aus, unterscheidet sich aber immunologisch deutlich vom Insulin. Andere Hepatome sind durch eine vermehrte Erythrozytenzahl und eine erythrozytäre Hyperplasie des Knochenmarks bemerkenswert, so daß man als vorläufige Hypothese eine Produktion von Erythropoetin-ähnlichen Substanzen durch die Leberzellen annehmen könnte.

- Die wichtigste (auch klinisch bedeutsame) Entdeckung der letzten Jahre betrifft die Tatsache, daß gewisse Neoplasmen, insbesondere Leberzellkarzinome, mit der Produktion von Proteinen einhergehen, die für die fetale Entwicklung charakteristisch sind und wenige Wochen nach der Geburt aus dem Blut verschwinden (TATARINOV, 1964). Im allgemeinen läßt sich ein signifikant hoher Spiegel von AFP (α-Foetoprotein) bei mehr als 60% der Patienten mit hepatozellulären Karzinomen nachweisen. Falsch positive Resultate findet man gelegentlich in der Schwangerschaft, bei Metastasenlebern und bei regenerativen Prozessen der Leber, der Prozentsatz falsch negativer Resultate hängt bis zu einem gewissen Grad von der angewandten Technik ab (ABELEV, 1963; GOLD u. FREEDMAN, 1965; SMITH u. O'NEILL, 1971).

Die Diagnose von Hepatomen

Die relative Seltenheit der primären hepatozellulären Karzinome in Europa hat zur praktischen Folge, daß die Diagnose intra vitam relativ selten gestellt wird, am häufigsten noch in jenen Fällen, bei denen eine bereits bekannte Leberzirrhose in ihrem Verlauf eine überraschende und unerklärliche Verschlechterung zeigt.

Von LEHMANN (1973) und KEW et al. (1971) sowie IHDE et al. (1973) wurden 1973 Zusammenstellungen der diagnostischen Möglichkeiten und der Wertigkeit einzelner Symptome und Untersuchungsmethoden publiziert, die sich zum Teil auf große eigene Erfahrung sowie auf weitere klinische Arbeiten der letzten Jahre stützen. Diesen Arbeiten sind auch die nachfolgenden Tabellen entnommen.

Tabelle 1. Diagnostik des primären Leberzellkarzinoms: 1. Subjektive Symptome bei der Klinikaufnahme

Schmerz im Oberbauch	76%
Gewichtsabnahme	6o%
Gelbsucht	3o%
Obstipation	29%
Appetitlosigkeit	28%
Kachexie	28%
Müdigkeit, Abgeschlagenheit	21%
Erbrechen, Nausea	18%
Durchfälle	13%
Juckreiz	8%

Die in Tabelle 1 aufgezählten Symptome sind an sich sehr unspezifisch und könnten - selbst wenn sie vollzählig vorhanden wären - nicht zu einer Diagnose führen, ebenso wenig wie dies die klinischen Untersuchungsbefunde können. Wie aus Tabelle 2 ersehen werden kann, ist wohl die Hepatomegalie ein führendes Symptom, doch keineswege beweisend, wie denn auch alle übrigen klinischen Zeichen häufig bei anderen Lebererkrankungen gefunden werden können.

Tabelle 2. Diagnostik des primären Leberzellkarzinoms: 2. Klinische Untersuchungsbefunde

Hepatomegalie		92%
palpabler Tumor	29%	
plötzliche Lebervergrößerung	24%	
Leberhautzeichen u.a. Symptome von chronischen Leberleiden		51%
Ikterus		45%
Aszites		44%
blutiger Aszites	17%	
Hämoperitoneum	13%	
hohes Gesamteiweiß (> 3 g-%)	13%	
Muskelschwäche		41%
Splenomegalie		28%
Fieberschübe		2o%
Deutlicher Kollateralkreislauf		17%
Arterielles Geräusch		16%
Erythrozytose		1o%
Hypoglykämien		4%
Perihepatitisches Reibegeräusch		3%
Akutes Abdomen		3%

Neben der abrupten subjektiven Verschlechterung mit unerklärlichem rapidem Gewichtsverlust und Muskelschwund sind ein schnell auftretender therapieresistenter Aszites und eine Verschiebung der Elektrophorese (zugunsten der α_1- und α_2-Globuline, eventuell bei ursprünglich hohen Globulinen) besonders auf das Auftreten eines primären Leberzellkarzinoms bei einem Zirrhotiker verdächtig.

Für die Diagnose des primären Hepatoms ist jedoch das fast spezifische karzino-embryonale Tumorantigen, das α_1-Foetoprotein, von größter Bedeutung. Es kann im Serum durch verschiedene Methoden nachgewiesen werden: Mikro- und Makro-Ouchterlony-Technik, Überwanderungselektrophorese, Latex-Agglutination und passive Hämagglutination sowie mit Hilfe des Radioimmunoassays. Die übrigen in Tabelle 3 angeführten Laborbefunde sind zu unspezifisch, als daß sie diese Diagnose durch ihr Vorhandensein beweisen könnten.

Sowohl bei positivem als auch bei negativem α_1-Foetoprotein-Nachweis wird man bei entsprechendem klinischem Verdacht weitere Untersuchungen durchführen, die teilweise in Tabelle 4 angeführt sind. Die Ergebnisse

Tabelle 3. Diagnostik des primären Leberzellkarzinoms: 3. Laborbefunde

Alkalische Phosphatase		87%
bei normalem Bilirubin	32%	
Bromsulphalein-Test		82%
GOT ↑		82%
α_1-Foetoprotein		
Überwanderungselektrophorese		8o%
Doppeldiffusion		6o%
GPT ↑		79%
γ-Globulin ↑		78%
Anämie (Hb, Ery, Hämatrokrit ↓)		77%
Bilirubin ↑		59%
Albumin ↓		57%
Cholesterin ↑		31%
Gesamt-Eiweiß ↓		29%
Leukozytose		28%

Tabelle 4. Diagnostik des primären Leberzellkarzinoms: 4. Ergebnisse
von Spezialuntersuchungen

1. Röntgenuntersuchungen

Angiographie (pathol. Gefäßbild)	9o%
Oesophagusvarizen	87%
Splenoportographie	66%
Lungenmetastasen	14%

2. Histologie

Leberblindpunktion	67%
Tumorzellen im Aszites	3o%

3. Inspektion

Laparoskopie	41%
Laparotomie (ohne Probeexzision)	58%
Laparotomie mit Probeexzision	83%

4. Nuklearmedizinische Untersuchungen

Leberszintigramm (Speicherdefekt)	88%

Tabelle 5. "Computer-Diagnose" mit Hilfe der von KEW et al. (1971) sowie von LEHMANN (1973) angeführten charakteristischen Symptome primärer Leberkarzinome; nach LEHMANN (1973) strengste differentialdiagnostische Einengung (auf 5% offener Diagnosen)

	Nur Beschwerden		zusätzlich Status		zusätzlich Laboruntersuchung	
	nach KEW et al.	nach LEHMANN	nach KEW et al.	nach LEHMANN	nach KEW et al.	nach LEHMANN
Offene Diagnosen	52%	19%	17%	5%	17%	<u>5%</u>
Ausgeschlossene Diagnosen	0%	1,2%	5%	5%	5%	1o%
Bewiesene (Zusatz-) Diagnosen	0%	0%	1,2%	1,2%	1,2%	1,2%
Nicht (durch Computerlogik) beweisbare Diagnosen	2,5%	2,5%	1,2%	1,2%	1,2%	1,2%

dieser Zusatzuntersuchungen, wie sie in der Tabelle angeführt sind,
stimmen im wesentlichen mit unseren Erfahrungen überein, soweit man
überhaupt bei der geringen Zahl der von uns in den letzten vier Jahren
histologisch verifizierten Fälle (GOLD u. FREEDMAN, 1965) von einem
Vergleich sprechen kann. Lediglich bezüglich des Tumorzellennachweises
im Aszites sind unsere Erfahrungen pessimistischer.

Als Gedankenexperiment wurden die von KEW et al. (1971) sowie von
LEHMANN (1973) angeführten charakteristischen Symptome primärer Leberkarzinome stufenweise einem Computer zur Lösung der differentialdiagnostischen Probleme eingegeben (s. Tabelle 5). Die erste Stufe war der
Versuch einer Diagnose nur auf Grund der Beschwerden, die zweite Stufe
hat zusätzlich die klinischen Zeichen enthalten, bei der dritten Stufe
wurden dann auch Laborergebnisse hinzugefügt. Unter optimalen Bedingungen, wenn also alle Krankheitszeichen im konkreten Fall vorhanden
wären, war die richtige Diagnose (primäres Leberkarzinom) am besten
nach den Vorschlägen von LEHMANN (1973) zu finden, denn sie fand sich
unter 19% ("offene Diagnosen") aller dem Computer bekannten Krankheiten, wenn nur Beschwerden zur Diagnose herangezogen wurden. Die differentialdiagnostischen Möglichkeiten wurden beträchtlich eingeengt
- auf 5% aller Möglichkeiten -, wenn auch der physikalische Status
und zusätzlich die Laboruntersuchungen (ohne AFP) verwendet wurden;
bei positivem α-Foetoprotein wäre die Diagnose auf 1 - 2% der Möglichkeiten eingeengt worden. Es war auch möglich, einen gewissen Prozentsatz von Diagnosen auszuschließen, besonders wenn alle Symptome herangezogen wurden (s. Tabelle 5).

Wir haben dieses Verfahren der computerunterstützten Diagnose auch bei
unseren 14 autoptisch verifizierten Fällen der letzten Zeit angewandt,
wobei die in der ersten Woche nach der klinischen Aufnahme erhobenen
Befunde als Grundlage dienten. Es war möglich, die Diagnose in zwei
Fällen zu stellen, bei acht weiteren Fällen wurden mehrere Möglichkeiten der Malignität vom Computer zur weiteren Differentialdiagnose vorgeschlagen, keinen Hinweis auf malignes Geschehen wurde bei vier Patienten (rund 29% der Autopsien) geliefert. Bei neun der Patienten
hat der Computer noch zusätzliche, nicht maligne Erkrankungen richtig
vorgeschlagen (Tabelle 6).

Tabelle 6. Ergebnisse einer "Computerdiagnose" bei 14 Patienten mit
histologisch verifizierten Malignomen der Leber

Malignome insgesamt	14	(100%)
davon		
bewiesen	2	(rd. 14%)
Hinweise (mehrere Möglichkeiten)	8	(rd. 57%)
keine Hinweise durch Computer	4	(rd. 29%)
Zusätzliche Diagnosen (nicht maligne)	9	(rd. 64%)

Therapie des Hepatoms

Der therapeutische Pessimismus ist heute nur mehr teilweise gerechtfertigt, da die modernen konservativen und chirurgischen Möglichkeiten
manchmal zu einer deutlichen Verbesserung der Situation führen können.
Zweifellos bietet in Fällen ohne nachweisbare Metastasen die chirurgische Intervention die größten Chancen, aber auch die konservative
Therapie kann die restliche Zeit des Lebens bei inoperablen Fällen
etwas erträglicher gestalten helfen. Für die primären malignen Lebertumoren kommen folgende Behandlungsmaßnahmen in Betracht (STUCKE, 1973):

A. Chirurgische Therapie

1. Palliative Operationen zur Behebung einer Cholestase.
2. Ligatur der Arteria hepatica.
3. Ligatur der Vena portae.
4. Resektion bzw. partielle Hepatektomie.
5. Totale Hepatektomie und Lebertransplantation.

Die Entscheidung, welcher Eingriff durchgeführt werden soll, obliegt
zweifellos dem Chirurgen. In der Regel sind Hepatome beim gleichzei-
tigen Vorliegen einer Zirrhose inoperabel, eventuell kann dann eine
Ligatur der Arteria hepatica versucht werden.

Bei Karzinomen, die keine Begleitzirrhose aufweisen, dürfte eine Operabilität bei 6o oder 7o% der Fälle gegeben sein. Die primäre Letalität liegt in der Größenordnung von 1o%. Die 5-Jahres-Überlebensquote
kann bis zu 2o% betragen, in einzelnen Fällen konnte eine Überlebenszeit von 8 - 1o Jahren erreicht werden (STUCKE, 1969).

B. Radiotherapie

1. Klassische Bestrahlung.
2. "Innere" Bestrahlung mit intraarteriell applizierten radioaktiven
Isotopen.

Die klassische Radiotherapie primärer Leberzellkarzinome wird zweifellos von der konkreten Situation abhängen. In Einzelfällen ist mit
einer zumindest subjektiven Besserung zu rechnen.

Die "innere" Bestrahlung mit Mikrosphären aus Yttrium 9o als Einzel-
oder Dauertherapie wurde bisher in nicht zu großer Zahl durchgeführt.
Es kam jedoch zu subjektiven als auch (in geringerem Ausmaße) zu
objektiven Besserungen, so daß die weitere Verfolgung dieses Weges
gerechtfertigt erscheint (ARIEL, 197o).

C. Chemotherapie

Diese kann auf konventionellem Wege intravenös oder peroral durchgeführt werden, man kann allerdings auch versuchen, mit Hilfe der Sel-
dinger-Technik Zytostatika in die Arteria hepatica zu instillieren.
Verwendet werden Amethopterin, 5-Fluoruracil und andere Chemotherapeutika. Auch hier konnten - eher vereinzelt - subjektive und bescheidene objektive Remissionen für eine beschränkte Zeit erzielt werden.

<u>Maligne Tumoren der Gallenblase und der Gallenwege</u>

<u>Karzinogenese</u>

Intrahepatische Cholangiokarzinome

Das primäre Cholangiokarzinom der Leber, von den intrahepatischen
Gallengängen ausgehend und gelegentlich mit einem hepatozellulären
Element kombiniert, wurde in überdurchschnittlicher Häufigkeit in
Südostasien, besonders im südlichen China, beobachtet. Untersuchungen
aus Hongkong und Singapur deuten auf einen offenkundig engen Zusammenhang mit dem chinesischen Leberegel Clonorchis sinensis (der in den
kleinen intrahepatischen Gallenwegen vorzufinden ist) und diesem Le-
bertumor. Proliferativ-metaplastische Veränderungen (Adenome) gehen
der Umwandlung in ein cholangiozelluläres Karzinom voraus, welches
in 15% der erkrankten Fälle auftritt. Über das eigentliche wirksame
Karzinogen ist bis heute noch nichts bekannt. Ähnliche Formen von
Cholangiokarzinomen wurden auch in Thailand beschrieben. Hier dürfte
eine Infektion mit dem Katzenleberegel, Opisthorchis viverrini, für
die Entstehung der Cholangiome eine der Voraussetzungen sein (HIGGIN-
SON, 197o).

Gallenblasenkarzinome

Karzinome der ableitenden Gallenwege wurden viel früher als die primären Geschwülste der Leber erkannt und differenziert: MAXIMILIAN
STOLL hat 1777 als erster ein Gallenblasenkarzinom beschrieben, FARDEL
184o ein Choledochuskarzinom und SCHÜPPEL 1878 ein Hepatikus-Karzinom.

Dennoch und trotz des wesentlich häufigeren Vorkommens dieser Malignome
sind Probleme der Karzinogenese dieses Organsystems weniger untersucht
worden als jene des primären Leberzellkarzinoms. Auf Grund der Häufigkeit der Cholelithiasis beim Karzinom der extrahepatischen Gallenwege
(zwischen 94,5 und 44,5%) kann im Sinne VIRCHOWs in der begleitenden
Cholezystitis ein Schrittmacher gesehen werden.

Auf diesen möglicherweise kausalen Zusammenhang zwischen Gallenstein-
leiden und Gallenblasenkrebs hat bereits 1861 FRERICHS hingewiesen.

Die im letzten Jahrzehnt gewonnenen Erkenntnisse über die wesentliche
Bedeutung der Gallensäuren für die Pathophysiologie des Menschen hat
auch die Aufmerksamkeit auf die Möglichkeit gelenkt, daß deren Meta-
boliten eine Rolle bei der Karzinogenese der Gallenwegsmalignome
spielen könnten. Hier kommt besonders das 3-Methyl-cholanthren in
Betracht, dessen chemische Verwandtschaft mit den Gallensäuren sehr
eng ist und dessen Kanzerogenität sich über die klassischen Versuche
von KENNAWAY u. COOK (193o) sowie YAMAGIVA u. ICHIKAWA (1918) bis auf
die Beobachtungen von POTT 1775 zurückverfolgen läßt. Eindeutige Beweise - etwa experimenteller Natur - sind jedoch noch nicht erbracht
worden.

<u>Diagnose</u>

a) Die Erkennung der intrahepatischen Cholangiokarzinome intra vitam
stößt auf ähnliche Schwierigkeiten wie jene der Hepatome.

b) Der Anteil bösartiger Geschwülste der ableitenden Gallenwege und
der Gallenblase an der Gesamtzahl der Karzinome liegt in der Größen-

ordnung zwischen 2,6 und 7%, sie finden sich etwa bei o,5% aller Autopsien. Bei Operationen an den extrahepatischen Gallenwegen werden
zwischen 1 - 4% Karzinome dieser Region gefunden. Im großen Schnitt
wird die Diagnose intra vitam bei 8o% der Patienten gestellt, die
restlichen 2o% werden erstmals bei Autopsien entdeckt. Präoperativ
wird die Diagnose in nicht einmal 1o% der Fälle gestellt, da die Entstehung und das Wachstum der Karzinome der Gallenblase meistens in
einer klinisch stummen Zone erfolgt. Im Gegensatz dazu führen Karzinome der ableitenden Gallenwege wesentlich früher zu Beschwerden, die
dann in der Regel eine chirurgische Intervention und Diagnose zur Folge haben. Eine Sonderstellung nehmen die Karzinome der Papilla Vateri
ein, obwohl sie durch ihre besondere Lokalisation relativ frühzeitig
in klinische Erscheinung treten: Die Ursache liegt in der großen Neigung zur Metastasierung dieser Geschwülste, so daß die Mehrzahl erstmals am Autopsie- und nicht am Operationstisch diagnostiziert wird
(EDMONDSON, 1967; GRÖZINGER u. KRUMHAAR, 1965).

Das klassische klinische Symptom für einen malignen Tumor dieser Re-
gion ist ein allmählich zunehmender, ausnahmsweise anfangs in seiner
Intensität schwankender, doch letzten Endes ausgeprägter stabiler
Ikterus, der sich ohne Schmerzen entwickelt. Häufig, bei fast der
Hälfte der Patienten, kann man allerdings in der Vorgeschichte die
Symptome einer "Cholezystopathie" erheben, oft mit echten Steinkoliken;
ausnahmsweise entwickelt sich der Ikterus unter dem Bilde einer akuten
Cholezystitis. Im übrigen setzen sich die klinischen Symptome aus all-
gemeinen Krankheitszeichen, wie sie malignen Prozessen zukommen, und
auch unspezifischen Erscheinungen vonseiten der Gallenwege und der
Gallenblase zusammen.

Von den Allgemeinerscheinungen sind Müdigkeit bis zur Asthenie, Gewichtsverlust bis zur hochgradigen Abmagerung, subfebrile Temperaturen
bis zu septischen Temperaturen und ein therapieresistenter Aszites zu
erwähnen.

Lokal läßt sich in etwa der Hälfte der Fälle eine vergrößerte Gallenblase tasten, Schmerzen sind ein eher inkonstantes Krankheitszeichen:
Auf Druck häufig auslösbar, als Spontanschmerz ebenfalls vorkommend,
jedoch ohne Kolikcharakter. Echte krampfartige Schmerzen werden eher
in der oft weit zurückreichenden Anamnese gefunden, sie gehen auf das
sehr häufig begleitende Steinleiden zurück. Der Wandel des Schmerz-
charakters - von Koliken zu Dauerbeschwerden - könnte als möglicher
Hinweis für eine maligne Entartung gewertet werden, wenn auch andere
Krankheitszeichen dafür sprechen.

Im übrigen stellen sich wie bei sonstigen Gallenleiden Übelkeit, Erbrechen, Appetitlosigkeit, Verdauungsinsuffizienz ein. Der Verschluß
der Gallenwege führt, wenn er auftritt, auch frühzeitig zu Juckreiz.

Von den Laborbefunden ist an erster Stelle die Bestimmung der alkalischen Phosphatase als Routinemethode zu erwähnen, wobei allerdings zu
bedenken ist, daß es sich hierbei um ein Gemisch verschiedener Iso-
enzyme handelt, von denen zwei jeweils der Leber und den Gallenwegen
zuzuordnen sind. So kommt es bei intra- oder extrahepatischer Cholestase zu einem langsamen Anstieg der Aktivität der alkalischen Phosphatase, die keine strenge Korrelation zur Erhöhung des Serumbilirubins
zeigt. Dieser Anstieg beruht auf dem Auftreten eines Isoenzyms, welches elektrophoretisch in der α-Globulinfraktion lokalisiert werden
kann und dem Isoenzym der Gallenphosphatase (und nicht jenem der
Leberphosphatase) entspricht. Es wird in den Gallengangsepithelien
gebildet und in der Regel in die Galle abgegeben, bei Störungen des
Gallenflusses jedoch tritt es in den vasalen Raum über. Die anhaltend

hohen Aktivitäten dieser Phosphatase im Serum bei Cholestase trotz
Versiegens der Gallenproduktion ist ein Hinweis auf eine reaktiv vermehrte Synthese dieses Enzyms.

Die Leucinaminopeptidase (LAP) ist in der Leber, besonders in den
Gallengangsepithelien, nachzuweisen und zeigt ein ähnliches Verhalten
wie die alkalische Phosphatase: Geringer Anstieg bei Parenchymzell-
schäden, ausgeprägter bei Cholestase. Auch hier läßt sich eine Änderung des Isoenzymmusters im Serum nachweisen.

Für klinische Zwecke hat sich bei uns die γ-Glutamyltranspeptidase
(Gamma-GT) bei der Diagnose einer Cholestase nicht so ideal bewährt,
wie dies ursprünglich angenommen wurde. Dies liegt in der Tatsache
begründet, daß dieses Enzym sowohl im Zytoplasma der Parenchymzellen
als auch in jenem der Gallengangsepithelien nachweisbar ist und daß
es sich daneben auch in der Niere und im Pankreas findet. Bei Leber-
und Gallenerkrankungen dürften somit akute Zellschädigungen, repara-
tive Prozesse und Gallenstauungen zum Anstieg der Enzymspiegel führen.

Die Röntgenuntersuchung der anatomischen Situation im Verdachtsfalle
einer Neoplasie in diesem Organsystem gehört selbstverständlich zu
den Standarduntersuchungen, wenngleich mit den klassischen Methoden
nur ausnahmsweise grundsätzliche oder lokalisatorische Erkenntnisse
gewonnen werden können.

Zusätzliche Möglichkeiten eröffnet die hypotone Duodenographie, die
leicht und gefahrlos durchgeführt werden kann, so daß deren Indikation
in jedem Fall gegeben ist. Etwas umstrittener ist die perkutane transhepatische Cholangiographie, die zur Lokalisation eines extrahepatischen Gallenwegsverschlusses herangezogen werden kann. Die Ergebnisse
sind erstaunlich gut (Abb. 1), das Risiko des Eingriffes ist - im
Verhältnis zur Bedeutung des vermuteten Leidens - relativ gering
(BURDETTE, 197o). Trotzdem wird die Indikation zu diesem diagnostischen Eingriff nur dann zu stellen sein, wenn ein entsprechendes ge-
schultes Team zur Verfügung steht und ein chirurgisches Eingreifen
im Notfall gesichert ist.

Eine sehr breite Indikation hat auch die Ultraschall-Diagnostik, da
sie ohne Gefahr oder Belästigung des Patienten wiederholte Male durchgeführt werden kann (Abb. 2). In einem nicht so geringen Prozentsatz
der Fälle kann diese Methode ergänzende Hinweise bringen (KRATOCHWIL,
1973).

Gelegentlich hilft die Laparoskopie, die Situation abzuklären, besonders wenn bei schlaffer Gallenblase die Leber die Zeichen einer Cholestase bietet; gelegentlich kann man auch das Überwachsen des Karzinoms
von der Gallenblase auf das Leberparenchym sehen.

Bei gestauter Gallenblase besteht die Möglichkeit, eine laparoskopische transzystische Cholangiographie durchzuführen, d.h. die Galle
abzusaugen und die Gallenblase mit Röntgenkontrastmittel zu füllen;
es gelingt dann in manchen Fällen, den Sitz der Obstruktion zu lokalisieren.

Die Beobachtung der Ausscheidung von radioaktiv markiertem Bengalrot
oder Bromthalein erlaubt auch die Beurteilung der Exkretion der Test-
substanz aus der Leber bei Fällen, bei denen die üblichen Röntgenkontrastmittel nicht mehr ausreichend konzentriert werden. Gelegentlich
kann man dann zwischen intra- und extrahepatischen Exkretions- und
Abflußstörungen unterscheiden.

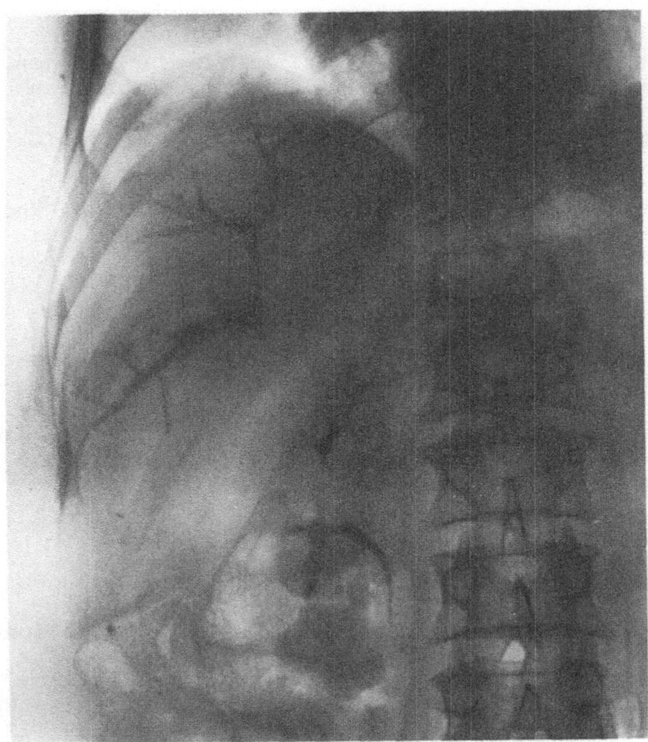

Abb. 1. *Perkutane transhepatische Cholangiographie:* Das Bild aus der Spätphase der Darstellung zeigt die Abflußbehinderung des Kontrastmittels
durch einen Tumor im Pfortaderbereich, der von einem Gallenblasenkarzinom ausgegangen ist

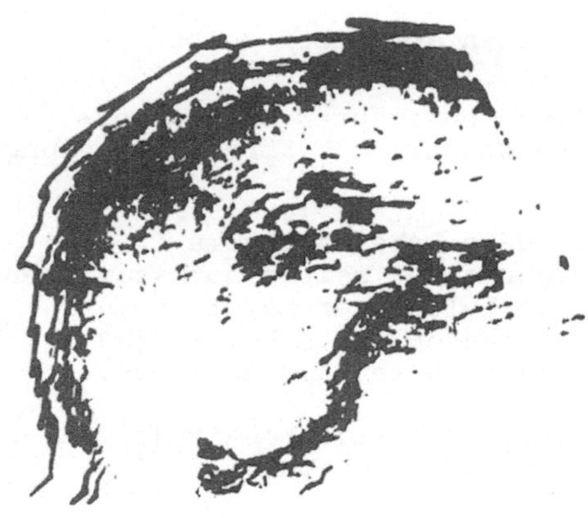

Abb. 2. *Ultraschall-Diagnostik:* Das Bild zeigt einen Querschnitt der Leber
mit einer zentralen unregelmäßigen Tumorstruktur, die zunächst als
Lebermetastase angesprochen wurde, die sich aber bei der Operation als
Choledochuskarzinom erwies

Therapie

a) Die Behandlung intrahepatischer Cholangiokarzinome entspricht jener
der primären Leberzellkarzinome, d.h. Heilung oder Verlängerung des
Lebens ist nur dann zu erhoffen, wenn die Diagnose so frühzeitig gestellt wurde, daß ein radikaler chirurgischer Eingriff durchgeführt
werden kann.

b) Dieselbe Aussage läßt sich bezüglich des Gallenblasenkarzinoms und
der Karzinome der galleableitenden Wege sagen. Aussicht auf Heilung
haben lediglich jene Fälle, bei denen ein chirurgischer Eingriff rechtzeitig durchgeführt werden kann, die konservative Therapie ist völlig
aussichtslos.

Die ersten, wenn auch palliativen Eingriffe bei Gallenblasenkarzinomen
gehen auf BAUDION (1896) und W.J. MAYO (1903) zurück. Palliative Operationen sind heute noch die häufigste therapeutische Maßnahme, wobei
es meistens darum geht, neue Abflußwege für die Galle zu schaffen. Die
Radikaloperation gehört eher zur Ausnahme, es genügt dann nicht bloß
die Cholezystektomie, sondern eine rechtzeitige Hepatektomie, eventuell in Verbindung mit einer Skelettierung des Omentum minus ist anzustreben (BENGMARK, 1968).

Da nun bei Gallensteinträgern siebzehn mal häufiger als bei Gesunden
ein Gallenblasenkarzinom gefunden wird (BAUER, 1963) und die Cholelithiasis somit eine echte Präkanzerose darstellt, ist die Indikation
zur Cholezystektomie großzügig zu stellen. Dem widerspricht auch die
Tatsache nicht, daß nur 1 - 2,5% aller Steinträger an einem Karzinom
erkranken; immerhin muß bei fast 10% der über 65 Jahre alten Patienten
mit Gallenwegserkrankungen ein maligner Tumor erwartet werden (GRÖZIN-
GER u. KRUMHAAR, 1965).

Metastasen der Leber

Grundsätzlich können Metastasen

a) aus der Leber, von bösartigen Geschwülsten der Leber selbst her-
rührend, unterschieden werden von

b) Metastasen in die Leber, die aus Malignomen anderer Organe entspringen; zweifellos kommt letzteren eine wesentlich größere Bedeutung
zu.

a) Im allgemeinen kann man sagen, daß primäre Lebermalignome trotz
ihrer Neigung, in das venöse System einzubrechen, selten metastasieren.
Die Ursache mag darin liegen, daß die Krankheitsdauer meist zu kurz
ist, um klinisch manifeste Metastasen zuzulassen. Es scheint, daß
Cholangiokarzinome etwas rascher zur Aussaat führen als Hepatome.

Hepatozelluläre Metastasen behalten manchmal die Eigenschaft der Gallenproduktion; dies wurde bereits 1883 von BOCK beobachtet.

Bei Invasion der hepatozellulären Karzinome in die Vena portae kommt
es zur Metastasierung in die Leber selbst, bei Übergreifen in die
Äste der Vena hepatica oder in die Vena cava finden sich dann sehr
häufig Lungen- und Knochenmetastasen. Cholangiokarzinome breiten sich
sehr häufig auf dem Lymphweg aus.

b) Metastasen in die Leber sind von wesentlich größerer Bedeutung,
da etwa die Hälfte aller Karzinome von Organen, deren venöses Blut
über die Vena portae abfließt, in der Leber Tochterabsiedlungen setzt.
Dementsprechend wird das Verhältnis der primären zu sekundären Blastomen der Leber auf mindestens 1:2o, wenn nicht sogar auf 1:65 ge-
schätzt.

Der wichtigste Weg für die Streuung maligner Embolien ist die Pfortader, in deren kurzem Hauptstamm (5 - 8 cm) sich das Blut aus der
oberen und unteren Mesenterialvene nicht völlig mischen. So kommt es,
daß Karzinome des Dünndarms und des Colon ascendens häufiger in den
rechten Lappen metastasieren, da das Blut aus diesen Abschnitten über
die Vena mesenterica superior abfließt. Blut aus der Vena mesenterica
inferior (übriges Kolon) und aus der Milzvene (Magen und Pankreas)
strömt im Experiment mehr in den linken Leberlappen, so daß dort häufiger Metastasen aus diesen Organen gefunden werden sollen. Im Einzelfall ist jedoch ein diagnostischer Rückschluß auf den Primärsitz aus
der Lokalisation der Metastasen nicht möglich.

Zweifellos werden auch zahlreiche Metastasen über die Arteria hepatica
in die Leber gesetzt, wenngleich maligne Embolien bisher noch nicht
direkt in deren Verzweigungen nachgewiesen werden konnten. Solche
Metastasen entspringen am häufigsten Bronchialkarzinomen, sie stammen
aber auch aus Metastasen in der Lunge, die von anderen Organen her-
rühren (Mamma, Niere, Hoden etc.).

Die lymphogene Ausbreitung von Metastasen aus anderen Organen ist
selten, am häufigsten noch beim Gallenblasenkarzinom, möglicherweise
auch beim Mamma- und Bronchialkarzinom.

Das direkte Übergreifen von Karzinomen in die Leber kommt bei Befall
der Nachbarorgane (Magen, Kolon, Gallenblase) relativ häufig vor.

Das Wachstum der Metastasen in die Leber ist überaus rasch, die mito-
tische Aktivität kann 5 - 14 mal so groß sein wie die des Primärkarzi-
noms. So führt die Metastasenleber oft früher zum Tode als der Primärtumor, obwohl die funktionellen Reserven dieses Organs überaus groß
sind und die Leberfunktion relativ spät - was die Diagnose erschwert -
gestört wird.

Diagnose

Im allgemeinen gelten die gleichen Richtlinien wie für den Nachweis
primärer Lebermalignome: Neben den allgemeinen Zeichen einer blastomatösen Erkrankung ist die Störung der Leberfunktion sowie die Symptomatik zu analysieren, die sich durch den raumfordernden Prozeß und
seine Auswirkungen auf die Nachbarorgane ergibt. Die Kenntnis der
Existenz eines Primärtumors kann die Diagnose von Lebermetastasen
erleichtern.

Von den Labormethoden ist besonders die Enzymdiagnostik hervorzuheben,
die im Falle von Lebermetastasen etwas aussagekräftiger ist als bei
primären Lebermalignomen, weil hier die Kombination mit vorausgehenden
Leberschädigungen (wie Zirrhose bei Hepatomen) seltener ist.

Von den röntgenologischen Methoden ist die laparoskopische Splenoportographie, die selektive Zöliakographie (LECHNER, 1971), eventuell
die Splenoportographie und die Umbilikographie sowie die transkutane
Hepatographie (DEIMER, 1973) zu nennen. Alle diese Verfahren erbringen

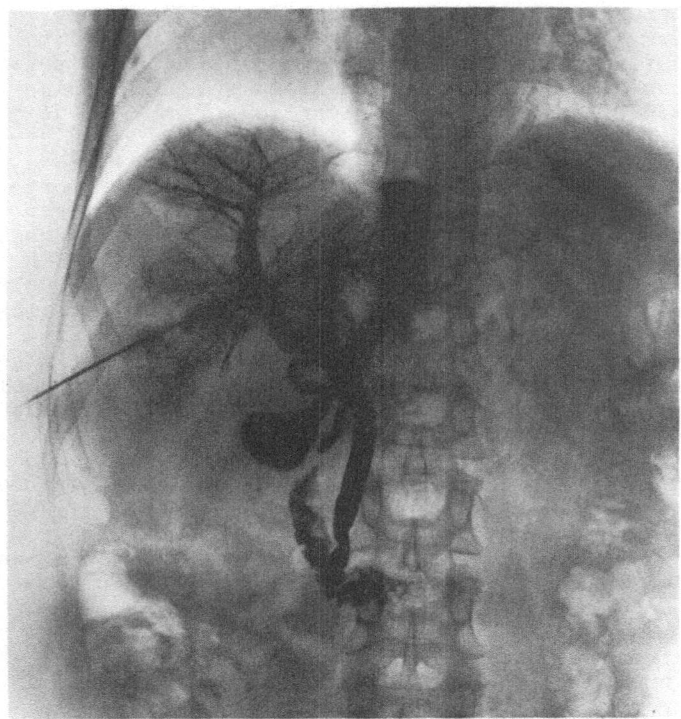

Abb. 3. Perkutane transhepatische *Hepatographie:* In dieser Frühphase
befindet sich die Injektionsnadel noch in situ. Man erkennt die Gallengänge und die Gallenblase, pathologisch ausgeweitete Lymphgefäße
(die sich besonders in der Spätphase noch gut darstellen) und Äste
der Portalvene. Zusätzlich hat sich die Lage der Vena cava inferior
in der Leber mit Kontrastmittel dargestellt (seltene, klinisch bedeu-
tungslose Komplikation)

lediglich in besonders gelagerten Fällen klinisch verbindliche Ergebnisse (Abb. 3).

Die Szintigraphie kann bei der Suche nach Lebermetastasen wertvolle
Hinweise erbringen, obwohl nach unserer Erfahrung die Erfolgsquote
in der Größenordnung von 3o% liegt. Die Ursache liegt darin, daß
Oberflächenherde einen Durchschnitt von mindestens 2 - 3 cm haben
müssen, bevor sie mit zureichender Zuverlässigkeit erkannt werden
können; tieferliegende Herde müssen sogar noch wesentlich größer sein
(Abb. 4).

Eine sehr einfache, ungefährliche und wiederholt bei demselben Patienten durchführbare Methode stellt die Ultraschall-Diagnostik dar, die
allerdings mit Schwierigkeiten der Interpretation verbunden ist
(Abb. 5).

Für den Nachweis von Lebermetastasen ist auch die Laparoskopie sehr
wichtig, die allerdings für den Patienten etwas belastender ist.

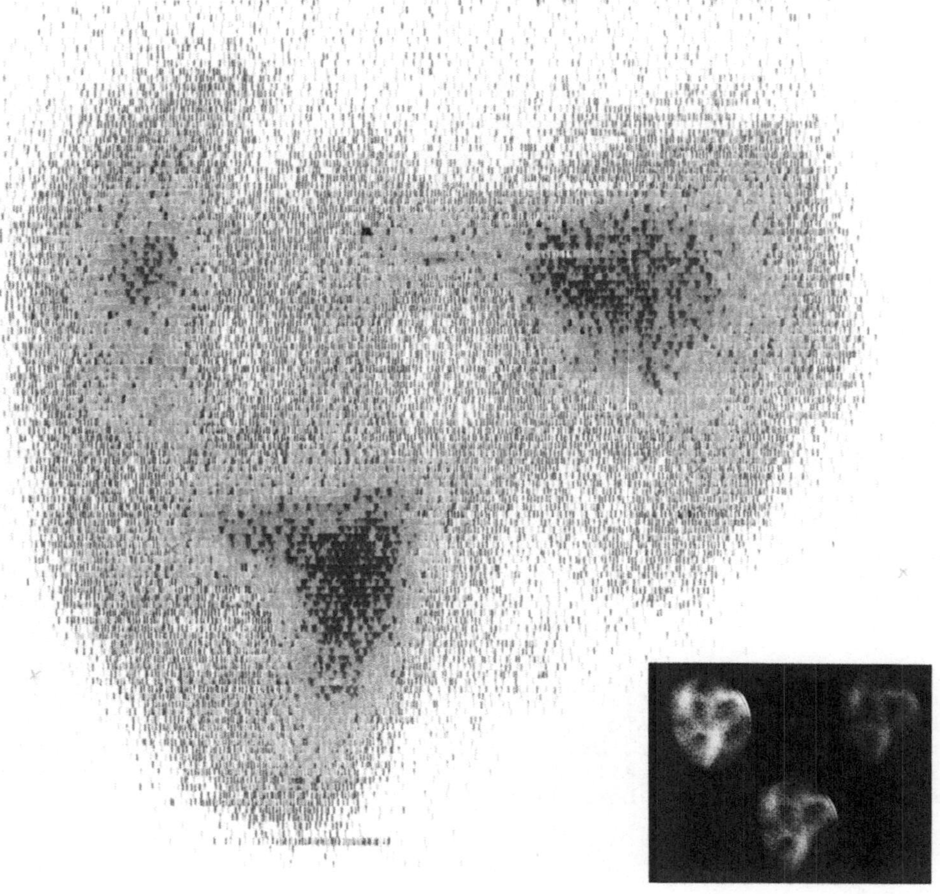

Abb. 4. *Leberszintigraphie:* Im Farbscan und im Angiokamerabild (rechts unten) stellt sich die beträchtlich vergrößerte Leber in ihren noch gesunden Abschnitten durch intensive Strahlung dar, während die Metastasen als fast kreisförmige Aussparungen imponieren

Therapie

Beim Vorliegen einzelner Metastasen wird man heute sicherlich bei allen geeigneten Fällen an eine chirurgische Intervention denken, da die Erfolgsquote solche Überlegungen rechtfertigt. Im übrigen bleibt nur eine symptomatische Therapie übrig, zu der auch letztlich Zytostatika zu rechnen sind.

Die Entwicklung der klinischen Onkologie in der Gastroenterologie und Hepatologie ist gegenwärtig durch zwei Richtungen charakterisiert: Auf dem diagnostischen Feld durch Verfeinerung der Methoden in Richtung höherer Spezifität und Sensibilität, auf dem Gebiete der Therapie durch Fortentwicklung chirurgischer Verfahren bis hin zur Lebertransplantation. Zusätzlich ist es der Grundlagenforschung gelungen, einige

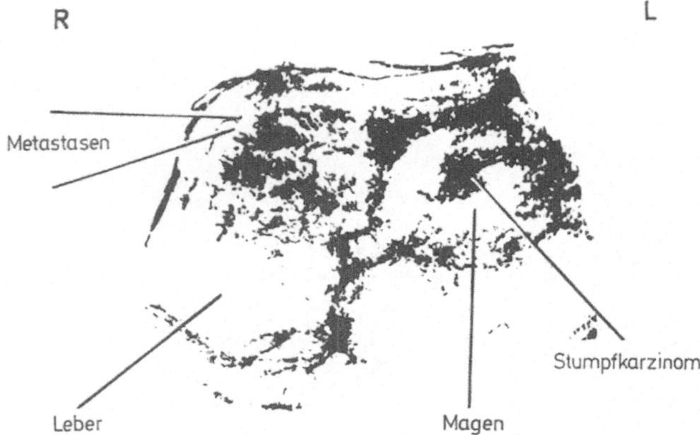

Abb. 5. *Ultraschall-Diagnostik:* In diesem Bild ließen sich Lebermetastasen darstellen und gleichzeitig deren Ausgangspunkt, nämlich ein Stumpfkarzinom des Magens. Querschnitt in Höhe des Xiphoids

interessante Aspekte der Karzinogenese aufzudecken, so daß eines Tages wahrscheinlich an eine Prävention, vielleicht sogar an eine konservative Therapie solcher Neoplasmen gedacht werden kann.

Ich bin Herrn Prof. Dr. R. HÖFER (Extraordinariat für Nuklearmedizin), Herrn Prof. Dr. A. KRATOCHWIL (Extradordinariat für Ultraschall-Diagnostik) und Herrn Doz. Dr. E. DEIMER (Institut für Röntgendiagnostik), alle Wien, für die Bereitstellung der Abbildungen und für zahlreiche wertvolle Hinweise zu besonderem Dank verpflichtet.

Literatur

ABELEV, G.I.: Study of the antigenic structure of tumors. Acta Un. int. Cancr. 19, 8o (1963).

ABELEV, G.I.: Alpha-fetoprotein in ontogenesis and its association with malignant tumors. Advanc. Cancer Res. 14, 295 (1971).

ALPERT, M.E., HUTT, M.S.R., DAVIDSON, C.S.: Primary hepatoma in Uganda. Amer. J. Med. 46, 794 (1969).

ARIEL, I.M.: The treatment of metastases to the liver with interstitial radioactive isotopes. Surg. Gynec. Obstet. 11o, 739 (197o).

BAUER, K.H.: Das Krebsproblem, 2. Aufl. Berlin-Göttingen-Heidelberg: Springer 1963.

BENGMARK, S.: Liver surgery. Progr. Surg. (Basel) 6, 1 (1968).

BERMAN, C.: Primary carcinoma of the liver. London: Lewis 1951.

BURDETTE, W.J.: The clinical problem of primary hepatom. In: BURDETTE, W.J.: Primary hepatoma, p. 3. Salt Lake City: Univ. of Utah Press 1965.

BURDETTE, W.J.: Hepatic carcinogenesis. In: PACK, G.T., ISLAM, A.H.: Recent Results in Cancer Research, Vol. 26, p. 53. Berlin-Heidelberg- New York: Springer 197o.

BURDETTE, W.J.: Hepatic carcinogenesis. In: POPPER, H., SCHAFFNER, F.: Progress in Liver Diseases, Vol. IV, p. 173. New York-London: Grune and Stratton 1972.

DEIMER, E.: Intrahepatische Blockformen bei der portalen Hypertension.
Zur röntgenologischen Differenzierung und klinischen Bedeutung.
Forschr. Röntgenstr. 119, 315 (1973).

EDMONDSON, H.A.: Tumors of the gallbladder and extrahepatic bile ducts.
In: Atlas of tumor pathology. Washington: Armed Forces Institute
of Pathology 1967.

FARBER, E.: Hepatic carcinogenesis. In: POPPER, H., SCHOFFNER, F.:
Progress in Liver Diseases, Vol. IV, p. 173. New York-London:
Grune and Stratton 1972.

GRÖZINGER, K.H., KRUMHAAR, D.: 2o Jahre Chirurgie der extrahepatischen
Gallenwege an der Chirurgischen Universitätsklinik Heidelberg.
Chirurg 36, 41o (1965).

GOLD, P., FREEDMAN, S.D.: Demonstration of tumorspecific antigens in
human colonic carcinomata by immunological tolerance and absorption
techniques. J. exp. Med. 121, 439 (1965).

HIGGINSON, J.: The epidemiology of primary carcinoma of the liver.
In: PACK, G.T., ISLAM, A.H.: Recent Results in Cancer Research,
Vol. 26, p. 38. Berlin-Heidelberg-New York: Springer 197o.

IHDE, D.C., SHERLOCK, P., WINAWER, S.J., FORTNER, J.G.: Clinical and
laboratory features of patients with hepato-cellular carcinoma.
Gastroenterology 64, 749 (1973).

KEW, M.C., DOS SANTOS, H.A., SHERLOCK, S.: Diagnosis of primary cancer
of the liver. Brit. med. J. 1971 IV, 4o8.

KRATOCHWIL, A.: Ultraschalldiagnostik, Fortschr. Med. 91, 63 (1973).

LECHNER, R.G.: Leistungsbreite der Angiographie in der Pankreasdia-
gnostik. Wien. Z. inn. Med. 52, 524 (1971).

PITOT, H.C.: Recent advances in the mechanism of hapatic carcinogenesis.
In: POPPER, H., SCHAFFNER, F.: Progress in Liver Disease, Vol. 3,
p. 77. New York: Grune and Stratton 197o.

SANDER, J., BURKLE, G.: Induktion maligner Tumore bei Ratten durch
gleichzeitige Verfütterung von Nitrit und sekundären Aminen. Z.
Krebsforsch. 73, 54 (1969).

SCHOENTAL, R.: Liver lesions in young rats sucled by mothers treated
with the pyrrolizidine (senecio) alkaloids: lasiocarpine and
retrosine. J. Path. Bact. 77, 485 (1959).

SMITH, J., O'NEILL, R.T.: Alpha-Fetoprotein. Amer. J. Med. 51, 767
(1971).

STEINER, P.E.: Cancer of the liver and cirrhosis in Trans-Saharan
Africa and the United States of America. Cancer (Philad.) 13, 1o85
(196o).

STEINER, P.E.: World problems in the cirrhotic diseases of the liver,
their incidence, frequency and etiology. Trop. geogr. Med. 16,
175 (1964).

STUCKE, K.: Die chirurgische Behandlung der Leberzelltumoren. Schweiz.
med. Wschr. 99, 567 (1969).

STUCKE, K.: Lebertumoren. In: DEMLING, L. (Hrsg.): Klinische Gastroenterologie, S. 724. Stuttgart: Thieme 1973.

TATARINOV, Y.S.: Vop. med. Khim. 1o, 9o (1964) Zit nach KEW et al.,
1971.

YOSHIDA, T.: Über die experimentelle Erzeugung von Hepatomen durch
Fütterung mit o-Aminoazotoluol. Proc. Imp. Acad. (Tokyo) 8, 464
(1932).

Strahlentherapie der malignen Tumoren des Gastrointestinaltraktes

B. BOLLER

Einleitend muß gesagt werden, daß die Strahlentherapie, so unentbehrlich sie bei der Behandlung maligner Tumoren anderer Lokalisation und Histologie geworden ist, bei den Tumoren des Gastrointestinaltraktes nur eine untergeordnete Rolle einnimmt. Die Erfolge der Bestrahlung von Geschwülsten des Magen-Darmtraktes haben, trotz großer Fortschritte in der Bestrahlungsplanung, Verwendung verschiedener Strahlenarten und optimaler Nachsorge, kaum an Zahl zugenommen. Die besseren Prognosen, über die in den letzten Jahre berichtet wird, müssen wir neidlos den Chirurgen, Internisten und nicht zuletzt der immer wichtiger erscheinenden und besser durchgeführten Vorsorgemedizin überlassen. Der Strahlentherapeut kann in den meisten Fällen nur einen palliativen Effekt erzielen, aber für den einzelnen Patienten, der sich in einer hoffnungslosen Lage befindet und den kurzen Rest seines Lebens von Schmerz gequält verbringen soll, ist die Palliation oft sehr wichtig.

Vielfach besteht die Meinung, daß die Geschwülste des Magen-Darmtraktes strahlenresistent sind. Bei diesen Tumoren handelt es sich in den meisten Fällen histologisch um weitgehend ausdifferenzierte Zellen, die, um therapeutisch beeinflußt werden zu können, eine höhere Strahlendosis benötigen. Die Verabreichung von höheren Strahlendosen wird uns durch die Hochvoltgeräte ermöglicht, da die Bestrahlung mit Photonen, schnellen Elektronen oder Gammastrahlen sowohl lokal als auch allgemein wesentlich besser vertragen wird.

Um kurz auf die Ursachen der relativ schlechten Verträglichkeit und Wirkung der Bestrahlung einzugehen, muß zunächst gesagt werden, daß die Diagnose meist spät gestellt wird. Die Geschwülste des Magen-Darmtraktes machen erst relativ spät solche Beschwerden, die den Patienten zum Arzt bringen. Die ersten Anzeichen werden von dem Patienten mit irgendwelchen Entschuldigungen, sei es unregelmäßiges Essen, zuviel Arbeit, nervliche Anspannung oder anderes abgetan. So kommt der Patient bereits in einem fortgeschrittenen Stadium seiner Erkrankung zum Arzt und damit noch später zum Strahlentherapeuten. Lokalisationsbedingt entwickeln sich diese Geschwülste auf einem Gewebe, welches nur eine dünne Schicht reaktionsfähiger Zellen hat. Aus diesem Grund ist die Komplikationsgefahr bei Bestrahlung größer als bei Tumoren anderer Lokalisation. Die präzise Erfassung ist schwierig, da der Verdauungstrakt durch die Peristaltik seine genaue Lage dauernd ändert. Nicht zuletzt bereitet die Regeneration des Gewebes und der Ersatz der Funktion der durch die Bestrahlung gesetzten Narben Schwierigkeiten, da es an ausreichend strahlenverträglichem und regenerationsfähigem Gewebe in der Umgebung dieser Hohlorgane fehlt. Da wir die engen Grenzen der Strahlentherapie auf diesem Gebiet kennen, ist es angezeigt, vor Beginn der Behandlung den Chirurgen und den Internisten zu Rate zu ziehen, um einen optimalen Erfolg gewährleisten zu können.

In der Folge wird die Therapie der malignen Tumoren des Gastrointestinaltraktes im einzelnen beschrieben.

Oesophagus

Das Oesophaguskarzinom tritt mit einer Altershäufigkeit zwischen dem
5o. und 7o. Lebensjahr auf. Das Verhältnis von Mann und Frau ist 4:1,
und es macht ca. 4o% aller Karzinomtodesfälle in unseren Breiten aus.
Die Häufigkeit ist je nach Land verschieden und dürfte mit den jeweiligen Lebensgewohnheiten zusammenhängen. Die bevorzugte Lokalisation sind die drei physiologischen Engen. Es finden sich (SCHETTLER,
1970)

2o% der Karzinome im oberen Drittel,
3o% im mittleren und
5o% im unteren Drittel.

Histologisch handelt es sich bei diesen Tumoren zum größten Teil um
mehr oder weniger ausdifferenzierte Plattenepithelkarzinome (8o - 9o%).
Etwa 1o% sind Adenomkarzinome. Das Oesophaguskarzinom metastasiert
früh in die regionären Lymphknoten und später häufig in Lunge und Leber. Die Diagnose wird bei vielen Fällen erst spät gestellt, da es an
charakteristischen Frühsymptomen fehlt. Das erste Symptom ist bei
vielen Fällen die progressive Dysphagie, und erst später treten
Schmerzen, Druckgefühl, Regurgitieren von Speisen, leichte bis schwere
Blutungen und andere Symptome auf.

Bei der Therapie müssen wir grundsätzlich zwischen einer kurativen
und einer palliativen sowie zwischen verschiedenen Methoden unterscheiden (BAUER u. GERHARDT, 1966). Bei der kurativen Bestrahlung
gibt es verschiedene Möglichkeiten:

1. Präoperative Bestrahlung (PIERQUIN et al., 1966),
2. postoperative Bestrahlung,
3. prä- und postoperative Bestrahlung (BECKER u. FASSBENDER, 197o),
4. Strahlentherapie allein (Übergang zur palliativen Behandlung).

Es wurden im Laufe der Zeit verschiedene Methoden versucht, unter anderem eine Kontakttherapie mit Kobaltträger, eine interstitielle Therapie, bei der man den Tumor mit radioaktivem Material spickte, und
die perkutane Therapie. Die ersten beiden Methoden wurden wegen des
geringen Erfolges und der Komplikationsgefahr wieder fallen gelassen.

Die perkutane Therapie teilt man etwa folgendermaßen ein (FUKUDA et
al., 1966):

a) Stehfeldbestrahlung mit konventionellen Röntgenstrahlen oder Megavoltgeräten (KUTTIG u. SUNARIC, 1966),

b) Bewegungsbestrahlung mit konventionellen Röntgenstrahlen oder mit
Megavoltgeräten.

Als Dosis wird, je nach Histologie und damit Strahlenempfindlichkeit
des Tumors, eine Herddosis von 4.ooo - 6.ooo rd verabreicht (BECKER,
197o).

Die Ergebnisse sind trotz der Hochvolttherapie und neuer Methoden
nicht befriedigend. Aus der Literatur sieht man, daß eine Verbesserung der 3- bis 5-Jahres-Heilungen nur bei einer kombinierten radiochirurgischen Therapie erwartet werden kann. Bei alleiniger Strahlentherapie bringen die Hochvoltgeräte keine nennenswerte Verbesserung
der Überlebensziffern, allerdings verursachen sie kaum Nebenerscheinungen (EICHHORN et al., 1966).

600

Dieser Vorteil ist bei der Palliativbestrahlung nicht zu unterschät-
zen, da sich der Patient meist ohnehin schon in reduziertem Allge-
mein- und Ernährungszustand befindet. Daher werden auch die besten
palliativen Ergebnisse mit den Hochvoltgeräten erzielt. Bei inoperablen Fällen wird heute, zur Vermeidung von Komplikationen durch den
Tumorzerfall, die Anlage einer Witzelfistel empfohlen (ZÄNGL et al.,
197o). Bei Rückbildung des Tumors ist die Einlage eines Celestintubus
angezeigt, um die Nahrungsaufnahme für einige Zeit zu gewährleisten.
Andere Autoren empfehlen eine Ausbestrahlung der regionären Lymphknoten über 3 Felder in zwei Serien.

Abschließend kann gesagt werden, daß bei einer kurativen Therapie die
besten Resultate durch kombinierte chirurgische, strahlentherapeutische und chemotherapeutische Maßnahmen erzielt werden. Mit der Strahlentherapie als ausschließlicher Behandlungsmethode kann man einen
guten palliativen Effekt erzielen. Es wird dem Patienten wieder möglich, annähernd normal zu essen. Das bedeutet für den Karzinomkranken
einen enormen psychischen Auftrieb und macht ihm auch die letzte Zeit
seiner Erkrankung erträglicher (Abb. 1).

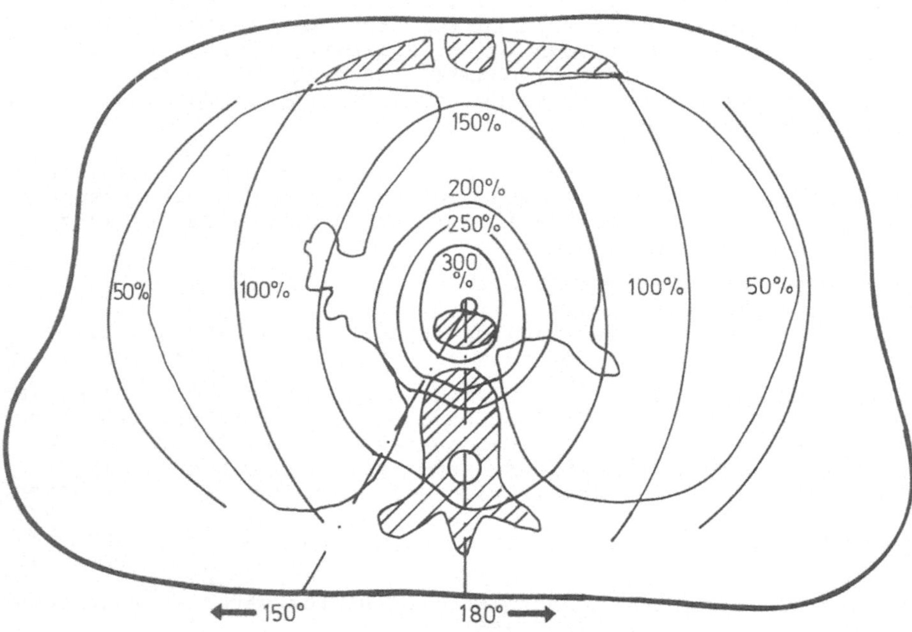

Abb. 1. Beispiel einer konventionellen Oesophagus-Pendelbestrahlung
mit dem Müller TU q. 2oo KV, Pendelwinkel 33o°, Feldgröße 3,5/7

Kardia und Magen

Das Magenkarzinom macht ca. 2o% aller Malignome in Europa aus, jedoch
ist die Häufigkeit in den verschiedenen Ländern sehr unterschiedlich.
Der Altersgipfel liegt zwischen dem 35. und 65. Lebensjahr. Die prozentuale Verteilung des Malignoms des Magens nach seiner Lokalisation
beträgt wie folgt:

5o% im Antrum,
2o% an der kleinen Kurvatur,
1o% an der großen Kurvatur,
1o% an der Kardia,
1o% an anderen Stellen.

Histologisch handelt es sich zum größten Teil um Adenokarzinome. In
den Frühstadien ist das Magenkarzinom symptomarm, und daher ist auch
bei dieser Lokalisation die Frühdiagnose schwierig (SCHETTLER, 197o).
Bei der Bestrahlung des Magenkarzinoms unterscheiden wir, wie bei
der Therapie des Oesophaguskarzinoms, zwischen kurativen und palliativen Maßnahmen, zwischen Vor- und Nachbestrahlung, bezogen auf die
Operation, sowie alleinige Bestrahlung. Die Grenze zwischen kurativer
und palliativer Therapie ist oft nicht zu ziehen.

Japanische Autoren (FUKUDA et al., 1966) berichten über die intraoperative Therapie von Magenkarzinomen mit ^{60}Co-Gammastrahlen beziehungsweise 18 MeV-Elektronen. Es wird dabei eine einmalige Dosis von
2.ooo - 4.ooo rd eingestrahlt. Auch bei den radikal operierten Patienten wurde eine intraoperative Bestrahlung vorgenommen. Die Nebenwirkungen waren gering, die Frühergebnisse gut. Ebenso wurde versucht,
durch Elektronentherapie große Magenkarzinome operabel zu machen.
Über diese Methoden kann noch keine Aussage gemacht werden, da sie
noch zu jung sind. An unserer Klinik konnten diese technisch aufwendigen Versuche nicht durchgeführt werden.

Bemerkenswert erscheinen die Ergebnisse, über die nach Neutronentherapie berichtet wird (CATTERAL, 1971).

Nach langjähriger Erfahrung (KÄRCHER, 1972) hat sich die Sauerstoffüberdrucktherapie bei der Behandlung von Tumoren des Gastrointestinaltraktes wegen der zu hohen Einzeldosis und der daher starken Reaktion
des umgebenden Gewebes nicht bewährt.

Die Palliativtherapie von Magentumoren zeigt vorübergehend gute Erfolge, wobei wiederum den Hochvoltgeräten wegen der geringen Bestrahlungsfolgen der Vorzug zu geben ist. Am erfolgreichsten ist die Bestrahlung von Sarkomen des Magens, Hodgkintumoren und malignen Lymphomen. Bei diesen Tumoren sieht man, nach Verabreichung einer Herddosis zwischen 4.ooo und 5.ooo rd, gute palliative Erfolge; bei Karzinomen der Kardia und des Magens konnten jedoch bis jetzt keine
überzeugenden Resultate erzielt werden (SCHERER u. RASSOW, 1969).
An unserer Klinik werden Bestrahlungen des Magens nur selten und
dann nur nach genauer Beratung mit allen behandelnden Ärzten durchgeführt (Abb. 2).

Dünn- und Dickdarm

Dünndarmkarzinome machen ungefähr o,5 - 1% aller Malignome des Gastrointestinaltraktes aus und sind somit eher selten. Das Durchschnittsalter ist niedriger als beim Magen- und Dickdarmkarzinom (um das 4o.
Lebensjahr). Das Verhältnis männlich zu weiblich verhält sich wie
5:2. Nach dem meisten Autoren kommen Karzinome häufiger als Sarkome
vor. Der bevorzugte Sitz des Karzinoms ist im Duodenum an der Papilla
Vateri. Die Symptomatik ist vielgestaltig und daher nicht charakteristisch (SCHETTLER, 197o).

Die Indikation und Art der Behandlung ist von der Histologie und dem
Tumorstadium abhängig. Auch hier ist der Chirurg der Solist der Therapie. Mit der Bestrahlung kann man nur einen therapeutisch unter-
stützenden palliativen Effekt erzielen.

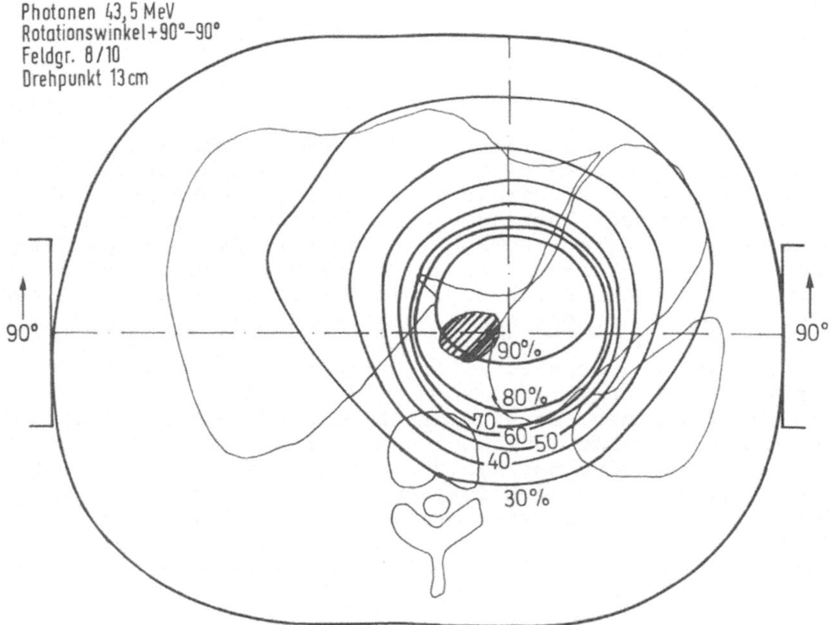

Abb. 2. Pendelbestrahlung eines Magens mit Photonen, 43,5 MeV. Feldgröße 8/1o, Pendelwinkel ± 9o°, Drehpunkttiefe 13 cm

Bei den malignen Lymphomen ist die Bestrahlung nach mehr oder minder radikaler Operation angezeigt. Bei inoperablen Tumoren kann ein guter palliativer Effekt erzielt werden. Es soll das ganze Abdomen bestrahlt werden, wobei eine Herddosis von 3.ooo - 4.ooo rd angestrebt werden muß (ZUPPINGER, 1972). Ebenso kann man bei inoperablen Tumoren den Versuch einer Vorbestrahlung machen, um den Tumor dadurch zu verkleinern und operabel zu machen. An unserer Klinik wird bei jungen Patienten mit inoperablen Tumoren eine Körperabschnittsbestrahlung durchgeführt, um die Immunlage des Körpers zu stimulieren. Der Patient erhält am Telekobaltgerät drei Bestrahlungsserien im Abstand von 4 Wochen mit je 12o rd Oberflächendosis; Einzeldosis 12 rd.

Bei Karzinomen wird von den meisten Autoren eine postoperative Bestrahlung vorgeschlagen, wobei die regionären Lymphknoten in das Bestrahlungsfeld miteinbezogen werden sollen (SCHERER u. KASSOW, 1969).

Die Dickdarmmalignome machen 13% aller Malignome des Gastrointestinaltraktes aus. Die prozentuale Verteilung nach Lokalisation beträgt:

Rektum   4o,7%,
Sigma   2o,o%,
Zökum   14,o%,
übriges Kolon 25,3%.

Histologisch handelt es sich bei den malignen Tumoren des Kolon meist um Adenokarzinome. Die Beschwerden beginnen schleichend oder mit Blutungen und je nach Lokalisation zeitlich verschieden. Die Karzinome des Dickdarms metastasieren relativ schnell in die regionären Lymphknoten und später in das Peritoneum und die Leber.

Die Indikationen zur Strahlentherapie sind zumeist postoperative Rezidive. Auch hier kann nur ein palliativer Effekt erzielt werden. Man will durch die Bestrahlung eine Einnarbung des Tumors und damit ein langsameres Wachstum erreichen. Als zusätzliche Komplikation der Strahlenfolgen soll noch die Stenosierung des Darmes infolge narbiger Verdickung erwähnt werden.

Eine palliative Bestrahlung wird meist mit konventionellen Röntgenstrahlen und Sieb durchgeführt. Der Tumor wird mit einer Herddosis bis zu 5.ooo rd bestrahlt, wobei die Lokalisationen anderer Organe, wie zum Beispiel der Nieren, bei der Bestrahlungsplanung genau beachtet werden müssen. Gute Erfolge zeigt die 15 MeV-Elektronentherapie bei bauchwandnahen Tumoren und Impfmetastasen im Bereich des Anus praeter. Es wird meist eine postoperative Bestrahlung über zwei Serien durchgeführt. Bei der ersten Serie wird lokal auf den Tumor mit einer Herddosis von 5.ooo rd bestrahlt. Bei der zweiten Serie wird versucht, mit 5.ooo rd Herddosis die Lymphknoten des Mediastinums auszubestrahlen (BAUER u. GERHARDT, 1966). Gute Erfolge werden von vielen Autoren bei kombinierter chirurgischen und Hochvolttherapie berichtet. Die Hochvolttherapie ist der konventionellen wegen der geringen Allgemeinerscheinungen und der wesentlich geringeren Strahlenfolgen an der Haut vorzuziehen. Eine eindeutig bessere Wirksamkeit der Hochvolttherapie gegenüber den konventionellen Röntgenstrahlen konnte bis heute nicht nachgewiesen werden. Bei einem nicht radikal oder fraglich radikal operierten Kolonkarzinom muß auf jeden Fall nachbestrahlt werden. Ebenso vertritt ZUPPINGER (1972) die Meinung, daß der Vorbestrahlung vor der Operation mehr Aufmerksamkeit geschenkt werden sollte. Unsere Klinik schließt sich dieser Meinung an.

Rektumkarzinom

6% aller malignen Tumoren des höheren Alters (6. - 8. Lebensjahrzehnt) sind im Rektum lokalisiert. Die Verteilung männlich zu weiblich ist wie zwei zu eins. Histologisch handelt es sich in 8o% der Fälle um Adenokarzinome, die früh in die regionären Lymphknoten metastasieren. 2/3 aller Rektumkarzinome können zu diesem Zeitpunkt der Erstuntersuchung bereits digital getastet werden. Für operable Rektumkarzinome muß die Operation als Methode der Wahl bezeichnet werden. Die Indikation zur Strahlentherapie ist wie folgend:

1. Inoperable Tumoren,
2. postoperative Bestrahlung,
3. präoperative Bestrahlung,
4. Rezidiv nach Operation oder Bestrahlung,
5. palliative Bestrahlung.

Auf dem Wege zur Hochvolttherapie wurden viele Methoden versucht und wieder verlassen, zum Beispiel die Lokalbehandlung mit ^{60}Co, Infiltrationen mit radioaktivem ^{32}P oder Röntgenbestrahlung mit Schräg- oder Spitzanode (CHAOUL u. SCHATTER, 1943). Aus der Anzahl verschiedenster Methoden, die zum Großteil heute wieder der Vergangenheit angehören, sieht man, daß keine wirklich überzeugen konnte. Erst die Bewegungsbestrahlung mit den Hochvoltgeräten brachte eine Verbesserung der Tiefendosis und eine Überwindung der Knochenschranken. Um auf oben beschriebene Indikation einzeln einzugehen, ist folgendes zu sagen:

Ad 1: Bei inoperablen Tumoren soll durch die Strahlentherapie eine Verkleinerung, eine narbige Einscheidung und damit ein langsameres Fortschreiten der Krankheit bewirkt werden.

Ad 2: Die postoperative Bestrahlung ist unter Megavoltbedingungen vor allem nach nicht vollständiger Resektion angezeigt.

Ad 3: Die präoperative Bestrahlung wurde vor der Antibiotikaära als antiphlogistische Maßnahme durchgeführt (BRINKLEY, RECK et al.). Heute wird dieser Methode zu wenig Beachtung geschenkt.

Ad 4: Gute Erfolge zeigt die Bestrahlung von Rezidiven mit ultraharten Photonen, wobei eine Herddosis von 4.ooo - 6.ooo rd in 4 bis 5 Wochen verabreicht werden muß.

Ad 5: Als Palliation bringen 3.ooo - 4.ooo rd Herddosis, in einem Zeitraum von 4 - 6 Wochen verabreicht, eine anhaltende Besserung der Beschwerden.

Als zusätzliche Bestrahlungsfolge sei, wie bei den Tumoren des Dickdarms, auf eine infiltrative Einengung und/oder Darmstenose hingewiesen (Abb. 3).

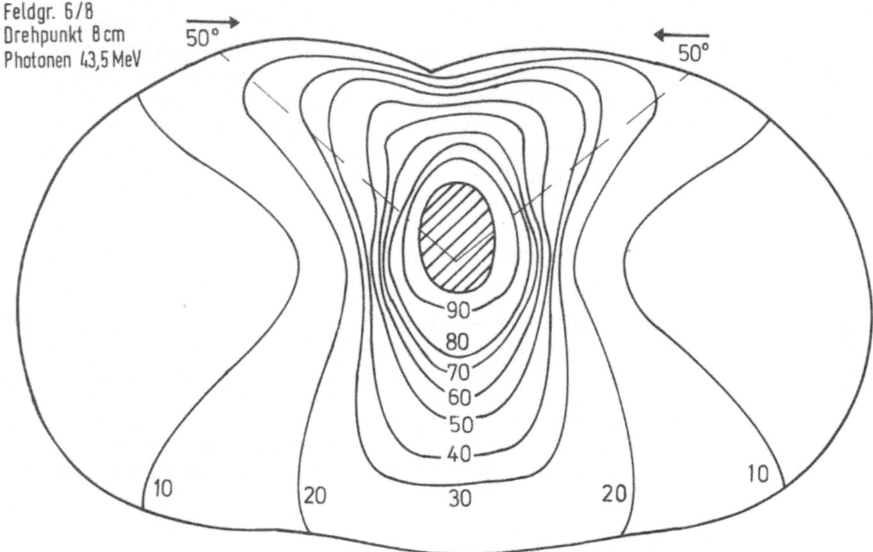

Abb. 3. Pendelbestrahlung eines Rektums mit Photonen, 43,5 MeV. Feldgröße 6/8, Drehpunkttiefe 8 cm, Pendelwinkel ± 5o°

Analkarzinom

Analkarzinome machen etwa 1% aller Darmkarzinome aus. Histologisch handelt es sich um Plattenepithelkarzinome, die zwischen dem 7. und 8. Lebensjahrzehnt am häufigsten vorkommen. Die optimalste Therapie ist sicher ein kombiniertes chirurgisch-radiotherapeutisches Vorgehen. Meist ist aber eine Operation nicht mehr möglich, da entweder die Erkrankung zu weit fortgeschritten oder der ziemlich große Eingriff einer abdominoperinealen Exstirpation dem Patienten nicht mehr zuzumuten ist.

Als kombinierte Therapie wird eine postoperative Nachbestrahlung lokal und der regionären Lymphknoten von verschiedenen Autoren vorgeschlagen. Am besten hat sich die Elektronentherapie bewährt. Es wird eine Herddosis von 5.ooo - 6.ooo rd verabreicht. Bei inoperablen Fällen wird mit schnellen Elektronen bestrahlt. Es wird eine Herddosis von 6.ooo rd sowohl lokal als auch auf die regionären Lymphknotenstationen verabreicht.

Die Prognose von Analkarzinomen ist verhältnismäßig gut. Nach der Statistik haben 35% der Patienten eine Überlebenszeit von 3 Jahren. Dabei muß man die Häufung der Analkarzinome in höherem Alter beachten.

Im allgemeinen schließt das Kapitel eines Buches mit der optimistischen Betrachtung des Verfassers über die von ihm vorgeschlagenen Behandlungsmethoden. Abschließend kann man sagen, daß die Strahlentherapie bei der Behandlung von Tumoren des Gastrointestinaltraktes an zweiter Stelle steht. Viele Kollegen denken im Zusammenhang mit diesen Tumoren gar nicht an die Möglichkeit einer Strahlentherapie. Man sollte trotz allem diesem Thema mehr Beachtung schenken, denn es ist mit ziemlicher Sicherheit anzunehmen, daß mit der Frühdiagnose, mit der besseren Zusammenarbeit der Spezialisten und damit der Ausarbeitung neuer Methoden und der gewissenhaften Durchführung derselben die Erfolgsziffern auch in der Behandlung der gastrointestinalen Malignome deutlich steigen werden.

Literatur

BAUER, R., GERHARDT, P.: Über die Aussichten der Strahlenbehandlung von Speiseröhrenkarzinom. Strahlentherapie 131, 21 (1966).
BECKER, G., FASSBENDER, C.W.: Das inoperable Oesophaguskarzinom. Strahlentherapie 14o, 354 (197o).
BECKER, J.: Megavolttherapie - Indikation und Ergebnisse. Strahlentherapie 139, 261 (197o).
CATTERAL, M.: Veröffentlichung der Mitteilungen vom europäischen Röntgenkongress in Amsterdam 1971.
CHAOUL, H., SCHATTER, T.: Die Röntgenbestrahlung des Rektumkarzinoms. Strahlentherapie 73, 554 (1943).
EICHHORN, J.H., LESSEL, A., RICHTER, N., ROTTE, K.H., SCHUBERT, G., ZÜHLKE, R.: Die 5-Jahresergebnisse in der Krebsbehandlung bei Strahlentherapie als einziger Behandlungsmethode. Strahlentherapie 131, 277 (1966).
FUKUDA, M., ABE, M., YAMANO, K., MATSUDA, S.: Intraoperativ radiotherapy of abdominal tumors. II. Intraoperative irradiation to carcinoma of the stomach. Nippon Acta radiologica 29, 39o (1966).
KÄRCHER, K.H.: Strahlentherapie der Tumoren des Intestinaltraktes. Wien. klin. Wschr. 84 (44), 7o5 (1972).
KUTTIG, H., SUNARIC, D.: Vergleich der Ergebnisse nach Strahlentherapie des Oesophaguskarzinoms mit konventionellen Röntgen- und Co 6o Gammastrahlen. Strahlentherapie 129, 341 (1966).
PIERQUIN, B., WAMBERSIE, A., TUBIANA, M.: Cancer of the thoracic oesophagus: two series of patients treated by 22 MeV Betatron. Brit. J. Radiol. 39, 189 (1966).
SCHERER, E., RASSOW, J.: Indikationen zur Röntgentherapie (18o bis 3oo kV) unter dem Gesichtspunkt der Megavolttherapie. Strahlentherapie 138, 513 (1969).
SCHETTLER, G.: Lehrbuch für Innere Medizin. Stuttgart: Thieme 197o.
ZÄNGL, A., OBIDITSCH-MAYER, J., KÄRCHER, K.H.: Präoperative Tumorbestrahlung. Vorträge vom Deutschen Röntgenkongress 197o.
ZUPPINGER, A.: Magen, Dünndarm, Colon. In: Handbuch der medizinischen Radiologie, Bd. 19, Teil 1 (Hrsg. ZUPPINGER, A., KROKOWSKI, E.). Berlin-Heidelberg-New York: Springer 1972.

Die Behandlung der malignen gynäkologischen Tumoren

K. WEGHAUPT

Zunächst möchten wir uns der Besprechung des am häufigsten in der
Gynäkologie vorkommenden Karzinoms - des *Kollumkarzinoms* - zuwenden.
Um eine richtige und rationelle Therapie bei dieser Krebsart durchführen zu können, ist es vor allem nötig, diese in bestimmte Stadien
einzuordnen. Die hier angeführte Einteilung findet sich in dem "Annual
report on the results of treatment in carcinoma of the uterus and
vagina" und wurde von der internationalen Vereinigung für Geburtshilfe und Gynäkologie (FIGO) anläßlich des Kongresses 1961 in Wien
beschlossen:

Stadium O: Carcinoma in situ, präinvasives Karzinom, intraepitheli-
              ales Karzinom. - Fälle dieses Stadiums O sollen nicht in
              Krebsstatistiken erscheinen.

Stadium I: Das Karzinom ist streng auf das Kollum beschränkt.

Stadium II: Das Karzinom infiltriert das Parametrium auf einer oder
              beiden Seiten, ohne auf die Beckenwand überzugreifen. -
              Das Karzinom infiltriert die Vagina, ohne auf das untere
              Drittel der Vagina überzugreifen.

              Untergruppe II a: keine parametrane Infiltration.

              Untergruppe II b: parametrane Infiltration vorhanden.

Stadium III: Die karzinomatöse Infiltration des Parametriums hat auf
              einer oder beiden Seiten auf die Beckenwand übergegriffen.
              Bei rektaler Untersuchung ist kein karzinomfreier Zwischen-
              raum zwischen dem Tumor und der Beckenwand zu finden. -
              Das Karzinom greift auf das untere Drittel der Vagina
              über.

Stadium IV: Das Karzinom greift über die Grenzen des kleinen Beckens
              hinaus oder hat die Schleimhaut der Blase und des Rektums
              infiziert.

Bei der Behandlung der Kollumkarzinome wird seit langer Zeit der Grundsatz vertreten, daß die Stadien I und II einer Operation, die Stadien
III und IV jedoch einer primären Strahlenbehandlung zugeführt werden.
Nur wenn bei Patientinnen mit Kollumkarzinomen der Stadien I und II
eine Operation auf Grund einer wie immer gearteten Kontraindikation
nicht möglich oder ratsam erscheint, werden auch diese Stadien primär
bestrahlt. Daraus ergibt sich bereits die Feststellung, daß es sich
bei den primär bestrahlten Fällen der Stadien I und II um eine negative Auslese handelt. Wir sind der Meinung, daß eine intensive Zusammenarbeit zwischen Operateur und Strahlentherapeuten und die damit
verbundene selektive Therapieauswahl den bestmöglichen Erfolg garan-
tieren.

Vor Behandlungsbeginn werden einerseits zur exakten Diagnosestellung,
andererseits aber auch zur Festlegung des Behandlungsplanes, die nötigen Voruntersuchungen durchgeführt. Dazu gehören Blutstatus, Chromo-
zystoskopie sowie Pyelographie, Isotopennephrographie, Reststickstoff-
bestimmung, gegebenenfalls auch eine Lymphographie, Irrigoskopie und
Rektoskopie. Selbstverständlich wird auch eine genaue interne Untersuchung angeschlossen.

Methodik

Die Methodik der von uns geübten Radiumbehandlung des Kollumkarzinoms
ist eine fraktionierte, weitgehend individualisierte Bestrahlung mit
relativ hohen Radiumdosen, die der Stockholmer Methode angeglichen
ist. Unseres Erachtens ist für den Erfolg einer Strahlentherapie im
wesentlichen die richtige räumliche Verteilung der Strahlendosen verantwortlich. Durch die bereits hoch entwickelte Dosimetrie kann eine
extreme individuelle Anpassung des jeweiligen Bestrahlungsplanes an
die gegebenen Verhältnisse erfolgen. Wir lehnen ein starres Schemati-
sieren der Bestrahlung ab und sprechen daher nicht von einer Standardmethode, sondern vielmehr von sogenannten "Richtdosen" (WEGHAUPT).
Eine kombinierte Strahlenbehandlung umfaßt gewöhnlich einen Zeitraum
von sechs bis acht Wochen. Dabei werden in 14tägigen Intervallen meistens zwei intravaginale und eine intrauterine Radiumeinlage appliziert. Die intravaginal verabreichte Radiumdosis ist weitgehend von
Lokalisation und Ausdehnung des Karzinoms abhängig und schwankt zwischen 4.3oo und 5.6oo mgh RaEl, die intrauterine Radiumdosis liegt
zwischen 3.6oo und 4.ooo mgh RaEl. Auf Grund von Dosismessungen am
Phantom kommen von der intrauterinen Radiumapplikation etwa 85o -
1.ooo rd an der Beckenwand zur Wirkung. Von den intravaginalen Einlagen ist die Dosis an der Beckenwand nur annnähernd zu berechnen, da
sie wesentlich von der Größe der Applikatoren und der Radiummenge
abhängig ist. Im Durchschnitt beträgt die Dosis an der Beckenwand bei
intravaginalen Radiumeinlagen 8oo - 1.ooo rd.

In den Intervallen zwischen den einzelnen Radiumeinlagen verabfolgen
wir eine parametrane Röntgenbestrahlung von zwei Unterbauch- und zwei
Glutäalfeldern und applizieren in einer Serie Dosen von 1o.ooo -
12.ooo rd/O. Nicht selten haben wir zusätzlich auch von zwei seitlichen Feldern je 2.ooo rd/O verabfolgt. Seit geraumer Zeit haben wir
aber an Stelle der Röntgentherapie eine Telekobaltbestrahlung durchgeführt, da durch diese bei größerer Schonung der Haut eine höhere
Strahlendosis an den Herd herangebracht werden kann. Als durchschnittliche Herddosis an den Parametrien geben wir 3.5oo - 4.ooo rd. Wie bei
der konventionellen Therapie empfiehlt es sich, die Gesamtbehandlung
in einem Zug innerhalb von fünf bis sechs Wochen durchzuführen. Eine
Fraktionierung der Gesamttherapie durch eingelegte mehrwöchige Pausen
ist aus strahlenbiologischen Gründen strikt abzulehnen.[*]

Auf der Abb. 1 sind einige intravaginale und intrauterine Radiumapplikatoren teils in offener Form, teils in gepackter Form, also zur Applikation bereit, dargestellt (Abb. 1 - 3).

---

[*] Bezüglich der Teletherapie, insbesondere über den heutigen Stand und
Auffassung über Wert und Indikationen der Megavolt-Therapie bei der
Behandlung gynäkologischer Tumoren wird auf das Kapitel von SCHAMP u.
BARDACH (S. 639) verwiesen.

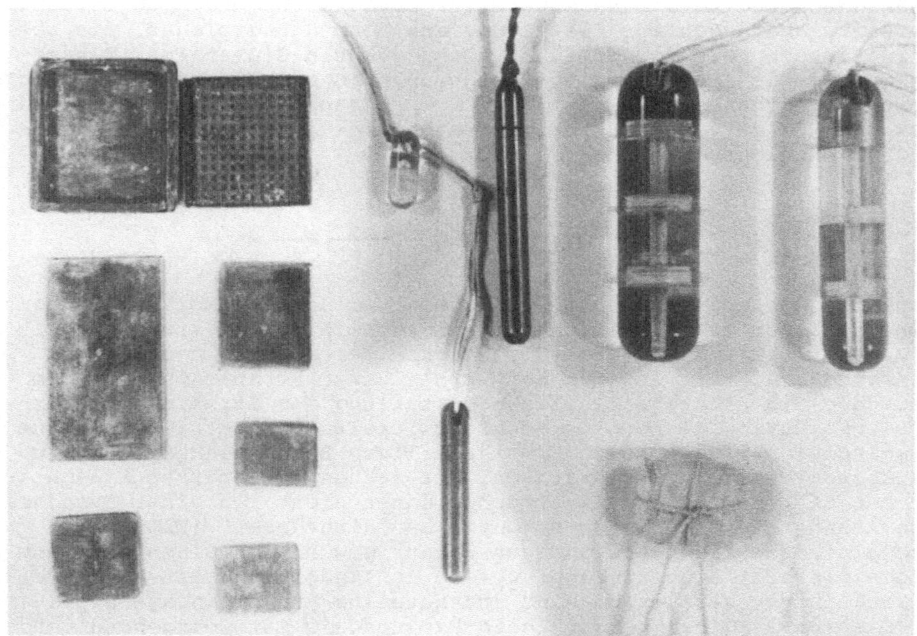

Abb. 1. Verschiedene intravaginale und intrauterine Radium-Träger

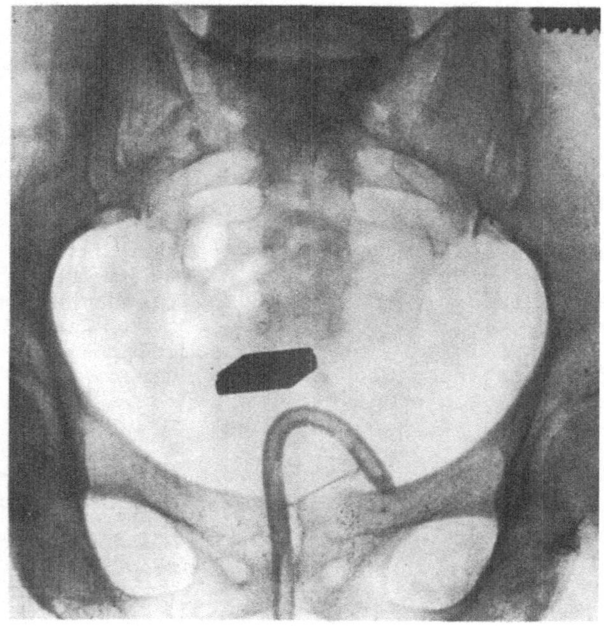

Abb. 2. Intravaginaler Radium-Träger eingelegt

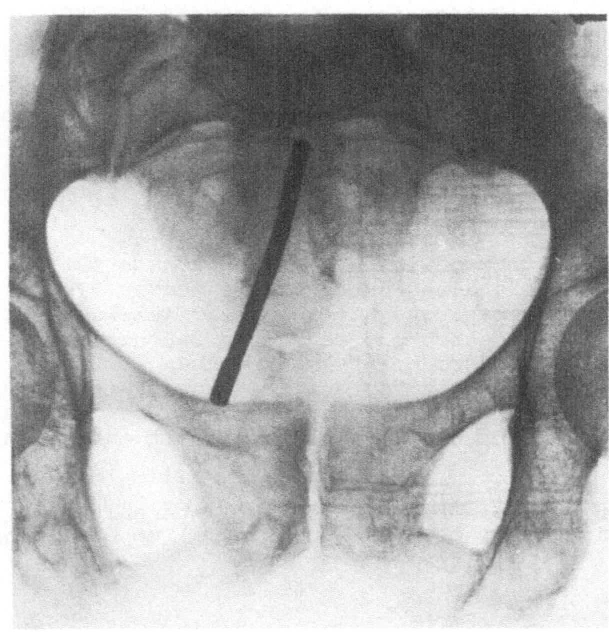

Abb. 3. Intrauteriner Radium-Träger eingelegt

Krankengut

Unser Patientenkreis umfaßte in den Jahren 196o - 1965 insgesamt 829
Frauen, die wegen eines Carcinoma colli uteri einer primären Strahlenbehandlung unterzogen wurden. In Tabelle 1 sind die Stadien und die
Altersverteilung sowie die Zugehörigkeit der einzelnen Altersstufen
hinsichtlich der Stadien detailliert aufgezeichnet. Dabei kann man
feststellen, daß 453 Frauen (54,6%) das Stadium III und IV aufwiesen

Tabelle 1. Stadien und Altersverteilung des Kollumkarzinoms bei 829
Patientinnen

Alter (Jahre)	Stadium: I	II	III	IV	Summe
21 - 3o	–	1	3	1	5
31 - 4o	16	19	35	9	79
41 - 5o	26	52	83	13	174
51 - 6o	35	65	117	26	243
61 - 7o	41	8o	89	2o	23o
71 - 8o	11	25	45	6	87
81 - 9o	–	5	5	1	11
	129	247	377	76	829

Stadium III u. IV: 54,6%; 4. - 6. Lebensjahrzehnt: 78%

und daß sich der Großteil unserer Patientinnen, und zwar 647 (78%),
im vierten bis sechsten Lebensjahrzehnt befand.

Die große Anzahl der Patientinnen mit Carcinoma colli uteri Stadium
III und IV, die einer primären Strahlentherapie zugeführt werden, ist
dadurch erklärlich, daß die weit fortgeschrittenen Fälle von den Krankenhäusern der näheren und weiteren Umgebung infolge fehlender Be-
strahlungsmöglichkeit an die Strahlenabteilung unserer Klinik gewiesen
werden.

Von den 829 einer Strahlentherapie zugewiesenen Frauen konnte bei 76
Patientinnen keine Strahlenvollbehandlung durchgeführt werden. Teils
mußte wegen beträchtlicher Adipositas eine Röntgen- bzw. Telekobaltbestrahlung unterbleiben - es wäre durch die mächtigen Bauchdecken
eine ausreichende Strahlendosis am Herd nicht zu erreichen gewesen -,
teils konnte infolge des bereits zu weit fortgeschrittenen Karzinoms
lediglich eine palliative Behandlung durchgeführt werden. Drei Frauen
hatten jegliche Behandlung abgelehnt und mußten unbehandelt entlassen
werden.

Histologisch handelte es sich bei 8o3 Frauen um ein Pflasterepithelkarzinom verschiedenster Reifegrade, bei 26 Frauen (3,1%) um ein Adenokarzinom.

Ergebnisse

Von unseren 829 Frauen mit Kollumkarzinom, die einer primären Strahlentherapie zugeführt wurden, lebten nach fünf Jahren 425 Patientinnen
rezidivfrei. Das entspricht einer Quote von 51,2% 5-Jahres-Heilungen.
35o Patientinnen sind innerhalb der 5-Jahres-Grenze am Karzinom verstorben, 45 interkurrent. Sechs Frauen sind verschollen und werden
unsererseits ebenfalls als verstorben angeführt. Drei Patientinnen
kamen einige Tage nach der Radiumeinlage auf Grund ihres Herzleidens
bzw. einer Lungenembolie ad exitum, was wir als primäre Mortalität
werten (o,3%). Eine übersichtliche Zusammenstellung unseres Patienten-
kreises ist in Tabelle 2 gegeben.

Als *Folgeerscheinungen* bzw.*Schädigungen* sahen wir im Anschluß an die Strahlentherapie bei 133 Frauen (16,o%) Rektalblutungen bzw. bei 31 Fällen
(3,6%) Ulzerationen im Bereich der Rektumvorderwand, und in fünf Fällen kam es zum Auftreten einer Vesikovaginalfistel, in 19 Fällen zum
Auftreten von Rektovaginalfisteln. Sieben Fisteln traten auf karzinomatöser Basis auf. Auf Grund der Bestrahlung entstanden also insgesamt
24 Fisteln (2,9%). Die karzinomatösen Fisteln können ja nicht der
Strahlentherapie angelastet werden. Radiogen bedingte Ureterstenosen
traten bei fünf Patientinnen auf. Eine übersichtliche Zusammenstellung
der hier angeführten Details ist ebenfalls aus der Tabelle 2 zu ersehen.

Diskussion

Vergleichen wir die hier bekanntgegebenen Ergebnisse der Jahre 196o
- 1965 mit denen früherer Publikationen aus unserer Klinik, so können
wir feststellen, daß die Heilungsergebnisse in den einzelnen Berichtszeiträumen jeweils um einige Prozent besser wurden. So konnten 195o
- 1952 34,8%, 1953 - 1955 36,5%, 1956 - 1959 42,6% und 196o - 1965
51,2% unserer Patientinnen rezidivfrei die 5-Jahres-Grenze erreichen
(Tabelle 3).

Tabelle 2. Behandlungsergebnisse und Aufgliederung der primär bestrahlten Kollumkarzinome in den Jahren 1960 - 1965

Stad.	Zahl	Am Leben	An Karzinom gestorben	Primär gestorben	Verschollen	Interkurrent verstorben	Nur Radium od. palliative Therap.	Unbehandelt	Doppelkarzinom	Fistel vesiko-vaginal	Fistel rekto-vaginal	Ureterstenosen
I	129	1o2 (79,7%)	19	-	-	8	9	-	7	-	-	-
II	247	159 (64,3%)	71	-	-	17	12	1	11	-	7	1
III	377	153 (40,6%)	197	2	5	2o	34	1	9	4	11	3
IV	76	11 (14,2%)	63	1	1	-	21	1	1	1	1	1
	829	425 (51,2%)	35o	3 (o,3%)	6	45	76 (9,4%)	3	28	5	19 (24 = 2,9%)	5

Tabelle 3. Vergleich der 5-Jahres-Heilungen und Fistelfrequenz in den
einzelnen Berichtszeiträumen

Zeiträume	5-Jahres-Heilung (%)	Fistel-frequenz (%)
1950 - 1952	34,8	8,1
1953 - 1955	36,5	5,6
1956 - 1959	42,6	3,3
1960 - 1965	51,2	2,9

Wir glauben, die besseren Ergebnisse auf folgende Gründe zurückführen
zu können:

1. Die Anzahl der fortgeschrittenen Stadien (III und IV) im Verhältnis zur Gesamtzahl in den einzelnen Berichtszeiträumen ist kleiner
geworden. Während 1956 - 1959 noch 65,8% das Stadium III und IV aufwiesen, finden wir von 1960 - 1965 nur noch 54,6% der Patientinnen in
diesem Stadium.

2. Die individualisierte Anpassung unserer Strahlenbehandlung wurde
immer weiter forciert.

3. Unsere durchschnittlichen Gesamtdosen in den Berichtszeiträumen
wurden jeweils generell etwas erhöht.

Auffallend ist auch die Zunahme des Diabetes mellitus von 3,2% (1956
- 1959) auf 7,2% in unserem Berichtszeitraum.

Recht interessant ist es vielleicht, wenn man zwei Behandlungsjahre
dieses Zeitraumes vergleichsweise gegenüberstellt, und zwar das Jahr
mit dem schlechtesten (1960) und das mit dem besten Heilungsresultat
(1965). Es wurde in beiden Jahren annähernd die gleiche Anzahl Patientinnen behandelt. 1960 waren es 153 Frauen, von denen nur 69 (45,1%)
geheilt werden konnten. Von den 149 Frauen aus dem Jahre 1965 wurden
81 (54,4%) geheilt. Allerdings muß man berücksichtigen, daß das Krankengut des Jahres 1960 mehr als 60% der Stadien III und IV aufwies,
während das Vergleichskrankengut um 10% besser war, Es fanden sich
zwar dann (1965) auf Grund der älteren Frauen die dreifache Anzahl an
Diabetikerinnen und die doppelte Zahl an interkurrent Verstorbenen.
Das Resultat von 54,4% bei einem Krankengut, das auch eine negative
Auslese darstellt, zeigt, was die richtig durchgeführte Strahlentherapie in der Gynäkologie zu leisten imstande ist.

Korpuskarzinom

Die einfach gelagerten Fälle werden in den jeweiligen Krankenhäusern
operiert und somit ausreichend behandelt. Die Therapie der Wahl ist
die erweiterte abdominale Exstirpation des Uterus und beider Adnexe
mit Ausräumung der pelvinen Lymphknotenfelder. Anschließend an diese
Therapie wird nach etwa drei Wochen eine intravaginale Radiumapplikation durchgeführt, um eventuell auftretende Vaginalmetastasen mit
besonderer Lokalisation am Urethalwulst zu vermeiden. Die verabfolgte
Dosis liegt zwischen 2.800 und 3.600 mgh RaEl und ist von der Länge
des Scheidenstumpfes abhängig. Mit dieser Applikation ist es uns ge-

lungen, das Auftreten dieser Metastasen - die sonst in 12 - 18% der
Fälle entstehen können - weitestgehend zu verhindern.

Finden sich bei der Operation karzinombesiedelte Lymphknoten, so werden
die Patientinnen zusätzlich der perkutanen Strahlentherapie zugeführt.
In derartigen Fällen wird das ganze kleine Becken mit Telekobalt durch-
bestrahlt.

Lediglich solche Patientinnen, bei denen - aus welchen Gründen immer -
keine Operation durchgeführt werden kann, werden einer primären Strahlentherapie zugewiesen. Daher handelt es sich bei unserem Patientin-
nengut um eine negative Auslese, ein Umstand, der besonders bei der
Interpretation unserer Ergebnisse beachtet werden muß.

Die Stadieneinteilung entspricht im wesentlichen den Grundprizipien
der Einteilung wie beim Kollumkarzinom:

Stadium O: Histologisch findet sich ein Verdacht auf Malignität.

Stadium I: Das Karzinom ist auf das Korpus beschränkt.

Stadium II: Das Karzinom hat das Korpus und die Zervix ergriffen.

Stadium III: Das Karzinom erstreckt sich außerhalb des Uterus, aber
               nicht außerhalb des kleinen Beckens.

Stadium IV: Das Karzinom erstreckt sich außerhalb des kleinen Beckens
               oder hat die Schleimhaut von Blase und Rektum ergriffen.

Histologisch fand sich immer ein Carcinoma adenomatosum. Bei einigen
Fällen macht es Schwierigkeiten, zwischen einem Karzinom der Endozervix oder einem Karzinom des Korpus der Endozervix zu unterscheiden.
Ergibt die fraktionierte Curettage ein Carcinoma adematosum, dann ist
der Fall als Korpuskarzinom zu behandeln; ergibt sich histologisch
ein Pflasterepithelkarzinom, dann ist der Fall ein Krebs der Endozervix
und wie ein Kollumkarzinom zu behandeln.

Methodik

Die Methodik unserer Strahlenbehandlung wurde von uns bisher mehrmals
modifiziert. Um Wiederholungen zu vermeiden, verweisen wir in diesem
Zusammenhang auf unsere früheren Veröffentlichungen (PICHA u. WEGHAUPT,
197o). Seit 1955 halten wir jedoch an einer Methodik fest, die wir
der Vollständigkeit halber hier kurz aufzeigen wollen.

Zur Durchstrahlung des Uterus verwenden wir eine der Stockholmer Pack-
Methode von HEYMAN ähnliche Applikationsform. Das Uteruskavum wird
mit ovoiden Trägern ausgefüllt, die aus Plexiglas oder Stahl bestehen,
18 mm lang und 8 mm dick und zentral mit ^{60}Co armiert sind. Die ^{60}Co-
Träger weisen eine Länge von 1o mm und einen Durchmesser von 2 mm auf.
Ein galvanischer Nickelüberzug beträgt 5o mµ. Die ^{60}Co-Träger sind
nun in den ovoiden Plexiglas- oder Stahlapplikatoren eingeschlossen
und fix verschraubt. Jeder dieser Träger enthält eine primär strah-
lende Substanz von 1o mg Radiumäquivalent ^{60}Co. Die relativ kurze
Halbwertzeit des ^{60}Co von nur 5,6 Jahren bedingt einen monatlichen
Dosisabfall von ca. 1%, der bei der Dosisbestimmung selbstverständlich
berücksichtigt werden muß. Diese Ovoidträger werden nun mittels eines
eigenen Instrumentes in das Kavum eingeführt.

Ist das Uteruskavum aber nicht sehr geräumig, so daß durch die nur
geringe Zahl der applizierten Plexiglasoliven die Menge der strahlen-
den Substanz zu gering wäre, verwenden wir 7 bzw. 9 cm lange Uterus-

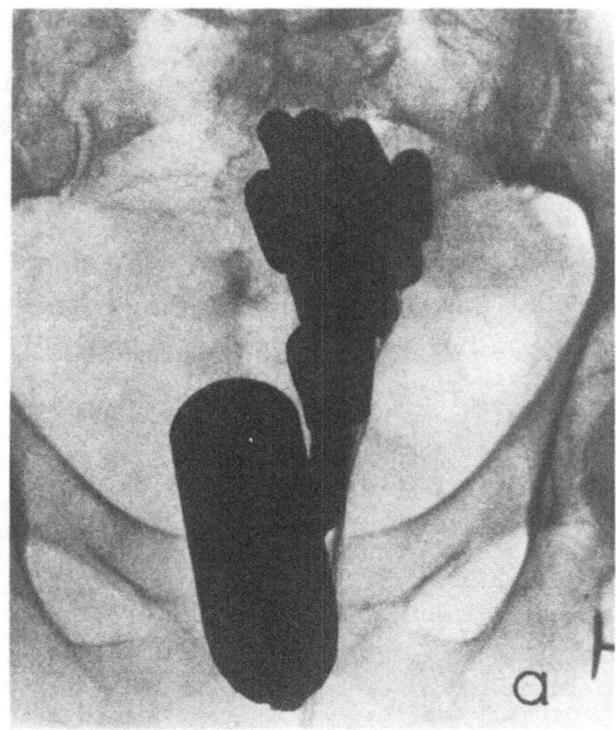

Abb. 4. Kombinierte Radium-Einlage - Stahloliven intrauterin und
Stahlzylinder intravaginal

sonden, deren Wände aus 2 mm Stahl-Iridium bestehen und eine Filterung
von 1,3 mm Platinäquivalent aufweisen. Diese Sonden können nun mit
einer verschiedenen Anzahl Radiumträger von je 13,3 bzw. 6,6 mg Radium
bei einer Filterung von 1 mm Platin bestückt werden.

Zur vaginalen Durchstrahlung stehen uns seit 1958 Plexiglas- oder Stahlzylinder zur Verfügung, die in Länge und Durchmesser variiert werden
können, damit die gesamte Vagina ausgefüllt werden kann. Ihre zentrale
Bohrung kann wiederum teilweise mit Radiumträgern von je 13,3 bzw.
6,6 mg bei einer Filterung von 1 mm Platin armiert werden (Abb. 4).

Die von uns applizierten Gesamtdosen belaufen sich nun zwischen 9.000
und 13.000 mgh RaEl, wobei zirka 2.000 - 4.000 mgh RaEl auf die intravaginalen und 7.000 - 9.000 mgh RaEl auf die intrauterinen Dosen fallen. In seltenen Fällen sind wir aber auch gezwungen, diese Dosen noch
zu überschreiten, so daß intrauterine Dosen von mehr als 1o.ooo mgh
RaEl keine Seltenheit darstellen.

Auftretende Vaginalmetastasen werden mittels verschieden geformter
Plattenträger behandelt, wobei wir die Plattenträger individuell in
Größe, Form und Bestückung variieren. Wir verwenden dabei meist eine
geringere Menge strahlender Substanz und belassen diese auf längere
Zeit, um eine möglichst weitgehende Schonung des umgebenden Gewebes
zu erreichen. Mit höchstens zwei Radiumeinlagen finden wir dabei meist

das Auslangen. Diese werden in einem Intervall von zwei bis drei Wochen appliziert, wobei wir eine Gesamtdosis von 2.ooo - 3.ooo mgh RaEl erreichen. Die Radiumbestrahlung wird noch mit einer Röntgenserie von einem Vulvadammfeld aus komplettiert, wobei eine Röntgendosis von 2.ooo - 3.ooo rd/O verabfolgt wird.

Aufgetretene Sero- und Mukopyometren versuchen wir, mittels Dehnung und Drainage des Zervikalkanals zu sanieren, wobei wir auch die Einlage eines Drainrohres nicht scheuen. Gelingt es nicht, den Zervikalkanal zu finden, versuchen wir, das Kavum von der Vagina aus zu punktieren und entlang der liegenden Nadel eine Inzision durchzuführen. Die hierbei besonders an den Tag gelegte Vorsicht braucht nicht näher erläutert zu werden. Finden wir nach Eröffnung des Kavums aber ein Rezidiv, versuchen wir, dieses mit den oben beschriebenen Applikatoren von neuem zu bekämpfen.

Da es nach unseren Erfahrungen in den meisten Fällen erst ab Ende des ersten Jahres nach Abschluß der primären Strahlenbehandlung zum Auftreten dieser Komplikation kommt, haben wir seit vier Jahren eine von uns als Second-look-Curettage bezeichnete Operation durchgeführt. Dabei war es gleichgültig, ob diese Patientinnen völlig symptomfrei waren oder irgendwelche Beschwerden äußerten. Erstaunlich war, daß wir auf diese Weise noch oder bereits wieder ein Karzinom in ca. 14% unserer Fälle fanden.

Die auf diese Weise relativ frühzeitige Erfassung eines Rezidivs läßt eine Behandlung derselben noch absolut erfolgreich erscheinen. Ohne die vorgesehene Second-look-Curettage hätte man bei der gezeigten geringen Symptomatik noch zugewartet und dabei wertvolle Zeit versäumt. Das Auftreten eines Rezidivs ist zumindest für den Lokalbereich des Corpus uteri mehr von der Ausdehnung und Art des Karzinoms (diffuses oder zirkumskriptes Adenokarzinom sowie differenziert oder undifferenziert) abhängig und nicht so sehr von der gewählten Therapie (NOVAK). Das wäre die logische Erklärung dafür, daß als förderndes Moment die Verklebung des inneren Muttermundes nach intrauteriner Radiumeinlage mit Ansammlung von Zelldetritus, Muko- oder Pyometren hinzukommt. Dadurch wird letzten Endes ein Wachstumsreiz auf aktiv gebliebenes Karzinomgewebe ausgelöst.

Durch die Second-look-Curettage werden zwei positive Maßnahmen gesetzt: einmal die Behandlung der Muko-Pyometra und zum anderen die frühzeitige Erfassung eines lokalen Rezidivs mit rascher Zuführung zur weiteren Therapie.

Seit 197o sind wir dazu übergegangen, nach der letzten Radiumeinlage Zervikalkatheter in die Cervix uteri einzuführen. Bei diesen Kathetern handelt es sich um Katheter aus Polyvinylchlorid, die in verschiedenen Stärken und Längen vorliegen. Die Katheter tragen seitliche Bohrungen, die den Sekretabfluß erleichtern. Sie werden über den Isthmus cervicis uteri hochgeschoben, wobei jedoch zu vermeiden ist, daß die Spitzen der Katheter zu nahe an den Fundus uteri herangeführt werden. Die Katheter werden mit Nähten aus Mersilen, Pehafil oder Perlon an der Portio uteri befestigt. Die Nähte werden durch Stichlöcher am aufgewulsteten Ende der Katheter geführt und geknüpft. Die Befestigung der Katheter mit Seidennähten war nicht ganz befriedigend, da diese Nähte nur etwa drei bis sechs Monate halten. Deswegen arbeiten wir derzeit an einer Verbesserung, die es eventuell ermöglichen soll, daß die Katheter ohne Naht, aber mit ausreichender Sicherheit durch Selbstelastizität längere Zeit in ihrer Position liegen bleiben.

Das PVC hat gegenüber anderen Materialien zur Fertigung gewisse Vorteile. Es wird in den meisten Fällen anstandslos vertragen und ruft keine oder nur sehr selten Fremdkörperreaktionen hervor. Das PVC ist fast unempfindlich gegenüber den Sekreten. Überempfindlichkeitsreaktionen wurden nicht beobachtet. Wir benützen ausschließlich sterile Einmalkatheter, so daß keine Sterilisationsprobleme bei der Verwendung von PVC-Kathetern bestehen.

Die bisherigen Erfahrungen mit den PVC-Kathetern sind gut. Besonders in den ersten Monaten nach Abschluß der Radiumbestrahlungen sind reichliche Absonderungen aus dem Uteruskavum zu beobachten. Die Sero- und Mukopyometren sind seit der Einführung der PVC-Katheter auf Null zurückgegangen. Beschwerden von seiten der Patientinnen werden nur insofern geäußert, als manche die reichliche Sekretabsonderung als störend empfinden; bei einigen traten auch geringe Krämpfe auf. Ernsthafte Komplikationen, die auf die liegenden Katheter zurückzuführen wären, haben wir bisher nicht beobachtet. Die Kontrolluntersuchungen werden alle zwei Monate vorgenommen. Nach einem Jahr wird, wie vorher besprochen, die Second-look-Curettage durchgeführt.

Krankengut

In den Jahren 1950 - 1965 kamen an unserer Radiumabteilung insgesamt 502 Korpuskarzinome zur Behandlung. 258 Patientinnen waren nach fünf Jahren vollkommen rezidiv- und beschwerdefrei. Das entspricht einem Prozentsatz von 51,3% 5-Jahres-Heilungen. 240 Frauen sind innerhalb von fünf Jahren verstorben, davon 188 an ihrem Karzinom und 52 an interkurrenten Erkrankungen. Dazu muß jedoch bemerkt werden, daß wir von diesen 52 Frauen eindeutig wissen, daß sie interkurrent verstorben sind, daß diese Zahl aber wahrscheinlich höher liegt und die Zahl der am Karzinom Verstorbenen um diese kleiner werden würde. Dies ist verständlich, da ja vielfach bei Todesfällen vom Beschauarzt die Grundkrankheit angegeben wird, besonders dann, wenn sie ein Karzinom ist. Sie muß aber nicht immer die unmittelbare Todesursache sein. Bei 40 Patientinnen konnte nur eine Palliativbehandlung durchgeführt werden, 33 Frauen erhielten zusätzlich zur primären Radiumbehandlung eine Röntgen- oder Telekobaltbestrahlung. Eine primäre Mortalität hatten wir bei unserem Patientinnenkreis in vier Fällen zu beklagen (Lungenembolie). Bei 33 Frauen kam es zum Auftreten von Metastasen, bei 40 zu einem Rezidiv. Bei drei Patientinnen beobachteten wir eine Rektovaginalfistel, bei 28 eine Sero- bzw. Mukopyometra. In 45 Fällen trat eine Strahlenproktitis im Anschluß an die Strahlentherapie auf. 84 Frauen waren neben ihrem Karzinom noch an einem Diabetes mellitus erkrankt. In den letzten Jahren finden wir dieses Zusammentreffen bei mehr als 30% unserer Kranken, was zweifelsohne eine weitere Komplikation für die Behandlung bedeutet.

Von den 502 Frauen befanden sich 76,4% bei Behandlungsbeginn zwischen dem 61. und 90. Lebensjahr, hatten also zum größten Teil die physiologische Altersgrenze überschritten.

In besonderem Maße wird mit steigendem Alter die allgemeine Behandlungsmöglichkeit durch die altersabhängige Zunahme und Schwere gravierender Allgemeinerkrankungen behindert. Hier sind die Herz- und Kreislauferkrankungen und die gleichzeitig vorkommenden Stoffwechselstörungen (Diabetes mellitus) sowie die thromboembolischen Komplikationen zu nennen.

Trotz aller Verbesserungen und Änderungen in der Behandlungsweise, der Anästhesie sowie der prä- und postoperativen Betreuung entscheidet das Alter über den Heilungserfolg. Diese Feststellung erachten wir als notwendig, weil mit zunehmender Lebenserwartung der weiblichen Bevölkerung eine immer größere Zahl älterer und alter Patientinnen mit einem Korpuskarzinom in unsere Behandlung kommen wird.

Es ist daher auch verständlich, daß die nur palliativ behandelten Frauen immer mehr zunehmen werden. Auf Grund dieser Feststellung müssen wir wahrscheinlich trotz aller therapeutischen Anstrengungen in Zukunft zufrieden sein, wenn wir unsere Heilungsresultate auf 51,3% halten können.

Uterussarkom

Die Häufigkeit des Auftretens von Uterussarkomen, die Relation von Uteruskarzinomen zu Unterussarkomen und die Heilungsergebnisse weisen bei den einzelnen Autoren, die über verschieden lange Zeiträume berichten, große Diskrepanzen auf.

Zur Symptomatologie des Uterussarkoms sagt ALBRECHT, daß das klinische Bild sowohl nach seinen lokalen genitalen als auch den allgemeinen Krankheitssymptomen ebenso wechselvoll ist wie das biologische Verhalten des Tumors. Häufig handelt es sich um eine Zufallsdiagnose.

Von unserem Krankengut aus den Jahren 1950 - 1963, das 25 Uterussarkome umfaßt, überlebten 10 Patientinnen die Fünfjahresgrenze (40,0%). Wir sind uns bewußt, daß man wegen der Kleinheit der Zahl Angaben in Prozenten unterlassen sollte, doch taten wir dies, um die Ergebnisse der anderen Autoren, die ebenfalls in Prozenten angegeben sind, mit unseren vergleichen zu können. Von den 15 Verstorbenen starb eine Patientin interkurrent an einer kardialen Dekompensation, die anderen an einem Fortschreiten des malignen Prozesses.

Sind die Sarkome des Uterus schon selten, so stellt ein primäres *Melanosarkom* der Portio eine wahre Rarität dar. In der gesamten Weltliteratur sind meines Wissens außer unserem Fall nur noch sechs Fälle beschrieben worden, die einer echten Kritik standhalten. Zum melanoblastischen Sarkom gehören echte Pigmentzellen, das sind verzweigte, sternförmige Chromatophoren.

Es ist begreiflich, daß das Auftreten eines primären Melanosarkoms an der Portio äußerst selten vorkommt, da es sich um ein Gebiet handelt, in dem normalerweise pigmentbildende Zellen, Melanoblasten und echte pigmenttragende Zellen, Chromatophoren, überhaupt nicht vorhanden sind. Unsere Patientin wurde 1967 mit der Diagnose Melanosarkom portionis, Metastasen am Introitus, aufgenommen. Mit der Durchführung der Probeexzision wurde sofort die kombinierte Radium-Röntgen-Therapie begonnen. Die intravaginale Radiumdosis betrug insgesamt 4.500 mgh RaEl, und die intrauterine Dosis betrug 3.600 mgh RaEl. Auf die typischen Parametranfelder wurde insgesamt 10.000 rd/O und auf ein Vulvafeld 2.500 rd/O verabfolgt. Die Patientin lebt nun über fünf Jahre beschwerdefrei und ist somit von den sieben in der Literatur bekannten die einzige Geheilte.

Der Grund dafür dürfte wohl darin zu suchen sein, daß die Patientin nicht operiert wurde und gleichzeitig mit der Diagnosesicherung eine intensive Strahlentherapie einsetzte. Damit wurde eine massive Zellverschleppung, wie dies bei der Operation nicht zu vermeiden ist, verhindert.

Scheidenkrebs

Die wichtigsten allgemeinen Krankheitssymptome sind Fluor und Blutung.
Der Fluor bleibt meist bei älteren Frauen unbeobachtet, und Blutungen
treten vorwiegend bei an der Vaginalhinterwand sitzenden Karzinomen
und da besonders bei der Defäkation auf. Kontaktblutungen werden nur
von wenigen Kranken angegeben, was auf das hohe Durchschnittsalter
zurückzuführen ist. Letzteres ist auch sicher der Grund, daß die Dauer der Symptome bis zum ersten Arztbesuch zwischen einer Woche und
zwei Jahren schwanken. Zwischen Andauern der Symptome und Ausbreitung
des Tumors besteht keine Beziehung.

Ein Zusammenhang von Menarche und Menopause oder eine Abhängigkeit
von Geburten oder Abortus konnte bei unserem Krankengut nicht gefunden werden. Wohl aber besteht eine gewisse Häufung des Vaginalkarzinoms bei Ringträgerinnen wegen eines Prolapses. Es ist verständlich,
daß der dauernde und chronische Reiz zum Karzinom führen kann. Für
viele andere Fälle ist die Entwicklung auf dem Boden lokaler "Präkanzerosen" wahrscheinlich, wobei der Leukoplakie, der Kraurosis fornices
vaginae und der Alterskolpitis eine Bedeutung zukommt. Wir selbst haben nach einer Leucoplacia vaginae, die exzidiert wurde, im Laufe von
Jahren an der gleichen Stelle ein Karzinom sich entwickeln sehen. Es
genügt daher nicht, daß man das leukoplakische Areal exzidiert; man
muß die Patientin laufend, auch trotz negativen Befundes, zur Kontrolle
bestellen. Am Rand der Exzision oder einer anderen Stelle kann sich
wieder eine Leukoplakie entwickeln, die schließlich zum Karzinom
führen kann. Es ist hier ein ähnliches Verhalten des Epithels zu finden, wie wir es in unseren Arbeiten über die Präkanzerosen der Vulva
und das Vulvakarzinom geschrieben haben.

Die Häufigkeit des primären Scheidenkarzinoms schwankt in der Literatur zwischen 1 und 3,6%. In der Zeit von 1951 - 1965 wurden an der
I. Universitäts-Frauenklinik in Wien 19o primäre Vaginalkarzinome
aufgenommen und behandelt. Dies sind 2,8% aller Genitalkarzinome in
der Berichtszeit. Wie die Publikation von RIES (1962) zeigt, sind die
Relationszahlen in den verschiedenen Zeitabschnitten ziemlichen Schwankungen unterworfen. Das Vaginalkarzinom ist zwar relativ selten, wirft
aber eine Reihe schwerwiegender Probleme auf.

Bei unserem Krankengut befanden sich von 19o Patientinnen 153 (8o,5%)
zwischen dem sechsten und neunten Dezennium. Die jüngste Patientin
war 22 Jahre alt, die älteste 87 Jahre. Die höchste Erkrankungsziffer
findet sich zwischen dem 5o. und 69. Lebensjahr (1o2 = 53,6%).

Bei der letzten Publikation kamen auf das 6. - 9. Dezennium nur 73,o%
der Frauen. Wir sehen also auch hier die Zunahme besonders der älteren
Jahrgänge. Noch mehr ins Auge springend ist es bei einer Herausnahme
der letzten vier Berichtsjahre (1962 - 1965). Es entfielen auf diese
ältere Kategorie nicht weniger als 83,8% der Behandelten.

Klinische Befunde

Während die primären Scheidenkrebse relativ selten sind, wird häufiger
ein sekundärer Befall der Scheide, entweder durch kontinuierliches
Wachstum oder durch metastatischen Karzinombefall beobachtet. Der
häufigste Ausgangspunkt dafür ist das Kollumkarzinom, welches in etwa
15 - 2o% auf die Fornices vaginae oder die Vagina selbst übergreift.
Ebenso wie das Karzinom des Scheidenendes gegen ein übergreifendes
Kollumkarzinom abzugrenzen ist, muß man den Krebs der Scheide am In-

troitus gegen das Vulva- und Urethralkarzinom abgrenzen und eventuelle
Metastasen (Korpuskarzinom, Ovarialkarzinom, Hypernephrom) ausschlies-
sen. Von einem Vaginalkarzinom sprechen wir nur dann, wenn der Prozeß
primär von der Vagina ausgeht und das Collum uteri intakt ist. Damit
halten wir uns an die Empfehlungen, die in den Annual Report (195o)
gegeben wurden.

Es kann natürlich bei ausgedehntem Scheidenkrebs vorkommen, daß sich
dieser bis an das Collum uteri erstreckt, aber an dieses dann doch
meist nur bis an die Außenseite heranwächst. Ein negativer Karzinom-
befund bei einer Zervixcurettage erhärtet dann die Diagnose.

Bei der Abgrenzung zwischen Urethralkarzinom und Vulvakarzinom sowie
Metastasen am Introitus gegenüber dem primären Scheidenkrebs sind wir
differentialdiagnostisch kaum in Schwierigkeiten gekommen.

In Bezug auf die Stadieneinteilung halten wir uns an den von KAHANPÄÄ
u. GYLLING (1949) angegebenen Vorschlag. Dieser hält sich an das Einteilungsprinzip des Kollumkarzinoms, und diese Einteilung wurde auch
auf dem Kongreß der Internationalen Gesellschaft für Gynäkologie und
Geburtshilfe (FIGO), 1961 in Wien, etwas abgeändert, zur Annahme empfohlen.

Die Stadieneinteilung lautet:

Stadium O: Carcinoma in situ, intraepitheliales Karzinom.

Stadium I: Das Karzinom ist auf die Vagina beschränkt, die Nachbar-
              gewebe sind frei.

Stadium II: Das Karzinom geht über die Scheide hinaus (Septum recto-
              bzw. Vesico-vaginale, parakolpales Gewebe, Teile des
              Parametriums, eventuell der Portion), dringt aber nicht
              bis zur Beckenwand vor.

Stadium III: Das Karzinom erreicht die Beckenwand, überschreitet den
              Introitus vaginae nicht.

Stadium IV: Das Karzinom infiltriert die Blase, das Rektum oder greift
              über die Grenzen des kleinen Beckens und des Scheidenein-
              ganges hinaus. Fernmetastasen.

Wie aus der Tabelle 4 zu entnehmen ist, fallen von unserem gesamten
Krankengut von 19o Patientinnen aus den Jahren 1951 - 1965 99 (52,1%)
auf die fortgeschrittenen Stadien III und IV.

Histologisch handelt es sich um Pflasterepithelkarzinome verschiedener
Differenzierungen. Es fanden sich jedoch auch ein Adenokarzinom, ein
Melanokarzinom und ein Spindelzellkarzinom.

Tabelle 4. Patientinnenverteilung auf die einzelnen Stadien

Stadium	Zahl	Prozente
I	4o	21,o
II	51	26,8
III	7o	36,9
IV	29	15,3
	19o	1oo,o

Hier ist es wieder nicht uninteressant, einen Vergleich mit früheren
Veröffentlichungen anzustellen in der Weise, wie wir es auch bei der
Altersverteilung gemacht haben. Wir sehen, daß das Krankengut in seiner stadienmäßigen Zusammensetzung besser geworden ist. Wir finden in
den fortgeschrittenen Stadien III und IV nur 52,1% im Vergleich zu
58,9%. Auch hier haben wir die letzten vier Berichtsjahre herausgegriffen und in diesen beiden Stadien nur 4o,o% der Behandelten gefunden. Es verhält sich also die Zusammensetzung des Krankengutes stadien-
mäßig bedeutend günstiger als altersmäßig. Diese Tendenz sehen wir in
den letzten Jahren immer wieder bei den gynäkologischen Krebspatien-
tinnen. Durch die dauernde Aufklärung kommen die Frauen doch früher
zur Behandlung, sind allerdings schon fast an der physiologischen Altersgrenze oder darüber und haben daher wenig Aussicht, die Fünfjahresgrenze zu erleben, da sie vorher interkurrent an einer anderen Krankheit sterben.

Bezüglich der Lokalisation des Vaginalkrebses wäre zu sagen, daß er
sich vorwiegend an der Hinterwand am oberen Drittel der Scheide ausbreitet. Dann folgen der Häufigkeit nach die Seitenwände, einseitig
oder beidseitig. Mitunter wird die gesamte Vagina durch zirkuläre
Infiltration in ein starres Rohr umgewandelt.

Behandlungsmethode

Die primäre Operation bietet wegen der ausgedehnten Lymphknotenver-
sorgung der Vagina und wegen der Nachbarschaft von Blase, Harnröhre
und Mastdarm wenig Erfolgsaussichten. Außerdem ist eine Wertheimsche
Radikaloperation mit Totalexstirpation der Scheide ein äußerst verstümmelnder Eingriff. Die Ergebnisse waren keineswegs ermutigend.
*Die Strahlentherapie stellt beim Scheidenkrebs die Methode der Wahl dar, und zwar
kombinierte Radium-Röntgen- oder -Telekobaltbestrahlung.*

Aber auch die Schwierigkeiten bei der Strahlentherapie sind beträchtlich. Das Vaginalkarzinom ist im allgemeinen nicht weniger strahlensensibel als das Kollumkarzinom, es besteht ja vorwiegend auch aus
den gleichen Zelltypen. Sehr entscheidend ist aber, daß das Vaginalkarzinom der Blase und dem Rektum innig anliegt. Bei Karzinomen, die
an der seitlichen Scheidenwand gelegen sind, sind die Therapiemöglich-
keiten besser, da man hier bedeutend höhere Dosen zur Anwendung bringen kann. Diese übersteigen die Toleranzdosen, die bekanntlich bei
Blase und Rektum zwischen 6.ooo und 7.ooo rd liegen, bei weitem. Im
Vergleich zum Kollumkarzinom ist die Situation der Radiumbehandlung
ungleich schwerer.

Es soll nach Möglichkeit die Kohabitationsfähigkeit erhalten bleiben
und das Karzinom trotzdem mit einer suffizienten Dosis bestrahlt werden. Diese ist durch eine streng individualisierte, den pathologisch-
anatomischen Gegebenheiten angepaßte fraktionierte protrahierte Radiumbestrahlung möglich.

Es wird nicht nur der Primärtumor und seine nächste Umgebung mit Radium bestrahlt, sondern die ganze Vagina und der Uterus. Die Dosis
an der Vagina ist nicht gleichmäßig verteilt, sondern der Tumor oder
das ausgedehnte Infiltrat erhält eine höhere Dosis (Schwerpunktdosis
nach RIES, 1962) als die gesamte übrige Vagina.

Die unbedingte Einbeziehung der Portio und des Uterus in den Behand-
lungsbereich ist notwendig, um eine bessere Raumdosis im kleinen
Becken erreichen zu können, die wieder eine Blockade der Lymphgefäße
im oberen Scheidendrittel herbeiführt.

Grundsätzlich versuchen wir, zuerst den Vaginaltumor mit einem Plattenträger abzudecken und applizieren nach Größe des Trägers zwischen 1.8oo und 2.6oo mgh Radium. Wir verwenden Träger mit möglichst niedriger Dosierung auf lange Zeit, um nicht ein zu schnelles Einschmelzen des Primärtumors zu erreichen, da sonst leicht eine Fistelbildung resultieren könnte.

Nach etwa 14 Tagen versuchen wir, die kombinierte Radiumeinlage (intrauterin und vor die Portio) anbringen zu können. Die intrauterine Dosis beträgt in der Regel 3.6oo mgh RaEl; die Dosis des Plattenträgers vor der Portio ist äußerst variabel und bewegt sich zwischen 1.3oo und 1.8oo mgh RaEl. Erscheint es notwendig, vor dieser Einlage das gesamte Vaginalrohr zu durchstrahlen, was besonders bei zirkulär infiltrierenden Tumoren in Frage kommt, so verabfolgen wir sogenannte Vaginalzylinder, die in verschiedener Dicke aus einzelnen Plexiglasstücken zusammengeschraubt werden können, um der Länge der Vagina zu entsprechen. Im Zentrum dieser Plexiglasträger befindet sich eine Bohrung, die mit der entsprechenden Radiummenge chargiert wird.

Die Dicke der Vaginalzylinder wird der Weite des Vaginalrohrs angepaßt. Die Träger werden ebenso wie die anderen Applikatoren mit feuchter Chlorophyllstreifentamponade fixiert und der Introitus vaginae mit Leukoplaststreifen verklebt, um ein Herausgleiten des Zylinders zu verhindern. Mit diesen Vaginalzylindern führen wir eine protrahierte Radiumbestrahlung bis zu 72 Std durch, dabei kommt in der ganzen Länge des Applikators eine Dosis von 2.8oo - 3.ooo mgh RaEl zur Wirkung.

Man kann natürlich nicht die verschiedenen Varianten der Radiumapplikation beim Vaginalkarzinom besprechen, weil sie von Fall zu Fall verschieden sein müssen, um den individuellen Erfordernissen Rechnung zu tragen. Es gibt daher keine Standardmethode, sondern lediglich Richtdosen, das sind die Toleranzdosen für Blase und Rektum, und selbst diese müssen, wenn es die Karzinomausdehnung nötig macht, überschritten werden. Dabei muß man bei der Radiumbestrahlung noch die Röntgenzusatzdosis auf beide Organe in Betracht ziehen. Bei mehrfacher Fraktionierung der Radiumdosis und zusätzlicher fraktionierter Röntgenbestrahlung kann man, wie wir es bei unseren Fällen gesehen haben, die Toleranzdosis bis auf 8.ooo rd erhöhen.

Bei großräumiger, intensiver Tumordosis, zu der man bei ausgedehnten Karzinomen an Vorder- und Hinterwand der Vagina gezwungen ist, muß man versuchen, die Toleranzdosis an Blase und Rektum zwischen 5.ooo rd bis maximal 5.5oo rd zu halten.

Wir versuchen auch beim Vaginalkarzinom, mit unserem großen Sortiment an Fixträgern auszukommen, und führen keine Spickung durch.

Die Röntgenbestrahlung führen wir nach dem gleichen Modus durch wie beim Kollumkarzinom. Wir verabfolgen auf je zwei abdominale und je zwei dorsale tiefe Parametranfelder 2.5oo - 3.ooo rd/O pro Feld sowie 2.ooo rd auf ein Vulva-Damm-Feld. Die Feldgröße beträgt 1o x 15 cm, die Oberflächeneinzeldosis 25o rd bei 1 mm Cu-Filterung, 25o kV und 15 mA. Die Dosen in Vagina, Blase und Rektum wurden mit dem Sondenmekapion der Firma Strauß gemessen (FOCHEM u. WEGHAUPT, 1965). In der letzten Zeit sind wir immer mehr zur Telekobaltbestrahlung übergegangen und verabfolgen 3.ooo - 3.5oo rd/H auf die Parametrien und Parakolpien.

Auf Grund dieser Messungen sind wir beim Vaginalkarzinom zu annähernd ähnlichen Ergebnissen gekommen wie beim Kollumkarzinom, da nämlich

zwischen dem Primärtumor und der Beckenwand ein beträchtliches Dosis-
gefälle besteht. Damit erreichen wir einerseits eine völlige Sanierung
des Tumorbettes, und andererseits werden die lateralen Anteile des
Parametriums soweit geschont, daß es zu keiner massiven Schwielenbildung im paraureteralen Gewebe kommt. Diesen beiden Faktoren kann nicht
genügend Augenmerk geschenkt werden, denn tritt beim Vaginalkarzinom
oder Kollumkarzinom ein Lokalrezidiv auf, so handelt es sich unseres
Erachtens meist um eine falsche Errechnung der Raumdosis.

Kommt es im parametranen Gewebe zu einer starken Schwielenbildung,
besonders im Bereich der Uretereinmündung in die Blase, so kommt es
nicht nur zu der gewünschten Lymphblockade, sondern auch zu unerwünschten Ureterstrikturen.

Komplikationen und Schäden

Normalerweise müßte man annehmen, daß auf Grund der Lokalisation des
Vaginalkarzinoms Komplikationen und Schäden in den Nachbarorganen
wie Blase und Rektum viel häufiger auftreten müßten als bei der Strahlentherapie des Kollumkarzinoms. Erstaunlicherweise haben wir bei unserem Krankengut nicht mehr Komplikationen gefunden.

Von den vorübergehenden Zystitiden und Rektalreizungen abgesehen,
fanden sich nach drei bzw. vier Jahren bei vier Patientinnen Strah-
lenulzera in der Blase, die auf die von uns publizierte Behandlung,
nämlich die Curettage des Blasenulkus, ohne Beschwerden abheilten
(HOHEFELLNER u. WEGHAUPT, 1963). Bei zwei Frauen trat nach zwei bzw.
drei Jahren eine Hydronephrose auf, es resultierte daraus eine stumme
Niere. Beide Frauen sind seit fünf bzw. sechs Jahren trotz dieser
Komplikation beschwerdefrei. Bei zwei Patientinnen trat nach drei bzw.
fünf Jahren eine narbige Striktur des linken bzw. des rechten Ureters
auf. Es wurde eine Nephrostomie angelegt und nach vier bzw. sechs
Monaten der Ureter in die Blase implantiert; die Patientinnen sind
außer dieser Komplikation seit acht bzw. sechzehn Jahren symptomfrei.

Die Zahl der Schäden, vor allem die auf Grund der Behandlung entstandenen Fisteln, ist nicht höher, als sie im gleichen Zeitraum bei der
Strahlenbehandlung des Kollumkarzinoms auftraten. Bei unserem Krankengut von 190 Frauen traten sechs Fisteln auf. Eine Vesikovaginalfistel
und fünf Rektovaginalfisteln waren eine Strahlenfolge, also der Behandlung anzulasten (3,1%). Die restlichen acht Rektovaginalfisteln
waren karzinomatöse Fisteln und durch das Fortschreiten des Karzinoms
bedingt, demnach keine Bestrahlungsfolge. Bei allen acht Frauen konnte
auch lediglich eine Palliativbehandlung durchgeführt werden. Wie es
begreiflich ist und wie man aus der Tabelle 5 entnehmen kann, traten
die Fisteln bei den fortgeschrittenen Stadien auf. Bei zwei Fällen
kam es gleich nach der ersten Radiumeinlage zu einer Fistelbildung,
so daß man annehmen muß, daß es doch durch eine zu hohe Dosis zu einer
raschen Tumoreinschmelzung kam. Alle 14 Kranken mit Fisteln verstarben
an ihrem Grundleiden.

Von den 190 Frauen, die in den Jahren 1951 - 1965 an primärem Scheidenkrebs behandelt wurden, waren nach fünf Jahren 78 (41,0%) rezidivfrei.

In den letzten vier Berichtsjahren von 1962 - 1965 gelang es uns, von
68 Frauen 29 (42,6%) zu heilen. In diesen vier Jahren war die stadien-
mäßige Zusammenstellung des Krankengutes besonders günstig, nur 40%
der Patientinnen befanden sich im Stadium III und IV. Altersmäßig

Tabelle 5. Übersichtstabelle der primären Vaginalkarzinome aus den Jahren 1951 - 1965

| Stad. | Zahl | ge-heilt | ge-storben | Inter-kurrent | Primäre Mortali-tät | Doppel-karzinom | Palliat.-Behandl. | Fisteln vesiko-vaginal | | Fisteln rekto-vaginal | |
								Behandl.-Folge	Karzi-nom	Behandl.-Folge	Karzi-nom
I	4o	29	7	4	-	1	-	-	-	-	1
II	51	22	26	3	-	5	3	-	-	2	2
III	7o	22	45	3	-	4	5	-	-	2	2
IV	29	5	23	1	-	2	6	1	-	1	3
	19o	78	1o1	11	- 12		14	1 - 5			8
		(41,o%)		(23 = 12m1%)			(7,3%)	(6 = 3,1%)			

war dieses Teilkrankengut allerdings um gut 4% älter als das Gesamtkrankengut, daher war die Gruppe der interkurrent Verstorbenen bedeutend höher, und es fand sich auch eine bedeutende Zunahme der an Diabetes mellitus erkrankten Frauen (2o,9%), was natürlich bei der Behandlung gewisse Schwierigkeiten mit sich bringt.

Auf Grund dieser Erfolge kann man wohl - wie eingangs erwähnt - *die
Strahlentherapie als Methode der Wahl* ansprechen, zumal auch bei den meisten
Fällen die Kohabitationsfähigkeit erhalten blieb. Diese Erfolge sind
allerdings nur mit einer streng individualisierten, fraktionierten,
protrahierten Behandlung mit relativ niederen Radiumdosen am Herd und
kombinierter Perkutantherapie mit Röntgen- oder besser Telekobaltbestrahlung in einer Serie zu erreichen. Vielleicht kann die Supervolttherapie die Heilungsziffer noch etwas günstiger beeinflussen,
aber ich glaube, daß das Überaltern der Kranken eine nennenswerte
Steigerung hintanhalten wird.

Ovarialkarzinom

Wie bei den meisten gynäkologischen Tumoren gibt es auch bei dieser
Art eine internationale Einteilung aus dem Jahre 1964. Diese lautet:

Stadium I: I a) Die Wucherung ist auf einen Eierstock beschränkt.
Kein Aszites.

    I b) Die Wucherung ist auf beide Eierstöcke beschränkt.
Kein Aszites.

    I c) Die Wucherung ist auf einen oder auf beide Eier-
stöcke beschränkt. Aszites mit Krebszellen ist
vorhanden.

Stadium II: Die Wucherung hat einen oder beide Eierstöcke angegriffen und sich im kleinen Becken ausgebreitet.

    II a) Ausbreitung oder Metastasen im Uterus oder in den
Tuben.

    II b) Ausbreitung im kleinen Becken.

Stadium III: Die Wucherung hat einen oder beide Eierstöcke ergriffen, mit intraperitonealen Metastasen im Abdomen (großes Omentum, Mesenterium, in den Gedärmen).

Stadium IV: Die Wucherung hat einen oder beide Eierstöcke ergriffen mit Metastasen außerhalb der Peritonealhöhle.

Beim Ovarialkarzinom sind die Aussichten noch immer am schlechtesten.

Jede Patientin mit einem unklaren Ovarialtumor sollte einer Operation
unterzogen werden, wenn nicht eine interne Kontraindikation besteht
oder der Allgemeinzustand der Patientin so schlecht ist, daß ihr eine
Operation nicht mehr zugemutet werden kann. Von den vorhandenen Tumor-
massen soll vom Operateur so viel als möglich entfernt werden, was sich
mitunter äußerst schwierig gestaltet. Das Omemtum maius soll auf jeden
Fall mitreseziert werden, um eventuelle Metastasen auszuschließen.
Gelingt es aber nicht, den Tumor in toto zu entfernen und bleiben
Restinfiltrate zurück, so wird man versuchen müssen, eine intensive
Strahlentherapie durchzuführen. Der Uterus soll als Radiumträger be-
lassen werden, solange man mit der Möglichkeit rechnen muß, daß die
Patientin aus welchen Gründen immer nur mit einer konventionellen

Röntgentherapie perkutan behandelt werden kann. Besteht auf jeden
Fall die Möglichkeit einer Telekobalt-Supervolttherapie, mit der man
ohne Schwierigkeiten das ganze kleine Becken suffizient durchstrahlen
kann, dann soll - wenn es operationstechnisch möglich ist - auch der
Uterus entfernt werden. Die Frauen erhalten bei belassenem Uterus
eine Radiumeinlage von 3.6oo mgh RaEl. Sind die Resttumoren im Dou-
glasraum und im kleinen Becken sehr groß, wird zusätzlich ein Plattenträger vor die Portio oder in den hinteren Fornix mit einer Dosis von
1.6oo - 1.8oo mgh RaEl gelegt. Die Gesamtdosis an der Beckenwand von
der Radiumbestrahlung allein entspricht etwa 2.ooo - 2.5oo rd. Zwischen den einzelnen Radiumeinlagen und anschließend an diese werden
die Patientinnen einer Röntgen- oder Telekobalt-Therapie unterzogen.
Bei der postoperativen Röntgenbestrahlung des Ovarialkarzinoms befindet man sich in einer schwierigen Situation. Nach einer makroskopisch
radikalen Entfernung der bösartigen Eierstockgeschwulst findet sich
kein lokaler Angriffspunkt für die Strahlentherapie. Es wird diese
daher von manchen Operateuren als unnötig empfunden. Wir halten dagegen die Strahlentherapie gerade beim Ovarialkarzinom doch für sehr
wertvoll, weil es damit gelingt, bei anscheinend radikal operierten
Tumoren etwaige Reste zu vernichten. Es muß allerdings gefordert
werden, daß die Dosis ausreichend hoch gewählt wird. Auch sollen eher
zu große als zu kleine Felder angewandt werden.

Wir pflegen unseren Patientinnen von zwei Unterbauch- und zwei Gesäß-
feldern aus eine Herddosis von 3.ooo - 3.5oo rd zu verabfolgen.

Mit einer intensiven Bestrahlung des gesamten Abdomens haben wir keine
guten Erfahrungen gemacht, besonders, wenn das Krankheitsgeschehen
schon weit fortgeschritten ist, weil die an und für sich sehr schwa-
chen und reduzierten Patientinnen durch die Bestrahlung mit hohen
Dosen auf das ganze Abdomen sehr mitgenommen werden und man häufig
gezwungen ist, die Bestrahlung abzubrechen. Recht gute Palliativerfolge haben wir dagegen mit der sogenannten Großfelderbestrahlung
gemacht. Bei dieser belasten wir das Abdomen von einem ventralen und
dorsalen Feld mit einem großen Tubus (2o x 24) mit 12o rd/O. Mit dieser Art der Bestrahlung erholten sich die Patientinnen zusehends,
und eine etwaige Aszitesbildung geht langsam zurück. Wir pflegen hier
in einer Serie 2.ooo - 2.4oo rd Oberflächendosis zu applizieren und
wiederholen in kurzen Intervallen diese Bestrahlung drei- bis maximal
viermal. Es ist uns klar, daß wir mit dieser Dosierung keine Vernichtung des Karzinoms erreichen können, wir haben aber gerade bei solchen
Patientinnen ein erstaunlich langes Ruhestadium des Tumorwachstums
beobachten können.

Am Ende der Röntgen- bzw. Telekobaltbestrahlung erhalten die Patientinnen 15o - 18o mC Radiogold intraperitoneal. Nach vier bis sechs
Monaten wird die Radiogold-Applikation nochmals wiederholt. Man kann
natürlich von einem Oberflächenstrahler, wie dies das Radiogold ist,
nicht allzu viel erwarten, so können Tumoren von zirka Eigröße oder
ausgedehnte Netzmetastasen nicht zum Schwinden gebracht werden. Die
Radiogold-Applikation am Ende der Strahlenbehandlung hat sich als
günstig erwiesen, weil es bei intraperitonealer Injektion zu einem
früheren Zeitpunkt zu unangenehmen Infiltraten und einer starken Hautreaktion an den Röntgenbestrahlungsfeldern kommen kann. Diese Erscheinungen haben wir wiederholt beobachtet, obwohl wir nie früher als
18 - 21 Tage nach der Radiogoldtherapie mit der Röntgenbehandlung
begonnen haben.

Die intrakavitäre Anwendung ist technisch einfach. Ist Aszites vorhanden, so stechen wir eine Punktionsnadel etwas entfernt von der
Einstichstelle des Trokars ein, um nach Ablassen des Aszites durch

den Trokar das Radiogold durch die Punktionsnadel einzuspritzen.
Würde man die radioaktive Substanz durch den Trokar applizieren, käme
es durch rückfließendes [198]Au zur Infiltration der Bauchdecken und
durch Austropfen aus der Wunde auch zur radioaktiven Verseuchung.

Ist kein Aszites vorhanden, so ist es notwendig, ein künstliches Hydro-
peritoneum herzustellen. Wir verabfolgen 5oo ccm Ringerlösung intraperitoneal, wobei wir nach Einfließen von zirka 25o ccm das Radiogold
einspritzen.

Zur Injektion der radioaktiven Substanz verwenden wir eine besondere
Injektionsspritze der Firma Buchler, Braunschweig, die nach Angaben
von J.H. MÜLLER (1966) angefertigt wurde. Der Strahlenschutz wurde
durch einen Bleimantel von 5 mm Stärke erreicht. Der Bleipanzer ist
außen durch einen Messingmantel gegen direkte Berührung geschützt.
Den Strahlenschutz nach hinten übernimmt der Schwermetallkolben. Bei
Radiogold erhält die Hand, welche diese Spezialspritze führt, noch
ca. 3o% der Strahlung, die sie bei Verwendung einer ungeschützten
Spritze erhalten würde. Die β-Strahlung wird natürlich ganz abgefil-
tert. Da wir auf schnelle und präzise Arbeit Wert legen, genügt uns
diese Spritze vollkommen. Das Füllen der Spritze und die Applikation
dauert zirka 1 - 2 min.

Im Laufe der Jahre wurde eine Unzahl von Infusionsapparaturen, mit und
ohne Bleischutz, entwickelt, die wir zugunsten unserer Methode ablehnen. Wir haben in den letzten 15 Jahren bei 146 Radiogoldapplikationen
keinerlei Zwischenfall gesehen. Die Applikation wird in Narkose durchgeführt, und die Patientinnen werden nach dem Erwachen angehalten,
durch drei Tage häufig einen Lagewechsel, ähnlich den Rollkuren bei
Magenerkrankungen, durchzuführen.

Alle Instrumente und Gegenstände, die mit dem Radiogold in Berührung
kamen, lassen wir vier Stunden unter fließendem Wasser liegen. Damit
sind sie, wie wir durch Messungen beweisen konnten, völlig inaktiv
geworden.

Als Einzeldosis bei der intraperitonealen Verabfolgung geben wir
15o - 18o mCi.

Bei der intrapleuralen Applikation werden zirka 1oo mCi verabreicht.
Diese Dosis kann nach vier bis sechs Monaten wieder gegeben werden.

Gesamtdosen über 45o - 5oo mCi sind sehr selten.

Eine Dosis von 15o mCi Radiogold entspricht bei der intraperitonealen
Anwendung einer Dosis von 4oo rd an der Peritonealoberfläche, 6.ooo rd
im Omentum maius, 1o.ooo - 3o.ooo rd in den retroperitonealen und
mediastinalen Lymphknoten, 1.ooo rd in der Leber, 5oo rd in der Milz,
1oo - 15o rd in der Lunge und im Rückenmark. Dazu kommt noch eine das
ganze Abdomen durchsetzende Gammabestrahlung von 75o rd (J.H. MÜLLER,
1966). Es ist kein Wunder, daß bei dieser ganz beachtlichen Dosis bei
den Patientinnen zeitweise ein Strahlenkater einsetzt, wobei mitunter
auch stärkere Durchfälle und Tenesmen beobachtet werden. Stärkere
Intoxikationserscheinungen durch Abbauprodukte des Karzinoms können
mit Infusionen von Trasylol ausgeschwemmt werden. Vorübergehend kann
auch eine leichte Leukopenie einsetzen. Schwerere Erscheinungen wie
eine Agranulozytose, die als eine Allergie gegenüber dem Radiogold
aufzufassen wäre, haben wir noch nie beobachtet. Verteilt sich die
aktive Substanz nicht gleichmäßig in der freien Bauchhöhle, sondern
liegt sie in abgekapselten Räumen, so kann es durch eine lokale Überdosierung zu Darmfisteln, Peritonitis usw. kommen. Wir selbst haben

jedoch über derartige Komplikationen nicht zu berichten. In den letzten Jahren haben wir bei sehr ausgedehntem Aszites statt Radiogold Trenimon gegeben. Die Aszitesbildung wird mit Trenimon stärker hintangehalten als mit Radiogold. Allerdings ist es auch toxischer.

Jede Patientin mit Ovarialkarzinom wird außerdem einer entsprechenden anabolen oder androgenen Hormontherapie über Jahre unterzogen. Es handelt sich um eine wertvolle zusätzliche Therapie, besonders bei weit fortgeschrittenem Karzinomleiden. Wir haben in den letzten 15 Jahren mehr als 2.ooo Patientinnen dieser androgenen Therapie unterzogen, darunter finden sich Frauen, die mehr als 1oo.ooo mg Testoviron verabfolgt bekamen. Genauere Dosierungsangaben sind aus früheren Publikationen zu entnehmen (WEGHAUPT).

In den Jahren 1956 - 1965 wurden an der I. Universitäts-Frauenklinik Wien insgesamt 439 Fälle mit primären malignen Ovarialtumoren behandelt. 247 dieser Patientinnen wurden an unserer Klinik aufgenommen, wo sowohl die Operation als auch die gesamte Strahlentherapie und Nachbehhandlung durchgeführt wurde. 192 Patientinnen waren bereits in anderen Spitälern operiert worden und an unsere Strahlenabteilung zur Weiterbehandlung überwiesen worden.

Mehr als zwei Drittel aller Patientinnen waren älter als 5o Jahre. *Histologisch* wurden am häufigsten seröse Zystadenokarzinome (32,4%) und undifferenzierte Karzinome (31,6%) gefunden. Dann folgen die endometroiden Karzinome mit 23,5%, die muzinösen Zystadenokarzinome (7,2%), Granulosazelltumoren (3,1%), malignes Teratom, malignes Mesonephrom, Sarcoma ovarii etc. (2,1%).

Von den 439 Patientinnen konnten 329 "radikal" oder "palliativ" operiert werden, was einer Operabilität von 75,0% entspricht.

Bei den drei Arten der Operationstherapie handelt es sich um:

1. Exstirpation des Uterus und beider Adnexe (38 Fälle),
2. Exstirpation beider Adnexe (249 Fälle),
3. Exstirpation nur der befallenen Adnexe (42 Fälle).

Bei allen diesen drei "radikal" oder "palliativ" operierten Fällen wurden annähernd gleiche Heilungsresultate erzielt.

Bei 11o Fällen war nur mehr eine Probelaparotomie bzw. eine symptomatische Therapie möglich, von dieser Gruppe wurde keine einzige Patientin geheilt.

Von den 439 Frauen mit primären malignen Ovarialtumoren sind trotz uneinheitlicher Behandlungsmethoden 126 Frauen nach fünfjähriger Beobachtungszeit symptomfrei, was einer absoluten 5-Jahres-Heilung von 28,7% entspricht.

Tubenkarzinom

Das primäre Tubenkarzinom stellt ein relativ seltenes Geschehen dar. Nach Angaben in der Literatur schwankt die Häufigkeit zwischen o,22% und 1,o% aller Genitalkarzinome der Frau. An der I. Universitäts-Frauenklinik in Wien beträgt sie o,5%. Deshalb ist der von einzelnen Autoren überschaubare Patientenkreis nur sehr klein. Im gesamten Schrifttum sind erst etwas über 7oo Fälle bekannt.

In der Zeit von 195o - 1963 überblicken wir insgesamt 2o Frauen, die
an einem primären Tubenkarzinom erkrankt waren.

Als Hauptsymptom werden meist krampfartige, ziehende, selten stechende
Schmerzen im Unterbauch angegeben. Bei einigen Frauen zeigt sich auch
der sonst als so typisch bezeichnete bernsteinfarbene Fluor (nach
RUNGE in 25,o%). Es kann natürlich auch zu einer Größenzunahme des
Bauches durch Aszites kommen.

Die Diagnosestellung eines primären Tubenkarzinoms ist äußerst schwierig zu postulieren und kann nur vermutungsweise ausgesprochen werden,
da man selbst bei Vorhandensein eines solchen Karzinoms keinen annähernd eindeutigen Befund erheben kann. In den überwiegenden Fällen
werden derartige Patientinnen mit der Vermutungsdiagnose eines malignen Ovarialprozesses einer Operation unterzogen, wo dann die endgültige Diagnose gestellt wird.

Die Behandlung ist im wesentlichen die gleiche wie beim Ovarialkarzinom und braucht deshalb nicht näher besprochen zu werden. Die Heilungsresultate sind noch schlechter als beim Ovarialkarzinom. Angaben in
Prozenten sind leicht irreführend, weil die Fallzahl der jeweiligen
Berichte zu klein ist.

Histologisch fand sich in fünf Fällen ein adenomatöses Karzinom, in
1o Fällen ein adeno-papilläres Karzinom, in zwei Fällen ein papilläres
Karzinom und in drei Fällen ein solides Karzinom.

Wir konnten von 2o Patientinnen aus den Jahren 195o - 1963 nur fünf
über fünf Jahre beschwerdefrei halten.

Vulvakarzinom

Allgemeines

Die Karzinome der Vulva sind Hautkarzinome, welche üblicherweise vom
Deckepithel ausgehen und histologisch das Bild der Pflasterepithelkarzinome zeigen. Infolge ihrer Lokalisation in dem sehr lockeren und
gefäßreichen Vulvagewebe neigen die Vulvakarzinome sehr viel mehr zu
Metastasen als die anderen Hautkarzinome. Die *atypischen Epitheliome* wie
die *Pagetsche Krankheit* und der *Morbus Bowen*, die sich histologisch nicht
immer voneinander unterscheiden lassen, gelten als Präkanzerosen.
Adenokarzinome der Vulva sind äußerst selten und gehen nahezu immer
von den Bartholinschen Drüsen aus.

Der Ausgangspunkt der Geschwulst ist oft nicht zu bestimmen, da viele
Frauen erst dann zum Arzt kommen, wenn das Leiden bereits weit über
den Entstehungsort hinausgewachsen ist. Am häufigsten sind die großen,
dann die kleinen Schamlippen, die Klitoris, die Gegend der Kommissuren
befallen, seltener sind es der Mons veneris und der Damm, noch seltener
die Bartholinschen Drüsen. Häufiger sind die Buchten zwischen den
einzelnen Vulvagebilden der primäre Ausgangsort.

Je nachdem, ob endo- oder exophytisches Wachstum vorherrscht, findet
man ulzerative Prozesse oder unregelmäßige, blumenkohlartige Geschwulstbildungen, die auf Berührung bluten. Die Geschwüre können eine weitere
Ausdehnung über die ganze Vulva haben und per continuitatem die Nachbarschaft erfassen, ohne eine Metastasierung in die primären Lymph-
stationen zu setzen. Man findet dann häufig ausgedehnte Abklatsch-

tumoren. Andererseits können schon kleinste Tumoren in die regionalen Lymphknoten metastasieren.

Besonders das Klitoriskarzinom wächst meist schnell, infiltriert und ergreift bald die umgebenden Teile der Labien und der Urethra.

Die im Bereich der hinteren Kommissur auftretenden Neubildungen zeigen meist schüsselförmigen Charakter mit derben, wallartigen Rändern und wachsen gegen das Peritoneum und den Anus. Sehr früh kommt es dabei zu einer Metastasierung in die inguinalen Lymphknoten. Selten dringen die Neoplasmen der Vulva über den Introitus in die Vagina ein. Es ist manchmal nicht leicht, ein Vulvakarzinom von einem Urethralkarzinom zu unterscheiden.

Durch die Exulzeration des Primärtumors kommt es sehr häufig zu entzündlichen, schmerzhaften Veränderungen der superfiziellen Leistenlymphknoten. Es ist dabei nicht immer leicht, eine entzündliche Vergrößerung von einer neoplastischen zu unterscheiden. Fernmetastasen sind relativ selten. Die hautnahen, karzinomatösen Lymphknoten können vor allem bei sekundärer Infektion der Haut durchbrechen und zu jauchigen, karzinomatösen Geschwüren führen.

Aus den Arbeiten der letzten Jahrzehnte geht hervor, daß durchschnittlich 3 - 6% aller Genitalkarzinome auf das äußere Genitale entfallen, bei unserem Krankengut 4%.

Mit Recht gilt das Vulvakarzinom als Alterserkrankung, die meisten Patientinnen befinden sich zwischen dem 6. und 8. Dezennium. Aus diesem Grund ist jede Behandlung mit großen Schwierigkeiten verbunden, und es treten häufig Komplikationen auf, da man alten und wenig widerstandsfähigen Frauen kaum große Eingriffe zumuten kann. Daraus ergibt sich zwangsläufig, daß die moderne Strahlentherapie (Betatron usw.) als Methode der Wahl angesehen wurde. Wir ziehen die von uns modifizierte Elektrokoagulation nach BERVEN (1941) der Operation und Bestrahlung vor. 1922 hat BERVEN am Radiumhemmet in Stockholm bei dieser Erkrankung die Elektrokoagulation eingeführt und steht bis heute gemeinsam mit denen, die seine, wie schon gesagt, abgeänderte Methode anwenden, mit den Erfolgen an der Spitze der Weltliteratur.

Anamnestische Angaben

Die Symptome sind anfänglich meist gering und bleiben daher oft unbeachtet, besonders wenn das Wachstum langsam erfolgt - und das ist ja meist der Fall, da es sich vorwiegend um alte Frauen handelt. Manchmal findet die Patientin beim Waschen eine Geschwulst oder eine härtere Stelle an den äußeren Schamteilen, die im Laufe der Zeit immer größer wird und schließlich bei der Miktion Schmerzen verursacht. Ein anderer Teil der Patientinnen klagt schon durch Jahre über Jucken und Brennen am äußeren Genitale. In der Literatur wird auch sehr oft das Zusammentreffen von Vulvakarzinom und Pruritus betont. Wir möchten hier allerdings feststellen, daß wir besonders in den letzten 2o Jahren auf die verschiedenen anamnestischen Angaben besonders Wert gelegt haben und daher in mancher Hinsicht zu anderen Ergebnissen kamen als in früheren eigenen Publikationen. Zweifelsohne dürfte der Pruritus neben den verschiedenen neurogenen, neurotischen und allergischen Ursachen auch teilweise einen Zusammenhang mit dem Hypooestrinismus haben. Dieser Zusammenhang wurde neben Hormonanalysen vor allem durch jene Fälle gestützt, in denen es im Anschluß an operative oder röntgenologische Kastration zum Auftreten von Pruritus und schließlich

von Präkanzerosen und letzten Endes zum Vulvakarzinom kam. Wie lange
es dauert, bis aus einer beginnenden Kraurosis eventuell ein Krebs
entsteht, ist verschieden. Ein kausaler Zusammenhang mit einer chronischen Vulvitis mag auch in den Fällen gegeben sein, bei denen gleichzeitig ein Diabetes mellitus bestand.

Die *Kraurosis* und die *Leukoplakie* der Vulva stellt zweifelsohne eine
besondere Disposition dar (WEGHAUPT), obwohl es über das gleichzeitige
Bestehen von Kraurosis und Vulvakarzinom die divergierendsten Angaben
gibt. Ich glaube wohl, daß es hier vor allem auf die genaue Beobachtung jedes einzelnen Falles durch den Untersucher ankommt, denn sonst
wäre es nicht möglich, daß die Angaben zwischen 21,o% und 72,o%
schwanken.

An der I. Universitäts-Frauenklinik in Wien wurden in den Jahren 1952
- 1965 226 Patientinnen mit Vulvakarzinom aufgenommen und behandelt.

Wie schon eingangs erwähnt, handelt es sich bei dieser Erkrankung
meist um Patientinnen höheren Alters. Es entfallen von unserem Krankengut 169, d.h. 74,8%, auf das 61. - 9o. Lebensjahr. Die Verteilung
auf die einzelnen Dezennien ist aus Tabelle 6 ersichtlich.

Tabelle 6. Alterverteilung der 226 an Vulvakarzinom erkrankten Patientinnen (1952 - 1965)

Lebensjahr	Anzahl	%	
31 - 4o	3	1,3	
41 - 5o	11	4,8	
51 - 6o	43	19,o	
61 - 7o	81	35,8	
71 - 8o	66	29,3	74,9
81 - 9o	22	9,8	
	226	1oo,o	

Im Vergleich zum Zeitraum 1952 - 1962 ist eine Zunahme von 5.o% in
der Alterskategorie vom 61. - 9o. Lebensjahr zu verzeichnen.

Einem Symptom, dem nicht genug Aufmerksamkeit geschenkt werden kann,
ist der Pruritus, der schon lange vor dem Auftreten irgendwelcher
sichtbarer Krankheitserscheinungen vorhanden sein kann. Bei unserem
Krankengut von 226 Frauen machten 134 (59,3%) diese Angaben.

Über das Zusammentreffen von *Kraurosis* und *Leukoplakie* mit Vulvakarzinom
finden wir selbst in eigenen Publikationen immer wieder verschiedene
Zahlen. Sie schwanken in Bezug auf die Kraurosis bei den verschiedenen
eigenen Publikationen zwischen 41,9% und 58,3%. Die Zahl der leuko-
plakischen Veränderungen ohne Kraurosis bewegte sich immer um 1o,o%.

Entsprechend der Zunahme besonders der älteren Patientinnengruppe
nahm auch die Anzahl des Diabetes mellitus zu. Schwankte die Zahl
früher zwischen 1o,o% und 12,o%, so stieg sie bei dem gesamten Krankengut auf 18,1%. Noch anschaulicher wird es, wenn man unter den

74 Frauen der letzten drei Berichtsjahre nicht weniger als 22 (3o,o%)
Diabetikerinnen findet.

Histologisch handelt es sich bei unserem Krankengut um 22o Pflasterepithelkarzinome und sechs von der Bartholinschen Drüse ausgehende
Adenokarzinome. Bei 1o Patientinnen dürfte es sich primär um ein
Urethralkarzinom gehandelt haben, das dann als Vulvakarzinom impo-
nierte.

Bei 15 Frauen war das Karzinom schon so weit fortgeschritten, daß es
auf Scheide und Rektum übergegriffen hatte. Außerdem war bei diesen
Patientinnen der Sphincter ani schon stark infiltriert, und die Beschwerden bei der Defäkation trieben sie dann endlich zum Arzt.

Wir haben schon in früheren Arbeiten versucht, irgendeinen Zusammenhang zwischen Krankheitsentstehung und Eintritt der Menarche oder
Menopause der Patientinnen zu finden, sind jedoch zu keinem zwingen-
den Schluß gekommen. Aus diesem Grunde wollen wir auch hier nicht
näher darauf eingehen.

<u>Behandlungsmethoden</u>

Die Behandlung des Vulvakarzinoms hat sich auf den Primärtumor und
seine Nachbarschaft sowie auf den Lymphabfluß zu richten. Die operativen Methoden reichen von der einfachen Probeexzision über die Exstirpation mit unterschiedlicher Ausdehnung und die Elektroexzision bzw.
Elektrokoagulation bis zur weitreichenden Radikaloperation selbst mit
Einbeziehung der iliakalen Lymphknoten. Alle diese Methoden wurden
und werden mit einer Fülle von Bestrahlungsmöglichkeiten kombiniert,
auf die nicht näher eingegangen werden soll.

In meiner letzten Veröffentlichung habe ich die Meinung vertreten,
daß vielleicht durch die Behandlung mit schnellen Elektronen die
Methode der Wahl für diese Krebsart gefunden sei. Leider muß ich
diese Meinung revidieren und nach wie vor der von uns durchgeführten
Elektroresektion des Primärtumors weit im Gesunden, Elektrokoagulation des Wundbettes, eventueller Ausräumung des inguinalen Lymphfel-
des und anschließender Röntgen- oder Telekobaltbestrahlung dieser
Region den Vorzug geben.

Ohne Zweifel ist die "Elektrokoagulation" die radikalere Methode
gegenüber der Behandlung mit schnellen Elektronen, aber eben bei Patientinnen mit schlechtem Allgemeinzustand nicht immer anwendbar.

Grundsätzlich möchte ich noch feststellen, daß es für die weitere
Behandlung von Nachteil ist, wenn in anderen Krankenanstalten der
Primärtumor exzidiert wurde und die Patientin dann erst zu uns zur
Behandlung kommt. Es wird Zeit vergeudet, und außerdem kommt es durch
den operativen Eingriff zur unnötigen Verschleppung von Karzinomzellen.

Die Elektronentherapie scheint primär etwas schonender zu sein. Die
Rekonvaleszenzzeit ist aber länger und schmerzhafter, auch Unter-
und Überdosierungen sind nicht ausgeschlossen, wenn man auch das biologische Dosisäquivalent berücksichtigt. Bei Unterdosierungen oder
Nicht-Schwinden des Karzinoms ist eine radikale Elektrokoagulation
strikte kontraindiziert, da die entstehenden Nekrosen keinerlei Heilungstendenz zeigen und die Frauen, wohl vom Karzinom befreit, an den
Nekrosen, Resistenzverminderung, Sepsis usw. sterben. FRISCHKORN (1969)
hat bei 5,9% der Vulva- und Urethralkarzinome, die mit Elektronen

behandelt wurden, schwere Nekrosen und tiefe Ulzerationen beobachtet,
in 1o,8% kleinere Ulzerationen und in 14,8% Indurationen und Schrump-
fungen, die den Patientinnen Beschwerden verursachten. Auch LOBECK
u. FRISCHBIER (1967) beobachteten bei 1o,o% der Patientinnen schwere
Strahlenfolgezustände.

Eigene Behandlungsmethoden

Als Behandlungsmethode wurde von uns vorerst die Elektrokoagulation
(EK) angewendet. Die Patientinnen werden zunächst internistisch untersucht und, da es sich ja vorwiegend um bejahrte Frauen handelt, auch
auf die Operation vorbereitet.

Als Narkose kommt nur die Allgemeinnarkose in Frage. Früher war oft
eine Kontraindikation gegen die Narkose gegeben, doch hat es bei der
heutigen ausgefeilten Narkosetechnik in dieser Hinsicht nie Schwierigkeiten gegeben. Lange Zeit haben wir die bipolare EK durchgeführt,
aber seit fast 1o Jahren führen wir die Operation mit einer unipolaren
Elektrode aus, die so gestaltet ist, daß man mit ihr sowohl mit Koagulationsstrom schneiden als auch mit dem "Schlitten" koagulieren
kann (Abb. 5). Wir verwenden seit dieser Zeit das Siemens Radiotom 611.
Vor Beginn der EK wird aus dem Tumor eine Probeexzision zur histologischen Untersuchung entnommen und dann die gesamte Vulva, beginnend
drei bis vier Zentimeter oberhalb der Klitoris, weit im Gesunden, bis
zum Damm mit Koagulationsstrom exzidiert (Elektroresektion) und dann
die Basis und die Ränder koaguliert.

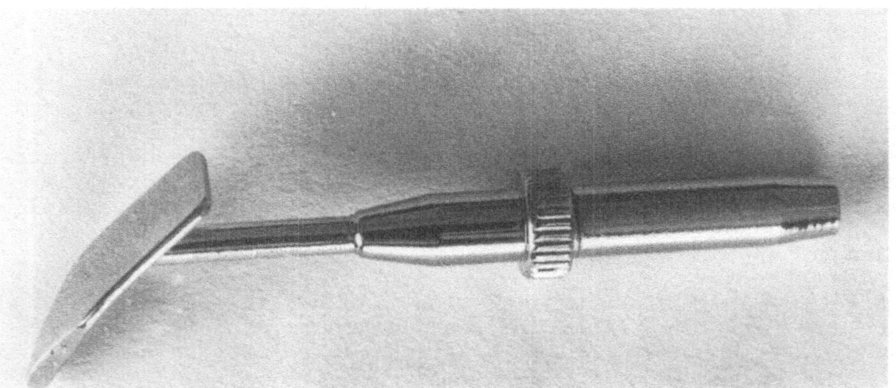

Abb. 5. Schneid- und Koagulationselektrode

Die Verkochung muß die ganze kraurotisch veränderte Haut erfassen
und außerdem gut 1 - 2 cm ins gesunde Gewebe gehen, um die Entstehung
eines Lokalrezidives zu vermeiden. Es ist darauf zu achten, daß es
besonders beim Carcinoma clitoridis, welches meist mit dem Periost
der Symphyse engen Kontakt hat, zu einer kräftigen Durchwärmung kommt,
da man ansonsten leicht eine Symphysen-Nekrose erzeugen kann.

Hat das Karzinom auf die Urethralmündung übergegriffen, so kann man
diese mit kleinen Kugelelektroden bis knapp zum Sphincter externus
koagulieren. Ist der Sphincter externus ebenfalls vom Karzinom ergriffen, so wird er ebenfalls elektrisch reseziert. Wichtig ist, daß
man in solchen Fällen die Urethralöffnung mit einem eingeführten Glas-
katheter fixiert. Ist der Urethralwulst ergriffen, so wird auch dieser
verschorft. Da es bei der EK zu einer sehr starken, in den Augen bei-
ßenden Rauchentwicklung kommt, haben wir ein Luftgebläse eingesetzt,
das den Rauch vom Operationsgebiet wegtreibt. BERVEN (1949) hat statt
des Luftgebläses eine dauernde Wasserberieselung verwendet. Es wird
ein möglichst dicker Verweilkatheter eingeführt.

Die koagulierten Teile der Vulva werden mit einer mit Vaseline bestri-
chenen Gaze bedeckt, die öfter am Tage gewechselt wird. Nach der Operation haben die Patientinnen zunächst keine Beschwerden und sind
völlig schmerzfrei. Nach einer Woche beginnt sich das koagulierte
Gewebe zu demarkieren, und nach einer weiteren Woche ist die Abstoßung
der Nekrosen in vollem Gange. Zu diesem Zeitpunkt wird dann der Verweilkatheter entfernt. Die EK-Wunde ist mit schmierig grauen, nekrotischen Fetzen belegt, zwischen denen man kleine, frisch granulierende
Areale feststellen kann. Der üble Geruch, der von dieser Wunde ausgeht,
wird durch das oftmalige Spülen mit Kaliumpermanganat oder flüssiger
Chlorophylllösung eingedämmt. Sollte es während der Abstoßung zu einer
Blutung kommen, dann genügt meist das Auflegen von Stryphnongaze oder
das Fassen des blutenden Gefäßes mitsamt dem umgebenden Gewebe mit
einer Krallenklemme, die 24 Std liegen bleibt. Stärkere Blutungen
treten ganz selten auf und sind mit einer leichten Verschorfung zu
beheben.

Nach drei Wochen ist die EK-Wunde gänzlich gereinigt und zeigt eine
oberflächliche Granulation. Zu diesem Zeitpunkt wird die Patientin
nach Hause entlassen und ihr zweimal täglich Sitzbäder mit Kaliumpermanganat sowie das Auflegen von Vaselinflecken empfohlen. Sechs
bis acht Wochen nach der EK ist die Wunde völlig überhäutet, ist weich
elastisch, blutgefäßreich und weist keine Schrumpfungstendenzen oder
Keloidbildungen auf. Der kosmetische Effekt ist ausgezeichnet, da die
Wunde ohne derbe Narben ausheilt.

Als Blutungsprophylaxe verabfolgen wir den Patientinnen täglich zweimal 1 Ampulle Reptilase subkutan (PICHA, ROCKENSCHAUB, WEGHAUPT) über
etwa 14 Tage.

Da man bei dieser Operationsmethode keine Antikoagulantien verabfolgen
kann, weil es sonst zu massiven Blutungen aus der Koagulationswunde
kommen kann, geben wir Tanderil (zweimal 2 Drg. täglich) als Prophylaxe gegen eventuelle Thrombosen über 14 - 2o Tage. Wir haben durch
diese Medikation bei den vorwiegend alten Frauen nur 12 Thrombosen
erlebt, wovon zwei Patientinnen an Lungenembolie starben. Auch müssen
die Frauen laufend im Bett Turnübungen machen, und während der ersten
acht Tage, an denen sie nicht aufstehen dürfen, werden sie angewiesen,
häufig die Beine zu bewegen.

Die Operation wird in der Regel auch von alten, geschwächten Patientinnen gut vertragen. Die primäre Mortalität bei unserem Krankengut
von 226 Fällen betrug 2 Patientinnen (o,8%). Sie ist so niedrig, weil
wir nicht generell bei allen Patientinnen eine Ausräumung der inguinalen Lymphknoten vorgenommen haben, sondern die Behandlung vom Zustand dieser Region abhängig machen. Fanden sich zwei Montate nach
der EK keine tastbaren Lymphknoten, dann wurde vorerst von einer
Lymphknotenausräumung Abstand genommen. Tastet man zu jenem Zeitpunkt
vergrößerte, derbe Lymphknoten, dann handelt es sich meist um eine

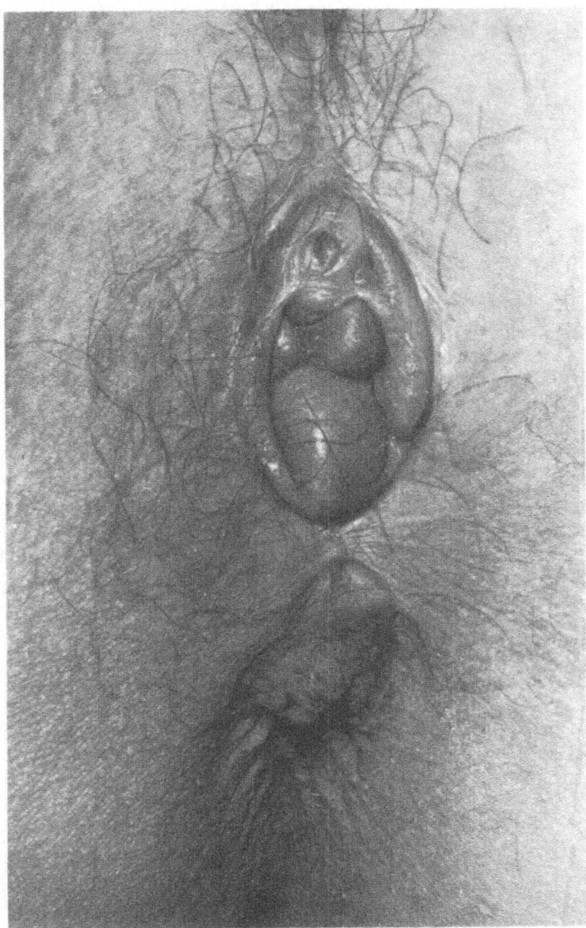

Abb. 6. Ausheilungszustand eines Vulvakarzinoms acht Jahre nach der Elektrokoagulation

neoplastische Infiltration, da die entzündliche Komponente nach Abheilung der Wunde nicht mehr vorhanden ist. Es werden dann die gesamten Lymphknoten der Leistenbeuge samt dem Fettgewebspolster im Trigonum femorale Scarpae entfernt, so daß am Ende der Operation die Faszien freiliegen. Die Haut wird primär vernäht, am untersten Punkt des resultierenden Hohlraumes eine kleine Drainageöffnung zum Abrinnen der Lymphe gemacht und Dochte eingelegt. Diese Drainageöffnung leitet die reichlich austretende Lymphe ab und beschleunigt damit die Wundheilung. Wir haben bei der Lymphknotenausräumung keine Patientin verloren.

Wenige Tage nach dieser Operation wird mit der Röntgentherapie begonnen. Es handelt sich um eine protrahierte Bestrahlung der Region mit optimalen Tiefentherapiebedingungen (3.ooo - 3.5oo rd/O). Bei sehr adipösen Patientinnen oder bei reduziertem Allgemeinzustand wurde auch bei palpablen Lymphknoten die Ausräumung primär nicht durchgeführt, um die Operationsmortalität nicht zu steigern. Die Region wurde nur röntgen- oder telekobaltbestrahlt. Bei der angewandten Be-

strahlungstechnik konnten die Lymphknotenmetastasen mittlerer Ausdehnung offensichtlich durch Röntgentherapie allein zur Abheilung gebracht werden. Schwanden die Lymphknoten nicht, wurde sechs bis acht
Wochen später die Ausräumung doch durchgeführt.

In den letzten Jahren begannen wir gleich vom 8. - 1o. Tag nach der
EK mit Röntgenbestrahlung der Inguinalgegend, entsprechend den vorher
angegebenen Bedingungen. Durch diese Maßnahme haben wir die Operations-
quote auf ein Mindestmaß herabgesetzt und zur Besserung der Heilungsergebnisse beigetragen. Bei besonders weit ausgedehnten Primärtumoren
bekamen die Patientinnen zwei Wochen vor der EK eine Röntgenbestrahlung (2.ooo bis maximal 3.ooo rd/O).

Als *Komplikation* bei der EK traten bei unserem Krankengut zweimal Sym-
physennekrosen auf. Beide Patientinnen litten an einem ausgedehnten
Klitoriskarzinom, das bereits das Periost infiltriert hatte. Nach
Sequestrierung einiger kleiner Knochensplitter konnten die Patientinnen nach längerem Krankenhausaufenthalt geheilt entlassen werden.

Bei acht Frauen, bei denen das Karzinom schon neben der Scheide auch
auf das Rektum übergegriffen hatte und teilweise eine ausgedehnte
Infiltration des Sphincter ani bestand, konnten wir natürlich mit
keiner der vorher beschriebenen Behandlungsmethoden Erfolg erzielen.

Einen wesentlichen Faktor sehen wir in der Nachbehandlung, wobei die
Einhaltung einer bestimmten Diät uns von besonderem Wert erscheint.
Da ein Großteil der Patientinnen vor der Behandlung an heftigem Pruritus litt, handelt es sich ohne Zweifel auch um eine Dysregulation
im Kohlenhydratstoffwechsel. Wie wir früher schon festgestellt haben,
findet sich ein beachtlicher Prozentsatz von Diabetes mellitus (bis
3o,o%). Unsere Diätvorschrift soll den Frauen eine kurze Anleitung
sein, und sie wird jeder Patientin mitgegeben. Sie lautet wie folgt:

Diätvorschrift für Erkrankungen des äußeren Genitales

1. Anstelle von Brot nur Luftbrot oder Knäckebrot verwenden (darf
nicht feucht gelagert werden, da es sonst an Qualität leidet).

2. Anstelle von Zucker Süßstoff verwenden. Wir empfehlen besonders
"Systamin", da dieser Süßstoff auch kochfest ist (2 Tbl. entsprechen
ungefähr 1 Stück Würfelzucker).

3. Es sollen möglichst wenig Kartoffeln, Reis, Knödel, Teigwaren usw.
gegessen werden. Keinerlei Mehlspeisen, Süßigkeiten, keine Schokolade,
kein Speiseeis.

4. Es soll nur Gemüse nach englischer Art zubereitet werden, also
nicht gestaubt oder eingebrannt, sondern nur gekocht mit Butter - oder
in Fett gedünstet.

5. Fleisch und Fisch sollen möglichst ohne gestaubte Soßen genossen
werden.

6. Obst (nicht zu süß), Gemüse und Salat, Fleisch, Fisch und Wurst-
waren, Käse und alle Milchprodukte können in jeder beliebigen Menge
genossen werden.

Rezidivbehandlung

Bei der Elektrokoagulation der Vulva kommt es sehr selten zum Rezidiv.
Bei unserem Krankengut von 226 Fällen traten sieben lokale Rezidive
auf (3,o%). Kommt es aber nach der durchgeführten Primärbehandlung
zum lokalen Rezidiv, so ist die Prognose schlecht. Es ist dann auf
jeden Fall, gleichgültig welche Behandlungsmethode vorher angewendet
wurde, die Elektrokoagulation die einzige noch erfolgversprechende
Möglichkeit. Drei von diesen sieben lokalen Rezidiven konnten sogar
nach ausgedehnter Elektrokoagulation geheilt werden.

Lymphknotenmetastasen, die operativ nicht zu entfernen sind, lassen
sich, wenn sie schon vorbestrahlt sind, nur mit einer palliativen
Dosis bestrahlen. Gewisse palliative Möglichkeiten ergeben sich noch
in der Anwendung der Bewegungsbestrahlung und in der Telekobalt- bzw.
Elektronentherapie.

Erfolgsstatistik

Bevor wir auf die Erfolge unserer Behandlung zu sprechen kommen, müssen wir einiges über die Einteilung unseres Krankengutes sagen. Wir
haben uns dabei an die von ANTOINE u. MAIER (1942) angegebene Stadieneinteilung gehalten, die der von BERVEN (1941) ähnlich ist. Sie hat
den Vorteil, daß das Krankengut nicht in kleinste Gruppen unterteilt
wird und so für den Untersucher eine einfache Einteilungsmöglichkeit
bietet. Bei der ohnehin geringen Zahl von Vulvakarzinomen wird der
an und für sich schon beschränkte Vergleichswert statistischer Ergebnisse völlig illusorisch.

Stadium I entspricht jenen Fällen, bei welchen keine oder nur kleine,
relativ gut abgrenzbare, bewegliche Lymphknoten weicher Konsistenz
oder entzündlich vergrößerte, noch weiche Lymphknoten beobachtet
werden.

Stadium II schließt diejenigen Fälle ein, welche vergrößerte, derbe
Lymphknoten mit periglandulärem Infiltrat umfassen, bei welchen mit
großer Wahrscheinlichkeit eine neoplastische Infiltration anzunehmen
ist.

Zum Stadium III werden schließlich jene Fälle gerechnet, wo klinisch
harte, vergrößerte Lymphknoten vorliegen, die an der Umgebung fixiert
sind und als inoperabel gelten, sowie Fälle mit Fernmetastasen.

Diese Stadieneinteilung ist auch der Einteilung von HUBER (195o) sehr
ähnlich, der eine Einteilung in vier Gruppen vorschlägt. Unsere Gruppe
I beinhaltet seine Gruppen I und II. HUBER hat die Ausbreitung des
Primärtumors in seine Stadieneinteilung aufgenommen. Wir glauben aber,
daß nur die Beurteilung des Verhaltens des Lymphabflußgebietes von
Wichtigkeit ist, es sei denn, daß der Vulvatumor in die umgebenden
Organe penetriert ist und keine palpablen Lymphknoten setzt. Diese
Form haben wir aber nie gesehen.

Von den 226 Fällen erreichten wir bei 116 (51,3%) eine Dauerheilung
über fünf Jahre. Im Stadium I erreichten wir sie in 73,o% der Fälle.
Deutlich sinkt die Heilungsziffer dann auf 51,5% und 11,8% in den
folgenden Stadien ab.

Wir sehen auch hier, wie wichtig bei allen karzinomatösen Erkrankungen es ist, die Patientinnen möglichst früh zur Behandlung zu bekommen.

Tabelle 7. Erfolgsstatistik der Vulvakarzinome 1952 - 1965

Stadium	Zahl	%	geheilt	%
I	1o7	47,3	78	73,o
II	6o	26,6	31	51,5
III	59	26,1	7	11,8
	226	1oo,o	116	51,3

Bei unserem Gesamtkrankengut von 226 Fällen trat nur siebenmal ein
lokales Rezidiv nach der Elektrokoagulation auf. Dies entspricht
einer lokalen Symptomfreiheit von 97,o%, was sonst wohl von keiner
anderen Methode erreicht wird.

Literatur

ANTOINE, T., MAIER, E.: Die Elektrokoagulation des Vulvakarzinoms.
    Arch. Gynäk. 172, 487 (1942).
BERVEN, E.: 177 Fälle mit primärem Vulvakarzinom. Acta radiol. (Stockh.
    22, 99 (1941).
BERVEN, E.: Carcinoma of the vulva. Brit. J. Radiol. 22, 498 (1949).
FOCHEM, K., WEGHAUPT, K.: Zur Therapie des Ovarialkarzinoms. Krebs-
    arzt 2o, 16 (1965).
FRISCHKORN, R.: Die Bestrahlung des Vulvakarzinoms mit schnellen Elek-
    tronen. Geburtsh. u. Frauenheilk. 11, 1o6 (1969).
FRISCHKORN, R.: Die Behandlung des Vulvakarzinoms. Arch. Gynäk. 2o7,
    282 (1969).
HUBER, H.: Das Primäre Carcinom der Vulva. Ein Beitrag zur Entstehung
    und Behandlung. Arch. Gynäk. 179, 1 (195o).
HUBER, H.: Die Therapie des Vulvakarzinoms. Geburtsh. u. Frauenheilk.
    9, 639 (195o).
JANISCH, H., MICHALICA, W., PICHA, E., WEGHAUPT, K.: Second-look-
    Curettagen nach primär bestrahlten Corpuscarcinomen. Geburtsh. u.
    Frauenheilk. 3o, 117 (197o).
JANISCH, H., MICHALICA, W., PICHA, E., WEGHAUPT, K.: Mucopyometra und
    Corpuskarzinom. Strahlentherapie 143, 511 (1972).
LOHBECK, H.U., FRISCHBIER, H. J.: Strahlenreaktionen und Folgezustände
    nach Elektronentherapie des Vulvakarzinoms. Strahlentherapie 66,
    93 (1967).
MAIER, E.: Die Radiumtherapie der malignen Tumoren des weiblichen
    Genitales. Strahlentherapie 69, 141 (1941).
MICHALICA, W., WEGHAUPT, K.: Behandlungsergebnisse der Uterussarkome
    an der I. Universitätsfrauenklinik in Wien aus den Jahren 195o -
    1963. Wien. klin. Wschr. 81, 776 (1969).
MÜLLER, J.H.: Intraperitoneal colloidal Radiogold Au^{198}-Therpy in
    ovarian cancer. Symposium on ovarian cancer of the international
    Union against cancer, Houston 1966.
PICHA, E., WEGHAUPT, K.: Methodik der Radiumbehandlung des Carcinoma
    corporis uteri in den Jahren 195o - 196o und Heilungsergebnisse
    aus den Jahren 195o - 1955. Wien. klin. Wschr. 35, 595 (1961).
PICHA, E., WEGHAUPT, K.: Heilungsergebnisse bei 345 primär bestrahlten
    Korpuskarzinomen in der Zeit von 195o - 1962. Wien. klin. Wschr.
    8o, 964 (1968).
PICHA, E., WEGHAUPT, K.: Bericht über 2o primäre Tubenkarzinome aus
    den Jahren 195o - 1963. Zbl. Gynäk. 92, 596 (197o).

RIES, J., BREITNER, J.: Strahlenbehandlung in der Gynäkologie. München:
    Urban und Schwarzenberg 1959.
RIES, J., LUDWIG, H.: Zur Therapie des primären Karzinoms der Vagina.
    Strahlentherapie 118, 92 (1962).
SCHMERMUND, H.J., OBERHEUSER, F., KUTTIG, H.: Geschwülste der weibli-
    chen Genitalorgane. In: Die Supervolt-Therapie (Hrsg. BECKER,
    SCHUBERT). Stuttgart: Thieme 1961.
WEGHAUPT, K.: Das Vulvakarzinom. Strahlentherapie 92, 147 (1953).
WEGHAUPT, K.: Die Anwendung von Bayer E 39 in der gynäkologischen
    Krebsbehandlung. Krebsarzt 3, 16 (1961).
WEGHAUPT, K.: Das Radiogold (Au^{198}) in der gynäkologischen Krebsthe-
    rapie. Wien. klin. Wschr. 48, 828 (1961).
WEGHAUPT, K.: Primäres Melanosarkom der Portio vaginalis uteri. Zbl.
    Gynäk. 92, 469 (1970).
WEGHAUPT, K.: Behandlungsergebnisse der primär bestrahlten Kollum-
    karzinome aus den Jahren 1960 - 1965. Strahlentherapie 142, 13
    (1971).
WEGHAUPT, K.: Heilungsergebnisse bei primär bestrahlten Korpuskarzi-
    nomen in der Zeit von 1960 - 1965. Strahlentherapie 142, 137 (1971).
WEGHAUPT, K.: Zur Klinik und Behandlung des primären Scheidenkrebses.
    Z. GEburtsh. Gynäk. 175, 175 (1971).
WEGHAUPT, K.: Das Vulvakarzinom. Ein Bericht aus den Jahren 1952 -
    1965. Geburtsh. u. Frauenheilk. 12, 1164 (1971).
WEGHAUPT, K., FOCHEM, K.: Die Behandlungsmethoden der gynäkologischen
    Karzinome. Krebsarzt 12, 241 (1957).
WEGHAUPT, K., FOCHEM, K.: Die Bestrahlungsmethode der gynäkologischen
    Karzinome. Krebsarzt 5, 241 (1957).
WEGHAUPT, K., HOHENFELLNER, R.: Urologische Komplikationen als Bestrah-
    lungsfolge des Kollumkarzinoms. Strahlentherapie 122, 362 (1963).
WEGHAUPT, K., PICHA, E., ROCKENSCHAUB, A.: Beitrag zur hämostatischen
    Behandlung in der operativen konservativen Gynäkologie. Wien. med.
    Wschr. 107, 74 (1957).

Die perkutane Strahlentherapie der malignen Geschwülste des weiblichen Genitale

G. SCHAMP und G. BARDACH

Vor der Schilderung der einzelnen Tumorformen und der heute geübten
Strahlentherapie, die sich in diesem Beitrag vor allem auf die an
der Strahlentherapeutischen Klinik der Universität Wien erprobten
Methoden und Verfahren bezieht, sei zunächst auf die Diskussion über
das optimale strahlentherapeutische Vorgehen näher eingegangen. Hierbei muß besonders betont werden, daß gerade die Strahlentherapie der
gynäkologischen Tumoren eine der erfolgreichsten Kapitel der Strahlentherapie und der klinischen Onkologie überhaupt ist und ihr damit
eine besondere Wichtigkeit bei der Erörterung in diesem Buch zukommt.

Wir sind der Auffassung, daß die Diskussion, ob bei der Behandlung
der gynäkologischen Tumoren der Operation oder aber der Strahlentherapie der Vorrang einzuräumen sei, heute dahingehend entschieden ist,
daß eine zeitgerechte und sinngemäße Kombination beider Verfahren die
größte Aussicht auf Erfolg hat. Es kann aber andererseits als bewiesen gelten, daß die radikale Operation der Primärstadien heute nicht
mehr zu leisten vermag als die Radiotherapie in der Hand eines Spezialisten. Gerade an großen radiotherapeutischen Zentren, die die
gesamte und somit auch die gynäkologische Strahlentherapie betreiben,
wo sowohl die Curie- und Teletherapie als auch die Operation Anwendung
finden, wurde statistisch belegt, daß eine harmonisierte Brachy-Tele-
therapie ebenso viel leistet wie die Operation und daß große Radikaloperationen eigentlich einem konservativeren Kombinationsverfahren
weichen sollten. Dadurch haben die radikalen Operationen ihre Berechtigung durch die Leistungsfähigkeit der modernen Strahlentherapie,
besonders auf dem gynäkologischen Sektor, zumindest bei einigen Krankheitsbildern, eingebüßt. Andererseits wird der Strahlentherapeut in
vielen Fällen aus strahlenbiologisch-klinischen Gründen den Operateur
ersuchen, große Tumoren zu exstirpieren oder weitgehend zu eliminieren,
auch wenn eine komplett radikale Entfernung nicht mehr möglich ist,
weil dadurch die Chancen einer sekundären Radiotherapie wesentlich
steigen und unter Umständen sogar kurative Ergebnisse erzielt werden
können, die bei der ursprünglich großen Tumormasse völlig unmöglich
gewesen wären. Die Relation Tumorzellzahl bzw. Tumormasse und Strah-
lungsdosis steht in einer linearen Beziehung, weshalb die Reduktion
der Tumormasse gleichbedeutend ist mit einer wesentlich effektiveren
Strahlentherapie. Andererseits führten strahlenbiologisch-klinische
Erkenntnisse an radiologischen Zentren dazu, daß durch die Vorbestrahlung des Portio-Zervix-Karzinoms die Operationsergebnisse wesentlich
gebessert werden konnten und durch optimale Dosisverteilung im kleinen
Becken die applizierte Radiumdosis herabgesetzt und dadurch die Fistelfrequenz wesentlich verringert wurde. Dies alles sind Gründe für die
notwendige enge Zusammenarbeit von Gynäkologen und Radiologen. Zweifellos gibt es heute immer noch Schwierigkeiten in der Sprachregelung
und Anpassung der verschiedenen Ausbildungsrichtungen von Strahlentherapie und Gynäkologie. Dies rechtfertig jedoch noch lange nicht
eine Abtrennung und Isolierung der gynäkologischen Radiotherapie im

Rahmen der gesamten klinischen Onkologie. Es ist nicht gerechtfertigt anzunehmen, daß nur ein geschulter Gynäkologe eine optimale Radiotherapie in der Gynäkologie betreiben kann.

Dies widerlegen insbesondere die Erfahrungen in England und Amerika sowie auch in den skandinavischen Ländern, wo die großen radiotherapeutischen Zentren die gesamte Onkologie betreiben und wo die Gynäkologen gemeinsam mit den Radiotherapeuten die Radium- und Hochvolttherapie durchführen.

Wir haben daher auch in unserem Arbeitskreis eine starke interdisziplinäre Verflechtung der strahlentherapeutischen Klinik und der Strahlenabteilung der Universitäts-Frauenkliniken in Wien vorgenommen. Es entstand dadurch ein dauerndes Diskussionsforum mit gemeinsamem Interesse für unser Fach und für den Patienten, eine Vereinfachung und Vereinheitlichung der Strahlentherapie und vor allem eine Entschärfung der bisherigen Situation.

Das Vulvakarzinom

Die Vulva wird begrenzt vom Mons veneris, vom Anus und von den Leistenbeugen. Die innere Begrenzung stellt das Hymen dar. Die Vulvakarzinome werden wie die Analkarzinome zu den Hautkarzinomen gerechnet und sind daher fast ausnahmslos Plattenepithelkarzinome. Selten kommen auch Adenokarzinome vor, die sich von den regionären Schweißdrüsen oder von den Bartholinischen Drüsen ableiten. Da das Vulvagewebe locker und gefäßreich ist und überdies reichlich von Lymphbahnen kreuz und quer durchzogen wird, kommt es leicht frühzeitig zur Metastasierung bzw. zum Wachstum per continuitatem in die Nachbarschaft, daher sind die Vulvakarzinome auch wesentlich bösartiger als die übrigen Hautkrebse. Die oft blumenkohlartigen, durch exophytisches Wachstum gekennzeichneten Geschwulstbildungen haben eine große Tendenz zur Ulzeration und Sekundärinfektion, was oft genug zusätzlich durch einen Diabetes mellitus begünstigt wird. Die Metastasierung erfolgt in der Regel homolateral, aber auch gekreuzt, in die inguinalen und von hier in die femoralen, iliakalen und hypogastrischen Lymphknoten. Oft sind die regionären Lymphknoten bei Sekundärinfektionen des Primärtumors entzündlich und schmerzhaft vergrößert, Fernmetastasen sind selten. Nur 4 - 5% aller weiblichen Genitalkarzinome sind Vulvakarzinome. Sie gelten als Alterserkrankung, da vorwiegend Patientinnen zwischen dem 6. und 8. Lebensjahrzehnt befallen werden. Pathogenetisch werden Präkanzerosen der Vulva wie z.B. die atypischen Epitheliome (Pagetsche Krankheit und Morbus Bowen) oder Leukoplakien und die Kraurosis vulvae für die Tumorentstehung verantwortlich gemacht. Die Stadieneinteilung stößt wie bei so vielen Karzinomen auf beträchtliche Schwierigkeiten, da sie ja bewußt den klinischen Aspekt in den Mittelpunkt stellt und hierbei oft schlecht zwischen entzündlich bzw. metastatisch vergrößerten Lymphknoten unterschieden werden kann. Trotzdem sollte man, um eine allgemeine Klassifizierung zu ermöglichen, das TNM-System verwenden (UICC).

T   Primärtumor.

TIS   Präinvasives Karzinom, Carcinoma in situ.

T_0 Ein Primärtumor nicht nachweisbar.

T_1 Solitärer Tumor mit weniger als 2 cm Durchmesser.

T_2 Solitärer Tumor mit mehr als 2 cm, jedoch weniger als 5 cm Durchmesser.

T_3 Solitärer Tumor mit mehr als 5 cm Durchmesser oder Tumor beliebiger Größe mit Ausdehnung auf die Vagina auf nicht mehr als 2 cm Länge oder Ausdehnung auf den Anus ohne Beteiligung der Mukosa oder mit Ausdehnung auf die Urethra.

T_{3M} Solitärer Tumor beliebiger Größe mit Ausdehnung auf die Vagina auf mehr als 2 cm Länge oder zum Anus mit Beteiligung der Mukosa oder Ausdehnung auf das rektovaginale Septum oder zu anderen benachbarten Geweben.

T_{4M} Multiple Tumoren, die ein Gebiet von mehr als 1o cm Durchmesser bedecken.

N Regionäre Lymphknoten.

N_0 Keine palpablen Lymphknoten.

N_1 Bewegliche einseitige Lymphknoten.

N_{1A} Lymphknoten ohne Wachstumstendenz.

N_{1B} Lymphknoten mit Wachstumstendenz.

N_2 Bewegliche kontralaterale oder bilaterale Lymphknoten.

N_{2A} Lymphknoten ohne Wachstumstendenz.

N_{2B} Lymphknoten mit Wachstumstendenz.

N_3 Fixierte Lymphknoten.

M Fernmetastasen.

M_0 Keine Fernmetastasen nachweisbar.

M_1 Fernmetastasen nachweisbar.

Infolge des langsamen Wachstums des Karzinoms wird die Diagnose in der Regel spät gestellt, so daß über die Hälfte der Patientinnen bereits in einem inoperablen Zustand zur Aufnahme gelangen. Der Grund liegt einerseits im Alter der Patientinnen, andererseits finden sich bereits in 47% der Fälle regionäre Lymphdrüsenmetastasen (BRANDSTÄTTER u. KRATOCHWIL, 1959). Auffallend häufig ist das Zusammentreffen von Pruritus, Präkanzerose und Hypooestrinismus.

Die Therapie des Vulvakarzinoms betrifft den Primärtumor, seine Nachbarschaft sowie die Lymphabflußgebiete. Die chirurgische Therapie besteht aus der totalen Vulvektomie mit Exstirpation der regionalen Lymphknoten und, falls erforderlich, auch der Lymphknotengruppe über den Arteriae iliacae externae. Obwohl diese Methode die Forderung nach Radikalität erfüllt, ist sie jedoch vielfach wegen des hohen Alters der Patientinnen oder bei erheblicher Tumorausbreitung nicht durchführbar, weiter birgt sie die Gefahr der Tumoraussaat in sich. Es setzte sich daher in den letzten Jahren immer mehr die von BERVEN (1949) angegebene lokale chirurgische Maßnahme, nämlich die Elektrokoagulation durch, die mit einer Strahlentherapie kombiniert wird. Über die modifizierte Technik von BERVEN hat bereits im vorigen Kapitel WEGHAUPT berichtet. Zur Strahlentherapie des Vulvakarzinoms sei erwähnt, daß die konventionelle Strahlentherapie durch das Unvermögen, ohne starke Hautschädigung hohe Dosen an den Herd zu bringen, heute keine Verwendung mehr finden sollte. Auch die lokale Radionuklidapplikation wie Radiumspickung oder Einziehung oder Implantation von Tantaldrähten oder Radiogoldseeds waren notgedrungene Kompromisse, da in früheren Jahren noch die technischen Mittel, die uns heute zur Verfügung stehen, fehlten, Es besteht wohl heute kein Zweifel mehr, daß bei entsprechender Indikation, z.B. inoperablen Fällen oder nur anoperierten Tumoren, die Hochvolttherapie in Form der schnellen Elektronen, ultraharter Röntgenstrahlen oder der Telegamma-Therapie die

Methode der Wahl ist. Die Strahlentherapie gliedert sich in die primäre, postoperative und präoperative Therapie. Bei der primären radiologischen Behandlung des Vulvakarzinoms stellen sich dem Strahlentherapeuten mehrere Probleme. Der meist hohen Strahlenresistenz des Karzinoms steht die hohe Empfindlichkeit der umgebenden blut- und lymphgefäßreichen Region gegenüber, was sich in einer starken Strahlenreaktion ausdrückt. Sekundärinfektionen, Exulzerationen, verstärkt durch den häufig vorhandenen Diabetes mellitus, bringen ein für die Patientin und den Arzt unerfreuliches Zustandsbild. Dies verhindert oft die Durchführung der Therapie bis zu einer Tumorvernichtungsdosis pro Zeiteinheit. Falsche Fraktionierung und Unterdosierung führen aber nur zur Erhöhung der Radioresistenz des Tumors. Die bereits erwähnte relativ hohe Resistenz bedeutet außerdem, daß die strahlenbiologische Beziehung zwischen Tumorvolumen und Tumorvernichtungsdosis der Kurabilität eine Grenze setzt. Auch bei optimaler Fraktionierung und Dosierung kann man z.B. Lymphknotenmetastasen nur bis zu einer gewissen Größe vernichten, daraus ergibt sich, daß es keine Konkurrenz der Therapieform geben soll, sondern eine optimale Ausschöpfung aller Möglichkeiten unter Berücksichtigung von möglichst vielen Gesichtspunkten. Die zusätzliche gleichzeitige Auslastung der Lymphabflußgebiete stellt meist für die alten Patientinnen eine sehr hohe Raumdosisbelastung dar. Dies alles sind Gründe, die eine zielführende Therapie nur bei stationärer Aufnahme zulassen.

Die primäre Strahlentherapie besteht aus einem Vulva-Damm-Feld mit schnellen Elektronen, wobei in 2 - 3 cm Gewebstiefe unbedingt eine Dosis von 6.000 - 8.000 rd erreicht werden sollte, da Plattenepithelkarzinome bekanntlich ziemlich strahlenresistent sind. Die Fraktionierung richtet sich nach Art und Größe des Primärtumors und sollte zwischen 2oo und 3oo rd pro Tag liegen (Abb. 1, 2 u. 3). Bei Bestrahlung besonders großer und exulzerierter sekundär-infizierter Geschwülste ist besondere Vorsicht geboten, da es bei der Bestrahlung mit schnellen Elektronen zu einem raschen Tumorzerfall und tiefgreifenden Nekrosen mit Blutungsgefahr kommen kann. Diese Nekrosen sind oft schwer beeinflußbar und können die Patientin oft rascher ad finem bringen als der ursprüngliche Tumor. Zusätzlich zu dem Vulva-Damm-Feld wählt man zwei inguinale Bestrahlungsfelder der regionären Drüsenstationen mit Telekobalt bzw. schnellen Elektronen ebenfalls mit einer Herddosis bis zu 7.000 rd und einer Fraktionierung von 2oo - 3oo rd pro Tag. Während die Operation vielfach als belastender und verstümmelnder Eingriff abgelehnt wird, stellen die Strahlenreaktionen mit Epitheliolyse, Ulzerationen, gefolgt von Teleangiektasien sowie Indurationen mit Narbenschrumpfungen im Inguinalbereich für die Patientin eine sehr unangenehme Komplikation dar. Auch die postoperative Bestrahlung ist eine Indikation für schnelle Elektronen, wobei die Prognose umso besser ist, je radikaler vorher operiert wurde. In diesem Fall genügt im Vulva- bzw. Inguinalbereich eine Herddosis von 5.000 rd bei einer Fraktionierung von 2oo rd pro Tag. Handelt es sich bereits um ein Rezidiv und eine stark vorbelastete Haut, so besteht immer noch die Möglichkeit einer Elektronensiebbestrahlung. Zum Problem der präoperativen Bestrahlung ist zu sagen, daß diese von mehreren Autoren, nämlich FOCHEM u. WEGHAUPT (1957), aber auch ZUPPINGER (1971) empfohlen wird. Der Vorteil besteht darin, daß sich bestehende Entzündungen, besonders der Leistenlymphknoten, zurückbilden und der Tumor kleiner wird und eventuelle Mikrometastasen devitalisiert werden. Die Herddosis soll bei etwa 2.000 rd bei einer Fraktionierung von 2oo rd pro Tag liegen. Im Gegensatz zu den Röntgenstrahlen wurden bei Anwendung von schnellen Elektronen in keiner Weise für den Operateur schwierige Bedingungen gefunden, wenn das Intervall zwischen Vorbestrahlung und Operation nicht allzulange gewählt wurde. Die absoluten Heilungsziffern des Vulvakarzinoms liegen etwa zwischen 3o und 45%. SCHUBERT u.

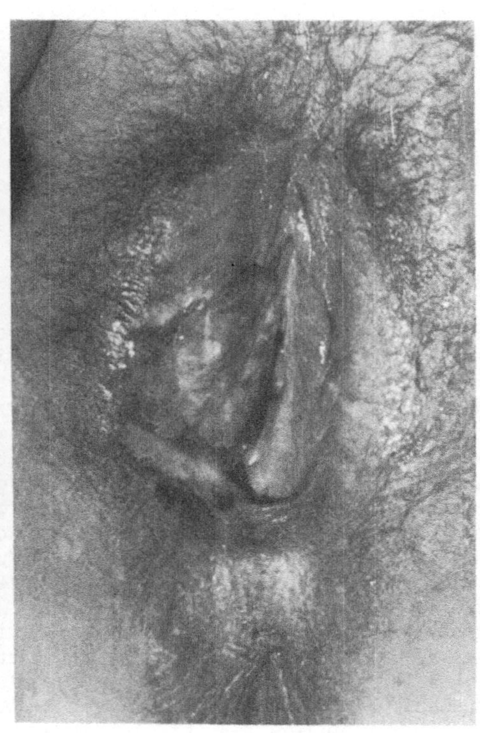

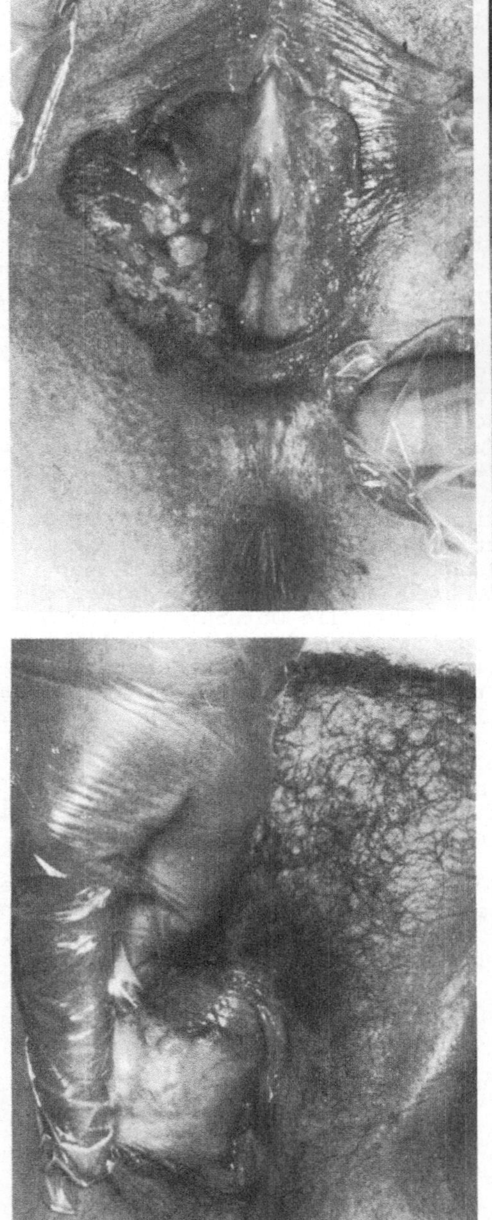

Abb. 1-3. Vulvakarzinom
vor, während und nach
der Bestrahlung mit
schnellen Elektronen

UHLMANN geben 5o% 5-Jahres-Heilungen an. Bei ausgewählten Patientinnen, die noch einer radikalen Vulvektomie zugänglich waren, konnten mit Nachbestrahlung sogar Heilungen in 7o% der Fälle erreicht werden.

Zu erwähnen wäre noch, daß besonders bei zerfallenden Vulvakarzinomen eine lokale Therapie in Form von Kaliumpermanganat-Sitzbädern sowie eine lokale Behandlung des Tumors mit proteolytischen Fermenten die sekundäre Infektion verhindern und die Abheilung beschleunigen kann.

Das Vaginalkarzinom

Das Vaginalkarzinom ist ein recht seltener Tumor und kommt in nur 2 - 3% der Fälle von weiblichem Genitalkrebs vor. Anatomisch liegt die Vagina als dünnwandiges, von Plattenepithel überzogenes Hohlorgan, mit einer Muskelschicht umgeben, zwischen Harnröhre, Harnblase, Uterus und Rektum, wohin oft genug ein Tumor per continuitatem weiterwächst. Histologisch handelt es sich fast ausschließlich um ein Plattenepithel- karzinom, selten kommen Adenokarzinome vor, die von Zysten des Gart- nerschen Ganges ausgehen. Der Häufigkeitsgipfel liegt etwa zwischen dem 45. und 65. Lebensjahr. Bei Kindern kommen Vaginalsarkome vor. Pathogenetisch macht man wie beim Vulvakarzinom chronisch entzündliche Prozesse verantwortlich wie die Alterskolpitis sowie die Leukoplakie und die Kraurosis fornicis vaginae. Weiter fand man eine Häufung von Vaginalkarzinomen bei "Ring"-Trägerinnen wegen eines Uterusprolapses. Die Prognose und Therapie hängt weitgehend von der lymphogenen Meta- stasierung ab. Die Bestrahlungsplanung hat daher einen zweifachen Lymphabflußweg zu beachten: Die im oberen und mittleren Scheidendrit- tel sitzenden Geschwülste metastasieren über die Obturatoriuslymph- knoten sowie über die Lymphknotengruppe entlang der Arteria iliaca interna, iliaca communis und über die präsacralen Lymphknoten; die Geschwülste des unteren Vaginaldrittels metastasieren über die Iliaca externa-Gruppe sowie über die oberflächlichen femoralen und inguinalen Lymphknoten.

Während beim Vulvakarzinom die Diagnose leicht zu stellen ist, macht sich das Vaginalkarzinom meist erst durch Blutungen oder blutig-eitri- gen Fluor in der Menopause bemerkbar.

Die Stadieneinteilung macht große Schwierigkeiten, weil ja sehr viele Möglichkeiten der Metastasierung bestehen, die sich oft der klinischen Beurteilung bzw. dem Nachweis durch eine Lymphangiographie entziehen. Die nunmehr empfohlene internationale Klassifikation unterscheidet folgende Stadien:

Stadium O: Präinvasives Vaginalkarzinom, intraepitheliales Karzinom, Carcinoma in situ.

Stadium I: Invasives Vaginalkarzinom. Das Karzinom ist auf die Scheidenwand begrenzt.

Stadium II: Das Karzinom hat das subvaginale Gewebe ergriffen, hat sich aber nicht bis zur Beckenwand ausgebreitet.

Stadium III: Das Karzinom hat die Beckenwand erreicht.

Stadium IV: Das Karzinom hat sich über das kleine Becken hinaus aus- gebreitet oder die Schleimhaut von Blase oder Mastdarm ergriffen. Ein bullöses Ödem gestattet nicht die Ein- ordnung eines Falles zum Stadium IV.

Nach wie vor sehr verbreitet ist die Stadieneinteilung von RIESS u.
BREITNER. Abgesehen von der Stadieneinteilung ist entsprechend den
Empfehlungen des Annual Report 1950 nur dann die Diagnose Vaginalkarzinom zu stellen, wenn als primärer Tumor ein Kollumkarzinom, Vulvakarzinom oder eine Metastasierung ausgeschlossen wurde. Wegen der
oben erwähnten anatomischen Verhältnisse ist eine chirurgische Therapie entweder überhaupt nicht radikal möglich oder wenn, dann nur mit
einer Verstümmelung bzw. weitgehenden Eviszeration des kleinen Beckens
zielführend. Dies bedeutet wiederum eine hohe postoperative Mortali-
tätsquote und kann auch die sehr hohe 35%ige Rezidivhäufigkeit nicht
verhindern. Die Methode der Wahl stellt also die Strahlentherapie dar.
Bezüglich der lokalen Therapie mit Radium darf auf den Beitrag von
WEGHAUPT verwiesen werden. Abgesehen von dieser lokalen Bestrahlungs-
möglichkeit sei noch die Applikation von radioaktivem Kobalt, z.B.
Plastobalt nach BECKER u. SCHEER, aber auch die Therapievariante mit
Caesium 137-Trägern erwähnt. Die Mindestdosis in 1 cm Tiefe soll 4.000
– 5.000 rd betragen. Da weniger als 15% der Vaginalkarzinome auf die
Scheidenwand begrenzt sind, ist eine zusätzliche Durchstrahlung des
kleinen Beckens und der regionären Lymphknoten unter Hochvoltbedingungen unerläßlich. Abgesehen von Palliativfällen wird immer eine
lokale Curietherapie vorgesehen, der dann eine perkutane Bestrahlung
folgt. Zur Anwendung kommen ultraharte Photonen oder als Alternative
Telecurietherapie. Je nach Fall werden unterschiedliche Techniken angewandt, ventrodorsale Gegenfelder oder Zweizentrenrotation oder die
biaxiale Pendelung nach FRISCHBIER oder aber auch die Vierzentren-
rotation. Eine weitere Möglichkeit ist die Marburger Methode mit einem
Rücken-, Bauch- und Dammfeld unter Telekobaltbedingungen, wobei Keil-
und Ausgleichsfilter Verwendung finden. Auch eine en bloc-Bestrahlung
mit ultraharten Röntgenstrahlen oder mit Telekobaltsieb von einem
großen Unterbauch- und Glutealfeld wird besonders bei fortgeschrittenen Vaginalkarzinomen Anwendung finden. Sitzt der Tumor im unteren
Scheidendrittel, so kann man einen optimalen Effekt durch die Bestrahlung mit schnellen Elektronen erzielen. Liegt der Tumor im Scheiden-
gewölbe oder greift er auf die Portio uteri über, so kommt die lokale
Radiumtherapie in Form einer Portioplatte bzw. eines Kraterkegels zur
Anwendung. Ziel der Strahlentherapie ist es, den Tumor selbst mit
einer Strahlendosis von 8.000 – 10.000 rd, seine Ausläufer und das
Lymphabflußgebiet mit etwa 4.000 – 6.000 rd zu belasten. Durch die
anatomische Nachbarschaft von Blase und Rektum sind diese Organe ganz
besonders vor Überdosierungen zu schützen. Dazu dienen regelmäßige
Dosismessungen in diesen Organen mit einem Gammameter. Die Toleranzdosis für diese beiden Organe beträgt insgesamt 7.000 – 8.000 rd.
Da die Vagina über wenig Gegengewebe verfügt, kommt es hier leichter
als bei anderen Organen zu Komplikationen in Form von ausgedehnten
Rektovaginal- bzw. Vesikovaginalfisteln. Die von manchen Autoren angegebene Strahlentoleranzdosis der Vagina von 30.000 – 40.000 rd ist
nur unter den Bedingungen einer hochfraktionierten Kleinraumbestrah-
lung zu verstehen. Da der Tumor rasch metastasiert, ist wohl in allen
Fällen zur Abklärung der Metastasierung, aber auch als Kontrolle nach
der Strahlentherapie, eine Lymphangiographie angezeigt. Infolge der
Seltenheit des Vaginalkarzinoms sind die 5-Jahres-Heilungsziffern,
die von verschiedenen Autoren angegeben werden, nur mit Vorbehalt zu
beurteilen. Diese bewegen sich durchweg zwischen 25 und 30%.

Das Zervixkarzinom

Als Zervix bezeichnet man die Zone zwischen innerem und äußerem Muttermund. Je nach dem Ausgangspunkt unterscheidet man das Portiokarzinom bzw. das Zervixhöhlenkarzinom.

Beim Portiokarzinom nimmt der Tumor seinen Ausgang aus der Gegend des
äußeren Muttermundes, während beim Zervixhöhlenkarzinom primär der
Tumor im Zervikalkanal entsteht. Das Zervixkarzinom stellt etwa 16%
aller Krebserkrankungen bei der Frau und hat einen Anteil von etwa
7o - 8o% aller weiblichen Genitaltumoren. Der Häufigkeitsgipfel liegt
im 4. - 5. Lebensjahrzehnt, also 1o - 15 Jahre füher als beim Korpuskarzinom. Es können jedoch auch wesentlich jüngere und ältere Frauen
betroffen werden. Histologisch handelt es sich im überwiegenden Anteil
um Plattenepithelkarzinome aller Reifungsgrade. Etwa 6% sind Adenokarzinome, die sich von den intrazervikalen Drüsenschläuchen ableiten.
Die Kenntnis über die Metastasierungsmöglichkeiten ist für die weitere
Behandlung eminent wichtig. Rechnet man doch im Stadium I mit 1o -
4o%, im Stadium II mit 25 - 5o% und im Stadium III in 4o - 7o% der
Fälle mit einer Lymphknotenmetastasierung. Die Metastasierung erfolgt
einerseits per continuitatem durch Einwachsen in die lokalen Lymphspalten bzw. diskontinuierlich durch eine Verschleppung von Karzinomzellen in die Lymphbahnen. Da die Cervix uteri über ein weitverzweig-
tes Lymphsystem verfügt, sind die Metastasierungsmöglichkeiten vielfältig. Befallen werden in typischer Weise zunächst die Lymphknoten
parazervikal entlang der Arteria uterina, dann entlang der Äste der
Arteria iliaca interna, dann der Arteria iliaca selbst, dann weiter
die Lymphknoten entlang der Arteria ilaica externa, Arteria iliaca
communis sowie die präsakralen Lymphknoten. Als nächste Lymphknotenstationen mit einer schon wesentlich getrübten Prognose werden die
lumbalen und paraaortalen Lymphknoten befallen. Eine hämatogene Metastasierung erfolgt spät und selten. Pathogenetisch nimmt man eine
maligne Fehlregeneration des Epithels an, so daß man auch von einem
exogenen Reizkrebs spricht. Die einzelnen Stadien, die zu ihrer Entwicklung manchmal Jahre brauchen, sind: das atypische Epithel, dann
das sogenannte Oberflächenkarzinom oder Carcinoma in situ, das schließlich infiltrativ zu wachsen beginnt. Außer einer gewissen Disposition
werden folgende exogenen Schädigungen angeschuldigt: Frühe und häufige
sexuelle Beziehungen, ungenügende Sexualhygiene, besonders beim Mann,
weiter chronisch rezidivierende Entzündungen an der Portio. Die Symptome, die die Patientin zum Arzt führen, sind Blutungen nach der
Menopause bzw. Kontaktblutungen. Leider sind alle diese Symptome keine
Frühzeichen mehr, so daß ein Hauptgewicht auf die Frühdiagnose und
die Vorsorgeuntersuchung gelegt werden muß. Dazu gehören regelmäßige
halbjährliche gynäkologische Untersuchungen, die Zytodiagnose und die
Kolposkopie, wobei die Zytodiagnose nach PAPANICOLAOU, abgesehen von
ihrer einfachen Durchführung, etwa 9o% aller Zervixkarzinome aufzudecken vermag.

Die Stadieneinteilung war lange Zeit operativ orientiert, wobei zwischen Operablen und inoperablen Tumoren unterschieden wurde. Auch
ANTOINE (1965) schlug eine Stadieneinteilung erst nach erfolgter Operation und histologischen Beurteilung der ausgeräumten Lymphknoten
vor. Die heute international gültige Stadieneinteilung ist folgende:

Stadium O: Carcinoma in situ, auch bekannt als präinvasives Karzi-
              nom, intraepitheliales Karzinom.

Stadium I: Das Karzinom ist streng auf die Zervix beschränkt.

Stadium Ia: Präklinisches Karzinom, das Karzinom kann durch klinische
              Untersuchungen nicht diagnostiziert werden.

Stadium Ib: Alle anderen Fälle von Stadium I.

Stadium II: Das Karzinom überschreitet die Zervix, hat aber die
              Beckenwand nicht erreicht. Das Karzinom befällt die
              Vagina, aber nicht das untere Drittel.

Stadium IIa: Das Karzinom greift auf die Vaginalwand über, infiltriert
            aber offensichtlich das Parametrium nicht.

Stadium IIb: Das Karzinom infiltriert das Parametrium.

Stadium III: Das Karzinom hat die Beckenwand erreicht (bei rektaler
             Untersuchung findet sich kein krebsfreier Raum zwischem
             dem Tumor und der Beckenwand). Das Karzinom befällt das
             untere Drittel der Vagina.

Stadium IV: Das Karzinom befällt die Blase oder das Rektum oder bei-
            des, oder es hat sich über die oben beschriebenen Grenzen
            hinaus ausgebreitet.

Ein Nachteil dieser Stadieneinteilung ist, daß sie hauptsächlich klinisch orientiert ist und in keiner Weise die heute übliche Lymphangiographie bzw. angiographische Tumordiagnose berücksichtigt. Dadurch
ist eine Beurteilung und ein Vergleich der Heilungserfolge in den
einzelnen Strahlenzentren außerordentlich erschwert. Vor jeder Strahlenbehandlung sollte zur exakten Diagnosestellung jedenfalls eine
Reihe von Untersuchungen durchgeführt werden, und zwar: eine Angiographie bzw. Lymphangiographie, bei weniger fortgeschrittenen Tumoren
eine Lymphknotenszintigraphie der Beckenlymphknoten als weniger belastender Eingriff. Es sollte ein Ausscheidungs- bzw. Isotopennephrogramm und, falls nötig, eine Irrigoskopie und Rektoskopie durchgeführt
werden. Auch eine Zystitis soll man durch bakteriologische Untersuchungen vorerst ausschließen. Bei der Behandlung des Kollumkarzinoms
stehen sich nach wie vor 2 große Gruppen gegenüber: einerseits die
chirurgische, andererseits die strahlentherapeutische. Ich möchte
gleich vorwegnehmen, daß nur bei Stadium I die Kombination von chirurgischen und strahlentherapeutischen Maßnahmen bessere Heilungsergebnisse gebracht hat. Bei allen übrigen Stadien ist nach neueren
Ergebnissen die alleinige Strahlentherapie der chirurgischen oder
Kombinationstherapie ebenbürtig oder sogar in den Stadien III und IV
überlegen. Voraussetzung dafür ist eine exakte Diagnose, Bestrahlungsplanung sowie Bestrahlung unter Ausnützung aller uns heute zur Verfügung stehenden technischen Möglichkeiten, insbesondere der Hochvolttherapie. Die konventionelle Therapie leistete vor Einführung
der Hochvolttherapie gute Dienste, sollte aber wegen der damit verbundenen bekannten Nachteile für die Patientin (Schenkelhalsfrakturen,
ungenügende Auslastung des Tumors, Veränderungen der Kutis und Subkutis) nur mehr in Ausnahmefällen Verwendung finden. Die zur Zeit
verbreitete Strahlentherapie des Kollumkarzinoms besteht im wesentlichen in der Kombination einer intrazervikalen und intravaginalen
Radiumapplikation mit einer perkutanen Durchstrahlung des kleinen
Beckens unter Hochvoltbedingungen. Obwohl die Hochvolttherapie es
ermöglicht, jede gewünschte Dosis unter weitgehender Schonung des
umgebenden Gewebes bzw. der Haut an den Herd zu bringen, sollte die
lokale Radiumapplikation wegen der sich daraus ergebenden Vorteile
nicht unterlassen werden. Durch die geringe Reichweite der Strahlung
des Radiums ist es nämlich möglich, unter weitgehender Schonung des
umgebenden Gewebes lokal eine hohe Dosis zu applizieren (Abb. 6).
Die Dosis im Bereich des Primärtumors sollte auf jeden Fall 7.ooo rd
erreichen, die Dosis an der Beckenwand 4.ooo - 5.ooo rd, so daß sich
eine Gesamttumordosis von 9.ooo - 1o.ooo rd ergibt. Eine höhere Dosierung kann in einzelnen Fällen gegeben werden, man muß aber berücksichtigen, daß es durch diese höhere Dosis zu einer starken Schädigung des sogenannten Gegengewebes kommt und damit eine Beeinträchtigung der Regenerationsfähigkeit resultiert. Im Laufe der Zeit wurden
in den einzelnen Strahlenzentren viele Behandlungsmethoden entwickelt,
die alle darauf abzielen, möglichst hohe Dosen an den Primärtumor bzw.
an die regionären Lymphknoten zu bringen. Beim Vergleich der einzelnen
Statistiken kann jedoch festgestellt werden, daß die hohen Heilungs-

ziffern in erster Linie von der genügend hohen Dosierung und nicht
von der Bestrahlungsmethode abhängen. Über die an den Universitäts-
Frauenkliniken Wien übliche intrakavitäre Bestrahlungstechnik und
-therapie siehe das Kapitel von WEGHAUPT. Seit Einführung der Hochvolttherapie erfuhr die Dosierung bei der intrakavitären Radiumtherapie eine deutliche Reduzierung. Da durch räumliche Dosismessung in
Blase und Dickdarm eine genaue Kontrolle der Dosisspitze an einzelnen
Punkten durchgeführt werden kann, wurden solche Fixpunkte in folgender
Weise festgelegt (GAUWERKI u. FRISCHKORN):

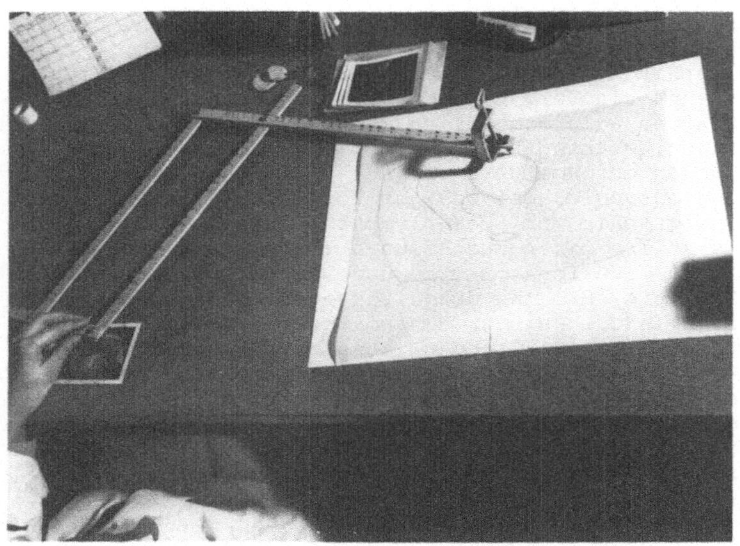

Abb. 4. Übertragung der topographischen Gegebenheiten von einem Ultra-
schallbild auf eine Körperquerschnittsskizze

a) Parazervikales Lymphknotengebiet, 2 cm oberhalb und 2 cm seitlich
vom äußeren Muttermund, diese Stelle bezeichnet etwa die Kreuzungs-
stelle des Ureters mit der Arteria uterina.

b) Beckenwand, der Punkt liegt 3 cm lateral von Punkt a, er entspricht
dem Obturator-Lymphknoten.

p) Äußerer Muttermund.

u) Uterusschleimhaut unmittelbar neben der Mitte des intrauterinen
Strahlers, also etwa oberhalb des inneren Muttermundes, gewöhnlich
etwa 3 cm oberhalb von Punkt p gelegen.

h) Das Gebiet der sogenannten hypogastrischen Lymphknotengruppe in
der Gegend der Bifurkation der Arteria iliaca communis, der Punkt h
liegt etwa 4 cm oberhalb von Punkt b.

r) Stelle der maximalen Strahlenbelastung der Rektumschleimhaut, in
der Regel an der Rektumvorderwand in Höhe der Portio gelegen.

v) Stelle der größten Strahlenbelastung der Blasenschleimhaut in Höhe
der Portio am Blasenboden, also ein wenig oberhalb des Trigonum gelegen, aber abhängig vom Füllungszustand der Blase.

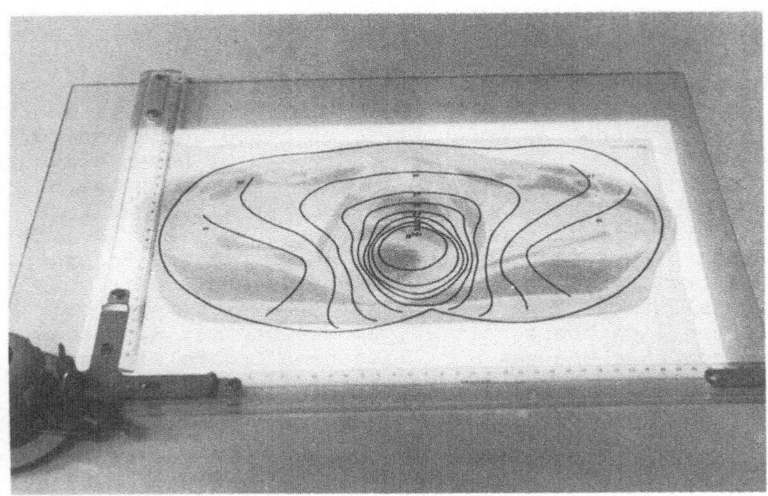

Abb. 5. Unter Zuhilfenahme eines Similiergerätes werden die Isodosen
in die Körperquerschnittsskizze eingetragen

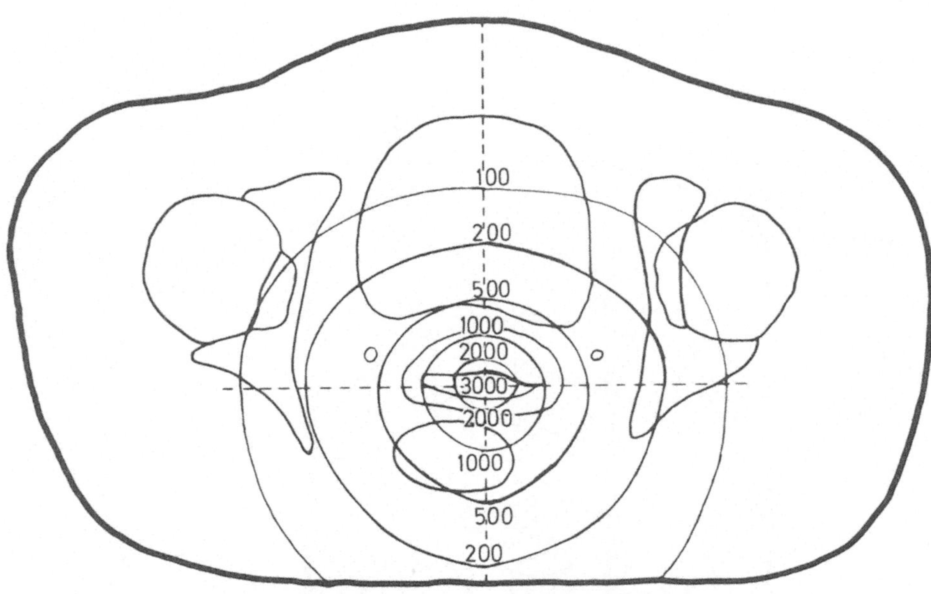

Abb. 6. Isodosenkurven und Dosisverteilung im kleinen Becken bei
1.ooo mg eh Radium in der Zervix

x) Spitze des Röhrenfilters intrauterin.

kO) Seitenkante des Scheidenfilters.

k1) Punkt 1 cm lateral der Seitenkante des Scheidenfilters.

Nach GAUWERKY sollte der Punkt a) Dosen zwischen 5.ooo und 7.ooo rd,
Punkt b) Dosen zwischen 1.5oo und 2.3oo rd und Punkt h) Dosen zwischen
1.2oo und 1.7oo rd erhalten. Die Dosis in Punkt p) sollte 18.ooo und
in Punkt u) 2o.ooo rd betragen. Da sich die Isodosen mit einer Verlagerung des Uterus stark verzerren, ist unbedingt nach einer Radiumapplikation eine Kontrollaufnahme des Beckens anzufertigen. Besonders
wichtig ist die Berücksichtigung der sogenannten Toleranzdosis der
Parametrien, diese beläuft sich nach RIESS auf etwa 4.ooo - 4.5oo rd.
Wird diese Dosis wesentlich überschritten, so muß man mit Spätschädi-
gungen der Beckenwandgefäße und der dort liegenden Organe wie Ureter
und Blase rechnen. Genauso wie bei der Radiumtherapie haben sich in
den einzelnen Bestrahlungszentren verschiedene perkutane Bestrahlungsmethoden durchgesetzt. So wie alle übrigen gynäkologischen Tumoren
muß auch das Kollumkarzinom individuell angegangen werden, da durch
schrumpfende Prozesse, Tumorausbreitung oder Lageanomalien des Uterus
individuelle anatomische Verhältnisse entstehen können. Diese müssen
vorerst abgeklärt werden und bei der Bestrahlungsplanung (Abb. 4 u. 5)
entsprechend berücksichtigt werden. Wie schon erwähnt, sollte die konventionelle Therapie wegen ihrer Nachteile nicht mehr Anwendung finden;
die Therapie der Wahl ist die Hochvolttherapie. Prinzipiell unterscheidet man bei den Bestrahlungstechniken die A) Stehfeld- und B)
Bewegungsbestrahlung. Die wichtigsten seien hier kurz genannt:

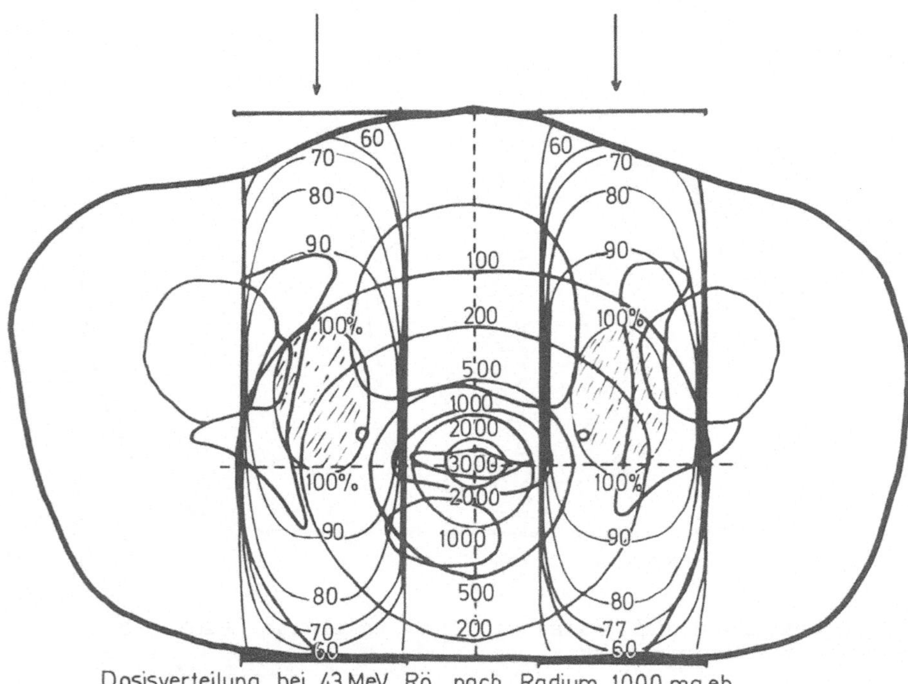

Dosisverteilung bei 43 MeV Rö nach Radium 1000 mg eh

Abb. 7. Dosisverteilung von Radium (1.ooo mg eh) und ultraharten Photonen (43 MeV) bei der kombinierten Bestrahlung des Kollumkarzinoms

Ad A): Bestrahlung des kleinen Beckens von zwei Unterbauch- und zwei Glutealfeldern aus unter Verwendung von ultraharten Röntgenstrahlen.

Das Mittelfeld wird dabei ausgespart und hier Radium gelegt (Abb. 7 u. 8). Je nach vorhergegangener Therapie bzw. klinischem Befund können konvergierende oder divergierende bzw. gerade Stehfelder gewählt werden. Bei ausgedehnteren Tumoren wendet man die sogenannte en bloc-Bestrahlung mit ultraharten Röntgenstrahlen an (großes Unterbauch- und Glutealfeld mit oder ohne Sieb). Durch diese Methode kommt es zu einer gleichmäßigen Auslastung des kleinen Beckens bis zur Beckenwand hin durch die 80% Isodose. Eine weitere en bloc-Bestrahlungstechnik, die besonders die Blase und das Rektum schont, ist die Bestrahlung des kleinen Beckens mit der Telekobalteinheit von vier schrägen Feldern aus. Eine Technik unter Anwendung von Keilfiltern ebenfalls bei Telekobaltbedingungen ist eine Dreifelder-Therapie, wobei ein ventrales, ein dorsales und ein perineales Feld Anwendung finden. Bei Verwendung der Telegammatherapie reicht oft die reine Stehfeldbestrahlung nicht aus, da oft bis zur Erreichung der Herddosis die Toleranzdosis des kutanen oder subkutanen Gewebes überschritten wird. In diesem Fall ist die Methode der Wahl die Bewegungsbestrahlung (B).

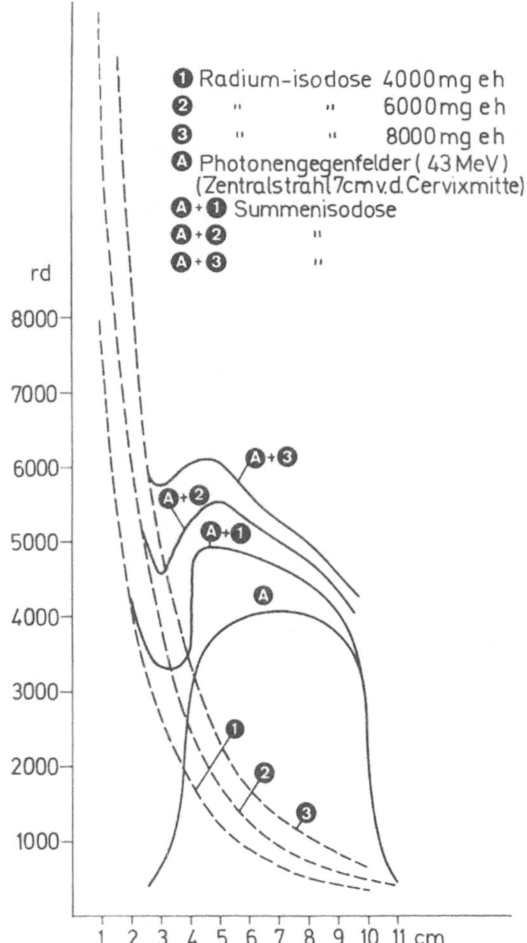

Abb. 8. Kombination der Dosiskurven von Radium mit Dosiskurven 6 cm breiter Photonenfelder

Ad B): Auch bei dieser Bestrahlungsart (Abb. 9 u. 1o) können je nach
Befund mehrere Methoden zur Anwendung kommen: Pendelung über 2 Felder
bzw. Pendelbestrahlung über 4 Felder mit unterschiedlichen Pendel-
winkeln, wobei der Strahlentherapeut die gewählte Technik entsprechend
den gewünschten Isodosenkurven wählen muß. Die regionären Lymphknotenketten zwischen Beckenwand und paraaortalen Lymphknoten können unter
Hochvoltbedingungen mittels überlanger Pendelfelder und nach oben zu
konvergierender Pendelachse ausgelastet werden. Die Supervoltpendel-
bestrahlung sollte jedoch nur bei gut lokalisierten und scharf umschriebenen Herden Verwendung finden, um Überschneidungen und dadurch
Überdosierungen zu vermeiden. Schließlich ist auch eine Kombination
von Bewegungs- und Stehfeldbestrahlung möglich. Die Radiumbehandlung
wird in diese perkutane Bestrahlungsserie eingeschaltet, und zwar beginnt man mit einer perkutanen Bestrahlung bis etwa 2.ooo rd HD, dann
folgt die Radiumeinlage, anschließend wird die perkutane Strahlenserie
fortgesetzt. Die zweite Fraktion der Radiumtherapie fällt in das letzte
Drittel der perkutanen Bestrahlungsserie. Bei der Telegammatherapie
wird eine Herddosis von 4.5oo rd erreicht, bei einer Fraktionierung
von 15o - 2oo rd täglich. Die *postoperative* Bestrahlung geht im wesent-

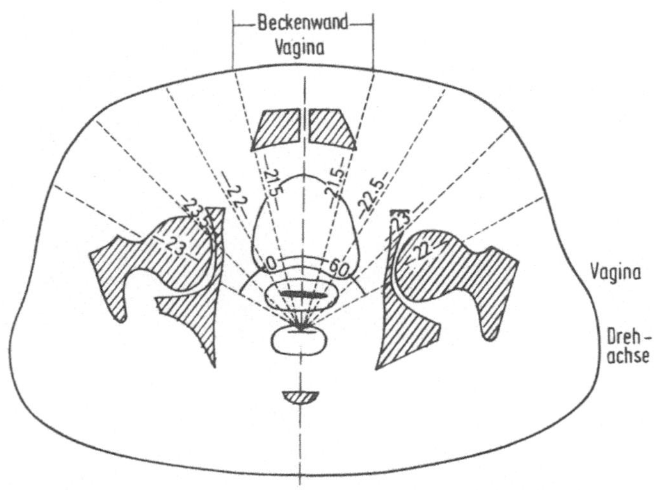

Rückenlage

Schnittebene-Nr. 41

Fixpunkt-Feldmitte: Uterus

Feld	1	2	3
Größe	8 / 12		
Rot —	± 60°		
Trans —	0°		
FHA	99 cm		
Herd-Tiefe	21 cm		
Zusatz	— —		
e^-, x	43 MeV x		
relative % Felddosis	— —		
% Herd Dosis	18 0rd		

Abb. 9. Beispiel einer Bewegungsbestrahlung des kleinen Beckens mit
ultraharten Photonen

lichen den gleichen Weg, nur wird zusätzlich in den Scheidenstumpf
Radiokobalt gelegt. Auch Zervixstumpfkarzinome werden in der gleichen
Weise behandelt. Bei Rezidiven wird in erster Linie die mon- und biaxiale Pendelung Anwendung finden, da oft schon durch eine vorherge-
gangene Strahlentherapie die Haut bzw. das Subkutangewebe maximal
belastet wurde. Die Heilungsaussichten eines Rezidivs sind ausgesprochen schlecht und erreichen günstigstenfalls die 1o%-Grenze. Diese
1o%-Grenze gilt nur für Fälle, die mit konventioneller Bestrahlung
nicht voll ausgelastet werden konnten. Wurde jedoch die Beckenwand
und der Primärtumor mit einer Maximaldosis bestrahlt, so muß man
diese Fälle als therapieresistent bezeichnen. Eine weitere Bestrahlung kann lediglich zur Schmerzlinderung Verwendung finden.

Die Komplikationen der Strahlenbehandlung sind chronische Zystitis,
Ulzerationen und Blutungen in der Harnblase bzw. Schädigungen der
Rektumschleimhaut, besonders am Übergang vom Rektum zum Sigma mit
Atrophien, Ulzera und Strikturen sowie Ureterstenosen. Spätfolgen
der Strahlentherapie kommen in 4 - 6% aller Fälle vor, diese entstehen hauptsächlich als Folge parametraner Fibrosen. Hier sei erwähnt
die gefürchtete Hydronephrose infolge einer Ureterstenose bzw. Blasen-
und Rektumschrumpfungen und Strikturen, die manchmal die Anlage eines
Anus praeter naturalis bzw. Ureter-Hautfisteln notwendig machen. Eine
Osteoradionekrose, die früher häufig bei der konventionellen Therapie
auftrat, kann heute durch die Hochvolttherapie weitgehend vermieden
werden, falls die betreffenden Knochenpartien keine höhere Strahlen-
herddosis als 2.ooo rd bei üblicher Fraktionierung erhalten. Hervorzuheben ist, daß akute Blasen- und Mastdarmreaktionen durch eine entsprechende Begleittherapie während der Bestrahlungsbehandlung weitgehend unterbunden werden können. Hier leisten Instillationen von

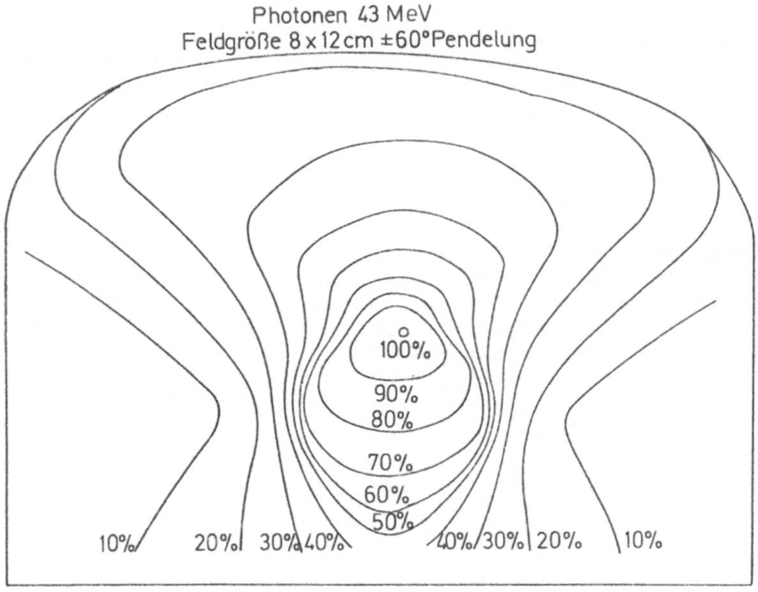

Abb. 1o. Isodosenverteilung im kleinen Becken bei ± 60° Pendelung
mit ultraharten Photonen 43 MeV unter Verwendung eines Ausgleichs-
körpers. Feldgröße 8 x 12 cm

Kortikoiden bzw. Vitamin B-Komplexen, aber auch Spasmolytika Ausgezeichnetes. Auch soll man nicht vergessen, daß Darmstörungen oft auf einer Dysbakterie beruhen können.

Zur Frage der *präoperativen* Bestrahlung ist zu sagen, daß diese 3 - 6 Wochen vor der Operation erfolgen sollte, da dann der gewünschte Effekt am optimalsten ist, nämlich der Rückgang entzündlicher Infiltrationen in den Parametrien, eine bessere Demarkation des Tumorgewebes sowie eine Devitalisierung der Tumorzellen und eine eventuelle Vernichtung vorhandener Mikrometastasen. Außerdem kann eine relativ hoch dosierte Vorbestrahlung bei der Operation klären, ob dieser Tumor strahlenresistent ist oder nicht. In vielen Fällen bessert sich bei Vorbestrahlung der Allgemeinzustand wesentlich, und es kommt zusätzlich zu einer starken Schmerzlinderung. Während der Wert einer perkutanen Vorbestrahlung noch nicht genau feststeht, kann eine präoperative Radiumeinlage die endgültigen Heilungsergebnisse um etwa 5% steigern. Die hierfür empfohlene Dosis liegt bei 4.ooo rd in 1,5 cm Tiefe bei Verwendung von Portioplatte und Zervixstift. Die Operation sollte dann in einem Zeitraum von 1 - 2 Monaten erfolgen, da sich narbige Veränderungen noch nicht ausgebildet haben, außerdem nimmt man an, daß zu diesem Zeitpunkt nicht nur die Strahlenreaktion abgeklungen ist, sondern auch die Aktivität der Karzinomzellen am geringsten ist. Die absoluten Heilungsziffern in den großen Bestrahlungszentren liegen heute dank der Supervolttherapie zwischen 5o und 65%.

Im Stadium I   85 - 88%,
im Stadium II   5o - 6o%,
im Stadium III 35%.

Diese Heilungsziffern dürften in den nächsten Jahren noch um ca. 5% steigen, da mit der Errichtung neuer Strahlenzentren die Hochvolttherapie immer häufiger Anwendung findet.

Einen speziellen Sonderfall stellt das Kollumkarzinom während der Schwangerschaft bzw. im Wochenbett dar. In der Hand eines erfahrenen Therapeuten vermag auch hier die Strahlentherapie Hervorragendes zu leisten und stellt prinzipiell keine Kontraindikation dar (KÄRCHER).

Das Chorionepitheliom der Frau

Pathogenetisch nimmt das Chorionepitheliom seinen Ausgang von den fetalen Anteilen der Plazenta, wächst lokal destruierend und setzt frühzeitig hämatogene Metastasen. Ist der primäre Tumor noch nicht zu groß, sollte operativ vorgegangen werden. Im allgemeinen hat sich die anschließende zytostatische Behandlung mit Methotrexat in sogenannten sterilen Stationen durchgesetzt. Obwohl der Tumor sehr strahlensensibel ist, hat sich die perkutane bzw. Radiumbestrahlung des Chorionepithelioms nicht bewährt.

Das Korpuskarzinom

Definitionsgemäß werden als Carcinoma corporis uteri jene Fälle betrachtet, bei denen der Ausgangspunkt der Geschwulst die Schleimhaut des Corpus uteri ist, wobei die Zervix vom Karzinom frei zu sein scheint. Abgesehen von dieser Definition ist eine weitere Unterteilung im Hinblick auf die Prognose, die später zu erörtern ist, wichtig, nämlich in ein

Carcinoma corporis,
Carcinoma endocervicis,
Carcinoma corporis et endocervicis.

Die Diagnose, welche der drei Typen vorliegt, kann durch die sogenannte fraktionierte Curettage gestellt werden, wobei Geschabsel aus
der Zervix und dann aus dem Korpus gewonnen wird. Das Korpuskarzinom
stellt etwa 1o% aller weiblichen Genitalkarzinome dar. Manchmal greift
der Tumor auf die benachbarten Organe über und macht es dadurch unmöglich, den Ausgangsort zu bestimmen. Der Altersgipfel liegt beim 6o.
Lebensjahr, also etwa 1o Jahre höher als beim Zervixkarzinom. Es
werden also vorwiegend ältere Frauen betroffen. Man nimmt daher pathogenetisch eine hormonale Fehlsteuerung an, und zwar, daß durch eine
relative und absolute Oestrogenvermehrung eine glanduläre Metropathie
entsteht, die zu einer atypischen Drüsenwucherung führt, die wiederum
in das Karzinom übergeht. Zu erwähnen wäre ferner, daß häufiger Nullipara betroffen werden.

Histologisch handelt es sich vorwiegend um Adenokarzinome verschiedener Reifungsgrade, seltener kommen auch Sarkome vor. Die Metastasierung erfolgt einerseits über die Lymphspalten per continuitatem in
die Muskularis, wobei diese dem Tumor einen großen Widerstand entge-
gensetzt, andererseits über die Eileiter auf die Ovarien und das Peritoneum, weiter in Richtung Vagina, wobei, sobald die Cervix uteri
erreicht ist, die weitere lymphogene Propagation der des Zervixkarzi-
noms gleicht, d.h. also Parametrien, Blase und Rektum befallen werden.
Neuere Untersuchungen zeigten auch eine mögliche Metastasierung in
die Parametrien über einen retrograden Lymphstrom. Solange der Tumor
also noch auf das Corpus uteri begrenzt ist, ist die Prognose durchaus gut. Hämatogene Metastasen werden relativ spät gesetzt. Ein weiterer Vorteil gegenüber dem Kollumkarzinom ist, daß das Korpuskarzinom
langsamer wächst und auch früher Symptome macht. Da der Häufigkeitsgipfel in die Menopause fällt, führen in diese Zeit fallende Blutungen
und besonders blutig-eitriger Fluor die Patientin besonders rasch zum
Arzt.

Zur Diagnosestellung und Therapieplanung ist eine Hysterosalpingographie von großem Vorteil. Der Einwand, daß diese eine Tumorzellverschleppung mit sich brächte, konnten in den letzten Jahren durch Untersuchungen widerlegt werden. Man konnte nachweisen, daß fast in
allen Fällen die Tuben verlegt waren und sich in keinem der Fälle
nach der Hysterosalpingographie eine peritoneale Aussaat feststellen
ließ. Weiter kann die Hysterographie Lageanomalien sowie Mißbildungen
des Uterus aufzeigen. Diese Veränderungen beeinflussen aber wesentlich
den Bestrahlungsplan. Daraus ergibt sich, daß es für die Strahlentherapie kein fixes Schema geben kann. Ein wichtiges Hilfsmittel zur
Anpassung an die anatomischen Verhältnisse stellt der Lokalisations-
plan mit Hilfe eines Durchleuchtungslokalisationsgerätes dar. Die so
gewonnenen Maße ermöglichen unter Verwendung eines Similiergerätes
das Zeichnen topographisch völlig übereinstimmender Körperquerschnitts-
pläne, in die dann die Bestrahlungsfelder und die Einstrahlungsrich-
tung eingetragen werden. Weiter werden vor der ersten Bestrahlung
Lokalisationsaufnahmen angefertigt.

Bezüglich der Stadieneinteilung sei auf den Beitrag von WEGHAUPT
verwiesen.

Die den modernsten Gesichtspunkten entsprechende Einteilung ist die
TNM-Klassifikation des Korpuskarzinoms (UICC, 1966). Diese Einteilung
berücksichtigt nicht nur den Primärtumor, sondern auch den Befall der
regionären Lymphknoten sowie Fernmetasten und die histologische Differenzierung.

Therapeutisch ergeben sich wiederum zwei Möglichkeiten, die primäre
Operation bzw. die primäre Strahlentherapie. In letzter Zeit setzte
sich jedoch die Meinung durch, daß eine kombinierte Therapie wohl die
besten Erfolge zeitigt. Diese kombinierte Therapie besteht aus Vorbestrahlung, Operation und Nachbestrahlung. Wenn der Operation allein
der Vorzug gegeben wird, dann ist dies der Fall bei gleichzeitig bestehenden Myomen oder ausgedehnter Zerstörung der Uteruswand sowie
Befall der Tuben, Ovarien und des Peritoneums und bei Uterusmißbil-
dungen. Je nach Ausdehnung des Tumors kommt die einfache oder erweiterte Wertheim- oder Schautasche Operation zur Anwendung, wobei die
erstere mehr Übersicht gewährleistet. Die Ovarien sollten in jedem
Fall entfernt werden, da in bis zu 18% der Fälle hier Metastasen gefunden werden.

Die primäre Operation ist der primären Strahlentherapie um etwa 5%
überlegen, außerdem bietet sie die Vorteile der Inspektion im kleinen
Becken und die sichere Entfernung des Tumors, falls dieser operabel
ist. Oft wird jedoch die Strahlentherapie bevorzugt, da manche Frauen
aus verschiedenen Gründen inoperabel sind, z.B. Stoffwechselerkrankun-
gen, Altersschwäche, kardiovaskuläre Komplikationen usw.

<u>Die primäre Strahlentherapie des Korpuskarzinoms:</u> Da das Uteruskavum
anatomisch verschieden geformt sein kann und außerdem tief im kleinen
Becken liegt, sind die Forderungen der Strahlentherapie nach hoher
Herddosis und Anpassung an die Tumorform nach wie vor nur durch die
Radiumtherapie und hier besonders durch die Heymannsche Pack-Methode
zu erfüllen. Hierbei werden zylinderförmige Träger verschiedenen Ausmaßes in das Uteruskavum eingeführt, wobei diese an Perlonfäden befestigt sind, die am Ende forlaufend numeriert sind, so daß bei der
Entfernung der Träger keine Komplikationen entstehen können. Um einer
Tumorausbreitung in die Zervix zu begegnen, hat sich die Anwendung
eines intrazervikalen Stiftes allgemein durchgesetzt. Üblicherweise
werden zwei Einlagen gemacht, wobei in 1,5 cm Gewebstiefe eine Herddosis von 9.000 rd erreicht werden sollte. Diese Dosis ist für das
Stadium I und II durchaus suffizient, hat sich der Tumor jedoch nachweislich über den Uterus hinaus ausgedehnt, so wird die Radiumeinlage
auf 7.000 rd erniedrigt und zusätzlich eine perkutane Bestrahlung
unter Hochvoltbedingungen durchgeführt, die im wesentlichen der Therapie beim Zervixkarzinom gleicht. Alle Details über die Radiumtherapie s. Beitrag WEGHAUPT. Die Schwierigkeiten dieser Methode bestehen
darin, die Tubenwinkel entsprechend auszulasten oder aber Lageverän-
derungen des Strahlenträgers zu verhindern. Probleme bereiten weiter
die Perforationsgefahr sowie der Strahlenschutz.

Die postoperative Bestrahlungsindikation ergibt sich dann, wenn der
Tumor sicher das Endometrium überschritten hat. Die perkutane Bestrahlung erfordert dann eine homogene Ausstrahlung des ganzen kleinen
Beckens, also der Parametrien und der regionären Lymphknoten, wobei
eine Herddosis von 4.500 - 5.000 rd erreicht werden sollte. Zusätzlich
wird in den Scheidenstumpf ein radiumbeladener Kunststoffträger gelegt,
wobei die Dosis an der Scheidenschleimhaut 3.000 rd betragen soll.
Es braucht wohl nicht erwähnt zu werden, daß bei den nicht operierten
Fällen eine Abklärung der Metastasierung durch eine Lymphangiographie
unbedingt notwendig ist. Überhaupt haben die lymphographischen Befunde
gezeigt, daß die Lymphknoten des kleinen Beckens und die paraaortalen
Lymphknoten in hohem Prozentsatz schon befallen sind und außerdem
Mikrometastasen nicht ausgeschlossen werden können. Wie schon erwähnt,
ähnelt die perkutane Bestrahlungstechnik der des Kollumkarzinoms und
ist weitgehend vom einzelnen Fall abhängig. Sind paraaortale Lymphknoten befallen (Lymphographie), so verwendet man hohe paravertebrale
Felder mit Ausgleichsfiltern unter Telekobaltbedingungen oder eine

Bewegungsbestrahlung, wobei einer Herddosis von 4.ooo rd erreicht
wird. Eine höhere Dosis ist abzulehnen, da Nieren und Rückenmark
starken Schaden erleiden würden. Nach durchgeführter primärer Strahlentherapie ist eine Kontrolle nach 3 - 12 Monaten angezeigt (Second
look von WEGHAUPT).

Die präoperative Bestrahlung: In letzter Zeit zeigten bessere 5-Jahres-
Heilungen von ca. 1o%, daß offensichtlich durch eine präoperative
Bestrahlung in Form von kombinierter Radium- und perkutaner Hochvolttherapie eine Devitalisierung oder zumindest eine Schädigung der Tumorzellen eintritt; diese ist daher von großem Nutzen.

Die postoperative Bestrahlung: Wie bereits angedeutet, folgt einer
Totalexstirpation des Uterus eine intravaginale Radiumeinlage in den
Scheidenstumpf, um Rezidiven hier vorzubeugen. Eine perkutane Nachbestrahlung wird dann indiziert sein, wenn bei der Operation nachweislich der Tumor die Uterusschleimhaut überschritten hat, auf jeden Fall
besteht die Indikation bei Metastasen im kleinen Becken oder para-
aortal. Die Bestrahlungstechnik ist im wesentlichen die gleiche wie
beim Kollumkarzinom. Sie besteht in der en bloc-Bestrahlung des kleinen Beckens von einem dorsalen und ventralen Feld mit Hochvolttherapie oder 4-Feldertherapie mit einem Telegammagerät. Eine Herddosis
von 4.ooo rd ist angezeigt. Eine zu hohe Belastung des Mittelfeldes
mit der zuletzt genannten Methode verhindert man mit einer Auslenkung
des Strahles nach lateral. Bei inoperablen Fällen wird das ganze kleine
Becken bis zu einer Herddosis von 6.ooo rd ausgestrahlt, wobei zusätzlich befallene Lymphknoten der Leistenbeuge mitbestrahlt werden. Bei
operativer Therapie, nämlich der vaginalen Totalexstirpation des
Uterus und der Adnexe, liegen die 5-Jahres-Heilungen bei 8o - 85%,
bei alleiniger Strahlentherapie konnten in letzter Zeit absolute Heilungsziffern von 79% erzielt werden. Dabei betrugen die Heilungen im
Stadium I 81% und im Stadium II 75%. Diese Ergebnisse lassen in Anbetracht des hohen Alters mancher Patientinnen die alleinige Strahlentherapie oft sinnvoller erscheinen.

Die Strahlentherapie des Sarkoms des Corpus uteri: Im allgemeinen
folgt die Therapie dieses Tumors der Therapie des Korpuskarzinoms,
wobei die Strahlenempfindlichkeit des Tumors sowie seine Ausdehnung
beachtet werden muß. Die Frage nach diesen zwei Kriterien wird meist
durch die primäre Operation beantwortet werden.

Das Ovarialkarzinom

In den Ovarien lokalisieren sich 4% aller bösartigen Geschwülste und
etwa 15 - 2o% der weiblichen Genitalkarzinome. Man unterscheidet pathogenetisch primäre, sekundäre und metastatische Karzinome. Zu den
primären Tumoren rechnet man die embryonalen Blastome, nämlich Teratome und Dysgerminome sowie die hormonaktiven Tumoren, nämlich die
feminisierenden, d.h. die Granulosazelltumoren, Thekazelltumoren oder
die virilisierenden, d.h. die Arrhenoblastome. Sekundär entstehen
Ovarialkarzinome oft durch maligne Degeneration aus Zystadenomen.
Die metatatisch entstandenen Krebse bezeichnet man als Krukenberg-
Tumoren. Sie können vom Intestinaltrakt stammen, der Primärtumor kann
aber auch in der Niere, in der Mamma oder in der Lunge liegen. Sehr
selten kommen Sarkome im Ovar vor.

Ich möchte hier auf die Pathologie nicht näher eingehen, da für den
Strahlentherapeuten, abgesehen von der Strahlensensibilität, die
Methodik immer die gleiche bleibt.

Der Altersgipfel liegt beim 4. - 6. Lebensjahrzehnt. Das Hauptkontin-
gent der Tumoren in diesem Lebensalter stellen die maligne entarteten
Zystadenome bzw. metastatischen Ovarialkarzinome. Die embryonalen
Geschwülste treten bis zum 3o. Lebensjahr auf.

Die Therapie der Wahl ist nach wie vor die Operation, wobei je nach
Stadium die Strahlentherapie bzw. die zytostatische Therapie hinzu-
tritt. Da fast alle Ovarialkarzinome primär operiert werden, kann die
Stadieneinteilung ziemlich genau festgelegt werden. Die für den Strahlentherapeuten günstigere, weil mehr anatomische Einteilung nach RIESS
ist folgende:

I: Das Karzinom ist auf das Ovar beschränkt (vollständig operabel).

II: Übergreifen auf die nähere und fernere Umgebung - Peritoneum,
       Netz, Tuben (noch weitgehend operabel).

III: Ausgedehnte Metastasen in der Peritonealhöhle (inoperabler Tumor,
       gegebenfalls Teilentfernung möglich).

IV: Infiltration in die Vagina, Blase und Rektum, Fernmetastasen in
       anderen Organen.

Eine neuere Einteilung ist die Klassifizierung der FIGO 1965, nämlich:

Stadium I: Ia: Begrenzt auf 1 Ovar, kein Aszites.

                Ib: Beide Ovarien, kein Aszites.

                Ic: Mit Aszites und Tumorzellen.

Stadium II: Ausdehnung im Becken.

                IIa: Infiltration oder Metastasen im Uterus oder Tuben.

                IIb: Befall anderer Beckenorgane.

Stadium III: Ausgedehnte intraperitoneale Metastasen (Netz, Dünndarm).

Stadium IV: Fernmetastasen außerhalb der Peritonealhöhle.

Leider kommen sehr viele Patientinnen in sehr fortgeschrittenen Stadien
zur Operation, da das Ovarialkarzinom erst relativ spät Beschwerden
macht. Diese entstehen durch Druck auf den Darm oder die Harnblase.
Die Petientinnen geben Völlegefühl und Kreuzschmerzen an In späteren
Stadien treten dann Abflußstauungen an den unteren Extremiäten auf sowie Aszites. Bezüglich der Metastasierung wurde folgende lymphatische
Ausbreitung des Karzinomgewebes nachgewiesen: In der Regel erfolgt die
Metastasierung durch das Mesovar und das Mesovar und das Ligamentum
infundibulo-pelvicum und weiterhin entlang der Ovarialgefäße. Bei entsprechend fortgeschrittenem Tumor kommt es auch zur hämatogenen Aussaat sowie zur oberflächlichen Inplantation.

Die Laparotomie gibt nicht nur eine Aussage über die Lage, Größe, Ausdehnung des Tumors und durch Probeexzision Aufschluß über seine Histologie, sondern gestattet auch die Resektion großer solitärer Tumoren.
Über die Art und Radikalität der Operation herrschen unterschiedliche
Auffassungen. Eine postoperative Nachbestrahlung steht jedoch außer
Zweifel. Inoperable Fälle werden normalerweise bestrahlt, wobei oft
genug erst nach Verkleinerung des Tumors eine Operabilität erreicht
wird. Die perkutane Strahlentherapie sollte nur unter Hochvoltbedingungen durchgeführt werden. Im Stadium I wird von vielen Autoren eine
postoperative Bestrahlung abgelehnt, während wieder andere Autoren
lediglich prophylaktisch radioaktives Gold anwenden bzw. nur das
kleine Becken durchstrahlen. Im Stadium II wird allgemein eine Be-

strahlung des kleinen Beckens gefordert. Als Methode kommen die gleichen wie die beim Kollumkarzinom besprochenen in Betracht.

Im Stadium III und IV werden große, das gesamte Abdomen umfassende
Felder Anwendung finden, wobei lediglich das Nierenparenchym, Leber
und Milz ausgespart werden. Wegen der Toleranzgrenze des Dünndarms
sollte die Herddosis von 4.5oo - 5.ooo rd nicht überschritten werden.
In diesen Stadien wird auch eine präoperative Bestrahlung diskutiert,
da man sich dadurch eine Verkleinerung und eine Operabilität des Tumors verspricht. Überhaupt ist es günstig, im Stadium III und IV
wiederholte kleine Bestrahlungsserien durchzuführen, die etwa in der
Größenordnung von 2.ooo rd liegen sollen. Zusätzlich ist auch auf
eine entsprechende Fraktionierung Wert zu legen.

Die bei uns geübte Methode ist die kombinierte Pendel- und Siebbestrahlung unter Kobaltbedingungen. Diese besteht aus einer biaxialen
Pendelbestrahlung des kleinen Beckens entsprechend dem Primärtumor,
dazu kommen zwei ventrale hochsitzende Siebfelder, die bis zum Rippenbogen reichen, dazu können noch zwei dorsale Siebfelder hinzutreten.
Die Fraktionierung für die Rotationsfelder ist 2oo rd HD pro Achse,
bei den Siebfeldern 4oo rd OD. Die Maximaldosis an der Beckenwand für
die Rotationsfelder soll 6.ooo - 6.5oo rd HD betragen, bei den Siebfeldern werden 6.ooo - 7.2oo rd OD angegeben.

Bei einer verifizierten Peritonealaussaat kann auch eine Radiogold-
instillation in Erwägung gezogen werden (weitere Details s. WEGHAUPT).
Vorteil dieser Methode ist, daß die Aszitespunktion stark eingedämmt
werden kann, Nachteil dieser Methode ist, daß infolge der geringen
Reichweite der Betastrahlung (nämlich nur 4 mm) nur lentikuläre Herde
vernichtet werden können. Ein weiterer Nachteil besteht in dem erheblichen Strahlenschutzaufwand bzw. in der Gefahr des Auftretens von
Dosisspitzen, falls bereits Verwachsungen vorliegen, in denen sich
das Radiogold sammelt. Außerdem wurde in den letzten Jahren mit Zytostatika derselbe Erfolg erreicht.

Die Rezidivbehandlung hat kaum große Chancen, sie besteht in der Regel
in einer kombinierten operativen, strahlentherapeutischen und zytostatischen Behandlung.

Alle diese Behandlungsmethoden haben jedoch in den letzten 35 Jahren
keine signifikante Besserung der Heilungsziffern gebracht. Die absoluten 5-Jahres-Heilungen liegen bei 2o%, bei radikaler Operation mit
oder ohne Nachbestrahlung bei 6o%, bei unvollständiger Operation mit
Nachbestrahlung bei 25% und bei alleiniger Röntgentherapie bei 9%.

Neben der Strahlenbehandlung finden androgene Hormone, anabole Steroide
und Hormone der Nebennierenrinde Anwendung, die oft eine allgemeine
Besserung und Kräftigung der Patientinnen herbeizuführen vermögen,
womit längerdauernde Krankheitsstillstände erzielt werden.

Maligne Tumoren der Tuben

Die primären Tubenkarzinome sind selten und betragen nur etwa 1% aller
Genitalkarzinome der Frau. Die Hauptsymptome sind krampfartig ziehende,
selten stechende Schmerzen im Unterbauch sowie bernsteinfarbener Fluor
und Aszites. Die endgültige Diagnose wird oft erst bei der Operation
gestellt. Histologisch handelt es sich um Tubenkarzinome und -sarkome,
selten auch um ein Tubenchorionepitheliom.

Die anerkannte Therapie ist die Totalexstirpation des Uterus mit beidseitiger Adnexotomie sowie Exstirpation aller erreichbaren Metastasen, wobei intravaginal Radium gelegt wird und unter Hochvolttherapie perkutan nachbestrahlt wird. Die Therapie gleicht weitgehend der beim Ovarialkarzinom besprochenen. Bei inkurablen Fällen wird von einer Operation Abstand genommen und eine Radium- und Hochvolttherapie durchgeführt. Hier leistet die Sieb- bzw. Bewegungsbestrahlung infolge ihrer besseren Verträglichkeit Ausgezeichnetes.

Literatur

ANTOINE, T.: Neue Gesichtspunkte in der Behandlung der Genitalkarzinome. Wien. med. Wschr. 115 (1965).

BECKER, J., SCHUBERT, O.: Die Supervolttherapie. Stuttgart: Thieme 1961.

BERVEN, E.: The treatment of cancer of the vulva. Brit. J. Radiol. 22, 498 (1949).

BRANDSTÄTTER, F., KRATOCHWIL, A.: Ergebnisse der Therapie beim Uteruskarzinom. Krebsarzt 14 (1959).

FLETCHER, G.H.: The plaining of external irradiation in pelvic cancer. Amer. J. Roentgenol. 64, 95 (195o).

FOCHEM, K.: Die Problematik der Osteoradionekrose nach der Bestrahlung weiblicher Genitaltumoren. Wien. klin. Wschr. 77 (1965).

FOCHEM, K., WEGHAUPT, K.: Zur gynäkologischen Strahlenbehandlung mit der Siebmethode. Wien. med. Wschr. 96-99 (1957).

FRISCHBIER, H.J.: Experience with lymphography in diagnosis of recurrent female genital carcinoma. In: RÜTTIMANN, A.: Progress in lymphography. Stuttgart: Thieme 1967.

FRISCHKORN, R.: Unsere Erfahrungen mit der Siebbestrahlung gynäkologischer Karzinome. Röntgenkongreß, Freudenstadt 196o.

GAUWERKY, F.: Gezielte Tiefentherapie mit feststehenden Feldern. Fortschr. Röntgenstr. 83, 8o2 (1955).

HOFMANN, D.: Klinik der gynäkologischen Strahlentherapie. München-Berlin: Urban und Schwarzenberg 1963.

KÄRCHER, K.H.: Einführung in die klinisch-experimentelle Radiologie. München-Berlin: Urban und Schwarzenberg 1964.

KÄRCHER, K.H.: Aktuelle Probleme der klinischen Strahlenbiologie. Berlin-Heidelberg-New York: Springer 197o.

KÄRCHER, K.H., BARDACH, G.: Zur Problematik der kombinierten Radium-Photonentherapie gynäkologischer Tumoren. Geburtsh. u. Frauenheilk. 6 (1972).

KUTTIG, H., BRENNER, G., ZUNTER, F.: Verbesserung der Dosisverteilung bei kombinierter Radium-Kobalt-6o-Teletherapie des Kollumkarzinoms durch biaxiale, bisegmentale Pendelbestrahlung der Parametrien. Strahlentherapie 136, 131 (1968).

MURPHY, W.T.: Primary vaginal cancer: Irradiation, management and end results. Radiology 68, 157 (1957).

MURPHY, W.T.: Radiation therapy. Philadelphia-London: Saunders 1959.

RIESS, J., BREITNER, J.: Über die Rezidive des Collumkarzinoms nach kombinierter Radium-Röntgenbestrahlung. Z. Geburtsh. Gynäk. 133 (195o).

SCHUBERT, G.: Behandlung und Ergebnisse beim Collumkarzinom in der Schwangerschaft. Geburtsh. u. Frauenheilk. 2o (196o).

SCHUBERT, G., UHLMANN, G.: Die Behandlungsergebnisse des Collumkarzinoms an der Univ.-Frauenklinik Hamburg-Eppendorf 1951-1955. Geburtsh. u. Frauenheilk. 22 (1962).

SCHUBERT, G.: Die Supervolttherapie gynäkologischer Karzinome mit dem Betatron und Gammatron. Dtsch. med. J. 15 (1964).

UICC: TNM classification of malignant tumours. Union Internat. contre
le Cancer, Genève 1968.
ZUPPINGER, A.: Handbuch der Radiologie, 19. Band: Spezielle Strahlentherapie maligner Tumoren, 3. Teil. Berlin-Heidelberg-New York:
Springer 1971.

Das Ausscheidungsurogramm vor und nach der Behandlung gynäkologischer Tumoren

K. Brezina

Die Bedeutung urologischer Komplikationen

Katamnestische Untersuchungen über die Todesursache behandelter Karzinome des weiblichen Genitales geben nicht nur über Erfolg und Mißerfolg der Behandlung, sondern auch über Art und Häufigkeit von Folgeerkrankungen Auskunft. Dabei wurde festgestellt, daß urologische Komplikationen mit großem Abstand an erster Stelle stehen und nach der Grundkrankheit auch die häufigste Todesursache bilden (HOFFMANN, 1963; JANISCH u. KUPKA, 197o). Die entsprechenden Veränderungen am Harntrakt können entweder die Folge des malignen Tumors, aber auch die Folge seiner Behandlung sein.

Die Häufigkeit urologischer Erkrankungen nimmt in den höheren Stadien des Karzinoms, besonders aber mit dem karzinomatösen Drüsenbefall zu. Sie ist bei der chirurgischen Behandlung etwas geringer als bei einer kombinierten operativ-radiologischen oder einer Strahlentherapie. In den untersuchten Kollektiven finden sich mindestens 6%, die nach abgeschlossener Behandlung vom Karzinom geheilt waren und autoptisch nachgewiesen an einem Nierenleiden zugrunde gingen. Auch bei 45% jener Todesfälle, bei denen das Karzinom nicht oder noch nicht zur Abheilung gebracht werden konnte, sind schwere urologische Komplikationen die unmittelbare Todesursache. Demgegenüber führen die malignen Tumoren selbst bei nur einem Drittel der Verstorbenen zum letalen Ausgang, obwohl sich unter den autoptisch gesicherten Fällen 63% Rezidive befinden.

Diese Zahlen beweisen, daß die Heilungsrate gynäkologischer Karzinome durch eine wirksame Prophylaxe oder Sanierung urologischer Erkrankungen signifikant gebessert werden kann.

Ureterstenosen und Abflußstörungen bestehen manchmal schon vor Beginn der Behandlung und können bereits die Folge des Tumorwachstums sein. Unmittelbar im Anschluß an die Operation treten Schädigungen der Ureterwand infolge einer Traumatisierung und Störung der nutritiven und nervösen Versorgung auf. Radiogene Schädigungen bestehen in nekrotisierenden Veränderungen in der Ureterwand und der Blase. Schließlich sind schrumpfende Narben nach Abheilung des Tumors die Ursache von Abflußstörungen und Stenosen.

Zur Beurteilung morphologischer Veränderungen der Harnwege, aber auch von Funktionsstörungen kommt nach wie vor der Ausscheidungsurographie die größte Bedeutung zu. Sie ist eine Röntgenuntersuchung ohne nennenswerte Belastung für die Patientin und überall jederzeit durchführbar. Kontrastmittelzwischenfälle sollen nicht geleugnet oder beschönigt werden, doch kann die geringe Zahl wirklich ernster Komplikationen weder den Wert dieser Untersuchung noch die Indikation entscheidend beeinträchtigen.

Mit der Isotopennephrographie und der Nierenszintigraphie gelang eine
wesentliche Erweiterung der urologischen Diagnostik. Diese Befunde
können Anlaß für eine Urographie sein und den Röntgenbefund entscheidend ergänzen, aber keineswegs ersetzen.

Andere, vor allem endoureterale Untersuchungsmethoden besitzen zwar
noch eine größere Aussagekraft, sind aber wegen des beträchtlichen
Aufwandes für den Untersucher und die Patientin im klinischen Betrieb
nur bedingt einsatzfähig.

Wirksame Maßnahmen gegen urologische Erkrankungen können nur dann
getroffen werden, wenn bereits das Entstehen einer Abflußbehinderung
bekannt ist. Die bloße Feststellung einer Stenose ist für eine gezielte Behandlung ungenügend oder kommt für diese schon zu spät. Die
Hydronephrose erweist sich oft als Pyonephrose mit irreversibler
Schädigung des Nierenparenchyms. Nicht jede Pyeloureterektasie muß
andererseits die Folge eines pathologischen Prozesses am Harntrakt
sein.

Das Ziel aller diagnostischen Maßnahmen ist der Nachweis der Lokalisation und der Ursache der Störung. Dazu genügt es nicht, den Zustand
der Harnwege einfach abzubilden. Es muß ihre Funktion geprüft werden.

Die Topographie des Ureters

Der Ureter liegt ventral auf der kräftig pulsierenden A. iliaca interna und zieht von dort knapp neben dem Promontorium nach dorsal ins
kleine Becken. Hier bestehen enge Beziehungen zwischen ihm und der
iliakalen Lymphknotenkette im Lymphabflußgebiet der Genitalorgane,
die eine wichtige Station für Sekundärblastome bilden. Er begrenzt
die Hinterwand einer Nische für den Eierstock und tritt dann in die
Basis des Ligamentum latum uteri ein. In diesem unterkreuzt er die
A. uterina und zieht in der Höhe des Isthmus uteri ein bis eineinhalb
Zentimeter oberhalb des seitlichen Scheidengewölbes zur Harnblase.
Der intramurale Ureterabschnitt ist etwa zwei Zentimeter lang und bei
ureterovesikalen Abflußstörungen von besonderer Bedeutung. Die Harnblase liegt dem Uterus dorsal und kranial getrennt von der Excavatio
vesico-uterina an.

An die Adventitia des Ureters treten vom Bindegewebe der Umgebung die
Blutgefäße und Nerven heran. Wichtig sind vor allem die Äste der A.
uterina. Bei der Exstirpation des Uterus müssen sowohl diese als auch
die Anastomosen zur A. ovarica unterbunden und durchtrennt werden.
Vor der Unterbindung wird der Ureter, der diese Arterien unterkreuzt,
freigelegt. Dieser Abschnitt ist postoperativ besonders gefährdet.

Die Ureterdynamik

Die Ureterperistaltik hat eine myogene Erregungsbildung und Erregungsleitung zur Voraussetzung. Die dazu notwendigen Ionisationsvorgänge
und die Depolarisation in den glatten Muskelfasern sind denen am Herz-
muskel ähnlich (GOLENHOFER, 1971). Das Zentrum der Erregungsleitung
befindet sich in den Nierenkelchen, insbesondere in der oberen Kelch-
gruppe. Außerdem werden eigene Pacemakerfasern diskutiert. Die Ureterperistaltik wird ihrerseits von übergeordneten Zentren des vegetativen Nervensystems beeinflußt (BOYARSKY u. LABAY, 1967; BOYARSKY
et al., 1968; DIEMER, 1971; GISEL, 1969; MELCHIOR u. RATHERT, 1971).

Bei einer entsprechenden Füllung des Nierenhohlsystems wird von diesem eine peristaltische Welle ausgelöst (BOEMINGHAUS, 1923; BRESSEL et al., 1969). Je stärker die Diurese ist, desto größer ist die Peristaltikfrequenz. Läßt die Harnproduktion nach, dann werden die Peristaltikintervalle länger. Weitere endoureterale Faktoren zur Stimulierung der Ureterdynamik sind Entzündungen und Obstruktionen nicht nur infolge von Konkrementen, sondern auch durch Stenosen bei Adhäsionen (MELCHIOR u. RATHERT, 1971; MELCHIOR u. TERHORST, 1969).

Ganz anders ist die Reaktion auf chronische, nur langsam progrediente oder intermittierende Abflußbehinderungen (RUTISHAUSER, 1971). Die Peristaltikfrequenz ist bei diesen reduziert. Eine Kontraktion wird erst von einer stärkeren Füllung und einem höheren Innendruck ausgelöst (BOEMINGHAUS, 1923). Es entsteht dabei durch die bessere diastolische Füllung ein größerer Harnbolus, der vorerst die Dezeleration zu kompensieren vermag (JANISCH u. KUPKA, 197o).

Zum Verständnis dieser Effekte ist die Kenntnis der Einflüsse des autonomen Nervensystems erforderlich (BOYARSKY et al., 1967; MELCHIOR u. RATHERT, 1971; MELCHIOR u. TERHORST, 1969). Adrenerge Substanzen, die an den α-Rezeptoren angreifen, führen zu einer Akzeleration der Peristaltik. Außerdem steigern sie den Uretertonus. Beides - Frequenz- und Tonussteigerung - sind mit der Ausscheidungsurographie nachweisbar. Es kommt zu einer Verkürzung und Engstellung des vorher verlängerten und erweiterten hypotonen Ureters. Die kleineren peristaltischen Harnspindeln laufen in wesentlich kürzeren Intervallen ab. Diese sympathikotrope Wirkung ist dosisabhängig und läßt sich bis zum Ureterspasmus steigern (BREZINA, 1972b; MELCHIOR u. TERHORST, 1969). Der adrenerge Wirkungsmechanismus entspricht im wesentlichen der Reaktion auf eine akute Obturation oder Obstruktion des Ureters.

Demgegenüber lassen cholinergische Substanzen bzw. Cholinesterasehemmer keinen unmittelbaren Einfluß auf den oberen Harntrakt erkennen. Sowohl der Tonus als auch die Peristaltik bleiben unverändert. Sie koordinieren die Uretermotilität und den Blasentonus am ureterovesikalen Übergang (BREZINA, 1972b).

Die Untersuchungstechnik

Die Voraussetzung für die Diagnose der Abflußstörung ist die durchgehende Darstellung des oberen Harntraktes, und zwar auch des pelvinen Drittels. Dazu ist erstens eine bestimmte Kontrastmittelkonzentration und zweitens eine entsprechende Diurese notwendig (BRESSEL et al., 1969; FUCHS, 197o). Beide sind nicht in jedem Fall gegeben, da sie physiologischen und erst recht pathologischen Schwankungen der Nierenfunktion unterliegen.

In Konkurrenz stehen größere Mengen, etwa 5o ccm, eines Kontrastmittels mit normaler Konzentration oder die *Infusionspyelographie* (LENTZEN et al., 1971; SCHMIDT et al., 1969). Beide ergeben durchaus verläßliche Bilder. Wenn wir dennoch der Infusion den Vorzug geben, so deshalb, weil Abflußstörungen oft erst bei einer kräftigen Diurese sichtbar werden. Ob diese die Folge einer beginnenden Stenosierung oder nur funktioneller Natur ist, muß Gegenstand weiterer Untersuchungen sein.

Die Urographie am stehenden Patienten hat, beurteilt man den Harntrakt als System für sich, die entschieden größere Aussagekraft. Es werden dabei Faktoren, die von den Nachbarorganen auf den Ureter ein-

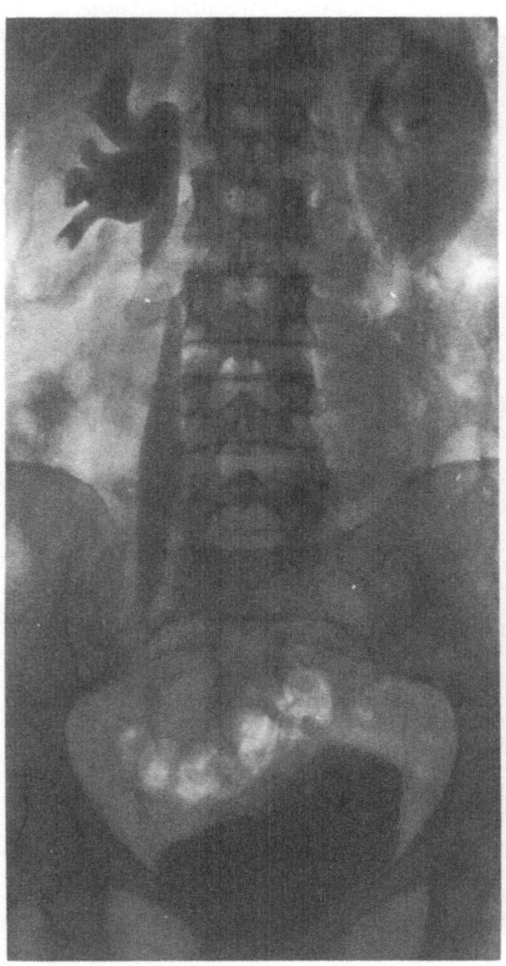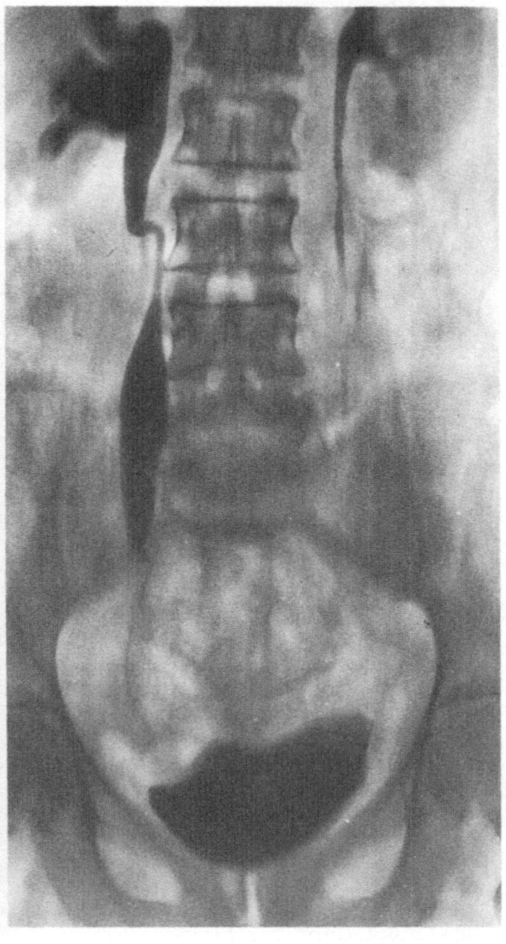

a

b

Abb. 1. a) Rechts: Pyelouroterektasie bis zum Eingang ins kleine
Becken 18 Monate nach Radikaloperation und Bestrahlung. Das Ende des
erweiterten Ureters ist undeutlich. Links: Normaler Befund.
b) Rechts: Zonogramm, Stenose und Knickung des Ureters infolge einer
Adhäsion bzw. einer periureteralen Narbenbildung. Kein vollkommener
Verschluß. Links: Normaler Befund

wirken, sei es retroperitoneal, abdominal oder im Becken, weitgehend
ausgeschaltet. Der Harnleiter ist im Stehen entlastet. Zu den dynami-
schen Kräften kommen noch die statischen, die den Abfluß zur Blase
fördern. Eine Harnstauung im Stehen kann nur die Folge einer organischen Stenose sein (BREZINA, 1972b).

Aus der Notwendigkeit, jede Alteration des Ureters am Beginn ihrer
Entwicklung zu erfassen und außerdem auch Aufschluß über ihre funktionelle Bedeutung zu bekommen, hat sich der *Lagewechsel* der Patientin
während der Untersuchung bewährt. Die ersten beiden Aufnahmen sieben
und fünfzehn Minuten p.i. werden wie gewohnt in Rückenlage gemacht.

Gleich anschließend steigt die Patientin vom Untersuchungstisch, richtet sich auf und macht einige Schritte. Anschließend erfolgt eine weitere Aufnahme wieder in Rückenlage (Abb. 2). Der Vergleich der Bilder vor und nach Lagewechsel gibt interessante Aufschlüsse über die Ureterfunktion. Bildet sich in aufrechter Körperhaltung eine Erweiterung zurück, dann ist der Tonus erhalten oder nur herabgesetzt. Der Harnleiter ist imstande, sich zu entleeren und der geringeren Füllung anzupassen. Bleibt die Pyeloureterektasie unverändert, dann spricht das für eine Atonie. Diese ist entweder die unmittelbare Folge der sichtbaren Stenose oder aber einer Alteration der Ureterwand. In vielen Fällen gelingt allein durch diese Maßnahme die Differential-diagnose zwischen einer morphologischen und einer funktionellen Veränderung.

Weniger aufschlußreich ist der Grad der Ureterdilatation. In der Regel wird eine Ureterweite bis 7 mm noch als physiologisch angesehen und erst höhergradige Ektasien zu den pathologischen Tonusstörungen gezählt (SCHMIDT et al., 1969). Dies mag bei Obstruktionen als Faust-regel gelten. Für die Beurteilung funktioneller Störungen bei chronnisch und intermittierend geänderten Abflußbedingungen ist die Kontraktilität des oberen Harntraktes maßgebend. So kann eine geringe Erweiterung auch nach der Entlastung im Stehen erhalten bleiben, ebenso wie sich hochgradige Dilatationen auf 1o mm und darüber noch als tonogen erweisen und rückbilden können (s. Abb. 2).

Bei der Beobachtung des Ureters über die *Bildverstärker-Fernsehkette* läßt sich die Peristaltikfrequenz ermitteln. Dabei ist zu beachten, daß keine rhythmischen Aktionen erwartet werden dürfen. Perioden mit annähernd gleichen Intervallen werden von längeren Pausen unterbrochen. Die Beobachtung muß sich deshalb über einen längeren Zeitraum, mindestens über drei, besser über fünf Minuten erstrecken, für den der Mittelwert der Intervalle zu berechnen ist. Mit der *Bildbandaufzeichnung* des Durchleuchtungsbefundes ist die Möglichkeit der Überprüfung derselben gegeben. Oberflächliche Kontraktionen, die rasch zur Blase ablaufen, können bei nur einmaliger Beobachtung übersehen werden. Auch die Entscheidung, ob eine Kontraktionswelle tatsächlich die Blase erreicht, ist nicht immer auf den ersten Blick zu treffen. Retrograd zum Nierenbecken verlaufende Wellen sind nicht selten bei adhäsiven Obstruktionen zu beobachten.

Die *Tomographie* und *Zonographie* ermöglichen die genaue Darstellung des prästenotischen Ureterabschnittes. Zeigt das spitze Ureterende eine Abweichung von der normalen Verlaufsrichtung, dann wird sie im allgemeinen von schrumpfendem Narbengewebe oder einer Adhäsion verursacht (Abb. 1). Besteht jedoch ein langes pfriemenförmiges Füllungsbild, dann ist ein infiltrierender Tumor wahrscheinlicher. Voraussetzung für technisch einwandfreie Bilder ist eine gute Kontrastfüllung des Ureters bis zur Stenose. Diese hat eine Durchmischung des gestauten Harns mit dem ausgeschiedenen Kontrastmittel zur Voraussetzung, was durch ein- oder mehrmaliges Aufsetzen oder Aufstehen der Patientin erreicht werden kann.

Ist während der Ureteroskopie keine suffiziente peristaltische Umformung zu erkennen, dann bringt eine *adrenerge Stimulierung* oft noch Aufschluß über die Ureterdynamik (Abb. 3). Während der Kontrastausscheidung, am besten 15 - 2o min p.i., werden von uns o,2 ml Vasoxine* i.v. verabreicht. Dieses Präparat wirkt auf die α-Rezeptoren und fast aus-

---

*Hexamethylen-bis-N-methylcarbaminsäurepyridylesterbrommethylat.

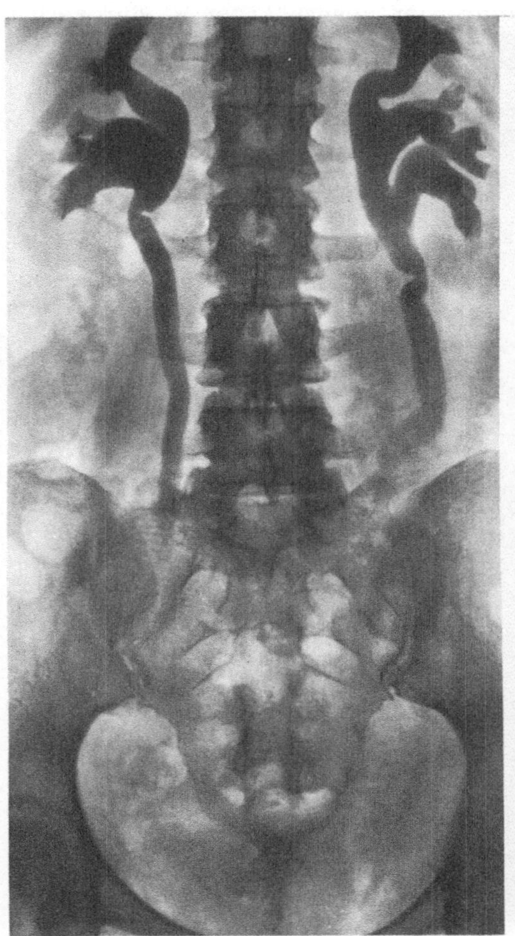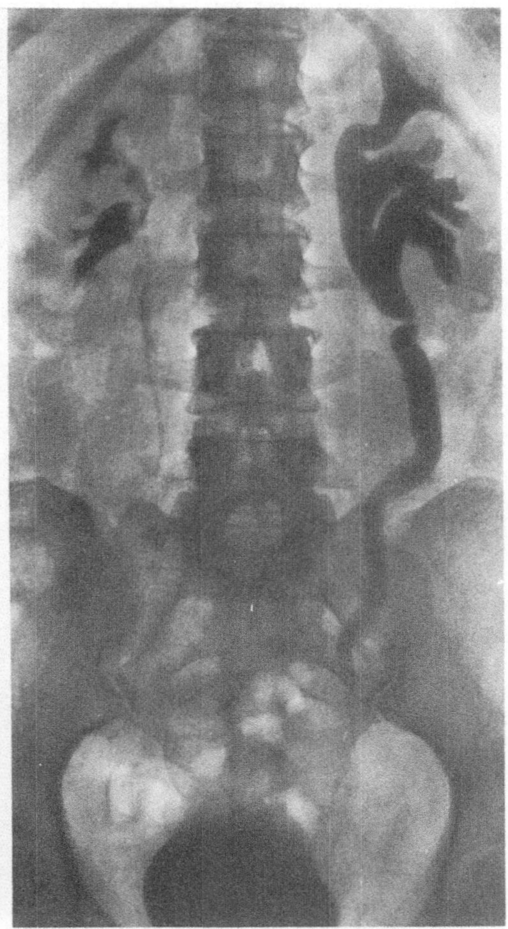

a   b

Abb. 2. a) Iliakazeichen. Beträchtliche Erweiterung des Nierenhohlraumsystems und des Ureters bis zur Iliakakreuzung beiderseits. Es
handelt sich um eine Kontrolluntersuchung 1o Tage nach einer Latzko-
schen Radikaloperation. Dies funktionelle Stenose bestand bereits
vor der Operation und war noch unverändert.
b) Rechts: Nach dem Lagewechsel, in aufrechter Körperhaltung, fließt
der Kontrastharn ab, das Nierenbecken und der Ureter kontrahieren
sich und besitzen nun eine normale Konfiguration: tonogene Dilatation.
Links: Die Pyeloureterektasie ist nach dem Lagewechsel unverändert.
Der nun sichtbare enge prävesikale Ureterabschnitt spricht für die
Kompression desselben durch ein postoperatives Ödem

schließlich über die efferenten Bahnen. Da sich die Wirkung auch in
einem Blutdruckanstieg von 2o - 4o mm/Hg manifestiert, ist bei Hyper-
tonikerinnen, besonders bei Patientinnen mit Blutdruckkrisen Vorsicht
geboten. Schon ein bis zwei Minuten nach der Injektion kommt es, vorausgesetzt, daß die nervösen und kontraktilen Elemente der Ureterwand
unversehrt sind, zu einer kräftigen Kontraktion mit einer Verengung
und Verkürzung des Ureters. Gleichzeitig setzt eine frequente Peri-

staltik ein. Besteht ein infiltrativer oder destruktiver Wandprozeß,
dann bleibt dieser sympathische Impuls ohne Wirkung, kann aber oberhalb des geschädigten Uretersegmentes noch erhalten sein. Eine Erhöhung der angegebenen Dosierung des Sympathikomimetikums bringt nicht
die erwartete Steigerung des Effektes, sondern führt zu einem Spasmus
mit nur einzelnen unkoordinierten Kontraktionen, bei denen der Harn-
transport erliegen muß.

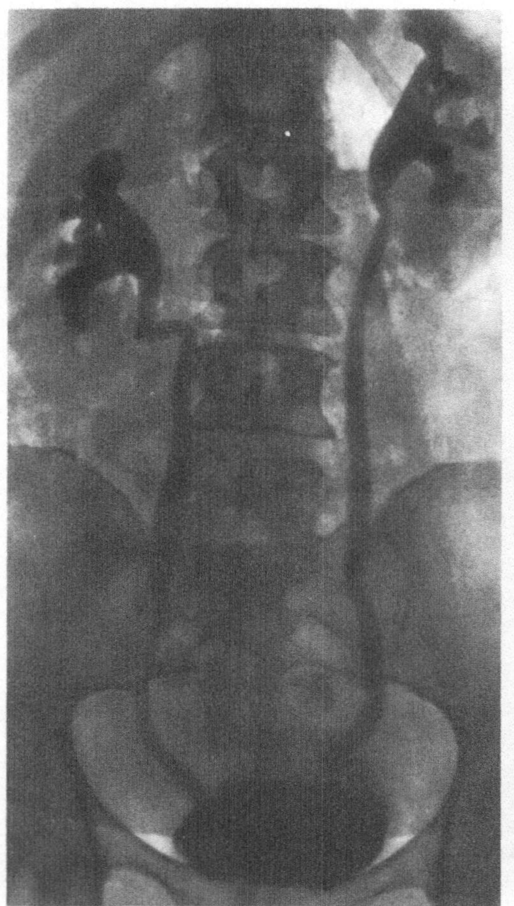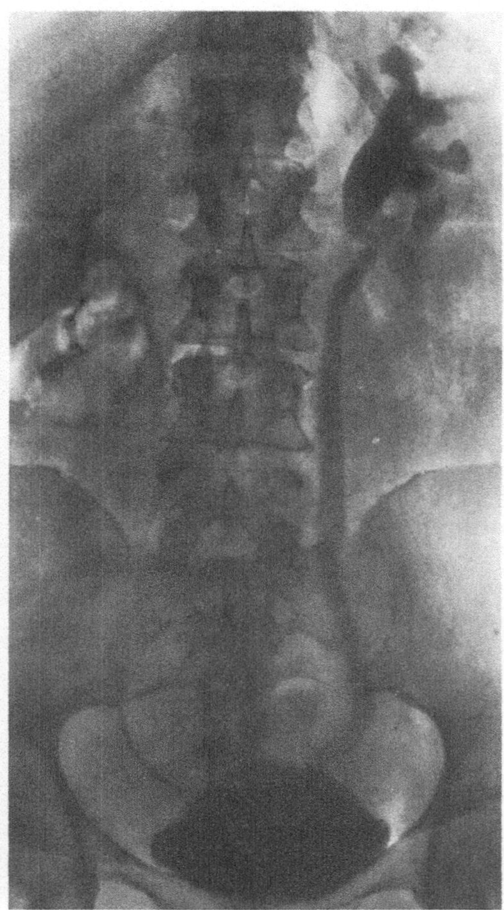

a   b

Abb. 3. a) Rezidivtumor nach Bestrahlungsbehandlung. Pyeloureterektasie bis zur Blase beiderseits.
b) Nach adrenerger Stimulierung mit Vasoxine o,2 ml i.v.: vollständige Rückbildung der Erweiterung: Funktionelle, keine organische
Stenose. Links: Keine Änderung des Befundes: juxtavesikale Ureterstenose

Die funktionelle Ureterstenose

Diese ist die Folge von Tonus- und Motilitätsstörungen und nicht die
einer organischen Verengung. So führen entzündliche Prozesse, die aus
der Umgebung auf den Ureter übergreifen, zu einem Tonusverlust mit
einer Retardierung der Peristaltik und schließlich zur Adynamie.
Postoperative, nur auf einen kurzen Ureterabschnitt beschränkte nu-
tritive oder nervöse Ausfälle unterbrechen den normalen Peristaltik-
ablauf an dieser Stelle und verursachen eine Retention. Das gleiche
gilt für Tumoren und Metastasen, die den Ureter erreichen, ohne ihn
vorerst zu verschließen. Selbst ein andauernder, jedoch nur inter-
mittierender Druck eines raumfordernden Prozesses auf die Ureterwand
führt zu einer Verlängerung des Peristaltikintervalls und schließlich
zur Dilatation.

Ein klassisches Beipiel dafür ist das postoperative periureterale
Ödem. Es schränkt die normale Transportfunktion des pelvinen Ureter-
anteils beträchtlich ein und führt lumbal zu einem erhöhten Widerstand. Dadurch kann auch eine bereits vor der Operation bestehende
Erweiterung noch einige Zeit unterhalten werden (s. Abb. 2). Bei komplikationslosem Heilungsverlauf ist mit einer vollständigen Restitution
zu rechnen.

Wesentlich ist, daß bei solchen funktionellen Abflußstörungen die
Herabsetzung der Peristaltikfrequenz immer der Erweiterung vorausgeht.
Die bessere Füllung des Ureters in den längeren diastolischen Pausen
bildet die erste Phase der Kompensation des erhöhten peripheren Wi-
derstandes, auf die in der zweiten die Dilatation, auch als tonogene
Dilatation bezeichnet, folgt. Erst das Sistieren der Peristaltik und
der Verlust der Kontraktilität sind sichere Zeichen der Dekompensation.

Sind die Peristaltikintervalle im Mittel auf mehr als 3o sec verlängert, dann muß mit einem erhöhten peripheren Widerstand gerechnet
werden. Das gilt besonders für die Infusionspyelographie, bei der die
starke Diurese die Aktivität des Ureters normalerweise fördert. Eine
Ureterektasie ohne Motilitätsverlust, eine tonogene Dilatation also,
ermöglicht die Kompensation einer Abflußbehinderung. Ist im ersten
Fall die Funktionsdiagnose zur Früherfassung einer Störung des kontinuierlichen Harnabflusses notwendig, so erweist sie sich im zweiten
zur Beurteilung ihrer Prognose als wertvoll. Jede Rückstauung kann
sowohl die Ursache als auch die Folge einer aszendierenden Harnwegs-
infektion sein.

Zur Differentialdiagnose zwischen der funktionellen Dilatation und
der Atonie bei einem stenosierenden, infiltrierenden Wandprozeß eignet sich besonders das Urogramm nach Lagewechsel. Auch in einem ekta-
tischen, adynamischen Ureter fließt, wenn er nicht verschlossen ist,
bei aufrechter Körperhaltung der Harn schon infolge des hydrostati-
schen Druckes zur Blase. Seine Restfunktion zeigt das Ausmaß der Kontraktion nach der Entleerung an.

Eine zweite Möglichkeit ist die pharmakoradiologische sympathische
Tonussteigerung. Sie führt nur bei freier Durchgängigkeit zum Kon-
traktionseffekt (s. Abb. 3). Schon wenige Minuten nach der Verabreichung
von o,2 ml Vasoxine i.v. setzt die Wirkung ein und dauert etwa eine
Viertelstunde an.

Das Ililiakazeichen

Besonders bei größeren Tumoren ist nicht selten eine Erweiterung des lumbalen Ureterabschnittes zu finden, die bis in die Höhe von L_5 bis S_1 reicht, also weit über dem Tumor endet (BREZINA, 1972a). Unterhalb kommt entweder überhaupt keine Ureterfüllung zustande, oder es stellt sich ein unauffälliger, schlanker, pelviner Ureteranteil dar (s. Abb. 2). Nicht alle peristaltischen Wellen laufen über diese Stenose bis zur Blase ab. Ein Teil der kräftigen, aber wenig frequenten Kontraktionen endet bei ihr.

Diese Erweiterung bildet sich nach Lagewechsel der Patientin vollständig zurück oder zeigt zumindest eine deutliche Rückbildungstendenz. Sie ist auf der rechten Seite häufiger zu finden als auf der linken, und dort oft auch ausgeprägter. Die Seitendifferenz ist unabhängig von der Lage des Tumors und auch bei dessen symmetrischer Lokalisation zu beobachten.

Der raumfordernde Prozeß im kleinen Becken ist für dieses Symptom nur indirekt verantwortlich. Er drängt den Ureter nach dorsal und spannt ihn dadurch über der kräftig pulsierenden A. iliaca aus, die ihn bei der liegenden Patientin komprimiert und die Abflußstörung verursacht. Da der rechte Ureter etwas weiter lateral vom schützenden Promontorium verläuft und der linke außerdem vom Sigma entlastet wird, ist die rechte Seite bevorzugt. Im Stehen sinkt der Tumor nach vorn, die Ureteren werden entlastet und der Harnfluß über dem Iliakakreuzung ist wieder frei.

Die Bedeutung dieses Befundes liegt in der Tatsache, daß es sich um eine funktionelle Störung handelt, um die besondere Form einer funktionellen Stenose also, deren Beseitigung die Befreiung des Harnleiters von dem Tumor zur Voraussetzung hat. Auch nach der erfolgreichen Tumorbehandlung können sowohl die Ektasie als auch die Retardierung der Peristaltik noch einige Tage oder wenige Wochen fortbestehen (s. Abb. 2). Ihre vollständige Rückbildung setzt, eine gelegentlich notwendige Harnsanierung ausgenommen, keine weitere Behandlung voraus. Ist der Ureter bereits atonisch, besteht eine Dys- oder Amotilität und erfolgt auch in aufrechter Körperhaltung keine Entleerung, dann kann bei Wiederherstellung der Ureterdynamik nach adrenerger Stimulierung eine organische Wandschädigung ausgeschlossen werden.

Die drohende postoperative Ureterfistel

In der ersten postoperativen Phase bedarf der juxtavesikale Ureterabschnitt besonderer Aufmerksamkeit. Eine konstante Füllung und Erweiterung desselben kann das erste Zeichen einer Infiltration der Ureterwand und der darauf folgenden nekrotisierenden Veränderungen sein. Auch bei 12% urologisch Gesunder ist eine prävesikale Stase des Harns zu beobachten (s. Abb. 4). Dieser Abschnitt wird dann nur von einem Teil der peristaltischen Wellen entleert. Die übrigen Kontraktionen enden knapp darüber. Der Inhalt des kaudalen Ureterendes kann aber auch unvermittelt und ohne jede peristaltische Umformung in die Blase absacken. Der ursprüngliche Füllungszustand stellt sich jedoch bald wieder her.
Durch parasympathische Stimulierung mit einem Cholinesterasehemmer (z.B. Ubretid*) ist es möglich, diese prävesikale Dysfunktion zu

---

*β-Hydroxy-β-(2,5-dimethoxyphenyl)-aminhydrochlorid.

bessern und eine häufige, ja sogar regelmäßige Entleerung des Ureters
bis zur Blase zu erreichen. Das terminale Peristaltikdefizit wird auf
diese Weise signifikant abgebaut (BREZINA, 1972b), die rhythmische
Papillenfunktion gefördert.

Besteht eine entzündliche Infiltration der Wand des terminalen Uretersegmentes, dann bleibt die Füllung desselben vollkommen konstant. Es

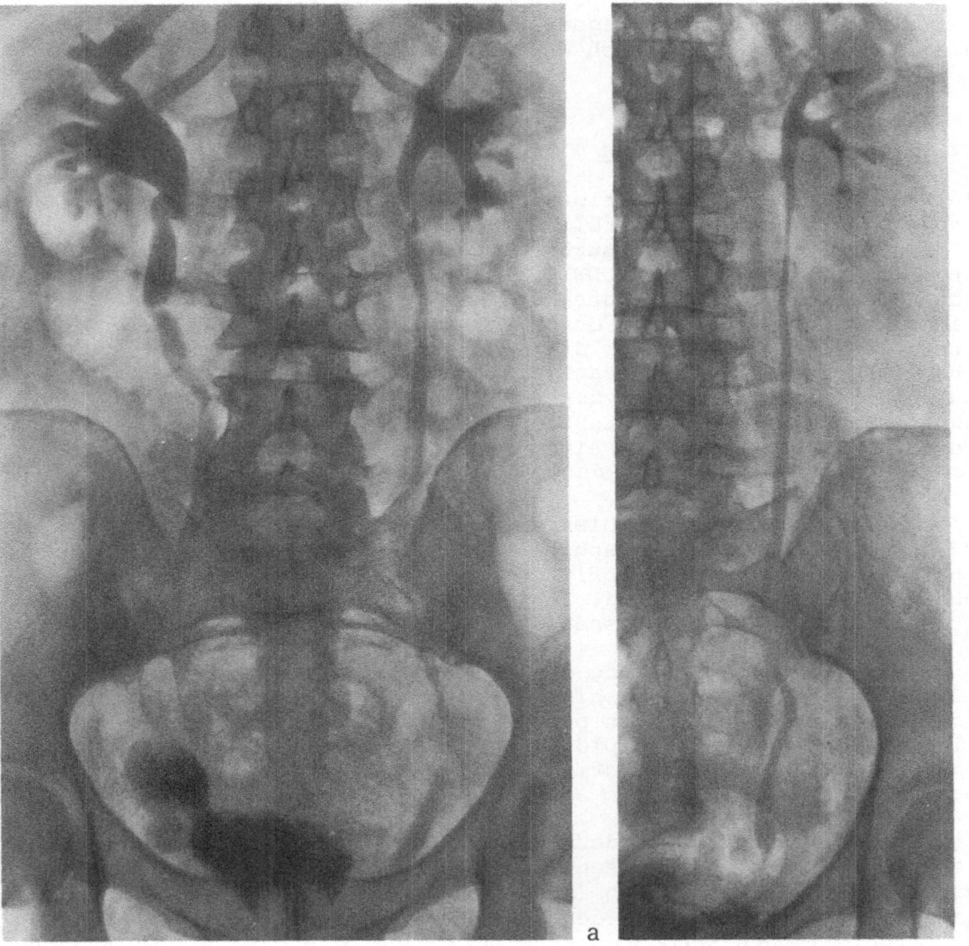

Abb. 4. a) Rechts: Postoperative Ureterfistel. Der Kontrastharn tritt
knapp über der Blase aus dem Ureter aus und infiltriert das periureterale Gewebe bis zur Blase. Links: Drohende postoperative Ureterfistel: mäßige Erweiterung des juxtavesikalen Ureterabschnittes. In
der Beobachtungszeit von mehr als 5 min ändert sich die Ureterfüllung
über der Blase nicht, sie zeigt keine peristaltische Umformung. Die
Randkonturen sind infolge einer Infiltration der Ureterwand unscharf.
b) Normales Urogramm der linken Seite einer anderen Patientin. Prävesikale Harnretention, die trotz der regelrechten Peristaltik oberhalb über mehrere Minuten unverändert bleibt. Normale, glatte Kontur
der Ureterwand

fehlt hier jede Änderung des Kalibers, auch wenn oberhalb die Motilität noch erhalten und der Harnleiter nicht erweitert ist. Auf technisch einwandfreien Aufnahmen erweisen sich die Ureterkonturen in der Höhe der pathologischen Retention infolge der Durchtränkung der Wand mit dem Kontrastharn als unscharf. Bei diesem Befund gelingt es in der Mehrzahl der Fälle, durch Behebung einer Blasenatonie und durch Entlastung des Ureters einer drohenden Ureterfistel vorzubeugen.

Die routinemäßige und konsequente Anwendung der Cholinesterasehemmer-Prophylaxe konnte auch der postoperativen, pathologischen ureterovesikalen Dysmotilität begegnen und die Fistelfrequenz bei der radikalen Totalexstirpation nach WERTHEIM und LATZKO unter 3% senken.

Der vesiko-ureterale Reflux

Die Störung der Ventilfunktion der Papille ist die Ursache des Rückstroms von Harn aus der gefüllten Blase in den Ureter. Es kann sich um die Folge chronischer entzündlicher Veränderungen oder aber um eine Fehlanlage handeln (LUDWIG, 1971). Die freie Kommunikation zwischen Blase und oberem Harntrakt führt zur Aszension von Krankheitskeimen und zur Rückstauung des Harns im Nierenhohlsystem. Sie bedeutet eine potentielle Gefahr für die Niere. Ihre Kenntnis vor der Tumorbehandlung ist für den Therapieplan und die Prognose von großer Bedeutung. Bleiben die durch den Reflux bedingten Tonusstörungen unerkannt, dann werden sie später der Therapie angelastet. Der Rückstrom aus der Blase ist auch bei einer Papillenfibrose möglich, die sich nach der Bestrahlung ausbildet, also radiogen entstanden ist.

Gelegentlich besteht eine Diskrepanz zwischen dem Isotopennephrogramm und der Ausscheidungsurographie. Während ersteres keinen Zweifel an einer Ausscheidungs- und Abflußstörung läßt, bietet das Urogramm scheinbar ein normales Bild. Der Nachweis eines vesiko-ureteralen Refluxes klärt die Verhältnisse.

Kommt die retrograde Füllung des Ureters nicht spontan zustande, dann muß sie am Ende der Urographie bei prall gefüllter Blase durch die Bauchpresse und die Miktion provoziert werden. Der vorher normalkalibrige Ureter erweist sich plötzlich als erweitert, schlaff und ohne jede Eigendynamik. Der Harnfluß ist bereits von einem Überdruck im oberen Harntrakt abhängig.

Die regelmäßige Kontrolle der Abflußbedingungen ist erst recht nach vesiko-ureteralen Anastomosen-Operationen zur Korrektur eines Harnleiterdefektes erforderlich (Abb. 5). Werden bei der Urographie die Prallfüllung der Blase und der Reflux nicht abgewartet, dann bleiben die pathologischen Strömungsverhältnisse und die Ursache der Ausscheidungsstörung der Niere unerkannt.

Die Nachuntersuchungen

Die Untersuchungen des Harntraktes müssen sowohl bei operierten als auch bei bestrahlten Patientinnen viele Jahre hindurch in regelmäßigen Zeitabständen durchgeführt werden. Sie erfordern eine gewissenhafte Planung der Röntgenkontrollen auch geheilter Patientinnen. Urologische Folgeerkrankungen schreiten oft ohne subjektive Beschwerden fort. Die Indikation zur Behandlung und für Entlastungsoperationen kann nicht früh genug gestellt werden.

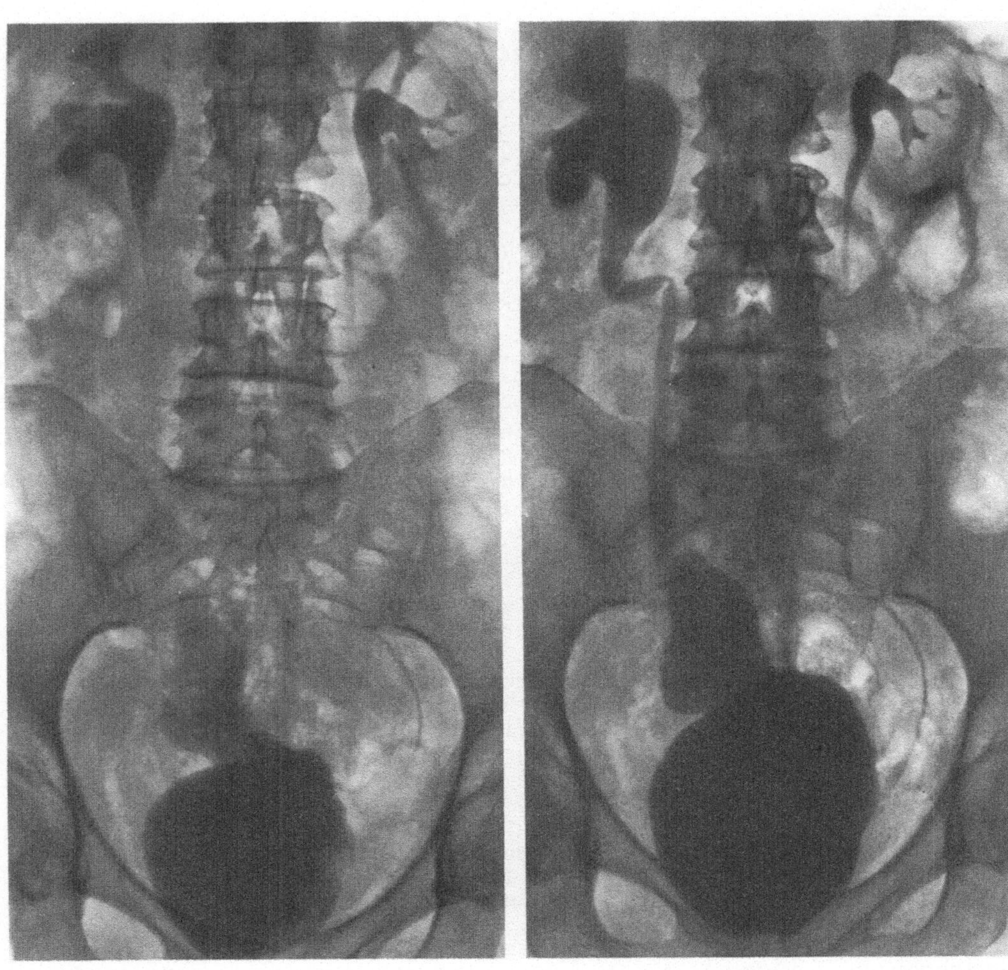

a   b

Abb. 5. a u. b) Zustand nach Ureteranastomose mit Lappenplastik nach
BOARI rechts. Pathologisches Isotopennephrogramm der rechten Niere.
Links normaler Befund.
a) Geringe Erweiterung des Hohlraumsystems. Der Ureter scheinbar
unverändert.
b) Nach Prallfüllung der Blase 9o min p.i. und bei kräftiger Bauchpresse vesiko-ureteraler Reflux. Atonie des stark dilatierten oberen
Harntraktes. Keine Ureterperistaltik

Vor Fortsetzung oder Wiederaufnahme der Strahlentherapie ist in allen
Fällen zu klären, ob die Veränderungen im Harntrakt tatsächlich der
Tumor, ein Rezidiv- oder ein Sekundärblastom verursacht. Ist die jeder
erfolgreichen Strahlenbehandlung folgende bindegewebige Substituierung
dafür verantwortlich, dann bleibt eine weitere Bestrahlung nicht nur
erfolglos, sondern kann die Ausbildung einer Ureterstenose sogar fördern. Die Urographie liefert zur Differentialdiagnose einen wertvollen
Beitrag und ermöglicht besonders mit funktionellen Methoden in manchen
Fällen die Entscheidung.

Literatur

BOEMINGHAUS, H.: Beiträge zur Physiologie der Harnleiter. Z. urol.
Chir. 14, 71 (1923).
BOYARSKY, S., LABAY, P.: Stimulation of ureteral peristalsis through
the renal nervs. Invest. Urol. 5, 2oo (1967).
BOYARSKY, S., LABAY, P., GLENN, J.F.: More evidence for ureteral nerve
function and its clinical implications. J. Urol. (Baltimore) 99,
533 (1968).
BOYARSKY, S., LABAY, P., KIRSHNER, N., GERBER, C.: Does the ureter
have nervous control? J. Urol. (Baltimore) 97, 627 (1967).
BRESSEL, M., MAY, P., OPELT, B., SÖKELAND, J.: Belastungsurogramm
(Urologische Universitäts-Klinik Homburg). Urologe 8, 119 (1969).
BREZINA, K.: Das Iliacazeichen bei großen gynäkologischen Tumoren.
Strahlentherapie 144, 1 (1972a).
BREZINA, K.: Funktion und Pharmakodynamik der oberen ableitenden Harn-
wege nach abdominaler Radikaloperation. Arch. Gynäk. 213, 73 (1972b).
DIEMER, K.F.: Autonomes Nervensystem und Ureter. In: Ureterdynamik.
(Hrsg. LUTZEYER, W., MELCHIOR, H.). Stuttgart: Thieme 1971.
FUCHS, W.A.: Urografie, Kontrastmittelausscheidung und Nierenfunktion.
Helv. chir. Acta 37, 414 (197o).
GISEL, A.: Ureter, Harnleiter. In: Handbuch der Urologie (Hrsg. ALKEN,
V.C.E., DIX, V.W., GOODWIN, W.E., WILDBOLZ, E.). 1. Bd. Berlin-
Heidelberg-New York: Springer 1969.
GITSCH, E.: Prophylaxe und Therapie postoperativer Komplikationen nach
gynäkologischen Laparatomien durch Langzeit-Cholinesterase-Hemmung.
Wien: Maudrich 1965.
GOLENHOFEN, K.: Physiologie der Uretermuskulatur. In: Ureterdynamik
(Hrsg. LUTZEYER, W., MELCHIOR, H.) Stuttgart: Thieme 1971.
HOFFMANN, D.: Klinik der gynäkologischen Strahlentherapie. München-
Berlin: Urban und Schwarzenberg 1963.
JANISCH, H., KUPKA, St.: Katamnese der Todesursachen beim Kollumkar-
zinom. Z. Geburtsh. Gynäk. 172, 16o (197o).
LENTZEN, W., FRIK, W., SCHIFFER, A.: Zur Frage einer Überlegenheit
der Infusionsurographie gegenüber der konventionellen Urographie.
Fortschr. Röntgenstr. 114, 396 (1971).
LUDWIG, K.S.: Funktionelle Anatomie und Embryologie der oberen Harn-
wege, speziell des Ureters. In: Ureterdynamik (Hrsg. LUTZEYER, W.,
MELCHIOR, H.). Stuttgart: Thieme 1971.
MELCHIOR, H., RATHERT, P.: Die Steuerung der Ureterperistaltik. In:
Ureterdynamik (Hrsg. LUTZEYER, W., MELCHIOR, H.). Stuttgart:
Thieme 1971.
MELCHIOR, H., TERHORST, B.: Die Wirkung sympathicotroper Substanzen
auf die Ureterdynamik. Urologe 8, 348 (1969).
RUTISHAUSER, G.: Urodynamische Aspekte der akuten und der chronischen
Harnstauung. In: Ureterdynamik (Hrsg. LUTZEYER, W., MELCHIOR, H.).
Stuttgart: Thieme 1971.
SCHMIDT, H., POLLACK, J.M., OSWALD, K.: Radiologische Symptomatik der
Kontrastmittelpassage durch den Ureter. Fortschr. Röntgenstr. 11o,
446 (1969); Fortschr. Röntgenstr. 111, 96 (1969).

Die malignen Tumoren der harnableitenden Wege (Niere, Ureter, Blase, Urethra)

W. LUDVIK und K. JENTZSCH

<u>NIERENTUMOREN</u>

Der Anteil der Nierentumoren an den Malignomen beträgt beim Erwachsenen 2% und beim Kind 1o%. 8o% der malignen Nierengewächse sind Nierenparenchymtumoren.

Tumoren des Nierenparenchyms

Hypernephroides Nierenkarzinom

Pathologie

Bei den malignen Nierenparenchymtumoren werden zwei verschiedene Formen unterschieden (ZOLLINGER, 1966): Hypernephroides Karzinom und Adenokarzinom, die im angelsächsischen Schrifttum als verschiedene Differenzierungsgrade eines Tumors aufgefaßt werden (ACKERMANN et al., 197o). Die unterschiedliche histologische Differenzierung beeinflußt nicht die klinische Diagnose und die Therapieplanung.

Zur Einteilung der Stadien hat sich das TNM-System bewährt (Tabelle 1). Die bei der Operation feststellbare Ausbreitung des Tumors zeigt Tabelle 2.

Tabelle 1. Klinisch-radiologische Stadieneinteilung der Nierenparenchymtumoren und der Karzinome des Nierenbeckens (nach UICC)

T_0	Kein Anhalt für Primärtumor. Niere nicht vergrößert.
T_1	Keine oder minimale Abnormitäten in der i.v. Pyelographie.
T_2	Niere vergrößert, frei beweglich, oder Deformierung von einem oder mehreren Kelchen im i.v. Pyelogramm oder Verlagerung des Ureters.
T_3	Vergrößerte und eingeschränkt bewegliche Niere ohne vollständige Fixation oder Deformierung des Nierenbeckens oder Anhalt für Gefäßkompression (Varikozele).
T_4	Niere vergrößert, vollständig fixiert.
N_0	Keine Deformierung regionaler Lymphknoten in der Lymphographie.
N_1	Regionale Lymphknoten deformiert.
M_0	Kein Anhalt für Fernmetastasen.
M_1	Fernmetastasen: a) Einzelmetastasen, b) multiple Metastasen.

Tabelle 2. Chirurgische Stadieneinteilung der Nierenkarzinome

Stadium I:	Der Tumor infiltriert nur das Nierenparenchym.
Stadium II:	Der Tumor breitet sich über die Niere hinaus aus, aber infiltriert keine intra- oder extrarenalen Venen und/oder Lymphgefäße.
Stadium III:	Der Tumor infiltriert intra- oder extrarenale Venen und/oder Lymphgefäße.
Stadium IV:	Fernmetastasen und/oder Infiltration der Nachbarorgane.

Die regionalen Lymphknoten liegen um den Nierenstiel. Die weitere lymphogene Ausbreitung erfolgt einerseits kranialwärts in die oberen aortalen Knoten, die Knoten des Mediastinums und den linken supraklavikulären Knoten. Die retrograde Metastasierung kann schließlich auch neben den unteren aortalen Knoten die Lymphknoten entlang der iliakalen Gefäße - in seltenen Fällen bis in die Inguinalregion - erfassen (HULTÉN et al., 1969). Hämatogene Metastasen können in allen Organen vorkommen. Am häufigsten findet man sie in Lunge, Leber, Wirbelsäule, im übrigen Skelettsystem und im Gehirn.

Symptomatik

Das wichtigste Symptom des Nierenkarzinoms ist die plötzlich auftretende, schmerzlose Hämaturie. In 6o - 7o% der Fälle ist sie das erste klinische Zeichen (BOEMINGHAUS, 1972; SHMITH, 1968). Der Abgang von Blutkoageln kann mit Koliken einhergehen. Jede Hämaturie ist solange tumorverdächtig, bis eine andere Ursache dafür gefunden worden ist. Gelegentlich zu beobachtende septische Temperaturen haben ihren Ursprung in der Resorption von Tumorzerfallsprodukten. Die Ausbildung einer (symptomatischen) Varikozele, die sich im Gegensatz zu der häufigen idiopathischen Varikozele in Rückenlage nicht zurückbildet, ist ein Symptom der Verlegung der V. renalis bzw. der V. cava durch einen in das Gefäß einwachsenden Geschwulstzapfen. Ein Teil der hypernephroiden Nierenkarzinome geht mit einer Polyglobulie einher. In manchen Fällen löst erst das histologische Bild des bei der operativen Versorgung einer Spontanfraktur gewonnenen Gewebes die Suche nach dem Primärtumor aus.

Diagnose

Der palpatorische Nachweis eines Nierentumors ist eine Spätdiagnose. Eine Einschränkung der Beweglichkeit der tumortragenden Niere weist auf eine innige Verbindung mit der Umgebung hin und ist hochgradig suspekt auf einen Durchbruch der Geschwulst durch die Nierenkapsel. Vor einer forcierten Untersuchung muß im Hinblick auf eine Verschleppung der Tumorzellen gewarnt werden.

Die Ausscheidungspyelographie ist die wichtigste Untersuchungsmethode (Abb. 1). Kann auch durch eine Infusionspyelographie keine eindeutig beurteilbare kontrastdichte Darstellung des Nierenhohlraumsystems erzielt werden, dann muß eine retrograde Pyelographie vorgenommen werden. Die Angiographie erleichtert die oft schwierige Differentialdiagnose gegenüber einer Nierenzyste und ermöglicht durch die Darstellung der Nierengefäße eine präoperative Planung des Zugangsweges (Abb. 2). Es gibt Fälle, z.B. bei zystischer Entartung eines hypernephroiden Karzinoms, bei denen die angiographische Differentialdiagnose zwischen Tumor und Zyste mißlingt.

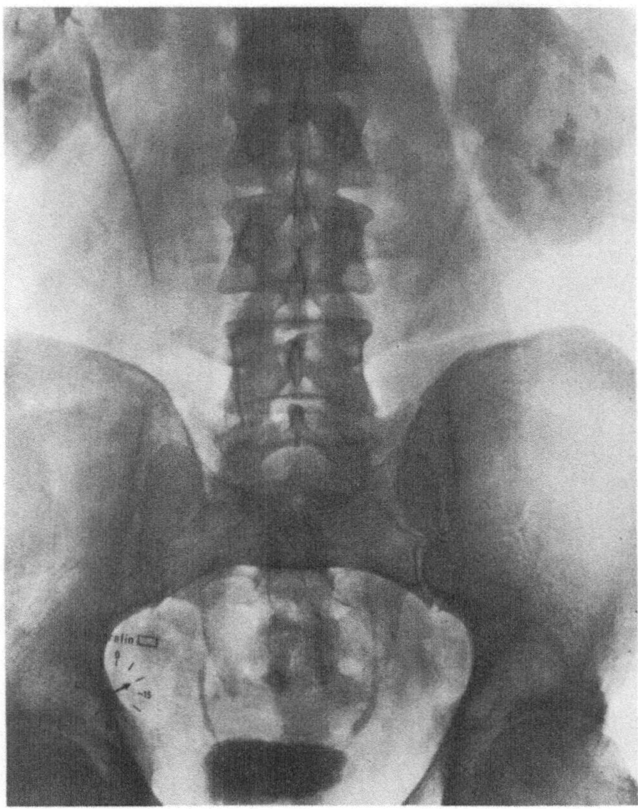

Abb. 1. Intravenöse Pyelographie eines 48jährigen Patienten mit einem
hypernephroiden Nierenkarzinom. Vergrößerung des Nierenschattens durch
einen Tumor am oberen Pol mit Deformierung des Hohlraumsystems

In seltenen Fällen kann auch eine Pyelonephritis durch die Deformierung des Hohlraumsystems und durch die Veränderung der Gefäßversorgung
einen malignen Tumor vortäuschen.

Trotz Einsatzes aller radiologischen Möglichkeiten kann manchmal erst
durch die Probefreilegung die Natur des raumfordernden Prozesses erkannt werden.

Die Kavographie ermöglicht die präoperative Feststellung eines Tumor-
einbruches in die untere Hohlvene bzw. die Erkennung einer Kompression
durch einen großen Tumor oder durch Lymphknotenpakete. Durch die Lymphographie kann eine Metastasierung in die aortalen Lymphknoten zur
Darstellung gebracht werden. Metastasen in die regionalen Lymphknoten
am Nierenstiel können sich der Diagnose entziehen.

Ergänzend kann auch durch Ultraschalldiagnose die Tumorgröße und der
Lymphknotenbefall festgestellt werden.

Die Suche nach Tumorzellen im Harnsediment ist eine Methode, die eine
wertvolle Bereicherung der Diagnostik bedeutet.

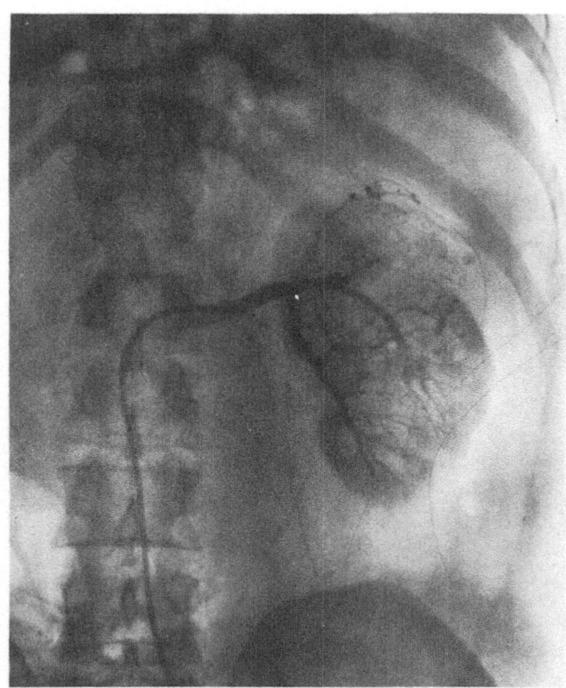

Abb. 2. Selektive Angiographie des gleichen Patienten wie in Abb. 1.
In der kranialen Hälfte der vergrößerten linken Niere kommen Tumorge-
fäße zur Darstellung

Therapie

Chirurgische Therapie: Eine frühzeitige radikale Nephrektomie unter
weitgehender Mitnahme des peri- und pararenalen Bindegewebes wird
angestrebt. Die primäre, möglichst zentrale Unterbindung des Nierenstiels ohne vorherige Mobilisation der Niere ist von wesentlicher
Bedeutung zur Verhinderung von Mikroembolien. Als Zugangsweg wird der
lumbale mit fallweiser Eröffnung des Peritoneums, der transperitoneale
und der transthorakale (bei Tumoren am oberen Nierenpol) an den verschiedenen Zentren bevorzugt.

Ist der Tumor in die Nierenvene oder untere Hohlvene eingewachsen,
wird versucht, den Geschwulstzapfen in toto zu entfernen. Findet man
die Lymphknoten palpatorisch vergrößert, so werden diese mit entfernt.
Bei fortgeschrittener karzinomatöser Infiltration der aortalen Lymphknoten und inniger Verwachsung mit den großen Gefäßen kann die Durchführung einer radikalen Lymphonodektomie unmöglich werden.

Die Indikation zur Nephrektomie wird großzügig gestellt. Wenn auch
bei Vorhandensein von Metastasen die Möglichkeit einer Radikalheilung
bereits unwahrscheinlich geworden ist, so wurde doch vereinzelt eine
spontane Rückbildung von Metastasen nach der Nephrektomie beobachtet.
In manchen Fällen erfordert eine Hämaturie unabhängig von den Sekun-
därabsiedelungen ein operatives Eingreifen.

Beim Tumorbefall einer Einzelniere muß abgewogen werden, ob die Nephrektomie und Dauerdialysebehandlung bzw. Nierentransplantation der
Resektion des tumortragenden Anteiles vorgezogen werden soll. Bei
solitären Metastasen in der Lunge und im Knochen wird nach der Nephrektomie in einer zweiten Sitzung die Metastasenentfernung angeschlossen.

Strahlentherapie: Die Nachbestrahlung ist immer dann indiziert, wenn
die Operation nicht radikal war, oder wenn es intra operationem zur
Aussaat von Tumorzellen gekommen sein kann, also bei den operativen
Stadien II - IV (s. Tabelle 2). Zur Abtötung der Tumorzellen sind
5.000 - 6.000 rd, verabreicht in 5 - 6 Wochen, erforderlich.

Postoperative Bestrahlung: Die Bestrahlung muß das gesamte Tumorbett einschließen. Dieses ist auf ideale Weise möglich, wenn der Chirurg intra
operationem die Grenzen des Tumors durch Metallklips markiert hat. Das
Bestrahlungsfeld soll außerdem die Nierengefäße, die perirenalen Lymphknoten der kontralateralen Seite und die aortalen Lymphknoten mit einschließen. Diese Art der Bestrahlung macht Feldgrößen zwischen 1o/15
- 1o/2o cm nötig. Wir führen die Bestrahlung wie viele andere Zentren
von einem anterioren-posterioren und fallweise einem ipsilateralen
Feld aus durch (Abb. 3a, b; KUTTIG, 1961, 1968; MURPHY, 1967a; RICHES
et al., 1951). Weitere Methoden sind die Pendelbestrahlung mit Elektronen oder Photonen oder mittels Telekobalt. Das Parenchym der kontralateralen Niere muß immer sorgfältig abgeschirmt werden. Falls die
Leber im Strahlenfeld liegt, muß der Patient besonders sorgfältig
überwacht werden, da es nach 3.000 - 4.000 rd zu einer reversiblen
Leberparenchymschädigung kommen kann (KÄRCHER, 197o). Dies kann eine
ergänzende Leberschutztherapie erforderlich machen.

Bei weit fortgeschrittenen Tumoren mit ausgedehntem Lymphknotenbefall
ist die Bestrahlungsmethode in Abhängigkeit von dem Befund zu variieren. Es kann dann erforderlich sein, das Tumorbett und die aortalen
Lymphknoten isoliert zu behandeln.

Präoperative Bestrahlung: Mit 1.5oo - 2.ooo rd zwei Tage vor der Operation
gegeben, kann eine weitgehende Devitalisierung der Tumorzellen erreicht
werden. Damit wird die Gefahr der intraoperativen Tumorzellaussaat vermindert. Postoperativ muß dann in Abhängigkeit von dem Tumorstadium
die Nachbestrahlung angeschlossen werden bis zu der erforderlichen
Herddosis von 5.ooo - 6.ooo rd.

RICHES (197o) empfiehlt die präoperative Bestrahlung mit 3.ooo rd
innerhalb von 3 Wochen und nach einem Intervall von 3 - 4 Wochen die
Nephrektomie. Dadurch wird eine Devitalisierung der Tumorzellen und
eine Verkleinerung des Tumors erreicht. Wir geben der kurzfristigen
Bestrahlung unmittelbar vor der Operation den Vorzug, da bei dem Intervall von 3 Wochen bereits eine Regeneration der bestrahlten Tumorzellen eingetreten sein kann (POWERS u. PALMER, 1968).

Palliativbestrahlung: Sie kommt nur bei von vornherein inoperablen Tumoren in Betracht und kann in solchen Fällen durchaus eine Verminderung
der Symptomatik durch Tumorverkleinerung herbeiführen. Die Dosis soll
bei 3.ooo - 4.ooo rd liegen. Die gleiche Dosis gilt auch für die Bestrahlung von Metastasen; daß zeitweilig 5.ooo rd erforderlich sind,
um Symptomfreiheit zu erzielen, spricht für die relative Strahlenresistenz des Nierenkarzinoms.

Die Strahlentherapie des Nierenkarzinoms sollte mit Megavolt-Geräten
durchgeführt werden. Die Hochvolttherapie ermöglicht es, innerhalb
von 5 - 6 Wochen 6.ooo rd an das Tumorbett zu bringen, ohne das Allgemeinbefinden des Patienten zu sehr zu beeinträchtigen.

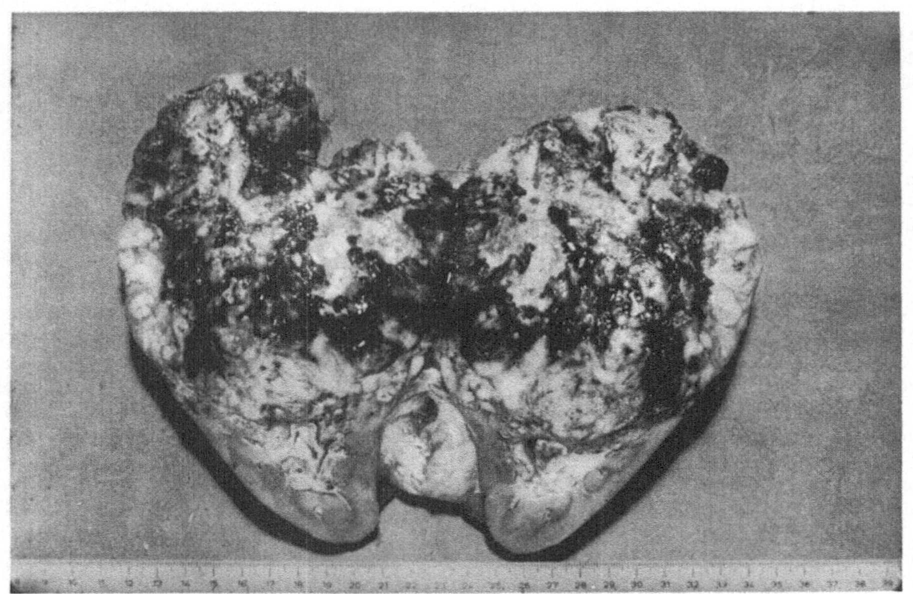

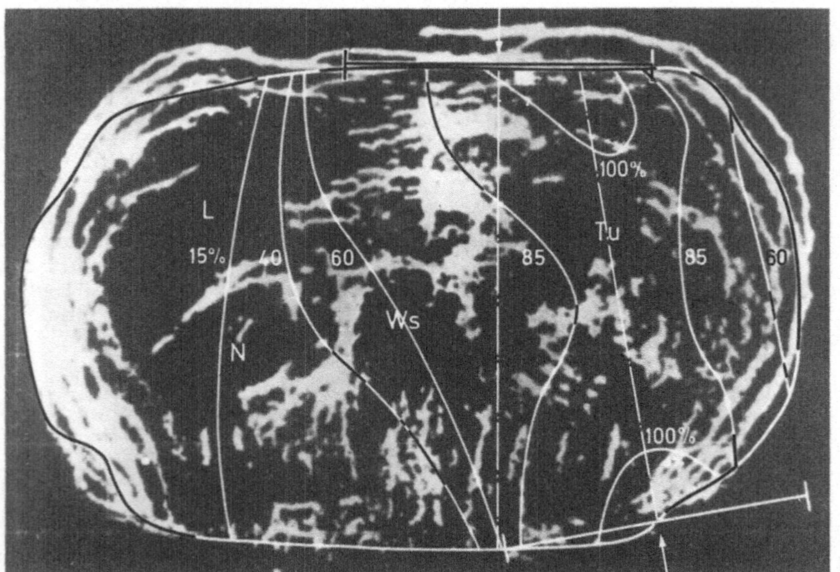

Abb. 3. a) Operationspräparat eines hypernephroiden Nierenkarzinoms.
Der Tumor hat 2/3 der Niere eingenommen, die Niere ist vergrößert,
die Kapsel ist vom Tumor infiltriert. b) Ultraschalltomogramm eines
Patienten nach Nephrektomie links mit Bestrahlungsplan und Isodosenverlauf. Das Areal der rechten Niere (N) kommt gut zur Darstellung,
die linke Niere fehlt. Die aortalen Lymphknoten sind nicht vergrößert.
Es wird von einem ventralen und einem dorsalen, 1o Grad nach medial
geneigten Feld aus bestrahlt (Telekobalt). Das Tumorbett liegt in der
85 - 1oo%-Isodose, die aortalen Lymphknoten im Bereich der 60 - 70%-
Isodose (L = Leber, Ws = Wirbelsäule, Tu = Tumorbett)

Prognose

Die Prognose ist in erster Linie abhängig vom Stadium zum Zeitpunkt
der Operation. 3o - 5o% der Operierten gehen an Lokalrezidiven oder
an Fernmetastasen innerhalb der ersten 2 - 3 Jahre nach der Operation
zugrunde (BOEMINGHAUS, 1972). Eine Überlebenszeit von 5 - 1o Jahren
bei vorhandenen Metastasen zum Zeitpunkt der Nephrektomie wurde fallweise beobachtet. Metastasen zeigen häufig ein langsameres Wachstum
als der Primärtumor.

Tabelle 3 zeigt die Abhängigkeit der Prognose vom Tumorstadium, Tabelle 4 die Relation zur Art der Therapie. Sämtliche Auswertungen
sind retrospektive Studien. Aus ihnen läßt sich der Wert der zusätzlichen Strahlentherapie schwer herausarbeiten. Es ist jedoch möglich,
durch die Nachbestrahlung des Tumorbettes die Rate der Lokalrezidive
von 25 auf 7% zu senken. An 244 Fällen konnte RAFLA nachweisen, daß
bei Infiltration der Nierenkapsel und/oder des Nierenbeckens die
5-Jahres-Überlebenszeit durch die postoperative Bestrahlung von 28
auf 57% angehoben werden kann. Bei Nierenvenenbefall ist durch die
Nachbestrahlung keine Besserung der Ergebnisse zu erzielen (RAFLA,
197o).

Chemotherapie s. Spezialkapitel.

Nephroblastom (Wilmstumor) s. kindliche Tumoren

Nierenkapseltumoren

Sie sind außerordentlich selten. Histologisch handelt es sich dabei
um Spindelzellsarkome, Fibro-, Leiomyo-, Lipomyo-, Myxo-, Lipofibro-
myxo-, Rhabdomyosarkome und retikuläre Tumoren (ZOLLINGER, 1966).

Tabelle 3. Die 5-Jahres-Überlebensrate bei Nierenkarzinomen in Abhängigkeit vom Stadium der Erkrankung

Stadium	% 5-Jahres-Überlebenszeit	Fallzahl	Autor/Jahr
I	76	31	BOTTIGER, 197o
	65	1o2	SKINNER, 1971
	5o	1o	HEINZE, 1971
II	75	29	HEINZE, 1971
	65	12	BOTTIGER, 197o
	47	22	SKINNER, 197o
III	51	1o8	SKINNER, 1971
	35	16	BOTTIGER, 197o
	25	31	HEINZE, 1971
IV	14,3	29	HEINZE, 1971
	8	32	BOTTIGER, 197o
	5	77	SKINNER, 1971

Tabelle 4. Die 5-Jahres-Überlebensrate bei Nierenkarzinomen in Abhängigkeit von der Therapie

Operation allein % 5-Jahres- Fallzahl Überlebenszeit		Operation u. Bestrahlg. % 5-Jahres- Fallzahl Überlebenszeit		Autor/Jahr
48,2	56	52,5	4o	FLOCKS u. KADESKY, 1958
44	28	-		SKINNER, 1971
42	91	-		BOTTIGER, 197o
37	96	56	94	RAFLA, 1969
3o	685	49	131	RICHES, 1951
2o	55	43	63	STENDER u. BERNDT, 1968
28,5	29	57	4o	RINGLEB, 1963
-		48	1oo	HEINZE, 1971
-		36,8	24o	KUTTIG, 1968

Sie wachsen vorwiegend diffus infiltrierend in die Umgebung und können
lange Zeit symptomlos bleiben. Bei Diagnosestellung haben sie häufig
beträchtliche Größe erreicht und bereits Nachbarorgane infiltriert
oder durch Druck von außen funktionslos gemacht. Ihre Metastasierung
erfolgt vorwiegend hämatogen, abhängig vom Reifungsgrad.

Der Untersuchungsgang ist derselbe wie beim hypernephroiden Nierenkarzinom. Die radikale Tumorexstirpation, die immer die Nephrektomie
einschließt, ist anzustreben.

In Abhängigkeit von ihrer Histologie weisen die Kapseltumoren eine
unterschiedliche Strahlensensibilität auf. Am günstigsten reagieren
die retikuloendothelialen Tumoren und die rezidivierenden Liposarkome.
Im Anschluß an eine subtotale Resektion ist aber bei allen übrigen
Sarkomen ebenfalls der Versuch der Strahlentherapie angezeigt. Die
Dosen liegen bei 5.ooo - 6.ooo rd (MURPHY, 1967a).

Nierenbeckenkarzinom

Pathologie

1o% aller Nierengeschwülste sind Nierenbeckentumoren. Männer sind
1o mal häufiger von dieser Erkrankung betroffen als Frauen (SMITH,
1968). Der Häufigkeit nach findet man:

Maligne degenerierte Papillome: Unter den Nierenbeckentumoren überwiegen die Papillome, die bei größerer Ausdehnung und bei längerem
Bestehen fast immer maligne degenerieren und deshalb als latent bösartig aufgefaßt werden müssen. Karzinogene Stoffe werden als tumor-
auslösende Faktoren angesehen. Auch histologisch einwandfreie Papillome neigen zu Rezidiven und Impfmetastasen in Ureter und Blase.
In 25 - 58% treten die Papillome an verschiedenen Stellen auf. Eine
multilokuläre Geschwulstentstehung wird von vielen Autoren angenommen.

Primäre Nierenbeckenkarzinome:

a) Übergangsepithelkarzinom - hauptsächlich von papillärem Typ.

b) Plattenepithelkarzinom. Es entwickelt sich überwiegend auf dem Boden einer chronischen Infektion und langdauernden Steinerkrankung - vor allem bei Pyonephrosen und Steinpyonephrosen. Es zeichnet sich durch seine besondere Bösartigkeit aus. Sein Anteil unter den Nierenbeckenkarzinomen liegt um 13% (BOEMINGHAUS, 1972).

c) Anaplastisches Karzinom. Es wächst als solider Tumor infiltrierend in die Tiefe.

d) Adenokarzinom.

Nierenbeckenkarzinome setzen in erster Linie Metastasen in die regionären Lymphknoten - wobei vor allem das Plattenepithelkarzinom eine frühzeitige Absiedelungstendenz aufweist. Hierbei sind bereits vor Behandlungsbeginn in 78% der Fälle Metastasen vorhanden. Hämatogen metastasieren diese Tumoren vor allem in die Lunge, seltener in Leber und Knochen.

Symptomatik

Durch Exulzeration des Tumors kommt es zur Hämaturie, die gewöhnlich intermittierend auftritt. Nierenkoliken können durch Verstopfen des Ureters durch Koageln oder Tumorzapfen verursacht werden.

Diagnose

Die wichtigste Untersuchungsmethode ist auch hier die Ausscheidungspyelographie. Der Nierenbeckentumor imponiert als unscharf begrenzte Aussparung des Nierenbeckens oder der Kelche mit mehr oder weniger ausgeprägten Stauungszeichen. Die Wandständigkeit des Füllungsdefektes in bestimmten Projektionen kann zur Differentialdiagnose gegenüber Konkrementen herangezogen werden, wobei fallweise eine retrograde Pyelographie vorgenommen werden muß (Abb. 4).

Blutkoagel können einen Nierenbeckentumor vortäuschen, hierbei kann nur die Wiederholung im blutungsfreien Intervall eine diagnostische Klärung bringen.

Die Angiographie zeigt nur in fortgeschrittenen Fällen, wenn der Tumor bereits tief in das Nierenparenchym eingedrungen ist, eine Rarefizierung der arteriellen Gefäßversorgung.

Wesentlich häufiger als beim hypernephroiden Nierenkarzinom gelingt beim Nierenbeckenkarzinom der positive Tumorzellnachweis im Harn. Durch die Zystoskopie muß nach Tumorabsiedelungen in der Blase, vor allem im Bereich des entsprechenden Ostiums, gesucht werden.

Therapie

Chirurgische Therapie: Die Nephrektomie ist nicht nur beim Nierenbeckenkarzinom, sondern auch bei benignen papillären Wucherungen im Hinblick auf die Rezidivhäufigkeit und maligne Degenerationsneigung indiziert. Gleichzeitig muß auch - gewöhnlich von einem getrennten Schnitt aus - die Ureterektomie mit Einbeziehung des vesikalen Mündungsgebietes als Prädilektionsstelle weiterer Tumorabsiedelungen entfernt werden. Auch bei vorhandenen Metastasen wird auf Grund der zu erwartenden schweren Hämaturie die Nephrektomie vorgenommen.

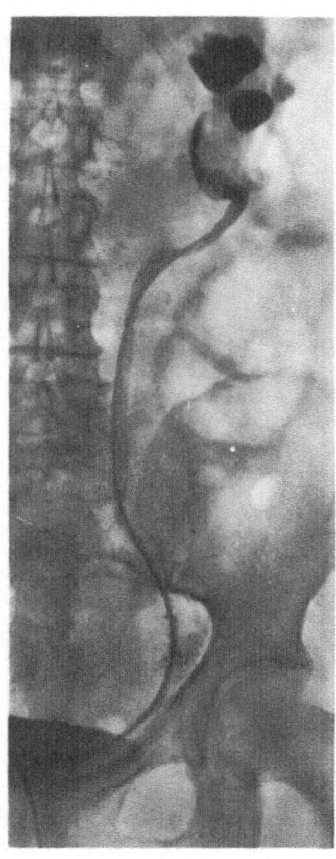

Abb. 4. Retrograde Pyelographie
einer 58jährigen Patientin mit
einem Nierenbeckenkarzinom:
wandständiger Füllungsdefekt mit
Kelchstauung

<u>Strahlentherapie:</u> Alle primären Nierenbeckenkarzinome sollten nach-
bestrahlt werden. Die Technik unterscheidet sich dabei nicht von der
des Nierenkarzinoms. Postoperativ werden auf das Tumorbett 5.ooo -
6.ooo rd Herddosis von einem posterioren, einem anterioren - fallweise
auch einem ipsilateralen - Feld aus gegeben (BLOOM et al., 1971; FLOCKS
u. KADESKY, 1958).

Prognose

Karzinomatös entartete Papillome des Nierenbeckens weisen eine 5-Jahres-
Überlebenszeit von 75% auf. Von den Patienten mit einem primären Übergangsepithelkarzinom leben nach 5 Jahren noch 25% (BOEMINGHAUS, 1972;
SMITH, 1968). Patienten mit einem Plattenepithelkarzinom sterben gewöhnlich innerhalb eines Jahres nach der Diagnosestellung.

HARNLEITERKARZINOME

Pathologie

Die malignen Harnleitertumoren sind seltene Geschwülste (1% aller
bösartigen Tumoren des oberen Harntraktes (RICHES, 197o). Männer sind
von dieser Erkrankung 3 mal häufiger betroffen als Frauen.

2/3 der Tumoren sind im distalen Harnleiterdrittel lokalisiert. Der
Histologie nach werden unterschieden:

a) Maligne degenerierte Papillome und primäre Übergangsepithelkarzinome. Diese beiden Formen, die sich meist nur schwer voneinander differenzieren lassen, bilden die Mehrzahl der Fälle. Sie entwickeln sich
primär im Harnleiter oder zusammen mit den entsprechenden Tumoren des
Nierenbeckens oder der Blase. Die papillären Karzinome wachsen exo-
pyhtisch und endophytisch. Karzinogene Stoffe scheinen ursächlich eine
Rolle zu spielen.

b) Plattenepithelkarzinome. Diese solide wachsenden Tumoren infiltrieren primär die Harnleiterwand und bedingen zirkuläre Stenosen.

Tabelle 5. Stadieneinteilung des Ureterkarzinoms

Stadium I:	Auf die Schleimhaut begrenzt.
Stadium II:	Infiltration der Muskularis ohne komplette Durchwachsung der Wand.
Stadium III:	Tumorzellen in der Adventitia.
Stadium IV:	Infiltration des periureteralen Gewebes und/oder Metastasen.

Die Ureterkarzinome werden in 4 Stadien eingeteilt (Tabelle 5).

Die Metastasierung in die regionalen Lymphknoten richtet sich nach
dem Sitz des Tumors. Karzinome des pelvinen Ureters haben dasselbe
Lymphabflußgebiet wie die Blase. Tumoren der Pars iliaca setzen ihre
Metastasen in die gemeinsamen iliakalen und in die unteren aortalen
Lymphknoten. Der lumbale Ureterabschnitt hat sein Lymphabflußgebiet
in den aortalen Lymphknoten in Höhe des Nierenhilus.

Symptomatik

Eine gewöhnlich intermittierende, manchmal profuse Hämaturie findet
man in 8o% der Fälle (BOEMINGHAUS, 1972). Durch Verlegung des Harn-
leiterlumens durch Koagel können Koliken oder ein Dauerschmerz über
dem Nierenlager zustande kommen. Gelegentlich gehen wurmförmige Koagel ab.

Diagnose

In das Lumen wachsende Harnleitertumoren sind im Ausscheidungspyelo-
gramm als unregelmäßig konturierte Füllungsdefekte mit einer Ureterdilatation proximal vom obliterierenden Tumor zu erkennen. Durch das
Eindringen des Kontrastmittels zwischen die Tumorzotten kann eine

wabenförmige Struktur zustande kommen. Die primär infiltrierenden
Karzinome geben das Bild einer spitz zulaufenden Stenose. Eine exakte
Darstellung der Tumorkonfiguration gelingt häufig erst durch die retrograde Pyelographie mit Aufnahmen in zwei Projektionen (Abb. 5).
Zystoskopisch ist nach weiteren Tumoren der Blasenschleimhaut zu suchen. Gelegentlich ragen Tumorzotten aus dem Ostium. Bei fraglicher
Seitenlokalisation soll die Zystoskopie im Stadium der Blutung durchgeführt werden. Die Stenose kann beim primären Karzinom so ausgeprägt
sein, daß sie für die Sondierung ein unüberwindbares Hindernis darstellt. Ein wichtiges diagnostisches Merkmal ist die meist starke
Blutung nach der Harnleitersondierung, die in 2/3 der Fälle zu beobachten ist (BOEMINGHAUS, 1972).

Der Tumorzellnachweis aus dem Harnsediment soll stets versucht werden.

Therapie

<u>Chirurgische Therapie</u>: Bei normaler Nierenfunktion der anderen Seite
ist die radikale Nephroureterektomie mit Einbeziehung des periureteralen Blasenabschnittes durchzuführen.

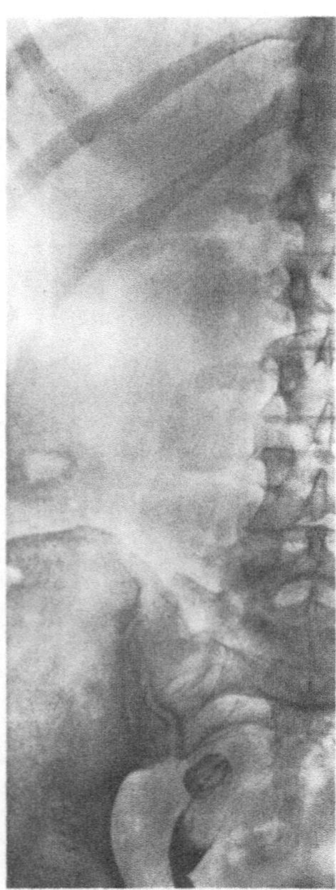

Abb. 5. 57jährige Patientin,
Übergangsepithelkarzinom des
rechten Harnleiters, retrograde
Füllung: Darstellung des kaudalen Tumorrandes

Im Falle einer Einzelniere wird bei Lokalisation des Tumors im unteren Harnleiterdrittel dieser Abschnitt reseziert und der Harnleiter mit einem Blasenlappen - im Sinne einer Boariplastik - anastomosiert. Bei der Lokalisation im proximalen Harnleiterabschnitt ist nach Exstirpation des Ureters bei jüngeren Patienten eine Dünndarmersatzplastik zu erwägen, während bei älteren Patienten bzw. beim Vorhandensein von Lymphknotenmetastasen nur die Nierenfistel in Frage kommt.

Bei lymphographisch eindeutig nachgewiesenen Metastasen wird nur bei stärkerer Blutung, Schmerzen oder schwerer Infektion die Indikation zur Operation gestellt (BLOOM et al., 197o; SMITH, 1968).

<u>Strahlentherapie</u>: Es sollte nachbestrahlt werden, wenn es intra operationem zur Ausbreitung von Tumorzellen gekommen ist, und in den Stadien II - III. Bei der Bestrahlung muß das Operationsgebiet und das Lymphabflußgebiet in das Feld mit eingeschlossen werden. Es wird von 2 oder 3 seitlichen Feldern aus eine Herddosis von 5.ooo - 6.ooo rd innerhalb von 6 Wochen eingestrahlt. Sehr günstig und für den Patienten schonend ist bei diesem Tumor auch die Bewegungsbestrahlung (BLOOM et al., 197o; FLOCKS u. KADESKY, 1958; MURPHY, 1967a). Im Stadium IV sollte mit einer Palliativbestrahlung eine Herddosis von 4.ooo rd verabreicht werden.

Prognose

Nach BLOOM et al. (197o) beträgt die 5-Jahres-Überlebenszeit der Patienten im Stadium I 60%, im Stadium II und III 28%, während kein Patient im Stadium IV die 5-Jahresgrenze erreichte.

BLASENKARZINOM

Pathologie

Der Anteil der Blasentumoren an den Malignomen beträgt beim Mann 4,5% und bei der Frau 1,5% (ZOLLINGER, 1966).

Histologisch unterscheidet man:

<u>a) Maligne degenerierte Papillome</u>: Sie treten einzeln oder multipel auf. Auch histologisch benigne Papillome neigen in 7o% der Fälle zur Rezidivierung an der gleichen oder an einer neuen Stelle und zur malignen Degeneration. Gestielte Papillome bleiben länger gutartig als breitbasig aufsitzende. Die Übergänge vom gutartigen Papillom zu Formen mit Zellatypien bis zum malignen Papillom sind fließend. Häufig ist das Rezidiv maligner als der Primärtumor.

<u>b) Übergangszellkarzinome</u>: Ihr Anteil an den malignen Blasentumoren beträgt 81,1% (MALTRY, 1971). Sie wachsen überwiegend papillär und können Pflasterepithelmetaplasien aufweisen. Sie infiltrieren frühzeitig die Blasenwand.

<u>c) Plattenepithelkarzinome</u>: Sie machen 11,4% der Harnblasenkarzinome aus (MALTRY, 1971) und sind auf Grund ihres raschen infiltrativen Wachstums und der frühzeitigen Metastasierung besonders bösartig.

<u>d) Adenokarzinome</u>: Ihr Anteil beträgt 1%. Sie können von Überresten des Urachus ausgehen oder sich im Rahmen einer Schistomiasis oder Blasenextrophie entwickeln. Sie sind noch bösartiger als die Plattenepithelkarzinome.

<u>e) Undifferenzierte Karzinome:</u> Diese Tumoren gehen meist vom Übergangsepithel aus.

<u>f) Harnblasensarkome:</u> Die verschiedenen Formen (Leiomyosarkom, Rhabdomyosarkom, Fibrosarkom, osteogene Sarkome, sarkomatös entartete Neurofibromatosen, retikuloendotheliale Tumoren und Melanome) findet man in o,5% aller malignen Harnblasentumoren. Sie führen infolge frühzeitiger Metastasierung rasch zum Tode.

Entscheidend für die Therapie und Prognose ist das Tiefenwachstum und der Malignitätsgrad des Tumors. Zur Klassifikation der Infiltrationstiefe hat die Stadieneinteilung nach JEWETT in der Modifikation nach MARSHALL u. WHITMORE die weiteste Verbreitung gefunden. Seit 1968 wird auch die klinisch-radiologische Einteilung des TNM-Systems verwendet (Tabelle 6).

Tabelle 6. Stadieneinteilung des Blasenkarzinoms, histologisch nach JEWETT, modifiziert nach MARSHALL u. WHITEMORE und klinisch nach dem TNM-System

Histopathologisch		klinisch
Stadium O	Carcinoma in situ	T_{is}
Stadium A	Infiltration der Mukosa und Submukosa (Tumor kann palpabel sein, weich und frei beweglich in der Blase)	T_1
Stadium B_1	Infiltration der inneren Muskelschicht (palpable Induration der Blasenwand)	T_2
Stadium B_2	Infiltration der tiefen Muskelschicht (harte, knotige Tumormasse palpabel, die frei im Becken bewegt werden kann)	T_3
Stadium C	Infiltration bis zur Blasenwand	
Stadium D_1	Infiltration der Blasenwand (Tumor fixiert an der Beckenwand oder infiltriert Nachbarorgane)	T_4
Stadium D_2	Metastasen:	
	Lymphographie regional o.B.	N_0
	Regionale Lymphknoten deformiert	N_1
	Keine Fernmetastasen	M_0
	Fernmetastasen, hämatogen oder lymphogen, oberhalb der Bifurkation	M

Tabelle 7. Klassifikation des Differenzierungsgrades des Blasenkarzinoms nach BRODERS

Grad I:	25% und mehr aller Tumorzellen sind gut- und höchstens 75% undifferenziert
Grad II:	5o% sind gut- und 5o% undifferenziert
Grad III:	25% aller Tumorzellen sind gut- und 75% undifferenziert
Grad IV:	Alle Tumorzellen sind undifferenziert

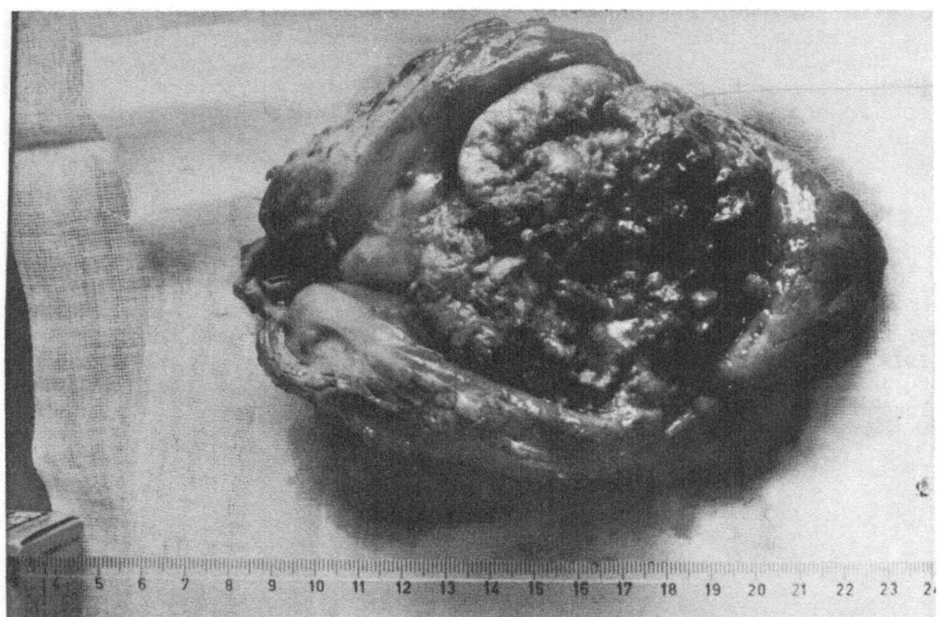

Abb. 6. Zystektomiepräparat eines 49jährigen Patienten. Ausgedehntes
papilläres Blasenkarzinom

Die Klassifikation von BRODERS (194o) versucht, den Malignitätsgrad
durch den Differenzierungsgrad des Tumors zu definieren (Tabelle 7).
Je geringer die Differenzierung, desto höher der Malignitätsgrad und
umgekehrt. Dieser histologisch ermittelte Malignitätsgrad ist ein
gewisser Anhalt für die zu erwartende Progression des infiltrativen
Wachstums und der Metastasierungstendenz.

3/4 aller Blasentumoren gehen vom Blasenboden aus (Abb. 6).

Die Metastasierungshäufigkeit geht parallel mit der Invasionstiefe
und dem Grad der Unreife der Zellen. In der Muskularis nimmt die
Dichte des Lymphgefäßnetzes nach außen hin zu und parallel damit die
Frequenz der Metastasierung.

Das Blasenkarzinom metastasiert in erster Linie in die Lymphknoten.
Die paravesikalen, inneren iliakalen und obturatorischen Knoten stel-
len die regionären Lymphknoten der Blase dar. Von hier aus erfolgt
die Metastasierung in die Lymphonodi iliaci externi und communes
(Abb. 7a). Die zweite Station, die für einen Teil der Gefäße, die
unumgeschaltet an den paravesikalen Knoten vorbeilaufen, die erste
Station bildet, kann lymphographisch erfaßt werden (Abb. 7b). Ihr
Befall bedeutet den Verzicht auf eine radikale Operation (LUDVIK u.
ZINNBAUER, 1971). Erst spät metastasiert das Blasenkarzinom in Knochen,
Leber und Lunge. Isolierte Knochenmetastasen können über die paraver-
tebralen Venen entstehen.

Ätiologisch spielen bei der Entstehung der Blasenkarzinome endogene
und exogene Stoffe eine Rolle. Bekannt ist der Blasenkrebs der Anilin-
arbeiter. Besondere Bedeutung haben die Karzinogene des Tryptophan-
stoffwechsels, die bei Rauchern erhöht im Harn nachgewiesen werden.

Die Freisetzung der karzinogenen Stoffe im Harn erfolgt durch die
β-Glukuronidase, deren Aktivität beim Blasenkarzinom erhöht gefunden
wurde. Für eine Bereitschaft der Blasenschleimhat zur malignen Degeneration als Reaktion auf karzinogene Stoffe spricht das nicht selten
zu beobachtende Auftreten von multilokulären Tumoren (SMITH, 1968;
BOYLAND, 1963).

Symptomatik

Eine gewöhnlich intermittierende, schmerzlose Hämaturie ist das häufigste Symptom eines Blasentumors. Zystitische Beschwerden können
durch eine Infektion dazukommen. Ein erschwerter Harndrang tritt bei
Übergreifen des Tumors auf den Blasenausgang auf. Schmerzen in der
Blasenregion werden bei perivesikaler Ausbreitung des Karzinoms ver-
spürt. Nierenschmerzen weisen auf eine Stauung infolge Übergreifens
des Tumors auf ein Ostium hin.

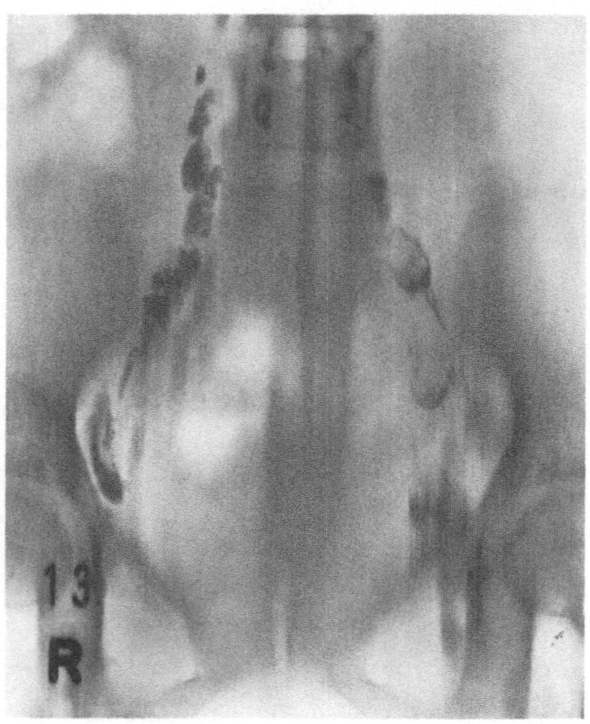

a

Abb. 7. a) 26jähriger Patient, metastasierendes Blasenkarzinom. Tomographie des Lymphogramms: metastatisch bedingte Füllungsdefekte im
2. iliakalen Knoten links kommen durch die Ausschaltung störender
Knochenstrukturen und von Überlagerungsbildern zur Darstellung.
b) 68jähriger Patient, zirkumskriptes Karzinom der rechten Blasen-
seitenwand. Speicherphase der Lymphographie: vergrößerter und tumor-
suspekter retrokruraler Knoten und Abbruch der erweiterten Gefäße in
Höhe von L_5. Diagnose: Lymphknotenmetastasen rechts iliakal und aortal
(durch Obduktion verifiziert)

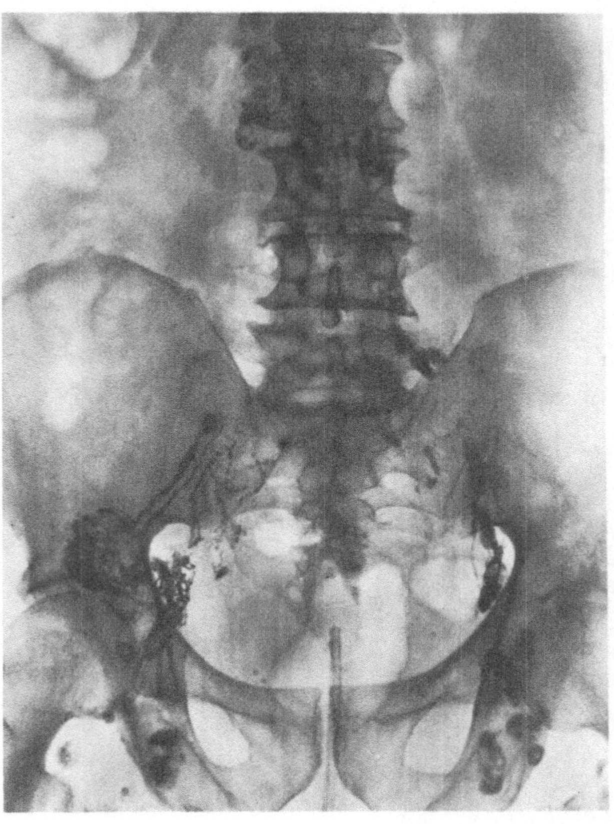

Diagnose

Die erste orientierende Untersuchung bei einer Hämaturie ist gewöhnlich
die Ausscheidungspyelographie. Der Blasentumor kann eine Aussparung des
Blasenschattens oder bereits eine Dilatation eines Harnleiters - wie
sie in über der Hälfte der Fälle beobachtet werden kann - verursachen
(Abb. 8).

Die wichtigste Untersuchung ist die Zystoskopie, die bei positivem
Röntgenbefund an der Blase und bei allen Fällen einer ungeklärten
Hämaturie vorgenommen werden muß. Sie soll nach Möglichkeit in Narkose
erfolgen. Durch langsames Auffüllen der Blase wird die Nachgiebigkeit
der Blasenwand, die bei Wandinfiltrationen reduziert ist, geprüft.

Aus dem Tumor wird eine Probeexzision entnommen. Da der Tumor an verschiedenen Stellen unterschiedliche Grade der Malignität aufweisen
kann und diese an der Oberfläche meist am geringsten ist, muß die
Gewebsentnahme möglichst an der Geschwulstbasis erfolgen. An dem mit
der Resektionsschlinge aus der Blasenwand entnommenen Gewebsstreifen
wird versucht, auf die Infiltrationstiefe des Tumors zu schließen.
Das im Operationspräparat festgestellte Tiefenwachstum übertrifft
fast immer das durch Untersuchung der Probeexzision vermutete.

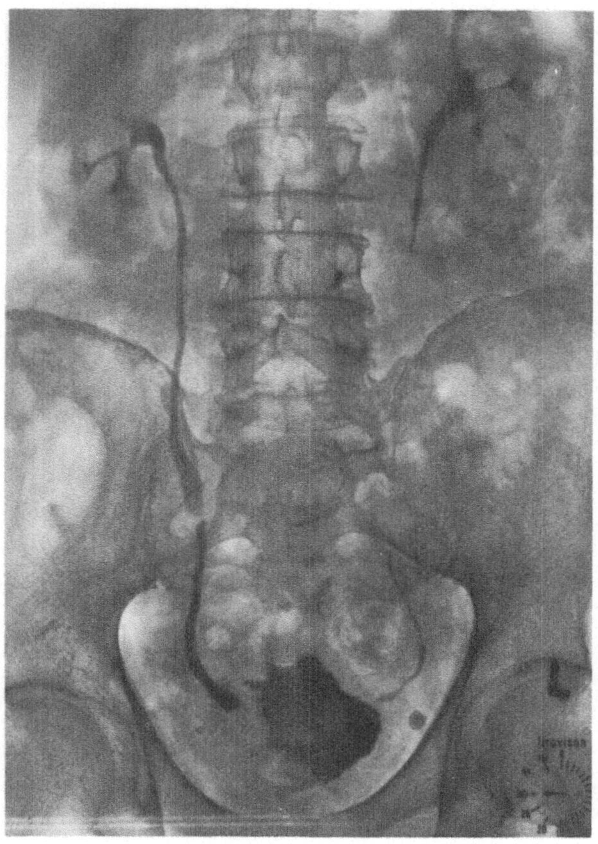

Abb. 8. 49jähriger Patient, ausgedehntes papilläres Blasenkarzinom, Stadium B_2. Dilatation des rechten Harnleiters

Im Anschluß an die Zystoskopie wird die Ausdehnung und Beweglichkeit der Geschwulst durch bimanuelle abdomino-vaginale oder abdomino-rektale Palpation am narkotisierten Patienten bei noch entspannten Bauchdecken beurteilt.

Durch die Beckenangiographie kann der Tumordurchmesser und die Tiefenausdehnung genauer bestimmt werden.

Die Indikation zur Lymphographie besteht in allen Fällen, bei denen der Tumor die Grenzen der Mukosa-Muskularis überschritten hat. Auch kleine Karzinome, die bimanuell nicht zu tasten sind und keine Stauungszeichen im Urogramm zeigen, können bereits ausgedehnte Lymphknotenmetastasen gesetzt haben.

Die zytologische Untersuchung des Harnsediments nach Tumorzellen leistet vor allem bei postoperativen Kontrolluntersuchungen wertvolle Hilfe.

Therapie

Die Wahl des therapeutischen Verfahrens beim Blasenkarzinom ist abhängig von der Tumorkokalisation, Infiltrationstiefe, Mitbeteiligung benachbarter Organe, dem Malignitätsgrad und dem Allgemeinzustand des Patienten.

Chirurgische Therapie (LUDVIK u. ZINNBAUER, 1971)

Stadium O und A (T_{is} und T_1)

a) Elektroresektion: Bei einer Tumorlokalisation am Blasenboden oder Blasenausgang ohne Mitbeteiligung der Harnleitermündung ist die Elektroresektion die Methode der Wahl. Sie stellt das schonendste Verfahren in der Blasenchirurgie dar und kann auch alten Patienten in reduziertem Allgemeinzustand zugemutet werden.

Die Elektrokoagulation ist nur zur Behandlung benigner Tumoren geeignet. Für ein infiltratives Karzinom muß sie als insuffizient abgelehnt werden.

Karzinome dieses Stadiums, die - ohne eine Stauung hervorzurufen - im Ostienbereich liegen, können ebenfalls mittels Röhrenstrom entfernt werden, doch muß hierbei im Einzelfall entschieden werden, ob nicht die Teilresektion mit Harnleiterumpflanzung vorzuziehen ist.

Diese Methode wird vor allem in Frage kommen, wenn der Verdacht besteht, daß der Tumor bereits die oberflächlichen Muskelschichten infiltriert hat oder ein höherer Malignitätsgrad als I vorliegt. Tumoren an der Blasenhinterwand können mit Hilfe der Mähschlinge reseziert werden.

b) Blasenteilresektion und Innenresektion: Karzinome am Blasenscheitel und an der Vorderwand werden durch eine Blasenteilresektion, einen relativ mäßig belastenden Eingriff, entfernt. Die breitbasige Innenresektion bei eröffneter Blase wird ausgedehnten Papillomen mit stellenweise maligner Entartung oder Patienten in schlechtem Allgemeinzustand vorbehalten bleiben.

Stadium B_1 (T_2)

a) Elektroresektion: Auch Tumoren des Stadiums B_1 sind bei einer Lokalisation am Blasenboden noch für eine Elektroresektion geeignet. Die Resektion muß dabei bis an die äußersten Wandschichten der Blase ausgedehnt werden. Die postoperative, perivesikale Entzündung erlaubt es, nach einigen Wochen weitere Schichten gefahrlos abzutragen.

b) Blasenteilresektion: Bei einer Lage im freien Anteil der Blase oder bei Mitbeteiligung der Uretermüdung wird die Blasenteilresektion, gegebenenfalls mit Neueinpflanzung des Ureters, durchgeführt.

Stadium B_2 (T_3)

a) Blasenteilresektion: Bei Karzinomen, die bereits die tiefen Muskelschichten ergriffen habe, ist die Entfernung des perivesikalen Gewebes einschließlich der ersten Lymphknotenstation unerläßlich.

Voraussetzung für die partielle Blasenresektion ist, daß der Tumor mit einem 3 cm breiten Saum intakter Blasenwand abgesetzt werden kann.

Resektionen von mehr als 3/4 der Blase machen eine Erweiterungsplastik notwendig. Zur Rekonstruktion eignen sich ein ausgeschaltetes Dünn-

darm- oder Dickdarmsegment, ein gestielter Peritoneallappen, das große
Netz oder lyophilisierte Dura.

Bei einer Tumorlokalisation im Bereich des Trigonums und des Blasenhalses kann eine partielle Blasenresektion in Form einer Exstirpation
des Blasenbodens (trigonale Zystektomie) und Vereinigung der Blasen-
kuppe mit dem Apex der Prostata vorgenommen werden.

c) Zystektomie: Bei einer Lokalisation des Tumors am Blasenboden wird
an den meisten Behandlungszentren die totale Zystektomie der trigona-
len vorgezogen. Die Notwendigkeit einer Zystektomie ist weiter bei
ausgedehntem Befall der Blasenzirkumferenz gegeben.

Die Indikation zur Zystektomie kann aus Gründen der Radikalität auch
auf kleine Karzinome des Stadiums B_2 - selbst im freien Anteil der
Blase - und auf Tumoren des Stadiums B_1, die am Blasenboden lokalisiert sind, ausgedehnt werden.

Die primäre Operationsmortalität der Zystektomie liegt heute nicht
über 3%. Im allgemeinen wird dieser Eingriff nicht mehr bei Patienten,
die älter als 7o Jahre sind, ausgeführt.

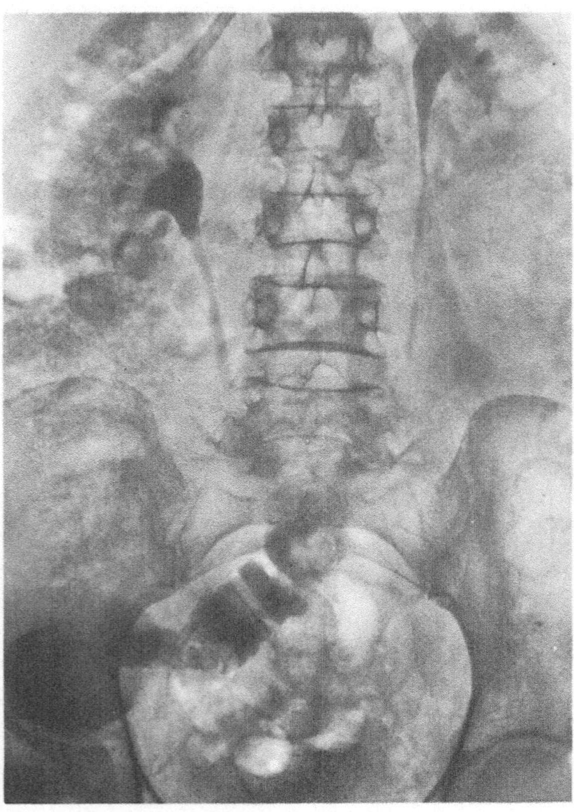

Abb. 9. Ileumblase: Harnableitung durch Implantation der Ureteren in
ein ausgeschaltetes Dünndarmsegment mit Kutaneostomie im rechten
Unterbauch

Die Zystektomie beginnt mit der Inspektion der Bauchhöhle. Bei Vorhandensein von Leber- oder Lymphknotenmetastasen ist selbst bei weitgehender Mitentfernung der Lymphknoten keine Karzinomheilung mehr zu erwarten. Zur radikalen Zystektomie gehört die Mitentfernung des perivesikalen Gewebes einschließlich der Beckenlymphknoten. Nach Entfernung der Blase muß für eine Harnableitung gesorgt werden.

Methoden der Harnableitung:

α) Ileumblase: Die bevorzugte Form der Harnableitung ist heute die Ileum- oder "Bricker"-Blase. Beide Ureteren werden in eine kurze, ausgeschaltete Dünndarmschlinge implantiert und das Ileumsegment durch die Haut nach außen geleitet (Abb. 9). Der Harn fließt über eine einzige Fistelmündung ab, die keine Neigung zur Stenosierung hat. Da das Dünndarmsegment kurz gewählt wird, ist mit keiner nennenswerten Elektrolytverschiebung durch Rückresorption zu rechnen. Der Dünndarm ist keimfrei, es besteht keine Gefahr einer aszendierenden Infektion. Die Dünndarmschlinge ist keine Ersatzblase, der Patient ist inkontinent und dadurch gezwungen, dauernd einen Urinauffangbeutel zu tragen.
β) Ureterosigmoidostomie: Die Einpflanzung der Ureteren in das nicht ausgeschaltete Sigma stellt eine wesentlich geringere Verlängerung der Operationsdauer dar, als sie die Ausschaltung einer Darmschlinge mit Wiederherstellung der Darmpassage notwendig macht (Abb. 1o a, b).

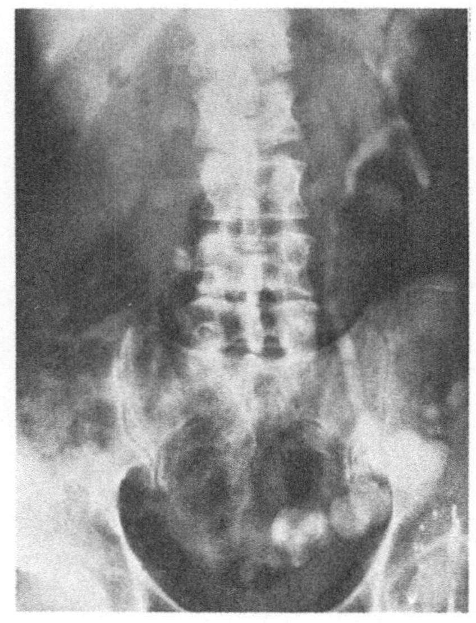

a

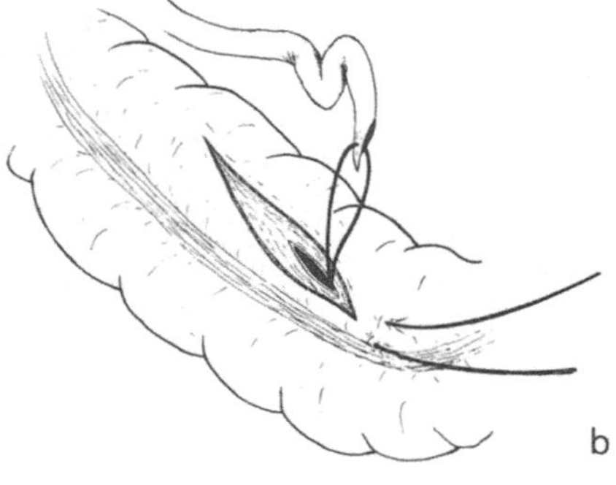

b

Abb. 1o. a) 77jähriger Patient. Urogramm 2o Jahre nach der Zystektomie wegen maligner degenerierter Papillomatose und Implantation der Harnleiter in das Sigma nach COFFEY. Die rechte Niere mußte vor 3 Jahren wegen einer Pyonephrose entfernt werden. b) Implantation des Ureters in das Sigma

Der Patient entleert den Darm aus dem Rektum in etwa dreistündigen
Intervallen. Trotz dieser Vorteile wird die Uretersigmoidostomie nicht
bei jüngeren Patienten mit guter Prognose, sondern vor allem bei Patienten über 6o Jahre und bei fraglicher Prognose ausgeführt. Die
Gefahr der Aszension der Darmkeime ist groß, die Pyelonephritis eine
häufige Komplikation und nicht selten auch die Todesursache. Durch
verschiedene Implantationsmethoden der Ureteren in das Sigma wurde
versucht, eine refluxsichere Einpflanzung zu finden, ein Bestreben,
das durch Stenosenbildung häufig vereitelt wird. Stark dilatierte
Harnleiter eignen sich grundsätzlich nicht zur Implantation in den
Dickdarm.

Die Uretersigmoidostomie kann weiter eine hyperchlorämische Azidose
durch Rückresorption von Kochsalz und sauren Valenzen aus dem Harn
durch die Dickdarmschleimhaut zur Folge haben. Durch eine möglichst
tiefe Einpflanzung der Ureteren und Zufuhr alkalisierender Substanzen
wird versucht, dieser Elektrolytverschiebung vorzubeugen.

γ) Rektumblase: Die Implantation der Harnleiter in das ausgeschaltete
Rektum (Rektumblase) verhindert die Azidose durch Reduktion der resorp-
tionsfähigen Schleimhautoberfläche, vermag jedoch nicht, vor einer
aszendierenden Niereninfektion zu schützen.

Die Kotableitung kann über einen Anus praeternaturalis sigmoideus
erfolgen, der sich leichter als eine Harnfistel versorgen läßt. Bei

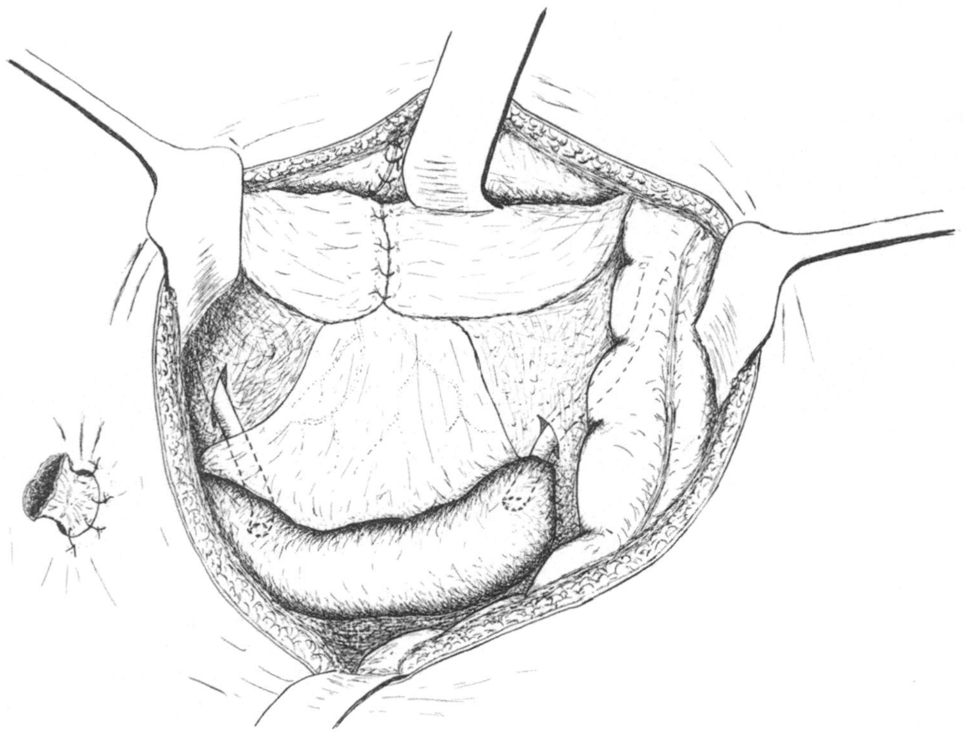

Abb. 11. Rektumblase

einer zweiten Methode wird die Sigmaschlinge nach Mobilisierung intrasphinktär neben dem Rektum im Sinne eines Durchzugsverfahrens nach außen geleitet (Abb. 11).

δ) Ureterkutaneostomie: Die beidseitige Harnleiter-Haut-Fistelung ist durch die schwierige Versorgung von zwei Fistelöffnungen und die Strikturneigung an der Implantationsstelle belastet. Sie wird als passagerer Eingriff durchgeführt, wenn infolge des herabgesetzten Allgemeinzustandes des Patienten die definitive Harnableitung erst in einem 2. Akt vorgenommen wird. Ebenso kann ein dilatierter Harnleiter durch die Kutaneostomie auf die spätere Einpflanzung in das Sigma vorbereitet werden.

Eine Harnleiter-Haut-Fistel wird schließlich bei den Patienten zu erwägen sein, bei denen die Lebenserwartung auf Grund der Karzinomausbreitung oder des Allgemeinzustandes beschränkt ist.

ε) Die einseitige Nephrostomie ist in Fällen, bei denen nur mehr eine funktionsfähige Niere vorhanden und eine dauernde Harnableitung erforderlich ist, der Ureterkutaneostomie vorzuziehen.

Stadium C (T_4)

Bei Karzinomen im Stadium C ist die Erwartung in Bezug auf eine Heilung des Karzinoms gering. Die Entscheidung, ob eine Blasenteilresektion oder Zystektomie ausgeführt werden soll, wird von denselben Überlegungen wie bei Karzinomen des Stadiums B_2 bestimmt.

Stadium D_1 (T_4)

Bei palpatorisch eingeschränkter Beweglichkeit der Blase hat eine Operation nur palliativen Wert.

Stadium D_2 (N, M)

Lymphographisch eindeutig erkennbare oder bei der Laparotomie mittels Gefrierschnittuntersuchung verifizierte Lymphknotenmetastasen machen, ebenso wie Fernmetastasen, alle operativen Maßnahmen zur Heilung des Karzinoms zwecklos.

Die Indikation zu einer der 3 chirurgischen Behandlungsformen des Blasenkarzinoms, nämlich Elektroresektion, Blasenteilresektion und Zystektomie wird an den verschiedenen Behandlungszentren in unterschiedlicher Weise gestellt.

Anhänger der Elektroresektion führen diesen Eingriff in allen Stadien der Tiefinfiltration durch, vorausgesetzt, daß der Tumor im fixierten Anteil der Blase lokalisiert ist. Durch gezielte Perforation und Nachresektion sollen auch Infiltrate in tieferen Wandschichten entfernt werden können.

Die Spätergebnisse nach totaler Blasenexstirpation sind umso besser, je früher die Indikation zu diesem Eingriff gestellt wird.

Das Vorkommen von Karzinomherden unter einer intakten Schleimhaut weitab vom diagnostizierten Blasentumor infolge lymphogener Ausbreitung, das mulilokuläre Auftreten von Blasentumoren, die Unmöglichkeit, endogene Karzinogene auszuschalten, und die allgemein schlechte Prognose fortgeschrittener Karzinome sind die Argumente der Vertreter der frühzeitigen Zystektomie.

Die partielle Blasenresektion hat für den Patienten den Vorteil, daß der natürliche Miktionsvorgang erhalten bleibt und es im Gegensatz zur Zystektomie zu keinem Verlust der Sexualfunktion kommt. Die Radikalität der Operation im paravesikalen Raum wird jedoch gewöhnlich hinter der bei der Zystektomie zurückbleiben.

Das Argument, daß im allgemeinen die Spätergebnisse nach der Zystektomie nicht besser sind als nach Blasenteilresektion, muß kritisch interpretiert werden. Für gewöhnlich wurde die Indikation zur Blasenteilresektion bei den weniger fortgeschrittenen Fällen gestellt, die eine gewisse Chance auf eine Dauerheilung haben und denen man im Hinblick darauf eine Ersatzblase nicht zumuten will. Die Zystektomie blieb den ungünstigen Fällen vorbehalten, bei denen sie von vornherein zwecklos war.

Eine Verschiebung der Indikation zur Zystektomie bei den Karzinomen mit geringerer und zur partiellen Blasenresektion als palliativem Eingriff bei den Geschwülsten mit fortgeschrittener Infiltrationstiefe erscheint angezeigt.

Vor der Operationsplanung ist zu bedenken, daß die Diagnose gewöhnlich erst in einem fortgeschrittenen Stadium gestellt wird und die Infiltration wesentlich tiefer ist, als klinisch diagnostizierbar. In den meisten Fällen ist es bereits zu einer lymphatischen, perivesikalen Streuung gekommen. Die Operation erfolgt nur scheinbar in gesundem Gewebe, in Wirklichkeit jedoch inmitten des Karzinombefalls. Diese in den Lymphbahnen des perivesikalen Raumes zurückgebliebenen Karzinominseln sind der Ausgangspunkt für das Rezidiv. Die chirurgische Therapie muß deshalb durch eine Strahlenbehandlung ergänzt werden.

Strahlentherapie

Das infiltrative Wachstum, die frühzeitige lymphogene Metastasierung und die begrenzten chirurgischen Möglichkeiten lassen eine Verbesserung der Heilungsergebnisse des Blasenkarzinoms durch die zusätzliche Bestrahlung erhoffen. Grundsätzlich sollten Karzinome im Stadium B_1 - C (T_2 - T_3) kurativ bestrahlt werden. Dafür stehen die verschiedensten Möglichkeiten zur Verfügung.

a) Postoperativ: Die Bestrahlung soll so früh wie möglich nach der Operation begonnen werden, aber keinesfalls vor Erreichen einer befriedigenden Blasenkapazität und vor Beherrschung eines Harnwegsinfektes, da die Bestrahlung einer infizierten Blase in jedem Falle die Entstehung einer Schrumpfblase fördert. Ein Totalersatz der Blase durch ein Darmsegment ist auf Grund der langdauernden Wundheilung abzulehnen, wenn zusätzlich nachbestrahlt werden soll. Bei ausgedehntem Befall der Blase ist die Zystektomie mit einer Harnableitung in die Ileumblase zu bevorzugen, die der Bestrahlung die günstigsten Voraussetzungen schafft.

b) Präoperativ: Die präoperative Bestrahlung wird aus zwei Gründen in zunehmendem Maße angewandt:

1. Um die Tumorzellen zu devitalisieren und ihre intraoperative Aussaat zu vermindern. Hierbei wird 4 Tage vor der Operation die Blase mit 2.ooo rd bestrahlt (POWEL-SMITH u. REID, 197o). Postoperativ wird die Bestrahlung auf 6.ooo rd aufgesättigt. Dieses Vorgehen geht auf strahlenbiologische Untersuchungen zurück und ist noch nicht verbreitet (POWERS u. PALMER, 1968).

2. Sehr viel häufiger wird die Blase mit 3.ooo - 4.ooo rd bestrahlt, nach 3 - 4 Wochen Pause wird dann die Zystektomie angeschlossen. Dies hat den Vorteil, daß der Tumor kleiner geworden ist und besser operabel wird. Störungen der Wundheilung wurden bei dieser Behandlung nie beobachtet. Ein weiterer Vorteil der präoperativen Bestrahlung ist, daß das Operationsgebiet nicht mehr nachbestrahlt zu werden braucht und keine Strahlenschäden an den Harnleiteranastomosen zu erwarten sind. Ein Nachteil dieser Methode ist die Beschränkung der Dosis auf 4.ooo rd, die für eine effektive Bestrahlung von Lymphknotenmetastasen zu niedrig ist.

c) <u>Alleinige Bestrahlung</u>: Von einigen Autoren wird die Meinung vertreten, daß die Blasenkarzinome im infiltrativen Stadium zuerst mit der kurativen Dosis von 6.ooo rd bestrahlt werden sollten. Operative Eingriffe bleiben den Rezidiven oder der ungenügenden Tumorrückbildung vorbehalten. Die Heilungsergebnisse sollen denen des primär chirurgischen Vorgehens entsprechen (BLOOM u. WALLACE, 1971; Abb. 12 a, b).

<u>Palliativbestrahlung</u>: Wenn der Tumor inoperabel und der Harnabfluß gewährleistet ist, kann durch Bestrahlung mit 3.ooo - 4.ooo rd, am schonendsten mittels Sieb- oder Rotationsbestrahlung ein Palliativerfolg erreicht werden. Bei geschwächtem Allgemeinzustand bietet sich die isolierte Rotationsbestrahlung des tumortragenden Teiles der Blase an. Durch diese Methode wird der Herd mit einer hohen Dosis belastet bei weitgehender Schonung des umgebenden Gewebes. Auch die Split-course-Therapie findet als Palliativmaßnahme Anwendung. Hierbei wird nach einer Bestrahlung mit 3.ooo rd eine Pause von 2 Wochen eingelegt und in einer zweiten Serie die Dosis ergänzt.

Methoden:

a) <u>Lokalbehandlung durch radioaktive Isotope</u>: Diese Behandlungsmethode wird von einzelnen Therapiezentren geübt. Sie kann als ergänzende Behandlung zur Operation in den Stadien O - A (T_{is} - T_1) angewendet werden. Bei der interstitiellen Therapie werden ^{198}Au, ^{131}Cs, Radon, ^{125}J als dauernde Implantate, Tantal 182-Draht und ^{60}Co-Nadeln oder Nähte als vorübergehende Implantate angewendet. Zur intrakavalen Behandlung können Gamma- oder Betastrahler mit einem Ballon oder direkt in die Blase installiert werden. Die lokale Behandlung mit radioaktiven Isotopen eignet sich wegen der geringen Reichweite der Strahlung nur für Tumoren ohne Tiefenwachstum.

b) <u>Perkutane Bestrahlung der Blase und ihrer regionalen Lymphknoten</u>: Bei den Stadien B_1 - C (T_2 - T_3) muß die gesamte Blasenregion und das kleine Becken unter Einschluß der obturatorischen und der sakralen Lymphknotenregion bestrahlt werden. Dies wird in den meisten Fällen von einem oder zwei ventralen und zwei dorsalen Feldern aus durchgeführt, so daß die Blasenregion im Bereich der 6o - 1oo% Isodose liegt (Abb. 13).

Die Bestrahlungsmöglichkeiten der Blase sind durch die Megavolttherapie mit ihrem geringeren Tiefendosisabfall sowie ihrer homogenen Absorption in allen Geweben gegenüber der Kilovolttherapie wesentlich verbessert worden (CANIGIANI u. WOLF, 1970; MURPHY, 1967b; SCHERER et al., 1972). Beispiel eines Bestrahlungsplanes bei Behandlung mit Röntgenstrahlen bei 42 MeV zeigt die Abb. 13. Die Blase sollte täglich mit 2OO - 3OO rd bestrahlt werden und die erforderliche Herddosis von 6.000 - 6.500 rd sollte innerhalb von 6 - 7 Wochen verabreicht werden.

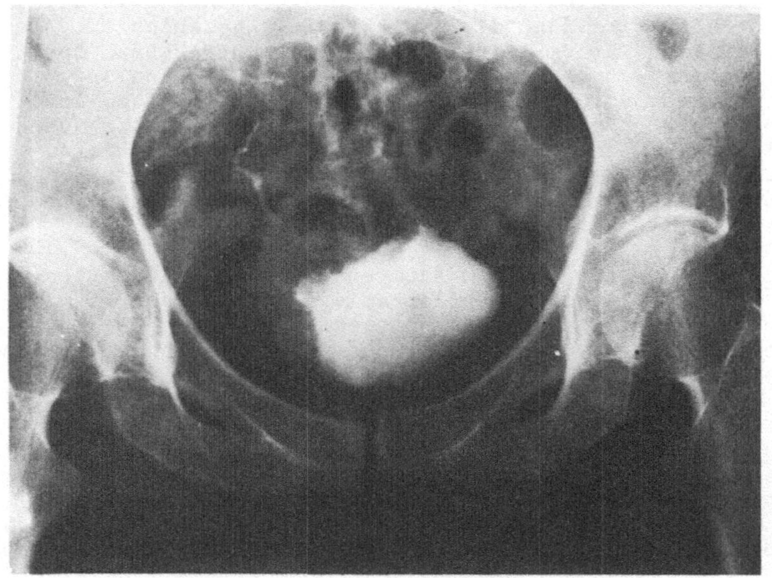

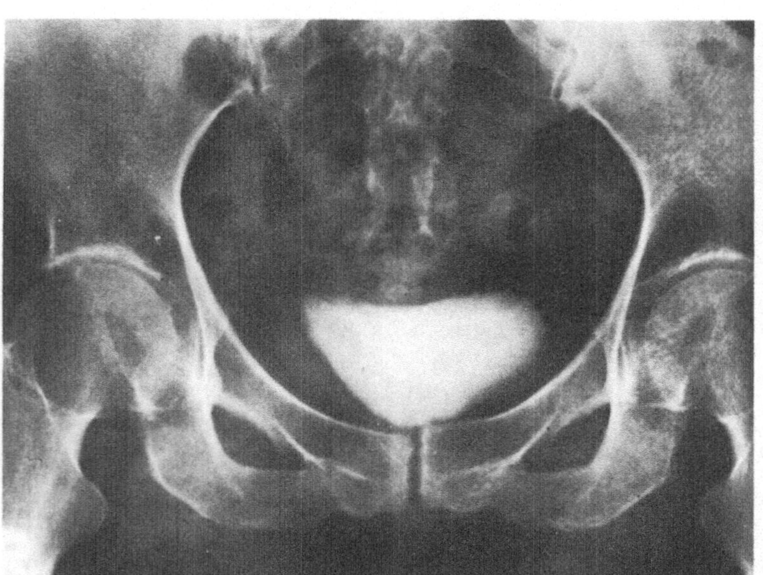

Abb. 12. a) Intravenöse Pyelographie einer 67jährigen Patientin.
Deformierung der Harnblase durch einen rechtsseitigen inoperablen
Tumor der Blase. b) Vollständige Rückbildung des Tumors nach Bestrahlung mit 6.ooo rd innerhalb von 6 Wochen mit 42 MeV Photonen über
4 Stehfelder

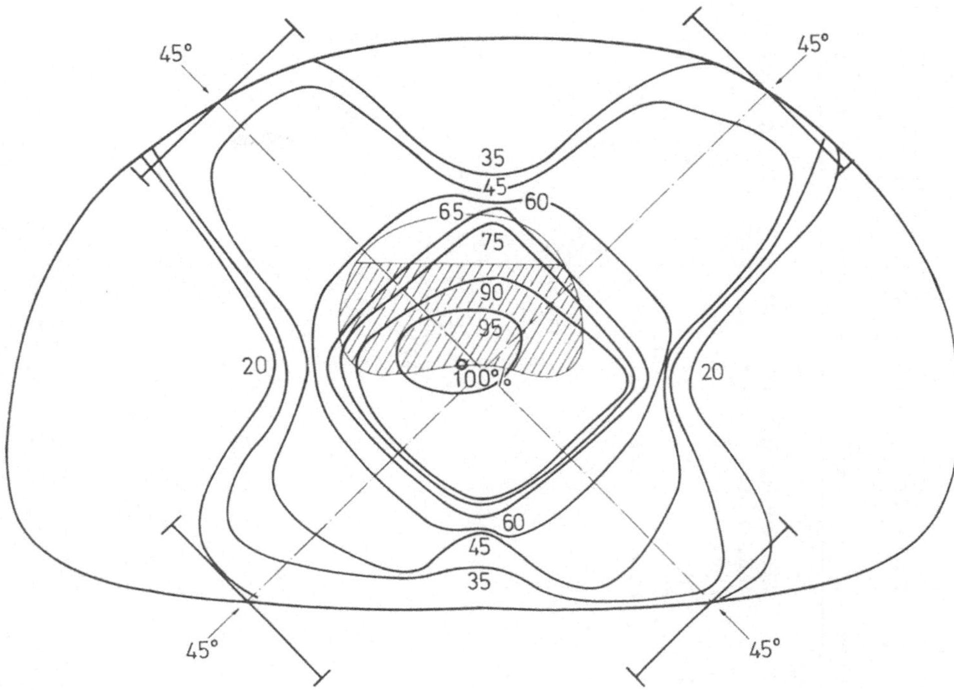

Abb. 13. Bestrahlung der Blase und des kleinen Beckens mit zwei
ventralen und zwei dorsalen Feldern mit Photonen, 42 MeV

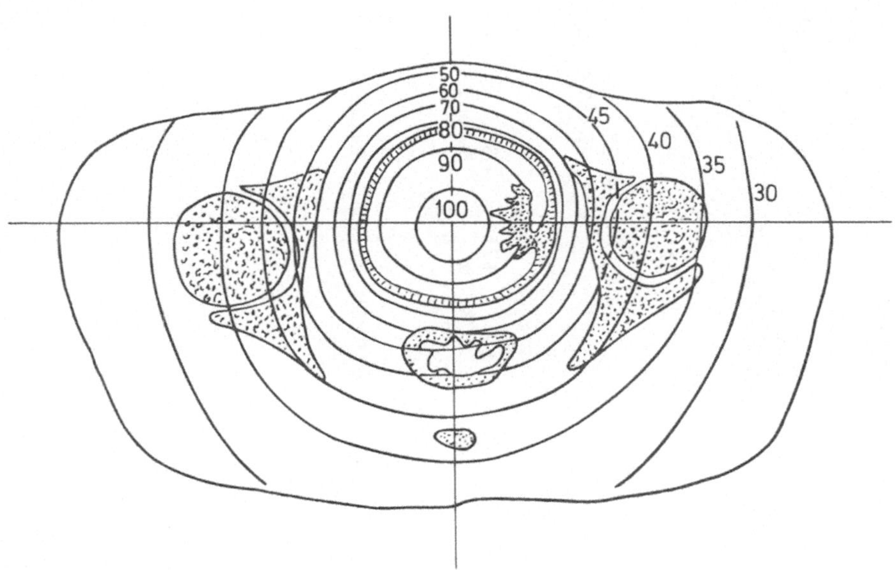

Abb. 14. Bestrahlung eines Tumors am Blasenboden isoliert mittels
Rotationstherapie, Telekobalt, Pendelwinkel ± 24o Grad, Feldgröße
8:8 cm. Bauchlage

Tabelle 8. 5-Jahres-Überlebensraten beim Blasenkarzinom in Abhängigkeit von der Infiltrationstiefe und der Behandlungsmethode (% 5-J. = % 5-Jahres-Überlebenszeit)

Infiltrationstiefe	Transurethrale Resektion		Teilresektion		Einfache Zystektomie		Radikale Zystektomie		Chirurgie u. Strahlenther.		Strahlentherapie	
	% 5-J.	Fallz.	% 5-J.	Fallz.	% 5-J.	Fallz.	% 5-J.	Fallz.	% 5-J.	Fallz.	% 5-J.	Fallz.
Mukosa	60	134 BLOOM u. WALLACE 1971	8o	28 MAGRI 1962	53	54 CORDONNIER 1968	57	14 WHITEMORE u. MARSHALL 1962	44	59 WHITEMORE et al. 1968	73	22 DICK 1962
	63	233 BARNES et al. 1967	58	12 RICHES 1957	5o	12 JEWETT et al. 1964	78	9 STONE u. HODGES 1966	34	83 SCHERER et al. 1972	36	21 BLOOM u. WALLACE 1971
			58	126 JEWETT et al. 1964	42	36 RICHES 1957			35	66 POOLE-WILSON u. BARNARD 1971		
Muskularis (gesamt)	53	126 FLOCKS u. KADESKY 1958	38	4o MAGRI 1962	9	33 RICHES 1957			25	32 POOLE-WILSON u. BARNARD 1971	47	51 DICK 1962
	4o	114 BARNES et al. 1967	36	44 RICHES 1957							15	31 BLOOM u. WALLACE 1971
(oberflächlich)			55	12 JEWETT et al. 1964	53	19 CORDONNIER 1968	29	54 WHITEMORE u. MARSHALL 1962	46	1o8 SCHERER et al. 1972	69	26 DICK 1962
					5o	4 JEWETT et al. 1964	83	6 CANIGIANI u. WOLF 197o				
(tief)			16	25 JEWETT et al. 1964	28	14 CORDONNIER 1968	24	57 WHITEMORE u. MARSHALL 1962	17	123 SCHERER et al. 1972	16	41 BLOOM u. WALLACE 1971

Perivesikal

7	14	26	34	18	28	11	16	16	38	O	31
MILNER 1954		MAGRI 1962		CORDONNIER 1968		WHITEMORE u. MARSHALL 1962		SCHERER et al. 1972		DICK 1962	

5	37	16	7o	12	43	14	7	12	8
BARNES et al. 1967		JEWETT et al. 1964		JEWETT et al. 1964		STONE u. HODGES 1966		POOLE-WILSON u. BARNARD 1971	

O	6	4	24
RICHES 1957		RICHES 1957	

c) Isolierte perkutane Bestrahlung der Blase (KUTTIG, 1961): Kleine
umschriebene Tumoren können mittels Rotationstherapie (Abb. 14) oder
von kleinen Stehfeldern aus, die lediglich die Blase einschließen,
bestrahlt werden. Dabei ist jedoch das Lymphabflußgebiet der Blase
von der Behandlung ausgeschlossen. Bei allen Tumoren, die bereits die
Muskularis infiltriert haben, scheint uns diese Behandlungsmethode
ungeeignet, da auch hier schon in 5o% der Fälle Lymphknotenmetastasen
vorliegen können.

Komplikationen durch die Bestrahlung: Bei der perkutanen Bestrahlung
muß der Patient auch während der Behandlung sorgfältig überwacht werden, besonders im Hinblick auf einen Harnwegsinfekt. In der 3. Behand-
lungswoche kann eine rein abakterielle Strahlenzystitis auftreten.
Fast immer kommt es zu einer kaum vermeidbaren Strahlenreaktion an
Rektum und Dünndarm. Ein halbes bis ein Jahr nach der Bestrahlung
werden immer wieder Blutungen und Teleangiektasien einer atrophischen
Schleimhaut gesehen, die meist auf konservative Behandlung ansprechen.

Rezidivbestrahlung: Lokalrezidive machen oft eine zweite Bestrahlung
notwendig. Nach einem Intervall von 2 - 3 Jahren können zusätzlich
zu einer Erstbestrahlung von 6.ooo rd nochmals 3.ooo - 4.ooo rd gegeben werden. Mit dieser hohen Dosis steigt die Komplikationsrate, die
in chronischer Strahlenreaktion, chronischer Zystitis und Fibrose des
kleinen Beckens und evtl. Dünndarmstenosen, bestehen kann (VITENSON,
1972).

Prognose

Die Prognose des Blasenkarzinoms wird in erster Linie vom Tiefenwachstum zum Zeitpunkt der Operation und dem Malignitätsgrad der Tumorzellen bestimmt. Tabelle 8 zeigt die Abhängigkeit der 5-Jahres-Überlebens-
rate von der Infiltrationstiefe und der Behandlungsmethode. Trotz
Vorliegens zahlreicher Statistiken über die Ergebnisse der einzelnen
Behandlungsmethoden ist es bisher nicht möglich gewesen, ein eindeutig
optimales Therapieschema auszuarbeiten. Aus den Angaben der Literatur
und den eigenen Beobachtungen geht hervor, daß die Kombination von
Operation und Bestrahlung die Heilungsergebnisse in den Stadien B_1 - C
(T_2 - T_4) um 2o% zu verbessern vermag (BLOOM u. WALLACE, 1971).

Die Nachuntersuchung von 179 an der Urologischen Universitätsklinik
Wien wegen eines Blasenkarzinoms operierten Patienten (Stadium O: 16%,
A: 21%, B: 27%, C: 17%, D: 19%) ergab eine Gesamtüberlebensrate von
2o% nach 5 Jahren. Von den unbestrahlten Patienten lebten nach 3 Jahren
noch 16% und nach 5 Jahren nur mehr 8%, von den nachbestrahlten nach
3 Jahren 43% und nach 5 Jahren 23% (LUDVIK u. ZINNBAUER, 1971).

HARNRÖHRENKARZINOM

Pathologie

Der Anteil des Harnröhrenkarzinoms an den Malignomen der Frau liegt
unter o,75%. Beim Mann tritt diese Erkrankung noch seltener auf.
Ätiologisch sind Strikturen und chronisch entzündliche Reize von Bedeutung (BOEMINGHAUS, 1972).

Histologisch handelt es sich bei den Tumoren im distalen Abschnitt um
Plattenepithel- und im proximalen um Übergangsepithelkarzinome. Die

Karzinome des vorderen Harnröhrenabschnittes metastasieren in die oberflächlichen und tiefen inguinalen Lymphknoten, Tumoren des proximalen Abschnittes in die Noduli vesicales, iliaci interni und externi.

Symptomatik

Die ersten Symptome sind für gewöhnlich ein blutig-schleimiger Ausfluß, eine Blutung aus der Harnröhre oder eine initiale Miktionshämaturie. Durch den strikturierenden Prozeß können alle Zeichen der Blasenentleerungsstörung bis zur Harnverhaltung auftreten. Schmerzhafte Erektionen bis zum Priapismus bei Infiltration der Schwellkörper, periurethrale Abszesse, Phlegmonen und Fistelbildungen sind Symptome eines fortgeschrittenen Stadiums.

Diagnose

Bei der Lokalisation in der Pars pendulans ist eine Verhärtung und Verdickung an der Unterseite des Penis palpabel. Bei Tumoren der hinteren Harnröhre des Mannes führen Urethrographie und Urethroskopie mit Probeexzision zur Diagnose. Eine knotige Verhärtung der weiblichen Harnröhre ist von der Vagina aus palpabel (MURPHY, 1967c). Das Harnröhrensekret kann zytologisch auf Tumorzellen untersucht werden. Die Diagnose erfolgt meist erst in einem fortgeschrittenen Stadium.

Metastasen in den inguinalen Lymphknoten sind von den in dieser Region häufig zu beobachtenden Strukturveränderungen durch fettige Involution und chronische Entzündung lymphographisch schwer zu differenzieren. Trotzdem sollte die Lymphographie zur Beurteilung der iliakalen Lymphkette durchgeführt werden.

Therapie

Chirurgische Therapie: Bei Karzinomen der Pars spongiosa urethrae ist je nach Lokalisation eine Amputation oder Exstirpation des Penis mit perinealer Harnröhrenöffnung vorzunehmen. Bei einer Lokalisation des Tumors in der proximalen Urethra ist die radikale Exstirpation der Harnröhre, einschließlich der Prostata und Harnblase, mit Exstirpation der inguinalen und iliakalen Lymphknoten die adäquate Therapie, die jedoch nur in den seltenen Fällen einer Frühdiagnose und hoher Lebenserwartung ausgeführt wird; in der Mehrzahl der Fälle ist nur mehr eine Strahlenbehandlung angezeigt. Karzinome im distalen Abschnitt der weiblichen Harnröhre werden im Gesunden exzidiert. Bei Übergreifen auf die Vulva ist eine Vulvektomie mit suprapubischer Blasenfistel notwendig. Die operative Therapie des Karzinoms der hinteren Harnröhre, deren Indikation ebenso wie beim Mann sehr eingeschränkt ist, erfordert ein analoges radikales Vorgehen.

Die radikale Ausräumung der Leistenlymphknoten hat ein Lymphödem der unteren Extremität zur Folge. Die Exstirpation der inguinalen und iliakalen Lymphknoten wird bei Karzinomen der proximalen Urethra oder tastbaren Leistenknoten nur in den prognostisch günstigen Fällen zu erwägen sein.

Bei Karzinomen der hinteren Harnröhre ist als palliativer Eingriff im fortgeschrittenen Stadium eine suprapubische Harnableitung erforderlich. Bei verjauchenden und phlegmonösen Prozessen muß eine entlastende Spaltung vorgenommen werden.

<u>Strahlentherapie:</u> Beim männlichen Urothelkarzinom sollte nur bestrahlt
werden, wenn die Radikalität der Operation nicht gegeben ist oder wenn
wegen eines fortgeschrittenen Tumors die Operation nicht angezeigt
ist.

Beim weiblichen Urothelkarzinom wird bei umschriebenen Lokalisationen
im vorderen Abschnitt eine interstitielle Isotopentherapie erfolgreich
durchgeführt (MURPHY, 1967c; TAGGART et al., 1972). Ausgedehnte Läsionen werden in einer Kombination von interstitieller Therapie (3.ooo
- 4.ooo rd in 3 - 4 Tagen) und perkutaner Bestrahlung von 4.ooo -
6.ooo rd in 4 - 6 Wochen behandelt. Hierzu eignet sich besonders die
Therapie mit schnellen Elektronen, die ideal der Lokalisation und
Ausdehnung des Tumors angepaßt werden können.

Die inguinalen und iliakalen Lymphknoten sollen in jedem Falle einer
kurativen Bestrahlung des Primärtumors miterfaßt werden. Bei einer
rein palliativen Bestrahlung ist dies nicht immer indiziert.

Prognose

Die 5-Jahres-Überlebenszeit beträgt beim Karzinom der vorderen Harnröhre des Mannes 50%. Bei einer Lokalisation in der hinteren Harnröhre
ist das Karzinom zum Zeitpunkt der Diagnose meist inoperabel; nur
wenige Heilungen sind bekannt.

Für Karzinome der Frau gibt MURPHY (1967c) nach fast ausschließlicher
Strahlenbehandlung eine 5-Jahres-Überlebenszeit von 36% an, zu dem
gleichen Ergebnis kommt TAGGART (1972). Dabei haben lokalisierte
Karzinome im vorderen Harnröhrenabschnitt die beste Prognose.

<u>Literatur</u>

ACKERMANN, L.V., DEL REGATO, J.A.: Cancer of the genitourinary tract.
    In: Cancer, 4. Ed. St. Louis: Mosby 197o.
BARNES, R.W., BERGMANN, R.T., HADLEY, H.L., LOVE, D.: Control of
    bladder tumors by endoscopic surgery. J. Urol. (Baltimore) 97, 864
    (1967).
BLOOM, N.A., VIDONE, R.A., LYTTON, B.: Primary carcinoma of the ureter.
    A report of 1o2 new cases. J. Urol. (Baltimore) 1o3, 59o (197o).
BLOOM, H.J.G., WALLACE, D.M.: Tumors of the urinary tract. In: Hand-
    buch der medizinischen Radiologie, 19. Bd.: Spezielle Strahlen-
    therapie maligner Tumoren (Hrsg. ZUPPINGER, A., KROKOWSKI, E.),
    3. Teil. Berlin-Heidelberg-New York: Springer 1971.
BOEMINGHAUS, H.: Urologie. Operative Therapie, Klinik und Indikation,
    4. Aufl. München: Banaschewski 1972.
BOTTIGER, L.E.: Prognosis in renal carcinoma. Cancer (Philad.) 25,
    78o (197o).
BOYLAND, E.: The biochemistry of bladder cancer. Springfield /Ill.:
    Ch.C. Thomas 1963.
BRODERS, A.C.: The microscopic grading of cancer. In: PACK, G.T.,
    LIVINGSTONE, F.M.: The treatment of cancer and allied diseases.
    New York: Paul Hoeber 194o.
CANIGIANI, G., WOLF, G.: Beitrag zur Strahlenbehandlung der malignen
    Blasentumoren. Strahlentherapie 139, 12 (197o).
CORDONNIER, J.J.: Cystectomy for carcinoma of the bladder. J. Urol.
    (Baltimore) 99, 172 (1968).
COUVELAIRE, R.: Sur une variante technique de la cystectomie trigonale.
    XLIVe Congrès Franç. d'Urol., Paris 195o.

COX, C.E., LACY, S.S., MONTGOMERY, W.C., BOYCE, W.H.: Renal adenocarcinoma and feasibility of preoperative radiotherapy. J. Urol. (Baltimore) 1o4, 53 (197o).

DICK, D.A.C.: Carcinoma of the bladder treated by external irradiation. Brit. J. Urol. 34, 34o (1962).

EVERS, R.: Ergebnisse der kombinierten chirurgischen und radiologischen Behandlung maligner Nierenparenchymtumoren. Strahlentherapie 143, 6o2 (1972).

FINNEY, R.: The treatment of carcinoma of the bladder with megavoltage irradiation, a clinical trial. Clin. Radiol. 16, 324 (1965).

FLOCKS, R.H.: Treatment of patients with carcinoma of the bladder. J. Amer. med. Ass. 145, 295 (1951).

FLOCKS, R.H., KADESKY, M.C.: Malignant neoplasma of the kidney: An analysis of 353 patients followed five years or more. J. Urol. (Baltimore) 79, 196 (1958).

GERHARDT, P.: Ergebnisse der Strahlentherapie, besonders der Hochvolttherapie bei Tumoren des Urogenitaltraktes. Röntgen-Bl. 19, 12o (1966).

HEINZE, H.G., SCHWÄRZLER, B.: Kobalt-6o-Teletherapie der Nierengeschwülste. Strahlentherapie 141, 276 (1971).

HULTÉN, L. ROSENCRANTZ, M., SEEMAN, T., NAHLQIST, L., AHREN, Ch.: Occurence and localization of lymphonode metastases in renal carcinoma. A lymphographic and histopathologic investigation in connection with nephrectomy. Scand. J. Urol. Nephrol. 3, 129 (1969).

JEWETT, H.J., KING, L.R., SHELLEY, W.M.: A study of 365 cases of infiltrating bladder cancer: relation of certain pathological characteristics of prognosis after exstirpation. J. Urol. (Baltimore) 92, 668 (1964).

KÄRCHER, K.H.: Aktuelle Probleme der klinischen Strahlenbiologie. Berlin-Heidelberg-New York: Springer 197o.

KAPLAN, J.H., McDONALD, J.R., THOMPSON, G.J.: Multicentric origins of papillary tumours of the urinary tract. J. Urol. (Baltimore) 66, 792 (1951).

KUTTIG, H.: Die Geschwülste der Harnorgane. In: Die Supervolttherapie. (Hrsg. BECKER, J., SCHUBERT, G.). Stuttgart: Thieme 1961.

KUTTIG, H., ZUNTNER, F.: Erfahrungen und Behandlungsergebnisse nach konventioneller Röntgen- und Co6o Teletherapie bösartiger Nieren- und Nierenbecken-Tumore. Strahlentherapie 136, 138 (1968).

LUDVIK, W., HOHENFELLNER, R.: Die Lymphographie beim Blasencarcinom. Der Urologe 4, 77 (1965).

LUDVIK, W., ZINNBAUER, B.: Die urologisch-chirurgische Therapie des Blasenkarzinoms. Wien. klin. Wschr. 83, 524 (1971).

MAGRI, J.: Partial cystectomy. A review of 1o4 cases. Brit. J. Urol. 34, 74 (1962).

MALTRY, E., Jr.: Benign and malignant tumors of the urinary bladder. Bern-Stuttgart-Wien: Huber 1971.

MELICOW, M.M.: Tumors of the urinary bladder: clinico-pathological analysis of over 25oo specimens and biopsies. J. Urol. (Baltimore) 74, 498 (1955).

MILNER, W.A.: The role of conservative surgery in the treatment of bladder tumours. Brit. J. Urol. 26, 375 (1954).

MURPHY, W.T.: Radiation therapy. Philadelphia-London: Saunders 1967 a-d. a) Cancer of the kidney and ureter, p. 828. b) Cancer of the urinary bladder, p. 762. c) Cancer of the female urethra, p. 721. d) Cancer of the male urethra, p. 757.

POOLE-WILSON, D.S., BARNARD, R.J.: Total cystectomy for bladder tumours. Brit. J. Urol. 43, 16 (1971).

POWEL-SMITH, C.J., REID, E.D.: Preoperative irradiation and radical cystectomy in carcinoma of the bladder. Cancer (Philad.) 25, 781 (197o).

POWERS, W.E., PALMER, L.A.: Biologic basis of preoperative radiation
treatment. Amer. J. Roentgenol. 1o2, 176 (1968).
PROUT, G.R., Jr., SLACK, N.H., BROSS, I.D.J.: Preoperative irradiation
as an adjuvant in the surgical management of invasive bladder car-
cinoma. J. Urol (Baltimore) 1o5, 223 (1971).
RAFLA, S.: Renal cell carcinoma: Natural history and results of treat-
ment. Cancer (Philad.) 25, 26 (197o).
RICHES, Sir, E.: Preoperative irradiation of carcinoma of the kidney.
In: Modern trends in urology (Ed. Sir RICHES, E.), 3. Ed. London:
Butterworths 197o.
RICHES, E.W.: Carcinoma of the bladder, the place of total cystectomy.
Brit. J. Urol. 29, 232 (1957).
RICHES, E.W., GRIFFITH, I.H., THACKRAY, A.C.: New growths of the
kidney and ureter. Brit. J. Urol. 23, 297 (1951).
RINGLEB, D., ROMMEL, K.: Zur radiologischen Klinik der Nierengeschwül-
ste Erwachsener. Strahlentherapie 121, 323 (1963).
SACK, H., RASSOW, J.: Beitrag zur Elektronentiefentherapie mittels
Pendelbestrahlung. VI. Mitt.: Strahlenbehandlung von Nierentumoren
mit schnellen Elektronen und 42 MV Bremsstrahlen. Strahlentherapie
144, 641 (1972).
SCHERER, E., KAUFMANN, H., RASSOW, J., SACK, H.: Erfahrungen mit dem
43-MeV-Betatron bei Bestrahlung von Abdominaltumoren unter beson-
derer Berücksichtigung von Ovarial- und Blasenkarzinom. Radiobiol.
Radiother. 2, 151 (1972).
SCHMIDT-HERMES, H.-J., LEETZ, H.-K., SCHLEGEL, H.: Maligne Nierentu-
moren und ihre Radiotherapie mit schnellen Elektronen. Strahlentherapie 141, 284 (1971).
SKINNER, D.G., COLVIN, R.B., VERMILLION, C.D., PFISTER, R.C., LEAD-
BETTER, W.F.: Diagnosis and management of renal cell carcinoma.
A clinical and pathologic study of 3o9 cases. Cancer (Philad.) 28,
1165 (1971).
SMITH, D.R.: Allgemeine Urologie. München: Urban und Schwarzenberg
1968.
STENDER, H.St., BERNDT, G.: Strahlenbehandlung von Tumoren der Nieren
und der Nierenbecken. Röntgenblätter 21, 69 (1968).
STONE, J.H., HODGES, C.V.: Radical cystectomy for invasive bladder
cancer. J. Urol. (Baltimore) 96, 2o7 (1966).
TAGGART, Ch.G., CASTRO, J.R., RUTLEDGE, F.N.: Carcinoma of the female
urethra. Amer. J. Roentgenol. 114, 145 (1972).
VITENSON, J.H.: Tenthousand of more rads supervoltage irradiation to
the bladder: Efficicacy, sequalae and managements. J. Urol. (Balti-
more) 1o7, 973 (1972).
WHITEMORE, W.F., Jr., GRABSTALD, H., MACKENZIE, A.R., ISWARIAH, J.,
Phillips, R.: Preoperative irradiation with cystectomy in the
management of bladder cancer. Amer. J. Roentgenol. 1o2, 57o (1968).
WHITEMORE, W.F., Jr., PHILLIPS, R.F., GRABSTALD, H., BRONSTEIN, E.L.,
MACKENZIE, A.R., USTU, O.: Experience with preoperative irradiation
followed by radical cystectomy for treatment of bladder cancer.
Amer. J. Roentgenol. 9o, 1o16 (1963).
WHITEMORE, W.F., Jr., MARSHALL, V.F.: Radical total cystectomy for
cancer of the bladder. 23o consecutive cases five years later.
J. Urol. (Baltimore) 87, 853 (1962).
ZOLLINGER, H.-U.: Niere und ableitende Harnwege, 3. Bd. Spezielle
pathologische Anatomie (Hrsg. DOERR, W., SEIFERT, G., UEHLINGER, E.)
Berlin-Heidelberg-New York: Springer 1966.

Maligne Hodentumoren

W. Ludvik und K. Jentzsch

Der Anteil der Hodentumoren innerhalb aller malignen Tumoren des
Mannes liegt nach FRIEDMAN u. MOORE bei o,58 - 2%.

Pathologie

96,5% aller Hodentumoren sind Keimzelltumoren. Nach der Klassifikation
von DIXON u. MOORE (1953) wird auf Grund der Histologie und des klinischen Verlaufes zwischen Seminom (Abb. 1), embryonalem Karzinom, Teratokarzinom (Abb. 2), Teratom und Chorionepitheliom unterschieden. Die
Hodentumoren sind manchmal aus mehreren dieser histologischen Grund-
formen aufgebaut (Abb. 3), die Metastasen hingegen haben meist mono-
zellulären Charakter.

Nicht vom Keimepithel ausgehende Tumoren sind selten und meist benigne:
Sertolizell-Tumoren, Tumoren des Rete testis und Leydigzell-Tumoren.

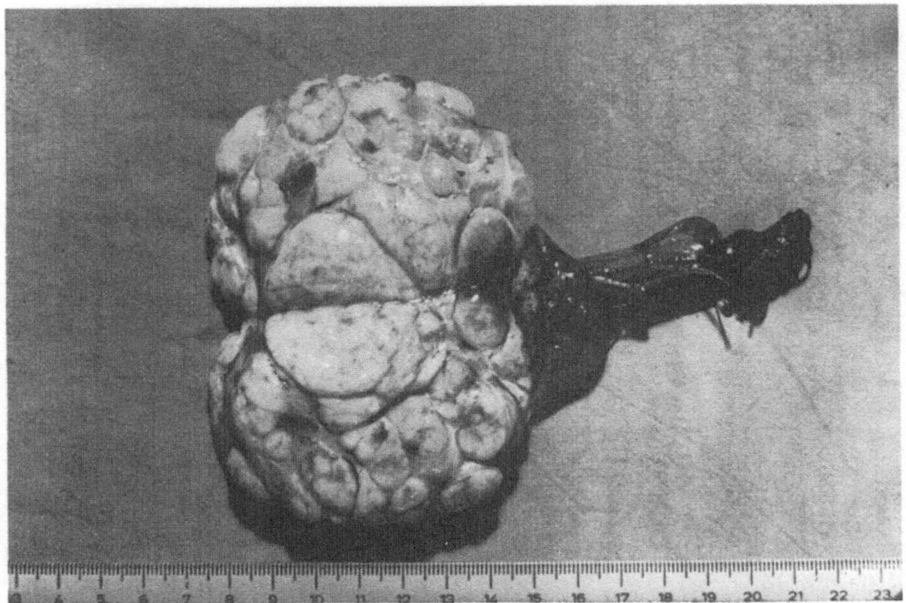

Abb. 1. 24jähriger Patient, Seminom des rechten Hodens

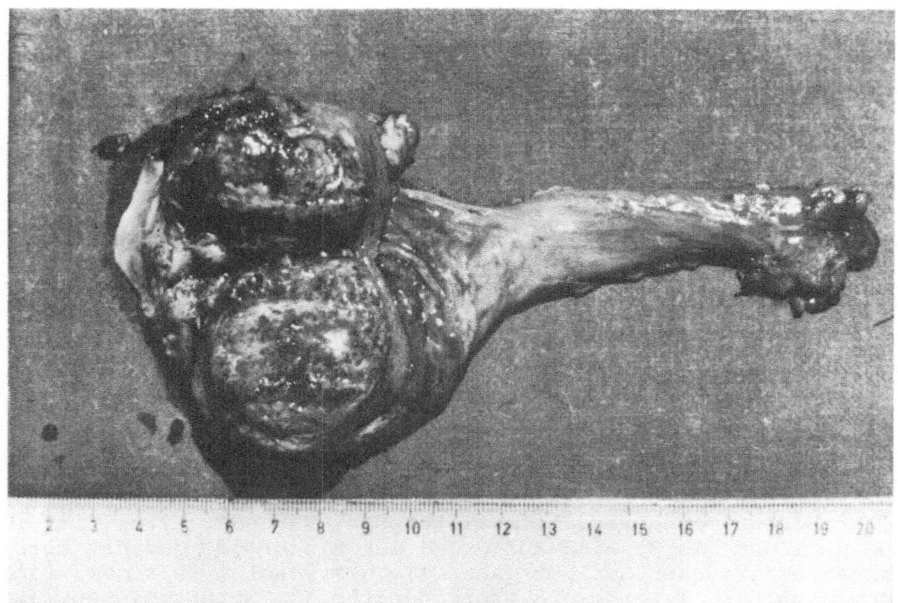

Abb. 2. 24jähriger Patient, Teratokarzinom des rechten Hodens

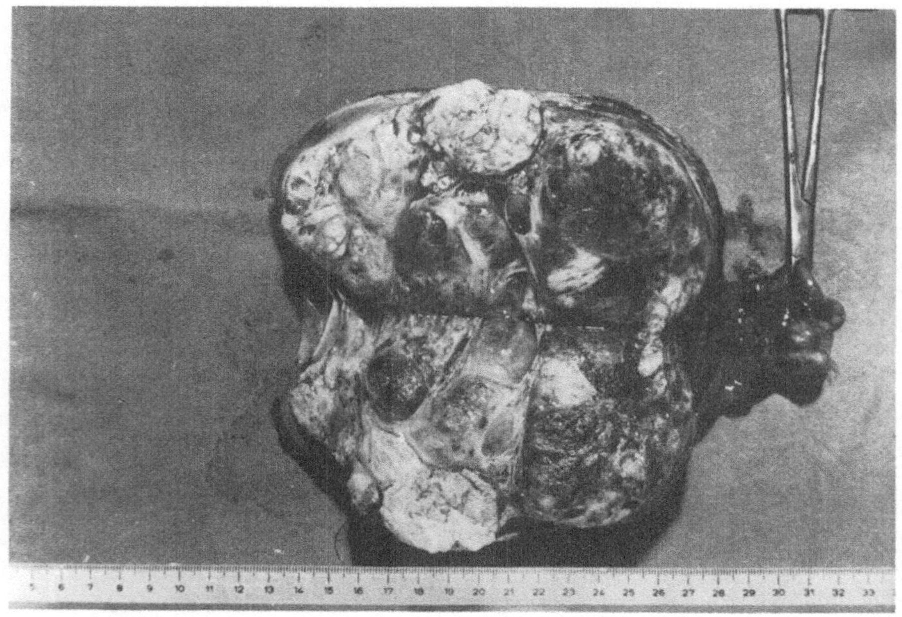

Abb. 3. 31jähriger Patient, Keimzelltumor mit Formationen eines Seminoms und Teratokarzinoms

Seltene Tumoren sind auch die verschiedenen Arten des Sarkoms, das Neuroblastoma sympathicum und die Retikulosen. Maligne Tumoren des Samenstranges, Nebenhodens und der Hodenhüllen sind Raritäten. Wir verweisen auf die ausführliche Abhandlung von GIBSON (1970).

In einem Krankengut von 296 Patienten aus 1o österreichischen Behandlungszentren betrug der Anteil der Seminome 6o%, der embryonalen Karzinome 8%, der Teratokarzinome 16%, der reinen Teratome 4%, der Mischtumoren - Teratokarzinom und Seminom - 2%, der reinen Chorionepithe-
liome 2%, der Keimzelltumoren mit chorionepithelialen Anteilen 4% und
der Gruppe der seltenen Tumoren 4%. Diese Verteilung entspricht den
Angaben der Weltliteratur, lediglich der Anteil der Seminome liegt an
der oberen Grenze der Norm.

4% aller Patienten hatten eine Deszensusstörung des tumortragenden
Hodens oder der kontralateralen Seite.

<u>Altersverteilung</u>: Hodentumoren treten in jedem Lebensalter, bevorzugt
jedoch im 3. und 4. Lebensjahrzehnt auf. Die Kurve der Altersverteilung
zeigt für die Teratomgruppe (embryonales Karzinom, Teratokarzinom und
Teratom) und das Chorionepitheliom einen Gipfel zwischen dem 2o. und
3o. und für das Seminom zwischen dem 3o. und 4o. Lebensjahr (Abb. 4).

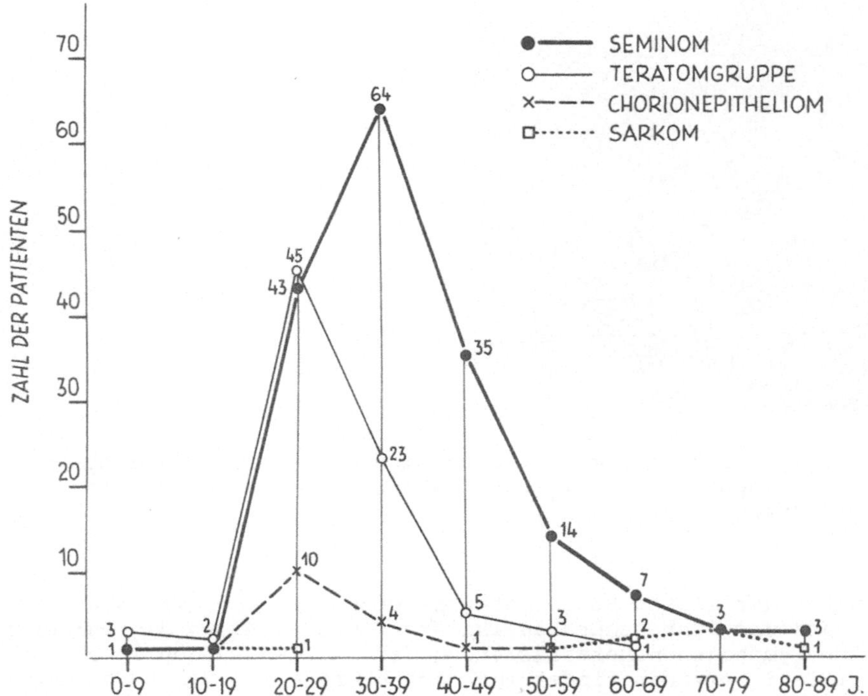

Abb. 4. Altersverteilung der malignen Hodentumoren

<u>Ausbreitung</u>: Hodentumoren überschreiten örtlich nur selten die Organ-
grenze. Sie metastasieren jedoch frühzeitig in die regionalen aortalen
Lymphknoten in Höhe des Nierenstiels. Als zweite Station werden Lymphknoten über dem Nierenstiel und als dritte unterhalb des Hilus bis zur
Bifurkation der großen Gefäße befallen (Abb. 5). Über prävertebrale
Lymphanastomosen kommt es bald zu einer Ausbreitung des Tumors auf die
kontralaterale Seite. Tumoren des rechten Hodens können primär in die

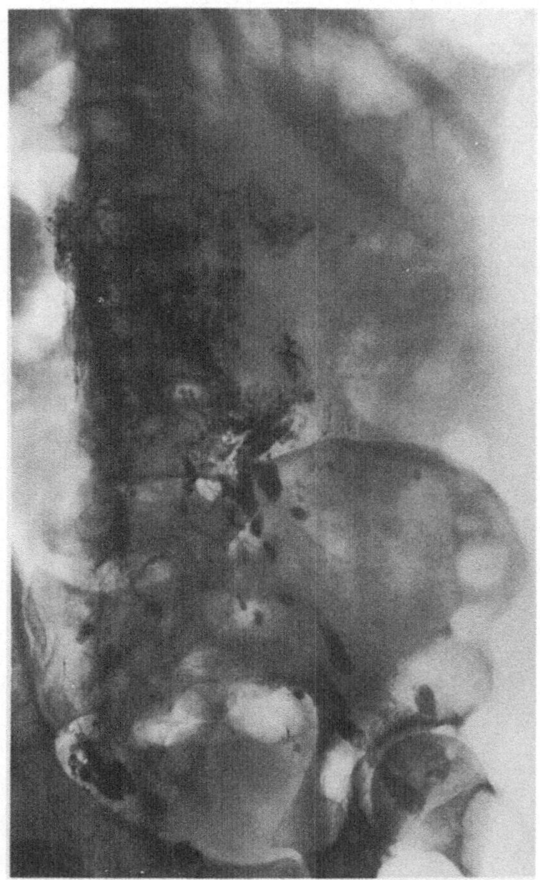

Abb. 5. 24jähriger Patient, metastasierendes embryonales Karzinom des
linken Hodens. Lymphographie, Speicherpahse: Ausgedehnte aortale
Lymphknotenmetastasen

aortalen Knoten der linken Seite metastasieren. Die mediastinalen
Lymphknoten und der linke supraklavikuläre Knoten stellen die weiteren
Stationen der lymphogenen Metastasierung dar. Absiedelungen in den
Lymphonodi iliaci communes findet man nach Übergreifen des Hodentumors
auf den Nebenhoden oder als Folge eines retrograden Lymphflusses bei
karzinomatöser Durchwachsung der aortalen Knoten. Metastasen in den
inguinalen Lymphknoten werden erst bei einer Infiltration der Hodenhüllen und des Skrotums sowie bei operativ verlagerten Hoden beobachtet.

In dem von uns untersuchten Krankengut hatten zum Zeitpunkt der Diagnose 17% der Seminompatieten und 31% der Patienten der Teratomgruppe
Lymphknotenmetastasen. Die hämatogene Metastasierung bevorzugt Lunge
und Leber.

Das Chorionepitheliom und Keimzelltumoren mit chorionepithelialen Anteilen metastasieren frühzeitig hämatogen. 2/3 dieser Patienten hatten
bei der Erstuntersuchung bereits Lungenmetastasen. Zur Stadieneinteilung der Hodentumoren eignet sich die klinisch-chirurgische Klassifi-

Tabelle 1. Stadieneinteilung der malignen Hodentumoren

Klinisch-radiologisch nach dem TNM-System

T_0 Kein Anhalt für Primärtumor

T_1 Der Tumor nimmt weniger als die Hälfte des Hodens ein und ist von einer palpatorisch normal großen Drüse umgeben

T_2 Der Tumor nimmt die Hälfte oder mehr des Hodens ein, aber dieser ist nicht vergrößert oder deformiert

T_3 Der Tumor ist auf den Hoden begrenzt, aber dieser ist vergrößert oder deformiert

T_4 Der Tumor breitet sich zum Nebenhoden oder über den Hoden hinaus aus

N_x Lymphknotenbefall unbekannt

N_0 Keine Veränderung der regionalen Lymphknoten in der Lymphographie

N_1 Veränderung der regionalen Lymphknoten in der Lymphographie

N_2 Fixierte, palpable abdominale Lymphknoten

M_0 Kein Anhalt für Fernmetastasen

M_1 Fernmetastasen einschließlich Lymphknotenmetastasen außerhalb des Abdomens

Chirurgisch-radiologisch nach BODEN u. GIBB (1951)

Stadium 1   Der Tumor ist auf den Hoden begrenzt

Stadium 2   Die Erkrankung breitet sich über den Hoden hinaus ins Skrotum, Samenstrang und/oder die Lymphgefäße bis zum Diaphragma aus

Stadium 3a   Die lymphogene Metastasierung überschreitet das Diaphragma oder massiver retroperitonealer Befall

Stadium 3b   Die Erkrankung ist nicht mehr auf das Lymphsystem beschränkt, viszeraler Befall oder disseminierte Fernmetastasen

kation nach BODEN u. GIBB (1951) oder die klinisch-radiologische nach dem TNM-System (Tabelle 1).

Symptomatik

Die schmerzlose Größenzunahme und Verhärtung des Hodens ist das führende Symptom. Fast die Hälfte der Patienten verspürte - zumindest zeitweilig - Schmerzen im tumorbefallenen Hoden. Rückenschmerzen deuten bereits auf einen ausgedehnten metastatischen Befall der aortalen Lymphknoten hin.

Diagnose

Jede palpatorisch auf einen Tumor suspekte Veränderung des Hodens erfordert die sofortige operative Freilegung. Erst nach elastischer Abklemmung des Samenstranges darf der Hoden mobilisiert und, wenn

makroskopisch die Diagnose nicht eindeutig zu stellen ist, eine Probeexzision entnommen werden.

Die Ausscheidungsurographie kann bei metastatischem Befall der aortalen Lymphknoten eine Verdrängung der Ureteren erkennen lassen. Die
lymphographische Untersuchung der retroperitonealen Knoten erfolgt
mit Rücksicht auf eine baldige Operation erst nach der Semikastration.
Die Füllung der Lymphbahnen kann vom Fußrücken aus erfolgen, oder es
wird im Anschluß an die Operation ein Gefäß des Samenstranges aufgesucht und in dieses das Kontrastmittel injiziert. Auf diese Weise
kommt es zu einer selektiven und kompletten Darstellung der regionalen
Lymphknoten, von denen bei der Lymphographie vom Fußrücken aus nur ein
Teil gefüllt wird.

Ergänzend kann eine Ultraschalluntersuchung durchgeführt werden, mit
der vergrößerte Lymphknoten ab 2 cm Durchmesser festzustellen sind
(KRATOCHWIL, 1968). Hormonaktive Tumoren, vor allem das Chorionepitheliom, führen zu einer erhöhten Gonadotropinausscheidung im Harn; die
Schwangerschaftstests sind positiv. Der Abfall des Hormonspiegels
nach der Operation und sein Wiederanstieg beim Rezidiv sind wichtige
diagnostische Kriterien. Auch das Vorhandensein einer Gynäkomastie
vor der Behandlung des Primärtumors, oder ihr späteres Auftreten,
lassen eine Hormonaktivität des Primärtumors oder ein Tumorrezidiv
vermuten.

Therapie

Chirurgische Therapie

Die frühzeitige Semikastration soll von einem inguinalen Schnitt aus
mit primärer Absetzung des Samenstranges im Bereich des inneren Lei-
stenringes vorgenommen werden. Die weiteren therapeutischen und prophylaktischen Maßnahmen richten sich nach der Art des Tumors.

<u>a) Seminom</u>: Lymphknotenmetastasen eines Seminoms werden nachbestrahlt.
Auch Patienten, die lymphographisch noch keine Absiedelungen in den
regionalen Knoten erkennen lassen, sollen im Hinblick auf evtl. vorhandene Mikrometastasen bestrahlt werden. Das Mediastinum und die
supraklavikuläre Region sind bei positiven aortalen Lymphknoten in
die Bestrahlung einzubeziehen.

Bei solitären Lungenmetastasen kann die Lobektomie vorgenommen werden
oder bestrahlt werden. Multiple Lungenmetastasen eines Seminoms sprechen manchmal noch gut auf eine zytostatische Behandlung an.

<u>b) Teratoide Keimzelltumoren</u>: Die Metastasenhäufigkeit ist beim em-
bryonalen Karzinom, Teratokarzinom und Teratom so hoch, daß auch bei
unauffälligem Lymphogramm in einem hohen Prozentsatz mit mikroskopischen Absiedelungen in den aortalen Lymphknoten gerechnet werden muß.
Die Strahlensensibilität dieser Tumorgruppe hängt von ihrem Differenzierungsgrad ab und ist für den Einzelfall nicht sicher voraussagbar.
Die ganze Gruppe der teratoiden Karzinome ist aber viel strahlenresistenter als die der Seminome. Es wird deshalb an vielen Behandlungszentren die Indikation zur radikalen bilateralen Lymphonodektomie sowohl bei lymphographisch negativem als auch bei positivem Befund gestellt. Es müssen die aortalen Lymphknoten in Höhe des Nierenstiels,
oberhalb und unterhalb desselben einschließlich der Lymphonodi iliaci
communes mit dem sie umgebenden Fettgewebe und den spermatischen Gefäßen entfernt werden. Die Schwierigkeit der Exstirpation der aortalen
Lymphknoten wurde von TAVEL et al. (1963) bei Operationen an der Leiche

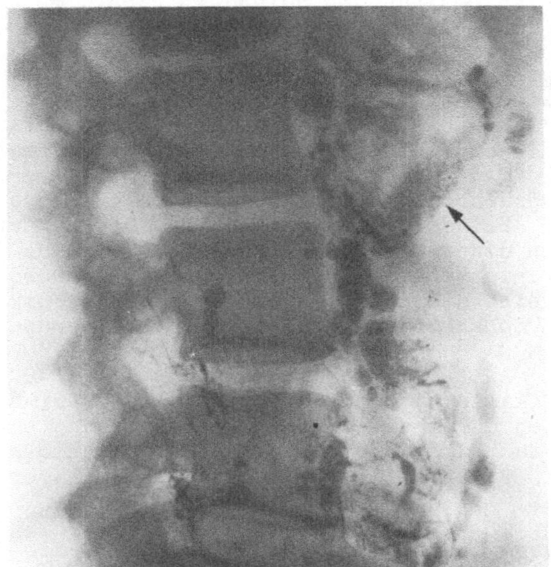

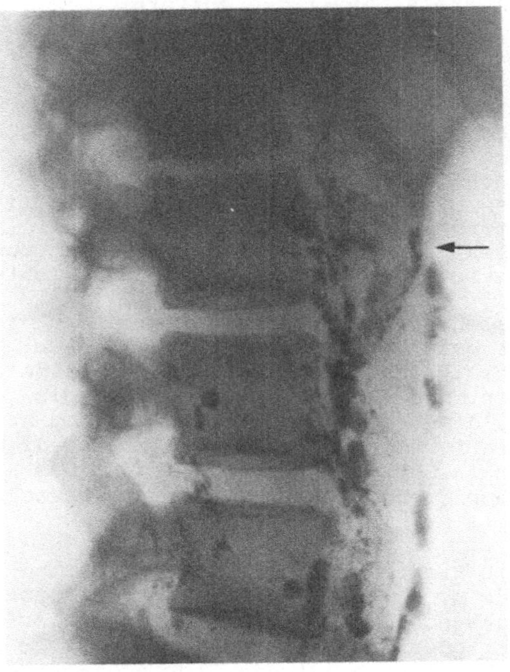

Abb. 6 a u. b. 3ojähriger Patient, metastasierendes embryonales Karzinom des rechten Hodens. a) I. Lymphographie, Speicherphase, Seitenbild vor der Bestrahlung: Aortale Lymphknotenmetastasen. b) II. Lymphographie, 8 Tage nach Beendigung der Telekobaltbestrahlung mit 5.ooo rd auf das Retroperitoneum, Speicherphase: Deutliche Größenabnahme der Metastasen, Verkleinerung des Abstandes zwischen vorderer Begrenzung der Lymphknotenkette und Wirbelsäule demonstriert. Auch unter optimalen Bedingungen gelang es nicht, mehr als zwei Drittel dieser Knoten zu entfernen.

Wir führen die beiderseitige Ausräumung der retroperitonealen Lymphknoten transperitoneal durch, wobei das Abdomen vom Xyphoid bis zur Symphyse eröffnet wird. Die radikale Exstirpation hat eine Impotentia ejaculationis zur Folge. Sind die entfernten Knoten histologisch negativ, wird auf eine Nachbestrahlung verzichtet. Die Patienten bleiben in regelmäßiger Kontrolle und werden bei Auftreten von etroperitonealen Knoten nachbestrahlt. Patienten, bei denen die entfernten Knoten karzinomatös infiltriert sind, werden einer Strahlenbehandlung zugeführt (Abb. 6 a u. b). Eine Chemotherapie kann an diese angeschlossen werden. In all den Fällen, in denen bereits die kontralaterale Seite makroskopisch karzinomatös veränderte Lymphknoten aufweist, ist die Prognose dubios.

Eine Alternativmaßnahme zur radikalen Lymphonodektomie ist die primäre Bestrahlung der retroperitonealen und inguinal-iliakalen Lymphknoten der befallenen Seite. Ihr wird dann die Lymphonodektomie angeschlossen, wenn kein Tumorrückgang oder ein Tumorrezidiv lymphographisch zu verzeichnen ist (WINDEYER u. DISCHE, 1971).

Sind die Lymphknoten bereits durch die Bauchdecken tastbar, ist die Lymphonodektomie zwecklos. Eine Strahlenbehandlung oder zytostatische Therapie kann fallweise einen palliativen Effekt haben.

Solitäre Lungenmetastasen werden mittels Lobektomie entfernt.

Strahlentherapie

Die strahlentherapeutischen Maßnahmen sind abhängig von der Histologie und der Ausbreitung des Tumors. Die reinen Seminome sind strahlensensibel. Wir bestrahlen sie mit 4.ooo - 5.ooo rd in 5 - 6 Wochen. Die Teratome und Teratokarzinome weisen eine geringere Strahlensensibilität auf, die vom Reifegrad des Tumors abhängig ist. Sie werden mit 5.ooo - 6.ooo rd in 6 - 7 Wochen bestrahlt. Bei gemischten Formen muß sich die Dosis nach dem strahlenresistenteren Geschwulstanteil richten.

Es werden immer die retroperitonealen Lymphknoten beiderseits und die inguinal-iliakalen Lymphknoten der befallenen Seite bestrahlt (Abb. 7). Die Lymphographie und der Ultraschallbefund ermöglichen eine optimale Lokalisation des Bestrahlungsfeldes. Nach kranial muß das Feld bis zum 1o. Brustwirbelkörper reichen, damit alle Lymphknoten bis zum Abgang des Ductus thoracicus mit erfaßt werden. Nach kaudal sollen die Lymphknoten der Bifurkation mit in das Feld einbezogen werden. Das inguinal-iliakale Feld muß den Stumpf des Samenstranges mit der Narbe einschließen.

Die aortalen Lymphknoten können mit Stehfeldern und mit Roationstherapie bestrahlt werden. Die Methode richtet sich dabei nach der Größe des Tumors. Stehfelder sollten angewendet werden, wenn die erforderliche Feldbreite 8 cm überschreitet oder die Metastasen die Wirbelsäule nach dorsal umgreifen. Am schonendsten ist die Stehfeldbestrahlung mit dem 42 MeV Betatron. Damit kann von 2 dorsalen, 3o Grad nach medial gerichteten Feldern mit Photonen und von einem ventralen Feld aus mit Elektronen eingestrahlt werden. Dadurch wird das Rückenmark aus dem Strahlenfeld ausgespart, zur Schonung der Nieren werden von den dorsalen Feldern aus nur je 1.5oo rd verabreicht, die erforderliche Herddosis wird dann von ventral ergänzt (Abb. 8). Im anglo-amerikanischen Raum wird überwiegend eine Bestrahlung von zwei opponieren-

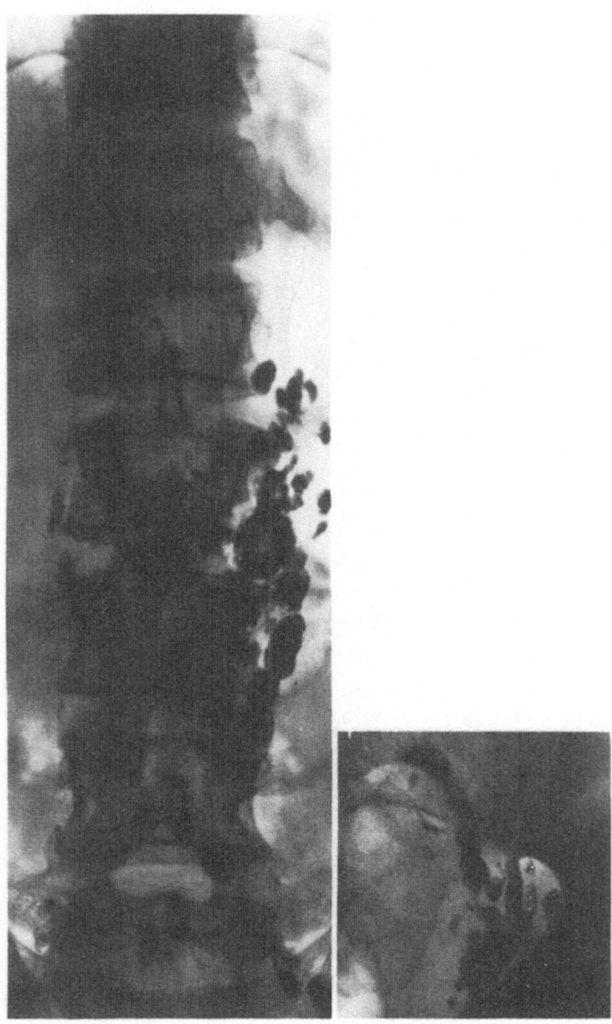

Abb. 7. Lage der Bestrahlungsfelder bei der Behandlung von Hodentumoren: Bisektorale Pendelbestrahlung der aortalen Lymphknoten von T_{10} bis zum Promontorium, Stehfeld iliakal-inguinal

den senkrechten Stehfeldern angewendet. Nieren und Rückenmark werden bei der Bestrahlung von dem dorsalen Feld aus abgeschirmt. Für die Bewegungstherapie benutzen wir die bisektorale Pendelbestrahlung mit dem Telekobaltgerät. Bei einem Pendelwinkel von ± 4o Grad bis ± 14o Grad, bei 2 cm vor der Wirbelsäule liegendem Drehpunkt, wird eine optimale Bestrahlung der Lymphknoten mit Schonung des Darmes, der Nieren und des Rückenmarks erreicht (Abb. 9). Eine Bewegungsbestrahlung kann natürlich ebenfalls mit dem Betatron, mit Photonen oder Elektronen durchgeführt werden. Die Rotationsmethode ist für den Patienten schonender als die Stehfeldmethode. Das inguinal-iliakale Feld wird mit zwei opponierenden Stehfeldern bestrahlt.

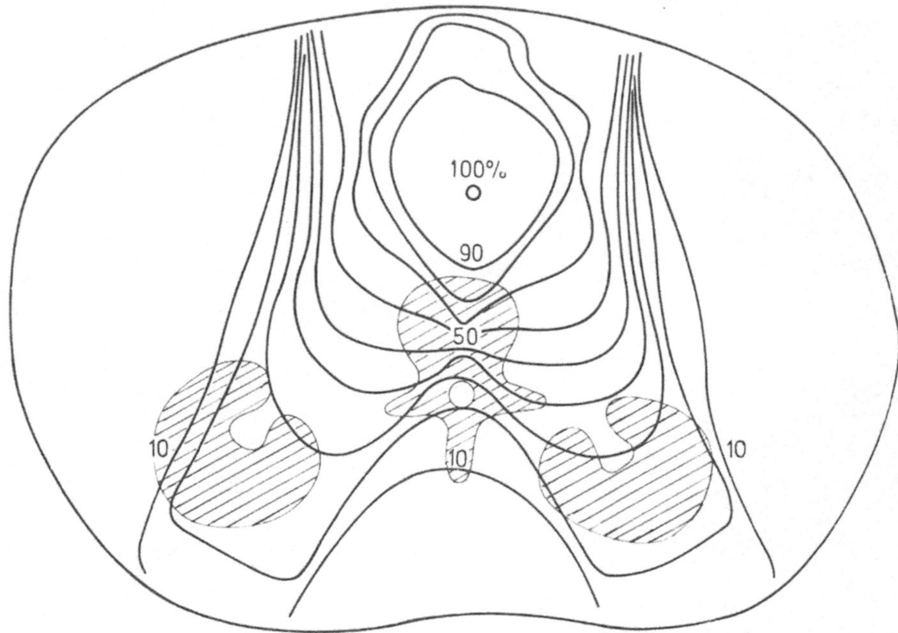

Abb. 8. Bestrahlungsplan mit Verlauf der Isodosen bei Stehfeldbestrahlung: 2 dorsale Photonenfelder, 42 MeV, 1 ventrales Elektronenfeld, 2o MeV

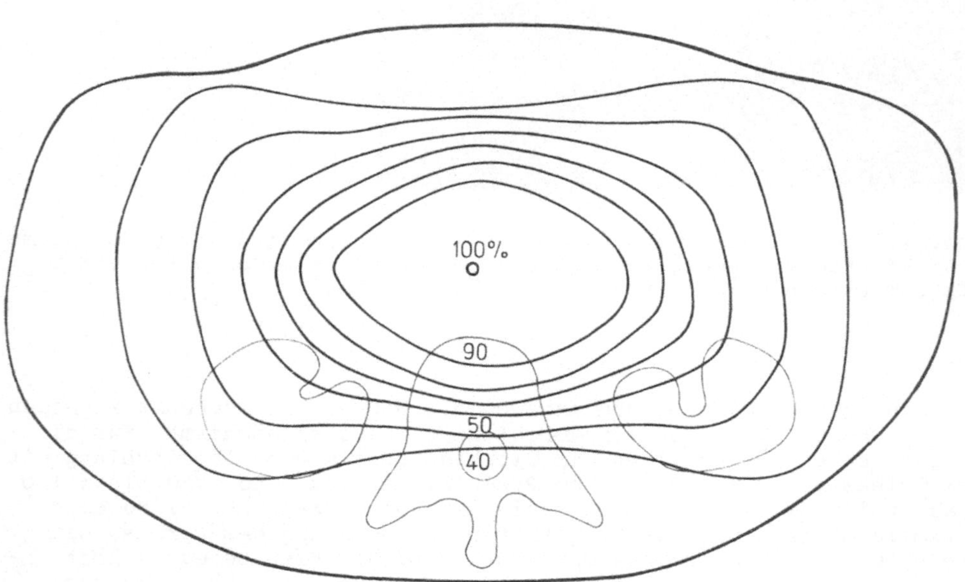

Abb. 9. Isodosenplan bei bisektoraler Pendelbestrahlung der aortalen Lymphknoten

Bei positivem aortalem Lymphknotenbefund wird bei jedem Fall von Seminom, in dem ein kuratives Vorgehen angestrebt wird, das Mediastinum
und die supraklavikuläre Region mit der gleichen Dosis wie die aortale
bestrahlt (Abb. 1o). Beim Teratom wird wegen der frühzeitigen hämatogenen Metastasierung und der erforderlichen höheren Herddosis auf
eine Bestrahlung des Mediastinums verzichtet.

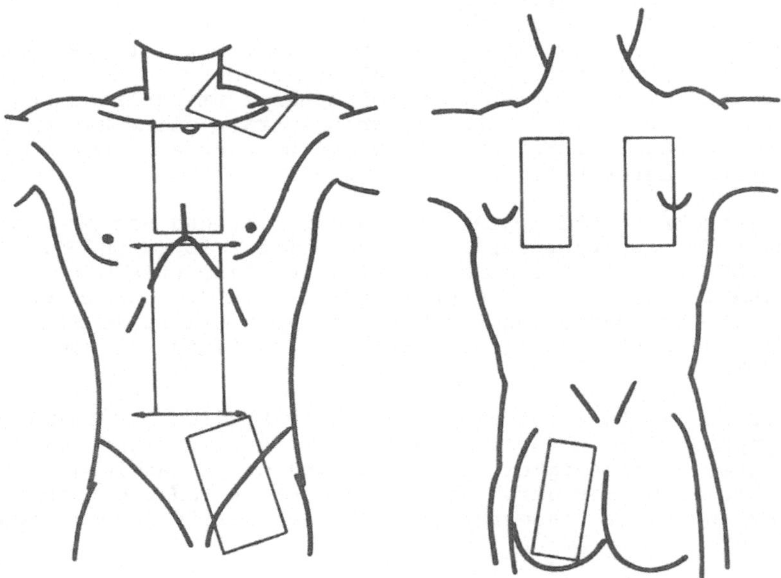

Abb. 1o. Lage der Bestrahlungsfelder bei zusätzlicher Bestrahlung des
Mediastinums und der supraklavikulären Region

Bei palliativen Maßnahmen richten sich die Feldanordnungen nach der
Ausdehnung des Tumors; die Höhe der Dosis hängt vom Eintreten des
gewünschten symptomatischen Erfolges ab.

Prognose

Von den 124 Seminompatienten aus unserem Krankengut lebten nach 5 Jahren 52% und nach 1o Jahren 32%. Von den Patienten, die zu Behandlungsbeginn keine nachweisbaren Lymphknotenmetastasen hatten und prophylaktisch bestrahlt wurde, waren nach 5 Jahren 66% und nach 1o Jahren
52% am Leben. Alle Patienten mit Lungenmetastasen starben innerhalb
von 2 Jahren.

Von 68 Patienten der Teratomgruppe lebten nach 5 Jahren 24% und nach
1o Jahren 9%. Von den Patienten ohne Metastasen bei Behandlungsbeginn
waren nach 5 Jahren 51% und nach 1o Jahren noch 33% am Leben. Patienten mit nachweisbaren Lymphknotenmetastasen starben spätestens nach
2 Jahren, mit Lungenmetastasen nach 1 Jahr.

Von 12 Patienten mit einem Chorionepitheliom lebten nach 2 Jahren nur
mehr 2. Ein einziger Patient mit einem reinen Chorionepitheliom ist

9 Jahre nach der Semikastration beschwerdefrei. Patienten mit Lungenmetastasen starben alle innerhalb eines Jahres.

Diese Ergebnisse beziehen sich auf Patienten, die zwischen 1935 und
1968 an 1o österreichischen Krankenhäusern behandelt wurden, die Art
der Therapie war ganz unterschiedlich.

Die Literaturberichte über die Behandlungsergebnisse der Hodenkarzinome
beziehen sich jeweils auf relativ einheitlich behandelte Patienten
eines großen Zentrums. Im Middlesex Hospital (London) betrug die 5-
Jahres-Überlebensrate aller zwischen 1929 und 1956 behandelten Patienten mit Seminom 69%, dabei überlebten 77% aller Patienten ohne Lymphknotenmetastasen und 48% der Patienten mit Lymphknotenmetastasen bei
Behandlungsbeginn 5 Jahre. Die 5-Jahres-Überlebensrate aller Patienten
der Teratomgruppe betrug 34%, mit auf den Hoden begrenztem Tumor 47%
und mit Lymphknotenmetastasen 9% (SMITHERS et al., 1971).

In weniger weit zurückreichenden Statistiken der 5oer und 6oer Jahre
zeichnet sich eine Verbesserung der Therapieresultate ab (JOHNSON,
1972; CASTRO u. GONZALER, 1971). JOHNSON teilt für Patienten mit
Seminom im Stadium I eine 3-Jahres-Überlebenszeit von 92% und im Stadium II von 77% mit. Bei Patienten der Teratomgruppe konnte im Stadium I eine 3-Jahres-Überlebenszeit von 81% und im Stadium II von
48% erzielt werden.

Dieser Erfolg beruht zum Teil auf einer genaueren Stadieneinteilung,
die durch die Lymphographie ermöglicht wird. Der Vergleich der Behandlungsergebnisse in Abhängigkeit von verschiedenen Behandlungsmethoden zeigt aber auch, daß durch die konsequente Anwendung therapeutischer Maßnahmen eine Verlängerung der Überlebenszeit zu erzielen
ist.

Beim Seminom wurde durch die zusätzliche Bestrahlung die 5-Jahres-
Überlebensrate von 33% auf 84% angehoben (SMITHERS et al., 1971).

Die Teratome hatten bei scheinbar auf den Hoden begrenztem Tumor
durch die Orchidektomie allein eine Heilungschance von 25%, durch
die zusätzliche Strahlentherapie stieg sie auf 5o%. Die Ausräumung
der retroperitonealen Lymphknoten verbessert die Heilungsquote beim
embryonalen Karzinom und Teratokarzinom um 15% (SMITHERS et al.,
1971).

Beim Seminom kann die Bestrahlung von Spätmetastasen eine beträchtliche Verlängerung der Überlebenszeit bringen (FRIEDMAN u. PURKAYASH-
THA, 196o).

Literatur

BODEN, G., GIBB, R.: Radiotherapy and testicular neoplasm. Lancet
    1951 II, 1195.
CASTRO, J.R., GONZALEZ, M.: Results in treatment of pure seminoma of
    the testis. Amer. J. Roentgenol. 111, 355 (1971).
DIXON, F.J., MOORE, R.A.: Testicular tumors. Clincopathologic study.
    Cancer (Philad.) 6, 427 (1953).
FRIEDMAN, N.B., MOORE, R.A.: Tumors of the testis. Report on 921 cases.
    Milit. Surg. 99, 573 (1946).
FRIEDMAN, M., PRUKAYASHTHA, M.C.: Recurrent seminoma of testis: Causes
    and treatment of late metastases, recurrence or second primary
    tumor. J. Urol. (Baltimore) 84, 36o (196o).

GIBSON, Th.E.: Tumors of the seminal vesicles, spermatic cord, epididymis and testicular tunics. In: Urology (Ed. CAMPBELL, M.F., HARRISON, J.H.). Philadelphia-London-Toronto: Saunders 197o.
HILWEG, D., WIENERS, H.: Die Bedeutung der Lymphographie für die Erfassung des retroperitonealen Metastasierungsweges maligner Hodentumoren. Urologe 8, 143 (1969).
JOHNSON, D.E.: Testicular tumors. Bern-Stuttgart-Wien: Huber 1972.
KRATOCHWIL, A.: Ultraschalldiagnostik in Geburtshilfe und Gynäkologie. Stuttgart: Thieme 1968.
KUHN, Ch.R., JOHNSON, D.E.: Epidemiology. In: JOHNSON, D.E.: Testicular tumors. Bern-Stuttgart-Wien: Huber 1972.
SMITHERS, Sir, D.W., WALLACE, E.N.K., WALLACE, D.M.: Radiotherapy for patients with tunours of the testicle. Brit. J. Urol. 43, 83 (1971).
TAVEL, F.R., OSIUS, T.G., PARKER, J.W., GOODFRIEND, R.B., McGONGLE, D.J., JASSIE, M.P., SIMMONS, E.L., TOBENKIN, M.I., SCHULTE, J.W.: Retroperitoneal lymph node dissection. J. Urol. (Baltimore) 89, 241 (1963).
WINDEYER, B., DISCHE, S.: Tumours of the male genital tract. In: Handbuch der medizinischen Radiologie, Bd. 19: Spezielle Strahlentherapie maligner Tumoren (Hrsg. ZUPPINGER, A., KROKOWSKI, E.), 3. Teil. Berlin-Heidelberg-New York: Springer 1971.

Samenblasentumoren

W. LUDVIK und K. JENTZSCH

Pathologie

Bei diesen außerordentlich seltenen Tumoren überwiegen in der Altersgruppe über 5o die Karzinome und unter 5o Jahren die Sarkome (GIBSON,
197o). Diese gehen hauptsächlich vom retrovesikalen Bindegewebe aus
(GIBSON, 197o). Wesentlich häufiger als das Auftreten eines Primärtumors ist die Infiltration der Samenblasen durch ein Prostatakarzinom.

Symptomatik

Der Tumor verursacht bei entsprechender Größe eine Blasenentleerungsstörung ähnlich einer Prostatavergrößerung. Relativ rasch kommt es zu
einer Einengung der Ureteren mit entsprechenden Stauungserscheinungen.

Diagnose

Bei rektaler Untersuchung ist oberhalb der Prostata eine Geschwulstmasse palpabel. Die Vesikulographie zeigt eine unregelmäßige Aussparung oder einen Füllungsabbruch. Zystoskopisch ist eine Vorwölbung
des Blasenbodens zu sehen. Durch eine Stanzbiopsie wird die Diagnose
histologisch gesichert.

Therapie

Die radikale Exstirpation der Samenblasen einschließlich der Prostata,
Ausräumung der pelvinen Lymphknoten und gewöhnlich auch eine Zystektomie ist nur in den seltenen Fällen, in denen das Karzinom zum Zeitpunkt der Diagnose noch nicht das paravesikale Gewebe infiltriert hat,
sinnvoll (GIBSON, 197o; SMITH et al., 1967). In den meisten Fällen
kann nur mehr versucht werden, den Krankheitsverlauf durch eine Strahlenbehandlung zu verzögern.

Prognose

Die Prognose ist fast durchweg infaust, eine Heilung selten (SMITH
et al., 1967).

<u>Literatur</u>

GIBSON, T.E.: Tumors of the seminal vesicles, spermatic cord, epididymis and testicular tunics. In: CAMPBELL, HARRISON: Urology, 3rd Ed. Philadelphia: Saunders 197o.
SMITH, B.A., Jr., WEBB, E.A., PRICE, W.E.: Carcinoma of the seminal vesicle. J. Urol. (Baltimore) $\underline{97}$, 743 (1967).

Peniskarzinom

W. Ludvik und K. Jentzsch

W. Ludvik und K. Jentzsch

Pathologie

Der Anteil des Peniskarzinoms an den malignen Tumoren des Mannes liegt
um o,5% (SKINNER et al., 1972). Das Peniskarzinom geht meist vom inneren Blatt des Präputiums oder der Glans aus.

Histologisch handelt es sich fast ausschließlich um ein Plattenepithelkarzinom, das in papillärer und seltener in nicht papillärer Form
auftritt (Abb. 1). Es breitet sich innerhalb der Schwellkörper aus
und verschont lange das Corpus spongiosum urethrae.

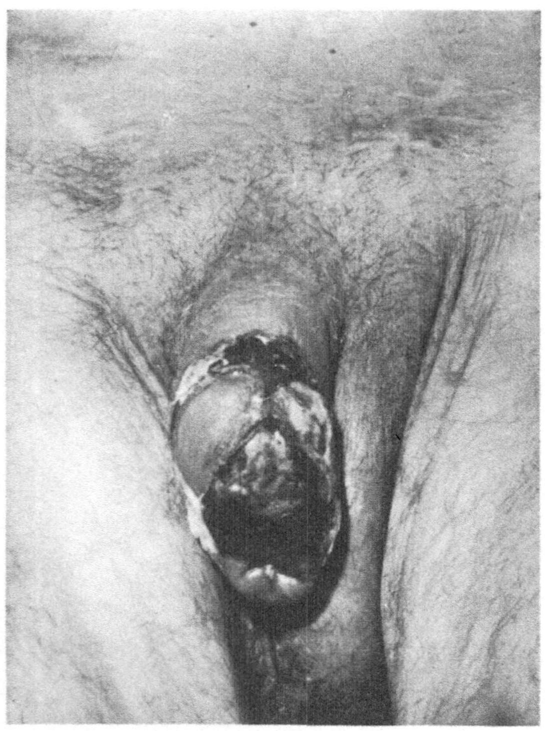

Abb. 1. 65jähriger Patient, verhornendes Plattenepithelkarzinom der
Glans, übergreifend auf den Penisschaft

Ätiologisch spielen chronisch entzündliche Reize, die krebsfördernde
Reizwirkung des Smegmas bei mangelhafter Reinigung des Präputialsackes,
besonders bei einer Vorhautverengung, eine Rolle. Peniskarzinome findet man selten bei Angehörigen einer Religionsgemeinschaft mit ritu-
eller Zirkumzision. Leukoplakien und Keratosen sind als präkanzeröse
Veränderungen anzusehen.

Die Metastasierung erfolgt vor allem lymphogen in die oberflächlichen
und tiefen inguinalen und in die äußeren und inneren iliakalen Knoten.
Diese sind für einen Teil der Lymphgefäße des Penis die erste Lymph-
station.

Nach STAUBITZ et al. (1955) findet man bei einer Krankheitsdauer unter
6 Monaten in 47% und bei einer Dauer über 6 Monate in 52% Lymphknotenmetastasen. Hämatogene Metastasen sind selten.

Symptomatik

Das Peniskarzinom beginnt als indolentes, warzenähnliches Gebilde oder
als Geschwür an der Eichel oder Vorhaut, häufig bei Vorliegen einer
Phimose. Der Tumor nimmt - besonders bei jüngeren Patienten - rasch
an Größe zu. Ein nekrotischer Zerfall mit jauchiger Absonderung ist
häufig. Er kann zu schweren Blutungen führen. Das Eindringen in die
Schwellkörper verursacht manchmal schmerzhafte und lange anhaltende
Erektionen bis zum Priapismus (BOEMINGHAUS, 1971). Im Spätstadium
können auch die Lymphknoten geschwürig zerfallen und zu schweren Blutungen Anlaß geben.

Diagnose

Die Diagnose läßt sich gewöhnlich bereits durch die Inspektion stellen. Wenn bei Tumorverdacht die Vorhaut nicht zurückgezogen werden
kann, ist eine Spaltung der Phimose unbedingt vorzunehmen. Eine Probebiopsie in Lokalanaesthesie klärt die Art der Veränderung. Eine Schwellung der Leistenlymphknoten kann eine entzündliche Reaktion auf den
Tumorzerfall (5o%) (SKINNER et al., 1972), eine Metastasierung oder
beides bedeuten. Klinisch unauffällige Leistenlymphknoten enthalten
in 2o% der Fälle bereits Mikrometastasen (SKINNER et al., 1972).

Lymphographisch ist die Unterscheidung zwischen entzündlicher Reaktion,
Tumorbefall und altersbedingter Involution an den inguinalen Lymphknoten oft schwierig. Die Untersuchung liefert jedoch wertvolle Aufschlüsse über den Zustand der iliakalen Lymphknoten, an denen Metastasen
deutlicher erkennbar sind.
Die Tumorklassifizierung erfolgt nach dem TNM-System (s. Tabelle 1).

Therapie

Die fallweise ausgezeichneten Ergebnisse der Bleomycintherapie lassen
es gerechtfertigt erscheinen, bei kleinen Karzinomen an der Glans oder
am Penisschaft und unauffälliger Leistengegend vor der chirurgischen
Behandlung den Versuch einer Chemotherapie zu unternehmen. Erst dann,
wenn der Patient durch diese Behandlung nicht tumorfrei wird, ist die
Indikation zu einem chirurgischen Eingriff gegeben.

In den seltenen Fällen, bei denen die karzinomatöse Infiltration auf
das Präputium beschränkt ist, besteht die Therapie in der radikalen
Zirkumzision.

Tabelle 1. Stadieneinteilung des Peniskarzinoms (Einteilung nach dem TNM-System)

T	Primärtumor
T_0	Kein Primärtumor nachweisbar
T_{1S}	Präinvasives Karzinom
T_1	Größte Tumorausdehnung 2 cm, oberflächlich oder exophytisch
T_2	Größte Tumorausdehnung 2 - 5 cm, minimale Infiltration
T_3	Tumorausdehnung mehr als 5 cm oder beliebig groß und tief infiltrierend, einschließlich der Urethra
T_4	Tumor infiltriert benachbarte Strukturen
N	Regionale Lymphknoten (Leistenlymphknoten, Palpationsbefund)
N_0	Keine palpablen Lymphknoten
N_1	Bewegliche, unilaterale Lymphknoten
N_2	Bewegliche, bilaterale Lymphknoten
N_3	Fixierte Lymphknoten
M	Fernmetastasen
M_0	Keine Fernmetastasen nachweisbar
M_1	Fernmetastasen vorhanden

Bei einer Lokalisation an der Eichel und am distalen Penisschaft wird das Glied 3 cm proximal von der Tumorgrenze abgesetzt. Die Harnröhre mündet am Penisstumpf. Eine Kohabitation ist oft noch möglich.

Ein Übergreifen des Tumors auf die proximalen Abschnitte der Schwellkörper zwingt zur Penisexstirpation. Es werden dabei die Schwellkörper von den Schambeinästen abgelöst und eine perineale Harnröhrenfistel angelegt.

Die beiderseitige Exstirpation der regionalen Lymphknoten ist indiziert bei palpablen Leistenlymphknoten sowie bei Karzinomen, die die Peniswurzel erreicht haben (SKINNER et al., 1972). Die inguinalen Lymphknoten werden beiderseits von einem Leistenschnitt, die iliakalen von einer medianen Unterbauchlaparotomie aus entfernt (WHITEMORE, 197o). Die radikale Exstirpation der Leistenlymphknoten hat ein Ödem der unteren Extremität zur Folge.

Bei einer Karzinomlokalisation am Penisschaft und palpatorisch unauffälliger Leistengegend wird man dem Patienten aus diesem Grund die Lymphonodektomie ersparen. Nur dann, wenn bei Kontrolluntersuchungen, zu denen der Patient regelmäßig bestellt werden muß, vergrößerte Lymphknoten gefunden werden, muß die Exstirpation der inguinalen und iliakalen Knoten nachgeholt werden.

Lymphknotenmetastasen, die infolge Übergreifens des Karzinoms auf die Muskulatur unverschieblich der Unterlage anhaften, werden nicht mehr operiert. Die Gefahr des Verblutens infolge Arrosion der Femoralisgefäße ist in diesen Fällen groß.

Beim inoperablen Primärtumor wird von BISHAMER (1971) zur Vermeidung
einer tödlichen Arrosionsblutung die Unterbindung der A. dorsalis
penis empfohlen.

Prognose

Die 5-Jahres-Überlebensrate des operierten Peniskarzinoms beträgt nach
SKINNER (1972) 59%. Die Prognose ist bei kleinen Penisepitheliomen gut.
Auch bei den histologisch positiven Lymphknoten ist bei radikaler Operation mit inguino-iliakaler Lymphknotenexstirpation in 5o% der Fälle
mit einer Heilung zu rechnen (SKINNER, 1972). Bei inoperablen Lymphknotenmetastasen ist die Lebenserwartung gering.

Örtliche Rezidive sind nach Penisamputation selten. Die Patienten
sterben gewöhnlich an den Metastasen.

Literatur

BOEMINGHAUS, H.: Urologie, 4. Aufl. München: Banascheski 1971.
BOSHAMER, K.: Zit. bei BOEMINGHAUS, H.: Urologie, 4. Aufl. München:
    Banaschewski 1971.
SKINNER, D.G., LEADBETTER, W.F., KELLEY, S.B.: The surgical manage-
    ment of squamous cell carcinoma of the penis. J. Urol. (Baltimore)
    1o7, 273 (1972).
STAUBITZ, W.J., LENT, M.H., OBERKIRCHNER, O.J.: Carcinoma of the penis.
    Cancer (Philad.) 8, 371 (1955).
WHITEMORE, W.F., Jr.: Tumors of the penis, urethra, scrotum and testis.
    In: CAMPBELL, HARRISON: Urology, Bd. 2, 3rd Ed., p. 119o. Phila-
    delphia: Saunders 197o.

Die Strahlentherapie des Peniskarzinoms

K. H. KÄRCHER

Die heute verfügbaren strahlentherapeutischen Möglichkeiten bei der
Behandlung des Peniskarzinoms haben sich durch die Einführung hochenergetischer Elektronen sowie Kobalt 6o-Gammastrahlen und ultraharter Photonen beträchtlich gewandelt. Zwar entscheidet immer noch die
Lokalisation und Ausdehnung, das heißt das Stadium des Krankheitsgeschehens wie die internistische Situation (Operabilität) bzw. das
Alter des Patienten über den zu bevorzugenden Eingriff. Davon hängt
es heute in erster Linie ab, ob rein radiotherapeutische Maßnahmen
am Anfang stehen und allein bevorzugt werden, ob eine kombinierte,
chirurgisch-radiologische Behandlung von Vorteil erscheint oder eine
rein chirurgische Anfangsbehandlung mit einer radiotherapeutischen
Nachbehandlung zu wählen ist. Die früher erfolgreich angewendeten
radiologischen Behandlungsverfahren wie Spickung, Moulagen mit Radium
und zusätzlicher Röntgenbestrahlung (BORN, 1959; WINDEYER, 1939) bzw.
radikale chirurgische Penektomie mit Lymphadenektomie sind heute
weitgehend aus Gründen des Strahlenschutzes und der guten Erfolgschancen des kombinierten Vorgehens verlassen worden. Es kann daher
auf die Darstellung von Bestrahlungsmethoden und Verfahren unter Verwendung radioaktiver Isotope bzw. Radium zur Kontaktbestrahlung und
Spickung verzichtet werden. Radium bzw. radioaktive Isotope sind
lediglich da von Interesse, wo ein modernes Bestrahlungsverfahren auf
Grund fehlender apparativer Voraussetzungen nicht möglich ist (BECKER
u. SCHEER, 1953). Bezüglich der Durchführung von Radiumspickungen wird
auf die einschlägigen radiotherapeutischen Standardwerke oder Handbü-
cher verwiesen (BORN, 1959; WINDEYER, 1939). Es sei an dieser Stelle
auf die Publikation zahlreicher unterschiedlicher chirurgischer oder
radiotherapeutischer Statistiken verzichtet, da in den meisten Fällen
ja Ergebnisse auf Grund verschiedener Behandlungsverfahren und Vorgehen nicht vergleichbar sind. Es muß jedoch erwähnt werden, daß es
gelingt, mit rein radiotherapeutischen Vorgehen in Stadium I ohne
Lymphknotenbeteiligung eine Fünfjahresheilung von 89% beim Plattenepithelkarzinom des Penis zu erzielen (ENGELSSTAD, 1948). In den europäischen Ländern wird aus diesem Grund in den Primärstadien der
Radiotherapie der Vorzug gegeben, während in angloamerikanischen Ländern entweder eine partielle oder totale Amputation des Primärtumors
vorgezogen wird. Berücksichtigt man jedoch, wie LULE (1969) in seiner
statistischen Gegenüberstellung richtig ausführt, daß durch die Strahlentherapie in den Primärstadien ein funktionsfähiges Glied erhalten
werden kann, dann kann man ermessen, welche psychische Ausnahmesitu-
ation für den Patienten durch die Penisamputation und auch durch die
partielle Amputation entstehen kann und welche Vorteile die primäre
Radiotherapie demgegenüber bietet. Bei Versagen der Radiotherapie
bzw. bei Entstehung von Radionekrosen kann die Penisamputation, Teil-
amputation oder die Penektomie immer noch erfolgen. Bei dreißig primär
bestrahlten Peniskarzinomen im Stadium I und II mit verschiedener
Lokalisation am Präputium bzw. Glans oder Schaft wurde nach LULE (1969)
eine Heilungsziffer von 73% erzielt, bei dem Gesamtkrankengut durch
eine alleinige Radiotherapie eine Heilungsziffer von 57%.

Tabelle 1. Heilungsziffern der 3o primär bestrahlten Peniskarzinom-fälle (LULE, 1969)

Stadium	Zahl der Patienten	3 Jahre symptomfrei	5 Jahre symptomfrei
I	11	7 (7o,o %)	5 (71,4 %)
II	16	14 (87,5 %)	11 (73,3 %)
III	1	–	–
IV	2	–	–
Gesamt	3o	21 (65,6 %)	16 (57,1 %)

Diese Zahlen berechtigen, verglichen mit den chirurgischen Fünfjahres-heilungen, zu der Auffassung, daß der Radiotherapie in den Primärsta-dien des Peniskarzinoms eindeutig der Vorzug zu geben ist und chirur-gisches Vorgehen immer mit einer radiotherapeutischen Maßnahme kom-biniert werden sollte.

Die häufigste Ursache des Peniskarzinoms ist die mangelhafte Pflege bei Bestehen einer Phimose. 26% der Peniskarzinomkranken sind Phimose-träger. Durch die Phimose ist eine adäquate radiotherapeutische Be-handlung nicht möglich. Es sollte daher am Beginn des radiotherapeu-tischen Vorgehens zunächst die Resektion des Präputiums stehen, um eine entsprechende Pflege des Wundgebietes und Tumorbettes während einer intensiven Strahlentherapie möglich zu machen. Wird diese Maß-nahme unterlassen, so kommt es häufig durch die Sekundärinfektion zu unkontrollierbarer Eiterung der rasch zerfallenden Tumoren mit Blu-tungs- und Nekrosengefahr. Der radiotherapeutische Erfolg wird hier-durch in Frage gestellt. In der Folge ist dann eine Penisamputation nicht mehr zu umgehen. Findet sich der Tumor am Präputium bzw. am Penisschaft und besteht keine deutliche Phimose, kann dieser thera-peutische Eingriff zur Vorbereitung der Radiotherapie vermieden wer-den. Für die Wahl dieses strahlentherapeutischen Behandlungsverfahrens ist, wie anfangs betont, der Sitz, die Tiefenreichweite und die Aus-dehnung sowie die Metastasierung in die regionären Lymphknoten von Bedeutung. Handelt es sich um prämaligne Hautveränderungen am Penis, wie die Bowensche Erkrankung bzw. Erythroplasie von Queyrat oder die Pagetsche Erkrankung sowie Leukoplakien, sollte regelmäßig eine Zir-kumzision erfolgen mit einer anschließenden Bestrahlung, wobei eine Strahlenqualität von 6o KV in Form der Nachbestrahlung durchaus zum Erfolg führen kann. Die Bestrahlung der Lymphknotenregion ist in die-sen Fällen nicht erforderlich. Bei einer Dosis von 4.5oo - 5.ooo rd werden diese Präkanzerosen bei guter lokaler Pflege völlig zur Abhei-lung gebracht und rezidivieren nach Zirkumzision meist nicht mehr. Bei echten Plattenepithelkarzinomen des Penis kann bei oberflächlichem Sitz am Präputium, an der Glans oder am Schaft ebenfalls die Chaoulsche Nahbestrahlung angewendet werden; wir bevorzugen jedoch wegen der Gefahr der nichtkontrollierbaren Invasion in die Schwellkörper die Bestrahlung mit hochenergetischen Elektronen von einer Energie zwi-schen 7 und 1o MEV und eine gleichzeitige Bestrahlung der inguinalen und iliakalen Lymphknoten (Abb. 1 u. 2).

Bei der Bestrahlung iliakal-inguinaler Lymphknoten sollte zur besseren Strahlenverträglichkeit und Schonung der Haut bzw. Erhaltung ihrer Funktion die Elektronensiebtherapie als Methode der Wahl zur Anwendung

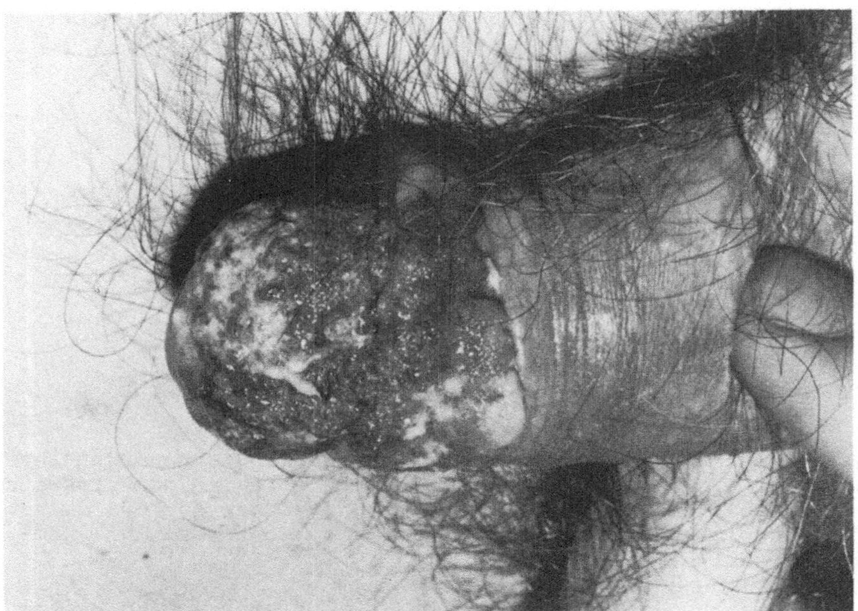

Abb. 1. Exophytisch wachsendes Peniskarzinom mit fast komplettem Befall der Glans (Plattenepithelkarzinom)

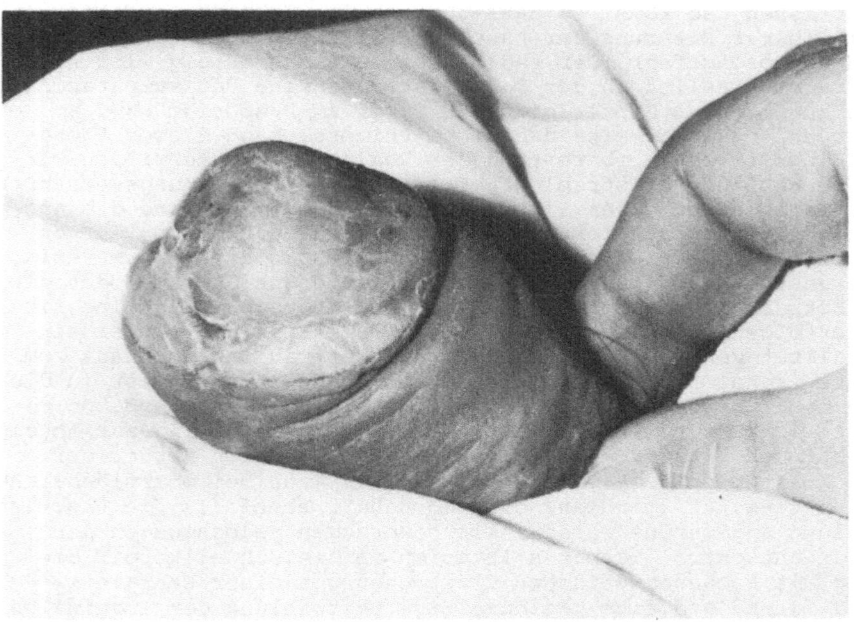

Abb. 2. Zustand nach Bestrahlung mit 7 MeV schnellen Elektronen, ED 2oo rd, GD 4.5oo rd. Zustand nach Abheilung der Strahlenreaktion und Resektion des Präputiums

kommen oder an Stelle von Elektronen zur Mitbestrahlung der iliakalen
Lymphknoten die Kobalt 6o-Teletherapie angewendet werden. Mit diesem
Vorgehen der alleinigen Elektronenbestrahlung des Peniskarzinoms bzw.
der Mitbestrahlung der regionären Lymphknoten mit Elektronensiebthe-
rapie wurden am Heidelberger Krankengut in allen Stadien in 55% der
Fälle eine Fünfjahresheilung erzielt.

Tabelle 2. Heilungsziffern der 18 postoperativ bestrahlten Peniskar-
zinom-Patienten (LULE, 1969)

Stadium	Zahl der Patienten	3 Jahre symptomfrei	5 Jahre symptomfrei
I	6	2 (66,6 %)	1 (5o,o %)
II	9	5 (55,5 %)	4 (5o,o %)
III	2	-	-
IV	1	-	-
Gesamt	18	7 (38,6 %)	5 (31,2 %)

Man kann somit ausführen, daß bei der heutigen Verwendungsmöglichkeit
von Megavoltstrahlen, seien es Elektronen, Kobalt 6o-Gammastrahlen
oder ultraharte Photonen, beim Peniskarzinom mindestens so gute Ergebnisse wie bei alleiniger chirurgischer Behandlung erzielt werden, ohne
die hierbei nötige Verstümmelung in Kauf nehmen zu müssen. Bei den
späteren Stadien, das heißt großen Tumoren mit Aufbrauchung der Glans
oder Durchwachsung des Gliedes sollte eine radikale chirurgische Absetzung mit anschließender Nachbestrahlung des lokalen Operationsgebietes und eine Bestrahlung der Lymphknotenabflußregionen erfolgen.
Hierzu verwenden wir ebenfalls schnelle Elektronen und ultraharte
Photonen für die Lymphknotenregion. Es wird das Gebiet des Dammes mit
dem neuen Orificium urethrae mit einem 6 x 8 cm großen Feld und 15 MEV-
Elektronen bis zu einer Oberflächendosis von 6.ooo rd belastet, die
beiden Lymphabflußregionen durch 4 Photonengegenfelder. Man kann somit feststellen, daß die heutige Therapie des Peniskarzinoms in erster
Linie, vor allem in den Primärstadien, radiotherapeutisch sein sollte.
Das kombinierte chirurgisch-radiotherapeutische Vorgehen dominiert in
den späteren Stadien. Vor der Radiotherapie sollte die Zirkumzision
stehen, wenn eine Phimose vorliegt. Insgesamt haben sich mit den modernen radiotherapeutischen Verfahren die Ergebnisse in den Primärstadien so weit gebessert und es lassen sich so gute Heilungsziffern
erzielen, daß die Erhaltung des Gliedes und die Vermeidung des psychischen Schocks der Penisamputation in jedem Falle an erster Stelle
versucht werden muß. Erst bei Versagen dieses Vorgehens tritt die
Chirurgie an die Stelle der Radiotherapie.

Literatur

BECKER, J., SCHEER, K.E.: Therapie mit radioaktiven Isotopen. Die
    lokalisierte Anwendung künstlich radioaktiver Isotope. In: SCHWIEGK,
    H.: Künstliche radioaktive Isotope in Physiologie, Diagnostik und
    Therapie. Berlin-Göttingen-Heidelberg: Springer 1953.
BLOOM, H.J.G., WALLACE, D.M.: Tumors of the urinary tract. In: Hand-
    buch der Medizinischen Radiologie, 19. Bd.: Spezielle Strahlen-
    therapie maligner Tumoren (Hrsg. ZUPPINGER, A., KROKOWSKI, E.),
    3. Teil. Berlin-Heidelberg-New York: Springer 1971.
BORN, W.: Klinische Anwendung radioaktiver Substanzen. In: Handbuch
    der Haut- und Geschlechtskrankheiten, Ergänzungswerk (Hrsg. MARCHIO-
    NINI, A., SCHIRREN, C.G.), Bd. 5, Teil 2: Strahlentherapie der Haut-
    krankheiten, S. 814. Berlin-Göttingen-Heidelberg: Springer 1959.
ENGELSTAD, R.B.: Treatment of cancer of the penis at the Norwegian
    Radium Hosp. Amer. J. Roentgenol. 6o, 8o1 (1948).
KÄRCHER, K.H.: Technik und Indikationen der Elektronentherapie: Penis-
    karzinom. In: Supervolttherapie (Hrsg. BECKER, J., SCHUBERT, G.).
    Stuttgart: Thieme 1961.
LULE, E.: Ergebnisse der Strahlentherapie (Elektronen beim Peniskarzi-
    nom). Dissertation Ruprecht Karl Univ. Heidelberg 1969.
SCHIRREN, C.G.: Röntgentherapie gutartiger und bösartiger Geschwülste
    der Haut. In: Handbuch der Haut- und Geschlechtskrankheiten, Ergän-
    zungswerk (Hrsg. MARCHIONINI, A., SCHIRREN, C.G.), Bd. 5, Teil 2:
    Strahlentherapie der Hautkrankheiten, S. 4o9. Berlin-Göttingen-
    Heidelberg: Springer 1959.
WEITZEL, G.: Erfahrungen in der Elektronentherapie oberflächlicher
    Tumoren. Betatron und Telekobalttherapie. Internat. Symposion der
    Univ. Heidelberg 1957. Berlin-Göttingen-Heidelberg: Springer 1957.
WINDEYER, B.W.: Discussion on radiotherapy in urology. Proc roy. Soc.
    Med. 32, 15o4 (1939).

Therapie des Prostatakarzinoms

G. LUNGLMAYR

<u>Pathologisch-anatomische Grundlagen und Tumorstadium</u>

Karzinome entstehen vorwiegend im peripheren Anteil der Prostata
(MOSTOFI, 1969). Kleine, klinisch nicht manifeste Karzinomherde
(okkulte Karzinome) können über Jahre latent bleiben und nur zufällig
anläßlich einer Adenomoperation histologisch diagnostiziert werden
(BAUER et al., 196o; GREEN u. SIMON, 1955). Das Frühstadium der klinischen Manifestation ist der isolierte, auf die Prostata beschränkte
Tumorknoten. Nach Penetration der Prostatakapsel erstreckt sich das
weitere lokale Wachstum in das periprostatische Bindegewebe und die
Samenblasenwand. Später können die Harnblase und die periprostatische
Harnröhre infiltriert werden. Die Wahrscheinlichkeit einer Metastasierung ist bei Kapselinvasion signifikant erhöht (FLOCKS, 1969).
Regional werden die hypogastrischen, iliakalen und im weiteren Verlauf
die paraaortalen Lymphknoten befallen. Fernmetastasen treten bevorzugt im Skelettsystem (Becken, Wirbelsäule) und in der Lunge auf.

Aus dem Wachstumsverhalten der Prostatakarzinome ergibt sich eine
Klassifikation in 4 Tumorstadien mit unterschiedlicher prognostischer
Signifikanz (Abb. 1):

Stadium I: Histologischer Tumornachweis nach Adenomoperation. Keine
               rektal palpable Induration in der Prostata.

Stadium II: Klinisches Frühstadium. Bei rektaler Palpation findet
               sich ein auf die Prostata beschränkter Tumorknoten. Das
               periprostatische Gewebe und die Samenblasen sind tumor-
               frei.

Stadium III: Extraprostatische Ausdehnung des Karzinoms ohne Meta-
               stasierung.

Stadium IV: Nachweis von Metastasen.

Die Überlebensrate nimmt mit höherem Tumorstadium signifikant ab
(KIMBROUGH, 195o; Veterans Administration Cooperative Urological
Research Group, 1967, 1968).

<u>Symptome und Diagnostik</u>

Stadium I und II sind in der Regel symptomlos. Lokal ausgedehnte
Tumoren (Stadium III) führen in erster Linie zu Entleerungsstörungen
der Blase. Hämaturie oder Metastasenschmerzen sind seltener primäre
Symptome (SCOTT u. SCHIRMER, 1972; THELEN, 1968).

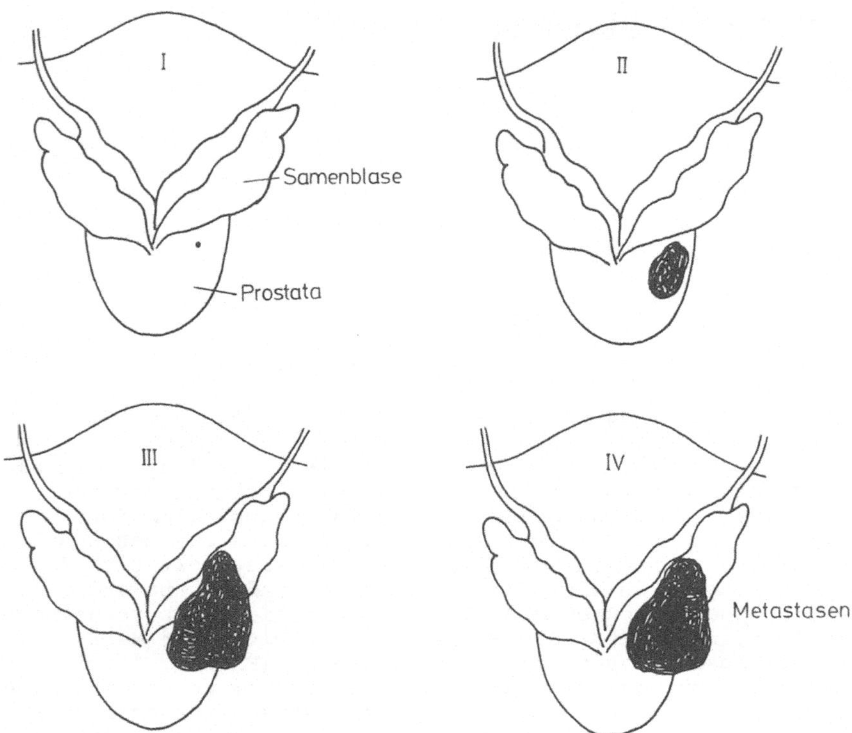

Abb. 1. Schematische Darstellung der einzelnen Tumorstadien I - IV

Die erste diagnostische Maßnahme ist die Rektaluntersuchung. Da 9o%
der Tumoren peripher in der Prostata lokalisiert sind (MOSTOFI, 1969),
können auch kleine Tumoren durch rektale Palpation erfaßt werden.
Nach JEWETT sind 5o% aller derben Indurationen der Prostata Karzinome
(SCOTT u. SCHIRMER, 1972). Unumgänglich notwendig ist die Sicherung
des Karzinomverdachtes durch die Stanzbiopsie (PURSER et al., 1968).
Zysto-Urethroskopie und Lymphographie geben Aufschluß über eine Infiltration der Harnblase oder prostatischen Harnröhre bzw. einen regionären Lymphknotenbefall. Die intravenöse Urographie informiert
über Restharnbildung, Lageveränderung der Blase und den Zustand der
oberen Harnwege. Die Frühdiagnose von Knochenmetastasen konnte durch
szintigraphische Untersuchungen (^{85}Sr-, ^{18}F-Scan) erheblich verbessert
werden (FARBER et al., 1967; GRABER et al., 1972). Der diagnostische
Wert der sauren Serumphosphatase ist sehr beschränkt (SCOTT u. SCHIR-
MER, 1972).

Der Prostatakrebs ist die dritthäufigste Karzinomerkrankung von Männern über dem 5o. Lebensjahr. Die besten Ergebnisse werden durch radikale Entfernung der gesamten Prostata mit den Samenblasen im Frühstadium erhielt (BELT u. SCHRÖDER, 1971; CULP, 1968; JEWETT, 1963;
KIRCHHEIM u. McROBERTS, 1971). Nur 5 - 1o% der Fälle werden allerdings im Stadium II diagnostiziert, da in der Regel noch keine Symptome bestehen (Tabelle 1). KIMBROUGH konnte durch jährliche Rektal-
untersuchungen des männlichen amerikanischen Armeepersonals 56% der
Prostatakarzinome im Frühstadium erfassen (195o). Bestrebungen, die
jährliche periodische Rektaluntersuchung des Mannes über dem 5o. Lebensjahr als Präventivmaßnahme einzuführen, erscheinen daher sinnvoll.

Tabelle 1. Tumorstadium zum Zeitpunkt der Diagnose (Urologische
Universitätsklinik Wien)

Gesamt	Stadium			
	I	II	III	IV
89	11	4	46	28

Therapie

Entscheidend für die Therapieplanung ist der Allgemeinzustand des
Patienten und das Tumorstadium. Die Überlegungen zur Auswahl des
Behandlungsverfahrens werden vorerst dadurch beeinflußt, ob es sich
um ein okkultes Karzinom (Stadium I), ein radikal operables Frühstadium (Stadium II) oder um einen fortgeschrittenen Tumorbefall (Stadium III oder IV) handelt. Im folgenden wird das therapeutische Vorgehen und die damit verbundenen Probleme für jedes Tumorstadium einzeln abgehandelt.

Stadium I

Okkulte Karzinome werden in 3 - 8% der Fälle nach Adenomoperation
histologisch diagnostiziert (BAUER et al., 196o; GREEN u. SIMON,
1955; MONTGOMERY et al., 1967; THELEN, 1968). Serienschnittuntersu-
chungen können die Zahlen bis nahezu 9o% erhöhen, wobei eine signifikante Zunahme mit höherem Alter gefunden wurde (DENTON et al.,
1965; THELEN, 1968).

Das Problem bei der Behandlung eines Mikrokarzinoms besteht in der
Entscheidung, ob in jedem Fall sofort eine Therapie eingeleitet werden
soll oder ein Therapiebeginn erst bei klinischer Manifestation gerechtfertigt ist.

Es ist bekannt, daß Mikrokarzinome größtenteils eine sehr geringe
Wachstumstendenz aufweisen. Dies trifft im besonderen für hochdiffe-
renzierte Karzinomformen zu (BLACKARD et al., 1972; MONTGOMERY et al.,
1961). Anaplastische, multizentrische Herde hingegen tendieren zu
aggressivem Wachstum und frühzeitiger Kapselinvasion (SCOTT et al.,
1969).

Bei der Indikationsstellung zur Therapie ist daher die Wahrscheinlichkeit einer klinischen Tumormanifestation mit den Nebenwirkungen des
Therapieverfahrens abzuwägen.

Die Radikaloperation verhindert eine spätere klinische Tumormanifestation, ist jedoch mit einer erheblichen Komplikationsrate (Inkontinenz, Impotenz) verbunden. Ähnlich liegt die Problematik bei der
primären Oestrogenbehandlung. Patienten mit kardialer Insuffizienz
sind durch die Oestrogen-bedingte Natrium- und Flüssigkeitsretention
Belastungen ausgesetzt (BAILAR u. BYAR, 197o; Veterans Adiministration
Cooperative Urological Research Group, 1967, 1968).

Unser Standpunkt zur Therapie des okkulten Karzinoms ist folgender:
Bei Vorliegen von multizentrischen, anaplastischen Karzinomherden
wird bei Patienten unter dem 7o. Lebensjahr, die einen guten Allgemeinzustand aufweisen, die radikale Entfernung der Prostatakapsel

mit den Samenblasen im Anschluß an die Adenomoperation angestrebt.
Ältere Patienten werden primär unter sorgfältiger internistischer
Überwachung mit Oestrogenen behandelt. Ein abwartendes Verhalten mit
kurzfristigen Kontrolluntersuchungen (raktale Palpation, Kontroll-
biopsie) ist unseres Erachtens nur bei kleinen, hochdifferenzierten
Karzinomherden, von denen eine geringe biologische Aktivität erwartet
werden kann, gerechtfertigt. Voraussetzung für eine derartig gezielte
Indikationsstellung ist allerdings eine exakte Aufarbeitung des Pro-
statektomiepräparates hinsichtlich Ausdehnung, Kapselinfiltration
und Malignitätsgrad der Karzinomformationen in interdisziplinärer
Zusammenarbeit mit dem Pathologen.

Stadium II

Im Frühstadium der klinischen Manifestation des Karzinoms besteht die
absolute Indikation zur radikalen Prostatektomie, die einer primär
konservativen Behandlung mit Oestrogenen als überlegen angesehen wird
(BELT u. SCHRÖDER, 1971; SCOTT u. SCHIRMER, 1972). Die Zusammenstellung einiger großer Operationsstatistiken zeigt (Tabelle 2), daß eine
Überlebenszeit von 1o Jahren in über 4o% der Fälle erzielt werden
kann.

Tabelle 2. 5- und 1o-Jahres-Überlebenszeiten nach radikaler Prostatektomie

Autor	5 - 1o Jahre	1o - 15 Jahre	postoperative Oestrogenbehandl.
YOUNG, 1945	–	5o%	–
JEWETT, 1954	6o%	49%	–
VICKERY u. KERR, 1963	7o,6%	39%	–
MELLINGER et al., 1967	8o%	–	–
	7o%	–	+ (5 mg Stilb-oestrol/tgl.)
BELT, 197o	71,8%	38,6%	teilweise hormonbehandelt

Das Prinzip der Operation besteht in einer en bloc-Resektion von Prostata mit Samenblasen und der Wiedervereinigung des Blasenhalses mit
dem Harnröhrenstumpf. Hinsichtlich detaillierter Angaben über verschiedene Operationsverfahren wird auf die einschlägige Speziallite-
ratur verwiesen (BELT u. SCHRÖDER, 1971; CULP, 1968; FLOCKS, 1969).

Operiert wird perineal oder retropubisch, wobei das retropubische Vorgehen eine gleichzeitige regionäre Lymphadenektomie ermöglicht. Diese
erscheint angesichts eines Lymphknotenbefalles in 7% der Fälle im Frühstadium (FLOCKS, 1969) indiziert.

Die Letalität des Eingriffes liegt derzeit bei 1%. Impotenz (9o%) und
Inkontinenz (1o - 2o%) sowie Strikturen und Fistelbildung sind die
häufigsten Komplikationen (THELEN, 1968).

Lokalrezidive treten vor allem bei Fällen mit postoperativ histologisch verifizierter Ausdehnung über die Organgrenzen auf. Durchschnittlich 25% der Fälle im klinischen Stadium II erweisen sich histologisch bereits als im Stadium III (MOSTOFI, 1969). Neue Aspekte zur Senkung der Lokalrezidivrate ergeben die Hochvolttherapie bzw. die Instillation von ^{189}Au in das Operationsgebiet im Anschluß an die Operation (FLOCKS, 1969).

Noch nicht endgültig sicher ist der Wert einer postoperativen Oestrogenbehandlung. BELT (BELT u. SCHRÖDER, 1971) erzielte signifikant höhere Überlebensraten, dagegen MELLINGER et al. (Veterans Administration Cooperative Urological Research Group, 1967, 1968) in einer prospektiven Studie einen gegenteiligen Effekt.

Nach unserer Meinung besteht die Indikation zur postoperativen Oestrogentherapie in jedem Fall, bei dem die histologische Aufarbeitung des Operationspräparates ein kapselinvasives Karzinom (demnach ein Stadium III) ergibt, da die Wahrscheinlichkeit einer bereits bestehenden, klinisch noch nicht faßbaren Metastasierung höher ist als bei rein intraprostatischer Lokalisation des Karzinoms. Die Unterlassung einer postoperativen Oestrogentherapie ist nur bei einem kleinen intraprostatischen Karzinom gerechtfertigt.

Eine Erweiterung der Indikationsstellung zur radikalen Prostatektomie auf lokal fortgeschrittene Karzinome (Stadium III) wird durch die präoperative Oestrogentherapie (SCOTT u. SCHIRMER, 1972) versucht. Bei regressivem Verhalten des Tumors nach Oestrogenvorbehandlung wird die zumeist fibrös veränderte Prostata mit den noch vorhandenen Karzinominseln einschließlich der Samenblasen entfernt. Größere Statistiken zur Bewertung dieser Methode stehen allerdings noch aus.

Stadium III und IV

Seit den Mitteilungen von HUGGINS (1947) gilt die Oestrogenbehandlung beim lokal fortgeschrittenen oder metastasierten Fall als das wirksamste Verfahren, wie aus Vergleichen von Statistiken aus der Vor-Oestrogenära mit Statistiken oestrogen-behandelter Fälle abgeleitet wird (NESBITT u. PLUMB, 1946). Einen Überblick über die Ergebnisse mit der Oestrogenbehandlung gibt Tabelle 3.

Die Ausschaltung der körpereigenen Androgenproduktion durch Orchiektomie und eine zusätzliche Oestrogentherapie führen in 80% der Fälle zu einer Tumorremission. Als maßgebend für die Inaktivierung des Tumorwachstums wird die Senkung des Androgenspiegels angesehen. Oestrogene wirken dabei über den hypophysär-gonadalen Feed-back-Mechanismus durch Hemmung der Gonadotropinausscheidung der Hypophyse. Ein direkter zytostatischer Effekt von Oestrogenen auf die Prostatazellen (DUCKREY u. RAABES, 1952) wurde bisher nicht bewiesen.

Die Oestrogentherapie ist eine Dauermedikation und erfordert eine konsequente Durchführung und Überwachung. Wir beginnen nach histologischer Sicherung der Krebsdiagnose und subkapsulärer Orchiektomie mit einer hochdosierten Initialtherapie (5oo - 1.ooo mg Stibloestroldiphosphat/tgl. durch 1o - 12 Tage) und setzen mit einem Depotpräparat (Polyoestradiolphosphat) als Erhaltungstherapie fort. Über günstige Erfahrungen wurde neuerdings mit der Konbination von Äthinyloestradiol und Polyoestradiolphosphat berichtet (JÖNSSON, 1969). Dosierung, Injektionsabstand und Auswahl des Präparates richten sich vorwiegend nach klinischen Kriterien. Die Abnahme der rektal palpablen Tumormasse,

Tabelle 3. 5-Jahres-Überlebensraten nach Oestrogenbehandlung des Prostatakarzinoms

Autor	Tumorstadium	Überlebensrate
NESBIT u. BAUM, 195o	I - III	43,6% Orchiektomie u. Hormone
POOL u. THOMPSON, 1956	I - III	39,o% Orchiektomie u. Hormone
MELLINGER et al., 1967	III	5o,o% Orchiektomie u. Hormone
	IV	22,o%
EMMET u. GREEN, 196o	I - III	45,o%
	IV	14,5%
ANDERSEN, 1959	alle Stadien	31,8%
KOLLWITZ et al., 197o	III	4o,o% Orchiektomie u. Hormone
	IV	2o,o%

5-Jahres-Überlebenszeit ohne Oestrogenbehandlung (vor Oestrogen-Ära)

BUMPUS, 1926	I - IV	13,o%
NESBIT u. PLUMB, 1946	I - III	1o,o%
	IV	6,o%

Besserung des Allgemeinzustandes, Nachlassen von Metastasenschmerzen sind Zeichen einer wirksamen Oestrogentherapie. Regressionen von Metastasen sind selten. Bei der Verlaufskontrolle von 31 metastasierten Fällen zeigten nur 8 Patienten unter Oestrogenen eine Verkleinerung der Knochenmetastasen.

Die Anwendung objektiver Parameter zur Beurteilung des Oestrogeneffektes (Hormonzytologie des Urethraepithels, ZINNER; Plasmatestosteron) wird derzeit klinisch geprüft. Metastasierte Fälle zeigen eine gute Korrelation zwischen Klinik und saurer Phosphatase unter Oestrogenen.

Sehr wesentlich ist die allgemeine urologische Therapie eines Prostatakarzinomträgers unter der Oestrogenmedikation. Entleerungsstörungen der Blase sind durch palliative transurethrale Resektion operativ zu beseitigen und der Harnwegsinfekt gezielt und sorgfältig zu behandeln. Bei beidseitiger supravesikaler Rückstauung als Folge einer Tumorinfiltration oder Kompression des Harnleiters durch Lymphknotenmetastasen ist eine Dauerableitung des Harnes mittels Nephrostomie erforderlich.

Der Eingriff in das hormonale System des Mannes durch die Oestrogen-Dauermedikation führt zu erheblichen Nebenerscheinungen: Die früher nahezu regelmäßig zu beobachtende *Gynäkomastie* kann durch Röntgenvorbestrahlung der Brustdrüse verhindert werden (ZINGG u. HEINZEL, 1968). *Libido- und Potenzverlust* werden von durchschnittlich 5o% der Patienten mitgeteilt (ELLIS u. GRAYHACK, 196o). Häufig sind im Rahmen der Feminisierungserscheinungen *psychische Veränderungen* festzustellen.

Kardio-vaskuläre Komplikationen infolge Oestrogen-bedingter Natrium-
und Flüssigkeitsretention wurden neuerdings durch die Veröffentlichungen der Veterans Administration Cooperative Urological Research Group
(1967, 1968) in den USA in den Vordergrund gestellt. Eine prospektive
Studie, die über 3.ooo Patienten von 14 Veterans Administration-Kran-
kenhäusern umfaßt und zu dem Zweck einer Bewertung von Oestrogenen
beim Prostatakarzinom im Doppelblindversuch durchgeführt wurde, zeigte
folgende überraschende Ergebnisse:

1. Im Stadium I und II führte die Oestrogenmedikation nach radikaler
Prostatektomie zu keiner signifikanten Zunahme der Überlebensraten,
sondern zu einer Abnahme der Lebenserwartung im Vergleich zur Placebo-
behandlung.

2. Auch im Stadium III überlebten Placebo-behandelte Patienten nicht
kürzer als die unter Oestrogen-Behandlung.

3. Nur beim metastasierten Fall war eine niedrige Oestrogendosis
(1 mg Stilboestrol/tgl.) von Vorteil.

Auf Grund einer Analyse der Todesursachen ihrer Patienten erklären
MELLINGER et al. (Veterans Administration Cooperative Urological
Research Group, 1967, 1968) diese, im Gegensatz zu den bisherigen
Untersuchungsergebnissen stehenden Befunden, durch Erhöhung der the-
rapiebedingten kardio-vaskulären Komplikationsrate und folgern daraus,
daß Oestrogene nur beim metastasierten Fall oder bei Beschwerden von
Seiten des Karzinoms indiziert sind.

Zahlreiche kritische Stellungnahmen zu dieser Studie liegen vor:

1. Zirka 3o% der in den beteiligten Veterans Administration-Kranken-
häusern anfallenden Karzinompatienten wurden von vornherein aus der
Studie ausgeschlossen.

2. Nahezu 3o% der Placebo-Patienten wurden wegen einer deutlichen
Tumorprogression auf Oestrogene umgestellt, jedoch als Placebo-Fälle
ausgewertet.

3. Eine exakte Unterscheidung der Todesursachen am Karzinom und seinen
Folgen oder an kardialen Komplikationen ist nicht möglich, da die Todesursache bei den meisten Fällen nicht autoptisch gesichert wurde.

Die Aussage dieser Studie wird daher in einigen wesentlichen Punkten
in Frage gestellt.

Wir bezweifeln, daß die Ergebnisse der MELLINGER-Studie die Indikationsstellung zur Oestrogentherapie beim fortgeschrittenen Fall grund-
legend ändern. Konsequenterweise ist angesichts dieser Untersuchung
zu fordern, daß eine sorgfältige internistische Überwachung (Verabreichung von Diuretika, kardiale Therapie) zur Prophylaxe der kardio-
vaskulären Komplikationen vorgenommen werden sollte. Ob geringere
Oestrogendosen als bisher als erforderlich angesehen wurden zu den
gleichen Behandlungsergebnissen führen, bleibt weiteren experimentellen und klinischen Studien vorbehalten. In diesem Zusammenhang konnten MACKLER et al. (1972) zeigen, daß kein signifikanter Unterschied
in der Senkung des Plasmatestosteronspiegels bei Dosen zwischen 1,o
und 5,o mg Stilboestrol/tgl. besteht.

Die Radiotherapie (Hochvolttherapie) hat in den letzten Jahren beim
lokal fortgeschrittenen, insbesondere Oestrogen-resistenten Prostatakarzinom erhebliche Bedeutung gewonnen. Ihre Möglichkeiten, Grenzen
und Aussichten werden im einschlägigen Kapitel behandelt.

Die Oestrogenresistenz

Oestrogene bewirken keine Heilung des Prostatakarzinoms, sondern lediglich eine temporäre Remission. Zirka 2o% der Fälle sprechen primär auf Oestrogene nicht an (primäre Oestrogenresistenz). Bei 8o% kommt es nach einer unterschiedlich langen Inaktivierung des Karzinomwachstums zu einer sekundären Oestrogenresistenz. Als Ursache für die sekundäre Oestrogenresistenz wird ein Anstieg des Androgenspiegels oder die Entstehung hormonresistenter Tumorzellpopulationen diskutiert.

Die Therapie der sekundären Oestrogenresistenz war bisher wenig erfolgreich (MARTZ, 1962). Änderungen des Hormonpräparates und Dosissteigerung (hochdosierte Stilboestroldiphosphat-Behandlung) können neuerliche, jedoch meist nur kurzfristige Remissionen einleiten. FERGUSON berichtete über Erfolge mit der Hypophysenausschaltung durch ^{90}Y (1969). Die Androgenschocktherapie (MARTZ, 1962), Zytostatika sowie ^{32}P-Infusionsbehandlung brachten keine nennenswerten Vorteile. Die größte Bedeutung für derartige Fälle hat die palliative, schmerzstillende Medikation.

Literatur

BAILAR, J.C., BYAR, D.P., and the Veterans Administration Cooperative Urological Research Group: Estrogen treatment for cancer of the prostate. Early results with three doses of Diethylstilböstrol and Placebo. Cancer (Philad.) 26, 257 (197o).
BARNES, R.W.: Results of palliative treatment of early carcinoma of the prostate. J. Urol. (Baltimore) 7o, 489 (1953).
BAUER, W.C., McGAVRAN, M.H., CARLIN, M.R.: Unsuspected carcinoma of the prostate in suprapubic prostatectomy specimens. Cancer (Philad.) 13, 37o (196o).
BELT, E., SCHRÖDER, F.H.: Östrogenbehandlung des Prostatakarzinoms nach totaler Prostatektomie. Überlebensrate und kardio-vaskuläre Komplikationen in den Studien von MELLINGER u. BELT. Urologe 1o, 56 (1971).
BLACKARD, C.E., MELLINGER, G.T., GLEASON, D.F.: Treatment of stage 1 carcinoma of the prostate. A preliminary report. J. Urol. (Baltimore) 1o6, 729 (1972).
CULP, O.S.: Radical perineal prostatectomy: its past, presence and possible future. J. Urol. (Baltimore) 98, 618 (1968).
GRABER, P., RUTISHAUSER, G., BAUMANN, J.M.: Eine vergleichende Bewertung von saurer Serumphosphatase, konventioneller Röntgendiagnostik, Knochenbiopsie und Sr-85 Szintigraphie als Methoden zum Nachweis von Knochenmetastasen beim Prostatakarzinom. Urologe 1o, 83 (1972).
GREEN, L.F., SIMON, H.B.: Occult carcinoma of the prostate: Clinical and therapeutic study of 83 cases. J. Amer. med. Ass. 158, 1494 (1955).
HUGGINS, C.: Anti-androgenic treatment of prostatic carcinoma in man. Approaches to tumor-chemotherapy. Washington: American Association for the Advancement of Science 1947, 379.
JEWETT, H.J.: Treatment of early cancer of the prostate. J. Amer. med. Ass. 183, 373 (1963).
JÖNSSON, G.: Cytotoxic agents in the treatment of prostatic cancer. In: International Symposium on the Treatment of Carcinoma of the Prostate. Liefe Science Monographs 1. New York: Pergamon Press; Braunschweig: Vieweg 1969.
KIMBROUGH, J.C.: Carcinoma of the prostate. U.S. Armed Forces M.J. 1, 1411 (195o).

KIRCHHEIM, D., McROBERTS, J.W.: Radikale retropubische Prostatektomie
in der Behandlung des Prostatakarzinoms. Urologe 1o, 49 (1971).
KOLLWITZ, A.A., KRACHT, H., LECKING, H.: Klinische Daten und Behand-
lungsergebnisse bei 311 Patienten mit Prostatakarzinom. Urol. int.
(Basel) 25, 368 (197o).
LEHMAN, Th., KIRCHHEIM, D., BRAUN, E., MOORE, R.: An evaluation of
radical prostatectomy for undetected carcinoma of the prostate.
J. Urol. (Baltimore) 99, 646 (1968).
MACKLER, M.A., LIBERTI, J.P., SMITH, S.V., KOONTZ, W.W., PROUT, G.:
The effect of orchiectomy and various doses of Stilböstrol on
plasma testosteron levels in patients with cancer of the prostate.
Invest. Urol. 9, 423 (1972).
MARTZ, G.: Die Behandlung des Prostatakarzinoms bei Versagen der
Östrogene. Urologe 1, 124 (1962).
MELLINGER, G.T., GLEASEON, D., BAILAR, J.: The histology and prognosis
of prostatic cancer. J. Urol. (Baltimore) 97, 331 (1967).
MONTGOMERY, Th.R., WHITLOCK, G.F., HOHLGREEN, J.E., LEWIS, A.M.:
What becomes of the patient with latent or occult carcinoma of the
prostate. J. Urol. (Baltimore) 86, 655 (1961).
MOSTOFI, F.K.: Pathology of cancer of the prostate. In: International
Symposium on the Treatment of Cancer of the Prostate. Life Science
Monographs 1, p. 41-52. New York: Pergamon Press; Braunschweig:
Vieweg 1969.
NESBIT, R.M., BAUM, W.C.: Endocrine control of prostatic carcinoma.
Clinical and statistical survey of 1818 cases. J. Amer. med. Ass.
143, 1317 (195o).
NESBIT, R.M., PLUMB, R.T.: Prostatic carcinoma: A follow-up on 795
patients treated prior to the endocrine era and a comparison of
survival rates between there and patients treated by endocrine
therapy. Surgery 2o, 263 (1946).
POOL, T., THOMPSON, G.J.: Conservative treatment of carcinoma of the
prostate. J. Amer. med. Ass. 16o, 883 (1956).
PURSER, B.N., ROBINSON, B.C., MOSTOFI, F.K.: Comparison of neddle
biopsy and transurethral biopsy for the diagnosis of carcinoma of
the prostate. J. Urol (Baltimore) 99, 698 (1968).
SCOTT, R., MUTCHNIK, D.L., LASKOWSKY, L.Z., SCHMALHORST, W.R.: Carcinoma of the prostate in elderly men. Incidence, growth characteristics and clinical significance. J. Urol. (Baltimore) 1o1, 6o2
(1969).
SCOTT, W.W., SCHIRMER, H.K.A.: Carcinoma of the prostate. In: CAMP-
BELL, HARRISON: Urology, Vol. 2. Philadelphia-London: Saunders
1972.
THELEN, A.: Bösartige Geschwülste der Prostata (Prostatakarzinom).
In: HOLDER, MEYTHALER DU MESNIL DES ROCHEMONT: Therapie maligner
Tumoren, Bd. 2, S. 7o6-739. Stuttgart: Enke 1968.
Veterans Administration Cooperative Urological Research Group: Carcinoma of the prostate: Treatment comparisons. J. Urol. (Baltimore)
98, 516 (1967).
Veterans Administration Cooperative Urological Research Group: Factors
in the prognosis of carcinoma of the prostate. J. Urol. (Baltimore)
1oo, 59 (1968).
ZINGG, E., HEINZEL, F.: Verhütung der Gynäkomastie beim hormonbehan-
delten Prostatakarzinom durch Röntgenbestrahlung der Mamilla (Mamma
virilis). Urologe 7, 96 (1968).
ZINNER, G.: Gezielte, durch Urethralzytologie kontrollierte Behandlung
des Prostatakarzinoms. Wien. klin. Wschr. 71, 425 (1959).

Die Strahlentherapie des Prostatakarzinoms

K. H. Kärcher

Da das Prostatakarzinom relativ lange symptomarm verläuft, ja bei den meisten älteren Männern erst bei der Sektion diagnostiziert wird, kann man sich vorstellen, daß ein primäres Prostatakarzinom im operablen Zustand nur selten zur Behandlung kommt. In den meisten Fällen besteht ein invasives Wachstum in die Nachbarorgane, Blase, Urethra oder Metastasen in die Skelettanteile des Beckens und der Wirbelsäule. Es sind daher in der Regel kombinierte Behandlungsverfahren erforderlich, wobei die palliative Chirurgie in Form der transurethralen Resektion kombiniert mit einer Orchiektomie und Hormontherapie in

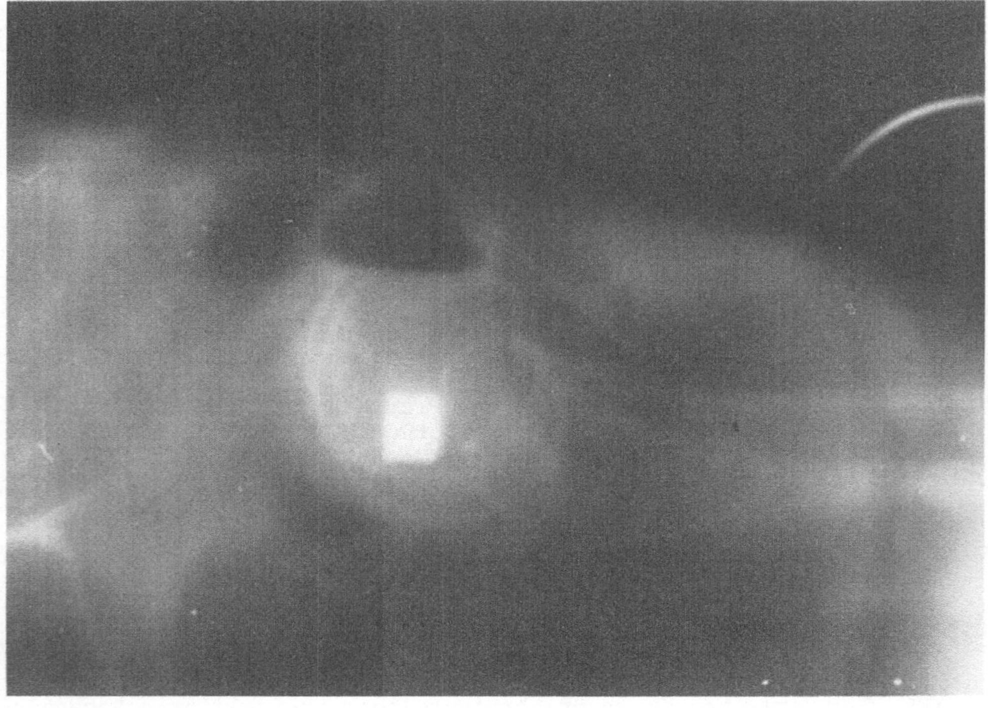

Abb. 1. Lokalisationsaufnahme mit ultraharten Photonen. Markierung des Drehpunktes für Bewegungsbestrahlung und gleichzeitige Direktmessung am Drehpunkt

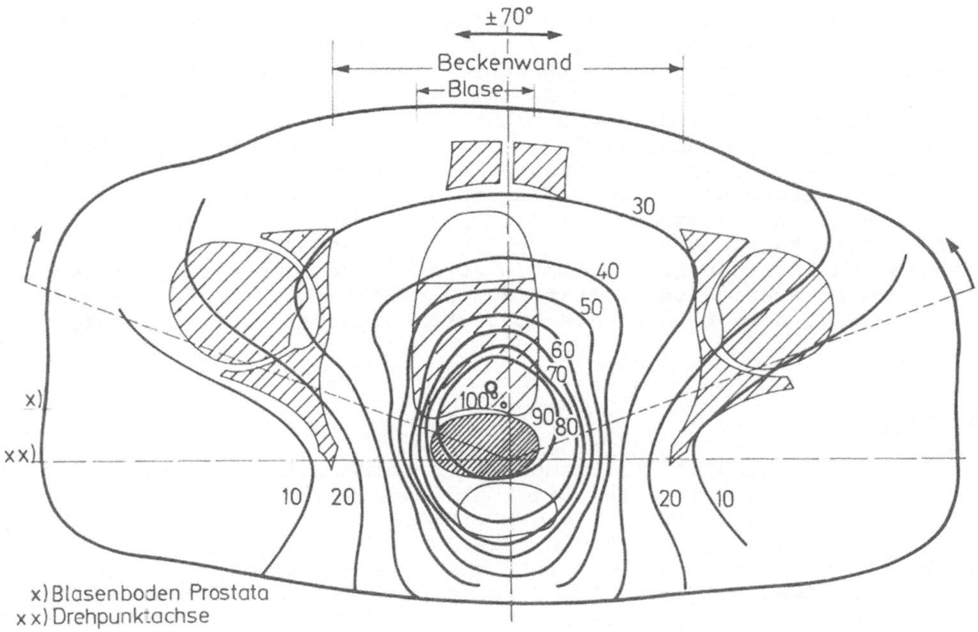

Abb. 2. Planungsskizze und Dosisverteilung für die Bewegungsbestrahlung eines Prostatakarzinoms mit ultraharten Photonen

Form von Oestrogenen als therapeutisches Vorgehen zufriedenstellende Resultate liefert. Die Radiotherapie war bisher lediglich zu palliativen Zwecken eingesetzt worden, vor allem um schmerzhafte Knochenmetastasen zu beeinflussen. Mit der Einführung von Megavoltstrahlen in die Radiotherapie hat sich deren Stellung bei der Behandlung des Primärtumors eindeutig geändert. Vor allem bei Verwendung schneller Elektronen, ultraharter Röntgenstrahlen oder Gammastrahlen von Kobalt 6o läßt sich heute unter Einsatz einer optimierten Dosisverteilung durch rationelle Bestrahlungsplanung eine hohe Strahlendosis an den Primärtumor anlegen unter weitgehender Schonung von Blase und Rektum, so daß bei einer Applikation von 5 - 6.ooo rd in vier bis fünf Wochen erstaunliche Rückbildung, ja Erscheinungsfreiheit für lange Zeit erzielt werden können (KUTTIG, 1971; DEL REGATO, 1967) (Abb. 1 u. 2).

Insbesondere bei Patienten, die immer wieder durch transurethrale Resektion behandelt werden müssen, kann diese operative Maßnahme lange oder dauerhaft vermieden werden. Auch die Spickung des Prostatatumors mit radioaktiven Goldseeds vom Damm aus wird beschrieben. Allerdings ist die Spickmethode dem geübten Operateur vorbehalten und mit Komplikationen behaftet (GAUWERKY, 1959; WINDEYER u. DISCHE, 1971). Die Tatsache, daß sich die lokale Erscheinungsfreiheit bei Verwendung von Megavoltstrahlen und modernen Bestrahlungsmethoden von 5 auf 35% erhöht hat, beweist die Berechtigung des Einsatzes dieses Behandlungsverfahrens. Eine weitere Indikation für die Strahlentherapie beim Prostatakarzinom bieten die Knochenmetastasen, die einer Oestrogentherapie gegenüber resistent geworden sind, vor allem osteolytische Metastasen, die pathologische Frakturen und starke Schmerzen verursacht haben. Nach chirurgischer Fixation und zusätzlicher Strahlentherapie mit 3 - 4.ooo rd kommt es häufig zur Rekal-

zifikation und Festigung der Metastasen mit Verschwinden der heftigen
Schmerzen. Die Radiotherapie kann somit zusammenfassend als wertvolle
Bereicherung der bisherigen therapeutischen Maßnahmen bezeichnet
werden. Vor allem sollte ihr Einsatz immer erfolgen, wenn eine Radikaloperation des Primärtumors nicht möglich ist, wenn es sich um
hormonunabhängige, dunkelzellige Prostatakarzinome handelt und weiterhin, wenn die häufige transurethrale Resektion hierdurch dauerhaft
vermieden werden kann. In mindestens 35 - 5o% der Fälle kann eine
langdauernde Erscheinungsfreiheit erzielt werden, und somit kann man
das Prostatakarzinom als eine typische radiotherapeutische Zusatz-
indikation bezeichnen. Die kombinierte chirurgisch-radiotherapeutische
und Hormontherapie des Prostatakarzinoms hat ganz zweifellos nicht nur
den Verlauf, sondern auch die Überlebenschancen deutlich verbessert.

Literatur

ENDTNER, B., WILDBOLZ, E.: Tumoren der abführenden Harnwege und des
    männlichen Genitale. In: Diagnostik der Geschwulstkrankheiten
    (Hrsg. BARTELHEIMER, H., MAURER, H.J.), S. 321: Die Tumoren der
    Prostata. Stuttgart: Thieme 1962.
GAUWERKY, F.: Kritische Übersicht über die Behandlung mit künstlich
    radioaktiven Isotopen. In: Strahlenbiologie, Strahlentherapie,
    Nuklearmedizin und Krebsforschung. Ergebnisse 1952-58 (Hrsg. SCHINZ,
    H.R., HOLTHUSEN, H., LANGENDORFF, H., RAJEWSKY, B., SCHUBERT, G.),
    S. 733: Prostatakarzinom. Stuttgart: Thieme 1959.
KUTTIG, H.: Bewegungsbestrahlung. In: Handbuch der Medizinischen Ra-
    diologie, Bd. 16: Allgemeine strahlentherapeutische Methodik (Hrsg.
    VIETEN, H., WACHSMANN, F.), 2. Teil, S. 255. Berlin-Heidelberg-
    New York: Springer 1971.
RUBIN, Ph., CASARETT, G.W.: Clinical radiation pathology, Vol. I:
    Prostate and penis, p. 392-393. Philadephia-London-Toronto: Saun-
    ders 1968.
DEL REGATO, J.A.: Radiotherapy in the conservative treatment of oper-
    able and locally inoperable carcinoma of the prostate. Reprinted
    from Radiology, Vol.88, No. 4, p. 761-766, Arpil 1967. Copyrighted
    1967 by the Radiological Society of North America.
DEL REGATO, J.A.: Radiotherapy for carcinoma of the prostate. Protocol
    and experimental design for a cooperative study of radiotherapy for
    carcinoma of the prostate stage C. This project was born of the
    initiative of the Committee for Radiation Therapy Studies, and is
    supported by Grant No. 1-RO1-Ca-1o184-Rad, under the auspices of
    the National Cancer Institute.
WINDEYER, B., DISCHE, S.: Tumors of the male genital tract. II. The
    prostate. In: Handbuch der Medizinischen Radiologie (Hrsg. ZUPPIN-
    GER, A., KROKOWSKI, E.), Band XIX, 3. Teil, S. 394. Berlin-Heidel-
    berg-New York: Springer 1971.

Diagnose und Therapie der malignen Knochengeschwülste

M. SALZER und M. SALZER-KUNTSCHIK

Allgemeiner Teil

Einleitung

Die bösartigen Geschwülste des Skeletts stellen im Gegensatz zu anderen malignen Organgeschwülsten eher seltene Ereignisse dar. Bei 1oo.ooo Einwohnern muß pro Jahr bei Nichtberücksichtigung der Knochenmetastasen und Myelome mit dem Neuauftreten eines primär malignen Knochentumors gerechnet werden (PRICE, 1962, 1971), d.h. also in Österreich etwa mit 8o solcher Neuerkrankungen pro Jahr.

Diese relative Seltenheit von malignen Knochentumoren bringt außer der Problematik, die bei jeder malignen Geschwulst besteht, noch jene, daß im allgemeinen weder die betreuenden Ärzte, die in der Praxis stehen, noch jene in einem Allgemeinspital tätigen über hinreichende Erfahrung auf diesem Gebiet verfügen können. Wegen des seltenen Vorkommens von Knochentumoren lagen auch bis vor etwa 2o - 3o Jahren keine ausreichenden Kenntnisse über die Morphologie derselben vor. Die erste Basis für eine Verbesserung der morphologischen Diagnostik stellte die Schaffung des amerikanischen Knochengeschwulstregisters dar, in welchem eine bessere Klassifizierung versucht wurde (BLOODGOOD, 195o; CODMAN, 1925; EWING, 1939; KOLODNY, 1927).

Seit 194o gelang vor allem JAFFE und LICHTENSTEIN (JAFFE, 1959; LICHTENSTEIN, 1959) die Abgrenzung einer Reihe gutartiger Knochentumoren und geschwulstähnlicher Prozesse aus einem Pool von malignen und semimalignen Knochengeschwülsten. Erst damit waren die Grundlagen für die heute gültige Klassifizierung der Knochengeschwülste gegeben und damit die Basis für eine bessere klinisch-röntgenologische Diagnostik sowie für eine adäquate Therapie geschaffen. Diese neueren Erkenntnisse sind allerdings noch nicht medizinisches Allgemeinwissen geworden. Aus diesem Grunde erscheint es wünschenswert, daß die Betreuung von Patienten mit Knochentumoren in Knochentumorzentren erfolgt, da nur dort die Möglichkeit einer ausreichenden Beschäftigung mit diesem Gebiet besteht und damit die optimale Versorgung der Patienten gewährleistet ist.

Klassifizierung der malignen Knochengeschwülste

Nach der biologischen Wertigkeit unterscheidet man zwischen benignen, malignen und "potentiell malignen" (auch "semimalignen" oder "fakultativ malignen" bezeichnet) Knochentumoren. Nach ihrer lokalisatorischen Beziehung zum Knochen unterscheidet man zwischen den am häufigsten vorkommenden *zentralen* Knochentumoren, die sich innerhalb eines Knochens entwickeln, und den *juxtakortikalen* oder *periostalen* Tumoren

Tabelle 1. Einteilung der primären Knochentumoren und wichtiger tumorsimulierender Läsionen

	Primäre Knochentumoren		Tumor simulierende Läsionen
Gewebsdifferenzierung	Maligne	Benigne	
knöcherne Differenzierung	Osteosarkom (osteogenes Sarkom) (osteogenic Sarcoma) parostales Osteosarkom (juxtakortikales Osteosarkom)	Osteom benignes Osteoblastom (Riesenosteoid-Osteom) Osteoid-Osteom	
knorpelige Differenzierung	Chondrosarkom Chondrom der langen Röhrenknochen und des Stammskeletts maligne und benigne atypische chondroplastische Tumoren mesenchymales Chondrosarkom	Chondrom Chondromyxoidfibrom benignes Chondroblastom	
bindegewebige Differenzierung	Fibrosarkom	desmoplastisches Fibrom	nicht ossifizierendes Fibrom fibröser Kortikalisdefekt (metaphysärer fibröser Defekt fibröse Dysplasie (Osteodystrophia deformans juvenilis Uehlinger)

Tabelle 1. (Fortsetzung)

	Primäre Knochentumoren		Tumor simulierende Läsionen
Gewebsdifferenzierung	Maligne	Benigne	
Differenzierung entsprechend Gefäß-, Nerven- und Fettgewebe	malignes Hämangio-endotheliom Angiosarkom neurogenes Sarkom Liposarkom	Hämangiom Neurofibrom Neurilemmom Glomustumor Lipom	
nicht sicher einzu-ordnende Differen-zierung u. Herkunft	Riesenzelltumor (Osteoklastom) sogenanntes Adamantinom	aneurysmatische Knochenzyste eosinophiles Granulom	solitäre (juvenile) Knochenzyste
Abkömmlinge des spezifischen Knochenmarksgewebes	Myelom Ewing-Sarkom primäres Knochen-retikulosarkom		
chordoide Differenzierung	Chordom		

sowie den *parostalen*. Juxtakortikale oder periostale Tumoren sind jene,
die von den äußeren Anteilen eines Knochens (Kortikalis oder Periost)
ausgehen und die vorwiegend nach außen in die anschließenden Weichteile hineinwachsen. Die parostalen Tumoren entstehen in den Weichteilen in der Nachbarschaft eines Knochens. Gelegentlich treten für
das Skelett spezifische Tumoren wie z.B. Osteosarkom und Chondrosarkom
extraskelettal in verschiedenen Organen (z.B. Mamma, Schilddrüse, Genitale) auf. Die heute übliche (DAHLIN, 1967; GOIDANICH, 1957; JAFFE,
1959; LICHTENSTEIN, 1959; Netherlands Comittee on Bone Tumors, 1966;
SCHAJOWICZ et al., 1972; SPJUT et al., 1971; SCHINZ et al., 1957),
auf histogenetischer Grundlage basierende Klassifizierung der Knochentumoren ist aus Tabelle 1 ersichtlich.

Diagnose

Da bei jedem malignen Prozeß der Behandlungserfolg wesentlich von
rasch einsetzenden und überlegt durchgeführten diagnostischen Maßnahmen abhängt, muß auch bei Knochensarkomen die Frühdiagnose gefordert
werden. Dies bedeutet bei der Undurchführbarkeit von Vorsorgeuntersuchungen die Veranlassung einer Röntgenuntersuchung bei den geringsten Verdachtssymptomen. Als solche sind zu werten: lokalisierte, vom
praktischen Arzt oft als rheumatisch bezeichnete Knochen- und Gelenk-
beschwerden, vor allem bei Kindern und Jugendlichen. Weiter muß bei
jeder Tumorbildung sofort eine Röntgenuntersuchung veranlaßt werden,
wobei in solchen Fällen allerdings nicht mehr von einer Frühdiagnose
gesprochen werden kann. Hat die Röntgenuntersuchung den Verdacht für
das Vorliegen eines neoplastischen Knochenprozesses ergeben, müssen
weitere abklärende Maßnahmen veranlaßt werden. Zu diesem Zweck ist
es günstig, den Patienten einer Spezialabteilung zu überweisen.

Die einzelnen diagnostischen Maßnahmen

Anamnese sowie *physikalische Untersuchung* geben meist keine diagnostisch
verwertbaren Aufschlüsse. Die Wochen bis Monate dauernden Schmerzen
sowie gelegentlich nachweisbare Schwellungen, Bewegungseinschränkungen und eventuelle Gewichtsabnahmen sind uncharakteristisch. Weitgehend unspezifisch sind auch die Ergebnisse der *Laboruntersuchungen*.
Dem Blutbild und der Blutsenkungsgeschwindigkeit kommen als völlig
unspezifische Untersuchungen keine diagnostischen Werte zu; auch
fortgeschrittene Sarkome können normale Senkungswerte aufweisen. Eher
werden von ihr gewisse prognostische Hinweise gegeben, da eine stark
erhöhte Blutsenkungsreaktion auf eine schon stattgefundene Metastasierung hinweisen kann. Eine erhöhte alkalische Serumphosphatase
deutet auf einen osteoplastischen Prozeß. Eine stark erhöhte Serum-
Laktatdehydrogenase spricht für einen Tumor mit Gewebszerfall. Die
entscheidende klinisch-diagnostische Maßnahme liegt in der *Röntgenuntersuchung*. Der Knochen hat die Möglichkeit, auf pathologische Einflüsse mit Knochenneubildung oder Knochenabbau zu reagieren. Die im
Röntgenbild nachweisbaren Veränderungen sind daher unspezifisch.
Allerdings spricht die Art der röntgenologischen Veränderung oft sehr
für das Vorliegen eines bestimmten pathologischen Prozesses und hier
wieder für einen eher gutartigen oder eher bösartigen Tumor. Die Analyse eines Röntgenbildes muß sämtliche Anteile des betroffenen Knochens umfassen, einschließlich des Periosts mit seinen Reaktionen
sowie eventuelle Veränderungen in den benachbarten Weichteilen berücksichtigen. Osteolytische Prozesse in der Spongiosa müssen nach ihrer
Art (z.B. mottenfraßartig), ihrer Größe und Abgrenzung gegen die Umgebung betrachtet werden. Ähnliches gilt für osteoplastische Reaktio-

nen in der Spongiosa. Im Bereich der Kortikalis muß man Veränderungen
wie Verdünnung, Verdickung oder Zerstörung derselben registrieren.
Die Periostveränderungen sind ebenfalls qualitativ (wolkig, Spiculae,
amorph) und quantitativ zu analysieren.

Bereits das *Übersichtsröntgenbild* gibt meist gute Aufschlüsse, und der
Erfahrene kann häufig eine Unterscheidung zwischen benignen und malignen Prozessen treffen und oft mit großer Wahrscheinlichkeit die richtige Diagnose stellen.

Die *Tomographie* bringt zwar keine weitere Hilfe für die Diagnose, sie
läßt jedoch das Ausmaß einer Destruktion nicht nur im Becken und in
der Wirbelsäule, sondern auch in Röhrenknochen besser erkennen.

Eine besondere Bedeutung kommt der *Angiographie* zu (HIPP, 1961; MUCCHI
et al., 1966; SULZER u. ZAUNBAUER, 1965): Die meisten bösartigen
Knochengeschwülste erweisen sich im Angiogramm als gefäßreich. Bei
solchen gefäßreichen Tumoren läßt sich mit größter Wahrscheinlichkeit
aus der Morphologie der Gefäßstruktur die Malignitätsdiagnose stellen;
eine Artdifferenzierung gelingt allerdings nicht. Als Malignitätszeichen werden gewertet: Kaliberschwankungen in den neu gebildeten Gefäßen, wobei die normale Gefäßarchitektonik verschwindet; Auftreten
von Blutseen; diffuse Anfärbung der Geschwulst in großflächiger oder
fleckförmiger Anordnung; frühzeitige Venenanfärbung infolge arterio-
venöser Shunts (Abb. 1). Sehr ähnliche Bilder, wie sie maligne Tumoren
im Angiogramm hervorrufen, sind manchmal bei benignen Geschwülsten
(vor allem Riesenzelltumoren) und auch bei chronischen Entzündungen
anzutreffen. Außer für die Dignitätsdiagnose ist die Angiographie
besonders gut geeignet, die Ausdehnung einer Knochengeschwulst in die
benachbarten Weichteile genau nachzuweisen. Dies ist sowohl für die
Wahl der Probeexzisionsstelle als auch für die Planung des therapeutischen Vorgehens von großer Bedeutung. Tumoren, die die Kortikalis
noch nicht durchbrochen haben, geben ebenso wie gefäßarme Geschwülste
ein negatives Angiogramm.

Die Röntgendiagnose kann auch bei großer Erfahrung immer nur eine
Vermutungsdiagnose - oft allerdings mit sehr hohem Wahrscheinlich-
keitswert - sein, da die röntgenologisch nachweisbaren Veränderungen
auch durch andere als den eventuell erwarteten Prozeß hervorgerufen
werden können.

Die Bedeutung der *Szintigraphie* ist noch nicht abgeklärt. Da die Szintigraphie jeden erhöhten Knochenumbau zur Darstellung bringt und ein
solcher nicht nur bei neoplastischen, sondern auch bei entzündlichen
oder posttraumatischen Prozessen vorliegt, ist sie zur Erstellung
einer Diagnose nicht geeignet. Wird jedoch auf Grund der übrigen klinischen Untersuchungen mit größter Wahrscheinlichkeit ein Tumor angenommen, so gelingt es mit Hilfe der Szintigraphie manchmal, die
intraossäre Ausdehnung des Prozesses genauer zu bestimmen als mit den
übrigen klinisch-diagnostischen Maßnahmen (KOLARZ et al., im Druck).

Auf Grund der bisher beschriebenen Untersuchungen muß eine *klinische
Diagnose* oder eine *klinische Differentialdiagnose* gestellt werden. Häufig
kann der vorliegende Prozeß mit großer Wahrscheinlichkeit richtig
eingeschätzt werden. Manchmal ist es jedoch nicht möglich zu entscheiden, ob ein benigner, ein maligner oder überhaupt ein neoplastischer
Prozeß vorliegt. Da von der richtigen Diagnose das weitere Vorgehen
abhängt, ist in den allermeisten Fällen eine definitive Klärung durch
die histologische Untersuchung nötig. Diese hat auf jeden Fall dann
zu erfolgen, wenn ein größerer chirurgischer oder strahlentherapeutischer Eingriff geplant ist.

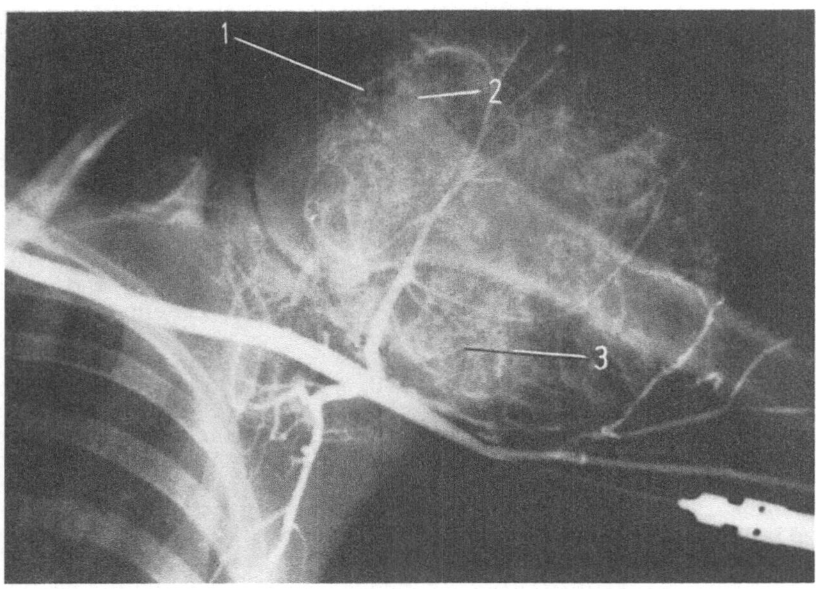

Abb. 1. a) Angiographie bei malignen Knochentumoren: Z.O., w., 19 Jahre,
Osteosarkom li. proximaler Humerus, Angiographie arterielle Phase

Probeexzision

Die am Ende des Untersuchungsganges stehende Probeexzision stellt
einen äußerst verantwortungsvollen Eingriff dar. Sie muß für jeden
Einzelfall sorgfältig geplant und durchgeführt werden. Die Biopsie
ist keine Anfängeroperation (s. Abb. 9; HELLNER, 1950), denn bei entsprechender Tumorlokalisation (z.B. Becken) oder bei gefäßreichen
Geschwülsten kann sie sich zu einem großen chirurgischen Eingriff
entwickeln. Für die nachfolgende histologische Untersuchung muß ein
für den jeweiligen Prozeß repräsentatives Gewebsstück, das nicht sekundär verändert sein soll, entnommen werden. Für die Wahl einer geeigneten Probeexzisionsstelle gibt die Angiographie wertvolle Hinweise. Bei jedem malignen Prozeß besteht durch die Probeexzision die
Gefahr der lokalen Tumorzellverschleppung und damit eines Lokalrezidivs sowie die Gefahr der Tumorzellausschwemmung und damit eines erhöhten Metastasenrisikos (POPPE u. LIVERUD, 1970; RIGGINS u. KETCHAM,
1965; SCHMÄHL, 1965). Aus diesem Grund wird von manchen Autoren vor
einer Probeexzision eine Vorbestrahlung empfohlen (LEE u. MACKENZIE,
1964; RONNEN, 1963). Wegen der hohen Strahlenempfindlichkeit mancher
Tumoren, wie z.B. besonders des Ewingsarkoms, birgt jedoch eine solche Vorbestrahlung die Gefahr in sich, daß eine nachfolgende morphologische Zuordnung des Prozesses nicht mehr möglich ist. Aus diesem
Grund wird die Vorbestrahlung von uns abgelehnt. Um diese Risiken
der Probeexzision zu verringern, wird sie von uns unter besonderen
Vorsichtsmaßnahmen durchgeführt: Das Probeexzisionsgebiet wird sorgfältig abgedeckt. Die Probeexzision erfolgt distal einer Esmarchschen
Blutsperre. Nach der Biopsie werden Abdecktücher, Handschuhe und Instrumente gewechselt, um eine lokale Tumorzellverschleppung zu vermeiden. Muß eine Amputation an die Probeexzision angeschlossen werden,
wird diese proximal der Blutsperre bzw. zwischen 2 Esmarchschen Blut-
sperren durchgeführt. Damit kann vielleicht die Gefahr des Einschwem-
mens von Tumorzellen in den Amputationsstumpf und in den allgemeinen

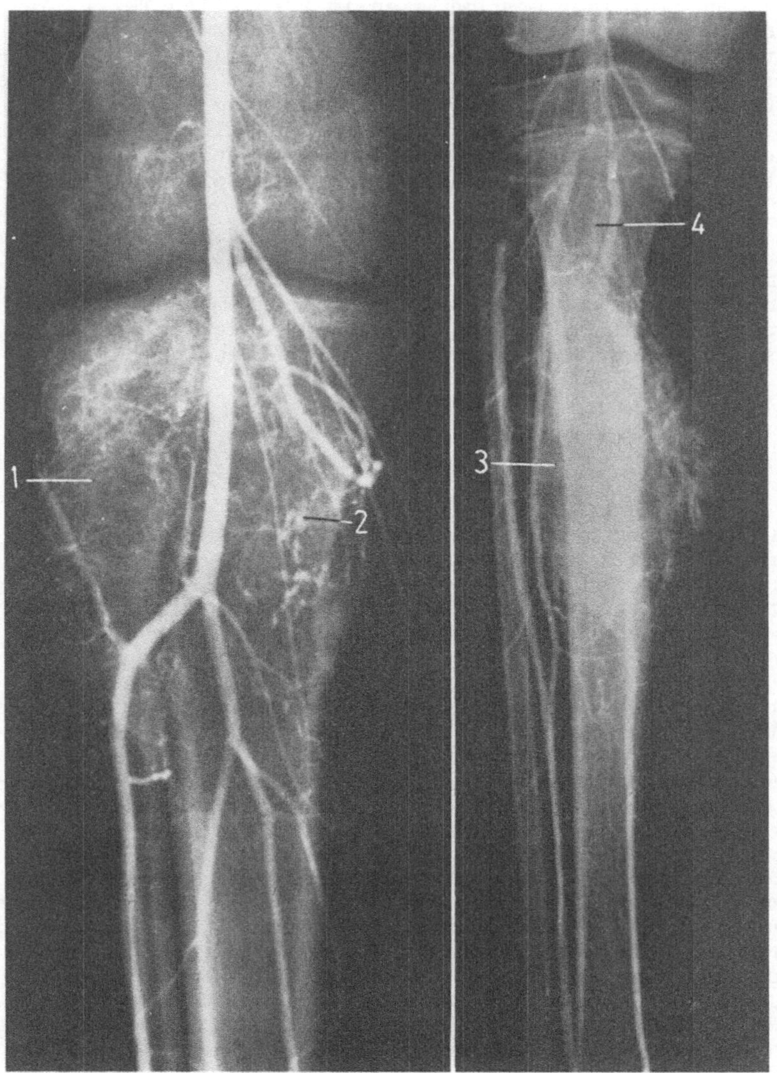

Abb. 1. b) H.F., m., 16 Jahre, Fibrosarkom li. proximale Tibia, Angiographie arterielle Phase. c) M.H., w., 8 Jahre, Ewing-Sarkom li.
Tibiadiaphyse. Sogenannte Malignitätszeichen: pathologische Gefäße
(↑ 1), Blutseen (↑ 2), fleckförmige oder diffuse Tumoranfärbung (↑ 3),
frühzeitige Venenfüllung (↑ 4)

Kreislauf verringert werden. Zum weiteren Schutz vor einer möglichen
"iatrogenen Metastasierung" empfehlen wir die Verabreichung einer
zytostatischen Chemotherapie während der Probeexzision.

Die morphologische Diagnose aus der Probeexzision wird intraoperativ
aus dem Gefrierschnitt gestellt, was meistens möglich ist. Hat die
Gefrierschnittuntersuchung einen malignen Tumor ergeben, so wird unmittelbar an die Probeexzision der definitive Eingriff angeschlossen

(s. Therapie bei den einzelnen Geschwülsten im speziellen Teil). Je
nach Geschwulstart und Lokalisation erfolgt eine radikale oder eine
palliative chirurgische Therapie, oder der Eingriff wird mit der Probeexzision abgeschlossen; die weitere Therapie bleibt in diesen Fällen
dem Radiologen überlassen (s. auch Strahlentherapie im allgemeinen
Teil und Therapie bei den einzelnen Tumoren im speziellen Teil sowie
im Kapitel Radiologie der malignen Knochentumoren). Auch das weitere
chemotherapeutische Vorgehen kann nach Erlangen der Gefrierschnittsdiagnose sofort geplant werden.

In den seltenen Fällen, in denen aus dem Gefrierschnitt eine definitive Diagnose nicht zu stellen ist, muß der operative Eingriff mit
der Probeexzision oder eventuell mit einer lokalen Tumorausräumung
abgebrochen werden und mit der Festlegung des Therapieplanes bis zum
Erlangen des histologischen Befundes aus den Paraffinschnitten abgewartet werden.

Die histologische Untersuchung von Knochentumoren und ihre Problematik

Auch bei guter Kenntnis der Morphologie der Knochengeschwülste sind
der Diagnose aus der Probeexzision und in noch stärkerem Ausmaß aus
Punktionen Grenzen gesetzt. Die Ursachen hierfür liegen einerseits
im morphologischen Verhalten der einzelnen Geschwülste selbst, andererseits in der Beeinträchtigung der Beurteilbarkeit durch Sekundär-
veränderungen in der Geschwulst und durch Reaktionen des umgebenden
Knochengewebes.

Schon bei der Diagnose des häufigsten primären malignen Knochentumors,
des Osteosarkoms, ergeben sich bei kleinen Probeexzisionen Schwierigkeiten, da neben den für die Diagnose ausschlaggebenden knochenbildenden Tumoranteilen knorpelbildende, fibrosarkomatöse und völlig undifferenzierte vorkommen können. Bei geringen Erfahrungen kann es daher zu Verwechslungen mit benignen Tumoren wie dem Osteoblastom und
dem Osteoid-Osteom, mit dem Riesenzelltumor, mit anderen malignen
Geschwülsten wie Chondrosarkom und Fibrosarkom sowie mit osteoplastischen Metastasen kommen. Auch Verwechslungen mit nicht neoplastischen
Knochenprozessen wie reaktiver Knochenneubildung, Kallus oder Myositis
ossificans kommen vor. Bis auf Ausnahmefälle jedoch wird beim Osteosarkom dem erfahrenen Morphologen bei Übersendung von ausreichendem
Biopsiematerial und unter Kontrolle des Röntgenbildes die richtige
Diagnose möglich sein. Wesentlich schwieriger liegen die Verhältnisse
bei Chondrosarkomen, da bei diesen Tumoren neben morphologisch eindeutig sarkomatösen Bezirken solche eines völlig ruhigen Knorpelge-
webes mit ausgereifter Knorpelgrundsubstanz ohne jegliche Malignitätszeichen vorkommen können (Abb. 2a), aus denen allein die Diagnose
eines Sarkoms nicht gestellt werden darf. Andererseits gibt es in
Chondrosarkomen Partien, die so anaplastisch sind, daß eine Zuordnung
zu Knorpelgewebe und damit zu Chondrosarkomen kaum möglich ist (Abb.
2c). Ähnliches gilt für Fibrosarkome und maligne entartete Riesenzelltumoren. In solchen Fällen gelingt die Diagnosestellung nur in enger
Zusammenarbeit mit den Klinikern.

Zur Abgrenzung der undifferenzierten rundzelligen Knochensarkome, insbesondere zur Unterscheidung des sogenannten primären Knochenretikulo-
sarkoms vom Ewing-Sarkom sind unbedingt Spezialfärbungen heranzuziehen.

Daß sekundäre Veränderungen in der Geschwulst wie Blutungen, Nekrosen
oder entzündliche Infiltrate bei entsprechender Ausdehnung histologisch die Diagnose erschweren oder sogar unmöglich machen, ist verständlich. Derartige Veränderungen können spontan oder durch voran-

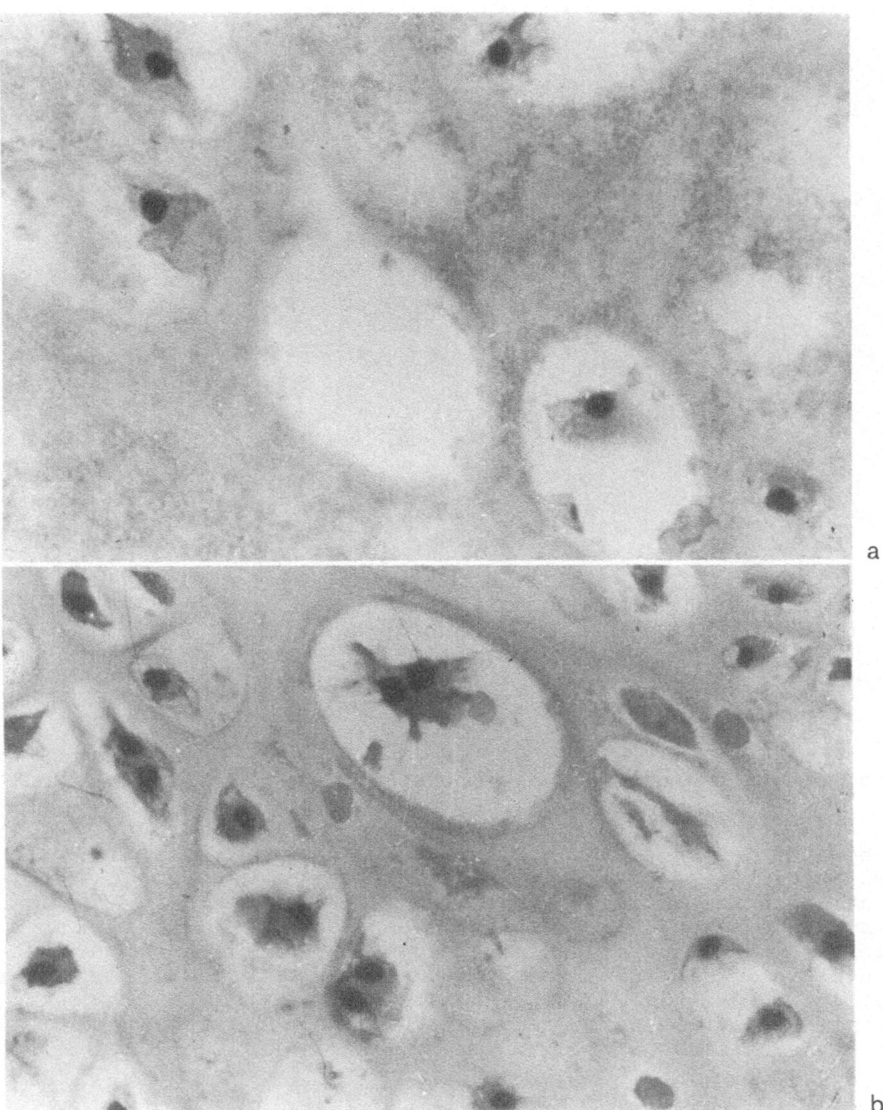

Abb. 2. a) S.P. 12 711/72, Obj. 25, HE – Chondrosarkom. Ruhig und unverdächtig aussehendes Areal. Aus diesem Teil der Geschwulst allein
wäre die Diagnose Chondrosarkom nicht zu stellen. b) S.P. 12 722/72,
Obj. 25, HE – Chondrosarkom. Wechselnde Größe der Tumorzellkerne und
gehäuftes Auftreten zweikerniger Tumorzellen weist auf Malignität hin

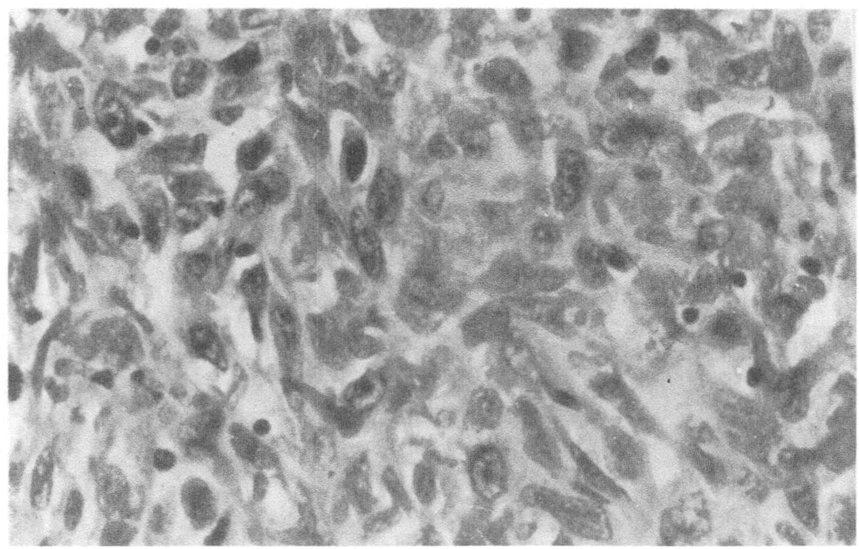

Abb. 2. c) S.P. 1o 334/7o, Obj. 25, HE - Chondrosarkom. Entdifferen-
zierter, anaplastischer Anteil aus einem Chondrosarkom. Aus diesem
Teil der Geschwulst allein wäre die Zuordnung zu Chondrosarkomen
nicht möglich. Es könnte lediglich die Diagnose eines anaplastischen,
undifferenzierten Sarkoms gestellt werden

gegangene Operationen oder strahlentherapeutische Eingriffe zustande
kommen.

Weniger bekannt ist, daß in nahezu jedem Knochentumor sekundär Zysten-
bildungen auftreten können, die das Bild einer juvenilen oder auch
aneurysmatischen Knochenzyste simulieren (SALZER-KUNTSCHIK, 1972).
Weiter ist zu bedenken, daß Reaktionen des umgebenden Knochengewebes
und Periosts, wenn die Probeexzision aus solchen Stellen entnommen
wird, den eigentlichen Prozeß verdecken können. Es handelt sich dabei
vor allem um Fibrosen im umgebenden präexistenten Knochen, um reaktive,
oft exzessive endostale oder periostale Knochenneubildungen, um Umbauvorgänge am präexistenten Knochen sowie um riesenzellige Reaktionen
und Entzündungen.

Alle diese für die Beurteilung von Probeexzisionen angeführten Probleme gelten in noch ausgeprägterem Maße für eine intraoperative histologische Untersuchung im Gefrierschnitt und für die Beurteilung
von Probepunktionen.

Die Unkenntnis der oben angeführten, die morphologische Diagnose be-
einträchtigenden Faktoren oder die Nichtberücksichtigung derselben
hat die Probeexzision und histologische Untersuchung, insbesondere
die Gefrierschnittuntersuchung, vielfach in. Mißkredit gebracht und
Zweifel an ihrem Wert aufkommen lassen. Bei kritischer Anwendung jedoch und bei guter Kooperation mit dem Kliniker wird der Morphologe
aus einer guten Probeexzision auch im Gefrierschnitt in den allermeisten Fällen eine richtige Diagnose stellen können.

Therapie

Bei der Behandlung der malignen Knochentumoren ist zunächst zwischen einer kurativen und einer palliativen Therapie zu unterscheiden. Für beide Behandlungsformen kommen vor allem chirurgische und strahlentherapeutische sowie chemotherapeutische Maßnahmen in Frage. Die Wahl der Therapieform hängt von der Art des vorliegenden Tumors, weiter von seiner Lokalisation sowie vom Tumorstadium ab.

Jede *kurative Behandlungsform* stellt bei den malignen Knochentumoren für den Patienten einen schwerwiegenden und belastenden Eingriff dar. Die Aufstellung des Therapieplanes muß daher vom Gedanken geleitet sein, einerseits dem Patienten eine optimale Heilungschance zu geben und andererseits die dazu notwendigen Belastungen so gering als möglich zu halten. Zur Therapie der malignen Knochentumoren gehört auch unbedingt eine entsprechende Rehabilitation. Sie muß mit gleicher Sorgfalt und Intensität betrieben werden wie die Therapie selbst. Wegen der meist schlechten Prognose der Knochensarkome ist eine möglichst rasche und vollständige Wiedereingliederung des Patienten in seinen gewohnten Lebensraum anzustreben.

Bei der *palliativen Therapie* bestimmt wegen des Wegfalls der kurativen Möglichkeiten - sei dies nun wegen der Lokalisation des Tumors (z.B. Wirbelsäule) oder des bereits eingetretenen Tumorstadiums (z.B. Generalisation) - die Möglichkeit der Verbesserung des subjektiven Befindens des Patienten die Therapiewahl.

Therapeutische Möglichkeiten bei malignen Knochentumoren

Chirurgische Therapie

Bei einem Großteil der primär malignen Knochentumoren, und zwar beim Osteosarkom, Chondrosarkom, Fibrosarkom sowie bei den unter den seltenen Tumoren (s. spezieller Teil) angeführten Geschwülsten ergibt die chirurgische Behandlung derzeit die besten Heilerfolge. Folgende zwei Grundsätze sind bei der Planung des chirurgischen Eingriffes zu beachten:

1. Sofern es technisch irgendwie möglich ist, muß der Tumor sicher radikal im Gesunden entfernt werden. Der chirurgische Eingriff ist dann als radikal zu bezeichnen, wenn die entfernte Geschwulst allseits von einem ausreichend breiten, nicht neoplastisch infiltrierten Geschwulstanteil umgeben ist. Die Geschwulst soll im Verlauf der Operation (mit Ausnahme der Probeexzision) nicht verletzt werden.

2. Die Radikalität soll mit der für den jeweiligen Fall geringstmöglichen Funktionseinschränkung erzielt werden. Ist die Radikalität des chirurgischen Eingriffes durch eine *Tumorresektion* gewährleistet, so ist dieser der Vorzug zu geben, sofern der verbleibende Extremitätenrest eventuell unter Heranziehung plastischer Operationen eine brauchbare Funktion ergibt. Aus diesen Gründen kommen Resektionen vor allem für die obere Extremität in Frage. Da bei dieser die Stützfunktion wegfällt, kann auch bei Resektion ausgedehnter Skelettanteile hier eine gute Funktion der Hand erhalten werden. Da maligne Knochentumoren der oberen Extremität vorwiegend im Bereich des Schultergürtels vorkommen, wird daher bei technischer Durchführbarkeit (Präparation des Gefäßnervenstranges sicher im Gesunden) und bei der Voraussetzung der radikalen Tumorentfernung die Schulterresektion angestrebt. Sie kann auf Grund eigener Erfahrung in vielen Fällen die Schulter-

enukleation oder die interthorakoskapulare Amputation ersparen. Weiter
kommt die Resektion bei malignen Rippentumoren und eventuell bei Befall der Fibula und des proximalen Femurendes (bei Verwendung einer
Alloplastik) in Frage. Resektionen der häufigen Malignome der Knieregion stehen wir meist ablehnend gegenüber: Die radikale Tumorentfernung sicher im Gesunden ist oft technisch nicht möglich, so daß
häufig Lokalrezidive auftreten. Die Stabilisierungsmaßnahmen nach
ausgedehnten Resektionen stellen komplikationsreiche Eingriffe mit
monatelanger Immobilisierung dar. Das Tragen von Apparaten ist eventuell über Jahre notwendig. Bei malignen Tumoren dieser Lokalisation
geben wir daher der Amputation den Vorzug, da der Patient so am raschesten wieder voll rehabilitiert werden kann.

Ist aus lokalisatorischen, technischen oder funktionellen Gründen
eine radikale Resektion nicht möglich, so hat ein *ablativer Eingriff* zu
erfolgen. Je nach Lokalisation der Geschwulst bedeutet dies Amputation,
Enukleation oder Hemipelvektomie bzw. interthorakoskapulare Amputation;
bei Einzelfällen muß sogar eine Hemikorporektomie in Betracht gezogen
werden.

Bei Notwendigkeit einer Amputation ist für die nachfolgende protheti-
sche Versorgung die Erhaltung eines möglichst langen Amputations-
stumpfes von entscheidender Bedeutung. Hierfür ist die möglichst subtile präoperative Bestimmung der Sarkomausdehnung im Schaftbereich
eines langen Röhrenknochens notwendig (Tomographie, Angiographie,
Szintigraphie) (KOLARZ et al., im Druck). Die Absetzung der Extremität
muß dann mindestens 5 cm von der proximalsten, klinisch tumorverdächtigen Stelle erfolgen. Um der Gefahr eines unradikalen Eingriffes vorzubeugen, muß noch im Operationssaal die amputierte Extremität aufge-
sägt und die Radikalität makroskopisch und eventuell auch mikroskopisch durch eine Gefrierschnittuntersuchung überprüft werden. Dieses
Vorgehen bei der Amputation gilt besonders für die häufigen Sarkome
des distalen Femurendes. Im eigenen Material mußte bei den auf diese
Weise behandelten Fällen nie ein Lokalrezidiv in Kauf genommen werden.
Es konnte immer ein Oberschenkelstumpf erhalten werden, der eine Versorgung mit einer typischen Oberschenkelprothese ermöglichte.

Strahlentherapie

Aus der Sicht des Orthopäden stellt die Strahlentherapie die Therapie
der Wahl beim Ewing-Sarkom und eventuell beim Knochenretikulosarkom
dar. Bei den übrigen Knochentumoren kann mit der alleinigen Strahlentherapie meist kein Heilerfolg erwartet werden. Weiter kommt die Strahlentherapie im Falle unradikaler Operationen als Nachbestrahlung in
Frage sowie auch aus Palliativtherapie. Über die Frage der Vorbestrahlung vor definitiven chirurgischen Eingriffen bestehen in der Literatur
verschiedene Ansichten. Wir selbst lehnen eine Bestrahlung vor Sicherstellung der Diagnose durch die Probeexzision ab, da auch bei großer
klinischer Erfahrung schwerwiegende diagnostische Fehler vorkommen.
Außerdem wird durch die Vorbestrahlung das morphologische Bild mancher
Geschwülste - besonders des Ewing-Sarkoms - so stark verändert, daß
eine histologische Diagnose eventuell nicht mehr möglich ist. Die
durch die Vorbestrahlung angestrebte Metastasenprophylaxe scheint uns
durch eine intra- und postoperative Chemotherapie gewährleistet.

Chemotherapie

Diese wurde in den letzten Jahren von verschiedenen Autoren (HUSTU
et al., 1968; SPJUT et al., 1971; SUTOW et al., 1971) bei Knochentumoren eingesetzt. Ihr Wert ist noch nicht definitiv sichergestellt.
Im Hinblick auf die schlechte Prognose vieler Knochensarkome ist die
Chemotherapie als weiterer Versuch einer Verbesserung der Heilungschancen zu betrachten. Sie kommt niemals als alleinige Behandlungsmethode in Frage, sondern als Zusatztherapie zu operativen und/oder
strahlentherapeutischen Maßnahmen. Die Chemotherapie kann einerseits
als *Allgemeintherapie*, und zwar zur Metastasenprophylaxe (prophylaktische
Chemotherapie) und zur Metastasentherapie (palliative Chemotherapie)
sowie weiter als *Lokaltherapie* in Form von Perfusionen bzw. intraarteriellen Infusionen in den betroffenen tumortragenden Körperabschnitt
verwendet werden.

Die prophylaktische Chemotherapie wird vor allem bei folgenden Tumorgruppen mit hoher Malignität eingesetzt: Ewing-Sarkom, Osteosarkom,
sehr unreife Fibro- und Chondrosarkome und auch bei dem weniger malignen Retikulosarkom. Sie bezweckt eine Schädigung ausgeschwemmter
Tumorzellen sowie die Zerstörung klinisch noch nicht nachweisbarer
Mikrometastasen. Bei bereits stattgehabter Metastasierung kann eine
palliative Chemotherapie versucht werden, ebenso bei Knochenmetastasen extraossärer Malignome. Bezweckt wird damit die Verkleinerung
vorhandener Metastasen und dadurch eine Verminderung der subjektiven
Beschwerden.

Die lokale Chemotherapie in Form von Perfusionen und intraarteriellen
Infusionen scheint bei Knochenarkomen nicht indiziert zu sein.

Immuntherapie

Diese Therapieform, in die große Hoffnungen gesetzt werden, befindet
sich derzeit in den ersten Versuchsstadien, so daß noch keine Aussagen
über sie möglich sind.

Biologische Wertigkeit und Prognose der malignen Knochentumoren

Die verschiedenen malignen Knochentumoren weisen ein verschiedenes
biologisches Verhalten auf. Der Malignitätsgrad steigt vom parostalen
Osteosarkom über das Retikulosarkom zu Chrondrosarkom, Fibrosarkom,
Osteosarkom, schließlich bis zum Ewing-Sarkom an. Zur Charakterisierung der Dignität einer Geschwulst wird auch bei Knochensarkomen die
5-Jahres-Überlebensquote (sogenannte 5-Jahres-Heilung) herangezogen.
Diese gibt wohl einen gewissen Hinweis auf das zu erwartende Verhalten der Geschwülste; es läßt sich jedoch aus ihr kein befriedigender
Einblick in die Heilungschancen bzw. in die Prognose der Tumoren gewinnen: So z.B. ist bei kritischer morphologischer Auswahl der Fälle
beim Ewing-Sarkom kaum jemals mit einer 5-Jahres-Heilung zu rechnen,
und die meisten Träger dieser Geschwulst sind bereits 2 Jahre nach
Diagnosestellung an ihrem Leiden verstorben. Auch bei Chondrosarkomen
gibt die sogenannte 5-Jahres-Heilung keine treffenden Aufschlüsse,
da bei diesen eher langsam wachsenden Geschwülsten der Zeitraum von
5 Jahren zu kurz gewählt ist. Viele Chondrosarkomträger sterben erst
nach 5 Jahren an ihrem Tumor oder dessen Metastasen, so daß bei dieser
Geschwulst erst nach viel längerer Zeit eine Erfolgsbeurteilung möglich ist. Einen besseren Einblick in den Verlauf gibt das von uns als
"prognostische Risikozeit" bezeichnete Intervall. Es ist dies jener

Zeitraum, in dem mindestens 9o% der an ihrem Leiden sterbenden Patienten einer repräsentativen Fallzahl einer bestimmten Tumorart nach Diagnosestellung die ersten Metastasen nachweisbar sind; denn mit dem Auftreten von Metastasen ist im allgemeinen das Schicksal der Patienten entschieden. Die prognostische Risikozeit für das kindliche Osteosarkom beträgt z.B. 24 Monate (ZHUBER et al., 1973). Außer von der Art der Geschwulst hängt die Prognose von der Therapie und ihrem rechtzeitigen Einsatz ab; weiter von der Lokalisation der Geschwülste: Sarkome der Extremitäten geben bessere Heilungsergebnisse als jene des Stammskeletts. Vorerkrankungen des Skeletts mit sarkomatöser Entartung haben ebenfalls einen Einfluß auf das weitere Schicksal ihrer Träger. So ist z.B. bei Sarkomen auf dem Boden eines Morbus Paget mit einer besonders schlechten Prognose zu rechnen.

Es bestehen also unabhängig von der Art des Tumors zahlreiche Faktoren, die die Prognose beeinflussen, von denen nur einige wenige leichter faßbare hier angeführt wurden.

Rehabilitation

Zu den Aufgaben der Rehabilitation gehört die psychologische Betreuung der Patienten, die bereits vor der Operation einsetzen muß, weiter eine möglichst gute funktionelle Versorgung sowie die Wiedereingliederung in den gewohnten Lebensraum, in das Schul- und Berufsleben.

Die Problematik der psychologischen Betreuung von Knochensarkompatienten wird im Gegensatz zu Trägern anderer Malignome noch dadurch erschwert, daß oft radikal verstümmelnde Eingriffe nicht zu vermeiden sind. Der Verlust einer Gliedmaße stellt für den Betroffenen eine wesentlich größere Belastung dar als z.B. eingreifende abdominelle oder thoraxchirurgische Maßnahmen. Die Vorbereitung des Patienten auf einen solchen Eingriff muß daher vorsichtig, aber gezielt erfolgen. Bei der ersten Konfrontation mit einer Amputation lehnt fast jeder Patient, ebenso wie seine Familienangehörigen, diesen Eingriff ab. Es ist sehr schwierig, dem Patienten, ohne ihn zu verängstigen, den Ernst seiner Situation klar zu machen. Dabei muß die Bezeichnung Krebs oder Sarkom möglichst vermieden werden, da in unserem geographischen Bereich mit diesen Ausdrücken meist automatisch der Gedanke an ein unheilbares Leiden verknüpft ist. Dies bestärkt die Patienten erst recht, einen verstümmelnden Eingriff abzulehnen. Bei einer vorsichtigen psychologischen Vorbereitung konnten sich in den letzten Jahren bei über 1oo eigenen Fällen, denen eine Amputation wegen eines Sarkoms nahegelegt wurde, nur 2mal die Eltern nicht zur Einwilligung zu einer Radikalbehandlung ihres Kindes entschließen. Die weitverbreitete Meinung, daß eine Amputation sehr häufig abgelehnt wird, konnten wir somit nicht bestätigen. Sie hängt wahrscheinlich mit einer nicht ausreichenden persönlichen Beschäftigung mit dem betroffenen Patienten und seinen Angehörigen ab. Bei der Vorbereitung auf den notwendigen Eingriff muß auch eine sehr ausführliche Information über die postoperativen Rehabilitationsmöglichkeiten gegeben werden. Weitere Rehabilitationsmaßnahmen haben rasch nach der Operation einzusetzen. Die Mobilisierung des Erkrankten hat so bald als möglich nach der Amputation zu erfolgen, womöglich am 1. postoperativen Tag. Zur Vermeidung einer Ödembildung wird meist unmittelbar nach der Operation ein Gipsverband angelegt und bei Bedarf gewechselt. Nach der Abnahme desselben erfolgt eine exakte Bandagierung. Nach Abschluß der Wundheilung beginnt die Prothesenversorgung. Bei ungestörtem postoperativem Verlauf kann ein Oberschenkelamputierter bereits nach 4 Wochen die Klinik mit einer Behelfsprothese verlassen. Meist befindet sich der Kranke zu diesem Zeitpunkt schon in einem ausgeglichenen psychischen Zustand; er muß allerdings darauf vorbereitet werden, daß der Übergang in das häusliche Milieu wieder eine psychische Belastung mit sich bringt. Hier liegt es nun an den Angehörigen, diese Phase möglichst kurz zu gestalten. Es ist wichtig, den Patienten und seine Verwandten davon zu überzeugen, daß ein Amputierter wohl behindert, aber sonst ein vollwertiger Mensch ist; dies betrifft das tägliche Leben ebenso wie das Familienleben und den Beruf.

Schon vor der Amputation werden mit dem Patienten die weiteren beruflichen Möglichkeiten in groben Zügen besprochen. Eine Berentung wegen einer Amputation ist abzulehnen; mit einer solchen Maßnahme würde der Betroffene zum "Krüppel" gestempelt. Eine Umschulung wird sich allerdings in einem Teil der Fälle als notwendig erweisen. Dazu ist die Kontaktaufnahme mit den Berufsberatern schon während des Spitalaufenthaltes anzustreben. Bei den häufig jugendlichen Sarkompatienten ist Wert darauf zu legen, eine Unterbrechung des Schulbesuches möglichst kurz zu halten. Im Hinblick auf die spätere Berufswahl soll versucht werden, eine qualitativ hochwertige Schulbildung zu erwerben. Von großer Bedeutung ist auch eine aktive sportliche Betätigung des Behinderten; sie gibt ihm das Gefühl der Leistungsfähigkeit und erleichtert damit, die durch die Amputation bedingte psychische Belastung zu meistern.

Mit den beschriebenen Maßnahmen gelingt es meist, den Amputierten wieder zu einem zufriedenen, voll adaptierten Menschen zu machen. Bei der schlechten Prognose der Knochensarkome dauert dieser "Gesundheitszeitraum" häufig leider nur kurze Zeit. Allerdings kann bei entsprechender Führung der Patient dieses Intervall gut nützen. Diese von uns immer wieder gemachte Erfahrung bestärkt uns, einem radikalen Vorgehen das Wort zu reden.

Spezieller Teil

Primär maligne Knochentumoren

Osteosarkom

Früher und vielfach auch heute noch wird der Begriff Osteosarkom für alle im Knochen vorkommenden Sarkome verwendet. Nach der heute gültigen Nomenklatur werden als Osteosarkome (osteogene Sarkome) jene Tumoren bezeichnet, bei denen die Tumorzellen selbst Knochensubstanz bilden (Abb. 3). Neben diesen für die Diagnose maßgeblichen Tumoranteilen gibt es auch knorpelbildende, fibrosarkomatöse und undifferenzierte Abschnitte. Die Knochensubstanzbildung, ihr Ausmaß, ihre Reife und ihre Verkalkung wechselt von Fall zu Fall und auch innerhalb ein und derselben Geschwulst, woraus ihr makroskopisch und röntgenologisch sehr variables Aussehen herrührt.

Sonderformen des Osteosarkoms sind: das parostale Osteosarkom, welches in unmittelbarer Nachbarschaft eines Knochens entsteht (s. später). Weiter das als Rarität auftretende intrakortikale Osteosarkom, das primär multiple Osteosarkom und das extraskelettal in verschiedenen Organen auftretende Osteosarkom.

Das Osteosarkom ist die häufigste primär maligne Knochengeschwulst (Tabelle 2), wenn man vom Myelom absieht. Es tritt vor allem zwischen dem 14. und 25. Lebensjahr auf (Tabelle 3) und betrifft das männliche

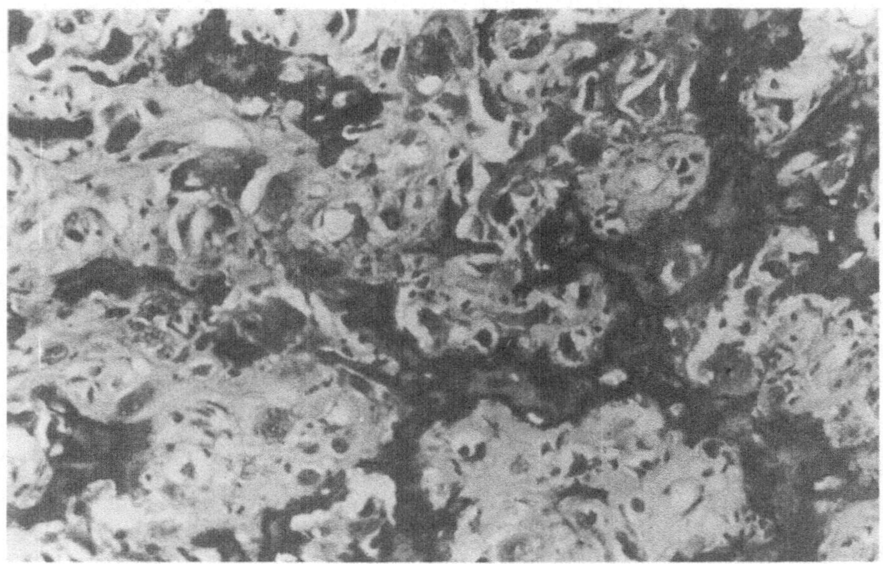

Abb. 3. S.P. 12 584/72, Obj. 1o, HE – Osteosarkom. Unreifes, teils verkalktes Knochenbälkchengerüst in sarkomatösem Stroma mit sehr polymorphen Tumorzellen

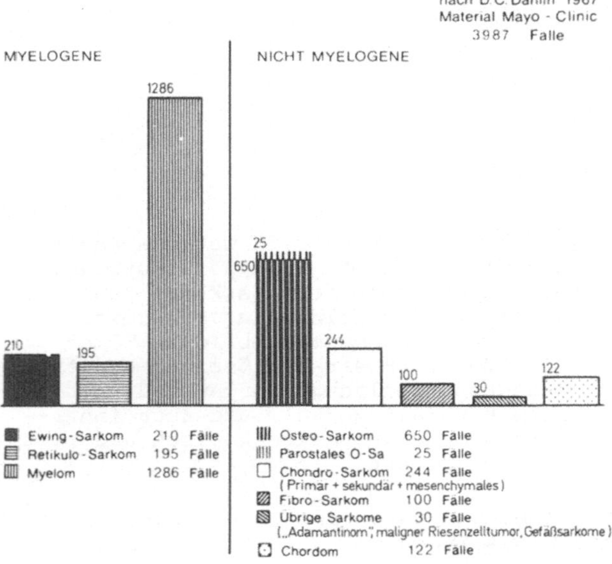

Tabelle 2. Häufigkeit der malignen Knochentumoren (ohne Knochenmetastasen)

Altersverteilung von Osteo-,Chondro-,Fibro- und Ewing-Sarkom

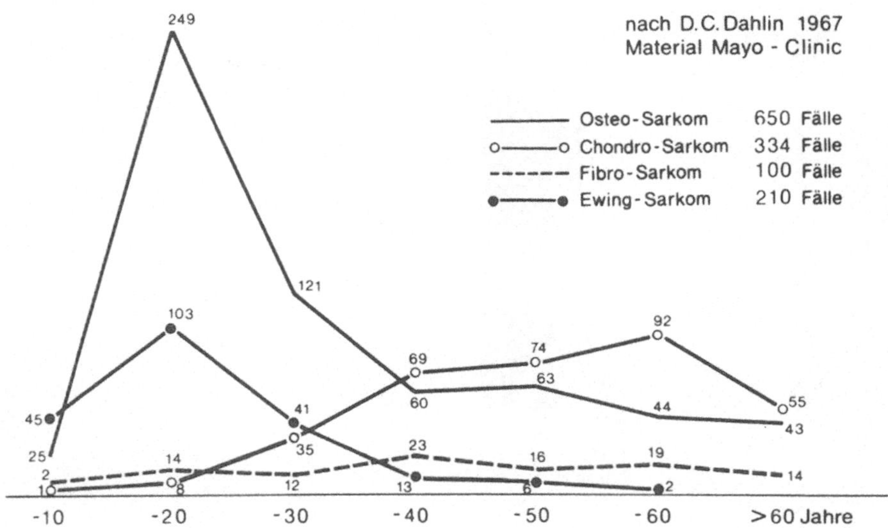

Tabelle 3. Altersverteilung der häufigeren primär malignen Knochentumoren

Geschlecht häufiger als das weibliche. Hauptlokalisationen sind die
Metaphysen langer Röhrenknochen - besonders um das Kniegelenk (Tabelle 4a).

Röntgenologisch findet man bei Befall der langen Röhrenknochen zunächst
einen exzentrisch in der Metaphyse liegenden, unscharf begrenzten Herd
mit teils erhöhter, teils herabgesetzter Strahlendurchlässigkeit. Neben
teils osteolytisch und teils sklerotisch erscheinenden Osteosarkomen
(Abb. 4) gibt es solche, bei denen die osteolytische Destruktion überwiegt, und solchen, bei denen die Sklerose (Abb. 5) im Vordergrund
steht. Mit fortschreitendem Tumorwachstum wird schließlich der ganze
Metaphysenquerschnitt von der Geschwulst eingenommen, sie greift weiter auf den anschließenden Schaft und eventuell auf die Epiphyse über.
Sehr früh schon wird die Kortikalis durchbrochen. Es bildet sich dann
ein extraossär gelegener Tumormantel aus, in dem häufig radiäre Verkalkungen (Spiculae) nachweisbar sind. Schaftwärts vom extraossär gelegenen Tumoranteil bildet sich meist ein reaktiv entstandener Periost-
sporn, das sogenannte Codman-Dreieck. Angiographisch (Abb. 1a) sind
die Osteosarkome überwiegend gefäßreich und weisen dann die sogenannten Malignitätszeichen auf (s. allgemeiner Teil). Der extraossäre Tumoranteil zeigt eine scharfe Begrenzung und läßt sich immer gut darstellen, was sowohl für die Wahl der Probeexzisionstelle als auch für
die Bestimmung der Amputationshöhe von Bedeutung ist.

Therapie: Da die alleinige Strahlentherapie beim Osteosarkom bisher
kaum Heilungen brachte, gilt als Therapie der Wahl bei technischer
Durchführbarkeit die chirurgische Behandlung. Bezüglich des Zeitpunktes der Operation bestehen zwei verschiedene Meinungen:

1. Um den früh metastasierenden Fällen die Belastung durch die Amputation zu ersparen, wird primär bestrahlt. Sind nach 4 - 7 Monaten

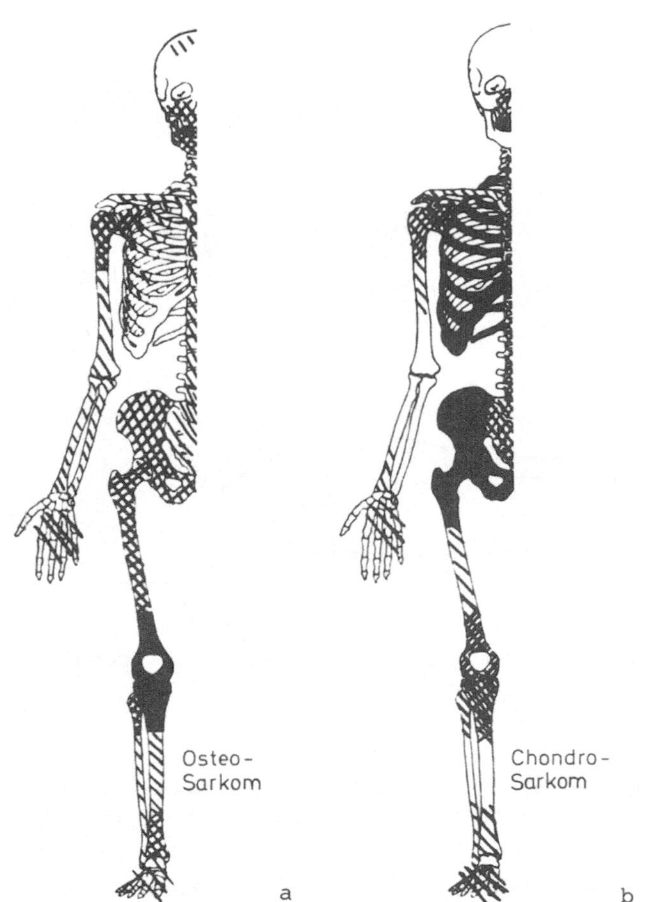

Tabelle 4 a u. b. Lokalisation der häufigeren primär malignen Knochentumoren (Tabelle 4 c u. d s. S. 771)

keine Lungenmetastasen nachweisbar, erfolgt die Radikaloperation
(CADE, 1955; LEE u. MACKENZIE, 1964; PAPILLON u. DUTOU, 197o; POPPE
u. LIVERUD, 197o; RONNEN, 1963.

2. Die Operation stellt die Primärtherapie dar (DAHLIN u. COVENTRY,
1967; MARCOVE et al., 197o; McKENNA et al., 1966); sie soll unmittelbar an die unter Zytostatikaschutz durchgeführte Biopsie, nach Erlangen der Gefrierschnittsdiagnose angeschlossen werden. Bei der häufigsten Lokalisation des Osteosarkoms in der Knieregion empfehlen wir
die Oberschenkelamputation (SALZER u. SALZER-KUNTSCHIK, 1969), im Bereich der oberen Extremität nach Möglichkeit die Resektion. Bei Lokalisation im proximalen Femur ist eine Hüftenukleation oder eine Hemipelvektomie angezeigt. Zur Bestimmung der Amputationshöhe bzw. des
Ausmaßes der Resektion müssen präoperativ die Tumorgrenzen möglichst
genau bestimmt werden, wozu neben der üblichen Röntgenuntersuchung
vor allem die Angiographie und die Szintigraphie heranzuziehen sind
(KOLARZ et al., im Druck). Dieses Vorgehen wird von uns der primären
Strahlenbehandlung mit sekundärer chirurgischer Therapie vorgezogen,
um dem Patienten mit der raschen Entfernung des Tumors die größte
Überlebenschance zu geben, da in Amputationspräparaten auch nach

massiver Strahlentherapie in einem hohen Prozentsatz vitales Tumorgewebe nachweisbar ist (JENKIN, 1971; LEE u. MACKENZIE, 1964; POPPE
u. LIVERUD, 197o). Außerdem gelingt nach der primär chirurgischen
Therapie eine raschere Rehabilitation als bei der zuerst beschriebenen Behandlungsmethode.

Eine lokale Nachbestrahlung ist nur nach unradikaler Operation indiziert. Zur Metastasenprophylaxe empfehlen wir eine zytostatische Nachbehandlung.

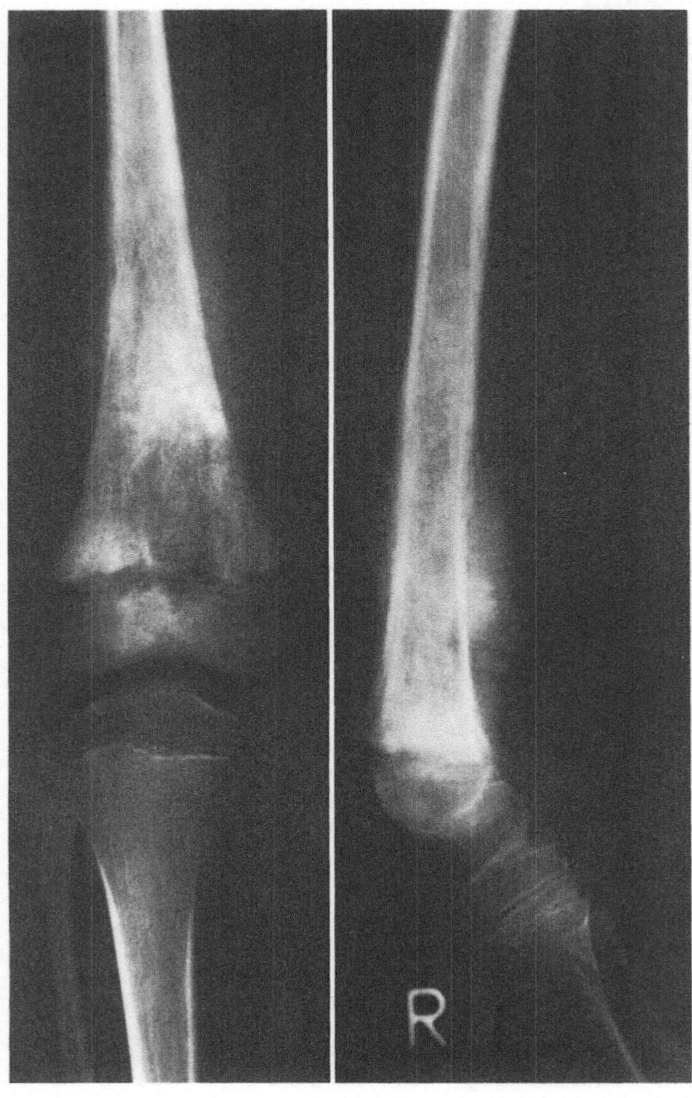

a   b

Abb. 4.a u. b) M.H., m., 11 Jahre, Osteosarkom re. distaler Femur
a.-p. und seitlich: teils osteolytische, teils osteoplastische Veränderungen, ausgeprägte Spiculae besonders dorsal. Nach proximal anschließend Codmansches Dreieck

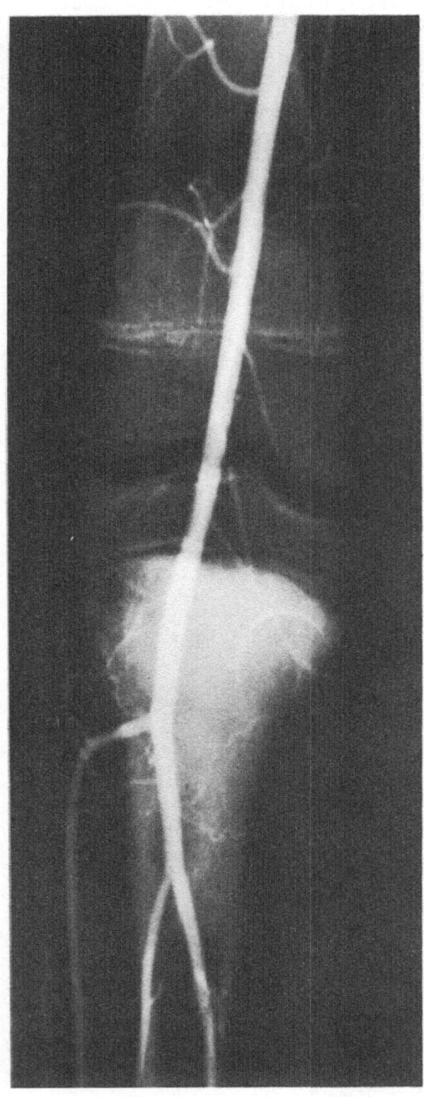

Abb. 5. E.C., m., 12 Jahre, osteo-
plastisches Osteosarkom re. proximale Tibia. Angiographie arterielle
Phase: geringe Ausbildung pathologischer Gefäße lateral

<u>Verlauf und Prognose:</u> Die 5-Jahres-Überlebensquoten werden in der
Literatur zwischen 5 und 22% angegeben (COLEY, 196o; DAHLIN, 1967;
JAFFE, 1959; LEE u. MACKENZIE, 1964; PRICE, 1961).

Beim Osteosarkom gibt jedoch schon die 3-Jahre-Überlebenszeit eine
berechtigte Aussicht auf Dauerheilung, wenn zu diesem Zeitpunkt noch
keine Metastasen vorhanden sind. Die Metastasierung erfolgt vor allem
in die Lungen; andere Organmetastasen sind selten. Die Sekundärabsie-
delungen lassen sich meist 3 - 18 Monate nach der Diagnosestellung
nachweisen. Werden nach gründlicher pulmologischer Untersuchung "solitäre" Lungenmetastasen entdeckt, sollen diese operativ entfernt werden, womit sich Dauerheilungen erzielen lassen (SALZER et al., 1973).

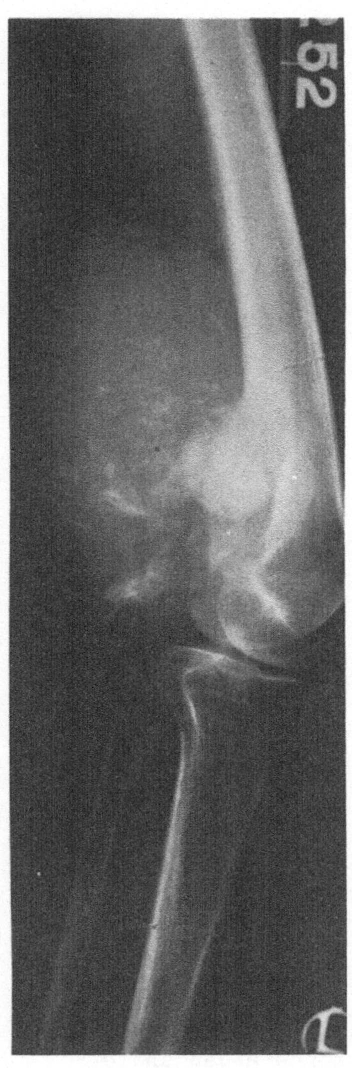

Abb. 6. W.H., w., 56 Jahre, parostales
Osteosarkom re. distaler Femur. Große
Tumorbildung in der Fossa poplitea mit
unregelmäßigen Ossifikationen

Parostales Osteosarkom

Die Geschwulst entwickelt sich extraossär in unmittelbarer Nachbarschaft eines Knochens, auf den sie dann in einem späteren Stadium
übergreifen kann. Hauptlokalisation ist die Fossa poplitea, bevorzugt
wird das 3. und 4. Dezennium. Röntgenologisch handelt es sich (Abb. 6)
um meist umfangreiche, scharf begrenzte, dem Knochen anliegende Tumoren mit kalkdichten Verschattungen.

Therapie und Prognose: Bei morphologisch hochdifferenzierten Fällen
und technischer Durchführbarkeit soll eine Resektion des tumortragenden Röhrenknochenabschnittes versucht werden. Bei unradikaler Resektion kommt es immer zum Rezidiv; dann muß eine Amputation vorgenommen

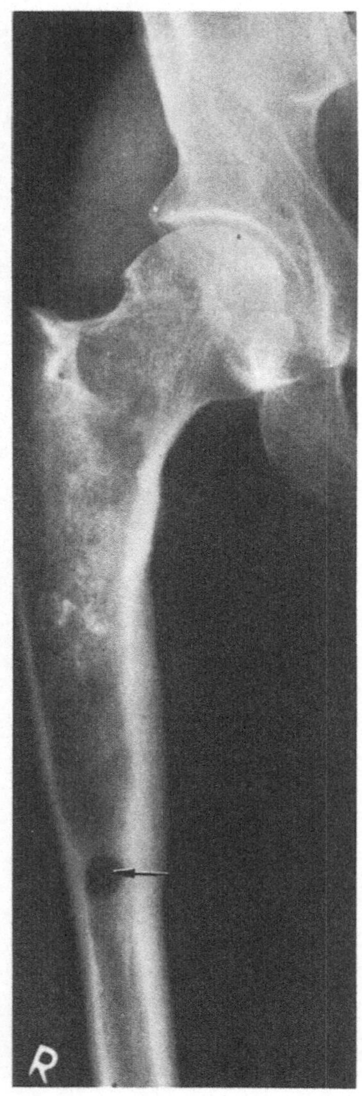

Abb. 7. H.St., m., 48 Jahre, Chondro-
proximaler Femur. Zustand nach auswärtiger Probeexzision ( ); dieselbe
liegt außerhalb der röntgenologisch
nachweisbaren Veränderungen und ergab einen negativen Befund!

werden. Ebenso ist bei morphologisch anaplastischen parostalen Osteosarkomen bereits primär eine Amputation auszuführen. Die Strahlentherapie ist nicht indiziert. Die Geschwülste wachsen langsam über Jahre
und metastasieren spät in die Lungen. Bei suffizienter Behandlung
weisen parostale Osteosarkome eine günstige Prognose auf.

Chondrosarkom

Chondrosarkome (s. Abb. 2) sind bösartige, von den Knorpelzellen abgeleitete Geschwülste mit knorpeliger oder myxoider Grundsubstanz (Probleme ihrer morphologischen Erkennung s. allgemeiner Teil). Sie be-

vorzugen das 4. - 6. Dezennium (s. Tabelle 3), ihre Hauptlokalisation
(Tabelle 4b) sind Femur, Becken und Tibia. Röntgenologisch (Abb. 7)
stellen sich die Chondrosarkome unscharf oder auch als teilweise
scharf begrenzte osteolytische Prozesse dar, in denen mehr oder weniger reichlich kalkdichte Verschattungen nachweisbar sein können. Häufig wird der betroffene Knochenabschnitt aufgetrieben. In langen
Röhrenknochen findet man häufig neben Kortikalisverdünnungen komplette
Kortikaliszerstörungen sowie andererseits auch Kortikalisverdickungen.
Meist lassen sich große Tumoranteile in den benachbarten Weichteilen
nachweisen. Angiographisch erweist sich ungefähr die Hälfte der Chondrosarkome als gefäßreich mit "Malignitätszeichen".

Therapie und Verlauf: Chondrosarkome sprechen schlecht auf Strahlentherapie an. Aus diesem Grunde ist die radikale chirurgische Entfernung der Geschwulst indiziert. An der unteren Extremität bedeutet
dies meist Amputation, an der oberen genügt häufig die radikale Resektion; diese wird auch bei Befall von Rippen angewandt. Beckenchon-
drosarkome kommen meist in einem so fortgeschrittenen Stadium zur
Behandlung, daß eine Hemipelvektomie notwendig ist. Bei unradikaler
Operation tritt immer ein Rezidiv auf. Eine Chemotherapie kann als
Rezidiv- bzw. Metastasenprophylaxe bei sehr undifferenzierten Chondrosarkomen versucht werden. Die Bestrahlung kommt nur bei unradikaler
Operation und bei Inoperabilität in Frage.

Prognose: Die Prognose ist vom morphologischen Differenzierungsgrad
abhängig. Bei undifferenzierten Chondrosarkomen ist die Prognose
schlecht. Bei hochdifferenzierten Formen werden bis zu 60% 5-Jahres-
Überlebende bei chirurgischer Therapie angegeben (LINDBOM et al.,
1961; MARCOVE et al., 1972). Allerdings kann es auch nach dieser
5-Jahresgrenze zu Rezidiven bzw. Metastasen kommen, so daß erst die
1o-Jahre-Überlebenszeit beim Chondrosarkom einen Einblick in das Verhalten der Geschwulst gibt. Treten Metastasen auf, so sind vor allem
die Lungen und weiter die Lymphknoten, und zwar zunächst die regionären, betroffen.

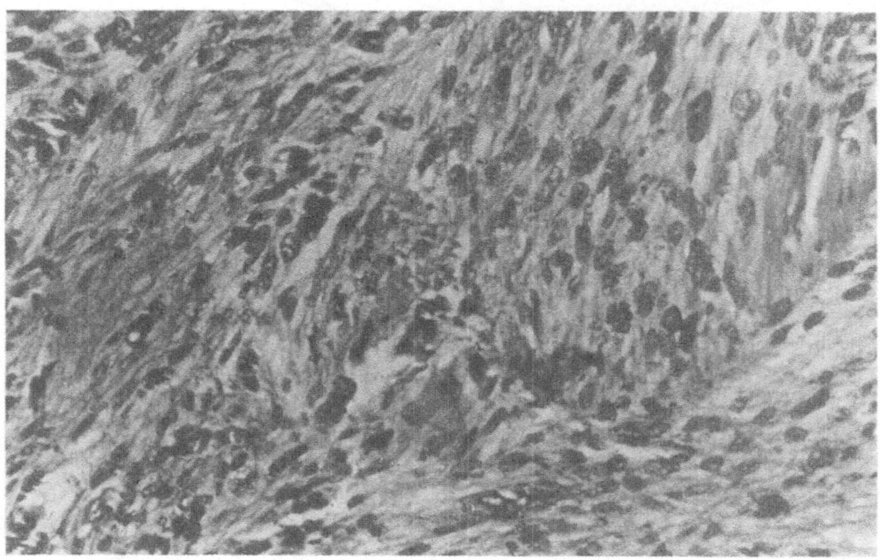

Abb. 8. S.P. 567/73, Obj. 1o, HE - Fibrosarkom

Fibrosarkom

Als maligne fibromatöse Geschwulst ist das Fibrosarkom charakterisiert
durch spindelige Tumorzellen, die mehr oder weniger reichlich kolla-
gene Fasern bilden (Abb. 8); Knochen- und Knorpelsubstanz wird nicht
formiert (Problematik der morphologischen Diagnose s. allgemeiner
Teil). Das Fibrosarkom hat keine auffallende Altersprädilektion (Tabelle 3); Hauptlokalisation (Tabelle 4c) sind die Metaphysen langer
Röhrenknochen und zwar vor allem in der Nachbarschaft des Kniegelenks.
Röntgenologisch (Abb. 9) findet man einen unscharf begrenzten osteo-

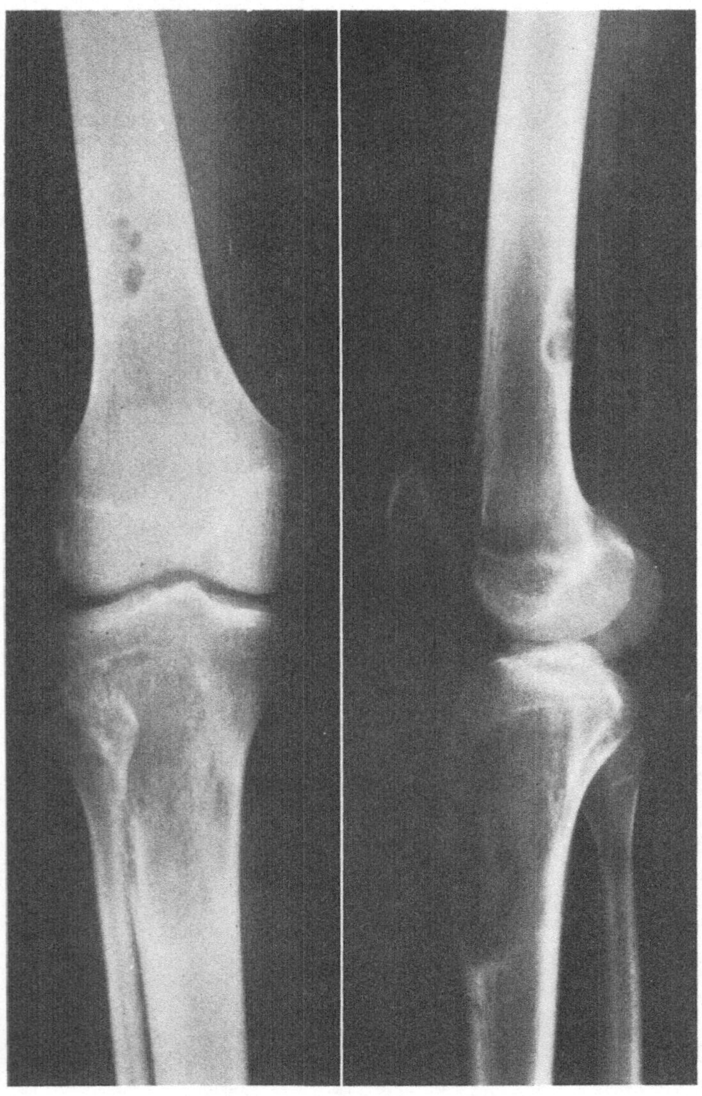

Abb. 9.a u. b) H.F., m., 16 Jahre, Fibrosarkom re. proximale Tibia
(Angiographie s. Abb. 1 b). Nebenbefund: fibröser Kortikalisdefekt
der distalen Femurdiaphyse dorsal

lytischen Prozeß, der frühzeitig die Kortikalis zerstört. Häufig wird
die benachbarte Diaphyse und außen anschließende Weichteile mitergrif-
fen. Angiographisch erweisen sich die Fibrosarkome als wechselnd gefäßreiche Tumoren mit variabler Ausbildung sogenannter Malignitätszeichen (s. Abb. 1b).

Therapie: Fibrosarkome sprechen schlecht auf Bestrahlung an. Die Therapie der Wahl ist daher die chirurgische. Im Bereich der unteren
Extremität kommt vor allem die Amputation in Frage, im Bereich der
oberen Extremität kann die Resektion versucht werden.

Prognose: Die Prognose hängt vom Differenzierungsgrad der Geschwulst
ab. Wenig differenzierte Fibrosarkome weisen eine ähnliche Prognose
wie Osteosarkome auf. Bei hochdifferenzierten Fibrosarkomen kann bei
entsprechender chirurgischer Therapie mit einer guten Prognose gerechnet werden. Metastasen oder Lokalrezidive sind aber noch nach Jahren
möglich. Bei "solitären" Lungenmetastasen ist die chirurgische Entfernung derselben angezeigt.

Ewing-Sarkom

Es sind dies vom Knochenmarksgewebe angeleitete rundzellige undifferenzierte Sarkome (EWING, 1939; Abb. 1o), die im Gegensatz zum sogenannten Retikulosarkom - mit dem sie häufig verwechselt werden - durch
ihren hohen Glykogengehalt und das Fehlen tumoreigener Gitterfasern
ausgezeichnet sind (DAHLIN, 1967; DOMINOK u. KNOCH, 1971; Jaffe, 1959;
LICHTENSTEIN, 1959; SCHAJOWICZ, 1959; SCHAJOWICZ et al., 1972; SPJUT
et al., 1971; UEHLINGER et al., 1948). Ihre weiche, manchmal sogar
zerfließende Konsistenz täuscht bei der Operation eventuell Eiter und
damit einen entzündlichen Prozeß vor. Betroffen wird vor allem das

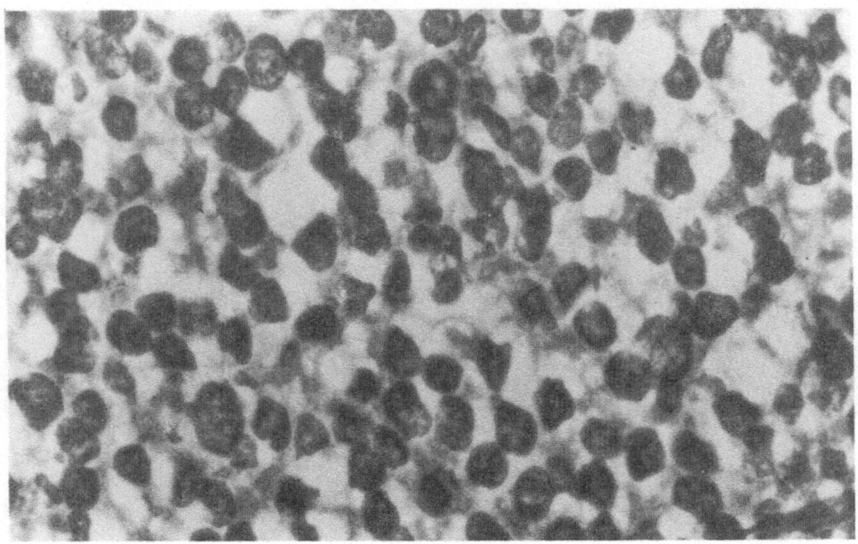

Abb. 1o. S.P. 1926/73, Obj. 4o, Färbung nach Gomori - Ewing-Sarkom.
Es fehlen hier tumoreigene Gitterfasern zwischen den relativ gleichförmigen Tumorzellen. Kein deutliches Zytoplasma zu erkennen

5. - 25. Lebensjahr (s. Tabelle 3); die Diagnose Ewing-Sarkom außerhalb
dieser Altersspanne muß mit großer Skepsis aufgenommen werden. Hauptlokalisation (Tabelle 4d) sind: Femur, Humerus und Becken, wobei bei
langen Röhrenknochen häufig der ganze Knochen von der Geschwulst erfaßt ist. Das röntgenologische Bild ist uncharakteristisch (Abb. 11).

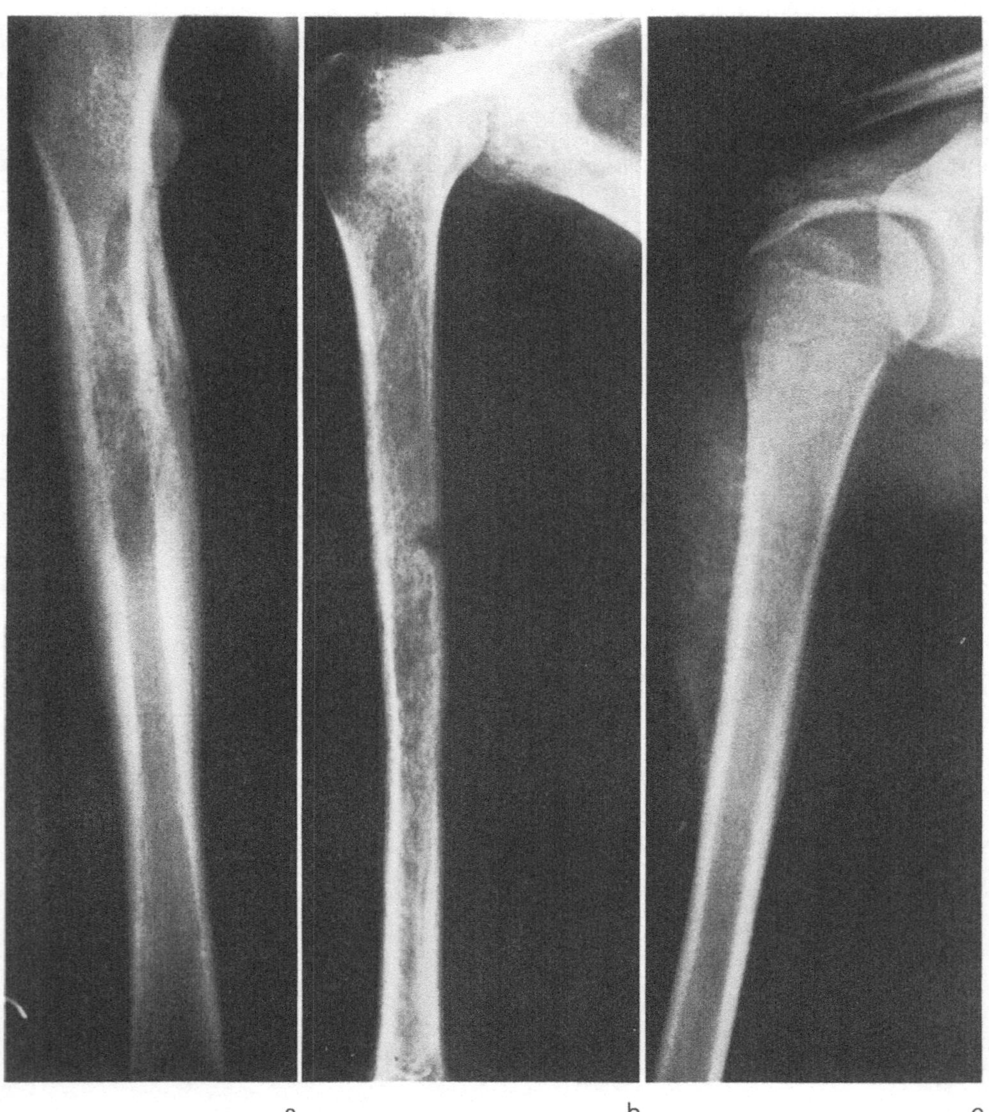

a   b   c

Abb. 11 a - c. Ewing-Sarkom: a) G.Sch., m., 14 Jahre, re. Femurschaft
teils osteolytische, teils osteoplastische Veränderungen mit zwiebel-
schalenartiger Periostreaktion. b) J.T., w., 21 Jahre, re. Humerusschaft; überwiegend mottenfraßartige osteolytische Veränderungen.
c) W.D., w., 16 Jahre, re. proximaler Humerus mit osteoplastischen
Veränderungen und Spiculabildung

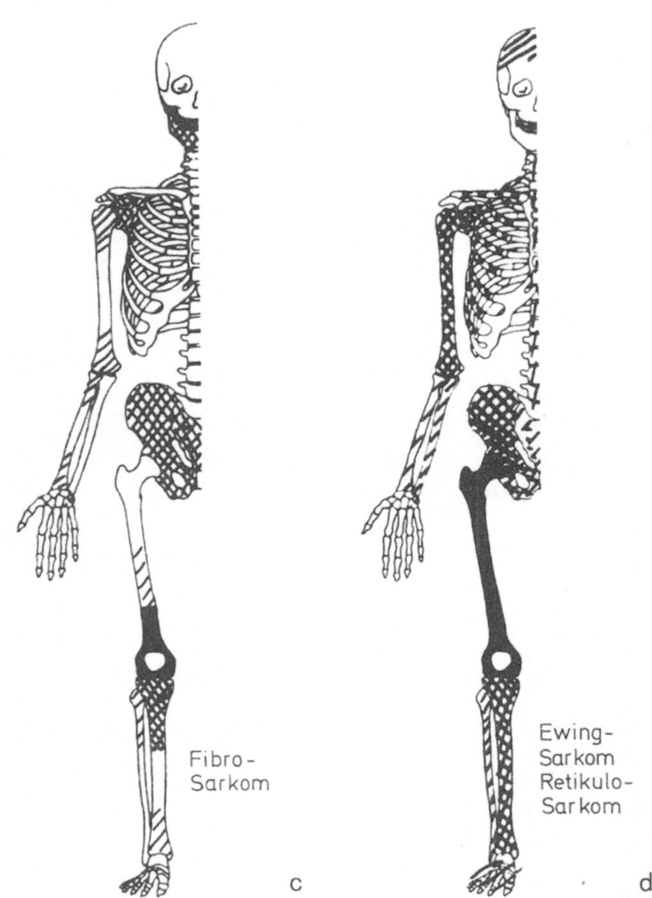

Tabelle 4 c u. d. Lokalisation der häufigeren primär malignen Knochentumoren

Überwiegend findet man osteolytische Veränderungen mit frühzeitiger
Kortikaliszerstörung und reaktiven periostalen Knochenneubildungen.
Die in der Literatur oft als typisch angegebenen zwiebelschalenartigen periostalen Knochenappositionen sind eher selten. Manchmal werden
Spiculae angetroffen, gelegentlich treten auch vorwiegend sklerosierende Formen auf. Angiographisch sind die Ewing-Sarkome meist gefäßreich mit deutlichen "Malignitätszeichen".

Therapie: Da das Ewing-Sarkom ein äußerst strahlensensibler Tumor ist,
kann als Therapie der Wahl die Strahlentherapie empfohlen werden.
Diese soll nur nach Sicherung der Diagnose durch die Biopsie und histologische Untersuchung erfolgen. Eine intensive Vorbestrahlung vor
der Biopsie ist abzulehnen, da wegen der hohen Strahlensensibilität
die morphologische Diagnose sonst nicht mehr möglich ist. Bei der
Strahlentherapie muß wegen der meist großen Ausdehnung des Tumors der
betroffene Knochen in toto erfaßt werden. Eine zusätzliche intensive
Chemotherapie scheint indiziert. Radikale chirurgische Maßnahmen geben keine sichere Verbesserung der Prognose.

Verlauf und Prognose: Meist treten sehr rasch Skelett- und Lungenmetastasen auf. Diese sprechen temporär gut auf Bestrahlung und Chemotherapie an. Die Prognose ist äußerst schlecht. Der Exitus tritt meist

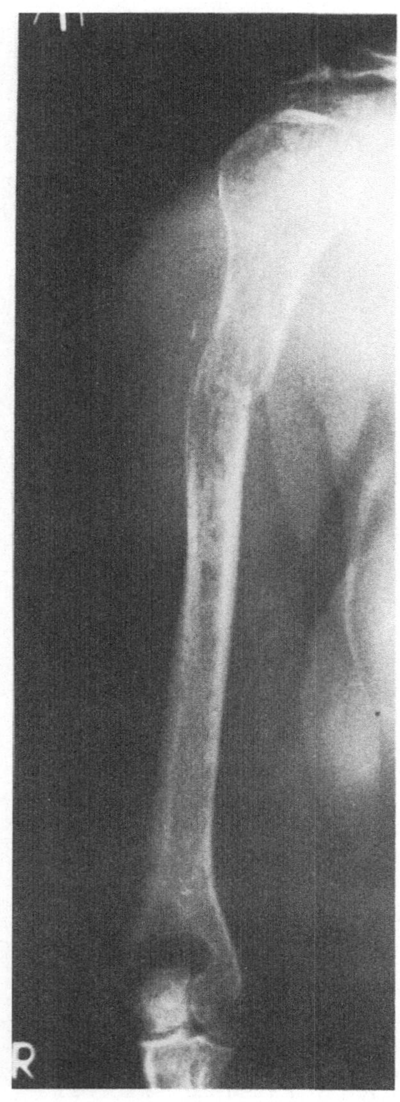

Abb. 12. W.S., w., 52 Jahre, Retikulosarkom re. Humerusschaft mit pathologischer Fraktur

innerhalb der ersten 3 Jahre nach Diagnosestellung ein. 5-Jahres-Über-
lebenszeiten von O bis etwa 1o% werden angegeben (SALZER-KUNTSCHIK u.
WUNDERLICH, 1971; SPJUT et al., 1971); dabei dürften Statistiken mit
den höheren Überlebensraten auf morphologischen Fehldiagnosen beruhen
(SALZER-KUNTSCHIK u. WUNDERLICH, 1971).

Retikulosarkom

Das Retikulosarkom (PARKER, Jr., u. JACKSON, Jr., 1939) wird von den
Retikulumzellen des Knochenmarkes abgeleitet. Im angloamerikanischen
Schrifttum wird es zusammen mit anderen vom Knochenmarksgewebe abge-

leiteten Geschwülsten wie dem Lymphosarkom oder auch dem Lymphogranulom als malignes Lymphom bezeichnet. Altersprädilektion: das 3. - 4.
Dezennium wird bevorzugt; Hauptlokalisationen sind: Femur, Tibia und
Humerus. Röntgenologisch (Abb. 12) findet man überwiegend aus klein-
fleckigen osteolytischen Herden aufgebaute Prozesse. Bei Befall langer
Röhrenknochen ist vor allem der Schaft betroffen. Neben der Osteolyse
können gelegentlich durch reaktive Knochenneubildungen bedingte skle-
rotische Partien auftreten. Die Kortikalis wird frühzeitig zerstört,
und es sind dann oft große, in den benachbarten Weichteilen gelegene
Tumoranteile nachweisbar. Periostale Reaktionen wie beim Ewing-Sarkom
kommen beim Retikulosarkom kaum vor (UEHLINGER et al., 1948).

Therapie und Verlauf: Wegen des guten Ansprechens auf Bestrahlung soll
nach Sicherstellung der Diagnose durch Biopsie eine Strahlentherapie
durchgeführt werden; bei geeigneter Lokalisation ist auch eine Tumorresektion zu empfehlen. Bei nicht ausreichendem Ansprechen auf die
Bestrahlung oder bei Rezidiv sind radikal chirurgische Maßnahmen indiziert. Als Zusatztherapie kommt die Chemotherapie in Frage. Bei
rechtzeitiger ausreichender Behandlung hat das Retikulosarkom eine
gute Prognose. Es werden bei optimalen Bedingungen sogar 5-Jahres-
Überlebensquoten bis zu 73% (DOMINAK u. KNOCH, 1971) angegeben. Tritt
Metastasierung ein, so sind vor allem zunächst die regionären Lymphknoten und das Skelett betroffen. Übergänge in Generalisationsformen
sind möglich und können aus dem morphologischen Bild nicht vorausge-
sagt werden.

Plasmozytom (Myelom)

Das Myelom ist eine bösartige, von den Plasmazellen abgeleitete Geschwulst (Abb. 13). Abgesehen von den Knochenmetastasen ist das Plasmozytom die häufigste bösartige Knochengeschwulst. Es kommt vor allem

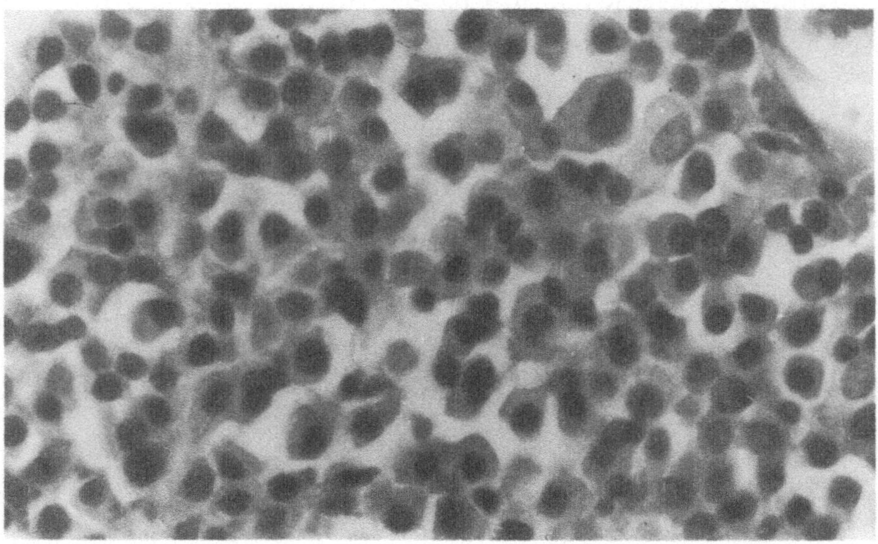

Abb. 13. S.P. 16 541/71, Obj. 4o, HE - Myelom (Plasmozytom). Starke
Größenschwankungen der neoplastischen Plasmazellen

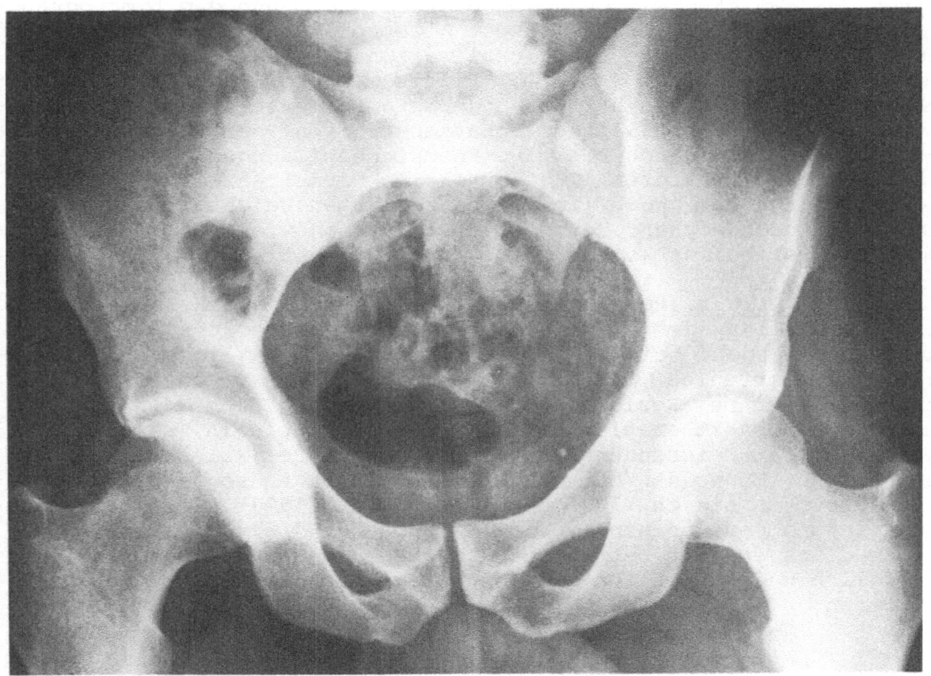

Abb. 14. K.R., m., 38 Jahre, "solitäres" Myelom re. Darmbein

als sogenanntes multiples Myelom (Morbus Kahler) vor. Dieses soll
ebenso wie die diffuse Form des Myeloms hier nicht besprochen werden,
da diese beiden Erkrankungen in die Domäne des Hämatologen gehören.
Selten tritt das Myelom als sogenanntes solitäres Myelom mit nur einem
Knochenherd auf. Im Gegensatz zu den multiplen und diffusen Formen
weist das sogenannte solitäre Myelom meist keine pathologischen Serum-
eiweißbefunde auf. Röntgenologisch tritt es überwiegend als scharf
begrenzter osteolytischer Herd in Erscheinung, der in den fortgeschrittenen Fällen den befallenen Knochenabschnitt auftreibt (Abb. 14).

Therapie: Nach Möglichkeit soll beim Solitärmyelom der betroffene
Knochenabschnitt reseziert werden. Ist nur eine Curettage möglich,
muß eine Nachbestrahlung erfolgen.

Prognose: Die Prognose des solitären Plasmozytoms ist wesentlich besser als jene der multiplen und diffusen Formen. Überlebenszeiten bis
über 2o Jahre werden bei lokaler Therapie angegeben (DAHLIN, 1967).
Die meisten sogenannten solitären Myelome gehen allerdings oft erst
nach mehreren Jahren in die generalisierte Form über.

Seltene Knochensarkome

Es sind dies Angiosarkome (malignes Hämangioendotheliom), Liposarkome,
maligne Synovialome (sog. Adamantinom) und neurogene Sarkome. Diese
Geschwülste stellen im Knochen Raritäten dar, sie weisen röntgenologisch kein typisches Bild auf. Ihr biologisches Verhalten wechselt.

Allgemein gültige therapeutische Richtlinien können daher nicht gegeben werden. Im wesentlichen ist die Behandlung dieser Geschwülste eine chirurgische.

Potentiell maligne Knochentumoren (fakultativ maligne, semimaligne)

Der Begriff potentiell maligne bedeutet, daß Geschwülste vorliegen, die morphologisch zunächst gutartig aussehen, von denen man aber aus der Erfahrung weiß, daß sie sich häufig zu einem späteren Zeitpunkt maligne verhalten, und zwar entweder durch lokal invasives Wachstum wie z.B. Chordome oder durch Metastasierung wie z.B. die Chondrome der langen Röhrenknochen oder ein Teil der Riesenzelltumoren.

Chondrome der langen Röhrenknochen und des Stammskeletts

Knorpelgeschwülste dieser Lokalisation verhalten sich auch bei morphologisch zunächst gutartigem Aussehen im Verlauf mehrerer Jahre meist wie Chondrosarkome. Die Entwicklung in diese Richtung zeigt sich klinisch meist durch rascheres Größenwachstum des Prozesses (s. Abb. 7) und durch das häufigere Auftreten von Rezidiven lokal chirurgisch behandelter Fälle. Aus diesem Grund sollen daher solche Chondrome möglichst vom Beginn an radikal chirurgisch entfernt werden. Bei Lokalisation im Bereich der Beckenschaufel und Skapula ist von vornherein eine Resektion anzustreben. Bei Sitz in den langen Röhrenknochen kann eine sorgfältigst durchgeführte Exkochleation mit Plombierung der resultierenden Höhle versucht werden. Bei einer solchen Therapie muß jedoch der Kranke laufend über viele Jahre in Kontrolle gehalten werden. Kommt es zu einem Rezidiv, ist unbedingt eine radikal-chirurgische Maßnahme indiziert. Bei adäquater Therapie ist die Prognose günstig.

Riesenzelltumor (Osteoklastom)

Es handelt sich um einen knochenzerstörenden Tumor, der vom nicht knochenbildenden Bindegewebe des Knochenmarkes abgeleitet wird. Histologisch setzt sich die Geschwulst aus rundlichen, einkernigen Zellen und vielkernigen Riesenzellen zusammen (Abb. 15).

Da viele Knochenläsionen Riesenzellen enthalten können, wurden früher solche Prozesse dem Riesenzelltumor zugeordnet und mit Bezeichnungen wie "brauner Tumor" oder "Ostitits fibrosa cystica" belegt (SALZER-KUNTSCHIK, 1971). Auch heute erfolgt vielfach noch keine klare Abgrenzung, die jedoch wegen der verschiedenen Prognose dieser Läsionen wichtig ist. JAFFE (1959) und LICHTENSTEIN (1959) haben verschiedene riesenzellhaltige Knochenprozesse vom Riesenzelltumor abgetrennt: so das nicht ossifizierende Knochenfibrom, das benigne Osteoblastom, das Chondroblastom, das Chondromyxoidfibrom, die solitäre oder juvenile Knochenzyste sowie die aneurysmatische Knochenzyste. Auch die morphologisch den Riesenzelltumoren eventuell ähnlichen Pseudotumoren beim Hyperparathyreoidismus, die vielfach als "braune Tumoren" bezeichnet werden, haben mit den Riesenzelltumoren nichts zu tun.

<u>Altersprädilektion:</u> 89% der Riesenzelltumoren treten nach dem 19. Lebensjahr auf (DAHLIN, 1967); vorwiegend betroffen sind das 3., weiter noch das 4. und 5. Dezennium. Vor dem 15. Lebensjahr ist die Diagnose Riesenzelltumor mit großer Skepsis aufzunehmen.

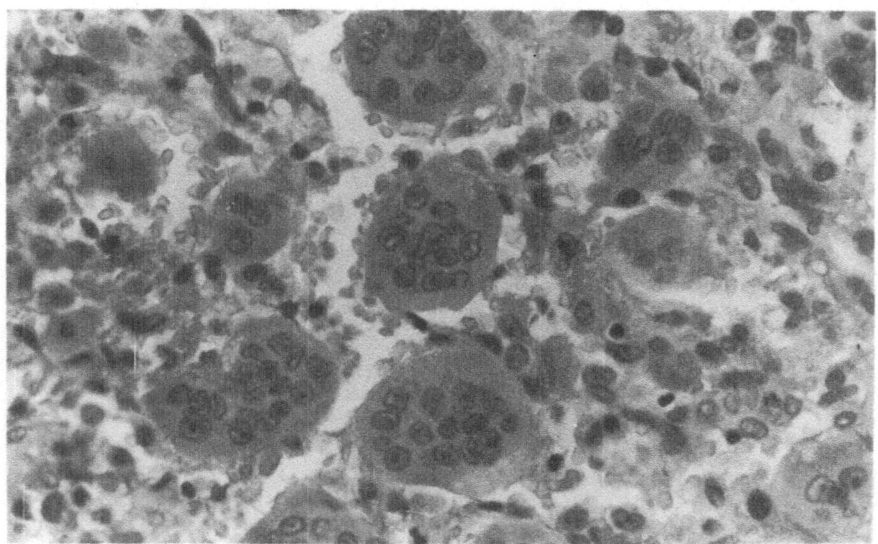

Abb. 15. S.P. 11 263/72, Obj. 25, HE - Riesenzelltumor (Osteoklastom)

Hauptlokalisationen sind die Epiphysen und anschließenden Metaphysen
langer Röhrenknochen, und zwar vorwiegend jene um das Kniegelenk. Bei
den häufig im Kieferbereich beschriebenen Riesenzelltumoren dürften
vorwiegend Reparativgranulome vorliegen (JAFFE, 1959; UEHLINGER, 1959).
Röntgenologisch (Abb. 16) verursachen die Riesenzelltumoren eine meist
scharf begrenzte Knochendestruktion. Im Bereich der langen Röhrenknochen liegt diese zunächst exzentrisch in der Epiphyse und greift auf
die benachbarte Epiphyse über. Der betroffene Knochen wird häufig aufgetrieben und die Kortikalis verdünnt. Periostreaktionen fehlen; gelegentlich findet man eine grob-trabekuläre Struktur. Angiographisch
zeigt sich häufig eine diffuse Anfärbung der Läsion (milchglasartig);
manchmal können auf Malignität verdächtige Gefäßbilder nachweisbar
sein.

Therapie: Die Therapie der Wahl ist chirurgisch. Sie besteht im allgemeinen zunächst in einer äußerst sorgfältig durchzuführenden Curettage des Tumors mit Ausfräsung der Wand der resultierenden Höhle;
letztere wird mit Knochenspänen aufgefüllt. Unradikale Curettagen
sind von einem Rezidiv gefolgt. Jedes Rezidiv birgt die Gefahr einer
malignen Entartung in sich. Bei geeigneter Lokalisation soll primär
eine en bloc-Resektion durchgeführt werden. Die von manchen Seiten
prinzipiell empfohlene primäre Tumorresektion erscheint uns nicht
indiziert, da Rezidive meist erst nach einigen Jahren auftreten und
die Patienten bis dahin fast immer völlig beschwerdefrei sind. Bei
Rezidiven allerdings ist die Resektion einer neuerlichen Exkochleation
vorzuziehen. Bei maligner Entartung von Rezidiven oder bei jenen Riesenzelltumoren, die vom Beginn an morphologisch Malignitätszeichen
aufweisen, kommen nur radikal chirurgische Maßnahmen in Frage. Eine
Strahlentherapie bei chirurgisch zugänglichen Riesenzelltumoren ist
wegen der Gefahr einer durch die Bestrahlung induzierten malignen
Entartung abzulehnen (DAHLIN, 1967).

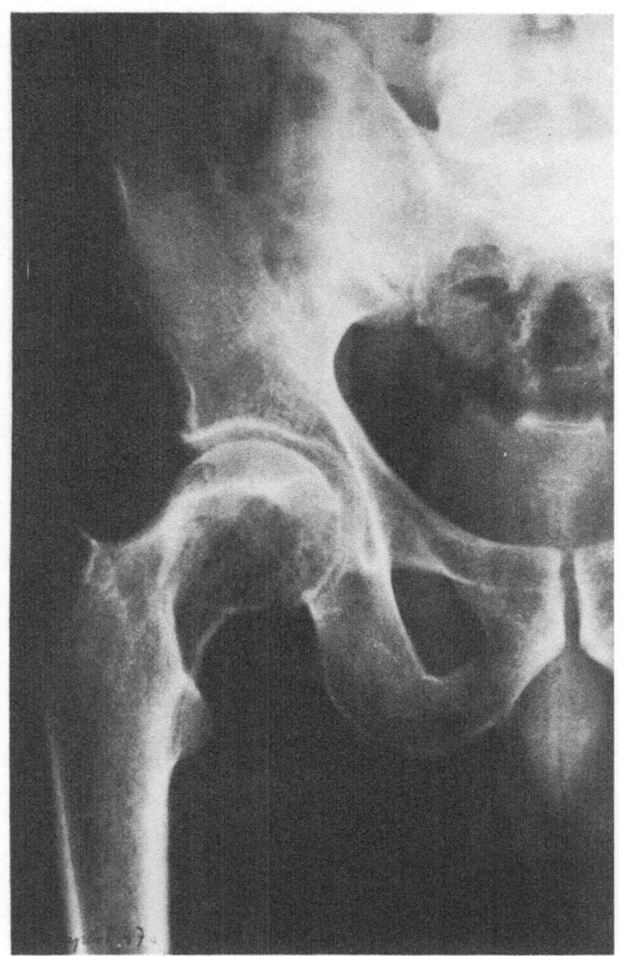

Abb. 16. R.G., m., 47 Jahre, Riesenzelltumor re. Humeruskopf und
Schenkelhals

Prognose: Rezidive werden in 1o - 5o% der Fälle (DAHLIN, 1967; DOMINOK
u. KNOCH, 1971), maligne Entartung in 1o% angegeben (DAHLIN, 1967).
Die Prognose der sarkomatös entarteten Riesenzelltumoren ist schlecht.

Chordom

Die Chordome werden von Resten der Chorda dorsalis abgeleitet. Es sind
weiche Tumoren, die eine schleimige Grundsubstanz aufweisen, in die
die häufig vakuolisierten Chordomzellen eingelagert sind (Abb. 17).

Altersprädilektion: Betroffen ist vorwiegend das 4. - 7. Dezennium.

Hauptlokalisation ist die Sakrokokzygealregion und weiter die Schädelbasis. Röntgenologisch (Abb. 18) findet man einen knochenzerstörenden

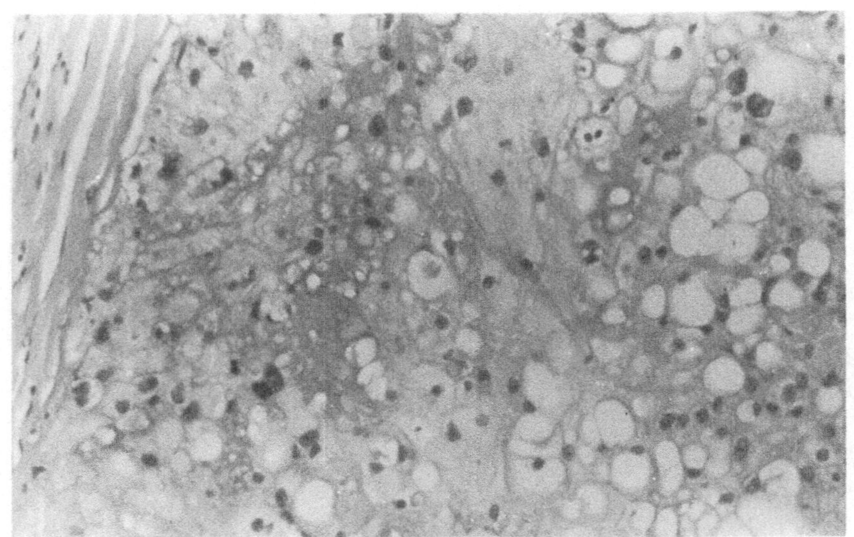

Abb. 17. S.P. 1o 717/71, Obj. 1o, HE - Chordom

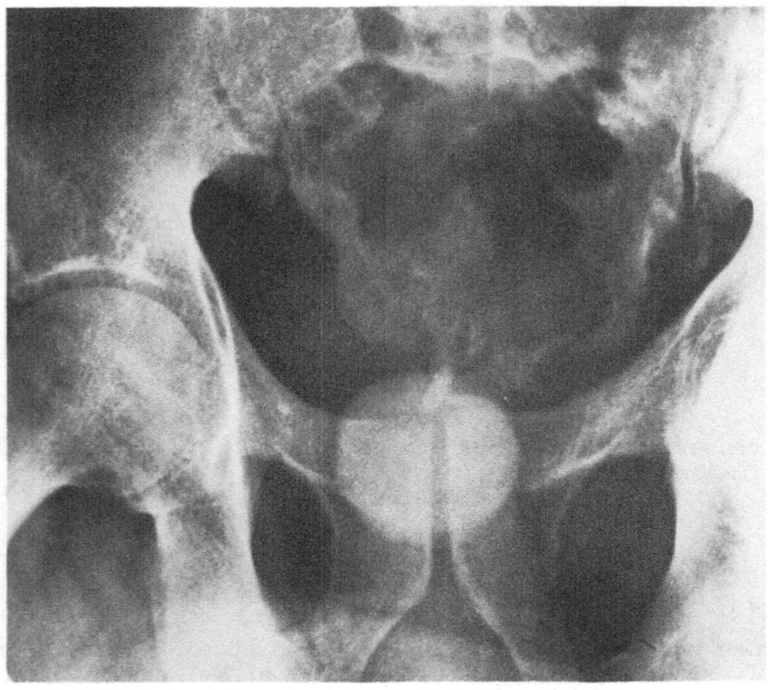

Abb. 18. F.C., m., 61 Jahre, Chordom os sacrum

Prozeß; der befallene Knochenabschnitt wird aufgetrieben, destruiert und es findet sich meist ein beträchtlicher Tumoranteil in den anschließenden Weichteilen.

<u>Therapie und Verlauf:</u> Chordome wachsen im allgemeinen langsam und metastasieren selten. Bei inkompletter Entfernung jedoch rezidivieren sie und führen eventuell durch lokale Tumorausdehnung zum Exitus. Als Therapie ist daher die en bloc-Resektion im Gesunden anzustreben, die bei der Lokalisation der Chordome allerdings technisch schwierig oder nicht durchführbar ist. Manche Chordome sprechen auf Bestrahlung an, andere erweisen sich als strahlenresistent (DAHLIN, 1967).

Sekundäre Knochensarkome

Es sind dies Knochensarkome, die sich auf dem Boden einer vorbestehenden Knochenerkrankung oder Knochenschädigung entwickeln. Als Vorerkrankung kommt vor allem die Osteodystrophia fibrosa Paget, weiter eine fibröse Dysplasie und Tumoren, die sich zunächst morphologisch als gutartig erweisen wie Riesenzelltumoren und Chondrome der langen Röhrenknochen (s. potentiell maligne Knochengeschwülste) sowie Exostosen in Frage. Weiter entwickeln sich gelegentlich Knochensarkome in röntgenbestrahlten Knochen und eventuell auf dem Boden einer chronischen Osteomyelitis. Morphologisch handelt es sich bei diesen sekundären Sarkomen vor allem um Osteosarkome, Chondrosarkome und Fibrosarkome. Ihre Therapie entspricht derjenigen, wie sie bei den einzelnen Geschwülsten besprochen wurden, ebenso die Prognose. Die Prognose des Pagetsarkoms ist besonders schlecht.

Knochenmetastasen

Metastasen im Knochen stellen die häufigsten "malignen Knochengeschwülste" dar. Die Betreuung dieser Patienten bedeutet daher für den Onkologen eine große Aufgabe und auch eine große Belastung. Vor allem treten Knochenmetastasen bei Mamma-, Prostata-, Bronchial-, Nieren- und Schilddrüsenkarzinomen auf.

Im Gegensatz zu primären Knochentumoren weisen Knochenmetastasen häufig als erstes klinisches Zeichen eine Spontanfraktur bzw. im Bereich der Wirbelsäule eine Wirbelkompression auf. Manchmal ist die Knochenmetastase das erste klinische Zeichen eines Karzinoms und bietet damit große differentialdiagnostische Schwierigkeiten.

Hauptlokalisationen sind in erster Linie die Wirbelsäule, weiter Femur, Rippen, Schädel und Becken. Das röntgenologische Verhalten von Knochenmetastasen ist sehr verschieden und hängt vor allem davon ab, ob es sich vorwiegend um osteolytische oder vorwiegend osteoplastische oder um gemischte Metastasen handelt. Ohne Kenntnis eines Primärtumors ist die röntgenologische Diagnose deshalb schwierig, weil eine Knochenmetastase verschiedene Primärtumoren imitieren kann. Angiographisch erweisen sich die Metastasen häufig als gefäßreich mit "Malignitätszeichen".

<u>Therapie</u> (SALZER u. ZWERINA, 1972): Diese ist abhängig von Art und Stadium des Primärtumors und von der Zahl bzw. Lokalisation der Knochenmetastasen sowie vom Allgemeinzustand des Patienten. Bei einer drohenden oder bereits erfolgten Spontanfraktur ist die Indikation zu einem chirurgischen Vorgehen, unabhängig von der Zahl der Metasta-

sen, gegeben, um dem Patienten die Wiedererlangung bzw. Erhaltung
seiner Gehfähigkeit zu ermöglichen. Auch bei schlechtem Allgemeinzustand und generalisierter Metastasierung bedeutet die operative Stabilisierung einer metastasenbedingten Fraktur für den Patienten eine
Schmerzlinderung und erleichtert seine Pflege. Bei Befall langer Röhrenknochen hat sich die operative Ausräumung der Metastase mit Auffüllung des resultierenden Defektes mit Knochenzement und Platten-
fixation bestens bewährt. Bei Befall eines gelenknahen Knochenab-
schnittes (besonders Femurkopf und -hals) kann die Resektion des
tumortragenden Skelettabschnittes und der Ersatz durch eine Endoprothese gute palliative Resultate geben. Bei Wirbelkörpermetastasen
mit beginnender Querschnittsläsion hat sich bei uns wiederholt die
Wirbelausräumung, Auffüllung mit Knochenzement und Plattenfixierung
der benachbarten Wirbelkörper gut bewährt. Die Strahlentherapie ist
als Nachbehandlung häufig indiziert, ebenso wie bei jenen Fällen, bei
denen keine Operation durchgeführt wird, bzw. bei Knochenherden, die
Beschwerden verursachen, jedoch keine Spontanfraktur befürchten lassen. Eine Chemotherapie bringt bei generalisierter Metastasierung
temporäre Remissionen; besonders die quälenden, diffusen Knochenschmerzen können günstig beeinflußt werden und die Gehfähigkeit der
Patienten läßt sich unter Chemotherapie oft längere Zeit erhalten.
Bei Mamma- und Prostatakarzinommetastasen wird durch eine Hormonbehandlung ein guter Effekt erzielt. Die meist guten Erfolge der Iso-
topenbehandlung bei Thyreoideakarzinommetastasen sind allgemein bekannt (s. entsprechende Kapitel). Weiter kommen als Palliativmaßnahmen neben der medikamentösen Therapie (Cortison, Alkaloide) und einer
Gipsbettruhigstellung auch die Hypophysenausschaltung, schmerzchirur-
gische Eingriffe (Chordotomie, Myelotomie) sowie Radiophosphorbehand-
lung in Frage.

<u>Verlauf und Prognose</u>: Skelettmetastasen stellen nahezu nie Solitär-
metastasen dar. Die Prognose ist daher fast immer infaust. Mit einer
gut ausgewählten Kombination chirurgischer, strahlen- und chemotherapeutischer Maßnahmen sowie eventuell einer Hormontherapie oder Isoto-
penbehandlung gelingt es jedoch häufig, die Patienten über längere
Zeit - manchmal bis zu mehreren Jahren - beschwerdearm und gehfähig
zu erhalten. Die bisher allgemein stark vernachlässigte Betreuung
von Patienten mit Knochenmetastasen sollte daher unbedingt intensi-
viert werden.

<u>Literatur</u>

BLOODGOOD, J.: Zit. nach HELLNER, H.: Die Knochengeschwülste, 2. Aufl.
    Berlin-Göttingen-Heidelberg: Springer 1950.
CADE, S.: Osteogenic Sarcoma. J. roy. Coll. Surg. Edinb. <u>1</u>, 79 (1955).
CODMAN, E.A.: Bone Sarcoma. New York: Hoeber 1925.
COLEY, B.L.: Neoplasm of bone, 2. Ed. New York: Hoeber 1960.
DAHLIN, D.C.: Bone tumors, 2. Ed. Springfield/Ill.: Ch.C. Thomas 1967.
DAHLIN, D.C., COVENTRY, M.B.: Osteogenic sarcoma. J. Bone Jt Surg.
    <u>49A</u>, 101 (1967).
DOMINOK, G.W., KNOCH, H.G.: Knochengeschwülste und geschwulstähnliche
    Knochenerkrankungen. Jena: VEB G. Fischer 1971.
EWING, J.: A review of the classification of bone tumors. Surg. Gynec.
    Obstet. <u>68</u>, 971 (1939).
GESCHICKTER, Ch.F., COPELAND, M.M.: Tumors of bone, 3. Ed. Philadel-
    phia-London-Montreal: Lippincott 1949.
GOIDANICH, J.F.: I tumori promitivi dell'osso. Bologna: Società per
    Azioni Poligrafici II Resto Del Carlino 1957.

HELLNER, H.: Die Knochengeschwülste, 2.Aufl. Berlin-Göttingen-Heidelberg: Springer 195o.
HIPP, E.: Die Angiographie bei Knochengeschwülsten. Stuttgart: Enke 1961.
HUSTU, H.O., HOLTON, C., JAMES, D.,Jr., PINKEL, D.: Treatment of Ewing's sarcoma with concurrent radiotherapy and chemotherapy. J. Pediat. $\underline{73}$, 249 (1968).
JAFFE, H.L.: Tumors and tumorous conditions of the bones and joints. Philadelphia: Lea and Febinger 1959.
JENKIN, R.D.T.: Radiotherapy of primary malignant bone tumours in childhood. Vortrag 13. Int. Kongress Paediatrie, Wien 1971.
KOLARZ, G., SALZER, M., SALZER-KUNTSCHIK, M., WILLVONSEDER, R., HÖFER, R.: Die Bedeutung der Knochenszintigraphie für Diagnose und Therapie des Osteosarkoms der langen Röhrenknochen. Arch. orthop. Unfall-Chir. (im Druck).
KOLODNY, A.: Bone sarcoma. Bull. Amer. Coll. Surg.   ,   (1927).
LEE, E.S., MACKENZIE, D.H.: Osteosarcoma, a study of the value of praeoperative megavoltage radiotherapy. Brit. J. Surg. $\underline{51}$, 252 (1964).
LICHTENSTEIN, L.: Bone tumors, 2. Ed. St. Louis: Mosby 1959.
LINDBOM, A., SÖDERBERG, G., SPJUT, H.J.: Primary chondrosarcoma of bone. Acta Radiol. (Stockh.) $\underline{55}$, 81 (1961).
MARCOVE, R.C., MIKÉ, V., HAJEK, J.V., LEVIN, A.G., HUTTER, R.V.P.: Osteogenic sarcoma under the age of twenty-one. J. Bone Jt Surg. $\underline{52A}$, (197o).
MARCOVE, R.C., MIKÉ, V., HUTTER, R.V.P., HUVOS, A.G., SHOJI, H., MILLER, T.R., KOSLOFF, R.: Chondrosarcoma of the pelvis and upper end of the femur. J. Bone Jt Surg. $\underline{54A}$, 561 (1972).
McKENNA, R.J., SCHWINN, Ch.P., SOONG, K.Y., HIGINBOTHAM, N.L.: Sarcomata of the osteogenic serie (osteosarcoma, fibrosarcoma, chondrosarcoma, parosteal osteogenic sarcoma and sarcoma arising in abnormal bone). J. Bone Jt Surg. $\underline{48A}$, 1 (1966).
MUCCHI, L., GOIDANICH, I., ZANOLI, S.: Angiographie in der Knochenpathologie. Stuttgart: Thieme 1966.
Netherlands Comittee on Bone Tumors: Radiological atlas of bone tumors. Paris: Mouton 1966.
PAPILLON, J., DUTOU, L.: Traitement par Cobalt^{60} des sarcomes osteogéniques. In: Symposium Ossium, p. 133. Edinburgh-London: Livingstone 197o.
PARKER, F., Jr., JACKSON, H., Jr.: Primary reticulum cellsarcoma of bone. Surg. Gynec. Obstet. $\underline{68}$, 45 (1939).
POPPE, E., LIVERUD, K.: Osteosarcoma. In: Symposium Ossium, p. 135. Edinburgh-London: Livingstone 197o.
PRICE, C.H.G.: Osteogenic sarcoma. J. Bone Jt Surg. $\underline{43B}$, 3oo (1961).
PRICE, C.H.G.: The incidence of osteogenic sarcoma in southwest England and its relationship to Paget's disease of bone. J. Bone Jt Surg. $\underline{44B}$, 366 (1962).
PRICE, C.H.G.: Primary tumours of bone - their classification and incidence. Brit. J. Radiol. $\underline{44}$, 897 (1971).
RIGGINS, R.S., KETCHAM, A.S.: Effect of incisional biopsy on the development of experimental tumor metastases. J. surg. Res. $\underline{5}$, 2oo (1965).
RONNEN, J.R.: De Door de Commissie voor Beentumoren aanbevolen Behandeling van de meest voorkomende maligne primaire Bottumoren. J. belge Radiol. $\underline{47}$, 134 (1963).
SALZER, M., SALZER, G., ZWEYMÜLLER, K.: Zur operativen Behandlung von Lungenmetastasen beim Osteosarkom. Arch. klin. Chir. (im Druck).
SALZER, M., SALZER-KUNTSCHIK, M.: Vergleichende röntgenologisch-pathologisch-anatomische Untersuchungen von Osteosarkomen im Hinblick auf die Amputationshöhe. Arch. orthop. Unfall-Chir. $\underline{65}$, 322 (1969).

SALZER, M., ZAUNBAUER, W.: Über Angiographie bei Extremitätentumoren.
    Wien. klin. Wschr. 77, 93o (1965).
SALZER, M., ZWERINA, H.: Operative Möglichkeiten bei Skelettmetasta-
    sen. Wien. med. Wschr. 122, 422 (1972).
SALZER-KUNTSCHIK, M.: Zur heute aktuellen Nomenklatur der primären
    Knochentumoren und tumorähnlichen Affektionen des Knochens (aus-
    genommen die für die Kiefer spezifischen Geschwülste). Wien. klin.
    Wschr. 567 (1971).
SALZER-KUNTSCHIK, M.: Zysten im Knochen. Wien. med. Wschr. 122,
    (1972).
SALZER-KUNTSCHIK, M., WUNDERLICH, M.: Das Ewing-Sarkom in der Litera-
    tur: Kritische Studien zur histomorphologischen Definition und zur
    Prognose. Arch. orthop. Unfall-Chir. 71, 297 (1971).
SCHAJOWICZ, F.: Ewing's sarcoma and reticulum-sarcoma of bone with
    special reference to the histochemical demonstration of glycogen
    as an aid to differential diagnosis. J. Bone Jt Surg. 41A, 349
    (1959).
SCHAJOWICZ, F., ACKERMANN, L.V., SISSONS, H.A.: Histological typing
    of bone tumors. World Health Org., Genf 1972.
SCHINZ, H.R., GLAUNER, R., UEHLINGER, E.: Röntgendiagnostik. Ergeb-
    nisse 1952 - 1956. Stuttgart: Thieme 1957.
SCHMÄHL, D.: Grundlagen einer kombinierten chirurgischen und zytosta-
    tischen Tumorbehandlung. Med. Welt (Stuttg.) 1965, 928.
SPJUT, H.J., DORFMAN, H.D., FECHNER, R.E., ACKERMANN, L.V.: Tumors
    of bone and cartilage. Armed Forces Inst. Pathol. Washington: 1971.
SUTOW, W.W., VIETTI, T.J., FERNBACH, D.J., LANE, D.M., DONALDSON, M.H.,
    LONSDALE, D.: Evaluation of chemotherapy in children with metastatic
    Ewing's sarcoma and osteogenic sarcoma. Rep. Cancer Chemoth. 55,
    67 (1971).
UEHLINGER, E.: Die pathologische Anatomie der Knochengeschwülste.
    Helv. chir. Acta 26, 597 (1959).
UEHLINGER, E., BOTSZTEJN, Ch., SCHINZ, H.R.: Ewingsarkom und Knochen-
    retikulosarkom: Klinik, Diagnose und Differentialdiagnose. Oncolo-
    gia (Basel) 1, 193 (1948).
ZHUBER, K., SALZER-KUNTSCHIK, M., PRICE, D.H.G., IMMENKAMP, M., GROH,
    P., WILLERT, H.G., MATEJOVSKY, Z., KEYL, W.: Das kindliche Osteo-
    sarkom (eine Nachuntersuchung über 122 Fälle). Vortrag Deutsch-
    Österr. Röntgenkongress, Wien 1973.

Die Strahlentherapie maligner Knochentumoren

W. Heckenthaler

Ähnlich wie bei anderen Malignomen ist auch bei bösartigen Knochengeschwülsten die Indikation zur Behandlung mit ionisierenden Strahlen
weitgehend davon abhängig, ob die Aussicht auf Erzielung eines kurativen oder palliativen Effektes und die Gefahr einer Schädigung funk-
tionstüchtiger Organpartien in einem tragbaren Verhältnis zueienander
stehen. Die wichtigste Voraussetzung hierfür, daß nämlich die maligne
entarteten Zellverbände in höherem Maße strahlenempfindlich sind als
das umgebende gesunde Gewebe, ist allerdings bei primären und sekundären Skelettneoplasmen durchaus nicht immer gegeben. Dabei kommt der
Strahlentoleranz insofern besondere Bedeutung zu, als in der Regel
die Stützfunktion des erkrankten Skelettabschnittes erhalten bleiben
soll und die Strahlendosen deshalb so bemessen werden müssen, daß dabei nicht nur eine weitgehende Schonung der noch tragfähigen Strukturen gewährleistet, sondern auch eine Reparation der bereits destru-
ierten Knochenpartien möglich erscheint.

Unter der Einwirkung ionisierender Strahlen treten im Knorpel- und
Knochengewebe morphologische und funktionelle Veränderungen auf, welche infolge Störung der physiologischen Umbauvorgänge sowohl zu Wachs-
tums- und Regenerationshemmungen als auch zu Spontanfrakturen und
Osteoradionekrosen führen können (COTTIER, 1966; RISSANEN et al.,
1969). Bei der Entstehung derartiger Veränderungen spielt außer der
Strahlendosis auch die Strahlenart eine gewisse Rolle: Energiearme
Röntgen- und Elektronenstrahlen werden in den mineralreichen kortika-
len und trabekulären Knochenpartien stärker absorbiert als in den dazwischen gelegenen Markräumen (FORNUSEK u. KUTTIG, 1970). Da die Reichweite der hierbei entstehenden Photoelektronen und Sekundärelektronen
beschränkt ist, kommt es nicht nur zu einer ungenügenden Auslastung
des zwischen den Knochenbälkchen eingewachsenen Tumorgewebes, sondern
auch zu Dosisspitzen an den Grenzflächen, wodurch vor allem die für
das Wachstum und die Regeneration des Knochens wesentlichen Belagzel-
len geschädigt werden. Die Strahlentoleranz des Knochengewebes ist
daher bei Anwendung der genannten Strahlenqualitäten geringer als bei
Bestrahlung mit ^{60}Co-Gammastrahlen, ultraharten Photonen und Elektronen mit einer Energie von mehr als 30 MeV (DIMOPOULOS et al., 1974;
FORNUSEK u. KUTTIG, 1970; KÄRCHER u. ALTH, 1970).

Schädigungen der Epiphysenknorpel und daraus resultierende Wachstumsstörungen sind durch Strahlendosen in der Größenordnung von 1.000 rd,
bei Säuglingen sogar schon durch Einzeldosen von 200 - 300 rd möglich
(COTTIER, 1966; KUFFER et al., 1970). Bei ausgereiften Knochen dürfte
die Grenze der Belastungsfähigkeit zwischen 6.000 und 7.000 rd liegen.
Eine exakte Angabe der Toleranzdosis ist kaum möglich, da vor allem
Osteoradionekrosen noch viele Jahre nach der Strahlenexposition auftreten können. Diese Spätkomplikationen werden vermutlich durch inter-
kurrente Gefäßerkrankungen ausgelöst, welche infolge zusätzlicher Einengung der Strombahn die radiogenen, bis dahin kompensierten Schädi-

gungen der Knochengefäße (RISSANEN et al., 1969) manifest werden lassen. - Auch mit dem Auftreten strahleninduzierter Sarkome ist zu rechnen. Als Schwellendosen für diese seltenen Bestrahlungsfolgen werden
1.2oo rd (ARLEN et al., 1971) - 3.ooo rd (KUFFER et al., 197o) angegeben.

Die unerwünschten Strahlenreaktionen des Knochens und auch der benachbarten Organe stellen an sich keine Kontraindikation gegen die Radiotherapie maligner Knochengeschwülste dar, lassen sie aber nur nach
entsprechender diagnostischer Abklärung des Tumorstatus angezeigt erscheinen. - Obwohl die gewissenhafte Beachtung und Wertung aller klinischen und röntgenologischen Kriterien in vielen Fällen eine weitgehende Differenzierung der verschiedenartigen Osteopathien erlaubt
(WICKENHAUSER u. CANIGIANI, 1971) und zusätzliche radiologische Untersuchungen wie Angiographie und Szintigraphie wertvolle Informationen
über Gefäßversorgung und Ausbreitung des Prozesses liefern (HAASS u.
JUNGBLUT, 1971; ZUM WINKEL, 1971), kann auf eine Sicherung der histologischen Diagnose durch Probebiopsie nicht verzichtet werden (DIMO-
POULOS et al., 1974; HAASS u. JUNGBLUT, 1971; KUTTIG et al., 197o;
VON RONNEN, 197o). Nur die genaue Kenntnis der Tumorart läßt eine
Abschätzung der wirksamen Strahlendosis und - unter Berücksichtigung
der damit verbundenen Risiken - eine Entscheidung zu, ob eine kurative,
palliative oder postoperative Strahlenbehandlung indiziert ist.

Da Malignome des Skelettes ebenso wie andere mesenchymale Geschwülste
vorwiegend auf dem Blutweg metastasieren, ist die Exzision einer Ge-
websprobe zweifellos mit dem Risiko der Ausschwemmung implantations-
fähiger Tumorzellen in den Lungen- und Körperkreislauf verbunden.
Durch die Ausführung des Eingriffes in Esmarchscher Blutleere (SALZER
u. SALZER-KUNTSCHIK, 1966) wird diese Möglichkeit der Metastasenent-
stehung nur dann ausgeschaltet, wenn nach Verifikation der Tumordiagnose im Gefrierschnitt und noch vor Abnahme der Staubinde eine definitive Sanierung des Krankheitsherdes erfolgt. Da in dieser Situation
ein Verzicht auf die - meist verstümmelnde - Radikaloperation einer
Gefährdung des Patienten gleichkommt, ist eine freie Entscheidung
über die geeignetste Behandlungsart kaum mehr möglich. Die operative
Entfernung eines radiosensiblen Tumors kann sogar umso eher indiziert
erscheinen, als eine gewisse Beziehung zwischen Strahlenempfindlichkeit und Metastasierungshäufigkeit der Knochengeschwülste besteht
(VON RONNEN, 197o).

An Stelle der genannten Vorgangsweise wird deshalb an mehreren onkologischen Zentren eine kurzfristige, präoperative Strahlentherapie
indiziert (HEILMANN, 1971; KUTTIG et al., 197o) und besonders in den
Niederlanden schon seit Jahren erfolgreich angewandt (VON RONNEN,
197o). Das Operationsgebiet wird dabei nur mit 2 Einzeldosen zu je
4oo rd bestrahlt, wovon die eine am Tag vor der Probebiopsie, die
andere unmittelbar vor Beginn des Eingriffes appliziert wird. Dadurch
kann zwar die intraoperative Propagation von Geschwulstzellen nicht
verhindert, deren Vitalität aber so weit herabgesetzt werden, daß
sie nicht mehr fähig sind, in tumorfernen Körperregionen zu überleben
und Tochtergeschwülste zu bilden. Gesunde Gewebsabschnitte werden
durch diese Art der Vorbehandlung kaum gefährdet, und auch die histologische Beurteilbarkeit des bioptischen Materials wird dadurch nicht
beeinträchtigt (VON RONNEN, 197o).

Auf Grund der früher erwähnten strahlenbiologischen und physikalischen
Gegebenheiten kommen für die präoperative Strahlentherapie vor allem
energiereiche Strahlenqualitäten in Frage. Auch zur kurativen und
postoperativen Behandlung neoplastischer Knochenprozesse werden an
der Strahlentherapeutischen Klinik der Universität Wien nach Möglich-

keit ^{60}Co-Gammastrahlen, ultraharte Photonen oder hochenergetische
Elektronenstrahlen eingesetzt. Welche dieser Strahlenarten bevorzugt
wird, hängt nicht nur von der Ausdehnung und der Lagebeziehung des
Tumors zur Körperoberfläche und zu strahlenempfindlichen Nachbarorganen, sondern auch davon ab, in welchem Ausmaß die Dosisverteilung
durch operativ eingebrachtes prothetisches Material beeinflußt wird
(HYMMEN u. WIELAND, 1971). - Nur zur palliativen Therapie, wofür in
der Regel Herddosen zwischen 2.ooo und 4.ooo rd ausreichend sind,
erscheint auch die Anwendung von 2oo kV-Röntgenstrahlen zweckmäßig
(DELCLOS, 1965).

Von den wenigen Knochengeschwülsten, bei welchen statt der operativen
Therapie der Versuch einer kurativen Strahlenbehandlung indiziert ist,
kommt dem *Ewing-Sarkom* die größte Bedeutung zu. Obwohl die Strahlenempfindlichkeit dieses Tumors außer Zweifel steht, sind Dauerheilungen
nur selten zu erzielen (DIMOPOULOS et al., 1974; HAASS et al., 197o;
HEILMANN, 1971; JOHNSON u. POMEROY, 1972; SUIT, 1965). Die meisten
Patienten gehen an Metastasen zugrunde, welche vermutlich schon vor
Feststellung des primären Herdes vorhanden, wenn auch noch nicht nachweisbar waren. - Außerdem sind jedoch die unbefriedigenden Behandlungsergebnisse nicht selten durch Lokalrezidive bedingt, welche besonders
dann auftreten, wenn die Ausdehnung des Tumors unterschätzt oder dessen
Radiosensibilität überschätzt wurde: Da die rasch wachsende Geschwulst
sich zwischen den Knochenbälkchen ausbreiten kann, ohne diese sofort
zu zerstören und auch dann die Demineralisation 3o - 5o% erreicht haben muß, bevor ein röntgenologischer Nachweis des Defektes möglich
ist (ZUM WINKEL, 1971), erscheint eine großräumige Bestrahlung der
befallenen Skelettpartie, möglichst unter Einbeziehung der begrenzen-
den Gelenke, notwendig (HEILMANN, 1971; KUTTIG et al., 197o; SUIT,
1965). Im vitalen Interesse der meist kindlichen und jugendlichen
Patienten muß hier die Gefährdung des normalen Knochenwachstums vernachlässigt werden. - Eine kritische Betrachung der Therapieversager
zeigt aber auch, daß Lokalrezidive gehäuft auftreten, wenn die Strahlendosis zu niedrig war oder über zu lange Zeit franktioniert wurde.
Die optimale Behandlung des Ewing-Sarkoms besteht anscheinend in der
über 4 Wochen verteilten Applikation von 5.ooo - 6.ooo rd (DIMOPOULOS
et al., 1974; SUIT, 1965). - Zur palliativen Therapie von Tochterge-
schwülsten werden geringere Strahlendosen als ausreichend angesehen
(HAASS et al., 197o; HAASS u. JUNGBLUT, 1971; Johnson u. POMEROY,
1972). Inwieweit zusätzliche chemotherapeutische oder radiotherapeutische Maßnahmen das Aufkommen von Metastasen verhindern können, ist
noch ungewiß, doch werden in dieser Hinsicht vielversprechende Versuche unternommen (JOHNSON u. POMEROY, 1972).

Weniger problematisch erscheint die Strahlenbehandlung des selteneren
Retikulumzellsarkoms, da immerhin 48 - 55% der Fälle mehr als 5 Jahre
überleben (HEILMANN, 1971). Als Gesamtdosis werden 5.ooo rd, verteilt
über 4 - 5 Wochen, empfohlen (JACK, 1971; VON RONNEN, 197o). Ebenso
wie beim Ewing-Sarkom ist auch hier eine operative Sanierung des
ossären Herdes in Betracht zu ziehen, wenn dieser nach Applikation
der genannten Strahlendosis keine entsprechende Rückbildung aufweist
oder aber rezidiviert (VON RONNEN, 197o).

Hämangioendotheliome des Knochens werden sehr selten beobachtet, können
aber außerordentlich strahlensensibel sein und lassen somit den Versuch einer - wenigstens postoperativen - Radiotherapie angezeigt erscheinen (HAASS u. JUNGBLUT, 1971).

Auch das *Osteosarkom*, welches von den an sich seltenen primären Knochentumoren noch am häufigsten vorkommt, kann grundsätzlich als strahlenempfindlich gelten. Um eine Rückbildung zu erzielen oder auch nur eine

Ausbreitung des neoplastischen Prozesses zu verhindern, sind jedoch
Strahlendosen erforderlich, welche bereits über der Toleranzgrenze
des Knochengewebes liegen und daher meist irreparable Schäden hervorrufen. Trotzdem wird oft eine primäre Strahlenbehandlung mit 6.ooo
- 8.ooo rd (HAASS u. JUNGBLUT, 1971; KUTTIG et al., 197o; VON RONNEN,
197o) oder sogar 8.ooo - 1o.ooo rd (HEILMANN, 1971; ROYSTER et al.,
1972) indiziert, um den zahlreichen Patienten, welche schon wenige
Monate nach Entdeckung des vorwiegend die langen Röhrenknochen befal-
lenden Primärtumors schicksalhaft an präexistenten Metastasen zugrun-
degehen, das Trauma einer - für sie nutzlosen - verstümmelnden Radikaloperation zu ersparen. Andererseits wird durch die Bestrahlungszeit und die übliche Wartezeit bis zur letzten Endes doch unvermeid-
lichen Abtragung der erkrankten Extremität die Krankheitsdauer gerade
in jenen Fällen unnötigerweise verlängert, welche einer Dauerheilung
zugeführt werden können. - Eine möglichst frühzeitige Radikaloperation
ist nur vertretbar, wenn es gelingt, das Manifestwerden der beim Osteosarkom vorwiegend in der Lunge vorgebildeten Tochtergeschwülste zu
verhindern. Im Gegensatz zur chemotherapeutischen Metastasenprophylaxe sind die bisherigen Erfahrungen mit routinemäßigen postoperativen
Bestrahlungen der Lunge bis zu einer Gesamtdosis von 2.ooo rd äußerst
vielversprechend und können zu einer Lösung der oben geschilderten
Problematik beitragen (VON RONNEN, 1974). - Bei Lokalisation des Tumors in Skelettabschnitten, welche einer radikalen operativen Therapie
nicht zugänglich sind, kommt sowohl eine primäre als auch eine postoperative Strahlenbehandlung mit entsprechend hohen Dosen in Frage
(HAASS u. JUNGBLUT, 1971; KUTTIG et al., 197o), auch wenn die Aussichten auf Erzielung eines kurativen Effektes gering sind.

Chondrosarkome und *Fibrosarkome* sind noch weniger radiosensibel und nahezu
schon als strahlenresistent zu bezeichnen. Sie indizieren daher nur
eine palliative Strahlenbehandlung, deren Erfolg jedoch auch bei Applikation von Dosen zwischen 4.ooo und 8.ooo rd (HEILMANN, 1971; KUTTIG
et al., 197o) ungewiß ist.

Eine lohnende, wenn auch - im Hinblick auf die bestehende Generalisation der Tumorkrankheit - grundsätzlich palliative Aufgabe stellt die
Strahlenbehandlung von *Skelettmetastasen* und gelegentlich auch von Manifestationen des *multiplen Myeloms* dar. Bei entsprechender Strahlenempf-
findlichkeit, welche von der des Primärtumors abhängt, und bei nicht
zu großer Ausdehnung der sekundären Krankheitsherde können durch
Strahlendosen in der Größenordnung von 5.ooo - 7.ooo rd oft Erfolge
erzielt werden, welche einer lokalen Heilung gleichkommen. In weniger
günstigen Fällen genügt meist die Verabreichung von 2.ooo - 4.ooo rd,
um die subjektiven Beschwerden der Patienten, vor allem die Schmerzen,
zu lindern (DELCLOS, 1965; HEILMANN, 1971; KUTTIG et al., 197o). Wegen
der oft beträchtlichen Ausdehnung der destruktiven Veränderungen muß
jedoch in besonderem Maße die statische Funktion der betroffenen Knochenpartien berücksichtigt werden, da diese durch die Strahlenbehandlung beeinträchtigt werden kann. Eine enge Zusammenarbeit zwischen
Chirurgen, Orthopäden und Radiotherapeuten ist deshalb gerade in diesem Bereich der Onkologie notwendig, um eine optimale Behandlung der
Patienten sicherzustellen.

Literatur

ARLEN, M., HIGINBOTHAM, N.L., HUVOS, A., MARCOVE, R.C., MILLER, Th.,
SHAH, I.C.: Radiation-induced sarcoma of bone. Cancer (Philad.)
_28_, 1o87 (1971).

COTTIER, H.: Histopathologie der Wirkung ionisierender Strahlen auf
    höhere Organismen (Tier und Mensch). In: Handbuch der medizinischen
    Radiologie, Bd. II/2. Berlin-Heidelberg-New York: Springer 1966.
DELCLOS, L.: The place of radiotherapy in the palliative treatment
    for bone metastases. In: Tumors of bone and soft tissue. Chicago:
    Year Book Medical Publishers 1965.
DIMOPOULOS, J., CANINGIANI, G., WICKENHAUSER, J., WICKE, L.: Ewing-
    Sarkom. Radiol. clin. biol. 43, 56 (1974).
FORNUSEK, A.H., KUTTIG, H.: Untersuchungen über die zweckmäßigste
    Energie zur Bestrahlung von Knochenprozessen. Strahlentherapie
    14o, 45 (197o).
HAASS, F., JUNGBLUT, R.: Diagnose und Strahlenbehandlung primärer,
    maligner, knochenzerstörender Tumoren des Beckens. Strahlentherapie
    141, 635 (1971).
HAASS, F., JUNGBLUT, R., HEINZLER, F.. Die Strahlenbehandlung des
    Ewing-Sarkoms. Strahlentherapie 14o, 133 (197o).
HEILMANN, H.P.: Strahlentherapie der Knochentumoren. Dtsch. med. Wschr.
    96, 473 (1971).
HYMMEN, U., WIELAND, C.: Bestrahlung von malignen Knochenveränderungen
    nach orthopädischen Maßnahmen. Strahlentherapie 141, 146 (1971).
JACK, G.A.: Radiotherapy of reticulum cell sarcoma of bone. Radiol.
    clin. biol. 4o, 23o (1971).
JOHNSON, R.E., POMEROY, Th.C.: Integrated therapy for Ewing's sarcoma.
    Amer. J. Roentgenol. 114, 532 (1972).
KÄRCHER, K.H., ALTH, G.: Neue strahlentherapeutische Aspekte bei der
    Behandlung ausgedehnter Knochentumoren. Strahlentherapie 14o, 5o
    (197o).
KUFFER, F., WAGNER, H.P., LAISSUE, J.: Maligne Knochentumoren im Kin-
    desalter. Praxis 38, 1319 (197o).
KUTTIG, H., FORNUSEK, A.H., RADEMACHER, E.: Strahlentherapie maligner
    Knochentumoren. Strahlentherapie 14o, 1 (197o).
RISSANEN, P., ROKKANEN, P., PAATSAMA, S.: The effect of Co^{60} irradia-
    tion on bone in dogs. Strahlentherapie 137, 162 (1969).
RONNEN, J.R. von: Die präbiotpische und präoperative Bestrahlung von
    malignen Knochentumoren. Vorträge vom Deutschen Röntgenkongreß
    197o. München-Berlin-Wien: Urban und Schwarzenberg 1971.
RONNEN, J.R. von: Strahlentherapie des osteogenen Sarkoms. Vortrag
    auf der 91. Tagung d. Dtsch. Gesellsch. f. Chir., München 1974.
ROYSTER, R.L., KING, R., EBERSOLE, J., GIORGI, L.S. de, LEVITT, S.H.:
    High dose, preoperative supervoltage irradiation for osteogenic
    carcoma. Amer. J. Roentgenol. 114, 536 (1972).
SALZER, M., SALZER-KUNTSCHIK, M.: Diagnostische und therapeutische
    Maßnahmen bei Knochensarkomen. Krebsarzt 21, 377 (1966).
SUIT, H.D.: Ewing's sarcoma: Treatment by radiation therapy. In:
    Tumors of bone and soft tissue. Chicago: Year Book Medical Publi-
    shers 1965.
WICKENHAUSER, J., CANIGIANI, G.: Zur Diagnose und Differentialdiagnose
    primärer maligner Knochentumoren. Krebsarzt 26, 238 (1971).
ZUM WINKEL, K.: Moderne radiologische Aspekte bei der Diagnostik und
    Therapie der Knochentumoren. Wien. med. Wschr. 121, 819 (1971).

Zentrales und peripheres Nervensystem

W. Th. Koos und G. Pendl

HIRNTUMOREN

Allgemeiner Teil

Einteilung der Hirntumoren

Die moderne Klassifikation der Tumoren des Zentralnervensystems basiert auf dem Bestreben, die morphologischen Eigenschaften der Tumorarten ihrem biologischen und klinischen Verhalten zuzuordnen. Deshalb
ist die Kenntnis der Hirntumorpathologie sowohl für den Neurochirurgen
als auch für den Radiotherapeuten unerläßlich.

Von ZÜLCH (1956) wurden nach morphologischen Gesichtspunkten, entsprechend der geweblichen Herkunft, die in Tabelle 1 aufgezählten
Tumorgruppen unterschieden. Hierbei werden, im klinischen Sinn, als
Hirntumoren nicht nur die echten Geschwülste, sondern alle intrakraniellen raumbeengenden Prozesse (ausgenommen Hirnabszesse) zusammengefaßt.

Aus Tabelle 1 geht hervor, daß die neuroepithelialen Tumoren als die
zahlenmäßig stärkste Gruppe etwa 2/3 der Hirngeschwülste des Kindes-
und Jugendalters und etwas mehr als die Hälfte der Tumoren aller Altersgruppen stellen. Erstere Zahl ist durch die Häufigkeit der Medullablastome in den jüngeren Jahrgängen zu erklären. Die Gruppe der Gliome
und Paragliome bei Kindern und Jugendlichen der Wiener Sammlung und
die alle Altersstufen umfassende Zülchsche Statistik weisen zahlenmäßig keine wesentlichen Unterschiede auf. Bei Erwachsenen sind die
mesodermalen Geschwülste bedeutend häufiger vertreten; sie machen
etwa 1/4 aller Hirntumoren aus, bedingt durch die für die älteren
Jahrgänge typische Gruppe der Meningeome.

Die kleineren Gruppen der ektodermalen Geschwülste, der Fehlbildungstumoren und der sonstigen raumfordernden Prozesse, nicht mitgezählt
die verhältnismäßig häufigen Hirnabszesse und Fälle von Pseudotumor
cerebri, halten sich in beiden Statistiken die Waage, wobei innerhalb
der Hauptgruppen die eine oder andere Tumorart im Kindesalter oder
bei Erwachsenen zahlenmäßig stärker vertreten sein kann.

Häufigkeit

Die durchschnittliche Zahl der Patienten mit Hirngeschwülsten, die
pro Jahr in eine Neurochirurgische Klinik zur Aufnahme gelangen, beträgt etwa 1oo pro Million Einwohner. Davon fallen etwa 15 - 2o% in
die Altersgruppe der Kinder und Jugendlichen von O - 16 Jahren. Es
muß demnach betont werden, daß der Hirntumor im Kindes- und Jugendalter kein seltener Tumor ist. Geringgradige Abweichungen von diesen

Zahlen sind, je nach dem Hinterland der betreffenden Klinik - Stadt-
oder Landbezirk - möglich, doch halten sich die statistischen Angaben
über die Häufigkeit der Hirngeschwülste in verschiedenen Ländern ziemlich konstant in dem angeführten Zahlenbereich.

Die *Sterblichkeit* bei Patienten mit Geschwülsten des Zentralnervensystems wird derzeit mit 4o - 5o pro 1 Million Einwohner je Jahr an-
gesetzt (ZÜLCH, 1956).

Tabelle 1 bietet an Hand einer Sammlung von 7oo Hirntumorfällen bei
Kindern und Jugendlichen (bis zum 16. Lebensjahr), die dem Krankengut
der Wiener Neurochirurgischen Klinik entnommen ist, einen Überblick
über die *Häufigkeit* der einzelnen Tumorarten in diesen Altersgruppen.
Aus der Gegenüberstellung dieser Statistik mit der 6.ooo Fälle umfassenden Tumorsammlung von ZÜLCH, die alle Altersstufen berücksichtigt,
geht das bevorzugte Auftreten bestimmter Tumorgruppen im Kindes- und
Jugendalter deutlich hervor: Medulloblastome (19,o% bei Kindern gegenüber 3,9% bei allen Altersstufen), Spongioblastome einschließlich
Kleinhirnastrozytome (21,7% gegenüber 6,9%), Astrozytome (1o,1%
gegenüber 6,3%), Kraniopharyngeome (8,2% gegenüber 2,5%), Ependymome
(8,7% gegenüber 4,3%), Sarkome einschließlich der monstrozellulären
Großhirnsarkome (4,1% gegenüber 2,7%). Dagegen treten die bei Erwachsenen häufigsten Tumorarten wie die Meningeome (18,o%), Glioblastome
(12,3%), Oligodendrogliome (8,2%), Hypophysenadenome (8,o%) und Neurinome (7,6%) im Kindes- und Jugendalter wesentlich zurück.

Die Gruppe der unklassifizierten Blastome wird bei Kindern wegen des
relativ häufigen Vorkommens inoperabler Hirngeschwülste, die sich so
der Klassifikation entziehen, umfangreicher sein (8,2%) als bei Erwachsenen (3,7%).

In Tabelle 2 wird die Häufigkeit der einzelnen Tumorarten während
der frühkindlichen Lebensperiode (O - 3 Jahre) der Frequenz der Geschwülste im Kindes- und Jugendalter von der Geburt bis einschließlich
des 16. Lebensjahres gegenübergestellt. Aus den Zahlen geht deutlich
hervor, daß für bestimmte Tumorarten eine Altersprädilektion auch für
die ersten Lebensjahre besteht.

Altersverteilung

Wenn wir ein großes Krankengut nach den Altersbeziehungen auswerten
(ZÜLCH, 1956; KOOS, 1967, 1971), so kommen wir zu den folgenden Ergebnissen: Im *Kindes- und Jugendalter* sind in den Großhirnhemisphären am
häufigsten die Ependymome und Astrozytome vertreten, weniger häufig
die übrigen Gliome und die Ganglienzellgeschwülste. Auch die monstrozellulären Hirnsarkome kommen vor. Dagegen sehen wir kaum Meningeome,
die im höheren Lebensalter die Hauptzahl der Geschwülste stellen. In
der Chiasmagegend häufen sich die Spongioblastome und Kraniopharyngeome, während wieder die Hyophysenadenome nur vereinzelt angetroffen
werden. Eindrucksvoll ist das völlige Ausbleiben von Neurinomen (ausgenommen in Fällen von Morbus Recklinghausen), während im Kleinhirn
die Mehrzahl aller Tumoren des Jugendalters überhaupt in Form der
Medulloblastome und Spongioblastome (sog. Kleinhirn-Astrozytome) auftritt.

Die Angioblastome des 4. Ventrikels (Lindau-Tumoren) stehen jedoch
noch zurück. In der Vierhügelgegend kommen in diesen Jahresklassen
Teratome, Pinealome und Pineoblastome (Medulloblastome) vor, auch die
Spongioblastome (sog. Astrozytome) im Aquädukt fallen fast alle in
die Zeitperiode des Jugendalters. Tumoren des Kindes- und Jugendalters

Tabelle 1. Einteilung der Hirntumoren und ihre Häufigkeit

Tumorart	Kindl. Hirntumoren (0 - 16 Jahre) (Tumorsammlung der Neurochirurg. Universitätsklinik Wien)		Hirntumoren aller Altersgruppen (Zülchsche Sammlung)	
	Zahl der Fälle	%	Zahl der Fälle	%
Neuroepitheliale Tumoren	478	68,4	3o56	5o,8
Medulloblastome	132	19,o	236	3,9
Medulloblastome d. Kleinhirns	12o	17,2		
Pineoblastome	8	1,2		
Retinoblastome	4	o,6		
Gliome	265	38,o	2o28	33,6
Spongioblastome (insgesamt)	152	21,7	419	6,9
sog. Kleinhirnastrozytome	(115)	(16,4)		
Oligodendrogliome	1o	1,5	49o	8,1
Astrozytome	71	1o,2	381	6,3
Glioblastome	32	4,6	738	12,3
Paragliome	81	11,4	765	12,8
Ependymome	61	8,7	259	4,3
Plexuspapillome	7	1,o	3o	o,5
Pinealome	11	1,4	25	o,4
Neurinome	2	o,3	451	7,6
Gangliozytome	O	o,o	27	o,5
Mesodermale Tumoren	57	8,1	1393	23,2
Meningeome	19	2,8	1o79	18,o
Angioblastome	6	o,9	78	1,3
Fibrome, Lipome (Fibrolipom)	1	o,1	11	o,2
Sarkome	29	4,1	162	2,7
Osteome	1	o,1	29	o,5
Chordome	1	o,1	14	o,2
Chondrome	O	o,o	2o	o,3
Ektodermale Tumoren	68	9,7	628	1o,5
Kraniopharyngeome	58	8,2	15o	2,5
Hyophysenadenome	1o	1,5	478	8,o

Gefäßfehlbildungen und Gefäßgeschwülste	2			0,3			151		2,5	
Aneurysmen (raumbeengend)		2			0,3			151		2,5
Fehlbildungstumoren	9			1,3			118		2,0	
Epidermoide		5			0,8			94		1,6
Dermoide		2			0,3			10		0,2
Teratome		1			0,1			14		0,2
Hamartome		1			0,1					
Sonstige raumfordernde Prozesse	86			12,2			660		11,0	
Unklassifizierte Blastome		58			8,2			221		3,7
Raumbeengende Hirnzysten		12			1,7					
Parasiten (Zystizerken)		2			0,3			9		0,1
Granulome		10			1,4			45		0,7
Tuberkulome			7			1,0				
Eosinophile Granulome			3			0,4				
Leukämischer Infiltrationstumor		1								
Tuberöse Sklerose		2			0,6					
Tumor bei lokalisierter Osteitis fibrosa		1								
Zylindromatöse Epitheliome		0			0,0			12		0,2
Metastasen		0			0,0			242		4,0
Verschiedenes (Myelome, Hand-Schüller-Christiansche Krankheit usw.)		0			0,0			39		0,7
Arachnitis und Ependymitis		0			0,0			92		1,6
Gesamtzahlen	700			100,0			6006		100,0	

Tabelle 2. Die Häufigkeit der Hirngeschwülste in den verschiedenen Altersgruppen des Kindes- und Jugendalters

Tumorart	Gesamtzahl 0 - 16 Jahre 7oo Fälle		Vergleich der verschiedenen Altersgruppen 0 - 3 Jahre 11o Fälle		4 - 6 Jahre 146 Fälle		7 - 12 Jahre 247 Fälle		13 - 16 Jahre 197 Fälle	
Medulloblastome	(132)	(18,9)								
Medulloblastome des KH	12o	17,1	21	19,1	34	23,2	5o	2o,6	15	7,6
Pineoblastome	8	1,2	2	1,8	3	2,1	2	o,8	1	o,5
Retinoblastome	4	o,6	1	o,9	2	1,4	1	o,4	o	o,o
Spongioblastome	(152)	(21,7)								
"Kleinhirnastrozytome"	115	16,4	6	5,5	22	15,o	48	18,7	39	19,7
sonstige Spongioblastome	37	5,3	9	8,2	5	3,4	15	6,2	8	4,2
Oligodendrogliome	1o	1,5	o	o,o	2	1,4	3	1,2	5	2,5
Astrozytome	71	1o,1	8	7,3	15	1o,2	23	9,4	25	12,6
Glioblastome	32	4,6	2	1,8	4	2,8	11	4,5	15	7,6
Ependymome	61	8,7	22	2o,o	14	9,5	15	6,2	ʌ1o	5,1
Plexuspapillome	7	1,o	5	4,6	2	1,4	o	o,o	o	o,o
Pinealome	11	1,6	1	o,9	1	o,7	2	o,8	7	3,6
Neurinome	2	o,3	o	o,o	o	o,o	o	o,o	2	1,o
Meningeome	19	2,8	2	1,8	2	1,4	3	1,2	12	6,1
Angioblastome	6	o,9	o	o,o	o	o,o	3	1,2	3	1,5
Sarkome	29	4,1	6	5,5	8	5,6	1o	4,o	5	2,5
Lipome	1	o,1	o	o,o	o	o,o	o	o,o	1	o,5
Osteome	1	o,1	o	o,o	o	o,o	1	o,4	o	o,o
Chordome	1	o,1	o	o,o	o	o,o	1	o,4	o	o,o
Kraniopharyngeome	58	8,2	4	3,6	11	7,5	21	8,6	22	11,2
Hypopyhsenadenome	1o	1,5	o	o,o	o	o,o	2	o,8	8	4,2

Epidermoide	5	o,7	o	o,o	1	o,7	1	o,4	3	1,5
Dermoide	2	o,3	1	o,9	o	o,o	1	o,4	o	o,o
Teratome	1	o,1	o	o,o	o	o,o	o	o,o	1	o,5
Angiome und Aneurysmen (ausschließlich raumbeengende Aneurysmen)	2	o,3	o	o,o	o	o,o	1	o,4	1	o,5
Unklassifizierte Blastome	58	8,2	14	12,8	14	9,5	21	8,6	9	4,6
Parasiten	2	o,3	o	o,o	o	o,o	2	o,8	o	o,o
Granulome	1o	1,5	1	o,9	2	1,4	4	1,6	3	1,5
Verschiedenes (Myelome, Hand-Schüller-Christiansche Erkrankung etc.)	17	2,4	5	4,6	4	2,8	6	2,4	2	1,o
Gesamtzahl	7oo = 1oo%		11o = 1oo%		146 = 1oo%		247 = 1oo%		297 = 1oo%	

sind schließlich noch die Oligodendrogliome des Thalamus sowie die
Astrozytome und Spongioblastome der Pons.

Die *mittleren Lebensjahrzehnte* ("Lebensmitte") sind charakterisiert durch
das gehäufte Auftreten der Gliome der Großhirnsphären (Astrozytome,
Oligodendrogliome), der Meningeome mit verschiedenem Sitz, der Hypophysenadenome, Neurinome des Kleinhirnbrückenwinkels und der Angioblastome (Lindau-Tumoren) im Kleinhirn. In letzteren werden die beiden
dominierenden Tumorarten des Jugendalters nur noch vereinzelt angetroffen, wobei ich auf die von manchen Autoren zu den Medulloblastomen
gezählten Kleinhirn-Sarkome, insbesondere wegen ihrer unterschiedlichen biologischen Verhaltensweise, hinweisen möchte. Im *Involutionsalter*
des Menschen überwiegen die malignen Glioblastome und die Metastasen
von Körpertumoren, während von den Gliomarten die Oligodendrogliome
und Astrozytome, außerdem auch Meningeome, Angioblastome und Neurinome
vorkommen.

Im *Greisenalter* stehen Glioblastome, Meningeome und Neurinome, neben
den Metastasen, absolut im Vordergrund.

Geschlechtsverteilung

Zum Verstehen der Tumorbiologie trägt auch die Tatsache bei, daß bestimmte Tumorarten eine deutliche Geschlechtsbetonung zeigen. Bei der
statistischen Auswertung großer Tumorsammlungen zeigt sich ein Überwiegen der männlichen Tumorpatienten gegenüber den weiblichen.

Ein Überwiegen des männlichen Geschlechtes finden wir bei folgenden
Tumorarten: Medulloblastome, Oligodendrogliome, Astrozytome, Glioblastome, Ependymome, Pinealome, Angioblastome, Kraniopharyngeome
(im Jugendalter), Fehlbildungstumoren einschließlich Teratome, Metastasen, Meningeome (höheres Lebensalter).

Weibliche Patienten überwogen bei: Spongioblastomen, Meningeomen
(mittleres Lebensalter), Neurinomen, Kraniopharyngeomen (mittlere
Lebensjahrzehnte).

Es soll auch betont werden, daß das Überwiegen eines Geschlechtes bei
einer Tumorart in einer bestimmten Dekade oder für einen bestimmten
Tumorsitz viel markanter sein kann.

Vorzugslokalisation

Ein weiteres, für den Kliniker wichtiges Kriterium einer Hirngeschwulst
ist ihre Vorzugslokalisation, die mit der biologischen Bewertung des
Tumors in engstem Zusammenhang steht. Es ist verständlich, daß der
beschränkte Schädelinnenraum und der mögliche Sitz einer Geschwulst
in nächster Hähe lebenswichtiger neuraler Zentren, z.B. des Hirnstamms
oder des Zwischenhirns, morphologisch gleichartige Tumoren hinsichtlich ihrer Prognose in ganz verschiedenem Licht erscheinen läßt. Auch
im Bereich der Engstellen der intrazerebralen Liquorwege können kleine
und morphologisch gutartige Geschwülste als Passagehindernis von ungünstiger biologischer Wertigkeit sein.

In Tabelle 3 wird versucht, Beziehungen zwischen Vorzugslokalisationen
und Altersprädilektion der einzelnen Tumorarten des Zentralnervensystems aufzuzeigen.

Tabelle 3. Die Beziehungen zwischen Tumorart, Lokalisation und Erkrankungsalter

● = Kindes- und Jugendalter (1. und 2. Dekade)

◉ = Mittleres Lebensalter (3. bis 5. Dekade)

○ = Höheres Lebensalter (ab 6. Dekade)

Ⓜ = Metastatische Tumoren (Kindes- und Jugendalter)

Halbe Kreise = Nebenlokalisation

	Großhirn		Zwischen- u. Mittelhirn				Kleinhirn u. Hirnstamm				Liquorraum	Spinalkanal			Schädelbasis
Tumorart	Hemisphäre	Seitenventrikel	Sella-chiasma	3. Ventrikel (Infundibulum)	Thalamus / Basalganglien	Pinealisregion / Mittelhirn	Hirnstamm	Kleinhirn	4. Ventrikel	Kleinhirnbrückenwinkel	Liquorraum	Intramedullär	Intradural	Extradural	Schädelbasis
Medulloblastome								○		○	Ⓜ		Ⓜ		
Pineoblastome				Ⓜ		○					Ⓜ		Ⓜ		
Retinoblastome			○								Ⓜ		Ⓜ		
Spongioblastome	○	○	○	○	○	○	○					○ ◉			
Sp. des Kleinhirns (KH-Astrozytome)								○							
Astrozytome	○ ◉		○		○ ◉	○	○					○ ◉			
Glioblastome	◐ ●				●		○ ◉				Ⓜ				
Ependymome	○ ◉	○		○		○	○		○		Ⓜ	○ ◉	○ ◉		
Plexus-Papillome		○		○					○	○	Ⓜ				
Pinealome				○		◉									
Neurinome										◉ ◑			◉ ●	◐ ◑	
Gangliozytome	○ ◉		○				○								
Meningeome	◉ ◑	◉	●							◉			◉ ●		
Angioblastome							◉ ●	◉ ●				◐	◐	◉	◉
Fibrome															◉
Sarkome	○ ◉				○ ◉			○			Ⓜ			○ Ⓜ ◉	◉
Oligodendrogliome	◉ ◑				○						Ⓜ	◐			
Lipome	○ ◉	○ ◉		○ ◉		○ ◉						◐	○	○	
Osteome													◉	◉	◉
Chordome														○ ◉	◐ ◑
Kraniopharyngeome			○ ◉												◐ ◑
Hypophysenadenome			◉												
Epidermoide, Dermoide	○	○	○	○				○		○			○	○	○
Teratome	○		○			○							○		○
Angiome u. Aneurysmen (raumbeengend)	○ ◉		◉	○ ◉								○	◉	◉	
Unklassifiz. Blastome	○	○		○	○	○	○		○						
Metastasen	●	●	●	●	●	●	●	●	●	●		◐	●	●	●
Parasiten	○	○		○				○	○	○	○				
Granulome	○				○		○	○							
Chondrome														◉	◉
Hamartome				○					○				○		
Melanoblastome	○ ◉		○ ◉					○ ◉		○ ◉	○ ◉		○ ◉	○ ◉	

Biologische Wertigkeit (Malignität) der Hirntumorarten

Der Begriff der biologischen Wertigkeit eines Hirntumors und die Wahl
der optimalen Behandlungsweise gehen Hand in Hand.

Die Beurteilung der Hirngeschwülste, allein nach morphologischen
Kennzeichen, gibt dem Kliniker keine praktisch verwertbaren Hinweise
für ein zweckmäßiges therapeutisches Vorgehen sowie für die Beurteilung des Schicksals des Patienten. Die *biologische Wertigkeit* eines Hirntumors läßt sich nicht nur aus dem makroskopischen und histologischen
Gewebsbild erkennen, sondern ist auch von zahlreichen anderen Faktoren
abhängig, wie z.B. dem genuinen Wachstum und dem Volumen auctum der
Geschwulst, den Nachbarschaftsreaktionen des Hirngewebes (Hirnödem),
der Lage des Tumors zu den Liquorwegen (Hydrocephalus occlusus) und
zu den verschiedenen neurologischen Zentren (Reiz- und Ausfallssym-
ptome).

Die einzige Möglichkeit zur Beurteilung der biologischen Wertigkeit
von Hirngeschwülsten liegt in der Kenntnis ihres "biologischen" Verhaltens, das aus der statistischen Feststellung der durchschnittlichen
Überlebenszeit der Patienten, die an den verschiedenen Tumorarten
leiden, nach operativer Behandlung hervorgeht (Tabelle 4 u. 7).

Der *morphologisch* erschlossenen Malignität einer Geschwulst steht somit
die *klinische* Malignität gegenüber, die sich aus der *Trias: Gewebsart,
Tumorsitz, Erkrankungsalter* ergibt, wobei verständlicherweise beide Malig-
nitäts-Begriffe von Fall zu Fall stark voneinander abweichen können.
Diese Unterscheidung zwischen morphologischer und klinischer Malignität erwies sich als besonders wichtig bei den Geschwülsten des Zentralnervensystems, in dem auf längere Sicht hin jeder geweblich noch so
gutartige Tumor sich klinisch als bösartig, d.h. Leben und Gesundheit
gefährdend, erweisen kann. So wechselt die klinische Malignität nicht
nur von Tumorgruppe zu Tumorgruppe, sondern sie kann auch innerhalb
ein und derselben Gruppe, je nach der den Patienten mehr oder weniger
gefährdenden Lokalisation des Tumors, variieren. Diese Tatsache muß
natürlich jede allgemeingültige Geschwulsteinteilung erheblich erschweren.

ZÜLCH führte 1964 zur Beurteilung der biologischen Wertigkeit der
Hirngeschwülste eine Gradeinteilung ein, die die morphologischen und
klinischen Interessen gleichermaßen berücksichtigt. Dennoch warnen
viele Fälle den Kliniker davor, ein solches Graduierungsschema als
absolutes und starres System zu betrachten. Es soll ihm nur für seine
therapeutischen und prognostischen Überlegungen ein *Richtschema* in die
Hände gegeben werden, das einen relativ hohen Wahrscheinlichkeitskoeffizienten enthält (Tabelle 4).

Beziehung zwischen biologischer Wertigkeit und Radiosensibilität

In engem Zusammenhang mit der biologischen Wertigkeit der Hirngeschwülste steht ihre *Strahlenempfindlichkeit*. Diese wird in der Regel nach mor-
phologisch-histologischen Gesichtspunkten beurteilt, d.h. nach dem
Reifegrad des Gewebes, Zahl der Mitosen etc. Wir müssen uns jedoch
vor Augen halten, daß es sich bei den Hirntumoren nicht um ein Kollektiv von Zellen handelt, die dem jeweiligen Tumor den Namen geben,
sondern um Gewebe, die sich je nach Lokalisation in verschiedenen
Hirnregionen, lokalen Durchblutungsverhältnissen bzw. Ernährungsbedin-
gungen, Alter der Tumorträger etc. unterschiedlich verhalten können.
Dafür spricht die gerade bei den Hirntumoren so ausgeprägte Alters-,
Geschlechts- und Lokalisationsprädilektion.

Tabelle 4. Einteilung der Hirntumoren nach ihrer "klinischen" Malignität (Malignitätsskala nach ZÜLCH)

Malignitätsgruppen	Tumorarten
Gruppe O (rein verdrängend wachsende extra-zerebrale Tumoren)	Kraniopharyngeome Fehlbildungstumoren (Epidermoide, Dermoide, Teratome) Neurinome Meningeome Hypophysenadenome, isomorphe
Gruppe I (intrazerebrale benigne Tumoren)	Spongioblastome (einschl. Kleinhirnastrozytome) Ependymome der Hirnkammern Plexuspapillome Angioblastome (Lindau-Tumoren) Temporobasale Gangliozytome Pinealome, isomorphe
Gruppe II (intrazerebrale semibenigne Tumoren)	Großhirnependymome (im Jugendalter) Astrozytome, isomorphe Gangliozytome anderer Lokalisation Oligodendrogliome, isomorphe Pinealome, anisomorphe Hyophysenadenome, polymorphe
Gruppe III (intrazerebrale maligne Tumoren)	Maligne Astrozytome Ependymoblastome Maligne Meningeome Maligne Gangliozytome Maligne Oligodendrogliome Pinealome, polymorphe
Gruppe IV (intrazerebrale absolut maligne Tumoren)	Medulloblastome (einschließlich Sympathoblastome, Retinoblastome und Pineoblastome) Glioblastome Primäre Sarkome Melanoblastome

Tumoren, die unter demselben Namen zusammengefaßt sind, zeigen in verschiedener Lokalisation oft ein völlig unterschiedliches biologisches Verhalten: z.B. Ependymome des Großhirns auf der einen Seite und der Hirnkammern auf der anderen Seite; Spongioblastome des Großhirns, des Hypothalamus, des Hirnstamms und andererseits des Kleinhirns (sogenanntes Kleinhirnastrozytom). Ähnlich unterschiedliches Verhalten finden wir bei den Astrozytomen im Großhirn einerseits und des Hirnstamms andererseits.

Bestimmte Tumorarten finden wir fast ausschließlich bei Kindern und Jugendlichen, während die gleiche Tumorart bei Erwachsenen, wenn sie bei solchen auch nur selten vorkommt, ein völlig anderes biologisches Verhalten aufweist; z.B. die Medulloblastome und die von zahlreichen Klassifikationen zu den Medulloblastomen gezählten Kleinhirn-Sarkome.

Um optimale Herddosen bei den einzelnen Hirntumorarten festlegen zu können, muß man sich zunächst ein möglichst genaues Bild von der Strahlenempfindlichkeit der einzelnen Geschwülste machen.

Tabelle 5. Beziehungen zwischen Malignität und Radiosensitivität der Tumoren des Zentralnervensystems
(Modifiziert nach der Zülchschen Malignitätsskala, 1961)

Tumorart	Malignität			
	Grad I benigne	Grad II semibenigne	Grad III semimaligne	Grad IV maligne
Medulloblastome				C
Astrozytome				
isomorphe		(A)		
polymorphe			(A) – B	
Glioblastome				A – B
Spongioblastome				
isomorphe	A			
polymorphe			B	
Oligodendrogliome				
isomorphe		A		
polymorphe			B	
Ependymome				
isomorphe	A	A – (B)		
polymorphe (Ependymoblastome)			B – C	
Papillome des Plexus chorioideus				
isomorphe	A			
polymorphe			C	
Pinealome				
isomorphe	A – D			
anisomorphe		A – (D)		
polymorphe			B – C	
Pineoblastome				C
Neurinome				
amitotische	A			
polymitotische			D	
Meningeome				
amitotische u. oligomitotische	A			
polymitotische			D	
Angioblastome (Lindau)	A			
Sarkome				B

Tabelle 5 (Fortsetzung)

Tumorart	Malignität			
	Grad I benigne	Grad II semibenigne	Grad III semimaligne	Grad IV maligne
Gangliozytome				
isomorphe	A	A - B		
polymorphe			B	
Hyophysenadenome				
isomorphe	A			
anisomorphe		(B)		
Kraniopharyngeome	A - (D)			
Chordome				
isomorphe	A			
anisomorphe			B (D)	
Teratome (echte Mischgewebsarten)	A			
Fehlbildungstumoren (Epidermoide, Dermoide)	A			

Die erste systematische Aufstellung der verschiedenen Arten der Hirngeschwülste, entsprechend ihrer Strahlensensibilität vom klinischen
Standpunkt aus, stammt von McWHIRTER u. DOTT (1955).

Tabelle 5 soll einen Überblick über die Beziehungen zwischen Malignität und Radiosensitivität der einzelnen Tumorarten des Zentralnervensystems bieten.

Radiosensitivität der Hirntumoren (Gruppeneinteilung nach McWHIRTER u. DOTT, 1955)

Gruppe A: Radioresistente Tumoren

    Astrozytome
    Maligne pleomorphe Gliome
    Ependymome - ausdifferenzierte Arten
    Meningeome
    Chromophobe Adenome der Hypophyse (etwa 6o%)
    Neurilemmome
    Teratome (echte Mischgewebsarten)
    Chordome
    Melanome

Gruppe B: Radiosensitive Tumoren, die lokale Bestrahlung verlangen

    Oligodendrogliome - wenig differenzierte Arten
    Chromophobe Adenome der Hypophyse (etwa 4o%)
    Eosinophile Adenome der Hypophyse

Basophile Adenome der Hypophyse
Infrapituitäre undifferenzierte Karzinome
Tumoren des Glomus jugulare
Angioblastome (echte neoplastische Arten)

Gruppe C: Radiosensitive Tumoren, die Bestrahlung des gesamten
Zentralnervensystems verlangen

Ependymome - wenig oder undifferenzierte Arten
Medulloblastome
Pineoblastome
Neuroepitheliome
Papillome des Plexus chorioideus

Gruppe D: Tumoren mit noch ungenügend bekannter Radiosensitivität

Meningeome - maligne Arten
Pinealome - benigne, differenzierte Arten
Kraniopharyngeome
Kranielle und spinale Chordome

Grundsätzliche Bemerkungen zur Therapie der Hirntumoren

In allen Fällen von Tumoren des Zentralnervensystems sollte als Ziel
die totale oder wenigstens radikale Entfernung des Tumors angestrebt
werden. Die Erfahrung zeigt, daß bei Kindern, im Gegensatz zu Erwachsenen, die meisten Tumoren zum Zeitpunkt der Operation bereits eine
beträchtliche Ausdehnung erreicht haben, unabhängig von ihrer Malignität. Die Wahl des Vorgehens ist weniger von der Größe des Tumors,
als vielmehr vom Bestreben, wichtige Hirnregionen wie z.B. die motorische Zentralregion, die Stammganglien usw. zu schonen, bestimmt.
Wenn die Totalexstirpation eines absolut umschriebenen Tumors gelingt,
erübrigt sich die postoperative Strahlenbehandlung. Kann der Tumor
jedoch makroskopisch nicht sicher vom angrenzenden Hirngewebe differenziert werden, oder ist ein Tumor, dessen Radiosensibilität durch
Biopsie bekannt ist, auf Grund seiner Lokalisation nicht resezierbar,
so sollte im Anschluß an die Kraniotomie die Radiotherapie angewandt
werden.

Bei *Tumorrezidiven* wird man, unter Berücksichtigung der allgemeinen
Situation, entscheiden müssen, ob eine Reoperation oder Strahlenbehandlung indiziert erscheint. Bei einigen Hirntumoren mit ausgespro-
chener Tendenz für Rezidivwachstum, wie z.B. Plexuspapillomen, Meningeomen, verschiedenen Gliomen etc. können wiederholte Operationen
erforderlich sein.

Erstaunlicherweise zeigen biologisch maligne Tumoren, wie z.B. mon-
strozelluläre Sarkome oder Glioblastome, gelegentlich postoperative
Überlebenszeiten, welche im Gegensatz zu statistischen Erfahrungen
stehen. Dies gilt besonders für Tumoren im Kindesalter.

Die für die Behandlungsart der einzelnen Tumorarten des Zentralnervensystems in unserem Arbeitskreis geltenden Richtlinien sind aus
Tabelle 6 zu ersehen.

Indikation und Kontraindikation für die Radiotherapie der Hirntumoren

In gleicher Weise wie bei Neoplasmen in anderen Körperregionen kann
die Radiotherapie nicht als Routinebehandlungsmethode von Hirntumoren
angesehen werden. Die Anwendung der Radiotherapie als Behandlungs-

Tabelle 6. Übersicht über die chirurgische Behandlung und Radiotherapie der einzelnen Hirntumorarten

Tumor-art	Operation					Radiotherapie		
	Biopsie	Teil-exstirpation	Radikal-exstirpation	Total-exstirpation	Palliativ-Op. (V.A.-Shunt)	Lokale Bestrahlung	Bestrahlung des ganzen ZNS	Ev. Bestrahlung
Medulloblastome		●	ev. ●				●	
Sympathoblastome		●					●	
Retinoblastome		●					●	
Astrozytome isomorphe			●	●				●
polymorphe (Astroblastome)		●	ev. ●			●		
Glioblastome		●	ev. ●			●		
Spongioblastome isomorphe			ev. ●	●		●		●
polymorphe		ev. ●	●			●		
Oligodendrogliome isomorphe			ev. ●	●				●
polymorphe		●	●			●		
Ependymome isomorphe			●	●				●
polymorphe (Ependymoblastome)		●	●			●	ev. ●	
Plexus-Papillome isomorphe		ev. ●	●	●			●	
polymorphe		●	●	ev. ●			●	
Pinealome isomorphe			●	ev. ●		●		
anisomorphe		●			●		●	
polymorphe	●	ev. ●			●		●	
Pineoblastome	●	ev. ●			●		●	
Neurinome amitotische			●	●				
polymitotische		ev. ●	●					●
Meningeome amitotische u. oligomitotische				●				
polymitotische			ev. ●	●		●	ev. ●	
Angioblastome				●				
Sarkome		●	ev. ●			●	ev. ●	
Gangliozytome isomorphe		●	●	ev. ●				ev. ●
polymorphe		●	●			●		
Hypophysenadenome isomorphe			ev. ●	●		●		
anisomorphe			●	ev. ●		●		
Kraniopharyngeome		●	●	●		●		
Chordome isomorphe		ev. ●	●					●
anisomorphe		●	ev. ●			●		
Teratome (echte Mischgewebsgeschwülste)			ev. ●	●				●
Epidermoide, Dermoide				●				
Melanoblastome		●	ev. ●			●	ev. ●	

Tabelle 7. Die durchschnittliche Überlebenszeit bei den verschiedenen Behandlungsmethoden der Hirntumoren

Malignitäts-gruppen	Tumorarten	Biopsie und lokale Radiotherapie — min.	max.	Teil-exstirpation und lokale Radiotherapie — min.	max.	Radikal-exstirpation und lokale Radiotherapie — min.	max.	Total-exstirpation und lokale Radiotherapie — min.	max.	Total-exstirpation ohne Radiotherapie — min.	max.	Palliativ-Op. (V.A.-Shunt) und lokale Radiotherapie — min.	max.	Teil- od. Radikal-Operation und Bestrahlung der zerebrospinalen Achse — min.	max.
Gruppe 0 (rein verdrängend wachsende extra-zerebrale Tumoren)	Kraniopharyngeome			3	6-8<					5-20	H				
	Epidermoide, Dermoide									H	H				
	Teratome									H	H				
	Hypophysenadenome, isomorphe			2	5<					5-20	H				
	Meningeome									5-20	H				
	Neurinome									5-20	H				
Gruppe I (intrazerebrale benigne Tumoren)	Spongioblastome (einschl. „Kleinhirn-Astrozytome")			5	8<					5-20	H	2	5<		
	Ependymome d. Ventrikel			2	3<	3	5<							3	5<
	Plexus-Papillome			1	3<	2	>5				H			3	5<
	Angioblastome (Lindau-Tumore)			3	5<					5-20	H				
	Gangliozytome (temporo-basal)			3	5<						H				
	Pinealome, isomorphe			3	5<					5-20	H	3	5<		
Gruppe II (intrazerebrale semibenigne Tumoren)	Ependymome d. Großhirns			2	>5	3	5<								
	Astrozytome, isomorphe			2	>5	3	5	3	5-10<						
	Oligodendrogliome, isomorphe			3	5	3	8<	3	5-10<						
	Gangliozytome anderer Lokalisation			2	>5	3	5<								
	Pinealome, anisomorphe	1 6/12	3	2	5<										
	Hypophysenadenome, polymorphe			1	>5	3	5<								
Gruppe III (intrazerebrale maligne Tumoren)	Maligne Meningeome			1	3<	3	5<	3	5<						
	Ependymoblastome			1	3<	2	5<							2	3<
	Maligne Astrozytome			1	3<	1 6/12	3<								
	Maligne Oligodendrogliome			1	3<	2	5<								
	Maligne Gangliozytome			1	3<	2	5<								
	Pinealome, polymorphe	1	>3									1 6/12	3<	1 6/12	3<
Gruppe IV (intrazerebrale absolut maligne Tumoren)	Glioblastome			6/12	1 4/12	8/12-1 6/12	2<								
	Medulloblastome			6/12	1 6/12	1	5<							1 6/12	5<
	Sympathoblastome			6/12	1 6/12									1	3<
	Retinoblastome			6/12	2									1	3<
	Pineoblastome	6/12	2<	6/12	2<									1	3<
	Primäre Sarkome			6/12	>2	1	5<	1	5<					2	5<
	Melanoblastome	6/12	1											6/12	1<

methode "ut aliquid fiat" bei moribunden Patienten mit malignen Hirntumoren sollte entschieden abgelehnt werden. Indikation und Kontraindikation für die Radiotherapie von Hirntumoren sollte vom Chirurgen nur in Kooperation mit dem Neuropathologen und Radiotherapeuten gestellt werden.

Als *Indikationen* für die Radiotherapie von Hirntumoren sind zu nennen:

1. Unradikal operierte Tumoren, die als strahlenempfindlich bekannt sind.

2. Strahlenempfindliche Tumoren, von welchen, wegen ihrer Lokalisation bei der Operation, nur eine Biopsie entnommen werden konnte.

3. Tumoren, welche aus irgendeinem Grund nicht operiert werden können, von denen jedoch angenommen wird, daß sie strahlenempfindlich sind.

4. Tumoren, die als strahlenempfindlich bekannt sind und bei denen erfahrungsgemäß die Radiotherapie bessere Ergebnisse zeitigt als ein radikaler chirurgischer Eingriff.

5. Tumoren, die einer chirurgischen Entfernung nicht zugänglich sind, z.B. Tumoren des Mittelhirns und Hirnstamms. Solche Tumoren werden in der Regel ohne Kenntnis ihrer Gewebsart einer Strahlentherapie unterzogen.

6. Tumoren mit rezidivierendem Wachstum nach einem chirurgischen Eingriff, wo aus dem einen oder anderen Grund eine Reoperation nicht durchgeführt werden kann.

7. Tumoren, bei welchen die Erfahrung zeigt, daß ein geringgradiger Entlastungseingriff, gefolgt von Radiotherapie, die niedrigste Mortalität und Morbidität und in vielen Fällen eine Verlängerung der Lebenszeit mit sich bringt (z.B. Pineoblastome).

8. In einigen besonderen Situationen kann die Radiotherapie gegenüber einem chirurgischen Eingriff bevorzugt werden, und zwar dann, wenn der Effekt der Strahlentherapie und der der chirurgischen Behandlung sich die Waage halten.

Die *Kontraindikationen* für eine Radiotherapie unterliegen sicherlich noch mehr als die Indikationsstellung der persönlichen Einstellung des Chirurgen. Erfahrungsgemäß gelten als Kontraindikationen folgende Punkte:

1. Vorausgegangene intensive und ausreichende Bestrahlung läßt eine weitere Strahlenbehandlung unratsam und gefährlich erscheinen. Das Hirngewebe, vor allem die Marksubstanz, erholt sich erfahrungsgemäß nach intensiver Bestrahlung nur wenig, wenn überhaupt, und adäquate Tumordosen reichen in der Regel nahe an die Toleranzgrenze der Hirnsubstanz heran. Die wiederholte Applikation solch hoher Strahlendosen führt fast mit Sicherheit zur Gewebsnekrose. Ausnahmen von einer wiederholten Strahlentherapie können bei sehr strahlenempfindlichen Geschwülsten gemacht werden, welche auf Bestrahlungsdosen innerhalb der Toleranzgrenze gut angesprochen haben und nach einer längeren Remissionsperiode wieder auftreten, z.B. Medulloblastome, Ependymoblastome, Retikulumzell-Sarkome, verschiedene Metastasen etc.

2. Patienten, bei welchen die Diagnose und Lokalisation eines Tumors nicht chirurgisch oder wenigstens bioptisch verifiziert werden konnten, sollten von einer Radiotherapie ausgenommen werden. Ausnahmen von dieser Regel werden bei Tumoren des Mittelhirns und des Hirnstamms sowie Blastomen anderer Lokalisation, die einer Exploration nicht zugänglich sind, gemacht werden müssen, wobei jedoch das Vorhandensein des Tumors mit allen zur Verfügung stehenden diagnostischen Hilfs-

mitteln mit einem möglichst hohen Wahrscheinlichkeitsgrad festgestellt
werden sollte.

3. Eine weitere Kontraindikation besteht bei Patienten, bei welchen
wohl klinische Erscheinungen eines Tumorrezidivs auftreten, bei denen
jedoch ein begründeter Zweifel besteht, daß diese Verdachtszeichen
tatsächlich in Zusammenhang mit einem Tumorrezidiv stehen. Auch in
solchen Fällen stehen uns heute diagnostische Hilfsmethoden zur Verfügung, die in den meisten Fällen einen Rezidivtumor zur Darstellung
bringen können.

4. Degenerative Hirnleiden.

5. Patienten, welche während der Radiotherapie Symptome eines unbe-
einflußbaren progressiven Hirntumorwachstums oder einer unbeherrsch-
baren intrakraniellen Drucksteigerung zeigen. In solchen Fällen sollte
die Strahlenbehandlung unterbrochen werden, bis sich der Zustand des
Patienten stabilisiert.

6. Gutartige Tumoren sollten keiner Strahlenbehandlung unterzogen
werden, da in solchen Fällen die Totalexstirpation unter allen Umständen versucht werden sollte.

Auf folgende Schwierigkeiten bei der Auswertung von Erfolgsstatistiken
nach Operation und Strahlentherapie möchte ich in diesem Falle hinweisen:

1. Das Fehlen einer einheitlichen, für alle Länder gültigen Nomenklatur für Geschwülste des Zentralnervensystems führt zu Schwierigkeiten
in der Verständigung zwischen Kliniker und Morphologen sowie in der
Auswertung von Literaturstatistiken.

2. Die Operationstechnik der einzelnen Neurochirurgen unterscheidet
sich oft beträchtlich und kann sogar innerhalb ein und derselben
Klinik variieren.

3. Die histologische Diagnose des Hirntumors kann in gar nicht so
wenigen Fällen vom Ort der Gewebsentnahme für die bioptische Untersuchung abhängen, wenn man bedenkt, daß oft innerhalb ein und desselben Tumors - es handelt sich hierbei in der Regel um Blastome der
Gliomgruppe - das Gewebsbild völlig unterschiedlich sein kann (Er-
scheinungstyp: Astrozytom - Oligodendrogliom - Glioblastom etc.).

Methoden der Diagnose und Tumorlokalisation

Zur adäquaten Radiotherapie von intrakraniellen Tumoren ist, neben
der Kenntnis der Tumorbiologie, eine genaue Vorstellung über Lokalisation und Ausdehnung des betreffenden Tumors Voraussetzung.

Mit den uns heute zur Verfügung stehenden diagnostischen Methoden
gelingt die Lokaldiagnose und, mit zunehmender Erfahrung, auch in
vielen Fällen die Artdiagnose des Hirntumors mit einem ziemlichen
Maß an Genauigkeit. Die Vorteile und Grenzen der einzelnen klinischen
und radiologischen Untersuchungsmethoden sind soweit bekannt, daß
sich durch die Kombination zweier oder mehrerer diagnostischer Eingriffe die Diagnose und Lokalisation des intrakraniellen Prozesses
in der überwiegenden Mehrzahl der Fälle genau durchführen läßt. Auf
Grund der erlangten Informationen ist es dann dem Radiotherapeuten
möglich, einen genauen Plan für eine individuelle Strahlentherapie
des betreffenden Patienten aufzustellen.

Im besonderen sind es die neurologischen Untersuchungen mit Verwendung
verschiedener Kontrastmittel, welche dem Radiotherapeuten für seinen
Therapieplan die nötige Information geben.

Bei Verdacht auf einen intrakraniellen Prozeß sollten die diagnostischen Methoden so gewählt werden, daß ein Maximum an Aussage über Lokalisation, Art des Prozesses und seine Operabilität mit einem Minimum an Belastung für den Patienten verbunden ist. Auswahl der Verfahren und Reihenfolge der Anwendung muß dem Einzelfall angepaßt werden. Eine routinemäßige Anwendung eingreifender diagnostischer Methoden, vor allem solcher, die zu beträchtlichen intrakraniellen Druckschwankungen führen, müssen wir ablehnen.

Es ist darauf hinzuweisen, daß die diagnostischen und therapeutischen Probleme der Hirntumoren sich im Kindesalter in vieler Hinsicht von denen der Geschwülste bei Erwachsenen unterscheiden. So finden wir, wie bereits früher erwähnt, bei Kindern und Jugendlichen eine wesentliche Häufung bestimmter Tumoren, die in späteren Lebensjahrzehnten nur selten oder gar nicht anzutreffen sind. Neben dieser Altersprädilektion lassen sich für die einzelnen Tumorarten noch ausgeprägte Vorzugslokalisationen erkennen. Die Kenntnis dieser biologischen Besonderheiten der Hirngeschwülste in den verschiedenen Altersgruppen ist die Voraussetzung für die richtige Indikationsstellung zu den einzelnen Untersuchungsmethoden sowie für die Beurteilung der gewonnenen Befunde. Die neuroradiologischen, elektrophysiologischen und echographischen Untersuchungsmethoden stellen nur einen Baustein im Gebäude der Diagnostik dar. Durch sinnvolle Kombination der einzelnen Methoden gelingt es, unter Berücksichtigung der oben erwähnten biologischen Kriterien, in den meisten Fällen, die Lokalisation des Prozesses zu klären und gewisse Rückschlüsse auf dessen Art zu ziehen.

An Hand einer Tabelle wird versucht, den Stellenwert der neurodiagnostischen Verfahren bei Hirntumoren zu bestimmen.

Es ist unser Bestreben, die Pneumoenzephalographie und Ventrikulographie der intrakraniellen Liquorräume, die früher als vorrangig angewandte Untersuchungsmethoden in Fällen von Tumorverdacht angesehen wurden, insbesondere bei Kindern als belastenden Eingriff möglichst zu vermeiden und durch andere, weniger eingreifende Methoden zu ersetzen.

Bei der Diagnose der Geschwülste des *Großhirns* hat sich die Kombination der Szintigraphie mit der Karotisangiographie am besten bewährt. Während das Szintigramm in den positiven Fällen ein annähernd getreues Abbild des Tumors liefert, läßt das Karotisangiogramm das Ausmaß der Hirnmassenverschiebung, die Gefäßversorgung sowie Gefäßreichtum bzw. -armut, aber auch gefäßreiche Gebiete als Hinweis auf das Vorhandensein einer Zyste erkennen. Auf Grund der Art und des Zeitpunktes einer "Anfärbung" des Tumors im Angiogramm lassen sich Schlüsse auf eine Artdiagnose ziehen.

Zur Darstellung von überwiegend oder ausschließlich in den *Hirnkammern* lokalisierten Tumoren eignet sich die Pneumographie, in erster Linie die Ventrikulographie der Seitenventrikel, nach wie vor am besten. Die im Ventrikellumen gelegenen Tumoren lassen sich mit Luft, Gas oder auch mit resorbierbaren Kontrastmitteln wie Conray 60 oder Dimer X darstellen. Die Karotisangiographie vermag die Ausdehnung des Hydrozephalus und, wenn auch selten, die Gefäßversorgung des intraventrikulären Tumors aufzeigen. Eine szintigraphische Darstellung der betreffenden Tumorarten, es handelt sich in erster Linie um Papillome des Plexus chorioideus und um Ependymome, seltener um Meningeome und Mißbildungstumoren, gelingt nur selten.

Besondere Bedeutung hat die Szintigraphie, vor der Pneumographie und Hirngefäßdarstellung, bei den Tumoren der *Stammganglien und des Thalamus*

Tabelle 8. Stellenwert der diagnostischen Verfahren bei Hirntumoren

---

GROSSHIRNTUMOREN

Hemisphären	Seitenventrikel	Stammganglien u. Thalamus

1. EMI-Scan
2. B-Echographie
   (Kinder)
3. Szintigraphie
4. Karotisangio-
   graphie
	1. EMI-Scan
	2. B-Echographie
	   (Kinder)
	3. Pneumographie
	4. Jodoventrikulo-
	   graphie mit RPKM
	5. Karotisangio-
	   graphie
		1. EMI-Scan
		2. B-Echographie
		   (Kinder)
		3. Szintigraphie
		4. Pneumographie
		
		5. Karotis- bzw. Verte-
		   bralisangiographie

TUMOREN DER MITTELLINIE

Sellaregion u. Hypothalamus	3. Ventrikel	Pinealisregion

1. EMI-Scan
2. Szintigraphie
 	
3. Karotisangio-
   graphie
4. Pneumographie
   (Zisternographie)
	1. EMI-Scan
	2. B-Echographie
	   (Kinder)
	3. Jodoventrikulo-
	   graphie mit RPKM
	4. Pneumographie
	5. Szintigraphie
		1. EMI-Scan
		2. B-Echographie
		   (Kinder)
		3. Jodoventrikulo-
		   graphie mit RPKM
		4. Szintigraphie
		5. Vertebralisangio-
		   graphie

INFRATENTORIELLE TUMOREN

Bei intrakranieller Drucksteigerung und Hydrozephalus	Bei normalem Hirndruck

1. EMI-Scan
2. Szintigraphie
 	
3. Jodoventrikulographie
   (evtl. mit RPKM)
4. Vertebralisangiographie
	1. Szintigraphie
	2. Jodoventrikulographie
	   (evtl. mit RPKM)
	3. Evtl. Pneumographie (via L.P.)
	
	4. Vertebralisangiographie
	5. Evtl. EMI-Scan

RPKM = resorbierbares positives Konstrastmittel

erlangt. Wenngleich auch hier die auf eine Artdiagnose hinzielende
Beziehung zwischen Szintigramm und Tumorhistologie in den Hintergrund
treten muß, da nur in wenigen Fällen operativ eingegriffen wird und
man die Mehrzahl der Patienten ausschließlich strahlentherapeutisch
behandelt, so erübrigt sich doch bei positivem Szintigramm in den
meisten Fällen ein weiterer diagnostischer Eingriff wie die Penumographie oder Angiographie. Überdies ermöglichen in längeren Zeitabständen wiederholte Szintigramme, den Erfolg der Strahlenbehandlung
durch Änderung der Intensität und Ausdehnung der Isotopenanreicherung
zu verfolgen. Dagegen entgehen im Karotisangiogramm Tumoren im Bereich
der Stammganglien und des vorderen Thalamus oft der Darstellung, während Blastome im Bereich des dorsalen Thalamus mit Hilfe des Verte-
bralis-Angiogramms diagnostiziert werden können.

Bei der Darstellung von Prozessen in der *Sella-Chiasmaregion* sowie im
Hypothalamus muß die ausgesprochene Altersprädilektion von Tumoren
in dieser Lokalisation berücksichtigt werden. Über Beziehungen des
Prozesses zu den Knochenstrukturen der Sella geben uns bereits Schä-
delleeraufnahmen Aufschluß. Die radiologischen Befunde ergeben, gemeinsam mit dem klinischen Bild und dem Erkrankungsalter, bezüglich
Artdiagnose einen sehr hohen Wahrscheinlichkeitskoeffizienten, z.B.
Kraniopharyngeome im Kindes- und Jugendalter und Hypophysenadenome
in späteren Lebensjahrzehnten. Im Kindesalter stellen sich die Gliome
der Sehbahnen, die "Optikusgliome", die meist weit in den Hypothalamus reichen und histologisch den gutartigen polaren Spongioblastomen
zugeordnet werden, durch sehr intensive Isotopenspeicherung im Szintigramm dar. Auch bei diesen Blastomen ermöglichen Klinik- und Szinti-
grammbefund die präoperative Artdiagnose.

Zur Klärung topischer Beziehungen der Tumoren der Sellaregion zu ihrer
Umgebung dient uns die Karotisangiographie sowie die Luftdarstellung
der basalen Zisternen bzw. des 3. Ventrikels.

Tumoren der *Pinealisregion* lassen sich mühelos sowohl durch die neurologische Untersuchung als auch durch das Vertebralis-Angiogramm und
vor allem durch die Darstellung des hinteren 3. Ventrikels mittels
Luft oder Jodöl diagnostizieren. Eine szintigraphische Darstellung
gelingt bei Tumoren, die die untere Grenze der szintigraphischen
Darstellbarkeit von 2o mm Durchmesser beträchtlich überschritten
haben.

Die Diagnostik *infratentorieller Prozesse* spielt besonders im Kindesalter
eine Rolle, da in dieser Altersgruppe etwa 5o% der Hirntumoren in der
hinteren Schädelgrube anzutreffen sind. Bei klinischem Verdacht auf
das Vorliegen eines Tumors in der hinteren Schädelgrube erweist sich
die Anwendung der Hirnszintigraphie von besonderer Wichtigkeit. Die
Wahl der Untersuchungsmethoden wird vom Bestehen einer intrakraniellen
Drucksteigerung mit oder ohne Hydrozephalus diktiert. Die Diagnose
einer Ventrikelerweiterung läßt sich rasch durch eine Krotisangiogra-
phie erzielen, während das Schädelleerbild bereits Anhaltspunkte
über das Vorliegen einer intrakraniellen Drucksteigerung geliefert
hat.

Bei jenen Tumoren, die durch Verlegung des *4. Ventrikels* zur intrakraniellen Drucksteigerung führen – es handelt sich meist um Blastome,
die vom Kleinhirnwurm bzw. vom Dach des Ventrikels ausgehen –, gewährleistet die Szintigraphie in Verbindung mit der Ventrikulographie mit
positiven Kontrastmitteln die sicherste und rascheste Tumordiagnose.
Beide Eingriffe können auch bei Kindern rasch und ohne Narkose, bei
Bedarf in leichter Sedierung, vorgenommen werden und führen zu keiner
nachteiligen Beeinflussung der ohnehin labilen Druckverhältnisse, wie
es z.B. bei der Penumographie zu erwarten ist. Unsere Erfahrungen
gehen dahin, daß von den beiden in der hinteren Schädelgrube zahlenmäßig am stärksten vertretenen Tumorgruppen, nämlich den gutartigen
Kleinhirn-Spongioblastomen (oder Kleinhirnastrozytomen) und den malignen Medulloblastomen, die Tumoren der ersteren Gruppe eine auffällig
intensive Aktivitätsansammlung im Szintigramm zeigen und dies in mehr
als 9o% der untersuchten Fälle unseres Krankengutes, während die Aktivitätsanreicherung bei den im Kindesalter gleich häufig vorkommenden
Medulloblastomen in der Regel weniger intensiv und nur in etwa der
Hälfte der untersuchten Fälle zu beobachten ist. Bei erwachsenen
Patienten zeigen auch die Angioblastome sowie die metastatischen Tumoren im Kleinhirn in der Regel eine deutliche Aktivitätsansammlung
im Szintigramm.

Bei Patienten mit dem klinischen Bild eines Tumors des *Mittelhirns* und
Hirnstamms bei gleichzeitig fehlender Hirndrucksteigerung stellen die
lumbale Pneumoenzephalographie, unter Verwendung des Röntgenbild-
wandlers bzw. des Polytoms, sowie die Jodventrikulographie die diagnostischen Hilfsmethoden der Wahl dar. Vom rein topischen Standpunkt
aus lassen sich nach unseren Erfahrungen ausgedehnte Tumoren des
Mittelhirns und weiter rostral wachsende Tumoren sowie Tumoren der
oberen Brücke auch szintigraphisch darstellen, während die Blastome
der unteren Pons und der Medulla oblongata sich durch ihre schädel-
basisnahe Lokalisation und die Überlagerung mit isotopenspeichernden
Weichteilen der szintigraphischen Darstellung entziehen. Da diese
Tumoren in der Regel der Strahlentherapie zugeführt werden, kann die
Szintigraphie in Fällen eines positiven Scans in ähnlicher Weise wie
bei den Stammganglientumoren zur Kontrolle des Behandlungserfolges
herangezogen werden.

Eine Untersuchungstechnik, welche den anfangs geforderten Kriterien
einer idealen diagnostischen Methode, nämlich, ein Maximum an Aussage
mit einem Minimum an Belastung für den Patienten zu verbinden, am
nächsten kommt, ist der in jüngster Vergangenheit in England entwickelte EMI-Scan.

Das Prinzip dieser Methode besteht in einer optimalen Ausnützung der
Informationen, die beim Durchtritt von Röntgenstrahlen durch den Kopf
infolge des verschiedenen Absorptionskoeffizienten der einzelnen
intrakraniellen Gewebsarten erhalten werden können. Bei der konventionellen Röntgenaufnahme des Schädels gehen etwa 99% der Informationen über die intrakraniellen Strukturen durch Mangel an Differenzie-
rungsfähigkeit, durch Überlagerungseffekte etc. für den Betrachter
verloren. Der EMI-Scanner verbindet die Arbeitsweise empfindlichster
Photonendetektoren mit tomographischen Untersuchungstechniken und
wertet innerhalb weniger Minuten mit Hilfe eines Computers die regi-
strierten Informationen (readings) aus. Die vom Computer ausgeführten
Kalkulationen werden in Bildform übertragen.

Das Auflösungsvermögen dieser Untersuchungsmethode ist um ein Vielfaches höher als z.B. bei der B-Echographie oder dem Isotopen-Scan.
Der große Vorteil des EMI-Scans liegt ferner darin, daß für die Darstellung der intrakraniellen Strukturen den Patienten keine Kontrastmittel (Luft, Isotope, Jodöl etc.) eingespritzt werden muß. Die für
den EMI-Scan erforderliche Röntgendosis entspricht der einer konventionellen Schädelröntgenaufnahme, doch liefert der EMI-Scan etwa
1oomal mehr Informationen für den vollen Bereich der jeweiligen
Schichtaufnahme des Schädels als jede anderen Kontrastmitteluntersuchung.

Spezieller Teil

Supratentorielle Tumoren

Großhirnhemisphären (einschließlich Seitenventrikel und Stammganglien)

Astrozytome

<u>Alter:</u> Vorwiegend mittleres Lebensalter, jedoch auch typische Geschwülste des Kindes- und Jugendalters.

<u>Lokalisation:</u> Konvexität des Großhirns, von frontal nach okzipital an Häufigkeit abnehmend. Im Jugendalter häufig in "Dreiländerecke" zwischen Schläfen-, Scheitel- und Hinterhauptslappen.

<u>Wachstum:</u> Infiltrativ im Bereich des Marklagers, mit Infiltration der Stammganglien. Gelegentlich Übergreifen auf kontralaterale Hemisphäre (Schmetterlingsgliom). Gelegentlich Zeichen maligner Entartung: Mitosereichtum, Gefäßvermehrung (ohne Proliferationstendenz und Zeichen regressiver Umwandlung!). Gelegentlich fließende Übergänge zum malignen Glioblastom.

<u>Therapie:</u> Totalexstirpation nur bei kleinen, umschriebenen Astrozytomen möglich. Je nach Lokalisation Hirnlappenresektion. Bei Infiltration der Stammganglien Teilexstirpation.

<u>Prognose:</u> Bei unradikaler Entfernung ausgesproche Neigung zu Rezidivwachstum (nach Theorie der "Transformationszone" eigentlich kein echtes Rezidiv, sondern weitere Umwandlung prädisponierter Hirnanteile in Tumorgewebe). Dauerheilung nur nach Totalexstirpation. Das gleiche gilt auch für die Astroblastome.

Die isomorphen ausgereiften Tumorarten sind radioresistent. Über die Strahlenempfindlichkeit der polymorphen Tumortypen bestehen divergierende Auffassungen. Das unreife Astroblastom scheint noch relativ am stärksten strahlenempfindlich zu sein. Durch die gegen das gesunde Gehirn unscharfe Begrenzung ist die chirurgische Entfernung nicht so aussichtsreich wie bei den reiferen Formen.

Die Beurteilung der Nützlichkeit einer Radiotherapie für die Behandlung von Astrozytomen muß daher auf empirischen Grundlagen erfolgen. Obgleich die unvollständige Entfernung eines supratentoriellen Astrozytoms eine mehrjährige, die 5-Jahresgrenze übersteigende Überlebenszeit nicht ausschließt, scheint letztere durch die Radiotherapie doch günstig beeinflußt zu werden.

Glioblastome

<u>Alter:</u> Am häufigsten in den mittleren Lebensdezennien, vor allem im Involutionsalter, sehr selten bei Kindern und Jugendlichen.

<u>Lokalisation:</u> Am häufigsten im Frontal-, Temporal- und Parietallappen, seltener im Okzipitallappen und in den Stammganglien. Oft Übergreifen auf benachbarte Hirnlappen. Als "Schmetterlingsgliome" Ausbreitung in die Nachbarhemisphäre. Die Glioblastome wachsen meist subkortikal im Marklager. Multilokuläres Vorkommen in einer Großhirnhemisphäre möglich ("Transformationstheorie"). Im Inneren des Tumors ausgedehnte regressive Veränderungen, pathologische Gefäße mit typischen arterio-venösen Fisteln.

<u>Wachstum:</u> Rein infiltrierend. Für rasche Wachstumstendenz spricht die
große Zahl der Mitosen im Zellbild. Liquormetastasen können beobachtet
werden. Ausgeprägte Neigung zur Bildung eines Hirnödems mit hochgradiger Volumenzunahme der angrenzenden Marksubstanz. Selbst bei kleinen
Tumoren kann es zu einer diffusen Volumenzunahme einer ganzen Großhirnhemisphäre kommen. Neigung zu apoplektiformen Blutungen in das
Tumorgewebe mit reaktivem Hirnödem.

<u>Therapie:</u> In der Regel Teilexstirpation des Tumors, gleichsam als
"innere Entlastung" des Hirndrucks. Auch nach makroskopisch radikaler
Tumorexstirpation (evtl. Lappenresektion) kann der Tumor im Zeitraum
von wenigen Monaten bis zu einem Jahr nachwachsen. Totalexstirpation,
aber auch Radikalexstirpation ist in mehr als 50% der Fälle wegen Ein-
wachsens des Tumors in die Stammganglien, in den Balken und in die
Fissura Sylvii undurchführbar. Überlebenszeit zwischen 6 und 14 Monaten, nur in seltenen Fällen darüber. Die Lebenserwartung kann auch
durch postoperative Radiotherapie - wenn überhaupt - um höchstens wenige Monate erhöht werden. Dennoch sind wir der Meinung, daß die Möglichkeit einer Verlängerung nützlichen Lebens durch die Radiotherapie,
auch wenn es sich nur um eine relativ geringe Zahl von Patienten handelt, die Anwendung dieser Behandlungsart rechtfertigt.

Oligodendrogliome

<u>Alter:</u> Jugendalter und mittleres Lebensalter.

<u>Lokalisation:</u> Im Kindes- und Jugendalter stellt der Thalamus eine
bevorzugte Lokalisation dar. Die Stammganglien können bis zu Kindes-
faustgröße aufgetrieben werden, nicht selten infiltriert der Tumor
auch das benachbarte Mittelhirn.

Im mittleren Lebensalter häufigste Lokalisation im Großhirn: Laterale
Konvexität des Stirn- und Parietallappens, in letzterem häufig sub-
kortikale Ausbreitung und Übergreifen auf Temporal- und Okzipitallappen.

Die Oligodendrogliome können sogar ganze Hirnlappen durchsetzen und
entlang der Ventrikelwände kaudalwärts wachsen.

<u>Wachstum:</u> Infiltrativ, gelegentlich multilokulär. In den meisten Fäl-
len langsames Wachstum, welches nach Operationen oft beschleunigt zu
werden scheint. Geringe Neigung zu reaktivem Hirnödem. Spontane Metastasenbildung über den Liquorweg kommt vor. Postoperativ gelegentlich
diffuse Tumoraussaat über das ganze zerebrale und spinale Liquorsystem.

<u>Therapie:</u> Totalresektion des Tumors mit umgebendem Hirn, wenn möglich
Lappenresektion. Bei infiltrativem Wachstum in tiefe Hirnpartien ist
jedoch eine Totalresektion nur selten zu erreichen. Daher sind Rezidive selbst bei ausgedehnten Hirnlappenresektionen nicht selten. Bei
den im Thalamus liegenden Formen beschränkt man sich auf eine Palliativoperation (v.a. Shunt) zur Entlastung des intrakraniellen Druckes.

In vielen Fällen ist eine Reoperation wegen eines Tumorrezidivs notwendig.

<u>Prognose:</u> Bei Totalexstirpation, aber auch bei Radikaloperation, viel-
jährige Überlebenszeit, gelegentlich auch Heilung.

Bei Oligodendrogliomen des oralen Hirnstamms kann man nach palliativen
Eingriffen durch Aufrechterhaltung der Liquorpassage mehrjährige Überlebenszeiten erreichen. Auch bei Reoperation wegen eines Tumorrezidivs
ist mehrjährige Verlängerung der symptomfreien Überlebenszeit möglich.

In allen Fällen chirurgischer Behandlung wurde die postoperative Radiotherapie durchgeführt, obgleich die Oligodendrogliome in der Regel als nicht strahlenempfindlich gelten. Die Erfahrung zeigt, daß bei einer Reihe von Patienten mit postoperativer Radiotherapie die Überlebenszeit signifikant länger war als bei Patienten, die ausschließlich chirurgisch behandelt wurden.

Spongioblastome

<u>Alter</u>: Vorwiegend Jugendalter, jedoch auch in mittleren Lebensdezennien.

<u>Lokalisation</u>: Die Spongioblastome der Großhirnhemisphären liegen in Analogie zu den Ependymomen überall ventrikelnahe. Vorzugslokalisation in der "Dreiländerecke" zwischen Temporal-, Parietal- und Okzipitallappen. Ausgangspunkt ist die subependymäre Glia.

<u>Wachstum</u>: Verdrängend, in den Randpartien infiltrierend. Neigung zum lokalen Einwachsen in die Leptomeningen bzw. in das Ventrikelependym. Metastasierung unbekannt.

<u>Therapie</u>: Wenn möglich Radikalexstirpation, die in den meisten Fällen wegen des Tumorwachstums nicht gelingt. Wie bei Astrozytomen sollte im Anschluß an die Operation bestrahlt werden. Tumor zeigt jedoch geringe Röntgenempfindlichkeit.

<u>Prognose</u>: Trotz ihrer biologischen Gutartigkeit ist die postoperative Prognose im Hinblick auf eine Dauerheilung ungünstig, da eine Radikalentfernung des Tumors sehr selten möglich ist. Tumorrezidiv wegen langsamen Wachstums oft erst nach mehreren Jahren zu erwarten.

Ependymome

<u>Alter</u>: Überwiegend Kindes- und Jugendalter.

<u>Lokalisation</u>: Überall in der Nachbarschaft des Ependyms. Vorzugssitz in der "Dreiländerecke" zwischen Schläfen-, Scheitel- und Hinterhauptslappen. Hauptmasse des Tumors liegt im Marklager, reicht stets an das Ventrikelependym heran und kann sich nach Durchbrechen der Ventrikelwand im Lumen der Hirnkammer weiter ausdehnen.

<u>Wachstum</u>: Im allgemeinen verdrängend; die anschließenden Hirnregionen werden in der Regel in das Wachstum einbezogen. Metastasierung ist nach Eröffnung des Seitenventrikels während der Operation nicht selten. Dann findet man oft das ganze Liquorsystem voll von Tumorknoten und eine rasenförmige Aussaat. Extrakranielle Metastasierung möglich.

<u>Therapie</u>: Totalexstirpation des Tumors sollte wegen Rezidivgefahr angestrebt werden. In manchen Fällen ist der Tumor gut umschrieben und läßt sich aus dem umgebenden Gehirn ausschälen. In den meisten Fällen jedoch ist wegen Größe und Abgrenzung des Tumors dieses Vorgehen nicht möglich. Besonders bei Kindern kann das Blastom einen Großteil der Hemisphäre einnehmen und gelegentlich sich auch in die kontralaterale Großhirnhemisphäre ausbreiten. Eine Totalexstirpation von Ependymomen der Seitenventrikel, besonders in der Umgebung des Foramen Monroi und bei Infiltration der Stammganglien, sollte wegen der hohen Operationsmortalität nicht angestrebt werden. Da die intraventrikulären Tumoren in vielen Fällen einen Hydrocephalus internus zur Folge haben, ist es in den oben erwähnten Fällen angezeigt, sich

auf eine Teilexstirpation des Tumors mit nachfolgender liquorableitender Operation zu beschränken und anschließend mit hohen Dosen zu
bestrahlen.

Bei Ependymomen kann das Bestrahlungsergebnis stark variieren. In
manchen Fällen ist die Lebenserwartung des Patienten sichtbar erhöht,
während in anderen Fällen die Überlebenszeit durch die Bestrahlung
nicht beeinflußt wird. Der Grund ist unbekannt. Es gibt weder histologische noch klinische Kriterien, welche irgendeinen Anhaltspunkt
dafür geben, ob ein Ependymom auf Bestrahlung ansprechen wird oder
nicht, obgleich diese Tumorart als stark radioempfindlich betrachtet
wird. Aus diesem Grund sollte die postoperative Radiotherapie in allen
Fällen durchgeführt werden. Dadurch kann das postoperative Rezidiv
oft auf viele Jahre hinausgezögert werden. Die Bestrahlung wird auf
den lokalen Tumor ausgerichtet, ohne die gesamte zerebrospinale Achse
mit einzubeziehen. Patienten mit Remissionen nach der ersten Bestrahlungsserie sollten mit einer zweiten Serie bestrahlt werden, sobald
die ersten Zeichen eines Tumorrezidivs auftreten, da die Gefahr einer
Strahlenschädigung des Gehirns als bei weitem geringer bewertet werden muß als die Gefahr, die durch ein rezidivierendes Tumorwachstum
heraufbeschworen wird.

Prognose: Die durchschnittliche Überlebenszeit beträgt 3 Jahre bei
supratentoriellen bzw. 6 Jahre bei infratentoriellen Ependymomen.
Heilung ohne Tumorrezidiv kann nur erwartet werden, wenn eine radikale
Tumorentfernung unter Einbeziehung des an den Tumor angrenzenden Hirngewebes, das möglicherweise von Tumorgewebe infiltriert wurde, ausgeführt wird. Eine Reoperation und sogar wiederholte Operationen in
Verbindung mit Radiotherapie bei Tumorrezidiv können das Leben des
Patienten verlängern. Wie bereits erwähnt, können Ependymome, besonders die supratentoriellen Formen, Tumorzellen über den Liquor aus-
streuen, entweder spontan oder als Folge chirurgischer Eingriffe,
wobei sich diese Tumorzellen entlang der zerebrospinalen Liquorräume
implantieren. Die Häufigkeit von Absiedelungen ist ungewiß. Wir sind
der Meinung, daß, im Gegensatz zu Zellabsiedelungen bei Medulloblastomen, die Bestrahlung der gesamten zerebrospinalen Achse als Routineeingriff nicht gerechfertigt ist. Eine solche Bestrahlungsweise
sollte nur in Fällen klinischen oder histologischen Nachweises einer
solchen Tumoraussaat durchgeführt werden. Zytologische Untersuchung
des Liquors ist von außerordentlicher Hilfe, um herauszufinden, ob
die Bestrahlung über den lokalen Tumor hinaus ausgedehnt werden soll.
Ependymome, welche histologische und biologische Zeichen von Malignität zeigen (Ependymoblastome) haben selbstverständlich eine wesentlich
schlechtere Prognose. Bei letzteren sollte die Bestrahlung der zerebrospinalen Achse durchgeführt werden, wobei die Bestrahlungstechnik
in ähnlicher Weise wie bei Medulloblastomen gewählt werden sollte.

Plexuspapillome

Alter: Typische Tumoren des Kindesalters.

Lokalisation: Die Plexuspapillome entstehen in den Anteilen des Ventrikelsystems, in welchen sich der Plexus chorioideus befindet. Bei
Kindern ist die häufigste Lokalisation in den Seitenventrikeln, am
zweithäufigsten im 4. Ventrikel; in späteren Lebensjahrzehnten ist
das Häufigkeitsverhältnis umgekehrt. Auch Vorkommen im 3. Ventrikel
und im Kleinhrinbrückenwinkel.

Wachstum: Langsam und rein verdrängend, nur gelegentlich krebsartige
Entartung primärer Plexuspapillome.

Durch die Zerreißlichkeit des Tumors nicht selten spontane Verschleppung von Tumorgewebe mit dem Liquorstrom und Bildung gutartiger "Abrißmetastasen"; letztere gelegentlich multipel. Gefahr der Metastasierung besonders nach der operativen Entfernung eines Plexuspapilloms; dadurch sind Tumorrezidive eine häufige Operationsfolge.

Durch Verlegung der abführenden Liquorwege häufig hochgradiger Hydrocephalus internus, zu dem auch die Liquorüberproduktion durch den Tumor beitragen kann. Gelegentlich spontane Liquorblutungen vom Tumor aus.

Therapie: Therapie der Wahl ist die Totalexstirpation, wobei auf das Abreißen von Tumorteilen geachtet werden muß (Abrißmetastasen im Liquorraum!). Bei breitbasigem Verhaften des Tumors am Ventrikelboden ist Totalexstirpation nicht möglich.

Bei unvollständiger Tumorentfernung ist postoperative Radiotherapie angezeigt.

In Fällen von maligner Entartung massive Radiotherapie im Anschluß an die meist unradikale Tumorentfernung.

Prognose: Bei Totalexstirpation Heilung. Verschlechterung der Prognose ist durch den gelegentlich extremen Hydrocephalus internus zu erwarten. Bei Vorliegen eines Hydrocephalus occlusus bzw. hypersecretorius ist ein ventrikulo-atriärer Shunt zur Liquorableitung indiziert.

Gangliozytome

Alter: Häufung in den ersten 3 Lebensjahrzehnten.

Lokalisation: Mediale, basale Anteile des Schläfenlappens.

Wachstum: Der in der Regel derbe Tumor, der häufig große Zysten enthält, neigt zum Einwachsen in die weichen Hirnhäute in Form von Tumorknoten.

Therapie: In der Regel totale Exstirpation wegen der schmalen Infiltrationszone möglich. In Fällen einer subtotalen Geschwulstresektion ist Radiotherapie anzuraten.

Prognose: Die Großhirngangliozytome gelten biologisch als äußerst benigne. Bei Totalexstirpation des Tumors ist die Prognose günstig, Rezidivneigung bei subtotaler Entfernung, jedoch langsames Tumorwachstum.

Meningeome

Alter: Mittlere und spätere Lebensjahrzehnte.

Lokalisation: Die überwiegende Mehrzahl der Meningeome ist supratentoriell lokalisiert, die Häufung in bestimmten Regionen stimmt mit dem Vorkommen der Pacchionischen Granulationen bzw. deren Anlagen überein. Wir finden der Häufigkeit nach Meningeome des Sinus sagittalis bzw. parasagittale Meningeome sowie Meningeome der Falx, Meningeome der Schädelkonvexität, des Keilbeins und der Fossa Sylvii, der Olfaktoriusgrube bzw. der Siebbeinplatte, des Tuberculum sellae und der temporalen Schädelbasis. Den Übergang zu den infratentoriellen Meningeomen können die Meningeome des Tentoriums bilden, die sich sowohl im supratentoriellen Raum als auch in die hintere Schädelgrube gegen die Oberfläche des Kleinhirns entwickeln können. Gelegentlich findet man Meningeome im Kleinhirnbrückenwinkel und am Clivus, wobei letztere sich in Richtung des Foramen magnum und des zervikalen Spinalkanals vorschieben können. Für alle diese Lokalisationen finden sich in der Literatur vereinzelte Fälle im Kindes- und Jugendalter. In seltenen Fällen kommen die Meningeome als multiple Geschwülste verschiedener Größe vor. Oft sind sie auch mit Akustikusneurinomen oder anderen Neurinomen und Neurofibromen bei der Neurofibromatose (M. v. Recklinghausen) kombiniert. Vereinzelt trifft man Fälle von Großhirnmeningeomen an, bei welchen der Tumor keinen Zusammenhang mit der Dura mater besitzt und sogar allseitig von Hirngewebe umschlossen sein kann. Dies erklärt sich aus der Entstehung der Meningeome aus arachnoidalen Deckzellen, so daß primär keine Beziehung dieses Tumors zur Dura besteht.

<u>Tumortypen</u>: Histologisch werden 4 Meningeomtypen unterschieden:

1. Die endotheliomatösen Meningeome, die aus dichtzelligem Gewebe bestehen. Die großen endothelialen Zellen werden mit ihrer zwiebelschalenartigen Anordnung durch das Zwischengewebe in Inseln, Nester und Zapfen unterteilt. Im Zentrum der Zellnester Vorkommen von Psammomkörpern.

2. Fibromatöse Meningeome mit langen Spindelzellen, die in Strömen und Strudeln angeordnet sind. Die Faserbildung ähnelt einem Fibrom.

3. Angiomatöse Meningeome. Diese seltene Art ist aus netzförmig angeordneten Kapillaren aufgebaut, wodurch eine Ähnlichkeit mit Angioblastomen entsteht.

4. Sarkomatöse Meningeome. Seltener bei Erwachsenen, häufiger bei Kindern in den ersten Lebensjahren. Diese Tumoren sind schlecht vom Hirngewebe abgegrenzt, enthalten reichlich Gefäße und sind von unruhiger Architektur. Die Malignität äußert sich in zahlreichen Mitosen, Nekrosen und vergrößerten Kernen sowie durch das häufig infiltrierende Wachstum mit Neigung zu kurzfristigen Rezidiven und extrazerebraler Metastasierung.

<u>Wachstum</u>: Oft langjähriges, langsam verdrängendes Wachstum des abgekapselten Tumors. Bei Kindern häufiger sarkomatöse Formen mit raschem Wachstum und Infiltrationsneigung. Im Inneren der gutartigen Meningeome alle Arten regressiver Vorgänge. Metastasierung gibt es bei den gutartigen Formen praktisch nicht, sie wird jedoch bei den sarkomatös entarteten Formen gelegentlich beschrieben.

<u>Therapie</u>: Totalexstirpation des Tumors mit Entfernung der umliegenden Strukturen, in die das Meningeom eingewachsen ist (Dura, Knochen, seltener auch Muskeln, Sinus). Bei Rezidiven sind Nachoperationen meist erfolgreich. Maligne Entartung eines einmal gutartigen Meningeoms kommt praktisch kaum vor.

<u>Prognose</u>: Bei Totalexstirpation Dauerheilung. Radiotherapie nur bei malignen Formen.

Sarkome

Im Großhirn finden wir vor allem die umschriebenen Sarkome der Gefäße, die sog. monstrozellulären Sarkome, sowie die diffuse Sarkomatose der Leptomeningen (Meningealsarkome) und der Gefäße (periadventitielle Sarkome); während letztere vorwiegend bei Erwachsenen vorkommen, sind Meningealsarkome auch bei Kindern und Jugendlichen anzutreffen.

1. *Monstrozelluläre Sarkome*

Alter: Pubertätsjahre.

Lokalisation: Vorwiegend Parietal- und Temporallappen sowie Stammganglien.

Wachstum: Rasches infiltrierendes Wachstum mit Einwachsen in die Hirnhäute. Diffuse spontane Aussaat in die weichen Hirnhäute sowie Liquormetastasierung möglich. Fast immer ausgeprägtes kollaterales Hirnödem. Extrakranielle Metastasierung möglich.

Therapie: Operation und Nachbestrahlung. Trotz makroskopischer Radikaloperation in vielen Fällen Tumorrezidiv. Strahlenempfindlichkeit noch wenig bekannt, jedoch ist anzunehmen, daß das Tumorwachstum selbst durch massive Bestrahlung nicht aufgehalten werden kann. Bei ausgedehnten Tumorzysten ist die radikale Exstirpation des wandständigen Tumors indiziert.

Prognose: In der Regel ungünstig, jedoch nicht so schlecht, wie man nach dem Verhalten von Sarkomen der übrigen Körperregionen erwarten müßte. Überraschend ist die langjährige Heilung in einigen Fällen nach operativer Behandlung, unabhängig von Radiotherapie.

2. *Meningealsarkome (diffuse Sarkomatose der Leptomeningen)*

Alter: Jugendalter und mittleres Lebensalter.

Lokalisation: Meningen.

Wachstum: Die Leptomeningen erscheinen durch den Tumor, wie bei der Leptomeningitis, getrübt, die Zisternen werden durch die weißlichen Tumormassen ausgegossen. Größere, umschriebene Tumoren fehlen, einzelne kleinere Geschwulstknoten können vorkommen. Die Tumorinfiltrate dringen gelegentlich paravaskulär oder in breiter Front in das Hirnparenchym ein.

Therapie: Eine operative Beseitigung des Tumors ist infolge der diffusen Ausbreitung nicht durchführbar. Ausschließlich Radiotherapie, wobei, neben der Bestrahlung des primären Tumors, auch die zerebrospinale Achse in die Bestrahlung mit einbezogen werden muß.

Prognose: Ungünstig, Überlebenszeit von nur wenigen Monaten.

Sella-Chiasma-Region und Hypothalamus

Spongioblastome

"Optikusgliome" oder "Chiasmagliome" sind fast immer Spongioblastome, außerdem häufig mit Pigmentanomalien oder anderen Zeichen eines Morbus v. Recklinghausen gekoppelt. Die Gliome bei letzterem sind übrigens meist Spongioblastome.

Alter: In der Sella-Chiasma-Region sind die Spongioblastome ein ausgesprochenes Blastom des Kindes- und ersten Jugendalters.

Lokalisation: Die Spongioblastome des optischen Systems liegen in der Regel oberhalb der Chiasma-Platte, im Chiasma selbst oder/und im zentralen oder distalen (extrakraniellen) Anteil des N. opticus. Die Spongioblastome können sich weit bis in den Hypothalamus fortsetzen

und so den Boden des 3. Ventrikels in eine dicke Tumorplatte umwandeln.
Die Spongioblastome können auch den 3. Ventrikel ausfüllen und durch
die Foramina Monroi in die Seitenventrikel ragen.

<u>Wachstum</u>: Die Spongioblastome des optischen Systems wachsen teils ver-
drängend, teils treiben sie durch Infiltration oft auch die Arachnoi-
dalscheide des Optikus auf. Durch die starke parallele Nervenfaserung
der optischen Bahn werden die Architektur und die Zellform der Tumorzellen besonders stark im Sinne einer Längsausrichtung beeinflußt.

<u>Therapie</u>: Bei einseitigem Befallensein eines N. opticus und ohne Tu-
morausdehnung in das Chiasma kann eine Totalexstirpation des Tumors
gelingen. In den meisten Fällen dehnt sich der Tumor jedoch bereits
auf das Chiasma, manchmal auch auf den gegenüberliegenden Sehnerven
aus und kann sich mehr oder weniger weit in den Hypothalamus fortsetzen. In diesen Fällen gelingt es mit mikrochirurgischen Operations-
techniken, durch eine Teilexstirpation die noch funktionstüchtigen
Sehnervenanteile zu erhalten bzw. vom Tumordruck zu entlasten und die
von Karotis sowie Hirnarterien zum Tumor ziehenden nutritiven Gefäße
zu unterbrechen. Auf diese Weise gelingt auch bei ausgedehnten Hypo-
thalamustumoren eine Teilexstirpation des Tumors ohne katastrophale
Folgen von seiten der vegetativen Zentren. In Fällen von Gliomen des
optischen Systems sowie des Hypothalamus wird in allen Fällen die
Radiotherapie im Anschluß an den operativen Eingriff ausgeführt.

<u>Prognose</u>: In den meisten Fällen schwer zu stellen, da die Tumoren in
der Regel biologisch nicht als maligne zu bezeichnen sind und ihre
Radiosensibilität noch ungeklärt ist. Bei Verschluß der Foramina
Monroi liquorableitender Shunt in Verbindung mit Strahlentherapie.
Langjährige Überlebenszeiten und postoperative Besserung der Funktions-
tüchtigkeit des optischen Systems sowie Rückgang der hypothalamischen
Störungen können relativ oft beobachtet werden.

Kraniopharyngeome

<u>Alter</u>: Häufigster benigner Tumor der Chiasmagegend im Kindes- und
Jugendalter. Entstehen aus Zellresten der Rathkeschen Tasche und des
Ductus cranio-pharyngicus.

<u>Lokalisation</u>: Bei intrasellärem Sitz ist der Tumor primär durch Dura
und Arachnoidea vom Hirn getrennt, drängt das Diaphragma sellae nach
oben, meist bis zum Zerreißen, wonach der Tumor in Richtung auf den
3. Ventrikel wächst und sich ein Bett in die Hirnbasis gräbt. Das
Chiasma wird nach vorne oben gedrängt, die Hyophyse nach unten platt-
gedrückt und geschädigt. Der Sellaboden wird stark arrodiert.

Bei suprasellären Sitz entwickelt sich der Tumor aus den basalen
Zisternen primär gegen den 3. Ventrikel, der ganz ausgefüllt sein
kann (vorwiegend bei Kindern und Jugendlichen). Der Ventrikelboden
wird papierdünn und reißt ein (pseudointraventrikuläres Wachstum).
Das Chiasma wird nach unten verdrängt. Am Boden des 3. Ventrikels
kann sich auch eine gliös narbige Reaktionszone bilden.

Der Tumor kann, besonders bei Erwachsenen, auch nach hinten in Richtung auf die Thalami, die Cisternae interpedunculares et pontis in
die hintere Schädelgrube oder mehr parasellär und in Richtung auf den
Frontal- bzw. Temporallappen wachsen. Sehr selten primär intraventri-
kuläres Wachstum.

<u>Wachstum</u>: Rein verdrängend. Sehr langsames Wachstum. In der Umgebung
der Tumorkapsel kann durch die im Tumor enthaltenen regressiv entstan-

denen Fettsäuren bzw. das Cholesterin eine heftige perifokale Entzündungsreaktion hervorgerufen werden.

Therapie: Möglichst frühzeitige Operation. Bei suprasellärem Sitz subfrontaler Zugang, bei überwiegend intrasellärem Wachstum transphenoidales Vorgehen, eventuell in Kombination mit Kraniotomie. Bei Hydrozephalus und Tumorausdehnung in Richtung des 3. bzw. eines Seitenventrikels (große intraventrikuläre Tumorzysten!) evtl. transventrikuläres Vorgehen. Nur die totale Tumorentfernung unter Anwendung mikrochirurgischer Methoden führt zur rezidivfreien Heilung, ist jedoch oft wegen der Ausdehnung des Tumors und seiner festen Verzahnung mit dem neuralen Gewebe des Hypothalamus nicht möglich. Bei Verlegung der Liquorpassage durch den Tumor bzw. durch postoperative entzündliche Reaktionen (Zysteninhalt!) führen liquorableitender Shunt, Punktion der Zysten bzw. Fensterung der Zystenwand zur vorübergehenden Besserung, besonders bei starkem Hirndruck. Der Tumor gilt als strahlenunempfindlich, jedoch wird von manchen Chirurgen Radiotherapie mit hohen lokalen Strahlendosen und speziellen Bestrahlungstechniken empfohlen, um neben dem Tumorwachstum eine weitere Produktion von Zystenflüssigkeit zu unterbinden. Dennoch sollte die Gefahr einer Strahlenschädigung der an den Tumor angrenzenden neuralen Strukturen nicht unterschätzt werden.

Prognose: Bei Totalexstirpation Heilung, bei Teilexstirpation Neigung zu Rezidivwachstum bzw. Wiederauffüllung von Tumorzysten. Reoperation ist zu empfehlen, da bei mikrochirurgischem Vorgehen und postoperativer hormoneller Substitution langjährige Überlebenszeiten zu erwarten sind.

Hypophysenadenome

Alter: Auftreten im mittleren Lebensalter, sehr selten vor dem 2o. Lebensjahr.

Entsprechend dem Bau der Hyophyse werden 3 Formen unterschieden:

1. Chromophobe Hypophysenadenome: Sie stellen 8o - 9o% der Hyophysenadenome dar. Größte Adenomform, daher trotz der geringen Wachstumsgeschwindigkeit relativ frühzeitig raumbeengende Wirkung.

Lokalisation: Intrasellärer Ausgangspunkt; die Tumoren durchbrechen das Diaphragma sellae und wachsen gegen den Boden des 3. Ventrikels, das Chiasma, die Karotiden sowie den Frontal- oder Temporallappen vor.

Wachstum: Rein verdrängendes, relativ langsames Wachstum.

Therapie: Bei Sehstörungen und Gesichtsfelddefekten Operation. Bei suprasellärer Tumorausdehnung wird zuerst die transkranielle mikrochirurgische Entfernung des Tumors samt Kapsel unter Schonung des Infundibulums ausgeführt. Gelingt es auf diesem Wege nicht, den intrasellären Tumoranteil zu entfernen, so wird letzterer 6 - 8 Wochen später auf transsphenoidalem Weg entfernt. Durch die mikrochirurgischen Operationsmethoden erübrigt sich in der Mehrzahl der Fälle eine postoperative Radiotherapie, desgleichen konnte die Rezidivquote wesentlich herabgesetzt werden. Bei Tumorrezidiv ist eine Reoperation erfolgversprechend.

2. Eosinophile Hyophysenadenome: Sie machen etwa 1o% aller Adenome aus.

Lokalisation: Intraselläres Wachstum, selten suprasellläre Ausdehnung.

<u>Wachstum:</u> Sehr langsames Wachstum, Tumoren bleiben meist klein. Sehstörung und Gesichtsfeldausfälle meist erst nach Jahren. Endokrine Störungen durch vermehrte Ausscheidung von Wachstumshormonen (im Wachstumsalter Riesenwuchs, später Akromegalie), ferner Amenorrhoe, Potenzstörungen, Hypotonie etc.

<u>Therapie:</u> Bei fehlenden Sehstörungen und Gesichtsfeldausfällen transphenoidale endoselläre Exstirpation der "Mikroadenome". Wegen der Strahlenempfindlichkeit der Tumoren kann auch gezielte Radiotherapie bzw. die Einführung radioaktiver Substanzen auf stereotaktischem Weg in die Sella ausgeführt werden.

<u>3. Basophile Hypophysenadenome:</u> Selten, bleiben immer klein. Klinisches Bild des Cushing-Syndroms.

<u>Therapie:</u> Wie eosinophile Hypophysenandenome.

Pinealis-Region und Vierhügelplatte

Pinealome

<u>Alter:</u> Häufigkeitsgipfel im zweiten bis dritten Lebensjahrzehnt.

<u>Lokalisation:</u> Vierhügelregion. Beim Wachstum schieben die Pinealome die Vierhügelplatten meist nach abwärts, später gelegentlich daa hintere Balkendrittel nach oben, die Thalami zur Seite und dringen in den kaudalen Teil des 3. Ventrikels vor. Die Tumoren drücken dann den Kleinhirnoberwurm nach unten und drängen sich unter das Tentorium.

<u>Wachstum:</u> Vorwiegend verdrängend, in den Randpartien auch infiltrierend. In der Regel sind die Tumoren gut abgegrenzt. Wir unterscheiden die anisomorphen und die isomorphen Pinealome. Durch Verlegung des Aquädukts und des hinteren Teiles des 3. Ventrikels häufig Hydrocephalus internus.

<u>Therapie:</u> Wegen der Lokalisation und der meist festen Verwachsung des Tumors mit dem Hirnstamm ist die Totalexstirpation, aber auch Radikalexstirpation schwierig und gelingt selten. Bei Hydrocephalus occlusus Anlagen eines ventrikuloatriären Shunts mit nachfolgender Röntgenbestrahlung.

<u>Prognose:</u> Operationsmortalität konnte durch die mikrochirurgischen Methoden wesentlich gesenkt werden. Dennoch ist rezidivfreie Heilung nur bei Totalexstirpation zu erwarten. Nach liquorableitender Palliativoperation mit nachfolgender Röntgenbestrahlung beschwerdefreie Überlebenszeit bis 5 Jahre und darüber.

Pineoblastome

<u>Alter:</u> Jugendalter.

<u>Lokalisation:</u> Vierhügelregion.

<u>Wachstum:</u> Ausbreitungsmodus wie Pinealome, jedoch rasches infiltratives Wachstum. Die absolute malignen Pineoblastome gleichen biologisch und histologisch den Medulloblastomen des Kleinhirns. Sie metastasieren auf dem Liquorwege in die Liquorräume.

Therapie: Palliative Shunt-Operation bei Vorliegen eines Hydrocephalus internus und anschließende Radiotherapie. Bestehen Zweifel über Vorliegen eines Pineoblastoms, so ist die Exploration und die Biospsie indiziert, um nicht einen benignen und operablen Tumor zu übersehen.

Prognose: Wegen der Bösartigkeit des Tumors und der Lokalisation ist trotz der Radiosensibilität des Tumors die Lebenserwartung kurz und beträgt im Durchschnitt 6 - 18 Monate.

Fehlbildungstumoren

Epidermoide

Alter: Jugend- und mittleres Lebensalter

Bestehen aus den drei Schichten der Epidermis.

Lokalisation: Schädelbais, paramedian; Kleinhirnbrückenwinkel; Chiasma und Vierhügelgegend; basale Zisternen; seltener in den Hirnkammern, der Fissura sylvii und nahe der Schädelkalotte.

Wachstum: Langsames, verdrängendes Wachstum.

Therapie: Totalexstirpation, jedoch auf Grund der Tumorlokalisation gelegentlich schwierig. Bei Zurücklassen von Anteilen der Tumorkapsel Rezidivneigung. In der Regel sind die Fehlbildungstumoren strahlenresistent.

Dermoide

Alter: Jugend- und mittleres Lebensalter.

Bestehen aus Haut mit Anhangsgebilden.

Lokalisation: Orbita, Kleinhirnmittellinie.

Wachstum: Langsam und verdrängend.

Therapie: Totalexstirpation.

Teratome und Teraoide

Alter: Meist im Jugendalter.

Bestehen aus Geweben aller drei Keimblätter.

Lokalisation: Meistens Pinealisregion und Sella-Chiasma-Gegend, seltener in den Seitenventrikeln.

Wachstum: Äußerst langsames, verdrängendes Wachstum.

Therapie: Wenn möglich mikrochirurgische Totalexstirpation. Bei Hydrocephalus präoperative, bei Teilexstirpation evtl. postoperativer liquorableitender Shunt zur intrakraniellen Druckentlastung.

Prognose: Wie bei allen Fehlbildungstumoren bei Totalexstirpation Dauerheilung. Bei Palliativeingriffen beschwerdefreie Überlebenszeit von mehreren Jahren.

Infratentorielle Tumoren

Kleinhirn und 4. Ventrikel

Medulloblastome

Alter: Der Häufigkeitsgipfel liegt in der ersten Lebensdekade.

Lokalisation: Vom Dach des 4. Ventrikels ausgehend, durchsetzen die Medulloblastome den Kleinhirnwurm und können sich in alle Richtungen ausbreiten. Die Kleinhirnhemisphären sind viel seltener der primäre Entstehungsort des Tumors. Frühzeitiges Einwachsen in das Lumen des 4. Ventrikels und von dort aus gelegentliches Vorwachsen in Richtung Aquädukt, Recessus laterales, Cisterna magna und oberster Zervikalkanal. Über die Crura cerebelli Einwachsen des Tumors in den Boden der Rautengrube.

Wachstum: Der Tumor scheint teilweise gut abgegrenzt, wächst jedoch in den Randzonen stets diffus in das Nachbargewebe ein. Unter den Tumoren der hinteren Schädelgrube weist das Medulloblastom das rascheste Wachstum auf. Besondere Tendenz zur Tumorzellaussaat mit dem Liquorstrom sowohl spontan als auch als Operationsfolge. Tumorabsiedelungen in allen Abschnitten des Ventrikelsystems sowie in den intrakraniellen und spinalen Subarachnoidalräumen möglich (2o% der Fälle). Wegen Verlegung des Aquädukts und 4. Ventrikels häufig "progressiver" Hydrocephalus internus. Der Tumorzellnachweis im Liquor (Zellfangverfahren) kann zur präoperativen Diagnose beitragen.

Therapie: Therapie der Wahl ist die Freilegung des Tumors in der hinteren Schädelgrube und seine möglichst radikale Resektion mit dem Ziel, die freie Liquorpassage durch den Aquädukt und den 4. Ventrikel wieder herzustellen. Es ist meist schwierig, eine sichere Geschwulstgrenze gegenüber dem Kleinhirngewebe zu finden. Gelingt es nicht, die Liquorpassage wieder herzustellen, muß vorerst eine Ventrikulo-Zisternostomie ausgeführt werden, die später in eine reguläre Ventrikulo-Atriostomie umgewandelt werden kann.

Wegen der außerordentlichen Strahlenempfindlichkeit des Tumors muß eine postoperative Strahlenbehandlung in allen Fällen ausgeführt werden. Eine primäre Radiotherapie, allein auf die klinische Diagnose eines wahrscheinlichen Medulloblastoms hin, ist entschieden abzulehnen. Es besteht eine statisch nachweisbare, fast ebenso große Chance, daß es sich bei dem Tumor um ein gutartiges Spongioblastom des Kleinhirns handeln könnte, bei welchem durch die operative Entfernung eine Dauerheilung zu erzielen ist. Ferner kann es im Laufe einer Bestrahlungsserie ohne vorherige Druckentlastung des infratentoriellen Raumes durch reaktive Schwellung des Tumors zu einer zusätzlichen lebensbedrohlichen Hirndrucksteigerung kommen. Überdies wird durch den Versuch einer zeitraubenden Strahlenbehandlung kostbare Zeit verloren, während welcher der nicht behobene Hirndruck zu einer irreversiblen Schädigung der Sehnerven führen kann, die rasch in Blindheit endet. Dagegen können durch die Wiederherstellung der freien Liquorpassage die Hirndrucksymptome am raschesten und wirksamsten behoben werden.

Die Strahlentherapie setzt ein, sobald sich das Kind von der Operation erholt hat, gewöhnlich am 8. - 1o. postoperativen Tag. Neben der Bestrahlung der Hauptlokalisation des Tumors in der hinteren Schädelgrube wird in allen Fällen die restliche zerebro-spinale Achse bestrahlt.

Das therapeutische Vorgehen bei einem Tumorrezidiv hängt von der bisher verabreichten Strahlendosis und der seit der letzten Bestrahlungsserie verstrichenen Zeit ab. Diese Faktoren stehen mit der Toleranz des Hirngewebes gegenüber Bestrahlung in direktem Zusammenhang. Eine weitere Rolle spielen Lokalisation und Ausdehnung des Rezidivtumors sowie der Allgemeinzustand des Kindes.

Wenn innerhalb eines Jahres nach der Erstbehandlung Symptome eines lokalen Tumorrezidivs in der hinteren Schädelgrube auftreten und der Allgemeinzustand des Patienten zufriedenstellend ist, sollte der Tumor mit Hilfe neuroradiologischer Untersuchungen verifiziert werden. Der fehlende Nachweis eines vermuteten Tumors schließt ein Rezidiv in Form eines diffus infiltrierenden Blastoms nicht aus. Ob in solchen Fällen eine Reexploration versucht werden sollte, hängt davon ab, ob dem betreffenden Patienten ein solch belastender Eingriff zugemutet werden kann.

Symptome, die innerhalb eines Jahres nach der Erstbestrahlung auftreten, sprechen für ein Tumorrezidiv und sollten bei der üblichen Strahlendosis und Verabreichungsweise nicht einer Strahlenschädigung des Gehirns zugeschrieben werden. Liegt ein solcher Rezidivtumor vor und befindet sich das Kind bereits in einem kritischen Krankheitsstadium, kann man unter Umständen eine zweite Bestrahlungsserie ohne weitere diagnostische Untersuchungen verabreichen. Ein solches Vorgehen hat oft eine dramatische Besserung des klinischen Bildes zur Folge. Die ausschließlich lokal (hintere Schädelgrube) verabreichte Strahlendosis wird allerdings entsprechend niedrig gehalten werden müssen.

Treten Symptome eines rezidivierenden Tumorwachstums zwei oder mehr Jahre nach der Erstbehandlung auf, so ist die Möglichkeit einer Strahlenschädigung als Ursache dieser Symptome größer. In allen Fällen muß jedoch das Tumorrezidiv nachgewiesen oder ausgeschlossen werden.

Wird ein Tumorrezidiv neuroradiologisch und/oder operativ bestätigt, führt man eine Strahlenbehandlung unter Anwendung annähernd gleicher Dosen wie bei der Erstbestrahlung aus. Da auch jetzt noch die Gefahr einer Tumorabsiedelung in den Liquorräumen besteht, ist es ratsam, die gesamte zerebro-spinale Achse in die Bestrahlung einzubeziehen, vor allem, wenn seit der Erstbestrahlung ein größerer Zeitraum vergangen ist.

Im allgemeinen wird nach jeder neuen Bestrahlungsserie die Zeitspanne der Remissionen immer kürzer und der Tumor scheint auf die Radiotherapie weniger anzusprechen. Dieses Verhalten läßt sich auf die zunehmende Fibrose und die vaskulären Veränderungen im Tumorgewebe zurückführen, die eine Herabsetzung der Strahlenempfindlichkeit des Tumors bedingen. Lokale Tumorabsiedelungen im Spinalkanal werden je nach dem Allgemeinzustand des Kindes mit lokaler Bestrahlung oder Bestrahlung der gesamten zerebro-spinalen Achse behandelt.

Dritt- und Viertrezidive werden in der Regel nur mehr mit einer niederdosierten lokalen Bestrahlung palliativ behandelt. Dennoch sieht man auch in solchen Fällen schwerkranker Kinder, für die selbst ein diagnostischer Eingriff zu belastend sein mag, oft eine vorübergehende deutliche Besserung des Krankheitsbildes.

<u>Prognose:</u> Eine Dauerheilung kann trotz möglichst radikaler Tumorentfernung, postoperativer Radiotherapie und zytostatischer Chemotherapie nicht erzielt werden. Nach einem von Fall zu Fall verschieden langen symptomfreien Intervall kommt es regelmäßig zum rezidivierenden Tumorwachstum. Die Überlebenszeit bei Kindern beträgt im ungünstigsten Fall 8 - 12 Monate nach Einsetzen der ersten Tumorsymptome. Durch die

im Vorhergehenden beschriebene Behandlungsweise konnte die Überlebenszeit in etwa 5o% der Fälle auf 3 Jahre und in etwa 3o% der Fälle auf
5 Jahre und darüber verlängert werden. Vereinzelte Berichte aus der
Literatur über langjährige Remissionen lassen keinen Rückschluß auf
den besonderen Wert einer bestimmten Behandlungsmethode zu.

Wir wissen, daß das Alter des Patienten die Prognose des Falles wesentlich beeinflußt und daß ältere Patienten a priori eine wesentlich längere Überlebenszeit haben. Allerdings müssen wir berücksichtigen, daß
die Gruppe der "Medulloblastome" einige Untergruppen einschließt, die
ein verschiedenes biologisches Verhalten aufweisen.

Die Operationsmortalität, bezogen auf den ersten postoperativen Monat,
liegt in unserer Tumorserie bei etwa 1o%. Die Sterblichkeit nach operativer Behandlung von Rezidivtumoren liegt höher (etwa 25%). In der
Regel kann durch eine Reoperation die Lebenserwartung nur um ein Ge-
ringes erhöht werden (bis zu 6 Monaten).

Kleinhirnsarkome

Wir unterscheiden neben den umschriebenen Sarkomen der Arachnoidea
des Kleinhirns, die von manchen Autoren auch als "desmoblastische"
Medullablastome bezeichnet werden, als zweiten Tumortyp die alveola-
ren Kleinhirnsarkome, die auch zur Gruppe der kleinzelligen Medulloblastome gezählt werden.

<u>Alter</u>: Diese Tumoren unterscheiden sich von den Medulloblastomen durch
ihr Vorkommen bei älteren Kindern und Jugendlichen sowie gelegentlich
auch in mittleren Lebensjahrzehnten.

<u>Lokalisation</u>: Bevorzugt in den Kleinhirnhemisphären, aber auch im
Kleinhirnwurm; Neigung zur Infiltration der Kleinhirnoberfläche und
anliegenden Leptomeningen.

<u>Wachstum</u>: Infiltrativ, jedoch langsamer als bei Medulloblastomen. Nei-
gung zur Tumorzellaussaat in die Liquorräume. Malignitätsgrad wie
Medulloblastome.

<u>Therapie</u>: Operatives Vorgehen und Radiotherapie (der ganzen zerebro-
spinalen Achse) wie bei Medulloblastomen, Tumor äußerst radiosensitiv.

<u>Prognose</u>: Die Überlebenszeit ist im Durchschnitt 2 - 5 Jahre länger
als bei gleichartig behandelten Medulloblastomen. Dies spricht für
einen höheren Reifegrad dieser Tumoren.

Ependymome

<u>Alter</u>: Vorwiegend erste Hälfte der ersten Lebensdekade, seltener bei
Jugendlichen und Erwachsenen.

<u>Lokalisation</u>: Ausgehend von der ependymalen Auskleidung des 4. Ventri-
kels haftet der Tumor zumeist am Boden der Rautengrube in der Gegend
des Calamus scriptorius. Der Tumor kann einerseits das Lumen des 4.
Ventrikels vollständig ausfüllen und bis in den Aquädukt ragen und
andererseits nach kaudal mit einem Fortsatz in den zervikalen Spinalkanal reichen. Gelegentliches Einwachsen in die Kleinhirnbrückenwinkel.

<u>Wachstum</u>: Fast ausschließlich verdrängend, in der Randzone Vorschieben
von papillenartigen Fortsätzen in das angrenzende Gehirn (Anhaftungs-

stelle!). Gelegentlich diffuse metastatische Tumorverbreitung mit dem und gegen den Liquorstrom, entweder spontan oder postoperativ.

Therapie: Trotz biologischer Gutartigkeit macht die enge Beziehung des Tumors zum Boden der Rautengrube eine Total-, in vielen Fällen sogar eine Teilresektion unmöglich. Postoperative Strahlenbehandlung wird, da der Tumor als radioempfindlich gilt, in allen Fällen durchgeführt. Eine Bestrahlung der zerebro-spinalen Achse wird ebenso wenig wie bei Ependymomen des Großhirns als Routineeingriff vorgenommen. Sie ist in Fällen von undifferenzierten Ependymoblastomen und bei Nachweis einer Tumorzellaussaat über den Liquorstrom indiziert.

Prognose: Bei unradikaler Operation ist mit einem Tumorrezidiv zu rechnen, jedoch kann der symptomfreie Intervall 5 - 1o Jahre und darüber betragen. Die Operationsmortalität liegt unter 5%. In Fällen von Tumorrezidiv kann die Reoperation und postoperative Radiotherapie das Leben des Kindes oft beträchtlich verlängern.

Spongioblastome (sog. Kleinhirn-Astrozytome)

Alter: Häufigkeitsgipfel in der ersten Lebensdekade.

Lokalisation: Die Hälfte der Tumoren liegt im Kleinhirnwurm; häufig Ausdehnung in eine Hemisphäre. Dieser meist soliden Tumorvariante steht die fast ausschließlich in den Kleinhirnhemisphären lokalisierte zystische Tumorform gegenüber. Gelegentliches Einwachsen in den Boden des 4. Ventrikels.

Wachstum: Vorwiegend verdrängend, wenn auch am Rande infiltrierend; Neigung zum örtlichen Einwachsen in die Meningen. Außerordentlich langsames Wachstum.

Therapie: Totalexstirpation; gelingt stets bei den zystischen Formen. Bei medianer Tumorposition in Aquäduktnähe oder bei Haften am Boden der Rautengrube Teilresektion. Tumor strahlenresistent, daher keine postoperative Strahlentherapie empfohlen.

Prognose: Bei Totalexstirpation des Tumors Dauerheilung, nach unradikaler Resektion Überlebenszeiten bis zu 15 und 2o Jahren und darüber. Bei Rezidivwachstum neuerliche Operation angezeigt.

Angioblastome (Lindau-Tumoren)

Alter: Mittlere Lebensdezennien.

Lokalisation: In den Kleinhirnhemisphären als große monozystische Tumoren (Typ 1). Ferner im Dach des 4. Ventrikels oder in der Gegend der Kleinhirntonsillen, wobei einzelne Geschwulstzapfen bis in die oberen Halssegmente hineinreichen können (Typ 2).

Wachstum: Langsam und verdrängend wachsende Geschwülste, die jedoch das anliegende Hirngewebe sowie auch die weichen Hirnhäute von ihrer Randzone her mit einzelnen Kapillarschlingen infiltrieren.

Therapie: Totalexstirpation des soliden Tumoranteils bei Typ 1; bei unvollständiger Entfernung (oft bei Typ 2) Rezidivneigung. Röntgenempfindlichkeit wie bei Kleinhirnastrozytomen.

Prognose: Bei Totalexstirpation Dauerheilung; bei alleiniger Zysten-
eröffnung oder Teilexstirpation Rezidiv. Hinsichtlich Operationsmortalität und Überlebenszeiten verhalten sich die Angioblastome ähnlich
wie die Spongioblastome des Kleinhirns.

Kleinhirnbrückenwinkel

Neurinome

Alter: Solitäre Neurinome vorwiegend in den mittleren Lebensjahrzehnten, im Kindes- und Jugendalter nur sehr selten anzutreffen. Beidseitige Neurinome in den beiden ersten Lebensdezennien findet man im
Rahmen einer von Recklinghausenschen Neurofibromatose in Verbindung
mit anderen Blastomen des ZNS und anderer Organsysteme sowie verschiedenen Fehlbildungen oder als "forme frusté" eines Morbus v. Recklinghausen. Gelegentlich beobachtet man bei letzterer Form multiple Neurinome der in den Kleinhirnbrückenwinkeln verlaufenden Hirnnerven.

Lokalisation: Die Neurinome nehmen am häufigsten vom vestibulären
Anteil des N. stato-acusticus ihren Ausgang. Seltener entstehen Neurinome vom N. trigeminus, N. facialis, N. glosso-pharyngicus und N. vagus.

Wachstum: Langsam und verdrängend.

Therapie: Totalexstirpation mit Hilfe des Operationsmikroskops führt
zur Dauerheilung bei weitestgehender Schonung der Hirnnerven und Gefäße im Kleinhirnbrückenwinkel. Bei beidseitigen Akustikus-Neurinomen
zweizeitiger Eingriff. Rezidive entstehen bei unvollständiger Tumorentfernung.

Die Neurinome sind strahlenunempfindlich.

Prognose: Bei mikrochirurgischer Totalexstirpation ein- und auch beidseitiger Tumoren äußerst günstig. Operationsmortalität 4 - 6%. Bei
Tumorrezidiv Reoperation aussichtsreich.

Hirnstamm

Die Mehrzahl der Tumoren des Hirnstamms besteht aus Astrozytomen,
Spongioblastomen und Glioblastomen. Etwa die Hälfte der Hirnstammtumoren muß jedoch der Gruppe der nicht klassifizierten Geschwülste
zugezählt werden, da sie weder chirurgisch noch autoptisch, sondern
ausschließlich durch radiodiagnostische Maßnahmen diagnostiziert
werden.

a) Die *Astrozytome* stellen die zahlenmäßig stärkste Gruppe der Hirnstammtumoren und treten vorwiegend im Kindes- und Jugendalter auf. Sie befallen vorzugsweise Pons und Mittelhirn, können sich jedoch auch in
die Medulla oblongata ausdehnen. Die Blastome durchsetzen den Hirnstamm durch langsames infiltratives Wachstum und treiben ihn auf
("Hypertrophie der Pons"). Das langsame Wachstumstempo des Tumors erklärt die oft jahrelange Anamnese. Bei etwa 1o% dieser Tumorart Zeichen eines malignen Verhaltens, oft Übergang zum malignen Glioblastom.
Geringe oder keine Strahlensensibilität.

b) Die *Spongioblastome* sind vorwiegend in Pons und Medulla oblongata zu
finden, gelegentlich bilden sich kleinere Tumoren in Aquäduktnähe.
Sie ähneln in ihrem gleichmäßigen infiltrativen Wachstum den Astrozytomen. Oft starke, lokalisierte Auftreibung des Hirnstamms. Wegen

geringer Wachstumsaktivität häufig langjährige Anamnese. Sprechen auf Radiotherapie besser an als Astrozytome.

c) Die *Glioblastome* gehören zu den selteneren Tumoren des Hirnstamms und sind vor allem in der Pons und gelegentlich im Mittelhirn zu finden. Zeichnen sich durch große Wachstumsaktivität und die Neigung, ein starkes Hirnödem zu entwickeln, aus. Trotz guter Strahlenempfindlichkeit kurze Überlebenszeit. Wegen des raschen Tumorwachstums in der Regel Anamnese nur wenige Monate.

Therapie: Hirnstammtumoren müssen in der Regel als inoperabel angesehen werden. Die Operationsmortalität, auch bei beschränkten bioptischen Eingriffen, ist hoch. Da die in Pons und Medulla oblongata wachsenden Tumoren in der Mehrzahl der Fälle zu keiner Verlegung der abführenden Liquorwege führen, wird ein ventrikulo-vaskulärer Liquor-Shunt sich nicht als notwendig erweisen. Dagegen geben Tumoren im rostralen Mittelhirn häufiger zu einer Blockade des Aquädukts Anlaß und machen einen liquorableitenden Eingriff erforderlich.

In der Mehrzahl der Fälle von Hirnstammtumoren muß die Radiotherapie allein auf Grund des neurologischen und neuroradiologischen Tumornachweises durchgeführt werden. Zu Beginn der Strahlenbehandlung muß an die Möglichkeit eines reaktiven lokalen Hirnödems und der damit verbundenen Verlegung der abführenden Liquorwege neben schweren neurologischen Lokalstörungen gedacht werden.

Prognose: Nach Beendigung der Bestrahlungsserie lassen sich in vielen Fällen eine deutliche Besserung des klinischen Bildes und ein Rückgang der neurologischen Symptome beobachten. In manchen Fällen müssen wir aus der Vorgeschichte annehmen, daß es sich bei dem Tumor um eher primitive Zelltypen handelt, die jedoch auf die Bestrahlung gut ansprechen. Bei Gliomen des Hirnstamms wird jedoch die Besserung des klinischen Bildes nur von kurzer Dauer sein und nicht länger als 3 - 6 Monate anhalten. Somit wird durch die Radiotherapie bestenfalls eine Verzögerung des Tumorwachstums zu erreichen sein. Patienten mit Mittelhirntumoren zeigen in der Regel eine etwas günstigere Reaktion auf Strahlenbehandlung als solche mit Geschwülsten der Pons.

Viele der außerordentlich guten Bestrahlungsergebnisse bei Kindern mit histologisch nicht verifizierten Hirnstammtumoren mögen sich durch eine Fehldiagnose in Bezug auf die Art des behandelten Prozesses erklären lassen.

Wiederholung der Radiotherapie bei rasch wiederkehrenden Symptomen eines lokalen Tumorrezidivs läßt sich aus Gründen der Hirntoleranzgrenze nicht durchführen.

Wenn sich bei einem Patienten nicht alle typischen klinischen und neuroradiologischen Merkmale eines Hirnstammtumors erheben lassen, oder wenn der Patient 18 - 24 Monate nach Einsetzen der Symptomatik - gleichgültig ob strahlenbehandelt oder nicht - noch am Leben ist, sollte der Verdacht aufkommen, daß es sich bei dem Prozeß entweder nicht um ein Gliom handelt oder daß der Prozeß nicht im Hirnstamm lokalisiert ist. In einem solchen Fall sind weitere Untersuchungen und vorzugsweise eine explorative Kraniotomie angezeigt, um einen möglicherweise operablen gutartigen Prozeß (Zyste etc.) nicht zu übersehen.

SPINALE TUMOREN

Allgemeiner Teil

Einteilung

Die Bezeichnung "spinale Geschwülste" wird fast durchweg auf alle raumfordernden Prozesse des Spinalkanals ausgedehnt. In diesem weiten Sinne
werden paravertebrale Geschwülste mit sekundärem Eindringen in den Spinalkanal ebenso berücksichtigt wie Metastasen inrakranieller Geschwülste, Mißbildungstumoren, Arachnoidalzyten u.a. Histologisch wiederholen
sich im Spinalkanal die meisten der bei den "Hirngeschwülsten" angeführten Tumorarten, doch stehen zahlenmäßig bestimmte Typen im Vordergrund.

Die Einteilung der Geschwülste, die den Großteil aller raumfordernden
Prozesse im Wirbelkanal darstellen, erfolgt nach ihrer Lage zum Rückenmark und der Dura (*topische Einteilung*). Demnach unterscheidet man extradurale und intradurale Tumoren, letztere werden weiter in intradurale
extra- und intramedulläre unterteilt. Eine relativ kleine Zahl von
Geschwülsten entwickelt sich beidseits der Dura.

Eine andere Form der Einteilung berücksichtigt das Wachstum der Tumoren
in den einzelnen Abschnitten des Spinalkanals (*segmentale Einteilung*),
und zwar im zervikalen, thorakalen, lumbalen und sakralen Abschnitt.
Nicht selten treten spinale Tumoren multipel auf, und in vielen Fällen
breiten sie sich über mehrere Wirbelsäulenabschnitte aus.

Häufigkeit, Alters- und Geschlechtsverteilung

Pro Jahr kommen im Durchschnitt 25 Patienten mit Spinaltumoren pro
Million Einwohner in eine neurochirurgische Klinik zur Aufnahme; davon
entfallen ca. 1o% auf Kinder und Jugendliche im Alter von O - 16 Jahren.
Danach muß man die raumfordernden spinalen Prozesse zu den seltenen
Erkrankungen des Kindesalters zählen.

Vergleicht man die Häufigkeit der einzelnen Tumorarten im Kindes- und
Jugendalter mit jener aller Altersstufen, so fallen, ähnlich wie bei
Hirntumoren, beträchtliche Unterschiede auf (Tabelle 9).

Die zahlenmäßig größte Gruppe spinaler Geschwülste wird sowohl bei
Kindern als auch bei Erwachsenen von den neuroepithelialen Tumoren
gebildet (45% bzw. 54%). Ein Viertel aller spinalen Tumoren wird von
den "Gliomen" gestellt, bei welchen es sich in annähernd gleichen Anteilen um Ependymome und Astrozytome handelt. Die Glioblastome zählen
zu den seltenen Tumorarten. Viele "Gliome" werden leider ohne nähere
histologische Klassifizierung mitgeteilt.

Die Neurinome stellen ebenfalls eine Untergruppe der neuroepithelialen
Tumoren dar, wenngleich sie in verschiedenen Statistiken zu den mesodermalen Geschwülsten gerechnet werden. Diese im Erwachsenenalter so
häufig angetroffene Art spinaler Tumoren (31%) ist bei Kindern nur in
1o% der Fälle anzutreffen. Bekannt ist das gelegentliche Vorkommen multipler Neurinome im Rahmen eines Morbus v. Recklinghausen. Ein typischer Tumor des Säuglingslaters ist das Sympathoblastom (8%), wobei
wir annehmen müssen, daß viele Säuglinge mit dieser Tumorart in kinder-
chirurgischen Abteilungen zur Aufnahme gelangen und daher der statistischen Erfassung durch den Neurochirurgen entgehen.

Tabelle 9. Die Häufigkeit kindlicher Spinaltumoren im Vergleich zu
den Tumoren aller Altersstufen

Tumorart	Statistik KOOS u. LAUBICHLER (1973)	Statistiken KERNOHAN u. SAYRE (1952) sowie BAKER u. MULDER (1962)
	Kinder u. Jugendliche 834 Fälle %	Alle Altersstufen 1.835 Fälle %
Neurofibrome (Neurinome)	1o	31
Intramedulläre Gliome	24	23
Sympathoblastome	8	-
Meningeome	3	27
Sarkome	14	9
Extramedulläre Angioblastome	4	6
Chordome	1	3
Dermoide	1o	1
Teratome	4	-
Lipome	5	-
Sonstige raum- beengende Prozesse	17	-
Insgesamt	1oo%	1oo%

Die mesodermalen Geschwülste machen ca. ein Fünftel der raumfordernden
spinalen Erkrankungen im Kindesalter, dagegen mehr als ein Drittel der
Tumoren bei Erwachsenen aus. Bei der Mehrzahl dieser Geschwülste im
Kindesalter handelt es sich um Sarkome (14%). Meningeome, die zu den
häufigsten spinalen Geschwülsten der Erwachsenen zählen (27%), treten
bei Kindern zahlenmäßig in den Hintergrund (3%). Die relativ gutartigen osteogenen Tumoren bzw. Riesenzellgeschwülste sind relativ selten.
Die Fehlbildungstumoren bilden die 3. große Gruppe der kindlichen spinalen Geschwülste (14%); sie treten bei Erwachsenen ganz in den Hintergrund (1%). Zu dieser Gruppe werden Dermoide, Epidermoide, Teratome
wie auch die lumbosakralen Dermoidzysten gezählt. Auch die Lipome, die
etwa 5% der kindlichen Spinaltumoren ausmachen, sollten zu den Fehl-
bildungsgeschwülsten gerechnet werden, da sie zumeist gemeinsam mit
dysraphischen Fehlanlagen der Wirbelsäule angetroffen werden.

Es verbleibt ein relativ geringer Prozentsatz raumfordernder Spinal-
erkrankungen, die in der überwiegenden Mehrzahl nicht den Geschwülsten
im engeren Sinne zugezählt werden können (z.B. Zysten, Pulposushernien,
Syringomyelien etc.).

Die Gesamtzahl der Rückenmarkstumoren läßt weder bei Kindern noch bei
Erwachsenen eine eindeutige Geschlechtsbevorzugung erkennen. Die Ge-
schlechtsdisposition der einzelnen histologischen Untergruppen entspricht etwa jener der analogen Hirntumorarten.

Vorzugslokalisation

Die *"Gliome"* des Rückenmarks (Ependymome, Astrozytome und Spongioblastome) sind in fast gleichmäßiger Verteilung in allen Abschnitten des Spinalkanals anzutreffen, wobei das Vorkommen der Gliome in der Lumbalregion durch das Einwachsen der Tumoren in das Filum terminale erklärt werden kann.

Die *Ependymome* treten bevorzugt in der kaudalen Hälfte des Spinalkanals, vor allem thorako-lumbal und lumbal, auf und sind als Tumoren des Filum terminale auch "extramedullär - intradural" anzutreffen.

In vereinzelten Fällen können *Astrozytome*, die eine Vorzugslokalisation in den höheren Abschnitten des Spinalkanals (zervikal und thorakal) aufweisen, neben ihrer üblichen intramedullären Lokalisation aus versprengten gliösen Zellnestern auch extramedullär entstehen. Im Bereich des Filum terminale konnten wir Astrozytome nur dann beobachten, wenn sie vom Conus medullaris aus infiltrativ in das Filum einwuchsen.

Auch die nicht näher klassifizierten "Gliome" sind meist in der Zervikal- bzw. Zerviko-Thorakalregion anzutreffen. Bei den hier lokalisierten intraoperativ diagnostizierten "Gliomen" dürfte es sich nach den statistischen Berechnungen der Vorzugslokalisation zumeist um Astrozytome, seltener um Spongioblastome, handeln.

Die *Neurinome* sind bei Kindern und Jugendlichen am häufigsten im zervikalen und lumbalen Abschnitt des Spinalkanals lokalisiert, während sie im Thorakalabschnitt in einer überraschend kleinen Anzahl angetroffen werden. Bei erwachsenen Patienten finden wir eine ausgesprochene Vorzugslokalisation im thorakalen Spinalkanal. In gleicher Weise findet man die überwiegende Mehrzahl der Meningeome im Thorakalabschnitt, seltener dagegen zervikal.

Neurinome und *Meningeome* können in allen Schichten des Spinalkanals vorkommen, liegen jedoch vorwiegend und annähernd gleich häufig intradural-extramedullär. Sehr selten sind intramedulläre Neurinome. Tumoren dieser Art können durch das Foramen intervertebrale austreten und so zu typischen "Sanduhrneurinomen" werden.

Die *Sympathoblastome* sind in der Mehrzahl der Fälle lumbal und thorako-lumbal lokalisiert und sind immer extradural anzutreffen.

Die *Sarkome* wachsen überwiegend extradural und zeigen eine signifikante Vorzugslokalisation im mittleren Wirbelsäulenbereich.

Die *Fehlbildungsgeschwülste (Teratome, Dermoide, Epidermoide und Lipome)* sind entsprechend ihrem häufigen Auftreten in Verbindung mit einer Spina bifida in der Mehrzahl der Fälle in den kaudalen Wirbelsäulenabschnitten gelegen (lumbal und lumbo-sakral) und können sowohl intra- wie extradural wachsen. Intramedulläre Fehlbildungen treffen wir im Rahmen des Krankheitsbildes der Diastematomyelie an.

Betrachtet man die Schichtlokalisation (intramedullär, extramedullär-intradural, extradural, beidseits der Dura) der spinalen Geschwülste, so findet man sowohl bei Kindern als auch bei Erwachsenen die extradurale Tumorlokalisation mit 43% bzw. 53% als die häufigste. Bei je 25% der Patienten im Kindesalter wachsen die Tumoren intramedullär bzw. extramedullär-intradural. Im Vergleich zu den Spinaltumoren erwachsener Patienten (18%) sind daher die intramedullären Blastome im Kindesalter relativ häufiger anzutreffen (25%). Der Prozentsatz der extramedullär-intraduralen Tumoren ist bei Kindern und Erwachsenen identisch. Zu den Tumorarten, die beidseits der Dura wachsen, zählen Fehlbildungsgeschwülste, Neurinome, die offenbar den Nervenwurzeln folgen, Sarkome und Meningeome, welche die Dura durchwachsen.

Spezieller Teil

Primäre intramedulläre Tumoren

Gliome

Die Gliome des Rückenmarks entsprechen hinsichtlich ihres histologischen Aufbaus und Wachstums weitgehend den Gliomen des Gehirns.

Die häufigsten Arten sind Ependymome, Astrozytome und Spongioblastome, während Glioblastome und Oligodendrogliome zu den Seltenheiten zählen.

Sowohl *Astrozytome* als auch *Ependymome* sind vom Rückenmark selbst ausgehende, langsam wachsende Blastome, die einem niederen Malignitätsgrad zuzuordnen sind. Die bevorzugt im Halsmark und oberen Thorakalmark wachsenden Astrozytome bilden häufig Zysten mit xanthochromem, eiweißreichem Inhalt. Die Ependymome dagegen sind häufiger im unteren Spinalkanal anzutreffen und können als "Kauda-Tumoren" enorme Größe erreichen. Zum Unterschied von den intramedullären Astrozytomen und Spongioblastomen, die in der Regel infiltrativ wachsen, scheinen die intramedullären Ependymome gegenüber dem Rückenmarksgewebe relativ gut abgegrenzt. Die sog. "Stiftgliome" sind histologisch meist Spongioblastome. Letztere erstrecken sich stiftförmig über mehrere Rückenmarkssegmente und neigen kranial und kaudal zu Höhlenbildung. Die Rückenmarksgliome treiben das Rückenmark spindelförmig auf und führen so zu Kompressionserscheinungen und Behinderung der Liquorpassage.

Therapie: In allen Fällen von intramedullären Gliomen sollte die Laminektomie und Darstellung des Tumors ausgeführt werden. Mit Hilfe des Operationsmikroskops und mikrochirurgischer Techniken ist es heute möglich, eine große Zahl von früher als inoperabel angesehenen intramedullären Prozessen zu exstirpieren. Durch die Möglichkeit einer Abgrenzung des Tumorgewebes von der Rückenmarksubstanz und die Schonung der das Rückenmark versorgenden kleinsten Gefäße läßt sich auch bei ausgedehnten und oft über zahlreiche Rückenmarksegmente erstreckenden Myelotomien ein ausgezeichnetes funktionelles Operationsergebnis erzielen. Die relativ gut abgegrenzten Ependymome lassen sich oft total exstirpieren. Bei Astrozytomen und Spongioblastomen ist wegen des infiltrativen Wachstums und der oft schwierigen Differenzierung zwischen Tumor und Mark eine totale oder subtotale Entfernung des Blastoms des öfteren nicht möglich. In allen Fällen wird dann die postoperative Radiotherapie angeschlossen.

Prognose: Bei den gutartigen Formen der Astrozytome und Ependymome sind langjährige Überlebenszeiten zu erwarten. Etwa 60% der Patienten überschreiten die postoperative 5-Jahres-Grenze und Überlebenszeiten von 15 - 2o Jahren sind keine Seltenheit. Da durch die mikrochirurgischen Methoden eine Schädigung des noch funktionstüchtigen Rückenmarkgewebes im Laufe der Tumorexstirpation weitgehend vermieden werden kann, gelingt es jetzt auch, die Morbidität der Patienten weitgehend zu vermindern. Insbesondere bei Kindern muß auf eine konsequente heilgymnastische und eventuell orthopädische Nachbehandlung geachtet werden, da die oft ausgedehnte Laminektomie im Kindesalter häufig zu ausgeprägten skoliotischen Fehlhaltungen der Wirbelsäule führt.

Metastatische intradurale extramedulläre Tumoren

Die spinalen Metastasen von *Medulloblastomen* werden meist nicht bei den Rückenmarksgeschwülsten berücksichtigt, sind jedoch bei Kindern mit Medulloblastomen in etwa 2o% der Fälle zu erwarten. Es handelt sich dabei um Abtropfmetastasen auf dem Liquorweg, die dem Rückenmark oder den Nervenwurzeln locker aufsitzen. Sie treten ziemlich gleichmäßig über den Spinalkanal verteilt auf. Neben den Metastasen von Medulloblastomen des Kleinhirns sind auch Absiedelungen von Retinoblastomen und Pineoblastomen zu berücksichtigen, die nach ZÜLCH histologisch Medulloblastome darstellen. Selten finden sich Karzinommetastasen von Lymphosarkomen u.a.

Therapie: Die stets multiplen Medulloblastommetastasen sprechen vorübergehend gut auf Radiotherapie und Behandlung mit Zytostatika an.

Intradurale extramedulläre Tumoren

Sowohl *Neurinome* wie *Meningeome* sind gutartige, langsam und verdrängend wachsende Tumoren, die ihren Häufigkeitsgipfel in den mittleren Lebensjahrzehnten aufweisen. Die Neurinome gehen von den Nervenwurzeln aus und können von ihrem primär intraduralen Sitz gelegentlich auch in den Epiduralraum entlang der Nervenwurzel wachsen und sich als Sanduhrgeschwülste durch ein Intervertebralloch hindurch ausbreiten. Übergänge zum Neurofibrom können bei der Recklinghausenschen Neurofibromatose vorkommen, wobei die Tumoren meist multipel auftreten.

Die von den Rückenmarkshäuten entstehenden Meningeome weisen eine feste Haftstelle an der Dura, vornehmlich dorsolateral, auf. Gelegentlich können sie auch extradural vorkommen und sich, wie Neurinome, sanduhrförmig ausbreiten.

Therapie: Neurinome wie Meningeome sind in der Regel gut abgegrenzte Tumoren, die sich chirurgisch total exstirpieren lassen. Wegen der Strahlenunempfindlichkeit und der Gutartigkeit der Blastome keine Radiotherapie.

Prognose: Bei Totalexstirpation Heilung, bei unradikalem Eingriff Möglichkeit eines Rezidivs.

Extradurale Tumoren

Diese Tumoren nehmen ihren Ursprung von der Wirbelsäule, dem epiduralen Gewebe oder den Nervenwurzeln aus, oder sie wachsen von außer her – etwa aus dem Thoraxraum oder von der Schilddrüse - in den Wirbelkanal ein, teilweise durch die Foramina intervertebralia, teilweise unter Zerstörung der Wirbelknochen. Bei den Wirbelsäulentumoren handelt es sich um *Hämangiome, Osteome, Chondrome, Lipome, Riesenzelltumoren, Plasmozytome und primäre Sarkome.*

Die *Metastasen* nehmen unter den Knochengeschwülsten der Wirbelsäule, die eine extradurale Raumbeengung zur Folge haben, den ersten Platz ein. Ihre Primärtumoren sind Lungen-, Bronchial-, Prostata-, Blasen-, Mamma- und Schilddrüsenkarzinome, aber auch Sarkome. Im Extraduralraum finden sich außerdem *Fehlbildungstumoren* wie *Epidermoide* und *Teratome.*

<u>Therapie</u>: Bei Auftreten von Symptomen einer Rückenmarkskompression
ist die sofortige neuroradiologische Feststellung der Lokalisation
des komprimierenden Prozesses zu treffen, an die sich die Laminektomie
anschließen muß. Bei malignen Prozessen wird an die Operation die Radiotherapie angeschlossen, wobei der Behandlungsplan sowohl der Art
des Prozesses als auch dem Allgemeinzustand des Patienten angepaßt
werden muß.

Tumoren des peripheren Nervensystems

Neurinome

Primäre Tumoren, die von den peripheren Nerven ausgehen, sind an und
für sich selten. Es handelt sich ausschließlich um langsam wachsende
benigne Tumoren, die histologisch in die Gruppe der Neurinome und
Neurofibrome fallen.

<u>Lokalisation</u>: Solitäre Neurinome kommen an peripheren Nerven nur selten
vor. Man findet sie am häufigsten im Spinalkanal, von den hinteren
Spinalwurzeln ausgehend, oder im Kleinhirnbrückenwinkel, wo sie vom
vestibulären Anteil des N. statoacusticus ihren Ausgang nehmen (siehe
Abschnitt "Hirntumoren").

Multiple Neurinome sind, auch ohne weitere Zeichen dieser Krankheit,
stets Manifestationen einer generalisierten Neurofibromatose (Morbus
v. Recklinghausen).

Therapie und Prognose: Therapie ausschließlich chirurgisch; bei Totalexstirpation Heilung. Radiotherapie kann das Wachstum des strahlenresistenten Tumors nicht beeinflussen, doch gelingt es gelegentlich,
die durch die peripheren Tumoren verursachten Schmerzzustände verschieden lang günstig zu beeinflussen.

Neuroblastome und Ganglioneurome

Es handelt sich um seltene neurogene Tumoren, als deren Ausgangspunkt
das sympathische Nervensystem angenommen wird. Vorkommen vorwiegend
im Kindesalter.

<u>Lokalisation</u>: Retroperitoneal im Niveau der Nebennieren; häufiger
jedoch endothorakal.

<u>Therapie und Prognose</u>: Wenn möglich Totalexstirpation des Tumors.
Die Neuroblastome gelten als strahlenempfindlich, jedoch gibt es noch
keinen allgemein akzeptierten Behandlungsmodus. Die bisherigen Erfahrungen mit alleiniger Radiotherapie, postoperativer Strahlenbehandlung
und/oder Chemotherapie sprechen nicht zugunsten der einen oder anderen
Behandlungsart.

Die Überlebenszeiten liegen zwischen 1 - 3 Jahren, selten darüber.
Gelegentlich ist eine spontane regressive Umwandlung der Neuroblastome
in die benigneren Ganglioneurome zu beobachten.

Literatur

BAKER, G.S., MULDER, D.W.: Spinal cord tumors. In: Clinical neurology
    (Ed. BAKER, A.B.), Bd. 3. New York: Hoeber-Harper 1962.
BOUCHARD, J.: Radiation therapy of tumors and disease of the nervous
    system. Philadelphia: Lea and Febiger 1966.
JENSEN, H.-P.: Chirurgie des Gehirnschädels, Gehirns, Rückenmarks,
    der Wirbelsäule, der peripheren Nerven und des vegetativen Nerven-
    systems. In: Grundriß der gesamten Chirurgie (Hrsg. HOLLE, F.,
    SONNTAG, E., JENSEN, H.-P.). Berlin-Göttingen-Heidelberg: Springer
    1960.
KERNOHAN, J.W., SAYRE, G.P.: Tumors of the central nervous system.
    Atlas of tumor pathology, Sect. X, Fasc. 35. Washington: Publ.
    Armed Forces Inst. of Pathology 1952.
KOOS, W.Th., LAUBICHLER, W.: Über die spinalen Geschwülste bei Kindern.
    Wien. Z. Nervenheilk. $\underline{24}$, 247 (1967).
KOOS, W.Th., LAUBICHLER, W., SORGO, G.: Statistische Untersuchungen
    bei spinalen Tumoren im Kindes- und Jugendalter. Neuropädiatrie $\underline{4}$,
    273 (1973).
KOOS, W.Th., MILLER, M.H.: Intracranial tumors of infants and children.
    Stuttgart: Thieme 1971.
LÖHR, H.H., VIETEN, H.: Die Strahlenbehandlung raumbeengender intra-
    kranieller Prozesse. In: Handbuch der Neurochirurgie (Hrsg. OLIVE-
    CRONA, H., TÖNNIS, W.), Vol. IV/4. Berlin-Heidelberg-New York:
    Springer 1967.
MATSON, D.D.: Neurosurgery of infancy and childhood, 2nd Ed. Spring-
    field/Ill.: Ch.C. Thomas 1969.
RAND, R.W., RAND, C.W.: Intraspinal tumors of childhood. Springfield
    /Ill.: Ch.C. Thomas 1960.
SCHULZ, M.D., WANG, CHIU-CHEN, ZINNINGER, G.F., TEFFT, M.: Radiothe-
    rapy of intracranial neoplasms. Progr. neurol. Surg. $\underline{2}$, 318 (1968).
ZÜLCH, K.J.: Biologie und Pathologie der Hirngeschwülste. In: Handbuch
    der Neurochirurgie (Hrsg. OLIVECRONA, H., TÖNNIS, W.), Vol. III.
    Berlin-Göttingen-Heidelberg: Springer 1956.
ZÜLCH, K.J.: Die Hirngeschwülste in biologischer und morphologischer
    Darstellung, 3. Aufl. Leipzig: Barth 1958.
ZÜLCH, K.J.: Die "Gradeinteilung" (Grading) der Malignität der Hirn-
    geschwülste. Acta neurochir. (Wien), Suppl. $\underline{10}$, 639 (1964).

Die metastatischen Tumoren des Zentralnervensystems

H. KRAUS und G. PENDL

Zerebrale Metastasen

Einleitung

Die Metastasen maligner Körpertumoren ins Zentralnervensystem (ZNS)
stellen uns vor Probleme, die bei Körpermetastasen gar nicht vorkommen. Sie betreffen vor allem die Diagnose und die Therapie. Es gibt
bei zerebralen Metastasen kein spezifisches klinisches Syndrom. Die
Symptomatik ist von Fall zu Fall verschieden, wie auch Lokalisation,
Form und Wachstum der Metastasen selbst bei der gleichen Karzinomart
verschieden sein können. Es kommen ganz unklare Zustandsbilder vor,
die meist nur auf einen gesteigerten Hirndruck hinweisen, es kann
eine klassische Tumorsymptomatik entstehen, es können Psychosyndrome
auftreten, die den Patienten zuerst zum Psychiater führen, schließlich finden wir bei multiplen Metastasen die verschiedensten multilokulären Symptome, die natürlich diagnostisch die größten Schwierigkeiten bringen. Die klinische Artdiagnose wird unmöglich, wenn ein
Primärtumor nicht nachzuweisen ist. Diese Fälle sind gar nicht selten,
besonders bei Bronchial- und Thyreoideakarzinomen, bei denen die Metastasen im ZNS um ein vielfaches größer sind als die Primärtumoren.
Oft hat auch der Pathologe Schwierigkeiten, den Primärtumor zu finden.
Über die Diagnostik wird später berichtet, es sei aber betont, daß
die neurochirurgische Grundregel zu operieren, sobald eine Chance auf
Besserung besteht, auch dann zu Recht besteht, wenn wir eine Metastase
nur vermuten, aber nicht nachweisen können.

Therapeutisch stellen uns die Metastasen im ZNS vor schwierige Entscheidungen. Wenn der Primärtumor operativ entfernt wurde, müssen wir
entscheiden, ob im Gehirn eine Solitärmetastase vorliegt oder multiple
Metastasen. Wenn der Primärtumor inoperabel ist, sollen wir dann eine
zerebrale Metastase operieren oder nicht? Jeder Arzt weiß, wie schwierig die Pflege eines gelähmten Patienten ist, schon bei Halbseiten-
lähmung infolge zerebraler Erkrankung, noch viel mehr aber bei einer
Querschnittsläsion durch eine spinale Metastase. Wir müssen unbedingt
trachten, eine solche Lähmung zu verhindern, wenn der Patient noch
eine längere Überlebenschance hat. Hinzu kommt noch, daß jeder Patient,
der die zunehmende Lähmung bemerkt, verzweifeln muß, wenn nichts geschieht. Ganz anders aber ist die Situation, wenn der Patient beispielsweise durch eine zerebrale Metastase benommen ist und ihm die
Schwere der Erkrankung nicht zum Bewußtsein kommt: Dann müssen wir die
Operation absolut ablehnen, weil der Patient mit Bewußtseinseinschrän-
kung viel leichter und meist ohne Schmerzen an seiner zerebralen Metastase stirbt als an anderen Metastasen nach geglückter Gehirnoperation.
Zweifellos spielen bei den metastatischen Erkrankungen des ZNS "thera-
peutisch-menschliche" Gesichtspunkte eine bedeutende Rolle bei der
Operationsindikation, zum Unterschied gegenüber den Körpermetastasen.

Das Zustandekommen der zerebralen Metastasen

Der lymphogene Ausbreitungsweg spielt bei den Gehirnmetastasen eine
untergeordnete Rolle. Er ist nur bei einer ganz bestimmten Ausbreitungsform der Metastasen von Bedeutung, nämlich bei der Meningeal-
oder exakter Arachnoidalkarzinose. KNIERIM hat schon 1908 diesen Weg
entlang den Lymphbahnen histologisch nachgewiesen.

Im Vordergrund steht die hämatogene Metastasierung. WALTHER hat 1948
ein Metastasierungsschema aufgestellt, das besagt, daß die Krebszellen
notgedrungen im nächsten Kapillargebiet, das sie passieren müssen,
hängen bleiben. Daher ergibt sich: 1. Nur ein primär in der Lunge gelegener Krebs kann direkt über das linke Herz in jedes Körperorgan,
natürlich auch in das ZNS, metastasieren. Tatsächlich finden wir auch
das Bronchialkarzinom als den weitaus häufigsten Primärtumor. 2. Alle
Krebse in Organen, deren abfließendes Blut in die Hohlvenen fließt,
müssen immer erst Metastasen in der Lunge setzen, erst von dort können
sie weiter streuen. 3. Krebse der dem Pfortaderkreislauf zugeteilten
Organe müssen sogar zwei Filter passieren, die Leber und die Lunge.

Es hat sich aber gezeigt, daß diese rein strömungsmechanische Konzeption nicht immer stimmt, daß die Filter übersprungen werden können,
z.B. fehlen häufig Lungenmetastasen bei Primärtumoren des Hohlvenen-
oder Pfortadertyps trotz hämatogener Streuung in die verschiedensten
Körperorgane.

Die Ursache des regelwidrigen Verhaltens können sein: 1. Die einfachste Erklärung ist ein offenes Foramen ovale. 2. SCHMIDT (1903) zeigt
an Hand von 41 Karzinomfällen mit hämatogener Aussaat und makroskopisch
freier Lunge, daß in den Kapillaren und anschließenden kleinen Venen
der Lunge Tumorzellklümpchen histologisch nachweisbar waren (Endophle-
bitis carcinomatosa). Die in den Kapillaren hängen gebliebenen Tumorzellen können also in die Venen weiterwachsen und dann erst matasta-
sieren. Gleichzeitig fand SCHMIDT Abkapselungen solcher Tumorzellen
als Ausdruck eines Abwehrmechanismus. 3. Es bestehen in der Lunge
arteriovenöse Kurzschlüsse, wobei es sich um ziemlich großkalibrige
Verbindungen zwischen A. pulmonalis und Lungenvenen mit fakultativer
Kurzschlußbedeutung (CAIN, 1958) handelt. 4. Ein atypischer retrograder Transport in den großen Venen ist bei Umkehr der Strömung beispielsweise bei Husten, Pressen u.ä. möglich (RECKLINGHAUSEN). BATSON (1940)
glaubt, daß ein solcher Transportweg von Tumorzellen möglich sei,
da das System der epiduralen und vertebralen Venen reichlich Anastomosen mit den Venen der Brust- und Bauchhöhle hat. In diesen Venen
gibt es auch keine Klappen. ANDERSON (1951) konnte durch Injektion
in Arm- oder Beinvene an Lebenden nachweisen, daß bei gleichzeitigem
Pressen Kontrastmittel bis in die zerebralen Sinus gelangen kann. Da
aber die Kombination von interkraniellen und intraspinalen Metastasen
sehr selten ist, schließt BAILEY, daß dieser Metastasierungsmechanis-
mus fast keine Bedeutung hat. 5. In letzter Zeit glaubt man immer mehr
an ein Überspringen des Lungenfilters durch Passage von Tumorzellen
durch normale Kapillaren. Man konnte im Film zeigen, daß die Tumorzelle eine außerordentliche Elastizität und Formbarkeit besitzt. Durch
diese amöboid-plastische Eigenschaft kann die Tumorzelle jede Kapil-
lare passieren.

Schließlich muß man bei der Metastasierung noch biologische Faktoren
berücksichtigen. Es kommt beim Wachsen einer Metastase nicht so sehr
auf strömungstechnische Momente an, sondern vielmehr auf die Abwehrbereitschaft des Mutterbodens. Untersuchungen zeigten, daß in 20 - 30%
aller Karzinomkranken Tumorzellen im Blut nachweisbar sind (NEDOLKO,
1962; PRUITT, 1962). Ein großer Teil dieser Zellen wird wieder zerstört.

SCHMÄHL (1961) konnte diesen Vorgang im Rattenexperiment zeigen. Es
kommt also bei der Metastasierung auf die Organdisposition an, d.i.
das selektive Ansiedeln von bestimmten Tumoren in bestimmten Organen,
z.B. im ZNS (Karzinom des Bronchus, der Mamma, der Thyreoidea, das
Hypernephrom und das Melanoblastom als häufigste Primärtumoren).

Formen der Metastasierung

Bezüglich der Form der Metastasierung unterscheidet man zwei Hauptformen, die knotige und die disseminierte Form, nach PENZHOLZ (1968)
im Verhältnis 1o4 : 4. Bei der sogenannten knotigen Form gibt es nach
Aussehen und Konsistenz verschiedene Unterformen.

Der *harte granuläre, manchmal auch gelatinöse Typ* hat eine weißlich-gelbe
Farbe und ist gegen das Gehirn gut abgegrenzt. Trotzdem bleiben nach
dem Ausschälen des Tumors Reste zurück, die nicht übersehen werden
dürfen, und Ausdruck infiltrativer Wachstumstendenz sind. Oft sind
diese Metastasen körnig und bröckelig, manchmal haben sie auch Zysten
mit gelatinösem Inhalt. Am häufigsten finden wir diese Formen beim
Mammakarzinom (64%) und beim Hypernephrom (44%) (PENZHOLZ).

Der *weiche nekrotische Typ* ist die häufigste Form bei besonders bösartigen
Karzinomen. Die Tumoren sind weich, mit hochgradiger Neigung zum nekrotischen Zerfall, der meist zentral beginnt und gegen die Peripherie
fortschreitet. Die Nekrose kann so stark in Verflüssigung übergehen,
daß sie ein eitriges Aussehen annimmt und man glaubt, einen Abszeß
vor sich zu haben. Nur die Untersuchung der Wand ergibt dann die Tumorzellen. Bei den nicht stark nekrotischen, besonders malignen weichen
Metastasen findet man oft die Tendenz des infiltrativen Wachstums in
die Umgebung mit finger- und inselförmigen Ausläufern. Bei diesen Formen findet man seltener eine Stauungspapille (HARE u. SCHWARZ, 1939).
Die zystisch-nekrotischen Formen sind aber scharf abgegrenzt. In der
überwiegenden Mehrzahl handelt es sich um Metastasen eines Bronchialkarzinoms, viel seltener eines Mammakarzinoms oder Hypernephroms.

Der *hämorrhagische Typ.* Bei gefäßreichen Metastasen, besonders bei großer
Zahl pathologischer, im Angiogramm leicht erkennbarer Gefäße sehen wir
schwammig-weiche, hämorrhagisch dunkel gefärbte Tumoren, oft mit mehr
oder weniger großen Blutungsherden. Sie haben kugelige oder ovale
Gestalt und sind gut abgegrenzt. Wenn diese Metastasen ventrikelnahe
sind und die Blutung in den Ventrikel einbricht, kann eine Subarach-
noidalblutung vorgetäuscht werden. Im übrigen sind auch hier apoplektische Beginne häufig. PENZHOLZ gibt folgende Häufigkeit der Primärtumoren bei dieser Form an: Hypernephrom 44%, Melanoblastom 3o%,
Bronchialkarzinom 6% und nur ganz selten ein Uteruskarzinom.

Der *melanotische Typ* entspricht der Metastase eines Melanoblastoms. Diese
relativ harten Tumoren sind in der Regel schwärzlich pigmentiert, doch
gibt es auch pigmentlose Metastasen, die nur histologisch erkannt werden können. Typisch für diese Tumoren ist die Neigung zum infiltrativen Wachstum mit unscharfer Begrenzung. Bei den ausgesprochen malignen
Melanoblastomen mit hämatogener Aussaat sind die Metastasen im ZNS
immer multipel. Es gibt aber biologisch wesentlich gutartigere Formen,
bei denen Solitärmetastasen im ZNS auftreten können. Zum Teil können
solche Metastasen relativ gutartig sein (GROS u. ROILGEN, 1956). Es
gibt aber auch, wenn auch selten, autochthone Melanome im Nervensystem,
die offenbar mit den Pigmentzellen der Pia entstehen (WORINGER u.
GLOOR, 195o), wir selbst hatten einen derartigen Fall.

Knotige Metastasen an der Dura mater kommen gar nicht so selten vor, sie können von winzigen Knötchen bis zu gewaltigen Tumoren variieren. Manchmal können sie auch flächenförmig wachsen. Im Gegensatz zu diesen zerebralen Durametastasen, welche an der Innenfläche der Dura gelegen sind, sind die Metastasen im Spinalkanal an der Außenseite der Dura spinalis, also epidural, gelegen.

Die disseminierten Formen der Metastasierung im ZNS

1. Die diffuse enzephalitische (myelitische) Form gehört zu den extremen Seltenheiten (GLOBUS u. MELTZER, 1942). Besonders die Karzinome des Magen- und Darmtraktes neigen zu dieser Art der Metastasierung. Dieselben Primärtumoren sind übrigens auch meist die Ursache der Arachnoidalkarzinome. Bei dieser Encephalitis metastatica sieht man makroskopisch nur ein Hirnödem, einzig und allein die histologische Untersuchung zeigt die multiplen Mikrometastasen diffus im Gehirngewebe verteilt.

2. Die Karzinose des Arachnoidalraumes ist zweifellos häufiger als die enzephalitische Form. Dabei kommt es zu einer diffusen Durchsetzung des Arachnoidalraumes mit Karzinom. Makroskopisch scheint die Arachnoidea diffus verändert und verdickt, erst die histologische Untersuchung zeigt die wahre Natur. Als Primärtumor steht das Magen-Darmkarzinom im Vordergrund, erst weit seltener das Bronchialkarzinom.

3. Die diffuse metastatisch-tumoröse Erkrankung der Dura ist ebenfalls selten. Das Tumorgewebe breitet sich flächenhaft zwischen den lockeren Fasern der subendothelialen Schichten aus. Man findet oft weit verstreute Herde. Eine ausgiebige fibroblastische Proliferation verursacht eine beträchtliche Verdickung der Dura, die sich besonders an der spinalen Dura verhängnisvoll auswirkt. Wir haben solche Fälle bei Mammakarzinomen beobachtet.

Reaktive Veränderungen

Die reaktiven Veränderungen um die Metastasen erklären so manche klinische Besonderheiten und Unklarheiten. Wenn die Metastasen makroskopisch gut abgegrenzt erscheinen, zeigt sich doch im histologischen Bild ein infiltratives Wachstum entlang den perivaskulären Räumen. Durch Einengung der Gefäße oder durch Endothelwucherung entstehen Ödeme und Nekrosen im Hirngewebe. Es gibt Metastasen, die einen breiten Saum nekrotischen Hirngewebes um sich haben. Es gibt kleine Metastasen mit enormer Hirnschwellung der Umgebung, wahrscheinlich durch ähnliche vaskuläre Prozesse bedingt, es gibt aber auch Metastasen, bei denen eine solche Reaktion völlig fehlt. LESSE u. NETZKY (1954) beschrieben, daß das Ausmaß der Hirnschwellung in keiner Beziehung zu Größe und Zahl der Metastasen steht. Diese Autoren haben sicher recht, sahen wir doch oft kleine Solitärmetastasen mit riesigem Ödem in der Umgebung und entsprechend großer Raumbeschränkung und andererseits große Metastasen ohne jede Hirnschwellung mit unverhältnismäßig geringer Massenverschiebung. Auch Blutungen um die Metastasen werden nicht selten beobachtet.

Es gibt auch gliöse und mesodermale Reaktionen um eine Metastase als Ausdruck einer Abwehrreaktion. Diese Demarkationszone ist meist nur zart (GLOBUS u. MELTZER, 1942; MINKOWSKI, 1941). Nach ROTENBERG u. JAKOBSON (1936) hängt die Abwehrbereitschaft vom Allgemeinzustand des Patienten ab. Bei geschwächten Patienten gibt es keine nennenswerte

gliöse Reaktion. BAKER stellte fest, daß bei kräftigen Patienten in
gutem Zustand sich eine Gliakapsel entwickelt, außerhalb derer es
keine Tumorzellen gibt. Jedenfalls haben diese biologischen Faktoren
eine bestimmende Rolle, ob eine Radikaloperation ohne Rezidiv möglich
ist.

Solitäre Metastasen

Für uns interessant sind die Solitärmetastasen im Gehirn, da multiple
zerebrale Metastasen eine Kontraindikation gegen eine Operation darstellen. PENZHOLZ hat die Häufigkeit von Solitärmetastasen nach Sek-
tionsstatistiken zusammengestellt, da diese wesentlich zuverlässiger
sind als Operationsbefunde, bei denen kleine Metastasen an anderen
Stellen natürlich übersehen werden können. Überraschend hat sich gezeigt, daß Solitärmetastasen in 2o - 4o% der Fälle zerebraler Metastasierung vorkommen mit einem Schnitt von 34,5%. Die Solitärmetastasen nach klinischen Statistiken liegen zwischen 39 und 67% mit einem
Schnitt von 52%. Solitärmetastasen sind also gar nicht so selten.

Für den Neurochirurgen von hohem Interesse ist die Frage, welche Tumorart am meisten zu solitären Metastasen im ZNS neigt. PENZHOLZ hat das
eigene Krankenmaterial sowie dies von KRASTING, HEPPNER und MÜLLER
u. WOCHNIK gemeinsam ausgewertet und kann sich auf 615 Fälle beziehen.
Wie zu erwarten, liegt das Hypernephrom mit 65% Solitärmetastasen an
der Spitze, gefolgt vom Mammakarzinom mit 52%, dann kommen der Reihe
nach unbekannte Primärtumoren mit 44%, das Karzinom des Intestinaltraktes mit 42%, das Bronchialkarzinom mit 41% und alle übrigen malignen Tumoren mit Gesamtdurchschnitt ebenfalls von 41% und am schlechtesten das Melanoblastom mit 35%. Man muß aber betonen, daß diese
Mitteilungen den klinisch-neurochirurgischen Befunden entsprechen
und daß damit der wahre Prozentsatz natürlich etwas tiefer liegt (s.
früher). Immerhin besagt diese Zusammenstellung, daß wir mit berech-
tigtem Grund operieren sollen, wenn wir mit dem gesamten diagnostischen
Rüstzeug nur eine einzige zerebrale Metastase finden und wenn nicht
die in der Einleitung erwähnten Kontraindikationen vorliegen.

Im folgenden werden wir uns auf unser eigenes Krankengut der Neurochirurgischen Klinik Wien aus den Jahren 1964 - 1971 beziehen. Wir
hatten in diesem Zeitraum 223 Fälle von metastatischen intrakraniellen
Erkrankungen. Es sei abermals betont, daß es sich um ein selektiertes
neurochirurgisches Krankengut handelt. Die Zahlen und Ergebnisse sind
der Arbeit von BRENNER u. PENDL ("Operationsindikation und Kontraindikation der Hirnmetastasen") entnommen.

Geschlechts- und Altersverteilung und Lokalisation der Metastasen

Die Männer waren häufiger erkrankt (59,2%) als die Frauen (4o,8%),
wobei das bei Männern häufigere Bronchialkarzinom Schuld an dieser
Verteilung ist. Da gerade das Bronchialkarzinom häufig im ZNS metastasiert, erklärt sich das Überwiegen der Männer.

In der Altersverteilung (s. Abb. 1) zeigt sich, daß bei Frauen zwei
Gipfel auftreten, im 5. Lebensjahrzehnt, bedingt durch die Mammakar-
zinome und im 7. Lebensjahrzehnt entsprechend den übrigen Karzinomen.
Bei den Männern liegen die meisten Fölle gleichmäßig im 6. und 7.
Lebensjahrzehnt.

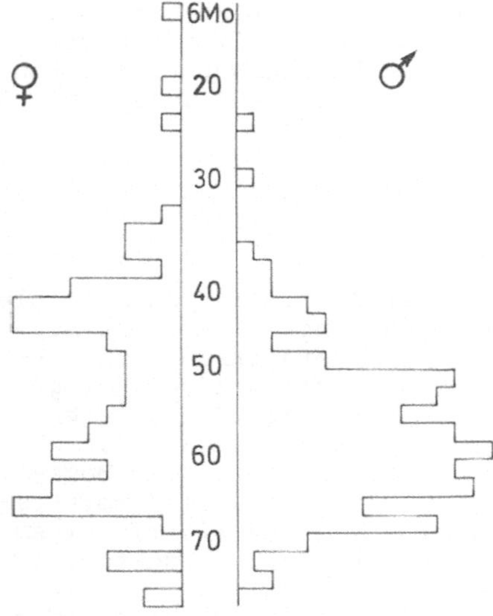

Abb. 1. Altersverteilung von 223 Patienten (91 weibliche und 132 männliche) mit Hirnmetastasen

Lokalisation mit graphischer Darstellung

Hier wurden 16o Solitärmetastasen (von 223 Patienten) als Grundlage genommen, 77 waren linkshirnig und 6o rechtshirnig und 23 im Kleinhirn gelegen. Auffallend ist, daß im Bereich der Stirn- und Zentralregion der linkshirnige Befall häufiger ist, während im Temporal- und Okzipitallappen die rechtshirnigen Metastasen überwiegen. Wir können nicht entscheiden, ob hämodynamische Gründe maßgebend sind, obwohl das Ergebnis in dieser Richtung verlockend ist. Im Schrifttum wurde früher ein häufigerer Befall der linken Hemisphäre angenommen (KRASTING,

Tabelle 1. Rückschlüsse vom bioptischen Material auf den möglichen Ausgangsort der Hirnmetastase

	Männer	Frauen	zusammen
Bronchialkarzinom	5o	5	55
Mammakrzinom	O	26	26
Hypernephrom	8	7	15
Melanom	7	5	12
Karzinom des Magen-Darmtraktes	6	4	1o
Struma maligna	4	3	7
Andere Karzinome	2	7	9
Sarkom	3	1	4
			138
Unbekannte Herkunft	39	2o	59
Keine Histologie	13	13	26
			223

19o6; BRUNNER, 1936; McLEAN, 1936; u.a.), in letzter Zeit wieder abgelehnt (BAKER, 1942; MOLL, 1949; u.a.).

Man glaubt, daß die linkshirnigen Metastasen wegen der Dominanz der
linken Hemisphäre eher erkannt werden als die rechtsseitigen, wodurch
dieser Unterschied im klinischen Krankengut resultiert.

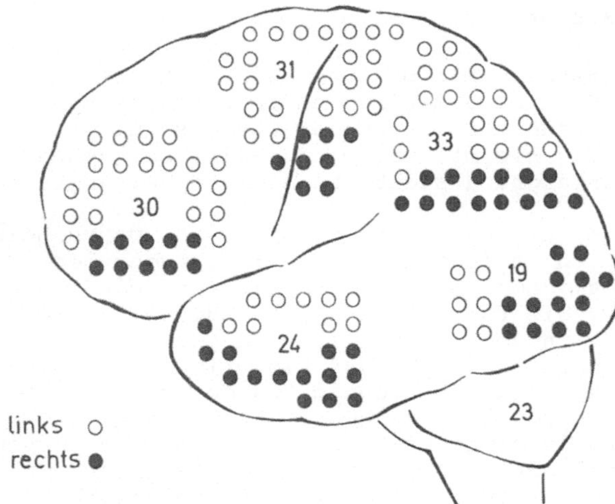

Abb. 2. Verteilung von 16o
rein zerebralen Solitärmetastasen von insgesamt 223 Patienten mit metastatischen
Hirntumoren

Diagnose

Es gibt kein für eine zerebrale Metastase spezifisches Syndrom. Die
Vielfalt der Lokalisation, der Form der Metastasen, der biologischen
Wertigkeit bezüglich Malignität, der Unterschied der Gewebsreaktion
(hochgradiges Ödem, kein Ödem) läßt es völlig klar erscheinen, daß
das klinische Bild ganz verschieden ist, noch dazu, wenn man die Formen der diffusen Metastasierung und der Arachnoidalkarzinosen einbezieht.

Das unterschiedliche Krankengut der verschiedenen Abteilungen ist ein
Moment, das wir auch berücksichtigen müssen. Wenn wir uns fragen, wie
oft es denn vorkommt, daß ein maligner Tumor in das ZNS metastasiert,
müssen wir alle diese Differenzen in Rechnung ziehen. Nicht einmal
ein Obduktionsgut kann eindeutig Aufschluß geben, weil auch dort je
nach den anliefernden Abteilungen Unterschiede bestehen. Beispielsweise werden psychiatrische Kliniken vorwiegend verwirrte Patienten
bekommen (meist multiple zerebrale Metastasen), Patienten mit Hirndrucksteigerung werden vorwiegend in neurochirurgische Kliniken ein-
gewiesen, daher sehen die Neurochirurgen viel öfter eine Stauungspapille als Neurologen, zu denen Patienten mit Herdsymptomen geschickt
werden. Interne Kliniken oder allgemeine Krankenhäuser weisen wieder
darauf hin, daß ein Drittel der zerebralen Metastasen überhaupt stumm
bleibt. Noch dazu sind im stationären Krankengut einer Neurochirurgie
vorwiegend Fälle vorhanden, bei denen noch eine kurative Chance besteht, daher auch der hohe Prozentsatz an Solitärmetastasen, weil
Patienten mit multiplen Metastasen ebenso wie auch Patienten in sehr
schlechtem Allgemeinzustand überhaupt nicht mehr aufgenommen werden.
PENZHOLZ hat die Häufigkeit intrakranieller Metastasen maligner Tumo-

ren an Hand des Schrifttums und der eigenen Fälle zusammengestellt.
Er fand, bezogen auf alle intrakraniellen Tumoren, im neurochirurgischen Krankengut eine durchschnittliche Häufigkeit von 5,6% Metastasen, in neurologisch-psychiatrischen Kliniken von 15,4% und in Allge-
meinkrankenhäusern von 34%. Aus Obduktionsstatistiken: Bezogen auf
die Anzahl der Malignomfälle liegen die Hirnmetastasen zwischen 2,8
und 9,8% (nur bei LESSE u. NETZKY, 1954, 35%). Bezogen auf alle Obduktionen finden sich Metastasen im ZNS zwischen o,22 und 2,96%. Schon
aus diesen Zahlen ergibt sich, daß eine halbwegs gültige Auskunft
über die anfangs gestellte Frage überhaupt nicht möglich ist.

Ein Drittel der zerebralen Metastasen bleibt stumm und wird erst bei
der Obduktion aufgedeckt. Ein Drittel aller Patienten kommt meist
nicht mehr an die neurochirurgische Klinik, so daß für uns nur mehr
ein Drittel aller Patienten übrig bleibt; das sind Fälle, bei denen
die zerebrale Erkrankung im Vordergrund steht und Abhilfe verlangt.

Die *klinische Diagnose* bleibt immer nur eine mehr oder weniger wahrschein-
liche Vermutungsdiagnose. Ein sehr bedeutender Hinweis ist gegeben,
wenn der Patient wegen eines Malignoms operiert worden war, oder wenn
ein solches Leiden bekannt ist. Die Fälle, bei denen außer einem Malignom noch ein andersartiger Hirntumor auftritt, sind jedoch sehr
selten. Fehlt jedoch dieser Hinweis dadurch, daß ein Primärtumor nicht
bekannt ist, kann uns nur das Alter des Patienten und der reduzierte
Allgemeinzustand an ein metastatisches Geschehen denken lassen. Die
Tatsache, daß trotz genauer Untersuchung kein maligner Tumor im Körper
diagnostiziert werden kann, schließt jedoch eine Metastase nicht aus.
Zahlreich sind Fälle, bei denen der Primärtumor (meist Bronchialkarzinom, manchmal Thyreoideakarzinom) so klein ist, daß er weder klinisch
noch radiologisch erfaßt werden kann, und trotzdem finden sich gewal-
tige Metastasen im ZNS. Unvergeßlich bleibt uns ein Fall, der an einer
großen zerebralen Metastase verstarb, ohne daß zunächst bei der Obduktion ein Primärtumor gefunden werden konnte. Nur nach einstündiger
feinster Lamellierung der gesamten Lunge konnte schließlich ein klein-
erbsgroßes Bronchialkarzinom gefunden werden.

Durch eine genaue neurologische Untersuchung finden wir natürlich in
den meisten Fällen Hinweise bezüglich der Lokalisation. Ein organi-
sches Psychosyndrom spricht am ehesten für eine frontale Lokalisation
mit der Einschränkung, daß schwere Verwirrtheitszustände meist bei
multiplen Metastasen vorkommen. Parietale Metastasen sind leicht zu
diagnostizieren, okzipitale nur dann, wenn sie eine beträchtliche Größe
erreicht haben, temporale zeigen besonders in der rezessiven Hemisphäre
oft keine Herdsymptomatik. Metastasen des Kleinhirns sind klinisch
leicht zu diagnostizieren, da sie meistens in einer Hemisphäre gelegen
sind und eine entsprechende zerebellare Symptomatik mit Hirndrucksteigerung durch Liquorblockade bewirken. Bei neurologisch multilokulären
Symptomen müssen wir an multiple Metastasen denken.

Interessant ist der Verlauf der Erkrankung bis zur Herdsymptomatik.
Die Metastase beginnt immer mit einem Tumorembolus in einer Arterie.
Handelt es sich um ein Gefäß in einer stummen Zone oder um ein sehr
kleines Gefäß, bleibt dieses Ereignis unbemerkt. Erfolgt die Embolie
aber in einem größeren wichtigeren Gefäß, so entsteht oft schlagartig
eine Herdsymptomatik, die auch in den nächsten Stunden an Stärke zunehmen kann. Mitunter gehen diese Herdsymptome wieder völlig zurück,
da sie ja nur gefäßbedingt waren. Erst wenn dann die Metastase eine
genügende Größe erreicht hat, tritt die Symptomatik wieder langsam auf.
Dieses mehrphasige klinische Verhalten in manchen Fällen wurde schon
1933 von PAILLAS als charakteristisch beschrieben und später von BONNAL
u. SOULAYROL (1956), SIMIONESCU (196o) u.a. bestätigt.

Ob und wie rasch im weiteren Verlauf des Wachstums einer Metastase
eine Hirndrucksymptomatik entsteht, hängt von vielen Faktoren ab.
Wachstumsgeschwindigkeit und Wachstumsmodus spielen ebenso eine große
Rolle wie das Kollateralödem. Gerade letzteres kann sehr maßgeblich
sein. eine gutartige expansive Wachstumsform ohne Ödem in der Umgebung
wird erst spät zur Hirndrucksteigerung führen. Noch dazu muß man bedenken, daß alte Patienten infolge der Atrophie des Gehirns einen
weiten Kompensationsmechanismus für eine Raumbeschränkung haben. Andererseits werden zerebellare Metastasen durch Liquorblockade sehr bald
zur Drucksteigerung Anlaß geben. Das Fehlen einer Stauungspapille ist
daher nicht gegen das Vorhandensein einer Metastase zu verwerten.

Es sei nochmals erwähnt, daß Blutungen bei gefäßreichen Metastasen
als apoplektische Insulte in Erscheinung treten. Daher muß man bei
diesen Fällen angiographieren, da sich die gefäßreiche Metastase neben
der Blutung angefärbt zeigt. Es kann übrigens jeder andere Tumor einmal apoplektiform beginnen.

Wie bei jedem anderen Tumor kann es auch bei Metastasen Remissionen
geben mit Besserung aller Symptome, durch die man sich nicht täuschen
lassen darf. Man ist in solchen Fällen versucht, besonders bei alten
Leuten, ein vaskuläres Geschehen anzunehmen. Daher wieder einmal die
Forderung nach einer angiographischen Abklärung.

Es kann also jede Metastase entweder mit den typischen Allgemeinsymptomen wie Kopfschmerzen (morgens am stärksten), Brechreiz und Erbrechen, Schwindel, psychischen Veränderungen, Epilepsie- und Ohnmachts-
anfällen oder mit Herdsymptomen wie Jacksonanfällen, Paresen, Paraesthesien, Apahasien, Alexie, Agraphie, hemianoptischen Gesichtsfelddefekten oder zerebellarer Ataxie, Fallneigung, Nystagmus u.a. beginn-
nen.

Die Länge der zerebralen Anamnese bei Hirnmetastasen maligner Tumoren
(Zeit zwischen Auftreten der ersten zerebralen Symptome und Spitalaufnahme des Patienten) ist in zwei Dritteln der Fälle (66%) zwischen
ein bis drei Monaten, in 23% zwischen 3 und 12 Monaten und nur in Einzelfällen ein bis drei Jahre. Man muß aber ausdrücklich betonen, daß
der Beginn der ersten neurologischen Symptome oft lange Zeit (bis zu
mehreren Jahren) nach erfolgter Operation des Primärtumors liegen
kann. Dies ist besonders der Fall bei Metastasen nach Mammakarzinom
und Hypernephrom.

Findet man lange Anamnesen, liegen fast immer Solitärtumoren vor (PENZ-
HOLZ, 1968).

Wenn der Verdacht auf einen raumbeschränkenden intrakraniellen Prozeß
gegeben ist, müssen alle Untersuchungsmethoden der Reihe nach angewendet werden, um zu einer exakten Diagnose zu kommen.

Das Nativröntgenbild wird uns nur dann weiterhelfen, wenn durch eine
oder mehrere Metastasen Knochendestruktionen und Knochendefekte entstanden sind. Rein intrazerebrale Metastasen sind im Nativbild nicht
zu erkennen, da sie nicht verkalken und wegen des raschen Krankheitsverlaufes meist noch keine Hirndruckzeichen am Schädelskelett (vermehrte Impressiones digitatae und Drucksella) verursachen. Gelegentlich
kann man aus einer Seitenverlagerung der verkalkten Glandula pinealis
auf eine Raumbeschränkung in einer Großhirnhemisphäre schließen.

Das EEG kann auch nur gemeinsam mit der Klinik verwertet werden. Wenn
wir Allgemeinveränderungen höheren Grades an beiden Hemisphären finden,
spricht dies für eine diffuse zerebrale Schädigung, z.B. durch einen

Hydrocephalus internus bei Tumor im Kleinhirn. Bei Großhirnmetastasen
finden wir mehr oder weniger ausgeprägte Herdsymptome, bei allen Metastasen in über 5o% der Fälle. Besonders wichtig ist es, genau zu prüfen, ob nicht mehrere Herdbefunde im Sinne multipler Metastasen vorliegen. Nebenbei sind bei multiplen Metastasen auch schwere Allgemeinveränderungen fast immer vorhanden.

Finden wir auch bei Solitärmetastasen schwere Allgemeinveränderungen
im EEG, so spricht dieser Befund für eine sehr ungünstige Prognose.
Meist sterben diese Patienten trotz normaler komplikationsloser Operation.

Artspezifisch kann das EEG natürlich keine Aussagen geben. Es kann
aber sehr wertvoll für eine Frühdiagnose sein.

Die Serienangiographie ist zweifellos die Methode mit der weitaus größten
Aussagekraft. Sie hat sich bei allen Tumoren hinsichtlich der Artdiagnose als einzige Kontrastmitteluntersuchung bewährt, bei der man auf
Grund der pathologischen Gefäße auf die Art des Tumors schließen kann.
Das gilt natürlich auch für Metastasen, wenn sie so gefäßreich sind,
daß sie im Angiogramm "angefärbt" erscheinen. Diese angiographische
Anfärbung beginnt am Ende der arteriellen Phase, wird in der kapillaren am stärksten und dauert bis in die Hälfte der venösen Phase. Charakteristisch für die Metastase ist die kugelige Form. Leider färbt
sich nur ein Drittel aller Metastasen an, und da besonders die nach
Hypernephrom (8o%), nach anderen malignen Tumoren in ca. 5o%, nach
Bronchialkarzinomen in 3o% und nach Mammakarzinomen in 17% (PENZHOLZ,
1968).

Wenn sich jedoch die Metastasen anfärben, wäre zu erwarten, daß multiple Metastasen leicht zu diagnostizieren sind. Leider stimmt dies
nur zu ca. 5o%. Die Ursache ist, daß sehr häufig eine große und andere
kleine Metastasen vorliegen, wobei letztere angiographisch noch nicht
nachweisbar sind.

Wie kann man aber auf multiple Metastasen schließen, wenn sie sich im
Angiogramm nicht anfärben? Wir sehen bei jeder großen Metastase eine
deutliche Raumbeschränkung, die natürlich auch zu einer Massenverschiebung führt, d.h. die A. cerebri anterior ist nach der Gegenseite verlagert. Diese Verlagerung ist besonders stark bei frontaler Lokalisation und nimmt ab, je weiter der Tumor okzipitalwärts gelegen ist.
Natürlich hängt der Grad der Raumbeschränkung von der Größe der Metastase und vom Begleitödem ab. Findet man aber bei einer größeren Metastase keine Seitenverschiebung der A. cerebri anterior, müssen wir annehmen, daß auf der Gegenseite ebenfalls Metastasen vorhanden sind.

Es müssen alle Angiogramme mit der Klinik zusammen bewertet werden.
Ein kugeliger Tumor wird mit größter Wahrscheinlichkeit als Metastase
diagnostiziert, wenn der Patient Träger eines Primärtumors oder in
einem Karzinomalter ist. Wenn diese letzteren Voraussetzungen gegeben
sind, wird man auch bei einer Raumbeschränkung ohne Anfärbung an eine
Metastase denken. Wir haben im eigenen Krankengut 49% der Metastasen-
fälle vor dem Eingriff diagnostiziert.

Bei Metastasen im Kleinhirn kann das Karotisangiogramm nur den Hydrocephalus internus zeigen. Dieser ist Ausdruck einer Liquorblockade
durch Kompression des 4. Ventrikels und Aquädukts. Die Vertebralis-
angiographie ist heute schon technisch viel leichter durchzuführen,
bietet allerdings in der Deutung noch immer erhebliche Schwierigkeiten.
Wenn man aber einen Rundherd im Kleinhirn angefärbt sieht, kann man
mit den klinischen Befunden die Diagnose stellen.

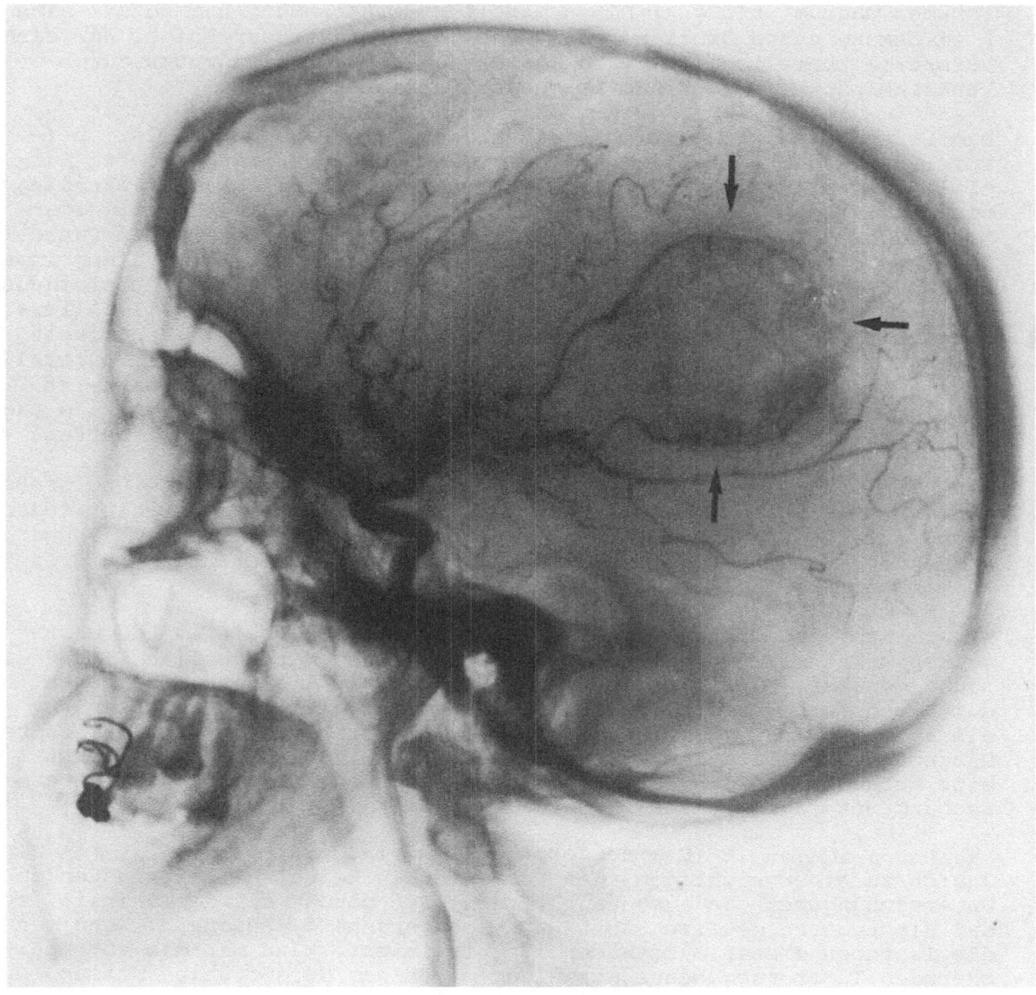

Abb. 3. Karotisangiogramm einer 58jährigen Patientin mit einer parieto-okzipital gelegenen Solitärmetastase eines Retothelsarkoms

Man muß aber immer daran denken, daß die angiographische Artdiagnose angefärbter Tumoren keineswegs leicht ist, und die Differentialdiagnose zwischen Metastase, Gliom und Meningeom viel Erfahrung des Beurteilers verlangt.

Pneumoencephalographie bzw. Ventrikulographie

Ein Grundprinzip gilt heute noch: Wenn eine Hirndrucksteigerung vorliegt, darf nur die Ventrikulographie, das ist die Füllung der Hirnkammern durch direkte Punktion der Seitenventrikel von zwei okzipitalen oder frontalen Bohrlöchern aus, erfolgen. Wenn man durch eine lumbale Punktion die sog. Enzephalographie anwenden würde, könnte durch die

Druckentlastung im Spinalkanal eine Einklemmung der Tonsillen in das Foramen magnum erfolgen. Diese medulläre Einklemmung hat sofort eine Atemlähmung durch Druck auf die Medulla oblongata zur Folge. Nur eine sofortige künstliche Beatmung und Entlastung des Hirndrucks durch Ventrikelpunktion kann das Leben des Patienten retten.

Die Luftfüllung wenden wir an, wenn das Angiogramm normal ist, beispielsweise bei Mittellinientumoren ohne Seitenverdrängung, bei multiplen Metastasen und bei allen Fällen von Liquorblockade. Allerdings ziehen wir heute bei klinischem Verdacht auf Tumor des Mittel- oder Kleinhirns die Ventrikulographie mit einigen Kubikzentimetern Pantopaque (positive Kontrastmittelfüllung) vor, weil die Luftfüllung immer eine beträchtliche Druckschwankung und Reizung des Plexus chorioideus bewirkt; beides ist bei der Pantopaquefüllung nicht der Fall. Allerdings wird letztere nur bei Prozessen im Bereiche des 3. Ventrikels, Aquädukts und 4. Ventrikels ausgezeichnete und meist bessere Aufschlüsse als bei der Luftfüllung ergeben. Die Luftfüllung hingegen zeigt infolge des großzügigen Austausches des Liquors auch die Form und Lage der Seitenventrikel. Daher muß man immer die richtige Wahl treffen.

Man kann wohl mit der PEG (Pneumoenzephalographie) die Lage und Größe eines Tumors in hohem Prozentsatz wirklich feststellen, es gibt jedoch keine exakte Artdiagnose. Diese ist nur in manchen Fällen auf Grund charakteristischer Lokalisation und Wachstumsart bestimmter Tumoren kombinatorisch möglich.

Wichtig ist, ob wir multiple Metastasen mit Sicherheit im PEG nachweisen können. Leider ist aber auch bei dieser Methode eine Sicherheit nicht gegeben, allerdings sind im PEG multiple kleinere Metastasen durch mehrfache Deformierung der Hirnkammern viel eher zu erkennen als in einem Angiogramm. Wenn die Multiplizität und damit die sichere Diagnose von Metastasen bestätigt werden soll, benützen wir zuerst eine Methode, die den Patienten überhaupt nicht belastet, die Untersuchung mit radioaktiven Isotopen.

Die Isotopendiagnostik (Gammaenzephalogramm) ist erst in den letzten Jahren zu einer wichtigen, den Patienten in keiner Weise belastenden Untersuchungsmethode ausgebaut worden. Sie beruht auf dem Prinzip, daß Hirntumoren gewisse Substanzen vorübergehend speichern. Wenn man die Isotopen dieser Substanzen i.v. injiziert, kann man die vom speichernden Tumor ausgehende Strahlung mit einem Geigerzähler messen oder einen Scan anfertigen, der uns die Lokalisation direkt zeigt (Szintigramm). Ein Nachteil dieser Untersuchung ist, daß nicht nur Tumoren, sondern auch Blutungen, Abszesse, Kontusionsherde mit Gewebsreaktion in der Umgebung, ebenso auch Enzephalomalazie speichern. Daher ist das Szintigramm nur im Verein mit der Klinik verwertbar. Natürlich gibt es auch Tumoren (zystische), die nicht speichern und nicht nachgewiesen werden können. Man kann verschiedene Substanzen verwenden. Für das einfache Szintigramm hat sich Technetium 99 sehr gut bewährt (andere Substanzen: J 131, humanes Serumalbumin, Hg 2o3 u.a.).

Das Technetiumszintigramm kann uns bei Fällen mit negativen oder fraglichen Angiogrammen helfen und uns infiltrierende, nicht raumbeschränkende Prozesse aufzeigen. Allerdings ist eine artdiagnostische Deutung nur vom klinischen Standpunkt aus zu geben.

Für uns besonders wichtig ist aber der Nachweis multipler Metastasen; bei speichernden Tumoren müßte das ohne Schwierigkeiten gelingen. Das stimmt auch, jedoch nur dann, wenn die Metastasen eine bestimmte Größe erreicht haben, die mit ca. 2 cm Durchmesser angegeben wird, da klei-

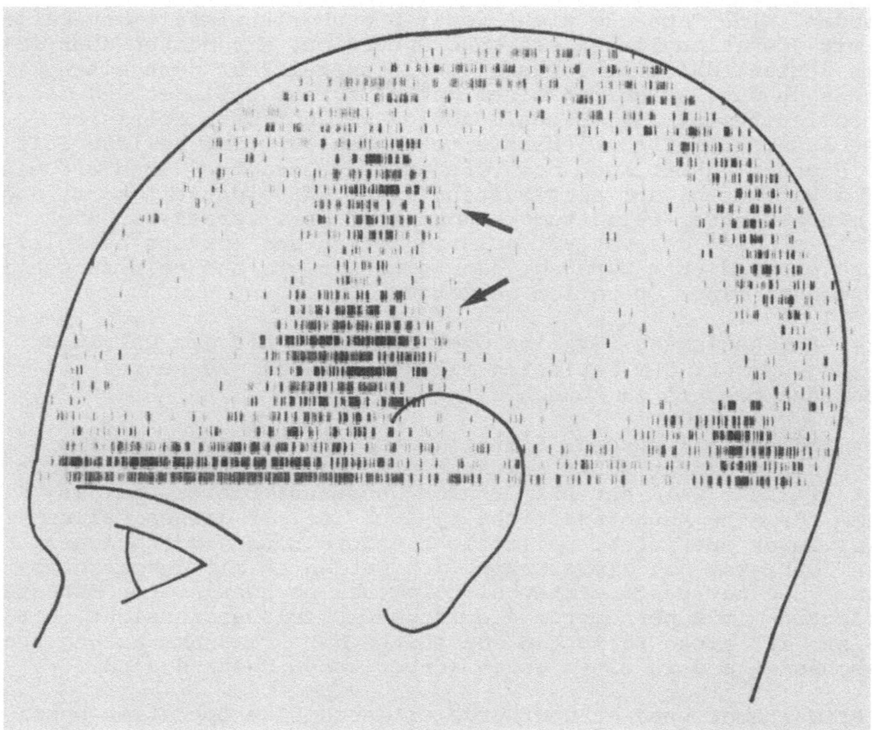

Abb. 4. Technetium-Szintigramm eines 6ojährigen Patienten mit multiplen
Metastasen links fronto-zentral

nere im Szintigramm nicht zur Darstellung kommen. Trotz allem ist diese
Diagnostik multipler Metastasen unbedingt zuerst anzuwenden, da sie
den Patienten in keiner Weise beeinträchtigt.

Die Liquordiagnostik spielt bei zerebralen Metastasen eine untergeordnete Rolle, weil einerseits bei Hirndrucksteigerung eine Lumbalpunktion
verboten ist und andererseits kein Unterschied gegenüber anderen Tumoren besteht. Es finden sich mäßige Eiweiß- und Zellvermehrungen im
Liquor. PENZHOLZ glaubt, daß eine Zellvermehrung über 5o/3 für multiple Metastasen spricht. Ein Tumorzellnachweis im Liquor ist nur dann
möglich, wenn die Metastase in den Ventrikel oder in den Subarachnoidalraum reicht (Arachnitis carcinomatosa). In der Praxis hat sich
gezeigt, daß alle Fälle mit Tumornachweis im Liquor inoperabel sind.

Die Echoenzephalographie bringt bei Metastasen nichts, sie kann höchstens
eine Mitellinienverschiebung oder einen Hydrocephalus internus aufzeigen; man muß auf jeden Fall eine Kontrastmitteldiagnose anschließen.

Operationsindikation und Prognose bei zerebralen Metastasen

Bei der Operationsindikation zerebraler Metastasen haben wir mehrere
Gesichtspunkte zu berücksichtigen und diese gegeneinander auszuwerten.

Es gibt keine grundsätzliche Regel, jeder Fall muß individuell beurteilt werden. Eine Tatsache steht fest: Die Überlebenszeit der Patienten ist mit Operation länger als ohne Operation. Wir müssen aber immer daran denken, daß eine längere Überlebenszeit nur dann einen Sinn hat, wenn sich der Patient in einem guten Zustand befindet und das Leben noch lebenswert ist. Deshalb sollen wir nur dann operieren, wenn eine Aussicht auf ein lebenswertes Leben für eine gewisse Zeit besteht. Hierher gehört auch noch das anfangs Gesagte. Haben wir einen benommenen Patienten, dem sein Zustand nicht zu Bewußtsein kommt und bei dem ein bekannter Primärtumor inoperabel ist, werden wir nicht operieren. Ist aber der Patient geistig frisch und erkennt beispielsweise eine progrediente Lähmung, dann sind wir oft aus rein menschlichen Gründen zu einer Operation gezwungen.

Die erste Grundbedingung für eine Operation ist, daß der Operateur die Überzeugung hat, dem Patienten mit dem Eingriff zu helfen und seinen Zustand bessern zu können.

In vielen Fällen (51% unseres Krankengutes) ist die präoperative Diagnose einer metastatischen Erkrankung nicht oder zumindest nicht sicher zu stellen, weil der Primärtumor unbekannt bleibt und das Angiogramm für eine Metastase nicht typisch ist. In diesen Fällen müssen wir immer operieren, falls nicht andere Kontraindikationen vorliegen. Übrigens hat diese Gruppe der Patienten mit unbekanntem Primärtumor und nur postoperativ histologisch nachgewiesener Metastase nach Patienten mit Hypernephrom die längste Überlebensaussicht. Die Ursache ist, daß diese Patienten von seiten der Primärerkrankung noch nicht geschädigt und in einem guten körperlichen Zustand sind.

Ist der Primärtumor bekannt und wurde er durch eine Operation beseitigt, dann kann man sich leichter und öfter zur zerebralen Operation entschließen als bei einem inoperablen Primärtumor.

Die Art des Primärtumors spielt ebenfalls bei der Indikationsstellung eine beträchtliche Rolle, da die Prognose nicht bei allen Karzinomen gleich ist. Wir müssen daher schon jetzt kurz über die Prognose berichten. Die beste Aussicht auf eine längere Überlebenszeit haben die Patienten mit einer Hypernephrommetastase. Hier sehen wir immer wieder Einzelfälle mit mehr- oder vieljähriger Überlebenszeit. Die durchschnittlich zweitbeste Prognose finden wir bei unbekannten Primärtumoren wegen des guten Allgemeinzustandes. An nächster Stelle kommen die Metastasen nach Mammakarzinom; bei jugendlichen Patienten gibt es äußerst maligne Formen, bei alten Patienten hingegen sehen wir manchmal eine mehrjährige Überlebenszeit. An nächster Stelle folgen die Metastasen nach Karzinom des Magen-Darmtraktes. Die Bronchial- und Thyreoideakarzinome ergeben die schlechtesten Resultate. Die Melanosarkome sind in der Regel äußerst maligne, metastasieren multipel, es gibt aber Einzelfälle mit Solitärmetastasen und längerer Überlebenszeit. Wenn der Patient bereits andere Melanommetastasen hat (Hautknötchen, Lungenmetastasen), ist die Operation der zerebralen Metastasen sinnlos.

Diese prognostischen Aussichten müssen bei der Indikation berücksichtigt werden, sowohl die Art des Primärtumors als auch das Alter und der Zustand des Patienten. In der Tabelle 2 ist die Überlebenszeit unserer operierten Fälle ersichtlich.

Tabelle 2. Überlebenszeit der operierten Fälle und der nicht operierten Fälle nach endültiger Diagnose

Überlebenszeit der operierten Fälle

	bis 14 Tage	bis 4 Wochen	bis 6 Monate	bis 1 Jahr	bis 2 Jahre	bis 3 Jahre	bis 4 Jahre
Solitär-Metastasen	18	16	75	27	15	3	1
Multiple Metastasen	5	4	1				

Überlebensheit der nicht operierten Fälle

| Solitär-Metastasen | 4 | 2 | | | | | |
| Multiple Metastasen | 9 | 7 | 6 | | | | |

Kontraindikationen zur Operation

In erster Linie ist der schlechte Allgemeinzustand eine Kontraindikation gegen eine zerebrale Operation. Hierher gehören auch die bewußtseinsgestörten Patienten mit inoperablem Primärtumor.

Eine weitere Kontraindikation resultiert aus allen den Umständen, auf Grund derer keine Besserung des Zustandes des Patienten postoperativ zu erwarten ist; hierher gehören vor allem die Größe und Lokalisation des Tumors und ähnliche Überlegungen.

Schließlich sind multiple zerebrale Metastasen von Haus aus nicht zu operieren. Wir haben uns in 1o Fällen mit multiplen zerebralen Metastasen zu einer Operation verleiten lassen, da die nachgewiesenen 2 oder 3 Metastasen auf engem Raum waren und in einer einzigen Operation exstirpiert werden konnten. Die Überlebenszeit war in keinem einzigen Fall länger als 4 Wochen (s. Tabelle 2).

Über die Strahlentherapie wird anderen Orts berichtet. Die Behandlung mit zytostatischen Medikamenten ist höchstens nach erfolgreicher Exstirpation einer zerebralen Metastase zur Behandlung des Primärtumors oder anderer Körpermetastasen indiziert. Der Erfolg an nicht operierten Hirnmetastasen ist bisher nicht bewiesen, eher sogar unwahrscheinlich.

Metastatische Erkrankungen der Wirbelsäule und des Spinalkanals

Einleitung

Die Chirurgie der Metastasen der Wirbelsäule und des Spinalkanals hat nur einen Zweck, das Kompressionssyndrom des Rückenmarkes zu beseitigen und die totale Querschnittsläsion zu verhindern. Wir müssen uns darüber bewußt sein, daß die Erkrankung als solche nicht beeinflußt werden kann. Die Verlängerung des Lebens kann nur dadurch entstehen, daß die schweren Folgen einer kompletten Lähmung (Dekubitus oder Urosepsis) verhindert werden, aber nicht durch Beeinflussung der Grundkrankheit.

Lokalisation der Metastasen

Die überwiegende Mehrzahl der Metastasen maligner Tumoren finden sich im Wirbelkörper bzw. auch Wirbelbogen, nur eine weit geringere Anzahl ist im Epiduralraum gelegen. Intradurale Metastasen sowie die Arachnoiditis carcinomatosa und intramedulläre Metastasen sind Seltenheiten. Am häufigsten befallen ist der Thorakalbereich (ca. 5o%), dann die lumbale Wirbelsäule (ca. 3o%) und schließlich der zervikale Anteil mit ca. 2o%.

Histologie der Metastasen

Unter allen extraduralen, spinalen Tumoren stehen die Metastasen nach Karzinomen bezüglich Häufigkeit an erster Stelle (121 von 413 Fällen nach GRINKER u. SAHS, 1966). Von diesen Metastasen sehen wir die häufigsten beim Karzinom des Bronchus und der Mamma, gefolgt vom Karzinom

der Prostata und des Magen-Darmtraktes und des Hypernephroms. Recht
oft findet man Karzinommetastasen der Wirbelsäule, ohne den Primärtumor
zu kennen (ROGER et al, 1965: 14%; FRANCIS u. HUTTER, 1963: 22,3%;
TÖRMÄ, 1957: 22,4%). Alle Angaben über spinale Metastasen differieren
beträchtlich, so daß eine statistisch einwandfreie Aufstellung gar
nicht gegeben werden kann. Beispielsweise berichten WILSON u. RUPP
(1947), daß die Metastasen nach Prostatakarzinom mit 28,3% am häufigsten sind, ebenso ALEXANDER et al. (1956) mit 27,3%, während andere
Autoren nur eine Häufigkeit zwischen 5 und 14% angeben. Nicht vergessen
darf man die Metastasen von plasmozytären Myelomen, die enorme Zerstörungen der Wirbel verursachen können. Die braunen Tumoren können wir
ebenso wenig wie das Lymphogranulom oder das eosinophile Granulom in
die malignen Tumoren einbeziehen. Es bleiben noch die vorwiegend bei
jüngeren Patienten vorkommenden Sarkommetastasen, die entweder im
Epiduralraum allein oder im Knochen und Epiduralraum gelegen sind.

Intervall zwischen Primärtumor und den ersten Symptomen von Metastasen

Der Zwischenraum zwischen Auftreten des Primärtumors und den ersten
Symptomen der spinalen Metastasen ist sehr verschieden. Er kann einige
Monate betragen, aber auch in ca. 1o% der Fälle über 5 Jahre. Diese
verschiedenen Zwischenräume hängen von der biologischen Malignität
des Tumors - daher auch vom Alter der Patienten - und auch von der Art
des Primärtumors ab. Bronchialkarzinome metastasieren rasch, die längsten Intervalle kann man beim Prostatakarzinom, Hypernephrom und vereinzelt beim Mammakarzinom sehen.

Symptomatik

Die Symptomatik entspricht der eines extraduralen Tumors. Zum Unterschied von gutartigen extraduralen Tumoren ist bei den malignen und
natürlich auch bei den Metastasen die Zirkulationsstörung des Rückenmarkes eine äußerst gefährliche und nicht seltene Komplikation. Durch
die Ausdehnung des Prozesses und des destruierenden Wachstums kommt
es zur Anämisierung des Rückenmarkes einerseits durch eine ausgedehnte
flächenhafte oder zirkuläre Kompression, andererseits durch Thrombose
der Arterien und Venen des Rückenmarkes. Im Augenblick einer Anämisierung des Rückenmarkes entstehen Myelomalazien, die natürlich irreparabel sind; manchmal tritt sofort eine Totalerweichung des gesamten
Querschnittes ein. Klinisch äußert sich dieses Ereignis in einer sehr
rasch, oft in wenigen Stunden auftretenden schlaffen Querschnittsläsion.

Diagnose

Die Diagnose der Metastasen läßt sich meist schon nach dem Nativröntg-
genbild der Wirbelsäule stellen. Wenn die Wirbeldestruktion mit der
Höhe der neurologischen Störung übereinstimmt, ist die Diagnose gesichert. Bei allen Fällen ohne Wirbelveränderung wird uns eine sub-
okzipital ausgeführte Myelographie mit Pantopaque die spinale Kompression aufzeigen und exakt lokalisieren lassen. Allerdings können wir
nur einen extraduralen Tumor bestätigen ohne Artdiagnose.

Indikation zur Operation

Gerade bei metastatischen Tumoren der Wirbelsäule und des Spinalkanals gibt es keine einheitliche Indikation zur Operation. Eine Radikaloperation ist bei Destruktionsprozessen des Wirbels praktisch nicht möglich, vielleicht einmal bei Metastasen, die nur im Epiduralraum gelegen sind. RASMUSSEN et al. (194o) lehnen eine Operation ab und stellen nur eine Indikation, wenn der Primärtumor nicht diagnostiziert ist und daher die Art der Läsion unbekannt ist. ELVIDGE u. BALDWIN (1949), ROGERS (1958) u.a. empfehlen eine Intervention nur bei progressiver Rückenmarksläsion. Die meisten Autoren stellen jedoch eine wesentlich weitere Operationsindikation.

Wir müssen daran denken, daß wir bei der Operation nur eine Entlastung des Rückenmarkes bzw. der Kauda erreichen können, jedoch niemals die Grundkrankheit entscheidend beeinflussen. Eine Ausnahme bildet das plasmozelluläre Myelom, welches solitär im Wirbelkörper auftreten kann, dann aber einem Primärtumor entspricht; nach operativer Entfernung und Nachbestrahlung können wir mitunter jahrelange Symptomfreiheit erzielen. Dasselbe gilt für manche Fälle des Retothelsarkoms.

Wenn kein Primärtumor gefunden werden kann, liegt eine absolute Operationsindikation vor, falls keine ausgesprochene Kontraindikation den Eingriff verbietet.

Eine Operation hat nur einen Sinn, wenn wir eine Besserung der neurologischen Ausfälle erreichen können. Außerdem werden wir nur an einen Eingriff denken, wenn der Zustand des Patienten noch eine längere Lebenszeit erwarten läßt und wenn das Rückenmark nicht irreparabel geschädigt ist. Wenn man aber das Elend einer kompletten Querschnittsläsion kennt, ist man verpflichtet, mit allen Mitteln diesen furchtbaren Zustand zu vermeiden. Abgesehen vom Empfinden des Patienten, ist die Pflege eines Querschnittsgelähmten mit Verlust von Stuhl- und Harnkontrolle, mit Dekubitalgeschwüren und mit Harninfektionen ungeheuer schwer und anstrengend. Wir in Wien stehen daher absolut auf dem operativen Standpunkt, solange noch eine Aussicht auf Besserung besteht.

Die Operation besteht in der Entfernung des tumorösen Gewebes in möglichst hohem Ausmaß durch Laminektomie und auch in der Entfernung der erkrankten Knochenteile. Das Rückenmark muß jedenfalls völlig vom Druck befreit werden. Im thorakalen und lumbalen Bereich erübrigen sich versteifende Operationen bei größeren Knochendefekten, da meist ein Mieder als Stütze genügt. Im Zervikalbereich muß man gelegentlich eine vordere Fusion mit transplantiertem Knochen aus dem Beckenkamm anschließen. Oft sind die Eingriffe sehr blutreich und technisch schwierig, besonders bei Hypernephrommetastasen.

Ob eine Nachbestrahlung angeschlossen werden soll, hängt davon ab, ob ein strahlenempfindlicher Tumor vorliegt oder nicht.

Prognose

Die Prognose nach diesen Operationen kann sich nur auf den Rückgang der Lähmungen beziehen und nicht auf den Patienten selbst, bei dem die Allgemeinerkrankung entscheidend ist. BARRON et al. (1959) u.a. haben völlig recht, wenn sie sagen, daß die Dauer der Lähmung im umgekehrten Verhältnis zum Rückgang der nervösen Ausfälle steht. Daher muß der Grundsatz gelten, zu operieren, sobald die ersten neurologischen Symptome auftreten. Auf diese Weise wird man die deletäre Komplikation der vaskulären Myelomalazie vermeiden.

Die Prognose hängt von der biologischen Malignität des Tumors ab.
Wenn das Wachstum relativ langsam fortschreitet, können wir oft einen
neurologisch guten oder erträglichen Zustand bis zum Tode des Patienten erreichen.

Kontraindikationen zur Operation

In erster Linie ist es der schlechte Allgemeinzustand des Patienten,
der eine Operation verbietet.

Eine Kontraindikation liegt vor bei multiplen Metastasen in der Wirbelsäule, womöglich mit multipler Rückenmarksschädigung.

Eine vermeidbare Kontraindikation entsteht dann, wenn der Eingriff zu
lange verzögert wurde. Eine schon lange bestehende komplette Querschnittsläsion ist irreparabel, ebenso die akut auftretende schlaffe
Querschnittsläsion durch eine Myelomalazie. Man kann im letzten Falle
noch eine Sofortoperation vornehmen und wird gelegentlich noch Erfolg
haben. Wenn die Patienten aber mit einer kompletten schlaffen Querschnittsläsion nach Tagen oder Wochen kommen, ist der Eingriff als
sinnlos anzulehnen.

Eine schwere Paraparese mit spastischen Reflexen ist keine Kontradin-
dikation, nicht einmal ein kompletter motorischer Ausfall, wenn noch
eine Sensibilität vorhanden ist. Wir haben aber bei Patienten über
7o Jahren und einer kompletten motorischen Lähmung niemals einen Erfolg
erzielt. Alle diese Patienten sind kurz nach der Operation verstorben,
keiner hat 4 Wochen überlebt.

Literatur

Zerebrale Metastasen

ANDERSON, R.: Diodrast studies of the vertebral and cranial venous
     system. J. Neurosurg. 4, 411 (1951).
BAILEY, P.: Die Hirngeschwülste, 2. Aufl. Stuttgart: Enke 1951.
BAKER, A.B.: Metastatic tumours of the nervous system. Arch. Path.
     34, 495 (1942).
BATSON, O.V.: The functions of the vertebral veins and their role in
     the spread of metastases. Amer. Surg. 112, 138 (194o).
BONNAL, J., et al.: Images électroencéphalographiques et angiogra-
     phiques au cours de métastases cérébrales. Rév. neurol. 9o, 653
     (1954).
BRENNER, H., PENDL, G.: Operationsindikationen und Kontraindikationen
     bei Hirnmetastasen. Im Druck.
BRUNNER, W.: Über die Häufigkeit von Gehirnmetastasen. Z. ges. Neurol.
     Psychiat. 154, 793 (1936).
CAIN, H.: Hämatogene Geschwulstzellausbreitung in der Lunge. Z. Krebs-
     forsch. 62, 223 (1958).
CHRISTENSEN, E.: Intracranial carcinomatous metastases in a neurosur-
     gical clinic. Acta psychiat. (Kbh.) 24, 353 (1949).
GLOBUS, J.H., MELTZER, Th.: Metastatic tumors of the brain. Arch.
     Neurol. Psychiat. (Chic.) 48, 163 (1942).
GROS, Ce., ROLLGEN, A.: Tumeurs mélaniques du système nerveux central.
     Sem. Hôp. Paris 32, 1531 (1956).
HARE, C.C., SCHWARZ, G.A.: Intracerebral carcinomatous metastases.
     Arch. intern. Med. 64, 542 (1939).

HEPPNER, F.: Die Erkennung und Behandlung von neoplastischen Hirn-
metastasen. Zbl. Neurochir. 12, 129 (1952).
KNIERIM, G.: Über diffuse Maningealkarzinose. Beitr. path. Anat. 44,
4o9 (19o8).
KRASTING, K.: Beitrag zur Statistik metastatischer Tumoren ... Z. Krebs-
forsch. 4, 315 (19o6).
LESSE, St., NETSKY, M.U.: Metastasis of neoplasms in the central ner-
vous system and meninges. Arch. Neurol. (Chic.) 72, 133 (1954).
McLEAN, A.J.: Intracranial tumors. In: Handbuch der Neurologie v.
BUMKE u. FOERSTER, Bd. 14, S. 131-241. Berlin: Springer 1936.
MINKOVSKY, M.: Über metastatische Hirngeschwülste. Schweiz. Arch.
Neurol. Neurochir. Psychiat. 46, 41 (1941).
MOLL, A.: Über Hirnmetastasen des Bronchialkrebses. Dtsch. Z. Nerven-
heilk. 161, 8o (1949).
MÜLLER, H.R., WOCHNIK, G.: Metastatische Hirntumoren. Internist (Berl.)
2, 212 (1961).
NEDELKO, B., et al.: Spectrum New York: Pfizer (Int. Inc.) 5. Bd.,
Heft 5, S. 87 (1962). Kongreßnotizen.
OLIVECRONA, H., TÖNNIS, W.: In: Handbuch der Neurochirurgie, Bd. IV,
3. Teil, S. 359, TÖNNIS, W.: Diagnostik der intrakraniellen Geschwülste. Band III, S. 1o6, ZÜLCH, K.J.: Biologie und Pathologie
der Hirngeschwülste. Berlin-Göttingen-Heidelberg: Springer 1956
u. 1962. (Ausführliches Schrifttum).
PAILLAS, J.E., BONNAL, J., SOUBRAYROL, R.: Considération sur les
tumeurs cérébrales métastatiques. Sem. Hôp. Paris 32, 1537 (1956).
PENZHOLZ, H.: Die metastatischen Erkrankungen des Zentralnervensystems
bei bösartigen Tumoren. Wien-New York: Springer 1968.
PRUITT, J.C., et al.: Quantitative study of malignant cells in local
and peripheral circulating blood. Surg. Gynec. Obstet. 114, 179
(1962).
RECKLINGHAUSEN, F.: über die venöse Embolie ... Virchows Arch. path.
Anat. 186, 3o7 (19o6).
ROTENBERG, S., JAKOBSIN, A.: Zit. bei MINKOVSKI.
SCHMÄHL, D.: Experimentelle Untersuchungen über den Mechanismus der
hämatogenen Metastasierung beim Krebs. Dtsch. med. Wschr. 86, 6o7
(1961).
SCHMIDT, G.: Über einige Fälle von Spätmetastasen mit Spätrezidiven.
Z. Krebsforsch. 6o, 21o (1954).
SIMIONESCK, M.D.: Metastatic tumors of the brain. J. Neurosurg. 17,
361 (196o).
TÖNNIS, W.: Artdiagnose der Großhirngeschwülste durch Serienangiogra-
phie. Langenbecks Arch. Chir. 282, 378 (1955).
WALTER, H.E.: Krebsmetastasen. Basel: Schwabe 1948.
WORINGER, E., GLOOR, P.: Existence simultanée de deux tumeurs mela-
niques... Mschr. Psychiat. Neurol. 12o, 424 (195o).
ZAAIJER, J.H.: Über die Behandlung von metastatischen Gehirntumoren.
Zbl. Neurochir. 3, 7 (1938).

Spinale Metastasen

ALEXANDER, E., et al.: Metastatic lesions of the vertebral column,
causing cord compression. Neurology (Minneap.) 6, 1o3 (1956).
BARRON, K.D., et al.: Experiences with metastatic neoplasms involving
the spinal cord. Neurology (Minneap.)1, 91 (1959).
ELVIDGE, A.R., BALDUIN, M.: Clinical analysis of eighty-eight cases
of metastatic carcinomas ... J. Neurosurg. 6, 495 (1949).
FRANCIS, K.C., HUTTER, R.V.P.: Neoplasms of the spine in the aged.
Clin. orthop. 26, 54 (1963).
GRINKER, R.R., SAHS, A.L.: Neurology. Springfield: Ch.C. Thomas 1966.

OLIVECRONA, H., TÖNNIS, W.: Handbuch der Neurochirurgie, 7. Bd.,
    1. Teil, S. 66-69. Berlin-Heidelberg-New York: Springer 1969.
    (Ausführliches Schrifttum).
PERESE, D.M.: Treatment of metastatic extradural spinal cord tumors.
    Cancer (Philad.) 11, 214 (1958).
RASMUSSEN, T.B., KERNOHAN, J.W., ADSON, A.W.: Pathologic classification
    with surgical consideration of interspinal tumors. Amer. Surg. 111,
    513 (194o).
ROGER, G.V., ODUM, G.L.: Extradural spinal metastases and their neuro-
    surgical treatment. J. Neurosurg. 23, 5o1 (1965).
ROGERS, L.: Malignant spinal tumours and the epidural space. Brit. J.
    Surg. 45, 416 (1958).
TÖRMÄ, T.: Malignant Tumours of the spine ... Acta. chir. scand. Suppl.
    225, 176 (1957).
WILSON, G., RUPP, C.: Spinal cord lesions associated with metastatic
    tumours. Trans. Amer. neurol. Ass. 72, 125 (1947).
WRIGHT, R.L.: Malignant tumors in the spinal extradural space ...
    Amer. Surg. 157, 227 (1963).

Die Strahlentherapie maligner Tumoren des ZNS

W. SEITZ

Dieses Kapitel ist auf Grund der diffizilen Anatomie und Physiologie
des Organs sowie der sich daraus ergebenden vielfältigen Verhaltensweise bzw. biologischen Wertigkeit histologisch gleichartig klassi-
fizierter Tumoren ein sehr komplexes Thema. Im Rahmen dieses kurzen
Beitrages wird es nur möglich sein, durch einige allgemeine Richtlinien die Grenzen und Möglichkeiten der Radiotherapie in der Behandlung der Geschwülste des zentralen Nervensystems nach dem Stand unseres derzeitigen Wissens aufzuzeigen.

Eine optimale Therapie und die Ausnützung aller zur Verfügung stehenden Mittel setzt die Zusammenarbeit zwischen Neurochirurgie, Neuro-
pathologie und Radiotherapie voraus, außerdem scheint die Kenntnis
der Leistungsfähigkeit des anderen Faches notwendig. Folgende

Allgemeinen und strahlenbiologischen Grundlagen

sollte auch der Nichtradiotherapeut kennen. Ein kurativer Strahlen-
behandlungsversuch, auch im Bereich des Zentralnervensystems, hat zu
berücksichtigen:

Tumor

Durch welche Dosis, in welcher Zeit und mit welcher Fraktionierung
ist es möglich, einen größtmöglichen Anteil von Geschwulstzellen letal
zu schädigen? Kann man aus der feingeweblichen Morphologie dafür Anhaltspunkte gewinnen? In welcher Weise sind das genuine Wachstum und
Volumen der Geschwulst zu berücksichtigen, wie kann die Lage des Tumors
zu den Liquorwegen und zu verschiedenen neurologischen Zentren sowie
die Nachbarschaftsreaktion des Hirngewebes für die Wahl der Bestrahlungstechnik bedeutsam sein? Durch die Durchführung eines Therapieplanes wird innerhalb des Organs ein bestimmtes Volumen mit homogener,
tumorzerstörender Dosis belastet. Umfaßt dieser Raum wirklich alle
Gebiete potentieller Geschwulstausbreitung unter gleichzeitiger Schonung lebenswichtiger Areale, die von der Erkrankung selbst nicht be-
droht sind?

Organ

Auch bei ausgefeiltester Bestrahlungstechnik läßt sich einerseits
im vorgesehenen Behandlungsgebiet die Mitschädigung gesunden Gewebes,
von dem die reparativen Vorgänge ausgehen sollten, sowie die Durchstrahlung unbeteiligter Hirnanteile, je nach Tumorlokalisation, nicht
vermeiden. Die Frage nach Strahlensensibilität und -toleranz des ge-

sunden Nervengewebes wurde daher früh gestellt, oft untersucht und
ist auch heute noch nicht mit absoluter Sicherheit zu beantworten.
Die von BAILEY (1962) im Tierversuch gewonnenen Erkenntnisse in Bezug
auf Einzeldosis, Fraktionierung, Früh- und Spätveränderungen der Ner-
venzellen, Gliazellen und des Gefäßsystems können nicht unbedingt auf
den Menschen angewendet werden. Die Frage der kausalen Zusammenhänge
ist nicht geklärt. Während die primäre Wirkung einer einzeitigen hohen
Dosis auf alle Zellanteile relativ leicht nachzuweisen ist, kann bei
der Spätschädigung mit reaktiven Veränderungen der zusätzliche Einfluß
der Wechselbeziehung zwischen morphologisch und funktionell veränderten Hirngewebsanteilen nicht sicher abgegrenzt werden. Sicher ist,
daß man früher die direkte Wirkung ionisierender Strahlung an der
Ganglienzelle unterschätzt hat.

Als praktischer Anhalt für die Toleranzgrenze des menschlichen Gehirns
bei bestimmten Herddosen und zeitlicher Fraktionierung dient ein von
LINDGREN (1958) aus Sektionsbefunden ausgewertetes Diagramm, das wir
hier wiedergeben.

Das Diagramm gibt einen Richtpunkt für die Bestimmung der Höhe einer
fraktionierten Dosis, welche die gleiche biologische Wirkung hat wie
eine entsprechende, nicht fraktionierte Einzeldosis und umgekehrt.
Wählt man Herddosis und Fraktionierung so, daß die Werte oberhalb der
Linie *a* liegen, so sind Spätschäden des Gehirns mit Sicherheit zu erwarten. Die Linie *b* gibt Werte an, bei denen gerade noch Hirnschädi-

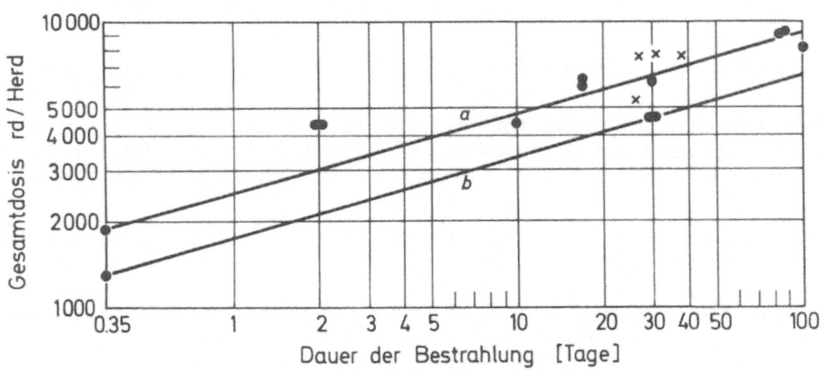

Abb. 1. Hirntoleranzgrenze und Fraktionierung

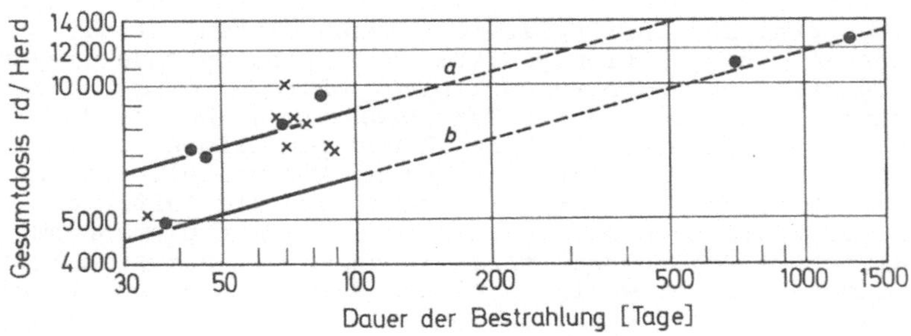

Abb. 2. Kurve der Abb. 1 erweitert

gungen festgestellt werden konnten. Sie ist ein Annäherungswert für
die Toleranzgrenze des menschlichen Gehirns. Die überragende Bedeutung
der Fraktionierung bei der Verhütung von Spätveränderungen läßt sich
deutlich ablesen, eine große Erholungsfähigkeit der gesunden Nerven-
zelle muß angenommen werden. Außerdem spielen sicher das Alter des
Patienten und verschiedene andere Faktoren wie Gefäßschäden, Vorerkrankungen etc. eine beeinflussende Rolle in Bezug auf Strahlentoleranz und Reparationsfähigkeit. Aus klinischen und experimentellen Erfahrungen kann man auf eine höhere Empfindlichkeit der weißen Substanz
schließen, wobei im Rahmen der Strahlentherapie besonders Hypthalamus,
Hirnstamm und verlängertes Mark geschont werden müssen (LÖHR u. VIETEN,
1967).

Planung und Durchführung der Therapie

Aus der Berücksichtigung der bisher genannten Kriterien ist bereits
ersichtlich, daß jeder Fall in der Bestrahlungsplanung individuell
behandelt werden sowie eine flexible Anpassung der Therapiedurchfüh-
rung an den klinischen Verlauf möglich sein muß. Im allgemeinen kann
man sich an folgende, von BOUCHARD (1966) zusammengestellte Indikationen zur Strahlentherapie der Hirntumoren halten:

a) Nachweislich nicht im Gesunden operierte, strahlensensible Tumoren
oder solche, deren Entfernung in toto erfahrungsgemäß nur bedingt möglich ist (dazu zählt die Mehrzahl der Gliome);

b) inoperable Tumoren nach explorativer Trepanation mit gesicherter
Histologie;

c) Geschwülste, die dur⋅ Nadelbiopsie ohne Operation histologisch
gesichert sind;

d) Tumoren des Mittelhirns oder Hirnstamms, die klinisch verifiziert
sind (solche infiltrativen und raumverdrängenden Prozesse sollen auch
ohne Kenntnis ihrer Gewebsart einer Strahlentherapie unterzogen werden);

e) Rezidivtumoren nach chirurgischem Eingriff, deren Reoperation nicht
durchgeführt werden kann.

Zur Frage der Nachbestrahlung bei operierten Tumoren muß nochmals auf
die Schwierigkeiten hingewiesen werden, die sich daraus ergeben, daß
eine Beurteilung der Operationsradikalität nur bedingt möglich ist.
Dazu kommen histologische Unsicherheiten. In der Gruppe der Gliome
kann innerhalb ein und desselben Tumors an verschiedenen Orten der
Gewebsentnahme das feingewebliche Bild völlig unterschiedlich sein.
Die Erscheinungstypen Astrozytom, Oligodendrogliom, Glioblastom in
verschiedenen Reifegraden können nebeneinander vorkommen, dazu histologisch normale Bezirke. Bei infiltrierenden Geschwülsten ist die
Aussage, ob außerhalb des Operationsgebietes noch Blastomherde liegen
können, kaum zu beantworten, auch makroskopisch bieten sich dem Chirurgen wenig sichere Anhaltspunkte der Tumorbegrenzung. Aus diesem
Gesichtspunkt muß eine generelle Nachbestrahlung der Gliome mit entsprechend großräumigen Feldern gefordert werden. Andererseits ist bei
der schlechten Gesamtprognose dieser Erkrankung auch die Auffassung
vertretbar, im Rezidivfall nach Operation noch eine Therapiemaßnahme
zumindest als palliative Möglichkeit offen zu haben. Eine zweimalige
Bestrahlung mit Tumordosis bei wenig sensiblen Geschwülsten führt un-
weigerlich zu schwersten Hirnnekrosen.

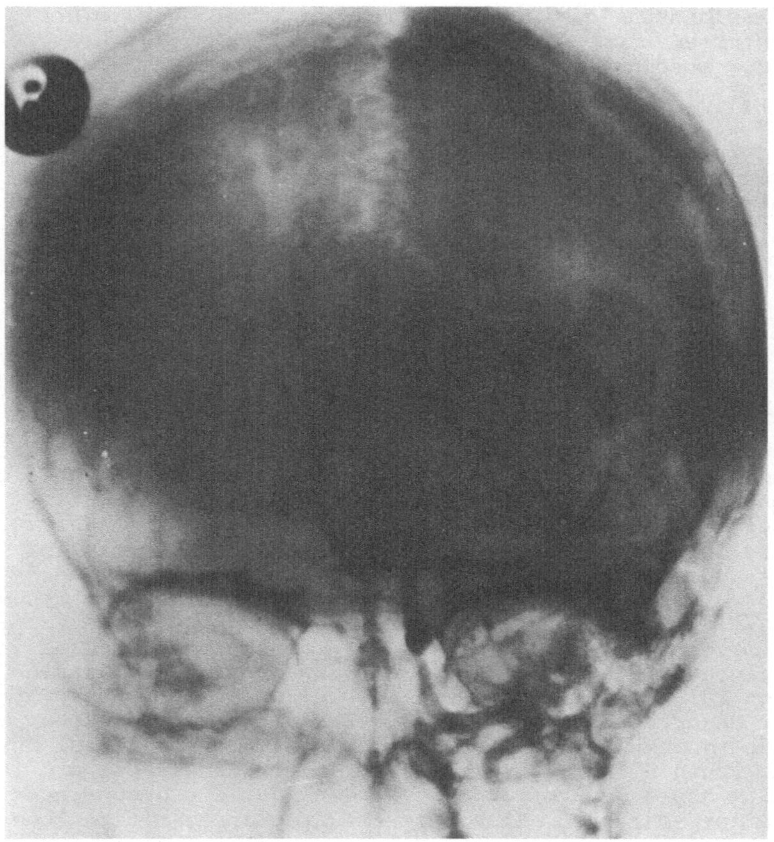

Abb. 3. Im a.p. Angiographiebild deutlich angefärbter Tumor

Die Kontradindikationen der Strahlentherapie unterteilt derselbe Autor:

Absolute Kontraindikationen:

a) Ungenügende Diagnose oder Lokalisation eines primären intrakraniellen Tumors (Die Ausnahme sind die Blastome des Mittelhirns und Hirnstamms, die einer Exploration nicht zugänglich sind. Diese sollten jedoch mit allen zur Verfügung stehenden diagnostischen Hilfsmitteln abgeklärt werden.);

b) degenerative Hirnleiden (diffuse Enzephalitis, diffuse Gliose, zerebrale Atrophie);

c) klinisches Tumorrezidiv ohne ausreichende Sicherung einer echten Reaktivierung des Neoplasmas;

d) vorausgegangene intensive Bestrahlung (Die Ausnahme bilden sehr strahlenempfindliche Tumoren, die auf die erste, innerhalb der Toleranzgrenze applizierte Dosis gut angesprochen haben und erst nach längerer Remissionszeit wieder auftreten wie Medulloblastome, Ependymoblastome, Retikulumzellsarkome und verschiedene Metastasen.);

e) Neoplasmen, die mit Sicherheit totalexstirpiert werden konnten sowie gutartige Tumoren, deren radikale operative Entfernung unter

allen Umständen versucht werden sollte. (Über die Schwierigkeit der
Definition und Absicherung der Totalexstirpation wurde bereits diskutiert. Wir vertreten nicht die Ansicht, eine routinemäßige postoperative Bestrahlung absolut abzulehnen.)

Relative Kontraindikationen:

a) Unbeherrschte intrakranielle Drucksteigerung und Hirnödem (diese
müssen erst durch andere therapeutische Maßnahmen unter Kontrolle
gebracht werden);

b) das Fehlen einer genauen histologischen Diagnose, wenn diese ohne
Risiko für den Patienten nachgeholt werden kann

Wahl der Strahlenart und allgemeine Bestrahlungstechnik

Im allgemeinen wird heute der perkutanen Therapie der Vorzug gegeben,
obwohl die Methode der postoperativen intrakavitären Lokalbestrahlung
mit radioaktiven Isotopen (z.B. mit ^{60}Co-Perlen, KLAR, BECKER u.
SCHEER, 1954) bei alleiniger Anwendung und in Kombination mit der
Teletherapie gute Ergebnisse brachte. Die Herdtiefen liegen oft in
einem Bereich, in dem auch bei konventioneller Röntgentherapie noch
brauchbare Isodosen erreicht werden können. Trotzdem sollte die Megavolttherapie wegen der größeren Knochenschonung und günstigeren Raum-
Dosisverteilung bevorzugt werden. Für die Telegammabestrahlung und
ultraharte Röntgenbehandlung gelten etwa ähnlich günstige Voraussetzungen. In beiden Fällen sollte man eine sichere und klinisch erprobte
Stehfeldmethodik bevorzugen. Dabei kann, vor allem in der Telekobalttherapie, je nach Ausdehnung und Lokalisation des Tumors die Zahl der
Felder und technischen Hilfsmittel (z.B. Keilfilter) sowie die pro
Feld eingestrahlte Dosis derart variiert werden, daß die gewünschten
Isodosenverhältnisse entstehen. Eine Bestrahlungsplanung mit am Phantom photodensitometrisch ausgewerteten Filmisodosen soll dies verdeutlichen.

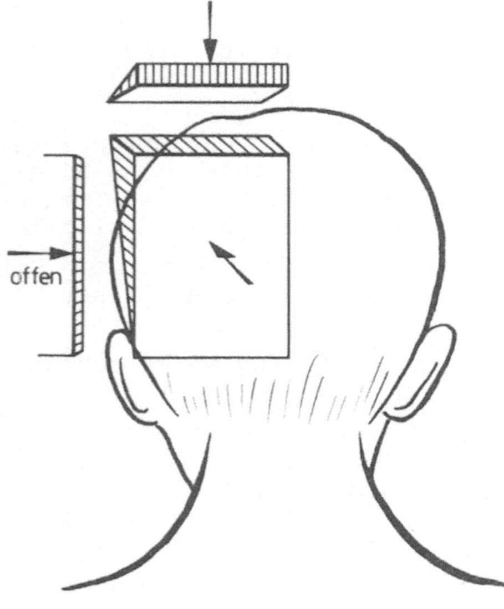

Abb. 4. Bestrahlung mit ^{60}Co aus 3
Feldern (okzipitales und parietales
Feld mit Keilfilter 12,5 Grad; tem-
porales Feld offen. Die Expositions-
zeiten wurden so berechnet, daß die
Keilfelder in der Achse dieselbe
Oberflächendosis hatten wie das of-
fene Feld)

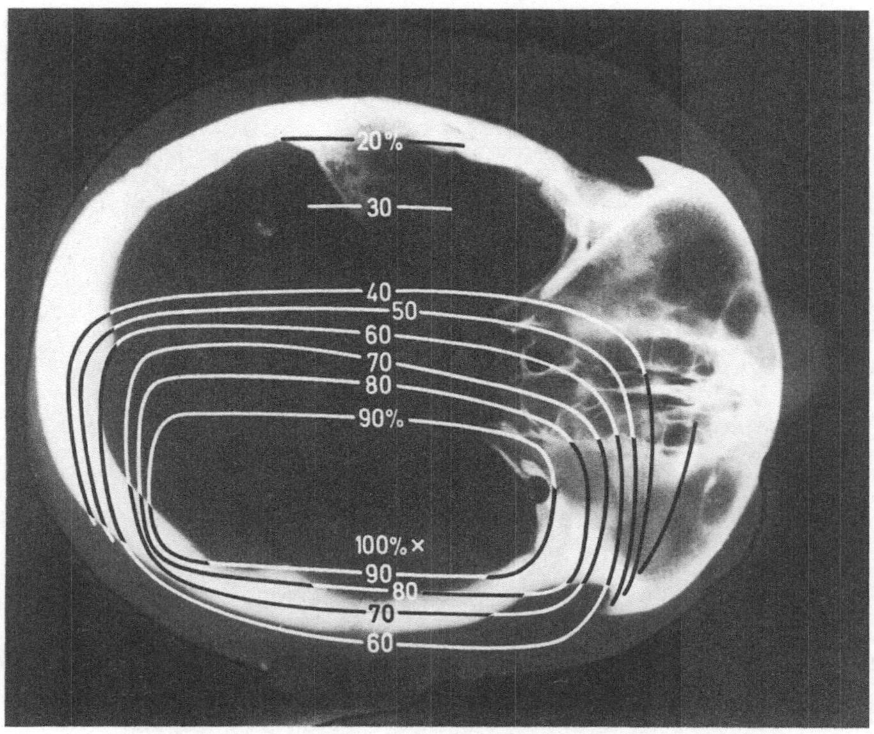

Abb. 5. Ausgewertete Filmisodosen im Querschnitt in Tumorhöhe, projiziert in ein Röntgenbild der entsprechenden Phantomdichte

Abb. 5 zeigt die ausgewerteten Filmisodosen im Querschnitt in Tumorhöhe, projiziert in ein Röntgenbild der entsprechenden Phantomdichte.
Außerdem bieten sich auch die schnellen Elektronen mit genau bestimm-
barer Reichweite zur Hirntumorbestrahlung an. Leider sind die bei
Pendelung mit Elektronen auftretenden dosimetrischen Schwierigkeiten
noch nicht zufriedenstellend gelöst.

Durch Einlegen von Silberclips oder Einstreuen röntgenkontrastgebender
Puder in die Operationshöhle kann der Neurochirurg dem Strahlenthera-
peuten die Lokalisation des Prozesses wesentlich erleichtern und die
Aussagekraft von Feldkontrollaufnahmen mit dem Therapiegerät erhöhen.

CONCANNON (CONCANNON et al., 196o) hat bewiesen, daß Hirntumoren meist
unbestimmbar größer und ausgedehnter sind, als nach klinischer und
röntgenologischer Untersuchung angenommen werden sollte. Ebenso muß
bei der Bestrahlungsplanung die Tendenz der Gliome berücksichtigt
werden, entlang vorgegebener anatomischer Wege infiltrativ vorzudrin-
gen und mitunter die Mittellinie zu kreuzen. Daher hat die Wahl der
Feldgrößen etwas großzügiger zu geschehen, als dies oft bisher der
Fall war.

Allgemein üblich ist eine sogenannte einschleichende Dosierung, das
heißt, die Herddosis wird langsam auf 15o - 2oo rd gesteigert. So
wird eine initiale Hirndrucksteigerung fast immer vermieden und die
schließlich erreichte Wochendosis von 8oo - 9oo rd ohne Schwierig-

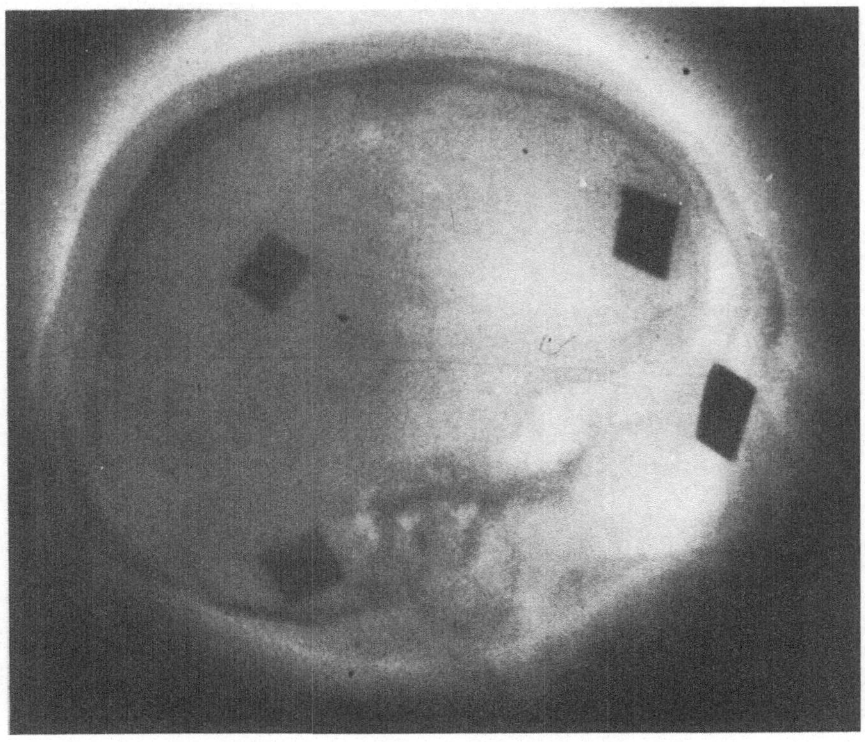

Abb. 6. Telekobaltfeldkontrollaufnahme: Die Bleimarkierungen zeigen
die Feldgrenzen an

keiten vertragen. Bei postoperativer Irradiatio genügt es, die Abheilung der Hautwunde abzuwarten, etwa 2 Wochen nach dem Eingriff kann
mit der Strahlentherapie begonnen werden.

Die raumbeengenden Prozesse des Zentralnervensystems

im einzelnen und ihre Behandlung können wir nach folgenden Gruppen
einteilen: 1. Primäre intrakranielle Neoplasmen, 2. Hyophysentumoren,
3. Rückenmarkstumoren, 4. Hirnmetastasen.

Einen Überblick über die Strahlenempfindlichkeit der Hirntumoren erhält man durch folgende, von KUTTIG (BECKER u. SCHUBERT, 1961) angegebene Tabelle:

Tabelle 1. Strahlenempfindlichkeit der Hirntumoren

Strahlen-resistente Tumoren	Strahlen-empfindliche, aber nicht metastasie-rende Tumoren	Strahlen-empfindliche, aber metasta-sierende Tumoren	Strahlen-empfindliche bösartige Tumoren	Hypophysen-adenome
Astrozytome	strahlenemp-findliche Meningeome	Medullo-blastome	Glioblastome	chromophobe (unempfind-liche)
Ependymome	Hämangio-blastome	Ependymo-blastome	Astrobla-stome bzw. Spongio-blastome	eosinophile (mäßig emp-findliche)
Oligodendro-gliome		maligne Plexus-papillome		basophile (empfindliche)
Strahlenun-empfindliche Meningeome	Neuroepithe-liome (Neuro-blastome)	Pineo-blastome		

Primäre intrakranielle Neoplasmen

Neuroepitheliale Tumoren

Wir fassen darunter Tumoren mit verschiedener biologischer Wertigkeit
und Radiosensibilität auf Grund gewebsbedingter Verwandtschaft zusammen. Die neuropathologische Wertung und Beschreibung der einzelnen
Geschwülste wurde bereits im voranstehenden Beitrag abgehandelt. Wir
können uns hier auf radiotherapeutische Gesichtspunkte beschränken:

Das *Medulloblastom* nimmt in unserer Betrachtung eine Sonderstellung ein.
Seine ausgeprägte Tendenz zur metastatischen Ausbreitung in die Liquorräume von Gehirn und Rückenmark prägt das Krankheitsbild. Daraus leitet sich die Notwendigkeit ab, außer dem Primärtumor auch die gesamten
Liquorräume einer prophylaktischen Bestrahlung zu unterziehen, das
bedeutet, außer dem Kleinhirn werden Hirnstamm, Ventrikelsystem,
äußerer Subarachnoidalraum und Spinalkanal in die Behandlung mit einbezogen. Der schnell wachsende Tumor ist außerordentlich strahlenempfindlich, ein Vorteil, da die Dosierung den Hirntoleranzgrenzen
für das betreffende Kindesalter angepaßt werden muß. Als notwendige
Mindestherddosen werden allgemein nach JONES (1960) im Kleinhirnbe-
reich 3.000 rd und im Spinalkanal 2.000 rd gefordert. Diese Dosierung
kann nach oben hin erweitert werden. Auf die vielfältigen Möglichkeiten und Schwierigkeiten in der Bestrahlungstechnik, bedingt durch
die Topographie und Großräumigkeit des zu behandelnden Gebietes, kann
hier im einzelnen nicht näher eingegangen werden. Unabhängig von der
Methode ist eine sehr genaue Einstelltechnik unbedingt erforderlich,
um Überschneidungen mit Überdosierung an den "Nahtstellen" der Felder,
vor allem im Spinalbereich, zu vermeiden. An unserer Klinik wird zur
Bestrahlung des Rückenmarkskanals die Elektronentechnik bevorzugt.
Durch Anbringen seitlicher Satelliten im 2o/2o cm Elektronentubus
erhält das Feld die gewünschte Breite. Folgende Abbildung zeigt die
sich am Kinderphantomquerschnitt dabei ergebenden günstigen Isodosen.

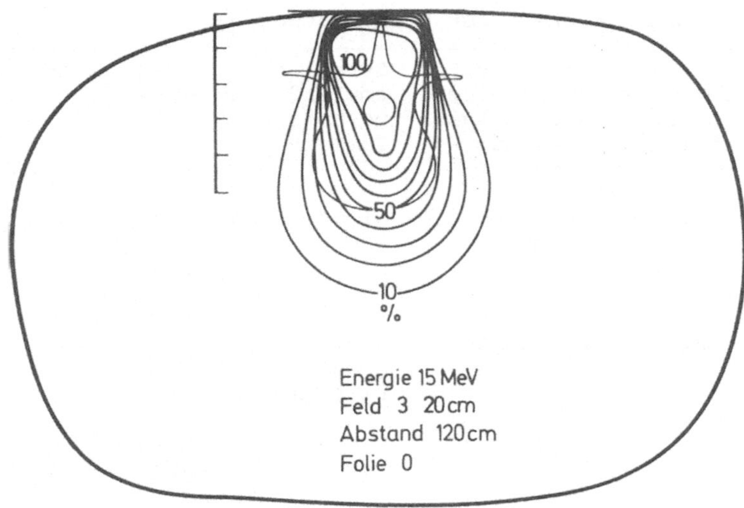

Abb. 7. Elektronenbestrahlung des Spinalkanals (Filmisodosen)

Die Strahlentherapie kann leider den schicksalhaften Verlauf dieser
Erkrankung nicht aufhalten, jedoch eine Verlängerung der durchschnittlichen Überlebenszeit um 1 - 2 Jahre bewirken. Ausnahmefälle mit mehr
als 1ojähriger Überlebenszeit und Symptomfreiheit sind bekannt.

Bei allen anderen Tumoren der Gliomgruppe kann die Bestrahlung lokal
begrenzt bleiben, allerdings unter Berücksichtigung der unmittelbaren
Ausbreitungseigenschaften der einzelnen Geschwulstart. *Astrozytome* sind
in der Regel relativ radioresistent, so daß bei isomorphen Formen und
radikaler Operation von der Nachbestrahlung abgesehen werden kann.
Das *Glioblastoma multiforme* hat bei jeder Art der Behandlung eine äußerst
schlechte Prognose, die lebensverlängernde Wirkung der Radiotherapie
und ihre oft erhebliche Beeinflussung der Symptomatik sind bewiesen.
Bei allen Behandlungsversuchen muß eine wirksame Dosis nahe der Hirntoleranzgrenze liegen.

Spongioblastome und *Oligodendrogliome* weisen nur in ihren Formen mit polymorphen Zelltypen eine therapeutischen Möglichkeiten zugängliche
Strahlensensibilität auf. Ähnlich liegen die Verhältnisse beim *Ependymom*,
bei Behandlung des gut ansprechenden *Ependymoblastoms* ist seine Tendenz,
in den nahen Liquorraum zu metastasieren, in der Felderwahl zu berücksichtigen. *Plexuspapillome* und *Pinealome* zeigen auf Grund ihrer engen
Beziehung zum Ventrikelsystem ähnliche Eigenschaften, ihre außerordentliche Seltenheit läßt keine Beurteilung der Therapieergebnisse zu.

Zusammenfassend muß bei allen letztgenannten Tumoren eine Mindestherd-
dosis von 5.ooo rd in 6 Wochen und die bereits mehrfach beschriebene
individuell an Tumorsitz, -größe und Ausbreitungsart angepaßte Bestrahlungstechnik gefordert werden. Zwei Isodosenbeispiele aus der
Vielfalt der Möglichkeiten mögen dies verdeutlichen.

Im Therapieplan der Abb. 8 ist ein mögliches Überschreiten der Mittellinie durch die Geschwulst mit berücksichtigt.

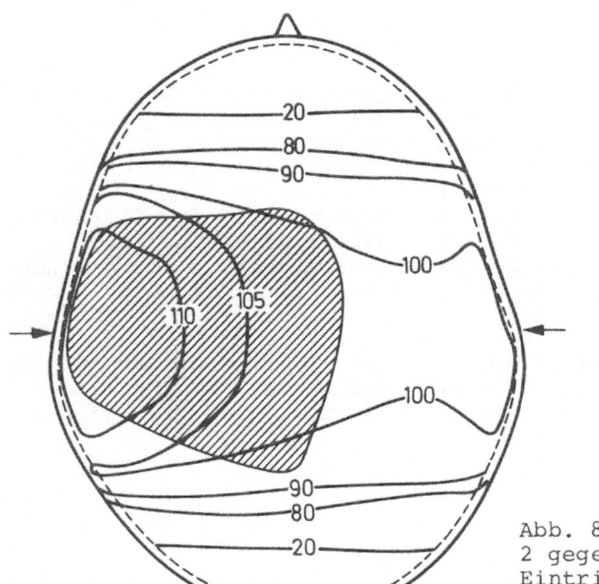

Abb. 8. Telekobalttherapie über
2 gegenüberliegende Felder.
Eintrittsdosis 1oo bzw. 75%
(nach LINDGREN)

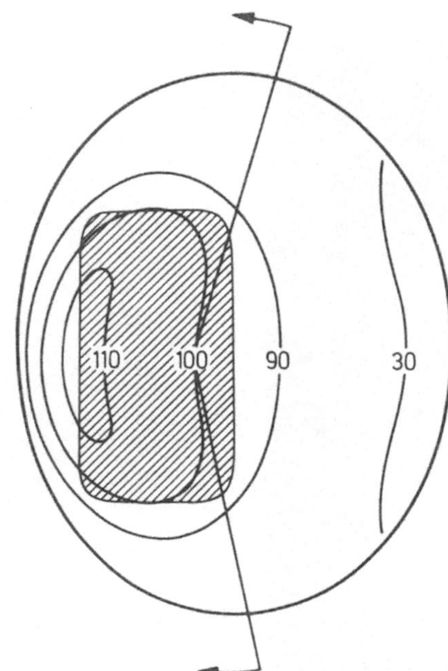

Abb. 9. Telekobalt-Pendelbe-
strahlung der linken Hemisphäre,
⨉ 21o Grad, Feldgröße 12/12 cm
(nach SMITH et al.)

Nicht neuroepitheliale Tumoren

In dieser Gruppe, zu der auch die in einem eigenen Abschnitt behandelten *Hypophysenadenome* gehören, fassen wir mesodermale, epitheliale und Mißbildungstumoren zusammen. Eine echte Bestrahlungsindikation haben davon nur *Sarkome* strahlenempfindlicher Natur und *Hämangioendotheliome*. Bei Planung der Therapie hat man zu berücksichtigen, ob es sich um umschriebene, meist im Kleinhirn lokalisierte Formen, oder um diffus sarkomatöse Erkrankungen der Leptomeningen bzw. des Gefäßapparates handelt. Die zu verabreichende Herddosis sollte von 3.ooo rd beim *Retikulumzellsarkom* bis zu 6.ooo rd bei umschriebenen Formen anderer Histologie gewählt werden und außerdem das Alter der meist jugendlichen Patienten berücksichtigen.

Die Radiotherapie der *Kraniopharyngeome, Chordome, Menigeome* und *Fehlbildungstumoren* sollte nur in Ausnahmefällen versucht werden. Dauerheilungschancen gibt es bei allen diesen Geschwülsten nur durch die radikale chirurgische Entfernung.

Hypophysentumoren

Die Verminderung des Operationsrisikos in neuerer Zeit hat die chirurgische Therapie mehr in den Vordergrund gestellt, obwohl diese Tumoren gute Radiosensibilität aufweisen und daher oft eine Indikation zur alleinigen Strahlentherapie darstellen. Ausschlaggebend für die Wahl des Vorgehens ist, ob in der Symptomatik die Raumverdrängung oder die

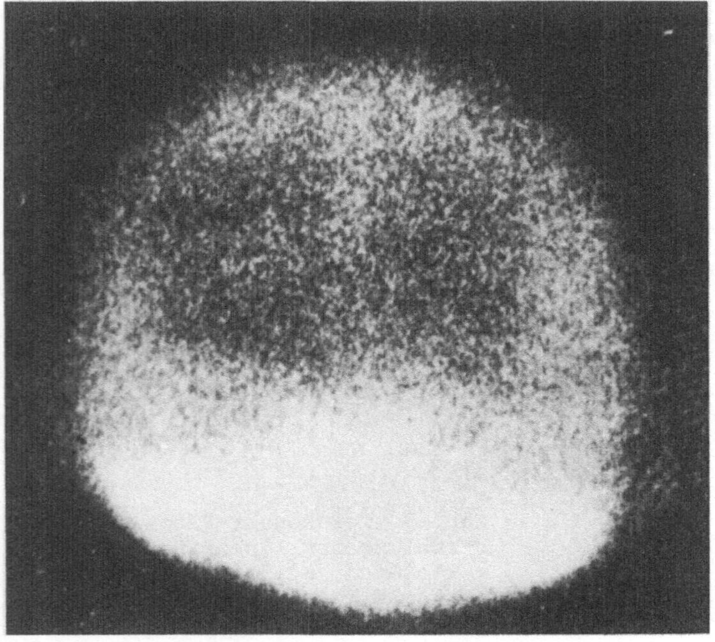

Abb. 1o. Hirnszintigramm, a.-p.: Aktivitätsanreicherung rechts, nußgroß, von der Medianen gut abgegrenzt

Endokrinologie vorherrscht. Wenn als Hauptgefahr die irreversible Schädigung des Chiasma opticum droht, muß schnellstens chirurgisch interveniert werden. Dies trifft vor allem auf die chromophoben Adenome zu. Eine Nachbestrahlung mit Herddosen zwischen 4.5oo und 5.ooo rd kann die Rezidivhäufigkeit wesentlich herabsetzen (HORRAX, 1958). Die hormonaktiven baso- und eosinophilen Adenome können primär bestrahlt werden, wobei ebenfalls 4.ooo - 5.ooo rd verabreicht werden sollten. LAMPE (LAMPE u. CORREA, 1962) berichtet über 63% als "gut" bezeichneter Ergebnisse bei eosinophilen Adenomen, bezogen auf die klinische Symptomatik.

Als optimale Bestrahlungstechnik sollte die gezielte Pendelung der sellären Region verwendet werden, als günstigste Strahlenquelle ^{60}Co. Die Isotopenimplantation setzt viel Erfahrung voraus und birgt immer die Gefahr der Fistelbildung.

Rückenmarkstumoren

Geschwülste im Spinalkanal sind dem operativen Eingriff relativ leicht zugänglich. Die Chirurgie wird daher bei isolierten intra- oder extramedullären Prozessen die Therapie beginnen, eine eventuelle Nachbestrahlung hängt von der Histologie ab. Nicht selten sind raumbeengende extradurale Geschwülste Metastasen von Mammakarzinom, Bronchialkarzinom, Hypernephrom etc. Bei bekanntem Primärtumor ist der Versuch einer Palliativbestrahlung von Metastasen, die zur Querschnittsläsion führen würden, immer angezeigt. Hier kann der Strahlentherapeut dem Karzinomkranken oft die letzte Lebenszeit erträglich machen.

Hirnmetastasen

Die Behandlung von Hirnmetastasen ist eine reine Palliativtherapie, da solitäre Absiedelungen primärer Tumoren anderer Organe im Gehirn äußerst selten sind. Im allgemeinen kann die Überlebenszeit der Patienten nicht verlängert werden, der Sinn liegt in einer oft wesentlichen Besserung der neurologischen und psychischen Symptome. Dabei ist interessant, daß der histologischen Eigenart und der Lokalisation des Primärtumors wenig prognostische Bedeutung in Bezug auf das Ansprechen der Therapie beigemessen werden kann (CHAO et al., 1954). Hoffnungslos darniederliegende Patienten erleben oft in kurzer Zeit eine bemerkenswerte Besserung ihres Gesamtzustandes. Möglichst genaue Lokalisation des oder der Prozesse ist notwendig, 3.ooo rd Herddosis können ausreichend sein.

Ein typischer Fall illustriert am besten den Wert der Bestrahlung von Hirnmetastasen:

Die beschriebene Patientin wurde 1964 im Alter von 45 Jahren wegen eines Karzinoms der rechten Brust radikal operiert. Seit 1966 traten Lymphknoten- und Hautmetastasen auf, ab 197o auch generalisierte Knochenherde, weiter waren auch die linke Brust und das Mediastinum befallen. Bis zum Exitus im Dezember 1972 wurden diese Tumormanifestationen je nach Auftreten mit gutem palliativem Erfolg strahlentherapeutisch bzw. zytostatisch und hormonell behandelt. Im Verlaufe der Erkrankung traten Ende 1969 und Anfang 197o erstmals epileptische Anfälle auf, die den Verdacht einer Hirnmetastasierung begründeten. Unter symptomatischer antiepileptischer Therapie entwickelte sich langsam eine linksseitige Hemiparese. Nach stetiger Verschlechterung

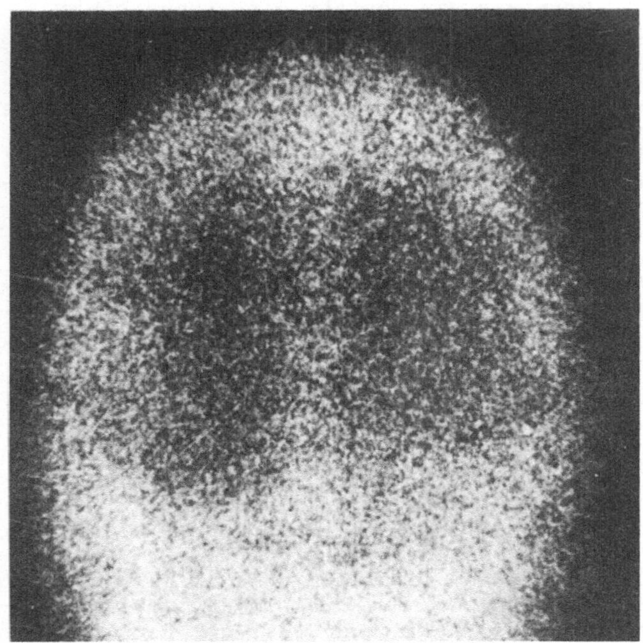

Abb. 11. Deutliche Rückbildung des Herdes 6 Wochen später, nach Therapie. Im beschriebenen Bereich eher Aktivitätsverminderung

des neurologischen Bildes bei gutem Allgemeinzustand der Patientin
wurde der durch Szintigraphie parietal rechts lokalisierte Herd palliativ bestrahlt. Bei einer HD von 3.ooo rd mit ultraharten Photonen
stellte sich eine völlige klinische Remission ein. Ende 1971 wurde
die Patientin mit Status epilepticus eingeliefert. Als wichtigste
neurologische Zeichen bot sie eine spastische Parese der linken Extremitäten ohne Sensibilitätsstörung und Fazialislähmung. Der Herd
wurde angiographisch und szintigraphisch rechts frontoparietal lokalisiert.

Aus 2 Photonenfeldern wurden 4.ooo rd HD in 4 Wochen an die Metastasen-
lokalisation gebracht, worauf sich die klinische Symptomatik fast vollständig zurückbildete und der Tumor szintigraphisch nicht mehr nachweisbar war. Dieses günstige Resultat hielt bis zum Tode durch die
multiple Tumorausbreitung, etwa ein Jahr später, an.

<u>Literatur</u>

BAILLEY, O.T.: Basic problems in the histopathology of radiation of
    the central nervous system. In: HALEY, T.J., SNIDER, R.S.: Response
    of the nervous system to ionizing radiation. New York: Academic
    Press 1962.
BECKER, J., SCHUBERT, G.: Die Supervolttherapie. Stuttgart: Thieme 1961.
BOUCHARD, J.: Central nervous system. In: FLETCHER, G.H.: Textbook
    of radiotherapy. Philadelphia: Lea and Febiger 1966.
CHAO, J.H., PHILLIPS, R., NICKSON, J.J.: Röntgen-ray therapy of cere-
    bral metastases. Cancer (Philad.) <u>7</u>, 682 (1954).

CONCANNON, J.P., KRAMER, S., BERRY, R.: The extent of intracranial
    gliomata at autopsy and its realtionship to techniques used in
    radiation therapy of brain tumors. Amer. J. Röntgenol. $\underline{84}$, 99 (196o).
HORRAX, G.: Treatment of pituitary adenomas. Arch. Neurol. Psychiat.
    (Chic.) $\underline{79}$, 1 (1958).
JONES, A.: Supervoltage X-ray therapy of intracranial tumors. Ann.
    roy. Coll. Surg. Engl. $\underline{27}$, 31o (196o).
KLAR, E., BECKER, J., SCHEER, K.E.: Eine kombinierte chirurgisch-
    radiologische Behandlung bei Glioblastoma multiforme mit radioak-
    tivem Kobalt 6o. Langenbecks Arch. Chir. $\underline{28o}$, 55 (1954).
LAMPE, I., CORREA, J.N.: The radiation treatment of pituitary adenomas.
    J. Neurosurg. $\underline{19}$, 626 (1962).
LINDGREN, M.: On tolerance of brain tissue and sensitivity of brain
    tumors to irradiation. Acta radiol. (Stockh.) Suppl. $\underline{17o}$, 1 (1958).
LÖHR, H.H., VIETEN, H.: Die Strahlenbehandlung raumbeengender intra-
    kranieller Prozesse. In: Handbuch der Neurochirurgie, Bd. IV/4
    (Hrsg. OLIVECRONA, H., TÖNNIS, W.). Berlin-Heidelberg-New York:
    Springer 1967, S. 421-566.

Rekonstruktive Eingriffe nach operativer Entfernung maligner Geschwülste

H. Millesi

Im Rahmen der Behandlung maligner Geschwülste fällt der plastischen
Chirurgie die Aufgabe zu, Methoden zu entwickeln und laufend zu ver-
vollkommnen, um die durch die Tumorentfernung bedingten Veränderungen
der Form auszugleichen und verlorene Funktionen zu ersetzen. Dadurch
soll dem Patienten der Entschluß zur Operation erleichtert werden.
Der Operatuer soll sich ausschließlich auf die radikale Entfernung
der Geschwulst konzentrieren können, ohne sein Vorgehen bewußt oder
unbewußt durch die Sorge um den Wundverschluß und die Verstümmelung
des Patienten beeinflussen zu lassen.

Zwangsläufig ergeben sich grundsätzlich verschiedene Aufgaben:

1. Die Deckung des durch die radikale Operation entstandenen Defektes.
Die Defektdeckung kann für den weiteren Verlauf entscheidende Bedeutung haben, wenn durch die Radikaloperation beispielsweise eine Kör-
perhöhle eröffnet wurde. Ein zusätzlicher Schaden entsteht aber auch
dann, wenn empfindliche Strukturen wie beispielsweise Gefäße, Nerven,
Knorpel oder Knochen durch die Radikaloperation freigelegt und nicht
adäquat gedeckt wurden. Schließlich kann die operationsbedingte Entstellung des Patienten durch das Auftreten von Narbenschrumpfungen
wesentlich verstärkt werden, wenn die Versorgung des Hautdefektes
nicht kunstgerecht erfolgt.

2. Die Wiederherstellung von Form und Funktion. Hierbei kommt es nicht
nur auf die Defektdeckung, sondern auf die Wiederherstellung verloren-
gegangener Strukturen an.

Während die unter 1 genannten Maßnahmen unbedingt durchgeführt werden
müssen, hat man in jedem Einzelfall zu überlegen, ob eine Rekonstruktion überhaupt angezeigt ist, welche Aussichten auf ein befriedigendes
Ergebnis gegeben sind, welcher Aufwand notwendig ist und wie der zeitliche Ablauf am besten geplant werden könnte.

Optimale Ergebnisse lassen sich nur durch enge Zusammenarbeit der
einzelnen Spezialdisziplinen erzielen. Die Durchführung von Radikaloperationen in bestimmten Körperregionen erfordert spezielle Kenntnisse, die der mit der Region vertraute Chirurg besitzt. Auch die rekonstruktive Chirurgie setzt eine entsprechende Ausbildung und Erfahrung voraus. Einen hohen Grad von Erfahrung kann nur derjenige erwerben, der sich vorwiegend diesen Problemen widmet und ständig damit
konfrontiert wird. Es wurde daher vorgeschlagen, bei besonders schwierigen Radikaloperationen eine Art Arbeitsteilung vorzunehmen. Während
der regional ausgebildete Operateur sich auf die radikale Entfernung
der Geschwulst konzentriert, ohne auf Probleme der Defektdeckung Rücksicht zu nehmen, wäre es die Aufgabe des in der allgemeinen Plastischen Chirurgie ausgebildeten Chirurgen, Defektdeckung und Rekonstruktion zu übernehmen. Bei allen einschlägigen Fällen sollte der Plasti-

sche Chirurg schon im Stadium der Planung der Radikaloperation zuge-
zogen werden und rekonstruktive Probleme von vornherein berücksichtigt
werden. Leider wird diesem Wunsch nicht immer und überall Rechnung getragen. Vielmehr kommt es vor, daß der Plastische Chirurg erst gerufen
wird, wenn nach der Entfernung des Tumors Schwierigkeiten bei der Defektdeckung auftreten. Für vorausschauende Maßnahmen ist es dann zu
spät, und man muß, so gut es geht, mit der gegebenen Situation fertig
werden, ohne alle plastisch-chirurgischen Möglichkeiten ausschöpfen
zu können. Operationen, bei denen das Problem der Defektdeckung und
Wiederherstellung im Vordergrund stehen, sollten von Anfang an von
Operateuren mit plastisch-chirurgischer Ausbildung durchgeführt werden.

Die Planung des *zeitlichen Ablaufes* hat sich vorwiegend mit der Frage
auseinanderzusetzen, inwieweit versucht werden soll, alle rekonstruktiven Maßnahmen unmittelbar im Anschluß an die Tumorentfernung durchzuführen, oder ob man sich nur mit der Defektdeckung begnügen und die
Rekonstruktion in einer oder mehreren weiteren Operationen vornehmen
soll. Man wird in diesem Zusammenhang das Alter und den Allgemeinzustand des Patienten in Erwägung ziehen, um die Operationsbelastung
und das Operationsrisiko abzuschätzen. Ferner wird man die Prognose
vonseiten des Tumors (Malignitätsgrad, Größe, Lokalisation, Vorhandensein von Lymphknotenmetastasen) berücksichtigen. Eine primäre Rekonstruktion kommt nur dann in Frage, wenn die dadurch bedingte Verlängerung der Operation dem Patienten zumutbar ist und die radikale Entfernung des Tumors durch mehrfache Kontrollen im Schnellschnitt wahrscheinlich erscheint. Man muß nämlich bedenken, daß bei Durchführung
einer primären Rekonstruktion die Erkennung eines Rezidivs erschwert
und eine Behandlung des Rezidivs verzögert wird. Andererseits wird
die Wiedereingliederung des Patienten in das Berufsleben durch die
primäre Rekonstruktion wesentlich erleichtert.

Häufig wird man vor die Aufgabe gestellt, rekonstruktive Eingriffe
in einem Gewebe durchzuführen, das mit *ionisierenden Strahlen* behandelt
wurde. Bestrahltes Gewebe weist eine wesentlich schlechtere Heilungstendenz auf. Da die strahlenbedingten Veränderungen progredient sind,
kann man beobachten, daß wenig verändertes Gewebe an der Peripherie
eines Herdes durch die Operation irritiert wird und nekrotisch zer-
fällt. Man muß daher Gewebe mit strahlenbedingten Veränderungen im
Gesunden exzidieren. Die Defektdeckung hat in diesem Fall mit einem
gestielten Hautlappen aus der gesunden Umgebung zu erfolgen. Da es
sich sehr oft um ausgedehnte Areale handelt, empfiehlt es sich in
diesen Fällen, einen oder mehrere gestielte Hautlappen durch teilweise
Unterminierung 8 - 1o Tage vor dem rekonstruktiven Eingriff vorzube-
reiten. Besonders schwierige Probleme ergeben sich bei strahlenbedingten Veränderungen im Bereich des Halses und der Leistengegend wegen
der Gefahr der Blutung aus der A. carotis communis bzw. der A. femo-
ralis und bei Exulzerationen im Bereich der Brustwand wegen der Gefahr
des Pneumothorax. Gerade in der Behandlung von Strahlenfolgen ergibt
sich ein Feld der Zusammenarbeit zwischen Radiologen und Plastischen
Chirurgen. Strahlenbehandelte Areale, die progrediente Veränderungen
zeigen, sollten rechtzeitig entfernt werden, bevor sich Exulzerationen
bilden und die unvermeidliche Infektion zusätzlichen Schaden stiftet.
Die Defektdeckung läßt sich bei rechtzeitiger Operation leichter erreichen, und es besteht Aussicht, die Progression aufzuhalten bzw. zu
verlangsamen.

<u>Methoden zur Defektdeckung</u>

Die Größe des zu deckenden Defektes ergibt sich aus der Flächenaus-
dehnung des Tumors und dem Sicherheitsabstand, der zur Gewährleistung
der Radikalität bei der Entfernung eingehalten wird. Die Sicherheitsabstände werden für die einzelnen Tumorarten verschieden gewählt.

Basaliom	5 - 1o mm
Plattenepithelkarzinom	1o - 15 mm
Sarkom	25 mm
Malignes Melanom	5o - 75 mm

Diese im Schrifttum vorgeschlagenen Sicherheitsabstände sind Anhaltspunkte und werden nach der Körperregion variiert. Dort, wo sie unter-
schritten werden, sollte man sich aber durch Schnellschnitte überzeugen, daß der Schnittrand frei von Tumorgewebe ist. Besonders große
Defekte entstehen bei Entfernung von *malignen Melanomen*, da mit der multizentrischen Tumorentstehung (OLSEN, 1966) gerechnet werden muß und
erfahrungsgemäß im Lymphabflußgebiet häufig lokale Metastasen auftreten. Aus diesem Grund wird vielfach die Monoblock-Exstirpation von
Tumor und regionalen Lymphknoten gefordert, wenn dies aus anatomischen
Gründen möglich ist.

Nach der Tumorentfernung entsteht in jedem Fall ein Hautdefekt, der
zur Erzielung einer primären Wundheilung verschlossen werden muß.

Die Versorgung von Defekten kann erreicht werden:

1. Durch Dehnung der benachbarten Haut zur Vereinigung der Wundränder
(A, B).

2. Durch Heranbringen von zusätzlicher Haut mit Hilfe der freien bzw.
gestielten Hautlappentransplantation (C, D).

<u>A. Dehnung der Haut in einer Richtung</u>

Bei *kleinen Defekten* gelingt es, durch Dehnung der benachbarten Haut
die Wundränder direkt miteinander zu vereinigen. Bei runden Defekten
entstehen dabei Hautüberschüsse, die aus kosmetischen Gründen stören
und daher von vornherein mitentfernt werden. Dementsprechend wird man
in der Regel eine Exzision als ovale oder rautenförmige Exzision planen. Die Dehnung der Haut gelingt besser, wenn die benachbarte Haut
von ihrer Unterlage abgelöst (unterminiert) wird, da auf diese Weise
die Dehnung auf ein größeres Hautfeld verteilt wird. Günstige Voraussetzungen für einen direkten Wundverschluß sind gegeben, wenn man es
mit einer schlaffen, wenig elastischen Haut zu tun hat, die sich in
Richtung des queren Durchmessers des Defektes gut dehnen läßt. Wenn
die Größe des queren Durchmessers ein gewisses Maß überschreitet,
wird die an den Wundrändern herrschende Spannung zu groß. Es kann im
ungüsntigsten Fall zur Wunddehiszenz kommen, oder es entwickelt sich
zumindest eine stark gedehnte, breite Narbe, die viel auffälliger ist
als ein gut eingeheiltes freies Hauttransplantat. Darüberhinaus ergibt
sich noch ein weiterer Nachteil. Je größer der quere Durchmesser ist,
der durch direkte Naht verschlossen wird, um so länger muß die ovale
Exzision sein, und umso mehr Haut bleibt in den Ecken des Ovales übrig,
die exzidiert wird, ohne für die Defektdeckung herangezogen zu werden.
Der vielfach noch anzutreffende Ehrgeiz nach einer ovalen Exzision
einen direkten Wundverschluß erzwingen zu wollen, ist nicht nur sinnlos, sondern bedeutet einen Schaden für den Patienten.

Wenn man sich die oben angeführten Sicherheitsabstände vor Augen hält, wird es klar, daß ovale Exzisionen nur für Basaliome und sehr kleine Plattenepithelkarzinome in Frage kommen. Wurde ein malignes Melanom durch die ovale Exzision mit anschließender direkter Naht entfernt, kann man sicher sein, daß sehr knapp am Tumor exzidiert wurde.

Bei der ovalen Exzision ist die Wahl der *Richtung*, in die der Längsdurchmesser des Ovales gelegt wird, von entscheidender Bedeutung. Diese Richtung soll so gewählt werden, daß die Narbe später einer möglichst geringen Beanspruchung unterliegt. In älteren Lehrbüchern werden die sogenannten Langerschen Spaltlinien der Haut als Grundlage für die Wahl der Inzisionsrichtung angegeben. Die Langerschen Spaltlinien der Haut entstehen durch die Eigenelastizität der Leichenhaut, die kreisrunde Löcher oval verformt. Die Langerschen Linien stimmen vielfach, aber nicht immer, mit der optimalen Inzisionsrichtung überein. Die Elastizität der Haut ist nicht der einzige Faktor, der zu berücksichtigen ist. Die Hauptbelastung der Haut entsteht durch Dehnung bei Bewegungen, und zwar hauptsächlich in einer Richtung senkrecht auf die Bewegungsachse. Man soll daher die Inzisionsrichtung quer zur daruntergelegenen Muskulatur wählen. In dieser Richtung verlaufen auch die natürlichen, auf Muskelaktivität zurückzuführenden Falten, die, wenn immer möglich, für die Wahl der Inzisionsrichtung ausgenützt werden. Wenn diese Hinweise bei der Wahl der Inzisionsrichtung nicht eingehalten werden können, wird man mit Vorteil den Hautschnitt so wählen, daß er nicht gradlinig, sondern z-förmig, bajonettförmig oder wellenförmig verläuft und zumindest ein Teil der Inzision in eine natürliche Hautfalte (Beugefalte) zu liegen kommt.

Bei der Operation kleiner Geschwülste im Gesicht, beispielsweise Basaliomen, muß auch das kosmetische Ergebnis entsprechend berücksichtigt werden. Zur Erzielung einer unauffälligen Narbe kommt es neben der Wahl der Inzisionsrichtung darauf an, die Wundränder exakt zu adaptieren und durch viele eng beieinander liegende Nähe aus feinstem Material miteinander zu vereinigen, um die Spannung auf zahlreiche Nähte zu verteilen. Die Nähte sollen am 2. oder 3. postoperativen Tag entfernt werden, bevor es zu einer Epithelisierung des Stichkanales kommt, um die häßlichen Stichkanalnarben zu vermeiden. Der Gefahr einer Wunddehiszenz bei so früher Entfernung der Nähte kann durch die oberflächliche Anwendung eines Kunststoffklebers (Cynaocrylat) vorgebeugt werden. Zu diesem Zeitpunkt besteht keine Gefahr mehr, daß der Klebstoff zwischen die Wundränder eindringt und zytotoxisch wirkt.

Bei viereckigen Hautdefekten mit gut dehnbarer Haut in der Nachbarschaft kann ein kleinerer Defekt durch einen *Dehnungslappen* (Advancement bzw. Sliding-flap) verschlossen werden. Es werden dabei 2 parallele Entlastungsschnitte angelegt, die Haut der Nachbarschaft unterminiert und so gedehnt, daß der Defekt gedeckt wird. Am Ende der beiden Entlastungsschnitte entstehen hierbei Hautüberschüsse (Burowsche Dreiecke bzw. Szymanowsky-Dreiecke). Durch Kerbung der Basis (STARK, 1962) oder durch je eine Z-Plastik an den beiden Seiten der Basis (MOREL-FATIO, 1958) kann dieser Hautüberschuß zu einer geringfügigen Verlängerung des Lappens ausgenützt werden. Voraussetzung für einen Dehnungslappen ist eine gut dehnbare Haut. Seine Möglichkeiten werden sehr oft überschätzt, was zu einer Durchblutungsstörung des Lappenrandes mit nachfolgender Nekrose führt.

B. Dehnung der Haut in zwei Richtungen

Wenn die zur Schließung eines ovalen Defektes notwendige Spannung das tragbare Ausmaß überschreitet, kann man durch die Verteilung der Spannung in zwei aufeinander senkrecht stehenden Richtungen doch noch einen primären Wundverschluß erreichen.

Zur Deckung dreieckiger Defekte eignet sich der *Rotationslappen* (Abb. 1). Durch einen an einem Endpunkt der Basis des dreieckigen Defektes beginnenden bogenförmigen Entlastungsschnitt wird ein Lappen gehoben, der in den dreieckigen Defekt rotiert wird, bei Vorhandensein entsprechend dehnbarer Haut kann der durch die Lappenrotation entstandene sekundäre Defekt sehr oft ohne große Schwierigkeiten primär verschlossen werden. Am Mittelpunkt der Rotation und am Ende des Entlastungschnittes entstehen Hautüberschüsse. Durch eine Z-Plastik am Ende des Entlastungsschnittes (DUFOURMENTAL u. MOULY, 1959), eine Kerbung der Basis (Back cut nach KAZANJIAN u. CONVERSE, 1949) kann dieser Hautüberschuß zur Erleichterung der Rotation ausgenützt werden.

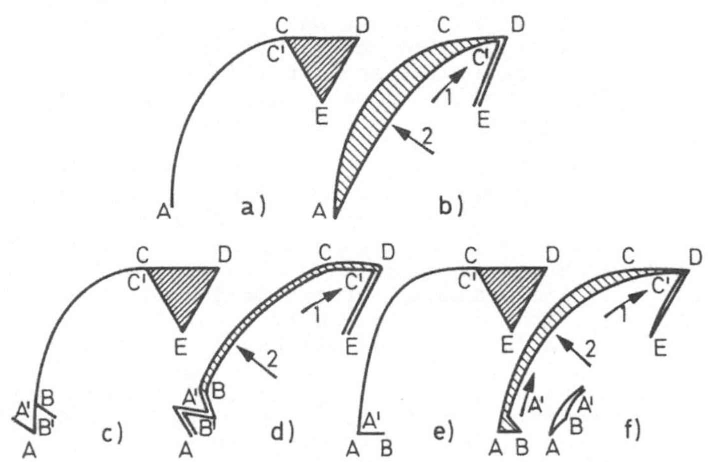

Abb. 1 a-f. Ein dreieckiger Defekt C, D, E ist zu decken. Bogenförmiger Entlastungsschnitt $A - C$. Unterminierung des Lappens A, C, E (a). Rotation des Lappens in Richtung Pfeil *1* zur Schließung des Defektes C, D, E. Sekundärdefekt A, C, D wird durch Dehnung in Richtung Pfeil *2* geschlossen (b). Der Lappenrand $A - C$ wird dabei gespannt. Eine Verlängerung des Randes durch Z-Plastik (DUFOURMENTEL u. MOULY, 1959) (c u. d) oder durch Kerbung (KAZANJIAN u. CONVERSE, 1949) (e u. f) zu erreichen

Eine weitere Möglichkeit stellt der *Transpositionslappen* dar, der über einen wesentlich größeren Winkel oft über gesunde Hautpartien hinweg gedreht wird. Der durch die Lappenentnahme entstandene, meist rechteckige Defekt wird entweder durch freie Hauttransplantation oder durch eine V-Y-Plastik verschlossen. In bestimmten anatomischen Situationen kann man den Lappen als Zweizipfellappen (ESSER, 1916) anlegen, wobei der größere Lappen den ursprünglichen Defekt versorgt und der kleine Lappen in den durch die Entnahme des ersten Lappens entstandenen Defekt genäht wird, während man den tertiären Defekt primär schließt oder

durch ein Spalthauttransplantat versorgt. Der Zweizipfellappen kann
beispielsweise mit Vorteil an der Wange angewendet werden. Den größeren Zipfel gewinnt man hierbei aus der restlichen präaurikulären Wangenhaut, während der zweite Zipfel der unbehaarten retroaurikulären
Haut entnommen wird.

Beim Transpositionslappen entsteht eine mit dem Winkel der Drehung
zunehmende Hautfalte, die unter Umständen in einer sekundären Sitzung,
wenn der Lappen gut eingeheilt ist, korrigiert werden muß.

Um bei der Deckung umschriebener Hautdefekte durch gestielte Lappen
aus der Nachbarschaft möglichst wenig Haut durch Drehfalten zu verlieren, wurden verschiedene Methoden entwickelt. Am besten wird dieses
Problem durch die sogenannten *Austauschlappen* gelöst.

Durch Art eines Transpositionslappens wird ein gestielter Hautlappen
über gesunde Haut hinweg in den Defekt rotiert. Die Schnittführung
wird so gewählt, daß die gesunde Haut durch eine gegenläufige Drehung
zur Deckung der Lappenentnahmestelle verwendet werden kann.

Zur Deckung von rautenförmigen Defekten eignet sich eine L-Plastik
nach DUFOURMENTEL (Abb. 2). Eine ähnliche Methode wurde von LIMBERG
(1967) entwickelt (Abb. 3).

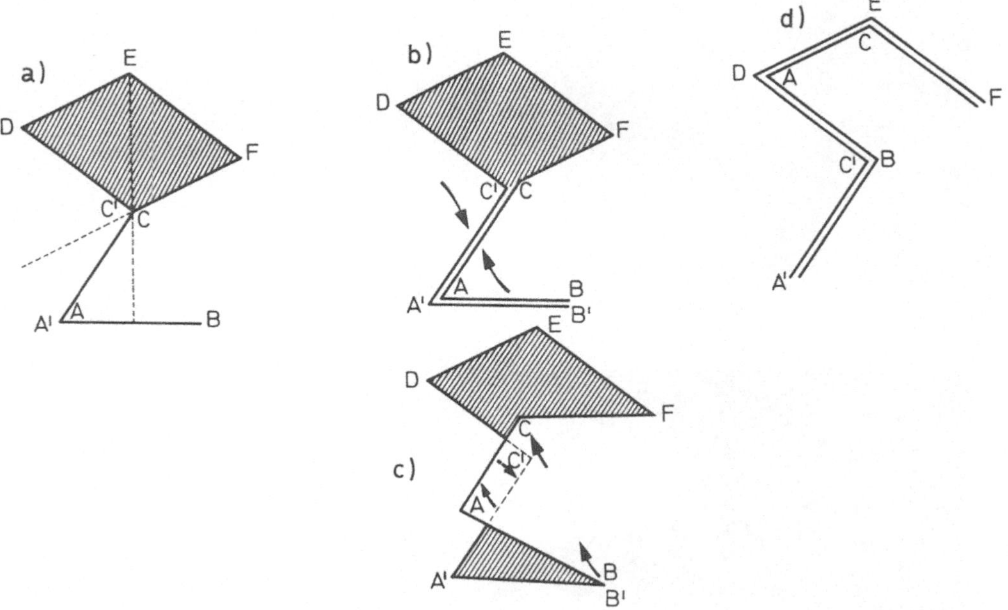

Abb. 2 a–d. L-Plastik nach DUFOURMENTEL. Ein rautenförmiger Defekt
C, *D*, *E*, *F* ist zu decken. 2 Hilfslinien in Verlängerung der Geraden
C – *F* und *E* – *C* werden eingezeichnet. Die Halbierung des Winkels zwischen diesen beiden Geraden ergibt *A* – *C*. Im Winkel von 60° dazu wird
die Linie *A* – *B* eingezeichnet (a). Inzision entlang *A* – *C* und *A* – *B*.
Unterminierung der Haut in der Zone *D*, *A*, *B*, *F* (b). Drehung des Lappens *A*, *C*, *B* nach oben, des Lappens *D*, *C*, *A* nach unten (c). Der Lappen *A*, *C*, *B* wird in den Defekt *C*, *D*, *F* eingenäht. Die Entnahmestelle
wird durch die Annäherung der Punkte *C* – *B* verschlossen

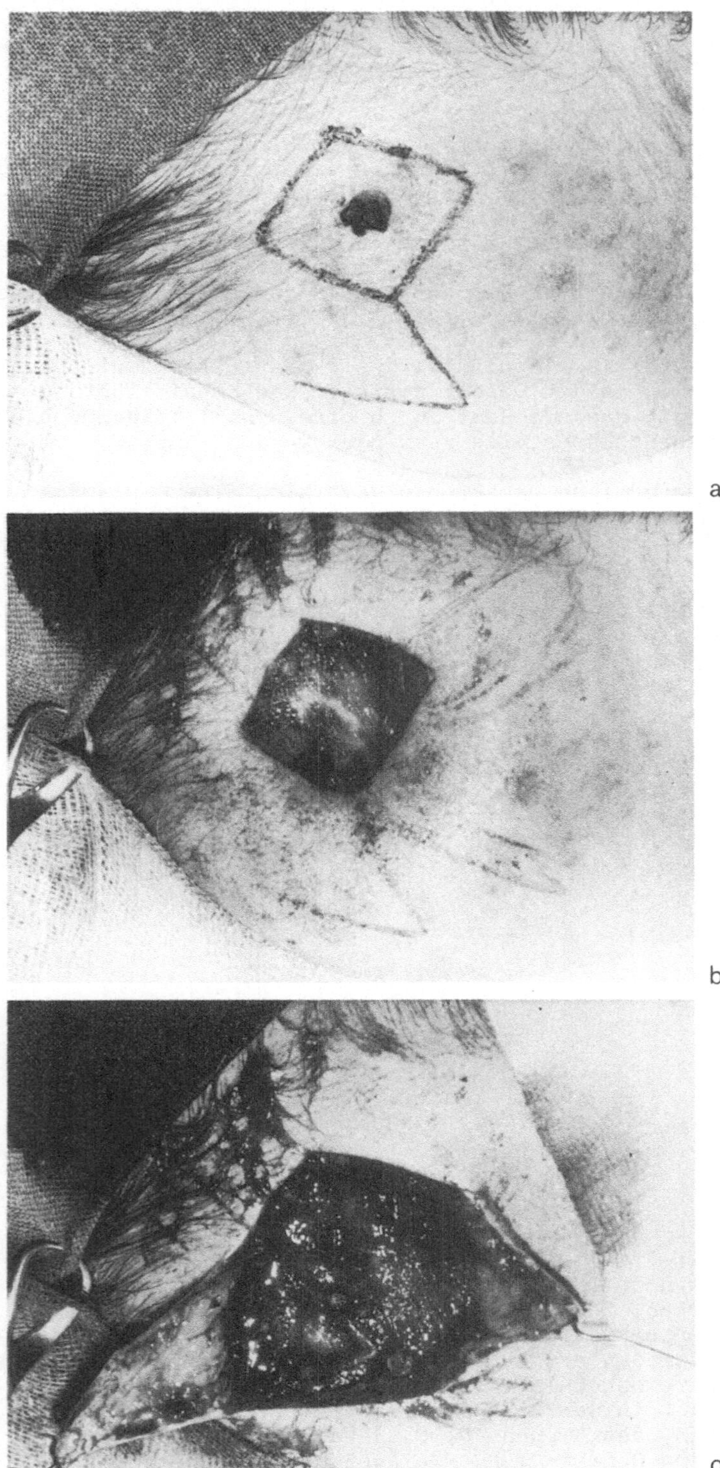
a
b
c

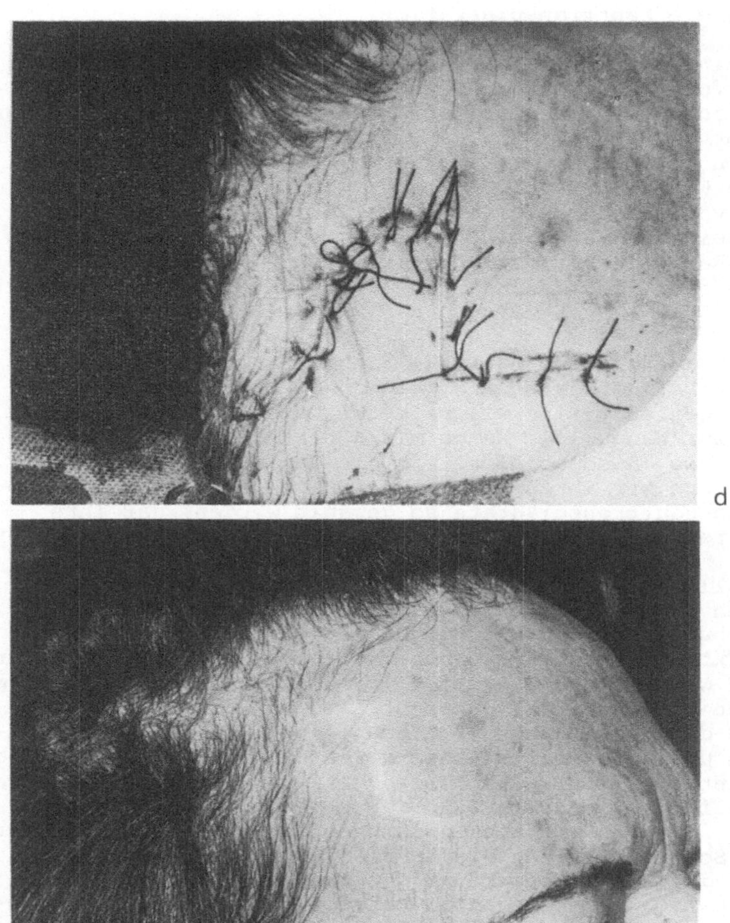

Abb. 3 a-e. Basaliom der Schläfengegend (a). Planung eines Lappens
nach LIMBERG. Rautenförmige Exzision und Bildung eines rautenförmigen
Lappens (b), dessen vertikaler Schenkel mit den beiden anliegenden
Seiten der Raute einen Winkel von 120° einschließt. Der Rautenlappen
(links) und das benachbarte dreieckige Hautstück (rechts) sind gehoben.
Der Rautenlappen ist in den Defekt gedreht, während der dreieckige
Hautlappen zur Deckung der Entnahmestelle verwendet wurde (d). Ergeb-
nis nach einem Jahr (e)

Die vielfach verwendete Z-Plastik stellt einen Sonderfall eines solchen Austauschlappens dar. Ein Hautüberschuß in querer Richtung kann
dadurch zur Deckung eines längsgerichteten Defektes herangezogen
werden.

C. Deckung durch freie Hauttransplantation

Da die Erzielung eines primären Wundverschlusses entweder auf Kosten
der Radikalität erfolgt oder zu einer ungünstigen Narbe führt, soll
man nicht zögern, zur freien Hauttransplantation zu greifen, wenn der
Wundverschluß nicht leicht gelingt. Hat man sich einmal zur freien
Hauttransplantation entschlossen, kommt es nicht so sehr darauf an,
ob die zu deckende Fläche etwas größer oder kleiner ist, und es hat
daher wenig Sinn, vor der Deckung den Defekt zu verkleinern. Eine
solche Defektverkleinerung erscheint nur dann sinnvoll, wenn dadurch
eine Nahtlinie am Rande des Transplantates in eine natürliche Falte
gelegt werden kann oder wenn dadurch eine exponierte Struktur gedeckt
wird.

Im Gesicht soll man auf die "kosmetische Einheit" Rücksicht nehmen.
Es handelt sich hierbei um Hautareale, die durch natürliche Begrenzungen voneinander getrennt sind wie beispielsweise das Unterlid mit
seiner Abgrenzung zur Wange, die Wange mit der natürlichen Abgrenzung
zur Nase und zur Lippe (Nasolabialfalte), die Haut des Nasenrückens,
die Haut der Oberlippe mit ihren natürlichen Begrenzungen. Nach Möglichkeit sollen die Hauttransplantate so gewählt werden, daß ihre
Ränder mit den Begrenzungen der kosmetischen Einheiten zusammenfallen.

Im Gesicht wird Vollhaut zur Defektdeckung verwendet, da diese die
besten kosmetischen und funktionellen Ergebnisse bringt. Im übrigen
werden dicke Spalthauttransplantate zur Defektdeckung benutzt. Am
Rumpf und an den Extremitäten müssen bei großen Defekten mehrere Transplantate verwendet werden. Die einzelnen Transplantate werden in Form
von queren Streifen in den Defekt gebracht. Auch dabei muß darauf geachtet werden, daß die Randlinien der Transplantate an wenig belaste-
ten Stellen liegen und keinesfalls Beugefalten senkrecht kreuzen. Die
freie Hauttransplantation stellt bei allen größeren Defekten, wie sie
nach Entfernung maligner Geschwülste in der Regel entstehen, die Methode der Wahl dar. Sie ist einfach auszuführen und kann im Falle der
Nichtheilung ohne Schwierigkeiten wiederholt werden. Es gibt praktisch
keine Defektgröße, die man nicht mit der freien Hauttransplantation
versorgen kann. Lokalrezidive werden im Bereich freier Hauttransplantate frühzeitig erkannt. Die einzige Voraussetzung ist das Vorhandensein eines gut durchbluteten Wundgrundes nach der Entfernung des Tumors
(Abb. 4).

Einheilungsschwierigkeiten können sich ergeben, wenn zwischen Wundgrund
und Transplantat ein Hämatom entsteht, welches das Transplantat vom
Wundgrund abhebt. Exakte Blutstillung ist daher in diesem Fall besonders wichtig. Bei starker Blutung aus dem Wundgrund kann die Deckung
auch 24 oder 48 Std verschoben werden. Auch in diesen Fällen kann man
die Haut gleich entnehmen und konservieren, was den Vorteil hat, daß
bei der aufgeschobenen Deckung die konservierte Haut nur mehr aufgelegt werden muß. Dieses Vorgehen empfiehlt sich bei großen Defekten
am Rücken, da es häufig nach der in Bauchlage des Patienten durchgeführten Deckung beim Umdrehen in Rückenlage zu Verschiebungen der
Transplantate kommt. Einen Nachteil der Defektdeckung durch freie
Hauttransplantation kann man darin sehen, daß die so gedeckten Areale
in der Regel gegenüber der gesunden Haut der Umgebung wegen des Feh-
lens der Subkutis eingesunken sind. Durch sekundäre Ausgleichung der
Ränder läßt sich der Kontrast mildern. Die freie Hauttransplantation
eignet sich nicht zur Deckung von freiliegenden Knochen, zum Verschluß
von Öffnungen in Körperhöhlen und nur bedingt zur Deckung freiliegen-
der Sehnen, Nerven und Gefäße. Bei erhaltenem Peritenon heilt ein
freies Hauttransplantat auch an einer Sehne an, es ergibt sich dann
aber eine breite Verwachsung, was zur Beeinträchtigung der Sehnen-

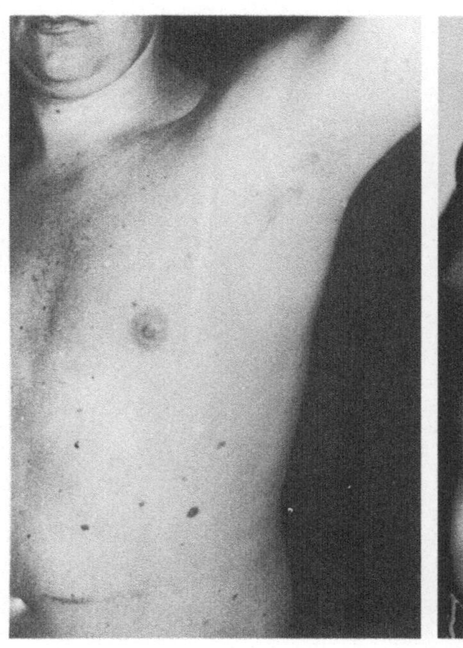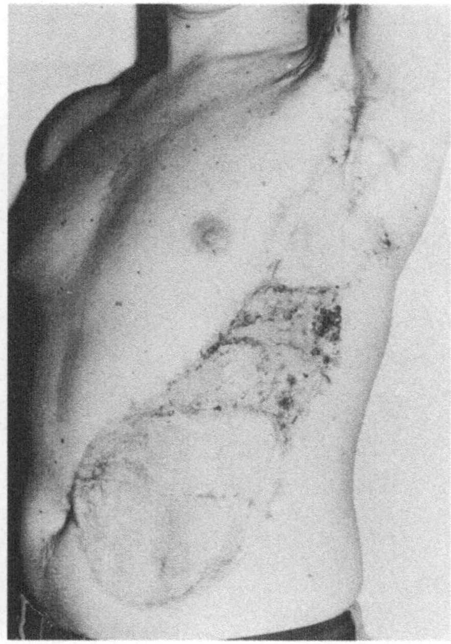

a   b

Abb. 4. a u. b) Nach auswärtiger lokaler Exzision eines malignen Mela-
nomes (Narbe links unten in Nabelhöhe) sind bei einem 3ojährigen Patienten Lymphknoten in der linken Axilla aufgetreten (a). Monoblock-
exstirpation der Stelle des Primärtumors, der Lymphbahnen und axillären Lymphknoten. Die Axilla wird durch lokale Lappenverschiebung,
der restliche Defekt am Rumpf durch freie Hauttransplantation gedeckt.
In einer zweiten Sitzung wird noch ein positiver Lymphknoten aus der
Gegend der hinteren Axillarlinie entfernt, der offenbar bei der ersten
Operation übersehen wurde. Patient ist im 4. postoperativen Jahr. Kein
Anhaltspunkt für Rezidiv oder Metastasen

funktion führt. Auch das Epineurium bzw. die Adventitia von Gefäßen
kann ein freies Hauttransplantat annehmen. Der darunterliegende Nerv
bzw. das Gefäß sind aber nur unzureichend geschützt. In den genannten
Fällen empfiehlt sich daher:

D. Die Kombination der freien Hauttransplantation und gestielten Lappenplastik

Bei diesen Verfahren wird der größte Teil des durch die Tumorentfernung
entstandenen Defektes durch freie Hauttransplantate versorgt und ein
gestielter Hautlappen zur Deckung der Stellen verwendet, die aus den
oben angeführten Gründen eines solchen bedürfen. Der gestielte Lappen
kann entsprechend einer der geschilderten Methoden aus der unmittelbaren Umgebung gewonnen werden oder aus einer anderen Region heran-
geholt werden. Wenn man glaubt, einen besonders großen Lappen zu benötigen, soll man den Lappen 8 - 1o Tage vor der Radikaloperation durch
Umschneidung und teilweise Unterminierung vorbereiten. In Sonderfällen
ist es ratsam, durch Vorbereitung und Heranführung eines Rollappens
genügend Haut für die Defektdeckung vorausschauend bereit zu stellen.

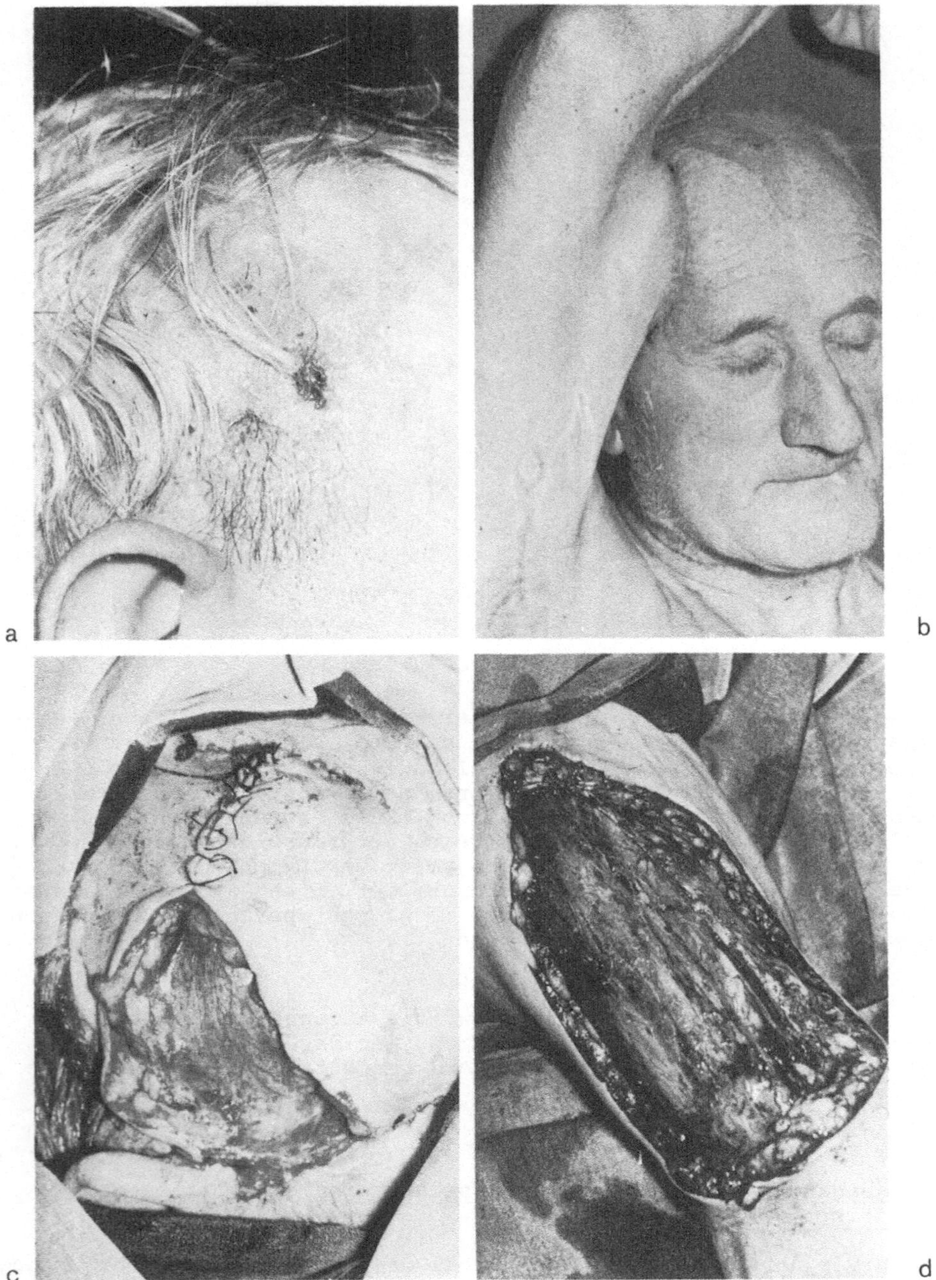
a
b
c
d

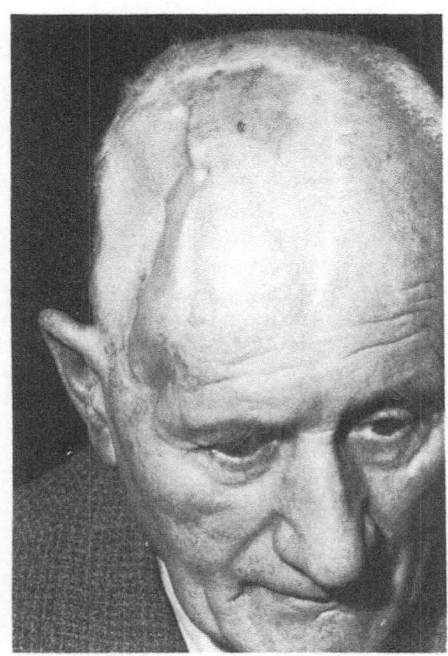

Abb. 5 a-e. Rezidiv eines Plattenepithelkarzinomes bei einem 76jähri-
gen Patienten. Es wurde bereits eine Rotation der Skalphaut bei der
ersten Operation durchgeführt (a). Bei der Operation zeigt sich, daß
der Tumor den Schädelknochen infiltriert. Daher Radikaloperation einschließlich Schädelknochen und Dura. Verschluß des Duradefektes durch
Fascia lata. Deckung durch gestielten Lappen aus der Umgebung nicht
möglich. Daher Lappenplastik vom Oberarm (b). Bei der Durchtrennung
der Lappenstiele wird die Oberarmfaszie mitgenommen, um eine Deckung
des Defektanteiles zu erreichen, der nicht durch Hautlappen bedeckt
werden kann (c). Abb. d zeigt die Lappenentnahmestelle am Oberarm.
Auf der mitverpflanzten Oberarmfaszie wird ein freies Hauttransplantat zur Einheilung gebracht (e). Patient ist derzeit 8 Jahre nach der
Operation rezidivfrei

Die Notwendigkeit einer gestielten Hautverpflanzung ergibt sich auch
immer dann, wenn rekonstruktive Maßnahmen geplant sind, die eine Fas-
zien-, Knochen-, Knorpel-, Sehnen- und Nerventransplantation erfordern
oder mit einer Gefäßplastik verbunden sind.

Der gestielte Hautlappen wirkt konturfüllend, er führt zusätzliche
Blutgefäße heran, verbessert die lokale Gefäßsituation und ist während
der Zeit der Anheilung von der Durchblutung des Wundgrundes unabhängig.
Seine Nachteile liegen in der Begrenzung der Fläche, die gedeckt werden
kann. Ein gestielter Lappen darf nur so groß gewählt werden, daß die
Blutversorgung vom Lappenstiel her nicht leidet. Im Falle des Mißlin-
gens ist eine gleichartige Wiederholung unmöglich. Bei sehr großen
Defekten kann man von der Möglichkeit der Mitverwendung der Faszie
der Lappenentnahmestelle (MILLESI, 1966) Gebrauch machen (Abb. 5).

Hinweise auf regionäre Besonderheiten

Eine ausführliche Besprechung der verschiedenen rekonstruktiven Möglichkeiten würde den gegebenen Rahmen sprengen. Es können daher lediglich Hinweise gegeben werden. Im übrigen sei auf das einschlägige Schrifttum verwiesen.

Schädel und Stirn

Wenn zwischen Tumor und Knochen eine genügend breite tumorfreie Zone vorhanden ist, der Knochen also auch nach Einhaltung eines ausreichenden Sicherheitsabstandes in die Tiefe weichteilbedeckt bleibt, genügt die freie Hauttransplantation zur Defektdeckung. Die freien Hauttransplantate weisen natürgemäß keine dem Kopfhaar vergleichbare Behaarung auf. Bei nicht allzu großen Defekten kann in einer sekundären Operation durch Verschiebung von Lappen mit behaarter Haut für eine Unterteilung der haarfreien Zone und für eine Rekonstruktion der Haargrenzen gesorgt werden.

Wurde der Schädelknochen stellenweise ganz freigelegt, oder hat es sich als notwendig erwiesen, Schädelknochen und Dura ebenfalls zu entfernen, ist die Deckung des Defektes in Form eines Rotationslappens aus der benachbarten Skalphaut angezeigt. Der Duradefekt wird am besten durch ein freies Faszientransplantat (Fascia lata) verschlossen.

Die Skalphaut ist sehr gut durchblutet, so daß große Lappen mit relativ schmaler Basis geplant werden können. Durch die Wölbung des Schädels ergeben sich aber manchmal Schwierigkeiten bei der Rotation. Die geringe Dehnbarkeit der Skalphaut führt bei der Lappenverschiebung zu relativ großen Drehfalten. Nach einer Lappenrotation entsteht immer ein Sekundärdefekt, der durch Spalthaut versorgt werden muß.

Bei großen Defekten, die durch einen Skalphautlappen nicht versorgt werden können, bewährt sich die Verwendung der erweiterten gestielten Lappenplastik unter Mitverwendung der Faszie (MILLESI, 1966; s. Abb. 5). Die Haut des Ober- oder Unterarmes wird in Längsrichtung gespalten, nach beiden Seiten abpräpariert und so in den Defekt eingenäht, daß die Faszie dem Defekt eng anliegt. Bei der Durchtrennung der Lappenstiele wird auch die Faszie inzidiert, so daß die Abtragung zwischen Faszie und Muskulatur erfolgt und die dem Defekt anliegende Faszie dort verbleibt. Auf der dem Schädeldefekt anliegenden Faszie können freie Hauttransplantate zur Anheilung gebracht werden. Alle anderen Methoden der gestielten Fernlappenplastik (Rollappenplastik, Bauchhautlappen nach CONVERSE, Bauchhautlappen nach MUSTARDÉ) benötigen mehrere Akte zur Vorbereitung und können höchstens für sekundäre Wiederherstellungen herangezogen werden.

Bei reinen Weichteildefekten an der Stirn ergeben Spalthauttransplantate gute Resultate. War eine Resektion des Stirnbeines notwendig, erfolgt die Deckung am besten durch Rotation eines großen Skalphautlappens (Abb. 6). Dadurch wird allerdings behaarte Kopfhaut in die Stirnregion verpflanzt. Bleibt der Patient für längere Zeit rezidivfrei, kann an eine Ausfüllung des Knochendefektes durch Knochentransplantation gedacht werden. Die Rückverpflanzung des behaarten Skalphautlappens unter Belassung einer Weichteilschicht nach dem Kran-Prinzip (MILLARD, 1969) mit Deckung dieser Schicht durch ein freies Hauttransplantat kann erwogen werden.

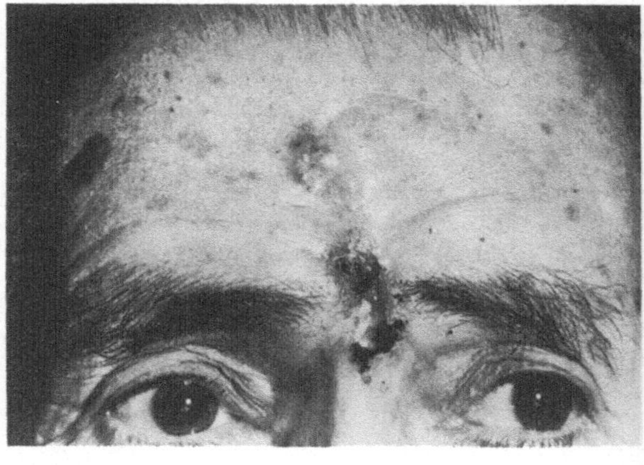
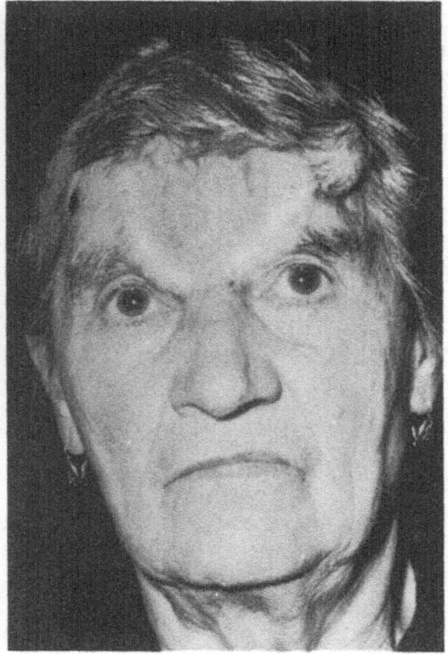

Abb. 6. a u. b) Sechstes Rezidiv eines Basalioms nach Operationen und
Röntgenbestrahlung bei einer 77jährigen Frau. Der Tumor reicht an das
Stirnbein heran (a). Teilresektion des Stirnbeines, Lappenrotation
(b). Patientin ist 4 Jahre nach der Operation rezidivfrei

Ohrmuscheln

Wenn nach einer Tumorentfernung Knorpel der Ohrmuschel oder des äußeren Gehörganges freiliegt, wird ein gestielter Hautlappen zur Deckung
herangezogen. Nach Entfernung der oberen Hälfte der Ohrmuschel läßt
sich eine Rekonstruktion mit Hilfe von gestielten Hautlappen und frei-
en Knorpeltransplantaten in mehreren Sitzungen ohne Schwierigkeiten
durchführen. Eine Rekonstruktion der ganzen Ohrmuschel ist mit einem
großen Aufwand verbunden. Das kosmetische Ergebnis der Ohrmuschelre-
konstruktion nach Verlust der ganzen Ohrmuschel befriedigt im allgemeinen nicht, so daß eine epithetische Versorgung vorzuziehen ist.

Lider

Im Bereich der Lider müssen Hautdefekte unbedingt mit freien Vollhaut-
transplantaten versorgt werden, da Spalthauttransplantate eine zu
große Schrumpfungstendenz aufweisen. Am besten eignet sich die Lidhaut
der kontralateralen Seite zur Transplantatentnahme, da diese Haut in
ihrer Qualität voll entspricht. Auch Vollhaut aus der Regio retroauricularis ergibt befriedigende Ergebnisse. Bei Resektion bis zu einem
Viertel der ganzen Liddicke läßt sich der Defekt durch mehrschichtige
Naht direkt schließen. Größere Defekte erfordern rekonstruktive Maßnahmen. Unter den zahlreichen Methoden dürften sich die von MUSTARDÉ
(197o) empfohlenen Verfahren am besten bewähren. Bei Defekten bis zur
Hälfte des *Unterlides* wird das Ligamentum palpebrale laterale durch-

trennt, um die Bindehaut zu mobilisieren, während die zur Rekonstruktion notwendige Haut durch einen Entlastungsschnitt vom äußeren Augenwinkel nach lateral gewonnen wird. Bei Defekten, die mehr als die Hälfte des Lides ausmachen, wird ein entsprechend größerer Wangenlappen gebildet und die Innenauskleidung eines zusammengesetzten Schleimhaut-Knorpeltransplantates aus dem Nasenseptum erreicht.

Zur Rekonstruktion von Teilen des *Oberlides* eignet sich ein am Lidrandgefäß gestielter Lappen aus dem Unterlid, wobei eventuell das Unterlid, wie schon erwähnt, rekonstruiert werden muß.

Zur Deckung von Defekten im Bereich des medialen Augenwinkels bewähren sich an der Nasenwurzel gestielte Lappen aus der Haut der Glabella. Für Defekte im Bereich des äußeren Augenwinkels kann man einen temporalen gestielten Stirnhautlappen heranziehen.

<u>Orbita</u>

Nach Exenteration der Orbita ergibt sich die Notwendigkeit, die Augenhöhle so auszukleiden, daß eine Augenprothese getragen werden kann. Die Epithelisierung wird durch freie Hauttransplantate erreicht, die während der Zeit der Einheilung durch eine Stentform in der Augenhöhle fixiert werden. Ein Ersatz der Augenlider kann in solchen Fällen mit Hilfe eines tennisschlägerartigen Lappens erreicht werden (MEYER,

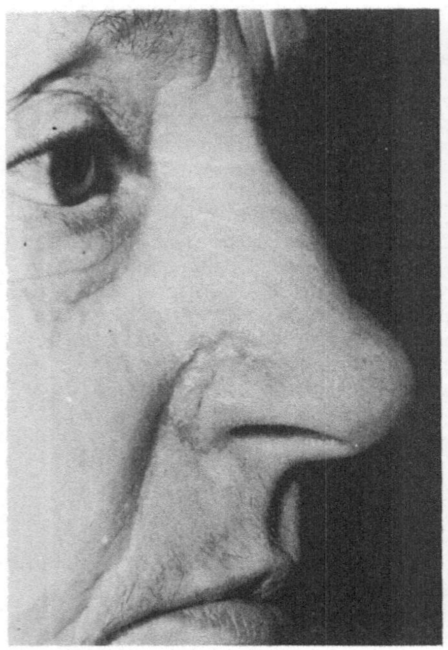
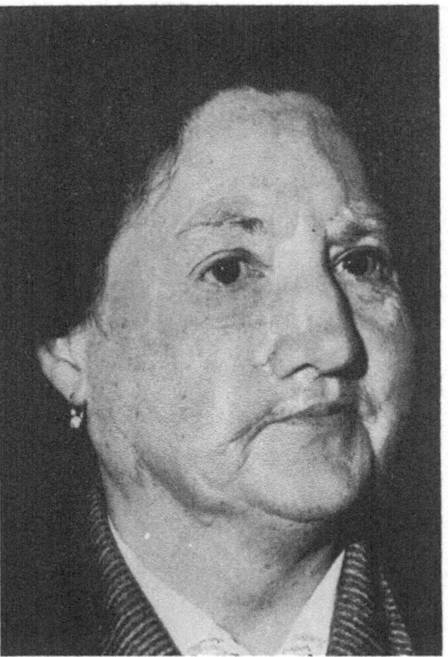

a   b

Abb. 7. a u. b) Drittes Rezidiv eines Basalioms nach zwei Operationen und Strahlenbehandlung bei einer 7ojährigen Patientin. Zustand nach Radikaloperation und Rekonstruktion von Teilen der Nase, der Wange und der Oberlippe durch Stirn- und Wangenlappen. Patientin derzeit 5 Jahre rezidivfrei

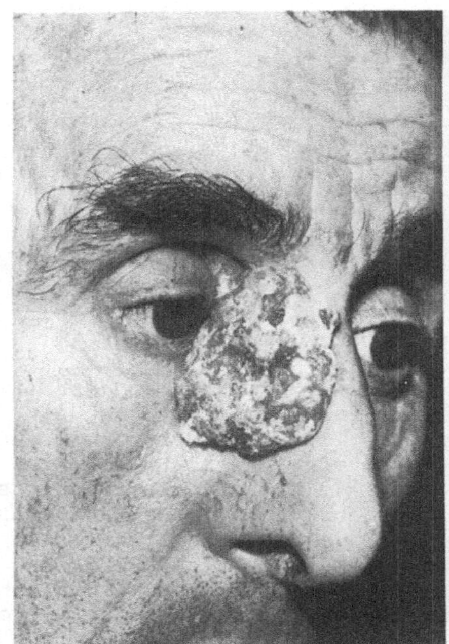

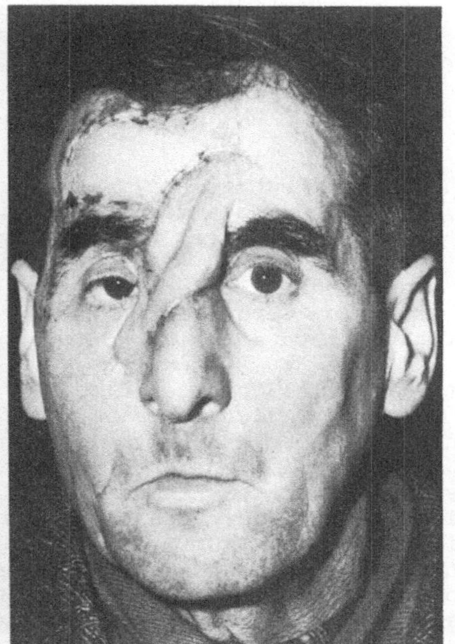

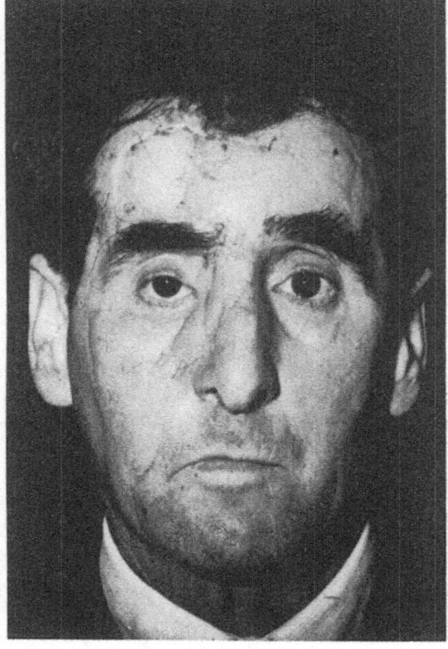

Abb. 8 a–c. Basaliom
bei einem 55jährigen
Patienten (a). Radi-
kale Entfernung ein-
schließlich des Peri-
ostes und Deckung
durch Stirnlappen (b).
Zustand nach Rückver-
legung des Stirnlap-
penstieles (c).
4 Jahre rezidivfrei

1972), der die Haut über der Augenbraue und ein Hautareal der Schläfengegend umfaßt.

Nase

Blieb nach Entfernung eines Tumors der Nasenhaut die Schleimhaut erhalten, wird der entstandene Defekt durch freie Hauttransplantation gedeckt, sofern nicht ein Knorpel oder Nasenflügel exponiert wurde. Wenn dies der Fall ist, wird die Defektdeckung durch einen gestielten Lappen angestrebt. Kleinere Defekte, die den freien Rand der Nasenflügel umfassen, werden durch freiverpflanzte, zusammengesetzte Haut-Knorpeltransplantate aus der Ohrmuschel ersetzt.

Defekte, die alle Schichten der Nase umfassen, müssen durch gestielte Lappen versorgt werden, wobei durch freie Transplantation von Haut und Schleimhaut für die Epithelisierung der Innenwand gesorgt werden muß. Für Defekte im Bereich der Nasenflügel eignen sich Lappen, die der Nasolabialfalte entnommen werden, wobei je nach den Erfordernissen der Stiel kranial oder kaudal angelegt werden kann. Zur Deckung größerer Teildefekte bzw. zur Rekonstruktion der ganzen Nase eignet sich am besten ein entsprechend vorbereiteter Stirnlappen, der sekundär mit Knorpel gestützt wird (indische Methode). Stirnlappen werden entweder als quere Hautlappen angelegt mit der A. frontalis einer Seite im Stiel, oder es wird ein großer Lappen gebildet, der auch die behaarte Kopfhaut umfaßt und fronto-temporal gestielt ist (Abb. 7, 8, 9). Die Rekonstruktion des distalen Anteiles der Nase durch einen Rollappen aus der Haut der Innenseite des Oberarmes (italienische Methode) wird dann ausgeführt, wenn die Anlegung eines Stirnlappens nicht möglich ist. Die Haut des Oberarmes eignet sich zweifellos weniger gut zur Nasenrekonstruktion. Außerdem ist das Verfahren wesentlich komplizierter.

Wangen

Defekte der medialen Wangenteile werden durch Bildung eines kaudal gestielten Lappens der verbliebenen Wangenhaut verschlossen. Der Lappen wird so geplant, daß die Narben in die Grenzlinie zwischen Unterlid und Wange und in die Nasolabialfalte zu liegen kommen und dadurch wenig auffallen. Bei großen Defekten wird zusätzlich ein Lappen aus der Regio retroauricularis zur Wange verlagert, um dort den Sekundärdefekt primär schließen zu können (Zweizipfellappen).

Zur Deckung von Defekten im Bereich der behaarten Wangenhaut bei Männern eignet sich ein temporal gestielter Lappen der behaarten Kopfhaut (DUFOURMENTEL).

Bei Teildefekten der Wange, die alle Schichten umfassen, läßt sich eine Defektdeckung durch Mobilisierung der restlichen Wangenhaut mit einem kaudalen Stiel erreichen, wobei der distale Anteil des Lappens nach oberflächlicher querer Inzision zur Innenauskleidung um 180 Grad nach enoral geschlagen wird. Bei größeren Defekten der ganzen Wange müssen zwei verschiedene Lappen gebildet werden, wobei der eine zur Auskleidung der Innenseite, der andere zur Abdeckung nach außen dient. Temporal gestielte Stirnlappen, verschiedene kranial und kaudal gestielte Lappen aus der Hals- und Schultergegend bzw. über den Arm herangebrachte Rollappen können für diesen Zweck herangezogen werden.

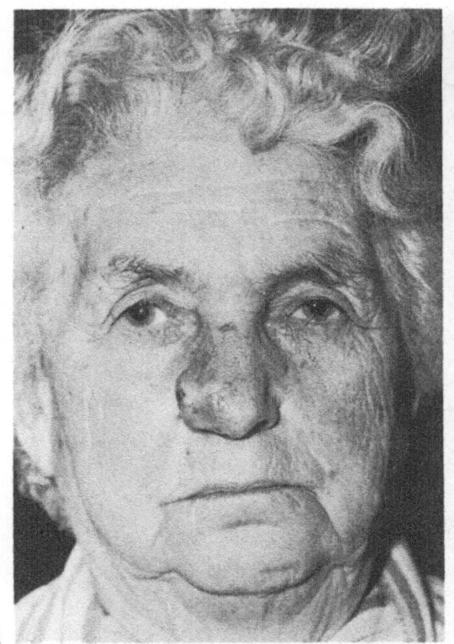

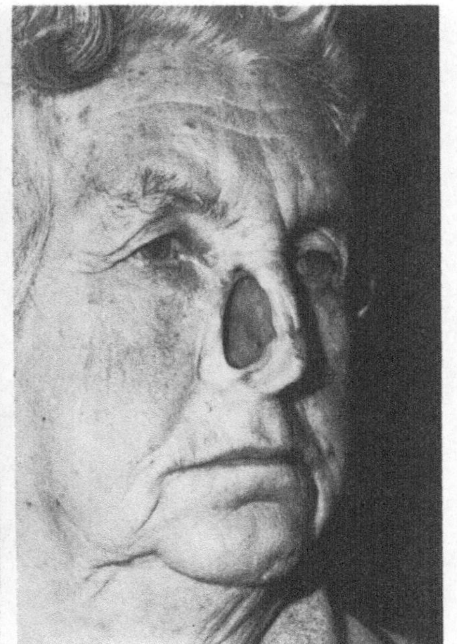

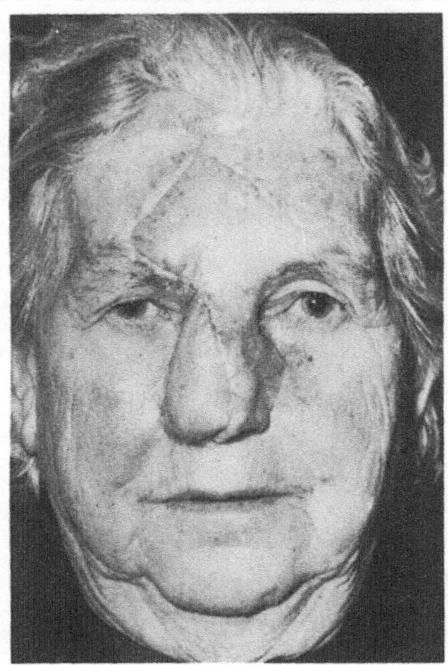

Abb. 9 a–c. Plattenepithelkarzinom bei einer 8ojährigen Patientin (a). Zustand nach Radikaloperation (b). Rekonstruktion durch Stirnlappen mit Innenauskleidung (c). Lappenentfernung und Formung des Nasenflügels noch nicht vorgenommen. Derzeit 7 Jahre rezidivfrei

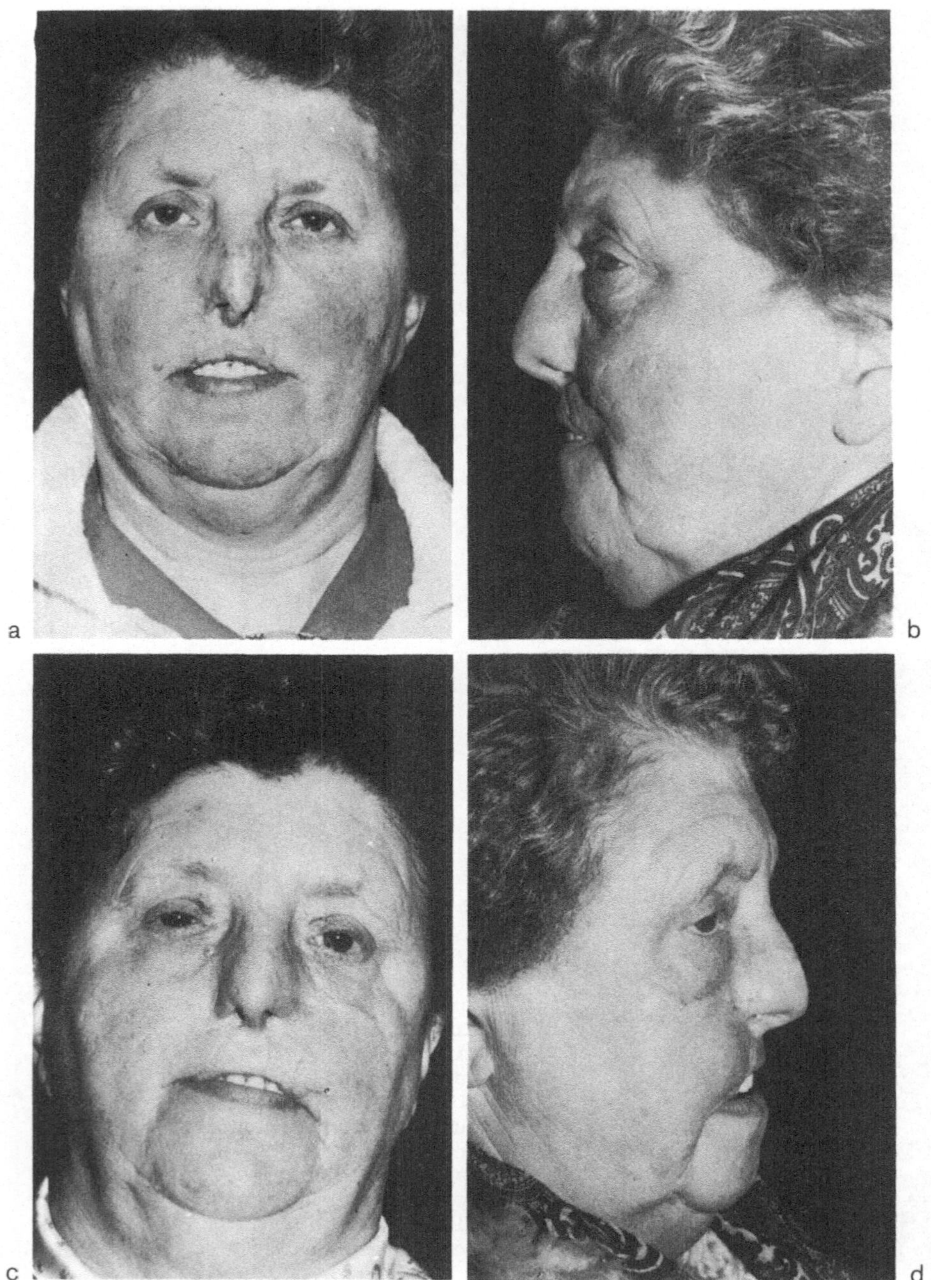

Abb. 1o a–d. Lupuskarzinom an Nase und Oberlippe bei einer 58jährigen
Patientin (a). Radikaloperation im Bereich der unteren Nasenhälfte,
der Oberlippe und der angrenzenden Wangenteile, Rekonstruktion durch
Wangenlappen, Rollappen vom Oberarm (italienische Methode) und Knor-
peltransplantation. 9 Jahre rezidivfrei (b, c u. d)

Hals

Eine Defektdeckung durch eine Lappenplastik wird dann notwendig, wenn
durch die Tumoroperation die großen Halsgefäße freigelegt oder eventuell sogar eine Rekonstruktion dieser Gefäße notwendig wurde. Die
Defektdeckung wird dadurch erschwert, daß in diesen Fällen die Haut
der Umgebung strahlenbedingte Veränderungen aufweist. Eine Weichteil-
deckung kann durch gestielte Verpflanzung des M. levator scapulae
(STALEY, 1961) erreicht werden. Zum Verschluß des Hautdefektes eignen
sich gestielte Lappen aus dem Rücken bzw. der angrenzenden Rückenhaut
(Abb. 1o) bzw. akromiopektorale oder delto-pektorale Lappen. Der delto-
pektorale Lappen erlaubt die Deckung größerer Defekte im Bereich des
Halses und der angrenzenden Gesichtspartien. Er hat sich sehr bewährt
und wird viel verwendet. Dieser Lappen kann beiderseits gleichzeitig
angelegt werden und eignet sich auch zur Rekonstruktion des Hypopharynx und zervikalen Oesophagus (BAKAMJIAN, 1965). Der Lappen erfordert
eine Vorbereitung durch vorhergehende Unterminierung.

Die Bildung antethorakaler Hautschläuche zur Rekonstruktion der Oeso-
phaguspassage wird kaum mehr angewendet, da mit der gestielten oder
freien Verpflanzung von Kolon oder Jejunum einfachere Verfahren zur
Verfügung stehen. Falls eine derartige Verpflanzung mißlingt, wird
man aber doch auf die Hautschlauchbildung zurückgreifen müssen. Eine
weitere Aufgabe stellt die Schließung von Fisteln des Hypopharynx,
des zervikalen Oesophagus und der Trachea dar. Durch Umschneidung,
Mobilisierung und Verlagerung der Haut der Umgebung wird die epitheliale Innenauskleidung erreicht. Zur Defektdeckung nach außen dient
ein gestielter Lappen aus der Hals- bzw. Schulterregion (WOOKEY, 1948;
ANDERSON, 1959; ZOVICKIAN, 1957; ERDELY, 1956; CONLEY, 1953). Die
Wahl des Lappens hängt von der Größe des Defektes und von der Ausführung der in der Regel vorhandenen strahlenbedingten Veränderungen der
Haut ab.

Thorax

Im Rahmen der Behandlung von fortgeschrittenen Mammakarzinomen bzw.
von Bestrahlungsfolgen in diesem Bereich ergibt sich immer wieder die
Notwendigkeit, ausgedehnte Brustwandresektionen durchzuführen und eine
sofortige Defektdeckung anzustreben. Das weitere Schicksal des Patienten hängt wesentlich von dem Gelingen der Defektdeckung ab. Der Verschluß des Hautdefektes muß daher sorgfältig geplant werden. In ausgedehnten Fällen ist es notwendig, mehrere Lappenrotationen auszuführen. Auch die gesunde Brust kann in den Plan einbezogen werden. Die
gesunde Brust wird durch einen submammären Hautschnitt mobilisiert
und zur Mitte hin in den Defekt rotiert (Abb. 11). Durch Spaltung der
verbliebenen Brust läßt sich ein zusätzlicher Flächengewinn erreichen.
Die Spaltung kann durch einen hakenförmigen Schnitt von oben erfolgen.
Aber auch die Mobilisierung durch einen Schnitt von kaudal ist möglich.

Defekte, die alle Schichten einschließlich der Pleura parietalis umfassen, werden durch ein Korium oder durch ein Faszientransplantat
straff verschlossen. Die Defektdeckung nach außen muß ein gestielter
Hautlappen übernehmen (BRUCK, 1972).

Nach radikaler Mastektomie äußern manche Patientinnen den Wunsch einer
Rekonstruktion der fehlenden Brust. Die Indikation für einen solchen
Eingriff ergibt sich nur in Ausnahmefällen nach einer entsprechenden
Wartezeit. Die Rekonstruktion kann entweder unter Verwendung der ge-
sunden Brust erfolgen, wenn diese besonders groß ist, oder es wird

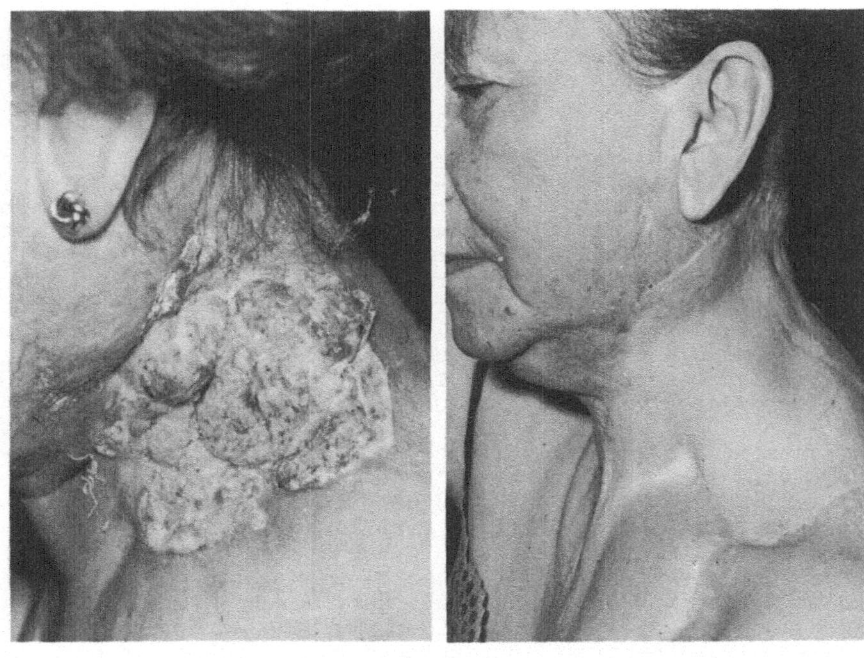

a   b

Abb. 11. a u. b) Plattenepithelkarzinom in bestrahlter Haut (Bestrahlung vor 5o Jahren wegen Lymphknotenschwellung) (a). Radikaloperation, Deckung des Defektes durch vorbereiteten Lappen vom Rücken und Lappen der Regio pectoralis (b). 8 Jahre rezidivfrei

nach verschiedenen Verfahren (GILLIES, 1959; FOSSATI, 1967; CHOLNOKY, 1963; PIERER, 1967) ein großer Haut-Fettlappen an die Stelle der fehlenden Brust herangebracht, der nötigenfalls durch Einbringung einer Kunststoffprothese entsprechend geformt und aufgebaut werden kann.

Axilla

Bei Defekten, die in die Axilla reichen, z.B. im Rahmen der Monoblock-Exstirpation eines malignen Melanoms, ist dafür zu sorgen, daß die Achselhöhle durch die Haut eines oder zweier gestielter Lappen gedeckt wird, während die Versorgung der angrenzenden Defekte durch freie Hauttransplantation erfolgen kann. Die Lappen werden so in die Achselhöhle rotiert, daß die entstehenden Narben keine Kontraktur verursachen (s. Abb. 4).

Bauchdecke

Bei nicht allzu tief reichenden Defekten wird man mit der freien Hauttransplantation das Auslangen finden. Bei durchgehenden Defekten der Bauchwand erfolgt der Verschluß der Peritonealhöhle durch Mobilisierung des Peritoneums bzw. allenfalls durch Einnähen des Netzes. Der Abschluß nach außen wird durch Rotation eines großen Haut-Fettlappens erreicht. In einer zweiten Sitzung erfolgt die Implantation eines Koriumlappens zum Ersatz der muskulären Bauchwand.

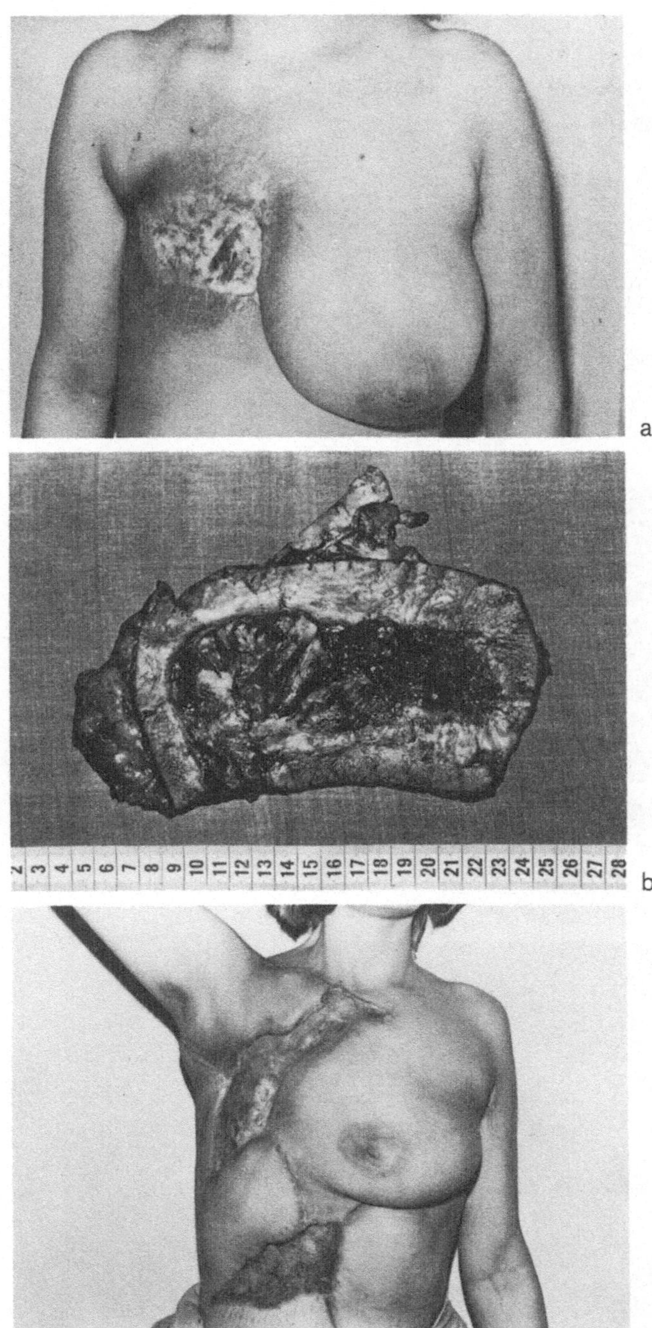

Abb. 12 a-c. Inflammatorisches Mammakarzinom bei einer 32jährigen
Patientin. Zustand nach Ablation mamma dextr. und Strahlenbehandlung
(a). Progredienter Gewebszerfall und Infektion, Thoraxwandresektion.
Abb. b zeigt das Operationspräparat. Reste der Rippenknorpel sind
deutlich zu erkennen. Deckung durch mehrfache Lappenrotation unter
Verwendung der gesunden Brust (c)

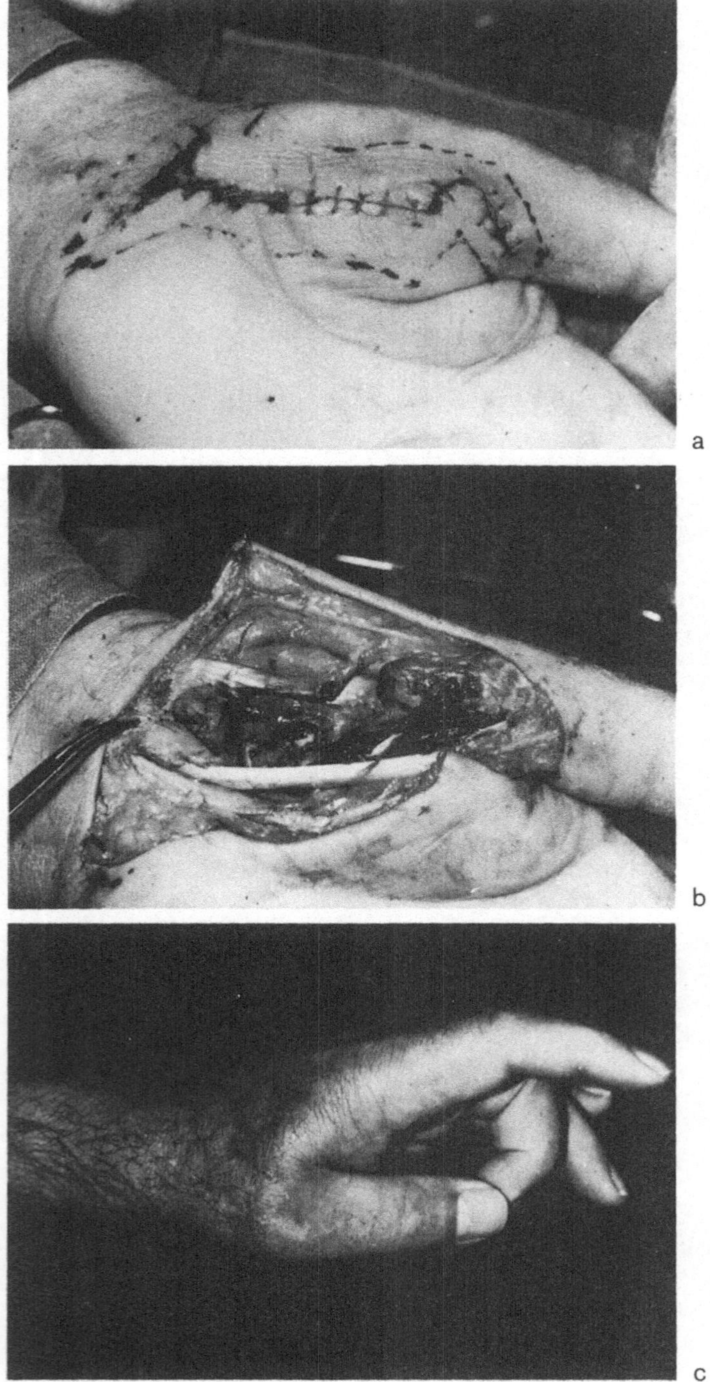

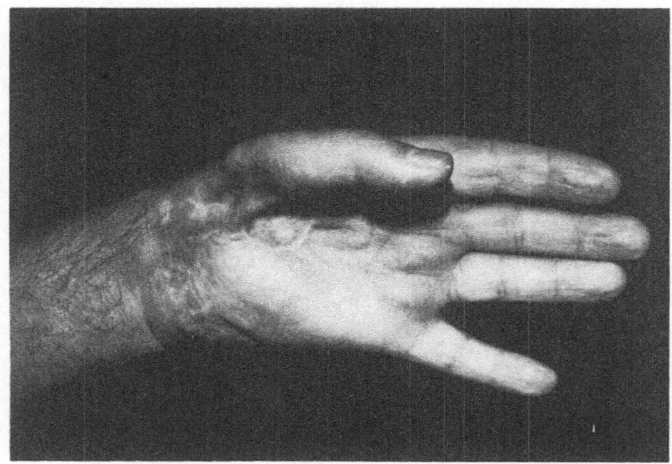

Abb. 13 a–d. Der histologische Befund nach auswärtiger Entfernung eines Tumors an der Daumenbasis ergab das Vorliegen eines malignen Syno-
vialoms (a). Nachresektion und Schnellschnittkontrolle. Das MP-Gelenk
des Daumens mit angrenzenden Knochenanteilen wird exstirpiert. Der
Daumen hängt an Nerven-Gefäßstielen und Sehnen (b). Knochenersatz
durch Knochentransplantation (Beckenkamm). Deckung des Hautdefektes
durch gestielten Lappen vom Handrücken. 2 Jahre später Lokalrezidiv
an der Handwurzel und Lymphknotenschwellung in der Axilla. Radikale
Entfernung des Rezidives. Ausräumung der Lymphknoten in Sulcus bici-
pitalis medialis in der Axilla und in der Fossa supraclavicularis.
Brauchbare Handfunktion (c u. d). 6 Jahre rezidivfrei

Extremitäten

Bei malignen Tumoren der Extremitäten versucht man, durch lokal-radi-
kale Operationen die Geschwulst zu entfernen und trotzdem eine funktionell brauchbare Extremität zu erhalten. Bei oberflächlichem Sitz
der Geschwulst wird der Defekt durch freie Spalthauttransplantation
gedeckt. Dort, wo im Rahmen der Geschwulstentfernung Knochen, Gelenk,
Sehen, Nerven oder Gefäße exponiert wurden, erfolgt die Defektdeckung
durch gestielte Lappenplastik (Abb. 12). Zur Deckung von tiefreichenden Defekten im Bereich der Hohlhand eignen sich gestielte Lappen,
die der Außenseite bzw. der Innenseite des Oberschenkels entnommen
wurden, während Hautdefekte des Handrückens durch Lappen aus der kontralateralen Ellenbeuge oder der Leistengegend versorgt werden. Durch
weitere rekonstruktive Maßnahmen, wie beispielsweise eine Umstellungs-
osteotomie, läßt sich aus Handresten eine brauchbare Greiffunktion
wiederherstellen (Abb. 13, 14). Lappen zur Defektdeckung am Fuß oder
am Unterschenkel über der Schienbeinkante werden der Innenseite des
kontralateralen Unterschenkels entnommen.

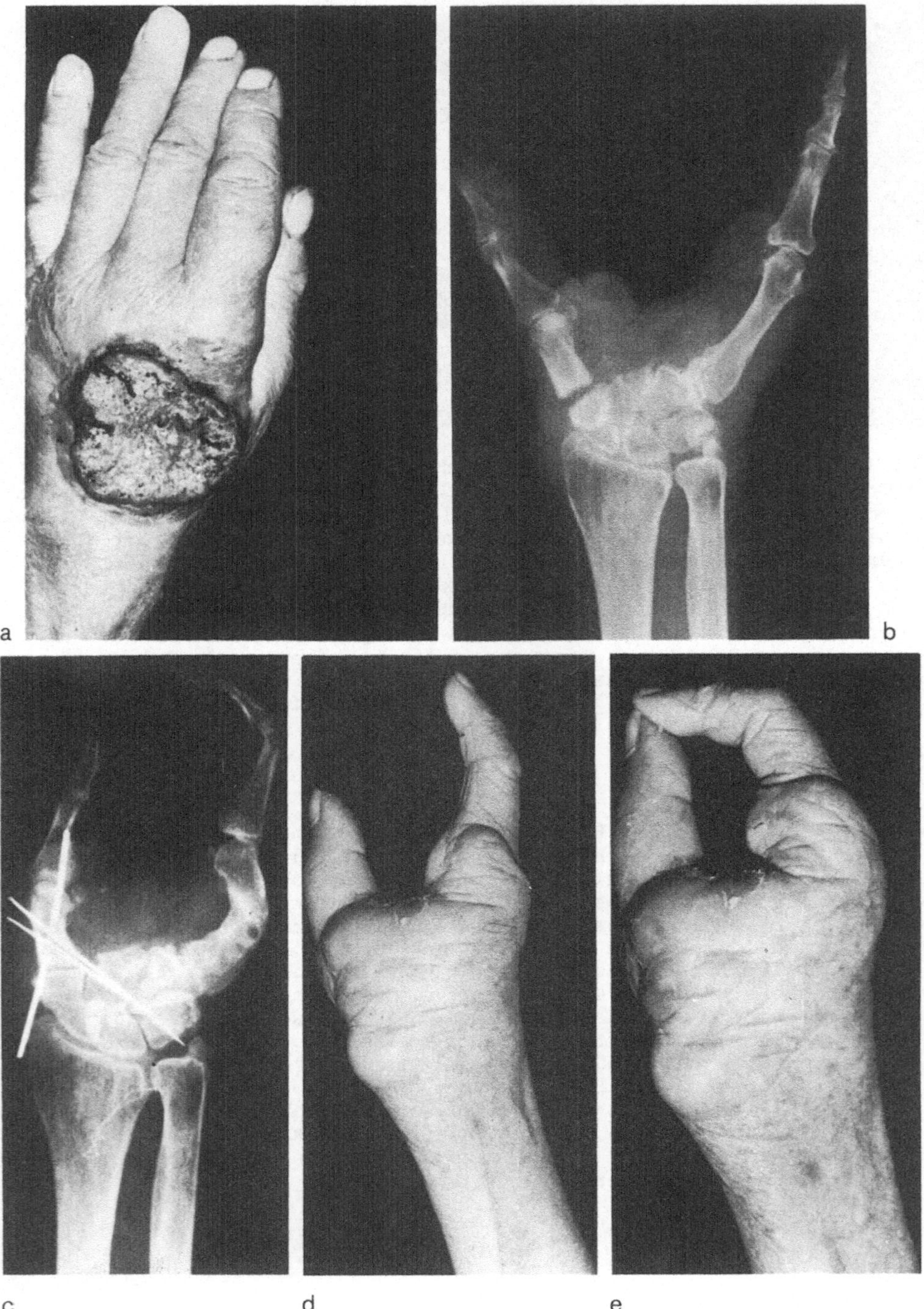

Abb. 14 a-e. Rezidivierendes Plattenepithelkarzinom am Handrücken mit Infiltration zum Metakarpale 1, 2, 3 und 4. Lokal radikale Entfernung unter Mitnahme von Teilen des Metakarpale 1 und der Fingerstrahlen 2, 3 und 4. Funktionsloser Handrest (b). Versetzung des Daumens und Fixierung des restlichen Metakarpale 1 an der Handwurzel durch Kirschnerdrähte. Dreh- und Kipp-Osteotomie des Metakarpale 5 (c). Wiederherstellung des Spitzgriffes (d u. e). 5 Jahre rezidivfrei

Literatur

ANDERSON, R.: Reconstruction of the cervical oesophagus. Plast. re-
    constr. Surg. 23, 493 (1959).
BAKAMJIAN, V.Y.: A two stage method for pharyngoesophageal reconstruc-
    tion with a primary pectoral skin flap. Plst. reconstr. Surg. 36,
    173 (1965).
BAKAMJIAN, V.Y.: The deltopectoral flap in head and neck surgery. In:
    CONLEY, J., DICKINSON, J.T.: Plastic and reconstruction surgery of
    the face and neck. Stuttgart: Thieme 1972.
BRUCK, G.H.: Verschluß von Thoraxwanddefekten nach Resektion von
    Mammacarcinom-Rezidiven. Chir. plast. 1, 265 (1972).
CHOLNOCKY, T.: Late adverse results following breast reconstructions.
    Plast. reconstr. Surg. 31,   (1963).
CONLEY, J.J.: One stage radical resection of cervical esophagus, la-
    rynx, pharynx and neck with immediate reconstruction. Arch. Oto-
    laryng. 58, 546 (1953).
CONVERSE, J.M.: Reconstructive plastic surgery. Philadelphia: Saunders 1964.
DUFOURMENTEL, Cl.: Zit. nach GINESTET, G., FREZIERES, H., DEPINS, A.,
    PONS, J.: Chirurgie plastique et reconstructive de la face, S. 418
    - 419. Paris: Ed. Med. Flammarion 1967.
DUFOURMENTEL, Cl., MOULY, R.: Chirurgie plastique. Paris: Flammarion 1959.
DUFOURMENTEL, Cl., MOULY, R.: Plaies et cicatrices de la face. Paris:
    Masson 1966.
ERDELY, R.: Tubular flap procedures for the closure of a large pha-
    ryngeal fistula. Brit. J. plast. Surg. 9, 72 (1956).
ESSER, J.: Mund-Lippenplastik aus der Nasolabialgegend. Bruns' Beitr.
    klin. Chir. 1o5, 4, 545 (1916).
FOSSATI, G.H.: Breast reconstruction. 4th Intern. Congress of Plastic
    Surgery, Rom 1967, Kongressband S. 1o46.
GILLIES, H.: Surgical replacement of the breast. Proc. roy. Soc. Med.
    52, 597 (1959).
KAZANJIAN, CONVERSE, J.M.: Surgical treatment of facial injuries.
    Baltimore: William and Wilkins 1949.
LIMBERG, A.A.: Planimetrie und Stereometrie der Hautplastik, S. 538
    -542. Jena: VEB Fischer 1967.
MEYER, R.: Reconstructions of the eyelids in plastic and reconstruc-
    tive surgery of the face and neck, S. 285-289. Stuttgart: Thieme 1972.
MILLARD, D.R.: The crane principle for the transplant of subcutaneous
    tissue. Plast. reconstr. Surg. 43, 451 (1969).
MILLESI, H.: Erweiterte gestielte Lappenplastik unter Mitverwendung
    der Faszie. Klin. Med. 21, 399 (1966).
MOREL-FATIO, D.: Traitement plastique des séquelles de brûlures et de
    plaies de la main. Acta orthop. belg. Suppl. III, 83 (1958).
MUSTARDÉ, J.C.: A new technique for rapid transfer of abdominal skin
    flap. Preliminary report. Plast. reconstr. Surg. 11, 454 (1953).
MUSTARDÉ, J.C.: In: MUSTARDÉ, J.C., LESTER, T.J., ALSTON, C.: Ophthal-
    mic plastic surgery: Up to date. Birmingham/Alab. Aesculap. Publis.
    Company 197o.
OLSEN, G.: The malignant melanoma of the skin. New theories based on
    a study of 5oo cases. Acta chir. scand. Suppl. 365 (1966).
PIERER, H.: Reconstruction of the breast after carcinoma operation.
    4th Intern. Congr. of Plastic Surgery, Rom 1967, Kongressband S. 1o49.
STALEY, C.J.: A muscle cover for the carotis artery after radical
    neck dissection. Am. J. Surg. 1o2, 815 (1961).
STARK, R.D.: Plastic surgery. New York: Harper and Row 1962.
WOOKEY, H.: The surgical treatment of carcinoma of the hyopharynx and
    esophagus. Brit. J. Surg. 35, 249 (1948).
ZOVICKIAN, A.: Pharyngeal fistulas: Repair and prevention using mastoid-
    occiput based shoulder flap. Plast. and Reconstr. Surg. (Baltimore)
    19, 355 (1957).

Die Behandlung der lokalen und allgemeinen Strahlenreaktion bei der Behandlung maligner Geschwülste

K. H. Kärcher

Bei der Behandlung maligner Geschwülste mit ionisierender Strahlung
ist es unvermeidlich, daß neben dem Tumor auch das Tumorbett und das
gesunde Umgebungsgewebe Strahlung absorbieren. Lediglich die unterschiedliche Erholungsmöglichkeit von Normal- und Tumorzellen machen
überhaupt eine Strahlentherapie möglich. Hierbei wird die Selektivi-
tät der Strahlenwirkung auf das bösartige Gewebe erhöht durch die
Unterteilung der Dosis in bestimmte Tagesfraktionen. Diese fraktionierte Bestrahlung hat sich trotz verschiedener Perioden der strahlenbiologischen Überprüfung hinsichtlich Einzeldosis und Bestrahlungs-
intervall in ihrer Form weitgehend behaupten können und wurde bisher
durch andere Verfahren noch nicht abgelöst. Da jedoch für bestimmte
Geschwülste differenzierter Art, vor allem Plattenepithel- und Adenokarzinome, auch mesenchymale Tumoren, relativ hohe Gesamtdosen benötigt werden, um kurative Resultate zu erzielen, ist auch an zahlreichen normalen durchstrahlten Geweben mit vorübergehenden oder zum
Teil bleibenden, mehr oder weniger ausgeprägten Folgereaktionen zu
rechnen (COTTIER, 1966). Die Toleranz der verschiedenen Gewebe und
Organe ist hierbei sehr unterschiedlich, abhängig von Strahlensensibilität der einzelnen Zellarten und der hieraus zusammengesetzten
Organe. Bestimmte Schwellenwertsdosen dürfen somit von Organ zu Organ
nicht überschritten werden, sollen nicht bleibende Bestrahlungsfolgen
entstehen, die unter Umständen den Bestrahlungserfolg in Frage stellen können. Es seien hier nur Ulzerationen der Haut und Unterhaut,
Radionekrosen des Knochens und Knorpels, Strahlenpneumonie und Fibrose, Endangiitis obliterans radiologica mit Folge von Ernährungs-
störungen der Organe genannt. Diese können letzten Endes sowohl am
ZNS zu Nekrosen, zu Myelitis und Fibrosierung des Myeloms, zur Strahlennephritis und radiogenen Nierenfibrose und Leberzirrhose führen.
Strahlenulzerationen insbesondere in Nerven- und Gefäßnähe können
durch fortschreitende Nekrotisierung und Zerfall zu Nervenläsionen
der peripheren Nerven und Erosionsblutungen führen. Diese häufig als
Strahlenschäden deklarierten Behandlungsfolgen durch ionisierende
Strahlung können auch durch starke Zerfallsneigung und Kolliquation
von Tumorgewebe zustande kommen, wodurch es zu Perforationen von
Hohlorganen wie Oesophagus, Magen und Darm kommen kann, mit Mediasti-
nitis und Peritonitis als Folge. Vor allem bei der gynäkologischen
Radiotherapie wird eine unvermeidliche Strahlenbelastung von Blase,
Rektum und Ureter sowohl durch die Radiumeinlage als auch durch die
Teletherapie erzeugt. Die Toleranz von Blase und Rektum oder auch
die Einschmelzung und der Durchbruch von Tumorgewebe in diese Nachbarorgane kann zu Rektum-, Scheiden-, Blasenfisteln führen (FRISCHBIER,
1972). Ureterstenosen mit Hydronephrose und urämischen Komplikationen
können eine Folge sein. Diese lokalen, teils leichteren, teils schwe-
reren Bestrahlungsfolgen, die in der Hauptsache bei wiederholter Rezidivbestrahlung zustande kommen, aber doch auch bei mangelhafter
Bestrahlungsplanung und Überdosierung durch Einfeldeinstellungen
auftreten können, sind nur durch subtile Bestrahlungsplanung, Mehr-

feldtechnik oder Bewegungsbestrahlung weitgehend zu vermeiden. Insbesondere bei Anwendung von ultraharter Röntgenstrahlung oder Kobalt 6o-Gammastrahlung sowie hochenergetischen Elektronen sind die Komplikationen an Haut und Knochen selten geworden. Nach wie vor jedoch sind die inneren Organe, wenn sie im Strahlengang liegen, auch bei Anwendung von Megavoltstrahlung in gleicher Weise wie bei konventioneller Röntgenstrahlung gefährdet. Es ist daher zu trachten, die Herdbelastung so hoch als möglich und die Umgebungs- und normale Organbelastung so gering als möglich zu halten. Es mag dies nicht immer möglich sein bei verschiedenen klinischen Situationen, und es muß daher sowohl mit dem Patienten als auch mit dem Chirurgen das notwendige Bestrahlungsrisiko kalkuliert werden und in Relation zum Bestrahlungserfolg und eventuell möglichen korrektiven chirurgischen Maßnahmen gesetzt werden. Während der Strahlentherapie, besonders mit konventioneller Röntgenstrahlung als auch mit schnellen Elektronen, aber auch bei Kobalt 6o-Gammastrahlung sollte jede Anwendung von Wasser und Seife, Besonnung, Kosmetika und reibende Kleidungsstücke wie Büstenhalter, Gürtel, Hüftgürtel usw. vermieden werden, um die zu erwartende Strahlenreaktion so gering als möglich zu halten. Die Haut muß mit einem indifferenten Puder 2mal täglich eingepudert werden, solange keine exsudative Hautreaktion entstanden ist, bzw. eine Epitheliolyse in Gang kommt. Die bestrahlten Schleimhäute, vor allem der Mund- und Nasenhöhle, aber auch das Genitale sind 2mal täglich mit astringierenden und leicht desinfizierenden Lösungen zu spülen, wobei sich am besten eine schwache Kaliumpermanganat-Lösung bewährt hat. Im wesentlichen als unwirksam haben sich Kamillenabkochungen und andere Pflanzenextraktlösungen erwiesen. Unter Umständen muß eine vorliegende Sekundärinfektion nach Keimtestung lokal oder allgemein mit gezielter antibiotischer Behandlung abgeschirmt werden. Die Gabe von Anti-Phlogistika wie Tanderil oder Cortison ist mit großer Zurückhaltung zu verordnen, da hierdurch unkontrollierbare Effekte auf Tumorwachstum und Blutbildung während der Strahlentherapie entstehen können. Bei kontrollierter klinischer Verwendung ist dann eine antibiotische Zusatztherapie erforderlich, und bei stärkeren Strahlenreaktionen mit höheren Dosen von Cortison oder anderen Steroiden lokal und allgemein ein günstiger Effekt zu erreichen. Bedacht werden muß hierbei jedoch die Blutungsgefahr bei gastrointestinalen Prozessen, ebenso die Perforationsgefahr und raschere Nekrosenbildung an Tumoren der Hohlorgane, so daß sich eine Langzeittherapie mit Steroiden im großen und ganzen verbietet. Kommt es zu stärkerem Erythem mit beginnender Exsudation und Epitheliolyse, muß von der Puderbehandlung sofort abgegangen werden. Es ist möglichst Bettruhe und auch Vermeidung der täglichen Kleidung anzuraten, wobei die nässende Haut mit schwacher Kaliumpermanganat-Lösung in Form feuchter Umschläge behandelt wird. Bei Sekundärinfektion hat sich die Pinselung mit 2%iger wässriger Gentianviolett-Lösung bei uns bewährt. Nach Abtrocknung und beginnender Epithelisierung können dann reizlose Emulsionen, Linimente und die Epithelisierung anregende Salben verwendet werden. Es ist hiervon eine große Zahl im Handel, so daß wir uns nur auf Hauptprinzipien der Nachbehandlung beziehen können. Weniger die Inhaltsstoffe als die Salbengrundlagen sind auf Grund unserer Untersuchungen (KÄRCHER et al., 1964) von Bedeutung. Sie müssen hierbei in ihrer Zusammensetzung dem pathophysiologischen Zustand der Haut sich anpassen. Zu Beginn sollte eine wenig fetthaltige Salbe zur Anwendung kommen, wobei Öl-in-Wasseremulsionen als Linimente oder Creme vorzuziehen sind, und je weiter die Abheilung fortschreitet und zur Nachbehandlung können dann Wasser-in-Ölemulsionen wie z.B. Eucerin cum aqua oder Lanolincreme Verwendung finden. Zusätze von Steroiden, Vitamin A, Anabolika, Panthenol und Kälberblutextrakt (Solcoseryl) und andere können diese Abheilung in gewissem Ausmaß beschleunigen. Auch nach der Abheilung der Strahlenreaktion der Haut ist diese noch

lange vor einer Ultraviolettbestrahlung zu schützen. Eine längere
Pflege mit geringen Fettmengen ist anzuraten, wobei Lanolincreme sich
am besten bewährt hat. Zur Behandlung der Strahlenreaktion und zur
Vermeidung von Sekundäreiterungen durch die bakterielle Flora des
Mundes und Rachens sowie vor allem an den weiblichen Genitalen, empfiehlt sich neben den genannten Spülungen mit Kaliumpermanganat eine
lokale antibiotische Behandlung, wobei Desinfizientien wegen ihrer
die Strahlenreaktion verstärkenden Wirkung absolut zu vermeiden sind,
so vor allem quecksilberhaltige oder chromhaltige Desinfizientien.
Wir bevorzugen eine Behandlung der Schleimhautreaktionen mit Spülungen und Umschlägen mit Kaliumpermanganat kombiniert mit Pinselungen
von 2%igem wässrigem Gentianaviolett, eventuell Cortison-Antibiotika-
haltige Linimente und Lotionen im Bereich des Genitaltraktes. Im Rektum erfolgen Spülungen mit lauwarmem Wasser und anschließender Instillation Vitamin A- und Bepanthenhaltiger Öle. Zusätzlich hat sich die
innere Medikation von Solcoseryl i.a. und i.m. oder von Venoruton
i.v., i.m. oder per os bewährt. Diese zusätzlichen entzündungsdämpfen-
den Maßnahmen müssen meist schon bei Beginn der Strahlentherapie begonnen und während der ganzen Behandlung durchgehalten werden, wenn
sie einen nennenswerten Effekt haben sollen. Butazolidin oder Tanderil
kann zeitweise, kurzfristig zugegeben werden. Jedoch ist hier die
Wirkung auf das Blutbild in Betracht zu ziehen, welches ohnehin durch
die Strahlentherapie und die Tumorkrankheit bereits Belastungen ausgesetzt ist. Zur besseren Verträglichkeit der Bestrahlungsmaßnahmen
hat sich im allgemeinen eine stationäre Behandlung mit Bettruhe und
leicht verdaulicher, aber hochkalorischer Kost bewährt. Zusätzliche
Gaben von Blut und Plasma, Lävulose-, Vitamininfusionen, können im
Rahmen einer Megavolttherapie nötig sein, wenn es auch heute nur noch
selten zu einer strahlentherapiebedingten Allgemeinreaktion wie Übelkeit bzw. Erbrechen kommt. Jedoch sind vor allem bei Bestrahlung des
Abdomens, bei gynäkologischen Tumoren, in der Regel vorübergehende
Durchfälle unvermeidbar. Hierdurch verlieren die Patienten Flüssigkeit, Elektrolyte und Eiweiß, so daß gerade die klinische Behandlung
mit Flüssigkeitsersatz und die anderen genannten Maßnahmen von besonderer Bedeutung für den Krankheitsverlauf erscheinen. Im Rahmen dieser Allgemeinbehandlung hat sich laktovegetabile Kost unter Vermeidung von blähenden Gemüsesorten und fetten Speisen wie Schweine-
fleisch, fettem Fisch, Käse und scharf gewürzten Speisen bewährt.
Daneben ist auch die Zugabe von Anabolika, die die katabole Stoffwechsellage durch Tumor oder durch katabol wirkende Glukokorticoide
aufzufangen und umzuwandeln in der Lage sind, wertvoll. Durch die
Gabe von Anabolika-Injektionen in Depotform wird nicht nur die Strahlentherapie besser verträglich, sondern vor allem bei Bestrahlung
von Knochenmetastasen kommt es rascher zu einer Remineralisation.
Außerdem wird die bestehende Tumordysproteinämie im günstigen Sinne
beeinflußt. (S. auch KLEIBEL, CHONÉ u. KÄRCHER in K.H. KÄRCHER:
Einführung in die klinische Strahlenbiologie, 1964.)

Zum Schluß muß im Rahmen der Behandlung von Bestrahlungsfolgen, die
als kalkuliertes Risiko oder durch den wiederholten Bestrahlungsein-
satz und Verlauf der Krankheit entstanden sind, auf deren Beseitigung
hingewiesen werden. Gerade in diesem Fall ist die Zusammenarbeit des
Radiotherapeuten mit dem plastischen Chirurgen bereits bei der Behandlungsplanung vor Beginn der radiotherapeutischen Maßnahmen von
Bedeutung. Nichtheilende Bestrahlungsulzerationen insbesondere bei
Gefahr von Arosionsblutungen in Achselhöhle, Leistenbeuge oder Supraklavikularregion stellen für den plastischen Chirurgen oft ein unlös-
bares Problem dar. Werden unabdingbare Bestrahlungsmaßnahmen jedoch
vorbereitet durch Bildung von Hautlappen, die nach einer hochdosierten Radiotherapie in dieser Region zur Deckung entstehender Defekte
verwendet werden können, sind oft unvermeidbare Folgen der Strahlen-

therapie wesentlich gefahrloser und können risikoloser operiert werden. Durch die Zusammenarbeit des plastischen Chirurgen mit dem Radiotherapeuten bei der Behandlungsplanung entsteht eine neue Chance, aggressivere Strahlentherapie und damit Tumortherapie betreiben zu können. Es sollte auch als Leitlinie dienen, daß größere, tiefreichende Hautdefekte, die nicht rasch zur Schmerzfreiheit und Abheilung gebracht werden können, besser ohne Zeitverzug dem plastischen Chirurgen zur Korrektur zugeführt werden. Wir sind auch der Auffassung, daß die fortlaufende Kontrolle besonders bei der Radiotherapie im Abdominalraum hinsichtlich möglicher Ureterstenosen oder Darmstenosen nach wiederholter Radium- oder Megavolttherapie bei gynäkologischen Tumoren und ihren Rezidiven den Chirurgen frühzeitig auf den Plan rufen sollte, da evtl. Ureterplastiken bzw. Darmanastomosierungen ernsthaftere Folgen vermeiden können. Auch an diesen Beispielen erweist sich die Notwendigkeit der Zusammenarbeit von Chirurg und Radiotherapeut, sei es vor, sei es nach der Strahlentherapie, wodurch ein malignes Geschehen noch beherrscht werden kann, was durch die alleinige Operation bzw. Strahlentherapie nicht immer möglich ist.

Die Behandlung der lokalen und allgemeinen Reaktion während und nach einer Strahlentherapie ist in der Verantwortung des klinischen Radiotherapeuten im Zeitalter der Megavolttherapie von großer Bedeutung und stellt einen wichtigen Teil seines Behandlungserfolges dar, wobei vor allem die stationäre Behandlung mit ihrer intensiven Zusatztherapie im wesentlichen für die günstigeren Erfolge verantwortlich ist. Gerade hier kann der klinische Strahlentherapeut zeigen, daß die kombinierte Behandlung bessere Resultate liefert als die alleinige lokale radiotherapeutische Maßnahme.

Literatur

COTTIER, H.: Histopathologie der Wirkung ionisierender Strahlen auf höhere Organismen (Mensch und Tier). In: Handbuch der medizinischen Radiologie (Hrsg. DIETHELM, L., OLSOON, O., STRNAD, F., VIETEN, H., ZUPPINGER, A.). Berlin-Heidelberg-New York: Springer 1966.
FRISCHBIER, H.J.: Strahlenbehandlung des Collumcarcinoms, 8 Strahlenreaktionen und Strahlenfolgezustände. In: Handbuch der medizinischen Radiologie, Band 19 (Hrsg. ZUPPINGER, A., KROKOWSKI, E.), Teil 3, S. 245. Berlin-Heidelberg-New York: Springer 1972.
HUG, O.: Die akuten Allgemeinreaktionen bei Ganz- und Teilkörperbestrahlung. In: Strahlenbiologie, Strahlentherapie, Nuklearmedizin und Krebsforschung. Ergebnisse 1952-58. (Hrsg. SCHINZ, H.R., HOLTHUSEN, H., LANGENDORFF, H., RAJEWSKY, B., SCHUBERT, G.). Stuttgart: Thieme 1959.
KÄRCHER, K.H.: Aktuelle Probleme der klinischen Strahlenbiologie. Berlin-Heidelberg-New York: Springer 197o.
KÄRCHER, K.H., CHONÉ, B., BAUER, H., KLEIBEL, F.: Einführung in die klinisch-experimentelle Radiologie. (Hrsg. KÄRCHER, K.H.). München-Berlin: Urban und Schwarzenberg 1964.
RAJEWSKY, B., POHLIT, W.: Strahlenschäden und Strahlenschutz. In: Handbuch der Haut- und Geschlechtskrankheiten, Ergänzungswerk (Hrsg. MARCHIONINI, A., SCHIRREN, C.G.), S. 942. Berlin-Göttingen-Heidelberg: Springer 1959.
RUBIN, Ph., CASARETT, G.W.: Clinical radiation pathology, Vol. I - II. Philadelphia-London-Toronto: Saunders 1968.

Nachsorge und Nachbehandlung des Tumorkranken

K. H. KÄRCHER

Die Form der Nachsorge für den Tumorkranken in diagnostischer und
therapeutischer Hinsicht wie auch die allgemein medizinische Behandlung und Betreuung hängt sehr weitgehend von der ärztlichen Auffassung über die Struktur und Kompetenz der Wahrnehmung der an dieser
Aufgabe beteiligten Fachdisziplinen ab. So wird an großen onkologischen Zentren heute die Nachsorge und Nachbehandlung von allen Disziplinen gemeinsam für jeden Patienten durchgeführt. In unserem Raum
wird das onkologische Problem immer noch dezentralisiert wahrgenommen,
so daß für jeden Organtumor einzelne Spezialambulanzen für diese Aufgaben eingerichtet sind. Es sei hier nur das Beispiel der Brustambu-
lanz für die Mammakarzinomkranken genannt, und so existiert eine am-
bulante Nachsorge und klinische Nachbetreuung für das jeweilige Organ-
gebiet auf den zuständigen Kliniken. Es soll an dieser Stelle nicht
erörtert werden, ob dies der beste Weg ist. Wir sind diesbezüglich
der Auffassung, daß das onkologische Problem nicht organbezogen bewältigt werden kann. Onkologische Zentren mit gemeinsamen Sprechstun-
den und Vorstellungen aller Patienten in Zusammenarbeit aller Disziplinen können wesentlich effektvoller arbeiten. Es soll an dieser
Stelle aber darauf hingewiesen werden, welche Aufgaben die Nachsorge
für den Tumorpatienten hat und welche Möglichkeiten sie hierfür besitzt.

Die längst akzeptierte Tatsache bzw. Erkenntnis, daß eine scheinbar
radikale Operation mit einer sachgemäß durchgeführten Nachbestrahlung
nicht das Ende einer Behandlung sein kann, die dann nur zu einer routinemäßigen klinischen Nachkontrolle in regelmäßigen Abständen führt,
soll in diesem Kapitel ebenfalls angedeutet werden. Die Auffassungen
über das Maß und die Notwendigkeiten der Nachsorge und der Nachbehandlung des Tumorkranken gehen soweit auseinander wie die Theorien und
Realitäten der Kenntnisse über die Krebsentstehung und die hierzu
unter Umständen beitragenden Parameter. Ebenso wie wir noch nicht in
der Lage sind, eine voll wirksame prophylaktische Medizin zu instal-
lieren, wo es uns weiterhin an Mitteln fehlt, eine wirksame umfassende
Gesundenuntersuchung durchzuführen, die wirklich Frühstadien aufdecken
könnte und in größerem Maße zur Frühbehandlung des Krebses führen
würde, fehlt es auch an den nötigen Räumen, Einrichtungen und Personal, eine allumfassende Nachsorge und Nachbehandlung des Tumorkranken
durchzuführen. Nur ein Teil der operierten und bestrahlten sowie chemo-
therapeutisch behandelten Tumorpatienten kommt an Zentren in den Genuß
einer öfter wiederholten eingehenden diagnostischen Durchuntersuchung
und damit einer Frühdiagnose des Rezidivs und somit einer günstigen
Frühbehandlung mit Aussicht auf Kurabilität.

Man muß bei der Nachsorge zwischen den routinemäßig anwendbaren klinisch einfachen und häufiger wiederholbaren Untersuchungen und den
wesentlich eingreifenderen Spezialuntersuchungen unterscheiden, die
den Patienten nicht beliebig oft zuzumuten sind. Des weiteren soll

zur Sprache kommen, in welcher Weise die bisher bekannten Untersuchungsverfahren neuerdings ergänzt werden können. Da hier nicht der Raum ist, jeden einzelnen Organtumor gesondert hinsichtlich der notwendigen Untersuchungsverfahren zu besprechen, werden wir an Hand von Gruppenbeispielen die Verhältnisse für unsere Nachsorgeambulanz darstellen.

Bei operierten und bestrahlten Tumoren des Zentralnervensystems halten wir anfangs nach Abschluß der aktiven Therapie eine Kontrolle in 6 - 8wöchigen Abständen für erforderlich, wobei zunächst entschieden wird, ob Anzeichen einer Progredienz oder eines Frührezidivs vorliegen, und dann Elektroenzephalogramm, Hirnszintigramm und Gefäßdarstellung bzw. Myelographie erforderlich sind. Hier müssen also Neurochirurg und Neurologe nach einer klinischen Untersuchung entscheiden, welches einfache oder eingreifendere Untersuchungsverfahren zur Sichtbarmachung oder Lokalisation eines Rezidivs erforderlich ist. Erst dann kann eine Reoperation bzw. eine Zweitbestrahlung erfolgen. Besonders da die Strahlentherapie bei Hirntumoren unter Umständen zu Liquefaktionen führen kann, ist die alleinige Bewertung von EEG oder Szintigramm ohne klinische Symptomatik und Hinweis für Progredienz nicht ausschlaggebend für eine Zweitbehandlung. Die klinische Symptomatik und Befunderhebung steht hier zumindest gleichwertig neben den anderen genannten Untersuchungsverfahren.

Bei anderen Tumoren ist die lokale Rezidivbildung ebenfalls schwierig zu erfassen, wenn bei der Operation das primäre Organ aus der Tiefe entfernt wurde, so z.B. die Niere, und das lokale Rezidiv durch die Palpation sich nur schwer und durch andere diagnostische Maßnahmen unter Umständen überhaupt nicht mehr nachweisen läßt.

Bei Tumoren, bei denen das lokale Rezidiv dem Auge zugänglich ist, ist eine häufige Nachkontrolle von besonderem Wert, so z.B. beim Mammakarzinom, Tumoren des Hals-, Nasen-, Ohrenbereiches, des Auges und der Haut. Hier kann die häufige Inspektion wirklich zu einer Frühdiagnose des Rezidivs und zu einer erfolgreichen Zweitbehandlung führen. Schwieriger ist die Aufdeckung regionärer oder Fernmetastasierung im Frühstadium, da unsere diagnostischen Methoden meist auf dem direkten Nachweis der Tumorausbreitung in den regionären Lymphknoten oder bei Fernmetastasen in den Organen wie Hirn, Lunge, Knochen, Leber beruht. Außerdem ist der Wert der diagnostischen Verfahren an das Auflösungsvermögen gebunden.

In vielen Fällen ist der röntgendiagnostische Nachweis, z.B. im Schichtbild der Lunge, auch die Kontrastmitteldarstellung von Oesophagus-Magen-Darmpassage, i.v. Pyelogramm, Arterio- oder Phlebographie bereits eine Spätdiagnose. Auch die Feststellung einer Lebermetastasierung wird selbst durch ein großes breitgestreutes diagnostisches Programm nicht über eine bestimmte Treffsicherheit hinausgehen und den Patienten große Belastungen auferlegen. Es fehlt uns also immer noch im Stadium der klinischen Symptomlosigkeit und Latenz des Tumorprozesses ein spezifisches Diagnostikum zur Anzeige der noch bestehenden Tumoraktivität oder Tumoraussaat. Bei realistischer Einschätzung dieser Tatsache müßten wir zu der Auffassung kommen, daß es für den Patienten unzumutbar ist, in vierteljährlichen Abständen eine ganze Batterie von diagnostischen Maßnahmen über sich ergehen zu lassen, deren Aussagewert zumindest eingeschränkt, wenn nicht zweifelhaft ist, wenn nicht bereits eine bestimmte Größenordnung des Tumors oder der Metastasen vorliegt. Biochemische Untersuchungen verlangen ebenfalls eine große Streuung, wo neben dem Gesamtblutbild die Blutsenkung, die Elektrophorese, ein ausgedehnter Fermentstatus bzw. Enzymprofil, Hydroxyprolinausscheidung im Harn, Fibrinogen,

Haptoglobinspiegel und andere genannt sein sollen. Es wird also eine
Nachsorgeambulanz immer mit ausreichend erfahrenen Onkologen besetzt
sein müssen, die die einzelnen Fachleute der verschiedenen Disziplinen
zu Spezialuntersuchungen heranziehen, wenn die klinische Symptomatik
einen Verdacht begründet erscheinen läßt. Es sei z.B. das Mammakarzinom genannt, welches heute häufig konservativ operiert wird, d.h.
durch eine Quadrantenresektion des Tumors mit erhaltener Mamma, wobei
eine intensive Nachbestrahlung der operierten Brust sowie der regionären Abflußgebiete erfolgt. Die Palpation ist durch Narben, sowohl
durch die Operation als auch durch die Bestrahlung, erschwert. Die
Mammographie ist verändert durch die strahlentherapeutisch bedingte
Fibrosierung des Restdrüsenkörpers bzw. die Verdickung der Kutis.
Auch die Kontrolle durch Einsatz der Thermographie hat hier große
Problematiken gebracht und eher Verwirrung als Klarheit gestiftet.
Vielleicht ist der Ultraschall hier von einem gewissen Wert, wenn man
ebenfalls wieder das begrenzte Auflösungsvermögen in Rechnung setzt.
Zweifellos muß die Aufmerksamkeit, die bei der Nachsorge solchen
Mammakarzinompatientinnen geschenkt werden muß, größer sein als bei
der Radikaloperation, da die Unsicherheit am Organ weder durch die
Inspektion, Palpation und die genannten Zusatzverfahren beseitigt
werden kann. Trotzdem glauben wir, gerade am Beispiel der konservativ
operierten Mammakarzinompatientin, den Wert einer aufwendigen und
konzentrierten gemeinsamen Nachuntersuchung aufzeigen zu müssen, da
die Früherfassung eines Lokalrezidivs immer noch eine Kurabilität
durch Operation und Strahlentherapie möglich macht. Gerade wenn man
jedes Untersuchungsverfahren für sich hinsichtlich seiner Aussagekraft
in Zweifel ziehen muß, ist das Zusammenspiel von Mammographie, Ultraschall, Thermographie neben der klinischen Inspektion und Palpation
heute ein wirkungsvolles Mosaik, ergänzt durch die genannten Labora-
toriumsverfahren, wobei wir ganz besonders das genannte Enzymprofil
LDH, MDH, a.Ph., LAP, γ-GPT und eventuelle LDH-Isoenzyme herausheben
wollen. Bei dem geringsten Verdacht auf eine Fernmetastasierung stehen uns heute röntgenologische und nuklearmedizinische Verfahren zur
Aufdeckung der Knochenmetastasierung in Frühstadien, ebenso der Hirn-
und Lebermetastasierung in eingeschränktem Umfange zur Verfügung.
Gerade am Mammakarzinom beweist sich, wie notwendig die interdisziplinäre Zusammenarbeit ist und wie sehr viel effizienter diese Zusammenarbeit an einer Stelle erfolgen kann, wobei wir heute die Patienten
consiliariter in viele Kliniken und in viele Institutionen schicken
müssen, um die gewünschten Untersuchungsverfahren an Ort und Stelle
zu erhalten. Gerade dieses Beispiel weist auf die Dringlichkeit der
Zentralisation der Nachsorge der krebskranken Patienten besonders
deutlich hin.

In dieses Konzept der gemeinsamen Nachsorge sind zweifellos in naher
Zukunft immunologische Untersuchungsprofile und Tests einzubauen, die
immer mehr an Bedeutung gewinnen und die gerade z.B. bei Erkrankungen
wie dem Morbus Hodgkin oder bei Leukämien, aber auch beim Mammakarzinom, überhaupt vielleicht beim behandelten Karzinompatienten, von
informativem Wert sein dürften, wie dies im Kapitel von HONETZ für
die Leukämie angedeutet wurde. Da dieses Kapitel jedoch noch wissenschaftlich im Fluß ist und erst im Beginn der Konkretisierung mit der
klinischen Medizin steht, können wir hier noch keine brauchbare Modell-
vorstellung empfehlen. Es ist dies jedoch in den nächsten Jahren zu
erwarten und gibt uns möglicherweise gerade im symptomfreien Latenz-
stadium wertvolle Aufschlüsse.

Eine zweite, wesentlich schwieriger noch als die Nachsorge zu definie-
rende und konkretisierende Maßnahme ist für den Onkologen auch heute
noch die Nachbehandlung bzw. die ärztliche Betreuung nach einer aktiven Lokaltherapie, wie dies Operation und Strahlentherapie darstellen.

Obwohl zwei Lager hier mit unverminderter Heftigkeit aufeinanderprallen, hat sich bei beiden, sowohl in der sogenannten, teils vielgeschmähten Schulmedizin als auch bei den oft verhöhnten Outsidern die Erkenntnis durchgesetzt, daß wir immer noch kein Patentrezept zur Behandlung maligner Erkrankungen besitzen. Die Radikaloperation oder die kurative Strahlentherapie bzw. Nachbestrahlung sind statistisch belegbar die wirksamsten Waffen gegen den Krebs. So wird z.B. immer noch von chirurgischer Seite für die Auffassung der primär lokalen Erkrankung die große Heilungsziffer durch die Radikaloperation bei Frühdiagnosen ins Treffen geführt. Hautkarzinome, Melanome, gynäkologische Tumoren, Mammakarzinome sind Tumoren, die in der Tat als Primärtumor operativ radikal entfernt werden können und dann mit einer großen Heilungschance zwischen 8o und 9o% zu rechnen ist. Erst von einer bestimmten Zellzahl und Ausbreitungsform ab handelt es sich nicht mehr um eine lokale, sondern um eine Allgemeinerkrankung. Die andere Seite plädiert, daß der Entstehung der Malignität überhaupt eine Allgemeinerkrankung zugrunde läge. Da selbst aus der einschlägigen internationalen Literatur keine absolut stichhaltigen Beweise für die eine als auch die andere Ansicht erbracht werden können, müssen beide Seiten von ihrer apodiktischen Einstellung abrücken. Es ist heute einfach eine Tatsache, daß durch lokale Maßnahmen, sei es Operation oder Strahlentherapie, in bestimmten Tumorgruppen eine 5-Jahres-Heilungsziffer oder 1o-Jahres-Heilungsziffer von 8o - 9o% erreicht werden kann. Dies ist einmal der modernen Operationstechnik als auch der Hochvoltstrahlung, ihrer Wirksamkeit und schonenderen Einsatzmöglichkeit zuzuschreiben. Andererseits gibt es zahlreiche Organmalignome, bei denen nicht nur die Frühdiagnose auf Grund ihrer Symptomarmut und schweren Erfaßbarkeit selten ist, sondern auch die sehr früh beginnende Ausschwemmung und Ausbreitung für alleinige Lokalmaßnahmen nur bescheidene Heilungsresultate zulassen. Es sei hier nur z.B. das Seminom angeführt, um zu beweisen, daß die rasch nach einer Operation erfolgende Bestrahlung der ersten Metastasierungsstationen der paraaortalen Lymphknoten zu einer beträchtlichen Anhebung der Heilungsziffern führt und daß weiterhin z.B. beim kindlichen Nephroblastom die Kombination der Operation mit Radiotherapie und Chemotherapie die Erfolgsziffern ganz beträchtlich steigert. Hier sehen wir deutlich, daß nicht nur die interdisziplinär beste Zusammenarbeit, sondern auch der zeitgerechte Einsatz der verschiedenen Lokal- und Allgemeinmaßnahmen zu wesentlich besseren Behandlungsresultaten führt als die hintereinander geschaltete Durchführung einer Behandlung. In dieser Hinsicht müssen nun auch Maßnahmen in Betracht gezogen werden, die Rückwirkungen auf die Auseinandersetzung von Tumorgeschehen und Tumorträger bzw. Gesamtorganismus ausüben. Da hier unsere wissenschaftlich belegbaren Kenntnisse noch als äußerst spärlich bezeichnet werden müssen, sind alle Möglichkeiten des Heilenwollens von der schmalen Basis des Wissens bis in das große Reich des Spekulativen und Mystischen möglich. Selbst den zähesten Anstrengungen der Grundlagenforschung ist es bisher nicht gelungen, der klinischen Medizin über eine gewisse Grenze hinaus Mittel zur Verfügung zu stellen, um Heilungen zu erzielen, wenn auch hervorragende Palliativerfolge und Lebensverlängerungen möglich geworden sind. Gerade von dem Zeitpunkt des Eingeständnisses der Ohnmacht der sogenannten wissenschaftlichen Medizin fängt der spektakuläre Weg und Erfolg der sogenannten biologischen bzw. naturheilerischen Medizin an. Angefangen von der krebsfeindlichen Diät, die sich in den schillerndsten Spielformen manifestierte, und von der BOLLER (1965) als Ernährungswissenschaftler und Diätforscher sagte, daß sie nicht beweisbar ist, bis hin zu Maßnahmen, die auf wissenschaftlichen Teilparametern, auf der Physiologie und Pathophysiologie des Stoffwechsels und zahlreichen Forschungsergebnissen über das maligne Wachstum basieren, von WARBURG (1962) bis in die heutige Zeit der Informationstheorie kann man einige besonders hervorstechende Anschauungen zur Nachbehandlung des Tumorkranken

herausgreifen. Es sei dies keine Wertung, zumal über all diese Verfahren keine Wertung heute möglich ist, solange keine echt prüfbaren
statistischen Ergebnisse vorliegen. Es wäre daher unsere dringende
Empfehlung, die am besten fundierten Behandlungsverfahren einer statistischen Analyse zuzuführen, da zweifellos nicht mehr von der Hand
zu weisen ist, daß eine allgemeine und psychosomatische Nachbehandlung
des Tumorkranken berechtigt ist (TRÜB u. HUMPERDINCK, 1966; TRÜB,
1969).

Nordrhein-Westfalen besitzt als das fortschrittlichste Bundesland der
Bundesrepublik Deutschland eine vorbildlich aufgezogene Nachbetreuung
der Krebskranken sowie eine statistische Erfassung des Wertes der verschiedenen Maßnahmen. Es ist dies als Appell ein eindrucksvolles Unternehmen und der Nachahmung zu empfehlen. Wenn auch die dortigen
Ergebnisse statistisch keine wesentliche Besserung der 5- und 1o-
Jahres-Heilungsergebnisse gegenüber der bisherigen Nachbetreuung offensichtlich werden lassen, d.h. Klima und psychische Faktoren nicht
die entscheidende Rolle zu spielen scheinen, die man ihr in vielen
Kreisen beizumessen geneigt ist, so sind wir doch der Auffassung,
daß gerade die Nachbetreuung und Nachbehandlung in Bälde eine Bereicherung erfahren dürfte, die solche Kurheime, Krankenhäuser, Sanato-
rien und Behandlungszentren als dringendes Erfordernis berechtigt
machen. Von den genannten Zusatzverfahren hat z.B. die sogenannte
Herdsanierung und Beseitigung von Störfeldern sowie die unspezifische
Anregung des Immunsystems, Sauerstoff- oder Ozontherapie, Hyperther-
mie und mesenchymnaregende Mittel eine große Zahl von Anhängern unter
den praktizierenden Ärzten gefunden, die von der Wirksamkeit ihrer
Maßnahmen überzeugt sind. Hierzu gehört auch die Entgiftung des Darmes
mit Beseitigung von Dysbakterie, schweinefleischfreie Diät (RECKEWEG,
1955) und eine ganze Palette von sogenannten spezifischen und unspezifischen humoral wirksamen Maßnahmen gegen die Wachstumspotenz der
malignen Zelle (BOLLER, 1965; ISSELS, 1972; RECKEWEG, 1955). Es soll
an dieser Stelle auch nur andeutungsweise z.B. auf das Problem Iscador
hingewiesen werden, wobei interessant ist, daß das Präparat in der
Hand des Kundigen wirksam, in der Hand des Unerfahrenen unwirksam sein
soll.

Eine weitere Gruppe von Maßnahmen will mit Gaben von Thyreoidea, Le-
berextrakt und Cholin entgiftend und oxydierend in den Stoffwechsel
eingreifen. Dazu muß man sagen, daß bereits zu Beginn dieses Jahrhun-
derts CZERNY (1911) das Cholin als wirksame Allgemeinmaßnahme beim
Krebskranken erkannte. Die Gabe von linksdrehender Milchsäure, im
Sinne der Normalisierung metabolischer Vorgänge im Karzinomkranken,
Entgiftung und Roborierung ist zweifellos wertvoller therapeutischer
Zusatz nach einer aggressiven operativen und radiotherapeutischen
Lokalmaßnahme als sinnvoll zu betrachten. Inwieweit sie wirklich sta-
tistisch nachweisbar eine Anhebung der 5-Jahres-Heilungsziffer oder
Senkung der Metastasierungsquote mit sich bringt, wäre, um es noch-
mals auszuführen, ein dringendes Anliegen aller Onkologen und hiermit
eine Aufforderung an die diesbezüglich arbeitenden Kollegen, an einem
onkologisch arbeitenden Zentrum eine solche zusätzliche Maßnahme allen
Kriterien der klinischen Prüfung zu unterwerfen und zu sichern. Hieraus
wäre für zahllose Tumorpatienten in der Nachbehandlungsphase ein großer
Nutzen zu ziehen, mit dem endlich Erkenntnisse über den Wert der zahl-
losen auf dem Markt befindlichen Präparate und Verfahren gewonnen
werden könnte. Enttäuschungen der Tumorpatienten könnten vermieden
werden, und andererseits Wohlbefinden und Hoffnung berechtigte Unterstützung bekommen.

Literatur

BOLLER, R.: Diät für Kranke und Gesunde, 5. Aufl. Wien-Innsbruck: Urban und Schwarzenberg 1965.

CZERNY, V.: Die Therapie des Krebses. Dtsch. med. Wschr. 37, 2o21 (1911).

HUMPHREY, J.H., WHITE, R.G.: Lehrbuch der Immunologie. Stuttgart: Thieme 1971.

ISSELS, J.: Mehr Heilungen von Krebs. Bad Homburg: Helfer, E. Schwabe 1972.

RECKEWEG, H.-H.: Homotoxine und Homotoxikosen. Grundlagen einer Synthese der Medizin. Baden-Baden: Aurelia 1955.

STEFFEN, C.: Allgemeine und experimentelle Immunologie und Immunpathologie. Stuttgart: Thieme 1968.

SÜSS, R., KINZEL, V., SCRIBNER, J.D.: Krebs. Experimente und Denkmodelle. Heidelberger Taschenbücher. Berlin-Heidelberg-New York: Springer 197o.

TRÜB, C.L.P., HUMPERDINCK, C.: Die Ergebnisse einer katamnestischen, morbiditäts- und mortalitätsstatischen Erhebung über Nachkuren (Genesungskuren) bei bösartigen Neubildungen in den Jahren 1956 - 1958 durch die Arbeitsgemeinschaft für Krebsbekämpfung der Träger der gesetzlichen Kranken- und Rentversicherung im Lande Nordrhein-Westfalen, Bochum. Zitiert in: Kampf dem Krebs. Heft Nr. 8, Dez. 1966. Eigenverlag.

TRÜB, C.L.P.: Ergebnisse statistischer Erhebungen über die Überlebend- und Todesquote, über Rentenbezieher und Berufe bei Kranken mit bösartigen Neubildungen aus der Nachkurperiode 1959 und 196o. Zitiert in: Kampf dem Krebs. Heft Nr. 11, Okt. 1969. Eigenverlag.

WARBURG, O.H.: Weiterentwicklung der zellphysiologischen Methoden. Stuttgart: Thieme 1962.

WERKMEISTER, H.: Die Anwendung von Lokalanasthetica in der Nachsorge strahlenbehandelter Tumorkranker. Referat, gehalten am gemeinsamen Kongreß der Deutschen und Österreichischen Röntgengesellschaft, Wien 1973.

Dokumentation in der Onkologie

P. RIEDL

"In der Medizin kommt wissenschaftlichen Schlußfolgerungen immer nur
eine mehr oder weniger große Wahrscheinlichkeit, aber keine absolute
Gewißheit zu" (GRIESSER, 1967). Das Maß dieser Wahrscheinlichkeit
läßt sich nur auf Grund statistischer Schlußweisen erstellen. Es
bleibt somit dem wissenschaftlich tätigen Arzt keine andere Wahl,
als sich entweder mit den Grundprinzipien der Statistik und Versuchs-
planung auseinanderzusetzen oder zumindest mit einem Statistiker zu-
sammenzuarbeiten. Aber noch vor dem Entschluß, sich statistischer
Beweisführungen bedienen zu wollen, muß das am Patienten gewonnene
Datenmaterial in eine für die statistische Analyse brauchbare Form
gebracht werden. Das heißt, es müssen alle Informationen, die für
den statistischen Vergleich - auf den es in den meisten Fällen in
der therapeutischen Forschung ankommt - notwendig sind, im dokumen-
tierten Datenmaterial enthalten sein. Es kommt somit der Dokumentation
eine immer größere Bedeutung zu, soll sie nicht als bloße Wiederauf-
findungskartei von Befunden dienen.

Es können drei Formen der Dokumentation unterschieden werden:

a) Basisdokumentation: Grundinformation über den Patienten, grobe
Beschreibung des Kranken und seiner Diagnose, "Wiederauffindungskar-
tei".

b) Erweiterte Basisdokumentation, in der außerdem sogenannte "fach-
spezifische Standardinfomationen" (GRIESSER, 1969) angegeben werden.
Das Problem dieser Form der Dokumentation liegt in der schwierigen
Entscheidung, daß bereits vor der präzisen Problemstellung die Anzahl
der nötigen Daten fixiert werden muß, die für eine spätere Auswertung
notwendig sein werden. Wird im Verhältnis zur späteren Auswertung zuviel dokumentiert, hat man nicht nur jahrelange finanzielle, organi-
satorische und personelle Belastung umsonst auf sich genommen, sondern
es wird auch während der Dokumentationszeit dem einzelnen, meist dem
dokumentierenden Arzt, die Nützlichkeit und Wichtigkeit seiner Arbeit
immer zweifelhafter werden. Die Folge sind Nachlässigwerden, flüchti-
ges und nur ungenügendes Ausfüllen der Vordrucke. Wenn man sich die
große Zahl der Fehlermöglichkeiten vor Augen hält (Tabelle 1), die
trotz gewissenhafter Arbeit möglich ist, so ist eine völlige Wert-
losigkeit der gespeicherten Daten anzunehmen, wenn die Dokumentation
durchgeführt wurde.

Bei zu geringer Dateneingabe zeigt sich der Mangel jeder retrospektiven Auswertung: Bei der Bearbeitung stehen zu wenig Daten zur Verfügung, um eine gültige Aussage treffen zu können.

c) Die prospektive problemorientierte Untersuchungsreihe: Diese ist
in der Onkologie nur sehr schwer realisierbar. Es dauert lange, bis
mittels zufälliger Auswahl zwei, wenn auch kleine, einander ähnliche
Patientenkollektive (gleiche Altersgruppe, gleiche Histologie, glei-
ches Tumorstadium etc.) zusammengestellt sind. Diese Patientengruppen

Tabelle 1. Fehlerquellen bei statistischen Erhebungen (GRIESSER, 1969)

A. Bei der Datengewinnung

    1. Übersehen wichtiger Befunde

    2. Falsche Interpretation eines Symptoms oder Zeichens

    3. Falsche Ablesung bei Meßwerten

    4. Psychologischer Widerstand "Warum diese Erhebung?"

    5. Vorgetäuschte Messungen

B. Bei der Primärfixation (Krankenblatt)

    1. Vergessene Eintragung

    2. Verwechslung (z.B. rechts und links)

    3. Unterdrückung unpassend erscheinender Sachverhalte

C. Bei der Datenbereitstellung (Lochbeleg)

    1. Verwechslung von Zahlen

    2. Spaltenverschiebung

    3. Falsche Codierung

D. Bei der Aufbereitung (Lochkarte)

    1. Verlochung

    2. Auswertung (maschinell, elektronisch)

        a) Falscher Sortierbegriff

        b) Fehlerhaftes Programm

E. Bei der Bewertung

    1. Rechenfehler

    2. Falscher Ansatz

    3. Unrichtig angewendete Formeln

F. Bei der Interpretation

---

müssen bis zum möglichen Auftreten erkennbarer Therapieerfolge bzw. -mißerfolge (Überlebenszeit, Auftreten eines Rezidivs etc.) unter gleichen Bedingungen weiterbehandelt werden. Die Beobachtungszeiten erstrecken sich dann bereits über viele Jahre, die Verfälschung der Ergebnisse kann dadurch zunehmen: Während dieser Zeit können neue, bessere Behandlungsmethoden eingeführt werden, die dem Patienten nicht vorenthalten werden dürfen; unter Umständen behandeln Ärzte, die über die Versuchsreihe nicht orientiert sind, die Patienten anders weiter; der die Untersuchung leitende Arzt kann die Klinik wechseln und viele Möglichkeiten mehr. Aber auch ohne diese Störungen von außen sind die Ergebnisse unsicherer als bei klinischen Versuchen Die Ursache dafür liegt in der kleinen Fallzahl bei großer biologischer Streuung sowie der geringen Reaktionsempfindlichkeit der Heilungskriterien in der Onkologie (Überlebensraten, Rezidivquote, Metastasengröße etc.) im Vergleich z.B. mit Kriterien der internen Medizin (Blutdruck, Laborwerte etc.).

In der onkologischen Forschung werden daher große Sammelstatistiken
immer noch ihre Bedeutung behalten. Die Auswertung wird dann wohl in
den meisten Fällen retrospektiv erfolgen, wobei durch Schichtung
Patienten mit gleichen Merkmalen zusammengefaßt werden und so annähernd homogene Patientengruppen geschaffen werden können. Diese Gruppen sind wegen ihrer homogeneren Verteilung untereinander besser vergleichbar als die Gesamtkollektive.

Aber auch für prospektive Untersuchungen können solche Statistiken
geeignet sein, wenn

a) Patienten zufällig zwei Therapieformen zugeordnet werden,

b) diese Therapieformen sowie die wichtigsten Störfaktoren (Tabelle 2)
zumindest im Schema in der Dokumentationsvorlage enthalten sind.

Eine mögliche Liste solcher Störfaktoren ist in Tabelle 2 zusammengestellt und kann je nach Bedarf erweitert werden. Bei der histologischen
Einteilung sowie bei den Tumorstadien hat es sich gezeigt, daß zur
besseren Verständigung allgemeine klare Definitionen der Krankheits-
bilder bzw. der Ausbreitungsstadien notwendig sind. Eine wesentliche
Arbeit dabei haben die Kommissionen der UICC geleistet. Zum TNM-
Schlüssel sollte zusätzlich angegeben werden, wie er gewonnen wurde
(klinisch, intraoperativ, röntgenologisch etc.). Bei Hohlorganen sind
eventuell Stenoseerscheinungen zu berücksichtigen, die Größenangabe
des Tumors selbst erscheint nicht erforderlich (EHLERS, 1966), da nur
eine Angabe in exakt gemessenen cm sinnvoll säre, diese aber fast nie
durchführbar ist. Die Einteilung an der Klinik selbst sollte nur durch

Tabelle 2

Unbeeinflußbare Störfaktoren:

    Alter

    Geschlecht

    Lokalisation des Tumors

    Histologie (z.B. nach UICC)

    Ausbreitungsgrad der Erkrankung (Steinthal, TNM etc.)

    Vorliegen eines Doppelkarzinoms

    Zusatzerkrankungen (die Einfluß auf die Lebensdauer haben können)

Vom Patienten beeinflußbare Störfaktoren:

    Zeitpunkt der Diagnosestellung (1. Symptom bis Aufsuchen des Arztes)

    Cooperatives Verhalten des Patienten (Ja - Nein)

Vom Arzt beeinflußbare Störfaktoren:

    Stationierungsform

    Behandlungsbeginn

    Sicherung der Diagnose

    Behandlungsdauer

    Therapie (Bestrahlung, Operation, Zytostatika, Hyperthermie,
        Roborantien etc.)

---

einen Arzt erfolgen. Dies ist nicht nur organisatorisch fast unmöglich, sondern bringt auch große Nachteile bei Urlaub, Erkrankung
oder Austritt dieses Arztes mit sich. In der Praxis wird die Stadieneinteilung daher von den am meisten erfahrenen Ärzten der Abteilung
vorzunehmen sein.

Wie genau die Störfaktoren dokumentiert werden sollen, hängt von den
Anforderungen des Versuches sowie von den personellen Möglichkeiten
ab. Dies sei an einem Beispiel aus der Strahlentherapie demonstriert:
bei Angabe der Therapie ist es einerseits möglich, jedes Bestrahlungsfeld genau mit Lokalisation, Bestrahlungsgerät, technischen Angaben,
Dosis usw. zu beschreiben (Methode I), oder nur anzugeben, ob ein
bestimmtes Bestrahlungsziel (z.B. 5.ooo rd auf den Primärtumor sowie
4.ooo rd auf die regionären Lymphknotenstationen) erreicht wurde oder
nicht (Methode II).

Vorteil der Methode I: Nachträgliche Schichtung der Patienten ist
möglich, alle Patienten sind beurteilbar, eine individuelle Medikation kann berücksichtigt werden.

Nachteil der Methode I: Kompliziertes Programm, größere Fehleranfäl-
ligkeit bei der Eintragung, großer personeller und zeitlicher Aufwand.

Vorteil der Methode II: Leichtere, kürzere, fehlerfreiere Dokumentation, einfaches Programm.

Nachteil der Methode II: Alle Patienten, die die vorgeschriebene Dosis
nicht erreicht haben, müssen aus der Untersuchung genommen werden.

In den letzten Jahren sind viele Kliniken dazu übergegangen, ihre
Karzinompatienten nach der Entlassung kontinuierlich weiter zu be-
treuen (EHLERS u. GRIESSER, 1966). Der Therapieplan (z.B. Langzeitbehandlung mit Zytostatika) kann so eher eingehalten werden. Durch
die regelmäßige Durchuntersuchung können Rezidive und Metastasen
früher erfaßt und behandelt werden. Komplizierte Labor-, Röntgen-
und Isotopenuntersuchungen werden überhaupt nur in der Klinik durchgeführt.

Außerdem ist nur so die Überprüfung der Bewertungskriterien für die
Abschätzung eines Therapieerfolges möglich. Welches der Kriterien
als repräsentativ gelten kann, hängt von der Art des Tumorleidens
und der Therapie ab. In Frage kommen Überlebensraten, Rezidivraten,
Metastasen- und Tumorgröße. Überlebenszeiten sind dafür nicht brauch-
bar (PRIESCHING et al., 197o). Zur Kalkulation der Überlebensrate
(CUTLER u. EDERER, 1958) muß zum Zeitpunkt der Untersuchung der Zustand des Patienten, ob er lebt, gestorben ist, oder ob sein Schicksal unbekannt ist (verlorener Fall), die Überlebenszeit und die
eventuelle Todesursache (Tumor, exogen) bekannt sein. Dafür, aber
auch für die Information über ein Rezidiv bzw. den Unterschied der
Metastasen- und Tumorgröße ist eine genaue Verlaufsbeobachtung unbedingt notwendig. Größenänderungen sollten in cm angegeben werden und
immer auf die gleiche Art kontrolliert werden (entweder klinisch oder
röntgenologisch oder echographisch etc.).

Zuletzt sei noch darauf hingewiesen, daß eine gute Dokumentation unbedingt einer ständigen Überprüfung unterliegen soll. Eingabedaten
müssen laufend auf formale und logische Fehler sowie auf Mangelhaf-
tigkeit kontrolliert werden. Dies kann maschinengesteuert (EDVA) oder
durch eine Dokumentationsassistenz erfolgen. In jedem Fall ist eine
brauchbare Dokumentation mit soviel Arbeit verbunden, daß sie von
einem oder wenigen Ärzten nicht durchgeführt werden kann. Eine eigene
Abteilung für Statistik und Dokumentation erscheint dafür als unbedingte Voraussetzung.

Literatur

CUTLER, S.J., EDERER, F.: Maximum utilization of the live table method
    in analyzing survival. J. chron. Dis. 8, 699 (1958).
EHLERS, C.T.: Tumorklassifikation beim Magencarcinom. Langenbecks
    Arch. Chir. 316, 756 (1966).
EHLERS, C.T., GRIESSER, G.: Bedeutung und Organisation der Krebsnach-
    sorge. Langenbecks Arch.Chir. 316, 765 (1966).
GRIESSER, G.: Zur Methodik der wissenschaftlichen Arbeit in der All-
    gemeinmedizin. Med. Welt (Stuttg.) 1967, 28o1.
GRIESSER, G.: Die Dokumentation als notwendige Voraussetzung der sta-
    tistischen Analyse in der klinischen Medizin. Med. Welt 1969, 1511.
Illustrierte Tumornomenklatur der UICC (International Union against
    Cancer). Berlin-Heidelberg-New York: Springer 1965.
PRIESCHING, A., KAISER, P., KOLB, R.: Zum Beurteilungskriterium
    "Überlebenszeit" in der Tumortherapie: Untersuchungen zum Problem
    "verlorene Fälle". Wien. klin. Wschr. 82, 117 (197o).
RIEDL, P.: Dokumentationsmethode zur statistischen Auswertung strah-
    lentherapeutischer Behandlungsverfahren. Strahlentherapie 142,
    156 (1971).
TNM-Classification of malign tumors der UICC, Geneva 1968.

Sachverzeichnis

Clinical Oncology

A Manual for Students and Doctors
Edited by the Committee on
Professional Education of UICC
(International Union Against Cancer)

89 figures. XVII, 321 pages. 1973
DM 22,–: US $9.00
ISBN 3-540-05851-6

This textbook first provides the
medical student with the basic
general facts concerning cancer and
then proceeds to deal with the
essentials of localized and systemic
cancers. It views cancer as a disease
like any other as well as one that
requires particular discernment and
a positive approach.

R. Süss, V. Kinzel, J.D. Scribner

Cancer

Experiments and Concepts
Springer Study Edition
Translated by J.D. Scribner

57 figures. XXI, 285 pages. 1973
DM 26,50: US $10.90
ISBN 3-540-90042-X

This fascinating book is for students,
physicians, and interested laymen.
No special scientific knowledge is
assumed, not least because the problem of cancer has so many facets.
Cancer cells — their nature, origin,
and control — are depicted from the
viewpoint of the pathologist,
biochemist, radiologist, virologist,
and the toxicologist.

R. Süss, V. Kinzel, J.D. Scribner

Krebs

Experimente und Denkmodelle
Eine elementare Einführung in
Probleme der experimentellen
Turmorforschung

Graphische Gestaltung H.E. Baader
55 zweifarbige Abbildungen
XX, 257 Seiten. 1970
(Heidelberger Taschenbücher,
Band 82) DM 14,80: US $6.10
ISBN 3-540-05155-4

Dieses Buch beschreibt, was Pathologen, Biochemiker, Strahlenphysiker
Virologen, Toxikologen und
Naturstoffchemiker bis heute heraus-
gefunden haben über das Wesen
einer Tumorzelle, wie sie entsteht
und wie sie bekämpft werden kann.

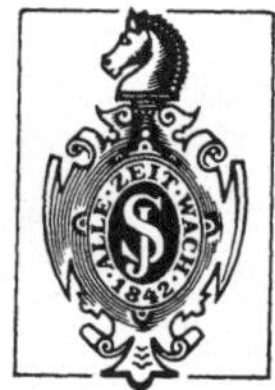

Springer-Verlag
Berlin
Heidelberg
New York

München Johannesburg London
Madrid New Delhi Paris
Rio de Janeiro Sydney Tokyo
Utrecht Wien

Leukämie

Editores: R. Gross, J. van de Loo

219 Abbildungen. XV, 700 Seiten.
1972. Geb. DM 164,–; US $67.00
ISBN 3-540-05935-0

Die Leukosen waren, ihrer Bedeutung entsprechend, das ausschließliche Thema des XV. Kongresses der Deutschen Haematologischen Gesellschaft 1971. Die 19 Hauptreferate und 73 Einzelvorträge waren so aufeinander abgestimmt, daß sie eine geschlossene Darstellung des heutigen Standes der Leukämieforschung ergaben. Für den Textband haben die Referenten – namhafte Fachkenner des In- und Auslandes – ihre Vorträge überarbeitet, ergänzt und mit weiterführender Literatur versehen. Jetzt dürfte der Band die derzeit größte und umfassendste deutschsprachige Übersicht über die Leukämie sein. Er geht auf alle klinisch bedeutsamen Probleme der Leukämie ein und beantwortet die am Krankenbett auftretenden Fragen – soweit das heute möglich ist. Zu den besprochenen Gebieten gehören die theoretischen Fächer wie Pathologie, Cytologie, Cytogenetik, Cytochemie, Proliferationskinetik, Biochemie und Epidemiologie und die praktisch klinischen Fragen der Differentialdiagnostik, Chemotherapie, Strahlentherapie, Immuntherapie, Substitutionsbehandlung, Prophylaxe und der Bekämpfung von Komplikationen bei allen wichtigen Leukosen. Wer sich über den heutigen Stand der Klassifikation, Epidemiologie, Diagnostik und Behandlung von Leukosen informieren will, findet in diesem Buch die gewünschten Informationen.

A. Verhagen

Tumor und Gravidität

12 Abbildungen, 82 Tabellen.
Etwa 160 Seiten. 1974
Geb. DM 68,–; US $27.80
ISBN 3-540-06773-6

Anhand der Weltliteratur werden 31 Tumorarten in Zusammentreffen mit einer Gravidität untersucht und die Folgerungen für Diagnostik, Therapie und Prognose besprochen. Die gegenseitige Beeinflussung von Tumorwachstum und Schwangerschaft, die mögliche Übertragung des Tumors auf das Kind sowie der Ausgang der Erkrankung für Mutter und Kind stehen im Vordergrund der diskutierten Fragen.

Preisänderungen vorbehalten

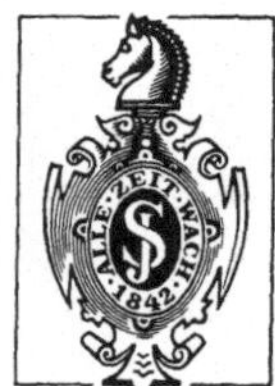

**Springer-Verlag
Berlin
Heidelberg
New York**

München Johannesburg London
Madrid New Delhi Paris
Rio de Janeiro Sydney Tokyo
Utrecht Wien